NANKODO'S ESSENTIAL WELL-ADVANCED SERIES

NEW外科学

改訂第3版

編集

出月康夫
東京大学名誉教授

古瀬　彰
前東京大学教授
JR東京総合病院顧問

杉町圭蔵
九州大学名誉教授

南江堂

執 筆 者 (執筆順)

出月康夫	いでづき やすお	東京大学名誉教授
杉町圭蔵	すぎまち けいぞう	おんが病院院長，九州大学名誉教授
炭山嘉伸	すみやま よしのぶ	大学法人東邦大学理事長
波利井清紀	はりい きよのり	杏林大学医学部形成外科教授，東京大学名誉教授
山岡義生	やまおか よしお	(財)日本バプテスト連盟医療団日本バプテスト病院理事長，京都大学名誉教授
寺嶋宏明	てらじま ひろあき	(財)田附興風会医学研究所北野病院消化器センター外科部長
小山研二	こやま けんじ	元秋田大学医学部第一外科教授
兼松隆之	かねまつ たかし	長崎市病院局病院事業管理者，長崎大学名誉教授
鬼塚伸也	おにづか しんや	医療法人医新会出島病院院長
砂川正勝	すながわ まさかつ	宇都宮記念病院名誉理事長，獨協医科大学名誉教授
嶋田　紘	しまだ ひろし	春江病院名誉院長，横浜市立大学名誉教授
渡会伸治	とごう しんじ	前横浜市立大学医学部第二外科助教授
北島政樹	きたじま まさき	国際医療福祉大学学長，慶應義塾大学名誉教授
吉田　昌	よしだ まさし	国際医療福祉大学三田病院外科・消化器センター外科部長，准教授
平山廉三	ひらやま れんぞう	埼玉医科大学名誉教授
浜田節雄	はまだ せつお	医療法人顕正会蓮田病院外科
木所昭夫	きどころ あきお	順天堂大学医学部附属浦安病院悪性腫瘍科学教授
横山　隆	よこやま たかし	広島大学名誉教授
浦　英樹	うら ひでき	前札幌医科大学第一外科講師
平田公一	ひらた こういち	札幌医科大学第一外科教授
門田守人	もんでん もりと	公益財団法人がん研有明病院院長，大阪大学名誉教授
冨田尚裕	とみた なおひろ	兵庫医科大学外科学講座下部消化管外科主任教授
松浦成昭	まつうら なりあき	大阪大学大学院医学系研究外科系臨床医学専攻消化器外科教授
窪田敬一	くぼた けいいち	獨協医科大学第二外科教授
里見　進	さとみ すすむ	東北大学病院院長，教授
松田　暉	まつだ ひかる	兵庫医療大学学長，大阪大学名誉教授
福嶌教偉	ふくしま のりひで	大阪大学医学部附属病院移植医療部教授
清水信義	しみず のぶよし	(独)労働者健康福祉機構岡山労災病院病院長，岡山大学名誉教授
大藤剛宏	おおとう たかひろ	岡山大学大学院医歯薬学総合研究科呼吸器・乳腺内分泌外科学准教授
田中紘一	たなか こういち	公益財団法人神戸国際医療交流財団理事長，京都大学名誉教授
細谷　亮	ほそたに りょう	神戸市立医療センター中央市民病院外科，副院長
中島祥介	なかじま よしゆき	奈良県立医科大学消化器・総合外科学教授
金廣裕道	かねひろ ひろみち	奈良県立医科大学消化器・総合外科学准教授
矢田　公	やだ いさお	鈴鹿医療科学大学医用工学部教授，三重大学名誉教授
佐藤　紀	さとう おさむ	埼玉医科大学総合医療センター血管外科教授
山川達郎	やまかわ たつお	帝京大学医学部附属溝口病院外科客員教授，帝京大学名誉教授
森　俊幸	もり としゆき	杏林大学医学部第一外科教授
跡見　裕	あとみ ゆたか	杏林大学学長，杏林大学名誉教授
溝渕俊二	みぞぶち しゅんじ	高知大学医学部看護学科臨床看護学教授
笹栗志朗	ささぐり しろう	医療法人財団健貢会東京病院院長，高知大学名誉教授

岩佐 正人	いわさ まさと	岡本会さくら病院院長
岩佐 幹恵	いわさ よしえ	高知高須病院外科
小越 章平	おごし しょうへい	高知大学名誉教授
下位 洋史	しもい ひろし	(財)東京都保健医療公社多摩北部医療センター外科医長
山下 克也	やました かつや	(独)国立病院機構豊橋医療センター外科部長
中尾 昭公	なかお あきまさ	名古屋セントラル病院院長，名古屋大学名誉教授
草野 満夫	くさの みつお	(独)労働者健康福祉機構釧路労災病院院長，昭和大学医学部消化器・一般外科客員教授
岩井 重富	いわい しげとみ	医療法人社団潮友会うしお病院院長，前日本大学教授
愛甲 孝	あいこう たかし	鹿児島大学名誉教授
万代 恭嗣	ばんだい やすつぐ	(社)全国社会保険協会連合社会保険中央総合病院院長
鳥居 秀嗣	とりい ひでつぐ	(社)全国社会保険協会連合社会保険中央総合病院皮膚科部長
小林 國男	こばやし くにお	帝京大学名誉教授
高戸 毅	たかと つよし	東京大学大学院医学系研究科口腔外科学教授
小原 孝男	おばら たかお	東京女子医科大学名誉教授
田島 知郎	たじま ともお	東海大学名誉教授
鈴木 隆	すずき たかし	昭和大学横浜市北部病院呼吸器センター教授
小林 紘一	こばやし こういち	慶應義塾大学名誉教授
門田 康正	もんでん やすまさ	徳島大学名誉教授
吉村 博邦	よしむら ひろくに	公益社団法人地域医療振興協会顧問，北里大学名誉教授
古瀬 彰	ふるせ あきら	前東京大学教授，JR東京総合病院顧問
安井 久喬	やすい ひさたか	国家公務員共済連合会浜の町病院院長，九州大学名誉教授
栗栖 和宏	くりす かずひろ	(財)厚生年金事業振興団九州厚生年金病院心臓血管外科部長
須藤 憲一	すどう けんいち	杏林大学名誉教授
宮地 鑑	みやじ かがみ	北里大学医学部心臓血管外科学教授
幕内 晴朗	まくうち はるお	聖マリアンナ医科大学心臓血管外科学教授
松浦 雄一郎	まつうら ゆういちろう	広島大学名誉教授
布施 勝生	ふせ かつお	自治医科大学名誉教授
遠藤 真弘	えんどう まさひろ	大崎病院東京ハートセンター理事長，東京女子医科大学名誉教授
伊藤 翼	いとう つよし	福岡和白病院院長，佐賀大学名誉教授
多田 祐輔	ただ ゆうすけ	山梨大学名誉教授
井手 博子	いで ひろこ	浜町センタービルクリニック消化器科，東京女子医科大学名誉教授
上西 紀夫	かみにし みちお	公立昭和病院院長，東京大学名誉教授
笹子 三津留	ささこ みつる	兵庫医科大学病院上部消化管外科主任教授
今村 正之	いまむら まさゆき	関西電力病院外科学術顧問，京都大学名誉教授
井上 一知	いのうえ かずとも	NPO法人再生医療推進センター理事長
粟根 雅章	あわね まさあき	関西電力病院外科部長
望月 英隆	もちづき ひでたか	防衛医科大学校病院病院長
小西 文雄	こにし ふみお	自治医科大学附属さいたま医療センター教授
杉原 健一	すぎはら けんいち	東京医科歯科大学大学院腫瘍外科教授
岡崎 聡	おかざき さとし	東京医科歯科大学大学院腫瘍外科

樋口哲郎	ひぐち　てつろう	東京医科歯科大学大学院腫瘍外科
吉村哲規	よしむら　てつのり	東京都立大塚病院外科
白水和雄	しろうず　かずお	久留米大学医学部外科教授
川原田嘉文	かわらだ　よしふみ	三重大学名誉教授
吉峰修時	よしみね　しゅうじ	前三重大学医学部第一外科講師
真辺忠夫	まなべ　ただお	医療法人泰玄会病院院長，名古屋市立大学名誉教授
谷村　弘	たにむら　ひろし	和歌山県立医科大学名誉教授
青木洋三	あおき　ようぞう	橋本市民病院名誉院長
黒田嘉和	くろだ　よしかず	岩内協会病院院長，神戸大学名誉教授
二村雄次	にむら　ゆうじ	愛知県がんセンター総長
加藤紘之	かとう　ひろゆき	KKR札幌医療センター斗南病院院長，北海道大学名誉教授
東原英二	ひがしはら　えいじ	杏林大学医学部泌尿器科学教授
篠澤洋太郎	しのざわ　ようたろう	国際医療福祉大学病院救急医療部教授，東北大学名誉教授
葛西眞一	かさい　しんいち	旭川医科大学名誉教授
大沼直躬	おおぬま　なおみ	千葉大学名誉教授
宮野　武	みやの　たけし	順天堂大学医学部附属練馬病院名誉院長，順天堂大学名誉教授
千葉庸夫	ちば　つねお	赤石病院小児外科総合診療科医長
大井龍司	おおい　りょうじ	東北大学名誉教授
水田祥代	すいた　さちよ	九州大学名誉教授，福岡歯科大学常務理事
岩中　督	いわなか　ただし	東京大学大学院医学系研究科小児外科学教授

改訂にあたって

　本書『NEW 外科学』は 1992 年に初版，1997 年に第 2 版が刊行されて以来，わが国における信頼される外科学の代表的な教科書として，高い評価を受けてきた．そしてこの度，多くの新しいエビデンスを取り入れて，さらに，社会的趨勢の変化に対応して，全面的な改訂を行い，第 3 版として刊行するに至った．

　この間，医学，医療は絶えず進歩し，外科領域でも診断方法，手術適応，手術方法，術後管理などは大きな変革，進歩が起こった．また，医学教育は講堂で行われる系統的な講義から，ベッドサイドで行われるより実践的な教育に大きく変わった．一方，外科学の分野においても IT（information technology）化が進み，学生や研修医は情報過多に陥り，情報の取捨選択に苦慮している．

　外科領域だけに限っても，ベーシックサイエンスは，すそ野が広がり，医師として持っていなくてはいけない重要な知識や基本的な技術は増加の一途を辿っている．その中で，医学生が知っておかなくてはいけない知識を取捨選択して，わかり易く教科書の中に纏めることは容易なことではない．丸暗記した知識ではなく，患者を前にして，臨床にすぐに役立つ実践的な知識を身につけることが重要である．

　今回の改訂にあたりとくに力を入れたところは，① 余分な部分は削除して，必要にして十分な内容としたこと，② 各種疾患の治療ガイドラインを掲載し，最新のものに up to date したこと，③ 最近，進歩著しい再生医療，分子生物学，内視鏡手術などを大幅に取り入れたこと，④ 外科学の基礎であるベーシックサイエンスの部分を重視して，わかり易く盛り込んだこと，⑤ 図表を多く掲載し，必要に応じてカラー写真を使って，目で見て読者の理解をより高めるようにしたこと，⑥ 医師国家試験だけではなく，医療分野の各種試験の受験勉強にも使って頂けるように心がけたこと，⑦ 各章の著者には各分野の専門の先生を厳選してお願いしたことなどである．

　本書は膨大な情報量の外科学のエビデンスを総論と各論で重複することを避けて，簡潔に理解し易く記述している．本書が，医学生や研修医にとって欠かすことのできないバイブルとなり，国家試験の勉強に役立つことを期待している．

　この第 3 版が，さらに多くの方々に利用され，評価して頂けることを願っている．

　最後に，教科書としての一貫性を持たせるために，数多くの注文に対して，快くご協力を頂いた執筆者の皆様方に衷心より感謝申し上げる．

　2011 年 11 月

編者記す

初版 序

　医学は絶えず進歩し，これを基礎とした外科医療も社会の進歩とともに絶えず変化している．医師として持たなければならない知識や技能，情報量は昔と較べると格段に増加し，また期待される医師像も社会環境の変動とともに変わりつつある．医師として必要な知識と情報をどのように取捨選択して医科大学の学生に教え，また教科書(テキストブック)の中に盛り込むかは大変に難しい．

　専門科目のテキストブックは，① その専門領域へのイントロダクションとしての役割りを果たし，② すべての医師がその専門にかかわらず備えるべき当該領域の知識と情報を包含し，さらに ③ その領域を将来専攻しようとするものにとっては入門書であるとともに専門教育への基礎をなすものでなければならない．欲を言えば，必要に応じて何かの折にはレファレンスとして永く役立つものであって欲しい．

　これらの要件を考えると，テキストブックとして何をどれだけ盛りこんだらよいかが，概念的には浮かんでくるのであるが，さて出来上がったものが必要にして十分であるかの判断はこれまた難しい．エッセンスとサマリーに片よりすぎても無味乾燥でつまらないし，また多くを望んで膨大になりすぎても学生諸君の負担になるばかりである．最近のわが国の教科書はどちらかと言うと医師国家試験を意識してエッセンスに重点が置かれたものが多い．必要最小限の知識は得られても，それだけのものになりがちである．本書には，もちろんこれらの必要なエッセンスはすべて網羅されているが，さらに外科として重要なものについては事象の羅列だけではなく，基礎となるプリンシプルや背景についてもかなりの紙面を費やしてある．外科治療のフィロソフィーを理解し，創造性の豊かな考える医師に育って欲しいと願ったからである．執筆をお願いした気鋭の先生方にも，この点をよく理解していただいて意志の統一をはかった．

　制作上では，学生諸君に親しみやすく，読みやすくするために，二色刷りを基本として，本文中のとくに重要な個所にはゴチック体を用いるなどの配慮をした．外科的疾患や手術では，視覚的に理解することも重要であるが，そのために図，写真などは思いきって増やし，またカラー写真を豊富に加えた．さらに重要な疾患については，ポイントコーナーを設けて要点を簡潔にまとめてある．

　学生諸君ばかりでなく，研修医，外科認定医，指導医，実地医家，外科の教職にある先生方にも広く利用していただければ幸いである．

1992 年 12 月

編者記す

目　次

総　論

第1章　序　論　　　　　　　　　　　　　　　　　　　　　　　　　　　　　　出月康夫　3

- 外科学の展開 …………………………………… 3
- 外科治療の特殊性 ……………………………… 4
- 医療における倫理と，医師と患者の関係 …… 5
- 外科とインフォームド・コンセント ………… 7

第2章　問診，診察　　　　　　　　　　　　　　　　　　　　　　　　　　　　杉町圭蔵　8

- 1．外科患者の問診法（病歴の取り方） ……… 8
  - A．外科における問診の意義 ……………… 8
  - B．外科医の態度について ………………… 8
  - C．正しい問診の取り方とそのコツ ……… 8
- 2．診察法 ……………………………………… 10
  - A．頭・頸部 ……………………………… 10
  - B．胸　部 ………………………………… 11
  - C．腹　部 ………………………………… 12
  - 付．鼠径ヘルニア ………………………… 13
  - D．直腸，肛門 …………………………… 14
  - E．四　肢 ………………………………… 14
- 3．特殊診察法 ………………………………… 14
- 4．患者の紹介と紹介状 ……………………… 14

第3章　無菌法，病院感染対策　　　　　　　　　　　　　　　　　　　　　　炭山嘉伸　15

- 1．無菌法 ……………………………………… 15
  - A．滅菌法 ………………………………… 15
    - 1．高圧蒸気滅菌 ……………………… 15
    - 2．乾熱滅菌 …………………………… 16
    - 3．酸化エチレンガス滅菌 …………… 16
    - 4．その他 ……………………………… 17
  - B．消毒法 ………………………………… 17
    - 1．消毒薬 ……………………………… 17
    - 2．ヒトの消毒 ………………………… 17
    - 3．ヒト以外の消毒 …………………… 20
- 2．病院感染対策 ……………………………… 21
  - A．病院感染の定義と発症メカニズム …… 21
  - B．職業感染（業務感染）対策と交叉感染対策 … 22
    - 1．職業感染（業務感染）対策 ……… 22
    - 2．交叉感染対策 ……………………… 24
  - C．Standard precautions ………………… 25
    - 1．普遍的予防策 ……………………… 25
    - 2．生体物質隔離 ……………………… 25
    - 3．新しい隔離ガイドライン ………… 25
  - D．病院感染対策の問題点 ………………… 26

第4章　基本的外科手術手技　　　　　　　　　　　　　　　　　　　　　　　　　　　　28

- 1．基本的な手術器具と手術器械 ……… 出月康夫　28
  - 1．メ　ス ……………………………… 28
  - 2．はさみ（剪刀） …………………… 28
  - 3．鑷子（ピンセット） ……………… 28
  - 4．鉗　子 ……………………………… 28
  - 5．縫合針 ……………………………… 29
  - 6．持針器 ……………………………… 29
  - 7．鉤 …………………………………… 30
  - 8．電気メス（高周波メス） ………… 30
  - 9．低電圧凝固装置 …………………… 31
  - 10．超音波凝固切開装置 ……………… 31
  - 11．超音波吸引装置 …………………… 31
  - 12．マイクロ波凝固装置 ……………… 32
  - 13．ラジオ波手術装置 ………………… 32
  - 14．レーザーメス（LASER） ………… 32
  - 15．熱メス ……………………………… 32
  - 16．冷凍メス …………………………… 32
- 2．切開法 ……………………………………… 32
- 3．止血法 ……………………………………… 33
  - 1．圧迫止血法 ………………………… 33
  - 2．結紮止血 …………………………… 33
  - 3．止血クリップによる止血 ………… 34

- 4．縫合止血 ……………………………34
- 5．凝固止血 ……………………………34
- 6．止血材による止血 …………………34
- 7．間接的止血法 ………………………34
- 4．縫合糸，結紮法（糸結び）……………35
- 5．縫合法 …………………………………35
  - 1．皮膚縫合 ……………………………36
  - 2．消化管吻合 …………………………37
  - 3．血管縫合 ……………………………37
  - 4．自動縫合器，自動吻合器 …………38
- 6．形成外科的手技 ……………波利井清紀 38
  - 1．Atraumatic な手技ときれいな創痕 …38
  - 2．基本器具 ……………………………39
  - 3．縫合糸 ………………………………40
  - 4．形成外科的縫合法 …………………40
- 7．マイクロサージャリー …山岡義生，寺嶋宏明 41
- 8．静脈切開 ………………………………42
- 9．気管切開 ………………………………42
- 10．中心静脈穿刺法 ………………………44
  - A．内頸静脈穿刺 ………………………44
  - B．鎖骨下静脈穿刺 ……………………45
- 11．植皮法，皮膚形成術 …………………45
  - A．植皮法 ………………………………45
  - B．皮膚形成術 …………………………46
- 12．タンポナーデとドレナージ …………48
  - A．タンポナーデ ………………………48
  - B．ドレナージ …………………………48
- 13．生検法 …………………………………49
  - A．吸引細胞診 …………………………49
  - B．針生検 ………………………………49
  - C．部分切除または摘出 ………………49
- 14．包帯法，副子固定法 …………………50
  - A．包帯法 ………………………………50
  - B．副子固定法 …………………………51

第5章　外科的侵襲に対する生体反応　　　　　　　　　　　　　　　　　　　　　　　小山研二　52

- 1．内分泌系の反応 ………………………52
- 2．神経系の反応 …………………………53
- 3．炎症反応（免疫系の反応）……………53
- 4．代謝系の反応 …………………………54
  - 1．水分・電解質代謝 …………………54
  - 2．エネルギー代謝とエネルギー源 …55
  - 3．糖代謝 ………………………………55
  - 4．蛋白代謝 ……………………………55
  - 5．脂質代謝 ……………………………55
- 5．異常環境下における生体反応 ………55
  - 1．低栄養 ………………………………56
  - 2．糖尿病 ………………………………56
  - 3．肝硬変 ………………………………56
  - 4．腎不全 ………………………………56
  - 5．敗血症 ………………………………56
  - 6．重症熱傷 ……………………………56
- 6．外科侵襲とホメオスタシス …………57
- 7．手術後の回復過程 ……………………57

第6章　出血と止血　　　　　　　　　　　　　　　　　　　　　　　　　　　兼松隆之，鬼塚伸也　59

- 1．出　血 …………………………………59
  - A．破綻性出血 …………………………59
  - B．漏出性出血 …………………………59
  - C．出血性素因 …………………………59
    - 1．血液凝固因子の異常 ………………59
    - 2．血小板の異常 ………………………60
    - 3．血管壁異常 …………………………60
  - D．出血の症状 …………………………60
- 2．止　血 …………………………………60
- 3．血液凝固反応 …………………………61
  - 1．内因系凝固機序 ……………………61
- 2．外因系凝固機序 ……………………61
- 4．線　溶 …………………………………61
  - 1．内因系機序 …………………………62
  - 2．外因系機序 …………………………62
- 5．播種性血管内凝固症候群（DIC）……62
- 6．先天性血液凝固因子欠乏症の遺伝子診断と遺伝子治療 ……………………………64
  - 1．血友病 A ……………………………64
  - 2．血友病 B ……………………………64
  - 3．その他 ………………………………64
  - 4．遺伝子治療 …………………………64

第7章　輸　血　　　　　　　　　　　　　　　　　　　　　　　　　　　　　　　　　砂川正勝　65

- 1．血液製剤の種類 ………………………65
  - A．全　血 ………………………………65
    - 1．ヘパリン加新鮮血液 ………………65
    - 2．全血液 CPD（ACD）………………65
  - B．血液成分製剤 ………………………65
    - 1．赤血球製剤 …………………………65
- 2．血小板製剤 …………………………66
- 3．血漿製剤 ……………………………66
- 2．輸血に必要な検査 ……………………66
  - A．血液型判定 …………………………66
    - 1．ABO 式血液型 ………………………66
    - 2．Rh（D）血液型 ……………………66

- B．不規則抗体の検出………………………67
- C．交叉適合試験……………………………67
- 3．輸血の実施………………………………………67
- 4．輸血の副作用……………………………………67
  - A．免疫性副作用……………………………67
    - 1．溶血性反応…………………………67
    - 2．発熱性反応…………………………67
    - 3．輸血後移植片対宿主病……………68
  - B．感染性副作用……………………………68
    - 1．輸血後肝炎…………………………68
    - 2．AIDS…………………………………68
    - 3．その他………………………………68
  - C．大量輸血による副作用…………………69
    - 1．過剰輸血……………………………69
    - 2．低体温症……………………………69
    - 3．クエン酸中毒………………………69
    - 4．高カリウム血症……………………69
    - 5．凝固異常……………………………69
- 5．手術時の血液の有効利用………………………69
  - 1．T＆S…………………………………………69
  - 2．最大手術血液準備量………………………69
- 6．自己血輸血………………………………………69
  - 1．貯血式自己血輸血…………………………70
  - 2．希釈式自己血輸血…………………………70
  - 3．回収式自己血輸血…………………………70

第8章　ショック　　嶋田　紘，渡会伸治　72

- 1．定義と一般症状…………………………………72
  - A．定　義……………………………………72
  - B．一般症状…………………………………72
    - 1．皮膚蒼白と冷汗……………………72
    - 2．脈拍の頻数と微弱…………………72
    - 3．血圧低下……………………………72
    - 4．精神症状……………………………72
    - 5．尿量減少……………………………72
- 2．診断と分類………………………………………72
  - A．診断と重症度……………………………72
  - B．分　類……………………………………73
  - C．鑑別診断のための臨床検査……………73
    - 1．末梢血血球数………………………73
    - 2．胸部X線検査………………………73
    - 3．心電図………………………………73
    - 4．血中エンドトキシン測定，血中細菌培養……74
    - 5．中心静脈圧…………………………74
    - 6．Swan-Ganzカテーテル……………74
  - D．鑑別診断…………………………………75
    - 1．出血性ショック……………………75
    - 2．心原性ショック……………………75
    - 3．敗血症性ショック…………………76
    - 4．神経原性ショック…………………76
    - 5．アナフィラキシーショック………76
- 3．治　療……………………………………………76
  - A．ショックに対する対症療法……………77
    - 1．呼吸管理……………………………77
    - 2．循環管理……………………………77
    - 3．酸・塩基平衡の維持………………77
  - B．ショックの原因治療……………………77
    - 1．出血性ショックの治療……………77
    - 2．心原性ショックの治療……………77
    - 3．敗血症性ショックの病態…………78
    - 4．敗血症性ショックの治療…………80
- 4．臓器障害の発生機序と対策……………………81
  - A．微小循環障害の発生機序………………81
  - B．MODS対策………………………………81

第9章　創傷治癒　　北島政樹，吉田　昌　82

- 1．正常の創傷治癒過程……………………………82
  - A．第1期治癒の創傷治癒過程……………82
    - 1．肉芽形成……………………………82
    - 2．線維化………………………………83
    - 3．上皮の再生…………………………83
    - 4．創傷の収縮…………………………84
- 2．最近の知見………………………………………84
  - 1．サイトカイン………………………………84
  - 2．マトリックス代謝…………………………84
  - 3．シグナルトランスダクション……………84
  - 4．胎児の創傷治癒……………………………85
- 3．創傷治癒の遅延・障害因子……………………86
  - A．創傷治癒に影響する全身的因子………86
    - 1．身体的因子…………………………86
    - 2．外因性薬物の影響…………………86
  - B．創傷治癒に影響する局所因子…………87
- 4．創傷の処置………………………………………87
  - A．創に対する一般的処置…………………87
  - B．創傷の縫合，閉鎖………………………87
- 5．創傷の被覆………………………………………89
  - A．Dry wound healing………………………89
  - B．Moist wound healing……………………89

第10章　損　傷　91

1．機械的損傷　　　平山廉三, 浜田節雄　91
- A．分　類　91
  - 1．開放性損傷　91
  - 2．非開放性損傷　92
- B．症　状　92
  - 1．合併症　92
  - 2．後遺症　93
- C．損傷の処置　93
  - 1．救急処置　93
  - 2．全身の治療　93
  - 3．局所治療　93

2．物理・化学的損傷　94
- A．物理的損傷　94
- B．化学的損傷　94
  - 1．酸　94
  - 2．アルカリ　94

3．動物による咬傷と刺傷　94
- A．蛇咬傷　94
- B．哺乳動物による咬傷　94
- C．刺　傷　95
  - 1．昆虫によるもの　95
  - 2．海産動物によるもの　95

4．放射線障害　95
付．原子力施設における放射能被曝など　95

5．毒ガスによる障害　96

6．熱　傷　　　木所昭夫　97
- A．熱傷の病態と症状　97
- B．診　断　98
- C．治　療　101
  - 1．救急処置　101
  - 2．入院後処置　101

付．低温熱傷　106

7．凍　傷　106

8．電撃傷　107
- A．症　状　107
- B．治　療　107

第11章　炎症と感染　　　横山　隆　108

1．炎　症　108
- A．炎症とは　108
- B．炎症反応　108
  - 1．局所反応　108
  - 2．全身反応　108
- C．炎症とサイトカイン　110
- D．炎症による臓器障害　110
- E．炎症の分類　111
  - 1．持続時間による分類　111
  - 2．病理組織学的分類　111
- F．炎症の治療の原則　111
  - 1．局所療法　112
  - 2．全身療法　112

2．外科的感染　112
- A．感染とは　112
- B．感染症に対する生体防御機能　112
- C．感染発症の機構　114
  - 1．細菌の感染防御能回避機序　114
  - 2．生体防御機能の障害　114
- D．主要な外科感染症起炎微生物　115
  - 1．好気性菌　115
  - 2．嫌気性菌　117
  - 3．その他の外科感染起炎微生物　118
- E．重症感染症の要因　118
  - 1．エンドトキシン血症　118
  - 2．トキシックショック症候群（TSS），トキシックショック様症候群　119
  - 3．bacterial translocation　119
- F．外科感染症　119
  - 1．皮膚および軟部組織感染症　119
  - 2．リンパ管，リンパ節の感染症　119
  - 3．血管の感染　120
  - 4．筋肉，骨の感染　120
  - 5．嫌気性感染症　120
  - 6．その他外科的特殊感染症　120
- G．外科と院内感染　120
- H．外科感染症の治療　122
  - 1．抗菌薬療法　122
  - 2．感染巣に対する処置　122

第12章　免　疫　　　浦　英樹, 平田公一　123

1．免疫系を構成する器官と細胞　123
- A．免疫の概念　123
- B．免疫系器官　123
  - 1．骨　髄　123
  - 2．胸　腺　123
  - 3．リンパ節　124
  - 4．脾　臓　124
  - 5．粘膜関連リンパ組織　124
- C．免疫系細胞　124
  - 1．T細胞　124
  - 2．NK細胞　126
  - 3．NKT細胞　126

4．B 細胞 127
　　5．単球/マクロファージ 127
　　6．樹状細胞 127
　　7．顆粒球 128
2．免疫応答を担う分子 128
　A．抗　体 128
　B．MHC 抗原 128
　C．細胞接着分子と補助膜刺激分子 130
　　1．CD11/CD18 130
　　2．CD28 と CD80/CD86 130
　　3．CD40 と CD40L 131
　　4．CD62L と CD44 131
　D．サイトカイン 131
　　1．SCF, IL-3, CSF 131
　　2．IL-1 131
　　3．IL-2 と IFNγ 131
　　4．IL-4, IL-5, IL-6, IL-10 132
　　5．TNF 132
　　6．ケモカイン 132
　E．補　体 133
3．免疫応答機構 133
　A．リンパ球のレパトア形成 133
　B．T 細胞応答 133
　C．B 細胞応答 134
　D．T 細胞による標的細胞破壊 134
4．生体防御と免疫機構 135
　A．感染症と免疫 135
　B．手術と免疫 135
　C．移植免疫 135
　　1．移植免疫 135
　　2．移植と組織適合性 135
　　3．免疫抑制療法 136
　D．癌と免疫 136
　　1．腫瘍関連抗原 136
　　2．癌拒絶反応 137
　　3．癌細胞のエスケープ現象 137
　　4．免疫療法 137
5．免疫原性疾患 137
　A．免疫不全症候群 137
　　1．原発性免疫不全症 138
　　2．続発性免疫不全症 138
　B．アレルギー 138
　　1．Ⅰ型アレルギー 138
　　2．Ⅱ型アレルギー 138
　　3．Ⅲ型アレルギー 138
　　4．Ⅳ型アレルギー 139
　C．自己免疫疾患 139

第13章　腫　瘍　　　　松浦成昭，冨田尚裕，門田守人　140

1．腫瘍の概念 140
　A．腫瘍の定義 140
　B．良性腫瘍と悪性腫瘍 140
　C．腫瘍の名称 140
　D．前癌病変 140
　E．病期分類 141
　　1．病期分類の目的 141
　　2．TNM 病期分類 141
2．疫　学 141
　A．癌の頻度 141
　B．地理的要因 142
　C．環境の影響 142
　D．年齢，性差 142
3．発　癌 142
　A．癌遺伝子 142
　　1．癌遺伝子とは 142
　　2．癌遺伝子の分類 143
　　3．癌遺伝子活性化機構 143
　B．癌抑制遺伝子 144
　　1．癌抑制遺伝子とは 144
　　2．癌抑制遺伝子の種類とその機能 144
　　3．ミスマッチ修復遺伝子異常と癌 146
　C．多段階発癌の機構 147
4．腫瘍増殖の生物学 147
　A．腫瘍の増殖と成長 147
　B．腫瘍細胞の細胞周期と世代時間 148
　C．腫瘍細胞の倍増時間と自然史 149
　D．腫瘍と血管新生 149
　E．癌幹細胞仮説 150
　　1．幹細胞とは 150
　　2．癌幹細胞仮説 150
　　3．癌幹細胞のマーカーと臨床的意義 151
5．腫瘍の転移・浸潤の分子機構 151
　A．浸　潤 151
　B．転移の種類と特徴 151
　　1．リンパ行性転移 152
　　2．血行性転移 152
　　3．播　種 152
　C．浸潤・転移の分子機構 152
　　1．浸潤のメカニズム 152
　　2．転移のメカニズム 153
6．腫瘍の診断 154
　A．悪性腫瘍の症状 154
　B．診　断 154
7．悪性腫瘍の治療 157
　A．手術的療法 157
　B．放射線療法 157
　C．化学療法 158
　D．ホルモン療法 159
　E．免疫療法 161

F．遺伝子治療···161
　　1．癌遺伝子，癌抑制遺伝子治療·····················161
　　2．免疫遺伝子治療··161
　　3．自殺遺伝子治療··161
　　4．多剤耐性遺伝子治療···································161
　G．その他··162

第14章　臓器移植　　163

1．総論···窪田敬一　163
　A．移植免疫反応··163
　　1．移植の種類··163
　　2．移植免疫反応··163
　　3．自然免疫反応と獲得免疫反応······················163
　B．組織適合性··164
　　1．主要組織適合抗原······································164
　　2．移植における抗原認識·······························165
　　3．既存抗体陽性··165
　　4．リンパ球混合免疫反応·······························166
　　5．免疫学的寛容··166
　　6．ABO血液型不適合移植······························166
　C．免疫抑制法··167
　　1．免疫抑制薬··167
　　2．放射線照射··168
　　3．術前ドナー血輸血······································168
　　4．その他の免疫抑制法···································169
　　5．免疫抑制に伴う合併症·······························169
　D．脳死··169
　　1．脳死···169
　　2．脳死の判定··169
　　3．脳死・移植法··169
　E．移植ネットワーク··169
　F．移植コーディネーター···································170

2．腎移植··里見　進　170
　A．適応··170
　　1．レシピエント··170
　　2．ドナー··171
　B．手術手技···171
　　1．ドナー··171
　　2．レシピエント··171
　C．術後管理と合併症··172
　D．特殊な移植··173
　E．成績··174

3．心・心肺移植·······················松田　暉，福嶌教偉　174
　1．心移植
　A．現況··174
　B．適応と術前管理···175
　　1．適応基準··175
　　2．適応決定と日本臓器移植ネットワークへの
　　　　登録···175
　C．ドナー···175
　　1．ドナーの適応基準······································175
　　2．ドナー・レシピエントの適合·····················175
　D．手術手技···176
　　1．ドナーの手術··176

　　2．レシピエントの手術···································176
　E．術後管理···178
　　1．心移植後の免疫抑制療法と拒絶反応··········178
　　2．心移植の成績··178
　　3．機械的補助循環（ブリッジ），人工心臓···179
　2．心肺移植···179
　A．現況··179
　B．適応基準···179
　C．手術手技···179
　D．ドナー···179
　E．術後管理···179
　F．成績··180

4．肺移植···························清水信義，大藤剛宏　180
　A．現況··180
　B．適応··180
　C．ドナー···181
　D．脳死肺移植と生体部分肺移植の比較············181
　E．手術手技···181
　F．成績··182

5．肝移植··田中紘一　182
　A．現況··182
　B．適応と条件··182
　C．手術手技···183
　　1．ドナー手術··183
　　2．レシピエント手術······································183
　D．術後管理と合併症··184

6．小腸移植··田中紘一　184
　A．現況··184
　B．適応と条件··184
　C．手術手技···185
　　1．ドナー手術··185
　　2．レシピエント手術······································185
　付．生体小腸移植··185
　D．術後管理···185

7．膵，膵島移植···細谷　亮　185
　A．適応··185
　　1．ドナーとレシピエントの条件·····················186
　　2．移植手術数··186
　B．手術手技···186
　C．術後管理···187
　　1．免疫抑制法··187
　　2．拒絶反応の診断··187
　　3．成績···187
　D．ラ島移植···187

8．骨髄，皮膚，角膜，異種移植
···中島祥介，金廣裕道　187

  A．骨髄移植 …………………………………… 187
   1．末梢血幹細胞移植 ……………………… 188
   2．臍帯血幹細胞移植 ……………………… 189
   3．骨髄バンク ……………………………… 189
  B．皮膚移植 …………………………………… 189

  C．角膜移植 …………………………………… 189
  D．異種移植 …………………………………… 190
   1．Concordant 異種移植 ………………… 190
   2．Discordant 異種移植 ………………… 190
   3．超急性拒絶反応制御の試み …………… 190

第 15 章　人工臓器と ME　　192

A 人工臓器 ………………………… 矢田　公　192
 1．人工臓器の分類 ……………………………… 192
 2．人工臓器に用いる材料 ……………………… 192
  A．人工材料の種類 …………………………… 192
  B．材料の生体内での劣化 …………………… 193
 3．人工心肺装置 ………………………………… 193
  A．血液ポンプ ………………………………… 193
 4．人工肺 ………………………………………… 194
  A．ガス透過膜の種類 ………………………… 194
  B．構　造 ……………………………………… 194
 5．ペースメーカ ………………………………… 195
 6．人工血管 ……………………………………… 195
  A．人工血管の基本構造 ……………………… 195
   1．編織構造と有孔度 ……………………… 195
   2．微多孔質人工血管―ePTFE 人工血管 … 196
  B．人工血管の組織治癒 ……………………… 196
  C．人工血管の適応 …………………………… 196
  D．血管内ステント …………………………… 196
 7．人工弁 ………………………………………… 198
 8．人工腎臓 ……………………………………… 198
  A．人工腎臓の構成 …………………………… 198
  B．人工透析の種類 …………………………… 198
  C．透析の適応 ………………………………… 199
  D．急性血液透析の開始条件 ………………… 199
  E．合併症 ……………………………………… 199
 9．アフェレーシス ……………………………… 199
  A．血漿分離交換法 …………………………… 199
  B．選択的血漿成分吸着法 …………………… 199
 10．人工肝臓 ……………………………………… 199
  A．方　法 ……………………………………… 199
 11．人工膵臓 ……………………………………… 200
 12．人工血液 ……………………………………… 200

 13．補助循環 ……………………………………… 200
  A．IABP ……………………………………… 200
  B．V-A バイパス法 …………………………… 200
  C．補助人工心臓による補助循環 …………… 201
 14．人工心臓 ……………………………………… 201
  A．補助人工心臓 ……………………………… 202
  B．完全人工心臓 ……………………………… 202
B ME 機器 ………………………… 佐藤　紀　202
 1．電気メス（高周波メス） …………………… 202
   1．原　理 …………………………………… 202
   2．合併症 …………………………………… 202
 2．マイクロ波メス ……………………………… 204
 3．超音波凝固切開装置 ………………………… 204
   1．原　理 …………………………………… 204
   2．機　器 …………………………………… 204
 4．熱メス ………………………………………… 205
 5．凍結手術 ……………………………………… 205
 6．除細動器 ……………………………………… 205
 7．超音波吸引装置 ……………………………… 206
 8．高圧酸素療法 ………………………………… 206
 9．レーザー治療器 ……………………………… 207
  A．レーザーメス ……………………………… 207
  B．レーザー内視鏡 …………………………… 207
  C．母斑の治療 ………………………………… 208
  D．光治療 ……………………………………… 208
  E．Laser angioplasty ………………………… 208
  F．Laser welding …………………………… 208
 10．温熱療法 ……………………………………… 208
 11．体外衝撃波胆石破砕装置 …………………… 208
 12．テレメディシン ……………………………… 209
 付．ロボティクス ……………………………… 209

第 16 章　内視鏡治療と内視鏡下外科手術　　211

A 内視鏡治療 ……………………… 山川達郎　211
 1．消化管出血に対する内視鏡治療 …………… 211
  A．上部消化管出血に対する内視鏡的治療 … 211
   1．機械的止血法 …………………………… 211
   2．薬物局注止血法 ………………………… 211
  B．食道・胃静脈瘤に対する内視鏡的治療法 … 213
   1．食道・胃静脈瘤硬化療法 ……………… 213
   2．内視鏡的食道・胃静脈瘤結紮法 ……… 214

  C．下部消化管（小腸，大腸）出血に対する
    内視鏡治療 ………………………………… 214
 2．内視鏡的隆起性消化管病変（ポリープ，
  粘膜下腫瘍，微小癌）治療法 ……………… 214
  A．薬物局注療法 ……………………………… 214
  B．内視鏡的粘膜切除術：高周波スネア法 … 214
 3．悪性腫瘍に対する内視鏡的治療 …………… 215
  A．進行癌に対する内視鏡的治療法 ………… 215
   1．ステント留置術 ………………………… 215

2．経皮的内視鏡下胃瘻造設術………215
B．早期癌に対する内視鏡的治療法………216
1．内視鏡的粘膜切除術………216
2．内視鏡的粘膜下層剥離術………216
4．内視鏡的狭窄解除術………216
5．内視鏡的異物摘出法………216
6．胆道・膵管病変に対する内視鏡治療………217
A．結石摘出法………217
1．術前胆道鏡下結石摘出法………217
2．術中胆道鏡下結石摘出法………218
3．術後胆道鏡下結石摘出法………218
7．胆汁，膵液ドレナージ法とステント留置術………218
A．胆汁ドレナージ法とステント留置術………218
1．胆管結石のみが存在する場合………218
2．肝内結石が疑われる場合………218
B．胆道悪性疾患に対する胆汁ドレナージ法とステント留置術………219
C．経十二指腸的膵管ドレナージ法とステント留置術による内瘻化………219
B 内視鏡下外科手術………森 俊幸，跡見 裕 220
概 要………220
1．利点と欠点………220
2．適 応………221
3．手術器械………221
1．手術スペース確保………222
2．ビデオ機器………222
3．鉗子類………222
4．エネルギー供給源………223
4．腹腔鏡下外科手術………223
A．腹腔鏡下胆嚢摘出術………224
B．腹腔鏡下胃食道逆流症手術………225
C．腹腔鏡下胃切除術………225
D．腹腔鏡下大腸切除術………225
E．腹腔鏡下ヘルニア手術………226
F．腹腔鏡下脾臓摘出術………226
G．膵臓に対する腹腔鏡下手術………226
H．その他………226
5．胸腔鏡下外科手術………226
A．胸腔鏡下肺囊胞縫縮術………226
B．胸腔鏡下肺切除術………226
6．わが国における鏡視下手術の現況………227
7．内視鏡下手術の未来………227

第17章　水分・電解質，血液ガス，酸・塩基平衡　溝渕俊二，笹栗志朗　228

1．人体の水分分布………228
A．細胞内液………228
B．細胞外液………228
C．浸透圧………229
D．膠質浸透圧………229
2．水分の調節………229
A．口 渇………230
B．浸透圧調節系………230
C．容量調節系………230
D．水過剰，水中毒………230
E．脱 水………230
1．水欠乏型（高張性）脱水………230
2．Na 欠乏型（低張性，等張性）脱水………230
3．電解質………231
A．ナトリウム Na………231
B．カリウム K………232
C．クロール Cl………233
D．カルシウム Ca，マグネシウム Mg，リン P………234
4．血液ガス………235
A．動脈血二酸化炭素分圧（$PaCO_2$）………235
B．動脈血酸素分圧（PaO_2）および酸素飽和度（SaO_2）………236
C．pH………237
D．血漿重炭酸イオン濃度（[HCO_3^-]）………237
E．Base Excess（BE）………238
5．酸・塩基平衡………238

第18章　外科栄養法　岩佐正人，岩佐幹恵，小越章平　240

1．栄養療法の種類と特徴………240
A．静脈栄養法………240
1．末梢静脈栄養………240
2．中心静脈栄養………241
B．経腸栄養………242
1．成分栄養（ED）………242
2．消化態栄養剤………243
3．半消化態栄養剤………243
4．天然濃厚流動食………243
2．栄養評価と必要エネルギー量，窒素量の算定法………245
A．栄養評価………245
1．栄養評価の意義………245
2．栄養療法の適応の基準………245
3．栄養評価の指標………246
4．栄養評価の指標の意義と解釈………247
5．体構成成分の評価………251
3．栄養療法の実際………251
A．各種栄養法の選択基準………251
1．術前の栄養法の選択………251
2．術後の栄養法の選択………252
3．一般的な静脈・経腸栄養の適応疾患………252

第19章　手術患者の術前管理　　　下位洋史, 跡見　裕　253

- **1. 術前評価** ･･････････････････････････････ 253
  - A. 原疾患の評価 ･････････････････････････ 253
  - B. 全身状態および臓器機能の評価 ･･････ 253
    1. 診　察 ･････････････････････････････ 253
    2. 術前に行うべき検査 ･･････････････ 253
    3. 栄養状態の評価 ･･････････････････ 253
    4. 手術, 麻酔の危険度 ･････････････ 255
- **2. 一般的な術前処置, 治療** ･････････････ 256
- **3. 併存疾患を持つ患者の術前準備** ･････ 256
  - A. 脳血管障害 ････････････････････････････ 256
    1. 出血性脳血管障害 ･･････････････ 256
    2. 閉塞性脳血管障害 ･･････････････ 257
  - B. 循環器系疾患 ･････････････････････････ 257
    1. 循環器系術前検査 ･･････････････ 257
  - C. 呼吸器系疾患 ･････････････････････････ 260
    1. 手術と呼吸器系合併症について ･････ 260
    2. 閉塞性肺疾患 ･･････････････････ 260
    3. 拘束性肺疾患 ･･････････････････ 260
    4. 肺感染症 ･･････････････････････ 261
    5. 風邪症候群 ････････････････････ 261
  - D. 肝疾患 ･････････････････････････････････ 261
    1. 肝硬変 ････････････････････････ 261
  - E. 腎疾患 ･････････････････････････････････ 262
    1. 慢性腎不全 ････････････････････ 262
  - F. 内分泌, 代謝疾患 ････････････････････ 262
    1. 糖尿病 ････････････････････････ 262
    2. 甲状腺機能障害 ･･････････････････ 262
    3. ステロイド長期投与 ････････････ 262

第20章　手術患者の術後管理　　　264

- **1. 手術に伴う生体の反応**
  ････････････････････････山下克也, 中尾昭公　264
  - A. 手術に伴う神経-内分泌代謝系の反応 ････ 264
  - B. Moore の手術に伴う4相の回復過程 ････ 265
    1. 第1相（傷害相） ････････････････ 266
    2. 第2相（転換相） ････････････････ 266
    3. 第3相（筋力回復相） ･･････････ 266
    4. 第4相（脂肪増加相） ･･････････ 267
  - C. サイトカインを介する生体反応と免疫炎症反応
    ･･ 267
- **2. 手術直後の患者に対する全身評価と処置** ･････ 270
  - A. 手術直後の処置 ･･･････････････････････ 270
  - B. 手術直後の全身的評価 ･･･････････････ 270
  - C. 手術直後の疼痛管理 ･････････････････ 270
  - D. 手術直後の呼吸器系の管理 ･･････････ 271
  - E. 手術直後の循環器系の管理 ･･････････ 271
- **3. 術後の一般的患者管理** ･････････････････ 271
  - A. 水分, 電解質, 輸液管理 ････････････ 271
    1. 術中輸血および輸液 ････････････ 271
    2. 術後の輸液管理 ･･････････････････ 272
    3. 術後輸液の内容 ･･････････････････ 272
    4. 補充輸液 ･･････････････････････ 272
  - B. 感染予防とその対策 ･････････････････ 273
    1. 術後感染症の成立に影響する因子 ･････ 274
    2. 手術創の分類と SSI 発生の危険因子 ･････ 274
    3. 予防的抗菌薬の投与 ････････････ 274
    4. 術後感染症の診断と対応 ･･････ 276
    5. その他の術後感染症 ････････････ 276
  - C. 呼吸・循環器系管理 ･･････････････････ 278
    1. 術後の呼吸管理 ･･････････････････ 278
    2. 術後の循環器系管理 ････････････ 279
  - D. 肝・腎機能の異常とその管理 ･･････ 草野満夫　279
    1. 術後肝機能異常 ･･････････････････ 279
    2. 術後腎機能異常と尿路系の管理 ･･････ 281
  - E. 糖尿病および酸・塩基平衡異常の管理 ･･････ 281
    1. 糖尿病の術後管理 ･･････････････ 281
    2. 酸・塩基平衡異常の管理 ･･････ 282
  - F. 栄養管理 ･･････････････････････････････ 282
    1. 栄養療法の適応 ･･････････････････ 282
    2. 栄養投与法 ････････････････････ 282
    3. 術後栄養管理の実際 ････････････ 283
  - G. 体位変換と早期離床 ･････････････････ 283
  - H. 手術創の管理 ･････････････････････････ 283
    1. 創部の治癒過程 ･･････････････････ 283
    2. 管理の実際 ････････････････････ 284
    3. ドレーンの管理 ･･････････････････ 285
- **A　手術後の合併症とその処置**･･････････ 岩井重富　285
- **1. 術後感染性合併症** ･････････････････････ 285
  - A. 術後創感染 ･･･････････････････････････ 285
  - B. 術後耳下腺炎 ･････････････････････････ 287
  - C. 呼吸器感染 ･･･････････････････････････ 287
  - D. 膿　胸 ･････････････････････････････････ 287
  - E. 胆道系感染 ･･･････････････････････････ 287
  - F. 尿路感染 ･･･････････････････････････････ 288
  - G. 腹腔内感染 ･･･････････････････････････ 288
  - H. MRSA 腸炎 ･････････････････････････････ 288
  - I. IVH 感染 ･･･････････････････････････････ 289
- **2. 感染性合併症以外の合併症** ･･････････ 289
  - A. 術創部の合併症 ･･･････････････････････ 289
  - B. 呼吸器系合併症 ･･･････････････････････ 289
    1. 無気肺 ････････････････････････ 289
    2. 肺水腫 ････････････････････････ 290
    3. 肺動脈塞栓症（肺梗塞） ････････ 290
  - C. 循環系合併症 ･････････････････････････ 291
    1. 頻脈, 徐脈, 不整脈 ･････････････ 291
    2. 心筋梗塞 ･･････････････････････ 291

3．深部血栓性静脈炎 291
4．脂肪塞栓症 291
D．神経系の合併症と精神障害 291
1．脳血管障害 291
2．精神障害 292
E．肝障害 292
1．輸血後肝炎 292
2．Halothane 肝炎 292
3．ショックによる肝障害 292
4．薬物性肝障害 292
5．術後黄疸 292

F．腎障害 292
1．術後急性腎不全 292
2．排尿障害 293
G．消化管手術後の合併症 293
1．縫合不全 293
2．消化管の通過障害 293
3．盲嚢症候群 293
4．輸入脚症候群 293
5．逆流性食道炎 294
6．術後急性胃拡張 294
7．吃逆（しゃっくり） 294

第21章　老人の特殊性　　愛甲　孝　295

1．高齢者の定義と個人差 295
2．高齢者の特徴 295
　A．潜在的機能低下 295
　B．反応性の低下 295
　C．疾患の特殊性 296
3．各臓器における機能低下 296
　A．心・血管系 296
　B．呼吸器系 296

　C．水分・電解質代謝の異常 297
　D．腎機能 297
　E．代謝・栄養 297
　F．免疫系 297
　G．神経・内分泌系 298
　H．認知症などの精神障害 298
4．手術適応の決定 298

第22章　皮膚と皮下組織　　万代恭嗣，鳥居秀嗣　299

1．構造と機能 299
　A．皮膚の構造 299
　B．皮膚の機能 299
　　1．保護機能 299
　　2．体温調節機能 299
　　3．知覚機能 299
　　4．分泌・排泄機能 300
　　5．吸収機能 300
　　6．代謝機能 300
2．皮膚の炎症 300
　　1．癤（せつ） 300
　　2．癰（よう） 300
　　3．蜂巣炎 300
　　4．瘭疽（ひょうそ） 300
3．潰瘍 301
　　1．下腿潰瘍 301
　　2．褥瘡 301
4．嚢胞 301
　　1．類表（上）皮嚢胞 301

　　2．類皮嚢胞 302
　　3．結節腫 302
　　4．血液嚢胞 302
　　5．毛巣洞 302
5．良性腫瘍 303
　　1．いぼ（尋常性疣贅） 303
　　2．ケロイド 303
　　3．血管腫 303
　　4．リンパ管腫 303
　　5．糸球体腫瘍 304
　　6．脂肪腫 304
　　7．線維腫 304
　　8．神経系腫瘍 305
6．悪性腫瘍 305
　　1．前癌病変 305
　　2．表皮内癌 305
　　3．皮膚癌 305
　　4．悪性黒色腫 305
　　5．その他の悪性腫瘍 307

第23章　救急治療　　小林國男　308

1．心肺蘇生法 308
　A．一次救命処置（BLS） 308
　　1．CPR の開始 308
　　2．自動体外式除細動器（AED）による除細動 310

　　3．気道異物による窒息 311
　B．二次救命処置（ALS） 311
　　1．器具を用いた気道の確保と換気 311
　　2．電気ショックによる除細動 313
　　3．緊急時の輸液経路 315

4．心肺蘇生で使用する救急薬……………… 315
■2．救急患者の初療……………………………… 315
　1．社会基盤としての救急医療体制………… 315
　2．救急患者の特徴と診療上の注意点……… 315
3．救急診療の手順…………………………… 316
4．救急患者の全身管理に必要な救急処置…… 317
5．救急患者に必要な緊急検査……………… 319

各　論

第1章　顔面，頸部，顎，口腔　　　　　　　　　　　　　　　　　　　　　　　　　　323

A 顔面・頸部…………………波利井清紀 323
■1．構造と機能…………………………………… 323
　A．顔面骨の構成……………………………… 323
　B．顔面の筋肉………………………………… 323
　　1．表情筋………………………………… 323
　　2．眼瞼・眼窩の筋肉…………………… 323
　　3．咀嚼筋………………………………… 323
　C．顔面の知覚神経…………………………… 323
　D．顔面の運動神経…………………………… 323
　付．耳下腺…………………………………… 323
　E．顔面の血管………………………………… 324
　　1．動　脈………………………………… 324
　　2．静　脈………………………………… 324
　F．頸　部……………………………………… 324
　　1．頸部リンパ節………………………… 324
■2．先天異常疾患………………………………… 324
　A．顔面の発生………………………………… 325
　B．鰓弓・鰓溝由来の先天性疾患…………… 325
　　1．第1・第2鰓弓症候群……………… 325
　　2．耳介の異常…………………………… 325
　　3．先天性瘻孔と嚢胞…………………… 325
　C．顔面裂……………………………………… 326
　　1．口唇・口蓋裂………………………… 326
　D．その他の先天性疾患……………………… 326
　　1．Pierre Robin症候群………………… 326
　　2．Treacher Collins症候群…………… 327
　　3．頭蓋・顔面の異常…………………… 327
■3．後天性疾患…………………………………… 327
　A．損　傷……………………………………… 327
　　1．皮膚軟部組織損傷…………………… 327
　　2．顔面骨折……………………………… 328
　B．炎　症……………………………………… 328
　　1．フルンケル（面疔）………………… 328
　　2．唾液腺の炎症………………………… 328
　　3．リンパ節炎…………………………… 328

　C．良性腫瘍…………………………………… 329
　　1．皮膚良性腫瘍………………………… 329
　　2．間葉系腫瘍…………………………… 330
　　3．耳下腺腫瘍…………………………… 330
　D．悪性腫瘍…………………………………… 331
　　1．皮膚悪性腫瘍………………………… 331
　　2．耳下腺悪性腫瘍……………………… 332
　　3．その他………………………………… 332
B 顎・口腔……………………………高戸　毅 332
■1．構造と機能…………………………………… 332
　A．舌…………………………………………… 332
　B．下顎骨……………………………………… 332
　C．顎関節……………………………………… 333
　D．唾液腺……………………………………… 333
　　1．顎下腺………………………………… 333
　　2．舌下腺………………………………… 333
■2．顎変形症……………………………………… 333
　A．原　因……………………………………… 333
　　1．口唇・口蓋裂に伴う顎変形………… 334
　　2．下顎前突症…………………………… 334
　　3．小下顎症……………………………… 334
　B．形態学的分析……………………………… 334
　C．治　療……………………………………… 335
　　1．下顎枝矢状分割法…………………… 335
　　2．LeFort I型骨切り術………………… 335
■3．顎口腔領域の腫瘍…………………………… 335
　A．歯原性腫瘍………………………………… 335
　　1．歯牙腫………………………………… 335
　　2．エナメル上皮腫……………………… 336
　　3．角化嚢胞性歯原性腫瘍……………… 336
　B．非歯原性腫瘍……………………………… 336
　　1．上皮性の癌（癌腫）………………… 337
　　2．非上皮性の癌（肉腫）……………… 338
　　3．前癌病変……………………………… 338
■4．顎関節症……………………………………… 339

第2章　甲状腺疾患　　　　　　　　　　　　　　　　　　　　　　　　　　　小原孝男　340

■1．構造と機能…………………………………… 340
　A．外科解剖…………………………………… 340
　B．機　能……………………………………… 340

■2．検査法………………………………………… 341
　A．機能的検査………………………………… 341
　B．形態学的検査……………………………… 341

- 3．甲状腺機能亢進症·················· 341
- 4．甲状腺機能低下症·················· 343
- 5．急性化膿性甲状腺炎················ 343
- 6．亜急性甲状腺炎···················· 344
- 7．慢性甲状腺炎······················ 345
- 8．良性腫瘍·························· 346
- 9．悪性腫瘍·························· 348
- 10．甲状腺の手術と手術合併症·········· 352
  - 1．甲状腺手術······················ 352
  - 2．特異的な手術合併症·············· 353

第3章 副甲状腺（上皮小体）の疾患　　　　　小原孝男　354

- 1．名称と構造・機能·················· 354
  - 1．名　称·························· 354
  - 2．形　態·························· 354
  - 3．機　能·························· 354
- 2．原発性副甲状腺機能亢進症·········· 354
- 3．続発性副甲状腺機能亢進症·········· 358
- 4．非機能性副甲状腺囊腫·············· 358
- 5．手術合併症と後遺症················ 359

第4章 乳　　腺　　　　　田島知郎　360

- 1．診察法（視診，触診）················ 360
- 2．乳癌検診·························· 360
- 3．検査法···························· 361
  - 1．マンモグラフィ（乳房X線画像）···· 361
  - 2．超音波検査······················ 361
  - 3．乳房のMRI検査，CT検査·········· 361
  - 4．その他の画像診断法·············· 361
  - 5．細胞診と組織診·················· 361
- A 炎　症···························· 362
  - 1．急性乳腺炎······················ 362
  - 2．慢性乳腺炎······················ 362
  - 付1．脂肪壊死······················ 363
- 付2．モンドール病···················· 363
- B 特有な病変························ 363
  - 1．乳腺症·························· 363
  - 2．女性化乳房症···················· 364
- C 良性腫瘍·························· 365
  - 1．線維腺腫························ 365
  - 付．葉状腫瘍······················ 365
  - 2．乳管内乳頭腫···················· 366
- D 悪性腫瘍·························· 366
  - 1．乳　癌·························· 366
  - 付．乳腺肉腫······················ 373
  - 2．男子乳癌························ 373

第5章 胸壁，胸膜，横隔膜　　　　　　374

- 1．形態と機能·············鈴木　隆，小林紘一　374
  - A．胸　壁························ 374
  - B．胸　膜························ 374
- 2．検査法···························· 374
  - 1．胸部CT，MRI···················· 374
  - 2．超音波検査······················ 375
  - 3．局所麻酔下胸腔鏡検査············ 375
- A 胸壁の奇形························ 375
  - 1．漏斗胸·························· 375
  - 付．Nuss法······················ 375
  - 2．鳩　胸·························· 375
  - 付．Poland症候群·················· 376
- B 胸壁の炎症························ 376
  - 1．外傷後・手術後の胸壁膿瘍········ 376
  - 2．胸囲結核························ 376
- C 胸壁の腫瘍························ 376
  - 1．原発性悪性胸壁腫瘍·············· 376
  - 付．Ewing肉腫···················· 377
  - 2．原発性良性胸壁腫瘍·············· 377
  - 3．転移性悪性胸壁腫瘍·············· 377
- D 胸部外傷·························· 377
- 付．Sauer's dangerous zone（ソーワー危険域）
  ································ 377
  - 1．胸壁の損傷······················ 378
    - A．胸部軟部組織の損傷············ 378
    - B．骨性胸郭の損傷················ 378
      - 1．肋骨骨折，胸骨骨折·········· 378
      - 2．多発肋骨骨折················ 378
- E 胸膜の疾患························ 378
  - 1．気　胸·························· 378
    - A．自然気胸（特発性気胸）·········· 379
    - 付1．虚脱の程度·················· 379
    - 付2．特発性血気胸················ 379
    - 付3．緊張性気胸·················· 379
    - 付4．再膨脹性肺水腫·············· 379
    - B．続発性気胸···················· 379
  - 2．血　胸·························· 380
  - 3．乳糜（び）胸······················ 381
  - 4．胸　水·························· 381
  - 5．胸膜炎，膿胸···················· 382
    - A．急性胸膜炎，急性膿胸·········· 383
    - B．慢性膿胸······················ 383
    - 付．膿胸関連リンパ腫·············· 384

- 6．胸膜腫瘍 ·· 384
  - A．悪性胸膜中皮腫 ································ 384
  - 付．胸膜プラーク ································· 385
  - B．孤立性線維性腫瘍 ···························· 385
  - C．転移性胸膜腫瘍 ································ 385
- F 横隔膜 ·· 門田康正 386
  - 1．構造と機能 ·· 386
- 2．横隔膜ヘルニア ·································· 386
  - A．食道裂孔ヘルニア ···························· 386
  - B．Bochdalek 孔ヘルニア ······················ 387
  - C．Morgagni 孔ヘルニア，胸骨後裂孔ヘルニア ··· 387
  - D．外傷性横隔膜ヘルニア ····················· 388
- 3．横隔膜弛緩症 ·· 388
- 4．横隔膜麻痺 ·· 388

第6章　気管・気管支および肺　　　　　　　　　　　　　　　　　　吉村博邦　389

- 1．形態と機能 ·· 389
  - A．肺および気管支系 ···························· 389
  - B．肺の血管系 ·· 389
  - C．肺のリンパ系 ···································· 389
  - D．肺の神経系 ·· 389
  - E．肺の機能 ·· 390
- 2．検査法 ·· 390
  - A．X線検査 ·· 390
  - B．内視鏡検査 ·· 390
  - C．その他の画像診断 ···························· 391
  - D．細菌および病理学的検査 ················· 391
  - E．心肺機能検査 ···································· 391
- 3．手術手技 ·· 391
  - A．開胸法 ·· 391
  - 付．胸腔鏡手術 ······································· 391
  - B．閉胸法 ·· 391
  - C．肺，気管支の手術術式 ····················· 392
    - 1．肺切除術 ······································· 392
    - 2．気管・気管支形成術 ··················· 392
    - 3．膿胸の手術 ··································· 392
- A 嚢胞性肺疾患 ·· 392
  - 1．気管支嚢胞 ·· 392
  - 2．肺胞性嚢胞 ·· 392
  - 3．自然気胸 ·· 393
  - 付．肺分画症 ··· 394
- B 感染性疾患 ·· 395
  - 1．肺化膿症 ·· 395
  - 2．気管支拡張症 ·· 395
  - 3．中葉症候群 ·· 396
  - 4．肺結核 ·· 396
  - 付1．肺真菌症 ··· 397
  - 付2．肺寄生虫症 ······································· 398
  - 付3．術後無気肺 ······································· 398
- C 腫　瘍 ·· 398
  - 1．肺良性腫瘍 ·· 398
    - 1．肺過誤腫 ······································· 398
    - 2．その他の良性腫瘍 ····················· 399
  - 付．肺動静脈瘻 ··· 399
  - 2．肺　癌 ·· 400
  - 3．転移性肺腫瘍 ·· 405
- D 肺塞栓症 ·· 406

第7章　縦　隔　　　　　　　　　　　　　　　　　　　　　　　　　　門田康正　408

- 1．概　説 ·· 408
- 2．縦隔炎 ·· 408
  - A．急性縦隔炎 ·· 408
  - B．慢性縦隔炎 ·· 409
  - C．硬化性縦隔炎，線維化性縦隔炎 ····· 409
- 3．縦隔気腫 ·· 409
- 4．縦隔腫瘍 ·· 410
  - A．胸腺腫 ·· 411
  - B．胸腺癌 ·· 412
  - C．奇形腫群腫瘍，胚細胞性腫瘍 ········· 413
- D．神経原性腫瘍 ···································· 414
- E．悪性リンパ腫 ···································· 416
- F．Castleman リンパ腫 ·························· 416
- G．縦隔内甲状腺腫 ································ 416
- H．縦隔内嚢胞 ·· 416
  - 1．気管支嚢胞 ··································· 416
  - 2．心膜嚢胞 ······································· 417
  - 3．胸腺嚢胞 ······································· 417
  - 4．消化管嚢胞 ··································· 418
- 5．重症筋無力症 ·· 418

第8章　心　臓　　　　　　　　　　　　　　　　　　　　　　　　　　　　　　　420

- 1．形態と機能 ·· 古瀬 彰 420
  - A．心臓の形態 ·· 420
  - B．心臓の機能 ·· 422
- 2．検査法 ·· 422
  - A．胸部X線写真 ···································· 423
- B．X線コンピュータ断層撮影法 ········· 423
- C．磁気共鳴画像法 ································ 423
- D．心電図 ·· 423
- E．超音波心エコー図法 ························ 423
- F．心臓カテーテル法 ···························· 424

G. 血管心臓撮影 424	3. 両大血管右室起始症 459
H. 心臓核医学検査法 424	VI. 房室弁の奇形 460
I. 指示薬希釈法 425	1. 三尖弁閉鎖症 460
3. 手術手技 425	2. Ebstein 奇形 461
A. 心臓到達法 425	VII. 冠状動脈の異常 幕内晴朗 463
B. 開心術の補助手段 426	A. 先天性冠状動脈瘻 463
C. 心筋保護法 426	B. 左冠状動脈肺動脈異常起始症 464
D. 開心術の手技 427	B 後天性弁膜症 松浦雄一郎 465
E. 補助循環 427	1. 僧帽弁狭窄症 465
A 先天性心疾患 安井久喬, 栗栖和宏 427	2. 僧帽弁閉鎖不全症 466
I. 大動脈の狭窄および形成異常 427	3. 大動脈弁狭窄症 469
1. 先天性大動脈狭窄症 427	4. 大動脈弁閉鎖不全症 470
2. 左心低形成症候群 429	5. 三尖弁閉鎖不全症 473
3. 大動脈縮窄症 430	6. 連合弁膜症 474
4. 大動脈弓離断症 432	付 1. 人工弁 476
5. 血管輪 433	付 2. 感染性心内膜炎 476
II. 大動脈の短絡疾患 435	C 虚血性心疾患 布施勝生, 幕内晴朗 476
1. 動脈管開存症 435	1. 冠状動脈疾患 476
2. 大動脈中隔欠損症 436	2. 心筋梗塞の合併症 484
3. 総動脈幹症 437	A. 心室中隔破裂 484
4. Valsalva 洞動脈瘤破裂 438	B. 左室自由壁破裂 485
III. 心房・心室中隔・弁の形成異常	C. 虚血性僧帽弁閉鎖不全 485
須藤憲一 439	D. 左室瘤・虚血性心筋症 486
1. 心房中隔欠損症 439	D 心膜の疾患 遠藤真弘 487
2. 部分肺静脈還流異常症 441	1. 滲出性心膜炎 487
付. 三心房症 442	2. 収縮性心膜炎 488
3. 総肺静脈還流異常症 443	E 心筋疾患 489
4. 心内膜床欠損症 444	1. 特発性心筋症 489
付. 単心房症 446	F 心臓腫瘍 古瀬 彰 493
5. 心室中隔欠損症 446	1. 心臓粘液腫 493
付. 単心室 448	付. その他の心臓腫瘍 494
IV. 右心室流出路の狭窄 宮地 鑑 448	G 不整脈 495
1. 肺動脈狭窄症 448	1. 徐脈とペースメーカ 495
付. バルーン肺動脈弁形成術 449	付 1. DDD ペースメーカ 496
2. Fallot 四徴症 449	付 2. レート応答型ペースメーカ 496
付. 右室二腔症 452	2. WPW 症候群 497
3. 肺動脈閉鎖症 452	付. 潜在性房室副伝導路 498
付. 心室中隔欠損を伴う肺動脈閉鎖症 454	3. 心室頻拍 498
V. 大血管の転位 454	付. 植込み型除細動器 499
1. 完全大血管転位症 454	4. 心房細動 499
2. 修正大血管転位症 458	H 心臓損傷 500

第9章 血 管　　501

1. 検査法 伊藤 翼 501	1. 単純 X 線像 501
A. 動脈血行障害 501	2. 超音波検査 501
1. 理学的検査 501	3. X 線 CT 502
2. 超音波ドプラ法 501	4. MRI(magnetic resonance imaging) 502
3. 容積脈波計 501	5. 動脈造影 502
4. サーモグラフィ 501	C. 静脈疾患 502
5. 動脈造影 501	1. 理学的検査 502
B. 動脈瘤 501	2. 静脈造影 502

- 2．手術手技 ································ 502
  - A．手術器具 ·························· 502
  - B．血管露出法 ······················ 502
  - C．血管遮断法 ······················ 502
  - D．血管縫合法 ······················ 503
  - E．血行再建術 ······················ 503
    1．塞栓摘除術，血栓摘除術 ········ 503
    2．血栓内膜摘除術 ·················· 503
    3．代用血管移植術 ·················· 503
    4．補助手段 ··························· 503

A 大動脈および主要分枝の疾患 ······· 503
- 1．大動脈瘤 ································ 503
  - A．胸部大動脈瘤 ···················· 504
  - B．腹部大動脈瘤 ···················· 506
- 2．大動脈解離 ···························· 507
- 3．大動脈炎症候群 ····················· 511
- 4．腹部大動脈分岐部閉塞症(Leriche 症候群)··· 512
- 5．頸動脈の疾患 ························· 513
- 6．腹腔動脈，腸間膜動脈の疾患 ··· 514
- 7．腎血管性高血圧 ····················· 514

B 大静脈の疾患 ······························ 515
- 1．上大静脈症候群 ····················· 515
- 2．下大静脈閉塞症，Budd-Chiari 症候群 ······ 516

C 末梢動脈疾患 ················ 多田祐輔 517
- 1．急性動脈閉塞症 ····················· 517
  - A．動脈塞栓症 ······················· 517
  - 付．塞栓摘除術の実際 ············· 518
  - B．急性動脈血栓症 ················· 518
  - 付．MNMS ··························· 519
- 2．慢性動脈閉塞 ························· 520
  - 付 1．糖尿病による閉塞性動脈硬化症 ··· 523
  - 付 2．膝窩動脈捕捉症候群 ········· 523
- 3．Raynaud 症候群 ···················· 524
  - 付 1．肢端紫藍症 ····················· 525
  - 付 2．肢端紅痛症 ····················· 525
  - 付 3．網状うっ血青斑 ·············· 525
- 4．動脈瘤 ··································· 525
- 5．動静脈瘻 ································ 529
  - A．先天性動静脈瘻 ················· 529
  - B．後天性動静脈瘻 ················· 530
- 6．動脈損傷 ································ 530

D 四肢静脈疾患 ······························ 532
- 1．下肢静脈瘤 ···························· 532
  - A．一次性（原発性）静脈瘤 ···· 532
  - B．二次性（続発性）静脈瘤 ···· 533
- 2．深部静脈血栓症 ····················· 533
  - 付．肺塞栓症 ························· 534

E リンパ管疾患 ······························ 534
- 1．リンパ浮腫 ···························· 534
  - 付．リンパ管損傷 ··················· 535

第 10 章　食　道　　　　　　　井手博子　536

- 1．構造と機能 ···························· 536
  - A．解剖学的事項 ···················· 536
  - B．食道の機能 ······················· 536
- 2．診断法（検査法）··················· 537
  - A．X 線検査 ·························· 537
  - B．内視鏡検査 ······················· 537
  - C．内視鏡超音波診断法 ··········· 538
  - D．食道内圧検査 ···················· 538
- 3．食道憩室 ································ 539
- 4．アカラシア ···························· 539

A 損傷および異物 ·························· 541
- 1．機械的損傷 ···························· 541
- 2．特発性食道破裂 ····················· 541
- 3．腐蝕性食道炎 ························· 542
- 4．食道異物 ································ 543

B 炎　症 ··· 543
- 1．食道炎，食道潰瘍 ·················· 543
  - A．非特異性食道炎 ················· 543
  - B．特異性食道炎 ···················· 543
- 2．逆流性食道炎 ························· 543
- 3．Barrett 食道潰瘍 ···················· 544
- 4．Plummer-Vinson 症候群
  （Paterson-Brown Kelly 症候群）····· 545

C 腫　瘍 ··· 546
- I．良性腫瘍 ································ 546
  - 1．乳頭腫 ································ 546
  - 2．平滑筋腫 ···························· 546
  - 3．顆粒細胞腫 ························ 547
  - 4．囊　腫 ································ 547
  - 5．線維腫 ································ 548
  - 6．脂肪腫 ································ 548
  - 7．血管腫 ································ 548
  - 8．リンパ管腫 ························ 548
- II．悪性腫瘍 ······························· 548
  - 1．食道癌 ································ 548
    - A．食道癌の治療 ·················· 553
      1．手術療法 ························· 553
      2．合併療法 ························· 557
      3．手術成績と予後 ··············· 558
      4．内視鏡治療（EMR，ESD）··· 559
  - 2．食道肉腫 ···························· 561

第11章　胃および十二指腸　562

- 1. 構造と機能 ………………… 上西紀夫　562
  - A. 胃の構造 …………………………………… 562
  - B. 十二指腸の構造 …………………………… 563
  - C. 機　能 ……………………………………… 563
- 2. 診断法（検査法） ……………………………… 564
  - A. 胃液検査 …………………………………… 564
  - B. X線検査 …………………………………… 564
  - C. 内視鏡検査 ………………………………… 564
  - D. 細胞診，生検 ……………………………… 565
- A 機能および機能異常 ……………………………… 568
  - 1. 胃・十二指腸憩室 ………………………… 568
    - A. 胃憩室 …………………………………… 568
    - B. 十二指腸憩室 …………………………… 568
  - 2. 急性胃拡張 ………………………………… 568
  - 3. 胃下垂 ……………………………………… 569
  - 4. 胃軸捻転症 ………………………………… 569
  - 5. 上腸間膜動脈性十二指腸閉塞症 ………… 569
- B 胃・十二指腸の損傷および異物 ……………… 570
  - 1. 損　傷 ……………………………………… 570
    - A. 機械的損傷 ……………………………… 570
    - B. 化学的損傷（腐蝕）…………………… 571
  - 2. 異　物 ……………………………………… 571
    - A. 胃の異物 ………………………………… 571
- C 胃　炎 ……………………………………………… 571
  - 1. 急性胃炎 …………………………………… 571
    - A. 単純性胃炎 ……………………………… 571
    - B. 腐蝕性胃炎 ……………………………… 571
    - C. 胃蜂巣炎 ………………………………… 571
    - D. 胃アニサキス …………………………… 572
  - 2. 慢性胃炎 …………………………………… 572
- D 胃・十二指腸潰瘍 ……………………………… 573
  - 1. 胃潰瘍 ……………………………………… 573
  - 2. 十二指腸潰瘍 ……………………………… 575
  - 3. 消化性潰瘍と H. pylori 感染 ……………… 576
  - 4. 胃癌と H. pylori 感染 ……………………… 577
  - 5. 吻合部潰瘍 ………………………………… 577
  - 6. 急性胃粘膜病変 …………………………… 578
- E Mallory-Weiss 症候群 …………………………… 579
- F 胃腫瘍 ………………………… 笹子三津留　580
  - 1. 胃腫瘍の分類 ……………………………… 580
  - 2. 上皮性腫瘍ならびに上皮由来の腫瘍様病変 … 581
    - A. 腫瘍様病変 ……………………………… 581
    - B. 上皮性腫瘍 ……………………………… 581
    - C. 非上皮性腫瘍 …………………………… 594
    - D. 間質系腫瘍 ……………………………… 595
- G 十二指腸腫瘍 …………………………………… 597
  - 1. 上皮性腫瘍および腫瘍様病変 …………… 597
    - A. Brunner 腺腫 …………………………… 597
    - B. 腺　腫 …………………………………… 597
    - C. 癌 ………………………………………… 597
    - D. 内分泌腫瘍（カルチノイドなど）…… 598
  - 2. 非上皮性腫瘍 ……………………………… 598
    - A. 悪性リンパ腫 …………………………… 598
    - B. 間質系腫瘍 ……………………………… 598
- H 胃・十二指腸の手術
  ………………… 今村正之，井上一知，粟根雅章　598
  - 1. 術前術後管理 ……………………………… 598
    - A. 術前管理 ………………………………… 598
      - 1. 対象疾患の術前評価 ………………… 598
      - 2. 併存疾患の評価 ……………………… 599
      - 3. 治療方針の決定 ……………………… 599
      - 4. インフォームド・コンセント ……… 599
      - 5. 術前処置や術前治療 ………………… 600
    - B. 術後管理 ………………………………… 600
      - 1. 術後の一般的な管理，処置 ………… 600
      - 2. 術後合併症 …………………………… 601
  - 2. 胃・十二指腸の手術 ……………………… 601
    - A. 胃癌に対する手術 ……………………… 601
      - 1. 胃癌取扱い規約 ……………………… 602
      - 2. 胃癌治療ガイドライン ……………… 602
      - 3. 内視鏡的切除 ………………………… 602
      - 4. 胃切除術式 …………………………… 603
      - 5. リンパ節郭清術式 …………………… 604
      - 6. 腹腔鏡下手術 ………………………… 605
      - 7. 胃切除後の再建術式 ………………… 605
      - 8. 周囲臓器合併切除 …………………… 607
      - 9. 胃癌に対する術前術後化学療法 …… 607
      - 10. 胃癌に対する姑息的手術 …………… 607
    - B. GIST に対する手術 …………………… 607
    - C. 悪性リンパ腫に対する外科治療 ……… 608
    - D. 内分泌腫瘍に対する手術 ……………… 609
      - 1. 胃の神経内分泌腫瘍（NET）……… 609
    - E. 消化性潰瘍に対する手術 ……………… 609
    - F. 肥満に対する手術 ……………………… 610
- I 胃手術後障害 …………………………………… 610
  - 1. 消化吸収障害 ……………………………… 610
  - 2. ダンピング症候群 ………………………… 611
  - 3. 貧　血 ……………………………………… 612
  - 4. 下　痢 ……………………………………… 613
  - 5. 逆流性食道炎 ……………………………… 613
  - 6. 輸入脚症候群 ……………………………… 613
  - 7. 骨萎縮 ……………………………………… 613
  - 8. 吻合部潰瘍 ………………………………… 613
  - 9. 残胃の癌 …………………………………… 613
  - 10. 胃切除後胆石 ……………………………… 614

第 12 章　小腸および結腸　615

- 1．小腸の構造と機能 ················ 望月英隆　615
  - A．構　造 ································· 615
  - B．機　能 ································· 615
- 2．結腸の構造と機能 ···················· 616
  - A．構　造 ································· 616
  - B．機　能 ································· 616
- 3．小腸検査法 ····························· 617
  - A．画像検査 ······························ 617
  - B．機能検査 ······························ 618
- 4．大腸検査法 ····························· 618
  - A．一般検査 ······························ 618
  - B．直腸指診，直腸鏡検査 ············ 618
  - C．注腸造影検査 ························ 618
  - D．大腸内視鏡検査 ····················· 619
- A 腸の先天異常 ····························· 620
  - 1．総腸間膜症 ····························· 620
  - 2．その他 ·································· 620
    - A．S状結腸過長症 ····················· 620
    - B．Meckel憩室 ························· 620
- B 憩室性疾患 ································· 620
  - 1．Meckel憩室 ···························· 620
  - 2．その他の小腸憩室 ··················· 621
  - 3．結腸憩室症 ····························· 621
- C 腸循環障害 ································· 622
  - 1．上腸間膜動脈閉塞症 ················ 622
  - 2．上腸間膜静脈閉塞症 ················ 623
  - 3．非閉塞性腸梗塞症 ··················· 623
  - 4．虚血性大腸炎 ························· 623
  - 5．腹部アンギナ ························· 624
- D 腸管損傷 ···································· 624
- E 腸管内異物 ································· 625
- F 炎症性腸疾患 ······························ 625
  - 1．Crohn病 ································ 625
  - 2．潰瘍性大腸炎 ························· 626
  - 3．腸型Behçet病 ························ 629
  - 4．単純性潰瘍 ····························· 629
  - 5．放射線照射性腸炎 ··················· 630
  - 6．細菌性腸炎 ····························· 630
    - A．腸結核 ································· 630
    - B．薬剤性大腸炎 ························ 631
- G 急性虫垂炎 ····················· 小西文雄　632
- H イレウス（腸閉塞） ····················· 636
  - 1．概　念 ·································· 636
  - 2．イレウスの病因と分類 ············· 636
    - A．機械的イレウス ····················· 636
    - B．単純性イレウスと絞扼性イレウス ······ 637
    - C．機能的イレウス ····················· 637
  - 3．病態生理 ······························· 637
    - A．単純性イレウス（機械的イレウス） ····· 637
    - B．絞扼性イレウス ····················· 638
  - 4．症状と診断 ····························· 638
    - A．腹　痛 ································· 638
    - B．腹部膨満，悪心，嘔吐 ············ 638
    - C．腹部所見 ······························ 638
    - D．画像診断 ······························ 638
  - 5．治　療 ·································· 638
    - A．癒着性イレウス ····················· 638
    - B．腫瘍の閉塞によるイレウス ······ 640
- I 小腸腫瘍 ···································· 641
  - 1．概　念 ·································· 641
  - 2．頻　度 ·································· 641
  - 3．分類と発生部位 ······················ 641
    - A．悪性腫瘍 ······························ 641
    - B．良性腫瘍 ······························ 642
    - C．Gastrointestinal stromal tumor（GIST） ··· 642
  - 4．症　状 ·································· 642
  - 5．検査所見 ······························· 642
    - A．腹部単純X線写真 ·················· 642
    - B．CT，腹部超音波検査 ·············· 642
    - C．小腸二重造影 ························ 642
    - D．小腸内視鏡 ··························· 642
    - E．選択的血管造影 ····················· 642
  - 6．小腸悪性腫瘍の特徴 ················ 643
    - A．小腸癌 ································· 643
    - B．平滑筋腫瘍，GIST ················· 643
    - C．悪性リンパ腫 ························ 643
  - 7．治　療 ·································· 643
- J 小腸の手術（小腸切除） ··············· 643
  - 1．小腸切除の手技 ······················ 643
    - A．切除範囲の決定 ····················· 643
    - B．腸間膜の切離 ························ 643
    - C．腸管の切離 ··························· 644
    - D．吻　合 ································· 644
    - E．腸間膜の閉鎖 ························ 645
- K 盲管症候群 ································· 645
  - 1．概　念 ·································· 645
  - 2．病態と症状 ····························· 645
  - 3．診　断 ·································· 646
  - 4．治　療 ·································· 646
- L 消化不良症候群，短腸症候群 ········ 646
  - 1．原発性消化不良症候群 ············· 646
  - 2．続発性消化不良症候群 ············· 646
- M 大腸ポリープ ············ 岡崎　聡，杉原健一　646
- N 大腸ポリポーシス ······ 樋口哲郎，杉原健一　649
  - 1．家族性大腸腺腫症 ··················· 649
    - A．FAPの治療戦略 ····················· 649
    - B．手術の適応 ··························· 649
    - C．手術術式 ······························ 649
    - D．予後・成績 ··························· 650
  - 付 1．Gardner症候群 ······················ 650

- 付2．Turcot症候群 …………………………… 650
- 2．Peutz-Jeghers症候群 ……………………… 650
- 3．若年性ポリポーシス症候群 ……………… 651
- 4．Cowden病またはmultiple hamartoma syndrome ……………………………………… 651
- 5．過形成性ポリポーシス …………………… 651
- 6．Cronkhite-Canada症候群 ………………… 651

O 結腸癌 ………………………… 吉村哲規，杉原健一 652
P 結腸の手術 …………………………………… 654
- 1．結腸癌の手術 ……………………………… 654
- 2．炎症性腸疾患の手術 ……………………… 656
  - 1．潰瘍性大腸炎 …………………………… 656
  - 2．Crohn病 ………………………………… 656
  - 3．その他 …………………………………… 656

第13章　直腸および肛門　　　　　　　　　　　　　　　　　白水和雄　657

- 1．構造と機能 ………………………………… 657
  - A．直　腸 …………………………………… 657
  - B．肛　門 …………………………………… 658
  - C．機　能 …………………………………… 659
- 2．診断法（検査法） ………………………… 659
  - A．直腸指診 ………………………………… 659
  - B．内視鏡検査 ……………………………… 660
  - C．注腸X線造影検査 ……………………… 660
  - D．腹部超音波検査法 ……………………… 660
  - E．CT，MRI ………………………………… 660
  - F．PET ……………………………………… 660
  - G．腫瘍マーカー …………………………… 661
  - H．便潜血検査 ……………………………… 661
  - I．直腸肛門内圧検査 ……………………… 661
- A 肛門疾患 …………………………………… 661
- 1．直腸，肛門周囲膿瘍および痔瘻 ………… 661
- 2．痔　核 ……………………………………… 663
- 3．裂肛（痔裂） ……………………………… 664
- 4．毛巣洞 ……………………………………… 664
- 5．直腸脱 ……………………………………… 665
- B 腫　瘍 ……………………………………… 666
- 1．上皮性良性腫瘍 …………………………… 666
  - A．腺　腫 …………………………………… 666
  - B．非腫瘍性ポリープ ……………………… 667
- 2．非上皮性良性腫瘍 ………………………… 668
  - A．脂肪腫 …………………………………… 668
  - B．平滑筋腫 ………………………………… 669
  - C．リンパ管腫 ……………………………… 669
  - D．血管腫 …………………………………… 669
  - E．良性リンパ濾胞性ポリープ …………… 670
- 3．上皮性悪性腫瘍 …………………………… 670
  - A．癌 ………………………………………… 670
  - B．カルチノイド …………………………… 673
  - C．肛門部の特殊な癌 ……………………… 675
- 4．非上皮性悪性腫瘍 ………………………… 676
  - A．悪性リンパ腫 …………………………… 676
  - B．悪性黒色腫 ……………………………… 677
  - C．平滑筋肉腫 ……………………………… 678
- C 術前・術後管理 …………………………… 678
- 1．大腸疾患 …………………………………… 678
  - A．術前管理 ………………………………… 678
  - B．術中管理 ………………………………… 679
  - C．術後管理 ………………………………… 679
- 2．肛門疾患 …………………………………… 680
  - A．術前処置 ………………………………… 680
  - B．術中処置 ………………………………… 680
  - C．術後処置 ………………………………… 680
- D 手　術 ……………………………………… 680
- 1．低位前方切除術 …………………………… 680
  - A．手術手技 ………………………………… 680
- 2．直腸切断術 ………………………………… 682
  - A．手術手技 ………………………………… 682
- 3．自律神経温存術 …………………………… 682
  - A．歴　史 …………………………………… 682
  - B．手術手技 ………………………………… 682
- 4．人工肛門 …………………………………… 683
  - A．インフォームド・コンセント ………… 683
  - B．ストーマ・サイト・マーキング ……… 683
  - C．単孔式人工肛門造設術 ………………… 684
  - D．双孔式人工肛門造設術 ………………… 684

第14章　肝臓，胆道系および膵臓　　　　　　　　　　　　　　　　　685

- 1．構造と機能 ………… 川原田嘉文，吉峰修時 685
  - A．肝の構造 ………………………………… 685
  - B．胆道の構造 ……………………………… 686
  - C．肝の機能 ………………………………… 687
  - D．胆嚢・胆管の機能 ……………………… 689
  - E．膵臓の構造と機能 ……………………… 689
    - 1．膵の構造 ……………………………… 689
    - 2．膵の機能 ……………………………… 691
- 2．肝・胆道系および膵疾患の臨床症状，検査法 ………………………………………… 691
  - 1．臨床症状 ………………………………… 691
  - 2．検査法 …………………………………… 691
- 3．機能検査からみた予備能と重症度の評価 …… 697
  - A．肝予備力 ………………………………… 697
    - 1．一般肝機能検査 ……………………… 697
    - 2．Child-Pughの分類 …………………… 697
    - 3．ヒアルロン酸 ………………………… 697

4．負荷試験 698
　　5．アシアロシンチ（99mTc-GSA） 698
　B．肝予備力の総合判定 699
　　1．多施設での機能的評価 699
　　2．重症度判定 699
　C．膵機能検査からみた予備能と重症度 699
　　1．膵外分泌機能検査法 699
　　2．膵内分泌機能検査法 699

A 肝 真辺忠夫 699
　Ⅰ．肝の奇形 699
　■1．形態異常 699
　■2．位置異常 700
　Ⅱ．肝外傷 700
　Ⅲ．肝膿瘍 701
　■1．細菌性肝膿瘍 701
　■2．アメーバ性肝膿瘍 702
　Ⅳ．肝囊胞 703
　Ⅴ．肝寄生虫 704
　■1．肝包虫症 704
　■2．日本住血吸虫症 705
　■3．その他 705
　　A．肝吸虫症 705
　Ⅵ．肝良性腫瘍 705
　■1．肝細胞腺腫 705
　■2．限局性結節性過形成 706
　■3．肝血管腫 706
　Ⅶ．肝悪性腫瘍 707
　■1．原発性肝癌 707
　　A．肝細胞癌 708
　　B．胆管細胞癌 713
　　C．混合型肝癌 714
　　D．肝芽腫 714
　■2．転移性肝癌 715
　Ⅷ．劇症肝炎 716
　Ⅸ．亜急性肝炎 小山研二 717
　■1．肝腎症候群 718
　■2．肝性脳症 719

B 胆 囊 谷村 弘，青木洋三 721
　■1．胆囊奇形 721
　　A．無形成 721
　　B．多発胆囊 721
　　C．位置異常 721
　　　1．遊走胆囊 721
　　　2．肝内胆囊 721
　　　3．左側胆囊 721
　　D．屈折胆囊 721
　■2．先天性胆道拡張症 722
　■3．先天性胆道閉鎖症 725
　■4．胆囊・胆管系の損傷 725
　■5．良性胆道狭窄 726
　■6．胆囊炎 727
　■7．胆石症 728

　■8．胆管炎，急性閉塞性化膿性胆管炎 731
　■9．原発性硬化性胆管炎 733
　■10．乳頭炎，乳頭部狭窄 734
　■11．胆囊良性腫瘍 735
　■12．胆囊癌 737
　■13．胆管癌 738
　■14．十二指腸乳頭部癌（膨大部癌） 740

C 膵 臓 黒田嘉和 742
　Ⅰ．膵の奇形 742
　■1．輪状膵 742
　■2．迷入膵 743
　■3．膵管非癒合（分離膵） 744
　■4．膵・胆管合流異常 744
　Ⅱ．膵損傷 745
　Ⅲ．膵 炎 746
　■1．急性膵炎 746
　■2．慢性膵炎 751
　Ⅳ．膵囊胞 754
　■1．真性囊胞 754
　　A．先天性囊胞 754
　　B．腫瘍性膵囊胞 755
　　　1．漿液性囊胞腺腫・腺癌 755
　　　2．粘液性囊胞腺腫・腺癌 755
　　　3．粘液産生膵腫瘍：膵管内乳頭粘液性腫瘍 756
　　　4．Solid-pseudopapillary neoplasm 757
　　　5．その他 757
　　C．膵仮性囊胞 758
　Ⅴ．膵腫瘍 758
　■1．膵 癌 758
　■2．膵内分泌系腫瘍 764
　　A．インスリノーマ 765
　　B．Zollinger-Ellison 症候群 765
　　C．WDHA 症候群 766
　　D．グルカゴノーマ 766
　　E．ソマトスタチノーマ 767
　　F．pancreatic polypeptide tumor 767
　　G．multiple endocrine adenomatosis（MEA） 767

D 手 術 二村雄次 767
　Ⅰ．肝臓，胆道系，膵臓の手術 767
　■1．肝切除術 767
　　A．対象疾患 767
　　B．手術術式 768
　　C．術前・術中・術後管理 769
　■2．胆囊摘出術 769
　■3．総胆管切開術 769
　■4．乳頭形成術 770
　■5．総胆管空腸吻合術，総胆管十二指腸吻合術 771
　　A．総胆管空腸吻合術 771
　　B．総胆管十二指腸吻合術 772
　■6．胆道再建術 772

7. 胆道減圧術	773	15. 腹腔鏡下手術	779
8. 内視鏡的手術	774	A. 腹腔鏡下胆嚢摘出術	779
A. 内視鏡的乳頭切開術	774	B. 腹腔鏡下肝切除術	780
B. 胆道鏡的切石術	774	C. 腹腔鏡下膵切除術	780
9. 膵切除術	775	16. 局所凝固療法	780
10. 膵頭十二指腸切除術	776	Ⅱ. 手術の合併症	780
11. 膵全摘術	777	1. 肝臓手術の合併症	780
12. 膵管減圧術, 膵管空腸吻合術	777	2. 胆道系手術の合併症	780
13. 急性膵炎に対する手術	778	3. 膵頭十二指腸切除の合併症	780
14. 膵頭神経叢切離術	778	4. 膵臓手術の合併症	781

第15章　脾，門脈　782

A 脾　臓　　　　　　　　加藤紘之	782	15. IVR による脾動脈塞栓術	787
1. 構造と機能	782	B 門　脈　　　　　　　　出月康夫	787
A. 構　造	782	1. 構造と機能	787
B. 機　能	782	2. 門脈圧亢進症	788
2. 検査法	782	A. 門脈圧亢進と側副血行路（食道・胃静脈瘤）	789
3. 先天異常	783		
A. 遊走脾	783	付. 異所性静脈瘤	789
B. 副　脾	783	B. 出血性胃病変	790
C. 無脾症	783	C. 脾腫, 脾機能亢進	790
4. 脾破裂, 脾損傷	783	D. 腹　水	790
5. 脾囊胞	784	E. 肝性脳症（肝性昏睡）	790
6. 脾膿瘍	784	付. 門脈圧減圧手術後肝性脳症	791
7. 感染性脾腫	784	F. Cruveilhier-Baumgarten 症候群	791
8. 脾血管腫	784	G. 門脈圧亢進症の徴候と診断	791
9. 脾動脈瘤	784	H. 検査法	791
10. 溶血性貧血	785	1. 一般的な検査	791
11. 特発性血小板減少性紫斑病	785	2. 上部消化管内視鏡検査	792
12. 特発性門脈圧亢進症	785	3. 上部消化管 X 線造影検査	793
13. 巨脾性肝硬変症	786	4. 門脈圧測定法	793
14. 脾摘出術	786	5. 門脈造影法	793
A. 適　応	786	6. 肝静脈カテーテル法	794
B. 脾摘出術	786	7. 肝, 門脈超音波検査法	794
C. 合併症, 後遺症	787	8. その他	794
1. 脾摘後の感染症, とくに敗血症	787	I. 治療法	794
2. 脾摘後血栓症	787	1. 食道・胃静脈瘤の治療	794
3. 脾摘後の発熱	787	2. 脾腫, 脾機能亢進の治療	799
4. 術後出血	787	3. 腹水の治療	799
5. 膵損傷, 横隔膜下膿瘍	787	4. 肝性昏睡の治療	799

第16章　副　腎　　　　　　　　　　　　　　　　　　　　　　　　　　東原英二　800

1. 構造と機能	800	A. Cushing 症候群	803
A. 副腎の解剖	800	B. subclinical Cushing syndrome (subclinical hypercortisolism；SH)	804
B. 副腎ホルモンの機能	801	C. 原発性アルドステロン症	805
1. 糖質コルチコイド	801	1. 従来の原発性アルドステロン症	805
2. 鉱質コルチコイド	802	2. 高血圧患者の中に比較的高い頻度で存在する原発性アルドステロン症	805
3. 副腎アンドロゲン	803		
4. カテコールアミン	803		
2. 外科的副腎疾患とその診断	803	3. 診断と治療の要点	805

D．褐色細胞腫··806
　　1．悪性褐色細胞腫······································808
　　2．褐色細胞腫における遺伝子異常···············808
E．偶発腫瘍··809

3．副腎摘除術··811
　　1．経腹膜前方到達法（開創）······················811
　　2．腹腔鏡下副腎摘除術-後腹膜到達法·········812
　　3．腹腔鏡下副腎摘除術-経腹膜到達法·········812

第17章　急性腹症
篠澤洋太郎　816

1．概念（定義）··816
2．病　因···816
3．疫学（頻度）··816
4．病態生理··816
5．鑑別診断の進め方···818
　A．問　診··818
　B．腹痛の部位··818
　C．腹部理学的所見···818
　D．検　査··821
6．治療方針の選択···824
　A．全身状態の把握···824
　B．腹部理学的所見の診断上重要なポイントと
　　　治療方針の選択··825

第18章　腹壁，臍および後腹膜
葛西眞一　826

1．構造と機能··826
　A．腹　壁··826
　B．腹　膜··826
　C．後腹膜··826
A　先天異常··826
　A．腹壁の先天異常···826
　B．臍の先天異常···826
　C．腹膜の先天異常···826
B　損傷，異物··826
　A．開放性損傷··826
　B．非開放性損傷···826
　C．異　物··826
C　炎　症···827
1．腹壁の炎症··827
　A．急性炎症··827
　B．慢性炎症··827
　　1．結　核··827
　　2．放線菌症···827
　C．炎症性腫瘤··827
　　1．Schloffer 腫瘤··827
　　2．Mondor 病···827
2．急性腹膜炎··827
3．慢性腹膜炎··828
4．腹腔内膿瘍··828
5．大網の炎症性腫瘤（Braun 腫瘤）·················828
6．非特異性後腹膜線維症··································828
D　腫　瘍···829
1．腹壁腫瘍··829
　A．良性腫瘍··829
　B．悪性腫瘍··829
2．腹膜腫瘍··829
　A．原発性腫瘍··829
　B．続発性腫瘍··829
　C．腹膜偽粘液腫···829
3．腸間膜腫瘍··829
4．後腹膜腫瘍··830
付1．腹腔穿刺··830
付2．腹腔鏡··830

第19章　ヘルニア
大沼直躬　831

1．定　義···831
2．病　態···831
3．分　類···831
　A．外ヘルニア··832
　B．内ヘルニア··832
A　鼠径ヘルニア··832
1．外鼠径ヘルニア···833
2．内鼠径ヘルニア···837
B　大腿ヘルニア··837
C　腹壁ヘルニア··838
1．正中腹壁（白線）ヘルニア····························838
2．外側腹壁（半月状線）ヘルニア·····················838
3．腰ヘルニア··838
4．腹壁瘢痕ヘルニア···838
D　臍部ヘルニア··839
1．臍帯ヘルニア··839
2．臍ヘルニア··839
E　骨盤部ヘルニア···839
1．閉鎖孔ヘルニア···839
2．坐骨ヘルニア··839
3．会陰ヘルニア··839
F　内ヘルニア··840
1．十二指腸空腸窩（傍十二指腸窩）ヘルニア···840
2．腸間膜裂孔ヘルニア······································840

第20章　小児外科　841

- 1．専門領域としての小児外科………宮野　武　841
- 2．母児の搬送，病歴聴取と診察……………841
- 3．主要症候と病態……………………………842
  - A．呼吸障害……………………………842
  - B．嘔　吐………………………………842
  - C．腹部膨満……………………………842
  - D．消化管出血（吐血・下血）………842
  - E．黄　疸………………………………843
  - F．排便異常……………………………843
- 4．検　査………………………………………843
  - A．理学的検査…………………………843
  - B．放射線検査…………………………843
  - C．シンチグラフィ……………………843
  - D．超音波………………………………844
  - E．MRI…………………………………844
  - F．内視鏡………………………………844
  - G．腹腔鏡，胸腔鏡……………………844
  - H．消化管内圧測定……………………844
  - I．pH モニタリング……………………844
  - J．生化学的検査………………………844
  - K．その他の血液検査…………………844
- 5．呼吸管理……………………………………844
  - A．呼吸障害の徴候と原因……………844
  - B．呼吸管理に必要な検査ならびにモニタリング
  ……………………………………………845
  - C．呼吸障害の治療……………………845
- 6．感　染………………………………………846
  - A．小児の特殊性………………………846
  - B．各種疾患にみられる感染症………846
- 7．体　液………………………………………847
  - A．水分分布……………………………847
  - B．体液の出納…………………………847
  - C．水，電解質異常……………………847
  - D．輸液療法……………………………848
- 8．栄　養………………………………………849
  - A．栄養評価……………………………849
    - 1．身体的評価……………………850
    - 2．生化学的指標…………………850
  - B．栄養療法……………………………850
    - 1．栄養必要量……………………850
    - 2．栄養投与法……………………850
- A 頸部疾患……………………千葉庸夫，大井龍司　852
  - 1．正中頸嚢胞および瘻………………………852
  - 2．側頸嚢胞および瘻…………………………853
  - 3．（先天性）梨状窩瘻………………………854
- B 肺・胸膜疾患………………………………854
  - 1．先天性肺嚢胞………………………………854
  - 2．先天性嚢胞状腺腫様増殖…………………855
  - 3．肺分画症……………………………………855
  - 4．肺葉性気腫…………………………………856
- 5．気　胸………………………………………856
- 6．膿　胸………………………………………856
- C 食道疾患……………………………………857
  - 1．食道閉鎖症…………………………………857
  - 2．先天性食道狭窄症…………………………858
- D 横隔膜疾患…………………………………859
  - 1．胸腹膜裂孔ヘルニア………………………859
  - 2．食道裂孔ヘルニアおよび食道胃逆流症…860
  - 3．横隔膜弛緩症………………………………861
- E 胃疾患………………………………水田祥代　862
  - 1．新生児胃破裂（胃穿孔）…………………862
  - 2．肥厚性幽門狭窄症…………………………863
  - 3．幽門閉鎖症…………………………………864
  - 4．胃軸捻転症…………………………………864
  - 5．胃・十二指腸潰瘍…………………………864
- F 腸疾患………………………………………865
  - 1．先天性十二指腸閉塞症……………………865
  - 2．先天性小腸閉鎖症，狭窄症………………866
  - 3．メコニウムイレウス，メコニウム病，
  胎便栓症候群……………………………867
  - 4．胎便性腹膜炎………………………………868
  - 5．腸重積症……………………………………868
  - 6．腸回転異常症………………………………869
  - 7．消化管重複症………………………………870
  - 8．Meckel 憩室…………………………………870
  - 9．壊死性腸炎…………………………………871
  - 10．腸管ポリープ………………………………871
    - A．若年性ポリープ……………………871
    - B．Peutz-Jeghers 症候群………………871
    - C．家族性ポリポーシス………………871
  - 11．急性虫垂炎…………………………………872
  - 12．Hirschsprung 病（腸管無神経節症）……872
- G 直腸・肛門疾患……………………………874
  - 1．直腸肛門奇形（鎖肛）……………………874
  - 2．痔瘻，裂肛…………………………………876
    - A．乳児痔瘻……………………………876
    - B．裂　肛………………………………876
  - 3．肛門粘膜脱，肛門直腸脱…………………876
- H 肝・胆道・膵・脾疾患……………岩中　督　877
  - 1．胆道閉鎖症…………………………………877
  - 2．先天性胆道拡張症…………………………878
  - 3．門脈圧亢進症………………………………880
  - 4．脾摘術が必要になる疾患…………………881
- I 腹壁疾患……………………………………882
  - 1．臍帯ヘルニア………………………………882
  - 2．腹壁破裂……………………………………882
  - 3．臍ヘルニア…………………………………884
  - 4．臍腸管遺残（卵黄腸管遺残）……………884
  - 5．尿膜管遺残…………………………………885
  - 6．小児の鼠径ヘルニア………………………885

- 7．精索水瘤と精巣水瘤 …………………… 886
- 8．停留精巣 ………………………………… 886
- 9．急性陰囊症 ……………………………… 886

J 小児腫瘍 …………………………………… 887
- 1．小児固形腫瘍総論 ……………………… 887
- 2．神経芽腫 ………………………………… 888
- 3．Wilms 腫瘍（腎芽腫） ………………… 889
- 4．小児肝悪性腫瘍 ………………………… 890
- 5．奇形腫群腫瘍（胚細胞腫瘍） ………… 891
- 6．横紋筋肉腫 ……………………………… 892
- 7．血管腫とリンパ管腫 …………………… 892

K 外傷と異物 ………………………………… 893
- 1．分娩外傷 ………………………………… 893
- 2．被虐待児症候群 ………………………… 893
- 3．腹部外傷 ………………………………… 893
- 4．熱傷 ……………………………………… 893
- 5．気道・消化管異物 ……………………… 894
  - 1．消化管異物（誤飲） ………………… 894
  - 2．気道異物（誤嚥） …………………… 894

L 小児外科における内視鏡手術 …………… 894
- 1．総論 ……………………………………… 894
- 2．腹腔鏡手術各論 ………………………… 895
  - 1．幽門筋切開術 ………………………… 895
  - 2．噴門形成術 …………………………… 895
  - 3．腹腔鏡補助下高位鎖肛根治術 ……… 896
  - 4．Hirschsprung 病根治術 ……………… 896
  - 5．腫瘍生検術 …………………………… 897
  - 6．腫瘍摘出術 …………………………… 897
  - 7．横隔膜ヘルニア根治術 ……………… 897
  - 8．その他の腹腔鏡手術 ………………… 897
- 3．胸腔鏡手術各論 ………………………… 898
  - 1．食道閉鎖症に対する気管食道瘻切離・食道吻合術 ……………………………… 898
  - 2．横隔膜挙上症に対する横隔膜縫縮術 … 898
  - 3．その他の胸腔鏡手術 ………………… 898

参考図書，雑誌 ………………………………………………………………………………………… 899
略語表 …………………………………………………………………………………………………… 901
和文索引 ………………………………………………………………………………………………… 909
欧文索引 ………………………………………………………………………………………………… 927

総論

1. 序論
2. 問診，診察
3. 無菌法，病院感染対策
4. 基本的外科手術手技
5. 外科的侵襲に対する生体反応
6. 出血と止血
7. 輸血
8. ショック
9. 創傷治癒
10. 損傷
11. 炎症と感染
12. 免疫
13. 腫瘍
14. 臓器移植
15. 人工臓器とME
16. 内視鏡治療と内視鏡下外科手術
17. 水分・電解質，血液ガス，酸・塩基平衡
18. 外科栄養法
19. 手術患者の術前管理
20. 手術患者の術後管理
21. 老人の特殊性
22. 皮膚と皮下組織
23. 救急治療

1 序　論

外科学の展開

　外科〔surgery（英），Chirurgie（独），chirurgie（仏），chirurgia（ラテン語）〕の歴史は人類の出現にまでさかのぼるといってもさしつかえなかろう．動物や外敵との戦い，自然現象の中で受けた外傷や，創傷の手当てが外科の始まりであった．新石器時代の人類がすでに穿頭術を行っていたことが，出土する当時の人類の頭蓋から明らかにされており，古代ギリシアやポンペイの遺跡からは当時の手術器械が発見されている．Achilles が Peteoclus の手に包帯を巻いている絵や，トロイの Iapyx が Aeneas の足に刺さった矢じりを抜いている絵などから，もっとも原始的な形での外科治療，すなわち外傷の手当てがお互いの助け合いとして始められたものであることがうかがわれる．Hippocrates に始まる医学はその後長い間内科医（physician）が中心となって展開し内科医が本来の医師であるとされ，創の手当てを行う創医者（Wundearzt）＝外科医は医師とは別もので，一段低い地位のものであると考えられてきた．ブリューゲル（16世紀）やブロウワー（17世紀）の絵には外科的処置を施すものがペテン師（Quackery）として描かれ，創の処置や止血，肢の切断などは理髪師（Barber surgeon）のもとで行われていたことが多くの中世の書物や絵画によって明らかにされている．現在でも理髪店の標識とされている赤，青，白のだんだらマークは，赤が動脈を，青が静脈を，白が包帯を現し，当時の barbersurgeon の遺物であることは周知のとおりである．イギリスやフランスでは現在でも外科医（surgeon）は mister, monsieur と呼ばれ，内科医（physician）のみが doctor で呼ばれて区別されていることは，この歴史的な内科医と外科医との地位の差異の名残りであろう．

　このように内科（＝医師）よりも一段低いものと考えられてきた創医者によって行われてきた外科が医学の仲間入りをしたのは16世紀ごろからである．Ambroise Paré（1510～90）は理髪師から外科医となり，それまでの焼灼による止血法から血管結紮による止血法へと近代外科への緒口を開き，1731年フランスでは Académie royale de chirurgie が，一方ドイツでも Collegium medico-chirurgicum が創設され，外科学が学問として確立される素地が作られた．

　しかし外科学が science として本当に確立されたのは，19世紀を迎えて麻酔法，消毒法が確定されてからである．1846年 William Morton が Boston 市の Massachusetts General Hospital で初めてエーテル麻酔を施し無痛手術を実現したことは有名であるが，わが国では華岡青洲が1805年すでに曼陀羅華を主とした通仙散による全身麻酔下に乳癌手術を実施していたことが明らかにされている．1867年 Joseph Lister は石炭酸による消毒法を発明し，これは1890年代にはアメリカにおいて Halsted（Johns Hopkins Hospital），Gross（Boston）などによりいち早く普及された．

　さらに Röentgen による X 線の発見，20世紀に入っては Landsteiner による血液型の発見と輸血法の確立，Domagk によるサルファ剤の発見，Fleming によるペニシリンの発見などが続き，手術治療，外科的治療を飛躍的に進展させることとなった．

　20世紀の後半には開心術，臓器移植が可能となり，人工腎臓，ペースメーカ，人工血管，人工弁などの人工臓器も臨床的に広く使用されるようになった．また完全静脈栄養法の実現や人工呼吸器の進歩などは周術期患者の管理を安全なものとし，最近の内視鏡技術の進歩，超音波装置，レーザーメス，自動吻合器，CUSA，超音波凝固切開装置（ハーモニックスカルペル，ソノサージ）などの導入は外科手術にも大きな変革をもたらしつ

つある.

わが国への近代外科の導入はSieboldによるところが多いが,明治維新により西洋医学が推進され,1869年設立された大学東校(東京大学医学部の前身)にはドイツからMüller, Schultz, Scribaなどが外科教授として招へいされ,1887年佐藤三吉が教授となるまではこれらの外人教師により外科教育が行われた.その後第二次世界大戦までは多くの外科医がドイツに留学し,わが国の外科学はドイツ医学の影響を強く受けたが,敗戦による戦争終結後は,一転してアメリカ医学に学ぶところが大きかった.終戦当時のアメリカの外科は質,量ともにもっとも充実しており,レジデンシィ制を基盤とする卒後教育制度,専門医制度も全世界から注目され,アメリカの医学はその後多くの分野で世界をリードすることとなった.わが国からも多数の外科医がアメリカ各地に留学し,アメリカの外科を学んできたが,最近ではわが国の外科も癌手術,内視鏡外科手術などいくつかの分野で世界のトップレベルに達し,世界をリードするに至りつつある.

外科の専門分化と統合

外科は19世紀に入ってようやくscienceの仲間入りを果たしたのであるが,その後の進歩は著しく,またその発展はめざましい.学問の進歩と共に専門分化が進むことは当然であり,もともとの外科学から多くの外科系診療科が分化独立した.整形外科,婦人科,泌尿器科,眼科,耳鼻咽喉科,口腔外科,皮膚科などのいわゆる外科系の各科は元来外科から分化して独立したものである.最近では外科がさらに細分化され,脳神経外科,胸部外科,心臓外科,血管外科,肺外科,消化器外科,内分泌外科,乳癌外科,小児外科,形成外科,移植外科,腫瘍外科,内視鏡外科などの専門分化が進められつつある.このような専門分化は進歩に伴う必然的な動向であるが,一方で過度の細分化には種々の短所も指摘されている.わが国においても認定専門医制度が普及しつつあり,外科系各科においても研修制度の整備が進められている.この制度はわが国の医療水準の向上と国民の福祉に貢献することを意図してそれぞれの学会が自主的に始めたものであるが,日本外科学会が中心となって現在外科系専門学会の間の認定専門医制度の整合性が進められている.外科学の進歩に応じて専門分化と統合とがこのような制度のうえでもバランスよく行われることが大切であり,これは今後の外科領域の診療,研究,教育をさらに発展させていくうえに不可欠であろう.

外科治療の特殊性

臨床医学は個人としての"病人"を対象とする点に特色がある.基礎医学が生体,疾患を対象とする純粋科学(science)であり,社会医学が病気や病人を集団(mass)として取り扱う点に特色があるのとはきわ立った違いである.したがって,臨床医学はscienceに基づいたものではあるが,science+α(アルファ)のαの部分が重要であり,対象はつねに"人格を持った病人"であることを忘れてはならない.

臨床医学は治療手段によってさらに内科系,外科系などに区別されてきた.これは治療手段の特徴によって,また学問としての歴史的な展開,分化の過程からそのように分別されてきたのであるが,臨床医学の目的が病人の治療であるという観点からは,本来は内科的治療,外科的治療などの区別はむしろ人為的なものであり,将来はこのような分け方や概念はむしろ希薄なものになっていくものと思われる.

さて,そうはいっても臨床医学は内科(médicine)と外科(chirurgie)にこれまで分かれてそれぞれ発展してきたものであり,それぞれに特殊性があり,医師は内科医(physician)と外科医(surgeon)とに区別されている.内科での治療手段が薬で治す非観血的(asanguin)なものであるのに対し,外科治療では手術という観血的(extrasanguin)な手段を主としているという点にもっとも大きな特色がある.外科学,chirurgieすなわちchirurgiaの原語 χειρουργια は χειρ(手)=cheir の εργου(術)=ergonを意味する言葉であり,これは外科が手術を中心としたものである

ことを裏づけている．欧米で外科学を表現する際に"art" and "science" of surgery といわれていることが多いが，これも外科では手の"術"（わざ）="art"にその特色があるからにほかならない．

外科の特色は手術によって病人を治療することである．したがって外科は"メスと鋏"に象徴されるように観血的（extrasanguin）な治療法である．手術は病変を除去し病人を健康体に戻すために行われるものであるが，生体にとっては手術自体が一つの侵襲となる．手術によって病原は除去され病人は健康を取り戻すのであるが，メスを加えることによって生体は損傷され，手術による瘢痕が残る．その意味から外科的治療は"侵襲的な治療法"であり，生体には多くの場合何らかの欠損や瘢痕を残すことになる．外科的治療の特色の一つは，"完全回復"（restitutio ad integrum）の放擲であるとされてきたのはこのような意味合いからである．外科の"外"は内科の"内"に対する"外"ではなくて"本道"に対する"外道"の"外"であるといわれているが，治療の本道はあくまで内科的治療であり，外科的治療の特色である手術は観血的であり，侵襲的であり，完全回復をあきらめたものであるが故に治療の外道であるとされてきたのであろう．

しかしこのことは外科的治療，手術の持つ重要性と意義を損うものではない．「薬が効かなければ，メスが治す．メスが治さなければ，火が治す．火が治さなければ，それは治らない（incurable）．」といわれてきたように，内科的治療の限界を超えたものに対して，外科的治療が有用なものはきわめて多い．手術によって生体は一時的に侵襲を受け，場合によっては欠損や欠陥を生じ，また瘢痕を残すことはあっても，手術によって個体としての生命の存続が保たれ，健康を回復することを考えれば，手術治療の意義はきわめて大きい．外科医はこのような手術の治療上の有用性と共に，手術自体の侵襲性，さらには手術はどんな小さなものであっても個人にとって終生的な影響を及ぼすものであることを常に銘記すべきである．

手術が"広汎切除""摘出""拡大"などから，"機能温存""縮小""形成""臓器移植""人工臓器""内視鏡下手術"などへと進展し，"切除の外科"から"修復，温存，低侵襲の外科"へと展開しつつあるのも，自らが実施している外科的治療が本来的に持つ侵襲性をできるだけ消去したいという，外科医の理想追求の一面をうかがわせるものである．この点で 20 世紀末に始められた内視鏡下外科手術は，手術に革命的な変化をもたらすものであった．有史以来，手術は目でみて，手で直接に臓器に触れて行われてきたが，内視鏡下手術では腹腔鏡や胸腔鏡でテレビ画面に映し出される画像をみながら，柄の長い手術器械を操作して手術を行う．目でみて手を触れて手術する手術とは質的に異なる手術なのである．これは内視鏡技術や，周辺技術の進歩による手術器械の改良によって可能となったのであるが，画像処理手術や，遠隔手術，ロボット手術などの新しい分野にも道を開くものである．

医療における倫理と，医師と患者の関係

医学，医療における医師と患者の関係に於いては，長い間"ヒポクラテスの誓い"がその規範とされてきた．医学生は大学卒業時に生涯この誓いを守ることを胸に刻んで医師となるのである．その根底にあるのは，"医療者は決して患者に害を与えてはならない"，"Do no harm！"の理念である．その一方でヒポクラテスの誓いの中には"治療については任せておきなさい"と言う医療者のパターナリズムが内在していることも否定できない．

第二次世界大戦中のナチスによる人体実験の経験を踏まえて，人権と患者の権利をまもるために戦後いくつかの医学研究，医療においてまもるべき規範が世界医師会の宣言として示されている．1947 年には，医学的研究についてのニュールンベルグ綱領が出され，医学的研究では被験者の自発的同意が不可欠であり，また不必要な肉体的，精神的苦痛を与えてはならないこと，被験者には実験の中止を要求する権利があることが明記されている．1948 年のジュネーブ宣言では，患者の利益，人権の尊重と，医療における人種，種々の格差による差別を禁止し，守秘義務の重要性が強調され

ている．

　1960年代の米国における公民権運動は患者の権利の尊重にも大きな影響をあたえ，医師と患者の関係は大きく変化し，患者の権利をまもるために医療ではインフォームド・コンセントを基本とすべきであるとされた．1964年に発表されたヘルシンキ宣言では，人間を対象とする医学研究の倫理的原則が細かく示されているが，被験者の福祉がすべてに優先されるべきであり，患者の健康と権利が擁護されなければならないとしている．動物の福祉の尊重や，環境問題に対する配慮，研究倫理委員会，利益相反，データベースの管理，研究結果の公表，説明責任などについても記されている．医学研究では被験者の自由意思によるインフォームド・コンセントが必要であることが明記されているが，研究結果を知る権利があることも述べられている．

　1981年に発表された患者の権利に関するリスボン宣言には，患者の権利として，良質の医療を受ける権利，選択の自由の権利，自己決定の権利，情報に関する権利，守秘に関する権利，健康教育を受ける権利，尊厳を得る権利，宗教的支援を受ける権利が明記され，意識消失者や法的無能力者の権利，患者の意思に反する処置についても記されている．

　1987年のマドリッド宣言では，医師のプロフェショナルオートノミーの権利とそれに伴う職業的自己規律の重要性が強調されている．これらはいずれもヒポクラテスの誓いとともに，すべての医師が守るべき倫理規範である．

　2002年，欧米の内科医を中心とした医師グループから21世紀の医師が守るべき医学倫理規範が医師憲章として公表された（Medical professionalism in the new Millennium：a physicians' charter. Lancet **350**：520-522, 2002）．この医師憲章では三つの根本原則として，①患者の利益追求（patient's welfare），すなわち医師は患者の利益を守ることをすべてに優先し，市場，社会，管理者からの圧力に屈してはならない．②患者の自律性の尊重（patient's autonomy），すなわち医師は患者の自己決定権を尊重し，インフォームド・デシジョンが下せるように患者を助けなければならない．③社会正義（social justice），すなわち医師には，医療における不平等や差別を排除するために積極的に活動する社会的責任があることをあげている．また，プロフェッショナルとしての10の責任として生涯学習の責務（professional competence），患者に嘘をつかないこと（honesty with patients），患者の秘密を守る責務（patients' confidentiality），患者との適切な関係の維持（appropriate relationship with patients），医療の質を向上させる責務（improving quality of care），医療へのアクセスの確保（improving access to care），限られた医療資源の適正な配置，配分の責務（just distribution of finite resources），科学的知識の向上，維持の責務（scientific knowledge），利益相反に対して適正に対処し，信頼を維持する責務（maintaining trust by managing conflict of interest），専門職に従事する者としての責務（professional responsibilities）があげられている．

　医療を取り巻く社会情勢が変化し，市場原理の横行が医療にまで影響を及ぼし，現代の医療では患者と医師の間の関係だけではなく，社会正義の問題や，医療へのアクセス，医療資源の適正配分，利益相反などの問題にまで医師が取り組まなければならなくなったことを示している．

　医師憲章では，インフォームド・コンセントから一歩進んで患者によるインフォームド・デシジョンという言葉が使われていることが注目される．患者が自律性を持って自分の病気の治療について決定するためには，それなりの知識が必要である．また，医療について医師と患者や家族がある程度の共通認識を持っていることも大切である．限りある医療資源を大切にしなければならない．国民は平生から自分の健康や疾病の予防について関心を持つことが必要である．そのためには国民に対して身体の仕組みや健康や疾病について初等教育，中等教育を通じて教育し，医師も疾病，医療についてのあらゆる機会を通じて患者や家族を教育し，知識を普及することがきわめて重要である．

外科とインフォームド・コンセント

インフォームド・コンセント（informed consent）は，今日，すべての医療において不可欠である．外科は，生体にとって侵襲的な治療法である"手術"を治療の立脚点としており，また治療の結果が直接的にかつ早期に現れることが多いので，医師と患者の関係においてこれは特に重要である．

インフォームド・コンセントの背景

インフォームド・コンセントという言葉は，わが国では"説明と同意"，"説明と納得と同意"などと訳されているが，そもそもこれはアメリカから入ってきた概念である．インフォームド・コンセントでは"癌の告知"が例としてとりあげられることが多いが，インフォームド・コンセントの先進国とされるアメリカにおいては，現在では癌患者の90％以上に癌の告知がなされているが，1950年代まではほとんどなされていなかったことをみると，アメリカにおいてもこの概念が比較的新しく確立したものであることがわかる．20世紀後半になってこのインフォームド・コンセントがアメリカ社会においていち早く確立されてきた背景には，公民権運動にみられるような男女平等，人種差別の廃止などの個人の尊厳と平等の権利の確立を基盤として患者の権利の尊重が重視され，消費者の自立と自己主張が強くなってきたことがあげられよう．従来の医療における医師のパターナリズム（paternalism）に対する批判や，さらに，アメリカにおいては医療訴訟の増加などもインフォームド・コンセントの普及の動機となってきたことは否めない．そのような社会的背景があってはじめて，医療においてもインフォームド・コンセントが存在しうることになる．

インフォームド・コンセントはひと言で言い表すことは大変にむずかしいが「患者が自らの価値感に基づいて，自分に対する医療の内容を決めること」であり医療における「自己決定権の尊重」であるといえよう．

その基盤となっているのは，真実の尊重，患者の知る権利の尊重，医師のインフォームド・コンセントの義務，医師と患者との契約関係などがある．すなわち，医療における倫理基準を守り，患者中心主義を貫くことである．インフォームド・コンセントは，実際には，患者の要望，医師および患者のそれぞれの必要性，さらに患者の理解力などに合わせた情報が与えられてはじめて実現されるものであり，患者にはすべてを知る権利と同時に，知らないでいる権利もあることを認識すべきであろう．医療においてはインフォームド・コンセントにおいても決して患者に希望を失わせてはならない．

インフォームド・コンセントの実際

インフォームド・コンセントは儀式的な1回の告知や情報提供としてではなく，治療のプロセスの中での医師と患者とのコミュニケーションのプロセスとして認識すべきであろう．医師と患者個人の人間性と対等な関係に根ざした信頼関係があってはじめて成り立ちうるものである．医療の現場においてインフォームド・コンセントがもっとも問題となるのは，進行癌などの予後不良な疾患の場合である．病名，検査，治療，予後などのそれぞれについて患者の要望に基づいて，必要とする情報を患者の理解力，受容力に合わせて与えることが重要である．特に，"いつ"，"どこで"，"どのように"告知するかについては，それぞれの事例において慎重な配慮が必要である．わが国においては患者本人だけでなく家族とのかかわりについても配慮が必要となることが多い．実際にインフォームド・コンセントの先進国であるアメリカでの医療現場の実情をみると，医療制度，診療時間，診療報酬，医師と患者との力関係，患者と家族との関係，さらに医療訴訟の可能性などが微妙に影響を与えていることがうかがわれる．わが国では，アメリカとは歴史，社会環境，宗教，生命観，医療制度なども異なり，アメリカでのようなインフォームド・コンセントを一気に医療の現場にとり入れることについては慎重でなければならない．

しかし，医の倫理と患者中心主義は医療の原点であり，わが国においても，インフォームド・コンセントに基づく医療が確立されなければならない．

2 問診，診察

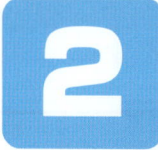

1．外科患者の問診法（病歴の取り方）

A．外科における問診の意義

　問診は患者の診察の第一歩であり，本来内科，外科の区別はない．しかし，外科においては一刻も早く治療方針を決めなければ患者の命が危ないことがまれではない．検査ができなくても，患者やその家族などから要領よく的確な情報を聞き取り，正しい診断と治療方針を決定する力を身につけることが外科医には要求される．

B．外科医の態度について

　外科を訪れる患者は，病気に伴う痛みや苦しみ，死に対する恐怖心を持っていることがまれでない．したがって，問診を通して患者の信頼を得，これらの苦痛や心配などを少しでも和らげることも治療の一つである．患者の表情や態度にも十分に気を付けながら話を進め，相手の気持ちに十分に理解を示し，優しく接する態度が必要である．同時に手術が必要と判断される場合に，患者や家族の者に対して躊躇することなく単刀直入に述べる術を身につけておかねばならない．

C．正しい問診の取り方とそのコツ

　過不足のない十分な情報を得るには，系統的に一定の方式に従って問診する．患者の最大の関心事である主訴をまず尋ね，次に現疾患の経過を聞き，既往歴，家族歴の順に聞くのがよい．しかし，病歴の記載は逆に社会歴，生活歴，家族歴，既往歴，現病歴の順に記載してある方が患者の全体像を把握しやすい．また，患者中心に話を進めると話があらぬ方向へ走り，正しい問診は取れない．適当に助言をし，客観的な立場から医学的に意義のある事実を聞き出すことが重要である．

　以下，各項目別に注意点を記す．

1）社会歴および生活像 patient profile and social background

　患者の生活歴である．氏名，年齢，性別に始まり，出生地（本籍地），主な居住地（現住所，連絡先），職歴，結婚年齢，アルコール歴，喫煙歴，睡眠，便通，常用薬物，月経，妊娠・出産回数，その他の生活環境について詳しく記載する．これらの情報は術前術後の患者管理のうえで非常に大切である．アルコール性肝障害の有無や，さらに常用薬物から高血圧，糖尿病，心疾患などの有無が判断できる．また，喫煙歴の長い人では術後呼吸器合併症の予防が必要であることが予測できるのである．常用薬剤では，最近抗凝固療法としてワルファリンカリウム（ワーファリン®），塩酸チクロピン（パナルジン®）などを服用している心血管系疾患や脳梗塞後の患者がしばしばみられる．手術中に止血が困難となり，大きな支障をきたす可能性があるので，注意を要する．住所の確認は術後の予後調査を行う際に必要となる．きめ細かな術後経過の観察と予後調査は臨床医学では欠くことのできないものである．

2）家族歴 family history

　両親，祖父母，同胞，配偶者，子供，孫などの近親者の健康状態，とくに遺伝性ないし体質性疾患の有無に注意して詳しく聞く．死亡している時はその死因や死亡時の年齢についても記載しておく．外科では院内感染を避けるためにも感染性疾患，とくにウイルス性肝炎や結核，梅毒，エイズなどの有無については入院時速やかに調べておく必要がある．喘息などのアレルギー性疾患や，高血圧，糖尿病，血液疾患，悪性腫瘍等の有無は周術期管理のうえで大切である．近親者に上記疾患の者がいる時は，患者本人についてもぜひ検査しておかねばならない．

3）既往歴 past medical history

　患者が生まれてから現在までの健康状態について，とくに過去に罹患した疾患名やその治療経過

について，現疾患との因果関係を考慮しながら病歴をとる．たとえ現疾患と直接に関係がなくても，障害が残っている場合があるので，術前に十分に検査する必要がある．幼小児期の健康状態，ツベルクリン反応の陽転の時期，輸血歴，手術歴についても詳しく記載する．とくに薬剤や造影剤によるアレルギーの既往は必ず記載する．手術歴がある場合には，その原因疾患と手術名および手術時期について聞く．癌など，疾患によっては患者本人には本当の病名が知らされていなかったり，患者の記憶が不正確なことが多いので，必要があれば家族や治療を受けた医師あるいは病院と連絡をとり，当時の病状および経過について問い合わせることが大切である．糖尿病，慢性腎疾患，肝炎，高血圧などの循環器疾患は周術期管理の上からも大切である．また，性病や妊娠の有無などの個人の秘密に立ち入るときは，同伴者に席をはずさせるなど患者の秘密や人権を守る配慮が必要である．このような注意深い態度こそが，医師と患者との信頼関係を深めることになる．

4）現病歴 history of present illness

現病歴とは，現在の症状ないしは疾患が，いつ，どのようにして始まったのか，発病からの経過について詳細に聞くことである．他医に受診したことがあれば，その検査結果や治療内容について詳しく聞くことで，むだな時間を節約し，一刻も早く適切な治療を開始することができる．まず第一に患者の**主訴**（chief complaint）を聞き，病気の経過を聞いていく．主訴とは患者が医師を訪れる動機となった主な原因を意味している．これはできるだけ簡単に，患者自身の言葉でそのまま表現するのがよい．鑑別診断を思い浮かべながら，患者の訴えを詳しく客観的に分析し，先入観に捉われないように注意しながら順序よく聞いていくことが必要である．

5）系統別レビュー system review

外科では患者の訴えがしばしば局所に集中し，治療を急ぐあまりに他の部位の異常に気付かないことがある．この小さなミスが，緊急を要する患者であればあるほど医療過誤につながるおそれがあることを心得るべきである．これを防ぐためには，全身の諸臓器に基づく主な愁訴を記載したチェックリストを必ず全患者のカルテにはさんでおき，系統的に頭・頸部，循環・呼吸器系，消化

---

1. data base（基礎データ）
   病歴，生活歴，診察所見，検査成績など
2. problem list（問題リスト）
   問題点を箇条書きにリストアップし，新しい問題が生じたら，そのつど追加記入する．
3. initial plan（初期計画）
   a．diagnostic plan（診断的計画）
   b．therapeutic plan（治療計画）
   c．educational plan（教育計画）
4. progress note（経過記録）
   a．subjective（自覚症状）
   b．objective（他覚的所見）
   c．assessment（評価）
   d．plan（計画）
5. discharge summary（退院時要約）

図1 The problem oriented system（POS）

器系，泌尿・生殖器系，内分泌系，筋・骨格系，神経系と順にチェックして，他に異常のないことを確める習慣をつけておくことが大切である．

6）POMR problem oriented medical record（図1）

アメリカの内科医 L. L. Weed により提唱され，注目を集めている診療記録のシステム（problem oriented system；POS）である．この特色は医師，看護師など，患者の診療にあたるすべての人が，その患者の問題点を明確にし，それを解決しようとするものでチーム医療ではとくに大切である．これは患者の医療上の問題点（problem）を中心において，これについて論理的な考察を行って最善の治療を目指すものである．

具体的には POS は，

① **基礎データ**（data base）：病歴，生活歴，診察所見，検査成績など．

② **問題リスト**（problem list）：外来初診時，入院時などに問題点を箇条書きにしてリストアップしておく．入院中に新しい問題が発生した場合には，そのつど問題リストに追加記入する．

③ **初期計画**（initial plan）：問題点の一つ一つに対して@診断的計画（diagnostic plan），ⓑ治療計画（therapeutic plan），ⓒ教育計画（educational plan）をすべての問題に対してたて，解決をはかるものである．

④ **経過記録**（progress note）：問題リストに記

載された問題点の一つ一つに対して，S（Subjective；自覚症状），O（Objective；他覚的所見），A（Assessment；評価），P（Plan；計画）に分けて記載していく方法である（SOAP）．さらに，経過表（flow sheet）を用いて，症状や検査データ，治療などを表示すると，一見して経過がわかり便利である．

⑤ **退院時要約**（discharge summary）：退院時には，入院時の病歴，所見，検査データ，病気経過，手術所見転帰などを要領よく記載し，誰が読んでもわかりやすいように整理しなくてはいけない．

7）クリニカル・パス clinical path

クリニカル・パスは1980年代，米国で開発された医療ツールである．具体的には，横軸に時間経過，縦軸に管理項目（① 食事，② 安静度，③ 全身管理，④ 薬剤，⑤ 検査・治療・処置など）をとり，なるべく具体的な表を作成し，患者に説明する．それにより入院後の経過につき患者の理解が深まるのみならず，医療の標準化，在院日数の短縮，インフォームド・コンセントなどに有用とされ，わが国においても普及しつつある．

8）インフォームド・コンセント informed consent

患者の承諾を必要とするような事項についてはわかりやすい言葉で十分に時間をかけて病状を患者や家族に説明し，治療や検査に対して納得してもらった上で同意を得ることが必要である．しかもそれをきちんとした形で病歴の中に証拠として残すことが大切である．

9）手術所見の記載

手術所見の記載はきわめて重要であり，術者，助手，麻酔医の名前，手術年月日，手術開始時間と終了時間，手術時間，手術の術式名，出血量，輸血量は必ず記載する．次に手術の内容を具体的に文章と図を用いて記載する．順を追って実施した手技の内容，手術時に観察された臓器の所見，病変部の所見，手術中に起こったでき事を要領よく簡潔に，具体的に記し，スケッチ図を描くことが望ましい．また，手術記事は手術当日に，夜遅くなっても正確に，しかも詳細に記録する習慣をつけることが大切である．

2．診察法

A．頭・頸部

▶**視診**

頭部では局所的な膨隆の有無や，形態異常につき視診を行う．とくに頭部外傷の場合，頭髪のため創傷を見落としやすいので注意する．顔面ではまず顔色を観察する．**眼球**については突出・陥凹および眼振の有無，対光反射，運動性を調べ，眼球結膜，眼瞼結膜で黄疸，貧血の有無を調べる．**鼻と耳**については分泌物，出血，変形・奇形の有無を確める．さらに口腔内では，粘膜の性状，色素沈着，扁桃腺の腫脹，咽頭粘膜の炎症所見の有無についてもみる．舌の乾燥度，舌苔の性状に注意する．

次に，**頸部**ではまず，腫瘤の有無やリンパ節腫大，甲状腺腫の有無をみる．また，肝疾患に多くみられるくも状血管腫（vascular spider．図2）などの皮膚病変は頸部や前胸部に出現しやすいので，十分注意を払う．頸静脈怒張を認めた場合，肺癌や縦隔腫瘍などによる上大静脈症候群，右心不全，心外膜炎などが疑われる．

▶**触診**

左右を比較しながら両手指を使って触診を行う．頭部外傷などでは，視診だけでは創や血腫の発見が困難な場合もあるので，とくに慎重に行うことが大切である．

頸部では，リンパ節腫脹，腫瘤および囊胞の有無と，甲状腺を調べる．**甲状腺**は前頸三角に位置しており，触診の際，患者に唾液を飲み込んでもらうと，上下に動き観察しやすい．圧痛を伴うリンパ節腫脹は炎症性リンパ節炎が考えられる．圧痛を伴わないリンパ節腫脹で，数個の腫脹したリンパ節が数珠状に連なって一塊となっている場合には，結核性リンパ節炎が疑われる．一方，硬いリンパ節を触れた場合，悪性腫瘍の転移を考慮する．左鎖骨上窩のそれは，**Virchowリンパ節**と呼ばれ，腹腔内の癌，とくに胃癌や膵癌が進行した場合，ここに転移をきたしやすい．その他，悪性リンパ腫や白血病等でも，頸部リンパ節の腫脹をきたす．囊胞を認めた場合には，位置，舌骨との関係などに注意する．また，頸動脈が左右平等に触知しうるか否かも調べる必要がある．頸動脈狭

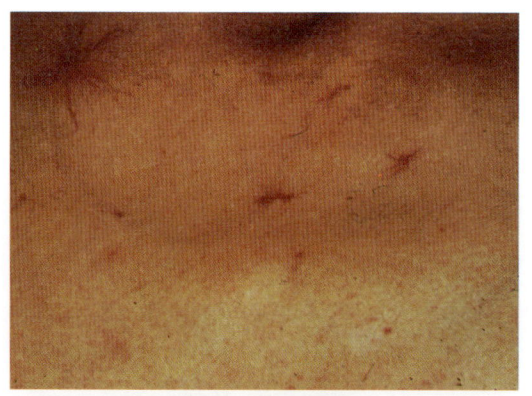

図2 くも状血管腫

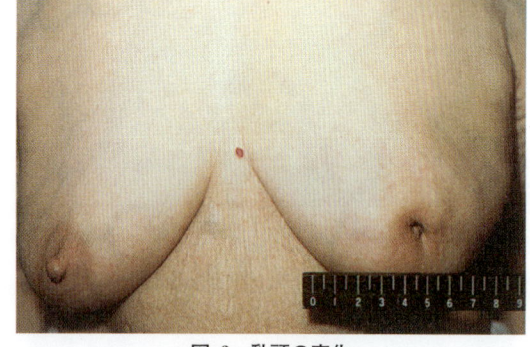

図3 乳頭の変化

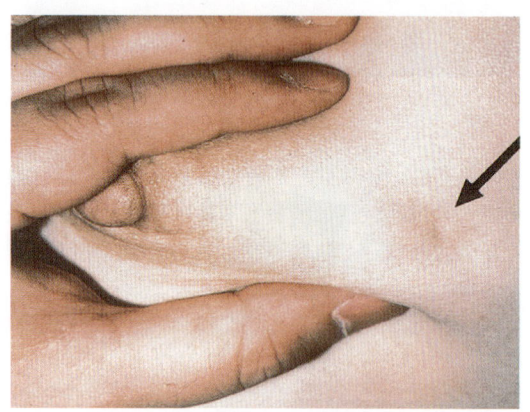

図4 えくぼ症状 (dimpling sign)

窄があると拍動を弱く感ずることがある．
▶聴診

頸動脈に狭窄があると，血流が狭いところを拍動性に通過する際，**血管性雑音**（vascular bruit）として聴取されることがあり，またBasedow病などでは血流が増加して甲状腺部に血管性雑音が聴取されることがある．

B．胸　部

▶視診

胸部では，胸郭，乳房などの左右対称性と共に呼吸状態も観察する．

まず，**胸郭の変形**の有無についてチェックする．漏斗胸，鳩胸の他に気胸や縦隔腫瘍による均整異常，胸郭形成術後の陥凹などがある．やせている人では，心尖部の拍動が確認できる．**乳房**については坐位で上肢を挙上時と下垂時に行い，**左右対称性**を比較する．乳癌のため乳房に変形をきたしたり，皮膚の変化が認められることがある．乳癌の時にみられる皮膚の変化としては次のものがある．

① 陥凹（skin retraction, Délle），② 発赤，③ 浮腫（橙皮状，豚皮状），④ 潰瘍，⑤ 乳頭の変化（屈曲；pointing．図3：陥没，異常分泌物）

また，陥凹がある場合，上肢を頭の上まで挙上させると，陥凹がよりはっきりすることが多い．
▶触診

主に乳房について述べる．

乳房の触診は平手で坐位・臥位の両方で行う．良性腫瘍の特徴は，乳房内で可動性で，"跳躍徴候"を示す．ちなみに乳腺炎は授乳・産褥期に多く，乳腺症は月経に関連して症状がみられることが多い．いずれも圧痛を伴いやすい．一方，悪性腫瘍では圧痛はまれで，可動性が失われるか，乳腺と一体となって動く．

また，早期の癌では，視診上異常がなくても，腫瘍上の皮膚を診察者の指でつまんでずらすとその中央に"くぼみ"を生じる．これを**えくぼ症状（dimpling sign）**という（図4）．まれではあるが，男性乳癌の存在も忘れてはならない．
▶打診

胸部は前面，後面（背側）から打診を行う．

打診は強く行うと微妙な感触が指に伝わりにくいため，軽く胸壁での音の振動を感ずるようにする．胸壁を前面，後面（背側）とも，左右交互に打診し，比較する．また，肺野の鼓音，心肺，肺肝境界を調べる．
▶聴診

心音，呼吸音，血管性雑音について聴診する．

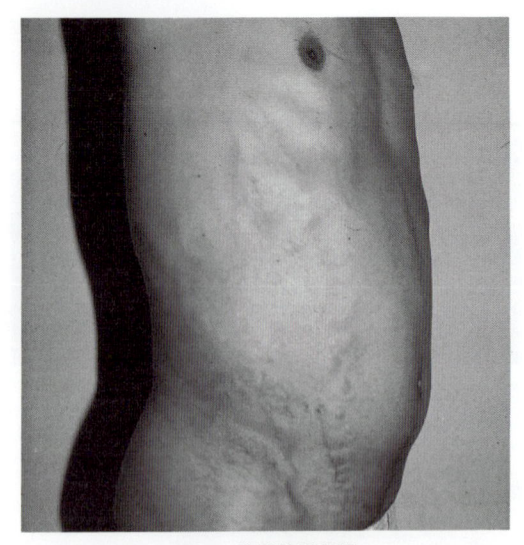

図 5　腹壁静脈怒張

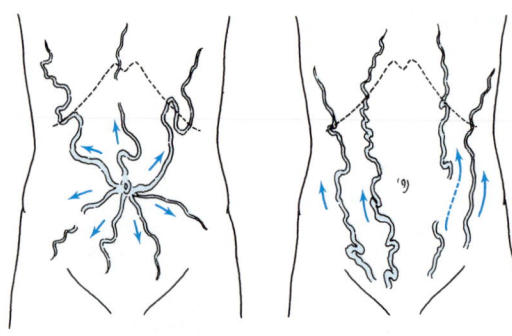

A.　門脈の血行障害時
　　（caput medusae）

B.　下大静脈の血行障害時

図 6　腹壁静脈の怒張とその走向

呼吸音については左右差を確める．ことに気胸では，病側呼吸音は消失あるいは減弱する．肺炎の場合にはラ音が聴取される．心音は，I音，II音の性状，心雑音の有無をチェックする．

C. 腹　　部

▶視診

視診では腹部全体の性状，すなわち平坦か，陥凹があるか膨隆しているかをみる．次に，腹壁の表在静脈，手術瘢痕の有無，腸管の蠕動不隠などを確める．

正常の場合，腹部全体は平坦である．**陥凹**は高度るいそうの場合などに認められる．**腹部全体の膨満**は主として鼓腸や腹水でみられ，局所の膨隆は急性胃拡張，腹部腫瘤などでみられる．腹壁の皮膚では，**色素沈着**の有無や**腹壁静脈怒張**の有無に注意する．腹壁静脈怒張は，肝硬変による門脈圧亢進症や，門脈閉塞，あるいは下大静脈血栓症などでみられる．臍を中心として外方に血流が向かう場合には門脈の血行障害，下肢の方から頭側に向かう血流の場合には下大静脈の血行障害が疑われる（図5，6）．また，**手術瘢痕**がある場合には，原因疾患，術式，手術時期と共にその位置，長さを記載しておく．現在の愁訴と既往歴との因果関係を推測できることがあるからである．さらに，最近では内視鏡下の手術が普及してきており，過去の開腹手術の既往のある患者では腹腔内の癒着のため，術式の変更が必要となることがありうる．

腸に狭窄がある場合には，その口側の腸管の蠕動運動が亢進し，腹壁を通して観察できることがある．**腸管の蠕動不隠**は腸管の通過障害のサインの一つである．

▶触診

腹部の触診は，腹部疾患ではもっとも重要な診断手技の一つである．原則として**仰臥位**で行い，必要に応じて側臥位，半臥位をとらせる．仰臥位では，股関節で大腿を屈曲し膝関節を曲げて腹壁の緊張をとった上で触診するとよい．腹部全体あるいは限局性の緊張亢進，抵抗，圧痛，腫瘤の存在や，臓器の腫大などを調べる．触診でとくに注意すべき点は，いきなり圧痛のある部位を強く手で圧迫し，痛みの程度や場所を確めるのではなく，まず，最初は軽く腹壁に手を当てるような気持で，緊張亢進，抵抗の有無を調べ，次に圧迫の強さを次第に増していくようにすることである．

腹部全体に緊張亢進がみられる場合には，腹部全体の炎症性疾患が考えられる．**汎発性腹膜炎**の場合がその代表である．消化性潰瘍の穿孔などによる汎発性腹膜炎では強い圧痛を伴い，腹壁自体が板状に硬くなり，**板状硬（board like rigidity）**と表現される．一方，限局性にみられる**腹壁の緊張亢進**は虫垂炎，胆嚢炎，大腸憩室炎など，腹腔内臓器の炎症性疾患で，その病変のある部位の近辺で筋の緊張が反射的に増強して硬く触れるもので，**筋性防御（défence musculaire）**と呼ばれる．

圧痛があれば，その部位，程度などを十分に調べる．圧迫して手を急に離すと疼痛が増強する場

合，反動性疼痛と呼ばれ（Blumberg 徴候），炎症が壁側腹膜に波及したことを示す所見である．

　腫瘤が触れた場合には，その部位，大きさ，硬度，辺縁，表面の性状などに注意する．圧痛があれば炎症性の腫瘤であることもあるし，拍動性ならば腹部大動脈瘤が考えられる．

　臓器を触知しうるか否かを調べる．肝は正常でも右季肋部に触れることがあるが，せいぜい1～1.5横指である．胆嚢や脾臓は通常触れない．肝を触知する場合には，右肋骨弓あるいは剣状突起から，どれ位の大きさで触れるかを記載する．従来，何横指と表現されていたが，必ずしも正確な表現法ではないので，最近は，「右鎖骨中線で肋骨弓下3cm肝を触知」などの表現法が使われている．

　脾臓では特有の切痕を触れることが多い．脾の場合も同様に記載する．肝を触知する場合には，硬度，辺縁，表面の性状，圧痛の有無などを記載しておく．胆嚢は膵頭部癌などで総胆管が閉塞して腫大すると，無痛性の球状の緊張した胆嚢として触れる．これを Courvoisier 徴候という．このように，腫瘍による総胆管の閉塞では胆嚢を触知できるが，結石による総胆管の閉塞では胆嚢炎を合併するため胆嚢壁の肥厚，萎縮があり，胆嚢の腫大がみられないこともある．

　腎を触知するには両手で触診する．正常でも腎臓下極を触れることが多い（浮球感 ballottement）．形状，硬度，移動性，腫瘤の有無などに注意する．腹部膨満がある場合，**腹水の有無**に注意する．腹水の触診は，一方の腹壁に手を垂直に当てておき，他方の腹壁を指で軽く叩打する．腹水がある場合は波動として感じる．

▶打診

　打診は補助的診断手技として使われることが多い．たとえば腹部膨隆がある場合，打診によりそれが実質臓器か管腔臓器かの判断が可能である．また，肝や脾などは濁音界により，腫大，萎縮の有無がわかる．

　肝腫大があっても下縁がわからない時は，打診で大きさを測る．腹壁が板状硬で，打診上，肺肝音界が消失した場合には，胃・十二指腸潰瘍の穿孔を考える．

　腹部全体が膨隆している時，その原因が腹水なのか，鼓腸なのかは打診で判断ができる．ただし臥位では腹水のため腸管が腹壁側に押しやられ，打診では鼓腸のように感ぜられることがあるので，側腹部まで打診をして確める必要がある．

▶聴診

　腸管内のガスと内容物が移動して発する腸雑音を**グル音**という．腹部の聴診では，このグル音の聴取および血流異常を示す血管性雑音の聴取が重要である．

　麻痺性イレウスではグル音が消失する．開腹術後早期，および腹膜炎の場合がその代表である．逆に腸管の狭窄や閉塞がある場合，その部位より口側蠕動運動が亢進している時にはグル音は増強し，高調となる．金属を叩くような特徴的な有響音（metalic sound）を聴取すれば，**機械的イレウス**が疑われる．腹部大動脈や腎動脈に狭窄がある場合には，狭窄部を血流が通過する時の拍動に伴って収縮期に一致した雑音を聴取することがある．また，腹壁静脈の怒張を伴い，血管性雑音を聴取する時には，門脈圧亢進症のために肝鎌状間膜内の側副血行路が著明に拡張した Cruveilhier-Baumgarten 症候群が疑われる．

◨ 付 ◨ 鼠径ヘルニア

　自覚症状としては，嵌頓がなければ軽微で，怒責などで鼠径部に腫瘤を形成することで診断されることが多い．

▶視診　怒責により増大し，仰臥位で縮小する腫瘤を鼠径部に認める．立位で，怒責あるいは咳をさせることにより膨隆してくる腫瘤を認めれば，ヘルニアの可能性が強い．

▶触診　診察は陰嚢付着部側方で頭側へ指を深く進める．ヘルニア腫瘤は通常，表面平滑で，弾性軟で，指圧により腹腔内に還納できる．内容が小腸の場合には，**還納時グル音**（gurgling sensation）を聴取できる．さらに，還納時，指をヘルニア管に沿って挿入すると，深部にヘルニア門を触知できる．小児でヘルニア嚢の2面がこすれる感触をとくに silk sign という．鼠径ヘルニアと大腿ヘルニアの鑑別がむずかしいことがあるが，触診上は，鼠径靱帯の上方にあれば鼠径ヘルニア，下方にあれば大腿ヘルニアである．

　通常，圧痛を伴わないが，内容が嵌頓して阻血性壊死に陥ると，同部の切除が必要になるので，ヘルニアの触診は大切である．

▶聴診　小腸がヘルニア内に嵌頓し通過障害を起こしていると，腸雑音は亢進し金属音を呈する場合がある．

D. 直腸，肛門

▶ 視診

まず視診で肛門を検索し，外痔核，痔瘻の有無などについて調べる．

▶ 指診

仰臥位または左側臥位をとらせ，指先にキシロカインゼリーなどの潤滑薬を十分塗って**直腸診**を行い，必要に応じて肛門鏡を用いる．痔核，痔瘻，裂肛，前立腺肥大の診断はもとより，直腸癌の多くがこれらの方法で発見される．病変の記載は「肛門輪から○○cm口側の時計の○○時方向」という形式をとる．とくに悪性腫瘍が疑われる時には，肛門輪からの距離は術式決定のうえで重要である．また，胃癌の患者などでDouglas窩に移転があれば，**Schnitzler転移**として触知される．虫垂炎が骨盤腹膜炎を起こしていればこの部に圧痛を訴え，熱感がある．

E. 四　　肢

▶ 視診

変形，萎縮，皮膚の色調異常や潰瘍の有無を調べる．下肢においては静脈瘤（図7）や，**間欠性跛行**の有無をチェックする．

▶ 触診

主に**動脈の拍動**を触知する．上肢では橈骨，尺骨動脈，下肢では大腿，膝窩，後脛骨，足背各動脈を触れ，左右差の有無を調べると共に知覚異常もチェックしておく．また下肢では脛骨前面を指圧することにより浮腫の有無を調べる．

▶ 打診

腱反射を調べ，左右を比べる．また，**病的反射**についてもその存否を確める．

3．特殊診察法

外科患者に対する特殊診察法として，超音波検査は非侵襲的であり，結果がすぐに判明する利点がある．日常の診察，患者管理にきわめて有用で，習熟しておくことが大切である．

胸部では乳腺疾患や胸水・心嚢水などの診断，また腹部では肝胆膵疾患や虫垂炎などの診断において理学所見と同時に行うべきルーチン診察法となっている．プローブ（探触子）の種類は用途により異なり，リニヤ方式（近距離部の視野が広く深部での分解能が良い）は乳腺など表在臓器用の高周波（7.5〜10 MHz）プローブに多く用いられ，コンベックス方式（台形に近い視野が得られ，凸にカーブした表面形状を利用し圧迫により消化管ガスを除き観察可能）は腹部の診察に有用である．また，セクタ方式（プローブ先端が小さく音響窓の狭い部位での走査が可能で深部での視野が広い）は主として心臓領域で多用される．

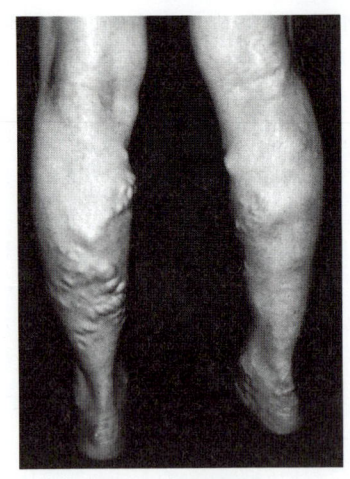

図7　下肢静脈瘤

4．患者の紹介と紹介状

患者を紹介する場合には必ず紹介状を書き，また，逆に紹介してもらった場合には必ず返事が必要である．

紹介状には，患者の氏名，生年月日，性はもとより，紹介目的，病状経過，検査結果，現在までの治療などを記すことが必要である．

近年，病診連携の重要性が強調されている．すなわち，多くの病床を有する"専門医"としての病院と病床を有しない"かかりつけ医"としての診療所との間の連携を密にし，医療の効率化を図ろうというものである．このような病診連携において紹介状は必須で，ますます重要性は増している．

3 無菌法，病院感染対策

1．無菌法

　無菌法（asepsis, aseptic technique）とは，「手術創を含む創傷部，および感染の危険性を有する部位の汚染防止方法」と定義され，手術室，病室，検査室その他病院内に存在する汚染源（患者自身，他の入院患者，外来者，医療従事者，医療機器・器財，薬物，空気，水，昆虫・小動物，建築環境など）からの，創傷部その他への汚染を防止するすべての方法を意味する．無菌法と外科との密接な関係は，紀元前にすでに煮沸・手洗いの重要性を説いた Hippocrates，1847年塩素での手洗いにより産褥熱死亡率を減少せしめた Semmelweise，1867年石炭酸による無菌的手術・創消毒を発表した Lister，1889年はじめて surgical gloves を使用した Halstead など，先人達の業績の歴史が物語っている．術後感染の予防，治療と，外科治療の進歩への寄与は計り知れず，今や「無菌法」抜きに外科学は語れない．しかし，その多大なる恩恵ゆえに過信・盲信されているきらいもあり，正しい理解と適切な活用が望まれる．

　ここでは，無菌法のなかで，主に外科領域における**滅菌法・消毒法**について解説する．すべての微生物が存在しないことを無菌と呼ぶが，無菌性を達成するために物質中のすべての微生物を殺滅または除去するプロセスを滅菌と定義する．一方，消毒とは，人畜に対して有害な微生物，または目的とする対象微生物のみを殺滅することである．すなわち，消毒では滅菌と異なりそのスペクトルからはずれた微生物が残存する可能性がある．滅菌と消毒の区別を厳密に理解しておくことがまず重要である（表1）．

A．滅菌法

　すべての微生物を殺滅または除去することを滅菌と呼ぶが，滅菌の概念は確率的なものであり，最適許容値として国際的に受け入れられている**無菌性保証レベル**（sterility assurance level；**SAL**）に達した状態を維持してはじめて滅菌が完了するとされる．現在では，無菌性保証レベルとして，滅菌を行って1個の微生物が生き残る確率が100万回に1回であることを意味する，10^{-6}レベルが採用されている．

　理想的な滅菌法は，表2にあげた条件を満たすとされている．

　滅菌法の種類には，表3に示した方法がある．滅菌可能な器材等には，各滅菌法の長所・短所を十分理解したうえで，被滅菌物の性質に応じて適切な滅菌法を選択しなければならない．

1．高圧蒸気滅菌

　高圧蒸気滅菌装置（オートクレーブ）のチャンバー（容器）内にて，加圧された高温の飽和水蒸気が被滅菌物と接触して大量の潜熱を放出して急

表1

無菌法	手術創を含む創傷部，および感染の危険性を有する部位の汚染防止方法
滅菌	すべての微生物を殺滅または除去すること
消毒	有害な，または目的とする対象微生物のみを殺滅すること

表2　理想的な滅菌法

1．高い滅菌効果：芽胞，ウイルス，真菌もすべて確実に殺滅できる
2．速効性：短時間の滅菌工程
3．強い浸透力：包装材料への浸透性と均一性
4．素材への影響が少ない：形状と機能に変化がない
5．低い毒性：エコロジーの面からも安全性が高い
6．有機物で不活性化されない
7．装置が小さく操作が簡単：設置場所の限定を受けない
8．正確なモニタリング：滅菌工程が正確に把握できる
9．経済性：低いイニシャルコストで，ランニングコストも適正

（小林寛伊 編：消毒と滅菌のガイドライン，へるす出版，1999 より）

表 3　主な滅菌法の種類

1. 加熱法
   ① 高圧蒸気法
   ② 乾熱法
2. 照射法
   ① 放射線法
   ② 高周波法
3. ガス法
   ① 酸化エチレンガス法
   ② 過酸化水素ガスプラズマ法
4. 濾過法

激に加熱し，発生した水分が蛋白凝固を促進して，微生物を殺滅する．短時間で確実な滅菌が可能で，病院内で施行可能な滅菌法の中ではもっとも安全かつ信頼性が高い．

オートクレーブの機種により異なるが，滅菌工程の前に高真空の状態にしておくと，空気の介在がなくなるため，飽和水蒸気と被滅菌物とが効率よく直接接触できる利点がある．最終的に－740 mmHgになるまで数分間を要して高真空にする．加圧のレベルによりチャンバー内の温度が変わる．一般的には121℃では15分，134℃では3分間の滅菌工程とする．

ガラス製品，磁器製，金属製，ゴム製，紙製もしくは繊維製の物品，水，培地，試薬・試液または液状の医薬品など，高温高圧水蒸気に耐えるものが適応となる．

1）利点と欠点

▶**利点**　① 温度上昇が速やかで浸透性に富むため，繊維製品の深部まで殺菌効果が及ぶ．
② 芽胞に対しても効果が確実である．
③ 残留毒性がなく，作業者に安全である．
④ 経済的である．

▶**欠点**　① 湿熱による熱変質の問題がある（内視鏡，ビデオカメラ，麻酔関連器材など，熱を利用した滅菌が困難な非耐熱性の医療用器材には適用できない）．
② 空気排除を完全に行わないと滅菌が不完全となる（滅菌不全）．
③ 無水油や粉末の滅菌には適さない．
④ 水が存在しない状態で飽和蒸気を加熱すると，圧力はそのままで温度のみが上昇する過熱蒸気となり，殺菌力が低下する．

注意点としては，滅菌不全の防止のために，被滅菌物の内部に空気を残さないことが大切で，包装方法や，滅菌チャンバー内に詰め込みすぎないよう量と配列に注意が必要である．

2．乾熱滅菌

加熱乾燥気体で加熱することにより，微生物を殺滅する．

大気圧下における直接加熱の場合の条件を以下に示す．

160～170℃，2時間
170～180℃，1時間
180～190℃，30分間
（基本的な条件は180℃，1時間以上とする．）

適応は，主としてガラス製品，磁器製，金属製または繊維製の物品，鉱油，脂肪油，試薬または固形の医薬品などで，乾燥高温に耐えるものに用いる．被滅菌物は，滅菌の際の損傷や滅菌後の汚染を防止するため，紙に包むか金属製の缶に入れることが望ましい．

欠点として，乾燥状態では菌体蛋白が熱凝固を起こしにくいため，同一温度で比較すると湿熱の場合に比べ殺菌力は劣る．

注意点として，滅菌物の温度上昇がきわめて鈍いものや，ガラス製品と金属製品を同時に滅菌しようとする場合には，温度条件を上げる必要があること，通常の滅菌工程管理においては，温度および時間を常時モニターすべきであることがあげられる．

3．酸化エチレンガス滅菌

酸化エチレン（ethylene oxide；**EO**）**ガス**により，微生物を構成する蛋白質のアルキル化（alkylation）を起こして死滅させる．

すべての微生物に有効であり，比較的低い温度でできるため，低温滅菌（冷滅菌）として，高圧蒸気滅菌ができない医療用器材の滅菌に広く利用される．耐熱性や耐湿性の低いカテーテル類，内視鏡，麻酔関連器材，カメラ，鏡視下手術器材などが適応となる．滅菌条件は37～60℃，湿度50～60% RH（相対湿度），EO濃度450～1,000 mg/lで，滅菌時間は2～4時間である．滅菌終了後は，専用のエアレーター内で50℃程度の低温で12時間，60℃なら8時間のエアレーション（空気置換）

表 4　消毒法の種類

```
物理的消毒法
    流通蒸気消毒
    煮沸・熱水消毒
    紫外線消毒
化学的消毒法
    液体（各種消毒薬）
    気体（オゾンなど）
```

表 5　対象となる外科的病原微生物

```
一般細菌
    皮膚・粘膜常在菌（黄色ブドウ球菌，表皮ブドウ球
    菌，連鎖球菌など）
    腸内細菌（大腸菌，緑膿菌，腸球菌，バクテロイデ
    スなど）
真菌（カンジダ，アスペルギルスなど）
結核菌
ウイルス（B型肝炎，C型肝炎，AIDSなど）
```

を行う．室温に放置した場合には7日間を要する．

利点は，低温で滅菌できるため，加熱による材質の変化がない，装置が比較的簡単である，高い浸透性があり，包装・シールをしたままで滅菌できることである．欠点は，滅菌時間が長い，カメラのレンズに使用されている接着剤が低温でも変性して，レンズの固定性を低下させることがある，残留毒性が強く，ガスに直接曝露しないように十分注意しなければならない，などである．また，EOは液体状でも気体でも可燃性であり，空気と混合（0.4％以上の範囲）すると爆発性となるため，炭酸ガスなどと混合して使用される．

4．その他

①**濾過滅菌**　注射用水，精製水の製造など，水の滅菌．

②**プラズマ滅菌**　比較的新しい．酸化エチレンガス滅菌と同様の低温ガス滅菌法の一つ．高い真空状態において過酸化水素を噴霧し，これにマイクロ波を照射すると電離したイオン，「過酸化水素ガスプラズマ」が発生する．このプラズマ現象によって，きわめて高い反応性をもつラジカル，HO・，HOO・，H・などが産生され，これが，微生物遺伝子に直接作用し，滅菌効果が生まれる．芽胞を含むすべての微生物に有効である．近年増加している内視鏡下外科手術の器材に多くの施設で導入されつつある．浸透性を欠くという欠点がある．

③**放射線滅菌**　γ線による．常温で可能な滅菌法．設備が大がかりで，一般的ではない．

B．消　毒　法

消毒とは，有害な，または目的とする対象微生物のみを殺滅することであり，対象とする微生物を感染症を惹起し得ない水準まで殺滅または減少させることが目的で，一定の抗菌スペクトルをもった処理方法である．すなわち，一つの消毒方法ではこれに抵抗する微生物が必ず存在するので，この点を忘れてはならない．

消毒法の種類（表4）および特質（その有効性と限界），対象となる外科的病原微生物（表5）をよく知っておくことが必要である．

1．消毒薬

各種の消毒法のなかで，ここではとくに消毒薬について言及する．

1）外科領域で汎用される消毒薬

臨床に供されている主な消毒薬は，表6のごとくである．

2）消毒水準からみた消毒薬の選択

Spauldingは，消毒薬による処理可能な微生物の分類から，消毒薬を大きく3つに分類した．

①高水準消毒薬，②中水準消毒薬，③低水準消毒薬（表7）．

この分類法は簡潔明瞭であり，消毒水準からみた消毒薬の選択を合理的かつ論理的に説明できる．**高水準の消毒薬**は，接触時間を長くすれば真菌・芽胞も含めあらゆる微生物を殺滅でき，**化学滅菌薬**（chemical sterilants）とも呼ばれる．**中水準消毒薬**は，結核菌その他の細菌，ほとんどのウイルスや真菌を不活性化もしくは死滅させることができる．**低水準消毒薬**は，ほとんどの細菌や真菌と一部のウイルスには有効であるが，結核菌や芽胞には無効であり，このグループの消毒薬に耐性をもつ微生物も数多く存在する．

2．ヒトの消毒

外科領域における消毒は，antisepticsによるヒトの消毒と，disinfectantsによるヒト以外の消毒

表 6 外科領域で常用される消毒薬

一般名	対象	備考
ポビドンヨード	手指, 創傷, 皮膚・粘膜	HBウイルス, HIVに有効
グルコン酸クロルヘキシジン	手指, 創傷, 皮膚, 器具	結核菌に無効, 粘膜消毒は禁忌
逆性石けん（塩化ベンザルコニウム・塩化ベンゼトニウム）	手指, 創傷, 器具	洗剤と併用で無効
上記のエタノール含有製剤	手指	
エタノール	手指, 皮膚, 器具	粘膜消毒は禁忌
イソプロパノール	手指, 皮膚, 器具	粘膜消毒は禁忌
ヨードチンキ	皮膚	皮膚刺激性あり
オキシドール	創傷・口腔	血液接触により発泡
アクリノール	陰部, 膣, 耳・鼻	

表 7 消毒水準からみた消毒薬の分類

A．殺菌性能の段階的評価法

評価＼菌種	細菌 栄養型	細菌 結核菌	細菌 芽胞	真菌[*1]	ウイルス[*2] 脂質を含まない小型サイズ	ウイルス[*2] 脂質を含む中型サイズ
高水準消毒薬	＋	＋	±[*3]	＋	＋	＋
中水準消毒薬	＋	＋	±[*4]	＋	±	＋
低水準消毒薬	＋	－	－	±	－	＋

[*1] 糸状菌を含まない
[*2] 肝炎ウイルスを除く
[*3] 消毒薬と長時間接触した時のみ有効
[*4] 殺芽胞効果を示すものがある
＋：有効，－：無効，±：菌種により無効の場合がある

B．使用目的別にみた消毒薬の選択

区分	消毒薬	環境	金属器具	非金属器具	手指皮膚	粘膜	排泄物による汚染
高水準	グルタラール	×	○	○	×	×	△
中水準	次亜塩素酸ナトリウム	○	×	○	×	×	○[*2]
	消毒用エタノール	○	○	○	○	×	×
	ポビドンヨード	×	×	×	○	○	×
	クレゾール石けん	△[*1]	×	×	×	×	○
低水準	第四級アンモニウム塩	○	○	○	○	×	△
	クロルヘキシジン	○	○	○	○	×	△
	両性界面活性剤	○	○	○	○	×	△

[*1] 主に糞便消毒に用いられる．広い環境に散布はしない
[*2] CDC Update：Management of patients with suspected viral hemorrhagic fever-United States. *MMWR* 1995；475-479.
○：使用可能
△：注意して使用
×：使用不可

（小林寛伊 編：消毒と滅菌のガイドライン，へるす出版，1999 より）

とに大別できる（表8）．
ヒトの消毒は，さらに患者の場合と医療従事者の場合とに分けられる．

1）患者における消毒

周術期患者，あるいは外傷，熱傷，褥創および壊疽などの疾患が対象となる．

表 8　外科領域における消毒

1．antiseptics によるヒトの消毒
　1）患者
　　a．消化器外科周術期
　　　術前　（全身浴）
　　　　　　MRSA の除菌　　　ポビドンヨードゲル・ムピロシン
　　　　　　　　　　　　　　　ポビドンヨードガーグル液
　　　術中　術野の消毒
　　　　　　（腸管吻合部の消毒）
　　　　　　縫合創の消毒
　　　術後　ドレッシング
　　　　　　ドレーン・カテーテル挿入部の管理
　　b．外傷・熱傷，褥創・壊疽
　2）医療従事者
　　　病棟などでの一般的手洗い（hygienic handwashing）
　　　術前手洗い（surgical hand disinfection）
2．disinfectants によるヒト以外の消毒
　1）医療用器材
　2）院内環境

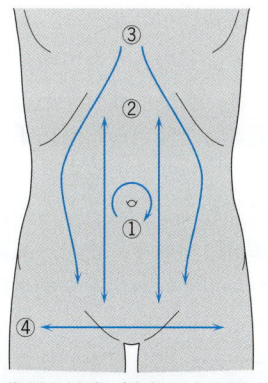

図 1　術野の消毒（腹部正中切開の場合）
腹部の消毒薬塗布は，臍は別に清拭・消毒し，皮切を加える部位からはじめ，陰部は最後に消毒し，元に戻らないようにする．

　まず，周術期患者における消毒に関して述べる．術前の消毒薬による全身浴が術後感染予防法として効果的との報告があるが，コントロールとの有意差がないとの報告もあり，評価は一定していない．従来より一般的に行われてきた術前の剃毛は，皮膚に微小膿瘍を形成し，かえって術後創感染のリスクを高めることがわかっており，クリームによる除毛かあるいは単にバリカンで刈る方法が薦められる．どうしても剃刀を用いて剃毛を行いたい場合は，手術の消毒直前に施行すべきである．術野皮膚の消毒薬としては，クロルヘキシジンアルコール，ポビドンヨード，グルコン酸クロルヘキシジンが適している．腹部の場合，臍は別に清拭・消毒する．消毒薬の塗布は皮切を加える部位からはじめ，陰部は最後に消毒する（図1）．首から上の術野消毒には，目・耳に対する毒性を考慮し，クロルヘキシジンや洗浄剤含有のポビドンヨードは絶対に避け，洗浄剤を含まないポビドンヨードを使用すべきである．腸管の吻合にあたっては，術前に腸管の前処置が施行されていることが多いが，念のため切離断端を消毒して吻合を行うこともある．しかし，消毒薬が創傷治癒に対してマイナスに働く可能性があり，その効果・有害性に関しての評価は現段階ではまだ一定していない．術後の消毒に関しては，病棟における創部のドレッシングとドレーン・カテーテル挿入部の管理上重要な役割を果たすが，排膿を認める創部や開放されたドレーンなど，より汚染された部位ほど後に，あるいは別に消毒するのが原則である．有機物による消毒薬の不活化作用を考えれば，膿汁・浸出液・血液などは洗浄または清拭で物理的に除去したうえで，消毒すべきである．
　外傷・熱傷および褥創・壊疽の消毒も，手術時の消毒法に準ずるが，消毒に先立って十分なデブリドマンや洗浄が重要であり，創内部には消毒薬は塗布せず，洗浄を主とするべきである．なお，グルコン酸クロルヘキシジンの粘膜への使用はショックの副作用の報告があり禁忌となっているが，熱傷などびらん面への使用も控えるべきである．

2）医療従事者における消毒

① 手指消毒法
次項の「病院感染対策」とも関連するが、消毒以前の問題として、standard precautions の概念にのっとった、**手洗いの励行**や**手袋の使用**の重要性はいうまでもない。空気感染や飛沫感染する危険性よりも、手指を介した接触感染の機会のほうがはるかに多く、感染対策の基本は「手洗い」といっても過言ではない。適切で頻回の手洗いは、病原菌の伝播を予防するもっとも重要な手段である。また速乾性擦り込み式消毒薬のもみ手での塗布や浸漬ガーゼでの擦拭による一患者・一処置ごとの手指消毒は、交叉感染予防上有効である。ベースンを用いた手指消毒やタオルの共有は、避けるべきである。

さらに、消毒直前の状態、いい換えればベースラインの菌量の違いによって、消毒法は当然変わるべきである（たとえば、直前に汚染物を扱っていた人が手術に入る場合と、一つ手術を終えてただちに次の手術に移る人とで、手指消毒法がまったく同じではいけない）。

皮膚の細菌は、**常在菌**と**通過菌**に分けられる。**手指消毒**は、外部から皮膚表面に付着した、大腸菌・緑膿菌などの皮膚通過菌（transient skin flora）の除去には有効である。しかし、皮膚深部に常時生息する、主として表皮ブドウ球菌や *Propionibacterium acnes* などの皮膚常在菌（resident skin flora）を除去し、皮膚を無菌化することは不可能である。

種々の消毒法があるが、基本的にはまず石けんと流水とで皮膚に付着している微生物や汚れを洗い落としてから、消毒薬を使用して手指や前腕皮膚表面を殺菌する。皮膚に残留した消毒薬による持続効果も期待できる。消毒用エタノールは蒸発しやすく持続効果は望めないが、クロルヘキシジンや第四級アンモニウム塩などは皮膚に吸着されやすく持続効果を示す。また、常に手指消毒をしていると、累積効果により手指の菌数が減少し、皮膚の基準菌数（base line value）は約 1/10 になる。

② 手術時手指消毒法
現在推奨されている手術時手指消毒方法には、いくつかの種類があるが、その基本は、①ブラシは必要に応じて指先のみ使用し1度でよい、②スクラブ、ラビング法を用いる、③最後はアルコール含有製剤を用いる、ことである。手術時手指消毒法にはさまざまな方法が存在するが、この基本を守れば各施設ごとに自由な薬剤を選択してもよい。

以下、代表的な手法をあげる。

ツーステージ法：①を必要に応じて併用し、その後に手術用擦り込み式消毒薬を用いて消毒し、水道水にて流す。これを2～3回行い、滅菌タオルまたは滅菌ペーパータオルで薬剤を除去する。その後に、アルコール含有手擦式指消毒薬で消毒し、ペーパータオル等で拭き取らずに自然乾燥させる。約6分間を費やす。

ウォーターレス法：普通石けんで水道水のもとで予備洗浄する。①を必要に応じて併用し、無滅菌のタオル等で水分を除去し、乾燥させる。次に、アルコールベースの専用消毒薬を用い、拭き取らずに3回手指消毒する。拭き取らずに自然乾燥させる。約3分間を費やす。

いずれにせよ、どのような方法においても守るべきポイントは、表9の通りである。

なぜ手を消毒した後さらに滅菌手袋をはめるのかは、「消毒」と「滅菌」の無菌性のレベルの差を考えれば明白であるし、患者からの汚染・感染防止のためには当然である。また、滅菌手袋をはめるにもかかわらずその前に手を厳重に消毒する理由は、手術中に手袋の破損、あるいは自覚がなくともピンホールがしばしば生じることを知っていれば、理解できよう。さらに、皮膚表面に付着した一過性皮膚通過菌（transient flora）の消毒ができたとしても、皮脂腺や毛嚢にひそんだ常在細菌叢（resident flora）から経時的に出現してくる細菌の存在を忘れてはならない。皮膚常在菌による術野汚染を防止するためには、長時間の手術では術中に手袋を交換する、場合によっては再度手指消毒することも重要である。

3．ヒト以外の消毒
1）医療用器材の消毒
手術で使用する器械類および病棟や外来で処置に使用する鋼製小物は、滅菌して使用されるが、保管や器械組み作業者の感染の危険性を考えると、一次処理において消毒により感染性を排除しておく意義は大きい。血液や体液が付着したものは感染性があり、使用後は病棟や外来の流し台な

表 9 手術時の手洗い（surgical handwashing）における注意点

1. まず，日常的・衛生的手洗い
2. 爪を短く切る
3. 硬いブラシで強くこすって皮膚を損傷しない
4. 指先，爪の隙間をとくに念入りに
5. 上肢末梢から中枢方向へ消毒し，もとへ戻さない
6. 常に前腕をあげ，肘が最低になるようなポジションを保つ
7. 手指は「消毒」されてはいるが「滅菌」されたわけではないので，滅菌手袋着用前は器具・シーツ・ドレープなど滅菌物に触れない

どの現場で洗浄せずに，運搬用コンテナ，あるいは蓋付き容器などに密閉して専用の洗浄室へ運搬することを基本とすべきである．洗浄消毒装置（washer disinfector）を使用した高温洗浄処理が推奨されている．専用の洗浄装置がない場合の血液媒介ウイルスを対象とした処理では，器械を分解して流水による用手予備洗浄を行い，血液などの有機物を完全に除去した後，2w/v%グルタラール溶液に1時間以上浸漬消毒する．電気メスのホルダー，ボーンソー，ドリルなど，流水による洗浄ができない器材は，生理食塩水または消毒用エタノールをしみ込ませたガーゼなどで清拭・消毒する．その後，酸化エチレンガス滅菌もしくは過酸化水素ガスプラズマ滅菌を行う．

血液や体液で汚染される可能性のあるシーツや覆布類に関しては，焼却処理してもコスト面で負担の少ない非透過性の不織布製品などディスポーザブル製品の使用が原則であるが，血液の付着した木綿製品を再使用する場合には，速やかに80℃以上の熱水で10分間，洗濯を行う．

2）院内環境の消毒

一般病棟や外来などの通常区域と，手術室やICUなどの清潔・準清潔区域とでそれぞれに見あった，すなわちゾーニングを考慮した適切な消毒法，清浄化の方法を選択することが重要である．

まず手術室の消毒については，手術室の手術台，床，壁，天井，無影灯などが感染源となることはまれであり，これらの環境表面に対しては消毒よりも清掃による清浄化の方が重要である．目にみえる汚染があった場合のみ，適切な消毒薬を用いた環境消毒が必要である．血液を主体とした汚染があった場合には，1,000 ppm（0.1%）次亜塩素酸ナトリウムによる清拭消毒を行う．汚染手術ごとに行う特別な消毒薬を使用した環境消毒や，手術室などの入口の粘着マットや消毒液を染み込ませたマットが，感染防御上有効であるとする証拠はない．また，消毒薬の室内噴霧は効果が証明されないばかりか，吸入することで生体に有害であることから，行うべきではない．

次に，病室内などの環境消毒に関しては，一般的に病室や廊下は無菌ではなく，消毒薬を使用して床消毒を行っても，消毒直後は一時的に細菌数が減少するがすぐにまたもとの細菌数にもどってしまう．したがって，日常の，ほこりを巻き上げないような湿式の床清掃が推奨される．モップを使用する方法では清潔なモップの維持が大切であり，使用後のモップは，洗浄後に次亜塩素酸ナトリウムや両性界面活性剤もしくは第四級アンモニウム塩で消毒して，乾燥後に保管する．

最後に強調したいのは，消毒薬を過信・盲信するべからず，ということである．消毒薬は決して万能ではなく，あくまである方法ではある限られた既知の病原体の範囲で有効といえるだけである（いかなる消毒薬でも，その中で棲息しうる病原体がいる）．また，消毒薬の過剰な使用や間違った適用は，作業者の危険のみならず，周辺住民への悪影響および環境生物の生態系の破壊など，エコロジーの面からも好ましくない．ただ漫然と消毒薬を使うのではなく，適切な使用を行っているかどうか，あるいは果たして消毒が必要なのか，消毒より優先すべきさらに重要なことはないか，などと常に考える習慣をつけることが大切である．すなわち，確実な手術操作，ドレナージ，栄養など他の周術期管理，ホスト側の対策があってこその消毒法といえる．

最終目標は，環境・生体からのすべての微生物を根絶することではなく，それぞれの微生物に特有の感染経路を有効に断ち切り，ひいては感染症を根絶させることである点を忘れてはならない．

2．病院感染対策

A．病院感染の定義と発症メカニズム

病院感染とは，病院内で患者もしくは医療従事

者に，微生物により惹起された新たな感染症を指す．退院後に発症したとしても，入院中に接種された微生物が原因であることが明らかとなれば病院感染であり，病院以外の場所での感染である「市井感染」とは区別される（この意味で，ほぼ同義語として使われている「院内感染」より，「病院感染」の呼び方が好ましい）．病院とは，ヒトを感染症から守りながら治療を行う場所である一方で，感染症に罹患したヒトがその治療のため多数集まってくる場所でもある．すなわち，清潔・無菌であるべき環境と，不潔・感染性のあるものが同居しており，しかも完全な分離は不可能である．なぜなら，たとえばヒトそのものをとってみても，清潔にして十分な消毒を行ったとしても，皮膚・腸管内に無数の常在菌が存在し，隙あらば感染をひき起こそうとするためである．

代表的なものは，MRSA や緑膿菌感染症，血液を介するウイルス性感染症で，中でもわが国では近年 MRSA がきわめて重大な問題とされ，MRSA 感染症対策が病院感染対策と同義語に近い感すらある．vancomycin を含めた多剤に耐性の腸球菌は，アメリカなどと異なりわが国ではまだ臨床上問題となっていないが，今後も油断は禁物である．その他，近年話題の病院感染原因菌として，結核やレジオネラ，セラチアなどがあげられる．とくに結核は患者間のみならず患者・医療従事者間の伝染もしばしば問題となり，最近再び注目されている．

病院感染は，細菌が外部から患者に運ばれて成立する**外因性感染** exogenous infection（**交叉感染** cross infection）と，患者に付着・定着した菌による**内因性感染** endogenous infection（**自己感染** selfinfection）とに分類される．とくに問題となるのは，術後の自己感染の原因になりうる，術前における MRSA の保菌，あるいは易感染患者（compronized host）における菌交代症・日和見感染などによる内因性感染であり，その予防・対策は術前から始めなければならない（図2）．例として，MRSA 保菌患者における術後の MRSA の内因性感染予防のため，術前の鼻腔・咽頭の除菌が重要視されており，ポビドンヨードゲルやムピロシンの鼻腔内塗布，あるいはポビドンヨードガーグル液によるうがいが推奨される．また，菌交代症を招くような抗菌薬の濫用は戒め，宿主の免疫力・抵抗力を改善して易感染状態から回復させる努力をすべきである．

B．職業感染（業務感染）対策と 交叉感染対策

病院感染対策には，医療従事者の感染防御対策と，患者への交叉感染の対策とがある

1．職業感染（業務感染）対策
1）問題となる職業感染とその原因微生物

職業感染の原因となる代表的な感染症には，血中ウイルス感染として B 型肝炎ウイルス（HBV），C 型肝炎ウイルス（HCV），AIDS ウイルス（HIV：

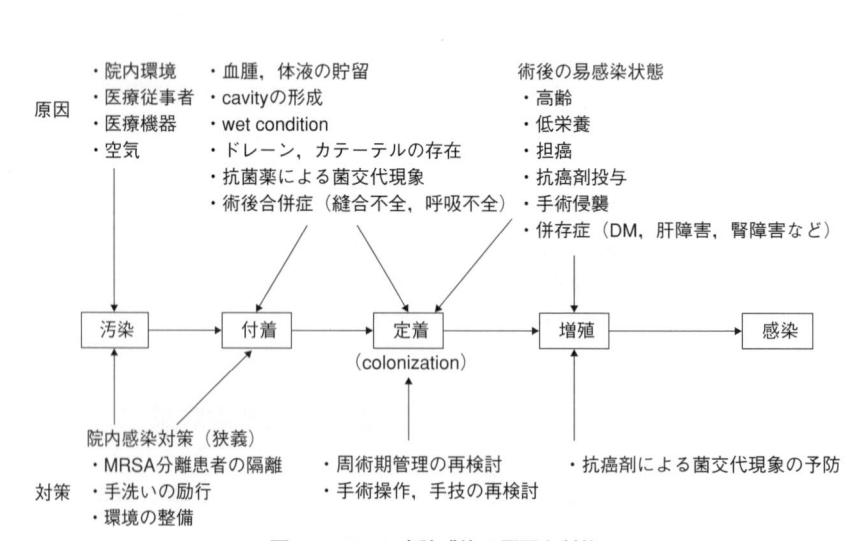

原因				
・院内環境 ・医療従事者 ・医療機器 ・空気	・血腫，体液の貯留 ・cavity の形成 ・wet condition ・ドレーン，カテーテルの存在 ・抗菌薬による菌交代現象 ・術後合併症（縫合不全，呼吸不全）		術後の易感染状態 ・高齢 ・低栄養 ・担癌 ・抗癌剤投与 ・手術侵襲 ・併存症（DM，肝障害，腎障害など）	

汚染 → 付着 → 定着 (colonization) → 増殖 → 感染

対策	院内感染対策（狭義） ・MRSA 分離患者の隔離 ・手洗いの励行 ・環境の整備	・周術期管理の再検討 ・手術操作，手技の再検討	・抗癌剤による菌交代現象の予防

図 2　MRSA 病院感染の原因と対策

human immunodeficiency virus）など，その他，梅毒，結核，MRSA などがある（表10）．

最近では，ワッセルマン反応や，肝炎・エイズウイルスの術前チェックが，インフォームド・コンセントのもとルーチンに行われるようになり，また万一針刺し事故など感染の可能性がある場合の対処法についても情報が提供されており，対策が進んでいるといえる．しかし，緊急手術などで感染症検査が間に合わない場合，あるいは未知の微生物感染を想定すると，後述する universal precaution, standard precaution に基づく対処が要求される．

また，職業感染予防の教育も非常に重要である．

① **血中ウイルス感染の防止法**　HBV，HCV，HIV などは血液中に寄生して，血液，体液を介して非経口的に感染する．これら血中ウイルスの無症候性保菌者の手術，あるいは処置中の感染が主であるが，感染状態の患者の処置・手術もしばしば行われる．針刺し事故に代表されるような，鋭利な医療器具による損傷から受ける感染がもっとも多いが，皮膚や粘膜の創傷を持つ職員の，当該部位からの感染も起こりうる．

これら血中ウイルス感染の感染様式は，いずれのウイルスでも同様である．したがって，血中にもっとも多量にウイルスが存在し，感染力価が高い B 型肝炎ウイルスを対象に行う感染防止対策を徹底すれば，他の血中ウイルス感染も防げる．血中ウイルス感染は，治療が困難なため，感染防止がきわめて重要である．以下，B 型肝炎の場合を中心に，事故予防および感染予防対策について述べる．

患者の血液，体液は直接手で触れず，必ずゴム手袋をして扱い，手袋を除去した後には必ず手洗いを行う．鋭利なものを扱う場合はとくに注意し，針刺し事故を予防する．メスなどの手術器具で鋭利なものは直接手渡しせず，いったん手術器械台の上に置いて渡す方が安全であり，また注射針のリキャップはするべきでなく，できれば最近開発された安全を考慮した構造の使用済注射針廃棄の器具を使用することが望ましい．皮膚面の傷の部分の保護は厳重に行い，血液の飛散のおそれがある場合は，マスク，保護メガネ，予防衣，シューカバーを着用する．鋭利な器具器材の取り扱いは厳重にし，廃棄は貫通性のない容器に入れて行う．

表 10　職業感染の原因となる代表的な感染症

血中ウイルス感染
B 型肝炎ウイルス（HBV）
C 型肝炎ウイルス（HCV）
エイズウイルス（HIV）
その他
梅毒
結核
MRSA

床面には汚染物を落とさず，汚染したらすぐ汚物をふきとり消毒する．

ⓐ **ワクチンの接種による感染予防**　HBs 抗原および HBs 抗体が陰性の者に接種する．計 3 回の接種で十分量の HBs 抗体を生じる．

ⓑ **事故が起こった場合の対策**　① HBs 抗原陽性の血液により汚染があったときや針刺事故の場合，血液をよく絞り出して石けんと大量の流水で洗い流し，ウイルスの希釈を図る．次亜塩素酸ソーダ溶液に浸した脱脂綿やガーゼで清拭し，消毒する．② HBs 抗原および HBs 抗体がともに陰性の事故者が，HBs 抗原陽性の血液に汚染を受けたとき，48 時間以内に抗 HBs ヒト免疫グロブリン（hepatitis B immune globulin；HBIG）の投与を行う．汚染源が HBe 抗原陽性の場合は，とくに HB ワクチンも併用する必要がある．③ 事故発生後，ただちに院内の委員会に届出を行い，専門医の観察のもとに血清学的マーカーの追跡調査を行う．

ウイルスを含む血液に汚染されたときに感染が成立する確率は，一般にウイルスの力価 titer，すなわち 1 ml の血液，体液の中でのウイルスの数に加えて，注入された容量，そして汚染された回数に左右される．ウイルスの力価は患者の病期によっても異なるが，HBV の血中ウイルス力価はきわめて高いのに比べ，HCV のものはかなり低く，1 万分の 1 以下と推定される．よって C 型肝炎の予防策は，B 型肝炎に準じて行えば十分である．しかし，B 型肝炎の場合と異なり，HCV 感染事故時の確立した発症予防法はなく，感染が発症した場合，慢性化する可能性や肝硬変・肝癌に移行する率が高いので，厳重に注意が必要である．

HIV 感染については，針刺し事故による感染，粘膜を介しての発症もまだ少数ながら報告されており，HIV 感染患者の増加を考えると，今後いっそう注意が必要である．血液，体液に気をつけて

B型肝炎と同様な予防策をとる．HIVは血中ウイルス力価が低く，熱にきわめて不安定で乾燥にも弱く，空気感染，飛沫感染，飲食物を介する感染は無く，通常の接触では感染しない．しかし，いまだ完全に治癒する方法のない疾患であるので，厳重な注意が必要である．職業感染防止の考え方のstandard precautionsは，本来HIV感染などの事例があったことから考慮されてきたことであるので，ガイドラインを厳守すべきである．

②その他の感染の防止法　梅毒は，針刺し事故などによる職業感染の報告がある．指先などの刺入部に初期病巣を形成するが，ペニシリン系抗菌薬投与など治療は容易である．

結核は，いわゆる再興感染症として最近注目されている．診断が確定していない結核患者から医療従事者への感染の危険が増加傾向にあり，注意を要する．空気を介しての感染であり，空調などの面からの対策と微粒子マスク（N-95）などの着用が求められる．

職業感染としてのMRSAは，よほど基本的な感染対策で間違いを犯さない限り，患者からの職業感染はまれである．むしろ，黄色ブドウ球菌は常在菌であるから，MRSA感染者，保菌者を扱った際に汚染を受け，医療従事者自身が保菌者になる可能性の方が重大な問題である．感染巣以外では，MRSAは鼻腔や咽頭に保菌していることが多いので，職員は咽頭鏡やマウスピース，吸引管をずさんに取り扱ってはならない．手袋の着用，手洗いを適切に行い，必要に応じて予防衣，マスクを着用し，感染防止対策を忠実に守ることが重要である．

2．交叉感染対策

対策法のポイントは，概ね表11の通りである．なかでもとくに重要なのは，手洗いの励行と手袋の使用である．手洗い・手袋は，肝炎・AIDSなどの明らかな感染症患者と接する場合だけ自己防衛目的にのみ行うのではなく，日常の病棟業務のなかで普遍的・標準的に実践されるべきで，それが後述するstandard precautionsの考えにつながる．

1）清潔度からみた手洗いの分類

①日常的手洗い social handwashing　食事の前や日常的な行動に伴った手洗い法で，石けんと流水を使用して汚れや有機物および皮膚通過菌を除去する．

②衛生的手洗い hygienic handwashing　医療行為の前や，手指が細菌により汚染されたと思われる時に行う手洗い法で，石けんと流水により行うが，汚染がはなはだしい時など必要に応じて消毒薬を使用する．通常は10～20秒間手洗いし，ペーパータオルで拭き取る．目にみえる汚れや有機物で汚染されていない時は，エタノールローションを使用しても消毒は可能であるが，エタノールローションには洗浄作用がないため，明らかな汚染がある場合にはあらかじめ除去してお

表11　交叉感染対策法のポイント

1. 手洗い・うがい（受け持ち患者間の移動ごとに），清潔操作の励行
2. ベースン法の廃止，水道の蛇口の自動化，手指消毒薬ポンプの設置，ペーパータオルの使用
3. 白衣・ナースキャップの清浄化，および環境の清浄化（病室内・廊下の整理整頓，床・壁・ドアノブなどの清掃・消毒）
4. 医療器具・患者使用物の消毒（使用物品は感染症の有無にかかわらずすべて汚染されたものとして扱い，中央処理方式で一括洗浄・消毒処理）あるいは専用化・ディスポーザブル化と廃棄処分
5. 抗菌性素材の製品の使用（抗菌白衣・抗菌ガウン・抗菌カーテン・抗菌シーツなど）
6. 感染症患者の隔離，あるいは易感染状態にある患者の逆隔離
7. ガウンテクニック，マスク・手袋の着用
8. 病院感染予防システムの確立
　感染対策マニュアル作成
　病院感染対策委員会の設置
　サーベイランス網の確立（感染症発症の際の感染源・感染経路の調査，分離菌の疫学的調査，術後感染発症率・MRSA感染発症率・環境のMRSA分離状況の調査・医療従事者への情報提供）
9. すべての医療関係者への教育
10. 感染症専門医，ICD（infection control doctor），ICN（infection control nurse）選任

く．

③ **手術時手洗い** surgical handwashing　術前に，消毒薬を使用して，手指に付着する皮膚通過菌を極力除去し，皮膚常在菌をも減少させることを目的として行われる．手術時手洗い法について，詳細は 1．無菌法の B．消毒法の項を参照のこと．

C．standard precautions

最近，主に血中ウイルス感染による職業感染がクローズアップされてきた．血中ウイルス感染の起因微生物として，HBV，HCV，HIV などがあるが，そのほか E 型肝炎，G 型肝炎などの原因となるウイルスも発見されている．さらに未知の微生物が血中に存在する可能性があり，血液はすべて感染物質とみなす方がよいと考えられる．このように，患者の血液，体液は，すべて感染の原因となる微生物が存在するという考えのもとに対応する新しい隔離予防策が，米国疾病管理予防センター（CDC：Centers for Disease Control and Prevention）のガイドラインにより導入された．

1．普遍的予防策 universal precautions（UP）

1985 年に，おもに HIV の流行により血液を媒介する感染源の伝達を最小限にするために導入された．それまでの感染予防対策の対象は，感染症の診断のついた患者か，疑いのある患者であったのに対し，この方法では「推定される感染病態が何であれ，血液・体液予防策は，すべての人々に普遍的に適用されるべきである」とはじめて主張したことから，この方法は universal blood and body fluid precautions，略して universal precautions（UP）と呼ばれた．UP では針刺し事故の予防や手袋やガウンの使用が強調されており，その適応は血液，血液媒介感染症の伝播に関与してきた体液（精液，膣分泌液），感染の危険性が不明な体液（羊水，脳脊髄液，心囊液，腹水，胸水，関節液），そして血液で明らかに汚染された他の体液である．便，鼻汁，喀痰，汗，涙，尿，吐物に対しては目にみえる血液で汚染されないかぎり適用されないとした．しかし，これら適用外の体液も，血中ウイルス感染以外の感染の原因となることもあり，無視することはできない．その点を考慮し，次にあげる生体物質隔離（body substance isolation；BSI）と呼ばれる隔離システムが提案された．

2．生体物質隔離

body substance isolation（BSI）

1987 年，生体物質隔離（BSI）と呼ばれる隔離システムが新たに提案された．BSI は推定される感染病態にかかわらず，患者の湿性の潜在的感染性のあるすべての生体物質（血液，便，尿，喀痰，唾液，創部排膿液，その他の体液）を，主に手袋の着用によって隔離するものである．職員は粘膜や傷のある皮膚に接触したり，湿性生体物質に接触が予想されるときも手袋を使用するように指導されている．UP に比べて対象が明確であり，簡素であり，容易に実行可能である．BSI と UP は病院における血液媒介病原体の伝播防止のために作成されており，多くの共通点を有している．UP では手袋は血液や体液との接触が予期される場合に着用し，手洗いは手袋を外した直後になされることになっている．しかし，BSI では手袋はすべての湿性生体物質に接触する場合に着用するが，手洗いは必須ではなく手袋が目にみえて汚染されているときのみ必要とされた．この点が BSI の理論的欠点の一つとして指摘されていた．

3．新しい隔離ガイドライン

2007 年に「隔離予防策のための CDC ガイドライン：医療現場における感染性微生物の伝播の予防」が改訂された．このガイドラインには 1996 年のガイドラインからの専門用語について四つの変更がある．

1．「院内感染」が「医療関連感染（healthcare-associated infection；HAI）」という用語に統一され，すべての現場（病院，長期ケア施設，外来ケア，在宅ケアなど）での医療提供に関連した言葉に置き換わった．これは，患者が医療を受ける前に，すでに病原体を保菌していたのか医療現場の外で曝露したのか，どこで病原体を獲得したかを確実に決定することはできないこと，また医療ケア提供の状況にあるときに，これらの病原体による感染症が発症したかもしれないことを反映したものである．

2．標準予防策に勧告として呼吸器衛生/咳エチケットが追加された．これは，どの医療現場に

おいてでも，SARSコロナウイルス（SARS-CoV）の伝播に関連した可能性のある気道感染の症状や症候群を呈した患者，面会者，医療従事者に適応となる．基本的な感染源制御策の実践に失敗したSARS流行期での観察から生まれたものであり，SARSおよびインフルエンザのパンデミックのために取り入れられた．

　3．「空気予防策」として「空気感染隔離室（Airborne Infection Isolation Room；AIIR)」という用語が補足された．

　4．「防護環境」と呼ばれる一連の予防策がHAI防止のための予防策に追加された．これらの対策は重症免疫不全の同種造血幹細胞移植（hematiopoietic stem cell transplant；HSCT）の患者がもっとも危険な時期に環境の真菌に曝露してしまう危険性を減らすための介入の設計およびデザインから成り立っている．防護環境の勧告はHSCT患者にケアを提供する急性期ケア病院のみに適用される．

　一方，日本では，2010年に多剤耐性アシネトバクターによる院内感染の多発事例が報告され，CDCガイドラインに示された適応以上の隔離・集団管理の気運が高まっている．新しいガイドラインは2段階の感染対策より構成される．第1段階はUPとBSIのおもな特徴を統合した，推定される感染病態にかかわりなく病院の全患者を対象とした感染対策であり，**標準予防策**（standard precautions）と呼ばれる．第2段階は**感染経路別予防策**（transmission-based precautions）であり，疫学的に重要な病原体（空気感染，飛沫感染，接触感染しうるもの）が感染・定着していると考えられる患者に対して適応される．

　① **標準予防策** standard precautions　血液病原体の伝播を減少させるために作成されたUPと，湿性生体物質からの病原体の伝播を減少させるために作成されたBSIの主要な特徴を統合した感染対策である．予防対策はすべての患者の ① 血液，② すべての体液，分泌物，排泄物，③ 正常でない皮膚，④ 粘膜に適応され，手洗いを最も重視し，手袋，防水エプロン，マスク，ゴーグルの使用を徹底する．

　② **感染経路別予防策** transmission-based precautions　空気，飛沫，あるいは乾燥皮膚，汚染した表面との接触によって広がるか，広がることが

表12　術後感染症を発症しにくい手術手技・術後感染症を発症させない術後管理

1．高齢・低栄養・糖尿病・肝障害・腎障害・担癌などの，易感染状態や合併疾患の状態の改善といった，宿主側の対策
2．血腫・体液の貯留，cavity形成の予防といった，基本的手術操作・手技の再検討・工夫・改善
3．輸液・栄養管理，医療機器やカテーテル・チューブなどの適切な使用，あるいは抗菌薬の選択・適正使用といった，術後全身管理法の再検討・工夫・改善

予想される対象に対して，感染経路別予防策がある．伝染性の強い，あるいは疫学的に重要な病原体が感染・定着している特殊な患者のケアのためにのみ作成されたものであり，これも患者感染予防とともに職業感染予防とも関係してくる．空気感染対策，飛沫感染対策，接触感染対策の三つに分類され，standard precautionsに加えて用いられる．

D．病院感染対策の問題点

　MRSAの大流行以来，全国的に病院感染対策の重要性の意識が高まり，学会発表，講習会あるいは各施設ごとの感染対策マニュアル作成が盛んになり，今や病院感染対策は必須の活動となった．しかし，むしろ逆に情報が氾濫し，最低限おさえておくべきポイントも枝葉末節な事柄も同一レベルで混在しがちである．また，本邦の多くの施設は，個室が少なく感染対策費用やスタッフも充実しているとはいえないため，実践が伴わない机上の空論，理想論で，対策委員会・マニュアルが形骸化してしまう場合もあるのが実情である．よって，何が必要で何が無駄か，有効・適切な病院感染対策法に関しあらためて情報整理し，労力・費用・効果の面から総合的に判断することが必要である．すなわち，各種マニュアル（本邦・欧米）で詳細なガイドラインが提示されているが，すべてが遵守すべき絶対的なものではなくあくまで「指針」であり，各々の施設の実情に沿った，現実的な方法を取捨選択することが重要である．そして，一部のスタッフだけが病院感染対策に孤軍奮闘するのでなく，すべての医療従事者への教育・啓蒙がなされるべきである．

　さらには，MRSA感染症を代表とした，すでに

発生した病院感染の治療やその流行・蔓延の防止（交叉感染予防や standard precautions）も重要だが，それ以前の問題として，先ず術後感染症（とくに重症感染症や MRSA などの多剤耐性菌による感染症）発症そのものを阻止し，ひいては感染症発症率を減らす努力—術後感染症を発症しにくい手術手技・術後感染症を発症させない術後管理—が医師の任務である（表12）．

4 基本的外科手術手技

1．基本的な手術器具と手術器械

外科は手術を主な治療手段とする治療医学である．手術では手術器械，器具と技術とが相俟ってはじめてよい手術が可能となる．手術の種類や部位によっていろいろな手術のための道具が工夫されており，形や大きさに差異はあるが，手術手技における動作は基本的には"切る"，"はさむ"，"はがす"，"つかむ"，"縫う"，"結ぶ"などの限られたものであり，手術器具も基本的なものはそれほど多くはない．

1．メス knife

組織を切開し，あるいは切離するために用いる道具としてもっとも古くからあるのがメスである．鋼刃メスはもっとも鋭利である．刃の種類や大きさは多様であるが，よく使われるのは円刃刀，尖刃刀，骨メスなどである（図1）．

2．はさみ（剪刀）scissors

メスとならんで組織を切離するために用いられる．手術に用いられるはさみの種類は多いが，基本的には先端が鈍なものと鋭のもの，刃が彎曲しているものと直なものとに分けられる（図2）．
先端が鋭なものは，先端を使った細かい切離が可能であるが，先端で切離予定部以外の組織を損傷することがあるので，体腔内で使用することは少ない．先が鈍な直剪刀は主に結紮糸を切るために用いられる．組織の切離や剥離操作には先が鈍な彎剪刀が用いられることが多い．Cooper剪刀，Mayo剪刀，Metzenbaum剪刀などが多用されるが，形成外科，耳鼻咽喉科，眼科などではそれぞれ特殊なはさみが考案され使用されている．

3．鑷子（ピンセット）forceps

挟んで把持するための道具であるが，構造的には基部と脚部（バネ部，柄部，先端部）からなる．種類としては有鉤と無鉤に大別されるが，さらに先端部や柄部の形状には使用目的により，いろいろな形状のものが工夫されており，数多くの種類がある（図3）．

4．鉗子 clamps

鉗子類もまた挟んで把持するための道具であるが，原則として鉗子類には挟んだ状態で固定するためのストッパーがついている．構造的には，先

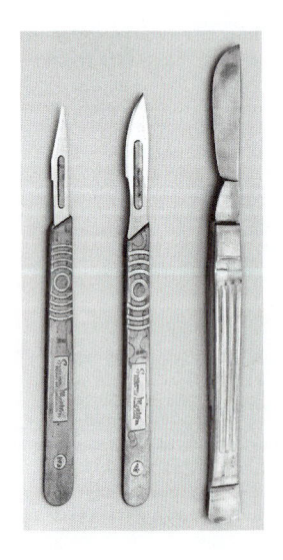

図1　メ　ス
左：尖刃刀
中：円刃刀
右：骨メス

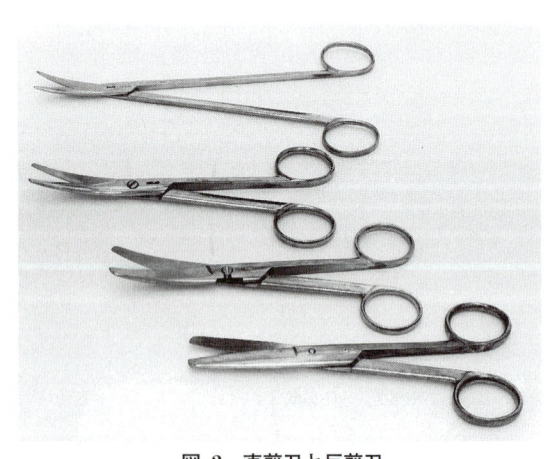

図2　直剪刀と反剪刀
上から，Metzenbaum剪刀　Mayo剪刀　Cooper（反）剪刀　Cooper（直）剪刀

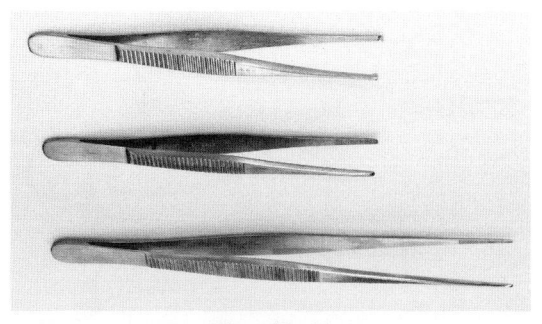

図3 鑷子
上：有鉤　中：無鉤　下：万能ピンセット

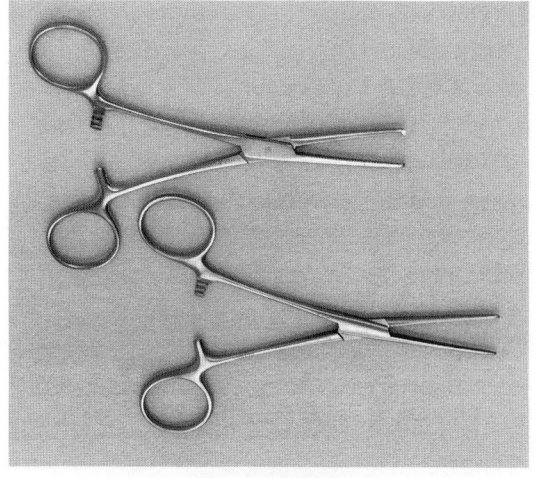

図4 止血鉗子
上：Kocher鉗子(有鉤)　下：Péan鉗子(無鉤)

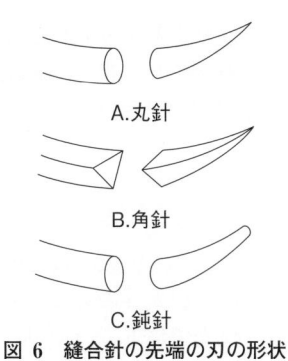

A．弱彎針・強彎針
B．外科用弱彎針
C．外科用強彎針
D．鉤針
E．直針
F．先曲針

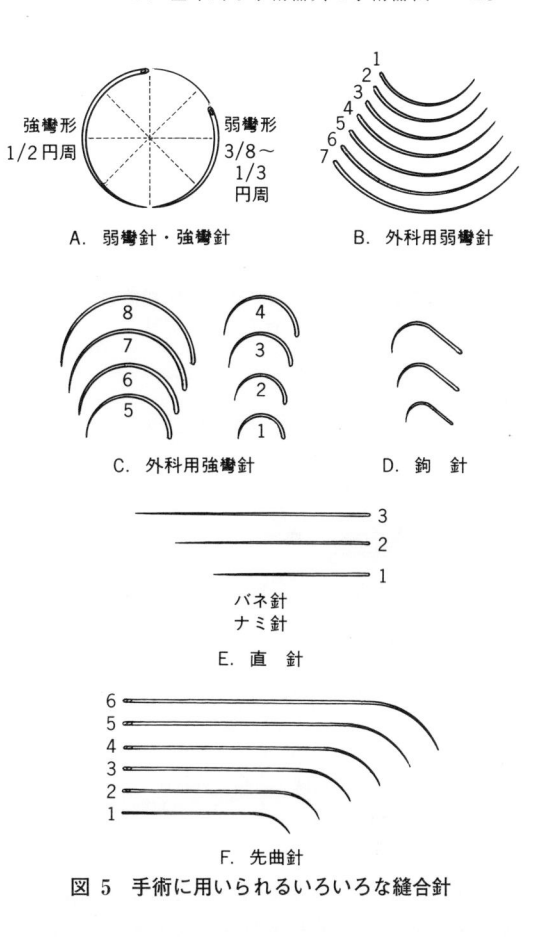

図5 手術に用いられるいろいろな縫合針

A．丸針
B．角針
C．鈍針

図6 縫合針の先端の刃の形状

端部，関節部，柄部，把持部に分かれ，把持部にストッパーがついている．止血鉗子，腸鉗子，組織鉗子，肺鉗子，気管鉗子，動脈鉗子，結石鉗子，痔核鉗子，麦粒鉗子，剝離鉗子，布鉗子など種類が多い．止血鉗子には有鉤のもの（Kocher鉗子）と無鉤のもの（Péan鉗子）とがあり（図4），無鉤のものは剝離操作にも用いられる．

種類としてはモスキート鉗子，Kocher鉗子，Péan鉗子，Kelly鉗子などがあり，形状にも直のものと彎曲したものとがある．

5．縫合針 needles

組織を縫合するためには針と糸とが用いられることが多い．縫合針には使用する目的によって多くのものがあるが（図5），彎曲の有無により彎針（強彎と弱彎）と直針（直針と先曲針），先端の刃形によって丸針と角針と鈍針に（図6），また針頭（針孔）によって通し針，断ち針，無傷針（糸つき針）などに（図7）区別される．直針は原則として直接に手で把持して運針するが，彎針は原則として持針器で把持して縫合する．

6．持針器 needle holder

彎針を持つための持針器にはMathew式のものとHegar式のものがある（図8）．Mathew式のものはバネで開くようになっているのでストッパーをかけて針を持たないと針がはずれやすい．

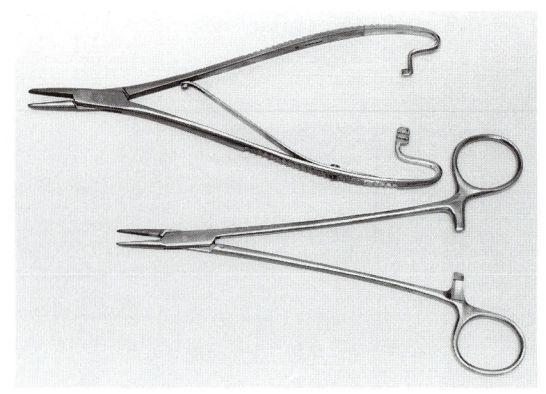

A.通し針　B.断き針　C.無傷針
図7　縫合針の針穴の形状

図8　持針器
上：Mathew式　下：Hegar式

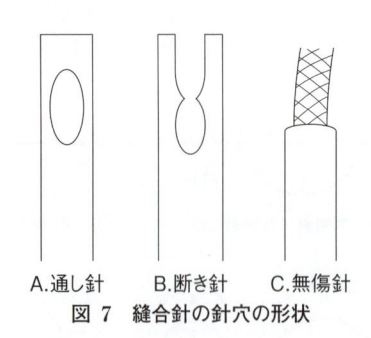

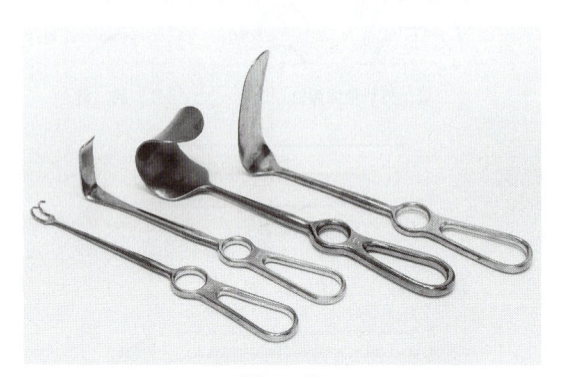

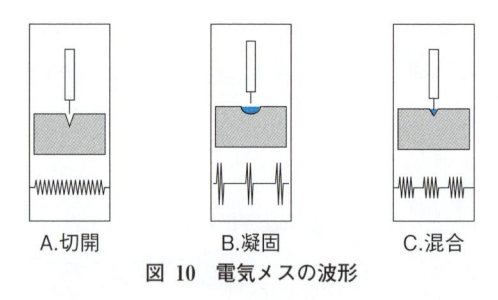

図9　鉤
左より：二双鈍鉤　筋鉤　鞍状鉤　肝臓鉤

A.切開　B.凝固　C.混合
図10　電気メスの波形

7. 鉤 retractor, Haken

手術野で術者の視野を妨げるものを除き，手術操作を行うための術野を確保するために，周辺の組織や臓器を圧排するために用いられる．圧排する組織や臓器の種類によって多種多様なものが工夫されている（図9）．爪鉤（単爪鉤，二双爪鉤，三双爪鉤，鋭鉤，鈍鉤など），筋鉤，神経鉤，動脈鉤，肝臓鉤，肺鉤，開腹鉤，肩平鉤，鞍状鉤，開胸器，骨盤鉤など種々である．手術野を上手に作るか否かによって手術はむずかしくもなり，やさしくもなる．適切な形状の鉤を選んで使用することは大切である．

8. 電気メス（高周波メス）
① モノポーラー（単極式）電気メス

高周波電流を生体に流してそのときに発生する熱によって組織の切開，凝固，混合（切開と凝固）を行う装置である．わが国ではこれまで最も広く使われてきた．500 kHz 前後の周波数で，100〜700 W の電力のものが使用される．切開，凝固（止血），混合（切開と凝固）では波形の異なったものが使用される（図10）．

電気メスは，電気メス装置本体（高周波発生装置），メスホルダー，メス先電極，患者の身体に装着する対極板，対極板コードからなり，メス先は活動電極，対極板は拡散電極として働く．

切開は電流を連続的に流すことによって組織を急激に加熱し，同時に発生する放電による圧力で沸騰した細胞溶液を水蒸気爆発させる．電極を動かすとこの現象が連続して起こり組織が切開される．凝固は電極からのスパークによる焼灼による．電圧をあげてスパークを大きくして組織を凝固させる．

電気回路に故障があると感電，熱傷の危険があり，またスパークによる引火，爆発の危険があるので，麻酔ガスは非引火性のものを使用する必要があり，高濃度酸素環境下では使用してはならない．モノポーラー電気メスはこれまで最も広く使われてきたが，安全性の点から最近はバイポーラー電気メスが推奨されている．

② バイポーラー（双極式）電気メス

バイポーラーメスでは，術野に活動電極（メス先）と対極板に相当する電極が存在し，両者に挟まれた組織に電流が流れ，両方の電極に接した部位で凝固が生じる．ピンセット型とハサミ型（バイポーラーシザース）のものがあり，いずれも挟

図 11　リガシュアー

図 13　ハーモニックスカルペル

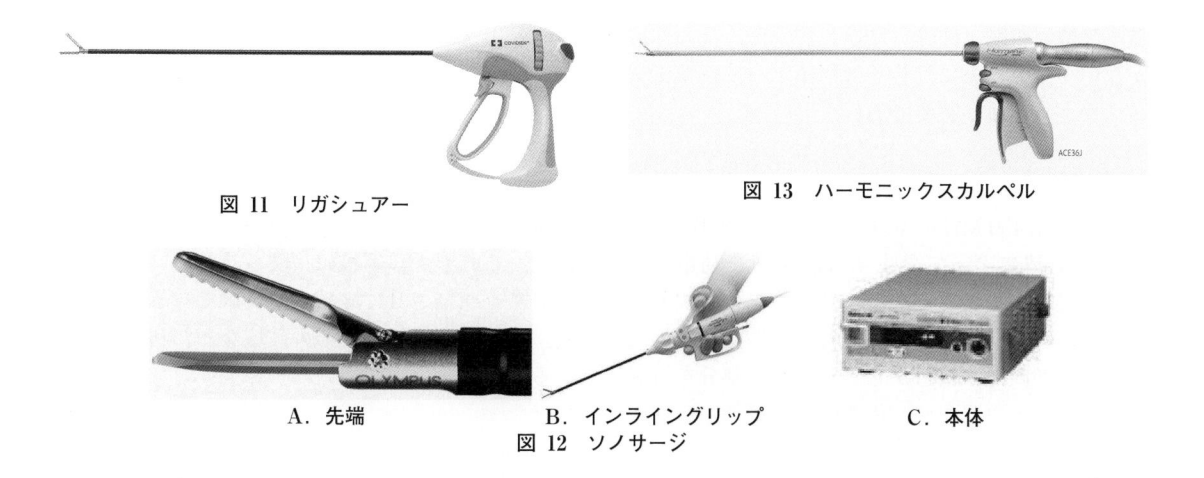

A．先端　　B．インライングリップ　　C．本体
図 12　ソノサージ

んだ組織が凝固される．ハサミ型のものでは，組織を挟んで凝固したのちそのままハサミで切離することができる．

周囲組織に電流が流れることがないので単極式のものよりも安全に使用することができるので，今後普及していくと考えられる．

9．低電圧凝固装置　リガシュアー LigaSure（コヴィディエン），EnSeal（ジョンソンエンドジョンソン）

通常の電気メスによる凝固では，ジュール熱と高電圧によるスパークによる高熱で組織表面が焼灼されて凝固する．スパークにより組織は炭化して創傷治癒が遅延し，また組織の脱落によって再出血の危険もあるとされる．一方，低電圧凝固では，電圧を制御することでスパークの発生を抑え，ジュール熱のみで組織を凝固させる．通常の電気メス凝固よりは時間がかかるが，スパークが発生しないので，組織に緩やかに熱が浸透し，炭化が起こらない．

リガシュアー（図11）はバイポーラー型の装置で，挟んだ血管に直接高周波電流を流して血管壁そのものを融解し，癒合させてシールすることで血管を閉鎖して止血する．径7 mmまでの血管を安全に凝固切離することができるとされている．

種々のハンドピースがつくられており，内視鏡下手術のみならず，通常の開胸手術，開腹手術でも広く使用されている．

10．超音波凝固切開装置

超音波凝固切開装置は内視鏡下手術で止血や切開を容易に行うために開発された新しい手術機器であるが，通常の手術でも広く使用されている．現在ハーモニックスカルペル（ジョンソンエンドジョンソン）（図13）と，ソノサージ（オリンパス）（図12），オートニックス（コヴィディエン）の3種類がわが国で使われている．

超音波凝固切開装置は47 kHZ（ソノサージ，図12）または55.5 kHZ（ハーモニックスカルペル，図13）の超音波振動のエネルギーを利用したもので電気メスよりも低温（約180℃）で組織の凝固と切開を同時に行うことができる．組織への損傷が電気メスよりも少ない利点がある．

ジェネレーターで発生した電気エネルギーがハンドピース内で超音波振動に変換され，ブレードに伝達され，ブレードが長軸方向に振動し，組織に接触すると蛋白質変性による凝固が起こる．またブレードの振動による摩擦熱，機械的な力，キャビテーション（衝撃波）により組織の切開が可能である．周囲組織に不用意にブレードが触れるとキャビテーションや熱による損傷を起こす危険性があるので注意が必要である．

11．超音波吸引装置　CUSA（cavitron ultrasonic surgical aspirator）

20～35 kHZの超音波振動による機械的な衝撃とキャビテーションによって組織を破砕し，パイプから噴出させた生理食塩水とともに吸引して除去する装置である．繊維成分の多い組織（脈間，神経など）は振動を吸収し，損傷されにくいので温存される．比較的やわらかい組織の破砕吸引に有用で，脂肪組織，リンパ節，繊維化の少ない肝

臓や膵臓の切離（破砕）に適している．凝固作用がないので，出血に対してはバイポーラー型電気メスなどで止血が必要である．

12. マイクロ波凝固装置（マイクロターゼ）

周波数 2,450 MHz，波長 12 cm，最大出力 100 W の電磁波によって発生する誘電熱を利用して組織を凝固する装置である．肝細胞癌の凝固療法に用いられる．また肝切除，腎部分切除などの実質臓器の切除で，あらかじめ切離線の部分を凝固しておくと出血しない．組織障害の範囲が広い難点がある．

13. ラジオ波手術装置

ラジオ波は，周波数 300 MHz 程度の電磁波で，ラジオ波交流電流と組織インピーダンスによるジュール熱と誘電加熱によって蛋白質を凝固変性させる．比較的小さい肝癌の凝固による治療や，肝切除で用いられる．

14. レーザーメス（LASER）

laser は Light Amplication by Stimulated Emission of Radiation の頭文字をとった略語であるが，光子（photon）のエネルギーによって組織の蒸散，凝固，止血を行うものである．外科に用いられるのは炭酸ガスレーザー，Nd-YAG（Neodymium）レーザー，アルゴンレーザー，ルビーレーザー，KTP レーザーなどである．炭酸ガスレーザーは切開能に優れているため皮膚切開に用いられ，Nd-YAG レーザーは凝固能に優れているので実質臓器の止血に効果的である．Nd-YAG レーザーや KTP レーザーは光ファイバー内を通過するのでファイバースコープを使った内視鏡手術にも利用することができ，内視鏡的処置（胃出血・気管支出血の止血，膀胱腫瘍の蒸散）や，内視鏡下外科手術（腹腔鏡下胆嚢摘出術など）にも使用されている．レーザー光が直接に眼に入ると熱傷を起こす危険性があるので，レーザーを使用する際には防護メガネをかけるなどの注意が必要である．

15. 熱メス

電気メスと比べると温度が低いので組織障害が少ない．乳癌の手術などで皮膚の薄層剝離等に用いると出血が少なくてすむ．

16. 冷凍メス

液体窒素（-196℃）などの冷却剤やフレオンガスなどの断熱膨張時の Joule-Thompson 効果による温度変化を利用して金属性プローベを急速冷却し，これを生体組織に接触させてプローベ周囲の組織を凍結させて破壊する装置である．痔核手術，扁桃摘除，腫瘍組織の破壊などに利用されている．

2．切開法 incision

切開は，手術を必要とする部位に到達するためや，病原の除去，ドレナージなどを目的として行われる．切開は必要にして十分な範囲で行うことが大切であり，これによる組織損傷や瘢痕形成を最小限にとどめるように留意する．神経や血管，筋肉などの走行や解剖学的な関係を熟知し，切開による副損傷や機能障害を避けなければならない．体表の切開では美容的な配慮も必要であり，原則として **Langer の皮膚割線**（図 14）や，最小皮膚緊張線（relaxed skin tension line：RSTL）（図 15），皺線（wrinkle line），輪郭線（contour line）などに沿った切開を心がけ，できるだけ瘢痕や醜形を残さないようにすることが重要である．胸骨前面，肩甲部，恥骨部はケロイド，肥厚性瘢痕の好発部位である．また瘢痕拘縮は醜形を残すだけでなく，機能障害をきたすので注意が必要で，眼瞼，手掌，足底，関節周囲などの切開には注意を要する．

切開には原則としてメスが使用される．時にははさみ（剪刀）も使用される．大きな切開には円刃刀を，細かな切開では尖刃刀を用いる．円刃刀は刃の腹で，尖刃刀は刃先で切る．メスの持ち方にはバイオリン法，ペンホルダー法，テーブルナイフ法がある．メスによる切開は，押し切りではなく，いずれもメスを引いて刃を滑らせ，刃に当たる組織を指に感じながら切る．切開線に直角に軽く張力を与えながら切るようにする．切開の際には常に後の創傷治癒のことを考えながら，切開面に直角で，凹凸の少ない切開線となるように心がける．

鋼刃メスの他に電気メス，レーザーメスなどの

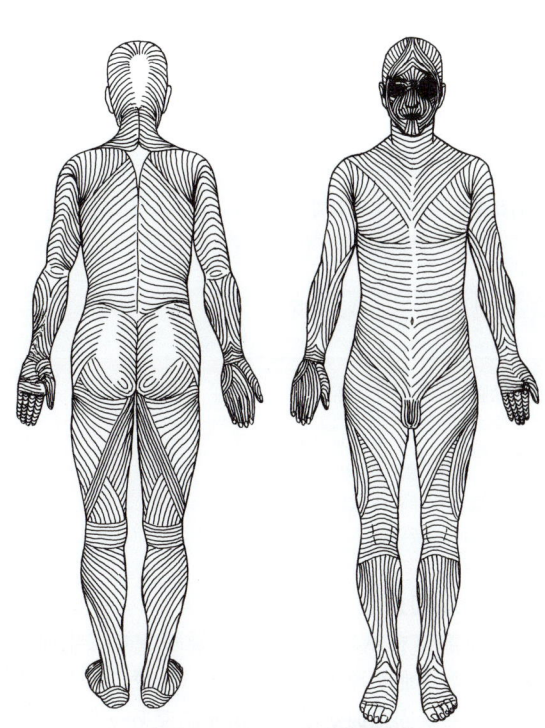

図 14 Langer の皮膚割線
この皮膚割線に沿って切開すると術後の瘢痕が目立たない．

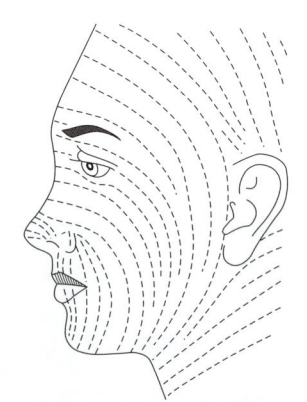

図 15 最小皮膚緊張線
（RSTL：relaxed skin tension line）

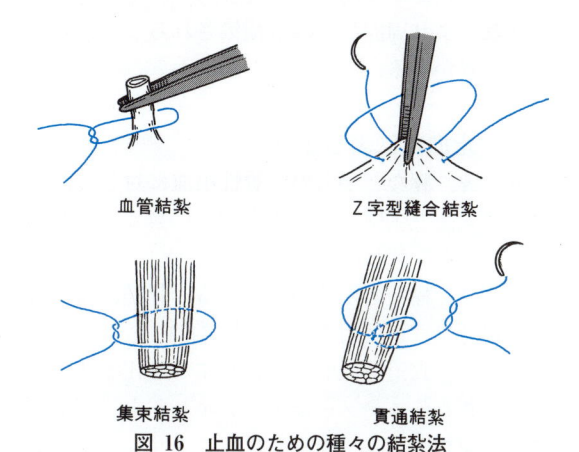

図 16 止血のための種々の結紮法
血管結紮　　Z字型縫合結紮
集束結紮　　貫通結紮

特殊なメスも必要に応じて切開に用いられるが，鋼刃メスと比べると周囲組織への熱などによる損傷が強いので，十分にその特性を知ったうえで使用することが必要である．

3. 止血法
control of hemorrhage, hemostasis

創傷からの出血を最小限にとどめることは，外傷においても手術においても第一義的に重要である．したがって，確実な止血は外科治療の基本である．種々の止血法があるが，出血の原因，部位，程度などに応じてもっとも適切な止血法を選び，迅速かつ確実に止血することが大切である．

1. 圧迫止血法

出血点が限局しており，小さければまず指で出血点をおさえて止血する．小さな静脈性の少量の出血は血液凝固障害がなければ，数分間圧迫を続けるだけで止血することが多い．動脈性の出血や，血管の破綻部が大きい場合には圧迫のみでは止血が困難なので，さらに結紮止血，縫合止血などが必要である．実質性の出血ではガーゼ（Mikuliczのタンポン）（図42，48頁参照）や止血材による被覆圧迫が有効なことが多い．

2. 結紮止血

出血している血管の断端を止血鉗子で挟んで止血した後，結紮糸で血管を結紮して止血する（図16）．もっとも簡便で確実な止血法である．終末動脈や太い動脈の場合には結紮によって広範囲の虚血を生じて末梢部の壊死を起こしたり機能障害を生じたりするので，結紮止血が適さない場合がある．このような場合には，血管壁の損傷部位を縫合して修復したり，血行再建を加えることが必要である．結紮止血を導入したのは Ambroise Paré

表 1　動脈幹部指圧部位（脇坂による）

出血部位	指圧を行う部位	圧迫を加える動脈	目標とする骨
頭　部	気管と胸鎖乳突筋の間を頸椎横突起に向かって圧迫する	総頸動脈（気管を圧迫しないように注意する）	頸椎横突起
顔面・口唇	下顎角とオトガイ部との間で下顎角より1/3のところ	顔面動脈	下顎骨
腋窩・上腕	胸鎖乳突筋を下端外側において第1肋骨に向かって圧迫	鎖骨下動脈	第1肋骨
前腕および手	上腕二頭筋の内側縁	上腕動脈	上腕骨
下　肢	鼠径部の中央	大腿動脈	恥骨上枝
下腿および足	膝窩の中央	膝窩動脈	大腿骨

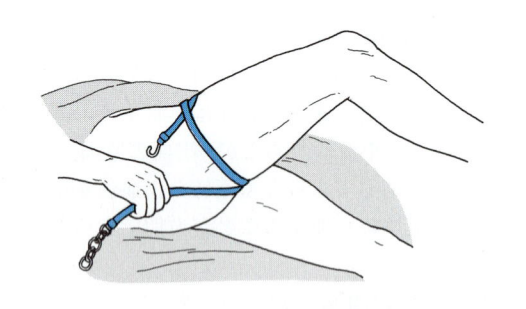

図 17　Esmarch の止血帯

であるが，これによって外科治療が安全確実なものとなった．Paré が外科の父と呼ばれる由縁である．

3．止血クリップによる止血

縫合糸の代わりに金属クリップで血管を挟んで血流をとめて止血する方法である．脳外科などで縫合糸が使用できない部位（脳組織など）で用いられていたが，最近は一般外科，腹部外科の手術でも多用されている．

4．縫合止血

実質臓器からの毛細管出血などでは，縫合して創面を合わせることによって圧迫効果が加わり止血されることが多い．血管の側壁，損傷なども縫合して修復し止血する．

5．凝固止血

止血部位を熱エネルギーで凝固させて止血する．結紮止血が導入されるまでは，焼ごてなどを当てる熱凝固止血が唯一の止血法であった．現在では電気メスやレーザーメスによる凝固止血がこれに相当する．結紮糸や止血クリップが使用できず，圧迫止血が成功しない場合に有用である．熱の波及により周囲の組織も損傷されることに留意する必要がある．

6．止血材による止血

肝，脾，膵などからの実質性出血に対して，トロンビン，フィブリンなどを局所に当てて止血をはかる．オキシセル，スポンゼル，トロンビン末，フィブリン糊などが使われている．骨髄出血に対しては骨ロウが使用される（充填止血）．特殊なものとして，食道静脈瘤出血に対する硬化療法の際に使用されるエタノールアミンオレート，エトキシスクレロール，ブチルシアノアクリレート（アロンアルファ）などの硬化剤や組織接着剤などがある．

7．間接的止血法（表1）

前述のような方法で止血が困難な場合には，一時的な止血法として出血部位から離れた部位で血管を圧迫して止血をはかる．動脈性出血の場合には出血点よりも中枢側を，静脈性出血の場合には出血点よりも末梢側を圧迫するのが原則である．

表 3　縫合糸の性質の比較

	組織障害性	柔軟性	滑り	結節の保持	感染リスク
モノフィラメント	弱い	欠落	良好	不良	小
マルチフィラメント	強い	良好	不良	良好	大

表 2　手術に使われる縫合糸

1. 非吸収性のもの
   a. 天然材料
   　1) 絹糸（硬質絹糸，軟質絹糸）
   　2) 木綿糸，亜麻糸（現在はほとんど使用されていない）
   　3) 金属線（銀線，ステンレス，タンタリウムなど）
   　4) 特殊なもの（馬毛，人毛，テグスなど）（現在はほとんど使用されていない）
   b. 合成材料
   　1) ナイロン糸　　　5) ビニロン糸
   　2) ダクロン糸　　　6) オーロン糸
   　3) テフロン糸　　　7) ポリエチレン糸
   　4) ポリプロピレン糸　8) セルローズ糸など
2. 吸収性のもの
   a. 天然材料
   　　腸線（プレーン，クロミック）
   b. 合成高分子材料
   　1) polyglycolic acid suture（PGA）糸
   　2) polyglactin suture（バイクリル）糸
   　3) polyvinyl acid suture（PVA）糸
   　4) polydioxanone suture（PDS）糸
   　5) collagen suture

表 4　吸収糸の生体内抗張力維持期間

抗張力残留度 50％以上の期間	商品名
1 週間	バイクリル モノクリル
2〜3 週間	デキソン コーテッドバイクリル
4 週間以上	マクソン PSDⅡ

四肢の動脈性出血の場合には，**Esmarch の止血帯**（図17）が有効である．また有効な動脈幹圧迫止血部位を知っておくとよい（表1）．最近では，バルーンカテーテルを出血部位の中枢側の動脈に挿入してバルーンを膨らませ，血管内腔を閉塞して止血する方法も行われている．これらの間接的止血法では血流遮断が長時間に及ぶと遮断部位より末梢の組織壊死をきたすので，長時間の血流遮断が必要な場合には，途中でいったん遮断を解除して末梢の血流を十分に回復させた後，再び血流を遮断するようにしなければならない．

4．縫合糸，結紮法（糸結び）
tying knot

結紮とは結紮糸，縫合糸を結ぶ手技である．止血結紮では出血血管の内腔が確実に閉塞されるように十分に強く，また決してゆるまないように確実に結ぶ必要がある．縫合の場合には，縫合部位が必要かつ十分に接合して，かつゆるまないように結紮する必要がある．結紮糸，縫合糸には，非吸収性のものと吸収性のものがあるが，目的と部位などによってもっとも適したものを選ぶことが必要である．非吸収性のものには絹糸，テフロン糸，ダクロン糸，ナイロン糸，金属ワイヤ（銀線，鋼線）などがあり，吸収性のものとしてはカットグット（コラーゲン糸）が長い間使われてきたが，最近では，ポリグリコール酸糸（デキソン®），ポリグラクチン糸（バイクリル®）などの合成吸収糸が多く使われている（表2〜4）．

糸を結んでゆるまないようにするためには最低でも2回結ぶ必要がある．さらにカットグットや合成糸では表面が滑りやすいものが多いので，3回あるいはそれ以上の結びが必要である．糸の材質，表面の滑らかさ，糸の織り方（モノフィラメント糸，より糸，あみ糸）などを考慮して結ぶ回数を決める．

男結び（本結び，水夫結び），女結び（たて結び，逆結び），外科結び（外科結節），3回結び（3重結び，3重結節），4回結び，5回結びなどがあるが（図18），外科手術の糸結びの基本型は男結び（本結び，水夫結び）である．とくに張力がかかって結紮時に糸がゆるみやすいときや，集束結紮では外科結びを用いる．

5．縫合法 suture

創傷治癒を促進するためには創面を接合させることが必要である．このために縫合が必要となる．

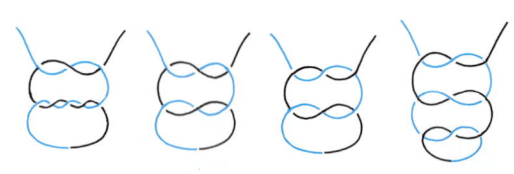

A. 外科結び　B. 男結び　C. 女結び　D. 3回結び

> 第1結び first knot
>   単結び（ひと結び，単結節，単純結節 single knot
>   （simple knot）
>   外科結び（外科結節）surgical knot, Surgeons' knot
>   （A）
> 第2結び second knot
>   男結び（水夫結び，本結び）sailors knot, reef knot,
>   square knot（B）
>   女結び（婦女結節，たて結び，逆結び）granny knot
>   （C）
> 第3結び third knot
>   3回結び（3重結び，3重結節）triple knot, reinforced
>   knot（D）

図 18　基本的な結紮法

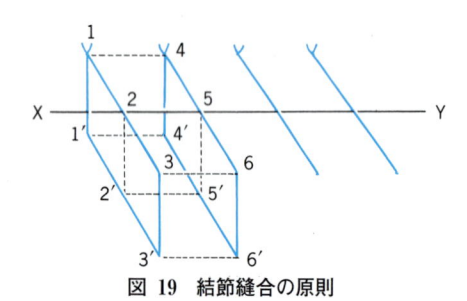

図 19　結節縫合の原則

手縫い縫合と器械縫合とがあり，また特殊な場合には接着剤による接着も行われるが，ここではまず基本となる手縫い縫合について記す．

1．皮膚縫合

単一結節縫合（loop suture, interrupted suture），マットレス縫合（mattress suture），単一埋没縫合（buried suture），創外連続縫合（external continuous suture），連続マットレス縫合（continuous mattress suture），連続埋没縫合（continuous buried suture）などがある．いずれの縫合においても，縫合針の刺入と刺出は創縁をはさんでその両側に立方体を作るように，針刺入，刺出の創縁からの距離，深さ，次の縫合との距離をはかりながら縫合する．縫合では両創面が密着して死腔ができないようにすることが大切である

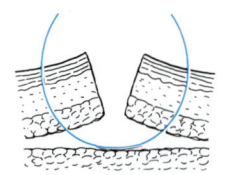

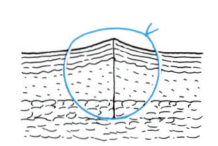

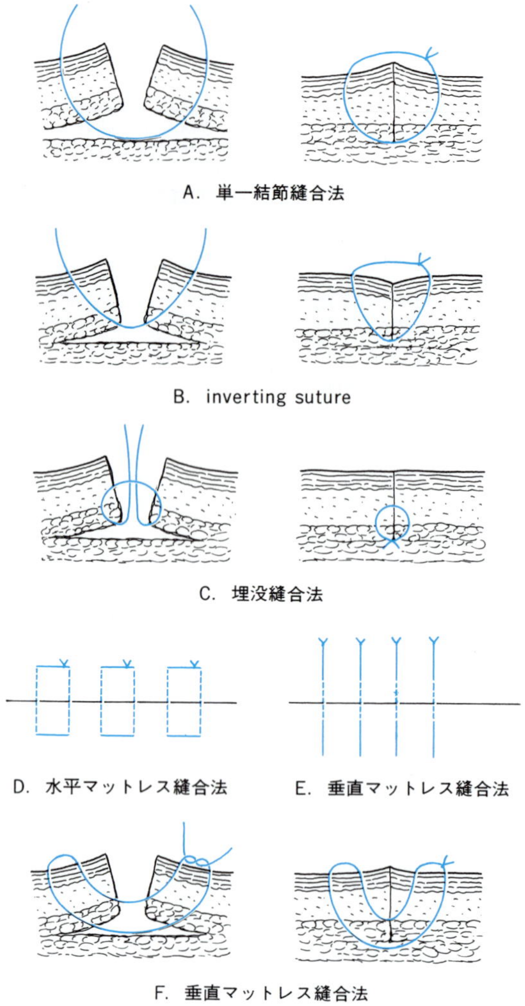

A．単一結節縫合法

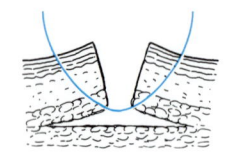

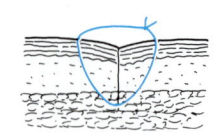

B．inverting suture

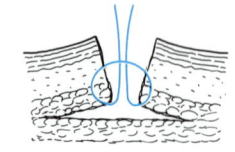

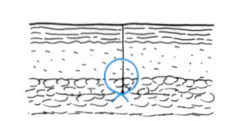

C．埋没縫合法

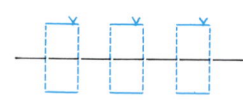

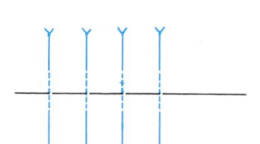

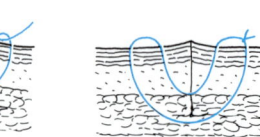

D．水平マットレス縫合法　　E．垂直マットレス縫合法

F．垂直マットレス縫合法

図 20　結節縫合のいろいろ

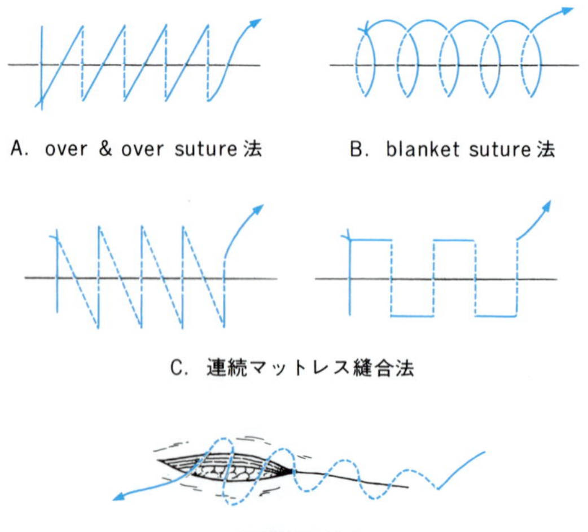

A．over & over suture 法　　B．blanket suture 法

C．連続マットレス縫合法

D．連続埋没縫合法

図 21　連続縫合法のいろいろ

(図19〜21).

2．消化管吻合

消化管手術では，消化管の断端を縫合閉鎖する場合と，消化管をつなぎ合わせて（吻合）消化管の連続性を再建する場合がある．後者すなわち消化管吻合では，端々吻合，端側吻合，側々吻合がある（図22）．吻合のための縫合法としては1層縫合と2層縫合があり，1層縫合としてはLembert法，Hepp & Jourdan法，Gambee法，2層縫合としてはAlbert-Lembert法，Czerny-Lembert法，層々吻合法などがある（図23）．

3．血管縫合

血管縫合，血管吻合では，血管内皮の損傷，内管内腔への異物の介入は血栓形成の原因となるので極力避けなければならない．血管を鉗子やピンセットで強く挟んだだけでも血管の内皮損傷が起こるので，血管を扱うときには特殊な血管用鉗子，血管用攝子，血管縫合用無傷針，血管用縫合糸が必要である．また血管内皮が確実に接着し吻合部に緊張がかからないようにすること，縫合・吻合部に狭窄を作らないこと，十分な強度を持つ合成糸を使用すること，感染に対する予防を十分にす

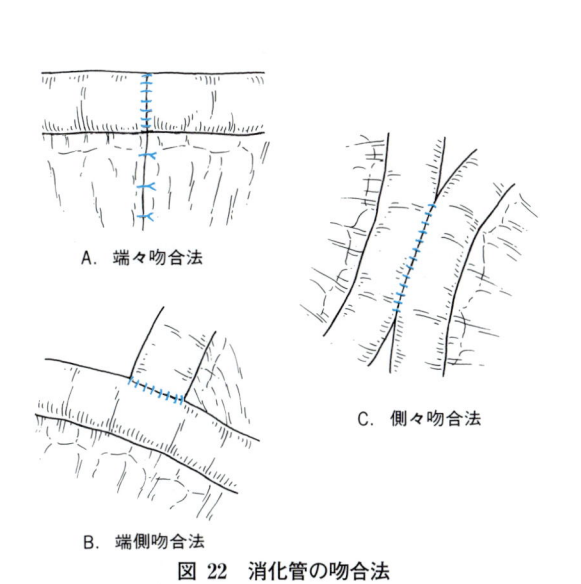

A．端々吻合法

B．端側吻合法

C．側々吻合法

図22　消化管の吻合法

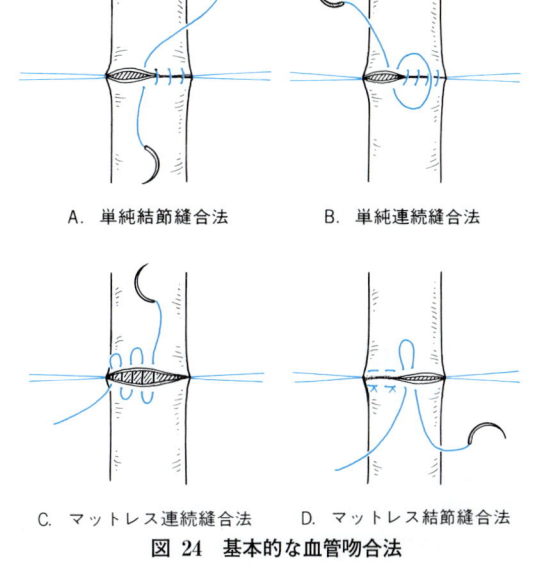

A．単純結節縫合法　B．単純連続縫合法

C．マットレス連続縫合法　D．マットレス結節縫合法

図24　基本的な血管吻合法

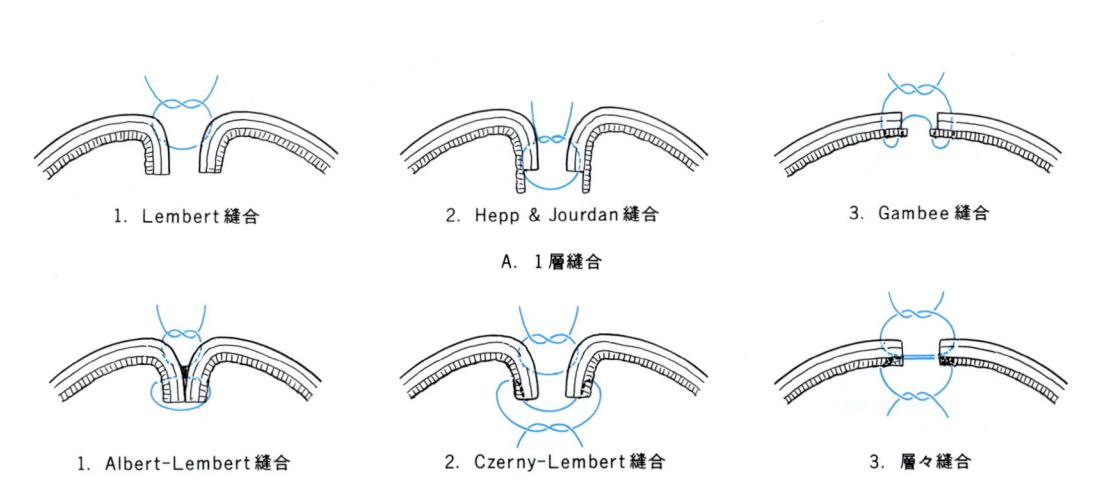

1．Lembert縫合　2．Hepp & Jourdan縫合　3．Gambee縫合

A．1層縫合

1．Albert-Lembert縫合　2．Czerny-Lembert縫合　3．層々縫合

B．2層縫合

図23　消化管吻合の縫合法

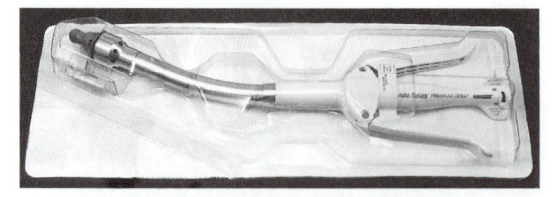

図 25　消化管自動吻合器（EEA）

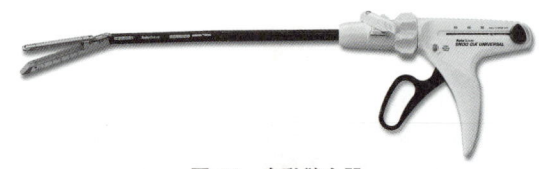

図 26　自動縫合器

ることなどの注意が必要である．単純結節縫合法，単純連続縫合法，マットレス結節縫合法，マットレス連続縫合法などがあるが（図24），いずれの場合にも糸の結び目が決して内腔に入らないようにする．

4．自動縫合器，自動吻合器 autosuture

　自動縫合，自動吻合は手縫い縫合，手縫い吻合と比べて時間の短縮や手技の均質化などの利点があるとされている．また，内視鏡下手術では結紮や縫合が困難で時間もかかるので，自動縫合器，自動吻合器が必要不可欠である．内視鏡下手術の普及とともに自動吻合器，自動縫合器にも種々の種類のものが開発されている．ステープル（ホチキス式のクリップ，釘）の長さや幅（高さ）にも種々のものがあり，材質も金属（チタン合金）だけでなく，吸収性高分子材料を使ったものもできている．ステープルのカートリッジやシャフトの長さや形状，ステープルの配列にもいろいろな種類があり，端々吻合，端側吻合，きんちゃく縫合，閉鎖縫合など目的や部位に応じて選択することができる．消化管用，血管用などに特化したものが考案されている（図25，図26）．

　一方で，自動縫合器や自動吻合器には調節性や自在性がないので，正常な組織では問題がないが炎症などを伴う病的な組織では微妙な手加減が可能な手縫いのほうが安全で，優っている．

　最近では，内視鏡下手術だけではなく通常の開胸による肺手術，開腹による消化管手術や血管手術などでも自動縫合器，自動吻合器が広く使用されている．

6．形成外科的手技

　形成外科は主として体表組織の修復や再建を行う外科として発達してきた．植皮術をはじめとするさまざまな皮膚・軟部組織の再建法が開発され

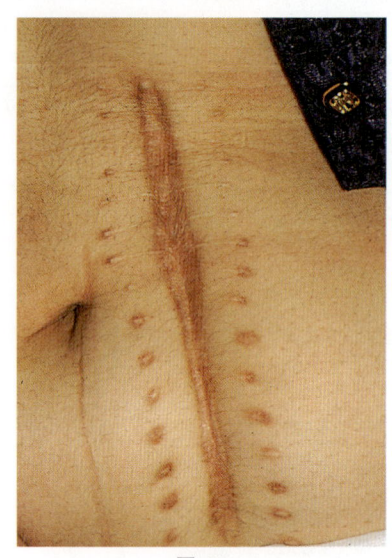

図 27
腹部の創痕といえども，縫合糸痕と創の開大による醜状痕は患者に苦痛を与える．（波利井清紀：内分泌外科 4 (3)：264-275，1987 より転載）

ているが，本項では皮膚縫合法を中心に，もっとも基本的な形成外科手技を述べる．

1．Atraumatic な手技ときれいな創痕

　外科医が必ず行う手技は**皮膚の縫合**であるが，ともすれば軽視されがちな手技であった．しかし，生活様式や水準の変化とともに従来では人目にふれにくかった腹部の手術創などでも，若い女性などにとっては重大な関心事となっている（図27）．最近，低侵襲で創痕をできるだけ残さない内視鏡下の手術が盛んになっているのも，大きな創痕が患者に与える負担を軽減する目的が大きい．

　傷痕（創痕）は，創の部位と状態，手術の種類，患者の年齢，性別，皮膚の性状や体質によって，常にきれいな結果が得られるものではないが，外科医は目立たない創痕を得るためにできるだけ注意を払うべきである．

　組織や臓器に対する愛護的な―atraumatic―操

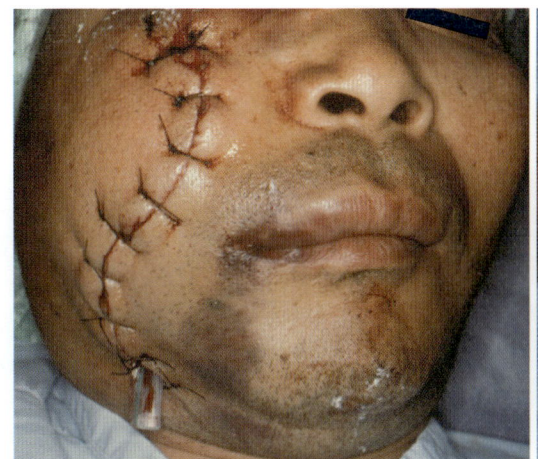

A. 太い縫合糸と大きな針幅（bite）で緊張のかかった縫合が行われている．この状態では大きな縫合糸痕が残り目立つ瘢痕を生じる可能性が大きい．

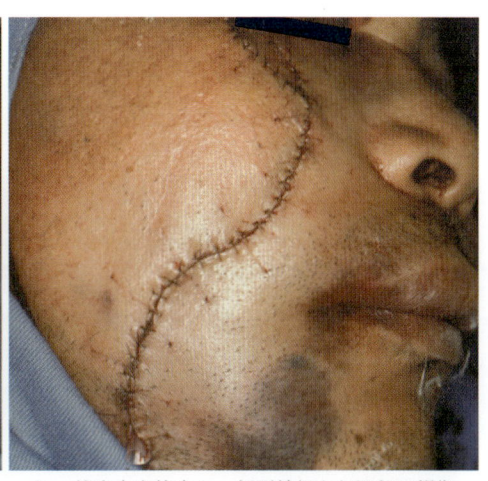

B. 縫合糸を抜糸し，顔面神経など深部の損傷を修復した後，形成外科的真皮縫合，皮膚縫合を行った．6-0ナイロン糸で細かく皮膚縫合が行われている．

図 28

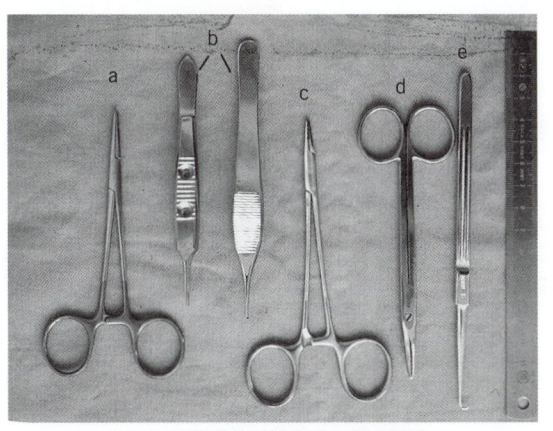

図 29　形成外科縫合用の基本器具
a：モスキート止血鉗子，b：アドソン型鑷子と形成細部鑷子，c：ウェブスター型持針器，d：細部剪刀，e：皮膚フック

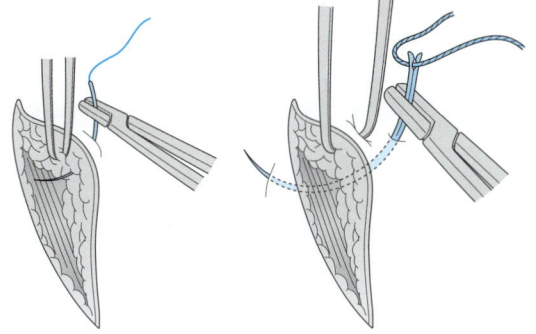

図 30　大きな鑷子で創縁をつかみ大きな針で縫合すると，術後の創開大や瘢痕形成の原因となる．左：良い縫合手技．右：悪い縫合手技
（波利井清紀：内分泌外科 4 (3)：264-275, 1987より転載）

作は外科の基本手技であると教えられるが，使用する器具が大きく針や縫合糸も太いものであれば，atraumatic な手術操作には限界がある．たとえば，皮膚縫合に反応性の少ないナイロン性縫合糸を使ったからといって，太い縫合糸を使って縫合の幅（いわゆる針の bite）が大きく強い力で結紮されていると，術後の創の開大と縫合糸痕（suture mark）の発生で目立つ創痕となる（図28）．とくに，顔面や頸部など人目に付く部位では，できるだけ繊細な器具と縫合糸を使った atraumatic な皮膚縫合が要求される．

2．基本器具（図29）

1）鑷　子

一般外科用の鑷子と形成外科縫合用の鑷子は大きく異なる．内臓など深い部位の手術には長く大きな鑷子も必要であるが，大きな有鉤鑷子で創縁を強くつかみ，皮膚を傷害するときれいな創痕は得られない（図30）．形成外科ではアドソン（Adson）型の有鉤鑷子が好んで用いられる．眼瞼や口唇など繊細な部位では，さらに微細な形成細部鑷子が atraumatic な操作を可能にする．これらの鑷子には無鉤のものもあり，弱い組織の把持などに便利である．

2）持針器

形成外科の縫合には針付き縫合糸を用いるので，**Hegar型の持針器**やさらに小さくした**Webster型持針器**が使われる．一般外科用Mathieu型持針器に較べはるかに繊細な動きが可能である．

3）剪刀

眼科で使われるような小さな形成剪刀や細部鋭剪刀がよい．

4）その他

替え刃メス15番（円刃刀）が多用される．尖刃刀としては11番がよい．

3．縫合糸

縫合糸はできるだけ組織反応の少ないナイロン糸などが好まれる．

1）非吸収性縫合糸

皮膚縫合や真皮縫合（後述）に使われる．古くより**絹糸**は代表的な縫合糸であったが，組織反応が強く炎症や感染を起こし易いので，あまり使われなくなっている．これに対し，化学的に合成された縫合糸は，抗張力が大きく耐久性がある上，組織反応が少なく感染を起こしにくい利点がある．ポリアミド系合成糸のナイロン糸はその代表であるが，ポリエステルやプロピレンを素材にした**合成糸**なども開発されている．

これらの縫合糸以外にホッチキスの原理を応用した**皮膚縫合器**（ステイプラー stapler）があり，頭皮の縫合などには便利であるがsuture markを残し易いので顔面や目立つ部位には不適当である．

2）吸収性縫合糸

古くより吸収性縫合糸の代表であった**カットグート（腸線）**は，現在，ほとんど使われていない．もっともよく用いられるのは合成糸である**ポリグリココール酸（Dexon®）やポリグラクチン910（Vicryl®）**などで，抗張力もあり感染も起こしにくいが，結節が緩み易いのが欠点である．最近では，吸収時間がより長い**ポリビニールアルコール（SCS®）やポリディオキサノン系（PDS®）**などの縫合糸も市販されており，真皮縫合や埋没縫合にも好んで用いられている．

3）縫合針

以上の縫合糸には針が付いているのが普通である．通常，縫合針は皮膚のような硬い組織には，いわゆる**角針（正三角形針）**を用いるが，組織を傷害する度合いが大きい．このため形成外科が用いる縫合糸には逆三角形や**ヘラ形の針（あるいは丸針）**が付いている．

4．形成外科的縫合法

現在，形成外科的縫合法の基本となっているのはStraithにより考案されたといわれる結節型の**真皮縫合法（dermostitch）**である．

真皮縫合法は皮下埋没縫合の一種であるが，縫合糸を皮下の一番強固な線維組織である真皮層に掛け，創縁を引っ張って合わせることで，術後の創離開を防いでいるのが特徴である（図31）．

正しい真皮縫合を行うには，まず，皮膚切開をやや斜めに行い，辺縁にはみ出した脂肪組織を切

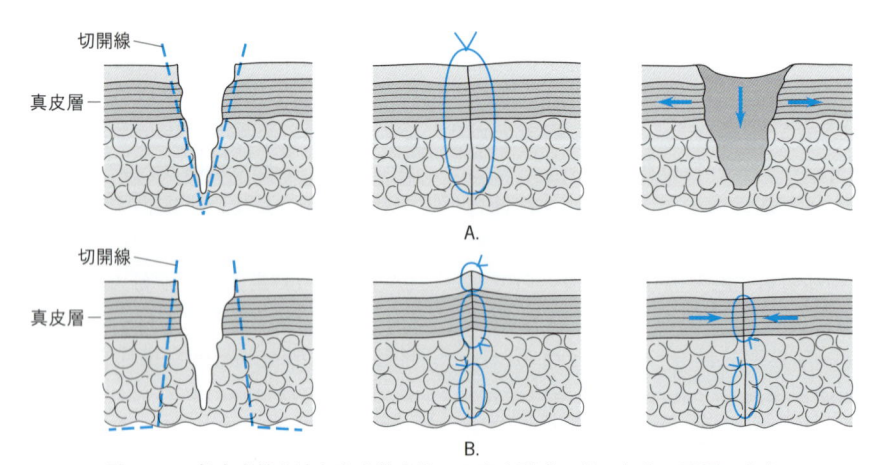

図31 一般皮膚縫合法と真皮縫合法での瘢痕形成の差．矢印：緊張の方向

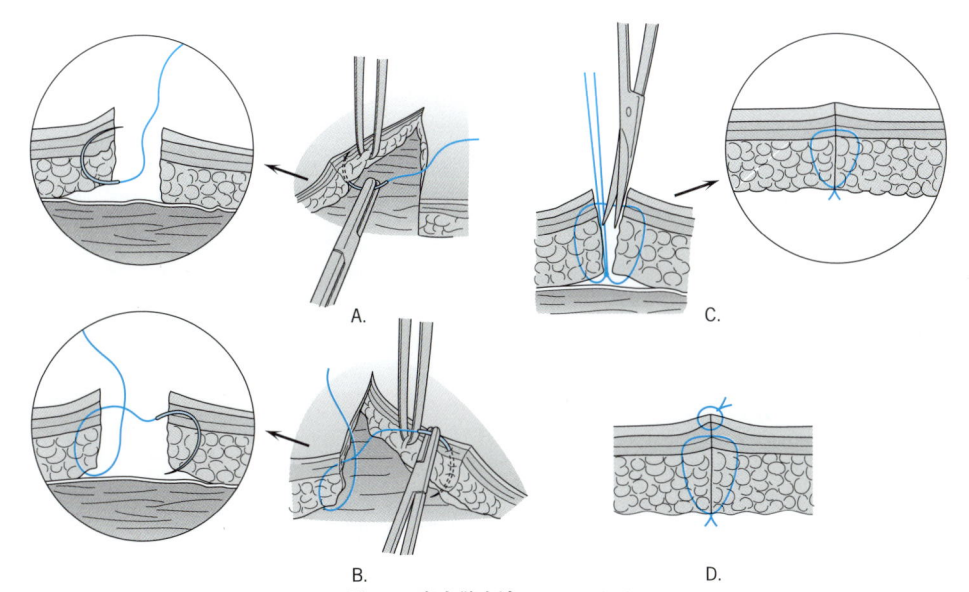

図 32 真皮縫合法 dermostitch
（波利井清紀：内分泌外科 4（3）：264-275, 1987 より転載）

除する．さらに，縫合後の緊張を緩和するため創縁の皮下を少し剝離しておく．縫合糸を一方の真皮層よりもう一方の真皮層へと通すが，この時，縫合糸の結節部が深部に来るように針を内から外，外から内の順で通す（図32）．これにより，創縁はやや隆起した形で密着するので，約2～3 mm間隔で縫合を繰り返す．以上の真皮縫合により，創縁は完全に密着した状態で閉鎖されるが，さらに細く皮膚縫合を行う．この皮膚縫合には緊張がかからないので術後4～5日で抜糸でき，縫合糸痕が残らない．

通常，真皮縫合には顔面・頸部で5-0, 6-0 白ナイロン糸や吸収糸のPDS®, Maxion®など，体幹・四肢では4-0 や5-0 の同縫合糸を用いる．皮膚縫合には，顔面・頸部で6-0, 7-0，体幹・四肢で5-0ナイロン糸（黒か青色）を用いることが多い．

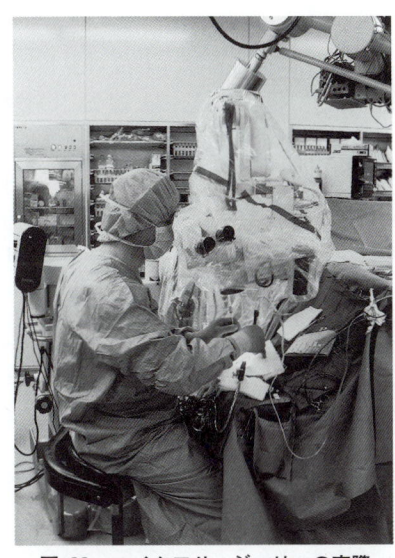

図 33 マイクロサージャリーの実際

7．マイクロサージャリー
microsurgery

手術用顕微鏡を用いて拡大視野下で行う手術をマイクロサージャリーといい，5～25倍程度の拡大倍率で行われている（図33）．数十年前から眼科と耳鼻科において，複雑かつ重要な小器官への到達，剝離，摘出，修復などを拡大視野の下で安全かつ正確に行うために導入され発達してきた．これが末梢神経や微小血管の吻合にきわめて有用であることが確認されるに及び，脳神経外科，形成外科，整形外科などにも取り入れられた．マイクロサージャリーにより，以前は名人芸といわれていた手術も比較的容易に行われるようになったが，専用の手術器具や縫合糸などを用いるので，ある程度特別な手技を習得する必要がある．

応用される分野としては，眼科や耳鼻科以外に，脳神経外科領域では腫瘍摘出，動脈瘤・動静脈瘻

図 34 静脈切開法

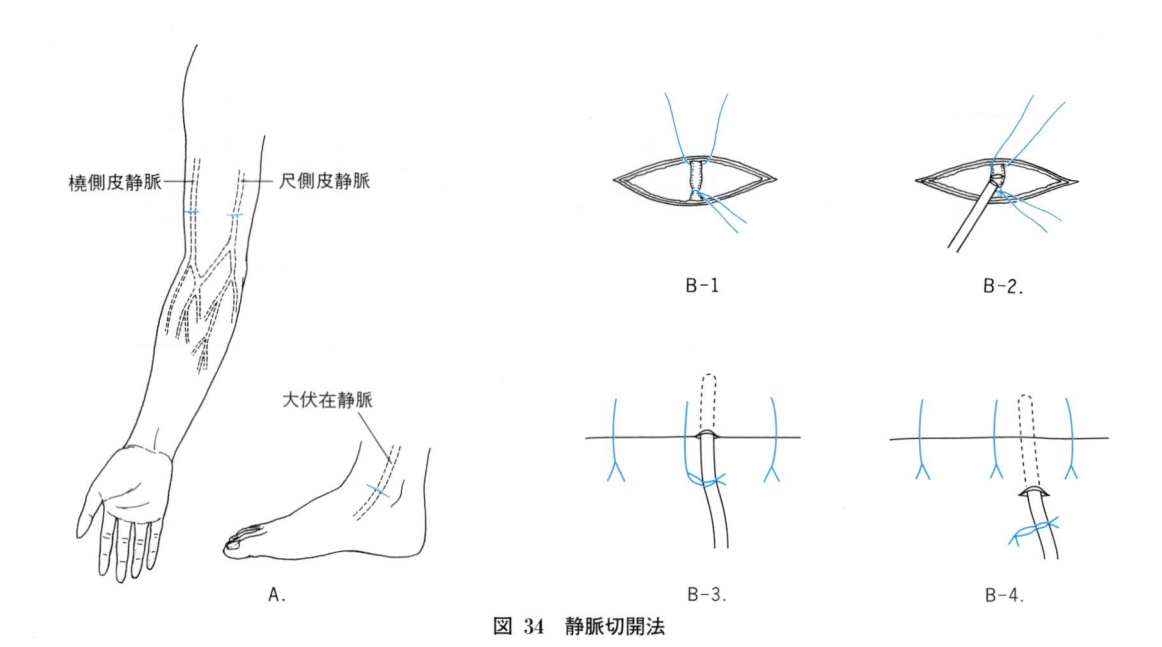

のクリッピング，血行再建，形成外科領域では遊離された皮膚弁・筋肉・骨・大網などの移植，顔面形成術，整形外科領域では手の外科手術，切断手や切断指の再接着，末梢神経吻合，婦人科，泌尿器科領域では卵管や精管の再建，停留睾丸の根治術，切断陰茎の再建，消化器外科領域では遊離腸管の移植，肝胆膵・移植外科における肝動脈再建などがある．

8．静脈切開 venotomy, cut-down

近年は中心静脈穿刺法が普及し，心肺停止状態でも迅速に静脈確保ができるようになったので，静脈切開が行われることは非常に少なくなった．ただ成人に比べ乳幼児では技術的に穿刺法が困難なこともあり，外科医にとって習得すべき基本的手技であることに変わりはない．通常，肘関節上部の尺側皮静脈や橈側皮静脈，下腿脛骨内顆部の大伏在静脈，外頸静脈などが利用される（図34A）．

▶手技　①皮下に局所麻酔薬を浸潤させ，静脈に直角に1～2cmの皮膚横切開を加え，止血鉗子で静脈の走行に沿って皮下組織を剝離し静脈を露出する．

②約2cmにわたり静脈を周囲組織より剝離し，末梢側と中枢側に1本ずつ結紮糸をまわし末梢側を結紮する（図34B-1）．

③末梢側の結紮糸を牽引し，中枢側の糸を支持糸として吊り上げて，静脈中央部よりやや末梢側で静脈前壁に横切開を加えカテーテルを挿入する．カテーテルは中枢側支持糸よりさらに中枢側に進めて，その糸でカテーテルを結紮固定する（図34B-2）．なおカテーテルにはあらかじめ生理食塩水を満たしておく．

④皮膚を縫合する．カテーテルは皮膚切開創から直接出す方法（図34B-3）と，末梢側に皮下トンネルを通して出す方法（図34B-4）がある．通常は前者で行うが，長期管理が予想される場合は感染と創部痛の予防の点からは後者の方がよい．

9．気管切開 tracheotomy

気管切開は，①上気道に腫瘍・外傷・熱傷・炎症があり気道確保が困難な場合，②2週間以上の長期人工呼吸管理を要する抜管困難例，③肺炎などで気道分泌物が多量な例や神経筋疾患によって痰の喀出が困難な場合，に施行される．また気管切開により，挿管チューブ圧迫による皮膚潰瘍の予防や挿管に伴う口腔・咽頭への苦痛軽減ももたらされる．外科的気管切開は直視下の処置であり

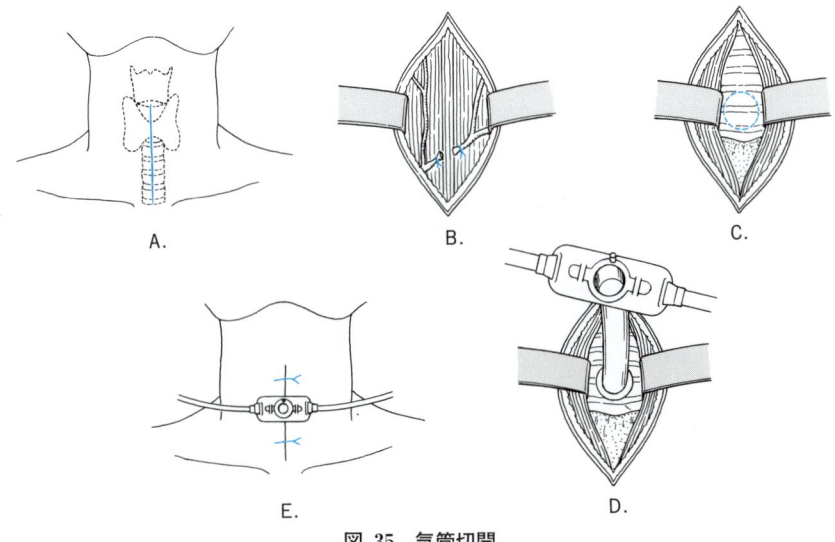

図35 気管切開

止血も確実であるが，最近は低侵襲・簡便性・短時間で施行可能である点から**経皮的気管切開** percutaneous dilational tracheostomy（**PDT**）が普及しつつある．なお，経口または経鼻挿管が困難な場合（喉頭浮腫・上気道異物・顔面外傷や関節リウマチなどの関節障害による喉頭展開困難例）には，緊急避難的に**輪状甲状間膜穿刺・切開**が選択される場合もあるが，状態が安定すれば気管切開などに移行する．

外科的気管切開の皮膚切開としては縦切開法と横切開法がある．手技的には前者が，美容上は後者がよい．気管への到達法として，甲状腺を下方に圧排して第2～3気管軟骨を切開する**上切開法**，甲状腺峡部を離断して第2～3気管軟骨を切開する**中切開法**，甲状腺を上方に圧排して第3～5気管軟骨を切開する**下切開法**があり，成人には上または中切開法が，小児には下切開法が用いられる．

合併症としては，漏出空気による皮下および縦隔気腫，止血不十分のために術後早期に起こる創部出血，気管カニューレやカフによる圧迫壊死によって起こる気道粘膜潰瘍や出血，さらには穿孔による気道周囲膿瘍や気管食道瘻形成，気管カニューレの位置異常や脱出による気道閉塞，肉芽や瘢痕形成による気道狭窄，気管カニューレ抜去困難症などがある．

▶**外科的気管切開の手技**　上切開法について述べる．この部位では気管が皮膚にもっとも近く，手技が容易である．

①患者を仰臥位とし，肩枕を入れて前頸部を進展させる．ただし前頸部を進展するほど呼吸困難が増強するので注意する．

②局所麻酔薬を皮下と気管周囲に浸潤させる．輪状軟骨上縁から胸骨切痕に至る皮膚切開を加え，広頸筋を正中で縦切開する（図35A）．

③広頸筋下結合織を左右に鈍的に剥離し，前頸筋膜を露出する（図35B）．

④前頸筋膜を縦切開し，胸骨舌骨筋と胸骨甲状筋を筋鉤にて左右に圧排すると，輪状軟骨と甲状腺峡部が露出される．輪状および甲状軟骨と甲状腺峡部を連絡する筋膜を切開し，甲状腺峡部を鈍的に下方へ圧排する（図35C）．

⑤第2，3気管軟骨を露出し，気管前壁に逆U字切開を加え，カニューレが挿入しやすいように気管フラップ部位を反転挙上して皮膚縁と縫合固定する．気管内の血液や分泌物を吸引しながら気管カニューレを挿入する（図35D）．切開創は数針縫合して閉鎖する（図35E）．

▶**経皮的気管切開**　使用器材がまとめて梱包されたPDTキットが商品化されている．手順は以下の通りである．

①輪状軟骨より下のレベルで局所麻酔を行い，キットに含まれている外套付き針で第1-2，または第2-3気管軟骨間を穿刺し外套を気管内に留置する．

表5 中心静脈穿刺部位の比較

	長所	短所
内頸静脈	・鎖骨下静脈より合併症少ない ・中心静脈圧モニター可能	・頸動脈穿刺のリスク ・患者の苦痛（頸の動きが制限）
鎖骨下静脈	・緊急時に迅速に挿入可能 ・ライン感染しにくい ・中心静脈圧モニター可能	・合併症のリスクが内頸静脈より大
大腿静脈	・緊急時に迅速に挿入可能 ・合併症が少ない	・中心静脈圧モニター不可 ・ライン感染しやすい ・腹圧により流速が変動

② 外套からガイドワイヤーを気管分岐部付近まで挿入し，外套を抜去後にショートダイレーターを挿入し，気管穿刺部を拡張する．

③ ショートダイレーターを抜去し，ガイドワイヤーの補強のためにガイディングカテーテルを挿入する．

④ ガイディングカテーテルの上からロングダイレーターを挿入して気管穿刺孔をさらに拡張させ，ダイレーター抜去後に気管カニューレを挿入する．

10. 中心静脈穿刺法
puncture of the central venous vein

① 確実な末梢静脈ラインの確保が困難，② 18 G 以上の複数の末梢ラインからの輸液でも投与量が不足する，③ 重篤なショックや大量出血が予想される，④ 心血管作動薬が必要，⑤ 経静脈的栄養療法 intravenous hyperalimentation（IVH）を施行，のような場合には，経皮的中心静脈穿刺によるカテーテルの挿入留置が行われる．穿刺部位としては内頸静脈，鎖骨下静脈，大腿静脈が用いられるが，合併症のリスクを考慮して通常は内頸静脈が第一選択となる．最近，内頸静脈や鎖骨下静脈へのカニュレーションに比べ気胸のリスクが無いという利点から，尺側皮静脈または橈側皮静脈から上大静脈に 50～60 cm の長いカテーテルを挿入する**末梢穿刺型中心静脈カテーテル** peripherally-inserted central catheter（**PICC**）が普及しつつある．さらに各種ガイドライン上では，カニュレーションの成功率上昇と偶発的動脈穿刺のリスク低下という点から，超音波ガイド下挿入が強く推奨されている．

中心静脈穿刺の合併症としては，気胸，血胸，乳糜胸，無理なガイドワイヤー挿入に伴う胸腔内・縦隔内カテーテル迷入，空気塞栓，感染（カテーテル敗血症）などがある．感染予防のためには，挿入時の無菌的操作（滅菌ガウン，マスク，キャップを用いた **maximum barrier precaution**）と輸液ルートの無菌的管理が必要であり，カテーテル挿入後に熱発して感染源の疑いが生じればただちに抜去する．中心静脈穿刺部位の比較を表5にまとめた．

A．内頸静脈穿刺

安全性が高く，操作性に優れたセルジンガー法による穿刺手技について説明する．

① 患者を仰臥位にし，顔は穿刺部と反対側に強く向かせ，肩枕を入れる．10～20°の Trendelenburg 体位をとらせると静脈がうっ血怒張して穿刺しやすくなる．穿刺部位は胸鎖乳突筋の中央部で，筋の前縁より 0.5～1.0 cm 外側寄りで，内側に総頸動脈の拍動を触知しながら皮膚の局麻を行った後，矢状面内で 45°の角度にて下向きに穿刺する（なお，鎖骨上約 3 cm 上方で，胸鎖乳突筋の両脚の中央から約 30°の角度で，同側の乳頭方向に穿刺する方法もある）．陰圧をかけながら 23 G 針を進め，暗赤色の血液の逆流が見られたところで，針の方向と刺入点からの深さを確認し針を抜去する（注射針を皮膚に刺したまま次のカテーテル針を穿刺してもよい）．

② 次に外筒付きカテーテル針にて，先に進めた方向と深さに穿刺する．この際，胸腔を穿刺して気胸を起こさぬように注意する．静脈血が逆流したところで，外筒を血管内に挿入すべくさらに数

mm押し進めた後，360°回転させ，静脈血が容易に逆流するのを確認する．その後，外筒を残したまま内筒を抜去するが，この際患者に息を止めさせて胸腔内圧を高めておくと共に，内筒抜去と同時に外筒口を指で塞いで空気吸引による空気塞栓を防ぐ．

　③外筒を通してＪ型ガイドワイヤーを挿入し，ガイドワイヤーを残したまま外筒を抜去する．皮膚通過部を一度ダイレーターで拡張させた後，ガイドワイヤーを通してカテーテルを挿入し，ガイドワイヤーを抜去する．注射器でエアー抜きをし，抵抗無く吸引とフラッシュができることを確認した後，点滴セットに接続する．

B．鎖骨下静脈穿刺

　患者を仰臥位にし，顔は穿刺部と反対側を向かせ，10〜20°のTrendelenburg体位をとらせる．通常は胸管損傷を避けるために右側で行う．カテラン針を用いて鎖骨中央部で鎖骨下縁より約1cm尾側の皮膚を穿刺し，胸骨切痕に向けて皮下から鎖骨骨膜まで局麻薬を浸潤させる．陰圧をかけながらカテラン針を進め，暗赤色の血液の逆流が見られたところで，針の方向と刺入点からの深さを確認し針を抜去する．以下の操作は内頸静脈穿刺と同様であるが，ガイドワイヤーを鎖骨下静脈内で進める場合，内頸静脈へ誤って挿入されるのを防ぐために，患者の顔を穿刺部位と同方向に向かせるとよい．

11．植皮法，皮膚形成術 skin grafting, plastic operation of the skin

A．植皮法

　身体より遊離された植皮片を他の部位に移植することを遊離植皮といい，植皮片を提供する部分を恵皮部（採皮部），受け入れる部分を移植部という．遊離植皮には表皮を含めて真皮の一部を用いる**分層植皮（中間層植皮）**と，皮膚の全層を用いる**全層植皮**がある（図36）．その他に，自家表皮細胞を培養増殖させて植皮に用いる**培養皮膚移植**がある．

　1）分層植皮（中間層植皮）

　全身的または局所的条件により移植部の状態がよくない場合には，分層植皮の方が全層植皮より生着がよいとされている．また，移植部が著しく広い場合には，植皮片を同一の恵皮部より何回も採取しなければならないことがあり，その部の皮膚再生に必要な十分な真皮を残しておく必要があるために，分層植皮が適応となる．しかし，分層植皮は十分な真皮を持たぬために，瘢痕形成や色素沈着をきたしやすい．

　手技としては，まず植皮部の肉芽面を生理的食塩水で洗浄し，過剰な肉芽は剪刀で除去する．出血部は生理的食塩水を浸したガーゼで圧迫止血し，結紮はできる限り避ける．数日経過して良好な肉芽形成がみられた段階で植皮を行う．植皮片を採取する部位は大腿前面，背部，殿部である．

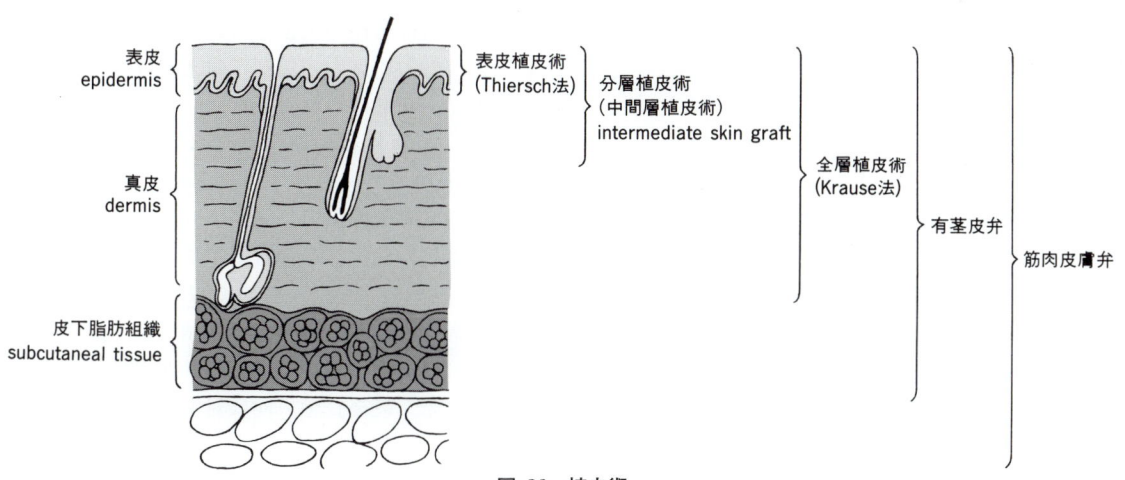

図36　植皮術

剃毛, 消毒の上, 小さなものでは安全カミソリやメス, 大きなものでは植皮刀やデルマトームを用いて, 移植部よりやや大きめに皮膚を採取する. 植皮部を移植部の上に置き, 創の辺縁で結節縫合し皮膚片を固定する. 植皮片が大きい場合にはドレナージのため, 数ヵ所に小切開を加える. この上に生理的食塩水を浸したガーゼを置き圧迫する. 血腫形成や感染は生着を悪くし, 固定が不十分な場合も同様である. 生着を成功させるためにはこれらの予防的処置が必要である. 湿布は2～3日続けるが, 移植部との癒着が十分ならば除去する. 圧迫包帯は5～10日間続け, 化膿しない限り抜糸までは包帯交換は行わない.

2) 全層植皮

植皮部に正常皮膚の性質が要求される顔面や, 機能を重視する部分の植皮には全層植皮を行うが, 全層植皮片は移植部の血行が良好でないと生着しにくく, また感染にも弱いため, 比較的小さな領域の植皮に限られる. 移植部の血行が不良な場合や, 大きな植皮片を必要とする場合には**有茎皮弁移植**の適応となる.

移植片の採取部位としては, 鼠径部や下腹部が用いられる. 移植部よりやや大きめに採取し, 皮下脂肪を十分に除去した後, 移植部の上に置き, 創縁と植皮片を結節縫合にて固定する. 後の処置と注意事項は分層植皮の場合に準じる.

3) 培養皮膚移植

大腿や殿部の採取部位より切手大 (約 2.5×2.0 cm) の分層皮膚を採取し, 細切後の酵素処理により表皮幹細胞を分離する. 分離した表皮幹細胞を, 抗生物質やインスリン, 上皮成長因子などを含む高アミノ酸培地にて, 移植部位の大きさにふさわしい程度になるまで増殖させる. 5週間の培養で直径10cmのシャーレ2枚に2～3層に重層させた培養表皮が作成できる. シャーレの大きさに切ったコラーゲンシートをキャリアとして培養表皮の上に乗せ, 培養表皮を吸着させ, この表皮細胞シートを移植部位に分層植皮同様の手技で移植する. 分層植皮と比較しての利点は, ①1回の治療で広範囲の移植ができること, ②採皮部の犠牲が少ないこと, があげられ, 欠点としては, ①皮膚培養から移植までに時間を要し, 採取・移植と2回の手術操作を日を置いて行わねばならぬこと, ②皮膚培養のための設備と費用を要すること

である. 1980年代半ばよりわが国でも複数の施設で実用化され, 刺青切除後や熱傷創, 尋常性白斑の治療などに応用されている.

B. 皮膚形成術

皮膚形成の主体は皮弁移植で, **皮弁 (皮膚弁)** とは, 一部の連続性を残して弁状となった皮膚・皮下組織で, それに筋肉を含むものを**筋皮弁**という. 形成外科では, 一部の連続性を残して弁状となった組織を, 皮膚に限定せず, **皮弁** (flap) または**有茎皮弁** (pedicle flap) と呼んでいる. 皮弁は, 皮弁内に固有の血管系が存在しない random pattern flap と, 皮弁を栄養する固有の動静脈 (axial artery and vein) が存在する axial pattern flap に分けられる. また axial pattern flap の固有の血管系を剝離し, 皮弁の茎による移動時の束縛より解放し, 自由に可動させることを目的としたものが**島状皮弁** (island flap) で, さらにこの血管柄を切離し, 身体の他の部位の血管系にマイクロサージャリーの技術を用いて吻合し, 組織を移動させるのを**遊離皮弁** (free flap) という.

皮膚弁は血行を温存したまま皮膚以外の組織も移動でき, 遊離植皮にみられる瘢痕収縮や色素沈着が無く, 正常皮膚の性質を保持できるため, 移植部が血行不良な場合や, 拘縮の予防, 十分な容積を必要とする場合に用いられる. 適応としては褥瘡などの慢性潰瘍の治療, 骨, 軟骨, 腱, 神経, 血管, 肺, 脳などが露出され, これらを被覆しなければならない場合, 瘢痕拘縮の予防または治療, 外傷や奇形, もしくは悪性腫瘍摘出後で広範な皮膚および軟部組織の欠損を再建しなければならない場合, 外力や重力の負荷に耐えねばならない部分の再建, があげられる.

▶**手技** ①**直接縫縮法** 皮膚の欠損が小さい場合には, 皮弁をつくらずに直接縫縮が可能である. 三角形の皮膚欠損創では三隅より順次に縫合し, 最後に中央の三尖部を縫合閉鎖する (図37A) か, あるいは先に中央の三尖部に**減張縫合**を行った後, 対応する創縁を縫合して閉鎖する (図37B). 長方形の皮膚欠損創については, 四隅のおのおのより縫合し, 最後長軸方向に対応する創縁を縫合閉鎖する (図37C).

②**創縁受動法** 楕円形または菱形の比較的大

図 37 直接縫縮法

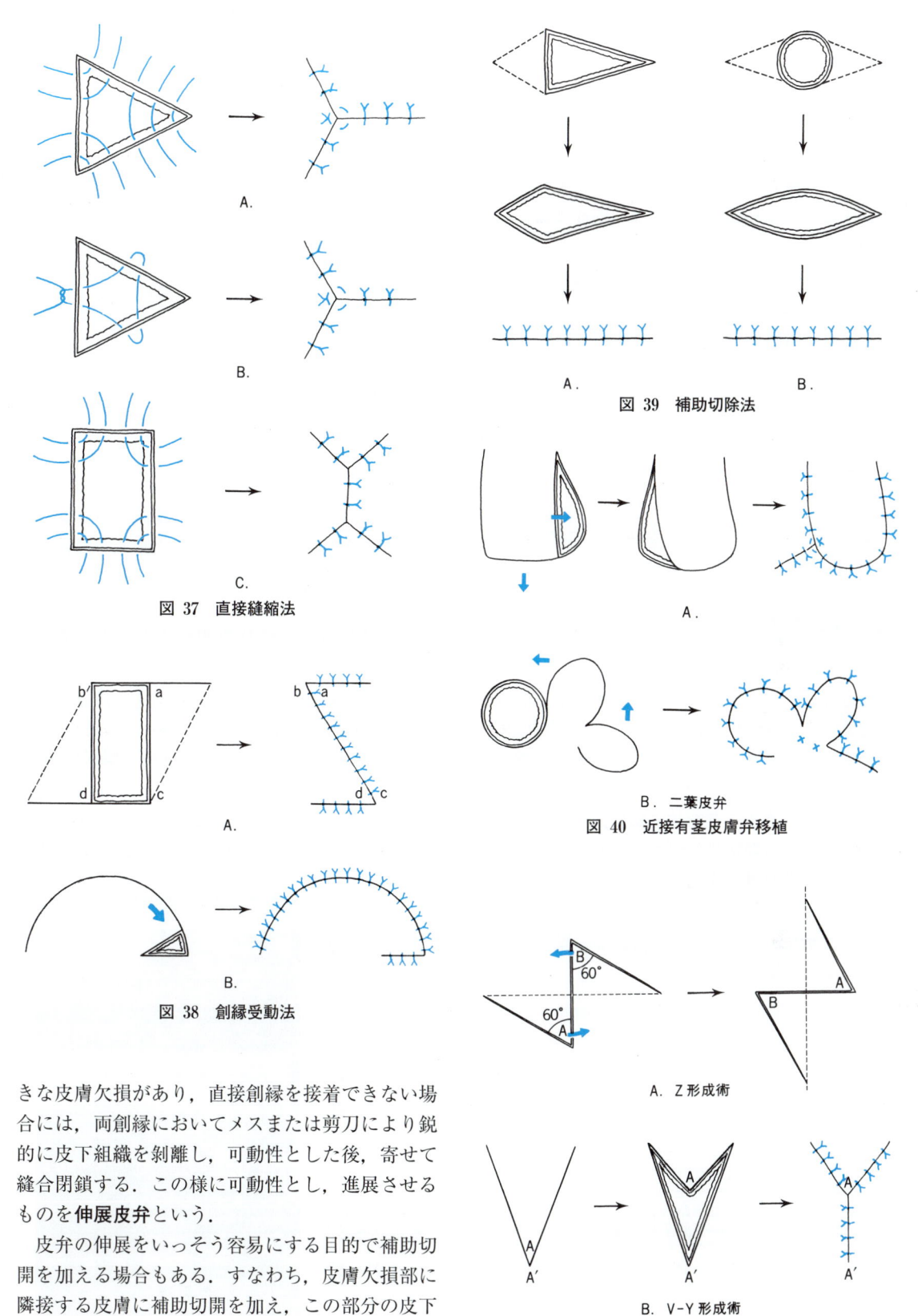

図 38 創縁受動法

図 39 補助切除法

B. 二葉皮弁
図 40 近接有茎皮膚弁移植

A. Z形成術

B. V-Y形成術
図 41 局所皮弁を用いた形成法

きな皮膚欠損があり，直接創縁を接着できない場合には，両創縁においてメスまたは剪刀により鋭的に皮下組織を剥離し，可動性とした後，寄せて縫合閉鎖する．この様に可動性とし，進展させるものを**伸展皮弁**という．

　皮弁の伸展をいっそう容易にする目的で補助切開を加える場合もある．すなわち，皮膚欠損部に隣接する皮膚に補助切開を加え，この部分の皮下を剥離して皮弁を形成し，それを移動して欠損部

③ **補助切除法** 適当な皮膚の補助切除を行って欠損部を菱形か紡錘形にして縫合閉鎖する（図39）．

④ **近接有茎皮膚弁移植** 皮膚欠損部に近接した部位で皮膚弁を作成し，これを横にずらすか，回転するかして移動し，欠損部の創縁と縫合して閉鎖する（図40）．

⑤ **その他の局所皮弁を用いた形成法**

ⓐ **Z形成術** 二つの三角形の入れ替えで，延長効果，線状瘢痕の予防および修正，位置の交換，凹面と凸面の交換などを目的として使用される（図41A）．

ⓑ **V-Y形成術** 瘢痕拘縮の治療と予防，変形部の位置の修正などに用いられる（図41B）．

12. タンポナーデとドレナージ
tamponade, drainage

A. タンポナーデ

　血管を結紮止血するほどでない組織性出血，結紮できない組織性出血，または出血部位を明らかにできない組織性出血に対して，創腔または体腔にガーゼや綿球をタンポンとして挿入，充填して圧迫止血をはかる方法をタンポナーデという．ガーゼでタンポナーデを施すには，鑷子でガーゼを創腔の奥から順次少しずつ挿入し，充填した後，ガーゼの一端を外へ出しておく．止血を十分にする目的で創面にトロンビン末や吸収性ゼラチンスポンジ，酸化セルロースなどを散布，貼布してから行うこともある．

　創腔が大きい場合，タンポンには多数のガーゼを必要とし，**Mikuliczのタンポン**が施行される（図42）．ガーゼを拡げ創腔壁に密着させ，ガーゼ周縁を創腔外へ出す．次にガーゼを深部，側壁，中央の順に詰め，創腔を充填する．通常は2〜3日後に中央のガーゼから除去していくが，創壁に密着したガーゼは，除去する際の出血や疼痛を緩和するために，消毒液や生理食塩水を十分に浸してから取り除く．

B. ドレナージ

　ドレナージとは体腔または創腔に貯留する浸出液，体液，血液，膿汁，消化液などを体外へ誘導排除することで，そのための器材を**ドレーン**（**drain**）という（図43）．ドレーンは，膿瘍の内容排除などの治療を目的とする**治療的ドレーン**，術後に創腔または体腔内に貯留した血液や浸出液を排除して，感染や創傷治癒遅延を予防するための**予防的ドレーン**，さらには術後の手術創腔内に貯留する液性成分の性状を観察するための**情報ドレーン**の三つに分けられる．

　ドレーンの種類としては，①内圧で排液をはかるため，内腔が容易につぶれない，ゴム，シリコン，またはポリエチレン製の**チューブ型ドレーン**，②ペンローズドレーンのようにシリコン製の薄く軟質で波形膜状の**シート型ドレーン**，③2腔あるいは3腔のチューブ型ドレーンで，一方の空気

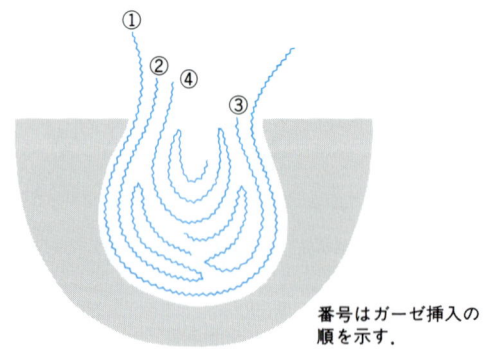

図42　Mikuliczタンポン
番号はガーゼ挿入の順を示す．

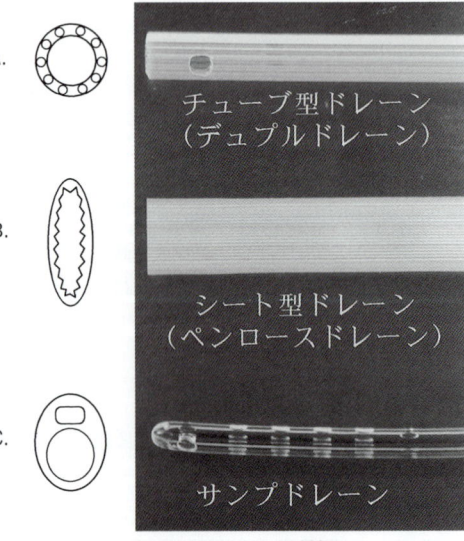

図43　ドレーンの種類
A. チューブ型ドレーン（デュプルドレーン）
B. シート型ドレーン（ペンロースドレーン）
C. サンプドレーン

孔より外気を導入しつつ他方より吸引をかけられるサンプドレーン，がある．チューブ型ドレーンは，創腔が大きい時や，排液が多量の場合，排液に壊死物質が含まれていたり，著しく粘稠な場合に用いられる．シート型ドレーンは，創腔が小さい時や，漿液性排液で排液量が少なく壊死物質を含まない場合に用いられる．サンプドレーンは閉塞の危険が少なく，洗浄も行える利点がある．

ドレーンは液のもっとも溜まりやすい部位に端を置き，もう一端は体壁外に出す．チューブ型ドレーンでは創腔または体腔へ挿入された方の端に1〜数個の側孔を開ける．原則として体壁の挿入孔は皮膚の切開創とは別の部位におくが，場合によっては皮膚切開創から挿入することもある．チューブ型ドレーンは2本束ねて用いたり，ペンローズドレーンと併用されることが多い．チューブ型ドレーンでも凝血や壊死物質で内腔が閉塞される場合があり，その際には細いチューブを内腔に挿入して，生理的食塩水で洗浄したり，抜去して新しいチューブと交換しなければならない．

チューブ型ドレーンの特別な用途として**閉鎖式陰圧ドレナージ**がある．肺の拡張には胸腔内は常に陰圧である必要があり，開胸手術後や，気胸，血胸，膿胸の治療には胸腔に挿入したドレーンを10〜20 cm水柱の陰圧で持続吸引しなければならない．

また乳房切断術後のように創面が広く圧迫しにくい場合や，大きな腫瘍切除後で死腔を残す場合には，持続吸引をかけて血液や浸出液の排除を積極的に行い，感染予防，創傷治癒促進を図ることが必要である．そのために，圧縮された容器がもとに戻ろうとする復元力を利用して強い陰圧を発生させる使い捨てのセットも市販されている．

13. 生 検 法 biopsy

病変の一部または全体を生体より採取して病理学的検査を行うことを生検という．通常は触知可能なものがその対象となり，外科で遭遇するものでは，リンパ節腫大や乳線・甲状腺・その他軟部組織の腫瘍形成性病変がその適応となる．方法としては，注射針による吸引細胞診と生検用の穿刺針を用いる針生検，または病変の部分切除ないし全体の摘出による組織診とがある．

A. 吸引細胞診 fine needle aspiration biopsy

注射針を用い，病変部を穿刺吸引して病変を構成している細胞を採取し，細胞診を行うものであるが，病変部が良性か悪性かの鑑別を行うスクリーニング法としては有用である．乳線や甲状腺の腫瘤については，70％以上の正診率で診断可能とされているが，良性と診断されても病変部が悪性である可能性はこの検査のみでは否定しがたく，確定診断をつけるためには次に述べる針生検や部分切除または摘出が必要となる．

手技としては，21〜23ゲージの小口径穿刺針を注射器に装着し，腫瘤の中心部を穿刺し，陰圧をかけ吸引した後引き抜く．市販の吸引細胞診専用の注射器ホルダーを用いると操作が容易である．細胞塊として採取されていなくても，細胞は針内に付着しているのでスライドグラスに吹き付け，ラピッドスプレーを吹きかけるか，95％エタノールなどの固定液に入れる．染色はパパニコロー染色が一般的であるが，施設によってはギムザ染色やH-E染色も併せ行っている．ギムザ染色の場合は空気で乾燥させた後にメタノールにて固定する．

B. 針生検 core needle biopsy

細胞診のみでは診断が不確実で，部分切除や摘出が不要か禁忌である場合には，組織採取が可能なように工夫された専用の太い針を用いた針生検が行われる．組織の構造を保持したまま採取されるので，病理組織診断を行うことができる．針としては，Vim-Silverman生検針，True-Cut生検針，Sure-Cut生検針などがあるが，その手技はおのおの異なる．採取された検体は，通常は10％ホルマリンにて固定するが，電子顕微鏡観察や免疫組織化学染色などの特殊な検査を目的とする場合には，固定法が異なる．

C. 部分切除または摘出
incisional and excisional biopsy

前記の方法で確定診断がつかぬ場合，病変部を直視下に部分切除または摘出して病理組織診断を待たねばならない．殊に悪性腫瘍が疑われる場合

には，生検採取により腫瘍細胞が周囲の組織に散ったり，遠隔転移が促進される危険性から，根治手術を前提として直視下生検を行い，凍結標本による術中迅速診が行われる．

摘出する場合は，局所麻酔下で皮膚切開を十分に行い，皮下組織を鈍的に分けて，病変部の一部を露出してそこへ針糸をかけ，糸を牽引しつつ病変部を鋭的，鈍的に周囲から剥離する．栄養血管がはっきり認められれば，結紮切断する．

部分切除は，病変部が摘出するには大きすぎる時や，周囲組織との境界が不明瞭な場合に行われる．病変部の一部を露出するまでは摘出と同様であるが，露出部より楔状切除を行い，切除によってできた欠損部は太めの吸収糸を用いて縫合閉鎖する．生検標本採取が終了したら止血を確認し，皮下組織，皮膚の順に縫合して創を閉鎖する．

14. 包帯法，副子固定法
bandage, fixation

A. 包帯法

包帯は湿布や副子の固定はもとより，創を被覆してその安静と清潔を保つためや，止血やヘルニアの予防または治療を目的として圧迫する場合に用いられる．また，患部の保温にも役立つ．材質としては，刺激作用がないこと，消毒がしやすいこと，密度があって通気性のよいこと，創面にじかに接する場合には滲出物の吸収のよいことからガーゼやさらし布などの木綿製品が好んで使われる．木綿製品に合成素材を織り込んで伸展性を持たせた弾性包帯も使用される．創からの浸出液や血液により被覆材料と創面が固着しやすい場合には，透過性のよいナイロンなどを素材としたガーゼが用いられる．包帯は常に清潔なものを使用し，創面に接するものは滅菌しなければならない．頻用される巻軸包帯と三角巾の用法を記す．

1）巻軸包帯

一般に，四肢や指に巻く場合は左から右へ，末梢から中枢へ巻き進めていくのが原則である．巻き始めと巻き終わりは包帯の端を一周させる．巻き終わりは包帯止めや安全針を用いるか，紙絆創膏で張り付けて固定する．端を半分に切って結ぶのは創部に圧迫がかかってよくないとされている．はずれないように確実に巻かねばならないが，きつく巻きすぎると循環不全を来たし，疼痛を訴えたり，壊死に至ったりする場合もある．また正しく巻かれていても，創部が時間と共に腫脹し，

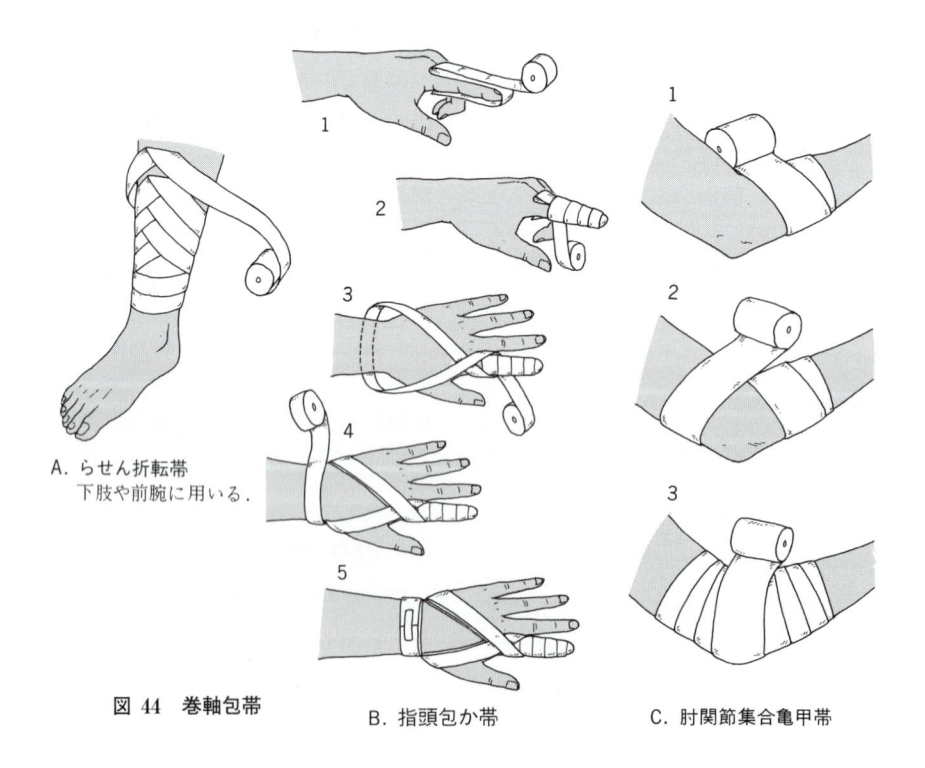

図 44　巻軸包帯

A. らせん折転帯
下肢や前腕に用いる．

B. 指頭包か帯

C. 肘関節集合亀甲帯

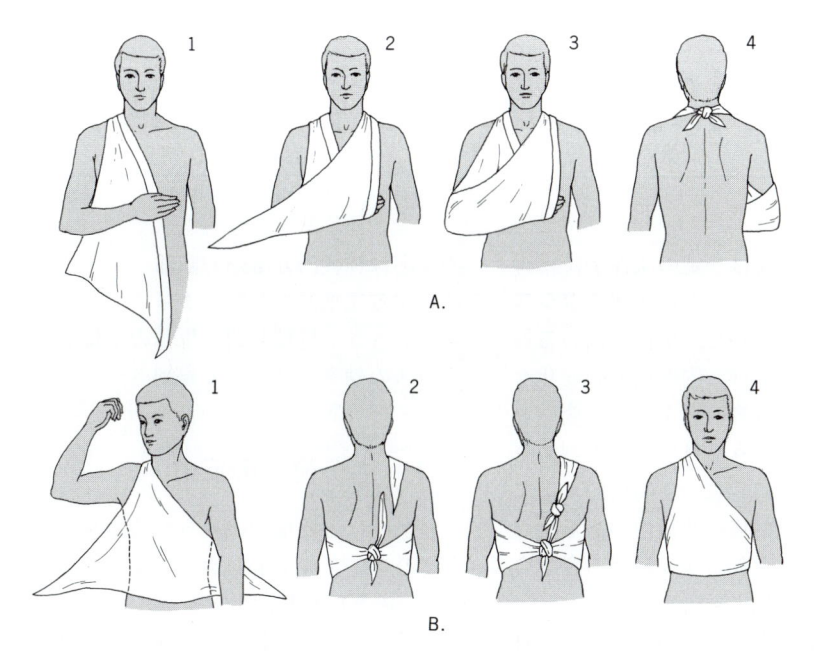

図 45 三角布

圧迫が加わってくるので注意を要する．循環不全を示す皮膚の変色，チアノーゼ，異常な疼痛，知覚や運動の異常，著しい腫脹などがみられる場合には巻き直さねばならない．包帯の解除は静かに束ねながら解き戻し，無理に引いたり，患肢を捻ったり，患者を体ごと無理に回転させてはならない（図44）．

2）三角巾

一般に1m×1mの木綿布を対角線で二分したものが用いられる．三角巾の提肘（図45A）と胸背部への装着法（図45B）を図で示す．

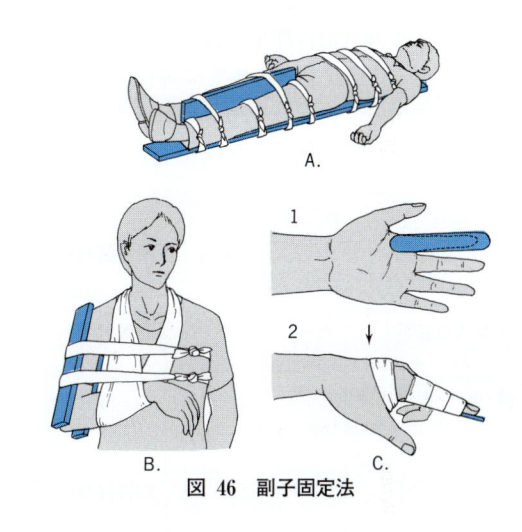

B．副子固定法

骨折，捻挫，靱帯損傷，脱臼などの外傷や関節炎に際して，関節や局所の安静および良肢位の保持を目的として固定を行うと，疼痛を和らげ，それ以上の組織の損傷を予防し，炎症を抑える助けとなる．軽度の障害では絆創膏や弾性包帯で間に合うが，一般には硬性の材質よりなる用具を用いて固定を行い，それを副子という．木製，プラスチック製，アルミ製，ギプスなどがあり，緊急の場合には木片，板，傘などあり合わせのものが用いられる．

手技上，救急処置の場合まず良肢位の保持があげられるが，これにこだわることなく，患者の疼痛を和らげる肢位で十分である．固定部位は患部を中心に少なくとも上下2関節を含めて固定するのが望ましい．循環障害や神経損傷を招来しないように注意する．大腿骨などの骨折の場合には，腰椎から足関節まで副子や板，健側下肢なども固定した方が患者の苦痛が少なく，搬送にも便利である（図46A）．上腕骨や下腿の骨折では肢の内側と外側に副子をあてがい固定する（図46B）．指の骨折では屈側に副子を当てて巻軸包帯で固定する（図46C）．いずれの場合でも副子は綿，ガーゼ，タオルなどを巻いて使用する．

図 46 副子固定法

5 外科的侵襲に対する生体反応

高等動物では体内の環境は一定の条件下に維持されているが，この生体の特性を**ホメオスタシス**（homeostasis）という．しかし，生体に加わる外力や環境の変化が大きければ，内部環境の変化も当然大きなものになる．許容範囲を超えた変動を内部環境にもたらすこのような外部からの刺激を**侵襲**（stress）という．この際には，局所的反応に加え，侵襲の種類とは無関係に共通性のある全身的な生体反応がひき起こされるが，侵襲の意味合いにはこのような生体の反応も含まれる．

あらゆる刺激が侵襲となりうるが，このうち**外科的侵襲**（surgical stress）とは，手術，麻酔，外傷，熱傷など外科的操作や損傷に関連の深い刺激の総称である．侵襲下の生体では神経・内分泌系，免疫系，代謝系，循環系を中心に種々の変動がみられるが，多くは**生体の防御反応**である．これらの反応は神経内分泌系の賦活やサイトカインを中心とする免疫系の応答によって開始し，侵襲の種類，大きさ，持続期間，生体の予備能（ホメオスタシスの効率）によって規制される．

1．内分泌系の反応

侵襲時に**分泌増加のみられるホルモン**は，アドレナリン，ノルアドレナリンなどのカテコールアミン，副腎皮質刺激ホルモン（ACTH），グルココルチコイド，成長ホルモン（GH），グルカゴン，抗利尿ホルモン（ADH），レニン，アルドステロンなどであり，これらのホルモンの作用によって侵襲時の生体反応が発現する（表1）．

カテコールアミンはストレスホルモンと呼ばれ，侵襲に際して強く，かつ迅速に分泌される．

表 1　手術侵襲時に分泌が亢進するホルモンとその作用

	ホルモン	分泌臓器	分泌刺激	作　用	
呼吸循環器系	カテコールアミン	副腎髄質	交感神経系の興奮	心拍出量増大，末梢血管収縮，血圧上昇　冠血流量増加，気管支拡張	
糖・蛋白・脂質代謝				グリコーゲン分解，糖新生，脂肪分解，インスリン分泌抑制	高血糖　耐糖能低下　尿中窒素排泄増加　血中遊離脂肪酸増加
	コルチゾール	副腎皮質	ACTH	糖新生，蛋白分解，脂肪分解	
	GH	下垂体前葉	GRH	糖新生，脂肪分解，蛋白合成	
	グルカゴン	膵	不明	糖新生，グリコーゲン分解，脂肪分解	
水分・電解質代謝	ADH	下垂体後葉	血漿浸透圧上昇　循環血液量減少　ストレス	水分再吸収増加	体内水分貯留　細胞外液量増加　尿量減少
	アルドステロン	副腎皮質	アンギオテンシン	Na, HCO_3^-の再吸収，K, H^+の排泄	
ホルモン分泌促進	ACTH	下垂体前葉	CRH	コルチゾール分泌亢進	
	レニン	腎	腎血流量低下	アンギオテンシン産生促進	

GH：成長ホルモン　ACTH：副腎皮質刺激ホルモン　ADH：抗利尿ホルモン　GRH：成長ホルモン放出ホルモン
CRH：副腎皮質刺激ホルモン放出ホルモン　（GRH，CRHは視床下部，ACTHは下垂体前葉から分泌される）

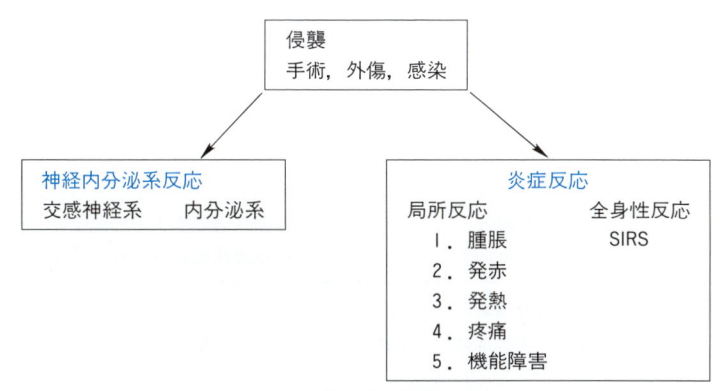

```
           侵襲
        手術,外傷,感染
         ↙        ↘
  神経内分泌系反応      炎症反応
  交感神経系 内分泌系   局所反応    全身性反応
                    1. 腫脹      SIRS
                    2. 発赤
                    3. 発熱
                    4. 疼痛
                    5. 機能障害
```

図1 侵襲に対する生体反応

その作用は呼吸・循環の維持,エネルギー源の供給促進などであり,侵襲時の重要な生体反応を担う.**コルチゾール**はACTHの刺激によって分泌が促進され(下垂体前葉-副腎皮質系),代謝変動の中心的役割を果たす.その分泌不全は生体に重大な影響を及ぼし,Addison病や長期ステロイド投与患者の手術に際しては補償的投与が必要である.**ADH,アルドステロン**は水分,電解質代謝に関わり,腎における水,Naの再吸収を亢進させ,細胞外液量の増加をはかる.なおカテコールアミン,コルチゾール,GH,グルカゴンは抗インスリン作用を持ち,インスリン拮抗ホルモンと呼ばれる.

一方,インスリン,甲状腺刺激ホルモン,甲状腺ホルモン,性ホルモンなどの分泌には著しい変化はみられない.**インスリン**は,侵襲直後はカテコールアミンの影響によって分泌が抑制されるが,その後回復する.通常インスリンはブドウ糖を優先的に燃焼させ,肝グリコーゲン,蛋白,脂肪の分解を抑制するが,侵襲時においては,インスリン拮抗ホルモンの分泌増加によって,インスリン感受性は低下している.

2. 神経系の反応

侵襲の開始と共に**内因性カテコールアミン**が緊急動員されるが,この分泌刺激は交感神経系の賦活によるものである(**交感神経-副腎髄質系**).損傷局所からの求心性神経刺激や恐怖,疼痛,出血,血圧低下,低血糖などの刺激は,視床下部の交感神経中枢を介して遠心路に伝達され,大内臓神経を経て副腎髄質を刺激する.**アドレナリン**の分泌

表2 炎症反応に関与する主な炎症性メディエーター

1. サイトカイン(TNF, IL-1, IL-6, IL-8, INF, G-CSF など)
2. 補体系因子(C5a, C3a など)
3. エイコサノイド(プロスタグランジン,ロイコトリエンなど)
4. 好中球エラスターゼ
5. 活性酸素
6. 一酸化窒素
7. 血小板活性化因子(PAF)
8. ヒスタミン,セロトニン,キニン

は副腎髄質から,**ノルアドレナリン**はその他に交感神経終末からも分泌される.アドレナリンは主に精神的ストレスで,ノルアドレナリンは主に身体的ストレスで分泌が亢進するといわれる.

3. 炎症反応(免疫系の反応)

外科的侵襲に対する生体反応として,神経内分泌系の反応に加えて,サイトカインを中心とする炎症性メディエーターによってひき起こされる炎症反応も重要である(図1,表2).サイトカインは,単球,マクロファージ,リンパ球,好中球,血管内皮細胞,線維芽細胞など多数の細胞で産生され,10^{-11}mol/l以下という微量で活性をもつ糖蛋白で,細胞間の液性情報伝達因子の一つである.ホルモンが遠隔の固有,単一標的臓器に作用するのに対し,サイトカインは多彩な作用をもち,多数の細胞から多種類産生され,かつ多数の細胞がこの情報を受けとる(表3).この複雑な相互作用の情報網はサイトカインネットワークと呼ばれる.

表3 主要なサイトカインの産生細胞と機能

サイトカイン	主な産生細胞	主な機能
TNF	単球, マクロファージ	腫瘍細胞傷害活性, 抗腫瘍性マクロファージの活性化
IL-1	マクロファージ, 好中球, T細胞, B細胞	抗体産生の増強, 発熱の誘導, CRH・ACTH・コルチゾールの分泌増加
IL-6	T細胞, B細胞, マクロファージ	B細胞刺激因子・抗体産生, 肝における急性期蛋白の合成誘導
IL-8	マクロファージ, 線維芽細胞, 血管内皮細胞	好中球走化, 活性化
INF	白血球, リンパ球, マクロファージ	ウイルス増殖抑制
GCSF	単球, マクロファージ	好中球前駆細胞の増殖・分化促進

腫瘍壊死因子（TNF）とインターロイキン-1（IL-1）は，サイトカインネットワークの中心的役割を果たしており，直接的に，あるいは他のサイトカインやメディエーターを介して，侵襲に対する多彩な生体反応を惹起する．IL-1は，視束前野，前視床下部の体温調節中枢に作用し，発熱をひき起こすことによって生体の免疫能を高める．IL-6はB細胞を刺激し抗体産生を促すとともに，肝臓におけるCRPなどの急性期蛋白の合成を誘導する．IL-8は好中球の走化，活性化を促し，生体防御に働いている．

手術や外傷による侵襲の程度が強ければ，生体反応は局所にとどまらず，全身性の反応を起こす．この全身性の炎症反応で生じる病態は全身性炎症反応症候群（systemic inflammatory response syndrome, SIRS）と呼ばれる．この診断基準は，

① 体温＞38℃または＜36℃
② 脈拍数＞90/分
③ 呼吸数＞20/分またはPaCO₂＜32 mmHg
④ 白血球数＞12,000/mm³，＜4,000/mm³または幼若型＞10%

の4項目のうち，2項目以上を満たす場合である．このSIRSの原因は単に手術や外傷による侵襲にとどまらず，感染，敗血症，熱傷，膵炎など生体に加わるあらゆる侵襲がSIRSをひき起こす．そして，このSIRSが発症，進展，持続する機序にサイトカインを中心とする炎症性メディエーターが深く関与している．

このように，侵襲に対する生体反応として神経内分泌反応と炎症反応の二つが重要であるが，これらはお互いに独立したものではない．たとえば，炎症局所で産生されたIL-1は視床下部に作用してCRH分泌を刺激し，これが下垂体-副腎皮質系に作用してコルチゾールの分泌を促し炎症に抑制的に働く．こうして，神経内分泌系を介して生体反応を抑制するフィードバック機構が作動し，生体の恒常性を維持している．

4．代謝系の反応

侵襲時には，神経内分泌系の変動や免疫系の反応と，飢餓の影響によって著しい代謝変動が生ずる．

1．水分・電解質代謝

手術侵襲により，術中から術後2～4日にかけては水，Naの体内貯留傾向が出現し，尿量，尿中Na排泄は減少する．この水，Naの体内保持は**ADH**，アルドステロンの分泌増加によるもので，細胞外液量の増加は侵襲時の循環維持機構の一つである．この期間，**低ナトリウム血症**がみられるが，これは水分貯留傾向がより強いためとNaの細胞内移動が起こるためである．一方，細胞内の主要イオンであるKは骨格筋細胞の崩壊や損傷部の細胞からの遊出によって，多量に組織間，血管内に移行し，腎で排泄される結果，尿中排泄が増加する．

このような水分・電解質代謝の変動は，ADH，アルドステロンの分泌が減少する術後3, 4日目には正常化に向かい，尿量，尿中Naの排泄増加と尿中K排泄の減少が起こる．

他の電解質では，ClはNaに，Mg, PはKに類

似した変動を示す．

2．エネルギー代謝とエネルギー源

外科的侵襲時においては，一般にエネルギー消費量は安静時消費量よりも亢進する．これに対し，侵襲時，とくに術後は食餌制限を伴うことが多く，通常熱量供給は不足する．この供給量の不足は，内因性エネルギー源の燃焼，すなわち体組織の異化によって補われるが，侵襲時には内分泌系の変動も加わって特有の代謝変動が生ずる．

侵襲下の内因性エネルギー源としては，まず肝，次いで筋のグリコーゲンが消費されたのち，蛋白，脂肪の分解に移行する．これら三大栄養素の生体内保有量と消費可能量を比較すると，肝，筋の貯蔵グリコーゲンは300〜400gにすぎず，侵襲開始後半日ほどで消費される．**蛋白質**は，保有量は多いが多くは重要な生体機能に関わり，その異化には限界がある．これに対し，**脂肪**は保有量が多く，熱効率にも優れ，分解によって容易に血中に動員される．また，多量の喪失にも生体は耐えうる．したがって，侵襲時，とくに長期にわたる侵襲時においては，貯蔵脂肪がエネルギー源として重要な役割を果たす．

このような侵襲時の体組織の異化は，高カロリー輸液や経腸栄養を用いたバランスのよい熱量，アミノ酸の投与によって軽減しうる．

3．糖代謝

侵襲時には，カテコールアミン，グルココルチコイド，グルカゴン，GHの分泌増加によって，まず肝グリコーゲンが分解され，解糖，糖新生の促進が起こる．筋グリコーゲンは筋組織内ではブドウ糖に変換されないため，乳酸となって血中に放出され肝でブドウ糖になる．また，筋蛋白分解産物のアラニンからの糖新生も亢進する．この結果，血糖値は上昇するが，この上昇は糖新生促進の影響ばかりでなく，インスリン感受性低下による末梢組織でのブドウ糖利用の低下も関わっており，これを**外科的糖尿病**（surgical diabetes）という．過大侵襲時やショックでは血中乳酸濃度が著しく増加することがある．この増加は組織への酸素供給不足による嫌気性解糖の亢進によって生じたもので，**代謝性アシドーシス**の原因になる．

4．蛋白代謝

侵襲時の蛋白代謝は，全体として異化が同化を上回るため，窒素平衡は負となる．コルチゾール分泌亢進，飢餓，炎症が異化亢進の主な原因である．分解される体蛋白は骨格筋が主であり，血中に放出されたアラニンやグルタミンなどの糖原性アミノ酸はそれぞれ肝，腎でブドウ糖に合成される．体蛋白崩壊の結果，lean body mass（除脂肪体重）は減少し，尿素窒素，クレアチニン，3-メチルヒスチジンなどの含窒素代謝産物の尿中排泄が増加する．負の窒素平衡は術後数日間持続し，1日10〜20gの尿素窒素が排泄されるが，合併症の併発や重症感染下では，排泄の持続や増加が起こる．100g程度のブドウ糖の投与によって，この蛋白異化をある程度抑制可能であり，これを**ブドウ糖の蛋白節約作用**（protein sparing effect）という．

一方，肝と創部では，術後早期から蛋白の同化が亢進するといわれ，肝でのアルブミン合成も亢進するが，アルブミンの消費と血液の希釈によって血清アルブミン濃度は低下する．

5．脂質代謝

侵襲によって増加したカテコールアミン，グルココルチコイド，グルカゴン，GHは，脂肪組織中のトリグリセリドを加水分解させて遊離脂肪酸とグリセロールの血中放出を促す．遊離脂肪酸は肝および末梢組織で**アセチルCoA**を経てTCAサイクルに入り，エネルギー源として利用される．糖質やインスリンの著しい不足時はアセチルCoAは肝で円滑に代謝されずケトン体として血中に放出され，末梢組織のエネルギー源になるほか，尿中，呼気中に排泄される．非侵襲下では通常，遊離脂肪酸濃度と血糖値は相補的な関係にあるが（caloric homeostasis），侵襲時は両者とも上昇する．この脂肪の異化は，術後2〜3週間の長期にわたって続く．

5．異常環境下における生体反応

疾病などで生体のホメオスタシスが障害され，内部環境が特殊な病的条件下に維持されている場合，これを**異常環境**という．異常環境はそれ自体侵襲として作用するが，外科的侵襲が加わればさ

らに悪化する．

1．低栄養

食道癌，幽門狭窄などの長期にわたる経口摂取不能患者では，エネルギー源は不足し，体組織の異化亢進によって体内脂肪，蛋白量は減少すると共に，臓器機能は低下する．また，細胞内液量は減少し，相対的細胞外液量の増加，低蛋白血症，低ナトリウム血症がみられ，**浮腫や腹水**が出現する．脱水や貧血を伴うことも多く，手術侵襲によって**ショック**となりやすい．術後は，この傾向は増強，遷延し，異化から同化への移行が障害される．感染抵抗力も減弱する．

2．糖尿病

糖尿病患者では末梢組織での糖利用能が低下すると共に，肝貯蔵グリコーゲンは枯渇し，脂肪と蛋白の異化が亢進する．糖質，インスリンの著しい欠乏状態では，遊離脂肪酸はケトン体として血中に放出される．この結果，高血糖，尿糖，浸透圧利尿，尿ケトン体，脱水，電解質異常などが出現し，**ケトアシドーシスや高浸透圧性の昏睡**，ときにはインスリン過量投与による**低血糖性の昏睡**を起こすことがある．

外科的侵襲は，インスリン拮抗ホルモンの分泌増加とエネルギー供給の不足を招くため異常代謝をさらに助長する．

3．肝硬変

肝硬変患者では，肝細胞機能障害による代謝異常，肝内外の血流動態の変化，生体防御機構の低下によって，内部環境は著しい変動状態にある．**黄疸**は非代償期には高度となり，種々の臓器障害を惹起する．代謝面では，アルブミン合成能の低下と血清 IgG 値の上昇により，A/G 比は低下する．また，チロシン，フェニルアラニンなどの芳香族アミノ酸（AAA）代謝障害とバリン，ロイシン，イソロイシンなどの分枝アミノ酸（BCAA）の代謝亢進によって血中 BCAA/AAA 比は低下する．アンモニアの代謝障害は**肝性脳症**の原因となる．耐糖能は低下するが，血中インスリン濃度はむしろ高値を示す．水，Na は貯留傾向にあり，低アルブミン血症と共に腹水の原因になる．循環系は hyperdynamic state の状態にあるが，有効循環血液量は低下する．また，網内系機能の低下による感染抵抗の減弱や血中エンドトキシン出現，凝固因子産生障害による**出血傾向**，腎皮質血流量減少による**腎障害**，門脈圧亢進による**食道静脈瘤**，**脾腫**，**汎血球減少**などが出現する．

これらの異常は，代償期においては軽度であるが，手術侵襲は代償期の肝硬変を容易に非代償期さらには肝不全へと進展させるため，厳重な術前後の管理が重要である．

4．腎不全

腎不全患者では，体液のホメオスタシスの障害に加え，広範な代謝異常によって種々の臓器機能障害を伴っていることが多い．その結果，意識障害，肺水腫，高血圧，消化管出血，貧血，出血傾向，細胞性免疫能低下などが出現する．血清生化学検査上ではカリウム，尿素窒素（BUN），クレアチニン血が高値，ナトリウムが低値であり，代謝性アシドーシスがみられる．

手術侵襲は体組織の異化亢進と排泄障害によって代謝異常を助長するほか，術後は麻酔薬の排泄障害による覚醒不全，換気不全や抗生物質，強心薬などの蓄積を起こしやすい．高度障害例（Ccr 15 ml/分以下）では術前後の血液透析を考慮する必要がある．

5．敗血症

敗血症患者ではエネルギー消費量の亢進が著しく，非侵襲時の 40% 以上の増加がみられる．末梢組織ではインスリン感受性の低下，耐糖能の低下がみられ，また高インスリン血症によって脂肪酸の分解が抑制されるためエネルギーは不足する．このエネルギー不足は筋蛋白分解による糖新生によって補われる．敗血症の循環動態は，初期にはいわゆる hyperdynamic state と呼ばれる状態にあり，心拍出量増加，末梢血管抵抗の低下がみられ，末梢皮膚温は上昇する．しかし，病態が進行すると心拍出量は低下し，末梢血管抵抗も上昇する．

6．重症熱傷

熱傷面積が 20% を超えると局所のみならず全身の血管透過性が亢進し，非機能的細胞外液量が増加する．この結果**浮腫**が出現し，**尿量も減少す**

る．さらに，細胞膜能動輸送障害によるNa，水の細胞内移動と，創面からの水分，蛋白の喪失も加わって，循環血漿量は減少し，著しい場合は **hypovolemic shock**（熱傷ショック）になる．また，エネルギー需要は著しく増加し，体組織の崩壊が亢進する．

6．外科侵襲とホメオスタシス

　手術によってもたらされる侵襲には，麻酔，手術の内容，手術時間，出血，輸血，臓器欠損の程度，再建臓器の機能，経鼻胃管やドレーンからの腎外性排泄，絶食，疼痛，静臥など多くの因子が含まれる．侵襲の種類，大きさや持続期間に応じてひき起こされる生体反応の強さや持続期間も異なるが，一般的には大手術や長時間の手術ほど侵襲が大きく，生体反応も強い．

　しかし，患者の受容する侵襲の度合は，患者側の予備能（**ホメオスタシスの効率**）によって著しく異なることも事実である．たとえば，同じ胃亜全摘術を行うにしても，術前諸検査値がすべて正常な30～50歳代の患者では容易に許容しうる範囲の侵襲であるが，臓器機能の低下した高齢者には大きな侵襲として作用することがある．また，患者の許容範囲を超えた過大侵襲は，回復の遅延，ひいては重篤な合併症や臓器不全を招来し，死に至らしめることもまれでない．したがって，手術侵襲を加える際は，侵襲の性質と患者の予備能との相対的関係を正しく評価することが重要である．高齢者，低栄養，脱水，貧血，臓器機能障害などを有する患者では予備能が低下していると考えられる．

　さらに，外科的侵襲後に生じる生体反応を適切に調節することによって，合併症や臓器不全の発生を可及的に防止することも重要である．本来，侵襲に対する生体反応は生存に合目的なものであるが，それは生存に必要な優先順位の高い臓器（脳など）の機能を維持するために，順位の低い臓器（腎臓，筋肉など）を犠牲にする反応でもある．出血時の乏尿と腎不全の発生は，腎機能を犠牲にして循環血液量を維持する生体反応であり，侵襲後の体蛋白異化亢進は筋肉を犠牲にしてエネルギーや創傷治癒に必要なアミノ酸を確保する生体反応である．したがって，止血，輸血や中心静脈栄養

表4　手術後の回復過程

第1相 injury
侵襲開始から術後2～4日間持続．
内分泌系，代謝系の変動大．
循環系はやや不安定．
水，Na貯留，尿量減少，尿中K排泄増加．
高血糖，surgical diabetes，体蛋白異化亢進．
尿中窒素排泄増加，負の窒素平衡．
腸蠕動停止，経口摂取不能，無欲状．
第2相 turning point
第1相後の1～3日間．
内分泌系変動は低下傾向．
循環系の安定．
利尿の出現，水，Naの貯留傾向消失．
体蛋白異化と負の窒素平衡は軽減．
耐糖能はほぼ正常化．
腸蠕動回復，経口摂取可能，関心と体動の出現．
第3相 muscular strength
第2相後の数週間．
内分泌系，代謝系変動は消失．
体蛋白合成，正の窒素平衡，体重増加．
第4相 fat gain
第3相後の数ヵ月～数年．
体脂肪増加，体重増加．

胃亜全摘術程度の手術の場合．

などによってこれらの過剰な生体反応を抑えることが重要であり，またそれが術後管理の眼目である．さらにこれらの生体反応をひき起こす炎症性メディエーターを制御し臓器不全の発生を予防することが今後の課題である．

7．手術後の回復過程

　手術後の回復過程を，Mooreは内分泌系，代謝系の変動，臨床所見を統合して次の4相に分類した．

　第1相　injury
　第2相　turning point
　第3相　muscular strength
　第4相　fat gain

　第1，2相は**異化相**，第3，4相は**同化相**と呼ばれ，異化相では著しい内分泌系，代謝系の変動によって体蛋白や脂肪の崩壊が生じ，同化相ではこれら失われた体組織の修復が行われる．回復にはこれらの相を順次移行する必要があり，合併症の併発は相間移行を障害，遷延させる．表4に胃亜

全摘術程度の術後回復過程の第1～4相を示した．

第1相 injury：麻酔や手術などの侵襲の開始と同時に始まり，術後2～4日間持続する．内分泌・代謝・循環系の変動がもっとも大きな時期である．水分・電解質代謝面では水，Naの貯留と尿量の減少，尿中Kの排泄増加がみられ，循環系はやや不安定である．エネルギー代謝面では体蛋白（筋蛋白）の異化が亢進し，尿中への窒素排泄量は増加する．この結果，窒素平衡は大きく負となる．体脂肪の分解も亢進し，エネルギー源として利用される．この時期，耐糖能は低下し血糖値は上昇する．

患者は無欲状であり，呼びかけても活発な応答は得られない．開腹術後患者では腸蠕動は低下しており，経口摂取は不可能である．

第2相 turning point：第1相後に引き続いて生じ，1～3日間持続する．内分泌系の変動は正常化に向かい，水，Naの尿中排泄が増加し，循環系も安定する．体蛋白の異化，負の窒素平衡は軽減し，耐糖能もほぼ正常化する．

患者は周囲に対する関心や体動を示し始め，呼応も活発化する．開腹術後患者では，腸蠕動の回復，排ガスがみられ，経口摂取が可能になるが，摂取量はまだ少量である．

第3相 muscular strength：第2相後，数週間持続する．内分泌・代謝系の変動は消失し，十分な熱量と蛋白の摂取によって，失われた体蛋白の合成が行われる．窒素平衡は正となり，体重も増加する．

患者の食欲や体動はより活発になり，胃亜全摘術程度の手術の場合は歩行が可能である．

第4相 fat gain：第3相後，数ヵ月から数年にわたって続く．失われた体蛋白の増加は一定量で停止し，以後は体脂肪の増加によって体重が増加する．

患者は，すでに退院し，日常生活を営んでいる．

6 出血と止血

1. 出 血

出血（bleeding）とは，血液の全構成成分が，心臓あるいは血管内から組織間隙，体腔内あるいは体表面に出ることをいう．出血は血管壁の破綻による破綻性出血（hemorrhage by rhexis）と血管壁の破綻を伴わない漏出性出血（hemorrhage by diapedesis）とに大別される．

A. 破綻性出血

切傷，刺傷，挫創等の外傷や外科手術による機械的な血管損傷により起こる．動脈硬化，動脈瘤等の血管病変では，血圧の上昇により血管壁の破綻をきたすこともある．

血管破綻の部位により，**動脈性出血**（arterial bleeding），**静脈性出血**（venous bleeding），**実質性出血**（parenchymatous bleeding）に分類される．動脈性出血では，鮮紅色の血液が拍動性に噴出する．静脈性出血では，暗赤色を呈する血液が持続性に流出する．実質性出血は，肝，腎，膵，脾等の実質臓器の細動静脈あるいは毛細血管から滲み出るように出血する．

さらに，破綻性出血は，体外に出血を認める**外出血**（external bleeding）と腹腔内，胸腔内あるいは消化管内等に出血する**内出血**（internal bleeding）とに分けることもある．

臨床的には，出血の部位，状態等によって，鼻出血（epistaxis），喀血（hemoptysis），吐血（hematemesis），血腫（hematoma），下血（melena），血胸（hemothorax），紫斑病（purpura）等の名称が付いている．

B. 漏出性出血

毛細血管血流の緩徐化，管腔の伸展，壁の障害等が原因である．血液凝固因子，血小板の異常も漏出性出血をひき起こす．破綻性出血に比し，出血の程度は軽いことが多く，皮膚，粘膜，漿膜に点状出血としてみられるが，管腔内に出血した場合は大出血となることもある．

C. 出血性素因

全身的に多発性に認められる出血は出血性素因または出血傾向（hemorrhagic diathesis）といい，止血機構の障害によって起こる．すなわち，血液凝固因子の異常，血小板の異常，血管壁の異常である．出血性疾患の分類を表1に示す．

1. 血液凝固因子の異常

先天性の血液凝固因子欠乏は血友病（hemophilia）がもっとも多い．なかでも血友病Aが多くを占め，伴性劣性遺伝による第Ⅷ因子欠乏で，男児に発症する．幼少時より皮下出血，関節内出血等を認める．von Willebrand病は常染色体優性遺伝で，血小板粘着に必要なvon Willebrand因子（vWF）の欠乏が認められる．

後天性凝固障害は，高度の肝障害，ビタミンK

表 1　出血性疾患の分類

1. 血液凝固・線溶の異常	
a. 凝固因子・血漿蛋白の異常	血友病A（第Ⅷ因子欠乏）
	血友病B（第Ⅸ因子欠乏）
	von Willebrand病
	DIC
	肝不全
b. 線溶亢進	$\alpha 2$プラスミンインヒビター欠損症
	DIC
2. 血小板の異常	
a. 血小板数減少	先天性血小板減少症
	再生不良性貧血
	薬剤性骨髄障害
	SLE
	特発性血小板減少症
b. 機能異常	血小板無力症
	薬物性
3. 血管壁の異常	Ehlers-Danlos症候群
	Schönlein-Henoch紫斑病

表 2 出血量と臨床症状

出血量	症状
10%(約 340 ml)以下	なし
15～20%(500～900 ml)	軽度頻脈 軽度血圧低下 四肢冷感軽度
25～30%(900～1,200 ml)	脈圧の減少(30 mmHg 以下) 血圧低下, 乏尿(20 ml/時以下) 四肢蒼白, 発汗, 不安状態 頻脈(120/分以上)
35%以上(1,200 ml 以上)	血圧低下著明 無尿 四肢冷感, 蒼白強度 無尿, ショック状態

欠乏, 抗凝固療法等で認められる. その他, 播種性血管内凝固症候群 (disseminated intravascular coagulation；DIC) の際も凝固因子の異常をきたす.

2. 血小板の異常

血小板の異常には数の異常と機能異常がある.

血小板減少症は血小板の生成障害, 破壊亢進等により起こる. 代表的な疾患に特発性血小板減少性紫斑病 (idiopathic thrombocytopenic purpura；ITP) がある. 血小板破壊による血小板減少をきたす. 患者血清中に血小板糖蛋白Ⅱb/Ⅲa あるいはⅠb に対する血小板抗体 (自己抗体) が証明される例が多い.

血小板機能異常には, 血小板無力症 (thromboasthenia) があり, 常染色体劣性遺伝を示し, 出血時間の延長, 血餅退縮能欠如を認める.

3. 血管壁異常

血管壁の透過性亢進や血管壁の障害が出血の原因となる.

アレルギー性紫斑病 (anaphylactoid purpura. Schönlein-Henoch 病), ビタミンC欠乏が関与する壊血病 (scurvy), Ehlers-Danlos 症候群等がある.

D. 出血の症状

大量の出血は全身性の貧血をきたし, 出血性ショックとなり, 循環血液量の1/3が一時に失われると失血死を起こすことがある. このような出血は外傷や食道静脈瘤破裂等で認められる.

少量の出血でも, 脳幹部や心刺激伝導系の小出血は死に至ることもある.

出血量と臨床症状との関係を表2に示す.

2. 止 血

止血 (hemostasis) とは出血に対する生体の防

表 3 血液凝固因子

因子	同意語・慣用語	性質または機能	欠乏症
Ⅰ	フィブリノゲン fibrinogen	フィブリンの前段階物質	afibrinogenemia, DIC
Ⅱ	プロトロンビン prothrombin	トロンビンの前段階物質	肝疾患, ビタミンK欠乏
Ⅲ	トロンボプラスチン thromboplastin	第Ⅸ因子活性化	
Ⅳ	カルシウム calcium (Ca^{2+})		
Ⅴ	不安定因子 labile factor, proaccelerin	トロンビン生成に関与	parahemophilia, DIC
Ⅶ	安定因子 stable factor, proconvertin	第Ⅲ因子と複合体形成	肝疾患, ビタミンK欠乏
Ⅷ	抗血友病因子A antihemophilic factor antihemophilic globulin	第Ⅹ因子活性化	血友病A, DIC von Willebrand病
Ⅸ	抗血友病因子B Christmas factor plasma thromboplastin component (PTC)	第Ⅹ因子活性化	血友病B, 肝疾患, ビタミンK欠乏
Ⅹ	スチュワート-プラワー因子 Stuart-Prower factor	第Ⅴ因子と結合, プロトロンビン分解	Ⅹ因子欠乏症, 肝疾患, ビタミンK欠乏
Ⅺ	血漿トロンボプラスチン前駆物質 plasma thromboplastin antecedent (PTA)	第Ⅸ因子活性化	Ⅺ因子欠乏症
Ⅻ	ハーゲマン因子 Hageman factor	内因性凝固系の引き金	Ⅻ因子欠乏症
ⅩⅢ	フィブリン安定化因子 fibrin stabilizing factor	フィブリン架橋形成	ⅩⅢ因子欠乏症

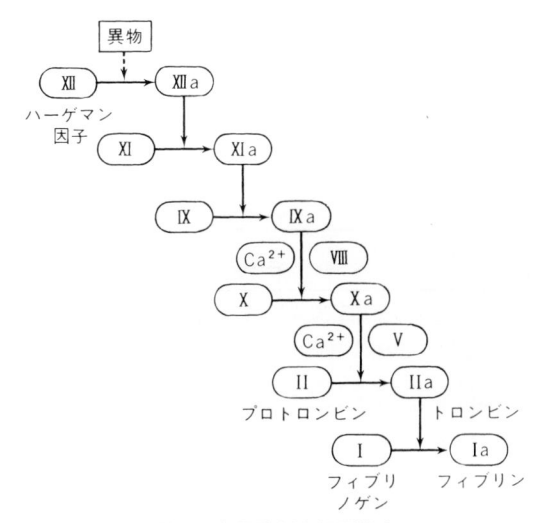

図1 内因系血液凝固機序

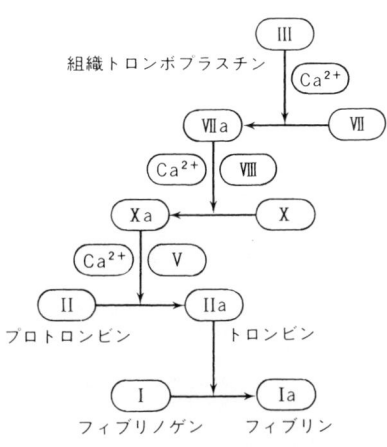

図2 外因系血液凝固機序

御機構であり，①血管の収縮，②血小板の粘着と凝集，③血液の凝固（フィブリン形成）によりなされる．すなわち，破綻した血管は収縮し，管腔の狭小化をきたす．次いで，血管の破綻した部位に血小板が粘着し，さらに血小板凝集をひき起こす．この血管収縮と血小板血栓による止血を**一次止血**（primary hemostasis）という．引き続いて内因系凝固反応が進行し，フィブリンが沈着して血小板血栓の間隙を埋め，強固な**二次血栓**（secondary hemostasis）が形成される．

3. 血液凝固反応

血液凝固反応は，種々の凝固因子の複雑なセリン蛋白分解酵素-基質反応によりトロンビンが生成され，フィブリノゲンがフィブリンに変化して完了する．その過程には内因性機序と外因性機序があり，両者は活性型第X因子（Xa）の過程以降は同一経路となる．

現在，12種類の凝固因子が知られている（表3）．

1. 内因系凝固機序（図1）

血液が異物と接触することによってひき起こされる第XII因子（ハーゲマン因子）の活性化が引き金となる．活性化された第XII因子は第XI因子に作用してXIa（因子が活性化された場合，aを付ける）とする．以下，連鎖反応的に蛋白分解反応をくり返し，トロンビンがフィブリノゲンに作用して，可溶性フィブリンに変化させ，第XIII因子を活性化する．第XIIIa因子は個々のフィブリン間に架橋結合を作り，不溶性安定化フィブリンに代え，内因系凝固機序が完了する．

この一連の機序の特徴は，各因子の活性化の連鎖反応が全体として増幅装置となっており，これらの酵素は特定の次の凝固因子にのみ作用することである．

また，活性化した第XIII因子は，カリクレイン-キニン系，線溶系，補体系の活性化の引き金にもなる．

2. 外因系凝固機序（図2）

血管壁の損傷により組織トロンボプラスチン（第III因子）が血中に流入し，第VII因子に作用し，活性複合体であるVIIaが産生され，これは第X因子に作用し，以下内因系と同様の機序でフィブリンが生成される．

4. 線 溶

血液凝固系により生じたフィブリン塊が組織修復の役割を果たすと，それらは分解され除去される．このようなメカニズムを線維素溶解（線溶）という．線溶はプラスミンという蛋白分解酵素によって行われ，FDP（フィブリン分解産物 fibrinogen and fibrin degradation products）に分解される．血液凝固系と同様に内因系機序と外因系機序がある（図3）．

図 3　線溶機序

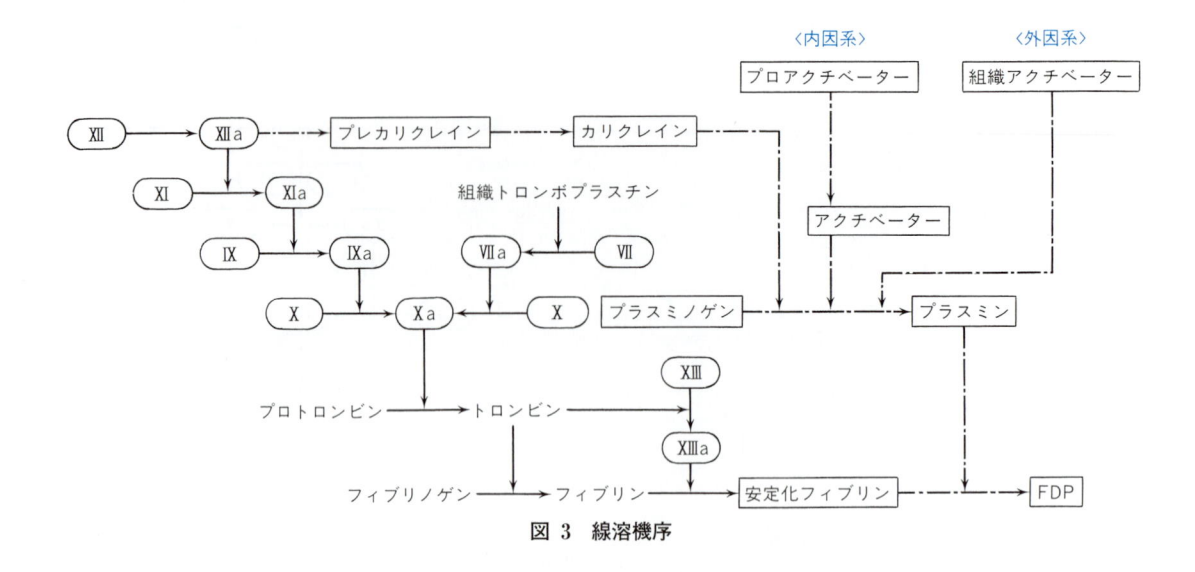

1. 内因系機序

血漿中のプロアクチベーターが血液凝固第XII因子により活性化され，アクチベーターとなる一方，XII因子がプレカリクレインを活性化してカリクレインを生成する．これらの因子はプラスミノゲンを活性化しプラスミンを産生する．

2. 外因系機序

肺，肝臓，前立腺，副腎等に多く含まれる組織アクチベーターおよび血管内皮細胞由来の血管内皮細胞アクチベーターにより，プラスミノゲンがプラスミンに変化する．

外傷や手術等で組織アクチベーターが放出され，フィブリノゲンが分解され線溶系が亢進することがある．このように血栓とは無関係にフィブリノゲンの分解が起こる場合を**一次線溶**という．これに対し，生体内に生じた血栓を除去するための生理的修復機転で，フィブリン溶解が起こる場合を**二次線溶**といい，DIC等で認められる．

5. 播種性血管内凝固症候群（DIC）

▶**概念**　播種性または汎発性血管内凝固症候群（disseminated intravascular coagulation；DIC）は全身の細小血管内に微小血栓が多発する症候群をいう．血栓の多発のため，血小板や凝固因子がその材料として消費され，消費性凝固障害と呼ばれる出血傾向を呈する．

▶**原因**　DICの原因疾患は急性白血病，悪性リンパ腫，肝細胞癌，胃癌，肺癌，敗血症，胎盤早期剥離等が多い（表5）．外科領域のDICでは基礎疾患が悪性疾患で重篤なことが多い．また重症感染症，とくにグラム陰性桿菌感染症（エンドトキシン）がDICの原因として重要である．

▶**病態**　DICの発症には，血小板や凝固因子の活性化，すなわちトロンビンの形成が重要である．白血病，固形癌では腫瘍細胞中の組織トロンボプラスチンにより凝固機序が活性化される．また，感染症では，エンドトキシンが血管内皮を傷害し，傷害された血管内皮下組織から組織トロンボプラスチンが放出される．その他，ショックの場合の循環障害に基づく血管内皮細胞障害も重要と考えられている．

凝固因子が活性化されると凝固因子が消費されて出血傾向が出現する．凝固阻止因子であるアンチトロンビンIIIは活性化した凝固因子と反応し，同血中レベルの低下をもたらす．各種臓器では微小血栓が生じ，末梢循環系は虚血性組織壊死を起こす．とくに腎では，糸球体内の微小血栓により乏尿，無尿等の症状を呈し，その他，肺塞栓症状，胃潰瘍や下血等の消化器症状やショック，神経症状等も認められ，進行すると**多臓器不全**（multiple organ failure；MOF）になる．微小血栓による組織障害のため血管壁や組織よりプラスミノゲン活性化酵素が遊離されフィブリンの分解が促進される．すなわち，二次線溶の亢進をきたし，出血

表 4　DIC の診断基準

1項目当たりの得点	0 点	1 点	2 点	3 点
基礎疾患	無	有		
出血症状[注1]	無	有		
臓器症状	無	有		
血清 FDP　　　　($\mu g/ml$)	<10	10≦～<20	20≦～<40	40≦
血小板数　　($\times 10^4/mm^3$)[注1]	>12	12≧～>8	8≧～>5	5≦
血漿フィブリノゲン（mg/dl）	>150	150≧～>100	100≧	
プロトロンビン時間 時間比 （正常対照値で割った値）	<1.25	1.25≦～<1.67	1.67≦	
DIC の判定　　7点以上（6点以上）　：DIC 　　　　　　　6点（3点）*　　　　：DIC 疑い 　　　　　　　5点以下（2点以下）*：可能性少 　　　　　　　　*（ ）は白血病その他注1に該当する疾患				

注1：白血病および類縁疾患，再生不良性貧血，抗腫瘍薬投与など骨髄巨核球減少が顕著で，高度の血小板減少をみる場合，血小板，出血症状のスコアは0点とする．
注2：肝硬変および肝硬変に近い病態の慢性肝炎（組織上小葉改築傾向を認める慢性肝炎）は総得点から3点減点する．

(1988年度旧厚生省 DIC 研究班の診断基準より)

傾向はさらに助長される．

▶**症状**　広範囲の皮下の斑状出血（紫斑）や吐血，下血等の消化管出血の他，鼻出血，頭蓋内出血をみることもある．症状としては，昏睡，麻痺，痙攣，ショック，末梢性静脈血栓症，成人呼吸窮迫症候群，腸管壊死，腎不全等が認められるが，これらは DIC によるものか，原因疾患かは明確でない場合が多い．とくに外科領域の DIC の臨床症状は，ショックと臓器障害が多いことが特徴である．

制御不能な出血や臓器不全を合併し，予後は不良である．

▶**診断**　臨床症状に加えて，血沈の遅延，血小板，フィブリノゲン，プラスミノゲンの減少，出血時間，PT（プロトロンビン時間 prothrombin time），APTT（活性化部分トロンボプラスチン時間 activated partial thromboplastin time）の延長，アンチトロンビンⅢ減少，FDP 増加を認める．DIC の診断基準としては旧厚生省の診断基準が繁用される（表4）．外科領域における DIC では多臓器不全へと移行する前に早期診断と適切な治療を必要とするため，旧厚生省の診断基準より簡略化した診断基準を使用することがある．

▶**治療**　原因の除去が第一である．血管内凝固予防の目的でヘパリンを使用する．ヘパリンは血液中に存在するアンチトロンビンⅢと結合して複合

表 5　DIC の原因疾患

造血器悪性腫瘍	急性骨髄性白血病 急性リンパ性白血病 悪性リンパ腫
悪性腫瘍	肝細胞癌 胃　癌 肺　癌 膵癌・胆道癌
感染症	敗血症 呼吸器感染症 汎発性腹膜炎 化膿性胆管炎
産科的疾患	常位胎盤早期剥離 羊水塞栓
その他	肝硬変 大動脈瘤 Kasabach-Merritt 症候群 ショック 腎不全 蛇咬傷

体を形成し，トロンビン，第Ⅹa 因子といった活性型凝固因子を阻止する．まず，5～10単位/時/kg 体重の点滴静注から開始する．

凝固因子の補充のため，新鮮凍結血漿を投与する．

血中アンチトロンビンⅢ活性が正常の70％以下に低下すれば，アンチトロンビンⅢ濃縮製剤

（ANTHROBIN, NEUART）の補充投与を行う．

非ペプチド系蛋白分解酵素阻害薬である gabexate mesilate（FOY）や nafamostat mesilate（FUTHAN）等が抗凝固療法として用いられる．前者は種々のセリン蛋白分解酵素に対する阻害作用を有し，抗トロンビン作用発現に際してはアンチトロンビンIIIの存在を必要としない．また後者もトロンビン，第XIIa，Xa因子，プラスミンに対する阻害作用が認められ，その作用はアンチトロンビンIIIの存在がなくても発現する．その他，血小板の血中レベルを $30,000/\mu l$ 以上に保つよう濃縮血小板血漿を投与する．

6. 先天性血液凝固因子欠乏症の遺伝子診断と遺伝子治療

近年の分子生物学の進歩に伴って，血友病等の先天性血液凝固因子欠乏症の遺伝子異常の解析やそれに基づく遺伝子治療の試みが進んでいる．

1. 血友病A

本疾患の遺伝子異常は，点変異，逆位，欠失，挿入，重複およびスプライシング異常である．そのうち，逆位は重症患者の約50％にみられ，本疾患に特徴的な変異とされており，遠位型の逆位が多い．また，残りの重症患者には，ナンセンス変異あるいは欠失を認めることが多い．

2. 血友病B

本疾患の遺伝子異常は90％以上が点変異である．なかには，プロモーター領域における点変異もあり，これはLeyden病型と呼ばれ，小児期は第IX因子活性の低下に基づく出血傾向を呈するが，思春期以降は活性が増加し症状が軽快する特殊な病型を示す．

3. その他

先天性X因子欠乏症，先天性VII因子欠乏症，プロトロンビン欠乏症等でも欠失，点変異等の異常が報告されている．

4. 遺伝子治療

血友病は，単一遺伝子であること，cDNAのサイズが小さいこと，遺伝子産物（蛋白）の構造，機能解析が進んでいること等から，もっとも遺伝子治療が期待される疾患の一つである．

肝細胞を標的細胞として，レトロウイルスベクターやアデノウイルスベクターを用いて第IX因子を遺伝子導入し機能蛋白を発現させる等の動物実験的研究が試みられており，将来の臨床応用への期待が高まっている．

7 輸 血

　輸血（blood transfusion）は外科領域においては大量の消化管出血，大血管の損傷や外傷による出血，あるいは手術時の出血等に対して行われる．その目的は循環血液量の維持，極端な貧血の是正，出血凝固異常の改善である．特殊な例としては，抗癌薬や放射線治療による造血障害に対しても行われる．輸血はいうまでもなく自己血輸血以外は同種臓器移植であるから，抗原抗体反応を含む種々の副作用の出現を最小限に抑えるよう，使用する血液製剤の選択と使用方法に十分に注意する必要がある．

表 1　血液製剤の分類と種類

1．全血製剤 　ヘパリン加新鮮血液， 　全血液 CPD，全血液 ACD 2．成分製剤 　a．赤血球：赤血球濃厚液（赤血球 MAP），洗浄赤血球，白血球除去赤血球，解凍赤血球濃厚液，解凍赤血球浮遊液 　b．血小板：濃厚血小板，濃厚血小板 HLA 　c．血　漿：新鮮凍結血漿，（血漿成分）

（日赤中央血液センター資料より抜粋）

1．血液製剤の種類

　血液製剤は以下に述べるように，すべての血球成分と血漿成分をともに含んでいる全血液と，血液成分の分離により得られる分画血液に大きく区分される．これらは，特別な場合以外は日本赤十字血液センターから供給されている（表1）．

A．全　血 whole blood

　急速に大量輸血を必要とする場合に用いられるが，厳密な意味での全血輸血の適応例はきわめて少ない．抗凝固薬を含んだ保存液を混和して4〜6℃で保存される．保存液としてはCPD（citrate-phosphate-dextrose）液が主に用いられる．ほかに ACD（acid-citrate-dextrose）液，新鮮血用としてヘパリンが用いられる．

1．ヘパリン加新鮮血液
heparinized fresh whole blood

　赤血球のほか血小板機能，凝固因子活性も保たれており，血液の生化学的変化も少なく，全血輸血の目的にかなっている．しかしリンパ球の活性が保たれているのでGVHDなどの発症にとくに注意すべきである（68頁参照）．ヘパリン加新鮮血の有効期限は24時間である．

2．全血液 CPD（ACD）whole blood

　採血後21日以内の血液であり，リンパ球以外の白血球や血小板の機能，大部分の凝固因子（V，VIII因子など）活性はほとんど消失している．赤血球の活性は70％程度保たれているが，細胞内 2,3-DPG（2,3-diphosphoglycerate）の減少により酸素運搬能は徐々に低下する．また解糖系の制御不良により，乳酸とピルビン酸が増加しpHが低下する．

B．血液成分製剤 blood components

　血液構成成分の活性を維持するための保存条件，および採血後の有効期間はそれぞれ異なっている．また臨床的にこれらが持っている個々の機能（酸素運搬能，生体防御能，止血能等）をすべて補充する必要のある病態はきわめて少ない．したがって副作用の発現が少なく，血液を有効に利用するという観点から分画血液製剤を用いる成分輸血が合理的である．

1．赤血球製剤 red cell products
1）赤血球濃厚液 concentrated red cells（CRC）

　CPD加血液から血漿と血小板を除き，保存液MAP（mannitol adenine phosphate）を加えたもので，有効期間は21日間である．術前貧血の改善

や600～1,200 m*l* 程度の術中出血の補充療法として用いられる．しかし，新鮮凍結血漿と併用し全血の代用とすることは，副作用のリスクが高くなるので行うべきでない．

2）洗浄赤血球 washed red cells（WRC）

赤血球濃厚液を洗浄して赤血球を生理食塩液に浮遊させたもので，有効期間は24時間である．手術前後の貧血の補正などに用いられる．また血漿成分などによる副作用の予測される患者に用いる．

3）白血球除去赤血球 leucocyte poor red cells（LPRC）

赤血球濃厚液から白血球の大部分を除去し，生理食塩水に浮遊させたもので，有効期間は24時間である．抗白血球抗体反応による副作用の予測される患者や，臓器移植時の白血球抗体産生予防のために用いられる．

2．血小板製剤 platelet products

1）濃厚血小板 platelet concentrate（PC）

全血の遠心分画によって得られた血小板を血漿に浮遊したもので，有効期限は72時間である．血小板減少症を伴う疾患の出血治療にきわめて有効である．

2）濃厚血小板 HLA

抗HLA抗体を持つ血小板減少症の患者の，血小板補充のために用いるHLA適合製剤である．

3．血漿製剤 plasma products

1）新鮮凍結血漿 fresh frozen plasma（FFP）

採血後早期に分離し凍結保存したもので，血小板を除くすべての凝固因子の活性が保持されている．有効期限は1年である．複合性凝固障害（DIC，重症肝障害，大量出血時他）による出血，出血傾向のある患者の治療に用いる．使用にあたっては，ABO型およびRh（D）を一致させて輸血する．

他に成分製剤として，特殊な重症感染症の患者に用いる顆粒球製剤があるが，現在ほとんど用いられていない．

表2　ＡＢＯ式血液型判定法

オモテ試験		ウラ試験			血液型
抗A血清	抗B血清	A型血球	B型血球	O型血球	
＋	＋	－	－	－	AB
＋	－	－	＋	－	A
－	＋	＋	－	－	B
－	－	＋	＋	－	O

2．輸血に必要な検査

不適合輸血とそれに伴う副作用の発現を防止するために，輸血の前に以下の検査を行う必要がある．

A．血液型判定 blood group test

臨床的には主に抗原性の強いABO型とRh型の判定が重要である．

1．ABO式血液型 ABO groups

赤血球抗原（A, B, H型物質）の有無により血液型は4種類（A, B, AB, O型）に分けられる．一方，血清中には抗A，抗B凝集素があり，異なった血液を輸血すると抗原抗体反応により凝集し，重篤な合併症をひき起こす．血液型の判定には，オモテ試験と呼ばれる赤血球抗原（A, B）の存在を標準血清を用いて調べる方法と，ウラ試験として血清中の抗A，抗B抗体を標準血球を用いて調べる方法が必須である（表2）．両者の不一致には再検査を施行する．

ABO血液型の亜型，抗体欠乏，不規則抗体の存在，寒冷性自己抗体，連銭形成等が不一致の原因として考えられる．

2．Rh（D）血液型 rhesus D group

Rh式血液型を構成する主な抗原は，D, C, E,（d），c, e（dはまだ発見されていない）の6種で，この遺伝子の組み合わせにより血液型が決定される．しかし，臨床的には抗D抗体の産生が問題となる．判定用の抗D抗体血清により凝集するD抗原陽性の場合（DD, Dd）をRh陽性，陰性の場合（dd）をRh陰性とする．日本人では約99.5％がRh陽性である．

B．不規則抗体の検出
unexpected antibody test

赤血球A抗原，B抗原に対する抗A，抗B抗体以外のものは不規則抗体と呼ばれる．対応抗原を含む血液製剤を輸血すると，血清中の抗体が反応し溶血性の副作用を生じ，臨床的に問題となる場合がある．不規則抗体のスクリーニング用として調整された主な赤血球抗原を持つO型血球との反応により，不規則抗体を検出する．

C．交叉適合試験 cross matching test

ABO式血液型が同型の患者の血液と輸血製剤との適合性判定のために，両者の赤血球と血清の間の抗原抗体反応の有無を調べる検査法である．輸血製剤の血球と患者血清の反応をみる主試験，逆に患者血球と輸血製剤の血清の反応をみる副試験がある．凝集反応を認めた場合，輸血は禁忌である．前もって輸血製剤の抗体スクリーニング検査が行われており，患者の血液型が正しく判定されていれば，副試験を省略することができる．

3．輸血の実施

輸血は血液成分の補充療法であり，その実施には一定のリスクを伴うことから，適応と輸血量の決定は厳密に行う．また輸血にあたっては患者（特別な場合は家族）への文書による説明と同意が必要である．輸血直前にチェックする事項は，①容器に入った輸血製剤の外観の異常（溶血，凝血，容器の破損）の有無の確認と，②血液型不適合輸血を防止するため，血液型，製造番号，有効期限，交叉適合試験結果などであり，必ず複数人で行う．同姓同名の患者がいる場合があるので，生年月日，ID番号による識別も重要である．

輸血ルートとしては通常は末梢静脈から行うが，出血性ショックではこのルートを確保するのが困難であり，中心静脈（鎖骨下静脈，大腿静脈を穿刺してカテーテルを挿入する）から行う．まれに経動脈輸血も実施される．輸血速度は最初の5分間はゆっくり行い急性反応の有無を観察し，異常のない場合患者の病態に応じて速度を調整する．大量輸血に際しては，中心静脈圧（CVP）のモニタリングが必須である．

4．輸血の副作用

血液製剤を用いた治療においては，程度の差はあれ副作用を伴う危険性が常に存在する．この副作用の発生機序を理解し，それを最小限に抑えることが必要である．以下に示したものは臨床的に発生頻度の高い副作用である．

A．免疫性副作用

1．溶血性反応 hemolytic reactions

輸血の早期に発生する急性反応は，重篤な症状となり致死率も高い．輸血された赤血球が患者の抗体や補体と反応して血管内で溶血反応を起こすもので，主としてABO不適合輸血（交叉適合試験，血液型判定の誤り，記入ミス，患者の取り違えなどが原因）によるものが多い．50～100 mlの輸血が行われた時点で，発熱，悪寒戦慄，胸痛，背部痛，腹痛，呼吸困難，低血圧等の症状が現れ，進行すれば播種性血管内凝固症候群（DIC）からショック，腎不全，多臓器不全（MOF）に移行する．

麻酔下にある手術患者ではバイタルサインの突然の変化（血圧低下，尿量減少など）や，術野の予想外の場所からの出血等が主な症状である．

溶血性反応が疑われたら輸血を中止し，生理食塩水や血漿の静脈内投与に切りかえ，その後適切な輸血，輸液療法を行う．抗DIC療法，腎機能の維持にはとくに注意を払い，場合によっては血液透析を行う．また輸血中止後ただちに患者から採血し，ヘモグロビン値と血小板数を調べ，原因と考えられる血液製剤を含めて血液型の再確認，交叉試験，直接Coombs試験等により原因を明らかにする．

他の溶血性反応としては，感作された赤血球が血管外で網内系細胞によって破壊される結果，起こるものがある．多くは輸血後数日してみられ，発熱，ヘモグロビン尿，貧血，黄疸を生じるが，症状は一般的に軽度である．

2．発熱性反応 fever reactions

輸血による感染あるいは溶血性反応以外の発熱

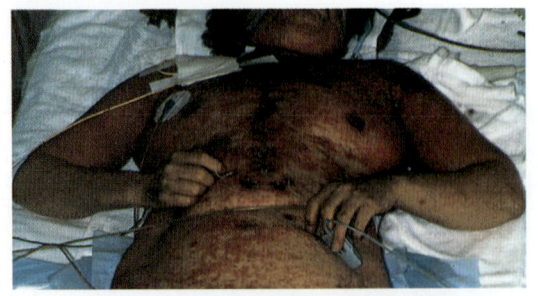

図1 GVHD時に出現する播種状紅斑

反応で,原因としては輸血製剤中の白血球や血小板,血漿蛋白に対する患者抗体の反応である.以前に輸血を受けた患者や多産女性患者にみられる.悪寒,発熱,じんま疹,呼吸困難が主な症状であるが,多くは非ピリン系解熱薬,抗ヒスタミン薬,場合によってはステロイド薬を投与することによって治まる.まれに低血圧,肺水腫,DICを併発する.とくに非心原性の肺水腫と重篤な呼吸困難を合併する疾患は輸血関連急性肺障害 (transfusion related acute lung injury；TRALI) と定義される.またIgA欠損患者では,IgAを含む血液製剤の投与でアナフィラキシーショックとなるので,注意が必要である.

3. 輸血後移植片対宿主病 post-transfusion graft versus host disease (PT-GVHD)

従来は免疫機能の著しく低下している患者にのみ発症すると考えられてきたが,免疫能に異常の認められない外科手術患者に発症する例が近年明らかにされ,その効果的治療法がないことから,輸血による重大な副作用として防止に全力が注がれている.輸血後1〜2週間の時期に,発熱,胸部から全身にかけての紅斑の出現に始まり,下痢,下血が持続し,肝機能障害,無顆粒球症を伴う白血球減少症,汎血球減少症へ移行し,1ヵ月以内にほとんどが死亡するという激烈な疾患である(図1).これは輸血血液製剤中のリンパ球が輸血後患者の体内で増殖し,骨髄,皮膚,肝臓等に対して**移植片対宿主反応**(graft versus host reaction；**GVHR**)を起こすためと考えられる.心臓血管外科手術や各領域の癌手術後の発症が主である.またHLAの適合性の高い血液製剤の使用(血縁者間輸血など),新鮮血の使用も発症の危険を伴う.GVHD発症の予防は現在のところ輸血製剤(全血製剤,赤血球製剤,血小板製剤,顆粒球濃厚液)に対する放射線照射(15〜50 Gy)によりリンパ球の不活性化をはかる方法,あるいは自己血輸血のみである.2009年の日本輸血細胞治療学会のガイドラインで輸血に際して新鮮凍結血漿を除くすべての血液製剤に放射線照射することが定められている.

B. 感染性副作用

1. 輸血後肝炎 post-transfusion hepatitis (PTH)

輸血後肝炎は保存血の輸血で発症する.供血血液のスクリーニング施行以前に多発したB型肝炎は,B型肝炎ウイルス(HBV；hepatitis B virus)により発症する.2〜3ヵ月の潜伏期間の後発症するが,大半は治癒する.肝硬変に移行したり肝不全で死亡するものが少数例ある.現在の輸血後肝炎のほとんどは,C型肝炎ウイルス(HCV；hepatitis C virus)により発症するC型肝炎で,臨床症状はB型より一般に軽症であるが,慢性化した場合,肝硬変に移行し肝癌の発生率が高く重大な感染症である.

2. AIDS acquired immunodeficiency syndrome

レトロウイルスであるヒト免疫不全ウイルス(HIV)感染により,数年の潜伏期間後免疫系の広範な障害の結果,日和見感染や悪性腫瘍など(23種の指標疾患がある)を併発しAIDSと診断される.

3. その他

梅毒,マラリア,サイトメガロウイルス(CMV)感染症,細菌(グラム陽性,グラム陰性)汚染も,頻度はきわめて低いが発生の危険性がある.

以上の感染症の防止策としては,健康な供血者から得られる輸血製剤の作製と,日赤医療センターですでに行われているスクリーニングの徹底化,それに加えて新たなウイルス,細菌等に対応するスクリーニング法の開発が重要である.

C．大量輸血による副作用

1．過剰輸血 overtransfusion
高齢者や心疾患患者では，大量輸血によりうっ血性心不全となる．予防としては濃厚赤血球の緩徐な輸血を行い，時に利尿薬を投与する方法が一般的である．

2．低体温症 hypothermia
急速に低温血液製剤を輸血した場合，不整脈を起こす．血液加温器の使用が勧められるが，42℃以上の加温は溶血を生じるので注意すべきである．

3．クエン酸中毒 citrate toxicity
肝機能障害のある患者にみられ，輸血製剤の抗凝固薬中のクエン酸により低カルシウム血症から循環不全に至る．治療はCaの静脈内投与である．

4．高カリウム血症 hyperkalemia
保存血の血漿中のK値は上昇しており，多量の急速な保存血輸血は危険である．新鮮血の使用で予防できる．

5．凝固異常 coagulation defects
24時間以上保存された血液製剤の血小板や凝固因子（V，VIII因子など）の活性は著しく減少しており，この血液製剤の大量輸血によって，血小板と凝固因子が希釈されて発症する．血小板，FFPの投与が必要である．

5．手術時の血液の有効利用

待期手術の輸血用血液製剤は，従来からすべて交叉適合試験済みのものが用意されているが，問題が多い．血液の有効利用と輸血業務の効率化をはかるため以下に述べる方法が考案され，各施設で広範に採用されつつある（表3，4）．

1．T＆S type and screen
待期手術例において，出血量が500〜600 ml以下で術中輸血の可能性が30％以下の場合は，前もって患者のABO式血液型，Rh（D）因子，不規則抗体の有無を調べ，Rh陽性で不規則抗体がないと判定された場合，術前に交叉適合試験を行わない．輸血が必要になった時点で輸血製剤のABO式血液型をオモテ試験により確認するか，あるいは交叉適合試験の主試験を迅速法で行い輸血する．

2．最大手術血液準備量 maximum surgical blood order schedule（MSBOS）
待期手術例で輸血が必要と考えられる場合，過去の術式別の平均輸血量から算定した基準量の血液を，交叉適合試験を行い準備する．この基準量は通常各施設の術式別平均輸血量の1.5倍である．

6．自己血輸血 autotransfusion, autlogus blood transfusion

自己血輸血は輸血による副作用とくに免疫性副作用の回避という点からもっとも安全な方法で，待期手術例，まれな血液型や免疫抗体を持つ患者に適応があり，若干の問題点はあるが，現在3種類の方法で行われている．一つの方法で十分な輸血血液を確保できない場合は，各方法を組み合わせて行う場合もある．

自己血輸血にあたってもインフォームドコンセントは重要であり，輸血の必要性，同種血輸血の

表3 T＆SとMSBOSの導入による利点

1．交叉適合試験に要する労力と費用の軽減
2．手術室，病棟への血液出庫時間の短縮
3．緊急時の交叉適合試験の簡素化
4．不規則抗体存在時の適合血液準備の時間的余裕
5．手術前T&S施行によるMSBOSの設定可能化
6．期限切れ血液の減少による血液の有効利用

（日赤中央血液センター資料より抜粋）

表4 T＆S，MSBOSの実施例

術式	獨協医大病院単位	東邦大大森病院単位	秋田大附属病院単位	米国麻酔学会単位
胃亜全摘術	4	T&S(5)	T&S	T&S
胃全摘術	6	4	3	T&S
胆嚢摘出術	T&S	T&S	T&S	T&S
結腸切除術	4	T&S	T&S	T&S
乳房切除術	T&S	4	3	4
甲状腺切除術	T&S	T&S	T&S	T&S

（1単位：200 ml）

リスク，自己血輸血の意義と方法，副作用等について十分に説明し，文書による同意を得る必要がある（表5）．

1．貯血式自己血輸血

待期手術患者の輸血用に，術前に採血して保存（液状保存，冷凍保存）し，手術時に戻す方法である．貯血量は最大手術血液準備量（MSBOS）に基づいて決定されるが，患者の安全性を考慮し採血基準が示されている（表6）．

1回の採血量は400 m*l* が上限で，多量の採血ができないので，予定手術の21日以前から準備する．手術前3日以内は採血をひかえる．初回採血の1週間前から連日，鉄剤を経口投与（100～200 mg/日）することが望ましい．採血後は造血能を亢進させるため，エリスロポエチン等の投与が行われる．

2．希釈式自己血輸血

全身麻酔下で手術直前に採血し，それによる循環血液量の不足を代用血漿（デキストラン）等で補充し手術を行い，術中術後に戻し輸血する方法である．この場合，手術患者の血液は代用血漿で薄まっているので，出血による赤血球の減少も相対的に少ないという利点がある．

血液希釈に伴う循環動態の変動が考えられるので，麻酔医の管理のもとに行われる．

3．回収式自己血輸血

術中術後出血の際の血液を回収して，体内に戻す方法である．大量出血を伴う外傷や心血管外科，肝臓外科，整形外科，泌尿器科の手術に用いられる．

回収方式には非洗浄式と洗浄式がある．非洗浄式は術野の血液をヘパリン加生理食塩液と混じて

表5 自己血輸血の利点と問題点

輸血に伴う利点	採血に伴う問題点
感染症の予防 同種免疫副作用の予防 免疫抑制作用の予防	採血（回収）量の限界 循環動態への悪影響 細菌汚染の危険性 人手と技術の確保

（旧厚生省ガイドライン，1989年9月）

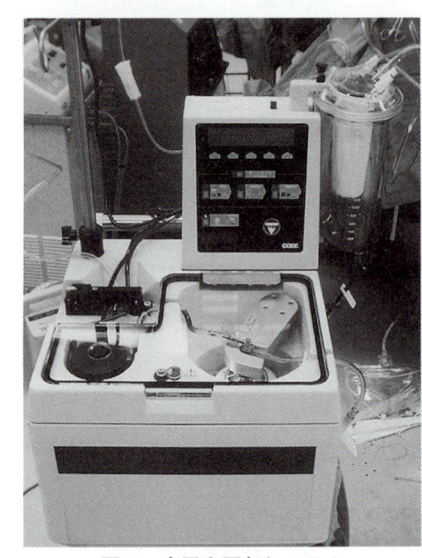

図2 自己血回収システム

表6 貯血式自己血輸血実施基準
―予定手術を行う成人を対象とした原則―

適応	・輸血を必要とする予定手術とする
年齢制限	・制限はない．80歳以上の高齢者は合併症に，若年者は血管迷走神経反射（VVR）に注意する
Hb値	・11.0 g/d*l* 以上またはHct値33%以上を原則とする
血圧	・収縮期圧180 mmHg以上，拡張期圧100 mmHg以上の高血圧あるいは収縮期圧80 mmHg以下の低血圧の場合は慎重に採血する
体温	・有熱者（平熱時より1℃以上高熱あるいは37.2℃以上）は採血を行わない
禁忌	・菌血症の恐れのある細菌感染者，不安定狭心症患者，高度の大動脈弁狭窄症（AS）患者，NYHA Ⅳ度の患者からの採血はしない
ウイルス感染者への対応	・原則として制限はないが，詳細は施設内の輸血療法委員会の判断に従う

（日本自己血輸血学会ガイドライン，2008より一部抜粋）

吸引し，一定量貯血されたらフィルターを通して戻し輸血する方法で，簡便であるが，種々の有害物質の混入の危険性がありあまり用いられない．

洗浄式は，吸引した血液を機械を通して生理食塩液で洗浄，遠心分離し，Ht を 50〜60% に調整した後，フィルターを通して輸血する方法である．非洗浄式に比べて安全性は高いが，溶血，凝固障害，コスト等，改良すべき問題点がある．この装置として国内では Cell Saver が広く用いられている（図2）．

8 ショック

1．定義と一般症状

A．定　義

ショックの原因となる疾患は時代とともに変化し，外傷や出血，熱傷などから，大手術や ICU 患者における重症感染症，敗血症へと広がり，その病態も明らかになってきた．その結果，"ショックとは末梢循環不全に伴う有効循環血液量の減少と，その結果から生じる組織のアノキシアである"とした従来の定義から"循環血液量の減少"という因子が消え，"ショックとは組織や臓器の血流が正常な細胞活動を維持するのに不完全な時に発生する病態で，通常は動脈圧の低下を伴う"という Lillehei の定義が一般的となった．

B．一般症状

ショックによる症状には，①急性循環不全による症状と，②原因疾患による症状がある．このため臨床的にはきわめて多彩な症状を呈する．

一般症状としては，①皮膚蒼白と冷汗（cold, clammy and pale skin），②脈拍の頻数微弱（thin, rapid and thready pulse），③血圧低下（low blood pressure），④不安～無関心状態（精神症状）（anxiety～apathy），⑤尿量減少（oliguria）があり，これらの症状が短期間に発現してくることが特徴である．

1．皮膚蒼白と冷汗

ショックの初期には，交感神経の興奮により全身の血管が収縮するため皮膚が蒼白になる．また，汗腺が開くため冷汗が出る．

2．脈拍の頻数と微弱

循環血液量の減少と心拍出量の低下を反映する．脈拍数は 100～120/分の頻脈となることが多い．しかし，相当量の出血や神経原性ショックではむしろ徐脈となることもある．

3．血圧低下

通常のショックでは血圧は低下する．初期の血圧低下時には，代償作用として血管が収縮するため最低血圧が比較的保たれ，臓器血流は維持される．しかし，循環血液量が持続的に低下すると，血圧はさらに低下して 80～60 mmHg のショック血圧となり，臓器は虚血状態に陥る．

4．精神症状

脳の循環不全を反映する．不安（anxiety），不穏（restlessness）から無関心（apathy），さらに昏迷（stupor），昏睡（coma）に至ることもある．

5．尿量減少

腎血流の減少を反映する．腎動脈壁の α 受容体を介した血管収縮による反応であるが，その反射は非常に敏感なため，ショック初期の軽度の組織血流障害でも出現する．

2．診断と分類

A．診断と重症度

ショックの診断は，収縮期血圧 90 mmHg 以下の他に，表 1 の診断基準のように脈圧，心係数，尿量，base excess の異常値や臨床症状のうち一つ以上あればよいとされる．重症度の診断は，ショック時に障害を受けやすい循環，腎，呼吸，中枢神経の機能障害を反映する五つの指標からスコア化しようと試みられている（表 2）．

▶診断法

① vital signs　血圧，脈拍，呼吸数，体温・血圧は通常水銀血圧計で測定するが，低血圧時は測定不能となるので，橈骨動脈などにカテーテルを留置し，圧トランスデューサを介して電気的に連続モニターすることが多い．収縮期血圧 80～60

表 1　ショックの診断基準（日医大救命救急センター）（山本保博，1987）

1．収縮期血圧	90 mmHg 以下
2．脈　圧	30 mmHg 以下
3．心係数	2.5 l/m^2 以下
4．尿　量	0.5 ml/kg/時以下
5．base excess	−7 mEq/l 以下
6．ショックの臨床症状	

以上のうち1を含めた2項目以上を満たすもの（代謝面からみた診断基準として，5の代わりに乳酸塩/ピルビン酸塩比10以上を入れてもよい．
心係数：体表面積当たりの心拍出量（l/分）
base excess：血液ガス分析より得られる酸・塩基平衡の指標で−3以下はアシドーシス，＋3以上はアルカローシスを示す．

mmHg以下をショック血圧と呼ぶ．

脈拍も低血圧時には触れにくくなるので，モニター心電図を装着して測定する．神経原性ショック，心原性ショックの一部を除けば，120/分以上の頻脈になることが多い．

② 尿量　尿道カテーテルを留置し1時間当たりの尿量を測定する．成人で30 ml/時以下の乏尿はショックの一つの指標となる．

③ 血液生化学検査　GOT, GPT, LDH, BUN, Crなどの値から肝，腎，心臓などの重要臓器障害の発生を診断する．また，高カリウム血症はショックによる組織壊死，腎機能障害の指標となる．

④ 血液凝固能検査　プロトロンビン時間，部分トロンボプラスチン時間の延長や血漿フィブリノゲンの減少などの凝固機能障害は，血小板数の減少とともに，ショックの重篤な合併症である血液凝固異常（disseminated intravascular coagulopathy；DIC）を診断する重要な指標である．

⑤ 動脈血液ガス分析　動脈血 pH, PaO_2, $PaCO_2$, BE（base excess）などの測定は，ショックによる代謝性アシドーシスや呼吸不全の診断と治療の指標として重要である．

B．分　類

いろいろな研究者が病態生理に従って分類している．しかし，実際の臨床で経験するショックは原因疾患の治療経過中に発生してくることが多く，表3のような原因による出血性，心原性，敗血症性，神経原性，アナフィラキシー性という分類が便利である．

C．鑑別診断のための臨床検査

1．末梢血血球数

白血球数増多と左方移動を認めるショックは，敗血症性を疑わせる．より重症例では左方移動を伴う白血球数減少を認めることもある．

赤血球数，ヘマトクリット値の減少から出血や脱水の程度（循環血液量）が推定できる．

血小板数の減少は，ショックに伴うDICの診断に重要な因子である．

2．胸部Ｘ線検査

心原性ショックに伴う肺うっ血，呼吸不全や胸腔内出血などの診断に有用である．

3．心電図 electrocardiogram（ECG）

心原性ショックでは重症の不整脈を伴うことが多く，心電図はその診断に不可欠である．

また，ST-Tの変化は，心筋虚血の診断と治療効果の判定に重要である．

表 2　ショックスコア

項目		0	1	2	3
収縮期血圧（BP）	（mmHg）	100≦BP	80≦BP＜100	60≦BP＜80	BP＜60
脈拍数（PR）	（回/min）	PR≦100	100＜PR≦120	120＜PR≦140	140＜PR
base excess（BE）	（mEq/l）	−5≦BE≦＋5	±5＜BE＜±10	±10≦BE≦±15	±15＜BE
尿量（UV）	（ml/時）	50≦UV	25≦UV＜50	0＜UV＜25	0
意識状態		清　明	興奮から軽度の応答の遅延	著明な応答の遅延	昏　睡

非ショック患者 0〜4点
軽症および中等度ショック 5〜10点
重症ショック 11〜15点

（小川　龍，1979）

表 3 ショックの分類

1. 出血性ショック hypovelemic shock/hemorrhagic shock
   外傷性出血，食道静脈瘤破裂，急性膵炎による体液喪失など
2. 心原性ショック cardiogenic shock
   急性心筋梗塞，開心術後低心拍出量症候群，心タンポナーデなど
3. 敗血症性ショック septic shock/endotoxin shock
   汎発性腹膜炎，肝膿瘍，感染性心内膜炎など
4. 神経原性ショック neurogenic shock
   外傷による打撲，激痛など
5. アナフィラキシーショック anaphylactic shock/allergic shock
   薬剤，虫などによる咬傷，食物アレルギーなど

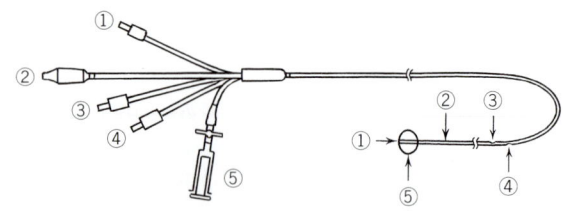

図 1 Swan-Ganz カテーテルの外観 （5 ルーメン）
① 遠位ルーメン注入口，開口部
② 温度センサーコネクター部，感知部
③，④ 近位ルーメン注入口，開口部
⑤ バルーン膨張用ルーメン，バルーン部

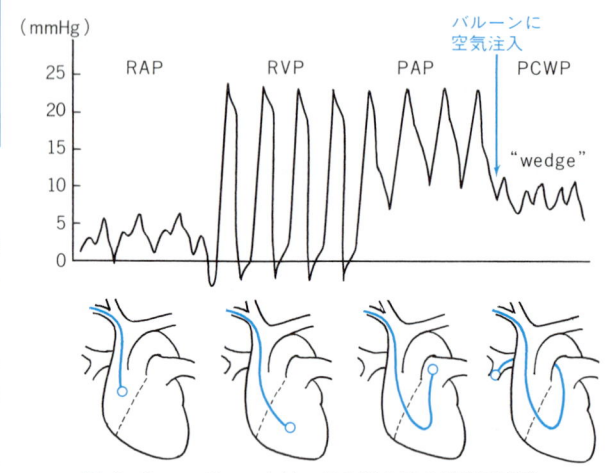

図 2 Swan-Ganz カテーテル挿入時の波形の変化

4．血中エンドトキシン測定，血中細菌培養

グラム陰性桿菌の細胞壁成分であるエンドトキシンは，重症感染症患者の血中に検出されることが多く，敗血症性ショックの引き金の一つと考えられている．また最近では，明らかな感染症がない場合でも，重症のショック患者で検出されるとする報告がある．エンドトキシン陽性患者ではショック合併率，臓器不全合併率が高い．ただし，エンドトキシンの測定は偽陰性が多いことなど問題点も多く，最近ではエンドトキシンの受容体である単球表面のmCD14やシグナル伝達に関与するToll like receptor（TLR）4を測定する方が有用との報告がある．

いずれにしても，敗血症が疑われる時にはエンドトキシン測定と同時に動脈血培養を行い，起因菌を同定し，抗生物質を選択する．

5．中心静脈圧 central venous pressure（CVP）

胸腔内下大静脈圧を中心静脈圧と呼ぶ．内頸静脈あるいは鎖骨下静脈穿刺によって上大静脈にカテーテルを挿入し，静脈圧を cm 水柱で測定する．正常値は 5〜10 cm H_2O で 5 cm H_2O 以下のときは循環血液量減少，12〜15 cm H_2O 以上のときは右心不全を考える．しかし，CVPの絶対値よりも輸液負荷や治療による変化をみることが重要である．

6．Swan-Ganz カテーテル

循環動態を正確に把握する方法としてSwan-Ganz カテーテルを用いた熱希釈法による測定が普及している．図1のようにそのカテーテルは五つのルーメンを持ち，右心房，右心室より肺動脈に留置し，投薬，右室圧測定，心臓ペーシング，混合静脈血酸素飽和度測定などに使われる．

鎖骨下静脈に穿刺，挿入し，カテーテル先端の位置を圧波形の変化に注意しながら肺動脈内まで進める（図2）．バルーンを膨らませると肺動脈の分枝の一部を塞ぎ，肺動脈楔入圧波形が得られる．その部位を留置部位とする．

Swan-Ganz カテーテルにより心拍出量（CO），肺動脈楔入圧（PCWP），末梢血管抵抗（SVR）などを測定して循環動態を知り，そのパターンからショックの鑑別，病態の進行あるいは改善の状態を知ることができる．循環管理の際の輸液容量負荷や，強心薬，血管拡張薬の投与などの判断にも必要不可欠である．

2．診断と分類　75

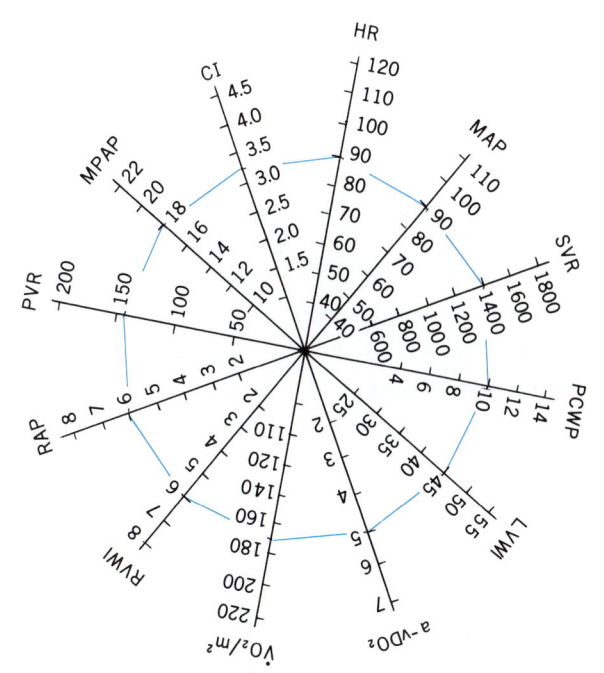

図 3　Hemodynamic chart
CI：心係数（$l/分/m^2$），HR：心拍数（/分），MAP：平均動脈圧（mmHg），MPAP：平均肺動脈圧（mmHg），PCWP：肺動脈楔入圧・肺毛細管圧（mmHg），RAP：右房圧（cm H$_2$O），SVR：体血管抵抗（dynes・秒・cm^{-5}），PVR：肺血管抵抗（dynes・秒・cm^{-5}），LVSWI：左室1回仕事係数（g・m/m^2），RVSWI：右室1回仕事係数（g・m/m^2），a-vDO$_2$：動静脈酸素含量較差（vol%），V̇O$_2$/m^2：酸素消費量係数（ml/分/m^2）

表 4　循環動態の正常値

名　称（略号）	正常値
心係数（CI）	2.5～4.0 $l/分/m^2$
心拍数（HR）	65～85/分
平均動脈圧（MAP）	70～105 mmHg
平均肺動脈圧（MPAP）	9～19 mmHg
肺動脈楔入圧（PCWP）	4～13 mmHg
右房圧（中心静脈圧）（RAP（CVP））	4～8 mmHg
体血管抵抗係数（SVR）	1,100～1,500 dynes・秒・cm^{-5}
肺血管抵抗係数（PVR）	120～250 dynes・秒・cm^{-5}
動静脈酸素含有量較差（a-vDO$_2$）	4～6 vol%
酸素消費量係数（V̇O$_2$I）	110～170 ml/分/m^2
左心仕事量係数（LVSWI）	40～75 g・m/m^2
右心仕事量係数（RVSWI）	6～10 g・m/m^2

とくに，得られた各指標を図3のようなhemodynamic chartに当てはめると循環動態の把握に便利である（表4）．ただし，カテーテル感染や血栓形成などの合併症を考慮すると，留置期間は通常3日間である．

D．鑑別診断

1．出血性ショック
hypovolemic shock（hemonhagic shock）

外傷，熱傷による滲出液の喪失や出血などによって生ずる．腹腔，胸腔内への出血や体液漏出では，その存在が顕性化せず隠されている場合があるので，エコー，CTや出血シンチなどによる検索が大切である．出血量の推定は，表5のように臨床データからも可能である．

図4は出血性ショック例のhemodynamic chartである．循環血液量の低下を反映してPCWPは低下し，CI，MAPも低下する．一方，

表 5　ショックの重症度診断

	非ショック	軽症ショック	中等度ショック	重症ショック
出血量（ml）	10%以内 0～500	10-20% 500～1,000	20-35% 1,000～1,800	35-50% 1,800～2,500
症状	とくになし	四肢冷感	不安 皮膚蒼白	意識混濁 チアノーゼ
血圧（mmHg）	正常	やや低下 90～100	低下 60～90	著明に低下 40～60
脈拍（/分）	やや頻脈 100以下	頻脈 100～200	頻脈,微弱 120以下	触れにくい
尿量	正常	減少傾向	乏尿	無尿

HRは亢進し，代償性の末梢血管収縮のためSVRが上昇する．

2．心原性ショック cardiogenic shock

心筋梗塞，不整脈，心タンポナーデなどさまざまな原因で起こり，それぞれの原因疾患による胸部症状を伴う．心拍出量は低下するが循環血液量は保たれ，末梢血管抵抗は上昇する．さらに，肺うっ血を伴うため呼吸困難が出現する．

図5は心原性ショック例のhemodynamic chartである．ポンプ機能低下を反映し，CIの低下と著しい右房圧（RAP），PCWPの上昇を示す．

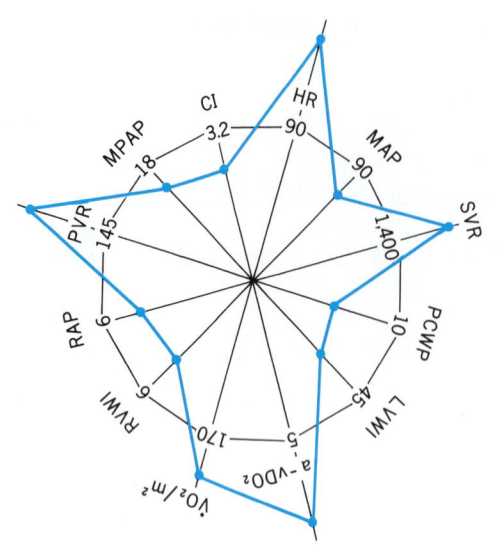

図4 出血性ショックにおける hemodynamic chart 例

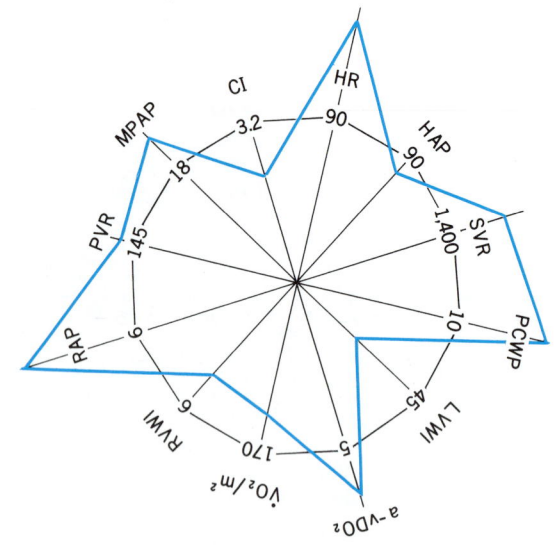

図5 心原性ショックにおける hemodynamic chart 例

3. 敗血症性ショック septic shock

発熱，悪寒，戦慄などの感染症状は，重症感染症や敗血症の重要な臨床症状である．

循環不全症状としては，初期に心拍出量が増加し末梢血管抵抗が低下するため，皮膚は温かく，血圧がやや低めのいわゆる "hyperdynamic state (warm shock)" を示すが，末期には血圧が低下し皮膚も冷たくなり hypodynamic state (cold shock) となる．

図6は敗血症性ショックにおける hyperdynamic state の hemodynamic chart の例である．SVR の著しい低下のため相対的な循環血液量低下状態となる．CI, HR は亢進している．末梢での a-v shunt の増大により混合静脈血酸素飽和度は上昇し，a-vDO$_2$は低下する．

4. 神経原性ショック neurogenic shock

外傷による激痛，打撃が血管-迷走神経反射を介して起こるショックで，反射性の徐脈や末梢血管虚脱による低血圧，意識喪失が起こる．ショック体位（仰臥位頭部低位）を取ることで回復することが多い．

5. アナフィラキシーショック
anaphylactic shock, allergic shock

急激に，時に薬剤注入中に起こり，多くは数分から数十分間の短い経過で発生する．抗原抗体反応による即時型過敏症であり，きわめて特異的な症状を呈す．

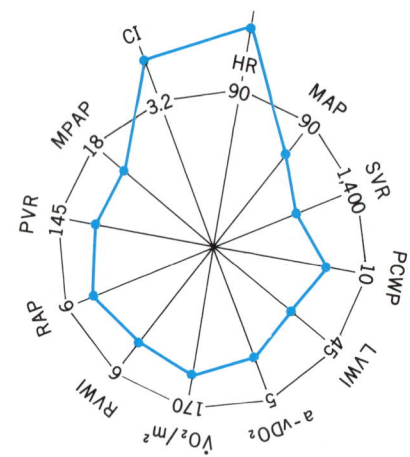

図6 敗血症性ショック (hyperdynamic state) における hemodynamic chart 例

3. 治 療

ショックの治療は，その診断がつき次第迅速に開始されなければならない．急性循環不全に対する全身管理を行うとともに，ショックの原因を検索し，それに対する治療を開始する．

治療の開始が遅れればショックは多臓器不全を惹起して不可逆性となり，患者は死に至る．

図 7 出血性ショックの治療

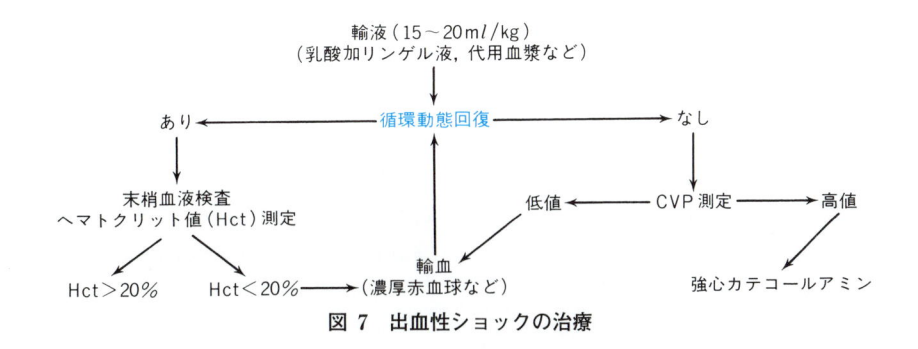

A. ショックに対する対症療法

1. 呼吸管理
　意識障害に伴う呼吸停止や心原性ショックにみられる肺うっ血などでは，気道確保，呼吸管理を行う．必要に応じて気管内挿管による人工呼吸を行い，組織への酸素供給を保つ．

2. 循環管理
　輸液，輸血により有効循環血液量を確保し，心機能の保持と末梢循環不全を改善する．これにより，臓器組織の低酸素状態を改善し，急性循環不全からの回復をはかる．
　血圧，脳血流維持のため，下肢を挙上し頭を低くするショック体位や下肢へのターニケット使用が有効なこともある．

3. 酸・塩基平衡の維持
　ショックでは代謝性アシドーシスが必発で，重炭酸ナトリウムの注射による補正が必要となる．

B. ショックの原因治療

　外科臨床上重要な出血性，心原性，敗血症性ショックについて，その治療について述べる．

1. 出血性ショックの治療
　早期に輸液，輸血により循環血液量が補充され，その間に的確な止血が行われればただちに回復するが，代償不可能な大量で急激な出血や治療の遅れは，心機能の低下や臓器不全をもたらし不可逆となる．
　図7に示すように，まず輸液は乳酸加リンゲル液，次いで代用血漿が用いられることが多い．その必要量は以下の式から算出し，投与速度は一般に15～20 ml/kgだが，血圧，脈拍の変化，CVP値，尿量などを参考に慎重に行う．

$$水分欠乏量 = \frac{現在のNa\,(mEq/l) - 140}{140} \times 体重\,(kg) \times 0.6$$

$$Na欠乏量 = (140 - 現在のNa) \times 体重 \times 0.6$$

　これによって循環動態の回復が得られれば以下の式によって不足血液量を推定し，ヘマトクリット値20以上を目標に，輸血を行う．

$$不足血液量 = \frac{上昇させたいHb量\,(g/dl)}{正常Hb} \times 正常循環血液量\,(l)$$

　中心静脈圧（CVP）が高いにも関わらず循環動態の回復が得られない場合には，心機能低下の存在を考えなければならない．

2. 心原性ショックの治療
　急性心筋梗塞や不整脈などにより心臓のポンプ機能が急激に低下し，急性循環不全を起こしたものである．表6のような血行動態の指標から心原性ショックと診断し治療を開始する．
　心原性ショックでは，ポンプ機能の低下からCIの低下とPCWPの上昇を認め，通常Forrester分類（図8）のsubset Ⅳの範囲内にあるが，重症度が増すにつれ心機能曲線はより右下方へとシフトする．
　治療は血圧，尿量，ECG，CVPとSwan-Ganzカテーテルによる循環動態のデータをもとに，①循環血液量の調節，②末梢血管拡張薬，③心拍数の調節，④カテコールアミン，⑤補助循環（大動脈内バルーンパンピング（intraaortic balloon

pumping；IABPなど）が行われる．具体的には図9に示すように，まず心電図から心拍数，リズムの不整の有無を判断し，必要ならば薬物療法，除細動を開始する．次いで，CVP，PCWPなどから循環血液量の不足があれば，輸液を増量（容量負荷）し，心機能低下に対してはカテコールアミン（表7）を用いる．また，SVRから著しい末梢循環障害が認められれば血管拡張薬の投与も行われる．これらの治療によっても循環動態の回復が得られない場合，IABPなどによる機械的なサポートを開始する．

3．敗血症性ショックの病態

近年，TNF，IL-1，IL-6，IL-8などのサイトカインが，敗血症性ショックの病態をひき起こすメディエーターであることが明らかとなった．1992年アメリカのCritical Care SocietyとAmerican College of Chest Physiciansの合同会議において，高サイトカイン血症によって引き起こされる"全身性炎症反応症候群"（systemic inflammatory response syndrome；SIRS）なる概念が，感染症，外傷，膵炎と敗血症の病態を理解するのに好都合であるとして提唱された．SIRSは表8に示すような体温，脈拍数，呼吸数，白血球数という一般的な指標から診断され，侵襲に対する全身的反応と考えられている（図10）．

敗血症（sepsis）は"感染に起因するSIRS"と定義され，敗血症性ショックは"敗血症で十分な輸液管理に関わらずsepsisによってもたらされたhypotensionを呈するもの"と定義された．

敗血症性ショックでは，感染巣より血中に流入したエンドトキシンや細菌の菌体成分によってサイトカインが誘導される．サイトカインの作用により末梢血管が拡張し，有効循環血液量の減少から血圧の低下をきたす．十分な輸液下では心拍出量は増大し，いわゆるhyperdynamic state（warm shock）を呈するが，ショックが遷延すると組織の虚血からアシドーシスが進行し，細胞障害から

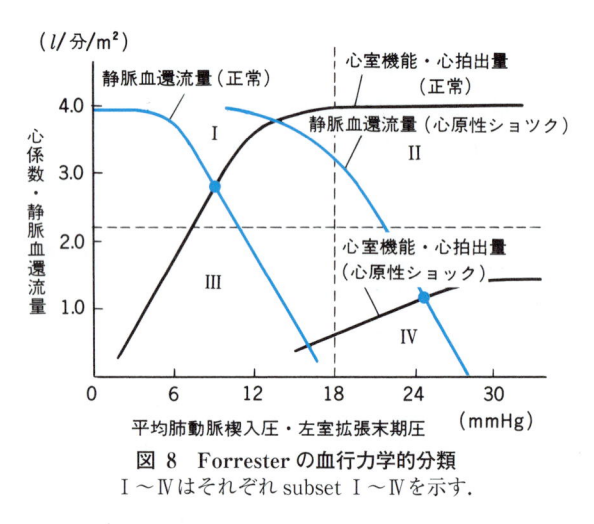

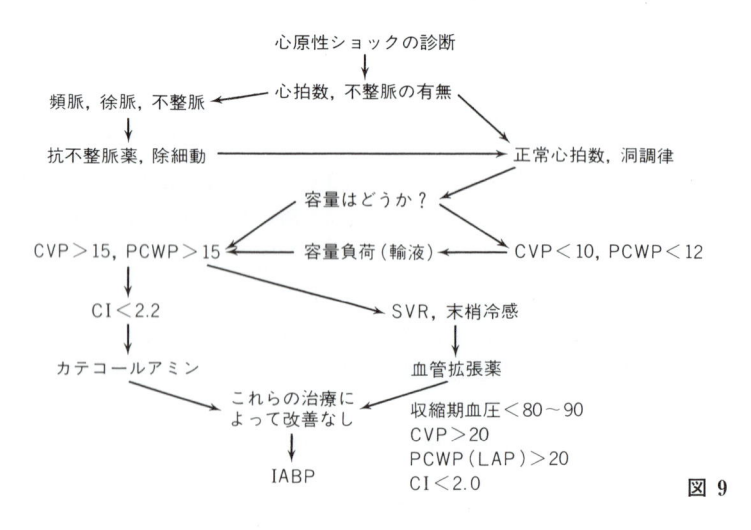

表6 心原性ショックの血行動態

血圧	収縮期圧 80～90 mmHg 以下
CVP（RAP）	15 mmHg 以上
PCWP（LAP）	15 mmHg 以上
CI	2.2 l/分/m² 以下
SVR	1,800 dynes・秒・cm^{-5} 以上
a-vDO$_2$	60%以下
尿量	0.5 ml/kg/時以下が2時間以上

図8 Forresterの血行力学的分類
I～IVはそれぞれsubset I～IVを示す．

図9

3. 治 療

表 7 カテコールアミンの種類と適応

種 類	α作用 (血管収縮)	β₁作用 (心収縮力) (心拍数)	β₂作用 (血管拡張)	その他	使用量 ($\mu g/kg/$分)	適 応
エピネフリン (epinephrine)	♯	↑ ↑	＋	気管支拡張	0.01 より開始	左心室駆出不全
ノルエピネフリン (norepinephrine)	♯	少量使用時 ↑ ↓	－	冠血流増加	0.03〜0.3 より開始	血管拡張性 ショック
ドパミン (dopamine)	－ ＋	↑ ↑	＋	腎血流量増加	3〜5 3〜15 ＞20	左心室駆出不全
ドブタミン (dobutamine)	少量使用時 ＋	↑↑ →	＋	PCWP 低下	3〜20	左心室駆出不全
イソプロテレノール (isoproterenol)	－	↑↑ ↑↑	♯	心筋梗塞では 禁忌	0.02〜0.3 より開始	うっ血性心不全 徐脈による低血圧

表 8 SIRS の診断基準と敗血症性ショックの定義

- SIRS
 以下の1, 2, 3, 4のうち二つ以上を満たすとき，SIRSと診断する．
  1. 体温＜36℃，または＞38℃
  2. 脈拍数＞90 回/分
  3. 呼吸数＞20 回/分，または PaCO₂＜32 mmHg
  4. WBC＞12,000/mm³，または WBC＜4,000/mm³，または WBC の幼若細胞＞10%
- 敗血症
 感染に起因する SIRS
- sepsis-induced hypotension
 収縮期血圧＜90 mmHg または平常時収縮期血圧の 40 mmHg 以上の低下
- 敗血症性ショック
 敗血症で十分量の輸液管理にも関わらず sepsis-induced hypotension を呈するもの

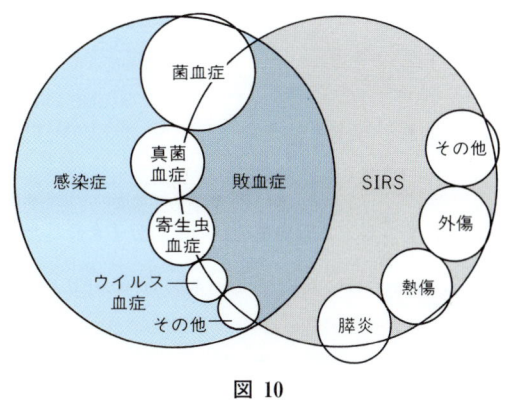

図 10
(Members of the American College of chest Physicians/Society of Critical Care Medicine Consensus Conference Comittee : Crit. Care Med. **30**: 864-874, 1992 より)

臓器障害が起こり hypodynamic state (cold shock) へ進行する．

LPS (lipopolysaccharide) はグラム陰性桿菌外膜の構成成分であり，エンドトキシンの生物活性の本体である．LPS 分子は図 11 に示す如く lipid A-core 多糖体-O 多糖体の順に構成されている．とくに lipid A に活性の中心がある．LPS による臓器障害は，凝固線溶系やサイトカイン系の活性化を介した作用であり，直接的な障害作用は無いとされている．すなわち細菌由来の LPS は血中に存在する LPS binding protein (LBP) と結合し，この複合体がマクロファージ (MΦ) 細胞膜表面にある受容体 (CD14) と結合，TLR4 受容体から

MyD88，NFκB を介して LPS のシグナルが細胞内に伝達され，TNF, IL-1 などの炎症性サイトカインが産生される (図 12)．

IL-1, TNF などのサイトカインが放出されると，それによって血管内皮細胞が活性化されて細胞表面に ICAM-1 などの接着分子の発現量が増加する．一方，血管内皮やマクロファージは IL-8, PAF を放出し，好中球を活性化する．好中球は表面にもつ LFA-1 などの接着分子を質的に変化させ ICAM-1 に対する親和性を獲得し，血管内皮に接着する．内皮に接着した好中球は活性酸素やエラスターゼを放出し，細胞障害を惹起する (図 13)．

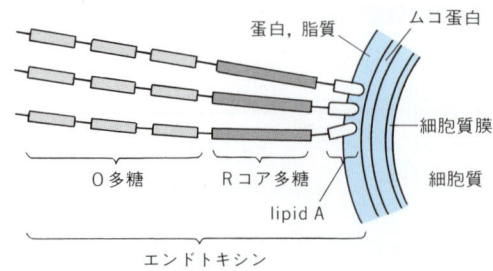

図 11 グラム陰性桿菌の細胞壁におけるエンドトキシンの構造

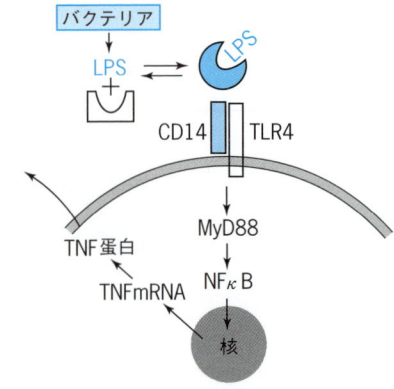

図 12 エンドトキシンのマクロファージへの結合様式
(Raetz CRH, 1991 を一部改変)

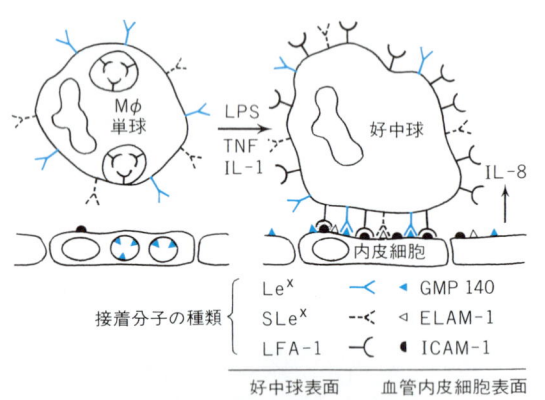

図 13 好中球と血管内皮細胞の接着分子を介した結合
(Dal Nogare, et al：Am J Med Sci **302**：50-65, 1991 の図を改変)

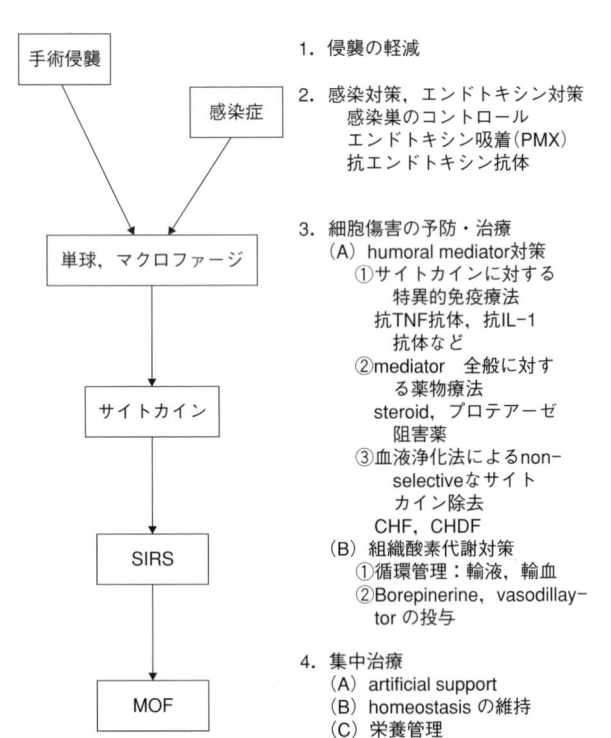

図 14 病態別に見た MOF の予防・治療対策
(平沢ら：腎と透析 **41**：205, 1996 より改変)

4. 敗血症性ショックの治療

こうした病態の理解を背景に，その治療も，①感染巣の治療，抗エンドトキシン対策，②抗ショック対策に加え，③抗サイトカイン対策などの宿主側の反応の制御が新しい治療手段として導入されつつある．

1) 感染巣の治療

感染巣の切開，排膿や壊死細組織の除去などによる感染のコントロールがもっとも大切である．同時に細菌培養検査で起因菌を同定し，薬剤感受性試験の結果に基づいて感受性のある適切な抗菌薬の投与を行う．

血中エンドトキシン除去のため，エンドトキシン吸着カラムが臨床応用されている．

2) 抗ショック対策

敗血症性ショックの hyperdynamic state においては，末梢血管拡張による相対的な循環血液量不足に加えた，滲出液漏出などの原疾患による循環血液量不足が存在する．このため十分な輸液による循環血液量の補充が重要である．重症例の管理には Swan-Ganz カテーテルによる循環管理が不可欠である．

他の薬物療法としては，蛋白分解酵素阻害薬，好中球エラスターゼ阻害薬が使用される．また，サイトカインの過剰産生の抑制と細胞障害の進行を抑制する目的で，短期的に副腎皮質ホルモン(ステロイド)が用いられる．

3）抗サイトカイン対策

抗エンドトキシン抗体も含めて抗 INF 抗体，抗 IL-1 受容体拮抗物質（IL-1ra）などの特異的免疫療法の臨床実験が行われているが，現在まで有効という報告はみられていない．ステロイドなどによる非特異的なサイトカイン対策は有効と考えられ臨床応用されている（図 13）．

持続血液濾過（continuous hemofiltration；CHF）や持続血液濾過透析（continuous hemodiafiltration；CHDF）などの血液浄化療法による血中のサイトカインの除去はすでに臨床応用され，成果を上げ始めている．

4．臓器障害の発生機序と対策

ショックはその原因に関わらず，遷延すると組織循環障害から臓器障害，多臓器不全症候群（multiple organ dysfunction syndrome；MODS）へと進行し，死に至る重篤な病態である．

A．微小循環障害の発生機序

敗血症性ショックにおいては，エンドトキシンによって誘導された炎症性サイトカインによる SIRS が，その病態の本質と考えられる．出血性ショックや心原性ショックにおいても，ショック後の各臓器の虚血-再灌流により遊離されたサイトカインや活性酸素が重要な役割を果たしている．

すなわち，敗血症性，出血性いずれのショックにおいても，エンドトキシンや菌体または虚血-再灌流という刺激によってマクロファージや単球が活性化され，TNF，IL-1 をはじめとする炎症性サイトカインが過剰に産生される．これらのサイトカインはさらに他のサイトカインを誘導すると共に，内皮や好中球に作用し，活性酸素やエラスターゼを介して内皮細胞障害をひき起こす．内皮細胞障害は微小循環障害から組織障害，臓器障害をひき起こすと考えられる．

B．MODS 対策

いったん発生した MODS の救命率は依然として低く，30〜40％程度である．このため，MODS の対策としては，その発症予防が第一である．

すなわち，MODS の前段階であるショックにおける初期治療と感染源や出血などの原因の除去やサイトカインに対する対策によって，臓器障害発生の warning sign としての SIRS をできるだけ早く終焉させることが大切である（図 14）．

9 創傷治癒

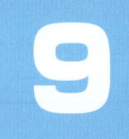

1. 正常の創傷治癒過程

生体に生じた損傷は大部分が修復されるが，これは創傷治癒（wound healing）という形で行われるのが一般的である．治癒過程は，① 肉芽形成および 線維化（granulation and proliferation of collagen fiber），② 上皮化（epithelization）および，③ 収縮（contraction）の 3 現象から成り立っており，これらの現象は同時に進行する．これらの現象からみた治癒の時相を，ⓐ 初期相（損傷直後），ⓑ 炎症相（24 時間後），ⓒ 膠原相の初期（2～4 日後）および，ⓓ 瘢痕形成相（1～2 週間後）に分けることができる（図 1）．

それぞれの相においてサイトカインや増殖因子はシグナルの媒介として重要な役割を担っている．

A. 第 1 期治癒の創傷治癒過程

1. 肉芽形成

滲出破壊相 exudative or destructive phase

受傷直後より 4 日位の時相であり，創面には組織液，リンパ液，フィブリンなどの混合物が滲出して創面を被覆するようになる．その下層では組織に炎症反応が起こり，局所の血管拡張と小血管の透過性亢進が起こる．この反応にはアミンであるヒスタミン，セロトニンの影響が示唆されてきた．血管透過性が亢進することにより，血漿成分が血管外に漏出し，さらに血液凝固系の活性化が起こってくる．損傷組織の線維芽細胞，凝集した

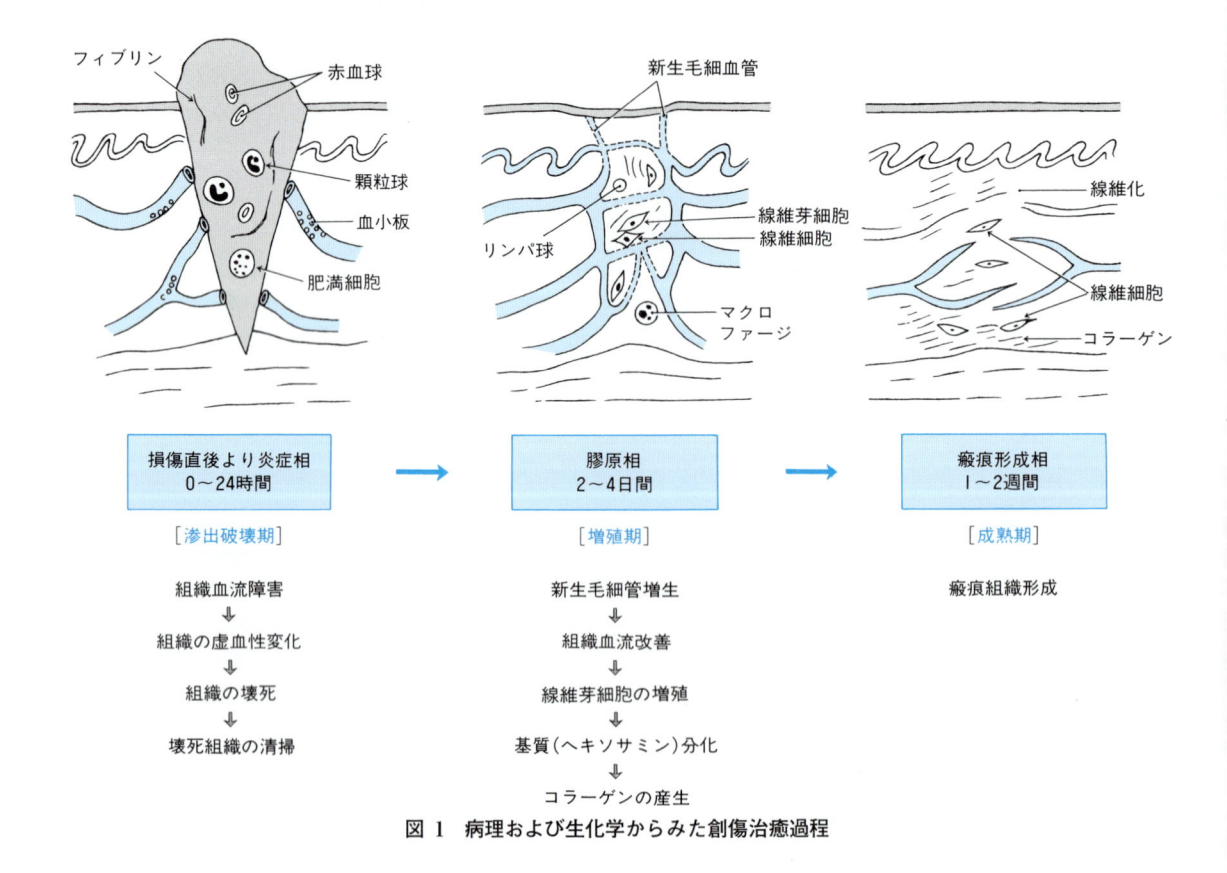

図 1 病理および生化学からみた創傷治癒過程

血小板あるいは血管内皮細胞から血小板由来増殖因子（platelet-derived growth factor；PDGF）を中心とした増殖因子が放出される．これにより，線維芽細胞の誘導，間葉系細胞の誘導，各種プロテアーゼの産生が促進するようになる．さらにこれらの細胞からTGF-βが分泌されるようになり，損傷の局所にマトリックスを合成する．同時に補体系も活性化してきて，損傷した血管からの血液喪失を抑制するように作用し，次の相に向けて細胞性の反応を誘導する．

血管透過性亢進は血漿成分のみならず，白血球やマクロファージの遊出も惹起し，炎症組織に集簇する．好中球はIL-1, IL-6, IL-8, TNF-αなどのサイトカインにより活性化され，脱顆粒が起こり，活性酸素を放出したりリソソーム酵素を放出する．マクロファージも同様に活性化されて，異物や壊死組織を貪食して，創の感染を防御するようになる．

増殖期 proliferative or fibroplastic phase

滲出期に続いて創傷の治癒過程は**コラーゲンの増殖**を中心とする第2期（増殖期）に移行していく．すなわち，受傷後3～14日の時期であり，破壊された細胞が排除され，滲出期が消退していくと，フィブリン網の中に新生毛細血管の増生が始まる．さらに**線維芽細胞（fibroblast）の増殖**が同時に起こり，新生毛細血管と共にフィブリン網の中に入り込んでくる．この線維芽細胞は創傷周囲の粗性結合組織や毛細血管内皮細胞に由来するといわれており，受傷後2～3日するとすでに粘液多糖類を主体とする基質（主としてヘキソサミン）を合成，分泌してコラーゲンの合成を始めるようになる．すなわち，Ⅳ型コラーゲンやラミニン，プロテオグリカンなどが構築されるようになり，組織修復の基となる基底膜の形成が始まる．新生毛細血管は血管内皮細胞より形成され，創周囲の健常組織から進展する毛細血管の芽（capillary bud）と連絡することで血流の交通が始まる．そして創面に対し垂直に走り，表層では係蹄を形成するので4日目頃より係蹄に一致して顆粒状組織が認められるようになり，7日目になると創全体が顆粒状組織で被覆されるようになる．これは一般に**肉芽組織**（granulation tissue）といわれている．

コラーゲンおよび新生毛細血管の増殖につれてフィブリンは次第に吸収され，リンパ球や形質細胞などの滲出細胞は次第にその数を減じ，創は完全に線維芽細胞とコラーゲン線維で埋められるようになり，その線維化によって創の抗張力は急速に増加するようになる．

成熟相 phase of wound maturation

増殖期も終わりに近くなると，新生毛細血管の増殖も止まって大部分が退行性変化を示し，創傷治癒過程は第3期の成熟期に移行してくる．成熟期に入ると線維芽細胞は次第に分裂能力の少ない成熟型になる．一方，コラーゲン線維は次第に増加して，細胞成分のほとんどない完全な**結合組織**となるため抗張力が徐々に回復してくる．同時に創縁が収縮して治癒は完成してくる．この成熟期の期間はさまざまであり，10ヵ月～1年ともいわれており，**瘢痕期**（scar phase）とも呼ばれる．

以上，創傷の治癒過程における肉芽形成は炎症反応と密接な関係があり，炎症反応が肉芽形成の誘因となる．肉芽組織には一般に健常肉芽と病的肉芽とがあり，前者は上皮再生の基盤となるが，後者は上皮形成を伴わない浮腫状の肉芽である．健常肉芽は時として感染，異物や壊死組織，消毒薬などの腐蝕薬によって阻害されることがある．

2．線維化

肉芽組織内のコラーゲン線維が増殖することを線維化といい，肉芽組織は次第に抗張力を伴うようになる．

コラーゲン合成機序 創腔内の線維芽細胞は分裂増殖をくり返し，創の清掃が完成する頃には線維芽細胞と新生毛細血管で全創腔が満たされるようになる．この線維芽細胞から**基質**（主として粘液多糖類，ヘキソサミン）と**コラーゲン**が作られる．線維芽細胞はコラーゲンの前駆物質である可溶性のトロポコラーゲンを細胞内で合成して細胞外に分泌する．コラーゲンは基質の中でコラーゲンに重合される（図2）．

3．上皮の再生

創面が上皮で被覆されることは創傷治癒の絶対条件である．損傷後2～3日すると上皮の基底細胞層において盛んに細胞分裂が起こり，上皮細胞間の離開により遊走が始まる．

5～6日後には肉芽組織の表面は1層におおわ

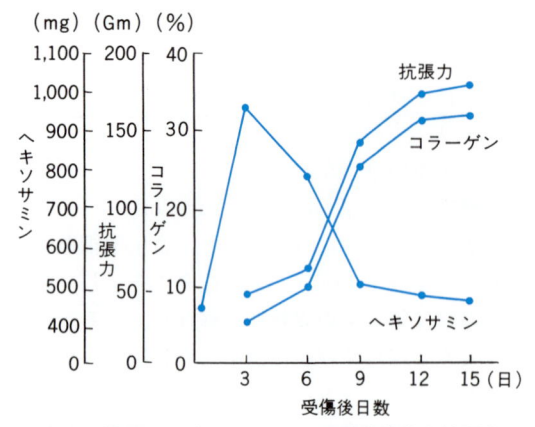

図 2　基質およびコラーゲンの経時的変化と抗張力の関係
(Dunphy, J. E & Udupa, K. N ; N. Engl. J. Med. 253 : 847, 1955)

れるようになり，次に細胞は垂直方向に遊走を始めるようになるため，8〜10日後は再生上皮層は多層となる．上皮の再生は創面ばかりでなく，縫合糸の周囲にも再生上皮と共にコラーゲンの増生が認められ，時には反応性の炎症が起こっている場合もある．したがって縫合糸と創傷治癒の関係ならびに抜糸などの関連において，外科臨床上重要となる．肉芽形成と同様に上皮化においても，感染，異物，壊死組織など阻害因子となりうる．

4．創傷の収縮

創傷治癒過程において創縁を引っぱり寄せて，組織欠損部を閉鎖しようとする**収縮**が始まる．受傷後，2週間は収縮は速やかに起こり，上皮化されるべき創面は著しく縮小されるが，その後は緩徐となる．この収縮機序は明らかでないが，創縁直下の線維芽細胞が創の中心に向かって遊走する際に，創縁を中央に引っぱるためであるという説と，肉芽組織の線維芽細胞の収縮という説がある．収縮の結果は**拘縮**（contraction）と呼ばれ，関節など皮膚に余裕のないところでは，可動域に制限を生じるため影響が多大である．

2．最近の知見

1．サイトカイン

サイトカインはリンパ球，マクロファージ，血管内皮細胞あるいは線維芽細胞などから産生される一種の糖蛋白質である．標的細胞の受容体（レセプター）と結合して細胞の増殖や分化あるいは機能の発現を調節している．

創傷治癒においては組織損傷直後の炎症期に好中球やマクロファージを活性化する IL-1，IL-8，TNF-α などが一般に知られている．その他，創傷治癒には多くのサイトカインが関与しているといわれている（表1）.

2．マトリックス代謝

細胞間の支持組織としては以前は結合組織という言葉が一般には使用されていたが，これは支持組織と細胞をも含めた意味であり，厳密には支持組織のみをマトリックスという．マトリックスの役割は単に組織の支援のみではなく，細胞が生存していくために分化，誘導も行っている．このマトリックスはコラーゲンやラミニンをはじめ多くのマトリックスを分解する金属プロテアーゼ（メタロプロテナーゼ matrix metalloproteinases；MMPs）などの蛋白分解酵素により分解を受けている．

創傷治癒においてコラーゲン分解酵素が関与していることは Grillo により解明された．メタロプロテナーゼによる分解はマトリックスを編成する成分によって異なっている（図3）.

生体内では蛋白質が分解される一方，分解酵素に対するインヒビターが存在し，両者が支持体の調節を保っている．これをメタロプロテナーゼインヒビター（tissue inhibitor of metalloproteinases；TIMPs）と呼び，TIMP-1〜TIMP-4 の4種類が存在している．TIMPs は酵素の阻害作用を持ちながら，全身臓器に分布し，創傷治癒においても存在が認められている．さらに最近の研究では15種類におよぶ MMP の遺伝子発現も検討され，その作用機序も少しずつ明らかにされている．すなわち MMP-1 は I，II，III，X型コラーゲンを特異的に1：3の長さに切断するが，MMP-3 はこれらのコラーゲンを分解せず，IV型コラーゲン，ラミニン，プロテオグリカン，フィブロネクチンを分解するなどである．

3．シグナルトランスダクション

分子生物学が種々の学問の分野に導入されていることは否定し得ない事実であるが，創傷治癒の概念，機序の解明も例外ではない．すなわち，組

表1 創傷治癒に関わる増殖因子

増殖因子	MW (kDa)	構造	分布	機能
EGF	6	モノマー	ほとんどすべての組織液, 血小板	上皮組織, 線維芽細胞, 内皮細胞の増殖促進
TGF-α	5～20	モノマー	マクロファージ, 好酸球, ケラチノサイト	EGFよりも強力な血管新生作用
HBEGF	22	モノマー	マクロファージ	ケラチノサイト, 線維芽細胞の増殖促進
TGF-β	25	2本鎖のダイマー	マクロファージ, リンパ球, 線維芽細胞, 骨細胞, ケラチノサイト, 血小板	in vitro ケラチノサイト, 内皮細胞, リンパ球, マクロファージなどの増殖抑制. 線維芽細胞を抑制あるいは刺激?
IGF-I	7.5	モノマー	ほとんどの組織；線維芽細胞, マクロファージ	線維芽細胞, 骨細胞, 神経組織, 造血細胞, 内皮細胞の増殖促進
PDGF	28～35	ダイマー, A鎖とB鎖	内皮細胞, 血小板, マクロファージ, 線維芽細胞	血管平滑筋細胞, 線維芽細胞の増殖促進
VEGF	45	2本鎖のダイマー	下垂体細胞	内皮細胞の増殖促進, ケラチノサイト, 血管平滑筋細胞, 線維芽細胞には作用せず
FGF (酸性, 塩基性)	16～18	モノマー	線維芽細胞, 星状細胞, 内皮細胞, 骨細胞, 平滑筋細胞	間葉組織, 神経組織の増殖促進
KGF	28	モノマー	線維芽細胞	上皮細胞の増殖促進, 線維芽細胞, 内皮細胞には作用せず

MW：molecular weight　EGF：epidermal growth factor　TGF-α：transforming growth factor-α
HBEGF：heparin-binding EGF　IGF-I：insulin-like growth factor-I　PDGF：platelet-derived growth factor　VEGF：vascular endothelial growth factor　FGF：fibroblast growth factor　KGF：keratinocyte growth factor
(Bennett NT et al, 1993を一部改変)

織損傷に起因して, サイトカイン, 増殖因子あるいはホルモンなどが細胞内の刺激伝達系を介して細胞核内の遺伝子発現調節部位に伝わり, 遺伝子が発現する (シグナルトランスダクション). すなわち, 組織損傷後, c-fos, c-cis や PDGF mRNA の発現が認められた報告がある.

4. 胎児の創傷治癒

成人皮膚に真皮に達する損傷が加わると後に瘢痕を形成するが, 胎児の皮膚に損傷を加えても, 瘢痕を残すことなく治癒することが知られている. このメカニズムを成人の創の治療に応用できれば瘢痕を残さない治癒が可能であり, 多くの研究者の注目を集めている. そのメカニズムとして胎児を取り巻く羊水などの影響もあるが, 最近の知見では胎児組織そのものの再生能に由来すると考えられている. 創傷治癒過程の成人との比較から, 胎児創傷治癒に関連する分子や増殖因子が報告されている (表2). TGF-β1は胎児創傷治癒過程には発現せず成人で過剰に発現し, 線維化の原因となる. また, 胎児組織にはヒアルロン酸が多く含まれ, 重要な役割を果たしていると報告されている. また, 胎児の創傷治癒に関連して Homeobox gene が注目されている. これは動物の発生に伴う形態形成を制御する特定の遺伝子配列を指す. 発生段階に存在する細胞集団を将来的に特定の構造を形成する細胞へ分化するように方向づける機能を持った一群の調節遺伝子であり, 研究

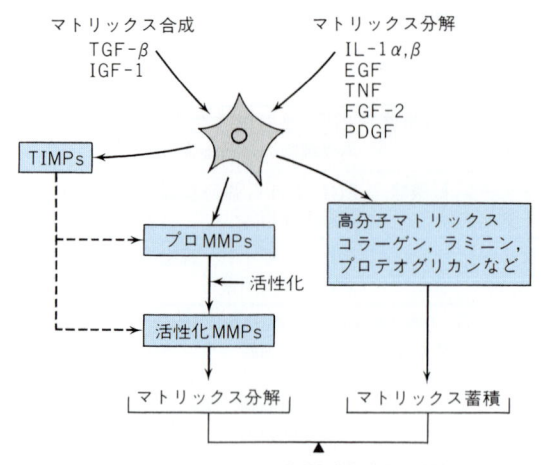

図3 マトリックス代謝（合成と分解）
合成と分解の調節がさまざまなステップで行われている．MMPs：matrix metalloproteinases, TIMPs：tissue inhibitor of metalloproteinases

表2 胎児の創傷治癒との関連が指摘されている増殖因子など

増殖因子，サイトカイン 　TGF-β1，TGF-β3，FGFs，PDGF，IL-8 細胞外マトリックス 　ヒアルロン酸，シンデカン-1，シンデカン-4，テネシン Homeobox genes 　Msx-1，Msx-2，HoxB13，Mox-1，PRX-2

が進められている．

3．創傷治癒の遅延・障害因子

創傷の適切な処置を行うに際しては創の状態を十分に把握することが重要であるが，一方では患者の全身的因子および創傷の局所因子を理解し，創傷治癒に対する不利な因子を積極的に除去することが必要である．

創傷治癒を促進させる物質や手技の研究が行われているが十分とはいえず，むしろ**治癒遅延因子**を除外することが創傷の処置に有利となる場合が多い．

この因子は大きく全身的因子と局所的因子に分類することができる．

A．創傷治癒に影響する全身的因子

全身的因子には低栄養，糖尿病，ビタミンC欠乏などの全身的因子と，副腎ステロイドホルモンあるいは抗癌薬などの薬物が考えられる．

1．身体的因子

①**低栄養，低蛋白血症**　高蛋白食が低蛋白食に比べて創傷治癒を促進するといわれているが，血清蛋白濃度とは比例しないといわれている．したがって，蛋白やアミノ酸の質の問題が起こってくる．たとえばDL-メチオニンやシスチンのような硫黄を含んだ**アミノ酸の投与**により，肉芽組織の増殖や上皮の伸びが促進されることは一般に知られている．

②**糖尿病**　糖尿病患者において創傷の遅延をみることがしばしばある．その原因としては，血管系の変化による**微小循環障害**といわれている．また糖尿病の場合には，感染に対して抵抗力の弱い場合もあるので考慮しなければならない．

③**ビタミンC欠乏**　ビタミンCの欠乏は創傷治癒を阻害するといわれている．なぜならば，ビタミンC欠乏で起こる壊血病患者では表皮の再生や抗張力の回復が緩慢である．実験的にはアスコルビン酸の酸化過程がプロトコラーゲンからコラーゲンに転化する際の反応と共役するため，コラーゲン線維の合成が阻害されるという考え方もある．

④**微量元素欠乏**　体内のCu，Fe，Znなどの不足が生じると，上皮形成や抗張力の増加が障害されるといわれている．Znや2価の金属イオンは多くの代謝反応においては補助的因子である．

2．外因性薬物の影響

①**副腎皮質ホルモンの影響**　ACTH，コルチゾンあるいは他の**グルココルチコイド**は，創傷の治癒速度に大きな影響を持つことがいわれている．コルチゾンは一般に蛋白合成速度を減少させるが，大部分の研究では毛細管新生を抑制し，線維芽細胞増殖を阻害し，上皮化の速度を減少させる．

②**抗炎症薬**　一般に用いられる抗炎症薬（サリチル酸誘導体，phenylbutazone）は，治癒には大きな影響を与えないといわれている．またaspirinは実験的に多量に用いると治癒遅延を起こすが，薬用量では関係がない．

③**抗癌薬剤**　多くの細胞毒性の薬物は細胞分

裂を起こしている細胞への治癒に影響する．すなわち局所の線維芽細胞あるいは上皮細胞の分裂を阻止する薬物はいずれも治癒を妨げるか遅延させる．しかし，一般には nitrogen mustard, 5-fluorouracil や他の代謝拮抗薬を全身的に使用しても，創部の細胞分裂に影響するほどの組織中の濃度になることはまれである．だが長期にこれらの薬物を用いると完全に治癒を妨げることになる．

B．創傷治癒に影響する局所因子

1）切離した組織間の距離

創傷治癒の原則として線維化，上皮化および収縮があり，組織間の距離が大きいと癒合に時間がかかるわけである．したがって，縫合や植皮などで創面の接合と距離を縮小させることが重要な因子となる．

2）組織間の異物および壊死組織の存在

異物や壊死組織の存在は創傷腔内への線維芽細胞の侵入を阻止し，治癒を遅延させるばかりでなく，感染という悪条件を惹起することにもなる．したがって，組織における止血や外科的に異物や壊死物質の除去を行うことにより，創傷治癒を促進させる必要がある．

3）感染の合併

感染の存在は組織の融解を助長し，著しく治癒を遅延させる．したがって，壊死組織の積極的な除去，滲出液のドレナージを行い，全身的に抗生物質の投与を考慮する必要がある．

4）創傷に対する刺激

創面を乾燥させたり，刺激性の強い縫合材料（物理的刺激），および特殊な薬物（化学的刺激）は創傷治癒を阻害する．

5）局所循環障害

局所に循環障害を起こすような操作，すなわち縫合糸による締め過ぎや包帯などによる過度の圧迫は血流障害を惹起し，治癒遅延を起こす．

4．創傷の処置

A．創に対する一般的処置

1）創傷および周囲組織の消毒（cleansing）

創傷周辺の皮膚を十分に洗浄してから消毒薬を用いる．洗浄に際しては，組織の破壊を生じるため薬物が創に入らぬようにする．消毒薬についても同様な注意が必要であり，できるだけ**生理的食塩水**による水圧で洗浄するようにする．

2）局所麻酔 local anesthesia

創傷の消毒後に局所に麻酔薬の注入を行う．

3）止血操作 hemostasis

創傷から出血していると縫合操作がやりにくいばかりでなく，創傷治癒の遅延の原因となるため，確実に止血する必要がある．その場合に，**血管のみを結紮**し，余分な組織を含まないようにする．

4）壊死組織切除 débridement

débridement とは創から異物や壊死組織を水圧による洗浄や外科的に切除して除去する操作を意味しており，創傷治癒では大切な概念であり，細心かつていねいに行わなければならない．本操作は時間のかかる操作であるが，それだけ価値のある操作である．受傷後，時間が経過してすでに感染が明らかな場合には，新鮮創に比べてさらに愛護的に組織を扱わないと感染を拡大したり敗血症を起こしたりする危険がある（図4）．

B．創傷の縫合，閉鎖

1）治癒形式と時間的因子

受傷後の経過時間と治癒経過は非常に関係があり，6時間以内では十分な débridement を行えば細い線状瘢痕を残すのみで早期に治癒する**一次治癒（一期癒合 primary healing ともいう）**が可能とされている．これに反して，débridement が不十分で血腫，壊死組織，感染などが創に存在する場合には治療が遷延し，過度の瘢痕を残したままで治癒する．これが**二次治癒（二期癒合 secondary healing ともいう）**である．しかし，汚染度や受傷部位などの因子も関係するので，一概に時間的因子のみでは治癒形式の選択が困難な場合もある．細菌感染が著しく，ただちに縫合すると創傷癒合が十分に行われないと思われる創に対しては，縫合せずに3～4日間開放創にしておく．その後に縫合すると一次治癒と同様の治癒が得られる．これを**遷延性一次治癒（delayed primary healing）**というが，その機序については十分な解明がなされていない．しかし受傷後3～4日では滲出期の終わりに近く，壊死物質は排除され，毛

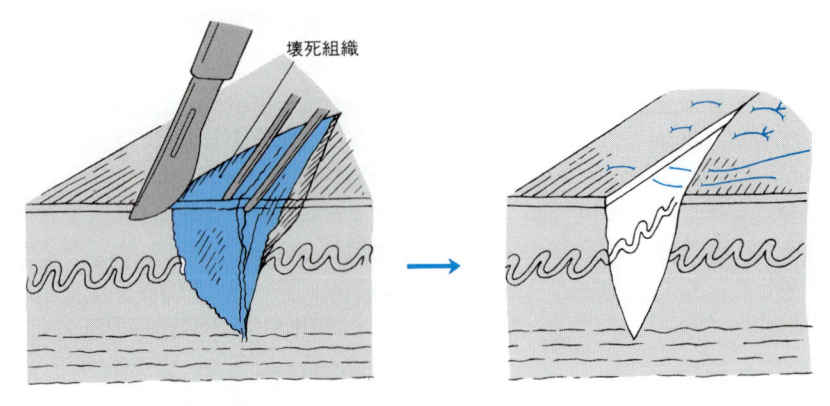

図 4　壊死組織切除

細血管の新生と線維芽細胞の増生が起こり，また酸性ムコ多糖類やプロトコラーゲンが局所に分泌されてくる．このように創癒合の準備状態であるために，一次治癒のような治癒が得られると想定される．

2）創傷に対する直接の処置

① 縫合操作 suture

ⓐ 血行障害に注意する　創傷局所の血行は創傷治癒に絶対的に重要な因子であり，血流を保持するために縫合糸のかけ方および締め方に注意する．すなわち縫合糸には多少の張力はかかるが，無理して引き寄せたり，強く結紮し張力が過大であると局所の血流障害によって治癒が遷延したり，圧迫壊死が起こったりするからである．

ⓑ 死腔（dead space）を作らない　縫合部に死腔を作ると，滲出液や血流の貯留により創傷治癒が遅延する．

ⓒ 縫合組織の層を合わせる　同種の組織同士の癒合が創傷治癒上，もっとも優れており，さらに同じ層を合わせることが治癒をもっとも活発にする操作となる．たとえば消化管吻合などにおいて，とくに粘膜下層をきちんと合わせる Gambee 吻合などが治癒のうえで有利な吻合法とされている（総論 4 章，図 23，37 頁参照）．

ⓓ 縫合糸について　皮膚や筋膜縫合などある程度の張力を必要とする時は，縫合糸は非吸収性縫合糸を用いるが，筋組織，肝，脾など実質臓器あるいは消化管粘膜の縫合には吸収性縫合糸を用いることが多い．とくに組織の通過性，感染性を加味して考えると合成，吸収性でモノフィラメントの縫合糸が望ましい（図 5A，B）．

ⓔ 抜糸の時期　皮膚の縫合では，画一的に決められないが，一般的には 7 日目に行われることが多い．縫合創の抗張力は 3～4 日までは縫合糸による**物理的張力**，5 日目以後はコラーゲンなどによる**生化学的張力**と変化していく（図 6）．そしてそのピークは 10～14 日目に達するが，ピークまで縫合糸を残しておくと糸を中心とした上皮の再生および周囲のコラーゲンの増生が起こり，炎症も加わって膿瘍を作ったり，瘢痕を残すこともある．前述のごとく 7 日目に抜糸するということは，生化学的治癒に移行してから安定している時期にあたるためである．しかしこれは平均的日数であり，頭皮のように血管に富み，移動性に富む場合には，内縫いをしておけば早期に抜糸することも可能である．また幼児や顔面などでは 3～5 日の早期に抜糸を行い，瘢痕形成を避けるべきである．

一方，老齢者や糖尿病患者，血液透析患者，関節近傍のように運動の加わる部位や，下肢のように血行が悪く，運動が激しい部位では抜糸を遅らせるようにする．すなわち，創傷治癒の基本的事項を念頭に入れたうえで，個々の症例に応じた抜糸の時期を選択する．

3）植　皮 skin graft

縫合により一期的に創傷が閉鎖できないような皮膚欠損部は，植皮によって治癒をはかる必要がある．普通，広く用いられているのは**自家植皮**であり，その他の異種・同種植皮は限られた場合のみ用いられる．遊離植皮術法としては，① 表皮植皮術（Ollier-Thiersch 法），② 中間層植皮術（mesh skin graft），③ 全層植皮術（Krause 法）に分類される（総論 4 章，図 36，45 頁参照）．

4）肉芽創の処置

肉芽創の処置については，創傷治癒の大原則で

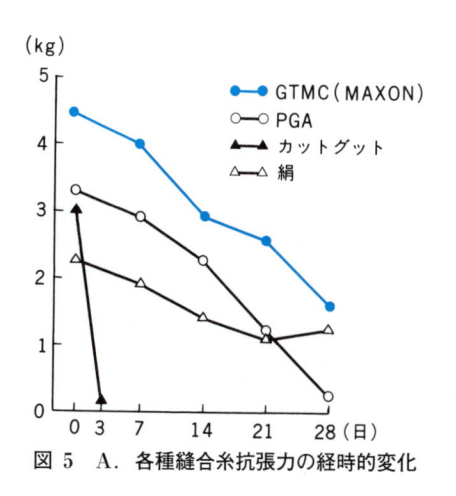

図 5　A．各種縫合糸抗張力の経時的変化

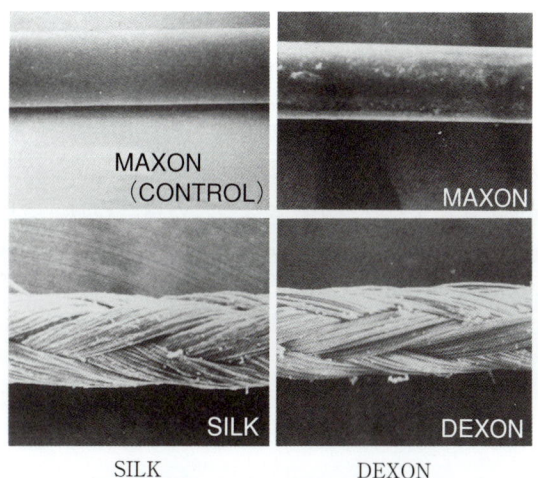

B．各種縫合糸の7日目の走査電顕像
合成，吸収性モノフィラメントのMAXONの変化がもっとも軽微である．

ある生理的治癒機転を妨げないことであり，あらゆる意味で刺激を与えないことが重要である．そのために機械的・化学的刺激，汚染，乾燥から保護するために包帯を行う．この包帯法にも従来の滅菌ガーゼを当てる乾式包帯，生理的食塩水などで湿潤した滅菌ガーゼを当てる湿式包帯，あるいは抗生物質を含んだ軟膏を当てる場合がある．

5）瘢痕ケロイドの処置

皮膚創の治癒過程において，コラーゲン線維の過剰生成が起こって，瘢痕組織が周囲組織より隆起した状態を瘢痕ケロイドという．清潔な手術創から発生することもあり，その原因は明らかでない．一般にケロイド体質といったものが認められているが，治療法として切除後に，①持続圧迫，②ステロイドの局注，③植皮および，④X線の照射などが行われることがある．

5．創傷の被覆

A．Dry wound healing

創傷治癒の初期には，前述のとおり，組織液，リンパ液，フィブリンなどの混合物が創面を被覆するようになる．ガーゼなどの dry dressing を行うと，24時間以降に次第に乾燥し，痂皮を形成する．従来，創傷治癒が感染せずに進むと乾燥したまま治癒が完了することや，乾燥していると感染しにくいことから，創傷は乾燥した環境に置くこ

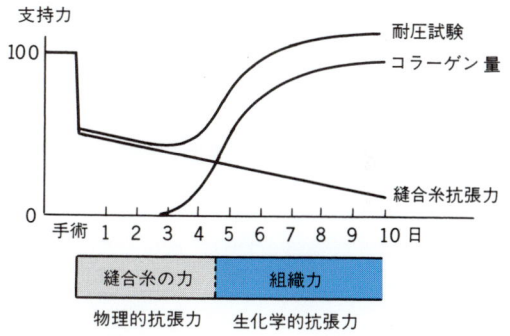

図 6　創傷治癒過程における組織癒合力の経時的変化

とが望ましいと考えられてきた．

B．Moist wound healing

1）Moist wound healing の概念

1962年 Winter はブタでの実験で，ポリエチレンフィルムで創面をおおい，乾燥を防ぐと，上皮化率が2倍に高まることを示した．さらに，1963年に Hinman と Mainbach がヒトでも同様の結果が出ることを示した．Moist wound healing では細胞外マトリックスが乾燥することなく，増殖因子の作用も保たれ，好中球，単球，マクロファージ，線維芽細胞の遊走，角化細胞の進展がスムースに行われる．

以後，moist wound healing の重要性は一部で認められていたが，普及には時間がかかった．そ

の理由は，創傷被覆材の単価が高価に思えたこと，滲出液の処理を患者に認識してもらう必要があること，長年の創傷管理の慣習，救急外来で創傷を最初に診察する医師とその後の管理をする医師の認識の差などがあげられる．実際に moist wound healing が普及するきっかけとなったのは，1994年に米国 Agency for Health Care Policy and Research（AHCPR）が褥瘡治療のガイドラインで moist wound healing と創傷被覆材の使用を推奨してからであった．

2）Moist wound healing における被覆材の種類

Moist wound healing の創傷被覆材には大きく分けて，半閉鎖被覆材と閉鎖被覆材がある．半閉鎖被覆材はポリウレタン，ポリエステル，ポリプロピレンなどのフィルムドレッシングである．これらは，水は透過しないが，水蒸気はある程度通過する．フィルムドレッシングは透明で，創を観察しやすい利点がある．閉鎖被覆材はハイドロコロイド，ポリウレタンフォーム，アルギン酸塩などであり，吸水性があり，水分漏出の多い創に適していて，血管新生の面からも有利とされる．

10 損　　傷

　外的刺激によって，正常組織が離断，あるいは離開されたものを損傷という．時として，「損傷」が「外傷」と同義語として使用されることもある．原因となる外的刺激の種類により，機械的損傷，化学的損傷，物理的損傷に区分される．

1. 機械的損傷 mechanical injury

　外力によって身体が損傷されることを機械的損傷という．機械的損傷は，皮膚や粘膜など上皮/表皮の損傷を伴う**開放性損傷**と，伴わない**非開放性損傷**に区分される（表1）．開放性損傷を「**創**」，非開放性損傷を「**傷**」といい，通常は，両者を合わせて**創傷**（wound）と呼ぶ．

　皮膚や粘膜は，体外の細菌の侵入を防ぐ強力な防御壁である．したがって，開放性損傷と非開放性損傷とでは感染成立の機序に大きな差違がみられ，その処置法も異なる．創傷の治療において，ショック対策など全身管理がもっとも重要である．次いで，頭部，胸・腹部，四肢，その他の臓器の損傷の合併（多発外傷）の有無などについて検索をすすめるが，創傷部位局所の所見のみにとらわれてはならない．

A. 分　　類

　創傷は，その発生機転，感染の有無などによって以下のように分類される．

1. 開放性損傷

　開放性損傷は日常もっとも多く遭遇するものであるが，鋭器と鈍器によるものがある．皮膚，または粘膜が離開し，皮下組織，筋肉，血管，腹腔内臓器などがさまざまな損傷を受ける．通常，創の各部に図1のごとき呼称が与えられる．初診時に創の状態をできる限り詳細に記載しておくことが大切である．

　①**切創** incised wound　カミソリ，ナイフなど

表 1　機械的損傷の分類

1. 開放性損傷：皮膚，粘膜の損傷を伴うもの
 a. 外力の種類による分類
  鋭器によるもの：切創，刺創，射創
  鈍器によるもの：割創，挫創，裂創，擦過創，杙創，咬創
 b. 受傷後の時期による分類
  新鮮創：受傷後6時間以内
  陳旧創：受傷後6時間以上
 c. 感染の有無による分類
  無菌創
  汚染創
2. 非開放性損傷：皮膚，粘膜の損傷を伴わないもの
 a. 表在性損傷：皮膚挫傷（打撲傷），皮下出血，皮下血腫
 b. 深在性損傷：筋，腱，血管，骨などの損傷，内臓損傷

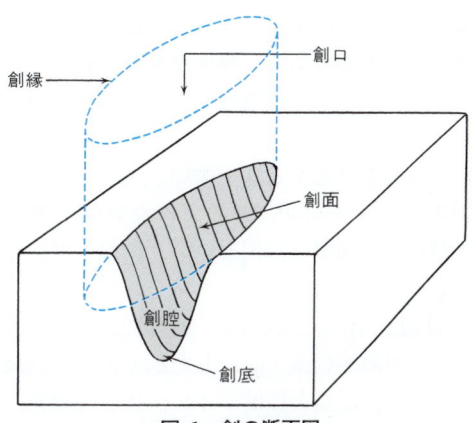

図 1　創の断面図

の鋭利な刃物によって生じた創傷（図2）をいう．創縁は鋭利，創面はきれいで，創底では神経，血管，筋肉などの離断を伴うことがある．周囲組織の挫滅が少なく，一次治癒の経過をとる．

　②**刺創** stab wound　尖端の鋭利な針，釘，ピン，刃物などがつき刺さって生じた創傷である．創口が小さいが深い創のことも多く，内部で腱，血管，神経，内臓などの損傷がみられる．また，創が深いため，創の清浄化処置が不十分となり，

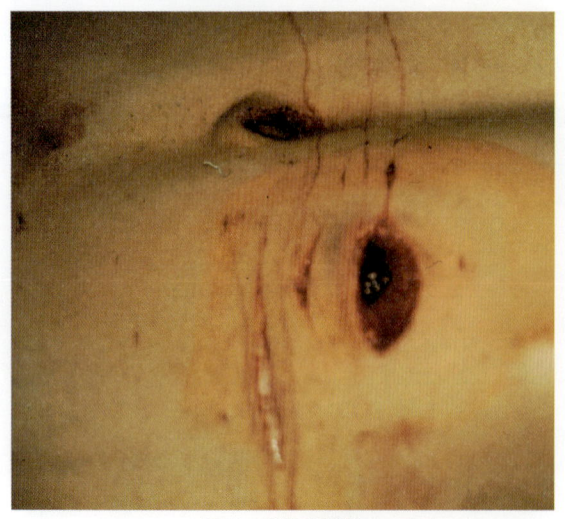

図 2　腹壁の切創

異物や汚染細菌が遺残しやすい．そのため，細菌感染や創治癒の遅延化する危険性がある．刺入後に針先が折れて体内に遺残することがあり，これは伏針といわれる．腹壁の刺創では，腹腔内臓器損傷の疑いがあるときは速やかに開腹する．

③ **射創** gunshot wound　拳銃，猟銃などの弾丸により生じた創傷であり，創口は不整で創縁・創面とも不規則である．弾丸が身体を貫通した場合を貫通銃創といい，貫通しないで体内に留まる場合は盲貫銃創という．ともに重要臓器の損傷を伴い，重篤な経過をとりやすい．

④ **割創** cut wound　斧のような鈍的な器具で叩き割られた創傷を割創といい，創縁・創面は切創に比べて不整で，組織の挫滅を伴う．

⑤ **挫創** contused wound　鈍器による強い外力によって組織が挫滅・離断した創であり，創縁は不規則，周囲組織の損傷が多い．創腔に異物，壊死組織片が存在し，細菌感染による創治癒の遷延が起こりやすい．

⑥ **裂創** lacerated wound　体表の一部が引き裂かれて生じる損傷で，創縁・創面は，割創にみられるものよりも不整である．

⑦ **擦過創** excoriation　粗面をもつ物体によって皮膚が擦過され，表皮または真皮の一部が剝離されて生じた創をいう．皮膚を地面に擦り込んで生じたものが多いが，砂，泥などの異物が混入し，放置されたとき感染が起こる．痂皮が容易に形成される．

⑧ **杙創** impalement wound　刺創の1種である．高所から墜落し，金棒，竹，木，杭などによって会陰部，殿部，肛門周囲が突き貫かれ骨盤内臓器（ときに，腹腔・胸腔内臓器に及ぶ）が損傷されたものである．損傷臓器の多寡によって異なる治療法が選択されるが，腹腔に達したとき開腹手術の適応となる．

2．非開放性損傷
皮膚，粘膜の損傷を伴わない損傷をいう．
① 表在性損傷
ⓐ **皮膚挫傷** subcutaneous injury　打撲傷ともいわれる．皮膚に血管拡張と滲出液貯留が出現し，発赤と腫脹が生じる．

ⓑ **皮下出血** subcutaneous hemorrhage　皮下組織における毛細血管損傷によって生じる．その大きさにより点状出血（petechia），斑状出血（ecchymosis），皮下溢血（extravasation）などが区別される．血液貯留を起こしたとき血腫（hematoma）が生じる．

② 深在性損傷
筋膜より深部の損傷である．筋膜，筋，腱，腱鞘，血管，神経，骨，内臓などの挫傷，裂傷，切傷，断裂などを指し，内臓損傷が重要である（別項参照）．

B．症　状

損傷局所に出血，疼痛，腫脹などがみられ，これらに損傷組織・臓器に特有の症状と機能障害が加わる．

受傷時に疼痛性ショックをみることがある．これは**一次性ショック**（primary shock：神経原性ショック）ともいわれ，可逆性のものである．しかし，体液の喪失が加わって**二次性ショック**に進展すると，不可逆性ショックとなる．

1．合併症

損傷の部位，程度，性状によって多彩な合併症がみられる．一般的なものとして，感染，ショック，呼吸障害，腎障害などが主な合併症としてあげられる．

開放性損傷では感染症を合併することが多く，異物や壊死組織の介在でその危険がさらに大きくなる．哺乳動物による咬傷や土，砂，泥の介在し

た開放性損傷における創感染ではガス壊疽，破傷風など嫌気性菌の感染に注意を要する．

一次性ショックをみることが多いが，ときに出血や体液喪失，感染に由来する二次性ショックがみられる．

胸郭や横隔膜損傷では，気胸，血胸，動揺胸郭（flail chest）による呼吸障害がみられる．これらの損傷の有無にかかわらず，重篤例ではいわゆるショック肺による呼吸障害をみることがある．骨折では，肺の脂肪塞栓による呼吸障害がみられる．熱傷では煤煙吸入による重篤な呼吸障害を伴うことがある．

高度な筋挫滅に伴ってミオグロビンが流出し，尿細管の閉塞，尿細管上皮障害を生じ，急性腎不全（crush syndrome）をきたす．

2．後遺症

損傷部では，治癒ののちに瘢痕（scar）が生じる．瘢痕の後遺症として瘢痕の収縮，肥厚性瘢痕（ケロイド）の形成による醜形，拘縮による機能障害がみられる．腹壁の創では瘢痕ヘルニアをみることがある．大きな瘢痕に上皮化のみられないとき，晩期合併症として瘢痕性潰瘍（Marjolin ulcer）や，いわゆる瘢痕癌（cancer arising in the scar, Narbenkrebs）が生じる．

C．損傷の処置

損傷時，①救急処置，②全身の治療，③局所治療に分けてその処置が行われる．

1．救急処置

損傷発生の現場では，ただちに，気道の確保，止血，損傷部を固定して安静を図り，所要の治療が実施可能な施設への移送を行う．患者を受け入れた医療機関において，さらに高度の救急処置と感染予防処置が追加される．同時に，病歴の聴取と損傷の部位・程度などの評価がなされ，手術適応が決定される．この段階で，全身状態に配慮しつつ，緊急手術の必要性，損傷の処置方法，治療の順位立てなども決定するが，「生命は機能に，機能は形態に優先する」という原則に立脚してすすめる．

2．全身の治療

呼吸および循環動態の改善，感染予防処置の両者がさしあたっての急務である．一般的感染のほか，破傷風，ガス壊疽など特殊なものに対する配慮が必要となる．

破傷風の予防としては，軽微な創には**破傷風トキソイド**の接種を行い，汚染のある場合や中等度以上の創の場合では，さらに抗破傷風ヒト免疫グロブリンを追加接種する．

3．局所治療

一次治癒のために，創部の清浄化と創縁の接着（縫合，固定）が必要である．

①**創の洗浄** 開放創に汚染，異物などが介在すると創傷治癒の遅延因子となる．滅菌生理食塩水で洗浄し，ガーゼやブラシを使用して創内にある壊死物質，凝血塊，泥・油などの異物，細菌を除去する．

②**デブリドマン** débridement 創部の壊死物質，挫滅組織を切除して新鮮な清潔創にかえ，創を治癒に導こうとする操作をデブリドマンという．

③**一次縫合と遅延一次縫合** 汚染の少ない新鮮創，あるいはデブリドマンによって完全に清浄化された創では，離断された各組織同志を無理なく接着することができる．これを一次縫合（primary closure）といい，このとき営まれる治癒過程を**一次治癒**といい，機能的にも美容的にも望ましいものである．しかし，縫合による組織の接着が可能であっても，汚染や組織挫滅が高度で感染の可能性の高い創，咬創，射創では，ガーゼを充塡しておき，数日後創面に健常な肉芽が出現した時点で縫合閉鎖する．この操作を**遅延一次縫合**（delayed primary closure）といい，このときの創傷治癒を**三次治癒**という．褥創のように皮膚縁を適度の緊張によっては接着できない創，あるいは収縮の大きいことが予想される創，感染，壊死組織のある創では，縫合閉鎖を行わず，瘢痕組織による創傷治癒を期待する．このときの治癒様式を**二次治癒**という．

2．物理・化学的損傷
physical and chemical injury

A．物理的損傷 physical injury

　火炎や熱湯などの高温による損傷（熱傷），寒冷による損傷（凍傷），電気による損傷（電撃傷），紫外線などによる損傷（光線損傷），放射線による損傷（放射線障害），機械的圧迫による皮膚および皮下組織の壊死（褥創）などをまとめて物理的損傷という．

B．化学的損傷 chemical injury

　刺激の強い化学薬品（酸，アルカリ，重金属など）や毒ガスが皮膚，粘膜に付着して組織蛋白の凝固，融解，壊死（腐食）が引き起こされたとき，これらを化学的損傷という．化学薬品の付着，誤飲ないし自殺目的で服用されたときにみられる．

1．酸

　酸によって脂肪組織はおかされず，また蛋白の凝固壊死により堅い痂皮の形成がなされるため，組織障害性は弱い．受傷直後に流水で十分に酸を洗浄することが大切である．そのあと，アルカリ（薄い重曹水など）で洗って中和し，以後の処置は熱傷に準じる．誤飲した場合，水，あるいは重曹水で頻回に口腔，食道，胃の洗浄をする．

2．アルカリ

　アルカリにより脂肪組織がケン化されて水分保持ができなくなるため，体液漏出が盛んになる．また，蛋白が融解壊死に陥り，深達性の大きい高度の組織障害がみられる．受傷直後に，酸と同様，流水で十分に洗浄ののちに酸（希釈酢酸など）で洗って中和する処置をとる．以後の処置は熱傷に準じる．誤飲した場合，水で頻回の胃洗浄を行う．

3．動物による咬傷と刺傷

　動物による咬傷においては，物理的・機械的損傷にとどまらず，動物の口腔内・爪・土壌中の細菌による感染がみられる．刺傷では動物からの注入毒による局所ならびに全身的反応やショック死

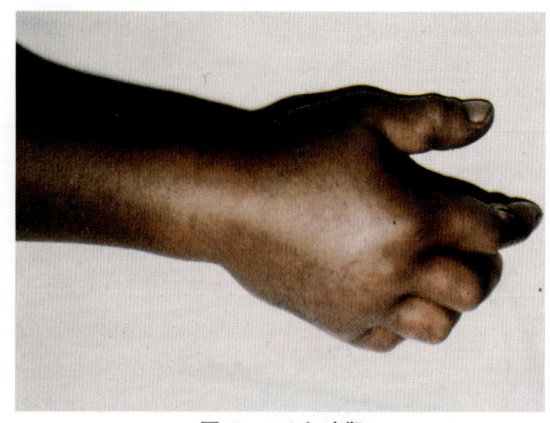

図3　マムシ咬傷

がみられる．受傷時，加害動物に応じた治療が必要である．

A．蛇咬傷

　わが国では有毒蛇による咬傷としてマムシ（図3）とハブによるものが多い．通常，1対の毒牙痕が観察されるが，これを介して咬傷内に注入された蛇毒により，種々の局所症状と全身症状が生じる．局所症状として，灼熱感を伴う激痛，発赤，腫脹などがみられる．咬傷部位，毒液量，処置開始までの時間によって全身症状は異なり，重症例ではショック，呼吸困難などを呈する．
　蛇咬症の初期治療として，創より中枢側の部位を緊縛し，30分以内に牙痕部に乱切を加えて開放創とし，吸引を行う．抗毒素血清（マムシ抗毒素血清，ハブ抗毒素血清）の投与のほか，輸液療法，ステロイド投与などが有効である．

B．哺乳動物による咬傷

　歯牙による高度の機械的損傷に加え，破傷風などの嫌気性菌による創の汚染がひどいため，敗血症など重症感染症をきたしやすいことが特徴である．
　治療は，一般の損傷処置に準じる．感染対策がとくに重要で，洗浄やデブリドマンによる創の徹底的清浄化と予防的抗生物質投与を行う．顔面以外の部位の咬傷では一時的閉鎖を行わず，感染のないことが判明したのちに創を縫合する（遅延一次縫合）．イヌ咬傷がもっとも多いが，わが国にお

いてこの数十年間，狂犬病の発生はみられていないので狂犬病予防接種は不要である．

ヒトによる咬傷でも，雑多な口腔内細菌による重症感染が生じるが，嫌気性条件下で繁殖するスピロヘータおよび紡錘菌（Fusiform bacillus）による感染が重篤である．そのほか，連鎖球菌，ブドウ球菌，大腸菌感染などもみられる．

最近，HIV抗体陽性者，AIDS患者，HB抗原陽性者による咬傷が問題となっており，口腔内に出血創をもつAIDS患者による咬傷がとくに危険である．

C．刺　傷 sting

刺創部は激痛を伴う発赤，腫脹をきたす．局所の機械的損傷は軽微であるが，注入された毒液による局所ならびに全身的障害が現れる．全身反応は，軽微なものから重篤なものまである．毒液は，①中枢性あるいは末梢性神経麻痺，痙攣などの神経作用，②血圧低下，ショックなどの循環抑制作用，③出血，溶血，壊死などの組織破壊作用，④じんま疹様膨疹，アナフィラキシーショックなどのアレルギー作用を惹起するものに大別される．

1．昆虫 insects によるもの

ハチによる致死的アナフィラキシーショックをみることがある．

2．海産動物によるもの

エイ，カサゴ，オコゼ，ウニ，ヒトデ，クラゲ，イモガイなどによる刺傷がみられる．
▶刺傷の治療　いずれの場合も早期に傷よりも中枢側の緊縛，傷洗浄，傷口からの毒の絞り出し，針や棘の除去，デブリドマンなどの局所処置とともに，輸液療法，ステロイド投与による抗ショック療法が行われる．

4．放射線障害 radiation injury

X線，ラジウム，コバルトなどの放射線による損傷は，局所障害と全身障害に大別される．局所障害は主に照射部位の皮膚と皮下組織に生じるが，それより深部の組織・臓器にも及ぶ．照射により，性腺，骨髄，肝臓，肺臓，腸管，その他の臓器が障害され全身障害が生じる．

放射線感受性は各組織ごとに異なる．皮膚には血行障害による難治性潰瘍を生じやすい（図4）．また，皮膚障害のあとでも神経末端は正常に残存するため，きわめて強い疼痛が放射線による急性皮膚障害の特徴である．

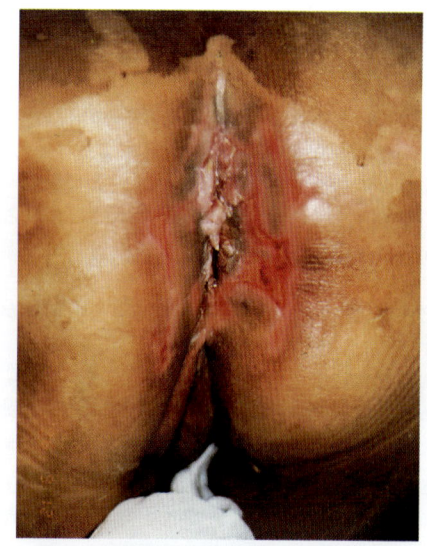

図4　会陰部の放射線潰瘍（直腸癌局所再発放射線療法後）

付　原子力施設における放射能被曝など

▶病態生理　中性子線やガンマ線により，生殖腺，骨髄，腸，表皮など細胞分裂が活発な部位のDNAが被曝線量に応じた損傷を受ける．とくに，造血幹細胞の障害により白血球と血小板数が減少し，免疫能低下と出血傾向をきたす．放射線によるS期直前とG₂末期の細胞のDNA損傷によって突然変異が起こり，その頻度は線量に比例する．
▶被曝線量と症状，所見

①急性放射能被曝の障害　最多線量の被曝では，重要臓器のDNA破壊による即死がみられる．中等度線量の被曝では死亡は1ヵ月がピークである．250ミリシーベルト以下の線量では症状が生ぜず，500ミリシーベルトで白血球数の減少が，1シーベルト以上では吐き気や下痢が現れる．3シーベルトで脱毛が，5シーベルトで生殖腺障害と皮膚発赤がみられ，8.5シーベルトで皮膚に水疱，びらんが，10シーベルトで皮膚潰瘍が生じる．18シーベルトでは2週目頃より全消化管粘膜の潰瘍による下血がみられる．7シーベルトが致死量とされ，治療を受けない患者のほぼ全例が死亡する．

いったん死を免れると，中等症，重症患者も，

1ヵ月目を境に血液および内臓の障害は回復に向かう.

②　晩発性の放射能被曝障害　原発事故による被曝の数年から数十年後に晩発性障害が現れる．低線量の若年被曝者では4，5年目から小児甲状腺癌がみられる．また高線量の成人被曝者では2年目から急性白血病の発症が高率にみられる．ちなみに，幼少時に中線量の原爆放射線の被爆者は5～10年後に急性リンパ性白血病による死亡率がピークに達し，20～40年後に肺癌，固形癌が多発する．

放射線による傷害作用はDNAの2本鎖切断であり，放射線は癌化にプロモーターとして働く．

▶**診断**　放射能被曝の影響をもっとも鋭敏に検出できるのは染色体異常である．染色体異常の多くは，被曝後にすみやかに減少するが，交換型の異常は半永久的に残る（ただし，遺伝的影響を残さない）．

▶**治療**　栄養価の高い新鮮な食餌と清潔・安静がもっとも重要な医療処置である．

高度被曝の患者は無菌室に収容して骨髄移植，造血幹細胞移植，培養ヒト皮膚移植などの治療を行うが，救命に限界がみられる．

5．毒ガスによる障害

化学兵器として使用される揮発性毒物を毒ガス

表2　毒ガスの分類

分類	名称	状態 (20℃)	におい	半数致死量 (mg/m³·min)	半数不能量 (mg/m³·min)	生理作用	作用速度	用途	備考
窒息性	ホスゲン	無色の気体	新しい乾草の臭気	3,200	1,800	肺傷害	3時間まで急速	一時性即効傷害	ほかに塩素，ジホスゲンあり
びらん性	イペリット（マスタードガス）	無色または淡黄色の液体	ニンニク臭またはカラシ臭	吸入 1,500 皮膚 10,000	目 200 皮膚 2,000	びらん性傷害．血液機能破壊	緩徐	持久性遅効傷害	混剤あり
	ルイサイト	暗色の油状	ゼラニウム臭	吸入 1,500 皮膚 10,000	目 300 皮膚 2,000	びらん性傷害．呼吸器傷害	迅速	持久性傷害	
中毒性	青酸	無色の気体または液体	一種の桃のにおい	2,600	概数は致死量に同じ	血液機能破壊	同上	一時性即効傷害	ほかに塩化シアンあり
神経中毒性	タブン（Gガス）	無色または淡黄色の液体	微果実臭または無臭	400	300	神経機能破壊．呼吸停止．致死	同上	即効傷害	
	サリン	無色の液体	無臭	70～100	35～70	同上	同上	同上	
	ソマン	無色の液体	果実臭	同上	同上	同上	同上	同上	
	VX	液体	無臭	10	測定不能	同上	同上	同上	
催涙性	クロロアセトフェノン	固体	リンゴの花のにおい	11,000	80	催涙．呼吸器に刺激	即効	暴動鎮圧用	ほかにクロロピクリンあり
	オルソクロロベンザルマノニトリル	無色の固体	コショウのにおい	25,000	10～20	高度の刺激．非毒性	同上	同上	—
くしゃみ性	アダムサイト	黄緑色の固体	無臭	15,000	8～22	頭痛．嘔吐．感冒症状	迅速	同上	
不能性	LSD25	—	—	—	—	幻覚を生ず	—	戦闘能力喪失	—
	サイロシン	—	—	—	—	同上	—	同上	—
	BZ	—	—	—	—	行動阻害．狂乱	—	同上	ほかにBDあり

（和気　朗：毒ガス，日本大百科全書，**16**，小学館，p. 871-872, 1987）

という．毒ガスによって障害される生理機能に基づいて，窒息性（ホスゲン，塩素），びらん性〔イペリット（マスタードガス），ルイサイト〕，中毒性（青酸），神経中毒性〔タブン（Gガス），サリン，ソマン，VX〕，催涙性（クロロアセトフェノン，オルソクロロベンザル，マノニトリル），くしゃみ性（アダムサイト），不能性（LSD25，サイロシン，BZ）に分類される（表2）．

第一次世界大戦において，ドイツ軍は毒ガス兵器として塩素ガスを使用したが，現在ではびらん性のマスタードガス，および農業用殺虫剤を基に開発された神経中毒性のサリンやVXなどが主なものである．これら神経中毒性ガスは，神経の興奮伝達に必要なコリンエステラーゼを不活性化するため，副交感神経活動亢進のムスカリン作用（鼻汁，唾液，気道分泌の亢進，縮瞳，徐脈，気管支痙攣，嘔吐），ニコチン作用（筋の線維束攣縮と筋力低下，血圧上昇など）および中枢神経作用（呼吸麻痺，意識障害，痙攣，頭痛）が生じる．VXは36 mgでも1/1,000秒の暴露によって致死的作用が生じる．

サリンも，コリンエステラーゼと結合してそれを失活させるものであり，アセチルコリン蓄積状態となる．呼吸麻痺，意識障害，痙攣を呈した血清コリンエステラーゼ低値の患者は重篤である．治療として，原因毒物からの隔離，気道確保，解毒剤（PAM，硫酸アトロピン）投与および対症療法がなされる．

6．熱　傷 burn

熱エネルギーによる皮膚の損傷を熱傷という．通常，60℃以上の熱源と1秒間以上接触した場合，皮膚の損傷が起きる．損傷の程度により，家庭で処置できるものから熱傷専門施設での治療が必要な重症熱傷まで多岐にわたる．重症熱傷は一般的には小児・老人で受傷面積10％以上，成人で20％以上のものといわれているが受傷深度，受傷部位，合併症，年齢などによっても重症度は影響される．

熱傷はその原因により次のように分けられる．

① 液体による熱傷：熱湯熱傷 scald burn

② 炎による熱傷：火災熱傷 fire burn（火事の際の炎によるもの），火炎熱傷 flame burn（可燃性物が燃える時の炎によるもの），気道熱傷 inhalation injury（火災・爆発による煙，高熱水蒸気，有毒ガスなどを吸引し咽喉頭から肺胞までの領域に損傷を受けたもの）

③ その他：低温熱傷，接触熱傷，蒸気熱傷

最近10年間の熱傷の統計（自治省消防庁白書，東京都熱傷ユニット報告書）をみると熱傷患者数は減少傾向にある．年齢別の頻度では幼小児に多い傾向がある．原因としては前項②の火炎によるものが多く，次いで過熱液体，爆発，電撃傷，化学熱傷の順であった．年齢別の原因では70歳以上では火炎によるものが多く，10歳未満では過熱液体によるものが大半を占めている．

季節別では従来と同様の傾向で1～3月の冬期に多い（30％）．気道熱傷を合併したものでは，非合併例に比べ死亡率が高かった．

A．熱傷の病態と症状

重症熱傷は臨床的経過により，①ショック期（受傷後48時間まで），②ショック離脱期（受傷後2～7日），③感染期（7～21日），④回復期（治癒期）の4期に大別される．それぞれの病期で病態が異なるので，それぞれの時期について，病態を理解する必要がある．

1）ショック期

重症熱傷に伴ういわゆる「熱傷ショック」は成人で20％以上，小児で10％以上の熱傷を受けた場合に起こり，全身管理が必要となる．このような熱傷では熱作用により，まず①全身の血管透過性の亢進，②血管内電解質（とくにNa）の低下，③創面よりの滲出液および不感蒸泄量の増加が起こり，ついで④循環血液量（機能的細胞外液

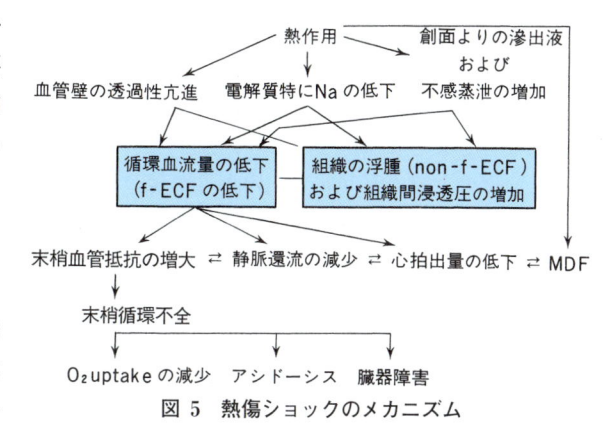

図5　熱傷ショックのメカニズム

functional extracellular fluid；f-ECF) の低下と⑤組織の浮腫 (非機能的細胞外液 nonfunctional extracellular fluid；n-f-ECF) が起こり，その結果，⑥末梢血管抵抗の増大，⑦静脈還流量の低下，⑧重症熱傷に伴う心拍出量の低下などから末梢循環不全—いわゆる「熱傷ショック」がひき起こされる (図5)．**熱傷ショック**の症状には，①血圧の低下，②尿量減少，③頻脈，④末梢チアノーゼ，⑤脈圧減少，⑥意識障害，⑦呼吸数の増加などがある．適切な治療が行われなければ死に至る．

循環器系 重症熱傷では受傷直後より熱傷ショックに伴わない，心拍出量の減少が起こる事が知られている．ショック以外の原因として心筋抑制因子 (myocardial depressant factor；MDF) の存在や活性酸素などによる影響も考えられている．受傷面積が拡大すればするほどまたⅢ度の面積が増加すればするほど心拍出量はより減少する．

呼吸器系 受傷直後はあまり変化はないが，受傷24時間以降に変化があきらかになることが多い．胸部熱傷の場合，胸郭運動制限のため，換気不全が生ずる場合がある．気道熱傷が合併していない場合，受傷直後，低酸素血症はあまり起こらない．気道熱傷については，別項で記載する．

消化器系 重症熱傷に伴う消化器系病変として，**Curling ulcer** (急性上部消化管病変) がもっとも知られている．原因としては攻撃因子と防御因子のそれぞれの面から検討され，胆汁，膵液逆流説，粘膜血流の減少，粘膜エネルギー代謝の破綻などさまざまな説があるが，結論は出ていない．発生頻度は0.1～34％までまちまちに報告されているが，広範囲熱傷で上部内視鏡診断をしてみると，潰瘍出血までゆかずとも出血性胃炎程度は60％以上の頻度で観察される．臨床症状は吐下血である．肝機能障害も重症熱傷ではしばしば観察される．肝臓の循環障害，虚血性変化，肝内胆汁鬱滞などさまざまな因子により，血中トランスアミナーゼの上昇とビリルビンの上昇が起こる．急性無石性胆囊炎は注意すべき合併症であり，予後は悪いので注意が必要である．

腎臓系 熱傷ショック期の腎機能障害は著明な血管透過性亢進による hypovolemia が原因となる．したがって，輸液治療が重要である．尿量が十分に保たれているにも関わらず血中尿素窒素が上昇する事がある．重症熱傷患者でみられる急性腎不全の約1/3を占めるといわれている．これを**非乏尿性腎不全**と称し，乏尿性腎不全に比べ，尿中 Na 排泄量が低下することが多いが，血液浄化法が必要となる頻度や死亡率は低い．

2) ショック離脱期

ショック期に血管外に漏出した血漿成分は受傷後，48時間前後より，血管内腔に戻り始める．次第に，循環血液量が著しく増大するため，尿量は著しく増加する．利尿期 (refilling) とも呼ばれる理由である．ショック期に循環系維持のために大量に投与された輸液が血管内に残存しているためさらに過剰となり，心不全から肺水腫をきたすこともある．したがって，治療のポイントは循環器系と呼吸器系の管理である．

循環器系 熱傷ショック期の低拍出量の状態から徐々に回復，その後拍出量は正常の倍近くに増加し (hyperdynamic state)，この状態はショック離脱期を過ぎて代謝亢進が正常化するまで持続する．

呼吸器系 気道熱傷を合併している場合，さらに低酸素血症は継続し，気道熱傷を合併していない場合でも，肺水腫が特徴である．肺水腫から肺炎を併発することもあるので十分な感染対策が必要となる．

3) 感染期

この時期は貧血，低栄養が明らかとなり免疫能が低下し，感染を合併しやすくなるため，この名がつけられた．敗血症から多臓器不全を合併し，死に至る時期はこの時期である．感染の予防とコントロールに加え栄養対策が重要である．

B. 診　　断

熱傷の診断でまず初めに行うことは，どんな施設でどのような治療を始めるべきかを決定することである．そのためには重症度の判定が重要である．通常，面積，深度，部位，年齢，合併症，既往歴などをポイントとして判定する．

①**面積** ⓐ**9の法則** (rule of nine)，ⓑ**5の法則** (rule of five)，ⓒ**Lund-Browder の法則**，ⓓ**手掌法** (手掌を1％に計算する) などがある (図6)．緊急時は rule of nine でよいが，小児の場合，頭部に比べ四肢が過大に評価されてしまうため，

ⓐ 9の法則(%)

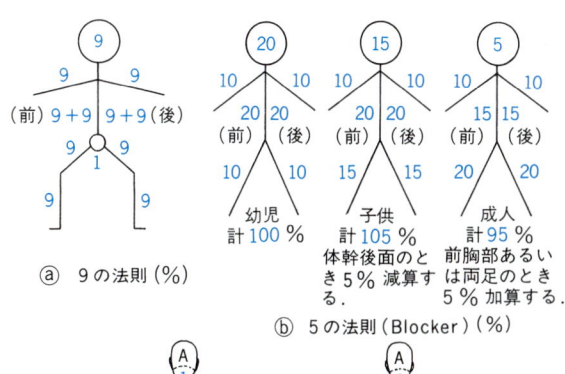

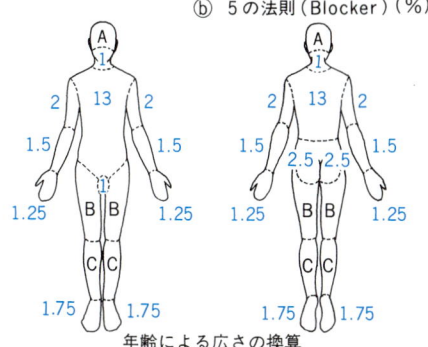

ⓑ 5の法則(Blocker)(%)
幼児 計100%
子供 計105% 体幹後面のとき5%減算する.
成人 計95% 前胸部あるいは両足のとき5%加算する.

年齢による広さの換算

	0	1	5	10	15	成人
A－$\frac{1}{2}$ of head	9.5	8.5	6.5	5.5	4.5	3.5
B－$\frac{1}{2}$ of thigh	2.5	3.25	4	4.25	4.5	4.75
C－$\frac{1}{2}$ of leg	2.5	2.5	2.75	3	3.25	3.5

ⓒ Lund & Browder の法則

図6 熱傷面積の判定

5の法則を用いたほうがよい．通常，成人では9の法則でまず面積計算を行い，輸液を開始する．状態が落ち着いたところでLund-Browderの表を用いて，熱傷面積を正確に算定し，輸液量を修正する．

② **深度** Ⅲ度熱傷の重症度はⅡ度熱傷に比べ，死亡率も2～3倍といわれている．しかし，受傷直後の正確な深度判定は，いろいろな試みがなされているが大変難しいのが現状である．次に現在，日本熱傷学会で制定されている深度分類を表3，図7に示す．

表3にあるようにⅡ度とⅢ度ではこのように治癒形式が異なるので当然治療方針も異なるため，受傷深度の鑑別診断も大変重要である．

③ **部位** 重症度に影響する場所として，顔面，手，陰股部の3ヵ所があげられる．顔面熱傷では気道熱傷合併や失明の可能性があり，陰股部受傷の場合は排尿が困難となり，逆行性感染を合併しやすく，また手は治癒後の瘢痕拘縮という点から専門医の治療が必要となることが多い．

④ **年齢** 高齢者ほど死亡率が高い．

⑤ **合併症** 骨折，頭蓋内損傷，胸腔内打撲を合併すると重症度が増加する．

⑥ **既往歴** 重要主要臓器に異常があると，その臓器の障害は熱傷によりさらに増悪する．

⑦ **重症度の判定** 重症度の判定の基準として以下のようなものがある．

ⓐ Burn Index (1956 Schwartz) = Ⅲ度受傷面積+1/2 Ⅱ度受傷面積．+10～15以上を重症と考える．緊急時の判定に役立つ．

ⓑ Artzの基準 (1957)
表4に示す．

ⓒ PBI (Prognostic Burn Index) = Burn Index+年齢．同じ熱傷面積・深度でも高齢者ほど予後は悪化するので，予後を推定するのに有用である．120以上は致死的であり，救命は困難である．120～100は救命率26%で治療可能であるが，集中治療を必要とし，かつ救命率は低い．100～80は救命率40%で，80以下では重篤な合併症や既往歴がなければほとんどが救命可能であるとされている．（国立東京災害医療センター，辺見弘先生による）

ⓓ **米国外科学会 外傷委員会による患者の選択基準 (1990)** 生命予後だけではなく，形成外科的な予後の改善の見地から，治療すべき病院の選択基準を提案した．Artzの基準に比較してより高度の熱傷治療専門施設で治療すべき患者の幅が広い．

1. 高度の熱傷治療専門施設に搬送すべき患者
(1) 年齢10歳以下または50歳以上でⅡ度とⅢ度熱傷の合計が10%以上．
(2) 他の年齢層では合計が20%以上．
(3) いずれの年齢でもⅢ度が5%以上．
(4) 顔面，眼，耳，手，足，会陰に整容上や機能の喪失が疑われる場合．
(5) 原因が高電圧や雷撃の場合．
(6) 気道熱傷の存在
(7) 広範囲の化学損傷
(8) 糖尿病，肝機能障害，腎機能障害，呼吸器障害，循環機能障害などの既往歴がある場合．

2. 一般病院でも治療が可能な患者

表 3　熱傷の深度分類

I度熱傷 epidermal burn（EB）
　表皮熱傷で発赤のみで瘢痕を残さず治癒する.
II度熱傷（通常二つに分ける）
　1．浅達性II度熱傷（浅II度熱傷 superficial dermal burn；SDB）
　　水疱形成があり，水疱底の真皮が赤で通常1〜2週間前後で治癒する．一般に肥厚性瘢痕を残さない.
　2．深度性II度熱傷（深II度熱傷 deep dermal burn；DDB）
　　水疱形成があり，水疱底は白色で貧血状．約3〜4週間で治癒する．肥厚性瘢痕ならびに瘢痕ケロイドができる可能性が高い.
III度熱傷 deep burn（DB）
　皮膚全層の壊死で白色レーザー様，または褐色レーザー様を呈するが完全に皮膚が炭化したものも含まれる.
　自然には上皮化はせず，受傷部位の辺縁からのみ被覆される．被覆には1〜3ヵ月を要し肥厚性瘢痕，瘢痕拘縮の状態となる.

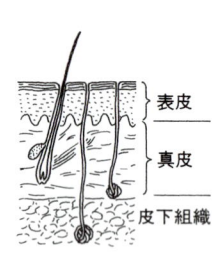

分類	日本熱傷学会熱傷深度分類		治癒
I度：紅斑	epidermal burn	EB	数日
II度：水疱	superficial dermal burn	SDB	1〜2週
	deep dermal burn	DDB	4〜5週
III度：壊死	deep burn	DB	1ヵ月以上

局所変化
　血管の拡張（紅斑）：I度
　血流の停滞および血管壁の透過性亢進（水疱）：II度
　血流の遮断：III度（壊死）

図 7　熱傷局所の変化

表 4　Artzの基準（1957年）

重症熱傷（総合病院あるいは熱傷専門病院に転送し入院加療を必要とするもの）
　II度熱傷で30%以上のもの
　III度熱傷で10%以上のもの
　顔面，手，足の熱傷
　気道熱傷が疑われるもの
　軟部組織の損傷や骨折を伴うもの
　これらは輸液あるいは特殊な治療を必要とするため，総合病院で十分な設備のある施設で加療すべきである.
中等度熱傷（一般病院に転送し入院加療を必要とするもの）
　II度熱傷で15%以上30%未満のもの
　III度熱傷で顔面，手，足を除く部位で10%未満のもの
　これらは輸液の比較的適応症例であり，症状に応じて輸液を施行する症例である.
軽症熱傷（外来で治療できるもの）
　II度熱傷で15%未満のもの
　III度熱傷で2%未満のもの
　これらは輸液の必要はなく通院で十分な加療ができるものである.

(1) 年齢10歳以下または50歳以上でII度とIII度熱傷の合計が10%以下の場合.
(2) 他の年齢層で合計が20%以下の場合.
(3) 整容上の問題や機能喪失の恐れのない場合.
(4) 合併損傷のないこと.
(5) 既往歴に危険因子がないこと.

C. 治療

1. 救急処置（表5）

搬入後，まず行うべきことは治療方針決定のための全身状態の把握である．

① バイタルサイン（血圧，脈拍数，呼吸数，意識状態）のチェック

② 熱傷面積，熱傷深度，熱傷部位の把握

③ 合併症の有無

④ 既往歴の聴取

以上につき検討し，全身的治療を優先させるか，局所治療を優先させるかを決定する．受傷面積20％以上または気道熱傷が疑われる場合は躊躇することなく入院のうえ，全身治療を開始する．

2. 入院後処置

1）輸液療法

① ショック期（受傷48時間までの輸液）

重症熱傷の病態生理で示したように，熱傷ショックの本態は機能的細胞外液量の低下に基づく循環血漿量の低下である．そのため，ショックを乗り越えるのに大量の輸液が必要になる．

これまで，さまざまな輸液療法が考案されてきた．もっとも古典的な輸液公式は **Evans-Brook法**であるが，50％以上の広範囲熱傷では輸液量が足りず，ショックから離脱できない．現在もっとも汎用されているのは，この熱傷ショック理論に基づいて考えられた **Baxter法**（Parkland公式）である．しかし，本公式では熱傷面積が大きいと輸液量が著しく増加し，ショック離脱期に肺水腫などの合併症を招きやすいという欠点がある．

HLS輸液（hyper lactated saline）は，大量のNa（300 mEq/l）高張水溶液を投与すると，細胞内から濃度勾配に従って水分を引き出すことができるという理論から開発された．循環血液量の維持のために大量の水分を必要とせず，Baxter法の欠点であるショック離脱期での肺水腫の発生を抑制できると考えられている．しかし高Naという非生理的溶液を投与するわけであるから，老人や小児，腎障害のある患者への投与は危険である．表6に各公式の比較を示した．

輸液公式はあくまで輸液開始時の目安として扱うべきであり，表7の輸液の指標を参考にしながら輸液治療を行うのがよい．

重症熱傷の輸液療法のポイントは次のとおりである．

① 静脈路の確保：少なくとも2ルート以上．

② 乳酸加リンゲル液の急速投与で開始．

③ 尿の流出を確認後，点滴速度を調整し時間尿量1 ml/kg/時を維持する．

④ 必要ならば利尿薬，強心薬を補助的に用いる．

小児の場合，原則として公式に従って輸液を開始するが，Baxter法では輸液量が必要量よりも少なく計算されることがあり，この場合は尿量が低下しショックを乗り切ることができない．成人よりむしろ wet side で輸液量をコントロールしてよい．

老人では反対に dry side で輸液をコントロールする．心肺機能が低下傾向にあるため，過剰輸液は禁忌である．

② ショック離脱期（受傷3～7日）

ショック期に大量に逸脱した非機能的細胞外液が循環系に再吸収（refilling）され，一過性に尿量が増加，不感蒸泄も増加する．また膠質液の喪失も目立ち始め血清膠質浸透圧も低下する．このようにこの時期は複雑な病態をとるため，症例に応じて血清Na値（130～150 mEq/l）や体重を参考としながら，低Naの多電解質維持輸液（アルブミン製剤）を組み合わせ投与する．この時期，低

表5 救急処置

1.	問診：受傷時間，原因，既往歴，体重
2.	バイタルサインのチェック：血圧，脈拍数，呼吸数，体温，意識レベル
3.	衣類の除去
4.	採血　血算（WBC, Hb, Ht, RBC） 生化学（BUN, 血糖, Na, K, Cl, 総蛋白量） 動脈血ガス分析（PaO₂, PaCO₂, BE, PH） 血清浸透圧
5.	血管の確保：CVPを含めて，2ルート以上確保し輸液開始
6.	膀胱内留置カテーテル（Foley Balloonカテーテル）の導入（検尿，尿浸透圧）
7.	熱傷面積の概算——輸液計画の目安
8.	熱傷深度の把握
9.	合併損傷の有無のチェック
10.	胃管チューブの挿入
11.	破傷風トキソイドの投与
12.	局所療法

表 6 輸液の公式の比較

公式	Evans-Brook の公式	Baxter の公式	HLS 輸液
量	2.0×kg×% 維持水分量	4.0×kg×%	尿量を 30～40 ml/時にするように調節する
質	Evans 　膠質：電解質＝1：1 Brooke 　膠質：電解質＝0.5：1.5	乳酸加リンゲル液	Na　　　　250 Eq/l Cl　　　　100 Eq/l Lactate　　200 Eq/l pH　　　　7.0 Eq/l 浸透圧　　600 mOsm/kg H₂O
輸液速度	最初の 8 時間：1/2 次の 8 時間：1/4 次の 8 時間：1/4	左に同じ	尿量を 30～40 ml/時に保つ
特徴	膠質液を最初から投与する	電解質液のみ	高張 Na 溶液 （細胞内液を利用する）
長所		1．ショックの理論に合っている 2．実施が簡単である	1．総量が少ない 2．肺合併症が少ない 3．浮腫が少なく、体重増加がみられない
問題点	1．量が少ない 2．初期より膠質液を使用するため、血管外に出た膠質が再吸収されず浮腫が遷延する	1．量が多い 2．血管外に出た水分がショック離脱期に再吸収され、一過性に心肺に負担がかかる 3．低蛋白、貧血の早期よりの発生	1．非生理的溶液 2．実施が複雑 3．老人、小児、腎障害などの患者には好ましくない

表 7 熱傷ショック期における輸液の指標

① 時間尿量：50～100 ml/時［小児 25 ml/時以上］
② 血圧：100 mmHg↑
③ 中心静脈圧（CVP）：2～5 cmH₂O
④ 肺動脈楔入圧（PWP）：10～15 mmHg
⑤ 血清 Na：130～150 mEq/l
⑥ 自由水クリアランス CH₂O：－1.0 ml/分

（日本熱傷学会編：熱傷用語集より）

蛋白血症や貧血も明らかとなってくるので蛋白の投与は必須であり、また輸血が必要となる．

2）代謝と栄養管理

熱傷患者では著しく代謝が亢進する．安静時のエネルギー消費量は熱傷受傷面積に応じて増加し、30％以上の広範囲熱傷でのエネルギー消費量は 150～200％に増加する．また蛋白合成は盛んとなるものの異化反応が亢進するため、全体として蛋白量は著しく低下する．受傷早期、広範囲熱傷では腸管運動が麻痺し、経口での栄養摂取が期待できないことから、中心静脈栄養が選択されることが多い．長期間にわたって経口摂取ができない場合、腸管の絨毛上皮が萎縮するため、bacterial translocation が起こる可能性があり、菌血症が危惧される．できるだけ早く、経口あるいは経管栄養を開始すべきである．

以下に栄養対策のポイントを記す．

① 投与エネルギーの目安

エネルギーの目安は 30～35 kcal/kg であるが、公式として、二つをあげておく．

■ **Harris-Benedict の公式**

基礎エネルギー消費量 BEE（basal energy expenditure）の 1.5～2.0 倍．熱傷面積により調節する．

男性の BEE（kcal/kg）＝66＋13.7×体重（kg）＋5×身長（cm）－6.8×年齢

女性の BEE（kcal/kg）＝665＋9.6×体重（kg）＋1.7×身長（cm）－4.7×年齢

■ **Curreri の公式**（成人で受傷面積 50％以下）

投与エネルギー（kcal/kg）＝25×体重（kg）＋40×熱傷面積（％）

② エネルギー基質は糖分とし 4 mg/kg/分以下

で投与する．血糖値は220 mg/dl以下に保つ．
③ 脂肪は必要エネルギーの10〜30％以内．
④ 窒素量として非蛋白熱量/窒素＝100〜130（熱傷面積が大きいほど小さくする）．アミノ酸量は1.5〜2.0 g/kg/日とする．

3）感染対策

ヒトの感染防御機構は，① 体表の防御機構，② 食細胞，③ 補体，④ 免疫系（細胞性，液性）の四つにより成り立っていると考えられている（図8）．重症熱傷では，いずれもが障害され，内因性エンドトキシンの上昇，マクロファージの細菌貪食能の低下，補体系の減少，液性免疫能の異常（IgGの減少），細胞性免疫能の異常（T細胞サブセットの低下）などを認める．この現象は**後天性免疫不全状態**に相当する．受傷面積が30％以上の熱傷患者では，同種植皮の場合でも拒絶反応が通常よりも遅れて起こるという事実から，重症熱傷には免疫異常現象が起こっていることが認識されている．ヒトの感染防御機構は図8のようになっていると考えられているが，重症熱傷では，いずれもが障害されている．Ⅱ度以上の熱傷では熱エネルギーにより皮膚は破壊され，体表の防御機構が破綻し，気道粘膜や腸粘膜でもバリアが破壊され，細菌は容易に体の奥深くへ侵入する．immunocompromised hostといえる重症熱傷患者では，菌交代現象や日和見感染によりますます感染が重症化し，感染死に至る．

感染対策としては，創面の閉鎖，全身的な化学療法，栄養の改善，免疫性の改善が重要である．抗生物質は細菌の増殖を抑制するが，熱傷，ことにⅢ度熱傷でみられる焼痂には血液やリンパ液の循環がなく，抗生物質を大量に投与しても意味がない．むしろ，早期からいたずらに投与すること
で菌交代現象を引き起こす危険もある．創面の汚染がひどくburn wound sepsis（熱傷創感染．組織1 g中10,000個以上の細菌を認め，非熱傷部の皮膚へ炎症が波及しているもの）が考えられるとき，気道熱傷例，焼痂の切除や植皮術を行った場合に限って全身的な投与を行うべきであろう．免疫能の改善について，さまざまな免疫賦活薬が考案されてはいるが，まだその効果は期待されるほどではない．

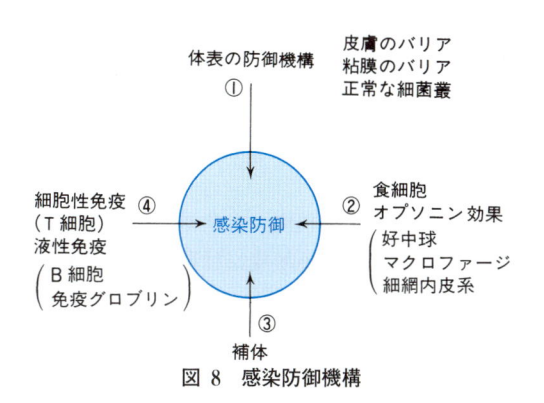

4）局所療法

重症熱傷では受傷直後に起こる熱傷ショックという問題から全身療法が優先され，局所治療が後回しになることがあるが，局所治療は感染対策の重要な柱の一つでありおろそかにすべきではない．

局所療法は基本的には，閉鎖療法と開放療法に大別される．

閉鎖療法は，創面に厚くガーゼをあて滲出液を吸収させ，外界と遮断することにより局所の感染を制御し，疼痛を軽減させる方法である．**開放療法**は創面を露出させ乾燥させることで痂皮形成を促進し，その痂皮により感染や外的刺激から創面を保護しつつ表皮を形成させる方法である．顔面や体幹の半分の熱傷，殿部や陰部，四肢の熱傷に対しては，懸垂療法と併用しつつ行う．**懸垂療法**は大腿後面から殿部，陰部の熱傷がよい適応となる．殿部陰部からの感染を減少させる効果が期待できる．大腿骨骨端にKirshner鋼線を刺入して患肢を吊り上げる方法である．

① **受傷直後の局所の治療方針**　冷却，洗浄が重要である．冷却は疼痛の緩和，代謝亢進の抑制，炎症反応の鎮静化に効果的である．創面を被覆している衣類を直ちに除去し，少なくとも流水に30分以上さらすことで創部の冷却をはかる．創洗浄は，通常，0.05％グルコンサンクロルヘキシジン液（ヒビテン液）を用いる．水疱はできる限り，愛護的に扱い，ソフラチュールガーゼで被覆しておく．水疱は通常，浅Ⅱ度であるが，水疱が破れてびらん面が露出した場合，感染に無防備な状態となり，深Ⅱ度からⅢ度に熱傷深度が進行してしまうことがあるので注意が必要である．水疱が温存されている場合，注射針で水疱内容液のみ除去して，水疱膜を創面に密着させておく．

② **その後の局所療法**（表8）　Ⅰ度から浅Ⅱ度

図8　感染防御機構

の熱傷では，軟膏やソフラチュールガーゼ，各種創傷被覆材などを用いる．感染を合併しなければ順調に治癒する．深Ⅱ度の熱傷の場合，真皮の乳頭下層まで破壊されており，感染を合併した場合，放置しておくと，容易にⅢ度熱傷へと移行してしまうので，感染が合併しないよう注意する．Ⅲ度熱傷は前項で述べたように自ら上皮化できず，植皮術が必要となる．四肢，体幹などの全周でⅢ度以上の熱傷を受傷した場合，浮腫のため，四肢では血行障害を，体幹では呼吸運動障害が起きることがあり，これを予防するため，通常，皮下脂肪がみえるところまで創面を切開する．これを減張切開という．筋膜まで切開が必要な場合もある（図9）．

　③ **軟膏療法**　軟膏療法は創面に外用薬を塗布する方法であり，壊死組織を除去し，肉芽形成を促進し，表皮形成を促進し，表皮を形成させ，感染を防止する事である．ワセリン基材とクリーム基材がある．ワセリン基材は刺激が少なく，創面の保護作用もよく，表皮の再形成を促進するが，潰瘍面に対する速効性は少なく，主成分の浸透性が悪い．クリーム基材は滲出液をよく吸収し，また主成分の組織への浸透性に優れるが，浸透性がよいために潰瘍面を刺激し，疼痛が増強したり，潰瘍がさらに進行することもある．抗生物質含有軟膏は小範囲の熱傷で用いられることが多いが，菌交代現象が起こり得るので，感染を合併した熱傷に使用する場合，慎重に行うべきである．

　熱傷では緑膿菌感染が問題であるが，感染をコントロールするため，1% silver sulfadiazine cream（ゲーベン クリーム）が市販されている．

　④ **壊死組織除去** débridement　感染のコントロールのため，焼痂の除去は大変重要である．軟膏塗布や温浴療法で少しずつ切除する方法と，外科的に切除する方法がある．これまで外科的débridementの時期は，あまり早期に行った場合，壊死組織の分界が不明瞭で健常部までも切除してしまう可能性があるという理由から受傷10日前後が適切であるとされてきたが，壊死組織の除去は早ければ，早い程，よいと考えている．しかし循環動態が不安定な受傷直後では外科的侵襲は致命的なことがあるので，受傷後24時間を超え，ある程度，循環動態が落ち着いた時点で壊死切除と創面被覆を同時に行おうとする試みが始まってい

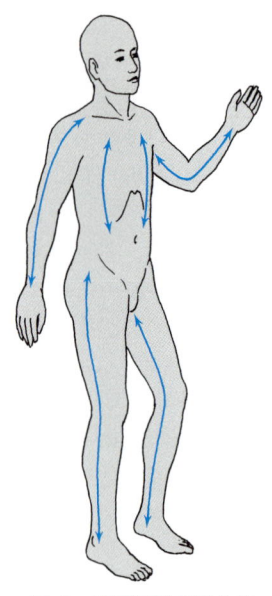

図9　減張切開の置き方

る（超早期切除）．1回の手術でdébridementを行う面積は20～30％にとどめ，全身状態が不安定であるため手術時間は2～3時間以内とする．

　⑤ **植皮**　débridementのあと，肉芽面を清浄化して創面を被覆する．創面の被覆の目的は，①感染のコントロール，②鎮痛効果，③不感蒸泄抑制，④体液漏出抑制にある．植皮には自家植皮，同種同系植皮（一卵性双生児間等），同種異系植皮（ヒトとヒトの間），異種植皮（ヒトとブタ等）がある．もっとも優れているのは患者自身の皮膚を用いた自家移植（autograft）による植皮である．この自家植皮では移植片は永久生着し拒絶反応は起こらない．

　しかし広範囲熱傷患者の場合，débridement後の創面被覆材としての自家皮膚移植は困難なことが多く，同種異系移植（allograft）がもっともよい適応となる．拒絶反応のため永久生着はしないが，広範囲Ⅲ度熱傷患者の全身状態を改善することができる．東京や近畿地方にはallograft供給のためのSkin Bank Networkが整備され，組織的な供給が可能となっている．

　植皮術には，遊離植皮，有茎植皮，遊離皮弁植皮などがあるが，熱傷植皮には遊離植皮がもっとも多用されている．

　⑥ **代用皮膚** skin substitutes　鎮痛効果，感染防止，上皮化促進，体液漏出防止，局所の保護な

表 8 熱傷の経過と治療

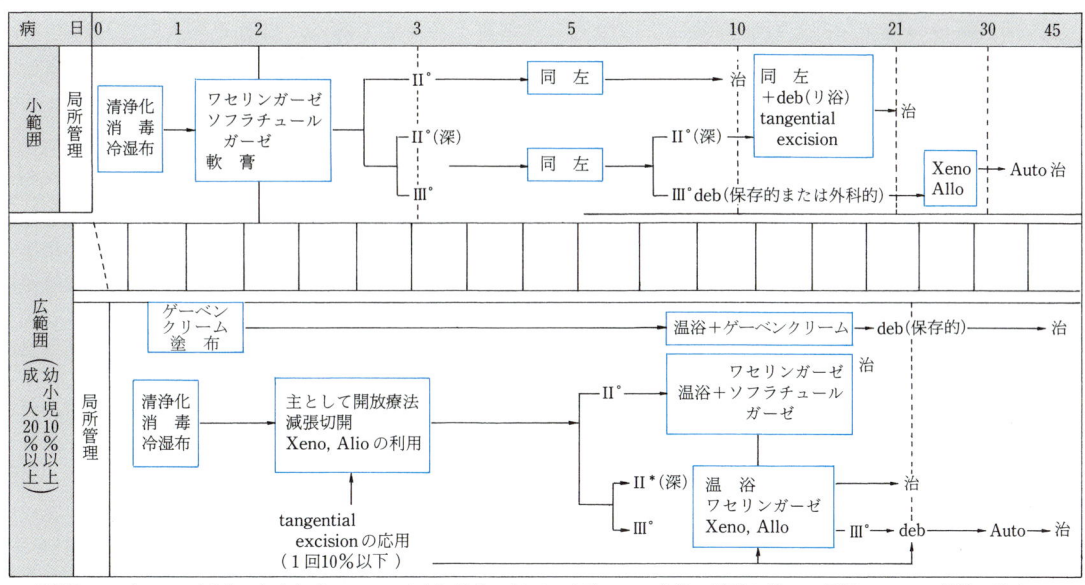

病日	0	1	2	3	5	10	21	30	45
小範囲 局所管理	清浄化 消毒 冷湿布	ワセリンガーゼ ソフラチュール ガーゼ 軟膏		II° → II°(深) → III°	同左 同左	治 同左+deb(リ浴) tangential excision II°(深) III°deb(保存的または外科的)	Xeno Allo	→Auto 治	
広範囲(成人20%以上幼小児10%以上) 局所管理		ゲーベンクリーム塗布 清浄化 消毒 冷湿布	主として開放療法 減張切開 Xeno, Alio の利用 tangential excisionの応用 (1回10%以下)		II° II°(深) III°	温浴+ゲーベンクリーム →deb(保存的) →治 ワセリンガーゼ 温浴+ソフラチュール ガーゼ 温浴 ワセリンガーゼ Xeno, Allo	治 治 III°→deb	→Auto	→治

PVF : poly-vynyl-folmal alchol sponge. 焼痂切除後の創面に密着させ，肉芽の増殖を待ち1週間から10日前後で除去し自家植皮を行う．人工被覆材の一つ．
Xeno : xenograft. 異種植皮．ヒト以外の動物（たとえば豚皮）から採取した皮膚を用いる植皮．
Allo : allograft. 同種植皮．本人以外のヒトから採取した皮膚を用いる植皮．
Auto : autograft. 自家植皮．患者本人から採取した皮膚を用いる植皮．
deb : débridement. 焼痂を切除すること．切除の方法として外科的な方法と薬物や温浴療法による保存的な方法に大別される．

どを目的として，一時的に創面を被覆するために開発された創傷被覆材と，生体内で分解される性質をもつ培養皮膚がある．創傷被覆材は生体包帯（biological dressings）と人工被覆材（synthetic dressings）に分類される．biological dressings には，生体由来のコラーゲン膜（ペルナック®，テルターミス®）やキチン膜（ベスキチン®）を材料としたものがある．synthetic dressings は人工的に作られた材料で構成されたもので，バイオブレン®，バイオクルーシブ®，テガダーム®などがある．最近では抗生物質徐放性のものまで開発されつつある．

⑦ **培養皮膚，再構成型皮膚** 培養皮膚は皮膚細胞を培養して生着させるようにしたものである．しかし真皮がないことが問題であり，この点について考えられたのが再構成型皮膚であり Yannas，Burke の複合表皮が代表的で真皮様組織を持つ．

5）特殊部位の熱傷

① **気道熱傷** 熱吸入によるものと有毒物質吸入によるものに分けられる．熱吸入による気道障害は主として上気道の障害であり，顔面や口唇の熱傷を伴うことが多い．鼻毛，口腔内粘膜の状態，ススの付着などに留意する．有毒物質（ガス）は，水溶性のものと脂溶性のものに分けられる．塩素ガス，亜硫酸ガス，アンモニアガスは前者であり，窒素酸化物，アルデヒドは後者である．水溶性ガスは粘膜から吸収され喉頭浮腫を起こす．脂溶性ガスは細胞膜から吸収され肺水腫を起こす．診断は，臨床症状〔血液ガスの異常（PaO_2の低下）〕，気管支鏡所見（気管支の発赤，浮腫，充血）による．治療は，① 気道確保と共に，② 輸液療法，③ 高圧酸素療法などを行う．

② **顔面熱傷** 気道熱傷，視力障害を合併することがあり，また，創治癒後に瘢痕ケロイドによる醜形，色素沈着，兎眼などを残すことが多い．顔面の局所療法は原則的に開放療法を行う．顔面の熱傷創は，身体の他の部位に比較して血行がもっとも豊富で，熱傷後，著しい浮腫，腫脹があっても，比較的早期に治癒しやすい．

頸部熱傷も瘢痕拘縮を起こしやすく，顔の運動の障害を起こすため，早期に植皮術を行う．sheet graft を用いるべきで，頸部の植皮には頸部伸展装具などを併用する．

③ **手および関節部の熱傷** 深Ⅱ度以上の熱傷では，創治癒後の機能保持と瘢痕拘縮による機能障害のために早期植皮を行う．植皮は厚目の分層植皮片を用い，シート植皮が適応となる．

6) 熱傷の合併症

熱傷に伴う合併症は大きく，①腎不全，②肺合併症，③消化管合併症と分けられる．

① **腎不全** 1.3～14.1％の頻度で発生する．熱傷後，循環血液量の低下により腎血管は収縮し，糸球体濾過量減少をもたらし，アルドステロンは上昇し，尿細管レベルでの水，Naの再吸収量が上昇し，乏尿から無尿となるため腎不全が起こる．診断法としては，①**水負荷テスト**，②**Fe-Naテスト**，③**自由水クリアランスが有用**である．熱傷により赤血球は破壊され，その結果全身に溶血現象が起きる．尿は褐色調のヘモグロビン尿を呈する．この溶血に伴うfree-Hbは血中ハプトグロビン（Hp）と結合しHp-Hb complexを作り肝臓で処理されてゆくが，肝臓で処理しきれない場合Hp-Hb complexは腎の糸球体を通過し**ヘモグロビン尿**を形成する．

このHp-Hb complexは尿細管に詰まり，尿細管上皮を損傷し**急性尿細管壊死**（acute tubular necrosis）をひき起こす．この病態を防ぐためにもっとも重要なことは，常に適正な尿量を維持することである．熱傷面積30％以上の熱傷に対してはヒト血漿ハプトグロビンを早期に投与し，溶血による急性尿細管壊死を予防する．

▶**治療** ①輸液量の増量，②ヒト血漿ハプトグロビンの投与（2,000～4,000単位），③利尿薬の投与（furosemide 1日2,000 mgまで可），④透析療法などがあるが，透析療法を必要とする症例の予後はきわめて悪い．

② **肺合併症** 肺水腫，肺感染症など（気道熱傷の項参照）．

③ **消化管合併症** 胃腸管出血（Curling ulcer），急性胃拡張，麻痺性イレウスなどがある．

Curling ulcerは30％以上の広範囲熱傷の場合，10～20％の頻度でみられる．潰瘍は上部消化管，とくに胃にもっとも多い．潰瘍出血に対する手術成績は非常に悪く（35～55％の生存率），H₂-receptor antagonistやP.P.I（proton pump inhibitor）など各種の薬を用いて保存的に加療すべきである．

急性胃拡張，麻痺性イレウスは頻度が少ないが重篤な合併症である．胃管を挿入し，X線写真，臨床症状などにより十分消化管の動きを確認してから食事の投与を開始するべきである．

=== 付 低温熱傷 ===

本項の初めに述べたように，通常は，60℃以上の熱源に1秒間以上接触した場合に皮膚の損傷が起こるが，環境条件によっては44℃程度の熱源によってでも，皮膚に損傷が起こりうる．このような比較的低温度の熱源に起因する熱傷を低温熱傷という．

▶**病態** 長時間，局所を圧迫すると，局所の血管が虚脱したり，局所の皮膚の血流が低下したりするが，このような場合，熱放散機能も低下，局所に「うつ熱」が生じ，損傷が起きる．44℃という低温でも，皮膚表面が6時間以上，暴露されると，不可逆的な損傷が起こり得る．

▶**臨床症状** 初期の段階では損傷部の色調は発赤や水疱であるが，次第に暗赤色から暗褐色を呈し，1～2週間で壊死状態となる．表面は黒色の痂皮であるが，切除すると深い潰瘍を形成する．臨床像の特徴は皮膚表面の肉眼的変化が少なくとも，損傷は既に深部まで及んでいることである．

▶**診断** 視診では急性期でも発赤または灰白色を呈することが多く，むしろ水疱を形成することは少ない．慢性期には"びらん"や"潰瘍"を呈する．病歴がよくわからない潰瘍をみた場合，低温熱傷を鑑別の一つに加える必要がある．深度の診断が難しいので注意．見た目以上に重症である事が多い．

▶**治療** 一般的には小範囲の損傷が多く，ワセリン基剤を用いた軟膏療法などの局所治療が第一選択となる．一定期間，保存的治療が効果がないときは，焼痂を切除した上で早めに植皮手術を行う．

▶**予防法** 腰部脊椎麻酔後の患者や脊髄損傷の患者，ねたきり患者では，温熱器具を使用する場合には，直接，皮膚を触れないようにしたり，また局所に圧迫を加えないようにすることが重要である．貼付用カイロの使用で低温熱傷が0.5％合併したとの報告があり，注意すべきである．

7. 凍　傷 frostbite

低温状態に生体が長く置かれた場合の局所の変化を凍傷という．低温状態に生体が長く放置されると，アドレナリンは分泌過剰となり末梢血管は収縮する．四肢，身体の末梢部に多くみられる理由である．

① I度凍傷（紅斑性凍傷）　毛細管収縮により局部皮膚は蒼白となる．さらに低温が続くと収縮した血管が麻痺して拡張し，皮膚は紅潮する．

② II度凍傷（水疱性凍傷）　収縮した小動脈は麻痺し，うっ血は高度となり血管外滲出量は増加，水疱を形成する．

③ III度凍傷（壊死性凍傷）　完全に局所循環がなくなり組織は完全に凍結，壊死に陥る．

▶治療

① 局所を温める．
② マッサージにより局所循環の改善をはかる．
③ その他の局所治療法はII度熱傷の治療に準ずる．
④ III度凍傷では，壊死部分の切除，植皮が必要である．

8．電撃傷 electric injury

人体の一部に電気が流れることを感電といい，電撃傷とは感電による生体の損傷を意味する．

A．症　状

1) 全身症状

全身の組織の挫滅による障害と神経症状である．ショック症状は伴うこともあるし伴わないこともある．筋肉が壊死することから尿はミオグロビン尿を呈し，急性腎不全の危険がある．手から足に通電すると心室細動を起こすことがある．とくに交流の場合に起こりやすく60 Hzの電流で3秒間300 mAの電流が流れると，確実に心室細動を起こす．

2) 局所症状

電気標：電流の流入，流出口にみられる変化で，なめし革様で知覚鈍麻がある．

電紋：皮膚表面の電流の出入口間に認められる樹枝状の不規則な線条の発赤である．

電流斑：皮膚表面の電流の出入口に認められる大小の潰瘍をいう．電撃傷のもっとも大きな特徴は血管壁の壊死による出血や組織の壊死であり，予想外に広く，また深い．

B．治　療

① 輸液：尿量中心静脈圧などを参考にして行う．
② 尿を維持すること．ハプトグロビンの積極的投与．
③ 壊死部の切除，切断，植皮．2～4週間経て，創部より再出血することがあるので，注意しつつ植皮を行う．

11 炎症と感染

1. 炎　症

A. 炎症とは

　炎症とは生体に対して外力，熱，紫外線，放射線などの物理的な侵襲や，酸，アルカリなどの化学的な侵襲，細菌，ウイルス，真菌，原虫などの生物の侵入による侵襲など各種の侵襲が生体に加わった時に，それらの侵襲に対する自己防衛的な生体反応をいう．また，特定の抗原に対するリンパ球系細胞を主体とする免疫学的反応による炎症も存在する．本来炎症は生体を保持するための合理的反応であるが，過大な侵襲の場合にはかえって炎症反応により自己の臓器，組織の障害が発生する場合もある．

B. 炎症反応

　炎症反応は種々のメディエーターによりひき起こされるが，局所反応と全身反応に分けられる（図1）．

1. 局所反応

　古くから炎症時に局所に認められる徴候として**発赤，熱感，腫脹，疼痛，機能障害**がある．これらの**炎症の5徴候**はケミカルメディエーターによってひき起こされるが発赤，熱感，腫脹は局所の微小循環の変化の結果である．発赤，熱感は毛細血管動脈側の血管拡張，および拡張による血流増加によって起こるが，これは血管内皮細胞の産生する一酸化窒素（NO）やHageman因子の活性化によるキニン類，アラキドン酸カスケードの活性化によるプロスタグランジン（PG）E_2, I_2, 補体活性化によるC5aが肥満細胞に作用してヒスタミンを遊離することなどによりもたらされる．腫脹は血管透過性亢進によって起こるがこれにはキニン類やロイコトリエン，血小板活性化因子（PAF），IL-1やTNFなどの炎症性サイトカイン，さらには好中球から放出されるエラスターゼをはじめプロテアーゼなど各種のメディエーターによりもたらされる．疼痛はHageman因子の活性化やプラスミンにより産生されたブラジキニンが痛覚受容体付近でPGを生成し，生成されたPGが痛覚受容体の感受性を増大し，痛みを発生する．機能障害は疼痛，腫脹などが関与して起こる（図2）．

2. 全身反応

　炎症による全身症状としては発熱，脈拍数と呼吸数増加，全身倦怠感，食欲不振，頭痛など多くの非特異的症状がみられる．重症では意識障害も伴う．軽度の炎症では全身症状を呈さないことが多いし，また身体の深部で炎症が起こった場合には局所症状が明確でなく，単に疼痛などの所見と全身反応から炎症を診断しなければならない場合

侵襲
物理的侵襲（外傷，熱，放射線など），化学的侵襲（酸，アルカリなど）生物による侵襲（細菌，ウイルスなど），自己免疫による侵襲
↓
生体
↓
炎症反応
［炎症性メディエーター，炎症細胞（好中球，マクロファージなど），ホルモンなど］

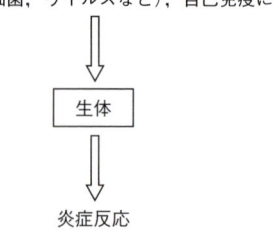

局所反応
発赤
腫脹
疼痛
熱感
機能障害

全身反応
発熱
呼吸数増加
脈拍数増加
好中球増多
急性相蛋白上昇
　（CRP, SAAなど）
赤沈亢進
その他食欲不振
　全身倦怠感
　など随伴症状

図1　炎症反応

図2 炎症の局所反応

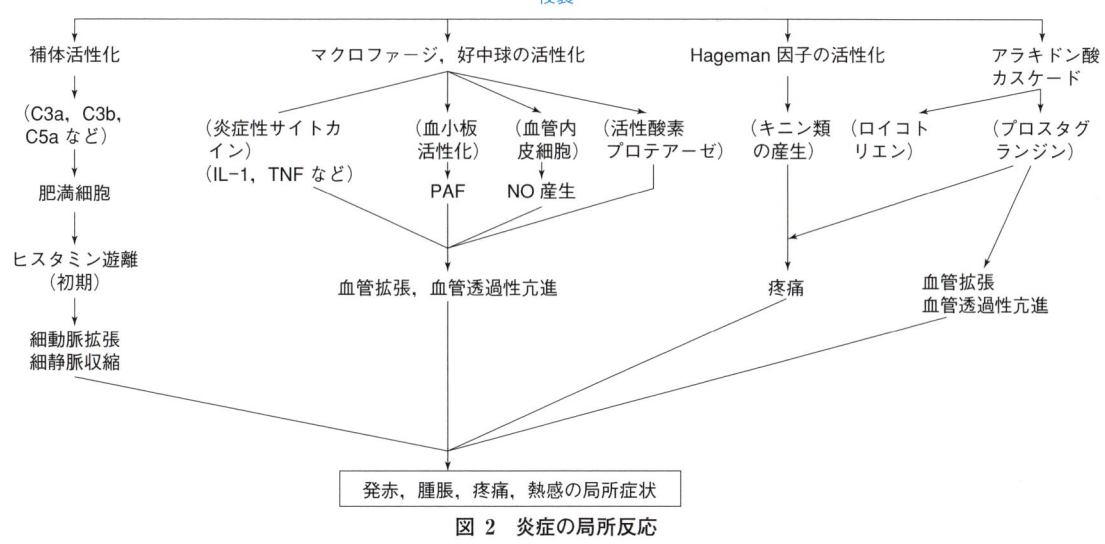

もあるので，全身反応の把握が重要である．発熱，白血球増多，C-reactive protein（CRP）上昇，赤沈亢進などはしばしば炎症時の診断に用いられるのでこれらの発生機序について述べる．

1）発　熱

発熱を起こす病態としては感染がもっとも多く，このほか血液疾患，悪性腫瘍，膠原病など自己免疫が関与する疾患，甲状腺機能亢進症など代謝疾患がみられる．炎症時の発熱の機構として**外因性発熱物質**が重要である．内因性発熱物質は炎症性サイトカインで，外因性発熱物質はサイトカイン産生刺激物質である．外因性発熱物質は細菌およびその構成成分，外毒素，内毒素，ウイルス，抗原抗体複合物，壊死物質などで，これがマクロファージなど自然免疫担当細胞の病原体を認識する膜貫通型のレセプターである Toll 様レセプター（TLR）を介してシグナル経路を活性化し，内因性発熱物質である炎症性サイトカインを産生する．

内因性発熱物質は IL-1, TNF, IL-6, IFN などのサイトカインである．これらのサイトカインは血液脳関門を通過できないために，第三脳室前壁の終板器官から流入し，プロスタグランジンを遊離させ，これが視索前野-前部視床下部に作用して発熱を起こす（図3）．解熱薬の多くは PG の合成阻害作用を有する．

発熱と生体防御の関連をみると，細菌，ウイルスなど微生物は発熱によって増殖が抑制され，ま

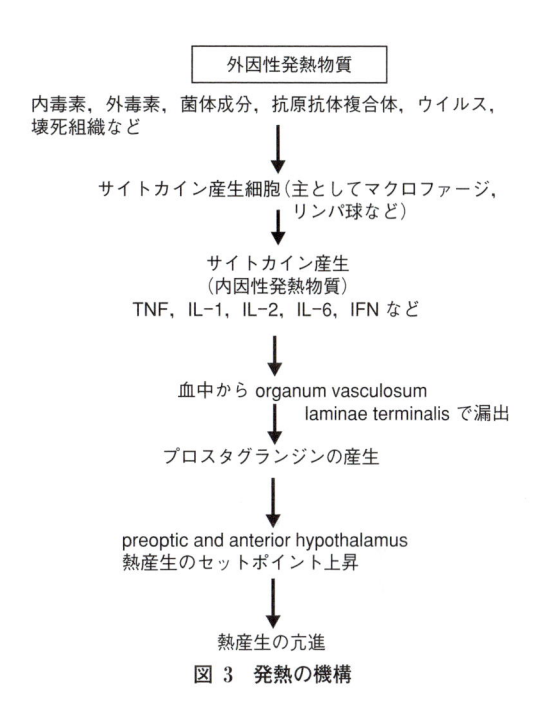

図3 発熱の機構

た抗体産生能や貪食細胞の機能の亢進などが認められる．すなわち，発熱は生体防御機能を亢進させ，細菌やウイルスなどの増殖を抑制する．

2）白血球増多

炎症，とくに細菌感染では白血球，中でも好中球が増加する．好中球は骨髄でつくられ，末梢血中では約10時間の寿命である．しかし炎症局所に集まった好中球の寿命は数日間に延長する．炎症初期には，局所で産生された IL-1 や TNF が血

中に少量入り，骨髄や末梢血管内にプールされている好中球の動員を促し，末梢血中に好中球が増加する．

IL-1 や TNF はさらにサイトカインネットワークを通じて，IL-6，顆粒球・マクロファージコロニー刺激因子（GM-CSF），顆粒球コロニー刺激因子（G-CSF）などを産生し，これが骨髄に作用し，骨髄系細胞の分化，増殖をきたし，末梢血中の好中球は増加すると共に活性化される．

一方，ウイルス感染時には，好中球増多は起こらないことが多い．これはウイルスは主としてリンパ球に作用し，IFN を産生，発熱は起こるが，その他の炎症性サイトカインの産生は軽微であるためである．

また，重症感染時には好中球減少がしばしば認められるが，実際に細菌，エンドトキシン，IL-1 を静脈内に投与すると好中球は減少する．その機序として，炎症性サイトカインが異常に高い時には好中球は過度に活性化され，接着因子が発現すると共に重要臓器の血管内皮に好中球のレセプターが発現し，肺，肝などに好中球が集積，末梢血中の好中球減少が起こる．同時に，固着した好中球が血管内皮を障害し，さらには血栓を生じて臓器不全の引き金になると考えられている．

3）急性相蛋白（CRP，赤沈亢進）の産生

炎症時には CRP や血清アミロイド-A が高値を示したり，赤沈が亢進する現象が認められ，これらの値と炎症の重症度は相関する．このような変化が認められる原因は，急性相蛋白の上昇による．急性相蛋白としては蛋白分解酵素阻害作用を有する α_2-マクログロブリン，α_1-アンチトリプシンなど，凝固因子としてフィブリノゲンや**血清アミロイド-A** など，オプソニン蛋白として **CRP，補体 C3** や活性酸素のスカベンジャーである**セルロプラスミン**，炎症の修飾に関与する α_1 **酸性グリコプロテイン**などがある．これらの急性相蛋白は炎症局所で産生された IL-6 や IL-1 が血中に入り，肝細胞に到達，その刺激により肝細胞が産生する．**赤沈亢進**は急性相蛋白として産生されたフィブリノゲン，γ-グロブリンが陽性荷電しており，陰性荷電している赤血球がこれらに付着，凝集するために亢進する．しかし急性相蛋白の産生のピークは炎症発生時から 48〜72 時間であるために，感染初期には上昇せず，炎症の程度とも相関しないことが多い．

4）全身性炎症反応症候群 systemic inflammatory response syndrome（SIRS）

生体に侵襲が加わると軽度から重症までいろいろの全身反応を示す．全身反応がある程度以上になると臓器障害をひき起こすなど重症化する危険性がある．重症度の指標として，1991 年米国で全身性炎症反応症候群（SIRS）の概念が生まれた．その規準は以下のとおりである．

① 体温：＞38℃ または＜36℃
② 脈拍：＞90/分
③ 呼吸数：＞20/分または $PaCO_2$＜32 mmHg
④ 白血球数：12,000/mm^3 以上か 4,000/mm^3 以下，または 10% 以上の桿状核好中球．

このうち 2 項目以上を満たすとき全身性炎症反応症候群（SIRS）という（総論 8 章，表 8 参照）．

SIRS の規準を満たし，その原因が感染である場合に sepsis と定義されている．

C．炎症とサイトカイン

生体に侵襲が加わり，炎症を起こす際に各種のケミカルメディエーターが産生され，種々の生体反応を起こす．このようなメディエーターの中でもっとも重要な役割を演じるのはサイトカインである．サイトカインは主としてマクロファージ，その他好中球，血管内皮細胞，リンパ球などで産生され，循環系，免疫系，代謝系などに多彩な作用を及ぼす．しかし異なったサイトカインもしばしば重複した作用を示し，またあるサイトカインが他のサイトカインの産生を誘導したり，抑制したりする．このようなサイトカインの相互関係をサイトカインネットワークという．炎症時では TNF や IL-1，IL-6，IL-8 などが主たる役割を演じ，これらを**炎症性サイトカイン**と呼ぶ．

また炎症性サイトカインを抑制する IL-10 などのサイトカインを**抗炎症性サイトカイン**と呼ぶ．炎症性サイトカインが高濃度に産生されるとショックや臓器障害の原因となる．

D．炎症による臓器障害

全身的な炎症反応が高度になるとしばしば臓器不全を呈する．このような病態では炎症性サイト

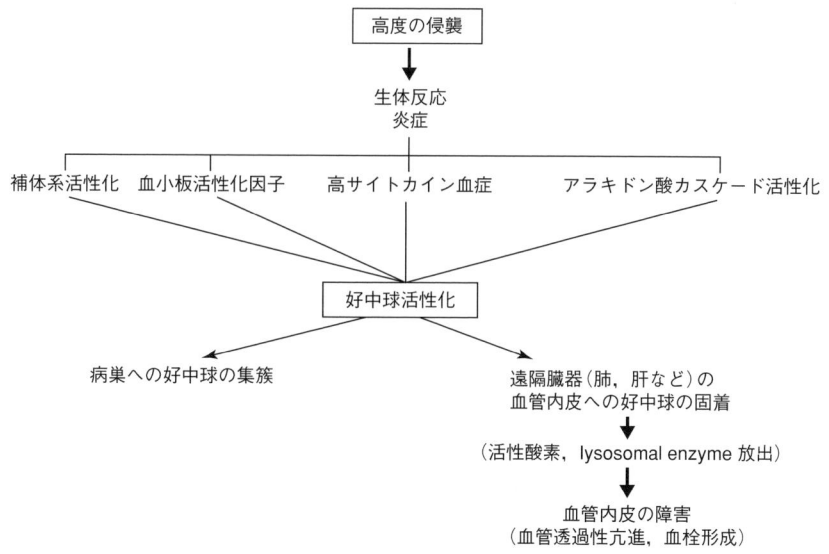

図 4 炎症時の臓器障害発生機序

カインが異常に高値を示し，サイトカインによって高度に活性化された好中球が炎症局所のみならず，肺，肝などの重要臓器の血管内皮細胞にも固着し，好中球の有する活性酸素やエラスターゼなどの酵素を放出して，血管内皮を障害し，血管透過性の亢進や血栓形成を起こす．その結果生じる末梢循環不全が臓器不全の原因として重要視されている（図4）．

E．炎症の分類

1．持続時間による分類

① **急性炎症** 血管反応が主体で，滲出現象が目立ち，局所に主として好中球の浸潤を認める．外科的炎症として最も重要である．

② **慢性炎症** 組織球，リンパ球，形質細胞の浸潤を伴う増殖性炎症の形をとり，通常数週間から数ヵ月間持続する．

③ **亜急性炎症** 急性炎症と慢性炎症の中間で，局所の滲出現象は弱く，主としてリンパ球浸潤がみられ，好中球の浸潤は軽微である．

2．病理組織学的分類

① **変質性炎** 生体防御反応が弱く組織の壊死が強くみられる炎症である．

② **漿液性炎** 侵襲により多くの滲出液を伴う炎症で腹膜炎，心外膜炎などがある．

③ **カタル性炎** 漿液性炎が粘膜などに起こった場合に呼び，粘液と滲出液が混じた多量の排液がある．

④ **化膿性炎** 炎症で滲出液中に細菌や好中球が多い場合をいう．この炎症巣に限局した壊死組織を伴う場合を**膿瘍**と呼ぶ．

⑤ **線維素性炎** 滲出液に線維素を多く含む場合をいう．漿膜，粘膜に起こりやすく線維素性心外膜炎などがこれに属する．

⑥ **壊疽性炎** 化膿性炎のうち，組織の壊死が強く，これに嫌気性菌などが感染した場合や虫垂炎や胆嚢炎の炎症が高度に進展した場合に認められる．

⑦ **増殖性炎** 線維性結合組織や肉芽組織の増殖の強い炎症で慢性炎症がこの形をとる．組織球の浸潤や増殖性反応の比較的軽い**非特異的炎症**と，結核病巣のように，大食細胞の一つである類上皮細胞を伴うような増殖性の変化の強い**特異的炎症**に分ける．

F．炎症の治療の原則

炎症の程度や進展は炎症の原因によっても異なるが，生体の防御機能によって大きく影響を受ける．生体の防御機能は生体に侵入した細菌や異物を認識し，それを排除して生体の恒常性（ホメオスタシス）を保とうとする機能である．この生体

防御機能を助ける治療法として局所療法と全身療法，原因療法と対症療法がある．

1．局所療法

基本的には清浄化と安静である．化膿性炎症の場合には，いかに小さな侵襲によって膿，壊死物質，異物などを十分排除するかが治癒促進に重要である．侵襲の面からは超音波下穿刺など小さな侵襲で行うドレナージ法は優れた方法である．

2．全身療法

基本的には臓器組織の循環動態を正常に保つことがもっとも優先する．すなわち呼吸，循環を適正に保つことである．このほか感染であれば原因療法としての抗菌薬の投与を行う．対症療法として疼痛，発熱に対するシクロオキシゲナーゼの阻害薬である非ステロイド系抗炎症薬，全身の抵抗力を高めるための高カロリー輸液，凝固因子や補体を補給する新鮮凍結血漿の投与などがある．炎症の程度や患者の抵抗力などを考慮して治療法を選択する．

2．外科的感染

感染は炎症の原因として外科では手術侵襲と並んでもっとも重要である．その理由は，外科手術の対象となる生命予後に関与する数多くの感染症が存在すること，外科の主たる治療手段である手術治療では，術後感染は手術成績を左右するきわめて重要な因子であることなどによる．外科において感染制御の基本を身につけることはきわめて重要である．

A．感染とは

病原微生物が生体組織内に侵入し，生体が自己防衛的な反応を起こすことを感染という．病原微生物が生体に存在しても，組織中に侵入しなければ感染とはいわない．たとえば正常人では皮膚，口腔，腸管などに数百種類，100兆個の常在細菌が存在しているが，組織内には侵入していないために感染とはいわない．

感染の発症は生体と病原微生物の相互関係（host-parasite relationship）によって規定される．

感染症の治療に抗菌薬を用いると宿主・寄生体・薬剤の三者の相互関係（host-parasite-drug relationship）によって規定される．この関係を理解して感染症を考えることが重要である．また**外科感染症**とは，一般的に外科領域でよく観察される感染症のことを意味している．

B．感染症に対する生体防御機能

感染はまず細菌の付着・定着に始まり，侵入が起こる．付着には**特異的付着**と**非特異的付着**があり，特異的では細菌の有する付着因子（大腸菌の線毛など）が細胞，組織の有するレセプター（受容体：多くは糖脂質）に付着する．

一方，黄色ブドウ球菌，連鎖球菌などは皮膚に創ができた場合に露出するコラーゲンやフィブロネクチンなどの細胞外マトリックスに付着する．このような付着に対して生体の皮膚は角質層を有して物理的障壁を構成している．粘膜では粘液（ムチン）や粘液内に含まれる溶菌に関与するリゾチームや細菌の鉄代謝を阻害するラクトフェリンなどが非特異的付着防止機構を担っている．また常在細菌叢は入ってくる外来病原菌に対して，付着・定着する部位の競合，栄養素の奪い合い，嫌気性菌の産生する脂肪酸などで付着・増殖することを阻害する．このほか消化管では胃液や胆汁などの消化液，消化管運動なども付着防止に役立っている．これらの防御機構が破綻すると細菌が定着・増殖し，組織への侵入が起こる．一方，特異的付着防止機構も存在する．その最大のものは液性免疫で主体は分泌型IgAである．分泌型IgAの産生誘導組織としては腸管のパイエル板，虫垂などの消化管関連リンパ組織（gut-associated lymphoid tissue；GALT）や扁桃アデノイドなどの鼻咽頭関連リンパ組織（nasopharyngeal-associated lymphoid tissue；NALT）などがあり，これを総称して粘膜関連リンパ組織（mucosa-associated lymphoid tissue；MALT）と呼ぶ．パイエル板の粘膜は周囲と異なり，その中にM細胞を有するがこのM細胞は種々の異物因子，たとえば細菌などを取り込みその下層にあるマクロファージや樹状細胞に引き渡す．これらの細胞は異物を分解処理し，Class II MHC分子と共に抗原として提示する．提示された情報はCD4陽性T

細胞に伝えられ，IL-4 や TGF-β の分泌を介して，IgM 抗体産生 B 細胞を IgA 産生細胞に分化，誘導する．誘導された抗原特異的 IgA 産生 B 細胞はリンパ管から胸管を通って，全身循環系に入り粘膜固有層に帰着，IgA を産生する形質細胞に分化する．上皮細胞の産生する分泌成分と IgA が二量体を形成して，分泌型 IgA となり，防御にあたる．また腸管の上皮細胞層には上皮細胞間リンパ球や粘膜固有層内リンパ球があり，これらのリンパ球は抗原提示細胞で処理された MHC 分子上のペプチド抗原を認識する T 細胞レセプターを発現している（表1）．しかしこのような防御機構が障害されると，細菌が侵入する．急性感染における生体防御反応でまず活性化されるのは記憶形成を有さないが自己，非自己を識別，侵入阻止を担う免疫システムである自然免疫である．

侵入した部位のマクロファージや樹状細胞は病原体の特異的な構成成分を病原体認識レセプターである膜貫通型の対応する TLR を介して認識し，シグナル経路が活性化され，TNF, IL-1, IL-6, IL-8 などの各種炎症性サイトカインを産生する．

また侵入した病原体は体液中に存在する補体を活性化する．初期段階では第二経路が活性化され，C3b から活性化が起こる．C3b はオプソニン作用を有し，C5a は肥満細胞に作用し，ヒスタミンを遊離したり白血球遊走因子となる．白血球遊走因子としてはこのほか IL-8，ロイコトリエン B4（LTB4），PAF などがある（図5）．

貪食作用を有するマクロファージ，樹状細胞や好中球は C3b と IgG 抗体の Fc 部分と結合するレセプターを有している．C3b や抗体は細菌と結合し貪食を助ける作用を有し，オプソニンと呼ばれる．

表 1 病原菌の定着侵入に対する防御機構

非特異的防御機構	特異的防御機構
物理的防御機構 　皮膚-角質層 　粘膜-粘液 　体液-胃酸，胆汁，消化液など 　消化管運動 化学的防御機構 　リゾチーム 　ラクトフェリン 　トランスフェリン 　など その他の防御機構 　常在細菌叢	液性因子 　分泌型 IgA 細胞性因子 　リンパ球系細胞

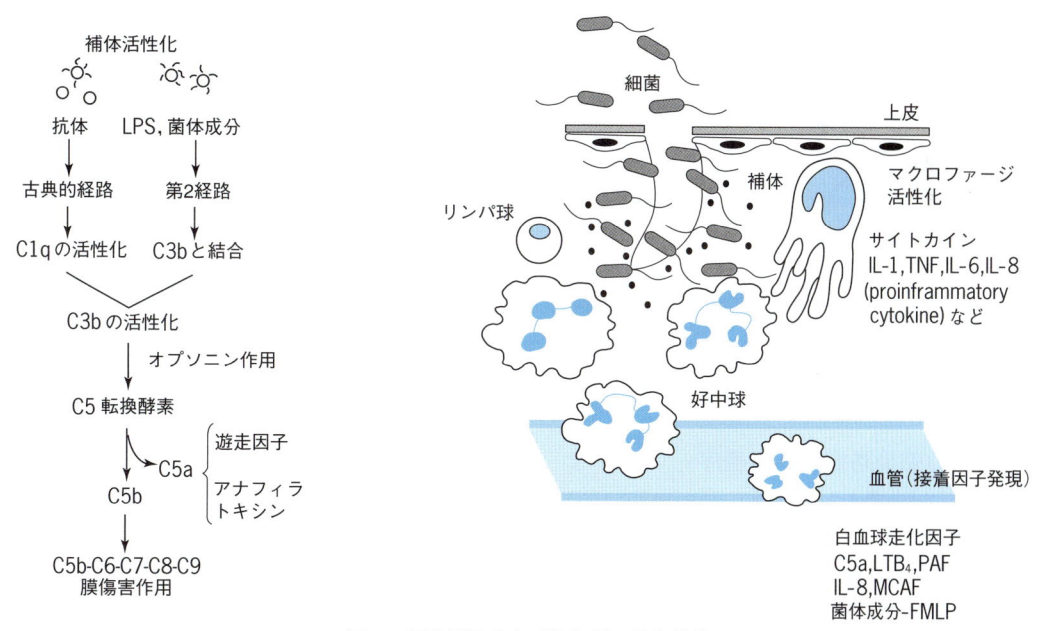

図 5 補体活性化と感染初期の防御機構

（横山隆ほか：細菌感染に対する生体防御系．イラストレーティド外科ベーシックサイエンス，小川道雄ほか編，医学書院，p.124-127，1996）

食細胞が細菌を食胞に取り込むとNADPHオキシダーゼが活性化され，酸素をスーパーオキサイドに変換する．スーパーオキサイドはさらに過酸化水素，ヒドロキシラジカルとなる．細菌はこの活性酸素により殺菌される．好中球ではアズール顆粒由来のミエロペルオキシダーゼとハロゲンが過酸化水素に作用し，殺菌力の高いHOCLを産生するがマクロファージではミエロペルオキシダーゼ活性が低くこの殺菌系の作用は弱い．

しかしIFN-γなどのサイトカインによってiNOSが発現し，NOを産生して殺菌に関与している．食細胞にはこのほか酸素に依存しないリソソーム顆粒中に含まれるディフェンシン，セリンプロテアーゼ系蛋白，bactericidal/permeability increasing protein（BPI）などによる殺菌系がある．

抗原提示細胞である樹状細胞は貪食した病原体をペプチド断片に消化し，MHC分子を介して細胞表面に運び，提示する．その提示された抗原に対応するレセプターを有するT細胞（CD4陽性T細胞）が活性化し，獲得免疫が発動する．

特異抗体が産生されると細菌の排除はより効率的に行われる．細菌が貪食，殺菌され，病巣から排除されると各種メディエーターは失活し，好中球は組織に流入しなくなる．組織に浸潤した好中球はアポトーシスに陥り，マクロファージに貪食されるが，マクロファージを活性化することなく感染は終焉する．

C．感染発症の機構

数々の巧妙な感染防御機能にもかかわらず感染は発症する．

その機構は細菌の有する因子として毒力，菌数，生体の有する因子としての局所的，全身的感染防御機能によって規定される．

1．細菌の感染防御能回避機序

外科感染症起炎菌として頻度の高い菌についてのべる．

1）黄色ブドウ球菌 Staphylococcus aureus

この菌は細胞壁成分にA蛋白を有し，免疫グロブリンのFc部分と結合し，抗体の作用を阻止したり，白血球毒（leucocidin）を出して食細胞を攻撃したり，またコアグラーゼを出してフィブリン塊を形成し，好中球の攻撃をさけるなどの機構を有する．

2）肺炎球菌，肺炎桿菌，連鎖球菌，インフルエンザ菌

これらの菌は莢膜を有し，オプソニン蛋白の結合に抵抗し，食細胞による貪食殺菌を避ける．またA群溶血性連鎖球菌は莢膜上にM蛋白を有し，これは補体活性を抑制する．

3）大腸菌

K抗原といわれる多糖体を外膜に有してオプソニン蛋白結合に抵抗する．

このほか細菌がカタラーゼやスーパーオキサイドディスムターゼ（SOD）を出し，初期の活性酸素系による殺菌に抵抗する．また毒素により組織障害を起こすなど各種の機構で生体の感染防御機能を回避し感染を成立させる．

2．生体防御機能の障害

1）全身的な要因

糖尿病，肝硬変，腎不全，低栄養状態などでは感染に対する生体の防御機能が障害され，易感染性を生じる．代表的な病態と感染防御因子の障害を示す（表2）．

2）局所的要因

虚血性変化，異物の存在，壊死組織などが存在すると，細菌の定着・増殖・侵入に対する防御機構が障害される．胆嚢炎では多くの場合結石によって胆嚢管が閉塞し，胆嚢内圧が上昇して胆嚢粘膜の虚血性変化が起こり，これに経門脈的，または経胆道的に細菌が侵入増殖し細菌性胆嚢炎となる．また虫垂炎でも虫垂内腔が異物やリンパ組織の肥厚により閉塞し，内圧亢進により粘膜が障害され虫垂炎の引き金となる．また菌も局所の感染防御機構が障害されると病原性を発揮する．腹膜炎では消化管内の大腸菌がまず組織を障害して血流障害を起こすと，組織の酸化還元電位が低下して嫌気性菌であるバクテロイデス・フラジリス群が増殖する環境が整う．次いで嫌気性菌による膿瘍を形成する．このような感染形式を**二相性感染**と呼ぶ．

表2 各種病態における宿主感染防御能の障害

	補体	貪食細胞 好中球	貪食細胞 マクロファージ	細胞性免疫	液性免疫
手術,外傷 (侵襲大のもの)	消費	走化能↓ 殺菌能↓	抗原提示能↓	低下	
栄養障害(高度)	産生低下			低下	
糖尿病 (コントロール不良)		殺菌能↓			機能的低下
肝硬変	産生低下	走化能↓	殺菌能↓ Kupffer細胞 機能低下	T細胞機能低下	機能的低下
腎不全	産生低下	走化能↓ 貪食能↓ 殺菌能↓		低下	機能的低下
ステロイド		走化能↓		低下	抗体産生低下
高齢者	産生低下	細胞内殺菌↓		低下	抗体産生低下 (外来抗原に対して)

D. 主要な外科感染症起炎微生物

外科感染症において高頻度に遭遇する病原微生物について述べる.

1. 好気性菌

正確には好気性培養にて増殖する細菌の意味で,偏性好気性,微好気性,通性嫌気性菌を含む(表3).

1)グラム陽性球菌

①**ブドウ球菌** *Staphylococci* 皮膚や粘膜に常在し,乾燥にも強い.コアグラーゼ産生能により陽性の黄色ブドウ球菌(*S. aureus*)とコアグラーゼ陰性ブドウ球菌(coagulase negative *Staphylococci*)に分ける.**黄色ブドウ球菌**は病原性が強く皮膚表在性感染,骨髄炎,筋炎などの起炎菌となる.またエンテロトキシンを産生し,食中毒の原因となる.toxic shock syndrome toxin-1(TSST-1)はtoxic shock syndrome(TSS)の原因毒素とみなされている.

黄色ブドウ球菌の中でメチシリン耐性黄色ブドウ球菌(methicillin resistant *S. aureus*)は*mecA*遺伝子を有し,ペニシリン結合蛋白2′を産生,β-ラクタム薬に耐性となるが,このほか多くの抗菌薬にも耐性で院内感染の原因菌としてもっとも注目を集めている.

コアグラーゼ陰性ブドウ球菌は病原性は低いが,感染防御能の低下した患者や高カロリー輸液でカテーテルが挿入されている場合にはしばしば敗血症の原因菌となる.

②**連鎖球菌** *Streptococci* この中には多くの菌種が含まれる.外科的な感染症で問題となるのは**A群溶連菌**(*S. pyogenes*),**B群溶連菌**(*S. agalactiae*),**肺炎球菌**(*S. pneumoniae*)である.とくにA群溶連菌は蜂巣炎,リンパ管炎,リンパ節炎などの原因菌となり,また有名な人喰いバクテリアと騒がれた激症型壊死性筋膜炎を起こす.

③**腸球菌** *Enterococci* 消化管の常在菌で腹部感染症からしばしば混合感染の形で検出される.病原性は弱いが移植患者などのように免疫不全患者ではしばしば病原性を発揮する.セフェム系薬剤の多くに耐性で,時にはバンコマイシンのみが感受性を有する.最近,**バンコマイシン耐性腸球菌**(vancomycin resistant *Enterococci*;VRE)が出現し,欧米では大きな問題となっている.

2)グラム陰性球菌

①**淋菌** *Neisseria gonorrhoae* 淋病の原因菌で時に性器外感染として骨盤腹膜炎,関節炎などの原因菌となる.

3)グラム陽性桿菌

①**結核菌** *Mycobacterium tuberculosis* 空気感染により呼吸器を通じて体内に入ることが多いが,消化器,皮膚を通じても体内に侵入する.外科的には**肺結核**が腫瘍との鑑別で重要であり,ま

表 3 外科感染症を起こす主な好気性菌

1．グラム陽性球菌
　a．ブドウ球菌
　　黄色ブドウ球菌（S. aureus）
　　　皮膚，軟部組織感染の主たる病原菌，多剤耐性菌である MRSA は術後感染菌として多く検出される
　　コアグラーゼ陰性ブドウ球菌（coagulase negative staphylococci）
　　　病原性は黄色ブドウ球菌に比較して弱い，カテーテル感染の起炎菌として多い
　b．連鎖球菌
　　化膿性連鎖球菌（Streptococcus pyogenes）
　　　皮膚軟部組織感染症の起炎菌として多い，時に激症型壊死性筋膜炎を起こす
　c．腸球菌（Enterococcus spp.）
　　腸内常在菌として多い，病原性は弱く，多くは混合感染，バンコマイシン耐性腸球菌は欧米で院内感染菌として問題となっている
2．グラム陰性球菌
　a．淋菌（Neisseria gonorrhoeae）
　　時に女性の骨盤腹膜炎の起炎菌となる
3．グラム陽性桿菌
　a．結核菌（Mycobacterium tuberculosis）
　b．ジフテリア菌（Corynebacterium diphtheriae）
　c．炭疽菌（Bacillus anthracis）-生物兵器として話題となる
4．グラム陰性桿菌
　a．大腸菌（Escherichia coli）
　　腹腔内感染，尿路感染菌としては最多，最近，基質拡張型 β-ラクタマーゼ（extended spectrum β-lactamase；ESBL）産生菌が欧米で増加
　b．肺炎桿菌（Klebsiella pneumoniae）
　　胆道系感染，腹腔内感染の起炎菌として重要
　c．緑膿菌（Pseudomonas aeruginosa）
　　抗菌薬が効きにくく，しばしば院内感染を起こす，多剤耐性緑膿菌の院内感染が問題となっている
　d．エンテロバクター（Enterobacter spp.）
　　第一，第二世代セフェム薬に耐性で消化器手術の術後感染の起炎菌として多い
　e．ブドウ糖非発酵グラム陰性桿菌
　　アシネトバクターなど日和見感染菌として重要

た**頸部リンパ腺結核，腸結核，結核性痔瘻**などを起こす．院内感染の原因としても重要である．

②**ジフテリア菌** *Corynebacterium diphtheriae* ジフテリアの起炎菌で**偽膜形成**と**外毒素**の産生が特徴である．外科的にはまれに創傷や潰瘍から見いだされる．

③**炭疽菌** *Bacillus anthracis* 牛，馬，羊などの動物やその毛皮を扱う人の皮膚，粘膜から感染し，皮膚感染症や肺炎を起こす．

4）グラム陰性桿菌

これに属する菌は1960年代後半からグラム陽性球菌に変わって外科感染症起炎菌の主要な細菌となった．その理由は人は腸内細菌としてグラム陰性桿菌を多く保有していること，外膜という物質の通過性を制御する機構があり，グラム陽性菌に比較して抗菌薬が効きにくいこと，外膜の構成成分であるリポポリサッカライドはエンドトキシンと呼ばれ，重症化するとエンドトキシンショックの原因となり多臓器不全となることなどの理由による．最近，大腸菌，肺炎桿菌などに extended broad-spectrum β-lactamase（ESBL）を産生する株があり，多くのセフェム薬に耐性の菌が出現したり，**緑膿菌，アシネトバクター**などで metallo β-lactamase を産生し，カルバペネム系薬剤に耐性の菌が出現し院内感染菌として注目されはじめている．

①**大腸菌** *Escherichia coli* 腸内常在細菌叢を形成するグラム陰性桿菌中もっとも多くを占める．外科的感染症の中で腹腔内炎症，すなわち腹膜炎，胆囊炎，虫垂炎などの起炎菌の多くを占め，また尿路感染症の起炎菌としても多い．一次感染症でエンドトキシンショックの原因菌としては最

表 4 外科感染症に関連する主な嫌気性菌

1. グラム陽性球菌
   a. *Peptostreptococcus* spp.
      消化器に関連する膿瘍から検出される頻度が高い．このほか *Streptococcus constellatus, Streptococcus intermedius* なども検出される
2. グラム陽性桿菌
   a. 無芽胞菌
      Lactobacillus
      Bifidobacterium ┐腸内常在細菌叢を形成する主要細菌
      Eubacterium
      Propionibacterium　皮膚の常在細菌
   b. 有芽胞菌
      Clostridium tetani-破傷風の原因菌
      Clostridium difficile-偽膜性腸炎の原因菌，毒素を産生，院内感染もある
      Clostridium perfringens-ガス壊疽の起炎菌，腹腔内膿瘍からも検出される
      Clostridium botulinum-ボツリヌス食中毒の起炎菌，毒素を産生する
3. グラム陰性球菌
   Veillonella spp.-消化管の常在菌，病原性は明かでない
4. グラム陰性桿菌
   Bacteroides fragilis group
      この中には *B. fragilis, B. thetaiotaomicron, B. distasonis* などがある
      腹腔内膿瘍の原因菌として最多，好気性菌との混合感染による二相性感染が多い
   Prevotella spp.　┐膿瘍から時に検出される
   Fusobacterium spp.　*Prevotella* では滲出液が時に黒い

多である．この菌の膿は以前は糞臭があるとされたが，実際には糞臭は無く，糞臭を呈するのは嫌気性菌である．

②**肺炎桿菌** *Klebsiella pneumoniae*　以前肺炎の起炎菌と考えられ，この名前があるが腸内常在細菌である．胆嚢炎，腹膜炎などからしばしば検出される．この菌は染色体上にペニシリン耐性遺伝子を有し，ペニシリン系薬剤に耐性である．菌交代性腸炎である**出血性大腸炎**はこの菌の仲間である *K. oxytoca* によって起こる．

③**緑膿菌** *Pseudomonas aeruginosa*　緑色の色素を産生するのでこの名前がある．自然界に多く存在し，とくに水分の多い場所で検出される．術後感染や感染抵抗の減弱した患者の感染巣からしばしば検出され，呼吸器感染，創感染，腹腔内感染などの原因となり，難治性感染の原因菌として重要である．抗菌薬が効きにくいこと，消毒薬にも抵抗性を有することなどから院内感染をひき起こすことがまれでない．

④**エンテロバクター** *Enterobacter* spp.　大腸菌，肺炎桿菌に比較して抗菌薬の感受性が低く，術後感染から検出されることが多い．胆道感染，腹膜炎などから最近検出率が高くなっている．

⑤**その他グラム陰性桿菌**　以上の他にも**サイトロバクター，プロテウス，モルガネラ，セラチア**などのグラム陰性桿菌がしばしば術後感染や感染抵抗の減弱した患者から検出される．いずれも比較的抗菌薬が効きにくい．

とくにブドウ糖非発酵グラム陰性桿菌といわれる**アシネトバクター，ステノトロフォモナスマルトフィリア，バークフォルデリアセパシア**などの弱毒菌が抗菌薬投与中に菌交代現象の結果，日和見感染の起炎菌となることがあり注意が必要である．

2．嫌気性菌（表4）

嫌気性菌とは酸素があると発育が阻害されるために血液寒天培地で好気培養，5％炭酸ガス培養で発育できない菌である．嫌気性菌は人の常在細菌叢を形成する最大の菌である．

臨床的に嫌気性菌感染は次のような状態の時考えなければならない．膿など感染巣分泌液が悪臭を放つ場合，嫌気性菌の多い粘膜，あるいはそれに隣接する部位の感染，鏡検では細菌が認められるが，好気性培養で菌陰性の場合，感染病巣にガスを認める場合である．

また腹腔内感染症として腹膜炎，肝膿瘍や肛門周囲膿瘍，膿胸などでしばしば嫌気性菌が感染に関与する．

1）グラム陽性球菌

① **嫌気性連鎖球菌** *Peptostreptococci*　口腔，腸管に由来する感染症からしばしば検出されるが，多くは混合感染である．ペプトとは臭いにおいを意味する．

2）グラム陰性球菌

Veillonella が属するが常在菌であり，病原性を発揮することはまれである．

3）グラム陽性桿菌

無芽胞の *Lactobacillus*, *Bifidobacterium*, *Eubacterium* などは腸内常在細菌としてもっとも多いが病原性はない．*Propionibacterium* は皮膚の常在菌である．芽胞を有する菌には病原性を有するものが多い．

① **ガス壊疽菌** *Clostridium perfingens*　このほか *Clostridium novi*, *Clostridium septicum* などと単独または複数でガス壊疽を起こす．病巣にガスを産生すること，菌体外毒素を出し周囲の組織を破壊する．

② **破傷風菌** *Clostridium tetani*　土壌の中に広く分布し，破傷風の原因となる．菌体外毒素として tetanospasmin という神経毒と tetanolysin という溶血毒を産生するが，破傷風特有の症状を表すのは tetanospasmin で，脊髄前角，延髄の神経細胞に親和性が強く，痙攣を起こす．予防としてトキソイドが用いられ，小児期に三種混合ワクチン（DPT）に含まれ接種されている．

③ ***Clostridium difficile***　菌交代性腸炎である偽膜性腸炎の起炎菌として有名で，人の腸管内，自然界にも広く存在している．細胞毒を出し，偽膜を形成する．院内感染として発症することも多い．

4）グラム陰性桿菌

① **バクテロイデス属** *Bacteroides* spp.　腸内常在細菌叢を形成する有力な菌であり消化器系感染症ではもっとも頻繁に検出される．中でももっとも頻度の高い菌は *B. fragilis* group である．腹膜炎，虫垂炎では好気性菌による組織障害のために酸化還元電位が低下し，嫌気性菌が増殖，膿瘍形成をするという二相性感染の主役をなす．この菌の多くは β-lactamase を産生し，そのために薬剤が分解され耐性であることも関与している．

② **その他の嫌気性グラム陰性桿菌**　*Prevotella* spp., *Fusobacterium* spp. などがある．これらは時に腹腔内感染，膿瘍から検出される．

3．その他の外科感染起炎微生物

① **放線菌属** *Actinomyces*　放線菌症 Actinomycosis は本菌による感染症で頸部，腹部などにはじめは硬い板状の病変を生じ，次第に軟化して瘻孔を形成，排膿する．膿の中に特有の **菌塊** druse を持つ．

② **真菌類** fungus group　真菌は真核細胞であり細菌とは明瞭に異なる．多くの種類があるが外科感染で問題となる代表は *Candida* による深在性感染症である．本来 *Candida* は消化管や皮膚などの常在菌であるが，感染抵抗力の低下した患者に抗菌力が強く，抗菌スペクトルの広い薬剤を使用したとき菌交代症として発症する．とくに高カロリー輸液施行中に発症しやすい．多くは *C. albicans* で起こるが，このほか *C. glabrata*, *C. krusei* なども問題となる．

③ **スピロヘータ**　梅毒，ワイル病，レプトスピラ病などを起こすが外科的感染症の原因となることは少ない．

E．重症感染症の要因

外科感染症はしばしば重篤化し，多臓器不全となる．この原因としてグラム陰性桿菌感染ではエンドトキシン，グラム陽性球菌では外毒素が重要視される．また感染防御機能の障害された患者で腸管から菌が侵入，重症感染症となることが指摘され，この現象は **bacterial translocation** と呼ばれている．これらについて概説する．

1．エンドトキシン血症

グラム陰性菌の外膜の構成成分であるリポポリサッカライド（LPS）がエンドトキシンである．

血中の LPS は LPS 結合蛋白に結合した後，マクロファージや樹状細胞の TLR4 に CD14 とともに結合する．そこでシグナル伝達経路が活性化され，多量の炎症性サイトカインを産生する．

産生されたサイトカインは PAF，NO，プロスタグランジンなどとともに好中球の活性化をひき

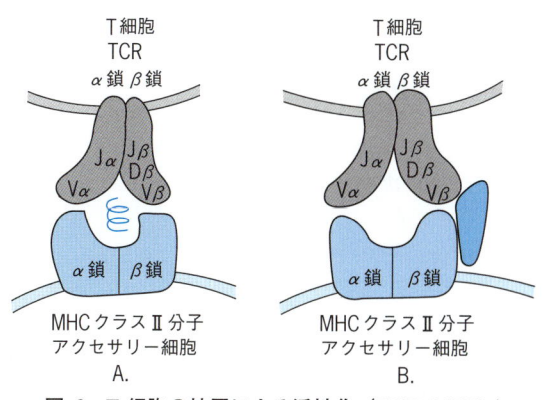

図6　T細胞の抗原による活性化（TCR-MHCクラスⅡ分子-抗原3分子複合体の形成）
（内山竹彦：スーパー抗原と感染症．細菌感染の分子医学，渡辺治雄編，羊土社，p.104-118, 1995）

起こすと同時に，血小板，血管内皮の活性化も起こす．

このようにTLRの応答が過剰になると炎症性サイトカインの産生が亢進し，血圧低下を起こしたり，血管内凝固活性が亢進し，臓器障害の原因となる汎血管内凝固症候群（DIC）をひき起こす．

2．トキシックショック症候群（TSS），トキシックショック様症候群 toxic shock like syndrome（TSLS）

黄色ブドウ球菌や連鎖球菌の外毒素による感染重篤化はエンドトキシンとは異なることが注目され，1989年**スーパー抗原**という概念が提唱された．黄色ブドウ球菌の産生する外毒素であるエンテロトキシン（SE）やTSST-1，連鎖球菌の産生するStreptococcal pyrogenic exotoxin（SPE）はスーパー抗原として作用する．スーパー抗原とはT細胞受容体（TCR）のVβ鎖とマクロファージなどの抗原提示細胞上の主要組織適合抗原（MHC）クラスⅡ分子を直接架橋し，クローンを超えて多数のT細胞を活性化する物質である．

これらの外毒素が血中に出現するとCD4陽性T細胞が過剰に活性化され，その結果TNF，IFN，IL-2などのサイトカインが過剰に産生される．その結果として，黄色ブドウ球菌ではTSS，連鎖球菌ではTSLSをひき起こすと考えられる．MRSAの重症感染においてもスーパー抗原が関与していると考えられ，また激症型連鎖球菌感染症においてもスーパー抗原の関与が考えられている（図6）．

3．bacterial translocation

感染防御機能が低下するような重症の状態で腸管から細菌が侵入し，リンパ系あるいは血管系を通じて，全身感染を起こすことをいう．

これを起こす条件として腸管のバリアー機構の障害，腸内細菌の異常増殖，全身感染防御機能の障害が関与する．腸管を使わないことが腸管バリアー機構の障害の原因となるとされ，最近経腸栄養の重要性が指摘されている．

F．外科感染症

外科感染症には数多くあるが一般の感染症，特殊感染症について概説する．

1．皮膚および軟部組織感染症

1）せつ（癤）furncle，よう（癰）carbuncle

毛嚢や皮脂腺が感染を起こし，周囲組織に炎症が及んだ化膿性炎症である．単発のものをせつ（癤）といい，多数の癤が集簇し，一つの化膿巣となったものをよう（癰）と呼ぶ．癤が散発性に多数できた場合**癤症**（frunclosis），顔面にできた癤を**面疔**と呼び，顔面静脈に波及すると眼角静脈をへて頭蓋内の海綿静脈洞に菌が侵入し，重篤化することがある．原因菌は多くの場合黄色ブドウ球菌，まれに連鎖球菌である．

2）蜂巣炎 phlegmon

疎性結合織中をびまん性に拡がる化膿性炎症で，連鎖球菌が多く，時にブドウ球菌，まれにグラム陰性桿菌による．

2．リンパ管，リンパ節の感染症

創から菌が侵入した場合通常はリンパ管を通じて，リンパ節にいたる．**リンパ管炎**（lymphangitis）ではリンパ管に沿って線状の発赤を認め，**リンパ節炎**（lymphadenitis）は菌の侵入部の領域のリンパ節の腫大，圧痛を生じる．頸部では菌の侵入部位が明瞭でなく，リンパ節炎が主たる症状となることが多い．起炎菌はブドウ球菌，連鎖球菌が多い．

表 5　破傷風の臨床症状

第一期	（前駆症状から開口障害が起こるまで：普通 1～7 日） 倦怠感や頭痛，肩こり，飲み込みにくいなど一定しない症状
第二期	（開口障害から痙攣発作まで：普通 3～4 日） 開口障害，顎関節痛（咬筋緊張）-この時期にしばしば歯科，耳鼻科を受診 嚥下障害（咽頭筋緊張），頸部，背部の強直，疼痛-次第に拡がってくる 牙関緊急 trismus, lockjaw 痙笑 risus sardonicus といわれる症状を認める
第三期	（全身痙攣） 後弓反張 opisthotonus わずかの刺激で誘発される痙攣による呼吸停止，チアノーゼ
第四期	（回復期） 痙攣発作の軽減，しかし筋緊張，軽度の痙攣が数ヵ月間続く

3．血管の感染

動脈は壁の構造が厚く，感染に強いために炎症を起こすことはまれで，多くは**静脈炎**（phlebitis）である．隣接部から炎症が波及するもの，注射や血管留置カテーテルに起因するもの，下肢静脈瘤のように血流の鬱滞，壁の変化を起こし，血栓を生じてこれに細菌感染を起こすものなどがある．周囲から波及する場合として虫垂炎，腹膜炎から腸間膜静脈炎となり肝膿瘍の原因となることがある．この場合起炎菌としては腸内グラム陰性桿菌が多く，四肢の静脈炎ではブドウ球菌などグラム陽性球菌が多い．

4．筋肉，骨の感染

筋肉の感染はまれであるが，時に**急性化膿性筋炎**を起こす．骨の感染は主として骨髄の感染で**急性化膿性骨髄炎**がある．いずれも原発性と外傷などによる続発性があり，原発性は血行性感染で多くは黄色ブドウ球菌である．

5．嫌気性感染症

嫌気性菌は採取から培養までの材料の保存法や培養法の進歩で検出率が近年飛躍的に増加している．外科的感染症で検出される嫌気性菌は多くは無芽胞性のものであるがここでは特殊な嫌気性菌感染症について述べる．

1）ガス壊疽 gas gangrene

外傷などによる創傷が侵入門戸となり，汚染された挫滅創や異物を有するものが多い．四肢に多く急激に進行する高度の浮腫，皮膚色が紫色調の変化を伴い，悪臭のある分泌物を出す．ガスが存在するために圧すると稔髪音を呈し単純 X 線，CT でガスが証明できる．

2）破傷風 tetanus

土壌中に棲息する破傷風菌が土壌などに汚染されたり，木片などの異物を含む創から侵入し，局所で増殖，外毒素を産生し，症状を起こす．潜伏期は数日から年余にわたり，多くは 4～14 日，潜伏期の短いほど重篤である．破傷風の症状は表 5 のようで，本症に対してはトキソイドによる予防が有効，また破傷風免疫ヒト免疫グロブリンが発症防止と治療に効果がある．

6．その他外科的特殊感染症

1）結　核 tuberculosis

最近再び増加していると警告されている．結核は多くは人型であるがまれには牛型もみられ，抗酸菌で発育が遅く，培養は 2～4 週を要するので，材料が採取できたら培養と同時に抗酸菌染色による直接鏡検，分子生物学的手法を用いた菌種の同定が望ましい．結核の基本的病変は類上皮細胞と Langhans 巨細胞，その周囲にリンパ球性円形細胞をみる．菌の侵入門戸は呼吸器，消化器などで，肺病変のほか，頸部リンパ腺，腸管，皮膚，骨，腎，関節などにも病変を起こす．結核の膿汁は漿液性で薄く，炎症徴候を欠くために**冷膿瘍**と呼ばれる．筋間，筋肉，骨膜の間隙を流下し，離れたところに膿汁が貯留したものを**流注膿瘍**と呼ぶ．

G．外科と院内感染

外科で使用する抗菌薬の多くが感染予防に用い

表6 主要注射用抗菌薬の作用機序，抗菌スペクトル

作用機序	抗菌スペクトルおよび特徴	主たる副作用
A．細胞壁合成阻害作用		
1．ペニシリン系		選択毒性が高く過敏反応以外は副作用少し
ペニシリンG	グラム陽性球菌，とくに連鎖球菌でPCの感受性菌	
耐性ブドウ球菌用		
メチシリン	グラム陽性球菌，PCaseに分解されない	
広域合成ペニシリン		
アンピシリン	PCase非産生菌，グラム陽性球菌，大腸菌などグラム陰性菌の一部	
ピペラシリン	PCase非産生菌，グラム陽性球菌，グラム陰性桿菌，緑膿菌，バクテロイデス	
2．セフェム系		
a．セファロスポリン系		
第一世代セフェム		
セファゾリン	グラム陽性球菌，大腸菌，肺炎桿菌，予防投与抗菌薬としてもっとも汎用	
第二世代セフェム		
セフォチアム	第一世代セフェムのグラム陰性桿菌の抗菌力の強化型	過敏反応
第三世代セフェム		利尿薬との併用で時に腎障害
セフォペラゾン	緑膿菌を含むグラム陰性菌に抗菌力が強くなった型，胆汁中移行が高い	
セフタジジム	緑膿菌を含むグラム陰性桿菌，ブドウ球菌にはやや抗菌力が弱い	
第四世代セフェム		
セフォゾプラン	┌第三世代よりグラム陽性球菌に抗菌力があがる	
セフェピン	└緑膿菌を含むグラム陰性桿菌に強い	
b．セファマイシン系		
セフメタゾール	グラム陽性球菌，大腸菌，肺炎桿菌，バクテロイデス，β-ラクタマーゼに分解されにくい	
c．オキサセフェム系		
フロモキセフ	グラム陽性球菌，緑膿菌を除くグラム陰性桿菌，バクテロイデス	
3．モノバクタム系		
アズトレオナム	緑膿菌を含むグラム陰性菌のみに感受性を有する	
4．カルバペネム系		過敏反応
イミペネム	┌グラム陽性球菌，緑膿菌を含むグラム陰性桿菌，嫌気性菌ともっとも抗菌スペクトルが広い，β-ラクタマーゼにも分解されにくい	高齢者，腎障害時に中枢神経障害（痙攣）あり
パニペネム		
メロペネム		
5．グリコペプチド系		肝，腎障害，バンコマイシンで急速点滴時にredman症候群
バンコマイシン	グラム陽性球菌ことにMRSAに強い抗菌力，偽膜性腸炎にも有効	
テイコプラニン	グラム陽性球菌，ことにMRSAに有効	
6．ホスホマイシン系		
ホスホマイシン	グラム陽性球菌，大腸菌など，しばしば併用薬として用いられる	時に肝障害
B．蛋白合成阻害作用		
1．アミノ配糖体系		腎障害，聴力障害，前庭機能障害，筋弛緩薬との併用で神経筋ブロック作用
カナマイシン	グラム陽性球菌，緑膿菌を除くグラム陰性桿菌，嫌気性菌に無効	
ゲンタマイシン	グラム陽性球菌，緑膿菌を含むグラム陰性桿菌，嫌気性菌に無効	
アミカシン	グラム陽性球菌，緑膿菌を含むグラム陰性桿菌，嫌気性菌に無効	
アルベカシン	MRSAに有効として認可	
2．マクロライド系		胆汁排泄型で時に肝障害
エリスロマイシン	グラム陽性球菌，マイコプラズマ，クラミジアに有効，嫌気性菌にも抗菌力有り，生体防御機能の修飾作用を有する	
クラリスロマイシン		
3．リンコマイシン系		肝障害，時に偽膜性腸炎
クリンダマイシン	グラム陽性球菌，嫌気性菌に有効	
4．テトラサイクリン系		肝障害，時に肺障害
ミノサイクリン	グラム陽性球菌，グラム陰性桿菌，クラミジア，リケッチアに有効	
5．クロラムフェニコール系		造血器障害
クロラムフェニコール	副作用として造血器障害あり，そのため腸チフスなど特殊感染のみ	
C．DNA合成酵素阻害作用		
1．ピリドンカルボン酸系		中枢神経障害，光線過敏症
a．ニューキノロン系		
シプロフロキサシン	グラム陽性球菌，陰性桿菌に有効	

られるために抗菌薬の使用量が多く，しばしばメチシリン耐性黄色ブドウ球菌（MRSA），多剤耐性緑膿菌，わが国ではまれであるがバンコマイシン耐性腸球菌（VRE），第三世代セフェム薬にも耐性の基質拡張型 β-ラクタマーゼ産生菌（ESBL）など院内耐性菌が問題となる．院内感染対策では医療従事者を感染から守ることと，患者を院内感染から守ることが必要である．院内感染対策としてすべての患者の体液・排泄物・分泌物・傷ついた皮膚・粘膜は感染の危険性のあるものとして取り扱う標準予防策が重要である．感染がみられる場合には，種類により接触感染，飛沫感染，空気感染に分けそれぞれ対策を行うことが必要である．院内耐性菌感染は多くが接触感染で伝播するために接触感染防止対策が必要である（総論3章21頁参照）．

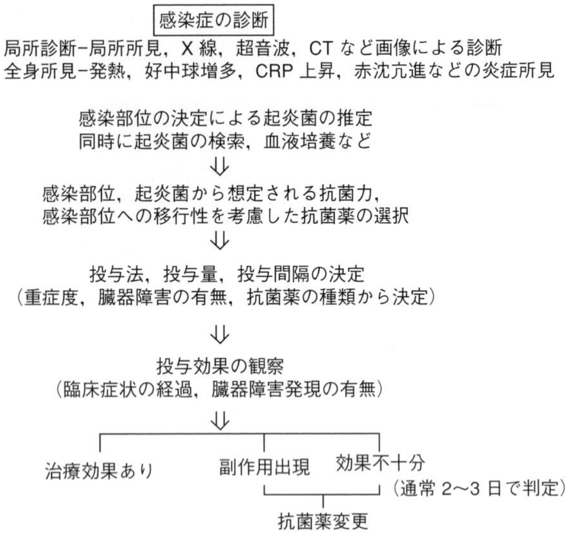

H．外科感染症の治療

外科感染症はしばしば重症化し，多臓器不全に陥ることは前述した．これを防ぐためには全身的治療として臓器，組織の循環不全を防ぐことがまず第一で，このためには呼吸，循環の管理が優先するが，これらについては割愛する．

1．抗菌薬療法

感染症において細菌の発育を抑制したり，殺菌する抗菌薬療法は原因療法として重要な治療である．作用機序，抗菌力，体内動態，副作用を十分認識して用いる必要がある．主要な抗菌薬とその作用機序，抗菌スペクトル，副作用を表6に示す．これらを熟知して外科感染症に使用する必要がある．

```
┌──────────────────────────┐
│  感染症の診断             │
└──────────────────────────┘
局所診断−局所所見，X線，超音波，CTなど画像による診断
全身所見−発熱，好中球増多，CRP上昇，赤沈亢進などの炎症所見
            ⇓
    感染部位の決定による起炎菌の推定
    同時に起炎菌の検索，血液培養など
            ⇓
   感染部位，起炎菌から想定される抗菌力，
   感染部位への移行性を考慮した抗菌薬の選択
            ⇓
       投与法，投与量，投与間隔の決定
  （重症度，臓器障害の有無，抗菌薬の種類から決定）
            ⇓
          投与効果の観察
  （臨床症状の経過，臓器障害発現の有無）

  治療効果あり    副作用出現    効果不十分
                                （通常2〜3日で判定）
                  抗菌薬変更
```

図7　外科感染症における抗菌薬選択，投与の手順

抗菌薬の選択，投与法などの手順を図7に示す．

2．感染巣に対する処置

感染症は抗菌療法のみでは治癒しない場合が数多く存在する．

とくに閉鎖腔の感染や膿瘍形成例では抗菌薬の移行性が悪く，有効な濃度に達しない場合も多い．このため閉鎖腔，膿瘍など内圧の上昇する感染巣では手術的ドレナージ，または超音波下穿刺ドレナージが必要となる．ドレナージでは侵襲が少ないこと，かつ十分な内圧の低下，貯留物の排出が得られることが必要で，場所，拡がり，重症度などを考慮して方法を選択する．

12 免　　疫

1．免疫系を構成する器官と細胞

A．免疫の概念

　免疫（immunity）とは，外部から侵入する微生物や体内に生じた不要産物または変異細胞などと特異的に反応し，これを排除することによって生体を防御し，その個体の恒常性を維持する現象である．免疫担当細胞による免疫応答は常に**自己と非自己の識別**に基づいており，自己細胞は**主要組織適合抗原**（major histocompatibility complex antigen；MHC antigen）を提示することによって認識される．自然界には無数の有機物質が存在するが，**リンパ球**はそれらの一つひとつの微細な構造の違いを識別する能力を有しており，非自己と認識された抗原に対しては**特異抗体**を産生し，これを拒絶するための種々の反応を生じる．また，一度暴露された抗原は生物学的に記憶され，繰り返される同一抗原の侵入を効果的に阻止する働きを持つ．

　免疫機構はきわめて多種類の細胞集団により構成されるが，その発生分化の過程や機能分担により**リンパ球**と**骨髄系細胞**に大別される．リンパ球は主として抗体産生を行い**液性免疫**に携わる**B細胞**と，**細胞性免疫**を担う**T細胞**に分類される．リンパ球は細胞膜表面に非常に多くの受容体（レセプター）を発現しており，異なるレセプターをもつリンパ球を一つの種類として数えるとその数は 1×10^6 を超える．このようなリンパ球の多様さが抗原認識の特異性を支えており，他の細胞集団と著しく異なる特徴の一つとなっている．また，リンパ球，とくに**ヘルパーT細胞**は，好中球，好酸球，好塩基球/肥満細胞，単球/マクロファージなどのエフェクター機能を有する骨髄系細胞の働きを統御し，免疫応答全般を調節する役割を果たしている．

　免疫系は全身に広く行きわたり生体を統御するという観点からしばしば神経系に対比されるが，神経系は神経回路を通して情報を伝達するのに対し，免疫系では可動性のある免疫関連細胞が相互の接触を介して情報伝達を行うのが特徴である．この情報伝達のメカニズムは神経系よりもはるかに複雑であり，**免疫グロブリン，T細胞レセプター，MHC分子，細胞接着分子，補助膜刺激分子，サイトカイン**などの免疫関連分子群が重要な役割を果たしている．

B．免疫系器官

　ヒトの免疫組織は，免疫担当細胞を産生し増殖させる**中枢リンパ組織**と，それらの分化と成熟を誘導する**末梢リンパ組織**に大別される．前者には骨髄と胸腺，後者にはリンパ節，脾臓，粘膜関連リンパ組織などがある．

1．骨　髄 bone marrow

　骨髄は胎生5〜6週に発生し，胎生5ヵ月以降に卵黄嚢の血液島や胎児肝から**血液幹細胞**（hematopoietic stem cell）が移動集積して造血機能を発現するようになる．骨髄では血液幹細胞が終生保持され，再生産されて，種々の骨髄系細胞やリンパ球の増殖分化が誘導される．なお，リンパ球のうちB細胞は骨髄中で最終成熟段階を迎えるが，大部分のT細胞はその前駆細胞が骨髄から胸腺に移動し，**胸腺リンパ球**（thymocyte）として定着した後に分化することが知られている．

2．胸　腺 thymus

　胸腺は胎生14〜15週に原腸から発生し，血液島，胎児肝，骨髄から移入してくる前胸腺細胞を成熟したT細胞へと分化させる場として働く．ヒト胸腺は皮膜と中隔で区切られた多数の小葉構造を呈しており，各小葉内には胸腺リンパ球が密集する**皮質**と，主に上皮細胞やマクロファージ，樹状細胞などが存在する**髄質**がある．皮質周辺部では大型で未熟な胸腺リンパ球が盛んに細胞分裂

を繰り返しており，やや成熟した小型の胸腺リンパ球が皮質の深部に移動する．この部分の胸腺リンパ球はほとんど増殖せず，ここからさらに髄質に移行したものが成熟 T 細胞へと分化し，末梢リンパ組織に移動する．

3．リンパ節 lymph node

毛細血管から組織中に滲出する血漿の約 10% はリンパ管に流入してリンパ液となる．リンパ液は胸管などに集合して血管系に戻るが，その過程でリンパ液を濾過する臓器としてリンパ節がある．

リンパ節の構造は主にリンパ液の流路である**リンパ洞**（lymph sinus）と実質部分に大別される．リンパ洞の内腔には無数のマクロファージが網の目のように張り出しており，侵入してきた異物を強力に貪食除去するとともに，抗原を処理してリンパ球に提示する働きを担っている．実質部分は皮質と髄質に分けられ，皮質は**リンパ濾胞**と呼ばれるリンパ球の集団で構成される．その大部分は B 細胞で占められ，リンパ濾胞の中央部には B 細胞の産生・増殖の場である**胚中心**（germinal center）が存在する．その他の皮質周域と傍皮質領域には T 細胞が多く存在している．

4．脾　臓 spleen

脾臓は血液の濾過作用を有する最大のリンパ組織であり，粘膜関連リンパ組織やリンパ節で防ぎきれずに血液循環系に侵入した異物の処理を行う．その意味で，リンパ節が局所性の防御器官であるのに対し，脾臓は全身的な防御器官であると捉えうる．脾臓はまた，リンパ球が抗原や**抗原提示細胞**（antigen presenting cell；APC）と接触して成熟し，機能する場としても重要である．

5．粘膜関連リンパ組織

腸管には多数の孤立リンパ節や Peyer 板が点在しており，これらのリンパ組織を総称して**腸管関連リンパ組織**（gut-associated lymphoid tissue；GALT）という．一方，扁桃をはじめ気管粘膜下には多数のリンパ小節（lymph nodule）が存在し，これらは**気管関連リンパ組織**（bronchus-associated lymphoid tissue；BALT）と呼ばれる．脾臓とリンパ節が主に IgG を産生する免疫系を構成するのに対し，GALT と BALT は主に IgA を分泌して粘膜の局所免疫にあたっていることから，これらをまとめて**粘膜関連リンパ組織**（mucosa associated lymphoid tissue；MALT）と呼んでいる．

C．免疫系細胞

すべての免疫系細胞は**血液幹細胞**を共通の母細胞とするが，その分化の過程で異なる遺伝子セットが選択的かつ不可逆的に発現することにより，それぞれ特徴的な働きを有する細胞群として分化する．

リンパ球，**単球/マクロファージ**，**好中球**，**好酸球**，**好塩基球**，**樹状細胞**などの各免疫系細胞は，細胞や核の大きさ，形態，細胞質中の顆粒の性状などにより光顕下で比較的簡単に区別できるが，T 細胞，B 細胞，NK 細胞，NKT 細胞など多種類のポピュレーションからなるリンパ球系細胞は形態学的に近似しており，通常の組織学的観察でそれぞれを判別することは一般に困難である．

近年，モノクローナル抗体の開発により，リンパ球の分化や機能に応じた細胞表面抗原を特異的に検出することが可能となった．これまでに 170 種を超える抗原が同定されており，これらは WHO による **CD 分類**（cluster of differentiation）として整理されている．その代表的なものを表 1 に示す．以下に述べる各免疫系細胞の分類と機能の説明では CD 抗原名が頻出するので逐次参照されたい．

1．T 細胞

T 細胞は，抗原認識，特異的免疫応答の開始，B 細胞による抗体産生の誘導，他の免疫系細胞の動員，標的細胞の破壊，抗原の記憶保持など多岐にわたる機能を有し，かつ免疫系全体を統御する重要な役割を果たしている．これらの機能は一種類の T 細胞が担っているのではなく，それぞれ異なるサブセットの T 細胞により担当されている．

T 細胞はその細胞表面抗原と機能の違いにより，**CD4 分子**を発現する**ヘルパー T 細胞**（Th 細胞）と **CD8 分子**を発現する**細胞障害性 T 細胞**（cytotoxic T lymphocyte；CTL）に大別される．

表 1 代表的な CD 抗原

抗原	同義語/特性	分子ファミリー：分子量	主な分布
CD1	MHC クラス I 様分子	Ig：43-49	胸腺リンパ球
CD2	LFA-2/LFA-3（CD58）のリガンド	Ig：50	胸腺リンパ球，T 細胞
CD3	T 細胞レセプター複合体	Ig：20/22/26	胸腺リンパ球，T 細胞
CD4	MHC クラス II 分子のリガンド	Ig：60	胸腺リンパ球，Th 細胞
CD8	MHC クラス I 分子のリガンド	Ig：30/32	胸腺リンパ球，Tc 細胞
CD10	CALLA，膜結合ペプチダーゼ	100	B リンパ球前駆細胞
CD11a	LFA-1 の α 鎖/ICAM-1 のリガンド	In：180	リンパ球，単球，顆粒球
CD11b	Mac-1 の α 鎖	In：160	単球，顆粒球
CD11c	CR4 の α 鎖	In：150	単球，顆粒球
CD14	LPS レセプター	53	単球
CD16	Fcγ レセプター（FcγR III）	Ig：50-60	顆粒球，単球，NK 細胞
CD18	LFA-1，Mac-1，CR4 の β 鎖	In：95	白血球全般
CD19	B 細胞補助レセプター	Ig：95	B 細胞
CD23	Fcε レセプター（FcεR II）	Cl：45-50	B 細胞
CD25	IL-2 レセプターの α 鎖/Tac 抗原	Cc：55	活性化 T 細胞
CD28	B7（CD80），B70（CD86），CTLL-4 のリガンド	Ig：43	T 細胞
CD32	Fcγ レセプター（FcγR II）	Ig：40	単球，顆粒球，B 細胞
CD34	幹細胞マーカー，CD62L のリガンド	105-120	血液幹細胞，内皮細胞
CD35	CR1/C3b と C4b のレセプター	Cc：220	B 細胞，単球，顆粒球，赤血球
CD40	CD40L（CD154）のリガンド	TnR：50	B 細胞，単球，樹状細胞
CD44	PgP-1/Hermes 抗原	80-95	未熟胸腺リンパ球
CD45RA	T 細胞サブセットマーカー	220/205	ナイーブ T 細胞
CD45RO	T 細胞サブセットマーカー	180	メモリー T 細胞
CD49a	VLA-1 の α 鎖	In：210	活性化 T 細胞，内皮細胞
CD54	ICAM-1/LFA-1 のリガンド	Ig：85	白血球，内皮細胞
CD58	LFA-3/LFA-2（CD2）のリガンド	Ig：45-60	白血球全般
CD62E	E-セレクチン（ELAM-1）	Cl：115	内皮細胞
CD62L	L-セレクチン（LECAM-1）	Cl：75-78	白血球全般
CD62P	P-セレクチン	Cl：150	血小板，内皮細胞
CD64	Fcγ レセプター（FcγR I）	Ig：75	顆粒球，単球
CD80	B7/CD28 のリガンド	Ig：60	活性化 B 細胞
CD83	HB-15/樹状細胞マーカー	Ig：43	樹状細胞
CD86	B70/CD28 のリガンド	Ig：80	活性化 B 細胞，単球
CD95	Fas/Fas リガンドのレセプター	TnR：42	アポトーシス感受性細胞
CD152	CTLA-4/B7（CD80）のリガンド	Ig：44	活性化 T 細胞
CD154	CD40L/CD40 のリガンド	33	活性化 T 細胞
CD161	NKR-P1a/NK 細胞レセプター	Cl：60	NK 細胞，NKT 細胞

Ig：免疫グロブリンスーパーファミリー；In：インテグリンファミリー；Cc：補体制御蛋白スーパーファミリー；Cl：C 型レクチン；TnR：TNFR スーパーファミリー

ヘルパー T 細胞（CD4⁺T 細胞）は，マクロファージや樹状細胞などの抗原提示細胞から抗原刺激を受けると，**サイトカイン**と総称される種々の液性因子を産生し，CD8⁺T 細胞を活性化して抗原特異的な細胞障害活性を誘導するとともに，B 細胞が抗原に反応して**特異抗体産生細胞（形質細胞）**へと最終分化する過程を補助する（図 1）．また，このような免疫応答の過程で抗原を記憶するメモリー T 細胞（CD4⁺CD45RO⁺T 細胞）が出現する．

T 細胞による抗原認識は **T 細胞レセプター**（T cell receptor；TCR）を介して行われる．TCR 遺伝子は $\alpha, \beta, \gamma, \delta$ の 4 種類のペプチド鎖をコードしており，大部分の成熟 T 細胞は α 鎖と β 鎖のヘテロダイマーからなる TCR を有する．TCR は MHC 分子と特異的に結合して抗原を認識するが（これを **MHC 拘束性**という），ヘルパー T 細胞と

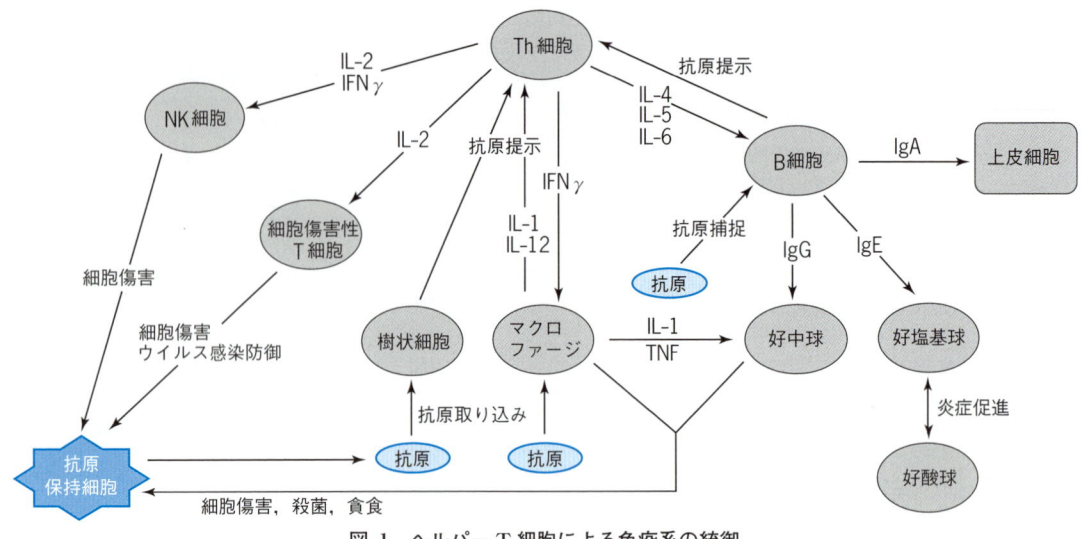

図1 ヘルパーT細胞による免疫系の統御

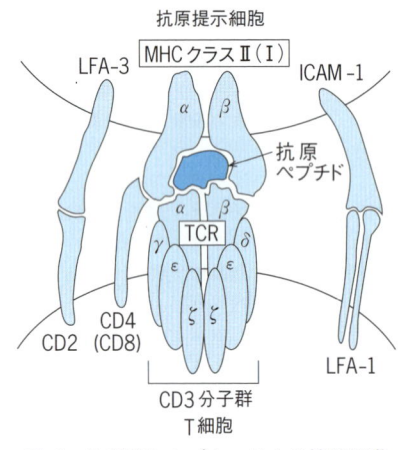

図2 T細胞レセプターによる抗原認識

細胞障害性T細胞はそれぞれMHCクラスⅡ分子，MHCクラスⅠ分子とのみ結合することが明らかにされている．TCRとMHC分子が結合する際には，前者ではCD4分子，後者ではCD8分子がMHCの定常構造部分と結合し，TCR-MHC結合の安定性を補助する．また，TCRにはγ，δ，εなどの成分で構成される**CD3分子**が結合しており，TCRが認識した抗原刺激を細胞内に伝達する働きを担っている（図2）．

2．NK細胞

NK（natural killer）細胞は，あらかじめ抗原感作を必要とせず，文字通り自然に抗腫瘍活性を発揮するリンパ球系細胞系列として発見された．CD2，CD3，CD8などのT細胞との共通抗原を数多く発現しており，T細胞と一部共通する発生過程をもつと考えられるが，胸腺を欠くためT細胞の分化が未熟なヌードマウスではNK活性が非常に高いこと，またヒトでは脾臓や末梢血中に多く存在し，胸腺には分布しないことなどから，T細胞よりも原始的な発生起源をもつと推測されている．

NK細胞にはTCRに相当する抗原レセプターが確認されておらず，インターフェロンγ（interferon-γ；**IFNγ**）やインターロイキン-2（interleukin-2；**IL-2**）などのサイトカイン刺激により活性化し，**非特異的**に標的細胞を破壊する．一方，NK細胞に特徴的な細胞表面マーカーとしてCD161（別名**NK1.1抗原**またはNKR-P1a）が知られているが，最近，この表面分子がMHCクラスⅠ分子と結合し，正常自己組織に対する細胞傷害作用を回避していることが明らかにされた．

3．NKT細胞

NKT細胞は，これまでにNK細胞のみに特異的に発現するとされてきたNK1.1抗原を発現し，かつ特定のTCRを有する，いわばT細胞とNK細胞の中間的な細胞として発見された．抗原刺激やIL-12などのサイトカイン刺激を受けて活性化すると，多量のIL-4，IFNγを産生し，ヘルパーT細胞の機能制御に影響を及ぼすとともに，強力な抗腫瘍活性を示すエフェクター細胞として

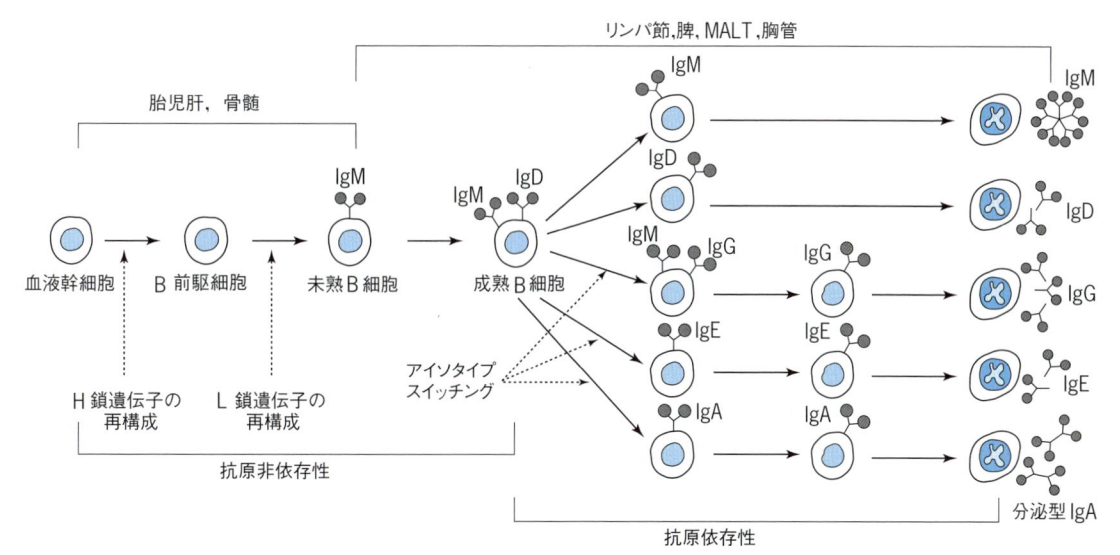

図 3 B細胞の分化成熟と抗体産生の過程

4. B細胞

B細胞は抗体を産生することにより液性免疫を担うリンパ球で，その細胞表面に**免疫グロブリン**（immunoglobulin；**Ig**）を発現しているのが特徴である．未熟なB細胞は**IgM**のみを発現しているが，成熟するとIgMと**IgD**の両方を発現するようになる．IgはB細胞の抗原レセプターとして機能し，抗原刺激を受けると**アイソタイプスイッチ**（isotype switch）が誘導され，IgMやIgD以外のIg（**IgG，IgE，IgA**）を発現する活性化B細胞を経て，特定のIgのみを産生する形質細胞へと最終分化する（図3）．この過程は，ヘルパーT細胞が産生するIL-4，IL-5，IL-6などのサイトカイン刺激下において，主として各リンパ組織中のリンパ濾胞内で進行する．形質細胞は表面Igを発現しておらず，分泌型Igを産生するのが特徴である．

5. 単球/マクロファージ

マクロファージ（macrophage）は生体内の種々の結合組織中や腔内に存在する大型で単核の細胞群である．血液中を循環するものは**単球**（monocyte）と呼ばれ，また一部のマクロファージは特定の組織に定着し，肝臓の**クッパー細胞**（Kupffer cell），脳の**ミクログリア**（microglia），肺の**肺**胞マクロファージとなる．各組織環境において若干の性質の違いはあるものの，その基本的機能はほぼ同じである．すなわち，マクロファージは抗原刺激に応じて遊走し，旺盛な貪食作用を示すとともに，細胞内に取り込んだ異物（抗原）を処理して，その細胞表面に発現するMHCクラスⅡ分子に抗原ペプチドを提示し，T細胞による抗原認識を促す働き（**抗原提示作用**）を有する．また，活性化したマクロファージはIL-12を産生し，ヘルパーT細胞の活性化を介して細胞性免疫能を賦活するとともに，TNF-α，IL-1，IL-8などの**炎症性サイトカイン**を産生し，好中球などの遊走，活性化を誘導して炎症反応を惹起する．

6. 樹状細胞

樹状細胞（dendritic cell）は，その名のとおり木の枝のような長い細胞質突起を有する細胞で，発見の経緯と存在部位の違いから，皮膚のランゲルハンス細胞，輸入リンパ管のベール細胞，リンパ組織中のリンパ系樹状細胞などと命名された細胞群の総称である．マクロファージと同じ骨髄幹細胞由来で，分化の過程も非常に近似していると考えられるが，マクロファージのような貪食能をもたず，逆にT細胞に対する抗原提示能はきわめて強力である．樹状細胞は抗原刺激を受けていないT細胞（**ナイーブT細胞**）を直接刺激することができる唯一の細胞であることからprofessional APC ともいわれる．

7．顆粒球

顆粒球（granulocyte）は分節状の核をもつ血液細胞の総称で，細胞質顆粒の色素染色性の違いにより，**好中球**（neutrophiles），**好酸球**（eosinophils），**好塩基球**（basophils）に分類される．

好中球は高度の運動能と貪食能を有するエフェクター細胞で，炎症局所に遊走して非特異的な生体防御にあたる．好中球が活性化すると大量の**活性酸素種**（reactive oxygen species；ROS）を産生・放出して細胞障害活性を発揮するとともに，**好中球エラスターゼ**などの強力な消化酵素により，異物（抗原）や破壊された自己組織を貪食除去する．好中球の表面には，IgG 抗体の Fc 部分と結合する **Fcγ レセプター**（FcγR）や**補体成分（C3b，C5a）に対するレセプター（C3bR，C5aR）**が発現しており，体内に侵入した異物が抗体，補体と反応すると，好中球はこれらの分子と効率よく接着して標的細胞を破壊する．

好酸球と好塩基球（組織中では肥満細胞）は，特定の抗原に対するアレルギー反応の誘導に関与している．これらの細胞が活性化すると，ヒスタミンやロイコトリエンなどの**化学伝達物質**（chemical mediator）を産生し，種々の生体反応を惹起する．とくに好塩基球は IgE 抗体に対する **Fcε レセプター**を発現しており，**IgE 依存型 I 型アレルギー反応（即時型反応）**を惹起する．代表的な疾患として喘息，蕁麻疹，アナフィラキシーショックなどがある．また，**好酸球**は寄生虫感染で増加する特徴を有する．

2．免疫応答を担う分子

A．抗　体

抗体の基本構造は，大小 2 種類のポリペプチド鎖（**H 鎖と L 鎖**）が一組となり，これが左右対称に S-S 結合で連結した Y 字型を呈している（図 4）．H 鎖の N 末端側約 1/4 の部分は各 Ig 分子ごとに構造が異なる可変部（variable domain；**V ドメイン**）と呼ばれ，残りの C 末端側約 3/4 は一定の構造を示す定常部（constant domain；**C ドメイン**）からなる．L 鎖は N 末端側 1/2 が V ドメイン，

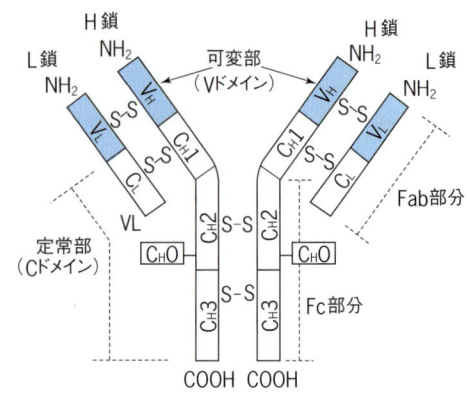

図 4　免疫グロブリンの構造の模式図（IgG）

C 末端側 1/2 が C ドメインで構成される．H 鎖と L 鎖の V ドメインで形成される 3 次構造が抗原結合部位として機能し，この領域を **Fab 部分**（fragment antigen-binding）という．H 鎖の二つの C ドメイン領域は **Fc 部分**（fragment crystallizable）と呼ばれ，ここに Fc レセプターをもつ B 細胞，NK 細胞，マクロファージ，顆粒球などが結合し，標的細胞に対して細胞傷害作用を生じる際の起点として働く．

H 鎖には五つの**アイソタイプ**があり，これにより抗体のクラスは **IgG，IgA，IgM，IgD，IgE** の 5 種類に分類される．各 Ig の特徴を表 2 にまとめた．

B．MHC 抗原

自己と非自己を識別し，免疫応答を制御する遺伝子群が各種脊椎動物の染色体の 1 ヵ所に集中して存在している．これらの遺伝子群を**主要組織適合遺伝子複合体**（major histocompatibility complex；MHC）といい，遺伝子群とそれらの遺伝子産物を合わせて主要組織適合系という．ヒトの MHC は **HLA**（human leukocyte antigen）と呼ばれ，第 6 染色体短腕に存在する．

MHC には多数の遺伝子座があり，そのおのおのに多くの対立遺伝子があるため，血縁関係のない個体が同一の MHC をもつ可能性はきわめて低い．これまでに明らかにされている主要な HLA 抗原を表 3 に示すが，これらの **HLA タイピング**が一致する確率は約 1 万分の 1 といわれ，微細な差を入れるとその組み合わせはほとんど無限にあ

表 2 免疫グロブリンの種類と性状

	IgG	IgA	IgM	IgD	IgE
分子量	150,000	160,000	950,000	175,000	190,000
H 鎖	γ	α	μ	δ	ε
L 鎖	κ, λ	κ, λ	κ, λ	κ, λ	κ, λ
鎖構造	$\kappa 2\gamma 2$ $\lambda 2\gamma 2$	$(\kappa 2\alpha 2)$ n $(\lambda 2\alpha 2)$ n	$(\kappa 2\mu 2)$ 5・J $(\lambda 2\mu 2)$ 5・J	$\kappa 2\delta 2$ $\lambda 2\delta 2$	$\kappa 2\varepsilon 2$ $\lambda 2\varepsilon 2$
サブクラス	IgG1, IgG2 IgG3, IgG4	IgA1, IgA2	IgM1, IgM2		
アロタイプ	Gm	Ac	Mm		
血清濃度 (mg/dl)	1,300	210	130	4	0.03
半減期 (日)	23	6	5	3	3
胎盤通過性	++	−	−	−	−
体外分泌性	+	+++	+	?	+
補体活性化	++	−	++	−	−

表 3 HLA 抗原

A	B		C	D	DR	DQ	DP
A1	B5	B50 (21)	Cw1	Dw1	DR1	DQ1	DPw1
A2	B7	B51 (5)	Cw2	Dw2	DR103	DQ2	DPw2
A203	B703	B5102	Cw3	Dw3	DR2	DQ3	DPw3
A210	B8	B5103	Cw4	Dw4	DR3	DQ4	DPw4
A3	B12	B52 (5)	Cw5	Dw5	DR4	DQ5 (1)	DPw5
A9	B13	B53	Cw6	Dw6	DR5	DQ6 (1)	DPw6
A10	B14	B54 (22)	Cw7	Dw7	DR6	DQ7 (3)	
A11	B15	B55 (22)	Cw8	Dw8	DR7	DQ8 (3)	
A19	B16	B56 (22)	Cw9 (w3)	Dw9	DR8	DQ9 (3)	
A23 (9)	B17	B57 (17)	Cw10 (w3)	Dw10	DR9		
A24 (9)	B18	B58 (17)		Dw11 (w7)	DR10		
A2403	B21	B59		Dw12	DR11 (5)		
A25 (10)	B22	B60 (40)		Dw13	DR12 (5)		
A26 (10)	B27	B61 (40)		Dw14	DR13 (6)		
A28	B35	B62 (15)		Dw15	DR14 (6)		
A29 (19)	B37	B63 (15)		Dw16	DR1403		
A30 (19)	B38 (16)	B64 (14)		Dw17 (w7)	DR1404		
A31 (19)	B39 (16)	B65 (14)		Dw18 (w6)	DR15 (2)		
A32 (19)	B3901	B67		Dw19 (w6)	DR16 (2)		
A33 (19)	B3902	B70		Dw20	DR17 (3)		
A34 (10)	B40	B71 (70)		Dw21	DR18 (3)		
Aw36	B4005	B72 (70)		Dw22			
Aw43	B41	B73		Dw23	DR51		
A66 (10)	B42	B75 (15)					
A68 (28)	B44 (12)	B76 (15)		Dw24	DRw52		
A69 (28)	B45 (12)	B77 (15)		Dw25			
A74 (19)	B46	B7801		Dw26	DRw53		
	B47	Bw4					
	B48	Bw6					
	B49 (21)						

るといってよい．つまりMHC抗原は，各個体の唯一無二の身分証明書のごとき役割を果たしていると考えることができる．

MHC抗原にはクラスIとクラスIIとがあり，クラスI分子は赤血球，精子，卵母細胞，胎盤トロホブラスト（trophoblast）を除くすべての有核細胞に発現している．**MHCクラスI分子は自己抗原ペプチド**を結合して各個体に特有の3次構造を呈しており，T細胞はこの3次構造を識別することにより正常自己細胞への攻撃を回避している．これを**自己寛容**という．ウイルス感染細胞や腫瘍細胞などでMHCクラスI抗原に構造異常を生じると，細胞障害性T細胞がこれを非自己と認識して細胞傷害活性を発揮する．

一方，**MHCクラスII分子**は，マクロファージ，樹状細胞，B細胞，胸腺上皮細胞などの限られた細胞のみに発現している．これらの細胞は**外来抗原**を捕捉し，抗原蛋白をペプチド断片に分解してMHCクラスII分子上に提示する働きがある．ヘルパーT細胞のTCRはこのMHCクラスII分子と相補的に結合して抗原を認識し，一連の免疫応答を開始する（図2）．

また，胸腺でT細胞が増殖分化する過程では，TCR遺伝子再構成によってランダムに発現したTCRをもつ胸腺リンパ球が出現するが，この段階でMHC分子と相補性のないTCRをもつ細胞は排除され，死滅することとなる（後述）．このようにMHCは自己が自己であることを表出する根源的な生物学的指標であり，これに基づいて**免疫監視機構**が発達し，機能していることを理解しておきたい．

C．細胞接着分子と補助膜刺激分子

多くの免疫系細胞は生体内を絶えず循環し，多種多様な細胞と相互作用を営みつつ免疫学的監視を行っている．その細胞間相互作用の態様は，近傍に存在する細胞間で主にサイトカインを介して刺激伝達を行う場合と，細胞同士が直接接触してシグナルを伝達する場合の2通りに大別される．後者においては，それぞれの細胞表面に発現している特定のレセプターとリガンドの結合を介してシグナルが伝達されるが，その際に，細胞接着分子は二つの細胞を緊密に連結してレセプター・リガンドの結合を安定化するとともに，それ自体が**補助シグナル**の伝達分子として機能するなどの重要な役割を果たしている．また，炎症細胞が炎症局所に遊走する過程においても，特定の接着分子反応を介した血管内皮細胞との接着現象が必須である．

細胞接着分子は一般に，インテグリンファミリー，免疫グロブリンスーパーファミリー，セレクチンファミリー，カドヘリンファミリー，CD44ファミリー，シアロムチンファミリーの6種類に分類され，各ファミリーはそれぞれ構造と機能が異なる多くの分子群により構成されている．以下に免疫反応に関与する代表的な接着分子について概説する．

1．CD11/CD18

免疫系細胞に発現する接着分子として最初に同定された**LFA-1**（lymphocyte function-associated antigen-1）は，α鎖（CD11a）とβ鎖（CD18）の非共有結合を構造上の特徴とするインテグリンファミリーに分類される．LFA-1はほぼすべての白血球に発現しており，活性化したT細胞，抗原提示細胞，血管内皮細胞などの細胞表面に発現する**ICAM-1**をリガンドとし，これらの細胞と白血球の接着を媒介する．とくにT細胞が抗原提示細胞と接触して抗原提示を受ける過程では，TCRとMHC抗原の結合を補助する上で，LFA-1とICAM-1による強い結合作用が重要な役割を果たす．

Mac-1（CD11b/CD18，別名CR3）と**p150.95**（CD11c/CD18，別名CR4）は，LFA-1と同じβ2インテグリンサブファミリーに属する接着分子であるが，これらの分子はリンパ球には発現せず，好中球やマクロファージなどの骨髄系細胞に分布している．ICAM-1や補体iC3bをリガンドとし，炎症時の細胞遊走などに関与している．

2．CD28とCD80/CD86

T細胞が抗原提示を受けて活性化されるためには，TCRとMHCクラスII抗原の結合による1次シグナルに加え，2次シグナル（補助シグナル）が必要とされる．ナイーブT細胞に恒常的に発現する**CD28**と，抗原提示細胞に限定して発現する**B7-1（CD80）/B7-2（CD86）**は，いずれも免疫

グロブリンスーパーファミリーに属する接着分子であるが，T細胞に2次シグナルを伝達するもっとも重要な補助膜刺激分子系として知られている（図2）．

3．CD40とCD40L

ヘルパーT細胞に発現するCD40LとB細胞に発現するCD40は，それぞれTNFスーパーファミリーとTNFRスーパーファミリーに属する細胞表面分子で，細胞接着作用を示さないが，T細胞とB細胞の相互作用において重要な働きを担っている．とくにこれらの分子結合を介する補助シグナルは，胸腺依存性抗原に対するB細胞の分化（アイソタイプスイッチ）やヘルパーT細胞におけるTh1/Th2バランス（後述）の形成に不可欠であることが明らかにされている．

4．CD62LとCD44

L-セレクチン（CD62L，別名LECAM-1）は，リンパ球，好中球，単球などに発現する接着分子で，これらの炎症細胞の血管外遊走や，血液中を循環するリンパ球がリンパ節に帰巣（homing）する際に作用する．L-セレクチンのリガンドは，活性化した血管内皮細胞やリンパ節の**高内皮細静脈**（high endothelial venule；HEV）に発現するGlyCAM-1である．また，リンパ球のhomingには，ヒアルロン酸レセプターファミリーに属するCD44の発現も関与している．

D．サイトカイン

サイトカインは免疫系細胞をはじめ上皮細胞，内皮細胞，線維芽細胞など多くの細胞で産生，分泌される分子量80kDa以下の生理活性物質で，細胞間**情報伝達物質**としてきわめて重要な働きを担っている．ホルモンが一定のサイクルで産生され，遠隔にある特定の細胞をターゲットとして作用するのに対し，サイトカインは種々の刺激に応じて産生され，産生細胞の周辺細胞または産生細胞自身に対して局所的にかつきわめて微量で作用するのが特徴である．また，一つのサイトカインは多くの場合2種類以上の作用を有する一方，同じ作用をもつ複数のサイトカインが存在し，種々の細胞が多様なサイトカインを産生することにより，互いの作用が重なり合いながら複雑なネットワークを形成している．

免疫系におけるサイトカインの働きは主に，①血液幹細胞から各血液細胞への分化誘導，②リンパ球の分化・増殖・活性化とその調節，③炎症反応の誘発とその調節，の三つに分類できる．以下に免疫系に関与する代表的なサイトカインの特性を示す（表4）．

1．SCF，IL-3，CSF

骨髄間質細胞から産生されるSCF（stem cell factor）と活性化T細胞などが産生するIL-3は，ともにもっとも未熟な血液幹細胞に作用し，顆粒球，単球，赤血球，巨核芽球の各血液前駆細胞への分化を誘導する．さらにマクロファージ，内皮細胞，線維芽細胞などが産生するG-CSF，GM-CSF，M-CSFなどの造血サイトカインは，これらの血液前駆細胞に作用し，成熟した血液細胞への分化・増殖を誘導する．

2．IL-1

IL-1は，感染症を生じた際などに，マクロファージをはじめ樹状細胞，NK細胞，好中球，間質細胞など種々の細胞で産生される．その生理作用は，すべてのリンパ球の活性化と増殖能亢進，好中球の活性化と遊走能増強，肝細胞による急性相反応蛋白の産生促進，間質細胞による蛋白分解酵素の合成促進，発熱中枢刺激による発熱惹起など多岐にわたる．これらの作用はいずれも感染症における急性期反応の大部分を媒介するもので，その意味でIL-1は**pro-inflammatory cytokine**とも呼ばれる．

3．IL-2とIFNγ

ヘルパーT細胞は**Th1細胞**と**Th2細胞**の二つのサブポピュレーションに大別され，それぞれ異なる免疫調節作用を示す（後述）が，このうち活性化したTh1細胞が産生する主要なサイトカインがIL-2とIFNγである．IL-2はCD8$^+$細胞やNK細胞を活性化し細胞傷害活性を誘導するとともに，autocrineによりTh1細胞自らの増殖を促進する．IFNγはIL-2と同様の作用に加え，マクロファージの活性化やMHCクラスII抗原およびFcレセプターの発現増強作用を示す．つま

表 4　免疫系に関与する代表的なサイトカイン

サイトカイン	主な産生細胞	標的細胞と主な作用
SCF	骨髄間質細胞	血液幹細胞の増殖・分化
IL-3	活性化 T 細胞，内皮細胞	血液幹細胞の増殖・分化，好酸球の脱顆粒促進
GM-CSF	活性化 T 細胞，内皮細胞線維芽細胞	骨髄球の増殖・分化
G-CSF	マクロファージ，内皮細胞線維芽細胞	顆粒球の増殖・分化
M-CSF	マクロファージ，内皮細胞	単球/マクロファージの増殖・分化
IL-1	マクロファージ，樹状細胞好中球，NK 細胞，内皮細胞	リンパ球の活性化，好中球の活性化と遊走能亢進 肝細胞による急性期蛋白質の産生，発熱中枢刺激による発熱 線維芽細胞による蛋白分解酵素の産生
IL-2	活性化 Th1 細胞	リンパ球の活性化，増殖
IL-4	活性化 Th2 細胞	B 細胞の活性化，IgG, IgE へのクラス転換 Th2 細胞の分化誘導，Th1 細胞の分化抑制
IL-5	活性化 Th2 細胞	B 細胞の増殖，抗体産生促進，IgA へのクラス転換
IL-6	活性化 Th2 細胞，内皮細胞線維芽細胞	B 細胞の抗体産生促進，血液幹細胞の増殖・分化 肝細胞による急性期蛋白質の産生，神経細胞の分化誘導
IL-10	活性化 Th2 細胞	マクロファージの活性化抑制，Th1 細胞の分化抑制
IL-12	マクロファージ	Th1 細胞の分化誘導，Th2 細胞の分化抑制
IFNγ	活性化 Th1 細胞，NK 細胞	マクロファージの活性化，MHC 抗原の発現増強 Th1 細胞の分化誘導，Th2 細胞の分化抑制
IFNα	白血球	ウイルス増殖阻止，MHC の発現誘導
IFNβ	ウイルス感染細胞	ウイルス増殖阻止，MHC の発現誘導
IL-8	マクロファージ	顆粒球の活性化と遊走能亢進
MIP-1	マクロファージ，リンパ球	マクロファージと T 細胞の遊走能亢進
TNF-α	マクロファージ，NK 細胞	腫瘍細胞の傷害，アポトーシス誘導，内皮細胞の活性化 炎症反応誘発
TNF-β	T 細胞	同上
TGF-β	マクロファージ，T 細胞	細胞増殖抑制，炎症反応抑制

り，これらの **Th1 系サイトカイン**は**細胞性免疫**を賦活するように作用すると考えられる．

4．IL-4，IL-5，IL-6，IL-10

これらのサイトカインは主に活性化した Th2 細胞から産生される．IL-4 は Th2 細胞の増殖を促進するとともに，B 細胞を活性化して IgG または IgE 産生細胞へのアイソタイプスイッチを誘導する．IL-5 は IL-4 の存在下に B 細胞を増殖させ，IgA 産生細胞へのアイソタイプスイッチを促す．IL-6 は B 細胞の抗体産生能亢進，肝細胞による急性相反応蛋白の産生促進，血液幹細胞の増殖分化誘導など多様な作用を示す．IL-10 は Th1 細胞の分化を抑制するとともに，マクロファージの活性化を強力に抑制する作用を有する．このように **Th2 系サイトカイン**は**液性免疫**を賦活する方向で作用すると考えられる．

5．TNF

TNF (tumor necrosis factor) は移植腫瘍を壊死させる液性因子として同定されたが，その後の検討で腫瘍細胞に限らず正常細胞に対しても多彩な生物活性を発揮することが明らかにされた．活性化したマクロファージや NK 細胞から産生される **TNF-α** と，活性化 T 細胞から産生される **TNF-β**（別名リンホトキシン）の二つがあるが，いずれも生体侵襲時の炎症反応誘発にきわめて重要な役割を果たしており，IL-1 とともに **proinflammatory cytokine** として分類されている．

6．ケモカイン

炎症細胞を炎症局所に遊走させる走化作用を有するサイトカインを**ケモカイン**と総称する．IL-8 に代表される CXC ケモカインと，MIP-1 などの CC ケモカインに分類され，標的細胞は前者が好中球，後者が単球/マクロファージと T 細胞であ

る．

E．補　体

　補体（complement）は外来異物を血液中から除去するために作用する蛋白群で，C1〜C9，factor B，factor D，properdin などの成分からなる．補体の活性化には，抗原抗体複合体の形成が起点となり C1→C4→C2→C3 の順に連鎖反応を生じる古典的経路（classical pathway）と，抗体反応を必要とせず factor B や factor D が作用する別経路（alternative pathway）の二つがあるが，いずれも C3 を活性型に転換する過程である．

　活性化した補体成分は，小さなフラグメント（C3a，C4a，C5a）と大きなフラグメント（C3b，C4b，C5b）に分解される．異物と結合した（すなわちオプソニン化した）C3b は，貪食細胞上に発現する CR1，CR3 などの補体レセプターと反応して異物を吸着貪食させるとともに，**膜傷害複合体**（membrane attack complex；MAC）と呼ばれる C5〜C9 成分を活性化し，溶菌，溶血作用を発現せしめる．さらに C3a，C5a などの小フラグメントは肥満細胞などを活性化し，ヒスタミンやロイコトリエンの遊離を介して血管透過性を増大させるとともに，好中球やマクロファージを活性化して炎症局所への遊走能を高める．つまり，補体は炎症細胞の効果的な動員と，それ自身がエフェクター分子として機能する二つの作用で生体防御に働いていると考えられる．

3．免疫応答機構

A．リンパ球のレパトア形成

　胸腺では多様な T 細胞レセプター（TCR）を発現する数多くの胸腺リンパ球が分化誘導されるが，この中で自己の MHC 抗原に親和性を有するポピュレーションのみが**ポジティブセレクション**を受けて生き残る．MHC 抗原と相補性のない TCR をもつ細胞は，TCR を介した**生のシグナル**を受けることができないため，その大部分が**アポトーシス**（apoptosis）によって死滅する．ポジティブセレクションを受けた胸腺リンパ球のうち，MHC 抗原と強く反応して自己障害性を示すポピュレーションは，**ネガティブセレクション**によって排除される．この場合は，胸腺皮質深部から髄質にかけて存在するマクロファージから**死のシグナル**が出され，強制的にアポトーシスが誘導されると推測されている．

　B 細胞が分化する過程においても免疫グロブリン遺伝子の再編によってきわめて多様な B 細胞クローンが出現するが，ここでも自己反応性抗体を産生するクローンはヘルパー T 細胞によりネガティブセレクションを受け排除される．このようにポジティブ/ネガティブセレクション機構が正常に機能することによって，自己と非自己を厳密に識別するリンパ球レパトア（レパートリー）が形成される．

B．T 細胞応答

　胸腺での分化を終え，末梢リンパ組織に移行した**ナイーブ T 細胞（CD45RA⁺T 細胞）**の大部分は，CD4⁺CD8⁻ または CD4⁻CD8⁺ の 2 種類の細胞として G₀ 期にある．これらの細胞が抗原刺激を受けると活性化して増殖期に入り，それぞれ**ヘルパー T 細胞（Th 細胞）**と**細胞障害性 T 細胞（CTL）**に分化する．増殖した細胞の一部は G₀ 期に戻り，**メモリー T 細胞（CD45RO⁺T 細胞）**となって抗原の免疫学的記憶を担う．

　抗原提示を受けて活性化した Th 細胞は，Th1 と Th2 の 2 つのサブセットに分かれ，それぞれ特徴的な免疫調節作用を営む（図 5）．ナイーブ T 細胞から **Th1 細胞**へと分化する過程では，マクロファージから産生される IL-12 の刺激が必須である．一方，Th2 細胞への分化は，NKT 細胞や肥満細胞もしくはすでに活性化した Th2 細胞から分泌される IL-4 の刺激が必要である．また，マクロファージなどが産生する IL-1 も Th2 細胞の分化を促進する．

　Th1 細胞は IL-2 を産生して CTL や NK 細胞を活性化し，細胞性免疫能を亢進させるとともに，IFNγ を産生してマクロファージを活性化し，遅延型過敏反応を誘導する．一方，**Th2 細胞**は IL-4 を産生して自らの増殖を促進するとともに，IL-5，IL-6 などを産生して B 細胞の最終分化を誘導し，抗体産生能を高める．また，Th2 細胞から産生される IL-10 は，マクロファージの活性化を強力に

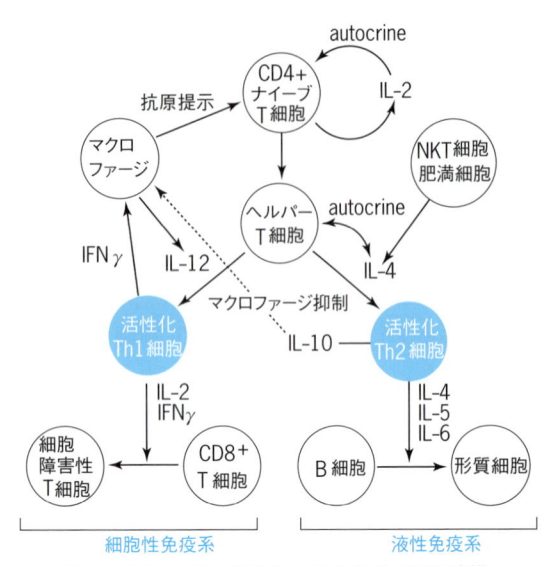

図5 Th1・Th2細胞による免疫系の制御機構

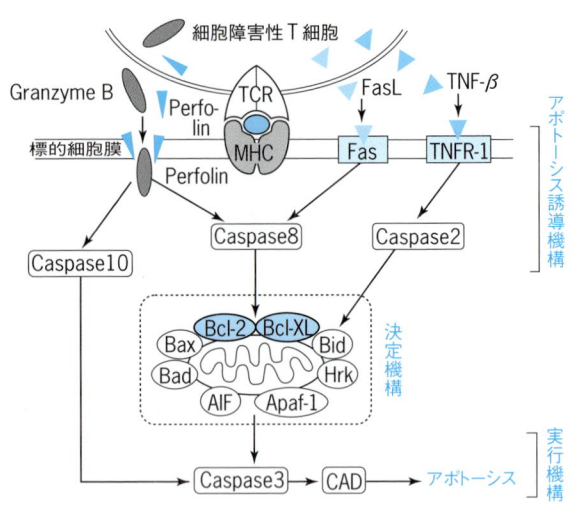

図6 T細胞による標的細胞のアポトーシス誘導機序

抑制することにより，Th1細胞の増殖と活性化を制御している．

このようにヘルパーT細胞における**Th1/Th2バランス**は，細胞性免疫と液性免疫の調和を支配し，免疫応答が正常に営まれるための重要な調節機構として機能している．

C．B細胞応答

B細胞は抗原レセプター（膜型抗体）で抗原を補足すると活性化し，抗原を取り込んでプロセシングした後，ペプチド断片をMHCクラスⅡ分子上に提示する．これを活性化Th2細胞が認識してB細胞に接着すると，CD40-CD40Lの結合を介して補助シグナルが伝達される．これによってB細胞は増殖準備状態に入り，さらにTh2細胞からIL-4刺激を受けるとG1期からS期に移行する．S期からM期にかけてはIL-1やIL-4などが作用し，M期以降の増殖相はIL-4, IL-5, IL-6などの刺激下に進行する．

なお，細菌リポ多糖体（LPS）などの一部の抗原は，例外的にTh2細胞の補助がなくてもB細胞を活性化して抗体産生細胞まで分化させることができる．これを**B細胞マイトジェン活性**といい，非特異的に多くのB細胞クローンを増殖させる．この場合は抗原特異的な細胞応答と異なり，抗体のアイソタイプスイッチが生じないなどの不全型応答となる．

D．T細胞による標的細胞破壊

CTLによる細胞傷害機序はまだ完全には解明されていないが，少なくともその一部は**パーフォリン**（perfolin）や**グランザイム**（granzyme）などのエフェクター分子により媒介されることが明らかとなってきた．すなわち，CTLが標的細胞に接着すると，細胞質顆粒中に蓄えられているパーフォリンが放出され，標的細胞膜に穿通孔を形成する．この小孔を通して，パーフォリンとともに放出されたグランザイムが標的細胞内に入り，アポトーシス実行分子である**カスパーゼ**を活性化し，細胞死を惹起せしめる．また，活性化CTLが産生する**リンホトキシン**（TNF-β）や，その細胞表面に発現する**Fasリガンド**（FasL）も，それぞれのレセプターである**TNFR-I**と**Fas**を介して標的細胞のアポトーシスを誘導する（図6）．

NK細胞による細胞傷害のメカニズムも基本的にはCTLと同様であると考えられている．ただし，NK細胞の標的はMHC抗原に拘束されない点がCTLと異なっている．

4. 生体防御と免疫機構

A. 感染症と免疫

　感染症が成立するためには，創傷などを受けた宿主の体表層すなわち皮膚や粘膜に微生物が定着し，宿主に備わる抵抗性を凌駕して侵入，増殖する過程が必要である．微生物に対する宿主の抵抗性には，正常な個体に生来備わっている**自然抵抗性**と，後天的に獲得した**獲得抵抗性**とがある．自然抵抗性はマクロファージや顆粒球などの食細胞と補体系因子が中心となり，病原体の種類にかかわらず非特異的に反応するのが特徴である．これに対してリンパ球が主役となる獲得抵抗性は，自然抵抗性を突破して体内に侵入した病原体を特異的に排除する働きを担う．**獲得免疫**は成長とともに発達し，一度抗原刺激に感作されると自然免疫系よりも強力な作用を発揮するが，その働きは思春期にピークを迎え，加齢とともに徐々に低下する．高齢者にみられる易感染性は，主にリンパ球分画の変化とその機能低下によると考えられている．感染症に対する生体防御反応の詳細は前章に詳述されているので参照されたい．

B. 手術と免疫

　手術侵襲が加わると，一般にその程度に応じて末梢血白血球数の増加と白血球分画の左方移動を生じ，リンパ球分画比は減少する．通常，B細胞に比しT細胞の減少が顕著である．また，ヘルパーT細胞におけるTh1/Th2バランスはTh2優位に変動し，Th1細胞比の減少を生じる．
　手術によるこのようなリンパ球ポピュレーションの変化，とりわけ細胞性免疫応答を司るT細胞の減少は，その大部分が**アポトーシス**によることが最近明らかにされた．すなわち，手術侵襲により交感神経系が興奮すると，交感神経終末が分布している骨髄，胸腺，脾臓，リンパ節などのリンパ組織内において**ノルアドレナリン**（noradrenalin；NA）濃度が上昇し，NAレセプター（β_2-adrenergic receptor）を発現しているTh1細胞，CTL，NK細胞などで選択的にアポトーシスが誘導されるというものである．また，手術侵襲に対するストレス応答として**視床下部-下垂体-副腎皮**質経路を介して分泌される**副腎皮質ホルモン**も，リンパ球（とくにT細胞）に対するアポトーシス誘導因子として作用することがわかっている．
　以上のように，手術侵襲に対する神経・内分泌系反応を介して細胞性免疫能は一過性に抑制されるようであるが，その生物学的意義についてはまだ明らかにされていない．

C. 移植免疫

1. 移植免疫

　他の個体から移植された臓器・組織（移植片）を拒絶する宿主免疫応答のことを**移植免疫**という．移植片の拒絶は，ドナーのMHCクラスI抗原に反応する細胞障害性T細胞と，クラスII抗原に応答するヘルパーT細胞およびこれらのT細胞により活性化されるNK細胞などのエフェクター細胞が主体となる．
　宿主T細胞による移植抗原の認識は二つの機序によってなされる．一つは移植片のMHC抗原がそのままの形でT細胞レセプターに結合し，異種性の強いアミノ酸配列部が**抗原決定基（エピトープ** epitope）として認識される．もう一つは，移植片のMHC抗原がマクロファージや樹状細胞などの抗原提示細胞に取り込まれ，抗原処理を受けた後に異種性の強いエピトープのペプチドが提示され，T細胞に認識される．T細胞による抗原認識機構として前者はむしろ例外的であるが，移植という本来生理的条件下では遭遇することのない状況においては，後者の約100倍の頻度で生じるとされている．

2. 移植と組織適合性

　移植片が確実に生着するためには，①同一のMHC抗原をもつドナーとレシピエント間で移植を行うか，もしくは，②**拒絶反応**を惹起する免疫応答を完全に抑制すればよい．しかし，現実には一卵性双生児を除いてMHC抗原が完全に一致することはほとんどなく（表3を参照のこと），また免疫応答を完全に抑制すれば重篤な感染症が必発する．したがって実際の移植医療においては，**組織適合性検査**によってドナーとレシピエントのMHC抗原の相同性を調べ，できるだけ一致している患者をレシピエントとして選択するととも

に，**免疫抑制療法**を実施して宿主免疫応答を適度に低下させ，感染症を予防しながら移植片の生着をはかっている．

代表的な組織適合性検査の一つとして，**ヒト白血球抗原試験**（human leukocyte antigen typing；HLA typing）がある．HLA typingには，**HLA-A，B，C，DR，DQ，DP抗原**を判定する血清学的検査（serotyping）と，HLA-D抗原を判定する**リンパ球混合培養試験**がある．最近では，MHC遺伝子の塩基配列の違いを直接検出してアロタイプを決定する**DNA typing**も行われている．ドナーとレシピエント間で異なるHLA抗原数が少ないほど生着率のよいことが知られている．

3．免疫抑制療法

拒絶反応の制御を目的とした免疫抑制療法は，① 非特異的免疫抑制療法と，② 特異的免疫抑制療法の二つに大別される．移植片に対する免疫応答のみを抑制する特異的免疫抑制療法が理想的であるが，現在のところ臨床的に確立された方法は少なく，実際の移植医療の現場ではもっぱら非特異的免疫抑制療法が行われている．

1）非特異的免疫抑制療法

歴史的には，胸腺，脾臓などのリンパ組織の外科的摘除や，全身の**放射線照射**によるリンパ組織の破壊などが試みられたが，前者では十分な免疫抑制効果が得られず，逆に後者では副作用が強すぎるなどの問題があり，今日では**免疫抑制薬**の投与が標準となっている．

免疫抑制薬として，① アザチオプリン（azathioprine），② メソトレキセート（methotrexate），③ シクロフォスファミド（cyclophosphamide），④ 抗リンパ球グロブリン（anti-human lymphocyte globulin；ALG），⑤ **副腎皮質ホルモン**（corticosteroid）などが古くから用いられてきたが，1980年代に普及した⑥ **シクロスポリンA**（cyclosporin A；CsA）は移植成績の飛躍的向上をもたらした．その後，わが国で開発された⑦ **FK-506**（tacrolimus）は，CsAよりも強力な免疫抑制効果を示すことが明らかにされ，移植後に投与する免疫抑制薬の第一選択として急速に普及しつつある．

従来の免疫抑制薬（①～④）は細胞毒として直接的にリンパ球を傷害するのに対して，CsAやFK-506はリンパ球によるサイトカイン産生とサイトカインレセプターの発現，さらにサイトカインレセプターを介する細胞内シグナル伝達系を選択的に阻害するため，前者よりも副作用が少ない利点を有する．

一方，これらの免疫抑制薬投与によっても拒絶反応が制御できない場合は，さらに強力な免疫抑制力を有する⑧ **抗T細胞モノクローナル抗体**を投与することがある．代表的な薬剤として**OKT3モノクローナル抗体**がある．

2）特異的免疫抑制療法

新生児期に同種移植を行うと比較的容易に生着することが知られているが，これはこの時期には免疫系が未熟で，移植抗原に対する**免疫学的寛容**が成立し，非自己抗原として認識されないことによる．成熟した固体に対してもこの免疫学的寛容を誘導する試みがなされている．ドナーの抽出抗原をレシピエントに投与し，これをレシピエントのT細胞レセプターに結合させて移植片に対する**無反応**（anergy）を誘導しようとするものである．この場合，レシピエントのT細胞機能はドナー抗原に対してのみ特異的に抑制されるはずであるが，まだ臨床例での成功は報告されていない．

現在までに一定の成果が得られている特異的免疫抑制療法として，移植前にあらかじめドナーの血液をレシピエントに輸血する方法（ドナー血輸血 donor specific transfusion；DST）がある．従来，術前輸血は移植後の超急性拒絶反応を惹起する原因となりうるため禁忌とされていた．しかし，DSTで交叉反応が陽性となるレシピエントには移植を行わないので，拒絶反応の起こりにくいドナーが選択される利点がある．ただし，DSTにより拒絶反応が緩和される機序はまだ明らかにされておらず，今後の検討が必要である．

D．癌と免疫

1．腫瘍関連抗原

外部から侵入する病原体や移植された同種臓器が宿主免疫によって排除されるように，個体内部に発生する癌細胞に対しても特異的免疫応答がなされるのであろうか．免疫応答の未熟な幼児期や応答力の低下した老年者，免疫不全症患者などに

発癌頻度が高いという事実は，癌免疫の存在を間接的に支持するものであるが，その存在を証明するためには，正常細胞には認めず癌細胞だけに発現する**癌特異抗原**を同定する必要がある．しかし，今日に至るまで癌特異抗原の実体が分子レベルで提示されたという確実な報告はない．

癌は同一の個体内に発生するものであるから，癌免疫でもっとも重要な分子はCTL（cytotoxic T lymphocyte）により認識される内在性蛋白由来の抗原ペプチドであると考えられる．これまでに癌細胞と反応する幾種類もの抗体活性が見出されてきたが，そのいずれもが胎児期に生理的に発現してその後消失する**αフェトプロテイン**（α-fetoprotein；**AFP**）や**癌胎児性抗原**（carcinoembryonic antigen；**CEA**）あるいは**血液型物質関連糖鎖抗原**など，分化抗原と考えられるものである．これらは癌特異抗原とはいえず，腫瘍関連抗原として分類されている．最近，メラノーマ（悪性黒色腫）の抗原ペプチドが決定された．すなわち**MAGEファミリー**，Mart-1, Pmel 17などである．これらのペプチドはいずれもメラノーマに強発現するが，正常のメラノサイトに発現する場合もあり，その意味では分化抗原としての性質を有している．

2．癌拒絶反応

癌細胞の培養液中にリンパ球を加え，癌細胞の破壊をみる *in vitro* 細胞傷害試験では，**細胞障害性T細胞**（**CTL**），**単球/マクロファージ**，**NK細胞**，**NKT細胞**に強力な癌細胞傷害活性のあることが示されている．これらの細胞の中でもとくにCTLは癌拒絶反応の中心的役割を担うものと考えられており，実際の癌組織中に浸潤するリンパ球の大部分がCTLにより占められる．

癌組織におけるリンパ球浸潤の程度が術後生存率と相関することは古くから注目されてきた．たとえば，乳癌でリンパ球浸潤の著明な髄様癌は，癌細胞自体の分化度は低いにもかかわらず比較的予後の良いことが知られている．逆に，臨床病期が進行するほど癌増殖局所へのリンパ球浸潤は少なく，また転移のある患者では原発巣でのCTLの反応が少ない傾向にあるといわれている．

3．癌細胞のエスケープ現象

癌が発生・増殖する過程では，宿主の免疫学的監視機構と癌拒絶反応から逃避する必要があり，これを癌細胞の**エスケープ現象**という．この現象には宿主側と癌細胞側の種々の要因が関与する．宿主側要因としては，①小児癌にみられるように，宿主の免疫機構が完成する以前に癌抗原に感作されることによって**免疫学的寛容**が誘導される場合や，②ヘルパーT細胞におけるTh1/Th2バランスの失調，③サイトカイン産生異常などが関与している．一方，癌細胞側要因としては，①MHCクラスI分子の発現低下，②MHC結合ペプチドの低抗原性，③癌抗原の放出，④sialic acid分子などによる癌抗原の被覆など，自らの抗原性を低下させることによってT細胞による抗原認識を回避する機序や，⑤**プロスタグランジンE₂**（prostaglandin E₂；PGE₂），⑥**形質転換因子**（transforming growth factor-β；TGF-β）などの**免疫抑制物質**を産生して癌拒絶反応を抑制することなどが知られている．

4．免疫療法

癌免疫の実体は十分に解明されていないが，その働きを前提とした癌治療への応用が試みられている．その一つとして，BCGやOK432などの生物製剤を用い宿主免疫能全般を賦活する**BRM**（biological response modifier）**療法**や，患者から採取した末梢リンパ球を *in vitro* でIL-2により活性化し，**LAK**（lymphokine activated killer）**活性**を誘導して抗腫瘍能を高める**LAK療法**などがある．これらはいずれも非特異的に免疫応答能を賦活する方法であるが，最近では *in vitro* で患者の癌細胞とリンパ球を混合培養し，癌特異的CTLを誘導する**CTL療法**や，癌特異抗原ペプチドに対するモノクローナル抗体を投与し，選択的に癌細胞を傷害する**癌ペプチド療法**などの特異的治療が追求されている．

5．免疫原性疾患

A．免疫不全症候群

免疫系の機能が低下または消失している状態を免疫不全（immunodeficiency）という．原発性と

続発性に大別される．**原発性免疫不全症**の多くは遺伝性で，免疫系細胞の発生過程における遺伝子異常が原因とされている．一方，**続発性免疫不全症**は，種々の疾患に付随して生じるほか，低栄養や加齢などの生理学的変化によっても惹起されことがあり，その原因は多岐にわたる．

1．原発性免疫不全症

B細胞機能が選択的に欠損する液性免疫不全症として，Bruton型無ガンマグロブリン血症や選択的IgA欠損症などがある．これらの疾患ではグラム陽性球菌などの化膿菌に対する感染抵抗性が低下し，肺炎や膿皮症などの細菌感染を繰り返すのが特徴である．T細胞機能が選択的に欠損する細胞性免疫不全症としては，purine nucleoside phosphorylase（PNP）欠損症や，胸腺の低形成とともに心血管系の先天異常を伴うDiGeorge症候群などがある．これらの疾患ではウイルス，真菌，原虫，細胞内寄生細菌などの感染を生じることが多い．また，T細胞とB細胞の両者に機能異常を生じる**重症複合免疫不全症（severe combined immunodeficiency；SCID）**として，リンパ球幹細胞の分化障害により発生するSwiss型SCIDや，T細胞の発育不全とIgM産生異常，血症板減少症を呈するWiskott-Aldrich症候群などがある．SCIDはあらゆる病原体に高い感受性を示し，多くは生後間もなく，遅くとも2年以内に死亡する重篤な疾患である．

2．続発性免疫不全症

慢性リンパ性白血病やHodgkin病，骨髄腫，自己免疫疾患，ウイルス感染症などを原因疾患として発症する．また，癌治療を目的としたX線照射や抗癌薬投与などによっても惹起される．

続発性免疫不全症のうち，レトロウイルスの一種である**HIV**（human immunodeficiency virus）感染によって惹起されるものを**後天性免疫不全症候群**（acquired immunodeficiency syndrome；AIDS）という．HIVは，その皮膜蛋白であるgp120がCD4分子に特異的に結合するため，細胞表面にCD4分子を発現するヘルパーT細胞や脳のグリア細胞に選択的に感染する．ヘルパーT細胞は免疫応答を調節する中心的役割を果たしていることから，HIV感染によるその機能障害は重篤な免疫不全状態をひき起こす．AIDS患者に高頻度にみられる合併症として，帯状疱疹，カポジ肉腫，ニューモシスチス肺炎，サイトメガロウイルス感染症などがある．

B．アレルギー allergy

外来抗原を排除する免疫の働きは本来，生体を守るためのものであるが，ときには自己組織をも傷害する過敏反応を生じることがある．これをアレルギーという．アレルギーはその発現機序の違いによりⅠ〜Ⅳ型に分類される．Ⅰ〜Ⅲ型は抗体によって，またⅣ型はT細胞によって惹起される．

1．Ⅰ型アレルギー

感作抗原（アレルゲン）に対して**IgE抗体**と**肥満細胞（好塩基球）**が反応することによって生じる．**アナフィラキシー反応**とも呼ばれる．IgE抗体の結合により活性化した肥満細胞が，**ヒスタミン**やセロトニンなどの化学伝達物質を放出し，局所または全身の血管透過性亢進，平滑筋収縮，粘膜分泌亢進を惹起するのがその主なメカニズムである．ペニシリンショックや食物による蕁麻疹，アレルギー性鼻炎，気管支喘息，アトピー性皮膚炎などがこれに含まれる．

2．Ⅱ型アレルギー

細胞膜抗原に対してIgG，IgM**抗体**と**補体**が反応して細胞溶解反応を生じたり，ここにFcレセプターや補体レセプターを有する食細胞が接触して標的細胞の貪食破壊を生じる現象である．ABO型不適合輸血が行われた場合やRh不適合妊娠などの際にみられる**溶血性貧血**がこれに該当する．また，自己の細胞膜抗原に対しても種々の**自己抗体**（抗赤血球抗体，抗血小板抗体，抗顆粒球抗体，抗基底膜抗体など）が産生されることがあり，自己免疫疾患の原因の一つとなっている（後述）．

3．Ⅲ型アレルギー

抗原とIgG抗体が結合して形成された**免疫複合体**（immune complex；IC）が組織中に蓄積することによって惹起される生体傷害反応である．IC

は通常，マクロファージなどの食細胞により血液中から速やかに除去されるが，その処理能力を上回る過剰の IC が形成されると，腎糸球体，関節，肺，皮膚などに蓄積し，これらの部位で炎症反応を生じることとなる．抗毒素療法に伴う血清病や，溶連菌感染症に続いて発症する糸球体腎炎などがある．また，II 型アレルギーと同様に，自己抗体による IC 形成が自己免疫疾患の原因の一つとなっている（後述）．

4．IV 型アレルギー

抗体や補体の関与なしに，特異抗原に感作された T 細胞により媒介される反応である．抗原感作後 24 時間以降に出現することから**遅延型過敏反応**とも呼ばれる．ツベルクリンや PPD（purified protein derivative of tuberculin）に対する皮内反応がその代表例である．うるしなどの植物蛋白やジニトロクロロベンゼン（2,4-dinitrochlorobenzene；DNCB）などの低分子薬剤による**接触性皮膚炎**，同種移植臓器の**拒絶反応**，肝炎ウイルス感染時に生じる肝細胞傷害なども IV 型アレルギーによるものである．

C．自己免疫疾患 autoimmune disease

免疫応答は常に自己と非自己の識別に基づいて行われており，自己抗原に対しては免疫学的寛容が成立しているため，正常では自己抗原に対して病的な免疫応答を生じることはない．しかし，種々の原因でこの自己寛容機構に異常を生じ，自己抗原と反応する抗体や細胞が出現することがある．これを**自己免疫現象**といい，それによって直接的あるいは間接的に生体の臓器・組織が障害される疾患を総称して自己免疫疾患と呼んでいる．全身性エリテマトーデス（systemic lupus erythematodes；SLE）や関節リウマチ（rheumatic arthritis；RA）などの**全身性自己免疫疾患**と，橋本病やインスリン依存性糖尿病などの**器官特異的自己免疫疾患**に大別される．

本疾患における自己抗体や自己反応性 T 細胞による細胞傷害機構は，外来抗原に対する II～IV 型アレルギーと基本的に同じである．ただし，外来抗原に対するアレルギー反応が一過性であるのに対し，自己抗原は持続的に存在するため，臓器・組織障害が遷延化し，慢性的な経過を辿るのが特徴である．

外科的治療の対象となるのは器官特異的自己免疫疾患に限られる．**特発性血小板減少性紫斑病**（idiopathic thrombocytopenic purpura；ITP）や**自己免疫性溶血性貧血**（autoimmune hemolytic anemia；AIHA）などに対する脾臓摘出，**重症筋無力症**に対する胸腺摘出などがある．また，クローン病や潰瘍性大腸炎で，出血，穿孔，狭窄などの合併症を認めた場合にも外科的治療の適応となる．

13 腫瘍

1. 腫瘍の概念

A. 腫瘍の定義

腫瘍（tumor）はもともと"腫れ物"という意味で，炎症も含んだ概念であった．その後，新生物（neoplasm）と同じ意味に用いられ，他から制御されることのない自律的な組織の過剰な増殖と定義されてきた．近年の分子生物学の進歩により，腫瘍は一つの細胞から起こること，正常細胞が本来持っている遺伝子に突然変異，過剰発現，転座，欠失などの種々の異常に起因することが明らかにされた．現在の考えでは，腫瘍とは，遺伝子の異常に基づいて細胞がクローナルに増殖したものと定義できる．

B. 良性腫瘍と悪性腫瘍

個体を死に至らしめる腫瘍を悪性腫瘍，そうでないものを良性腫瘍と呼んでいる．この定義は元来臨床的な概念であり，患者が死亡した時点でないとわからない．そこで，病理学的な検討の末，共通の異常な形態を持つものが悪性の性格を有することが明らかにされた．すなわち浸潤性の発育形式をとり，速やかに増殖し，遠隔臓器に転移を起こすものが悪性の性格を示し，通常，組織学的に組織構造，細胞形態が正常のものとかけ離れた形態（異型性という）をしているので，そのような特徴をもつ腫瘍が悪性腫瘍と病理診断されている（表1）．

C. 腫瘍の名称

腫瘍は発生起源から命名されている．通常，上皮性か非上皮性かの二つに大きく分類されており，上皮性の悪性腫瘍を癌腫（carcinoma），非上皮性の悪性腫瘍を肉腫（sarcoma）と呼んでいる．良性腫瘍は発生起源の組織の語尾に腫（-oma）を

表 1 良性腫瘍と悪性腫瘍の相違点

	良性腫瘍	悪性腫瘍
組織構築	高分化	高分化～低分化まで種々の程度
	構造異型なし	構造異型あり
	核分裂まれ	核分裂多い
増殖速度	緩徐	急速
周囲との境界	明瞭	不明瞭
被膜形成	有	通常無
発育形式	膨張，圧排性	通常浸潤性
浸潤	なし	あり
転移	なし	あり

つけて呼ばれる．たとえば，腺腫（adenoma），筋腫（myoma），線維腫（fibroma）などである．悪性腫瘍も同様に発生組織に上皮性の場合は癌を，非上皮性の場合は肉腫をつける．例をあげれば腺癌，骨肉腫などと呼ばれる．一般に病名としては腫瘍の発生した臓器の名称をつけ，悪性の場合は癌または肉腫を，良性の場合は発生組織に腫をつけて，乳癌，胃平滑筋肉腫，大腸腺腫，子宮筋腫などと呼ばれている．

D. 前癌病変

前癌病変とは癌化の中間段階にある細胞が構成する組織と定義される．前癌病変は癌に至ると予測されるが，全部が癌になるわけではない．すなわち多段階発癌の考えからいくと，癌の発生にまだ何らかの"hit"が必要で，それがなければ癌にならずに終わる可能性も含まれている．現在のところ，癌の診断は病理形態学的な手法で行われているので，前癌病変も形態学的に正常細胞と癌細胞の中間的な異型性を示す病変を呼んでおり，異形成（dysplasia）とも呼ばれる．扁平上皮癌の前癌病変としては異形成という病変が確立されているが，大部分の腺癌では明確ではない．大腸癌は良性腫瘍とされる腺腫が前癌病変にあたり，遺伝子の解析からも中間段階であることが明らかに

なっている．形態学的に変化がくる以前に，前癌病変があるはずであるという考えから，将来そこから高頻度に癌が発生するような病変を広義に前癌病変と呼ぶ人もある．たとえば，胃の腸上皮化生，肝の肝硬変も広義には前癌病変とも考えられる．

E．病期分類

1．病期分類の目的

病期とは腫瘍の進行程度を stage として表したもので，患者の予後の推定，手術法や治療法の選択に重要な指標となる．理想的には，同じ病期のものは患者の経過や予後が同一でなければならず，また同じ治療を行った場合はその病期の違いに比例した治療成績が出ることが必要である．病期を決めることは容易ではなく，多くの因子を考慮し，その因子に基づいた生存率を総合的に検討していく必要がある．また，年齢，性など個々の患者の因子は通常考慮されずに，現在は腫瘍の大きさ，深達度，浸潤の程度，転移状況などによって決定されている．

2．TNM 病期分類

現在世界中でもっともよく用いられている分類がUICC（Union Internationale contre le Cancer）のTNM分類である．これは腫瘍の大きさ（T），リンパ節転移程度（N），血行性転移の有無（M）の三つの因子から癌の進行程度を表したもので，簡便でわかりやすいが，大まかで，病態の説明に必ずしも十分でない欠点もある．わが国では外科医と病理医が中心になり，TNM分類をベースにして，各臓器の癌取扱い規約を作成し，病期分類を行っている．

2．疫　学

A．癌の頻度

わが国では成人病（生活習慣病と改名された）による死亡が増加し続け，その中でも癌による死亡率は上昇の一途をたどり，1981年には死因の第1位におどりでた．以後，減少する傾向は見られず，2008年には，年間34万人を超える人（全死亡者数の30.0％）が癌で亡くなっている．一般に癌への罹患しやすさは年齢の4乗に比例するといわれ，高齢化社会を迎えているわが国では，今後増加する一方と考えられ，2025年には約50万人が癌で亡くなると予想されている．

癌の中で臓器別の頻度を比べると，死亡率で見

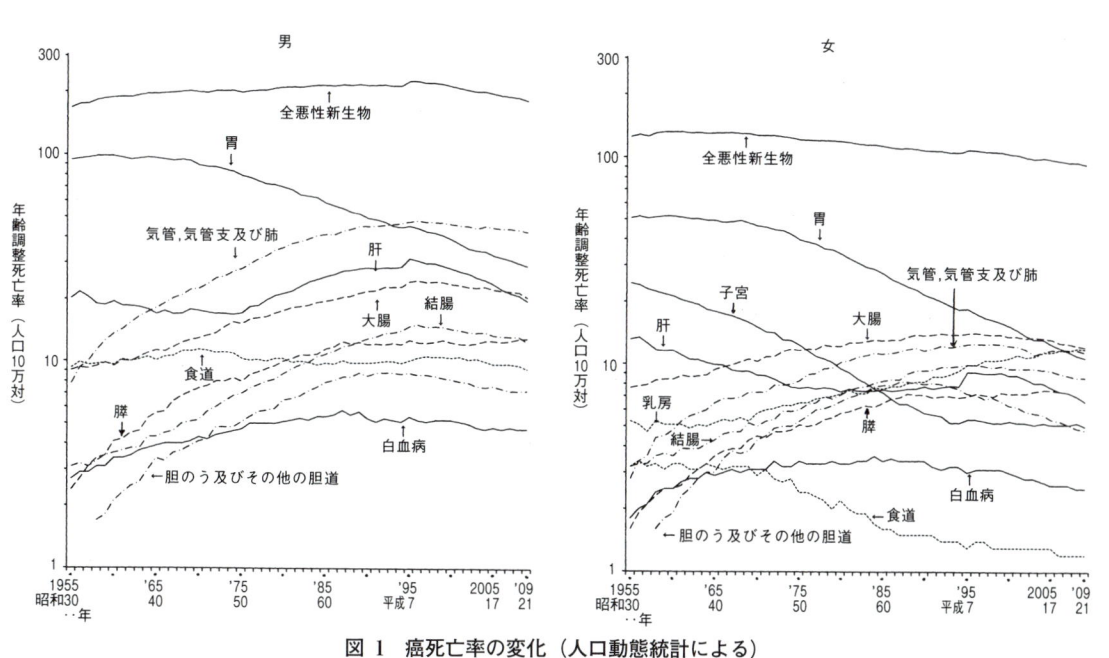

図1　癌死亡率の変化（人口動態統計による）
（国民衛生の動向 2011/2012，厚生労働統計協会）

ると，胃癌，子宮癌，食道癌などは減少傾向にあり，肺癌，大腸癌，乳癌，膵癌は増加傾向にある（図1）．

B．地理的要因

世界全体でみると，国によって疾病構造が異なるが，世界のほとんどの国で癌が増加している．発展途上国では先進国に比べると少ないものの，癌の増加は世界中の問題といえる．癌の種類として，先進国では肺癌，乳癌，前立腺癌，結腸癌などが多いが，発展途上国では子宮頸癌，肝癌，食道癌，口腔咽頭癌が多い．癌には地域集積性がみられることがあり，癌の原因との関連から興味深い．日本国内でも沖縄で口腔・咽頭癌，食道癌，肺癌が多く，飲酒，喫煙との関係が指摘されている．肝癌，子宮癌などウイルスが関係するものは西日本の方に多くみられる．しかし，大部分の癌は似通った分布で，原因が多様なことを示している．

C．環境の影響

すべての疾患が遺伝性の素因と環境因子の両者で起こると考えられるが，腫瘍も両者の因子が関係する．環境因子でもっとも古くから認識されていたのは種々の職業癌であり，18世紀末にすでにイギリスで煙突掃除人のススによる皮膚癌が報告されている．職業癌に端を発して発癌の研究が進められ，さまざまな化学物質の発癌性が証明された．

D．年齢，性差

癌は一般的に中年以後の成人に多くみられるが，小児に多い癌もある．小児に多い癌は成人とは異なり，白血病，神経芽細胞腫，脳腫瘍，Wilms腫瘍等が多く，また，血液系，神経系，筋肉・骨に発生する腫瘍も多い．成人では一般に高齢になるほど頻度の高くなる癌が多いが，乳癌のように中年にピークをもつ癌もある．ほとんどの癌が男性の方に多いが，これは飲酒，喫煙などのライフスタイルが要因として大きいという点と，免疫学的な影響があるともいわれている．しかし，胆嚢癌，甲状腺癌のように女性の方に多い癌もある．

3．発癌—癌遺伝子と癌抑制遺伝子

近年の分子生物学の進歩は，多くの癌が遺伝子の異常によって生じる遺伝子病であることを明らかにしてきた．この癌の原因となる癌関連遺伝子は癌遺伝子（oncogene）と癌抑制遺伝子（tumor suppressor gene）の二つに大別される．

A．癌遺伝子 oncogene

1．癌遺伝子とは

癌遺伝子の発見は，ニワトリやマウス，ラットなどの移植腫瘍の研究に負うところが大きい．今世紀初頭，Rousはニワトリに移植可能な肉腫があることを報告したが，その後，肉腫から単離されたラウス肉腫ウイルス（RSV；Rous sarcoma virus）の持つ一つの遺伝子 *src* によってこの肉腫が生じることが明らかとなった．これ以降，この *src* 以外にも，ニワトリに白血病を引き起こす遺伝子として *myc*，マウスやラットに肉腫を引き起こす遺伝子として *ras* などが，いわゆるレトロウイルス由来の癌遺伝子として次々と報告された．驚くべきことには，これらウイルス由来の癌遺伝子（viral oncogene；v-*onc*）と非常に高い相同性を有する塩基配列がヒトをはじめ多くの高等生物のゲノムには保存されていることが明らかとなり，これらは細胞性癌遺伝子（cellular oncogene；c-*onc*）と呼ばれる．細胞性癌遺伝子の多くは，増殖因子（growth factor）やそのレセプターをコードし，正常の細胞においては細胞増殖のシグナル伝達系において正の制御に関与していると考えられるが，後に述べる種々の機序によって活性化され異常なシグナル伝達を生じ，癌の異常増殖に関与すると考えられる．活性化される前の細胞性癌遺伝子は，正確には癌原遺伝子（proto-oncogene）と呼ばれ，癌遺伝子（oncogene）と区別される．

実際のヒト腫瘍において活性化されている癌遺伝子として最初に報告されたのが，*ras* 遺伝子である．この遺伝子は，ラットのハーベイ肉腫ウイルス（Harvey sarcoma virus）の持つ癌遺伝子 v-H-*ras* と相同性を有し，細胞性の癌原遺伝子である c-H-*ras* が点突然変異（point mutation）によっ

表 2 ヒト癌において異常が認められる癌遺伝子

遺伝子	蛋白の機能	遺伝子異常	癌の種類
hst-1	線維芽細胞増殖因子	遺伝子増幅	食道癌, 悪性黒色腫, 膀胱癌
int-2	線維芽細胞増殖因子	遺伝子増幅	食道癌, 頭頸部癌, 乳癌
erbB-1	EGF レセプター	遺伝子増幅, 発現亢進	脳腫瘍, 乳癌, 肺非小細胞癌, 食道癌
erbB-2	?	遺伝子増幅, 発現亢進	胃癌, 乳癌, 卵巣癌, 腎癌
met	HGF レセプター	遺伝子増幅・再編成	胃癌
K-sam	FGF レセプター	遺伝子増幅	胃癌
abl	チロシンキナーゼ	遺伝子再編成	慢性骨髄性白血病, 急性リンパ球性白血病
ret	チロシンキナーゼ	点突然変異	MEN 2 型, 甲状腺髄様癌, 家族性甲状腺髄様癌
H-ras	GTP 結合蛋白	点突然変異	甲状腺癌, 胆管癌, 子宮頸癌
K-ras	GTP 結合蛋白	点突然変異	膵癌, 大腸癌, 肺非小細胞癌
N-ras	GTP 結合蛋白	点突然変異	造血器腫瘍, 甲状腺癌, 肺非小細胞癌
bcl-2	アポトーシス抑制	遺伝子再編成	濾胞性リンパ腫
c-myc	転写調節因子	遺伝子増幅・再編成	子宮頸癌, 脳腫瘍, 乳癌, 造血器腫瘍, 大腸癌
L-myc	転写調節因子	遺伝子増幅, 発現亢進	肺癌
N-myc	転写調節因子	遺伝子増幅	神経芽細胞腫, 肺非小細胞癌
prad 1 (cyclin D)	細胞周期関連因子	遺伝子増幅, 発現亢進	食道癌, 乳癌, 大腸癌

て活性化されたものであることが明らかになった．その後，この H-ras と相同性を有する K-ras, N-ras 遺伝子が相次いで単離，報告されたが，この ras 遺伝子ファミリーは，ヒト癌でもっとも高頻度に異常の検出される癌遺伝子である．

最初の発見以来次々と報告された多数の癌遺伝子の存在は，一時，発癌機構の大部分がこの癌遺伝子で説明されるのではないかという期待をもたせたが，現在はむしろ後述する癌抑制遺伝子の重要性に，より多くの関心が集まっている．

2．癌遺伝子の分類

前述したように，癌遺伝子はすべて正常細胞においては細胞増殖に関与する遺伝子に由来している．したがって，細胞増殖のシグナル伝達系における位置づけおよび細胞内局在から次のように分類することができる．すなわち，① 細胞増殖因子（growth factor）をコードする遺伝子，② 細胞増殖因子レセプター（growth factor receptor）をコードする遺伝子，③ 細胞内の情報伝達因子をコードする遺伝子，④ 核内の転写調節因子をコードする遺伝子である．実際のヒト癌で遺伝子異常が認められるものを表2にまとめた．

3．癌遺伝子活性化機構

正常細胞において働いている癌原遺伝子が癌遺伝子としての機能を持つためには，相同染色体上に存在する二つの対立遺伝子のどちらか一方が活性化されれば十分であり，劣性癌遺伝子（recessive oncogene）とも呼ばれる癌抑制遺伝子に対して，優性癌遺伝子（dominant oncogene）とも呼ばれるゆえんである．癌遺伝子の活性化には大きく二つの機序があり，点突然変異（point mutation）などにより遺伝子産物そのものの機能が変わる場合と，遺伝子増幅（gene amplification）や遺伝子再編成（gene rearrangement）などにより遺伝子の発現量が増加する場合である．前者の代表が，H-，K-，N-ras 遺伝子であり，後者では，c-myc の遺伝子増幅による発現亢進や白血病における abl，bcl-2 遺伝子の再編成などがその代表例である．

表 3 癌抑制遺伝子の種類

遺伝子	染色体上の局在	発生する腫瘍	遺伝子産物
Rb	13q14.1-14.2	網膜芽細胞腫，肺小細胞癌，骨肉腫など	核内リン酸化蛋白
p53	17p13.1	Li-Fraumeni 症候群，大腸癌他，ほぼすべての悪性腫瘍	転写因子
WT1	11p13	Wilms 腫瘍	zinc-finger 蛋白
NF1	17p11.2	神経線維腫症 1 型，神経芽腫など	GAP 様蛋白
NF2	22q12.2	神経線維腫症 2 型，髄膜腫など	細胞骨格関連蛋白
APC	5q22	家族性大腸腺腫症，大腸癌，胃癌，膵癌など	細胞質内蛋白
DCC	18q21	大腸癌	N-CAM 様蛋白
VHL	3q25	von Hippel-Lindau 病，腎癌など	転写制御蛋白
TSC2	16p13.3	結節性硬化症	
p16 (CDK4I/MTS1)	9p21	家族性悪性黒色腫，悪性黒色腫，グリオーマ，肝癌など	CDK4 阻害蛋白
BRCA1	17q21	家族性乳癌・卵巣癌，家族性卵巣癌	不明
BRCA2	13q12.3	家族性乳癌	不明
DPC4	18q21.1	膵癌	シグナル伝達蛋白？
hMSH2	2p22-21	遺伝性非ポリポーシス性大腸癌	DNA ミスマッチ修復蛋白
hMLH1	3p21		
hPMS1	2q31		
hPMS2	7p22		

B. 癌抑制遺伝子 tumor suppressor gene

1. 癌抑制遺伝子とは

細胞内に癌を抑制する因子が存在するという考えは，正常細胞と癌細胞の細胞融合実験に端を発している．正常細胞と癌細胞を細胞融合すると両者の染色体を併せ持つ雑種細胞（hybrid cell）が得られるが，その細胞は通常，永久増殖性やヌードマウスでの造腫瘍性などの癌細胞としての種々の性質を失っており，正常細胞に癌を抑制する働きが備わっているという強い実験的証拠となった．また，近年，多くの RFLP（restriction fragment length polymorphism）マーカーが単離されるに伴って，癌細胞においては種々の染色体の欠失（LOH；loss of heterozygosity）が高頻度に生じていることがわかり，これらの染色体欠失部分に存在する遺伝子が癌発生の抑制に関与しているであろうことが予測されていた．

時に家系内に同一の癌あるいは数種の癌が集積して発生することがあり，これは遺伝性癌（hereditary cancer）あるいは家族性癌（familial cancer）と呼ばれる．遺伝性癌は，ある特定の臓器に特殊な癌ができたり，また大腸に多くのポリープが多発するなどその遺伝性素因が表現型として比較的明らかになりやすいものと，ただ単に大腸癌あるいは乳癌など一般的にも比較的頻度の高い腫瘍が家系内に多数集積しているものとに大別される．前者の代表が，網膜芽細胞腫，家族性大腸腺腫症などで，原因遺伝子の検索から現在知られている代表的な癌抑制遺伝子である Rb 遺伝子，APC 遺伝子などが単離されてきた．それに対して，後者には，Li-Fraumeni 症候群，Lynch 症候群など，従来いわゆる癌家系症候群（cancer family syndrome）と称されてきたものや，家族性の乳癌あるいは卵巣癌などが含まれる．これらの原因となる遺伝子異常の検索が遅れていたが，近年，種々の原因遺伝子が明らかになってきている．

2. 癌抑制遺伝子の種類とその機能

表 3 に現在まで報告されてきた癌抑制遺伝子をまとめた．興味深いのはほとんどの癌抑制遺伝子が一般の癌以外に，その異常を背景とした遺伝性癌に関与していることである．次に代表的な癌抑制遺伝子について述べる．

1) Rb 遺伝子

小児の眼に発生する悪性腫瘍の網膜芽細胞腫には，常染色体性優性遺伝形式を持つ遺伝性のものと非遺伝性のものがある．Knudson は網膜芽細胞腫の発症年齢の詳細な検討から，散発性の網膜芽細胞腫が原因遺伝子の二つの変異によって引き起

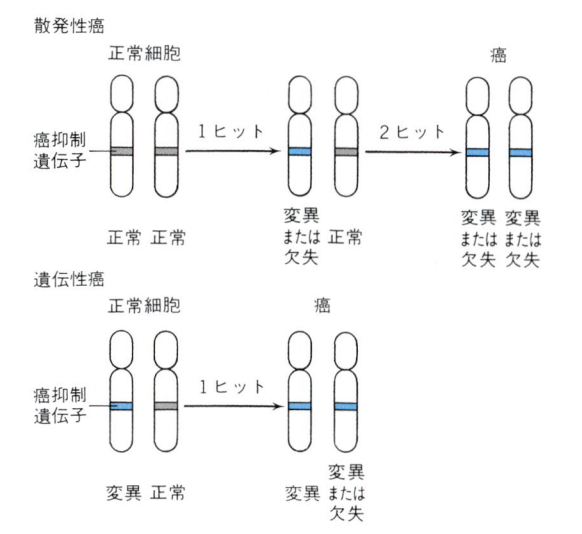

図2 Knudsonの2ヒットモデル
一般の散発性の癌においては，癌抑制遺伝子の二つの対立遺伝子に変異あるいは欠失が生じている．それに対し，遺伝性の癌においては，片方の親の生殖細胞の時点ですでに一方の遺伝子の変異が生じており，残るもう一方の対立遺伝子の変異あるいは欠失が生じれば，その癌抑制遺伝子は不活性化され，発癌に至ることになる．

こされる"two hit"であるのに対して，発症時期の早いものについては，親から一つの変異がすでに受け継がれており，あと一つの変異が起こるだけで発症する"one hit"という機構を考えたのである．これを Knudson の two hit model という（図2）．1986年にその原因遺伝子である Rb 遺伝子が単離され，この仮説が正しいことが立証され，今日でも癌抑制遺伝子の不活性化による発癌機構の基本的なモデルとなっている．

Rb 遺伝子の機能は近年，細胞周期における G_1 期の制御であることが明らかになった．細胞の核内において，低リン酸型の Rb 蛋白は活性型であり，転写因子 E2F と結合してその働きを抑制することにより，細胞を G_1 期にとどめる役目をしている．この Rb 蛋白がリン酸化により不活性化されるとこの負の制御が解除され細胞は G_1 期からS 期に入り，細胞増殖の方向へ向かうことになる．Rb 遺伝子自体に異常があり，不活性化されていると細胞周期の負の制御がまったくきかないことになり，この細胞周期の破綻が細胞の異常増殖を引き起こすと考えられる．現在，この遺伝子の不活性化は，網膜芽細胞腫以外に骨肉腫，肺癌，乳癌，膀胱癌，腎癌，白血病などでも報告され，多数の腫瘍の発症に関与していると考えられる．

2) $p53$ 遺伝子

$p53$ は，当初，腫瘍ウイルスである $SV40$ の large T 抗原と結合する蛋白として発見され，トランスフォーメーション（形質転換）活性を有することから癌遺伝子の一種であると考えられていた．その後，ヒト癌細胞において $p53$ 遺伝子の存在する17番染色体短腕の欠失が高頻度に検出されること，また $p53$ 遺伝子の点突然変異などが報告され，最終的にはトランスフォーメーション活性を有するのは変異型の $p53$ であり，正常の $p53$ は逆にトランスフォーメーション活性を抑制することが証明され，癌抑制遺伝子として注目を集めるようになった．

$p53$ 遺伝子は転写因子としての機能を持つことが明らかになっている．この $p53$ によって転写が誘導される遺伝子として，$p21$（$Waf1/Cip1$），$Gadd45$，$MDM2$，Bax など多くの重要な遺伝子が報告されている．現在，$p53$ による細胞増殖抑制には少なくとも二つの機序が存在することがわかっている．一つは，$p21$ の誘導その他により細胞周期を G_1 期で停止させる一時的な増殖抑制であり，もう一つは Bax, $Bcl2$ などを介する不可逆的な細胞死すなわちアポトーシスの誘導である．正常細胞において，$p53$ 遺伝子は種々の DNA 傷害性のストレスによって誘導されるが，DNA 修復が可能な場合はその修復の間，細胞周期を停止させ，修復不可能な場合はアポトーシスを誘導して DNA 傷害を有する細胞を排除する働きを担っていると考えられる．

$p53$ 遺伝子は，現在まで知られている癌関連遺伝子の中ではもっとも多くの腫瘍に高頻度に異常の検出される遺伝子で，ほとんどすべての腫瘍においてその変異が報告されている．また，近年，種々の肉腫や癌が家系内に集積する Li-Fraumeni 症候群の原因遺伝子であることも明らかとなった．$p53$ 遺伝子は，通常，一方の対立遺伝子に変異を生じるとともにもう一方の対立遺伝子に欠失を生じて不活性化されるが，変異型の p53 蛋白は半減期の大幅な延長により癌細胞の核内に異常蓄積を生じ，$p53$ に特異的な抗体を用いる免疫染色によって比較的容易に組織レベルでの検索が可能である．図3に大腸癌における $p53$ 遺伝子の免疫染色と対立遺伝子欠失の例を示した．

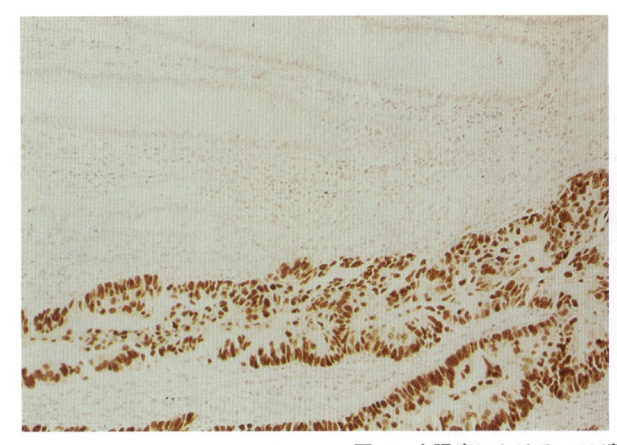

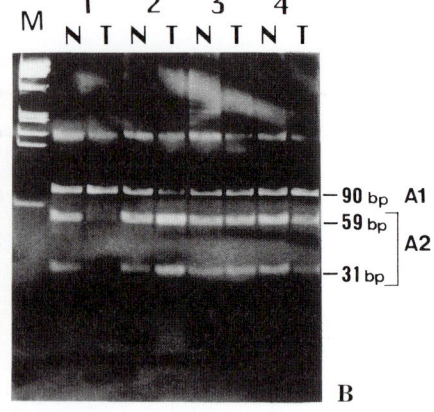

図3 大腸癌における *p53* 遺伝子異常

A. PAb1801 を用いた p53 免疫染色では癌部分の細胞の核に限局した陽性所見が認められる．隣接する正常組織は陰性である．

B. 大腸癌における *p53* 遺伝子の対立遺伝子欠失（LOH：loss of heterozygosity）．*p53* 遺伝子の 3'flanking region の BamHI polymorphic site を利用した Nested PCR での LOH 解析である．症例 1，2 は，p53 免疫染色陽性，3，4 は陰性の大腸癌である．それぞれ正常（N），癌部分（T）の DNA を精製した後，Nested PCR を行い，*Bam*HI で消化し，電気泳動を行った．症例 1 の癌部分で 59 bp と 31 bp のバンドが消失し，2 本の対立遺伝子のうちの一方（A2 のアレル）が欠失していることがわかる．症例 2 では A1 のアレルが欠失しているが，薄く残っているバンドは正常細胞の混在によるものである．症例 3，4 では対立遺伝子欠失は認められない．

3）*APC* 遺伝子

家族性大腸腺腫症（familial polyposis coli；FPC）は，大腸に数百から数千個のポリープを生じる常染色体性優性の遺伝性疾患であるが，放置した場合ほぼ 100％の患者で腺腫から大腸癌を発生することから，大腸発癌の adenoma-carcinoma sequence の機構を考える上でも非常に重要な疾患である．FPC 家系におけるリンケージ解析からその原因遺伝子は 5 番染色体長腕に存在することがわかり，1991 年，*APC* 遺伝子が単離された．*p53*，*Rb*，*WT1*，*p16* など多くの癌抑制遺伝子産物が核内に存在し機能するのに対し，APC 蛋白は細胞質に局在している．*APC* 遺伝子の機能の詳細についてはまだ不明であるが，最近，上皮細胞の細胞間接着に関与している E-カドヘリンの細胞内裏打ち蛋白であるカテニンと APC 蛋白との結合が報告され，細胞接着に関連したシグナル伝達を介する機能が示唆されている．

APC 遺伝子の異常は，家族性大腸腺腫症以外に一般の癌においても認められ，大腸癌の 70〜80％に検出される他，胃癌，膵癌においても認められる．大腸癌の adenoma-carcinoma sequence においては，最初の腺腫形成に関与していると推定されている．

4）*WT1* 遺伝子

Wilms 腫瘍は小児の腎臓に発生する悪性腫瘍であり，この原因遺伝子の一つとして単離されたのが，11 番染色体短腕から単離された *WT1* 遺伝子である．その発現は *Rb* や *p53* 遺伝子と異なり胎児の腎臓，脾臓，生殖器などに限局している．

5）*BRCA1*，*BRCA2* 遺伝子

BRCA1 遺伝子は，家族性乳癌のリンケージ解析をもとに 17 番染色体長腕から単離された乳癌の癌抑制遺伝子で，zinc finger モチーフを有することから転写因子としての機能などが推測されている．乳癌の他，卵巣癌の発症にも関与が示唆されている．また，最近，卵巣癌を伴わない家族性乳癌の原因遺伝子として，13 番染色体長腕から *BRCA2* 遺伝子が単離された．わが国の遺伝性乳癌の割合は欧米ほど高くないと推定されているが，乳癌自体の発生頻度の高さを考えると，これらの遺伝子を用いた遺伝子診断などが将来重要になるものと予想される．

3．ミスマッチ修復遺伝子異常と癌

近年，いわゆる癌遺伝子，癌抑制遺伝子とはやや異なる範疇に属する遺伝子異常が報告されてきた．これは遺伝性非ポリポーシス性大腸癌（hereditary nonpolyposis colorectal cancer；HNPCC）の原因遺伝子として同定されたDNA複製の際のミスマッチ修復に関与する遺伝子群（hMSH2, hMLH1, hPMS1, hPMS2など）で，これらの遺伝子に変異が起こるとDNA複製の際に生じたエラーが修復されないこととなり，その結果，その細胞には種々の遺伝子変異が蓄積し発癌に至るものと考えられる．このミスマッチ修復の異常によりゲノムの不安定性（genomic instability）が生じるが，この表現型はHNPCC腫瘍のDNAにおいて，ゲノム上に散在する単純反復配列であるmicrosatellite領域の不安定性としてPCRを用いた方法で比較的容易に検出される．これをmicrosatellite instabilityといい，この表現型をDNA複製エラー（RER；DNA replication error）と呼ぶこともある．図4にHNPCC症例におけるRERの解析例を示した．このRERはHNPCCだけでなく，一般の大腸癌，胃癌，膵癌，肺癌，子宮体癌，卵巣癌など多くの腫瘍に種々の頻度で検出され，これらの癌の発癌機構の一部にミスマッチ修復系の異常が関与していることが示唆されている．なお，ミスマッチ修復遺伝子は，その不活性化が癌化の引き金になっている点で，広義の癌抑制遺伝子に分類される場合もある．

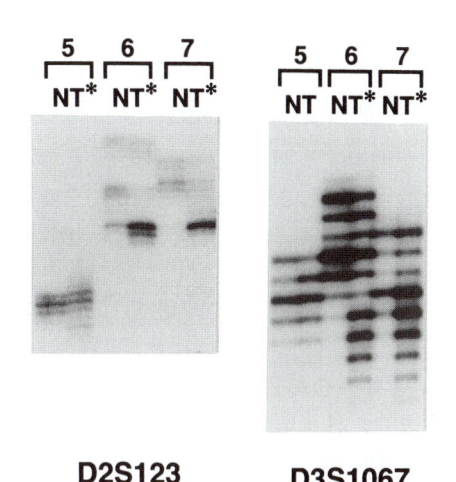

C. 多段階発癌の機構

癌の原因として，前述したように多くの癌遺伝子，癌抑制遺伝子が単離，同定されてきたが，ヒト癌の場合，ただ一つの遺伝子異常が癌を引き起こすことは少なく，実際には複数の遺伝子異常が蓄積して，段階を経て発癌に至ると考えられている．これを多段階発癌（multistep carcinogenesis）という．ヒト大腸癌においては正常粘膜上皮から種々の異型度の腺腫を経て癌に至る"adenoma-carcinoma sequence"という発癌経路が知られているが，APC, K-ras, p53などの遺伝子異常がそのそれぞれの段階で働いていると考えられており，多段階発癌の一つの分子モデルとなっている（図5）．この他，胃癌，肝癌，肺癌など種々の癌でそれぞれ多段階発癌の分子機構が解明されつつある．

4. 腫瘍増殖の生物学

A. 腫瘍の増殖と成長

腫瘍は一つの細胞から始まり，自律性の増殖の結果，肉眼的に腫瘤として認識されるまで成長する．正常の細胞の増殖は種々の因子で制御されているが，その中でもっとも重要なものが増殖因子で，細胞膜にあるレセプターに結合することによ

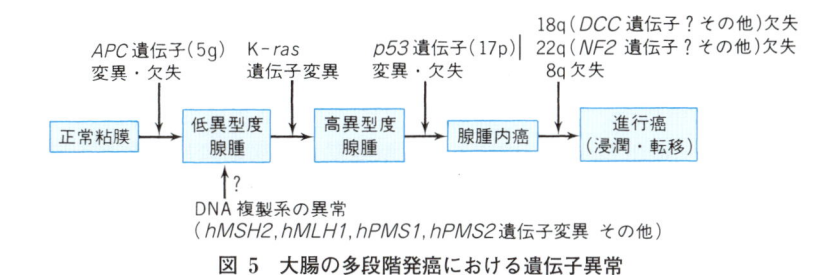

図4 HNPCC患者の大腸癌におけるDNA複製エラー
5, 6, 7はいずれもHNPCC患者で，Nは正常粘膜，Tは癌部のDNAサンプルの解析である．下に示したmicrosatellite locusのプライマーを用いてPCR反応を行い，ゲル電気泳動を行った．＊のレーンで正常（N）と異なるバンドが検出され，instability（＋）と判定される．

図5 大腸の多段階発癌における遺伝子異常

表 4 増殖因子とレセプター

増殖因子	レセプター
上皮増殖因子（EGF）	
EGF, TGFα, HB-EGF, AR, ...	EGFR（Erb-B）
?	Erb-B2
NDF	Erb-B3, 4
インスリン様増殖因子（IGF）	
insulin, IGF-1	IR, IGF-1'R
血小板由来増殖因子（PDGF）	
PDGF	PDGFR
CSF-1	Fms
stem cell factor	c-Kit
線維芽細胞増殖因子（FGF）	
aFGF, bFGF, KGF, ...	FGFR
血管内皮細胞増殖因子（VEGF）	
VEGF	Flt-1, KDR
肝細胞増殖因子（HGF）	
HGF	c-Met
神経成長因子（NGF）	
NGF, NT, ...	Trk
トランスフォーミング増殖因子β（TGFβ）	
TGFβ, BMP, inhibin, ...	TGFβ-R

EGF：epidermal growth factor　IGF：insulin-like growth factor　PDGF：platelet-derived growth factor　FGF：fibroblast growth factor　VEGF：vascular endothelial growth factor　HGF：hepatocyte growth factor　NGF：nerve growth factor　TGFβ：transforming growth factor β

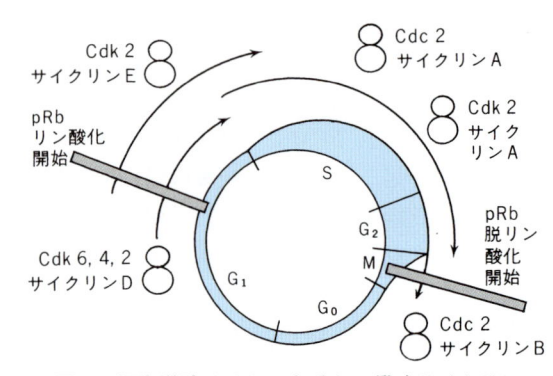

図 6　細胞増殖サイクルとそれに働くサイクリン Cdc または Cdk 蛋白質
Rb 蛋白質のリン酸化・脱リン酸化が ON，OFF のスイッチになっている．ブルー部分は DNA 量．
（国立がんセンター田矢原図）．

り，その細胞を増殖に導く作用がある．増殖因子やそのレセプターの遺伝子を調べると，癌遺伝子と密接な関係があるものが多い．すなわち，癌遺伝子によって作られる蛋白質は増殖因子そのもの，あるいはそのレセプターであることが明らかにされた（表4）．これらの癌遺伝子が突然変異などで活性化されることにより，増殖のシグナルが細胞内に伝わり，過剰な増殖が起こる．さらに，癌細胞の場合は増殖因子を自ら産生し，自分の表面にあるレセプターに結合することにより，増殖を促進させる現象（autocrine）が多くみられる．腫瘍にとくに重要な増殖因子として，上皮増殖因子（epidermal growth factor；EGF），線維芽細胞増殖因子（fibroblast growth factor；FGF），肝細胞増殖因子（hepatocyte growth factor；HGF），血小板由来増殖因子（platelet-derived growth factor；PDGF）がある．また，後述のように血管新生により間接的に腫瘍を増殖させるものとして，血管内皮細胞増殖因子（vascular endothelial growth factor；VEGF），FGFがある．

B．腫瘍細胞の細胞周期と世代時間

　細胞が増殖するためには細胞分裂が必要で，一つの細胞が分裂し2個の同じ細胞ができるまでを一つの周期と考え，細胞周期と呼ぶ．DNA合成は細胞周期の間ずっと連続して起こるのではなく，S期と呼ばれる特別な時期だけにみられる．有糸分裂の起こる時期をM期とし，MからS期，SからM期への移行期をそれぞれG_1期，G_2期という．また，休止期の細胞をG_0期の細胞と呼び，M期とS期の間で停止している．G_0期の細胞は，血清や増殖因子などの刺激があれば，G_1期に入り，細胞周期の回転が起こる．一般的に正常細胞ではG_1期が8時間，S期が8時間，G_2期が4時間，M期が2時間で，1回転するのに約24時間かかることになる．細胞周期の時間はG_1-S期のところがチェックポイントと呼ばれ，ここの長さで細胞周期に要する時間が決まるといわれている．

　細胞周期で分裂の進行を制御している遺伝子が見つかり，細胞分裂周期（cell division cycle）遺伝子と名づけられた．その遺伝子（cdc-2，cdk4 等）のコードする蛋白質は，サイクリンと呼ばれる細胞周期に特異的に出現する蛋白質と複合体を作り，G_1後期でRb蛋白等をリン酸化する．リン酸化によりRbは不活化され，細胞回転が進行することになる（図6）．

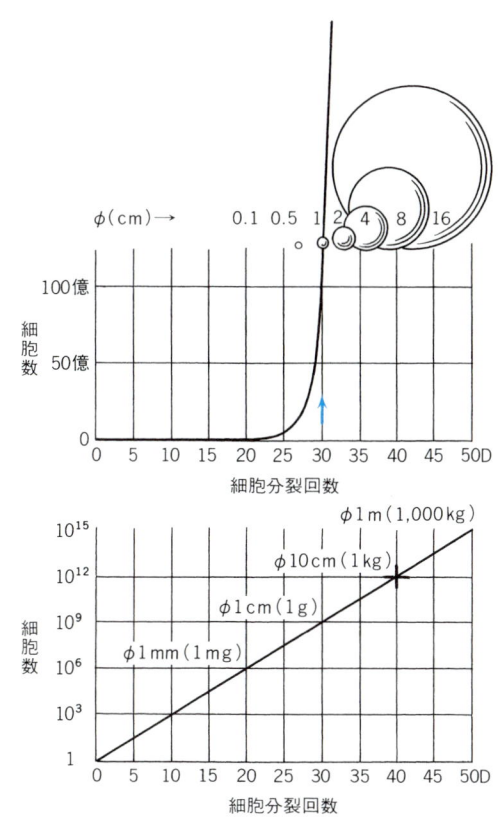

図7 癌の成長の速度（上：自然数グラフ，下：半対数グラフ）

C．腫瘍細胞の倍増時間と自然史

　腫瘍の成長する時間は定量的に倍増時間（doubling time）で測定できるが，通常，腫瘍体積が倍になる腫瘍倍増時間を用いている．ヒトの癌の倍増時間は平均的には1～4ヵ月のものが多い．癌の成長の場が変わらない限り，倍増時間はほぼ一定であり，対数的な成長をすることが一般的に認められる．図7に，癌細胞の数と細胞分裂の回数をそれぞれ縦軸，横軸に表すことによって，癌の成長の過程を示している．図7下にみられるように，細胞が分裂するごとに細胞数が倍になっていき，半対数グラフで直線を示し，腫瘍倍増時間は常に一定である．実際に腫瘍を肉眼で観察すると，半対数グラフのような直線的な成長は認められず，図7上のような経過をたどるのが目撃される．通常，腫瘍が肉眼的に認識されるのは径1cm位なので，30回細胞分裂をした段階（矢印）である．ここが臨床的なスタートになるが，このあたりからの腫瘍の成長は急速で，患者が死亡する時点（径10cm，40回分裂）まで，爆発的に腫瘍が成長するように感じられる．実際の癌の自然史をみると，常に癌細胞の増殖は一定であるが，癌細胞の脱落の多少により，見かけの成長速度は異なる．通常，早期癌として発見されるまでに，1個の癌細胞が発生した時から14～21年かかり，約10年で宿主を死に至らしめると考えられている．

D．腫瘍と血管新生

　腫瘍が増殖するためには，血管から運ばれてくる栄養が必要である．腫瘍が小さいうちは栄養素が拡散してくることにより発育していくが，大きくなると腫瘍の各部での発育が不均一になり，発育自体も停止する．そこで，順調に発育するためには腫瘍血管が必要となってくる．血管新生は増殖に必須で，血管がなければ腫瘍の大きさは1～2mm以上にならないことが証明されている．このために，腫瘍細胞は各種の血管新生因子を産生する．腫瘍細胞に必要な栄養，酸素の拡散距離は約150μmであり，腫瘍血管が1mm成長すると1万個の腫瘍細胞が増殖できることになる．

　また腫瘍血管新生は癌の転移にも重要である．新生血管はもとの血管に比べて未熟な血管であり，周皮細胞がなく，基底膜や細胞外基質の構造が異なる．そのため血管壁は脆弱で，基底膜は薄く，血管の透過性が高いといわれている．したがって，腫瘍新生血管は既存の血管に比べて癌細胞が容易に浸潤できる構造となっている．

　腫瘍血管新生のメカニズムに関しては，Folkmanのグループによる長年にわたる研究があり，現在では次のような過程が考えられている．①まず血管内皮細胞からプロテアーゼが分泌され，基底膜がこわれ，そのすき間から内皮細胞の遊走が始まる，②遊走した内皮細胞は分裂，増殖する，③次いで管腔が形成され，もとの血管と接合する，④さらに内皮細胞の外側に基底膜が形成され，周皮細胞が遊走して完全な血管壁の構造が作られる．血管新生の過程では他の細胞も関与しており，とくにマクロファージやマスト細胞が重要な役割を果たしている．血管新生を引き起こす因子については多くのものがあるが，とくにbFGF（塩基性線維芽細胞増殖因子），VEGFが重要である．

E. 癌幹細胞仮説

再生医療の進歩とともに幹細胞の研究が盛んになり，腫瘍の分野にも影響を及ぼして癌幹細胞仮説が提唱された．癌幹細胞が本当に存在するのかどうか，今後の研究の展開をみる必要があるが，従来の細胞増殖能の高い細胞をターゲットにした癌治療法と異なる新しい考え方が提唱され，癌の研究に大きな影響を及ぼした．

1. 幹細胞とは

幹細胞とは多分化能（多能性）と自己複製能を兼ね備えた細胞と定義される．多能性とはさまざまな細胞に分化できる能力のことであり，幹細胞は分化した細胞を産み出すとともに，自身が枯渇しないように自己複製する必要がある．幹細胞にはあらゆる細胞に分化できる全能性を持つ細胞のほかに，各組織には限定された分化能を持つ組織幹細胞が存在する．全能性幹細胞として従来，受精卵の胚盤胞の内部細胞塊から作製される胚性幹細胞（embryonic stem cell；ES 細胞）が使用されてきたが，免疫原性や倫理性の問題が指摘されていた．2006 年に，皮膚線維芽細胞に四つの遺伝子を導入することによるリプログラミングから誘導性多能性幹細胞（induced pluripotent stem cell；iPS 細胞）が作製され，注目を集めている．

一般的に幹細胞は組織中に数％以下しか含まれておらず，組織中の特定の微小環境（ニッチ）で未分化状態の維持，自己複製および細胞分化を行っていると考えられている．たとえば，すべての血球を産み出す造血幹細胞は骨髄という環境に存在して自己複製を行い，分化細胞である血球を産み出していると考えられている．通常，幹細胞の細胞周期は遅く，細胞休止期にあるものが多いが，刺激により活発に分裂すると考えられている．

2. 癌幹細胞仮説

癌組織には形態学的にも，分子生物学的にも多様な細胞集団が存在し，この組織学的不均一性が癌の一つの特徴とされてきた．これまで，癌の進展に伴い，一部の癌細胞が種々の遺伝子変異やエピジェネティックな変化を獲得することにより，著明な細胞増殖能や細胞死抵抗性を示す結果，できあがった癌組織には悪性度の高い癌細胞と低い癌細胞が混在することで，癌組織内の不均一性が起こると考えられてきた（クローナル・エボルーション仮説，図 8A）．

これに対して，特定の非常に少数の癌細胞のみが自己複製能や未分化能を持ち，癌を形成する能力があるとするのが癌幹細胞仮説である．癌組織中に存在するその他の癌細胞は癌幹細胞が分化することにより作られ，これらの分化した癌細胞は基本的に癌を形成する能力を有していない．正常組織で幹細胞を頂点として階層的に分化細胞が作り出されるように，癌組織の場合は癌幹細胞を頂点として階層的に増殖能の低い分化細胞が作り出され，癌組織が構成されるという考え方である（図 8B）．

癌幹細胞の存在が最初に報告されたのは造血器腫瘍であり，ヒト急性骨髄性白血病（AML）のごくわずかの細胞だけが免疫不全マウスに AML を発症する能力があること，またそのような細胞はヒト AML の中の特定の細胞表面マーカーを持つ分画だけに存在することから白血病幹細胞の概念が示された．この考え方はほかの白血病や多くの固形腫瘍でもあてはまることが明らかにされ，癌

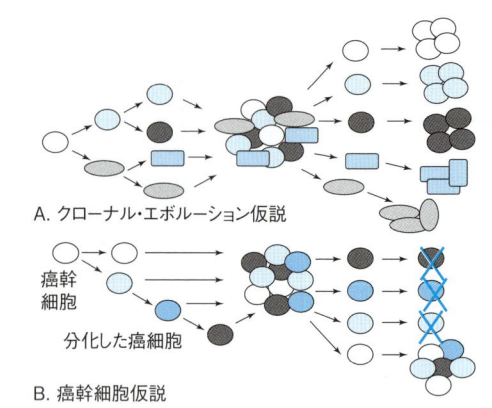

図 8 癌組織形成の二つのモデル
A. クローナル・エボルーション仮説：癌細胞が種々の遺伝子変異を蓄積し，多様な癌細胞からなる不均一な癌組織が形成される．それぞれの癌細胞は異なる遺伝子変異を持ち，その癌細胞集団からなる癌組織を形成することができる．
B. 癌幹細胞仮説：癌幹細胞はさまざまな段階に分化した癌細胞とともに癌組織を形成している．しかし，癌幹細胞のみが癌組織を形成することができ，癌幹細胞以外の分化した癌細胞は癌組織を形成することができない．

幹細胞の研究の発展へとつながった.

癌幹細胞の起源として，正常組織に存在する幹細胞が遺伝子変異を受けることにより癌幹細胞に変化するという考え方と，ある程度の未分化能を有した癌細胞が脱分化して癌幹細胞になるという考え方が想定されている．また，正常幹細胞と同様に癌幹細胞にも自身を維持するニッチが存在するといわれている.

3. 癌幹細胞のマーカーと臨床的意義

癌幹細胞は癌組織中の多数の不均一な癌細胞の中から特定の細胞表面マーカーを持つ細胞集団を分離することにより研究されてきた．たとえば，乳癌組織中の癌細胞の中でCD44とCD24の有無で4種類に分けて，免疫不全マウスにおける腫瘍形成能を検討したところ，CD44（+）CD24（-）の乳癌細胞のみが腫瘍を形成する能力があることが明らかにされ，この集団が癌幹細胞である可能性が報告された．また，胃癌組織の癌細胞の中で，DNA結合性色素であるヘキスト33342を細胞外に排出する能力のある細胞集団として分離されたSP（side population）細胞は非SP細胞に比べて抗癌薬抵抗性と腫瘍形成能力が高く，癌幹細胞の性質を有していると報告された．現在までにその他，CD133をはじめとする細胞表面分子やアルコール脱水素酵素（ALDH）等の癌幹細胞集団を特徴づけるマーカーが報告されている.

これらのマーカーで分離された癌幹細胞集団は免疫不全マウスにおける腫瘍形成能が高いだけでなく，細胞死に対する抵抗性が高く，抗癌薬や放射線に耐性を示すことも明らかにされてきた．正常の幹細胞と同様に，癌幹細胞は細胞休止期にあるので，抗癌薬や放射線治療で大部分の癌細胞が死んでも，少数の癌幹細胞が生き残り，再発の原因となると考えられている．これまで，増殖能の高い癌細胞を標的に抗癌薬の開発が行われてきたが，抗癌薬で死滅するのは非癌幹細胞で，生存した癌幹細胞が再発の原因になるので，今後の治療の標的として癌幹細胞を考慮に入れなければならないという考え方が生まれてきた．また，最近は上皮由来の癌細胞が間葉系細胞の形質を獲得する上皮間葉転換（EMT：epithelial mesenchymal transition）にも癌幹細胞が重要な役割を持つことが考えられており，今後の研究が期待される.

5. 腫瘍の転移・浸潤の分子機構

癌は局所から起こり，全身に拡がっていく疾患である．癌が原発巣から連続性に進展することを浸潤（invasion），非連続性に進展することを転移（metastasis）という．浸潤や転移は良性腫瘍では起こることはなく，癌が悪性であることを示すもっとも重要な性質である.

A. 浸　潤

癌細胞は原発巣から周囲へ増殖し，拡がっていくが，はっきりした境界を作らず，周囲組織の中に侵入するように発育する．良性腫瘍は周りへ浸潤することなく，周囲と境界を作り，膨張性の発育をするが，癌は通常は浸潤性に拡がっていく．組織学的に，癌細胞の浸潤はまず基底膜をこわすことから始まり，間質へ浸潤していく．癌の浸潤は周囲の抵抗の弱い部分，すなわち組織のすきま，細胞間隙，血管・リンパ管・神経周囲の粗な部分に沿って起こる．もし，血管，リンパ管の中に癌細胞が入ると，離れた場所に転移を起こす第一歩となる．癌の浸潤に伴って周りの組織は萎縮，変性，壊死など，程度の差はあるが炎症反応が引き起こされる．この炎症反応は基本的には癌に対抗するための防衛反応だが，時には癌細胞の浸潤を助ける方向に働くこともある．癌の浸潤は原発臓器だけにとどまらず，周りの隣接臓器にも及び，臓器に接していない体腔（腹腔，胸腔など）では播種へと進んでいく.

B. 転移の種類と特徴

転移は癌細胞が非連続性に遠隔臓器に進展する現象であり，非連続性というからには何か流れにのって運ばれることが必要である．からだの中にはリンパと血液の流れがあり，リンパの流れにのってリンパ行性に行きリンパ節に転移する場合と，血液の流れにより血行性に遠隔臓器に転移する場合とがある．これ以外に，管の中を癌細胞が通り，離れた所に行く管腔内転移というのもある．たとえば，腎盂癌が尿と共に尿路を通って尿管・膀胱へ転移する場合，胆管癌が胆汁により他の胆道系へ転移する場合などがそうだと考えられる.

流れにのって行ったのではないが，遠隔臓器に癌が拡がったという広い意味の転移に含まれるものに，播種性転移がある．

1. リンパ行性転移 lymphatic metastasis

リンパ管に入った癌細胞は所属リンパ節に行くが，所属リンパ節は原発臓器との位置関係で第1～4群に分けられている．考え方によっては，リンパ節は癌細胞がリンパ管を通って進展するのをそれぞれのレベルで食い止めようとしているので，手術でリンパ節を取ること（郭清）が精力的に検討されてきた．現在では第3群リンパ節までの郭清は可能だが，それ以上の遠隔リンパ節にまで転移が及ぶと困難である．その代表例が左鎖骨上窩にあるVirchowリンパ節で，胸管が左鎖骨下静脈に流入する所にあり，ここまで転移が拡がっていると外科治療は難しい．リンパは最終的に血液と合流するので，リンパ行性転移も血行性転移に移行していく．リンパ節転移は癌腫では高率にみられ，とくに食道癌，子宮頸癌などの扁平上皮癌では主たる進展経路になっている．たいていの癌でリンパ節転移はよく起こるが，骨肉腫をはじめとする肉腫，肝癌，腎癌ではリンパ節転移はあまりみられない．リンパ行性転移の特殊型として，リンパ管内を癌細胞が浸潤，増殖してリンパ管網を充満し，リンパ流を遮断して浮腫性病変をきたすことがあり，癌性リンパ管炎（lymphangitis carcinomatosa）と呼ぶ．

2. 血行性転移 hematogenous metastasis

血行性転移では血流にのった癌細胞が最初に通過する臓器に転移することがもっとも多い（mechanical and anatomical theory）．すなわち腹腔内の癌は大部分が門脈を通って肝臓に転移するし，腹腔以外の癌からは全身の血液が還ってくる肺への転移が多いのは，血液の流れから考えると当然である．しかし，癌の転移する臓器は血流だけでは説明できないものも多く，臓器特異性が存在する．たとえば，乳癌，腎癌，前立腺癌は高率に骨転移を起こし，脳転移の原発巣はほとんどが肺である．血流の豊富さから考えると，筋肉，消化管，内分泌臓器に転移が高率に起こってもよさそうなものであるが，実際には多くない．この現象の説明としてseed and soil theoryという考え方が提唱されている．植物の種（seed）はいろいろな場所に植えることができるが，それに適した土壌（soil）でのみ成長することが可能である．癌の転移も同じことで，癌細胞を種に，転移臓器を土壌になぞらえて，癌の転移も癌細胞に適した臓器にのみ起こるというものである．この現象が起こる機構はまだ解明されていない．

3. 播　種 dissemination

漿膜を破って出てきた癌細胞が体腔内で散らばり，体腔表面に結節を作る播種も，非連続性に拡がるという意味で転移の一種だが，上記の二つの転移とは異なり，メカニズム的には浸潤の延長線上にある．一部の腹膜播種はリンパ行性の経路でいくものもあると考えられている．播種は炎症反応，滲出液の貯留，癒着など二次性の変化（癌性腹膜炎，癌性胸膜炎と呼ばれる）をよく起こす．Douglas窩に腫瘍を作るSchnitzler転移は腹膜播種の代表で，腹腔内の一番奥の所まで癌が進展しているので，治療困難であることを意味する．卵巣に転移するKrukenberg腫瘍はかつて播種性転移と考えられていたが，リンパ行性や血行性の可能性も考えられている．

C. 浸潤・転移の分子機構

1. 浸潤のメカニズム

癌細胞の浸潤は，増殖により内圧が上昇し，外側の癌細胞が押し出されていく機械的な因子もあるが，浸潤に関係する分子もたくさんある．

癌の浸潤は病理学的には癌細胞が細胞外基質を部分的に破壊しつつ，基質への接着を足場に運動し，進展していく現象である．癌細胞が周囲に浸潤するためには，基底膜や間質にあるコラーゲンなどの細胞外基質を破壊する必要がある．細胞外基質をこわす酵素を基質分解酵素と呼び，MMP（matrix metalloprotease）が中心的な役割を演じている．MMPは金属を活性中心に持つ蛋白分解酵素で，多くの分子が一つのファミリーを形成している．MMPは癌細胞自身が分泌するだけでなく，線維芽細胞やマクロファージなどの間質細胞が産生，分泌する場合もある．癌細胞が浸潤して行くためには，基質をこわす一方，基質を足場にして，運動をすることが必要である．基質を認識

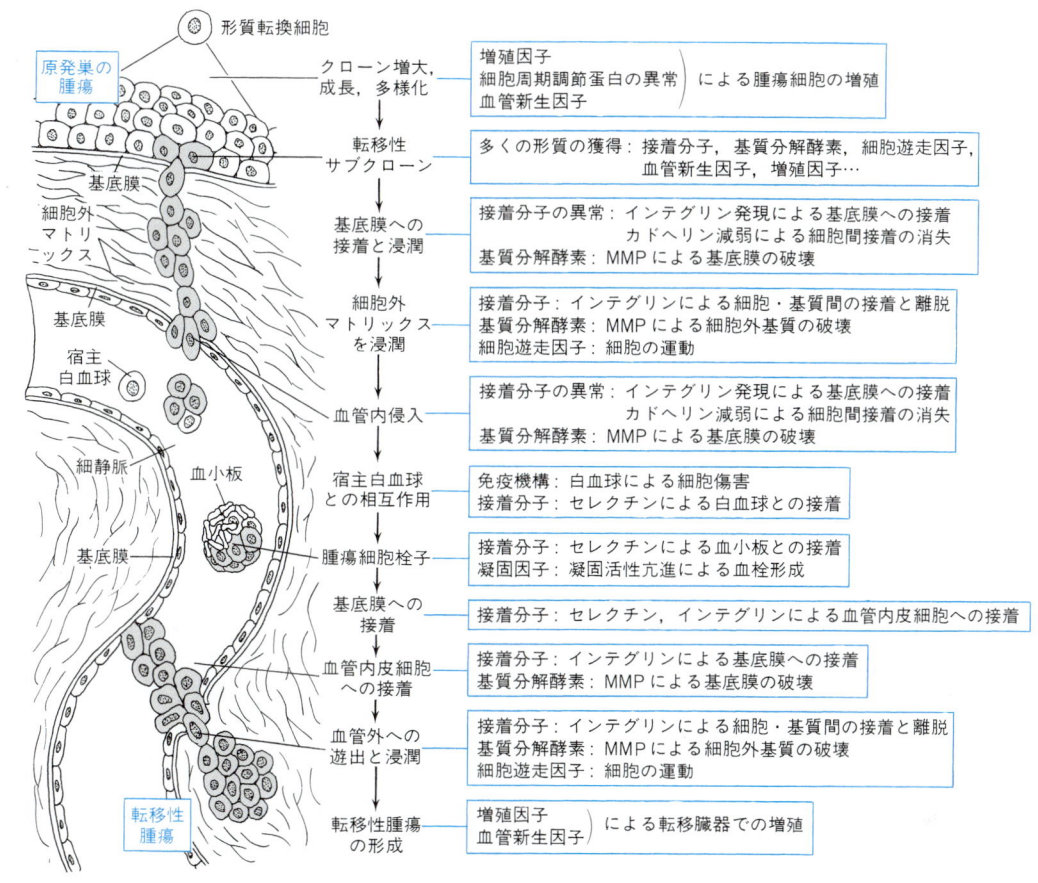

5. 腫瘍の転移・浸潤の分子機構　153

図9　血行性転移のメカニズム

する癌細胞表面のレセプターは接着分子の一つのインテグリンファミリーで，接着のみならず，癌細胞の運動にも関係している．細胞の運動にかかわる因子として，他に増殖因子やサイトカインがある．また，癌細胞は浸潤するためには，主腫瘍から遊離する必要がある．癌細胞相互の接着を司っているのは接着分子カドヘリンで，このカドヘリン分子の発現の消失や低下が起こり，細胞相互の接着性が低下して，遊離しやすくなった癌細胞が容易に浸潤する．

2．転移のメカニズム

血行性転移は以下にあげるような多くのステップからなり，これらのステップを乗り越えたものだけが，転移という現象を起こすと考えられる．各ステップで接着分子，蛋白分解酵素，増殖因子，血管新生因子，細胞遊走因子，凝固因子など種々の分子が関与している（図9）．リンパ行性転移も基本的には類似した現象と考えられている．

1）腫瘍血管新生
上記参照．

2）癌細胞の間質への浸潤
このステップは浸潤の項で述べたものと同一である．

3）癌細胞の血管内への流入
癌細胞が血管内に入るためには血管外の基質と基底膜を破壊する必要がある．このステップは上記2）と類似しているが，基質が違うので別の基質分解酵素が必要である．また，基質や基底膜に存在するラミニン，コラーゲン等の基質蛋白と接着分子インテグリンとの接着も重要である．基質，基底膜がこわされると，それに接着していた癌細胞は血管内へ入りやすくなる．

4）癌細胞の流血中への移行
流血中は癌細胞にとって快適な環境ではない．流血中の癌細胞は24時間後に生存するものはわ

ずか 0.1% 以下といわれている．血管内に入る過程で，癌細胞はかなり変形して狭い血管壁を通ってきており，機械的な傷害を受けていることが一つの理由である．血流速度は速く，枝分かれをしている所も多く，癌細胞は血管の壁に衝突しながら流れていき，ダメージを受けていく．さらに，血液中には癌細胞に傷害的に働く好中球，T 細胞などの白血球が多く存在する．とくに癌細胞にとって流血中の浮遊状態は不安定で白血球の攻撃を組織中より強く受けやすい．したがって，流血中の癌細胞が他の臓器に着床するのは頻度的にはきわめて低いと考えられる．

血液中で血小板，好中球が癌細胞と接着して転移を促進する上でプラスに働くこともあり，その接着には接着分子のセレクチンが関係する．また，多くの癌細胞は procoagulant な活性をもっており，その結果できるトロンビンが血小板凝集を起こし，癌細胞を白血球から防御したり，転移臓器の血管内で塞栓を形成したり，内皮細胞との接着性を高めたりして有利に働く．

5）癌細胞の血管内皮細胞への接着

血流中の癌細胞はできるだけ早く血管内皮細胞に接着し，血管外へ出ていくことが転移が成立するための必要条件である．癌細胞と血管内皮細胞との接着に関係する分子はリンパ球のホーミングや好中球の炎症部位への浸潤のメカニズムをヒントに研究が進められており，接着分子セレクチン，インテグリンが重要な役割を果たしている．

6）癌細胞の血管外への離脱

癌細胞が血管内皮細胞に接着すると，癌細胞は容易に内皮細胞の間のすき間から基底膜に達する．2, 3) で述べたように，基底膜や血管外の基質には種々の基質蛋白が含まれており，これらは癌細胞の接着や遊走に重要な働きをする．これら基質蛋白との接着は主にインテグリンを介して起こる．基質分解酵素，細胞遊走因子もこのステップで重要な働きをする．

6．腫瘍の診断

A．悪性腫瘍の症状

悪性腫瘍の症状は腫瘍が小さいときには，ホルモン産生性腫瘍など特殊なものを除き一般には症状が出ないことが多い．そして，腫瘍の増大とともに症状を呈することとなる．腫瘍が増大して現れてくる症状は大きく 2 種類に分けることができる．すなわち，腫瘍により直接生じる局所症状と，腫瘍の存在に直接関係なく，腫瘍により間接的に生じてくる全身症状とがある．後者には貧血，体重減少，悪液質などがある．前者はさらに以下のように分けることができる．

1）腫瘤増大による症状

① **腫瘤触知するもの**　甲状腺癌，乳癌，悪性リンパ腫など直接腫瘤を触知するもの．

② **管腔臓器における狭窄・閉塞症状**　食道癌による嚥下困難，大腸癌によるイレウス，胆管癌による黄疸など．

③ **閉塞以外による症状**　脳腫瘍における脳圧亢進や視野欠損，ホルモン産生腫瘍における内分泌異常，骨腫瘍における病的骨折など．

2）浸潤性増殖による症状

直腸癌や膵癌における神経痛，膵癌による黄疸，甲状腺癌における嗄声など．

3）腫瘍の壊死性変化

食道癌，胃癌，大腸癌などにおける吐血・下血（潜血），進行乳癌における潰瘍形成など．

4）リンパ節あるいは遠隔転移による症状

咽頭癌，口腔癌，喉頭癌，甲状腺癌の頸部リンパ節腫脹，消化器癌の Virchow 転移，肺転移，肝転移，皮膚転移，骨転移など．

B．診　　断

まず，現病歴，既往歴を正確に把握し，鑑別すべき疾患を頭に入れる．次に診察に当たっては全身の皮膚変化からリンパ節の触知，消化器疾患では直腸指診などでくまなく系統的に調べることが大切である．次に，尿検査，血液検査，生化学検査を行い，さらに目標とする疾患の腫瘍マーカーの検査を行い，並行して胸部 X 線検査を含め各種画像検査を行う．しかし，これらはあくまで補助診断で，確定診断のためには細胞診さらには生検が必須である．とくに悪性腫瘍の治療では，外科手術，放射線治療あるいは化学療法いずれについてもかなりの副作用，合併症が予測され，確定診断なしには安易に治療を開始できない．

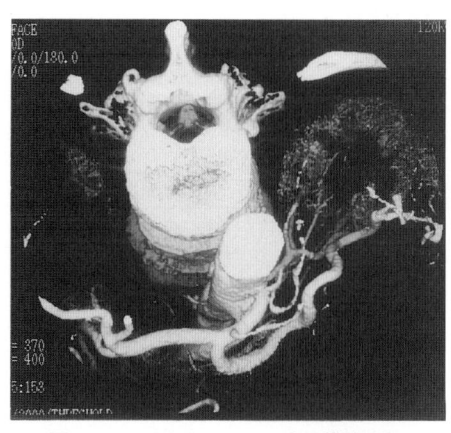

図10 ヘリカルCTの三次元構築画像
腹部大動脈と腹腔動脈分枝．

1）画像診断

大きく局所診断と遠隔転移の検索とに分けられる．局所診断では存在そのもの，存在部位，さらには腫瘍の質的診断を行う努力が必要である．そのために，単純X線撮影，消化管造影，胆道造影，血管造影，CT (computed tomography)，MRI（磁気共鳴映像 magnetic resonance imaging），超音波診断，超音波内視鏡 (EUS)，RIシンチグラフィ (scintigraphy) など多くの新しい技術が次々と導入されている．画像診断では平面画像であったが，最近ではコンピュータを用いた三次元構築画像も容易に描出可能となっている（図10）．

2）内視鏡検査

管腔臓器の内腔をファイバースコープを用いて目でみて診断しようとする消化管ファイバースコープ検査，小切開を加え腹腔・胸腔を検査する腹腔鏡・胸腔鏡検査，また，一つのファイバースコープを用いて，もう一段階細いファイバースコープを挿入する膵管鏡など，この領域の技術進歩は目覚ましい．とくに，消化器癌などは，ファイバースコープで病変を探し，その部位の生検を行い確定診断をつけることが一般的である．

3）腫瘍マーカー

腫瘍マーカーとは"悪性腫瘍によって特異的に産生され，正常ないし良性疾患の際にはほとんど産生されない物質"と定義され，生化学的あるいは免疫学的に正常細胞から産生されるものとは異なっていると考えられていた．しかし，当初，腫瘍特異的とされていたものも，検出法の改良により測定感度が高くなり，正常細胞においても産生されていることがわかり，腫瘍特異性という表現は必ずしも妥当ではなくなってきた．これを量的にとらえると，正常組織では極微量存在しても，腫瘍化した場合，非常に大量に患者の血清やその他の体液において増加している場合，比較的特異的といえ，腫瘍の診断に役立つのである．その代表的なものを表5に示す．

4）細胞診・生検組織診

前述のごとく，悪性腫瘍の治療に際しては治療前の確定診断は必須である．そのために細胞診や生検による組織診が行われる．細胞診にはその検体の採取法により擦過細胞診，穿刺吸引細胞診などと呼ぶことがある．生検にも穿刺針生検，腫瘍の一部を切除する incisional biopsy，腫瘍が小さいとき全体を摘出する excisional biopsy などがある．また術中に組織片を採取して迅速凍結切片検査を行うこともある．

5）遺伝子診断

癌における遺伝子変化は一種の腫瘍マーカーと考えて臨床応用することが可能である．多くの腫瘍の発生，進展に遺伝子異常が関与することが明らかになるに従い，この遺伝子レベルのマーカーを用いた遺伝子診断の重要性が注目されるようになってきている．癌の遺伝子診断は，病気の発症を一つのポイントとしてその前・中・後の3段階にわけて考えるとわかりやすい．すなわち，① 発症前診断，② 早期診断と，③ 発症後（生検あるいは手術後）の診断である．その方法としては，非常に高感度のアッセイが必要で，DNA を効率よく増幅し解析できる PCR（polymerase chain reaction）法が，すべての遺伝子診断における有力な基礎的手法となっている（表6）．

① **発症前診断** これは遺伝性疾患の原因遺伝子の germ line における変異の有無を調べるものであり，通常はすでに診断されている患者の家系内のメンバーを対象に保因者を診断することになる．

② **早期診断** 癌に存在する遺伝子変化を一種の腫瘍マーカーとして，血液，糞便，尿などの体液中に含まれる微量の癌細胞を検出し，癌の早期診断に役立てようとするものである．現在までの報告は K-*ras* に関するものが多いが，それは，K-*ras* の活性化すなわち遺伝子変化が通常，12 あるいは 13 番目のコドンにおけるただ一つの塩基置

表 5 主な腫瘍マーカーと陽性となる疾患

腫瘍マーカー	悪性疾患	良性疾患
1．癌胎児性蛋白由来		
AFP	肝癌，yolk sac 腫瘍	肝硬変，慢性肝炎
CEA	大腸癌，胃癌，肺癌，乳癌	喫煙，肝疾患
POA	膵癌	
2．癌性糖鎖抗原由来		
CA19-9	膵癌，胆道癌，胃癌	胆管炎，膵炎，肝疾患
DUPAN-2	膵癌，肝癌	胆管炎，膵炎，肝疾患
CA125	卵巣癌	炎症
CA15-3	乳癌	
SCC	食道癌，子宮癌（扁平上皮癌）	
3．癌性アイソザイム		
PAP	前立腺癌	前立腺炎
NSE	神経内分泌細胞腫瘍，肺小細胞癌	神経の良性疾患
4．腫瘍関連抗原由来		
ferritin	肝癌，白血病	肝疾患，感染症
PIVKA II	肝癌，胆道癌	ビタミンK欠乏症
TPA	癌の存在診断	炎症
elastase I	膵癌	膵炎
5．その他		
IAP	宿主反応	

表 6 PCR 法による遺伝子診断（外科領域の疾患について）

1．発症前診断：遺伝性疾患の germ line における原因遺伝子の変異を検出する．
　　家族性大腸腺腫症（FPC）　　　　　　　→ *APC*
　　遺伝性非ポリポーシス性大腸癌（HNPCC）→ *hMSH2*, *hMLH1* など
　　Wilms 腫瘍　　　　　　　　　　　　　→ *WT1*
　　Li-Fraumeni 症候群　　　　　　　　　 → *p53*
　　家族性乳癌，卵巣癌　　　　　　　　　→ *BRCA1*, *BRCA2*
　　MEN 2 型　　　　　　　　　　　　　　→ *RET*
2．早期診断：体液（喀痰，糞便，尿，膵液，胆汁など）を用いた癌のスクリーニング
　　肺癌　　　　　　　　　→喀痰の *p53*
　　膵癌　　　　　　　　　→膵液の K-*ras*，糞便の K-*ras*
　　大腸癌　　　　　　　　→糞便の K-*ras*, *p53*
　　膀胱癌　　　　　　　　→尿の K-*ras*, *p53*
3．発症後診断：病理組織診断の補助診断として外科手術や内視鏡下の切除材料を対象に行う．
　　境界病変における悪性度判定
　　進行度判定と予後評価（リンパ節転移や血行性転移のリスク判定）

換（point mutation）に限られており，アッセイが比較的簡便だからである．実際には K-*ras* 遺伝子変異の頻度の高い膵癌，大腸癌などが対象となる．

③ 発症後診断　遺伝子診断は，生検組織あるいは手術での摘出組織を用いた臨床病理診断の分野においてもその補助診断として有用である．これには，良性悪性の境界病変における悪性度判定および転移リスクの予測などによる予後評価などが含まれる．

ある種の境界領域の病変に対して従来の H-E 染色による病理組織診断のみでは良性，悪性の判定が非常に困難な場合があり，遺伝子解析から得られた情報を診断の補助として利用することが期待されている．

手術時に摘出した腫瘍組織や郭清リンパ節における癌関連遺伝子の解析から，浸潤，遠隔転移を

含めた予後の評価を行う試みも行われている．また，手術時に郭清したリンパ節についてPCRを用いて癌細胞の転移を判定することも可能であり，従来の病理診断によるリンパ節転移判定（n因子）よりも感度が高いと報告されている．

7．悪性腫瘍の治療

悪性腫瘍の治療法として広く用いられているものに手術療法，放射線療法，化学療法，ホルモン療法，免疫療法などがある．そのうち現在治癒を期待できるもっとも確実な治療法は手術療法であり，特殊な臓器に限り放射線療法でも効果的なものもある．しかし，これらはあくまでも局所治療法であり，治癒効果は原発巣が局所にとどまり，かつリンパ節転移があっても郭清ないし照射範囲内に限局している場合にのみ根治的となる．これが局所を越えて遠隔転移を起こした場合は，姑息的治療としての意義は存在するが，もはや根治的な治療の対象にならなくなる．一方，化学療法，ホルモン療法，免疫療法などは前二者と異なり，局所療法よりも全身的療法として用いられており，単独で根治的治療となることは例外を除きほとんどない．したがって，現在では前述のいくつかの治療法を併用するいわゆる集学的治療により成績をあげる努力がなされている．

A．手術的療法

現時点で悪性腫瘍を完全に治癒できる可能性のもっとも高い治療法が手術療法であり，完全治癒を目指した手術を根治手術（curative operation）という．しかし，腫瘍が進行し，周囲の重要臓器への浸潤，遠隔転移，広範囲リンパ節転移，播種がみられるようになると，治癒切除を行うことは不可能で，そのようなときに治癒を目的とはせず，患者の病態を軽減し，QOL（quality of life）を高めるために手術を行うことがあるが，これを姑息手術（palliative operation）という．

1）根治手術

概念的には悪性腫瘍を含む組織を，リンパ節を含めすべてを手術的に切除することである．腫瘍細胞がすべて除去されたかどうかは，切除範囲と腫瘍がどこまで拡がっていたかによって相対的に決定されるものであるが，手術中にこれを明確にすることは不可能である．術後切除標本を顕微鏡的に検索し，切除断端に腫瘍細胞が認められず，非連続的にも腫瘍細胞の遺残のないときに根治手術と解釈する．しかし，厳密には切除されていない臓器や組織に腫瘍細胞の遺残のないことは証明できず，根治手術とは根治性が期待できる手術と理解すべきである．手術の根治性は術後の遠隔成績によって初めて知ることができる．

従来の外科手術では術後再発率が高く，過去数十年間，治癒切除を目指した超拡大リンパ節郭清，あるいは血管をも含め他臓器合併切除など拡大手術が好んで行われた．その結果はある程度手術成績が向上したものもあったが，概して満足できるものではなかった．拡大手術には広範囲郭清の長所と同時に大量臓器切除に伴う脱落症状，手術リスクあるいは合併症の増加などの短所もある．拡大手術でも治癒しない腫瘍があるが，逆に小範囲切除でも治癒する腫瘍を経験することがあり，縮小手術の発想も導入されてきている．乳癌における乳房温存手術や腹腔鏡下手術あるいは内視鏡的粘膜切除などがそれである．

2）姑息手術

腫瘍が根治手術の範囲を越えた場合でも，手術の適応となることがある．たとえば，潰瘍を形成し，持続する出血を伴うような胃癌で，出血予防のため非根治的な胃切除を行ったり，大腸癌で通過障害が起きた場合，主腫瘍はそのまま放置し腸-腸吻合術や人工肛門造設術を施行し，通過障害の改善をはかり全身状態を維持し延命をはかろうというものである．その他，膵頭部癌や下部胆管癌など，胆道系の閉塞をきたし黄疸を呈した場合の内胆汁瘻造設術などもこれに入る．

B．放射線療法

1）放射線と細胞生存率曲線

電離放射線（ionizing radiation）は細胞を損傷し，その細胞に死を引き起こす．その時の細胞の生存率と線量との関係は図11に示すように，X線やγ線では，たいていの細胞の生存曲線は低線量で"肩（shoulder）"の部分をもつが，より高線量では生存率はほぼ直線的（指数関数的）に線量とともに減少する．このことは細胞の生存率は線

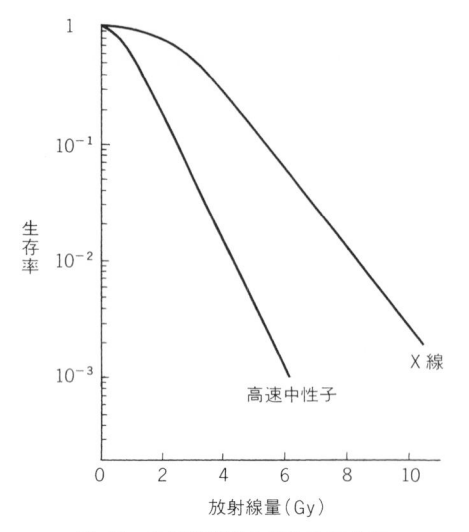

図 11 放射線照射と細胞生存曲線

量とともに低下するが，とくにこの"肩"領域では単位線量当たりの細胞致死率は線量が増加するに従って上昇していることを示している．すなわち，この領域では，細胞はある程度照射線量が蓄積されて初めて致死的となる亜致死障害の状態にあると考えられる．これに対して，直線領域では単位線量当たり常に一定の比率で細胞が死滅することを示している．そして，この勾配がその腫瘍のもつ固有の放射線感受性を示している．一方，高速中性子照射のような場合では，生存曲線は急勾配となり感受性は増し，同時に"肩"領域は減少し，治療効果が高いことがわかる．

2）放射線治療

放射線治療は通常，5〜7週間の期間にわたって週5日，1回約2Gy（グレイ）の照射を行う25回から35回にわたる分割照射を行っている．その適応には第一選択として行われるものと第二選択として行われるものとがある．前者には舌癌，咽頭癌，上顎癌，子宮頸癌，Hodgkin病などが含まれ，一般に手術と同程度かそれ以上の治療効果の得られるもので，腫瘍の根治を目指したものと考えられる．後者は手術的切除が不完全な場合，あるいは手術が適応ではあるが全身状態その他の理由から切除が不可能で，放射線感受性がある腫瘍に対して行われる．これには肺癌，食道癌，腎癌などが含まれる．また，手術と併用する場合，その時期によって術前照射，術中照射，術後照射と呼んでいる．

C．化学療法

現在の化学療法は，① 悪性リンパ腫，小児急性白血病などいくつかの悪性腫瘍に対して治癒を目的として，② 多くの種類の進行癌の姑息治療法として，③ 術前後の補助療法（アジュバント Adjuvant 療法）として，④ 他の治療法，主に放射線療法と併用して行われているが，本質的には根治療法ではなく補助療法と考えられる．腫瘍細胞に特異的に作用させることができない限り，化学療法薬は腫瘍細胞のみならず正常細胞にも障害を与える．とくに造血細胞や消化管上皮細胞など増殖の旺盛な細胞には強い障害を与え，重大な副作用を引き起こす結果となる．そこで，種々の工夫がなされている．

1）化学療法薬の種類と作用機序

化学療法薬の種類には表7にあげたようなものがあるが，ここでは代謝拮抗薬である5-フルオロウラシル（5-FU）について説明する．この物質はそれ自体には抗腫瘍効果はなく，細胞内で5-フルオロデオキシウリジン一リン酸（5-FdUMP），5-フルオロウリジン三リン酸（5-FUTP）まで代謝を受け，抗腫瘍効果を示す（図12）．5-FdUMPは不可逆的にチミジン合成酵素（thymidylate synthetase）という酵素を阻害し，チミジン一リン酸（dTMP）の産生を抑制し，DNAの合成および修復を阻害する．5-FUTPはウリジン三リン酸（UTP）のところでRNAに取り込まれ，これによりRNAの機能障害を起こす．以上のように5-FUはRNA，DNA合成の二つの経路より抗腫瘍効果を示し，消化器癌を含め多くの種類の悪性腫瘍に用いられている．

2）分子標的治療薬 molecular targeting drug

腫瘍に対する薬物療法では，従来，抗癌薬が多く使用されてきたが，近年，大きな役割を担ってきたのが，分子標的治療薬である．腫瘍の増殖過程においては，癌腫によってさまざまな増殖機構があり，増殖因子からそのレセプター，またその下流の細胞内シグナル伝達系において種々の分子が癌の増殖・浸潤・転移などに関わっているが，その個々の分子を標的として創薬・開発されたのが分子標的治療薬（molecular targeting drug）である．現在，その多くは，特定の分子に対するモ

表 7 癌化学療法薬

アルキル化薬 　cyclophosphamide, ifosfamide, melphalan（L-PAM）, BCNU, CCNU 代謝拮抗薬 　5-fluorouracil（5-FU）, floxuridine（FudR）, 6-mercaptopurine, methotrexate 植物アルカロイド 　etoposide（VP-16）, vinblastine, vincristine 抗生物質 　bleomycin, actinomycin D, doxorubicin, mitomycin C その他 　cisplatin（CDDP）

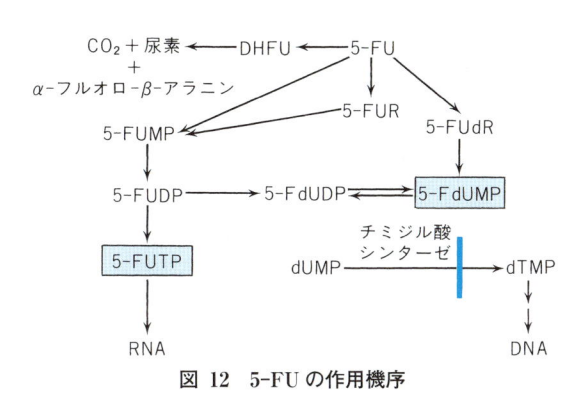

図 12 5-FU の作用機序

ノクローナル抗体医薬であるが，最近は低分子化合物なども実用化されてきている．モノクローナル抗体は当初，マウスモノクローナル抗体が作成され臨床応用されたが，異種蛋白として認識されるための免疫反応による有害事象が問題であり，抗体分子を部分的にヒト抗体に置き換えた抗体が作成されるようになり，その部分の多少によってキメラ型抗体，ヒト化抗体，ヒト抗体などに分類される．分子標的治療薬をその種類によって分類・整理したのが表8である．

殺細胞効果を主な作用機序とする一般的な抗癌薬が癌細胞だけではなく正常細胞にも毒性を発揮してさまざまな有害事象を生じるのに対し，分子標的治療薬は，基本的には癌の増殖機転を選択的に阻害するために有害事象が比較的軽微である．しかしながら分子標的治療に特徴的なさまざまな有害事象も報告されており，注意を要する．現在，血液系の悪性腫瘍（白血病，悪性リンパ腫）の他，肺癌，胃癌，大腸癌，乳癌など多くの癌腫，またGISTなどの間葉系腫瘍にもそれぞれ種々の分子標的治療薬が使用される．進行癌に対する化学療法に使用されることが多いが，術前・術後を含めた補助化学療法の一環として使用される場合もある．また，分子標的治療薬単独で使用されることもあるが，固形癌の多くでは，抗癌薬とのコンビネーション化学療法として併用されることが多い．

3）Biochemical modulation

最近，biochemical modulation（BCM）なる概念が導入されているが，これはある薬剤がそれ自体は増殖抑制効果をほとんどもたないが，主剤である抗癌薬の代謝・薬理動態の生化学的な変化を調節することによって，標的部位における反応を増幅し，抗腫瘍効果を特異的に高めようとすることである．現在では，この目的からメトトレキセート，5-FU，ロイコボリンの併用が行われている．

D．ホルモン療法

腫瘍の増殖は本来自律性であるが，中にはもとの細胞のホルモン依存性を保持するものもある．このような腫瘍では当該ホルモンに拮抗するホルモンの投与，ホルモンの分泌を抑制する薬剤の投与，あるいはホルモン産生臓器の摘出を行うことなどで腫瘍の増殖抑制ができることがある．この治療法をホルモン療法あるいは内分泌療法という．この対象となるものには乳癌（estrogen），前立腺癌（androgen），子宮体癌（estrogen）などがあるが，これらの癌ですべての症例がホルモン依存性であるのではない．乳癌では摘出された腫瘍組織の estrogen receptor 量を測定しホルモン療法の適応を決定している．

表 8　腫瘍に対する分子標的治療薬の種類

種類		標的部位	一般名	製品名	適応癌腫
モノクローナル抗体	マウス抗体	B細胞上のCD20抗原	Ibritumomab	ゼヴァリンイットリウム（90Y）	CD20陽性の再発または難治性の低悪性度B細胞性非ホジキンリンパ腫
					CD20陽性の再発または難治性のマントル細胞リンパ腫
	キメラ抗体	EGFR	Cetuximab	アービタックス	EGFR陽性の治癒切除不能な進行・再発の結腸・大腸癌
		CD20陽性細胞	Rituximab	リツキサン	CD20陽性のB細胞性非ホジキンリンパ腫
	ヒト化抗体	VEGF	Bevacizumab	アバスチン	治癒切除不能な進行・再発の結腸・直腸癌
					扁平上皮癌を除く切除不能な進行・再発の非小細胞肺癌
		CD33抗原発現の白血病細胞	Gemtuzumab	マイロターグ	再発または難治性のCD33陽性の急性骨髄性白血病
		HER2	Trastuzumab	ハーセプチン	HER2過剰発現が確認された転移性乳癌
					HER2過剰発現が確認された乳癌における術後補助化学療法
					HER2過剰発現が確認された治癒切除不能な進行・再発の胃癌
	ヒト抗体	EGFR	Panitumumab	ベクティビックス	K-ras遺伝子野生型の治癒切除不能な進行・再発の結腸・直腸癌
低分子化合物	チロシンキナーゼ阻害薬	Bcr-Abl, v-abl, c-abl, PDGFR-c-KIT, SCFR-c-KIT	Imatinib	グリベック	慢性骨髄性白血病
					KIT（CD117）陽性消化管間質腫瘍
					フィラデルフィア染色性陽性急性リンパ性白血病
		EGFR	Gefitinib	イレッサ	手術不能または再発非小細胞肺癌
		EGFR	Erlotinib	タルセバ	切除不能な再発・進行性で，癌化学療法施行後に増悪した非小細胞肺癌
		Bcr-Abl, SRC, LCK, FYN, c-KIT	Dasatinib	スプリセル	慢性骨髄性白血病
					再発または難治性のフィラデルフィア染色体陽性急性リンパ性白血病
		VEGFR, PDGFR, KIT, FLT3, CSF-1R, RETR	Sunitinib	スーテント	イマチニブ抵抗性の消化管間質腫瘍
					根治手術不能または転移性の腎細胞癌
		EGFR, HER2	Lapatinib	タイケルブ	HER2過剰発現が確認された手術不能または再発乳癌
		Bcr-Abl, SCFR-c-KIT, PDGFR	Nilotinib	タシグナ	慢性期または移行期の慢性骨髄性白血病
	Rafキナーゼ阻害薬	C-Raf, B-Raf, FLT-3, C-KIT, VEGFR, PDGFR	Sorafenib	ネクサバール	根治手術不能または転移性の腎細胞癌
					切除不能な肝細胞癌
	プロテアソーム阻害薬	プロテアソーム	Bortezomib	ベルケイド	再発または難治性の多発性骨髄腫
	mTOR阻害薬	mTOR（FKBP12）	Everolimus	アフィニトール	根治手術不能または転移性の腎細胞癌
		mTOR	Temsirolimus	トーリセル	根治手術不能または転移性の腎細胞癌

EGFR：epidermal growth factor receptor, VEGF：vascular endothelial growth factor, PDGFR：platelet-derived growth factor receptor, VEGFR：vascular endothelial growth factor receptor, SCFR：stem cell factor receptor, CSF：colony stimulating factor

E. 免疫療法

　宿主の免疫能を高め，腫瘍増殖を抑制しようとする治療法である．これには特異的免疫療法と非特異的免疫療法があるが，ヒトの腫瘍ではメラノーマを除き，明らかな腫瘍特異抗原が同定されておらず，前者は臨床にはほとんど応用されていない．一方，非特異的免疫療法としてはBRM (biological response modifier)，すなわち免疫反応を含めて腫瘍に対する患者の生物学的反応を修飾することによって癌防御機構を調整，あるいは増強させる物質を用いる治療が広く行われている．この中にはBCG, OK-432（A群溶連菌製剤）などの細菌菌体製剤，PSK, lentinanなどの植物多糖体，インターロイキン2 (IL-2)，インターフェロン (IFN) などのサイトカインが含まれる．また，患者のリンパ球を採取し，*in vitro* でIL-2と培養して得られたLAK (lymphokine activated killer) 細胞を患者に戻す養子免疫療法なども試みられている．

F. 遺伝子治療

　近年の遺伝子工学の飛躍的な進歩により，疾患の原因となる遺伝子異常を修復しようとする"遺伝子治療"がきわめて現実的なものとなってきている．癌も基本的には遺伝子の異常によって起こる病気であり，その原因治療としては変化を起こした癌関連遺伝子を正常に戻してやる遺伝子治療がきわめて理にかなっているといえる．しかしながら，癌は通常複数個の遺伝子異常の蓄積によって起こると考えられ，すべての癌細胞における複数個の遺伝子異常を修正することは現実的には不可能に近い．したがって，種々の遺伝子操作技術を応用して癌治療に役立てようとする"広義の遺伝子治療"が近年多く試みられてきている．癌に対する遺伝子治療は以下のように大別される．

1. 癌遺伝子，癌抑制遺伝子治療（狭義の遺伝子治療）

　癌遺伝子のアンチセンスオリゴヌクレオチドを導入して癌遺伝子の活性を抑制したり，正常型の癌抑制遺伝子を導入したりして癌細胞の増殖抑制を期待するものであり，K-*ras* や *p53* 遺伝子を標的にしたプロトコールが米国ではいくつか承認されている．

2. 免疫遺伝子治療 immunological gene therapy

　癌細胞あるいは宿主の免疫担当細胞などに種々のサイトカイン遺伝子などを導入し，宿主の抗腫瘍作用を増強することによって癌の増殖抑制をねらうものである．一種の免疫療法であるともいえるが，通常の免疫療法に比し，DDS (drug delivery system) の効率，副作用の軽減などで利点がある．具体的には，宿主から取り出したTIL (tumor-infiltrating lymphocyte) やLAK (lymphokine activated killer) 細胞に種々のサイトカイン遺伝子を導入して宿主に返してやり，抗腫瘍効果の増強をはかる方法と，取り出した腫瘍細胞にサイトカインや接着分子の遺伝子導入を行い宿主に返し，いわゆる腫瘍ワクチンとして用いて宿主の腫瘍特異的免疫を誘導する方法とがある．

3. 自殺遺伝子治療 suicide gene therapy

　現在使用されている抗癌薬の多くは，抗腫瘍効果および副作用のない前駆体を持ち，それぞれ特異的な変換酵素 (converting enzyme) によって活性化される．腫瘍細胞にその変換酵素遺伝子を導入し，投与された前駆体が腫瘍細胞のみで活性化されることにより，腫瘍内に限局した抗腫瘍効果を期待するものである．単純ヘルペスウイルスのチミジンキナーゼ (*HSV-tk*) 遺伝子とガンシクロビル (*GCV*)，シトシンデアミナーゼ (*CD*) 遺伝子と5-フルオロシトシン (5-FC；5-FUの前駆体) などの組み合わせによる遺伝子治療が検討されている．

4. 多剤耐性遺伝子治療

　癌に対して強力な化学療法を行う際の大きな問題点の一つが，骨髄の造血幹細胞の障害すなわち骨髄抑制である．この障害を克服するため，造血幹細胞に多剤耐性遺伝子 (MDR；multi-drug resistance gene) を導入して抗癌薬耐性を獲得させてから骨髄移植を行い，その後に強力な化学療法を行うものである．

G．その他

その他の治療法として，温熱療法，レーザー光線治療，凍結療法，動脈塞栓療法，マイクロ波凝固療法，エタノール注入療法など種々の方法が開発されている．

14 臓器移植

1. 総論

A. 移植免疫反応 transplantation immunity

1. 移植の種類
移植は，ドナー（提供者）とレシピエント（受容者）の関係，移植部位，移植片（グラフト）のサイズ，より分類される．

1）ドナーとレシピエントの関係
ⓐ **自家移植** 同一個体内で摘出した臓器の他部位への移植．
ⓑ **同系移植** 一卵性双生児間の移植など，遺伝学的に同一の2者間での移植．
ⓒ **同種移植** 同じ種属間での移植．現在施行されている臓器移植（心，肺，肝臓，膵臓，腎臓移植など）は同種移植である．
ⓓ **異種移植** 異なる種属間の移植．サル，ヒヒからヒトへの肝臓移植，などが異種移植である．超急性拒絶，未知のウィルスの感染，など克服しなくてはならない問題点が多い．

2）移植部位
ⓐ **同所性移植** 本来移植臓器があった場所への移植．肝臓移植，心臓移植の場合，臓器を摘出してから同所に移植される．
ⓑ **異所性移植** 本来臓器があった部位と異なる部位への移植．鼠径部への，腎移植，膵移植がこれにあたる．
ⓒ **補助的移植** 機能不全に陥った臓器を温存した状態で，移植片を他部位へ移植．血管吻合を用いた移植で，肝臓移植などで施行された．

3）移植片のサイズ
ⓐ **細胞移植** 分離した細胞の移植．膵ラ氏島移植が相当する．
ⓑ **組織移植** 組織の移植．皮膚移植，角膜移植，などが相当する．
ⓒ **臓器移植** 血管吻合を用いた臓器移植．通常施行されている臓器移植が相当する．

2. 移植免疫反応
1）超急性拒絶反応
移植直後数分から数時間後に発症する．グラフトが有する抗原に対してレシピエント内にすでに存在する抗体が反応することにより惹起される急激な拒絶反応である．抗体が血管内皮に結合し，補体系が活性化され，血栓形成が促進される．病理学的には，出血性壊死，フィブリン血栓，多核白血球を主体とした細胞浸潤がみられる．いったん発生すると治療は困難である．

2）急性拒絶反応
移植後1週間前後から1ヵ月頃に発症することが多い．T細胞や抗体による，レシピエントがこれまでに感作されていないグラフトに対する免疫反応である．$CD4^+$ T細胞および $CD8^+$ T細胞の両者が急性拒絶反応を促進させる．病理学的に，リンパ球を主体とした細胞浸潤および浮腫が認められ，進行すると血管壁へのリンパ球浸潤，血管内皮炎が認められる．免疫抑制剤の多くは急性拒絶反応に対する薬剤である．

3）慢性拒絶反応
通常移植後6ヵ月〜数年経過して発症する．長期経過した時点でのグラフトの機能低下や廃絶に関係するため，慢性移植臓器機能低下症とも呼ばれる．病理学的には，グラフト内の線維化，血管病変（閉塞動脈炎），実質細胞の脱落，などが観察される．グラフト内動脈硬化の進展は感染，急性拒絶反応の既往，脂質代謝異常，などとの関連が指摘されているが，明確にされていない．確立された治療法はない．

3. 自然免疫反応と獲得免疫反応
ヒトの生体防御機構は大きく，**自然免疫反応**（innate immune response）と**獲得免疫反応**（acquired immune response）に分けられる（図1）．
自然免疫反応は好中球，好酸球，好塩基球やマクロファージなどの細胞が中心となる．炎症が起こって早期に起こる生体防御系で，原因に対して

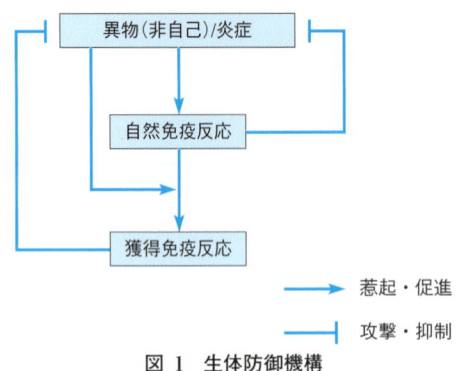

非特異的である．移植の際頻発する虚血再灌流傷害では好中球を中心とした自然免疫反応が主役を演ずる．さらにマクロファージのうち，樹状細胞は強力な抗原提示機能を持っており，捕捉した異物を抗原としてリンパ球に提示する（抗原提示細胞 antigen-presenting cells）重要な役を担う．

　拒絶反応の主役である獲得免疫反応は自然免疫反応に遅れて起こり，抗原に対して特異的である．獲得免疫反応を担うTリンパ球とBリンパ球はともに骨髄で血液幹細胞から分化するが，Tリンパ球は胸腺で，Bリンパ球は骨髄で成熟する．この成熟過程で自己に反応し，自己に有害な反応を起こすリンパ球は除去される．そして自分以外の抗原を認識したときのみに反応するようプログラミングされる．この抗原認識は一つのTリンパ球あるいはBリンパ球がある一つの抗原しか認識できないようになっている．しかし，Tリンパ球受容体やBリンパ球受容体の抗原認識部位（variable region）は体細胞にもかかわらず突然変異を起こすことで抗原の多様性に対応している．

B．組織適合性 histocompatibility

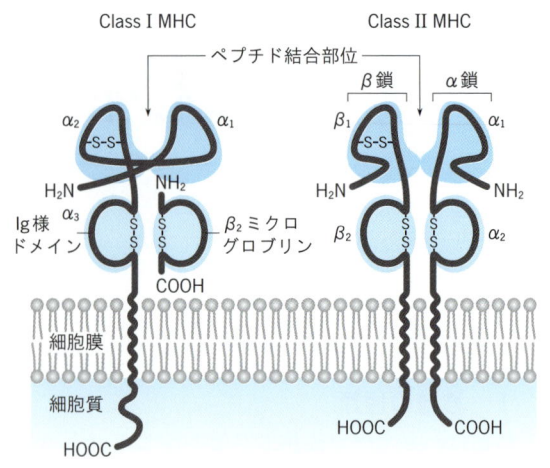

1．主要組織適合抗原

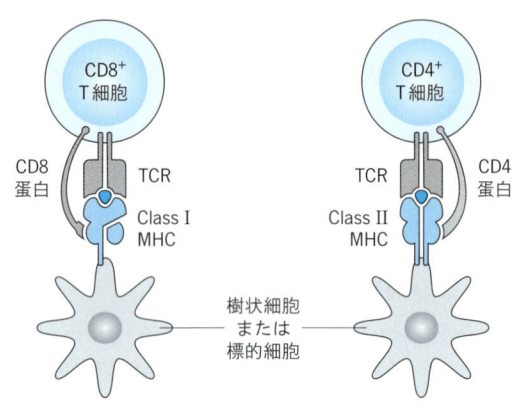

　主要組織適合抗原（major histocompatibility complex；MHC）は移植の拒絶反応にもっとも強く関与する一群の蛋白質群で，ヒトでは **human leukocyte antigen（HLA）** と呼ばれる．MHCはClass ⅠとClass Ⅱのサブクラスに分けられる．ヒトでは主なClass ⅠとしてA，B，Cが，Class ⅡとしてDR，DQが検査される．HLAは第6染色体の短腕上に存在するため，メンデルの法則に従い親から子に受け継がれる．一般に臓器移植においては，ドナーとレシピエント間のHLAの一致数が多いほど移植臓器は拒絶されにくい．

　Class Ⅰ分子はα鎖とβ_2ミクログロブリンから構成され，Class Ⅱ分子はα鎖とβ鎖からなる（図2）．Tリンパ球はClass ⅠやClass Ⅱとペプチド抗原が結合した部位を認識して，自己か非自己かを判別する．Class Ⅰはすべての細胞に発現しているため，いわば自分であることの証明である．原則としてClass Ⅰは核内染色体から発現した抗原（endogenous antigen）を$CD8^+$Tリンパ球に提示する．一方，Class Ⅱは血管内皮細胞や樹状細胞など，発現している細胞が限られている．原則としてClass Ⅱは細胞外から細胞質に取り込まれた抗原（exogenous antigen）を$CD4^+$Tリンパ球に提示する．$CD4^+$Tリンパ球，$CD8^+$Tリンパ球ともに，HLA＋ペプチド抗原を認識するのはT細胞受容体（T cell receptor；TCR）である（図

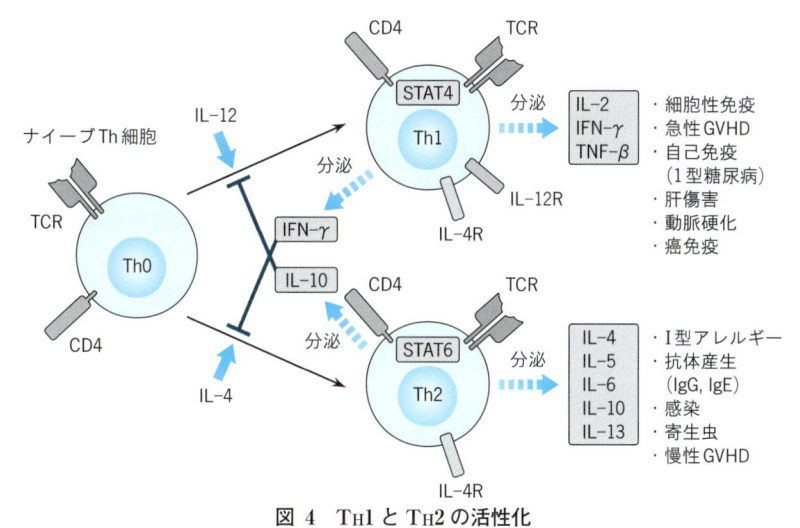

図 4 T_H1 と T_H2 の活性化
(菊池浩吉ほか編：医科免疫学，第6版，南江堂，p.43, 2008)

3)．一方，Bリンパ球の抗原認識受容体（B cell receptor；BCR）はそのBリンパ球が産生するγ-グロブリンそのものである．TCRと違いBCRはペプチドや糖鎖などの抗原を単独で認識するため，MHCの存在は必要がない．

2．移植における抗原認識

 移植臓器の血管内皮細胞にはClass I とClass II が発現している．レシピエントのCD4$^+$Tリンパ球は移植臓器のClass II を非自己として認識し活性化する．同様にCD8$^+$Tリンパ球はClass I を非自己として認識し，活性化する．このようなレシピエントTリンパ球の抗原認識法を **direct recognition** という．一方，レシピエントのマクロファージは移植臓器の中でドナー抗原を貪食する．そしてレシピエントの体内に戻り，リンパ節にホーミング（homing）し，細胞内で処理した後にドナー抗原としてClass II に結合させ，細胞膜に発現する．これをレシピエントのCD4$^+$Tリンパ球が認識し，活性化する．このようなCD4$^+$リンパ球の抗原認識法を **indirect recognition** という．

 Tリンパ球が十分活性化するためにはTCR-HLAの反応（Signal 1）だけでは十分でなく，co-stimulatory pathwayと呼ばれるSignal 2からの刺激も必要である．Co-stimulatory pathwayとは抗原提示細胞のCD40やCD70などがTリンパ球のCD27やCD40Lなどと結合することで，Tリンパ球活性化の重要なシグナルを伝える経路である．Signal 1，Signal 2からの刺激を受け取ったTリンパ球は自己が増殖すると同時にさまざまなサイトカインを産生し，獲得免疫反応全体を活性化する．

 とくに，CD4$^+$Tリンパ球はヘルパーTリンパ球として，獲得免疫反応初期にサイトカイン分泌をとおして重要な働きをする．活性化前のナイーブヘルパーTリンパ球（T_H0）は活性化の段階で大きくT_H1とT_H2のサブクラスに分かれる．T_H1に分化したTリンパ球はinterferon-γやtumor necrosis factor-αを分泌し，細胞傷害性Tリンパ球の活性化やBリンパ球からの抗体産生，補体の活性化などを起こす．一方，T_H2に分化したTリンパ球はinterleukin（IL）-4, 5, 10, 13などを分泌し，Bリンパ球からの抗体産生を促す（図4）．

 また，白血球にはnatural killer cells（NK細胞）と呼ばれる細胞群が存在し，臓器移植においてもドナー臓器傷害に関与する．NK細胞はドナー細胞に自己のClass I がない場合，その標的を攻撃する（missing self）．ドナー細胞が自己のClass I を持っている場合，NK細胞のkiller inhibitory receptorからシグナルが入り，NK細胞の細胞障害は発揮されない．

3．既存抗体陽性

 骨髄移植ではレシピエント骨髄を破壊し，ドナーの血液幹細胞を移植するため，しばしばド

ナー白血球によるレシピエント組織への攻撃が問題となる（graft versus host reaction）．臓器移植ではこの反対の反応（host versus graft reaction）である拒絶反応が問題となる．現在，拒絶反応を抑えるための免疫抑制法が大きく進歩したが，一方でレシピエントとドナーの組み合わせによっては移植が難しい場合がある．レシピエントの血液中にドナーに対する抗体がすでに移植前に存在している場合を既存抗体陽性と呼ぶが，レシピエントが輸血などの何らかの理由でドナー抗原にすでに感作（sensitization）されている場合，移植を行うと抗体依存性の液性（超急性）拒絶反応により，早期にかつ強力に拒絶を受ける可能性が高い．とくにドナーHLAに対する抗体をレシピエントが有している場合は注意が必要である．抗ドナーHLA抗体の検出には，従来ダイレクトクロスマッチテスト（complement-dependent cytotoxicity assay）が用いられてきた．これはドナー末梢血からT，Bリンパ球を分離し，これらにレシピエント血清を反応させることで判定する．Tリンパ球に対する既存抗体陽性例は移植の適応外，Bリンパ球に対する陽性例は移植のハイリスクとされている．現在では，検査法の感度が高いことからflowcytometry（Flow-crossmatch test）が用いられ始めている．また，panel reactive antibody（PRA）assayと呼ばれる方法は，50〜100人の既知のパネルリンパ球とレシピエント血清を反応させ，レシピエントの感作レベルを調べる方法で，一般に70％以上のパネルリンパ球に陽性の場合，移植のハイリスクと考えられている．

4．リンパ球混合免疫反応

急性拒絶反応はTリンパ球を中心とした細胞性拒絶反応である．レシピエントのTリンパ球がドナー抗原をどれくらい強く認識するかを調べる方法の一つがリンパ球混合免疫反応（mixed lymphocytes reaction；MLR）である．ドナー白血球（stimulator）を放射線照射などの処置で不活化しておき，レシピエントリンパ球（responder）と混合する．レシピエントリンパ球のうち，CD4$^+$ Tリンパ球はドナーClass II抗原を非自己と認識すると活性化し，分裂を開始する．この際，核分裂に必要なthymidineを水素の放射性同位元素で標識しておき，取り込み率を測定する．取り込み率が高いほどリンパ球の活性化のレベルが高く，ドナー抗原へのCD4$^+$ Tリンパ球の活性化が強いと考えられる．しかし，急性拒絶反応に対する免疫抑制法が発展し，またMLRの結果と臨床成績の相関が高くないこともあり，移植前にMLRを実施しない施設も多い．

5．免疫学的寛容

理想的な免疫抑制法とはドナーに対してのみ免疫反応が抑制され，その他の非自己に対する免疫応答が保持される免疫抑制法であるが，いまだにそのような方策は存在しない．このようなドナー特異的な免疫応答の欠落を**免疫学的寛容**（tolerance）という．1953年，Medawarらはマウス胎仔における免疫学的寛容の樹立を報告し，それ以来，移植における究極的な術後管理法としてその導入が模索されてきたが，いまだ実現していない．代表的な免疫学的寛容の樹立法として，ドナーとレシピエントの骨髄を混合する方法（mixed chimerism）やco-stimulatory pathwayのブロックなどがある．

CD4$^+$ Tリンパ球のうち，**制御性T細胞**（regulatory T cell；Treg）と呼ばれる細胞群があり，末梢血中のCD4$^+$ Tリンパ球の3〜8％を占めている．TregはCD4陽性かつCD25が強陽性で，しかも転写因子であるFOXP3陽性であることが特徴である．TregはT_H1やT_H2の反応が過度に進行するのを抑制する役割を果たしており，Treg機能の破綻が自己免疫疾患の原因の一つであることが指摘されている．このTregの機能を利用し，臓器移植後の免疫学的寛容の樹立や拒絶反応の治療に利用できる可能性がある．

6．ABO血液型不適合移植

ABO血液型はA型，B型，H型の原因抗原が赤血球膜に存在し，A型のヒトはB型に対する抗体（抗B抗体）が，B型のヒトにはA型に対する抗体（抗A抗体）が存在する．O型のヒトにはH型抗原が発現しており，抗A抗体と抗B抗体両方が存在し，AB型のヒトにはA型とB型両方の抗原が赤血球膜にあり，抗A抗体も抗B抗体も持っていない．ABO血液型不適合の組み合わせでは臓器移植は不可能とされてきたが，現在では移植前にドナーに対する抗ABO血液型抗体を血

表 1　免疫抑制薬の種類

1. 副腎皮質ホルモン
   prednisolone, methylprednisolone
2. Calcineurin 阻害薬
   ciclosporin（Sandimmun）
   tacrolimus（Prograf）
3. mTOR 阻害薬
   rapamycin（Rapamune）
4. 代謝拮抗薬
   プリン代謝拮抗薬
     azathioprione（Imuran）
     mizoribine（Bredinin）
     mycophenolate mofetil（CellCept）
   ピリミジン代謝拮抗薬
     leflunomide（Arava）
   葉酸代謝拮抗薬
     methotrexate（Methotrexate）
   アルキル化薬
     cyclophosphamide（Endoxan）
5. 生物学的製剤
   モノクローナル抗体
   ポリクローナル抗体

図 5　Ciclosporin の作用機序

漿交換などにより低下させることで，腎臓や肝臓の移植が可能となっている．

C. 免疫抑制法 immunosuppression

免疫抑制の基本は免疫抑制薬を用いた治療であり，併用することにより効果的免疫抑制を得ることができる．免疫抑制薬以外にも，放射線照射，術前ドナー血輸血，など免疫を操作することが可能である．

1．免疫抑制薬

現在，表1に示すごとくさまざまな種類の免疫抑制薬が使用されている．

1）副腎皮質ステロイド

ステロイドはグルココルチコイド作用（抗炎症，免疫抑制，抗アレルギー，抗腫瘍）とミネラルコルチコイド作用（血中ナトリウム貯留，カリウム低下）の二つの薬理作用を有する．免疫抑制作用機序は，DNA上のグルココルチコイド応答配列に作用し，さまざまな遺伝子の転写を調節すると考えられ，その結果，IL-1やIL-6がダウンレギュレーションされる．しかし，免疫抑制作用機序は十分に解明されていない．臨床では，導入，維持免疫抑制を目的として，Calcineurin 阻害薬と併用するか，急性拒絶時にパルス療法に使用されることが多い．副作用として，感染症の誘発・増悪，骨粗鬆症，副腎不全，消化性潰瘍，糖尿病の誘発・増悪，精神症状，などが挙げられる．

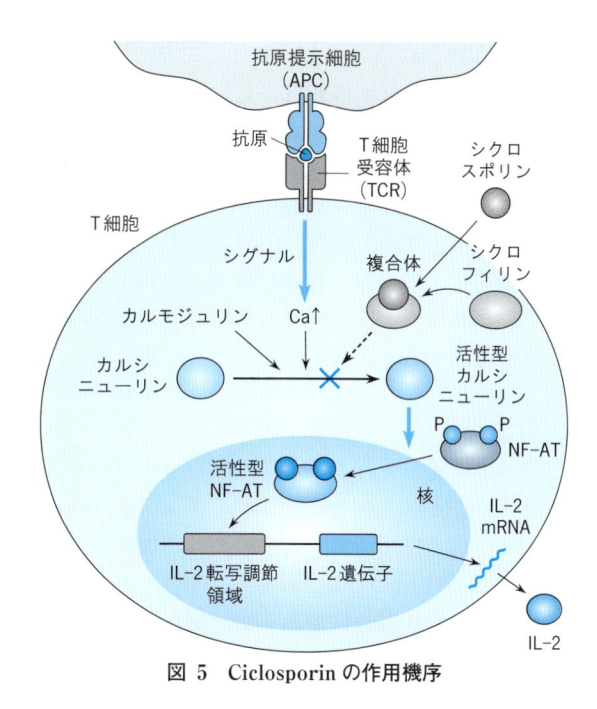

2）Calcineurin（CNR）阻害薬

現在 CNR 阻害薬として，Ciclosporin（CsA）とFK506（FK）がある．CsA はアミノ酸11個よりなる分子量 1202.6 の環状ペプチドでカビの菌糸体から抽出された一種の抗生物質である．一方，FK-506（FK）は，1984年に放線菌 *Streptomyces tsukubaensis* の代謝物より生成されたマクロライド系抗生物質である．両者とも，とくにヘルパー（Th）細胞に強い作用を示し，CsA は細胞質内でcyclophyllin と結合して複合体を形成し，FK はFK-binding protein（FKBP）に結合し，FK-FKBP 複合体となり，さらに CNR と結合することにより，IL-2遺伝子へのシグナル伝達を阻害する．その結果，IL-2 および IFNγ 等のサイトカインの産生を抑制することにより免疫抑制効果を発揮する（図5）．この産生阻害は細胞の核内でDNA から mRNA への転写を抑制することによると考えられている．

両薬剤とも，用量依存的な抑制作用を示し，静脈内または経口投与される．FK の免疫抑制力は

CsAの10～100倍強いといわれており，FK使用例では急性拒絶反応の頻度，重症度が低く，治療しやすくなった．血清中濃度は全血を用いて化学発光免疫測定法（CLIA法）で測定する．通常，次回投与前の血中濃度（trough値）を測定し，至適投与量を決定する．CsA，FKはCYP3A4という代謝酵素により代謝されるため，CYP3A4を介した薬物相互作用がみられ，薬剤により大きく血中濃度が変動する．薬剤の相互作用を考慮に入れ，投与量を決定しなくてはならない．CsAとFKは併用禁忌であり，抗菌薬（エリスロマイシン，クラリスロマイシン），抗真菌薬（フルコナゾールなど），Ca拮抗薬（ニフェジピン），グレープフルーツジュースの併用により血中濃度は増加する．

CsAの副作用として，腎毒性が挙げられる．急性腎毒性と慢性腎毒性があるが，前者は血中濃度と相関し，減量することにより寛解する．一方，後者のコントロールは難しい．組織学的所見として，近位尿細管空胞変性が特徴的であり，さらに進行すると，尿細管萎縮，間質線維化，小血管閉塞，などがみられ非可逆的腎病変が形成される．この他，多毛症，高血圧，肝毒性，糖尿病，膵炎，歯肉肥厚，などの副作用がみられる．FKの副作用として，同様に，腎機能障害，高血圧，肝障害，膵毒性（耐糖能障害），があり，さらに中枢神経に対する毒性を有する．

3）mTOR阻害薬（ラパマイシン）

ラパマイシンはFKBPと結合し，細胞内のmTOR（mammalian target of rapamycin）に結合することにより，T細胞の増殖を抑制する．CsAやFKと異なり，CNRに結合することにより，IL-2の合成を阻害するのではなく，IL-2のシグナルを阻害し，IL-2作動性のT細胞の増殖を抑制する．

4）代謝拮抗薬

プリン代謝拮抗薬（アザチオプリン，ミゾルビン，ミコフェノール酸モフェチル（MMF）），ピリミジン代謝拮抗薬（レフルノミド），葉酸代謝拮抗薬（メトトレキサート），アルキル化薬（シクロホスファミド）がある．基本的に分化・増殖の盛んな免疫担当細胞の代謝を抑制することにより免疫抑制作用を発揮する．

アザチオプリンは体内で6-メルカプトプリンに変換され，6-チオグアニンヌクレオチドへ活性化されてDNAに組み込まれ，細胞増殖を阻害する．副作用は骨髄抑制と感染症リスクである．MMFは活性代謝物ミコフェノール酸として作用する．リンパ球のプリン合成経路に作用し，免疫抑制作用を発揮する．骨髄抑制はアザチオプリンより少ない．メトトレキサート，シクロホスファミドも同様にリンパ球に作用して免疫抑制作用を発揮する．

5）生物学的製剤（抗体）

リンパ球に対するポリクローナル抗体である抗リンパ球抗体は，力価が一定でなく，選択的効果はなく，そのうえ抗体が産生され失活しやすい．一方，T細胞の共通表面マーカーであるCD3に対するモノクローナル抗体OKT3は，特異的に作用し，力価が一定しており，毒性が少ない，などの利点がある．OKT3は急性拒絶の治療に使用されることが多い．しかし，同様に抗体が産生され失活することがある．作用機序として，OKT3と結合したT細胞はオプソニン作用を受け，さらに，CD3のT細胞内への取り込みを引き起こすことにより抗原認識を阻害する．投与時には過敏症として肺水腫が発生することがあり，ステロイドを事前に投与しておく．

バシリキシマブはIL-2レセプターα鎖に対するヒト・マウス・キメラ型モノクローナル抗体である．腎移植後の急性拒絶反応を抑制するために使用される．活性型T細胞の表面に発現するCD25（IL-2レセプターα鎖）を特異的に認識して結合することにより，IL-2によるT細胞活性化を選択的に阻害する．

2．放射線照射

放射線照射には，全身照射，total lymphoid tissue irradiation（TLI），移植臓器に対する局所照射，がある．照射により確実にT細胞数は減少するが，中止すると再び増加する．TLIは生体侵襲も大きく施行されることは少ない．移植臓器に対する照射は，付着したリンパ球を除去することを目的としているが，移植臓器の直接障害を起こす危険がある．

3．術前ドナー血輸血

術前ドナー血輸血（donor-specific blood transfusion；DST）の抑制効果は，血液の種類，投与

量，投与時期，などに影響されると考えられている．しかし，その効果発現機序は，non responderの選択，クローン減少説，免疫抑制物質の導入，などさまざまな説が提唱されており，明確にはされていない．最近，感作の問題もあり，施行されることは少ない．

4．その他の免疫抑制法

移植手術と同時に脾臓摘出が行われることがあるが，その免疫抑制効果は明らかではない．胸管ドレナージによりリンパ液を体外にドレナージすることにより，T細胞を除去し，免疫抑制を得る手法もとられたが，現在ではあまり施行されない．また，血漿交換による液性抗体の除去は拒絶反応の予防と治療に有効である．

5．免疫抑制に伴う合併症

いずれの免疫抑制法も非特異的なため，感染に対する免疫力も低下する．その特徴は**日和見感染**（opportunistic infection）で，健康者では病原性が低い，細菌，真菌，ウイルス，原虫，などが重篤な感染症を引き起こす．とくにウイルス感染では，サイトメガロウイルス，EBウイルス，真菌ではニューモシスチス肺炎，に注意が必要である．これらの感染症は，早期に病原体を同定し，適切な投薬をすれば治療可能な場合が多い．

長期的には発癌が問題となる．悪性腫瘍の中でも，リンパ系腫瘍と皮膚腫瘍が高率に発生するが，日本人での発生頻度はそれほど高くない．

D．脳　死 brain death

1．脳　死

従来，心拍停止，呼吸停止，瞳孔散大，対光反射消失，を確認することにより死亡確認していた．しかし，近年，呼吸中枢を含む脳幹および精神活動の中枢である大脳の機能が喪失した脳死状態（全脳死）では，人工呼吸器など生命維持装置なしには，いかなる治療を行っても1週間以内に心停止に至ることが多い．呼吸中枢など身体機能を統合する脳幹のみの機能停止（脳幹死）を脳死とする国もあるが，わが国では，全脳死を脳死と判断している．

2．脳死の判定

脳死とは脳幹を含む全脳髄の不可逆的な機能喪失の状態であるため，それを判定するための項目が設けられている．
① 深昏睡
② 自発呼吸の消失（無呼吸テストは必須）
③ 瞳孔の固定（左右とも4 mm以上）
④ 脳幹反射の消失
⑤ 脳波が平坦
⑥ 上記①～⑤の条件が満たされた後，6時間経過をみて変化のないことを確認する．

3．脳死・移植法

脳死に関する法律は1997年6月に成立し，10月より施行された．しかし，ドナー予定者の生前の意思表示と家族の承認が必要条件とされていた．2010年1月より親族に優先的に提供できるようになった．また，2010年7月より生前の意思が不明確でも家族が承認すれば臓器提供できるようになり，さらに，15歳未満のドナーからの臓器提供も可能になった．

E．移植ネットワーク transplant network

臓器提供は脳死後あるいは心臓停止後行われる．わが国で臓器提供を待つ人は約12000人であり，そのうち移植を受けられる人は200人にすぎない．したがって，善意で提供された臓器を無駄なく効率的に，しかも平等に移植する必要がある．（社）日本臓器移植ネットワークは，死後に臓器を提供してもよいという人（ドナー）やその家族の意思を生かし，臓器提供をしてもらいたい人（レシピエント）に最善の方法で臓器が提供されるように橋渡しをするわが国で唯一の組織であり，すべての臓器移植の調整を行っている．東日本支部，西日本支部，中日本支部の三つの支部に分けられ，専任の移植コーディネーターが24時間対応で待機している．（社）日本臓器移植ネットワークは，臓器提供施設，腎バンク，臓器バンクなどの各都道府県移植普及組織，HLAなどの検査施設，移植施設，その他の医療機関などと連携をとり，スムーズに移植が行われる体制を整備している．なお，各臓器の移植施設は審査を受け国により指定されている．

臓器移植できる臓器は，肺，心臓，肝臓，膵臓，腎臓，小腸，であり，臓器提供を希望するレシピエントは（社）日本臓器移植ネットワークに登録されている．

まず，移植希望患者は移植施設を受診し，適応評価検討委員会で移植の適応があるか厳密に評価される．適応ありと判断されると（社）日本臓器移植ネットワークに移植希望登録される．ドナーが発生すると，移植希望者選択基準に基づき，コンピューターで公平にレシピエントが選択される．ただちに移植候補者に連絡が取られ，意思確認され候補者が決定され，入院・移植となる．しかし，ネットワークは生体移植，海外渡航移植には介入せず，医療機関と患者さんの間で診察から手術まで行われることになる．

F．移植コーディネーター
transplant coordinator

移植コーディネーターとは，臓器移植・組織移植・骨髄移植などにおいて，ドナーとレシピエントの間の調整をする医療専門職である．臓器移植の普及啓発活動にも携わる．

ドナーコーディネーター 死体移植に際し，臓器提供施設に出向き，臓器提供候補者やご家族に会い，説明し，臓器提供の一連の手続きを調整する．ドナーとして適切か医学的に評価し，家族に臓器提供について説明し，ドナー手術に立会い，提供臓器の移植施設までの搬送を援助する．（社）日本臓器移植ネットワークに所属する臓器移植コーディネーターと（社）日本臓器移植ネットワークより委嘱された都道府県コーディネーターが活動しており，多くは看護師や臨床検査技師である．

レシピエントコーディネーター 死体移植において，移植施設に所属に，レシピエントとの連絡調整や移植臓器の運搬調整を担う．

組織移植コーディネーター 組織移植において提供施設に出向き，組織提供にかかわる承諾手続きなど一連の手続きを調整するとともに，提供組織を保存・管理する．

骨髄移植コーディネーター 骨髄移植においてドナーとレシピエント間の調整を行う．

2．腎移植

腎臓は血液を濾過し水分・老廃物の除去，電解質の恒常性の維持，造血，栄養・代謝，血圧調節等の重要な働きをする臓器であり，慢性糸球体腎炎や糖尿病性腎症などで機能を失うと慢性腎不全，さらには致命的な尿毒症になる．慢性腎不全の治療法として**透析療法**（**人工腎臓**による血液透析や**持続的腹膜灌流**）と腎移植がある．人工腎臓は近年機器の改良が加えられ安全になり長期間の延命も期待できるようになった．しかし患者は週2～3回は透析施設に通い1回3～5時間の透析を受けなければならない．腹膜灌流は透析施設に通う必要はないが，常に感染症の危険を伴う．また透析療法では血液濾過以外の腎機能は改善されず水分や食事の摂取も制限される．また透析期間が長くなるにつれ心，血管，骨などの合併症も高率に発生し患者のQOLは低下する．腎移植はこれらを解決する唯一の方法であるが，拒絶反応を防ぐために免疫抑制薬の服用を継続しなければならない．わが国の透析患者数は27万人に達し，そのうちの1万数千人が移植を希望している．生体腎移植をこれ以上増やすことは困難であり，現在年間200例前後である死体腎移植の数をいかに増やすかが今後の課題である．

A．適　応

1．レシピエント

生体腎移植の場合は血縁者から提供を受けるのでレシピエントは決まっている．リンパ球交叉試験が陰性で，移植後の免疫抑制薬の使用で増悪する疾患（悪性腫瘍，感染症，肝機能障害，消化性潰瘍）や重篤な全身合併症を持たないことが条件になる．**死体腎移植**では上記の条件に加えてレシピエントを公平に選択するために選択基準が設けられている．ABO血液型が不適合でないこと，HLAをできるだけ一致させることである．HLAのA, B, DR座がすべてが一致したときは必ずその人に移植する取り決めになっている．それ以外の時はDR座を優先させ，それが一致した患者群の中からA, B座の一致数の多い順に選択する．死体腎移植を希望する患者は前もって日本臓器移植ネットワークにHLA型をコンピューター登録

しているので，適合度に応じて順位が自動的に選択される．年齢は50歳以下が適当とされてきたが，透析年齢の高齢化に伴い60歳以上の移植も行われるようになっている．下限はとくに無いが，5歳未満は手技や術後管理が困難である．移植後は合併症や免疫抑制薬の副作用が起こりうることを理解し，自己管理をしつつ社会復帰をしなければならない．このためには患者の性格，精神状態，理解度も重要である．移植医は正確な情報を提供し誤解のない十分なインフォームド・コンセントの下に慎重にレシピエントの選択をし移植手術を行わなければならない．

2．ドナー

生体腎移植 ドナーは通常血縁者である親子や同胞の中から適合者が選択される（最近は非血縁者である夫婦間の移植も行われている）．健康人からの提供であるのでもっとも大切なことはドナーが腎提供後に正常な社会生活を送れることである．両腎とも正常な機能であること，健康な成人であること，とくに移植によって伝搬される可能性のある悪性腫瘍や感染症のないことが絶対条件である．また移植についての理解が十分で，提供が強制されていないことを術前にチェックしなければならない．年齢はできれば60歳以下が望ましいが，腎機能がよければ70歳代からの提供も行われている．

死体腎移植 脳死体からの移植と心臓死からの移植が行われる．とくに心停止下での提供では臓器のviabilityが問題となる．死亡前に低血圧の遷延（24時間以上）が無いこと，ドナー情報から心停止までの時間が移植の準備に十分な時間であること，心停止から腎摘出までの温阻血時間が60分以内であることが条件になる．死戦期の腎機能は悪化していることが多いが，それ以前の機能がよければ必ずしも非適応にならない．年齢は65歳以下が望ましいが腎機能が正常であれば70歳代の提供も行われている．

B．手術手技

1．ドナー

生体腎移植ではできるだけ動脈が一本の腎臓を，左右の腎機能に若干差があるときには悪い方を提供臓器にする．両腎に差がないときには静脈が長く剥離できる左腎を使用する．

腰部を側方に凸に折った側臥位にし，腰腹部斜切開で後腹膜腔に達する．腎摘出に際しては十分な視野を確保して，腎をできるだけ愛護的に丁寧に扱うことが肝要である．尿管は血管交叉部まで，腎動静脈はそれぞれ大動脈，下大静脈の起始部まで十分に剥離して切断する．また最近，ドナーの手術侵襲を軽減するために鏡視下での腎摘出を行う施設が増えている．脈管の処理は同様に行うが，切開創が小さいので術後のQOLが改善される．

心停止ドナー の腎摘は大動脈に挿入したカテーテルから冷却灌流液を流し，腎をwash outする．同時に開腹し腎を外部から冷却した後に左右別々にまたは同時に摘出する．**脳死ドナー** からの提供で多臓器の摘出をする際には，肝臓や膵臓を摘出した後に腎を摘出するが，最近は腹部内臓をen blockに摘出し体外で臓器を分割する方法も行われている．提出腎は移植までUW液などの保存液中で冷却保存される（表2）．

2．レシピエント

術前に透析を行い電解質や酸・塩基平衡の補正を行っておく．上前腸骨棘の内側2横指のやや上方より恥骨結合直上までの弓状切開を置き，腹膜外で腸骨窩を展開し腸骨動静脈を明らかにする．通常は腎静脈と外腸骨静脈を端側に，腎動脈と内腸骨動脈を端々に吻合する．尿管は膀胱に粘膜下トンネルを形成して層々に吻合する（図6）．

表2 University of Wisconsin solution（UW液）組成

ペンタフラクション	50.000 g/l
ラクトビオン酸	35.830 g/l
リン酸二水素カリウム	3.400 g/l
硫酸マグネシウム	1.230 g/l
ラフィノース	17.830 g/l
アデノシン	1.340 g/l
アロプリノール	0.136 g/l
総グルタチオン	0.922 g/l
水酸化カリウム	5.610 g/l
水酸化ナトリウム	pH 7.4に調整
注射用水	適量

付：UW液は以下のように調整されている
浸透圧＝320 mOsm
ナトリウム濃度＝29 mEq/l
カリウム濃度＝125 mEq/l
pH 約7.4

図 6

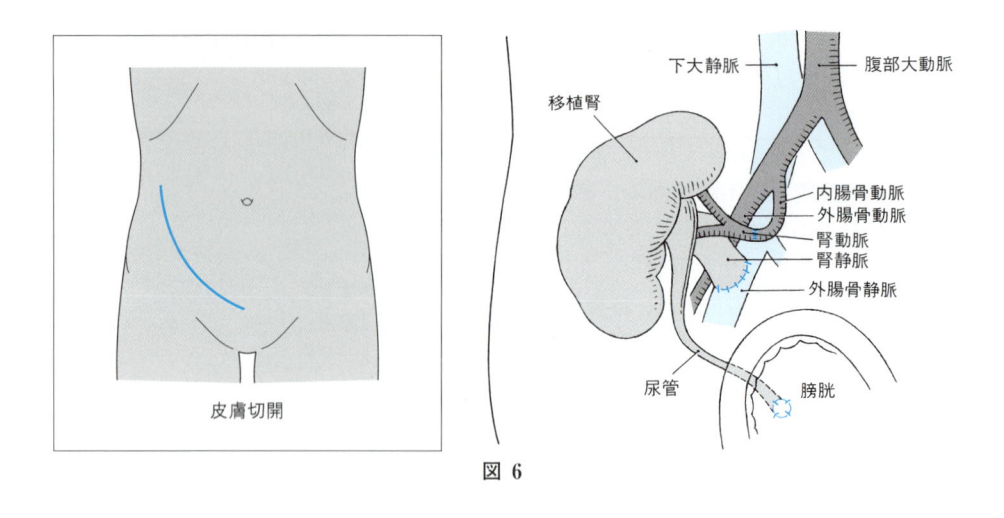

表 3 拒絶反応の臨床組織学的分類

1. 超急性拒絶反応（hyperacute rejection）
   前感作抗体存在時に出現．血流再開と同時に移植腎血管損傷が出現し数時間以内に腎梗塞，壊死に至る．
2. 促進型拒絶反応（acclerated rejection）
   cross match にて検出できない弱い前感作抗体の関与が推定される．移植後3～5日の早期に出現する激しい血管病変を主体とする予後不良の拒絶反応．
3. 急性拒絶反応（acute rejection）
   移植後1週間目以降から出現する急性の腎機能低下を示す拒絶反応．形態学的には間質尿細管型と血管型に分類される．前者は間質浮腫，細胞浸潤，尿細管炎を主体とする．後者は間質尿細管病変に加えて浸出性増殖性血管内膜炎，間質出血，血管内凝固，移植糸球体炎を示す．
4. 慢性拒絶反応（chronic rejection）
   移植後数ヵ月から進行性の腎機能低下，蛋白尿，高血圧を示す．中枢側動脈内膜の細胞線維性肥厚と尿細管萎縮，間質線維化が進行する．

C. 術後管理と合併症

　免疫抑制薬はシクロスポリン（CyA）かタクロリムス（FK-506）を基本とし，ステロイドとアザチオプリン，ミゾリビン，ミコフェノール酸モフェチルから一剤を加える多剤併用が一般的である．術後早期には多めにし経過と共に減量するが，生涯服用するのが原則である．

　通常，生体腎移植や脳死腎移植（heart beating donor）では血流再開後数分以内に尿の流出を認め正常な腎機能が発現する．しかし1週間前後は尿排泄の調節機序が破綻しており多尿になることが多い．時には 10,000 ml/日を超えることがあり厳密な補液管理が必要となる．一方，心停止下提供の死体腎移植では阻血障害による急性尿細管壊死（ATN）が起こり，乏・無尿となることが多い．大半は1ヵ月以内に機能の回復を認めるが，この間は血液透析が必要となる．機能が回復しないときは移植腎を摘出しなければならない．

　拒絶反応には超急性，促進性，急性，慢性拒絶反応がある（表3）．

　移植後短時間に起こる**超急性拒絶反応**は既存抗体による液性免疫反応で，リンパ球交叉試験陽性間の移植や術前無処置のABO型不適合間移植で起こる．治療法は無く移植腎摘出を余儀なくされる．**促進型拒絶反応**はリンパ球交叉試験で検出されなかった抗体の存在で起こるとされている．ドナー特異的輸血を行った患者で時に観察される．**急性拒絶反応**は1週間以後1ヵ月以内に起こることが多く，尿量減少，発熱，移植腎の腫脹，移植部の違和感，血清クレアチニンの上昇等で診断される．形態学的には治療によく反応する間質尿細管型と困難な血管型に分類される．確定診断のためには腎生検を行う（図7）．治療法は最初にステロイドの大量衝撃投与を行い，無効な時にはOKT-3やデオキシスパガリンの投与を行う．

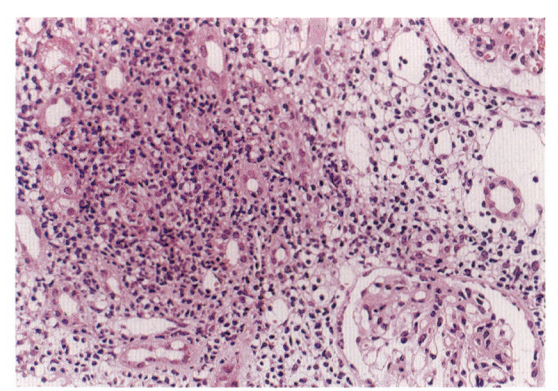

図7 慢性拒絶反応（HE染色，×60）
小細動脈中膜の硬化，内腔狭窄．尿細管基底膜肥厚と尿細管萎縮を伴う．間質の線維化，糸球体の硬化病変を認める．

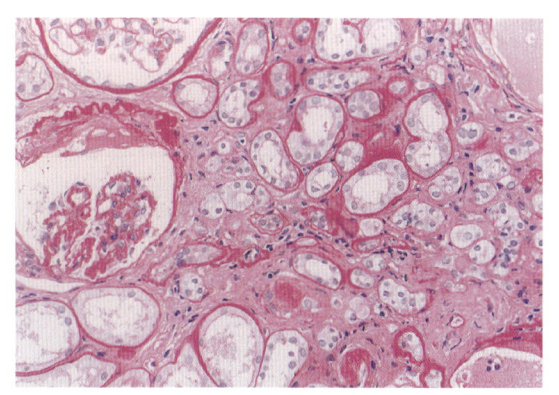

図8 急性拒絶反応（PAS染色，×60）
間質へのリンパ球を中心とした炎症性細胞の浸潤．尿細管へのリンパ球浸潤を認める．

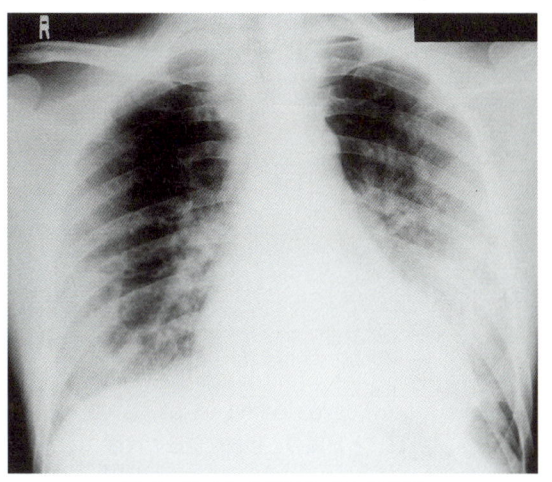

図9 サイトメガロウイルス肺炎

CyAやFK-506等の免疫抑制薬の進歩により透析が必要となる激烈な拒絶反応は減少している．しかしこれらの薬剤には腎毒性があり，腎機能が悪化することがあるので注意が必要である．**慢性拒絶反応**は発症の時期を明確にするのは不可能である．移植後数ヵ月以上を経過した患者で徐々に腎機能が低下し，蛋白尿の増加，高血圧の進行を伴う．腎生検の所見は間質の線維化，血管内膜の肥厚，糸球体の増殖性変化や虚脱を認める（図8）．高年齢者からの提供，移植時の障害の後遺症，急性拒絶反応の影響，免疫抑制の不足，免疫抑制薬の腎毒性，移植後腎炎，原疾患の再発等のさまざまな要因が複合的に作用していると考えられる．治療は原則的には対症療法で随伴する症状の治療を行うが，早晩再透析導入が必要になる．再透析時には通常移植腎は摘出せずステロイド以外の免疫抑制薬は中止する．

▶**合併症** 基礎疾患による生体防御機構の低下と免疫抑制薬の使用で移植後は易感染状態にある．移植後感染症の病原体はウイルス（図9），細菌，真菌など多岐にわたりそれらの複合感染も多い．感受性のある薬剤の使用で対処するが，免疫抑制薬の減量が必要になることがある．

その他の合併症の中で**無菌性骨壊死，白内障や緑内障，移植後糖尿病**等は患者のQOLを損ねるので早期に発見し治療を行う必要がある．また移植患者の悪性腫瘍発生頻度は通常人よりも3ないし4倍高いといわれている．とくに腎癌，皮膚癌，カポジ肉腫や移植後リンパ腫は発生頻度が高いので注意を要する．早期発見や直射日光を避けたり抗ウイルス薬を投与するなどの予防が大切である．治療は通常の治療と同じであるが免疫抑制薬の減量や中止が必要になることが多い．

D．特殊な移植

▶**ABO型不適合間での移植** 血液型不適合間の移植は既存抗体による超急性拒絶反応が起こるので本来ならば移植を行わない．しかし近年，血漿交換や吸着剤によって抗体価を下げた後に脾摘を行うことや抗CD20抗体（リツキシマブ）を投与することで，安全に移植を行うことができるようになった．死体腎移植の少ないわが国の特殊な事情もあり，早期の移植が望ましい小児の生体腎移植例を中心に試みられている．血漿交換による抗

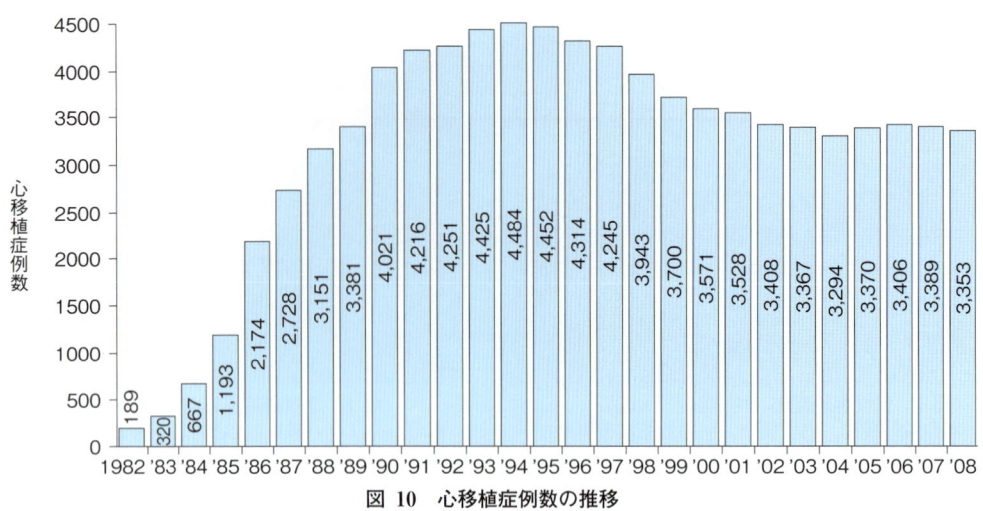

図 10 心移植症例数の推移
注：近年，ヨーロッパ諸国の登録が悪く，実際は年間 4000 例前後の心移植が実施されている．
（国際心肺移植学会統計，2010）

体の除去はクロスマッチ陽性間の移植にも応用されている．

E. 成　績

CyA や FK-506 が使用されるようになってから生体腎移植の 1 年生着率は 90％を超え，死体腎移植の一年生着率も 90％近くまで向上している．同時に移植後の QOL は確実に向上し，社会復帰率も向上している．今後はさらに新しい効果的な免疫抑制薬の登場によって，合併症の少ないより安全な移植が行われると期待される．

3. 心・心肺移植

1 心移植

A. 現　況

心移植の実験的試みは 20 世紀初頭にさかのぼり，異所性心移植として 1905 年に Carrel がイヌで成功している．その後多くの実験が積み重ねられ，1960 年に Stanford 大学の Lower が Shumway らとともにイヌで長期生存可能な同所性心移植術式を初めて開発した．その後，1967 年 12 月 3 日に南アフリカ連邦の Barnard らが臨床例で世界初の**同種同所性心移植**を行った．その翌年にはわが国でも初の心移植が行われた．当初の心

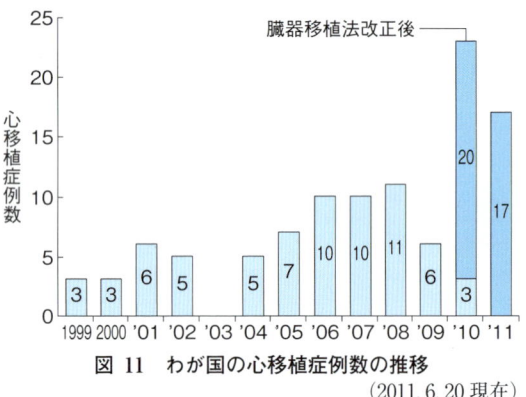

図 11 わが国の心移植症例数の推移
（2011. 6. 20 現在）

移植成績は不良であったため，多くの施設が実施を断念した．1980 年に Shumway らがサイクロスポリン-A（現在では**シクロスポリン**）を免疫抑制薬として用いて心移植を行い成績は著しく向上した．国際心肺移植学会の統計によると，1988 年以降は年間 4,000 例前後の心移植が行われている（図 10）．

わが国では 1997 年 10 月 16 日に臓器移植に関する法律が施行され，1 年 4 ヵ月目に脳死者からの臓器提供があり，心移植が再開されたが，年に 5〜11 例程度であった．しかし，2010 年 7 月 17 日に改正臓器移植法が施行されて脳死臓器提供が飛躍的に増加し，11 ヵ月間に 37 例の心移植が実施され，計 106 例となった（図 11）．

表4　心移植適応疾患

1. 特発性心筋症
   1) 拡張型心筋症
   2) 拡張相肥大型心筋症
   3) 拘束型心筋症
2. 虚血性心疾患（心筋梗塞，川崎病）
3. 二次性心筋症（産褥後，心筋炎，サルコイドーシス，薬剤性など）
4. 先天性心疾患（外科的に修復のできない場合）
5. その他　心臓腫瘍など

B．適応と術前管理

1．適応基準

適応基準としては，①長期間または繰り返し入院治療を必要とする心不全，②β遮断薬およびACE阻害薬を含む従来の治療法ではNYHA Ⅲ～Ⅳ度から改善しない心不全，③現存するいかなる治療法でも無効な致死的重症不整脈を有する患者が適応とされている．また運動耐用能を含めた機能的な評価も取り入れられている．ただし，心臓以外の重症疾患，活動期の消化性潰瘍や感染症，重症糖尿病，アルコール・薬癖，精神神経疾患，重度の肺高血圧は適応とならない．

主な適応疾患は拡張型心筋症と虚血性心疾患で，小児においては左室低形成症候群等の根治不能な重症先天性心疾患も適応とされている（表4）.

2．適応決定と日本臓器移植ネットワークへの登録

登録までの一般的手順としては，移植実施施設の適応検討会で心移植適応と判定されると，移植実施施設担当医は主治医と共に，脳死者からの心移植について患者と家族に説明し，移植手術を受けることに同意を得る．同時に日本循環器学会心臓移植委員会に評価を依頼し，本委員会でも適応と判定されれば，再度患者および家族に説明し，心移植をうける同意（インフォームド・コンセント）を得て，日本臓器移植ネットワークに登録する．

C．ドナー

1．ドナーの適応基準

標準的基準としては，年齢は60歳以下で，カテコラミンの質・量としてDOA 10 μg/kg/分相当以下を基準とし，収縮期血圧90 mmHg以上が望ましく，悪性腫瘍，全身性・活動性の感染症，心疾患，心臓外傷，開心術の既往がある場合は適応とならない．

しかし，わが国はきわめて脳死臓器提供が少ないので，上記の基準に適合しない，いわゆるマージナルドナーからの心臓移植が多く行われている（移植例の約7割）. 心臓移植施設が連携して**メディカルコンサルタント**を提供施設に派遣し，ドナー評価・管理を行うことで，脳死臓器提供者の約8割の心臓が移植されている（欧米は平均3割）.

2．ドナー・レシピエントの適合

適合条件は，血液型が一致または適合，体重差が少ない（－20％～＋30％が望ましい），前感作抗体のないこと［パネル（panel reactive antibody；PRA）テスト陽性患者は直接Tリンパ球交叉試験を実施］で，わが国を一つのネットワークとして分配している．レシピエント選択の優先順位は，

表5　心移植レシピエントの医学的緊急度

Status 1	次の（ア）～（エ）までの状態のいずれかに該当すること
（ア）	補助人工心臓を必要とする状態
（イ）	大動脈バルーンパンピング（IABP）を必要とする状態
（ウ）	人工呼吸を必要とする状態
（エ）	ICU，CCU等の重症室に収容され，かつカテコラミン等の強心薬の持続的な点滴投与が必要な状態
Status 2	待機中の患者で，上記以外の状態
Status 3	Status 1, Status 2で待機中，除外条件（感染症等）を有する状態（最近のUNOSのStatusの7にあたる）

原則として**Status 1**を優先する（後記する具体的選択法を参照）．**Status 3**は，主治医から**Status 3**への変更が入力された時点で，選択対象からはずれる．除外条件がなくなり，主治医が**Status 1**または**Status 2**へ再変更した時点から，待機患者として選択対象となる．

表6 日本臓器移植ネットワークにおけるレシピエント選択基準

順位*	医学的緊急度	血液型
1	1	一致
2	1	適合
3	2	一致
4	2	適合

*同順位内に複数名の候補者がいる場合は待機期間の長い者から優先する.

医学的緊急度，血液型の適合度，待機期間の順に勘案して決定する．医学的緊急度は，Status の1から3に分類される（表5）．補助人工心臓やカテコラミン依存状態が Status 1，待機中の患者で，上記以外の状態を Status 2 とし，待機中，除外条件（感染症等）を有する状態になったときは Status 3 となる．原則として Status 1 を優先してドナー心を分配する．Status 3 になった場合は選択対象からはずれるが，除外条件がなくなりレシピエントとして問題がなくなれば，再び待機患者として選択対象となる．同順位内に複数名の候補者がいる場合は待機期間の長い者を優先する（表6）．

D．手術手技

心臓移植手術は，主に自分の心臓を取り除いて**提供者（ドナー）**の心臓を植え込む手術（同所性心臓移植術）が行われる．

1．ドナーの手術

開胸後，視診・触診を行って最終評価を行う．各臓器の剝離終了後にヘパリンを投与して，灌流用カテーテルを上行大動脈に挿入し，心筋保護液を注入して心停止させて摘出し，心保存液に浸けて保存する（図12）．保存液としては Celsior 液，UW 液が用いられる．心臓は保存時間の安全限界が短く，一般に4時間前後とされている．

2．レシピエントの手術

レシピエントの心臓を摘出して同じ部位にドナーの心臓を移植する同所性心移植と本来の心臓を残したままドナーの心臓を右胸腔内に移植する

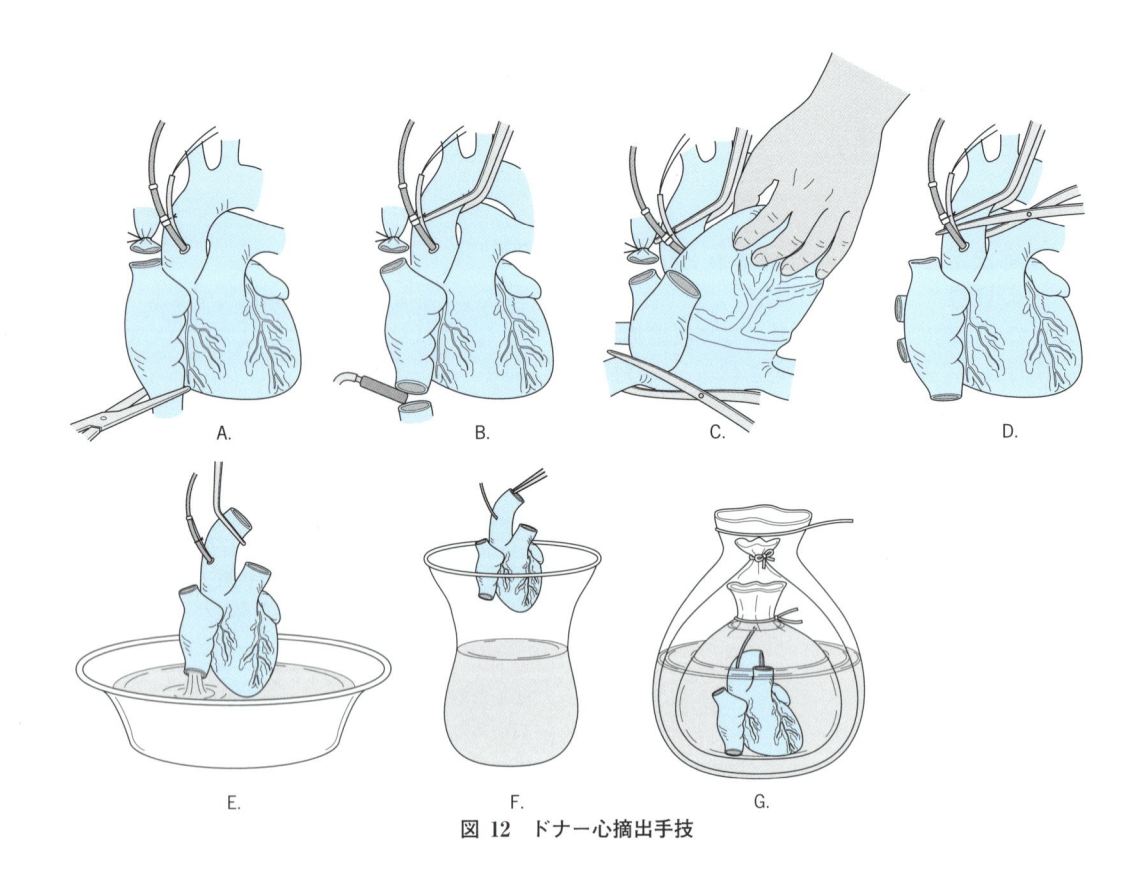

図 12 ドナー心摘出手技

A. 左心房吻合　　　　　　　　B. 右心房吻合

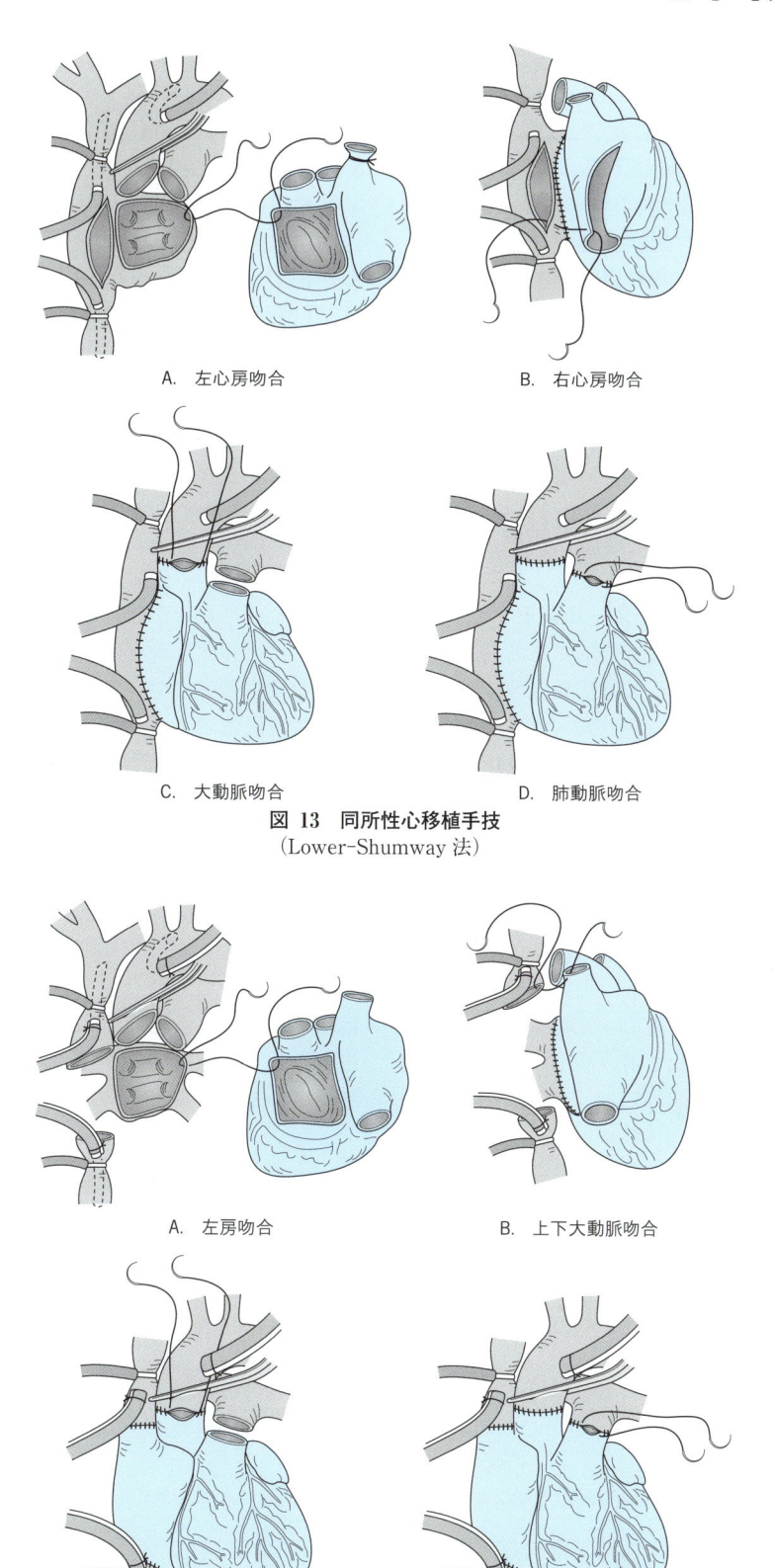

C. 大動脈吻合　　　　　　　　D. 肺動脈吻合

図 13　同所性心移植手技
（Lower-Shumway 法）

A. 左房吻合　　　　　　　　B. 上下大動脈吻合

C. 大動脈吻合　　　　　　　　D. 肺動脈吻合

図 14　同所性心移植手技
（Bi-Caval 法）

異所性心移植があるが，ほとんどの場合では同所性心移植が行われる．これには Lower-Shumway 法といわれる両心房をカフとして吻合する方法（図 13）と，最近用いられるようになった上大静脈および下大静脈で吻合する Bi-Caval 法（図 14）があり，最近では後者が標準術式である．前者は補助循環症例などの再開胸例でも容易で，静脈狭窄を起こしにくく，後者右心房形態が正常に保たれ三尖弁閉鎖不全を起こしにくい利点がある．

E．術後管理

1．心移植後の免疫抑制療法と拒絶反応

免疫抑制薬としてシクロスポリンまたは**タクロリムス（FK-506）**，**ミコフェノール酸モフェチル**，ステロイドの 3 剤併用療法が基本である．急性拒絶反応にはステロイドパルス療法や抗胸腺細胞グロブリン投与が行われる．遠隔期の合併症である，**移植心冠動脈硬化症（TCAV）**，**移植後リンパ球増殖症（PTLD）**や腎機能障害がみられた症例では，近年エベロリムス（EVR）が使用されていることが多い．心臓の場合，拒絶反応の基本的診断法は心筋生検による心筋組織診である．経静脈的に右心側の心室中隔から 3〜4ヵ所の心筋を生検鉗子で採取し病理検査を行う．細胞浸潤，心筋壊死の程度より分類する（表 7）．心臓超音波検査，心電図等を補助診断として用いるが，最終的には心筋生検が必要である．

2．心移植の成績

心移植後の生存率はシクロスポリンの導入，3 剤併用療法の採用に伴い向上し，1 年生存率 85.6％，5 年生存率 72.5％である（図 15）．移植後早期死因は移植心機能不全，拒絶反応，感染症が，遠隔期死因は TCAV，悪性腫瘍，拒絶反応が多い．わが国で 2010 年末現在 89 例の心臓移植が行われ，3 例が死亡［2 例感染症（4ヵ月目，4 年目）と 1 例胃癌（11 年目）］しているが，10 年生存率は 94.7％で非常に良好である．

移植後遠隔期に発症する TCAV は，長期生存例の予後にもっとも影響する合併症で，除神経されているために狭心痛がなく，定期的な冠動脈造影や血管内超音波検査を行うことが大切である．EVR が TCAV の発症を減少させ，また進行を抑制するという報告が認められるようになったが，最終的に再移植しか有効な治療はない．慢性拒絶反応の発生機序については，免疫学的機序，または虚血再灌流障害が原因と考えられている．

1999 年の国際心肺移植学会の統計では，心移植 1，2 年後の心機能に関しては，活動制限のない患者が 89.7％，92.2％，部分的介護が必要な患者が 8.5％，6.8％であった．また，移植 1，2 年後の就職状況については，常勤 27.6％，31.0％，パートタイム職種 8.6％，8.8％で，50％以上の患者が無職であった．これは，さまざまな社会的因子（移植前に無職であった期間，高齢者，移植前の職種，患者を支える家族関係など）のためであると報告されている．

表 7　拒絶反応の国際心肺移植学会診断基準（1990 年と 2004 年の比較）

2004 年		1990 年	
Grade 0R	拒絶反応の所見なし	Grade 0	拒絶反応の所見なし
Grade 1R	軽度の血管周囲または間質の細胞浸潤で，心筋障害を伴っても 1ヵ所に留まっているもの	Grade 1A	局所的（血管周囲または間質）に心筋細胞壊死を伴わない細胞浸潤
		Grade 1B	びまん性でかつ疎らな心筋細胞壊死を伴わない細胞浸潤
		Grade 2	限局性だが強い細胞浸潤 and/or 局所的心筋傷害
Grade 2R	多発性の心筋傷害を伴う中等度以上の細胞浸潤	Grade 3A	多発性の強い細胞浸潤 and/or 心筋傷害
Grade 3R	びまん性で中等度以上のリンパ球，好酸球，好中球等の白血球の浸潤を伴う炎症像．心筋細胞壊死．浮腫，出血，血管炎をしばしば伴う．	Grade 3B	びまん性の炎症像と心筋細胞壊死
		Grade 4	びまん性で強度のリンパ球，好酸球，好中球等の白血球の浸潤を伴う炎症像．心筋細胞壊死．浮腫，出血，血管炎をしばしば伴う．

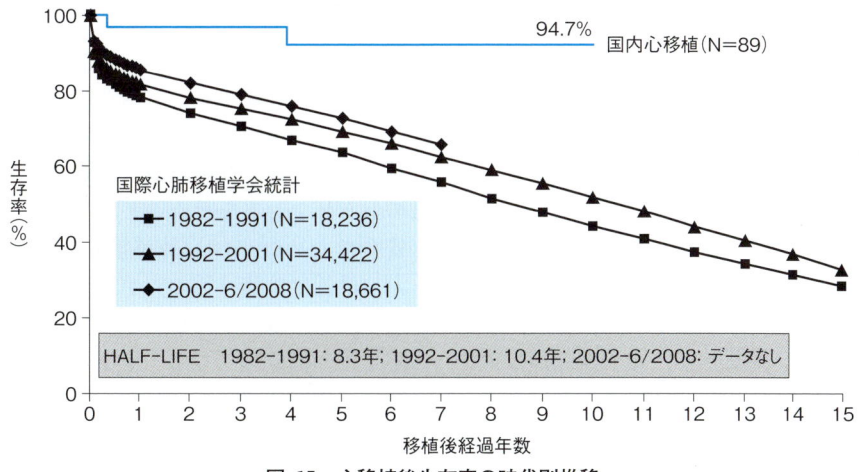

図15 心移植後生存率の時代別推移
(国際心肺移植学会統計, 2010)

3. 機械的補助循環（ブリッジ），人工心臓

わが国のみならず欧米においてもドナー不足は深刻であり，待機期間は漸増し，厳重な内科的治療を行っても待機中に心不全に陥り，機械的補助循環を必要とする場合が増えてきている．詳細は別項に譲るが，心移植までの一時的な機械的補助をブリッジといい，わが国の心移植実施例の106例中96例がブリッジ症例であり，移植前管理における補助循環の役割は大きい（2011年6月20日現在）．

2 心肺移植

A. 現況

心肺移植は1968年にCooleyが第1例を含めて3例の臨床例を行ったが，普及したのはシクロスポリン登場後に1981年にStanford大学のReitzが再開してからであった．しかし1987年以降，肺移植の成績が向上してからは，心肺移植の適応疾患が限定され，1989年の240例をピークに減少してきている．

わが国でも2003年に登録が開始され，2008年1月1例目の心肺同時移植が実施された．

B. 適応基準

高度肺高血圧や肺低形成を合併した先天性または後天性心疾患や，肺移植適応となる肺疾患に重症心不全を合併した疾患が適応となる．肺移植の成績や心臓移植後の右心不全の管理が向上したことや，ドナー不足が原因で，適応疾患が限定されてきている．開心術の既往例は，心肺移植の手術手技の困難さから，よい適応とはならない．

C. 手術手技

人工心肺下に気管，右心房と大動脈を吻合するのが一般的である．レシピエントについては，横隔神経と迷走神経を損傷しないことが大切で，ドナーとしてはレシピエントよりやや小さい肺が使用される場合が多い．

D. ドナー

ドナーが脳死に至るまで，また摘出までに肺が障害されていることが多く，心肺移植に適したドナーは心臓ドナーの約1/4程度である．心肺の保存安全許容時間は単純浸漬保存で心臓より短い3時間以内であるとされている．

E. 術後管理

免疫抑制薬は心移植と同様3剤併用療法が基本である．ただし，気管縫合不全を防ぐために術後早期にはステロイドを使用せず，**抗胸腺細胞グロブリンまたは抗インターロイキン2受容体抗体**を使用する施設が多い．拒絶反応は心と肺で別々に

起こるため，心と肺と個別に検査をする必要がある．

F．成　績

心肺移植後の生存率はシクロスポリンの導入，3剤併用療法の採用に伴い向上したが，1年生存率70.1%，5年生存率51.4%で，心移植・肺移植に比して不良である．移植後早期死因は移植心機能不全，拒絶反応，感染症が，遠隔期死因は術後出血，肺障害など手術手技の困難さに起因するものが多く，遠隔期には移植心冠動脈病変，閉塞性細気管支炎，感染症が多い．前者二つは再移植しか有効な治療はない．

4．肺移植

A．現　況

臨床での最初の肺移植は1963年ミシシッピー大学のHardyによって行われたが，患者は術後短期間で死亡した．その後20年間に約40例の肺移植が行われたが，拒絶反応，気管支吻合部の縫合不全，肺静脈の血栓形成などの問題のため長期の生存例はなかった．1980年代に入り強力な免疫抑制薬（シクロスポリン）の出現したことと，肺静脈吻合法の改善，気管支吻合部の大網被覆などの研究が進み，1983年にトロントでCooperらが肺線維症の58歳の患者に右肺移植を施行し，これが最初の長期生存例となった．

その後は移植患者数も増加し，最近の集計ではすでに米国を中心に世界で3万例近い肺移植が実施されている．片肺移植は1人の提供者から2人のレシピエントを救うことができ，手術も比較的安全なため従来は片肺移植が多く行われていたが，最近は両肺移植の方が術後の成績がよいことから，両者はほぼ同数となり，したがってドナー不足は一層深刻になってきている（図16）．このため生体肺移植も行われることがある．

B．適　応

一般的適応指針としては，従来の治療に反応しない慢性進行性肺疾患で，肺移植以外に患者の生命を救う有効な治療手段がないものであり，肺移植医療を行わなければ残存余命が限定されると臨床医学的に判断される場合である．

1．原発性肺高血圧症
2．特発性肺線維症
3．肺気腫（α_1アンチトリプシン欠損症を含む）
4．気管支拡張症
5．肺サルコイドーシス
6．肺リンパ脈管筋腫症
7．アイゼンメンジャー症候群
8．びまん性汎細気管支炎
9．塵肺

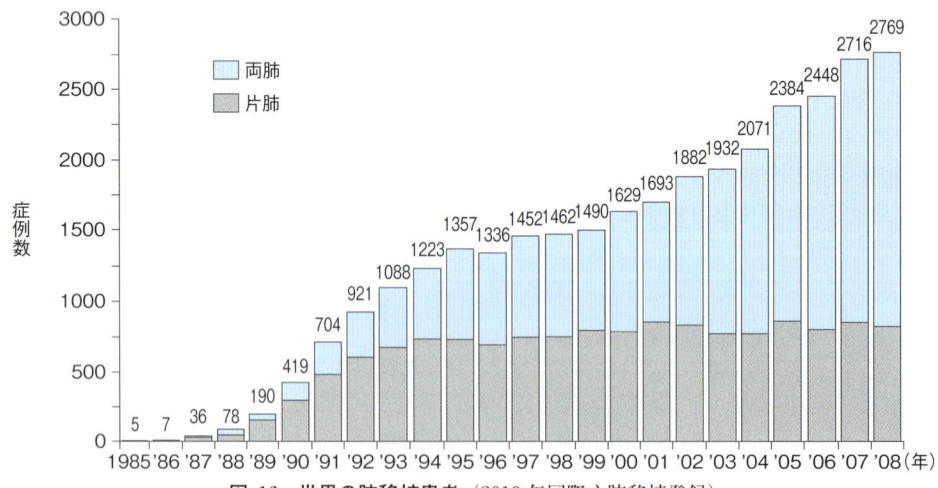

図16 世界の肺移植患者（2010年国際心肺移植登録）
(J Heart Lung Transplant. 29(10)：1083-1141, 2010)

10. 肺嚢胞症
11. その他肺移植適応判定委員会で承認する進行性肺疾患

レシピエントの年齢は片肺移植60歳，両肺移植55歳未満で，提供者とABO式血液型が一致または適合し，肺の大きさの差がおよそ20%以内であることなどが条件となる．欧米で2010年までに**片肺移植**を実施された主な疾患は，肺気腫（40.8%），特発性肺線維症（30.9%），α_1アンチトリプシン欠損症（6.2%），原発性肺高血圧（0.7%），嚢胞性線維症（1.8%）などである．**両肺移植**の主な疾患は，嚢胞性線維症（26.4%），肺気腫（26.4%），α_1アンチトリプシン欠損症（7.4%），原発性肺高血圧症（5.1%），特発性肺線維症（15.8%）などである．α_1アンチトリプシン欠損症と嚢胞性線維症は，わが国ではまれな疾患であり，肺移植の適応となることはほとんどない．また，わが国の肺気腫は喫煙による高齢者の肺気腫が多く，欧米のような肺移植の対象となる若年者の肺気腫は比較的少ないと思われる．また，両肺移植は感染性疾患に適応とされてきたが，片肺移植より両肺移植の方が成績がよいことから，今まで片肺移植が多く行われていた原発性肺高血圧などその他の疾患にも両肺移植が多く行われるようになった．

C．ドナー

肺移植のための臓器は，脳死提供者か健常な生体から提供を受けることになる．

脳死肺移植ドナーの条件は，全身性の活動性感染症やHIV感染，悪性腫瘍などがなく，そして移植する肺の機能が良好であることであり，そのためには，肺コンプライアンスがよく保たれていること，肺の酸素化能が維持されているなどである．**生体部分肺移植ドナー**は健常な提供者が2人必要であり，1人から右下葉の提供を受けレシピエントの右肺として移植し，もうひとりから左下葉の提供を受けレシピエントの左肺として移植する．生体部分肺移植を受けたレシピエントは，移植直後からそのガス交換を完全に移植肺に頼ることになるため，移植する二つの下葉の容量がレシピエントのガス交換に十分な容量（肺活量）でなければならない．

生体部分肺移植は1990年に米国Stanford大学でStarnes VAが，小児に母親の右肺上葉移植を実施し長期の生存を得たのが最初である．その後，両側生体部分肺移植が小児だけでなく成人にも行われるようになり，その成績は脳死からの移植に劣らないことが報告されている．

わが国では，脳死からの肺移植が行われない中で1998年10月に岡山大学でわが国最初の両側生体部分肺移植を実施し成功し，その後2011年6月末までに58例の生体肺移植が実施された．

D．脳死肺移植と生体部分肺移植の比較

脳死肺移植と生体部分肺移植を比べたとき，脳死からの肺移植は，十分な大きさの肺の提供を受けることができることであり，これは移植手術の安全性，術後の肺機能からも有利である．一方，生体部分肺移植の利点は，多くの場合，待機手術であるため十分な検査と準備が実施できること，ドナー肺の保存時間を短縮できること，近親者からの提供臓器は，脳死者である非近親者からの臓器に比べて拒絶反応が少ない可能性があることである．

しかし，その最大の欠点は健常なドナー2人の肺葉切除が必要であることである．

E．手術手技

脳死肺移植には，**片肺移植**，**両肺移植**，**両肺同時移植**の3術式があり，片肺移植は右または左肺のみを移植するもので，両肺移植は片肺ずつ分離して移植する方法（bilateral sequential lung transplantation），両肺同時移植（bilateral en bloctransplantation）は体外循環を用いて両側肺を同時に移植する術式である．以前は気管支吻合部の縫合不全と肺静脈吻合部の血栓形成が肺移植での頻度の高い合併症であったが，最近は気管支吻合部を大網で被覆するなどの処置を行わなくても縫合不全が発生することは少なく，また肺静脈の血栓形成も左房カフ法で吻合口が大きくできることからその発生は少ない．片肺移植は標準的後側方開胸で行われ，両肺移植は胸骨横切開開胸法（clamshell incision，図17）が用いられる．

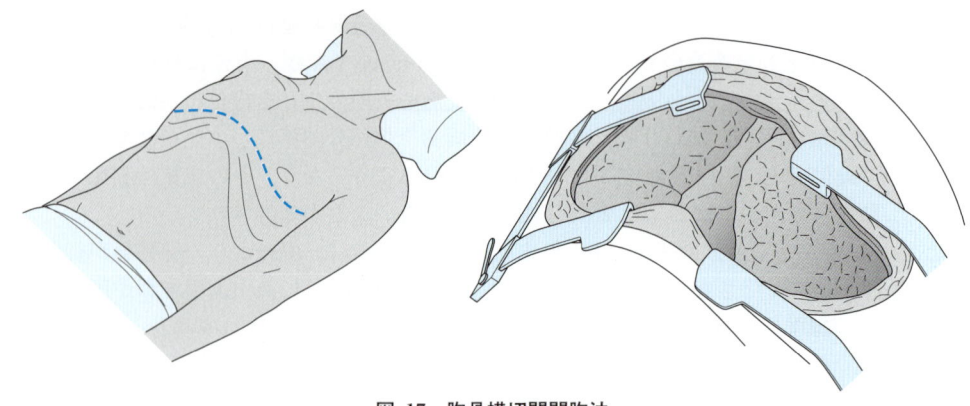

図 17　胸骨横切開開胸法
(Patterson GA and Cooper JD : General Thoracic Surgery, 4th ed. Williams & Wilkins, p.1075, 1994)

F. 成　績

術後の合併症としては，早期には移植肺の機能不全があり，感染症，長期的には閉塞性細気管支炎などがある．2010年末までの肺移植の手術成績としては全患者 24,936 例の 3 年生存率は 65.1％，5 年生存率 52.3％であり，片肺移植 10,869 例では 3 年生存率 60.0％，5 年生存率 48.3％であったが，両肺移植 14,055 例では 3 年生存率 67.3％，5 年生存率 57.5％と，片肺移植より両肺移植の方が術後成績が良好であった．

5. 肝移植

A. 現　況

肝移植は，死体肝移植（脳死後と心停止後の臓器提供）と生体肝移植（健康な人からの臓器提供）に分けられる．死体肝移植のうち心停止後からの肝移植は，欧米で少しずつ行われているが，わが国では腎移植（献腎移植と呼ばれている）で実施されているが，肝移植はこれからの課題である．死体肝移植は，欧米において肝疾患末期患者の救命的治療法として，1980 年代に確立・普及し，現在，世界では年間 1 万例以上が行われている．一方，わが国では 1989 年に生体肝移植が開始され，普及し定着してきた．死体肝移植（脳死後の臓器提供）は，1997 年に「脳死臓器移植法」が成立してから行われたが，その実施数は極めて少なかった．2009 年 7 月にいわゆる「改正臓器移植法」が公布され，現在着実にその実施数は増加傾向にあるが，欧米と比べて著しく少ない現状であり普及啓発活動が行われている．

表 8　肝移植の適応疾患

成人
　ウイルス性肝硬変（B 型，C 型）
　アルコール性肝硬変
　劇症肝炎
　原発性胆汁性肝硬変
　原発性硬化性胆管炎
　自己免疫性肝炎
　代謝性肝疾患
　肝悪性腫瘍
小児
　胆道閉鎖症
　劇症肝炎
　代謝性肝疾患
　肝悪性腫瘍

B. 適応と条件

肝移植の適応疾患はさまざまであるが，肝移植以外の内科的，外科的治療に限界があり，移植で救命できる場合に肝移植が行われる．表 8 に成人と小児の肝移植適応疾患を示す．

ウイルス性肝硬変の場合には移植後のウイルスの再感染が問題となるが，B 型肝炎ウイルスに対するラミブジン，C 型肝炎ウイルスに対するリバビリンなど抗ウイルス薬の進歩によって移植成績は改善してきている．

劇症肝炎の内科的治療成績は不良であり，とく

に亜急性型の内科的救命率は20％以下である．症状の進行が急速なため，緊急の肝移植が行われる．

代謝性肝疾患にはウイルソン病，高チロシン血症，高シトルリン血症，オルニチントランスカルバミラーゼ欠損症，α_1アンチトリプシン血症などがある．

胆道閉鎖症は乳児期に葛西手術（肝門部空腸吻合術）が行われるが，黄疸の改善しない患者，消化管出血をくり返す患者，肝硬変のため成長発育が不良な患者には肝移植が行われる．

肝悪性腫瘍は，成人においては肝癌，小児においては肝芽腫が大部分を占める．肝移植の長期成績は腫瘍の再発のために他の疾患群と比較して悪く，腫瘍の進行度を考慮して移植適応を決定する必要がある．

レシピエントの年齢制限は基本的に存在しないが，社会生活を考慮して70歳以下が妥当である．肝不全が進行して肝性脳症による脳神経障害が不可逆性の場合，敗血症や重症肺炎など感染症が重篤な場合には移植の適応から除外される．

死体肝移植ドナーの年齢上限は一般に65歳とされるが，肝機能が良好であればマージナルドナーとして65歳以上でも考慮する．生体肝移植ドナーにおいては，ドナー手術の安全性の面から60歳以下とするのが妥当であるが，まったく健康であれば60歳以上であっても考慮することがある．

C．手術手技

1．ドナー手術

肝の保存液の基本は高カリウム，低ナトリウムの細胞内液組成であり，UW（University of Wisconsin）液が（171頁，表2参照）が用いられる．UW液を用いた単純冷却保存で20時間以上の肝の保存も可能となったが，実際には12時間が安全域である．

①**死体ドナー手術** 死体患者の循環動態が安定しているときには，肝門部において肝動脈，門脈，胆管を十分に剝離した後に，大動脈と下腸間膜静脈から冷UW液で灌流し，下大静脈と横隔膜を付けたまま肝を摘出する．一方，死体患者の状態が不安定なときは，開腹後すぐに大動脈と下腸間膜静脈から肝を灌流した後に，周囲組織を付けたまま肝を摘出する．

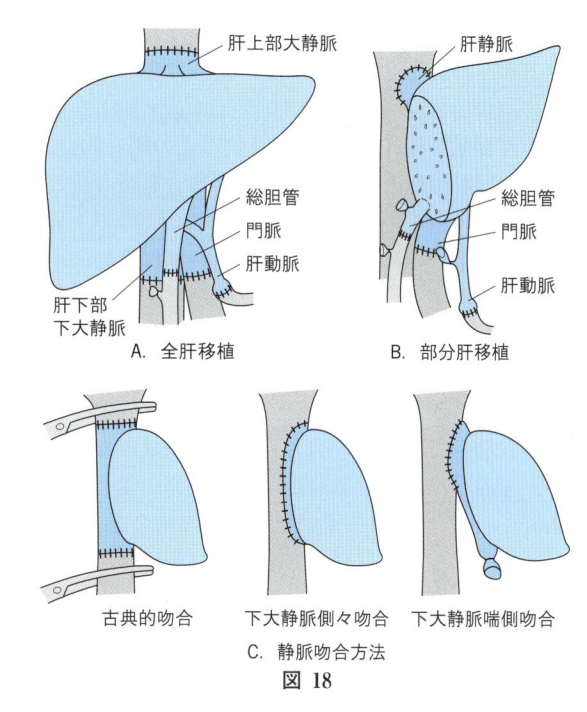

図18

通常の死体肝移植は全肝移植であるが，小児レシピエントに対して部分肝を用いる場合や（部分肝移植），成人レシピエントと小児レシピエントの2人に左右の部分肝を別々に用いる場合には（分割肝移植），肝を灌流摘出した後に体外（バックテーブル）で肝切離を行う．分割肝移植の場合には生体ドナー手術と同様に，死体ドナーの体内で肝切離を行った後に，肝を灌流摘出する場合がある．

②**生体ドナー手術** 生体肝移植におけるドナー手術は，肝血流を温存した状態での肝切除術である．レシピエントの体重を考慮して，外側区域切除，左葉切除，右葉切除を行う．すなわち，幼小児に対しては外側区域切除を，年長児や体の小さい成人に対しては左葉切除を，体の大きい成人に対しては右葉切除を行う．

2．レシピエント手術

レシピエント手術は全肝切除と血管吻合・胆管吻合からなる．死体肝移植におけるレシピエント手術は，全肝移植か部分肝移植，また下大静脈を温存するか否かによって区別される（図18）．全肝移植はドナーとレシピエントの間に体格の差がそれほどない場合に行われる．部分肝移植は成人ドナーと小児レシピエントのようにドナーの肝が

大きすぎる場合と，ドナー不足を補うために1人のドナーの肝を2人のレシピエントに用いる分割肝移植の場合に行われる．レシピエントの下大静脈を温存する術式では，下大静脈同士の側々吻合，あるいは肝静脈と下大静脈の端側吻合を行う．この場合には下大静脈血流を全遮断しないので，血行動態安定のため静脈バイパスの必要はない．一方，レシピエントの下大静脈を肝とともに切除して下大静脈吻合を行う古典的な方法では，静脈血の心臓への還流のためにバイオポンプを用いた静脈バイパスが必要である．

胆管吻合は胆管胆管吻合を，端々か側々で行うが，葛西手術後の胆道閉鎖や悪性腫瘍の場合にはRoux-en-Y空腸脚を用いた胆管空腸吻合を行う．

生体肝移植のレシピエント手術は下大静脈を温存した部分肝移植である．死体肝移植手術と異なる点の一つは，肝動脈吻合に際してドナー肝の肝動脈は左右の肝動脈のいずれかを用いなければならないので細い動脈を用いることになる．細い肝動脈の吻合には通常は手術用顕微鏡を用いたマイクロサージャリーテクニックが必要となる．もう一つの点はドナー肝の胆管は短い左右の胆管のいずれかであるため，Roux-en-Y脚を用いた胆管空腸吻合を行うことが多い．

D．術後管理と合併症

移植術後早期には通常の全身管理とともにドプラ超音波による肝血流評価のモニタリングが重要である．肝動脈，肝静脈，門脈いずれの血流障害に対しても迅速な処置が必要であり，処置が遅れると不可逆的な肝障害が生じる．

免疫抑制療法はタクロリムス（あるいはシクロスポリン）とステロイドの2剤併用で行うのが一般的である．感染症や免疫抑制薬の副作用を抑えながら拒絶反応を良好にコントロールするためにはタクロリムスやシクロスポリンの血中濃度モニタリングが重要である．拒絶反応は発熱や黄疸の増強など臨床症状と肝機能検査で疑われ，肝生検による組織検査で診断される．急性拒絶反応に対しては，ステロイドの短期大量投与（ステロイドパルス療法），タクロリムスの増量で治療するが，効果がない場合には抗CD3モノクローナル抗体投与を行う．

免疫抑制療法下にあるため細菌，真菌，ウイルスすべての感染症を合併する頻度が高い．とくに，外科的合併症をきたしたときは細菌感染症と真菌感染症に注意を，免疫抑制薬の増量時にはウイルス感染症と真菌感染症に注意が必要である．

6．小腸移植

A．現　況

小腸移植は他の臓器移植と比較して拒絶反応が強いため成績が劣っている．しかしながら，最近になって免疫抑制療法の工夫と周術期管理の向上で，症例が増えつつある．2009年における国際登録での患者数は2,038例であり，移植小腸の生着率は1年で80％前後，5年で60％弱である．しかし，生着している患者における移植小腸の機能は良好であり，80％の患者が中心静脈栄養から完全離脱している．

B．適応と条件

小腸からの栄養吸収障害のために栄養失調をきたしたり発育障害をきたす病態を小腸不全という．しかし，中心静脈栄養によって栄養障害や発育障害が改善されれば，小腸移植の絶対的な適応とはならない．中心静脈栄養による進行性の肝機能障害がある場合と中心静脈栄養のためのカテーテル留置が困難となった場合に小腸移植の適応となる．

小腸移植の適応疾患は，腸回転異常症における腸軸捻転や腸間膜動脈血栓症によって生じた広範な小腸壊死の原因により後天的に，あるいは先天的に小腸の長さが短い短腸症候群，小腸の長さは保たれているが広範囲型Hirschsprung病や先天性微絨毛萎縮などのように小腸の運動や吸収に障害がある機能性腸疾患，あるいはクローン病などの炎症性腸疾患，さらにデスモイド腫瘍やポリポージスなどの腫瘍性疾患である．

C．手術手技

小腸移植手術には小腸単独移植，小腸と肝の同時移植，腹腔内多臓器移植の三種類がある．同時

移植は進行性の肝障害を合併している患者に対して，多臓器移植は全消化管の機能性疾患や広範な腫瘍性疾患に対して行われる．

1．ドナー手術

小腸単独移植の場合には上腸間膜動静脈以下の小腸を摘出する．同時移植の場合には腹腔動脈と上腸間膜動脈を含む大動脈と上腸間膜静脈，門脈を付けて小腸と肝を摘出する．多臓器移植の場合には同様に腹腔動脈と上腸間膜動脈を含む大動脈と上腸間膜静脈，門脈を付けて小腸，肝，膵，胃，十二指腸を摘出する．UW液を保存液とし，単純冷却保存時間は10時間とされている．

2．レシピエント手術

小腸単独移植ではグラフトの動脈はレシピエントの大動脈に端側吻合する．静脈は門脈へ，あるいは下大静脈へ端側吻合する．グラフト小腸の肛門側は大腸と端側吻合した後に小腸瘻とし，術後の内視鏡検査をここから行う．

肝小腸同時移植，多臓器移植の場合に，動脈はレシピエント大動脈と端側吻合を行うが，静脈系は肝へ流入するので静脈吻合は下大静脈同士の吻合となる．

──付─生体小腸移植───────────

健康な人の小腸の一部を利用して行う移植であり，利用する小腸の長さは小腸全体の3分の1であれば移植後のドナー小腸機能は問題ない．

小腸グラフトの部位は，安全な血管吻合の立場から通常は回腸動静脈を含む下部回腸が選択されるが，回腸末端部と回盲弁はドナー側に温存する．

D．術後管理

免疫抑制療法はタクロリムス，ステロイドを基本として，他の薬剤を含めて3剤併用で行う．他の臓器移植と比較してタクロリムスの血中濃度はより高いレベルが必要である．

拒絶反応のモニタリングには内視鏡検査が必須である．高解像高倍率内視鏡所見と小腸粘膜生検の組織所見から拒絶反応の早期発見に努め，拒絶反応が軽度のうちの早期治療を行うことが肝要である．拒絶反応が進行すれば，治療による完全な回復が困難になるとともに，小腸粘膜脱落部から腸内細菌・真菌のトランスロケーションによる敗血症を合併し，一気に状態が悪化するからである．

拒絶反応の治療はステロイドの短期大量投与とタクロリムスの増量であるが，効果がなければ抗CD3モノクローナル抗体を投与する．

より強力な免疫抑制療法が必要であるため，感染症のリスクは高い．ウイルス感染症，とくにEBウイルス感染症とサイトメガロウイルス感染症に対する注意が必要であり，これら感染症の頻回のモニタリングとともに抗ウイルス薬の予防投与が必要である．

7．膵，膵島移植

膵移植には，血管吻合を伴う臓器移植と，組織移植すなわちラ島（ランゲルハンス島）だけを分離し移植するラ島移植がある．狭義の移植は前者であり，臨床的に行われるのは全膵を移植する膵移植が大部分である．膵は許容される温阻血時間や冷保存時間が短いので，膵移植では心停止ドナーではなくほとんどが脳死者からの移植である．また部分膵移植は手技的には可能であるが，ドナーの残膵は再生しないので，生体からの移植の対象とはなりにくい．

A．適　応

膵移植は，インスリン依存性の1型糖尿病患者（IDDM）がインスリン注射から離脱できる唯一の治療法である．IDDM糖尿病患者では，インスリン注射と厳重な血糖管理を行っても，HbA1c値は正常値より高いことが通常であるし，糖尿病性合併症（全身性合併症）を発症する患者も多い．しがって，膵移植によってのみ完璧な糖尿病コントロールが可能である点で，膵移植の意義は大きい．

膵移植の第一の適応は糖尿病性腎症である．大半の膵移植は腎移植と同時あるいは腎移植後に行われる．前者をSPK（simultaneous pancreas-kidney transplantation，膵腎同時移植），後者をPAK（pancreas transplantation after kidney）と呼ぶ．糖尿病性腎症の患者に対する膵腎移植では，移植後長期にわたって免疫抑制薬を服用しなけれ

ばならないが，透析療法だけではなくインスリン療法からも離脱できるので，患者に益することが多い．① SPK の方が血栓による生着不全が少ないこと，② 免疫学的に同時移植の方が有利なこと，③ 糖尿病性網膜症や神経障害など他の全身合併症の進行を抑える意味からも，SPK が選択されることが多い．一方，腎症発症前に膵移植を行うことを PTA（pancreas transplantation alone）と呼ぶが，SPK や PAK に比べてあまり実施されていない．PTA は理論的には理想的な治療法であろうが，実際には個々の患者が本当に腎症を発症するかどうかの予知や，免疫抑制薬の副作用などの問題もあるので，現在の PTA の適応は，血糖調節がきわめて困難な不安定型 IDDM 患者に限られている．

1．ドナーとレシピエントの条件

一般に理想的なドナーは若い脳死者である．心血管系の疾患や糖尿病，急性膵炎などの既往がなく，脳死にいたるまでの治療中に循環系の変動が少ないことが望ましい．50 歳あるいは 45 歳を年齢上限としている施設が多いが，体重 45 kg 以下では移植グラフトの動脈径が細く，血栓などの合併症をきたしやすい．レシピエントでも年齢が大きな問題である．45 歳を超えると，移植膵の生着率と移植後患者生存率が低下することが知られている．

2．移植手術数

膵移植は，これまで世界で約 20,000 例の報告があり，最近では年間 1,000 例以上行われているが，ほとんどが脳死ドナーからの移植で，膵腎同時移植は欧米では確立した治療法として日常的に行われている．一方，わが国では 2000 年 4 月に第 1 例目の脳死下膵移植（SPK）が行われて以降 2010 年 12 月末までの症例数は 86 例である．しかし，2010 年 7 月の改正臓器移植法施行後では半年間で 30 例の膵移植が行われ，手術件数の増加が期待される．

B．手術手技

膵移植は糖尿病治療を目的として行われるもので，膵外分泌は必要ではない．したがって膵液を

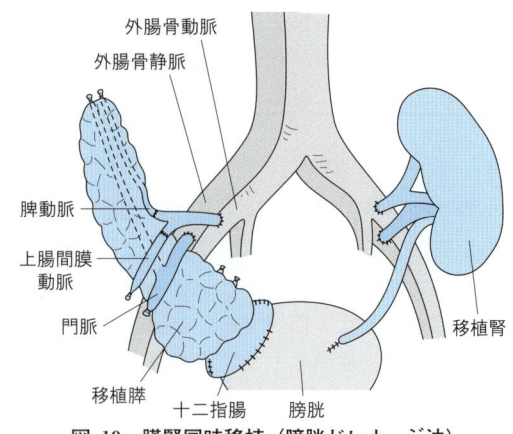

図 19　膵腎同時移植（膀胱ドレナージ法）

いかにドレナージするかが，手術手技の要点の一つである．膀胱ドレナージ法と腸管ドレナージ法が普及しているが，膀胱ドレナージ法による膵腎同時移植の手技を以下に記す．

移植膵は全膵を使う場合が多い．十二指腸の一部を膵につけてグラフトとする．移植部位は右腸骨窩（異所性移植）で左腸骨窩には腎を移植する．膵腎同時移植では，より虚血に弱い臓器である膵を先に移植する．血行再建は，ドナーの門脈とレシピエントの右外腸骨静脈を端側吻合し，ドナーの上腸間膜動脈・脾動脈とレシピエントの右外腸骨動脈を端側吻合する．動脈系は，移植膵採取後にベンチサージャリーで，ドナーの腸骨動脈を用いて上腸間膜動脈と脾動脈を一本化しておく．最後に，膵につけて採取した十二指腸とレシピエントの膀胱を吻合して，膵液を膀胱内へドレナージする（図 19）．

標準術式は膀胱ドレナージ法であるが，最近はより生理的な腸管ドレナージ法が増えている．それは，膀胱ドレナージ法では，① 排尿障害，② 血尿，③ 脱水，⑤ 代謝性アシドーシス（膵液中重炭酸塩イオンの喪失）など患者の術後管理上問題となる合併症があるからである．技術的な進歩により，最近は腸管ドレナージ法（膀胱の代わりに小腸とグラフト十二指腸を吻合）が増えてきている．

またグラフトの静脈系を腸骨静脈と吻合する術式では，インスリンが大静脈系に直接流入するので，非生理的な高インスリン血症をまねくことがある．したがって腸管ドレナージ法とあわせてグラフトの静脈をレシピエントの上腸間膜静脈と吻合する新しい術式も開発されている（図 20）．

図 20　門脈腸管ドレナージ法

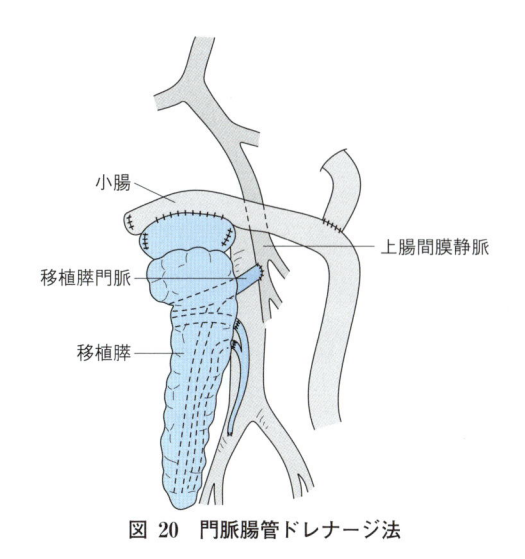

C．術後管理

1．免疫抑制法

膵腎同時移植の免疫抑制薬は，ciclosporin（CsA），azathioprine（Aza），ステロイドの三剤が主流であった．CsAにはラ島に対する毒性があり，最近はCsAに変えてFK-506（タクロリムス）が使われている．また最近では，mycophenolate mofetil（MMF）がAzaの代わりに使われている．現在主要な移植施設では，FK-506，MMF，ステロイドの三剤が標準的免疫抑制薬とされている．導入期には，抗リンパ球モノクローナル抗体（OKT3）も用いられる．

2．拒絶反応の診断

膀胱ドレナージ法の利点の一つは，尿中のアミラーゼ値を頻回に測定することにより拒絶反応の診断が比較的容易なことである．尿中アミラーゼ値の低下は移植膵機能低下を示すが，確実な拒絶反応診断は生検によらなければならない．腎の拒絶反応診断は膵より容易なので，膵腎同時移植では，腎の拒絶反応を指標とした治療は同時に膵の拒絶反応の治療となる．SPKのグラフト喪失率がPAKやPTAよりも低率なのはこのためである．腸管ドレナージ法が普及しつつあるが，膵単独移植（PAKとPTA）では拒絶反応の早期診断の観点から膀胱ドレナージ法が選択されることが多い．

3．成　績

移植膵の生着率は年々向上している．わが国での移植後生存率は5年で96％で，移植膵の1年，3年，5年生着率は各々，87％，81％，72％であり，欧米の成績と比較しても遜色ない．SPKの場合，移植腎の1年，3年，5年生存率も92％，92％，84％と良好で，患者の多くが社会復帰を果たしている．近年の移植膵生着率の向上は，免疫抑制薬の改良により拒絶反応が少なくなったことと，血管吻合部の血栓症などの技術的失敗が減少したことによる．

D．ラ島移植

ラ島移植には膵移植に比べ，①ドナー源が大きいこと，②分離したラ島を長期に凍結して保存できること，③外分泌液の処理を考慮しなくてよいこと，④門脈内注入により，異所性移植である膵移植と違い，高インスリン血症が防止できることなど，理論的には利点の多い方法である．しかし，①大量のラ島を採取する方法が確立しておらず，1個のドナー膵から分離したラ島だけでは，糖尿病患者をインスリンから離脱させるのに十分なラ島数が移植できないこと，②分離ラ島は拒絶を受けやすく，免疫抑制法が十分に確立していないことが欠点となっている．したがって，ラ島移植では，1年以上の長期インスリン離脱患者が少なく，研究段階の移植法で改善の余地が多い．

膵移植は，手術手技や術後管理法，免疫抑制薬の使用方法の改良などにより，移植膵の生着率は向上している．膵移植により患者がインスリン療法から離脱でき，QOLが著しく向上し患者の満足度は高い．しかし，手術成績の良好な施設においても，周手術期合併症発生率は決して低率ではなく，ドナー不足の問題もあり，手技的に簡単で安全なラ島移植が実現され臨床で普及することが望まれる．

8．骨髄，皮膚，角膜，異種移植

A．骨髄移植

造血系の機能不全ならびに悪性疾患に対し，根治と造血系再構築を目的として行われる．**造血幹**

細胞移植源としては，**骨髄幹細胞**，**末梢血幹細胞**，**臍帯血幹細胞**の3種類があり，骨髄移植はそのうち骨髄幹細胞を用いる移植法である．骨髄移植ではHLAの一致したドナーが望ましく，**自家骨髄移植**，**遺伝的適合同胞間骨髄移植**，骨髄バンクの仲介による**非血縁者間骨髄移植**が行われている．

適応疾患としては，重症再生不良性貧血，予後不良の骨髄異形成症候群，慢性骨髄性白血病，第一寛解期の予後絶対不良の急性白血病，第二寛解期以後の寛解期急性白血病，予後絶対不良の先天性疾患（先天性免疫不全症，先天性代謝異常症），その他にも悪性リンパ腫，多発性骨髄腫，乳癌，卵巣癌，睾丸腫瘍，神経芽細胞腫がある．

移植前処置として，移植の一週間前頃から，同種移植の場合にはレシピエントの免疫抑制を目的に，さらに悪性疾患の場合には腫瘍細胞の撲滅を目的に，大量の抗癌薬投与や全身放射線照射が行われる．先天的に免疫能を欠く重症複合免疫不全では，前処置を必要としない．再生不良性貧血，先天性代謝異常症，赤血球異常などの非腫瘍性疾患では，cyclophosphamideを投与あるいはcyclophosphamideに加えてbusulfanが投与される．白血病や悪性リンパ腫などの腫瘍性疾患では，cyclophosphamideに全身放射線照射10-12 Gyを加えた前処置が行われる．移植後の再発が懸念される患者やHLA不適合骨髄移植では，さらにcytosine arabinosideの大量療法が加えられることもある．

ドナーからの骨髄採取は手術室で全身麻酔下に行われる．骨髄穿刺針を用いて後腸骨稜から患者体重1 kg当たり10-15 mlを目標に骨髄を採取する．採取した骨髄は骨片や脂肪塊を除去するために濾過し，ABO式血液型不適合移植では，minor不適合の場合には血漿を除去し，major不適合の場合には赤血球を除去する．移植はドナーから採取した骨髄有核細胞 $3×10^8$/kgをレシピエントに経静脈的に輸注することで行われる．

移植後骨髄生着までの約1ヵ月の期間は，極度の無造血状態であるため，移植した造血幹細胞が生着・増殖するまで，**無菌室**での管理，腸管滅菌，抗生物質吸入，G-CSFの投与などにより感染を予防することが重要であり，適宜，輸血や血小板輸血による補充療法も必要となる．この時期には敗血症と単純ヘルペス口内炎がもっとも問題となる感染症であるが，その後もCMV（サイトメガロウイルス）感染，帯状疱疹，反復する気道や中耳の感染，ニューモシスチス肺炎などに注意しなければならない．前処置に用いる抗癌薬や放射線により，口内炎や胃腸障害などを合併し，長期間経口摂取が困難となることが多く，中心静脈カテーテル挿入による高カロリー輸液も重要な支持療法となる．

移植した同種骨髄中に含まれるリンパ球がレシピエントに対して起こす免疫反応である**GVHD（graft versus host disease，移植片対宿主病）**の予防にはCsA（ciclosporin）とmethotrexateの併用投与が行われる．最近ではFK-506（tacrolimus）がGVHDの予防にきわめて有効とされている．発症したGVHDの治療にはステロイドパルス療法やATG投与が行われている．GVHDは骨髄移植においては，避けて通れない合併症ではあるが，一方で，白血病における同種骨髄移植においては，軽度のGVHDを発症した方が，白血病の再発率が低くなり，逆に生存率もよくなることが観察され，GVL（graft versus leukemia）効果と呼ばれている．

自家骨髄移植は，抗癌薬や放射線に感受性が高い悪性腫瘍で，骨髄中に腫瘍細胞がなく，大量の骨髄採取が可能な患者が適応となる．患者自身の骨髄を採取保存した後に，骨髄抑制を気にすることなく強力な抗腫瘍治療を行い，保存しておいた骨髄を輸注して造血能の再建を行う治療法である．同種移植と異なり，拒絶反応やGVHDの心配は無いが，移植骨髄中への腫瘍細胞の混入には注意しなければならない．

骨髄採取における全身麻酔に伴うドナーのリスクを回避できる点においても，最近では骨髄移植にかわって，次に述べる**末梢血幹細胞移植**や**臍帯血幹細胞移植**が注目されている．

1．末梢血幹細胞移植

造血幹細胞は骨髄だけでなく末梢血にも少数ながら存在することが知られていたが，とくに化学療法後の骨髄回復期には一過性に増加することが明らかになった．さらに，その際に造血因子（G-CSF）を投与すると幹細胞の骨髄からの動員が促進されることも判明した．そこで，骨髄から末梢血に動員される幹細胞を血球成分分離装置により

大量に採取保存し，大量化学療法後などに喪失した自己の造血機能の再回復に使用されている．この方法は自家骨髄移植による治療と同一原理であり，適応や方法もほぼ同じである．さらに健常人のHLA適合ドナーから提供される同種末梢血幹細胞移植も開発され，治療原理や移植方法は同種骨髄移植と同じように実施されている．

2．臍帯血幹細胞移植

臍帯血にも造血幹細胞が含まれることが明らかとなり，造血幹細胞移植源として用いられている．臍帯血の造血幹細胞量は骨髄や末梢血に比べて少ないが，未分化で増殖能の高い幹細胞が多く，含まれるリンパ球は免疫能が未熟であるため，GVHDの重症化は少ないとされている．臍帯血幹細胞移植の利点は，これまで廃棄されていた臍帯血の使用によりドナーの負担が不要であること，またGVHDが比較的軽いのでHLA抗原不一致のドナーからの移植も行えることがある．一方，移植後の好中球や血小板の回復が同種骨髄移植に比べて遅く，採取可能細胞数が限られるため体重の少ない小児例を中心に実施されている．

3．骨髄バンク

造血幹細胞移植療法のために公的骨髄バンクが1992年に設立され，非血縁者間骨髄移植を目的として提供者と患者の登録，コーディネイトや啓蒙活動が行われるようになった．2010年までにドナー登録は36万人以上となり，10,000人以上の移植が行われているが，いまだにすべての移植希望者にドナーが見つかる状況ではなく，さらなる整備と充実が望まれる．

臍帯血バンクは各地域の臍帯血バンクが1998年につながり，日本臍帯血バンクネットワークが結成された．臍帯血移植実施患者は急速に増加していることより，さらに多くの臍帯血保存を目標として各バンクの組織の充実が計られている．

造血幹細胞移植源はこれまで述べたように多様であり，今後これを推進すべき公的バンクの理想的な発展が移植を必要とする患者の救いの手となるであろう．

B．皮膚移植（45頁参照）

皮膚移植は皮膚欠損部に対する治療法であるが，移植した皮膚の生着を目的とする場合と一時的な被覆効果を目的とする場合がある．

自家移植は外傷や手術などで生じた皮膚欠損部を，拒絶反応の心配のない患者自身から採取した皮膚片で修復し永久生着させようとするものであり，**遊離皮膚移植**と血行の連続性を保った**有茎皮膚弁移植**とがある．

広範囲の熱傷の場合には自家移植は不可能であり，人工物やブタ，ウシなどの**異種皮膚**がヒト皮膚の代用物として用いられることがある．これらは，一時的に創部を被覆し，体液の漏出・不感蒸泄の抑制と感染の予防を目的としている．

スキンバンクの普及により，生体により親和性が高い被覆材として**死体凍結保存同種皮膚**が使用可能となってきた．同種移植であるため永久生着は期待できないが，2～3週間の良好な被覆効果があり，さらに組織成長因子を放出し創傷治癒を促進して上皮化の環境を整えることができる．この時間を利用すれば**自家上皮培養皮膚**を培養作成することが可能である．死体同種移植により整えられた創部に上皮培養皮膚移植を行えば，広範囲の熱傷患者の救命も可能となってきている．

C．角膜移植

角膜移植手術には全層移植，表層移植，深部表層移植，角膜上皮形成術，輪部幹細胞移植など種々の術式があるが，**全層角膜移植術**は適応範囲も広く，施行頻度の高い最も基本的な術式である．適応疾患には角膜白斑，角膜変性，円錐角膜，水疱性角膜症などがある．

アイバンクでの提供された**同種角膜**の保存法としては，2～3日と短期保存の**全眼球保存**と，2週間程度保存可能な**強角膜保存**があるが，最近ではより長期に保存できる強角膜保存が多い．

同種角膜移植においても拒絶反応はもっとも注意すべき合併症であるが，他の臓器移植に比較すればその頻度は低く，コントロール可能なことが多い．角膜は血管を欠いていること，またFasLを発現していることなどから免疫学的攻撃を受けにくいためと考えられている．拒絶反応の予防対

策として，副腎皮質ステロイド薬やCsAの全身投与ならびに点眼による局所投与が行われる．

同種角膜の提供を待つことなく，拒絶反応の心配も不要である**自己角膜回転移植**も患者により選択される．瞳孔領の混濁した角膜眼に対して，同一眼の透明な部の角膜を回転移植して瞳孔領を透明にする術式である．

D．異種移植

異種移植（xenotransplantation）とは，種族の異なる2者間で行われる移植のことである．同種移植におけるドナー不足の解決策として期待されている．

1．Concordant異種移植

異種移植においては同種移植に比較して強い拒絶反応が起こると考えられているが，近縁な種族間（concordant）の異種移植の場合には，同種移植における拒絶反応と類似し，強化免疫抑制療法で対処可能とされている．バブーンやチンパンジーからヒトへの移植がこの組み合わせに相当し，腎移植，心移植，肝移植における成功例も報告されているが，いまだ満足すべき成績ではない．免疫抑制の強化に伴う感染症などの合併症が障害となっており，さらに有効な免疫抑制薬や抑制法の開発が必須である．長期生着が得られたとしても，種差に基づく種々代謝経路の違いによるヒトへの影響や，ヒトとは寿命の異なる異種動物からの移植臓器自体のレシピエント内での寿命など，解明すべき問題が多い．さらに，これら霊長類をドナーとして使用するには，繁殖能や動物愛護上の問題がある．

2．Discordant異種移植

臨床異種移植におけるドナーとして現在のところもっとも有望視されているのはブタである．しかし，ブタからヒトのようにかけ離れた種族間（discordant）の異種移植における拒絶反応は迅速かつ激烈な反応であり，現在のところ有効な抑制方法は確立されていない．この反応は**超急性拒絶反応**（hyperacute rejection）と呼ばれ，移植後数分から数時間と急速にグラフトの機能が停止する．レシピエントに存在するドナー抗原に対する既存抗体（**自然抗体**）がグラフトの血管内皮細胞上の異種抗原と結合し，補体依存性の細胞障害が急速に進行して血液凝固系が賦活化され，血栓が形成されグラフトへの血流が途絶するためと考えられる．この反応は補体活性化における**古典的経路**（classical pathway）によるものであるが，種族の組み合わせによっては抗体が関与しない第2経路（alternative pathway）による補体活性化が主要な役割を果す場合もある．超急性拒絶反応を克服しても，さらに遅延型拒絶反応や細胞性免疫を阻止しなければならないが，ブタからヒトへの臨床異種移植を実現するには，まずこの超急性拒絶反応の壁を乗り越えなければならない．

さらに，ブタゲノム上に**レトロウイルス遺伝子**配列が確認されたことから，ブタからヒトへのウイルス感染の可能性については，詳細な調査が必要である．

3．超急性拒絶反応制御の試み

超急性拒絶反応を制御するには，異種抗原と自然抗体との結合を阻害し，さらに補体系の活性化を抑制することが必要である．

1）自然抗体の中和・除去

レシピエント血漿中の自然抗体の中和あるいは除去が有効であると考えられる．ヒト自然抗体が認識するブタ異種抗原の主要エピトープは糖鎖末端のGalα1-3Gal構造（αGal）である．そこで，オリゴ糖Galα1-3Gal，αGal6，αGal2をレシピエントに持続注入し抗体を中和する方法，これらオリゴ糖のカラムを用いてレシピエント血液を灌流し抗体を吸着除去する方法などが検討されている．

2）異種抗原の制御

異種抗原であるαGalの合成を阻害する方法が考えられている．αGalは合成酵素であるα1,3GTによりN-アセチルラクトサミンの非還元末端にガラクトースが転移されることにより生じる．ドナーのα1,3GTの遺伝子をノックアウトすることがαGalの発現抑制にとってもっとも確実な方法であるが，そのためにはブタにおけるES細胞の樹立ならびに核移植術の確立が必要である．

α1,2FT遺伝子を導入したトランスジェニックブタでは，α1,3GTの反応が競合的に抑制され，αGalの発現を低下させることができる．

3）補体系活性化の抑制

レシピエントに対し補体抑制物質を投与する方法，ドナーであるブタにヒト補体抑制分子の遺伝子を導入する方法が考えられる．

complement receptor type 1（CR1）は，C3bおよびC4bに結合することで補体活性化の古典的経路ならびに第2経路をブロックすることができるとされている．コブラ毒素も強力な補体抑制物質として注目されている．

ヒトの補体活性を抑制する蛋白 CD46（membrane cofactor protein；MCP），CD55（decay accelerating factor；DAF），CD59（homologous restriction factor；HRF）などの遺伝子を導入したトランスジェニックブタの作成が試みられている．ブタ血管内皮細胞におけるヒト補体活性抑制蛋白の発現が確認され，反応時間の延長が認められている．

以上のごとく，異種移植においては，拒絶反応のコントロール，ドナーからヒトへの病原体移入の危険性，動物愛護などさらに解決すべき問題も少なくない．

15 人工臓器とME

A 人工臓器

　生体の機能不全に陥った臓器を置換して根本的に治療する置換外科には，臓器移植と人工臓器とがある．現在臨床に応用されている人工臓器は医用工学の目覚ましい進歩にもかかわらず，まだ完全なものは少なく，今後の研究開発が必要な分野である．

1．人工臓器の分類

　脳，一部の内分泌器官および消化管を除いてほとんどすべての臓器の人工臓器が研究され，その一部はすでに臨床に応用されている．

　人工臓器はいろいろな見地から分類が試みられている．人工臓器の最終目標は長期にわたりその対象臓器を完全に代行し，さらに装置を小型化して体内に内蔵することである．機能の代行の完全さ，代行時間の長さ，あるいは内蔵化などの総合的見地から考えられた分類法が理解しやすいので表1に示す．

2．人工臓器に用いる材料

　人工臓器は生体にとっては異物であるので，生体反応の少ない**人工材料**を用いることが大切である．人工臓器に用いられる人工材料の種類には，①**金属材料**，②**有機材料**，③**無機材料**，④**複合材料**，⑤**生体材料**があり，それらが加工され組み合わせられて人工臓器として用いられている．人工材料の要件として，①生体適合性がよい，②発癌性がない，③毒性がない，④消毒ができる，⑤生体内でその機能が発揮する，⑥劣化しにくい，などがあげられる．

A．人工材料の種類

　①**金属材料**　ステンレス，チタン，形状記憶合金など

　②**有機材料**　再生セルロース，ポリプロピレン，ポリエチレン，ポリメチルメタクリレートなど

　③**無機材料**　ヒドロキシアパタイト，カーボン，アルミナ，ジルコニアなど

　④**生体材料**　同種または異種の組織を処理して用いる．異種組織は免疫力を低下させるためグ

表1　人工臓器の分類

第1群	すでに半永久的に生体内に内蔵されていて，十分に目的の臓器の機能を代行し，ほとんど生体の組織の一部と化しているもの	人工血管・人工心膜・人工弁・人工骨・眼内レンズ・人工乳房など
		人工食道・人工気管 人工尿道・人工膀胱
第2群	長期間にわたり，目的の臓器の機能の代行は可能であるが，現在，その装置は大型で体外にあり，近い将来に小型化され，生体内への内蔵化が考えられるもの	人工腎臓・人工心臓・人工肺・人工膵臓
第3群	現在，目的とする臓器の機能の部分的，あるいは一時的な機能の代行に成功しているが，将来，長時間の代行を目的として研究が行われているもの	人工子宮
第4群	目的とする臓器の機能が複雑なために，最近ようやくその研究が始められたもの	人工肝臓

ルタルアルデヒド処理などをほどこす．現在，ブタ心臓弁，ウシ心膜などが用いられている．また，生体組織から精製されたコラーゲンも生体反応が少ない材料として，人工血管や人工皮膚に用いられている．

⑤ **複合材料** 金属，無機，有機，生体材料の2種類以上から成る素材．

B．材料の生体内での劣化

人工臓器に使用される材料は長期間の使用や生体との反応で劣化をきたす．① 摩擦，衝撃，繰り返し屈曲などによる **機械的劣化**，② 材料の溶出，生体物質の吸着などによる **物理化学的劣化**，③ 有機材料の加水分解反応などによる **化学的劣化** などがある．

3．人工心肺装置

心臓と肺の機能を同時に代行する時に用いる機械装置を人工心肺装置（heart lung machine）という（図1）．この血液ポンプと，人工肺，回路，熱交換器，フィルターなどを組み合わせて **体外循環**（extracorporeal circulation）を行う．

A．血液ポンプ

血液ポンプには3種類ある．

1）ローラー型ポンプ

弾性をもつチューブをローラーが回転しながらしごき，血液を一定方向に送るポンプである（図2）．

利点：① 操作が簡単である．② 血液駆出量の調節が正確である．

欠点：① 血液の流れは定常流に近い．② ローラーがチューブを圧迫閉鎖する度合が強いときは血球破壊を起こし，不完全の時は血液の逆流が起こる．

2）拍動流ポンプ

血液の流れに拍動を付けるために考えられたポンプで，現在ではローラーの回転を制御するローラー制御方式による拍動流ポンプが一般的である．

利点：生理的循環に近い拍動流が得られる．

欠点：装置の構造が複雑で，操作が難しい．

3）遠心ポンプ

血球破壊がもっとも少ないポンプとして開心術の送血ポンプのほかに，経皮的心肺補助（percutaneous cardiopulmonary support；PCPS）や呼吸補助（extracorporeal membrane oxygenation；ECMO）の血液ポンプとして用いられている（図3）．

利点：① 血球破壊が少ない．② 長時間の使用が可能である．

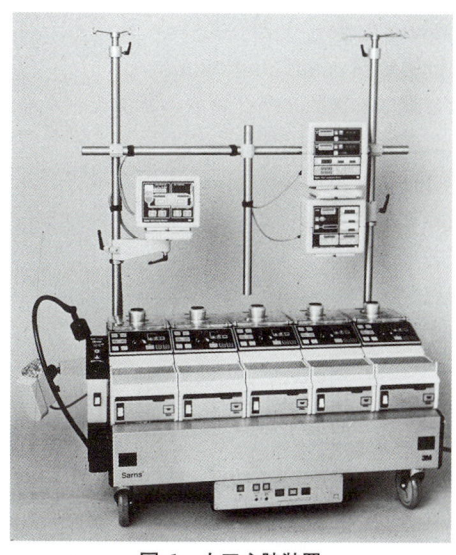

図1　人工心肺装置

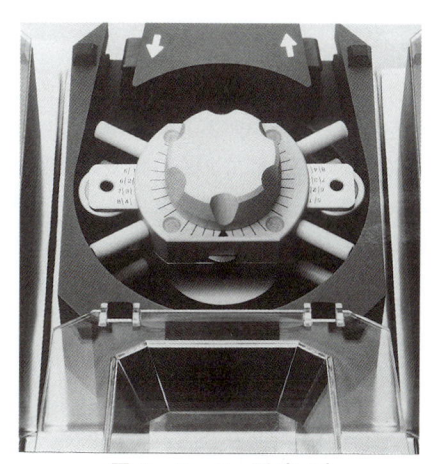

図2　ローラー型ポンプ

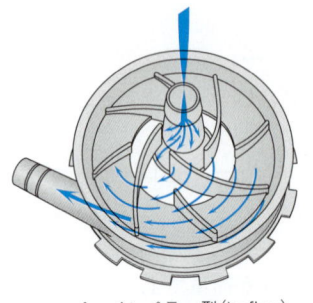

A. インペラー型（isoflow）

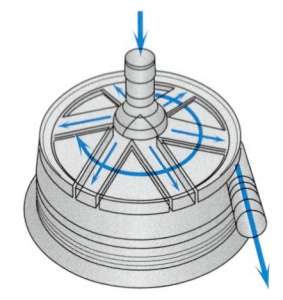

B. 直線流路型（CAPIOX）

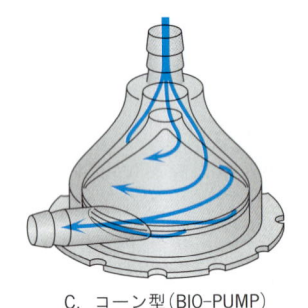

C. コーン型（BIO-PUMP）

図3 遠心ポンプの構造の種類と血流

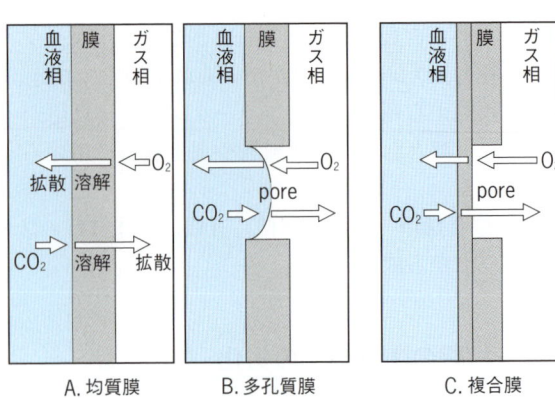

A. 均質膜　B. 多孔質膜　C. 複合膜

図4 透過膜の種類によるガス透過機構

欠点：①定常流である．②後負荷により回転数が同じでも流量が変化する．

4．人工肺

歴史的には人工肺はスクリーン型，気泡型および膜型人工肺の3種類があるが，現在では**膜型人工肺（ECMO）**が主流である．膜型人工肺の特徴は他の人工肺と異なり，血液とガスがガス透過膜を介して血液酸素化が行われるため血球や血漿など血液に対する影響が少ない．

A．ガス透過膜の種類

膜型肺のガス透過膜には均質膜，多孔質膜，複合膜の3種類がある（図4）．

1）均質膜 dense membrane

シリコン膜からつくられガスがいったん膜に溶解して血液相とガス相のガス交換を介助する．

利点：①血漿漏出（serum leakage）がなく，長時間の使用に適する．②組織適合性がよく，血液破壊が少ない．

欠点：①ガス交換能が悪い．②ガス交換能をよくするために薄膜にすると脆弱になる．

2）多孔質膜 microporous membrane

多孔質膜は膜自体に多数の小孔（0.03〜0.07 μm）を有し，気体分子が通過して直接血液と接触してガス交換が行われる．その代表的なものはポリプロピレン膜で均質膜に比べるとガス交換能がよい．

利点：ガス交換能が他の膜に比べてもっとも優れている．

欠点：長時間使用（6〜8時間）にて血漿漏出（serum leakage）をきたす．

3）複合膜 compound membrane

複合膜は均質膜と多孔質膜の特徴を生かし，欠点を改善する目的で開発されている．多孔質膜にシリコンコーティングをしたものや緻密層と多孔質層の2重構造ポリオレフィン膜を用いたものなどがある．

利点：PCPS，ECMOなどの長時間使用によい．

欠点：高価である．

B．構　造

膜型肺の構造には3種類があり，現在は**中空糸外部灌流型**が主流である（図5）．

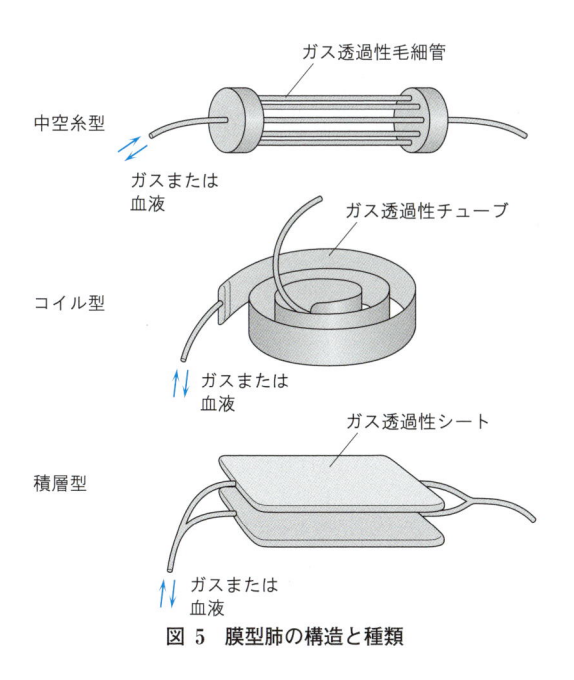

図 5　膜型肺の構造と種類

1）積層型 plate type
シート状の透過膜を上下に重ねた構造を持つ．
2）コイル型 coil type
透過膜をコイル状に巻いた構造である．
3）中空糸型 hollow fiber type
中空糸（内径 200 μm の中空管）を束ねて両端を固定した構造を持つ．血液が中空糸の中を流れる内部灌流型と血液が中空糸の外を流れる外部灌流型があり，後者は圧損失が少ないため現在の主流である．

5．ペースメーカ

徐脈性不整脈に対して心臓に電気刺激を与えて心収縮を行わせる装置をいう．

ペースメーカは心臓の電気活動を感受（センシング）し，電気刺激を心臓に送る電極リードとリチウム電池を含む刺激発生装置（ジェネレーター）からなる．電極リードは心表面に留置するものと経静脈的に心内膜側に留置するタイプがあり，刺激発生装置は自己心拍に関係なく刺激を発生する**固定レート型**と現在基本となっている自己心拍をセンシングしながら電気刺激を発生する**デマンド型**がある．装置は体外式とすべてを体内に埋め込む植え込み型がある．

▶**適応**　完全房室ブロック，徐脈頻脈症候群（sick sinus syndrome），徐脈性心房細動など．

■**ペースメーカ不全**

正常に作動しなくなるのをペースメーカ不全（pacing failure）という．
①電極が心内膜から離脱したり，リードが断線する．
②骨格筋攣縮刺激をセンシングして不規則な刺激を発生する．
③電磁波を発生するところでは電磁干渉を受ける．

6．人工血管

固有の血管の代わりに血液導管の役目をするものを代用血管といい，その中で人工材料（ダクロン，テフロン，ePTFE）で作られたものを**合成人工血管**という．

A．人工血管の基本構造

1．編織構造と有孔度 porosity

人工材料の繊維の編織形式には**平織り**（weaven）と**メリヤス編み**（knitted）があり（図 6），その特性は表 2 に示す．編織構造の人工血管は**有孔度表示**がされているが，これは 120 mmHg の加圧下に人工血管 1 cm^2 当たり 1 分間に通過する水

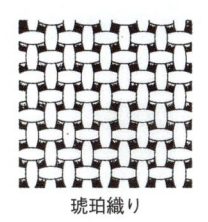

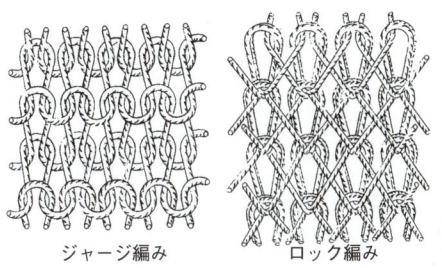

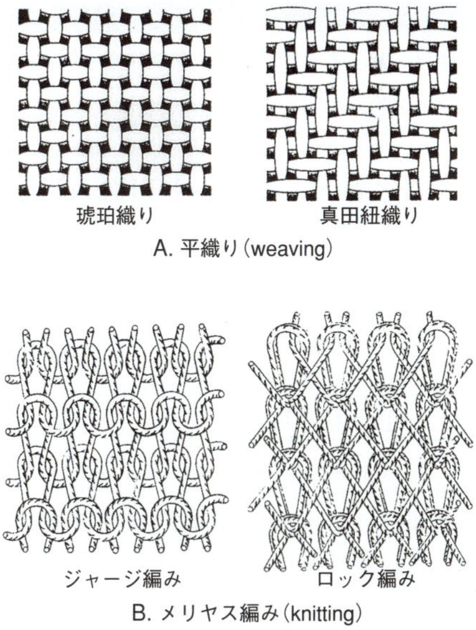

図 6　合成人工血管の編織構造

表 2 編織構造と特性

編織構造	特性	有孔度	器質化
平織り (weaving)	線維間隔が狭く密 伸展性 大 断端ほつれやすい 縫合しにくい	小	遅い
メリヤス編み (knitting)	線維間隔が長く粗 伸展性 小 断端ほつれにくい 縫合しやすい	大	速い

表 3 人工血管移植後の器質化の過程

時期	器質化の過程
移植直後 (血流再開～数分)	血液成分が人工血管の編み目より漏出し，周囲に血漿蛋白の吸着，血球成分の沈着が起こる．
早期変化 (数日)	周囲組織より線維芽細胞が入り込んで人工血管内・外の血液凝固層を置換し，フィブリン膜が形成される
器質化 (2-3ヵ月～数ヵ月)	炎症性細胞浸潤は消失し，肉芽組織は線維化され膠原線維で被覆される．人工血管の外側は結合組織が，内側は新生内膜がおおう
退行変性 (1年以上)	人工血管の新生内膜の石灰化，血栓形成などがみられ，まれに瘤様拡大をきたす

分量を ml (H₂O)/cm²/分で示したものである．高有孔性の人工血管は血液漏出を防ぐため使用前に自己血液などにて precloittng が必要であったが，最近はコラーゲンやゼラチンを織り目間隙に滲透させて血液のまったく漏出しない加工が施された人工血管が開発され，術中の出血量が激減して手術成績も向上した（図7）．

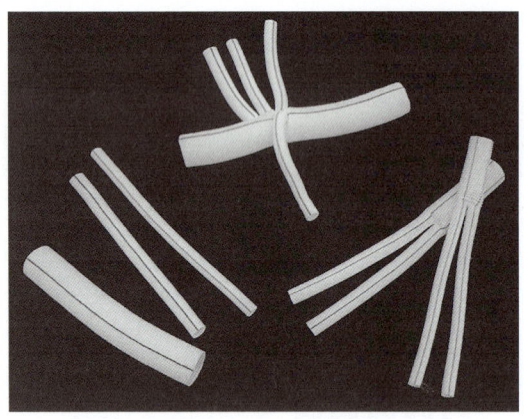

図 7 ゼラチンコーティング合成人工血管

2．微多孔質人工血管—ePTFE 人工血管

フッ素系重合体である polytetrafluoroethylene を延伸加工したもので通水性はなく有孔度は小さいが，器質化が不良であることが欠点である．

B．人工血管の組織治癒

人工血管の理想的な組織治癒は内側に抗血栓性の線維性組織による被膜が形成され，外側に生体と適合する線維性組織による被膜を形成し，早く完全に生体内に取り込まれることである．その過程を表3に示す．

C．人工血管の適応

①動脈瘤，②閉塞血管のバイパス，③一時的シャントなどが適応となる．

D．血管内ステント

1964 年，Oregon 大学の放射線医 Dotter が動脈硬化性の大腿動脈閉塞に対してガイドワイヤー誘導下にカテーテルを用いて病変部を拡大する方法を報告して以来，経カテーテル的血管内手術の研究が発展し，1974 年 Andreas Gruntig がバルーン付きカテーテルを用いて経皮的血管形成術（percutaneous transluminal angioplasty；PTA），さらに 1977 年経皮的冠動脈形成術（percutaneous transluminal coronary angioplasty；PTCA）を成功させた．しかし，狭窄閉塞病変部がバルーン拡張されても再狭窄のため長期間の開存が得られにくいことから，その解決策の一つとしてステンレススチール製のコイルバネを挿入して内腔の支持（splint）を試みたことをきっかけに，拡張力の強いステンレス鋼や，温度差によって強度を可変できるニッケル・チタニウム形状記憶合金（nitinol）の金属コイルを用いて外科的侵襲なしに血流改善が得られることが報告された．これ以降ステントの改良開発が行われているが，現在臨床で血管内に用いられているステントは金属製のメタリックステントがもっとも多い．

メタリックステントは，ステント自体が拡張力

を持つ自己拡張型（self expandable，図8）と，ステント自体には拡張力はなく，バルーンカテーテルを使用して拡張させるバルーン拡張型（balloon expandable，図9）の2種類に大別される．さらに，ステント自体が柔軟で自由に屈曲する柔軟型（flexible type）と，硬くて曲がらない硬直型（rigid type）に分けられ，その代表的なステントは（表4）に示す．

メタリックステントの適応症は，①冠動脈疾患，②ASOなど末梢血管疾患，③食道，胆道，気管・気管支などの狭窄病変である．

■ステントグラフト

血管内ステントはそれ自体では出血を伴う血管の補強にはなるが，出血の制御や動脈壁が脆弱になった動脈瘤に対する治療には不十分である．そこで1986年Alexander Balkoによってステントを化学繊維織布で被覆したステントグラフトを用いた研究が報告されて以来，種々のステントグラフトが開発され，現在多くの重要分枝動脈に関係しない位置にできた動脈瘤の治療に応用されるようになってきた．しかし動脈瘤の形状は多種多様のため企業製造の一定の形状のステントグラフトでは適応範囲が限定されるため，施設によっては自作のステントグラフトで治療を行っているところもある．表5はこれまでに市販されたステント，被覆人工血管，グラフト径を示す．

ステントグラフトの適応症は，①胸部大動脈瘤，②腹部大動脈瘤などである．

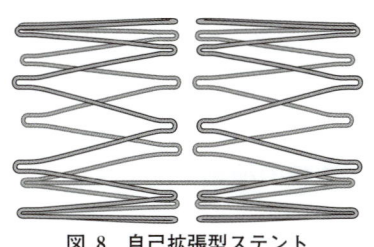

図8　自己拡張型ステント（original Z-stent）

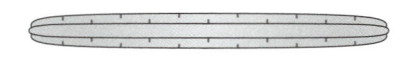

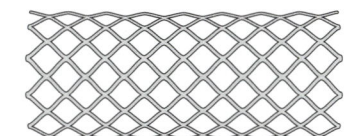

図9　バルーン拡張型ステント（Palmaz stent）

表5　ステント，被覆人工血管，グラフト径（企業製造）

商品名	ステント材質	人工血管	グラフト径
Ancure	ステンレス	ポリエステル	20〜26 mm
Vanguard	ニチノール	ポリエステル	22〜26 mm
TALENT	ニチノール	ポリエステル	18〜38 mm
EXCLUDER	ニチノール	PTFE	
Power Web System	ステンレス	PTFE	26 mm
AneuRx	ニチノール	ポリエステル	20〜28 mm
Zenith AAA	ステンレス	ポリエステル	

表4　ステントの種類

	硬直型（rigid type）	中間	柔軟型（flexible type）
自己拡張型（self expandable）	Gianturco Z-stent modified Z-stent	spiral Z-stent Memotherm stent Symphony stent	Wallstent
バルーン拡張型（balloon expandable）	Gianturco Z-stent modified Z-stent		Strecker stent Cordis stent

7．人工弁

人工弁には機械弁と生体弁とがあり，**機械弁**にはモノカスプ弁とバイリーフレット弁がある（図10）．**生体弁**にはグルタールアルデヒド処理したブタ大動脈弁とウシ心膜弁の異種生体弁と死体から摘出し凍結保存された同種生体弁がある．

機械弁を植え込まれた患者は人工弁周囲に形成される血栓を予防するために終生抗凝固薬（warfarin）の投与が必要であるが，生体弁では整脈であれば不要である．生体弁は経時的に弁葉の破壊（穿孔，亀裂）や年少児では石灰化を起こしやすい．

▶**適応** 心臓弁膜症
▶**合併症** ①血栓塞栓症，②弁機能不全，③溶血，④人工弁感染

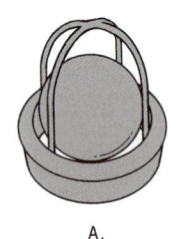

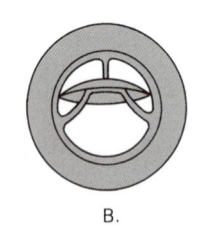

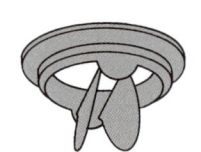

図10 種々の機械弁
A：ボール弁 B：モノカスプ弁 C：バイリーフレット弁

8．人工腎臓

腎機能が荒廃した患者に対して，患者血液を微細孔（マイクロポア）を有する高分子膜を介して透析液との間で濃度勾配を利用し，排泄されない有害物質（尿素窒素，クレアチニン，NaCl，K，リン，β_2-ミクログロブリンなど）や水分を拡散または濾過をして除去する目的で作られたものである．

A．人工腎臓の構成

①**ブラッドアクセス** 前腕皮下動静脈瘻が頻用される．
②**透析器** 従来は再生セルロース膜が用いられていたが，生体適合性，アルブミンより小さな蛋白質除去，および水分の除去が不良なことから，最近では合成高分子膜（ポリスルホン膜，ポリアクリルナイトレート膜など）の中空糸透析器が用いられている．
③**透析液** 重曹をアルカリ化薬として用いる重曹透析液を用いる．
④**抗凝固薬** ヘパリンを用いる．手術直後などでヘパリンを使用すると出血が起ることが危惧される場合にはFOYやフサンも使用される．
⑤**コンソール** 透析装置
⑥**持続監視装置** 患者監視および体液量のモニター

B．人工透析の種類

①**血液透析** hemodialysis（HD） 低分子物質除去に適する．
②**血液濾過** hemofiltration（HF） 中分子物質除去に適する．
③**血液透析濾過** hemodiafiltration（HDF） 低中分子物質除去に適する．
④**CHDF**（continuous hemodiafiltration）血液濾過透析を持続的に行う．
⑤**CAVH**（continuous arterio-venous hemofiltration） 自己動脈圧で濾過を動静脈間で長時間行う．
⑥**CHF**（continuous hemofiltration） CAVHをポンプで行う．
⑦**ECUM**（extracorporeal ultrafiltration method） 透析器に陰圧をかけて限外濾過で水分だけを急速に除去する方法で，主には体外循環中の水分の除去に用いる．
⑧**腹膜透析** peritoneal dialysis（PD） 腹腔内に透析液を注入し，一定時間留置して腹膜を介して透析をした後，排液をする．

■ **IPD**（intermittent PD）
1クール約1時間透析液を腹腔内に留置し，排

液を繰り返し行う．急性腎不全や新生児乳児の腎不全に行う．

■ **CAPD**（continuous ambulatory PD）
1日3〜4回数時間透析液を留置し，排液をする．在宅で自分で行うことができる．

C．透析の適応

① 急性腎不全，② 慢性腎不全，③ 多臓器不全．

D．急性血液透析の開始条件

① 乏尿，② BUN：80〜130 mg/dl，③ 血清 K：6 mg/l 以上，④ BE：−15 mEq/l 以下，⑤ 臨床所見など

E．合併症

▶ **急性血液透析時**　① **不均衡症候群**（頭痛，嘔気，痙攣），② **血圧低下**，③ **出血**，④ **空気栓塞**などがある．
▶ **慢性血液透析時**　① **アミロイド症**，② **関節症**，③ **骨嚢胞**などがある．

9．アフェレーシス

血中の病的物質を除去する治療法に以下の二つの方法がある．

A．血漿分離交換法 plasmapheresis（PP）

血漿分離器による一次フィルター（ポリエチレン膜，ポリスルフォン膜など）で血球と血漿を分離し，血球成分は体内に戻した後，血漿成分を二次フィルター（セルロースディアセテート膜，ポリプロピレン膜など）の血漿成分分離器で病因物質を除去した後，アルブミン等有用物質を体内に戻す（図11）．

B．選択的血漿成分吸着法 plasma adsorption（PA）

一次フィルターによる血球と血漿の分離は PP と同じであるが，二次フィルターに代わって活性炭などからなる選択的血漿成分吸着器に導き，目的とする病的物質を吸着除去した後，浄化血漿を体内へ戻して行われる．

▶ **適応**　① 家族性高コレステロール血症，② 劇症肝炎，③ 悪性関節リウマチ，④ 薬物中毒，⑤ 重症筋無力症，⑥ 多発性骨髄腫，⑦ SLE 腎症，⑧ 全身エリテマトーデス，⑨ ミクログロブリン血症など，最近は適応症が拡大されている．
▶ **合併症**　① 循環不全，② 発熱，③ 肝炎，④ 出血傾向，⑤ 溶血などである．

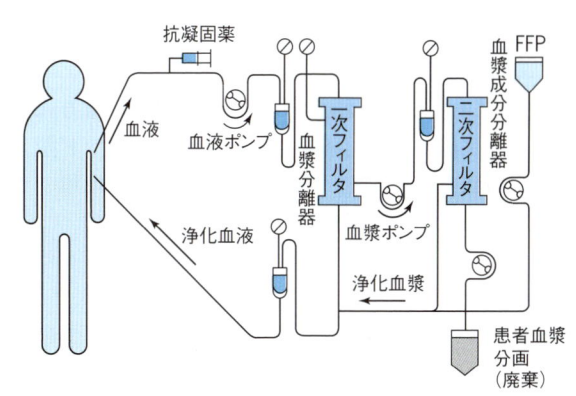

図 11　二重濾過血漿分離交換法の回路図

10．人工肝臓

肝不全に対して血液を体外に誘導して肝性昏睡物質を排除することにより治療を行う．従来の保存的治療では劇症肝炎の救命率は約 20%以下であるが，本法を併用すれば意識改善率 50〜60%である．しかし，救命率は 30%程度と低い．

A．方　　法

① **血液灌流吸着**　全血または分離血漿を吸着剤に灌流して血液成分の一部を吸着させる．
② **血液透析・濾過**　透析濾過膜を介して中毒物質を除去する．
③ **血漿交換**　血液から連続的に血漿分離し，破棄して新鮮血漿と交換する．
④ **ハイブリッド型人工肝**　人工材料と肝細胞の combination でできた人工肝臓に，患者血漿を接触させて中毒物質を代謝解毒させる．

11. 人工膵臓

①インスリンを注入する**機械的人工膵臓**方式と，②生体のラ島組織を利用する**ハイブリッド型人工膵臓**方式がある．現在では前者が臨床応用されており，その装置には，①ベッドサイド型，②携帯型，③植え込み型があるが，主には**ベッドサイド型人工膵臓**が用いられている．

▶**適応** ①糖尿病患者の手術中，術後および外傷時，②インスリノーマなどの低血糖発作時，③糖尿病性昏睡などの短期間の血糖管理など

12. 人工血液

①酸素を血漿より多く溶存しうるフルオロカーボンや酸素と化学結合する遊離ヒトヘモグロビンを，脂質（リポソーム）でマイクロカプセル化した微小球（直径 $0.1\,\mu m$ 以下）や，②体内での残留時間を長くするためにヘモグロビンを化学的に修飾してサイズを大きくしたものや，③脂質2分子層内にヘモグロビンを包埋し，それを小胞体にしたものを浸透圧を調節した電解質液中に浮遊させ，酸素運搬能を持たせた溶液を人工血液という．

▶**適応** 大量出血やまれな血液型で輸血用の血液が得られないような時や宗教上の理由などで輸血を拒否する場合に適応がある．

13. 補助循環

補助循環（assisted circulation）とは一時的に心機能を補助あるいは代行することにより，適正な体循環を維持して生命の危機を切りぬける一方，機能不全に陥った不全心の回復を待つ手段である．

補助循環法には補助する対象（左心，右心または両心），方法（圧補助または流量補助）ないしはメカニズム（前方負荷の軽減または後方負荷の軽減）などにより分類される（表6）．

表 6 補助循環法の種類

右心不全に対するもの
　1．静-動脈バイパス（V-A バイパス）
　2．右房（室)-肺動脈バイパス（右心バイパス）
左心不全に対するもの
　1．心前方負荷軽減（左心バイパス）
　2．心後方負荷軽減（カウンターパルセーション）
　3．心筋収縮代行（コ・パルセーション）
　4．体外式心マッサージ
両心不全に対するもの
　1．両心バイパス
　2．カウンターパルセーション併用 V-A バイパス
　3．人工心臓
　4．体外式心マッサージ

A. IABP（intraaortic balloon pumping）

IABPは現在もっとも汎用されている補助循環法で，胸部大動脈内にバルーンを経皮的に大腿動脈から挿入留置し，左室収縮期にバルーンを収縮させて後負荷を軽減させ（systolic unloading），拡張期に膨張させて冠血流の増加（diastolic augmentation）をはかる（図12）．その適応は心原性ショックであるが，高度な大動脈閉鎖不全症には適応外である．

▶**適応条件** ①CI（心係数）$<2.0\,l/分/m^2$
　②BP（収縮期血圧）$<80\,mmHg$
　③PCWP（肺動脈楔入圧）$>20\,mmHg$
　④尿量 $<20\,ml/時$

▶**適応** ①心臓手術後，②心筋梗塞急性期の心原性ショック，③切迫梗塞，④重症の心室性不整脈，⑤急性心筋梗塞の領域縮小，high risk 冠不全患者の手術に対する予防的使用など

▶**合併症** ①大動脈解離，②下肢血行障害，③出血，④下肢神経麻痺，⑤バルーンのリークなどがある．

B. V-A バイパス法

この方法は開心術に用いる人工心肺と同一の機構である．V-A バイパスの回路内には酸素添加のため人工肺が組み込まれている．ECMO，PCPSなどもこの範疇にはいる．

▶**適応** ①重症心肺不全，②重症心原性ショック，③新生児呼吸不全など

▶**合併症** ①出血傾向・DIC，②感染，③全身浮

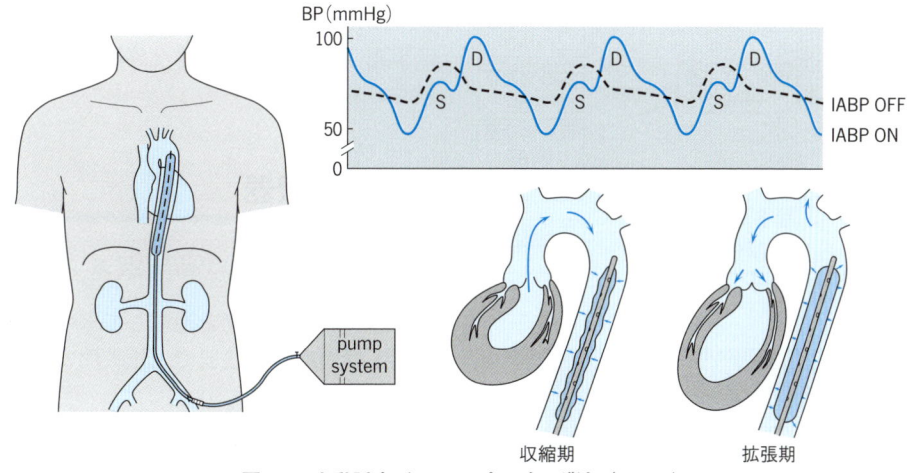

図 12 大動脈内バルーンパンピング法（IABP）

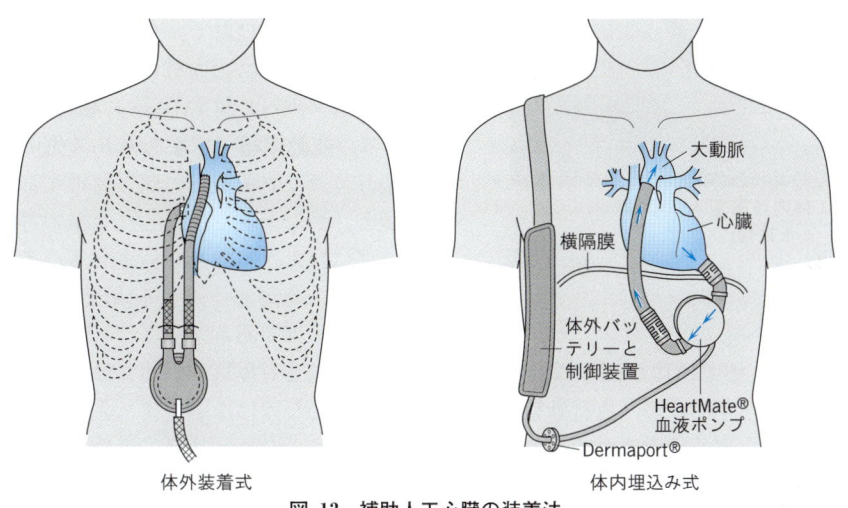

図 13 補助人工心臓の装着法

腫，④多臓器不全など

C．補助人工心臓による補助循環

拍動型人工心臓または遠心型ポンプを用いて循環補助を行い，自己心臓の回復を行う．右心（RVAD），左心（LVAD），両心補助（BVAD）がある．補助人工心臓を体外におく（paracorporeal）方法と，体内に植え込む（implantable）方法がある（図13）．

▶**適応条件** ①CI（心係数）<1.8 l/分/m^2
②BP（収縮期血圧）<80 mmHg
③PCWP>25 mmHg
④尿量<0.5 ml/時
⑤臨床所見

▶**適応** ①開心術後重症心不全でIABPに反応しないもの（短期補助），②慢性重症心不全（中期・長期補助，心臓移植待期）などである．

▶**合併症** ①末梢循環不全，②塞栓症，③敗血症，④多臓器不全などがある．

14．人工心臓

人工心臓には心機能の一部を代行する補助人工心臓（ventricular assist device；VAD，またはventricular assist system；VAS）と全人工心臓（total artificial heart；TAH）の2種類に分類される（図14）．

図 14 人工心臓の分類

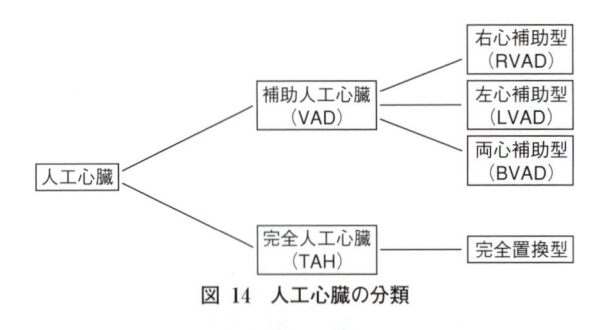

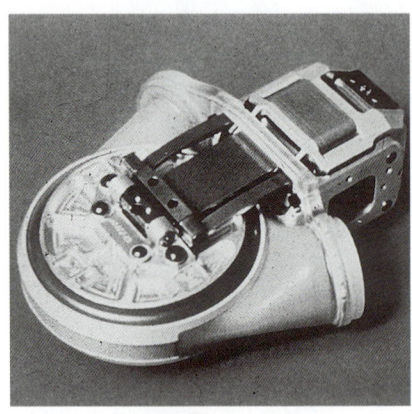

図 15 体内設置型人工心臓（Novacor社製）

A. 補助人工心臓

① 短期使用には安価で操作が簡単な遠心型ポンプが用いられることがあるが，血行動態的には定常流であるため非生理的循環になる．

② 拍動型補助人工心臓は抗血栓性材料で作られた弁機構を有する血液ポンプとそれを駆動する制御駆動装置とからなる．血液ポンプの容量は 20 ml から 100 ml で最大拍出量は 2.4 l/分から 10 l/分のものがある．駆動装置は空気圧駆動方式と電磁力駆動方式がある．

体内設置型人工心臓は，心臓移植待期患者に用いられることが多い（図15）．

B. 完全人工心臓

右心・左心の二つの人工心臓からなる．1982年はじめて臨床応用されたがポンプの耐久性，血栓症の予防および駆動制御方法に問題があり長期の生存例が得られなかったため，現在はこのタイプの完全人工心臓は臨床応用はされておらず，補助人工心臓を2個組み合わせて行われている施設が多い．

現在2年以上使用可能な装置の研究開発が行われている．

B ME 機器

1. 電気メス（高周波メス）

生体に高周波電流を通電してその熱作用により切開・凝固を行う機器で，比較的安価，また便利であり広く使われている．

1. 原理

生体に低周波交流を通電することは危険であることは広く知られているが，高周波電流はいわゆる感電の危険はなく，生体には熱作用のみをおよぼす．電気メスの本体は数百キロヘルツ（kHz）から数メガヘルツ（MHz）の**高周波発生器**であり，1本の**能動電極（すなわちメス先）**と患者の体に張り付けた対極板との間に通電する**モノポーラー型**と，ピンセット型をした2本の電極間に通電して間に挟んだ組織を凝固させる**バイポーラー型**とがある．もっとも多く使用されているのはモノポーラー型である．

メス先と対極板との間には接触面積の違い以外に本質的な差はない．メス先では生体との接触面積が小さいため，メス先近傍の組織を流れる電流密度が高く高温が発生する．この熱のために細胞内の水分が瞬時に沸騰し細胞は破裂する．これが電気メスの切開作用である．このとき電気メスに連続通電を行わず，適当な間隔（20 kHz程度）で電流のオン，オフを行うと細胞内水分の温度は沸騰するまでに至らず，細胞内蛋白は熱凝固を起こす．これが凝固作用である．切開，凝固の中間のパターンの通電を行う「**混合**」もよく使われる（図16）．また最近ではメス先を組織に接触させずにメス先に与える電圧を高くして組織との間に放電を行わせ，広い範囲の凝固を行わせる方式（**スプレー凝固**）のできる機種もある．

2. 合併症

引火，熱傷，電磁雑音などがある．

1）引　火

電気メスの先端からの火花により引火性のガス

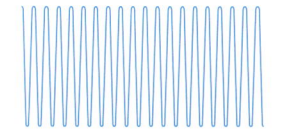

A. 切開用連続正弦波

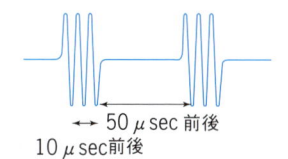

← 50μsec 前後
10μsec 前後

B. 凝固用バースト波

図16 電気メスの通電モード．切開用連続正弦波（A）と凝固用バースト波（B）
AとBの中間的な通電モードが混合モードである．
（菊地眞（編）：ME 早わかり Q&A 4．外科用手術装置ほか，南江堂，1988）

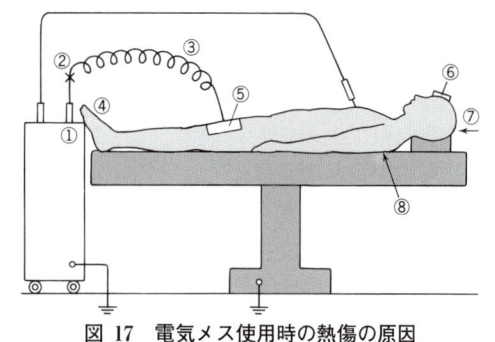

図17 電気メス使用時の熱傷の原因
①接続不良 ②断線 ③長すぎたコイル状になったコード ④金属への接触 ⑤不適切な対極版 ⑥計測機器の電極やプローブ ⑦吸湿したマット ⑧凹部に溜まった水，など．

の爆発，燃焼を引き起こす可能性がある．引火性の麻酔ガス（エーテル，シクロプロパンなど）が使われることは現在ではまれとなったが，エーテルは植皮術のための採皮の際に脱脂の目的で広く使われているので注意が必要である．アルコールを含んだ皮膚消毒薬が手術台の上にたまりをつくっていてこれに引火した事故，結腸内の可燃性ガスに引火して爆発を起こした事故などもあり，留意すべきである．

また，気管切開術の際に電気メスで気管を切開すると，熱で挿管チューブが溶け，高濃度の酸素が術野に流れ出し致死的な気道熱傷を生じることがあるので，電気メスで気管を切開してはいけない．(http://www.jamdi.org/anzen/100225_nensho_sanso.pdf)

2）熱　傷（図17）
もっとも多い事故である．

①メス先による熱傷　術中に患者に接して置かれた電気メスが術者の腕や体で押されてスイッチが入り熱傷をきたすことがある．四肢の手術の際は患者の体の下に電気メスが潜り込みスイッチが入って熱傷を起こすことがある．電気メスは作動中は作動音を出すようになっているのがふつうであり，術中に不審な音がしたときはただちに手術操作を中止して原因を追及すべきであるが，夢中になっていると音に気付かぬ可能性もある．使用しないときは患者から離して器械台の上や専用のポケットに入れるような癖をつけておくべきであろう．

②対極板の部位の熱傷　前述のごとく，メス先で組織が焼けて対極板で焼けないのは両者の接触面積の差によっている．何らかの原因で対極板と患者の接触面積が小さくなったり，接触不良を起こしたり，または小さすぎる対極板を使用した場合には対極板貼付位置に熱傷をきたす可能性がある．最近は粘着剤の塗られた対極板を使用することが多いが，術中に濡れてはがれたりずれたりしないように留意する必要がある．

バイポーラー型の電気メスにはピンセットの先端以外も絶縁されていないものがあり，これが目的部位以外の組織に触れ熱傷を生じる可能性があるので，先端以外が絶縁コーティングされているものを使用すべきである．また，バイポーラー型電気メスをフライングリードと呼ばれる電線でモノポーラー用の出力端子に接続すると大きな電流が流れ危険である．誤接続防止のため，バイポーラー型電気メスは2本の電極端子が固定されているプラグを使用し，誤接続が起こらないように配慮すべきである（フライングリードは現在，発売中止となっている）．

③高周波分流による熱傷　対極板の接触不良の時，メス先を通った電流が対極板以外の経路で本体に戻り，その通路となった部位に熱傷を生じることがある．経路としては手術台などの金属部分に接触している部位，消毒薬や洗浄などの水分がたまっている部位などが考えられる．この事故は対極板を接地しない形式の電気メス（フロー

ティング型）を使用することで回避できるが，高周波を完全にフロートすることは困難であることが多いので，対極板の接触不良に常に留意しなければならない．

3）電磁雑音による障害

最近の機器ではフィルターのおかげで心電計に電気メスによる雑音が入ることは少ないが，デマンド型ペースメーカーを使用している患者では電気メスの使用によりデマンド機構が作動してペーシングが一時停止することがあるので，このような患者では電気メスの使用は避けるか，一時的に固定レートに変更するべきである．

2．マイクロ波メス

マイクロ波メスは基本的には電子レンジと同じ機構で熱を発生させ，組織を凝固させる機器である（図18）．メス先はアンテナにあたり，本体のアースは必要だが電気メスのような対極板は不要である．メス先から発生する**電磁波**は2450 MHzのマイクロ波であり，加熱されるのは極性分子である水である．生体内でこの電磁波は1～2 cmで減衰する．加熱されるものが水であるという点から血液含量の多い臓器，たとえば肝臓の切除などに適している．誤ってメス先に手を触れた状態でスイッチを入れると熱傷を負う危険がある．また引火事故の防止には電気メスと同様の配慮が必要である．ペースメーカーの誤動作を起こす可能性はある．

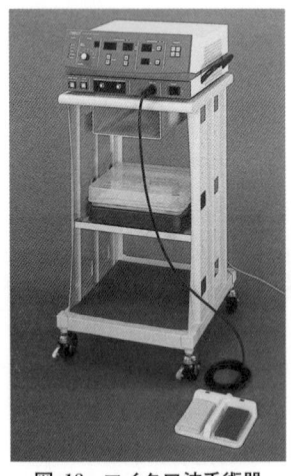

図18 マイクロ波手術器
（マイクロターゼ®）

3．超音波凝固切開装置

ふつう**ハーモニックスカルペル**（harmonic scalpel；HS）と呼ばれる機器である．最近の内視鏡下手術の普及に伴い欠かせない器具となりつつある．

1．原　理

HSはブレードに55,500 Hz，振幅50～100 μmの振動をあたえ，この**超音波振動**のエネルギーで切開，止血を行う．この振動により蛋白の水素結合がはずれ，3次構造が変化して粘着性の物質（coagulum）となり血管が閉鎖される．その際熱が発生するが，その温度は100度以下であり，電気メスの約150度，レーザーの約400度に比較すると低温で周囲組織に対する熱障害は軽度である．また蒸気，煙の発生が少なく，内視鏡下手術の際に有利な点である．臨床的には約3 mmの血管の止血まで可能であり，電気メスに比較して止血能力は高い．また思わぬところに接触して電流が流れ障害をきたす心配もない．凝固の完了に数秒かかることが欠点である．

2．機　器

本体，ハンドピース，ブレードからなる．本体で発生した電気エネルギーがハンドピースで超音波振動に変換され，ブレードを振動させる．ブレードには主に切開に適したボール型，フック型のものと凝固能力の高い鋏型のものがあり，後者はcoagulating shears（CS）と呼ばれており，胸腔鏡・腹腔鏡下手術のためにに長く作られたlaparosonic coagulating shears（LCS）も広く使用されている（図19, 20）．CS/LCSは振動するアクティブブレードと振動しないパッドで組織を挟み超音波振動を与える構造となっており，組織は凝固が完了すると切離されて自然にブレードから離れる．アクティブブレードは長軸の周囲に回転することができパッドと当たる部分の形状を選択することができる．この形状により性質が異なり，切開能力が高い方から凝固能力が高い方への順にシアーモード，ブラントモード，フラットモードとなる．

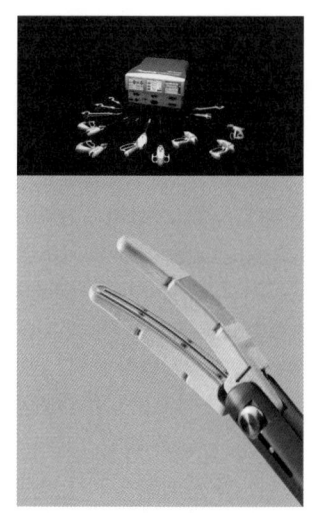

図 19　超音波凝固切開装置
写真は LigaSure™（LigaSure Vessel Sealing System）

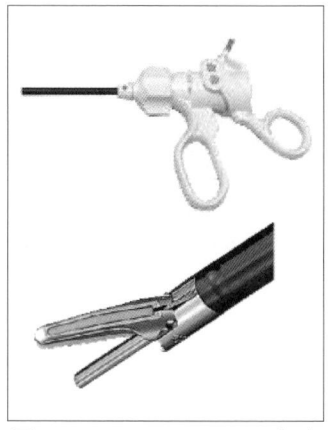

図 20　coagulating shears（CS）
写真は SonoSurg（オリンパス）

4．熱メス

　金属製のメスの刃自体を加熱して止血作用を持たせるように工夫されたものである．本体は小型で，メスも通常のメスとほとんど変わらない大きさであるが，電気メスに比べて止血作用は弱い．使用時に筋肉の痙攣が無く，熱障害も電気メスに比べて少ないので，皮弁の作成の際などに用いられる．

5．凍結手術 cryosurgery

　生体組織は凍結により細胞内に氷結晶ができ，結晶以外の部分では電解質の濃縮が起こって細胞が傷害され，また細胞膜の脂質蛋白の変性が起こる．急速凍結と急速解凍を繰り返すと細胞傷害が大きくなるとされている．このようにして起こる組織壊死を利用しようとするのが凍結手術である．主に皮膚科領域でウイルス性疣贅，脂漏性角化症のような良性腫瘍，基底細胞癌，扁平上皮癌のような悪性腫瘍の治療に用いられている．外科領域の悪性腫瘍，とくに肝腫瘍，切除不能の消化器癌などに用いられることもある．痔核の凍結手術を行っている施設もある．

　凍結手技には以下の4法がある．
　① **接触法**　プローブを病変に接触させて凍結させる．
　② **刺入法**　病変にプローブを刺して凍結させる．
　③ **噴霧法**　液体窒素を病変の上に噴霧する．体表の癌の切除後などのように凍結させたい領域が広いときに用いられる．
　④ **注入法**　病変の周囲に周堤を作成してその中に液体窒素をそそぎ込む．

　皮膚の小腫瘍では**液体窒素**（沸点 −196℃）を綿棒の先につけて3，4回凍結融解を繰り返すのみでよい．とくに麻酔は必要としないが軽い痛みを感じることがある．大きな病変に用いるためには凍結手術装置がある．装置には液体窒素を用いるものと，炭酸ガスをノズルから吹き出させて断熱膨張の際に得られる低温を利用するものがある．

6．除細動器（図21）

　何らかの原因で各心筋がばらばらに収縮を始めることがある．心室の筋に起これば心室細動，心房では心房細動となる．このようなときに心臓に直流の大電流を通電していったんすべての心筋を収縮させリズムのあった収縮を回復させるのが除細動である．この直流通電（DC shock）は頻脈性不整脈の治療にも用いられることがある．DC shock は T 波の頂上付近に行うと心室細動を惹起する危険があるので，心室細動の際以外は R 波に通電を同期させる機構が必要である．**R 波同期直流通電**を cardioversion，**非同期通電**を defibrillation と呼んでいる．

　除細動器の基本的構成は直流高電圧を発生する

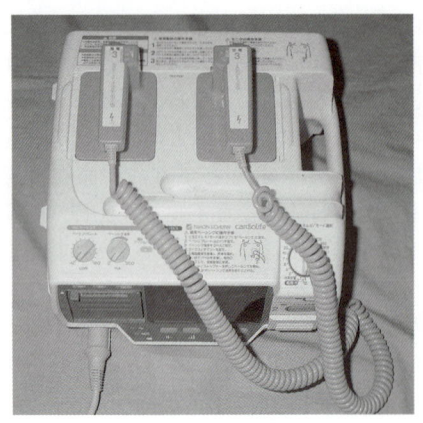

図 21　除細動器

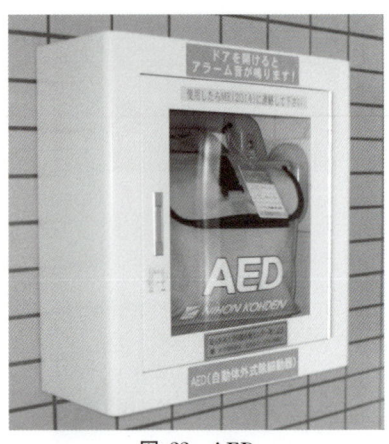

図 22　AED

表 7　直流通電エネルギー

対象疾患	エネルギー（ジュール）
心房細動	100-200 J
心房粗動	<50 J
心室細動	>200 J
心室性頻拍	200→300→360 J*

*無効時漸増
心臓表面に直接当てる場合は約 1/10 とする

電源部，これをためておき一気に放電させるためのコンデンサー，刺激電極（パドル），それに R 波同期回路からなっている．出力エネルギーはワット・秒（Ws）＝ジュール（J）で表され，調節可能である．用いられる出力を表 7 に示した．

■ AED

　従来除細動は医師のみが行うことができた手技であったが，心室細動の発生から除細動までの時間が救命率に大きく関与するため，2004 年 7 月から一般市民も除細動器を使用することが認められた．このために作られたのが自動体外式除細動器（automated external defibrillator；AED）である．スイッチを入れ，電極を AED の中の図で示されたとおりに患者に貼付すると，AED が自動的に心電図を解析し，必要であれば通電が行われる（図 22）．

▶ 合併症　① パドル部位の熱傷：パドルには十分にペーストを塗り，患者にしっかり押しつける．② 術者，介助者の感電事故．③ ペースメーカーなどの機器の破壊．

7. 超音波吸引装置

　Cavitron 社の商品名である CUSA（Cavitron Ultrasonic Surgical Aspirator）の名前で知られている器具である．**超音波メス**ともいう．プローブの中のコイルに交流をあたえ，チタン合金のチップのついたトランスデューサを前後に振動させるようになっている．振動の周波数は 20～30 kHz で超音波凝固切開装置より低く，逆に振幅は 100～300 μm と大きい．チップを肝臓や脳などの実質臓器に押し当てると振動により細胞組織が破砕される．これを同じプローブの先端から生理食塩水を灌流してやり吸引除去するわけである．血管や胆管は実質細胞組織に比較して強度があるので破砕されずに残る．これを結紮切離していけば出血が少なく臓器の切離ができる．破砕吸引のスピードは電気メスなどに比べると遅い．

8. 高圧酸素療法

　常圧下では血液中の酸素の大部分はヘモグロビンと結合しているが，酸素濃度を 100％ として気圧を上げると血漿に溶解する酸素量が増加する．これを治療に使用するべく考えられたのが高圧酸素療法である．患者を気密室に入れ純酸素を吸入させながら 60～90 分の間 2～3 気圧に加圧する．適応を表 8 に示した．

　高圧酸素療法装置には患者 1 名のみを入れて加圧する第 1 種装置と，医療従事者も一緒にはいることのできる大型の第 2 種装置とがある．

　この治療の最大の合併症は火災・爆発事故であ

表8 高圧酸素療法の適応

> 一酸化炭素中毒
> 減圧症
> 嫌気性菌感染
> 骨髄炎
> 移植片生着の補助
> 突発性難聴
> 脳血管障害
> イレウスの減圧

る．高圧酸素タンク内の火災は絶望的結果となるので以下のような注意が肝要である．① タンク内にはラジオ，カセットレコーダー，CDプレーヤー，携帯電話などの電気器具，カイロ（化学カイロを含む），ライター，マッチ類など発火，火花発生の原因となるものを持ち込まない．② タンク内に入る患者，職員は静電気が発生しない材質の衣服を着用する．患者がカイロを持ち込んでいることに気付かず爆発事故が起こった事例は近年も報告されており，治療直前に患者の身体検査を行う必要がある．減圧は2気圧の場合15分，3気圧の時は30分かけて行い，減圧症の発生を防止する．

■OHP (oxygenation under hyperbaric pressure)
　高気圧環境下で血漿に溶解する酸素量を増大させることによる治療．

9．レーザー治療器

レーザー (laser) は light amplification by stimulated emission of radiation の頭文字をとって作られた言葉である．特殊な励起状態にある物質から放出される光であり，単色性，指向性であり高出力の光を作りだすことが可能である．医療用に使われるレーザーの主なものを表9に示した．

A．レーザーメス

レーザーメスに使われるのは**炭酸ガスレーザー**で，レーザー発生器から手元プローブまでは多関節反射鏡型導光路が用いられていることが多い．このレーザーは目にみえないので He-Ne レーザーのガイド光が用いられる．炭酸ガスレーザーは水分の多い生体に照射されると表面から0.1mm以内の小範囲で全エネルギーが吸収されるため，組織は蒸散して切開作用が起こる．レーザーメスは創の治癒が早いといわれているが，装置は大きく高価である．使用の際は室内にいる全員が防護眼鏡をかける必要がある．炭酸ガスレーザーの場合，ふつうのガラスの眼鏡でもよい．誤ってスイッチが入ると離れたところにいる人にも障害を与えうるので，使用しないときにはぬらしたガーゼを敷いた容器にたてておくべきである．手術器具は光を反射しないように黒いものを用いる必要がある．

B．レーザー内視鏡

Nd-YAG（Neodymium-Yttrium aluminum garnet）レーザーは希土類元素のイットリウムと酸化アルミニウムの合成ガーネットを用いて発生させるレーザーで，水に吸収されにくく，炭酸ガスレーザーに比べ生体内に深く入り，組織内部で散乱するので凝固，止血に用いられる．またこのレーザーは細い石英ファイバーで導くことができるので内視鏡的に止血を行ったり，癌の焼灼を

表9 主な医療用レーザー

	種類	主な波長（nm）		特色
固体	ルビーレーザー	693	可視	
	Nd-YAG レーザー	1064	近赤外	水に吸収されにくい
気体	アルゴンレーザー	488/514	可視	Hbに吸収されやすい
	CO₂レーザー	10600	遠赤外	水に吸収される
	エキシマレーザー	*	紫外	光量子エネルギーが大きい
	He-Ne レーザー	632	可視	

*励起分子により種々
可視光：380～770 nm

行ったりする場合に用いられる．レーザー光はやはり目にみえないのでガイド光が用いられる．止血に使用するときは表面の血液を吹き飛ばすために二酸化炭素を送気する事が多い．防護眼鏡はただのガラスではだめで専用のものを用いる必要がある．石英ファイバーの先に汚れが付着したまま使用するとファイバーの先端が焼損するので絶えずきれいにしておかなければならない．

C．母斑の治療

アルゴンレーザーが補色であるヘモグロビンに吸収されやすい性質は，血管腫の治療に用いられることがある．

D．光治療 photodynamic therapy (PDT)

ヘマトポルフィリン誘導体の porfimer sodium がある種の腫瘍組織に選択的に取り込まれやすいことを利用した治療である．Porfimer を静注後 48〜72 時間後に**アルゴンダイレーザー**，**エキシマダイレーザー**を照射すると，腫瘍に取り込まれた分子が励起され，組織中の酸素と反応して活性酸素を産生する．これが腫瘍のミトコンドリアを傷害して抗腫瘍効果を現す．適応は表在型で転移のない肺癌，胃癌，食道癌，子宮頸癌である．

E．Laser angioplasty

動脈硬化症のため閉塞した動脈内腔にファイバーで誘導したエキシマレーザーなどを照射して，血栓，アテロームを蒸散させ再開通させる．開通した内腔にガイドワイヤーを通し，バルーンで広げて拡張させる治療である．

F．Laser welding

吻合したい血管を接合させ，接合面に低出力のレーザーを照射し，血管を溶解癒合させる方法であるが，まだ実用段階とはいえない．

10．温熱療法 hyperthermia

発熱の後にある種の肉腫が自然に消失した報告はすでに 19 世紀の中頃にみられ，20 世紀に入ってから細菌に由来する発熱物質を用いた悪性腫瘍治療が試みられた．加温による細胞死はアポトーシスと壊死とがある．アポトーシスは 42〜43 度の比較的低温で細胞死が惹起されるものであるが，腫瘍により熱感受性に大きな差があり，固形腫瘍の多くはアポトーシスを起こしにくいとされている．また不十分な加温を行うと heat shock protein が産生されて耐熱性を獲得する．一方，45 度以上の加温では蛋白の変性が起こり，正常細胞も腫瘍細胞も壊死に陥る．

温熱療法には**全身加温**と**局所加温**がある．全身加温の方法には温水を用いた体表加温，体外循環を用いた加温などがあるが，42 度以上の全身加温は危険である．

局所加温は外部加温と内部加温に分けられる．

① **RF 加温**　体を 2 枚の電極ではさみ，この間に数 MHz〜数十 MHz の radio frequency（超短波）の電流を流して加温する方法である．次に述べるマイクロ波よりも深部に届くので深在性の腫瘍の治療ができるが加温領域を絞ることは困難である．

② **マイクロ波加温**　300 MHz 以上のマイクロ波を発生させこれを生体に照射して加温する方法である．1 個のアンテナからマイクロ波を放射する方式が多い．収束性はよいが，周波数が高いほど生体内での減衰が大きいので表在性の腫瘍に用いられる．

③ **内部加温**　アンテナ，電極などを腫瘍に刺入して加温する方法である．電極などを中空臓器の中に入れて加温する方法を腔内加温という．

Heat radiosensitization　加熱により腫瘍の放射線に対する感受性が増強されること．乳癌の表在性転移巣に加温を行いながら放射線照射を行うと放射線の効果が高まるといわれている．加熱によりある種の抗癌薬の効果が増強されることを heat chemosensitization という．

11．体外衝撃波胆石破砕装置

体外衝撃波結石破砕法（extracorporeal shock wave lithotripsy；**ESWL**）は，体外で発生させた衝撃波を水をカップラーとして体内の結石に収束させ結石を破壊する方法である．外科領域では胆

石の破砕に用いられているが，結石の大きさや成分（石灰を含有しないこと），胆嚢機能（収縮能が保たれていること）などに制限があり，治療効果が確実でないことなどから，腹腔鏡下胆嚢摘出術が一般的となった現在，用いられることは少なくなってきている．泌尿器科領域ではESWLによる腎結石の破砕治療が広く行われている．

12. テレメディシン

Telemedicineはわが国では**遠隔医療**と訳されている．厚生省（当時）の遠隔医療研究班では遠隔医療を「映像を含む患者情報の伝送に基づいて遠隔地から診断，指示などの医療行為および医療に関連した行為を行うこと」と定義している．

遠隔医療の必要性は以下の3点にある．①医師，とくに専門医が都市部に偏在していて僻地ではその診断，治療を受けることが困難なこと．②交通の不便な地域，自然環境の厳しい地域においては通院のための経済的，時間的負担が多く，患者の体に対する悪影響もあること．③船舶，山間などで発生した患者に対する対応の必要があること．

遠隔医療には医療機関同士の医療上のコンサルテーションと，家庭と医療機関の間における診療とが考えられる．医療機関どうしのデータの遠隔医療については，従来インターネットを通じてX線写真などの画像のやりとりをして，症例についてディスカッションを行うことは広く行われている．これをシステム化するとともに，病理組織像，超音波検査，内視鏡検査などのリアルタイム画像，シネアンギオなどの動画のやりとりまで拡大して，不便な地域にある医療機関の受診者にも高度な医療を受けてもらう試みはすでに行われている．とくに需要の多いのは**病理診断**（telepathology），**放射線診断**（teleradiology）である．現在コンサルテーションを受ける方はボランティアとして活動しているのが現状で，普及のためには保健医療の中に位置づけることが必要であろう．

家庭と医療機関の間の遠隔医療には，従来無診察治療などの禁止を規定した医師法20条の規定の解釈が問題になるといわれていたが，現在厚生労働省は症状の安定した慢性疾患の患者などに対しては遠隔医療を認める解釈をとっており，テレビ画像などを通した再診についても再診料の算定を認めている．患者の病像を的確に伝えるには専門的知識が必要であるし，画像などの送信にはそれなりの機器が必要であるので，訪問看護師などの協力を仰ぐのが現実的である．

情報の伝達にはディジタル通信網が使われる．CTやMRIのようにはじめからデジタル画像の検査機器が増えてきているが，それ以外の画像をデジタル化するためにはスキャナー，デジタルビデオ，デジタルカメラなどが必要である．

=付= **ロボティクス** robotic surgery

外科の歴史の中で不変であったことは，手術は外科医が自らの手で道具を操作して行うということであり，これはマイクロサージャリーでも変わらない原則だったが，ここ数年でこの基本概念を

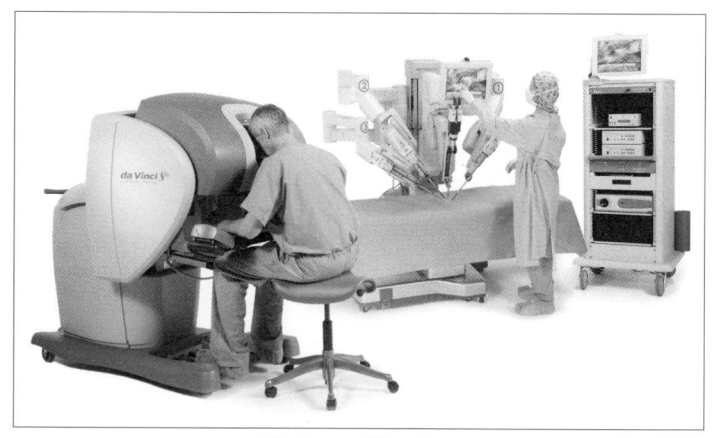

図 23 ロボティクス
写真はda Vinci S HD（Intuitive Surgical社）

覆すような進歩がみられている．すなわちロボティクス（robotic surgery）である．

ロボティクスは患者に対する侵襲の軽減（minimally invasive surgery），および手術操作の器用さの向上（dexterity enhancement）に影響を及ぼすと考えられる．

ロボティクスでは外科医は患者から離れた位置におり，モニター画面をみながら目の前のつまみを操作する（図23）．つまみの動きは小さなポートから患者体内に挿入された手術機器に電気的に伝達され，実際の操作が行われる．この過程で実際のつまみの動きを数分の一に縮小して手術機器に伝達することが可能であり，これにより人間の手では従来不可能であった細かい操作が可能となる．

従来比較的単純な手術のみに限られていた内視鏡下手術が，ロボティクスの導入でより複雑な手術に拡大されることが期待されている．

16 内視鏡治療と内視鏡下外科手術

A 内視鏡治療

　内視鏡治療とは，内視鏡を用いて直視下に病変をとらえながら，内視鏡を介して挿入した各種の機器を用いて行う治療法を意味する．この数年間にも，内視鏡機器の進歩に加え，数多くの新しい治療用の機器や手技が登場して，かつては手術しか手段のなかった病変も，侵襲の少ない内視鏡的な手法により治療が可能になった．

1．消化管出血に対する内視鏡治療

A．上部消化管出血に対する内視鏡的治療

　消化管ことに食道，胃出血が考えられる場合には，まず，出血が良悪性疾患のいずれに起因するのか，あるいは，それが動脈性の拍動性出血であるのか，湧き出すような滲出性出血であるのか否かを見極めると同時に，露出血管の有無を検討して，適切な止血手段を選択する必要がある．

1．機械的止血法

　これは，直視下にクリップで出血部を絞扼して，止血をはかる手技である．出血性消化性潰瘍で，拍動性出血あるいは露出血管が認められるような症例に対しては，第一に選択すべきがこのクリップ法である．ことに，最近のクリップとそのアプライヤーには，種々の改良がなされ，確実な止血が可能となり，その成功率は95%であるといわれている．またクリップの利点は，その操作によって，出血は予防され，同時に周囲粘膜および粘膜下層組織を寄せ合わせ，粘膜欠損部を被覆することにもなるので，粘膜欠損部の早期治癒にも貢献している（図1, 2）．しかし穿通，穿孔が疑われる場合には禁忌であり，また出血がくり返すような場合も3回くらいまでが限度とされている．

2．薬物局注止血法
1）純エタノール局注法

　この方法は，出血点を確かめたうえで，純エタノールを0.1〜0.2 m*l* ずつ血管周囲に注入するこ

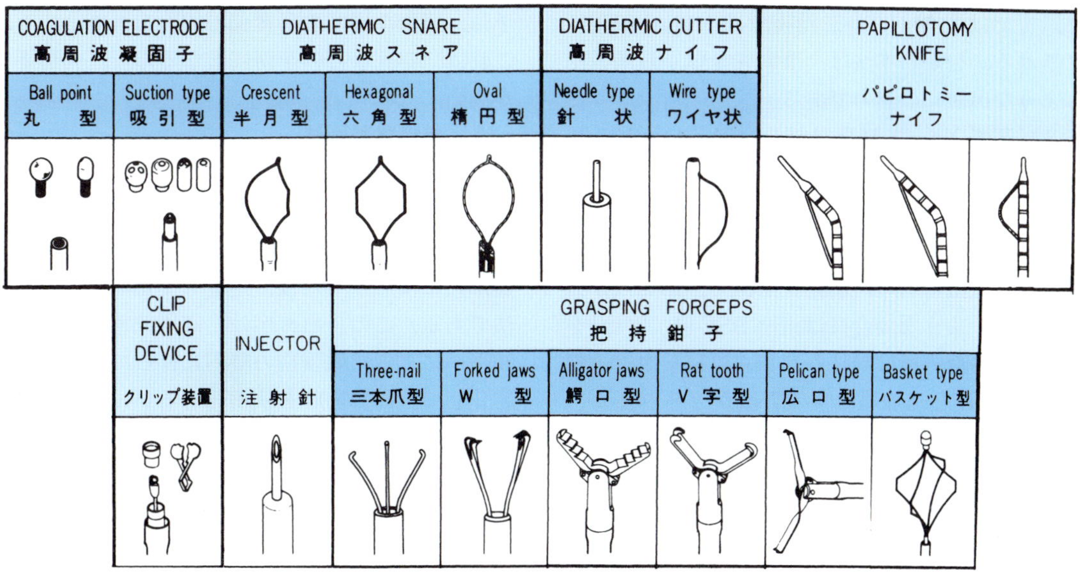

図1　内視鏡手術に用いられる主な処置具

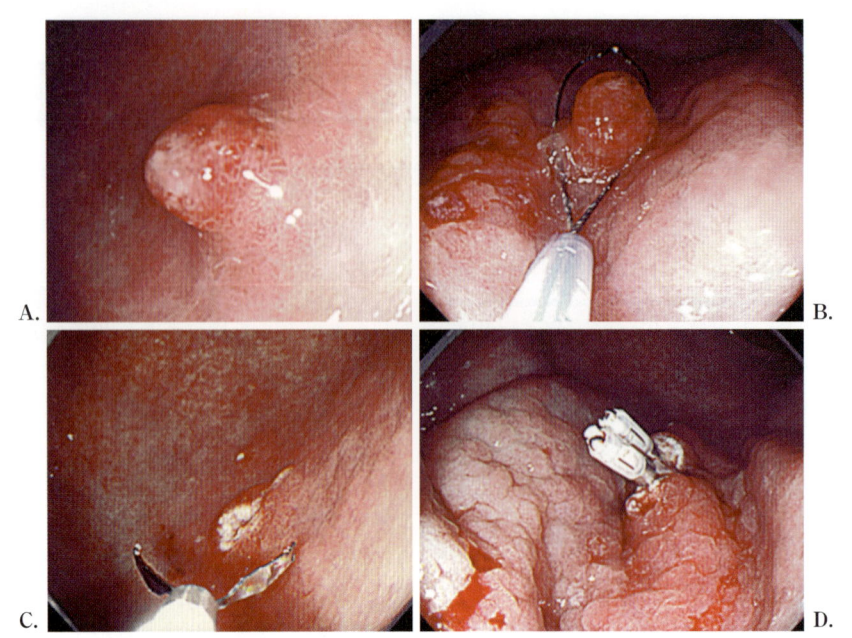

図2 内視鏡視下ポリープ切除術と止血に用いられるクリップアプライヤー
A. 胃体部後壁のポリープ（腺腫）
B. スネア-鉗子がポリープにかかっている．この後，手元操作でポリープをその基部で絞扼した後，電流を通じてポリープを切除する．
C. 切除後，粘膜欠損部は，通常，出血，穿孔を予防するためと早期創傷治癒を期待してクリップを用いて閉鎖する．クリップはアプライヤーの手元操作で閉じ，最終段階で離脱して病変部に残留する．
D. 粘膜欠損部を閉鎖した状態でクリップが残存している．この手法は消化管の出血にも利用される．

とによって，血管の収縮と血管壁の基質的変化が起き，結果として血栓形成を促して，止血することを期待した方法である．純エタノールの注入量は，胃では2.0 ml，十二指腸では1.0 mlが限度とされる．しかし本法は，潰瘍底全体から湧き出るような出血には無力である．

2）高張Na・エピネフリン（アドレナリン）（HSE）液局注療法

高張Na・エピネフリン液局注療法は，局注針があれば，簡単にできる方法で，臨床上，よく応用される方法である．活動性出血で，出血点が確認できないような場合には，5%HSE液，数mlをその周辺の数ヵ所に局注し，さらに破綻血管近傍に10%HSEを追加局注する方法がとられるが，再出血の確率が高い．そのため止血できたと思っても，12～24時間以内には再検査して，出血が確認できれば，追加局注を行うことが勧められている．利点は，組織障害が少ないので，くり返し施行できることである．止血率は胃潰瘍で95%，十二指腸潰瘍で85%と報告されている．また，ポリープや早期食道・胃・大腸癌に対する粘膜切除術に先立ち，病変基部に局注しておくと，出血の予防，適切な層での病変部の切除を可能とする．これは，穿孔などの予防にもなるので，利用価値が高い．

3）組織熱凝固法

熱源には，高周波，ヒータープローブ，Nd-YAGレーザー，マイクロ波などがある．

①高周波電流凝固止血法 高周波凝固子を出血部位に接触させた後，通電して止血をはかる方法である．この止血機序は，高周波電流の熱エネルギーによる組織蛋白の凝固に伴って周辺組織が膨化して，血管内腔を狭小化あるいは閉塞させることにある．適応となる疾患は，消化性潰瘍，ストレス潰瘍，Mallory-Weiss症候群や癌病巣からの出血などであるが，凝固範囲が広範に及び，穿孔を起こしたり，また壊死組織が脱落して再出血することも多いことを念頭におく必要がある．

②アルゴンプラズマ凝固止血法（APC）　これは，内視鏡を介して挿入した細径プローブの先端から放出したイオン化したアルゴンガスに高周波電流装置を用いて通電することによりプラズマビームを発生させ，その熱で組織を焼灼，膨化して，血管を圧迫，血管内に血栓を生じさせることにより止血する方法である．短時間で広範囲に均一な深達度の組織凝固ができる利点がある．また病変部を正面視できなくても止血できる利点があるので，表層性のにじみ出るような小血管からの出血に有効である．止血率は95％と報告されているが，拍動性の出血には効力はない．また照射部には壊死，潰瘍形成が起きて，再出血の可能性が高い．

③ヒートプローブ凝固止血法　これは，チューブ先端部のテフロンコーティングされた金属部に埋蔵されているダイオードチップに電流を流すことにより，先端部を200℃程度に加熱し，それを出血部に接触させて組織蛋白の熱凝固，すなわち組織変性を起こさせて，血管を閉塞，止血する方法である．本法の利点としては，簡便であり，さらに正面視できなくても適応可能であることに加えて，組織の変性も局所にとどまり，潰瘍を拡大させることも少ないことである．さらにこの装置には，水噴射装置が装着されていて，血液，凝固組織を除去して出血点を確認して止血できる利点とプローブの抜去時には送水しながら抜去する操作をくり返すので，凝固組織が剝脱することも少ないという利点がある．適応は，胃出血，食道静脈瘤などのにじみ出るような出血で，止血率は胃潰瘍で95％，十二指腸潰瘍で90％程度と報告されている．

④マイクロ波（極超短波）凝固法　出血性消化管疾患に対する内視鏡的止血法として，組織凝固機能をもつマイクロ波（極超短波）凝固法も，一つの有力な止血法である．この止血機序は，組織内の蛋白凝固，炭化といった非可逆性の変化をもたらす結果，組織は膨化し，血管を圧迫して，血栓形成を促すところにあり，止血あるいは癌の縮小を目的に応用されている．しかし前述した各種の方法と比べた場合，絶対的に有為な有用性はない．

⑤Nd-YAGレーザー止血法，アルゴンレーザー止血法　レーザー光の止血機序は，組織の膨化による血管の圧迫と血栓形成による血管内腔の閉鎖で，Nd-YAGレーザーの方が，アルゴンレーザー止血法に比して組織深達度の点でやや優れている．止血成功率は，Nd-YAGが75～100％，アルゴンが70～100％と報告されているが，どちらも拍動性出血には，血管内の凝固血栓の形成が不十分で，止血困難例も少なくない．最近は，より簡便な止血法が開発されて，使用される機会は少ない．

4）薬剤散布止血法，薬剤噴霧法，その他薬剤注入法

これは，血管収縮薬エピネフリン（アドレナリン），ノルエピネフリン（ノルアドレナリン）や止血薬トロンビン，フィブリノゲンを出血巣に散布あるいは噴霧して止血をはかる方法である．胃生検，ポリープ切除術あるいは乳頭切開後の小血管や毛細血管からの滲出性出血に有用とされているが，信頼性には乏しく，予防的な目的で使用されているのが現状である．

その他，内視鏡を用いて消化性潰瘍の治療薬であるアラントインを病変部に内視鏡下に局注して，潰瘍を治療することによって出血を予防しようとする方法などが試みられたことがあるが，胃潰瘍の成因には種々の因子が関与するので，有効な治療法とはならなかった．

B．食道・胃静脈瘤に対する内視鏡的治療法

内視鏡下止血法も，あるものは食道静脈瘤の治療法として応用可能であるが，あくまでもそれらは補助療法であり，次の硬化療法あるいは結紮法が主体となる．

1．食道・胃静脈瘤硬化療法（EIS）

これは，内視鏡を用いて直視下に硬化剤である5％オレイン酸エタノールアミンを静脈瘤内に直接注入することによって，血管の内皮細胞を障害すると同時に，界面活性剤である1％エトキシスクレロールを静脈瘤内あるいはその周囲に注入して，組織炎症や血管壊死を起こさせる方法である．また，これら2剤が無効なことが多い孤立性胃静脈瘤患者や食道・胃静脈瘤破裂患者に有効な止血法としては，シアノアクリレート系薬剤である

50〜70％ヒストアクリルの静脈瘤内注入療法がある．これらは，血管内で血液と接着して，静脈瘤内をその重合体で置換して血流を遮断し止血を達成するもので，穿刺部からの出血もなく，即効性のある方法である．外科的治療やバルーンタンポナーデ法では対応できない重症肝機能障害を伴う症例の静脈瘤からの出血に対する緊急対策として用いられている（各論15章 脾，門脈，図15参照）．

2．内視鏡的食道・胃静脈瘤結紮法（EVL）

輪ゴムをセットしたリング状のフードを内視鏡の先端に装着した後，内視鏡を食道，あるいは胃内に挿入する．そしてこの先端のフード部を出血性あるいは出血しやすいと思われる静脈瘤に押しつけ，手元操作で静脈瘤に吸引をかけながら輪ゴムをリリースして，静脈瘤をその基部で結紮する方法である．この方法の止血効果と静脈瘤の荒廃効果は，結紮による出血の途絶あるいは減少と結紮部の壊死脱落に伴う炎症反応による上皮の線維化によるものとされている．利点は，硬化療法の場合にみる肺塞栓などの合併症がないことであり，最近は硬化療法との相乗効果を期待しての併用療法が行われている．この方法は，拍動性の出血に有効とされているが，問題は，結紮部に潰瘍を形成することがあることである．適切な部位への局注が困難な場合には，高張エピネフリン液の局注法の方が推奨される．

また，最近は，これら両治療法の利点を取り入れたEVLとEISの併用療法が広く行われるようになりつつある（各論15章 脾，門脈，図16参照）．

C．下部消化管（小腸，大腸）出血に対する内視鏡治療

最近，カプセル内視鏡，ダブルバルーン内視鏡，シングルバルーン内視鏡などの開発により深部小腸出血の診断，治療が可能となった．小腸出血の原因疾患としては，炎症性病変，潰瘍性病変，腫瘍性病変，血管性病変，憩室などがあげられるが，びらん，潰瘍性病変の頻度が高く，腫瘍，ポリープ，憩室，血管拡張症がこれに次ぐ．しかし小腸は，壁が薄く，また小腸内視鏡の鉗子口やその有効長に制限があるので，使用できる処置具が限定されるため，電気焼灼法，止血用クリップを用いた止血法が行われているにすぎない．しかし電気焼灼法にしても，小腸の壁は薄いので，穿孔などの危険性も高く注意を要する．

大腸出血の主たる出血原因は，炎症性病変，腫瘍性病変，潰瘍性病変，血管性病変であるが，内視鏡的治療の対象となる疾患は，その中でも大腸憩室からの出血が増加している．内視鏡治療法としては，クリップ法，アルゴンプラズマ凝固止血法（APC），ヒータープローブ法が応用されているが，大腸の壁は，小腸に比してさらに薄いので，クリップ法がもっとも確実な方法であるとされている（図2）．その他，内視鏡操作が困難な時には，内視鏡的高張Na・エピネフリン（アドレナリン）（HSE）液局注療法が，また隆起性病変や痔核などに対しては，食道静脈瘤の治療に用いられる内視鏡的結紮法が有効である．

2．内視鏡的隆起性消化管病変（ポリープ，粘膜下腫瘍，微小癌）の治療法

A．薬物局注療法

これは，エタノールをポリープなどの隆起性病変の基部に局注して，組織の壊死，脱落を狙った方法であるが，病変の組織採取ができないことと局注部には潰瘍が形成される欠点がある．したがって臨床的には，後述する内視鏡的粘膜切除術などを施行した後に，癌組織の残存が疑われるような場合の補助療法として応用されているのが現状である．

B．内視鏡的粘膜切除術（EMR）：高周波スネア法

これは，高周波電流の凝固切開機能を応用したもので，ポリープなど隆起性病変の基部に切除用スネアをかけて絞扼後，凝固電流を通じて，出血を予防しつつ，病変を切除する方法（EMR）である（図2B，各論10章 食道，図25，各論12章 小腸および結腸，表8参照）．この方法には，診断ならびに治療的な意義があるので，ポリープ，粘膜下腫瘍，あるいは早期の小さな食道，胃，大腸粘膜内癌の診断ならびに治療法として繁用されてい

る（図2C）．

3．悪性腫瘍に対する内視鏡的治療

A．進行癌に対する内視鏡的治療法

1．ステント留置術

　消化器進行癌の出血などに対しては，前述したような一時的な寛解を目的とした内視鏡下局注療法，内視鏡下高周波スネア法などが適用されてきたが，延命，とくに生活の質（QOL）の向上を目的とした治療法としての意義が高い．

　切除不能食道癌，逆流性食道炎や食道切除後の吻合部の瘢痕性狭窄に対して，以前は，透視下に拡張器（棒状拡張器；ブジー）あるいはバルーンを用いて，狭窄部を拡張した後に，筒状の合成樹脂製ステントチューブを留置する方法が行われてきたが，最近は，チタン合金製の自己拡張力をもつ金属性ステント（セルフエクスパンダブルメタリックステント）が開発され，食道ばかりではなく，胃，大腸，胆管，膵管などの悪性狭窄，難治性良性狭窄症例に，内視鏡補助下に挿入，留置する方法が開発され，注目を集めている．このメタリックステントには，悪性腫瘍の管腔内増殖を予防するために，内腔壁をポリウレタン膜などでカバーしたものと，カバーしてないものとがあり，病態により選択される．前者のカバー付きのカバード　メタリック　ステントは，高価であり，固定性が悪く，逸脱しやすい欠点が指摘されているが，悪性腫瘍例に対しては，内腔の長期開存が期待できるので繁用されている．

2．経皮的内視鏡下胃瘻造設術（PEG）

　従来の開腹的胃瘻造設術の適応例のすべてが，本法のよい適用例である．方法には，胃瘻用カテーテル部を胃内から体外に引き出すプル法/プッシュ法と胃瘻用カテーテルの先端部すなわち胃内に固定されるバルーン部分を経皮的に胃内に挿入する方法（イントロデューサー法）とがあるが，共に内視鏡の補佐が必要である（図3）．

　プル法（プッシュ法）は欧米で開発された方法で内視鏡観察下に，体外から手指で胃壁を圧迫して胃瘻形成に最適な穿刺部位を決定した後，その部で経皮的に胃を穿刺する．次いでその穿刺針を介して胃内に挿入したガイドワイヤーを内視鏡下に把持して，いったん経口的に体外に引き出して，このガイドワイヤーと胃内に固定されるロート状のバンパー部に連続するカテーテル部とを連結した後，再度，胃内に逆誘導する．そしてカテーテル部だけを胃壁ならびに腹壁を介して体外にまで引き出して，腹壁上のカテーテル固定具と胃内のバンパー部で胃壁と腹壁を密着した状態で固定する方法である．

　イントロデューサー法と呼称される方法は，わが国で開発された方法で胃の穿刺部位を内視鏡観察下に決定後，14Fの分割除去可能な合成樹脂製

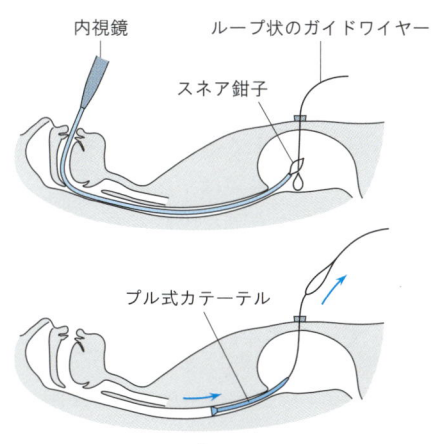

図3　PEG造設の種類

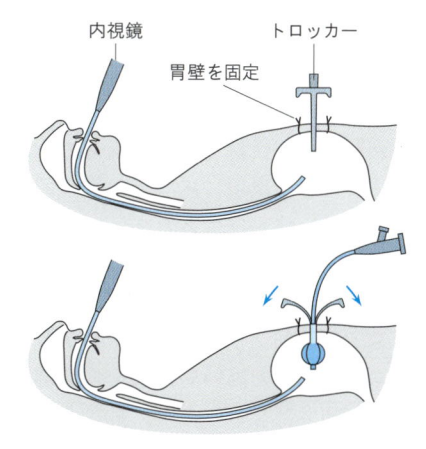

A．プル法/プッシュ法　　B．イントロデューサー法

外筒管を装着した13Fの内筒針を胃瘻造設予定の胃前壁を介して胃内に刺入する．次いで，内筒針を抜去して13Fバルーンカテーテルを胃内に誘導してバルーンを膨らませた後に，14Fの外筒を分割除去して，カテーテル部を牽引することにより，胃壁を挙上させ，腹壁と密着したところで固定して，胃瘻を形成する方法である．両者に共通する注意点は，固定時，腹壁と胃壁の密着を余りにも気にするあまり，強い力をかけると，胃壁の壊死を招きバンパー部あるいはバルーン部の胃外逸脱や，腹膜炎などに発展する危険性があることである．腹水貯留例は，共に適応外である．

B. 早期癌に対する内視鏡的治療法

1. 内視鏡的粘膜切除術（EMR）

この方法は，2チャンネルの内視鏡を用いて高張Na・エピネフリン（アドレナリン）液を粘膜下に局注して，浮き上がらせた病変を鉗子で把持して持ち上げ，その基部をスネアで絞扼した後に，通電して病変を切除する方法である（図2C）．胃癌であれば，2cm以下の隆起性病変，陥凹性病変では1cm以下の潰瘍や潰瘍瘢痕を伴わない分化型胃癌は，リンパ節転移もなく，内視鏡下に一括切除ができるという根拠から本法のよい適応とされてきた．最近は，超音波内視鏡などによる深達度診断の進歩により，リンパ節転移のない早期の食道・胃・大腸，直腸粘膜内癌にも適応が拡大されている（各論10章 食道，図25，各論11章 胃および十二指腸，H. 胃・十二指腸の手術の項参照）．しかし，このスネアを用いて病変部を切除する手技の性格上，切除可能面積に限界があり，また追加切除を余儀なくされる症例や局所再発例があるという問題点が指摘されるようになり，最近は，悪性が疑われる症例に対しては，病変の大きさに関係なく施行可能な次項に述べる内視鏡的粘膜下層剥離術（ESD）法が推奨されている．

2. 内視鏡的粘膜下層剥離術（ESD）

これは，ボスミン添加グリセオールやヒアルロン酸ナトリウムなど粘性の高い局注液を病変部粘膜下層に注入して病変部をもち上げ，針状電気メスで予定の切離線上に印をつけた後，それに沿ってフックナイフ，フレックスナイフ，先端絶縁ナイフ（IT knife）など形状の異なる高周波電気メスを用いて，病変の粘膜下層を含めて切除する方法である．具体的な適応条件は，リンパ節転移のない肉眼的粘膜癌で，組織型は分化型，肉眼型は問わないが，陥凹型では潰瘍のないものに限るとされている．適応は，手技の確立とともにさらに拡大されつつある（各論10章 食道，図28，各論12章 小腸および結腸，表8参照）．

4. 内視鏡的狭窄解除術

食道狭窄には，内視鏡治療や放射線療法後の良性の瘢痕性狭窄や逆流性食道炎あるいは腐蝕性食道炎など内因性障害によるものと，外因性閉塞すなわち食道以外の腫瘍や隣接臓器による食道の圧排その他，運動性障害がある．その中で内視鏡的狭窄解除術が有効なのは，良性の内因性狭窄に起因する閉塞性狭窄と運動障害で，瘢痕性狭窄には，バルーン拡張術が，また逆流性食道炎に対しては，内視鏡先端に装着して用いる縫合機（Endo-Cinch）を使っての食道噴門部皺壁形成術のほか，ラジオ波で噴門部の内壁を焼灼して肥厚させ酸逆流を減少させる方法が行われている．一方，前述したカバードメタリックステント留置術の適応は，手術不能な悪性疾患による閉塞性障害のみであり，良性狭窄例のステント留置は適応外である．すなわち，胃・大腸疾患では，術後の良性狭窄に対してバルーンなどを用いた拡張術が行われており，ステント留置術は，手術不能な悪性狭窄に限られる．

5. 内視鏡的異物摘出法

消化管すべてにわたり，異物誤嚥に起因する合併症は，日常よく遭遇するところである．いずれの場合にも内視鏡は，診断的にも，またその摘出にも重要かつ有効な手段であり，最近は，把持鉗子やバスケット鉗子など各種の有用な鉗子が開発されて，より安全確実に行うことができるようになっている（図1）．

6. 胆道・膵管病変に対する内視鏡治療

　腹腔鏡下外科手術が第1選択手技となって、胆管結石の治療法も、より低侵襲性が求められるようになり、内視鏡的乳頭括約筋切開術（EST）の適用率が大幅に増加した。

A. 結石摘出術

1. 術前胆道鏡下結石摘出法
1) 経皮経肝的胆道鏡下結石摘出術

　これは、経皮経肝的胆管あるいは胆囊ドレナージ（PTBD, PTGBD）により形成された瘻孔を拡張した後、胆道ファイバースコープ（図4）をその瘻孔を介して挿入して、直視下に結石破砕装置や破砕鉗子を用いて結石を破砕した後、バスケット鉗子で摘出したり、生理食塩水を注入したりして、結石を体外あるいは十二指腸に流出せしめる手技である。砕石法としては、上記バスケット鉗子や機械的砕石術が有効である。そのほかにも電気水圧衝撃波あるいはレーザー、マイクロウェーブや超音波を用いた砕石法などが臨床に登場したが、それぞれ利点と欠点があり、かつ高価な機器であるため、いずれも絶対的な治療法とはならなかった。また腹水貯留例、出血傾向のある症例などには適応できない欠点はあるが、カテーテルを経十二指腸的に挿入困難な場合や巨大結石、嵌頓結石である場合、あるいはBillroth II 法で胃空腸吻合がなされていて経乳頭的アプローチが困難な症例では、唯一の残された方法である。また正常に機能する乳頭機能を損傷することなく、胆道造影と共に、総胆管内および肝内胆管も同時に観察可能であるので、より信頼性の高い検索が可能である。

2) 経十二指腸的胆管結石摘出法

　これは、内視鏡的乳頭切開術（EST）、すなわち、内視鏡直視下に挿入したパピロトームに高周波電流を通じて乳頭膨大部の口側隆起を切開した後、バスケット鉗子などを胆管に挿入して結石を摘出する方法である。ことに総胆管結石あるいは

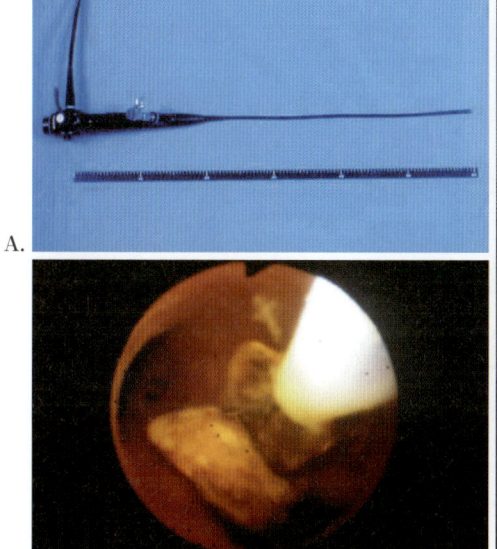

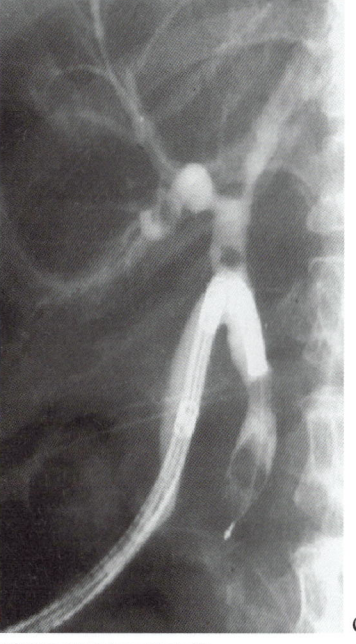

図4　T-tube 瘻孔を介しての術後胆道鏡下遺残結石摘出術
A．胆道鏡（ビデオ胆道スコープ）
B．内視鏡下に破砕された結石
C．T-tube 瘻孔を介して、胆道スコープが総胆管内に挿入され、バスケット鉗子で遺残結石の摘出が行われている。この方法は、T-tube 瘻孔のみならず経皮経肝的ドレナージにより形成される瘻孔でも利用でき、肝内結石に摘出や悪性胆管狭窄のステント留置術などにも応用される。

それに由来する急性化膿性胆管炎では，乳頭部切開と結石摘出ならびに胆管ドレナージで劇的な効果が得られるが，一方では，結石摘出術に難渋して，長時間をかけてしまった症例などでは，逆に敗血症，多臓器不全に陥り，入院期間の延長や不幸な転機をとる場合もあるので，注意を要する手技でもある．

2．術中胆道鏡下結石摘出術

術中，胆囊管あるいは総胆管切開孔より胆道鏡を挿入して直視下に結石を摘出する方法である．最近は腹腔鏡下手術時にも，経胆嚢管的に総胆管にアプローチすることが求められ，それに有利な細径胆道ビデオスコープも開発されている．しかしながら術中という特殊な環境下での結石の完全摘出は，いかに念入りに検索したとしても100%摘出に成功することはあり得ないので，遺残結石の可能性を念頭に，T-tube留置など術後胆道鏡に備えた対策（図4）を立てることが必要である．

3．術後胆道鏡下結石摘出術

手術的にT-tubeが総胆管に留置された症例や胆管消化管端側吻合術により形成された消化管瘻をもつ症例あるいは経皮経肝的に胆道ドレナージチューブが体外に誘導されている症例においては，そのチューブの周囲にできた瘻孔を介して，術後に胆道ファイバースコープを挿入しての遺残結石や肝内結石の摘出が可能である．臨床上，どんなに注意深く胆管内を検索しても，術中には100%遺残結石を皆無にすることはできないので，遺残が疑われる場合には，再度，瘻孔を維持するためにチューブを留置して，検査をくり返して完全を期すべきである．完全な結石摘出が達成された症例では，結石再発はほとんどないといって過言ではない．

7．胆汁，膵液ドレナージ法とステント留置術

一般に，発熱，右季肋部仙痛発作および黄疸などの症状と血液検査ならびに胆管・膵管造影や内視鏡的逆行性胆管膵造影（ERCP），経皮経肝的胆管造影（PTC），あるいは磁気共鳴胆道膵管画像（MRCP）などでえられた所見をもとに，次の検査法ならびに治療法の選択が行われる．一般的には，経十二指腸的なアプローチ，ERCPが選択される場合が多く，経皮的アプローチが選択されるのは，ERCP施行不能例，経乳頭的な摘出が困難な総胆管末端部大結石嵌頓例や切除不能な広範な癌浸潤を伴う進行胆管癌あるいは膵癌症例に限られる．

A．胆汁ドレナージ法とステント留置術

経十二指腸的胆管造影所見で，総胆管結石と診断された場合には，その段階で，あるいは結石を摘出していく過程で，良・悪性病変の有無の検討がなされ，最終的な治療方針すなわちステント留置術の適応が決定される．

1．胆管結石のみが存在する場合

胆管結石のみが存在し，胆管に狭窄，悪性病変が併存しない場合には，十二指腸ファイバースコープを介して総胆管内に直視下に挿入した乳頭切開刀（パピロトーム）に高周波電流を通じて乳頭切開を行った後，バスケット鉗子を挿入して結石を捕捉，十二指腸内に摘出する方法がとられるのが一般的である．これは簡便な方法であり，成功率も高いが，1回の摘出術で完全結石の摘出に成功したことの確認は，総胆管内に流入した空気や炎症性産物である粘液，胆泥などの存在で，X線学的にもまた内視鏡的にも困難であり，また胆道内での鉗子操作が胆管炎あるいは重篤な膵炎を惹起する可能性があるので注意を要する手技である．一般には，ドレナージ用細経カテーテルを総胆管内に留置した後に，カテーテル他端を経鼻的に体外に誘導，固定し，数日留置して，遺残結石のないことを再度，確認してカテーテルを抜去する方式がとられている．術後，結石遺残とそれによる胆管炎を示唆する症状がある場合には，入院期間を延長して内視鏡検査をくり返し，完全な結石の摘出に努めるべきである．遺残総胆管結石の摘出成功例は，術後にステント留置の適応はない．

2．肝内結石が疑われる場合

肝内に迷入した結石を遺残させると，胆管炎の原因となり，また結石形成，さらには肝膿瘍などに発展する可能性があるので，結石の完全な摘出

が必須である．

しかし肝内結石の存在部位の下流には狭窄が存在するのが一般的であり，また結石が陥頓している場合もあって，造影剤が到達できず，病変部の完全な描出ができないこともしばしばであるので，まず選択的胆管造影をくり返し，病態把握に努め，最も適切な治療法を選択すべきである．手術的には病変部を切除することが理想的ではあるが，それが不可能な時には，経皮経肝的胆道鏡下結石摘出術をくり返して，完全な結石の摘出に努めるべきである．完全な結石の摘出ができた症例の予後は極めて良好である．

B．胆道悪性疾患に対する胆汁ドレナージ法とステント留置術

胆管悪性病変に対しては，まず内視鏡的逆行性胆管膵管造影（ERCP）あるいは経皮経肝的胆管造影（PTC）を施行して，その部位と範囲を特定した後，経皮経肝的胆管ドレナージ（PTBD）あるいは内視鏡的逆行性胆管ドレナージ（ERBD）を行って，減黄をはかりながら，病変の部位，癌の浸潤範囲を検討する．この段階のドレナージ法としては，経十二指腸的であっても，また経皮経肝的であってもメタリックステントは使用せず，先端がピッグテイル型の長いポリエチレンまたはポリウレタン製の長いカテーテルや抜去可能なサイドフラップの付いたポリウレタン製チューブステントを留置する．

内瘻用ステントには，3A．進行癌に対する内視鏡的治療法，1．ステント留置術の項で述べたようにポリウレタンやポリエステルなどの合成樹脂製プラスチックステントとメタリックステントがあり，ある程度の長期の生存が見込まれる場合にのみ選択される．プラスチックステントは，目詰まりしやすい欠点があるが，交換が比較的容易である利点がある．またメタリックステントは高価であることと交換が困難であるという欠点が指摘されているが，最近は内腔への腫瘍の増殖を抑え，胆汁の流れを長期に維持することができるポリウレタンやシリコンコーティングされた自己拡張力をもつカバードメタリックステント（カバードエクスパンダブルメタリックステント）が登場し，繁用されている．肝門部に狭窄が存在して，左右肝管が連続性がなくなっているような症例には，両者を併用して両葉肝内胆管の交通を得るような工夫も行われている．

腹水貯留例など末期進行癌で長期予後が期待できない場合には，には，8.5〜10Fr.のプラスチックステントの留置術あるいは逆行性胆汁ドレナージ用カテーテルを内視鏡的に留置して他端を経鼻的に体外に誘導して外瘻とする以外に選択肢はない．

C．経十二指腸的膵管ドレナージ法とステント留置術による内瘻化

これにはESTを施行した後，狭窄部を拡張して，ポリエチレン製の長いカテーテルを経鼻的に膵管内に留置して外瘻化をはかる内視鏡的経鼻膵管ドレナージ法（ENPD）とポリウレタン製など合成樹脂製のプラスチックチューブを膵管内に留置して内瘻化をはかる内視鏡的膵管ステント留置術（EPT）がある．

ENPDは，主乳頭の炎症や浮腫にもとづく膵液の鬱滞による急性膵炎遷延例や膵仮性囊胞が適応となる．後者は，経十二指腸的に乳頭部を経由して膵管内にカテーテルを留置して，膵液を誘導する内瘻法であり，膵管に狭窄を有する慢性膵炎あるいは慢性膵炎急性増悪期例において膵液鬱滞による腹痛や背部痛を有する症例に有効である．また破砕した膵石の摘出，主膵管の狭窄の再発を予防するための膵管ステントとしての意義がある．また最近は乳頭部腫瘍に対しても内視鏡的治療が試みられるようになり，切開・切離操作に起因する胆汁鬱滞や胆管炎，あるいは出血や狭窄を予防するためにも重要な手技となっている．

その他，ポリウレタン，あるいはテフロンシートでカバーされたカバードメタリックステントとカバーされていないアンカバードメタリックステントのいずれかを膵管の狭窄部に留置して内瘻化をはかる試みが，この分野でも広がりをみせており，切除不能な胆管癌，膵頭部癌症例など，生活の質的改善ならびに延命に貢献している．

B 内視鏡下外科手術

内視鏡下外科手術は，従来開腹または開胸下に行われていた手術を，腹壁，胸壁を通じ体腔内に挿入した内視鏡（腹腔鏡，胸腔鏡）により術野を観察し，体外より挿入した手術器械の操作により手術を進めていく方法である．内視鏡により体腔内を観察し処置や手術を行おうとする発想は新しいものではなく，すでに最初の臨床的試行の報告から100年以上経過している．その後内視鏡下外科手術は主に婦人科領域では発展し，1960年代のドイツでは卵管妊娠による卵管破裂の腹腔鏡下修復術といった高度な術式がすでに行われていた．しかしながらこの時代の内視鏡下手術は光学系の発達が十分ではなく，一般化することはなかった（図5）．1986年に内視鏡に装着可能なCCDが開発され事情が一変した．複数の手術スタッフはモニター上に映し出された同一の画像を観察し，共同作業により複雑な手術操作を行うことが可能になった．とくに1987年にフランスで始まった腹腔鏡下胆摘術は，またたく間に世界中に拡がり，すでに多くの先進国で胆石症や胆嚢良性疾患に対する治療法の第一選択の術式となっている．

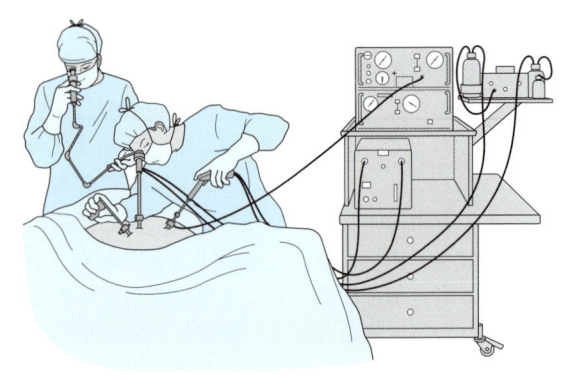

図5 腹腔鏡下手術（1960年代）
1960年代にはすでに高度な手術も行われていたが，光学系の制限により広く施行されるようにはならなかった．

概　要

内視鏡下外科手術では，体腔内にスペースを作り，内視鏡，手術器械を挿入し手術を施行する．腹部では，腹壁を持ち上げることによりスペースを作る．これに陽圧（10 cmH$_2$O 程度）の炭酸ガスを用いるものを気腹法，腹壁に鋼線などを通し，これを挙上するものを腹壁吊り上げ法と呼ぶ．胸腔では，分離肺換気とし，患側肺を虚脱し手術を行うのが一般的である．また消化管，とくに胃内にスペースを作成し，手術を行う胃内手術なども行われている．内視鏡下外科手術は他の体腔においても広く応用されるようになってきており，関節腔や脳室，さらには妊娠子宮内での胎児手術など，次第にその適応を広げている．

1．利点と欠点

内視鏡下外科手術においても，従来の開腹開胸手術の腹腔内，胸腔内の手術術式には大きな差はない．しかし，内視鏡下外科手術では従来の開腹・開胸の手術に比し正常体壁の損傷が著しく少ない．このことにより，手術侵襲が格段に小さくなり，術後疼痛が著しく軽減される．これらにより術後入院期間は短縮され，また社会復帰に要する時間も早くなる．このことから内視鏡下外科手術を minimally invasive surgery とも呼び，手術を受ける患者にとりメリットの大きい手術法と考えられている．これらの利点により，術式によっては，手術後24時間以内に退院をはかる day surgery（日帰り手術）も広く行わるようになってきている．

一方，内視鏡下外科手術では，その基本的特性のために，手術操作が開腹・開胸手術における同等の操作より一般的に難度が高い．まず，すべての手術操作を二次元表示であるモニター画像を観察しながら行わねばならないことより，遠近感の把握が難しい．また内視鏡の視軸が固定されているために，臓器を一方向からしか観察できず，解剖の把握がより困難となる．また，内視鏡下外科手術では，術野を3〜4倍に拡大観察し手術を行っており，モニターに表示される術野の範囲は限られたものとなる．これによりモニター表示されない部位で予期せぬ臓器損傷が起こることともなる．後述するように内視鏡下外科手術で用いられる手術器械は約35 cmと長く，かつこれを挿入するポートの留置位置が胸壁または腹壁に固定されているために，器械操作の自由度が低い．さらに内視鏡下外科手術では，触覚がほとんどなく，視覚のみにて手術を施行しなければならないこと

表 1　腹腔鏡下胆摘術と術中胆道損傷

	症例数	%
総胆管	309	0.40
右肝管	8	0.01
異所性胆管	48	0.06
胆嚢管	94	0.12
計	459	0.60

(77,604症例：Dezielほか，1992)

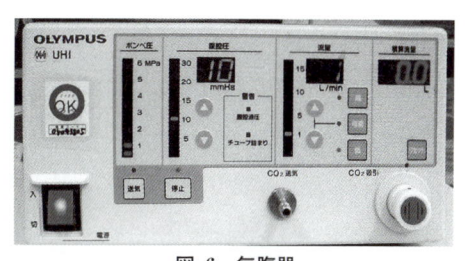

図 6　気腹器
気腹器は高圧の炭酸ガスを減圧し，腹腔内が一定の圧となるように自動的に調節する．

も，手技を困難なものとしている．これらの結果，一般に内視鏡下外科手術は同等の開胸・開腹手術に比し手術時間が長くなる．また，合併症の増加も指摘されている．表1に腹腔鏡下胆摘術時の術中胆管損傷のデータを示した．胆管損傷は開腹手術では0.1〜0.2％程度と報告され，腹腔鏡手術では，約2倍以上の頻度となる．さらに，腹腔鏡胆摘術中胆管損傷は，総胆管を横断しているものが多く，その修復に胆管空腸吻合が必要になる．多くの場合，胆管損傷の原因は，総胆管を胆嚢管と誤認するなどの，解剖的誤認に求められる．内視鏡下外科手術を安全，確実に施行するためには，上記の基本的特性をよく理解し，十分なトレーニングを積むことが肝要である．

2．適　応

内視鏡下外科手術は上述のように，制限が多いが，これまで開胸・開腹下に行われてきた多くの手術はすでに技術的には実施可能である．しかしながら，内視鏡下手術を施行することにより，患者がメリットを享受できることが適応を決める際の必要条件である．現在の形の内視鏡下手術が始まってから20年以上の年月を経ても医療機関により，内視鏡下手術への取り組みはさまざまであり，技術的格差も少なくない．このような観点から，内視鏡下手術の適応は，それぞれの施設において，開創手術より優れたあるいは少なくとも同等の手術結果を低侵襲下に達成できることである．

一般的に，内視鏡下外科手術では，悪性腫瘍に対する郭清操作が不十分となる可能性があり，とくに進行癌ではその適応は慎重でなければならない．さらに内視鏡下外科手術では，その手技上，腫瘍病変近傍の組織を把持する必要があり，癌腫が臓器表面に露出する場合には，術後に癌腹膜播種をきたす原因ともなり，その適応は限定される．一方，リンパ節転移がないか，あっても腫瘍近傍に限局すると考えられる悪性腫瘍では，内視鏡下外科手術で病変を摘除することにより手術を受ける患者のメリットは大きい．リンパ節転移有無の可能性は，主病変の壁進達度と密接な関連性があることが知られている．食道では粘膜癌，胃では高分化腺癌で浸潤が粘膜下層浅層までにとどまるもの，大腸では癌浸潤が粘膜下層までにとどまるものは，内視鏡外科手術の適応とするとの見解が一般的である．胆嚢に隆起性病変を認め，胆嚢癌の可能性が高いと考えられる場合には，同様の理由により開腹胆摘術を行う．

良性疾患では，手術操作があまり煩雑でないものが内視鏡下手術のよい適応となる．胆嚢摘出術以外では，気胸に対する肺縫縮術，食道裂孔ヘルニア手術，逆流性食道炎に対する噴門形成術，食道アカラジアに対する手術，脾摘出術や肝嚢胞開窓術がこれにあたる．また良性疾患や低悪性度疾患に対する小腸，結腸手術も内視鏡下手術のよい適応である．

3．手術器械

手術器械は，手術スペースを作成するための，気腹器およびトロッカー，術野の観察に必要な光学視管（腹腔鏡や胸腔鏡），カメラおよびコンソール，光源やモニターなどのビデオ機器，鉗子やクリップアプライヤー，自動縫合器などの手術器械，電気メスや超音波メスなどのエネルギー源などからなる．

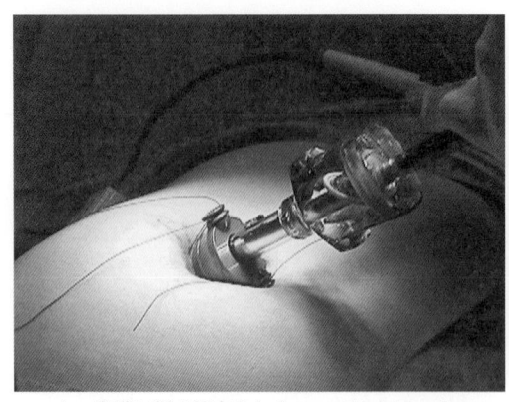

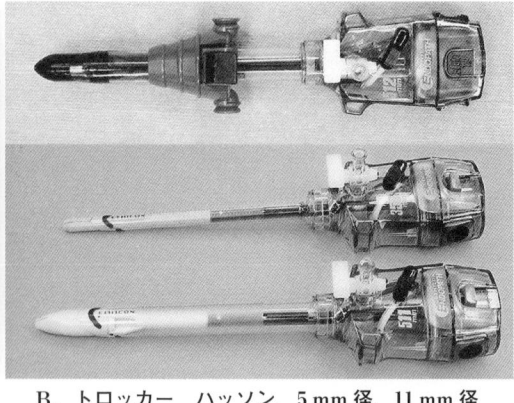

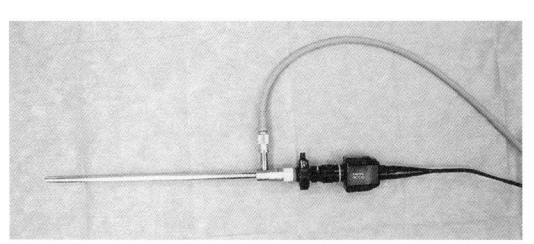

A. 腹壁に挿入固定されたハッソントロッカー　　B. トロッカー　ハッソン，5 mm径，11 mm径

図7　トロッカー

図8　光学視管（スコープ）
写真は10 mmの腹腔鏡，カメラヘッド（CCD），ライトガイド

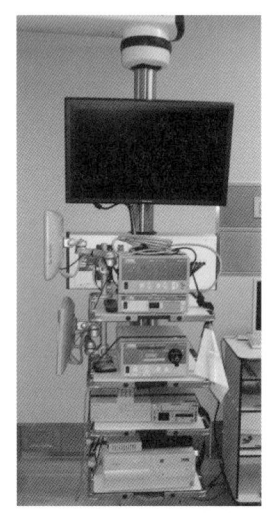

図9　モニター，カメラコンソール，光源

1．手術スペース確保

内視鏡下外科手術ではトロッカーを通じて内視鏡，手術器械を挿入し手術を行う．広く用いられる気腹法の器機を示す．気腹器は，ボンベ内の高圧の炭酸ガスを減圧し，腹腔内に供給する装置である（図6）．腹腔内圧は$10 \sim 12 \mathrm{cmH_2O}$に保たれ，これが器械操作などにより下がった場合，自動的に送気が開始される．気腹法では，まず臍周囲の小開腹創よりハッソントロッカーを直視下に腹腔内に挿入しこれを腹壁に固定する（図7A）．これを気腹器に接続し$10 \sim 12 \mathrm{cmH_2O}$の陽圧で気腹を行う．気腹の後，光学視管（スコープ）をトロッカーを通じ腹腔内に挿入し，その観察下に2本目以降のトロッカーを挿入していく．気腹法で用いられるトロッカーにはバルブやOリングといった気密を保つ機構がある（図7B）．

2．ビデオ機器

光学視管（スコープ）は，ロッドレンズを用いた効率が高いイメージ伝達系で，10 mm，5 mm径のものが広く用いられる．また先端の角度により，直視鏡，斜視鏡（30°，45°）がある．光学視管のアイピース部分にカメラヘッド（CCD）を装着し（図8），これのコントロールボックス（コンソール）を経て，モニターにイメージを表示する（図9）．内視鏡と同様に可変アングルのフレキシブルスコープも市販されている．光源装置は高輝度のキセノンランプを用い，ファイバーケーブルを経て，光学視管に装着される（図8）．

3．鉗子類

内視鏡下外科手術に用いられる鉗子は，長さが約35 cmあり，シャフト径は多くの場合5〜10 mmである（図10）．さらに細径の鉗子を用い，手術侵襲を減らそうとする試みもある．鉗子類には，先端の形状により多くの呼称があるが，開腹手術

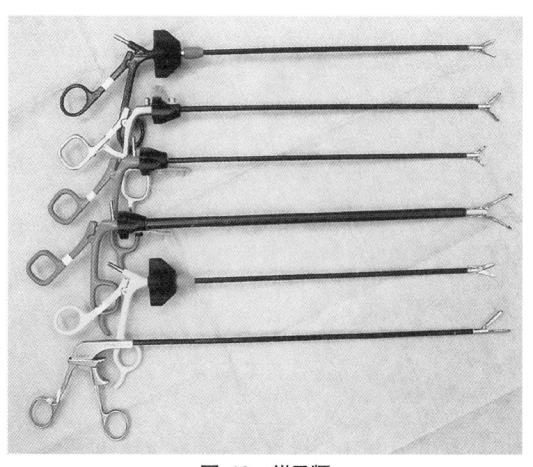

図 10 鉗子類
内視鏡下手術の器械はシャフト径の制限から，先端部分のデザインも制限される．

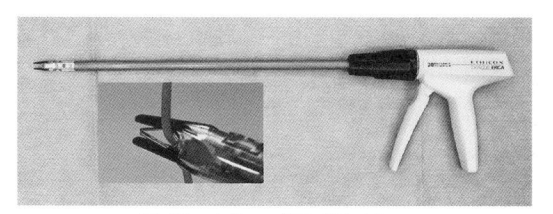

図 11 クリップアプライヤー

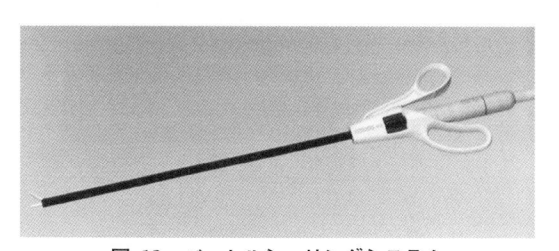

図 12 ベッセルシーリングシステム

で用いられる手術器械のほとんどが利用可能である．しかしながらシャフト径の制限から，先端部分は小さいものが多く，組織把持などの際には注意を要する．内視鏡下外科手術では，止血や結紮縫合などの操作が難しく，これを簡便化するためにクリップアプライヤー（図11）や自動縫合器（図12）などの器機が多用される．

4．エネルギー供給源

内視鏡下外科手術においても，電気メスをはじめ，超音波メス，アルゴンビーム凝固装置，マイクロ波凝固装置，レーザーなど多くのエネルギー

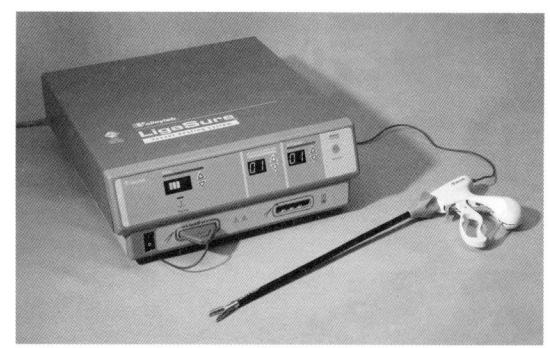

図 13 ベッセルシーリングシステム
写真は LigaSure™

供給源が利用可能である．また血管をシーリングしながら切離する機器も利用可能である．このようなベッセルシーリングシステムには，超音波振動（毎秒55,000回の振動，超音波切開凝固装置）を利用したものや（図12），高周波電流を利用したもの（リガシュア，エンシール）などがある．これらの機器は細血管をクリップすることなく切離できるため，使用頻度が高い（図13）．

4．腹腔鏡下外科手術

内視鏡外科手術では，良好な視野展開のため，患者をローテーションさせ，術野がもっとも高い位置となるようにする．気腹による腹腔内陽圧も原因となり，とくに頭高位（上腹部手術）では，急激な体液移動，深部静脈血栓などの合併症が認められることがある．これを予防するために，下肢に圧迫包帯を巻き，送気ポンプにより駆動される下肢圧迫帯の装着が必要となる（図14）．

手術室では，限られたスペースに効率よく，手術スタッフ，ビデオ機器，器械台，各種エネルギー源を配置しなければならない．さらに，内視鏡下外科手術では，ビデオモニターと術野，術者は一直線上に位置することが必要である．この軸からのずれが大きくなると，術者の意図する器械操作が著しく困難となってくる．このため多くの術式において標準的セットアップと称される，器機配置法が報告されている．腹腔鏡下胆摘術のセットアップとトロッカー留置位置を図15に示す．

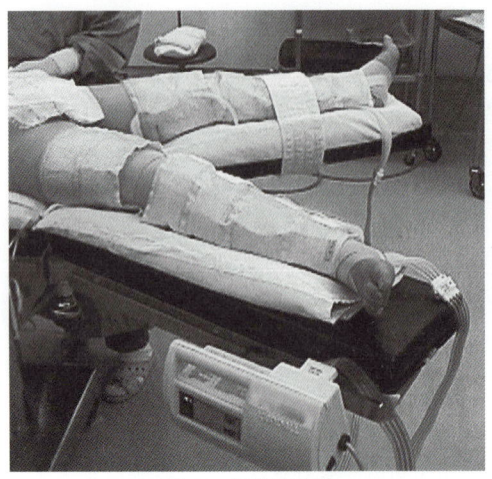

A. 腹腔鏡下胆嚢摘出術

通常4本のトロッカーを臍部と右上腹部におく．臍部トロッカーより腹腔鏡を挿入し，他のトロッカーから挿入した鉗子で手術操作を行う．まず胆嚢底部を鉗子で把持しこれを頭側へ牽引し，胆嚢頸部を右方へ牽引することによりCalot三角を展開する．胆嚢管および胆嚢動静脈を同定剝離し，これにクリップをかけ切離する（図16A）．次いで電気メスや超音波メスを用い頸部から底部にかけ肝床より胆嚢を剝離してゆく（図16B）．摘出した胆嚢は，標本回収用のポーチに容れ，臍部創より体外に出す．結石径が1cmを超える場合には，ポーチ内で結石を破砕する．術後の排ガスは早期にみられ，経口摂取も症例により術当日から

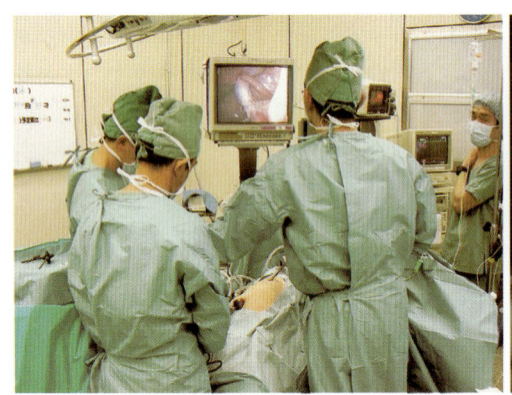

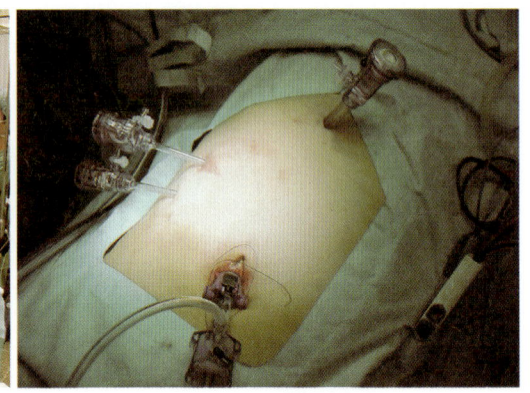

図14 下肢圧迫帯
腹腔鏡下外科手術では，体液の急激な移動や静脈血栓形成防止のため，下肢圧迫帯などをルーチンに使用する．

A．腹腔鏡下胆摘術
モニター，術野，術者が直線上に位置している．

B．トロッカー留置位置

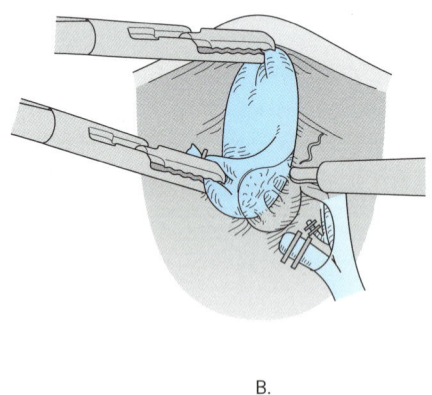

図15 腹腔鏡下胆摘術の標準セットアップ

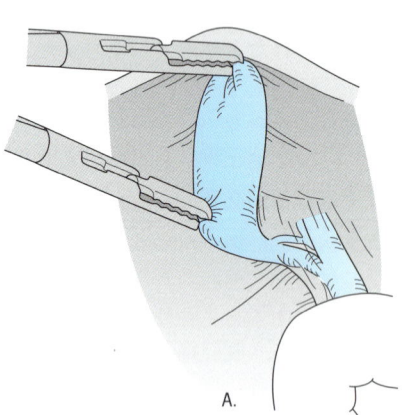

A.
Calot三角を展開し，胆嚢管および胆嚢動静脈を同定剝離しこれにクリップをかけ切離する．

B.
電気メスや超音波メスを用い頸部から底部にかけ肝床より胆嚢を剝離してゆく．

図16 腹腔鏡下胆摘術

可能となる．鎮痛剤の必要性は少なく，合併症を認めない症例では，術後3～4日で退院可能となる．

B．腹腔鏡下胃食道逆流症手術

外科療法の適応として，従来，食道狭窄，誤嚥性肺炎，出血などの合併症，傍食道裂孔ヘルニアが挙げられてきた．しかし手術療法が内科的治療より有効であることが示され，薬物療法不応症例や薬物中止により再発するものも現在では手術適応に含まれる．現在腹腔鏡下手術では，腹部食道周囲に十分に授動した胃底部，胃体上部を用いラップを形成するNissen法が広く施行される(図17)．

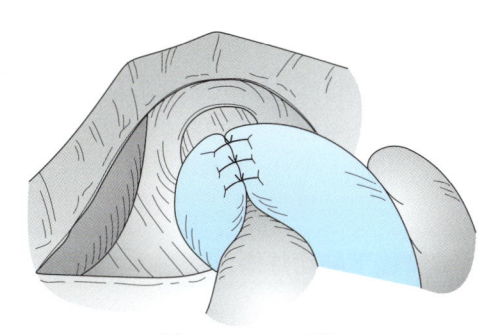

図 17　Nissen 手術
Nissen 手術では，剝離した腹部食道周囲に，授動した胃底部でラップを形成する．

C．腹腔鏡下胃切除術

内視鏡下外科手術は胃癌手術にも広く応用されている．現在ではリンパ節転移の可能性がほとんどない壁進達度が粘膜に限局した高分化腺癌で最大径25 mm以内の腫瘍では，内視鏡的粘膜切除(ESD)が適応となる．病変が高分化腺癌で壁進達度が粘膜下層に留まる症例では，リンパ節郭清は第1群＋左胃動脈周囲（#7）でよく，とくに胃体下部，幽門病変の症例で，リンパ節郭清と胃切除を腹腔鏡下に行う術式が広く行われている．この術式では，吻合を小開腹下に行うが（腹腔鏡補助下遠位側胃切除術 laproscopically assisted distal gastrectomy；LADG），従来の開腹手術に比し，侵襲は軽度である．進行胃癌における内視鏡下手術は，現在多施設共同研究で調査が行われている．

D．腹腔鏡下大腸切除術

結腸は，血管支配が単純であり，結腸切除は早い時期から悪性腫瘍に対しても積極的に試みられてきた．しかしながら，術後早期にトロッカー刺入部位に癌再発が起きる（ポートサイト再発）症例が報告されており，原因として術中の癌細胞の生着が疑われている．このため癌が結腸漿膜面に露出するものは，内視鏡下外科手術の適応としないのが一般的である．すなわち，大腸悪性腫瘍ではEMRの断端陽性例や壁進達度が粘膜下層に留まるもの，進行癌でも比較的病期が早いPM癌が適応となる．結腸良性疾患症例で切除が考慮され

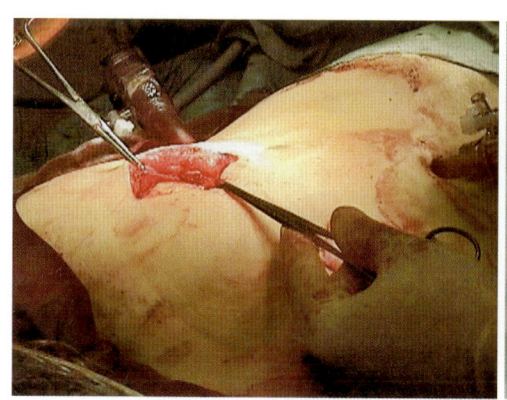

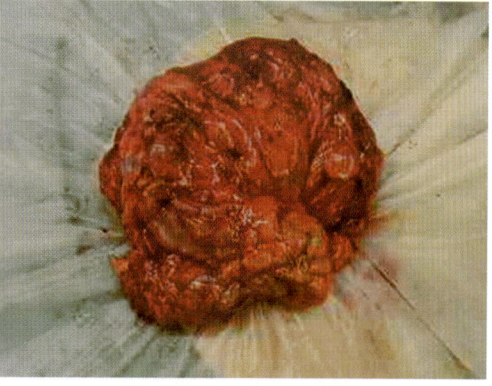

A．小開腹創（右半結腸切除）　　B．体外に出した腸管係蹄
図 18　腹腔鏡補助下結腸切除術

るものは内視鏡外科手術のよい適応である．術式は，切除予定結腸の十分な授動ならびに血管処理を腹腔鏡下に行い，小開腹創（図18A）からこの病変部結腸を体外に出し，切除，吻合を行う腹腔鏡補助下結腸切除術がひろく行われる（図18B）．

E．腹腔鏡下ヘルニア手術

　腹腔鏡下ヘルニア手術は鼠径床を広く剝離し腹横筋筋膜後方を大きな合成糸（ポリプロピレン）メッシュで覆い内外鼠径ヘルニア，大腿ヘルニアのヘルニア門を閉じる術式である．腹腔内からアプローチする術式と腹膜前腔からのアプローチする術式がある．鼠径ヘルニアにおいては，侵襲性の面において腹腔鏡下手術が従来法に比し，必ずしも優位とはいえない．このことより，従来法の術後再発例や，パンタロンヘルニア，嵌頓ヘルニアなど，後方よりの観察が，診断に必要な症例や，広範に鼠径床の脆弱化が認められるものが腹腔鏡下手術の適応となる．

F．腹腔鏡下脾臓摘出術

　脾腫を伴わない，待機手術の脾臓摘出術が適応となる．特発性血小板減少性紫斑病（ITP）や遺伝性球状赤血球症（HS）などに対する脾摘術がこれにあたる．患者は右側臥位とし，胃脾間膜，脾結腸間膜，脾横隔間膜を切離したのち，脾動静脈を自動縫合器で一括切離する．摘出した脾臓は標本回収ポーチに収納し，その中で取り出すのに適当な細片に破砕し，臍部から体外に出す．

G．膵臓に対する腹腔鏡下手術

　膵体尾部に存在する良性または低悪性度の腫瘍に対して，膵尾部や体尾部切除が行われる．単発性の内分泌腫瘍なども良い適応となる．胃結腸間膜を切離し，盲囊を広く解放する．胃を頭側へ脱転させ膵前面を露出する．膵上下縁より膵後方を剝離し，膵尾部側より膵を授動してゆく．膵切離は，自動縫合器で行う．脾合併切除を行う症例では，自動縫合器で脾動静脈を含め一括切離する．

H．そ の 他

　肝囊胞に対する開窓術，単純性イレウスに対する癒着剝離術，穿孔性潰瘍に対する単純閉鎖術などが行われる．

5．胸腔鏡下外科手術

　胸腔鏡下手術は気密性を保つ必要がないため，同じ径のトロッカーであっても有効内径が大きく，長さも短い．このため腹腔鏡下手術に比し，使用器械の選択の幅が大きく，結紮などの手技も容易である．一般的に，分離肺換気下に患側肺を虚脱させ，手術を行う．

A．胸腔鏡下肺囊胞縫縮術

　従来，自然気胸に対する手術は，少なくとも10cm程度の小開胸創を必要とした．胸腔鏡手術では3本のトロッカーを肋間から挿入し，1本から胸腔鏡，他の2本から手術器械を挿入して手術を行うため，手術侵襲が著しく軽減する．あらかじめ作成した結紮糸のループで肺を縫縮するか，大きなブラ（bulla）では，自動縫合器で切除する．

B．胸腔鏡下肺切除術

　胸腔鏡下の肺切除術には診断的手術と治療的手術がある．診断的肺手術は，術前診断が困難な肺陰影が適応となる．肺癌においても，胸膜播種の診断や，鑑別困難な肺門部陰影の鑑別を行う際にも診断的手術が行われる．治療的手術では，良性腫瘍や転移性肺腫瘍に対する肺部分切除や早期肺癌に対する肺葉切除が行われる．いずれの術式においても，肋間に挿入したトロッカーよりの胸腔鏡で観察を行う．診断的手術で生検が必要な場合には生検鉗子を用いる．治療的肺切除術では，通常3〜4本のトロッカーを肋間に挿入し，主に自動縫合器を用いて肺を切除する．肺静脈や気管支なども自動縫合器で切離可能である．摘出した肺は，標本回収パウチに収納し体外に出す．

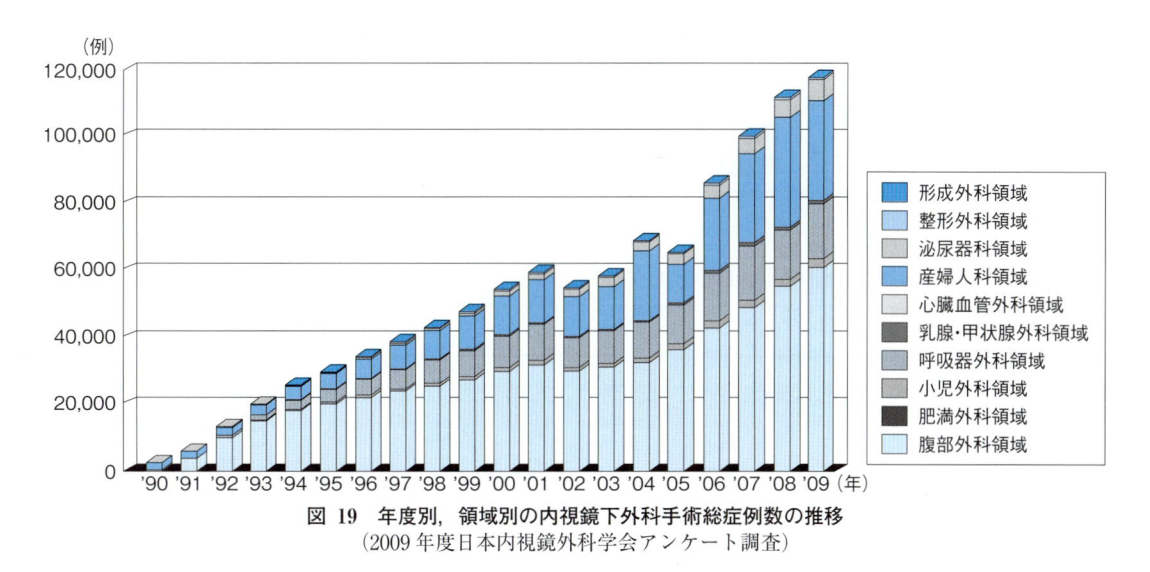

図 19 年度別，領域別の内視鏡下外科手術総症例数の推移
（2009年度日本内視鏡外科学会アンケート調査）

6. わが国における鏡視下手術の現況

日本内視鏡下外科学会会員を対象に内視鏡下手術に関するアンケート調査が2009年に実施された．図19に示したように内視鏡外科手術は腹部外科や呼吸器外科ばかりでなく，産婦人科・泌尿器科・形成外科・整形外科にもその応用が広がってきている．2009年単年度でも鏡視下手術は総数117,785例に実施されておりそのうち60,807例が腹部外科，13,420例が呼吸器外科領域であった．また同年度の腹腔鏡下胆摘術は26,140例に対し開腹胆摘術は6,520例と胆嚢摘出時の第一選択手技となっている．

7. 腹腔鏡下手術の未来

現在の内視鏡下外科手術は二次元画像観察下に操作自由度の低い手術器械を用いるため難度が高い．これを解決するために種々の器機開発が行われている．まずカメラシステムを複眼とし，イメージを立体的に表示する腹腔鏡が利用可能である（三次元腹腔鏡）．また，体外でマニュピレーターを操作し，同等の動作を体腔内内で再現するロボットもすでに臨床応用され全世界で1,500台が稼働している．米国では，前立腺全摘術ではすでにロボット手術が第一選択の術式となっている．

わが国では，健康保険診療システム上，費用負担が問題となり，導入例は数例に留まる．このシステムでは，体外の操作を自由な縮小率で，体内で再現可能なため，冠動脈バイパス手術など繊細な操作が要求される手術なども良い適応と考えられている．さらにイメージの伝送やロボットの遠隔操作なども実現されている．このようなテクノロジーの進歩により，外科医は必ずしも手術室にいる必要はなく，遠隔地より立体画像（ホログラフィー）観察下に手術ロボット操作し高度な手術を行うことも可能となってきている（telesurgery）．内視鏡下外科手術は正常体壁の損傷を減ずることにより低侵襲化がはかられている．さらに術式を低侵襲化するためにポート数やポート径を減ずる試みも多くみられる．腹腔鏡や手術器械をすべて臍部の単一創から挿入し手術を行う単孔式内視鏡手術や，2～3 mm径の内視鏡や手術鉗子をもちいるneedlescopic surgeryも広まってきている．また，いまだ実験的であるが，内視鏡や手術器械を経腟的や経胃的に腹腔内にすすめ治療を行う体壁創のない手術（NOTES；natural orifice translumenal endoscopic surgery）も開発されてきている．こういったテクノロジーの進歩に加え，より低侵襲な治療法を求める患者のニーズから，今後多くの領域で内視鏡下外科手術が標準的治療法となると予想されている．

17 水分・電解質，血液ガス，酸・塩基平衡

体内における水分は，細胞内外の環境として生命活動の代謝反応の場となっている．水を溶媒として，電解質やさまざまな非電解質が溶質として溶けている．このような体液は細胞内液，細胞外液に分布し，体液量を形成している．

1．人体の水分分布

人体の全体水分量は体重の約60%である．たとえば，60 kgの人では，36 kgすなわち36 l が全体水分量として計算される（図1）．

女性は男性に比べ脂肪量が多く，体重に占める水分量は低い．女性の平均は約55%である．また同様の理由で，肥満の人はやせ型の人よりも水分の割合が小さい．

小児は体重当たりの水分量が多く，新生児は約80%，生後3ヵ月の乳児は約70%を占める．一方，高齢者では約55%に減少する．

体液は，細胞膜を隔てて，細胞内液（intracellular fluid）と細胞外液（extracellular fluid）に大別される．さらに細胞外液は，血管内液すなわち血漿（plasma）と血管外細胞外液すなわち間質液（interstitial fluid）に分けられる．

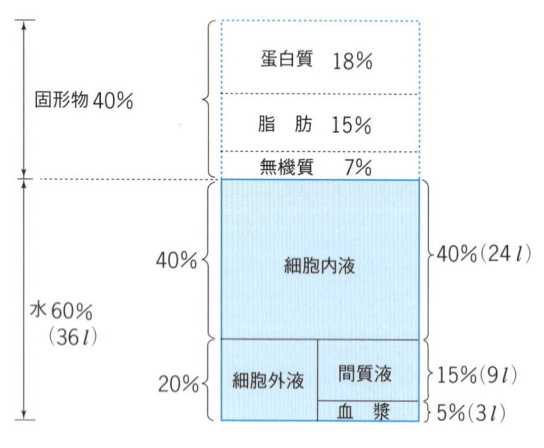

A．細胞内液 intracellular fluid

細胞内の代謝や，細胞の機能を維持している．電解質組成では，細胞外液とは全く異なり，主要陽イオンはK^+である．ついでMg^+が多く含まれている．陰イオンとしては，リン酸イオンや陰イオン荷電蛋白が存在する（図2）．細胞内液量は体重の約40%である．

B．細胞外液 extracellular fluid

酸素，栄養素，二酸化炭素，代謝産物などの運搬や，循環系の機能を維持する役目を果たしている．Na^+が主要陽イオンであり，陰イオンとしてはCl^-とHCO_3^-でほとんどを占めている（図2）．細胞外液量は体重の約20%である．その内訳は，血漿が体重の5%であり，間質液は15%である．

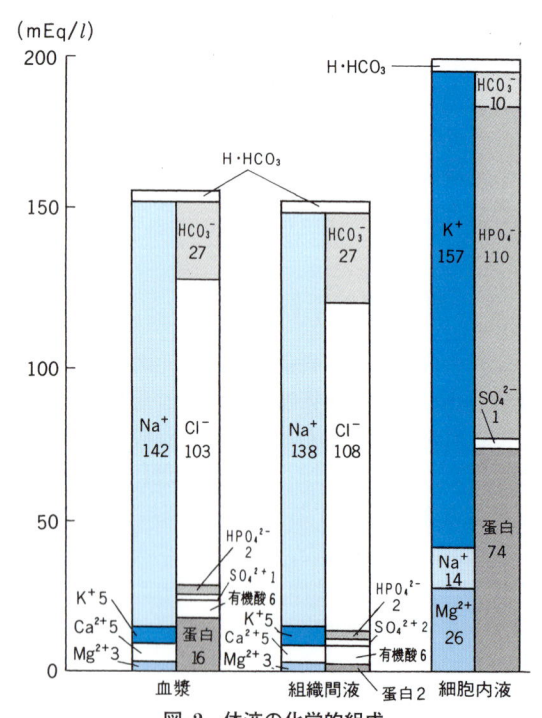

（　）:60 kg男性における水分量
図1　人間の水分分布

図2　体液の化学的組成
（medicina **23**：752, 1986）

したがって，60kgの人では，血漿は3lである（図1）．なお細胞外液には血漿と容易に移行しやすい機能的細胞外液のほかに浮腫液，腹水，炎症巣や損傷を受けた組織内に停滞した液のように，平衡に達するのに時間を要する非機能的細胞外液があり，この非機能的細胞外液を細胞内液（1st space），細胞外液（2nd space）につぐ第3番目の体液という意味で **third space** と呼ぶ．

細胞外液と細胞内液の主要イオンの差は，① 細胞膜の各イオンに対する透過性に差がある，② エネルギーにより Na^+ を細胞外に汲み出している，などによって生じている．

小児の細胞内液と細胞外液の比率は，成人と異なり，細胞外液のほうが細胞内液よりも多い．新生児，乳児，幼児になるに従ってその比率は成人に近づいてくる．細胞内液と細胞外液が同じ比率になるのは乳児のころである．したがって新生児，乳児では細胞外液が多いので，下痢や嘔吐で容易に脱水に陥りやすい．

C. 浸 透 圧 osmotic pressure

浸透圧は細胞間および血管内外の水の動きに大きな影響を与え，また細胞容積を維持するのに重要な役割を果たしている．細胞内外では電解質の種類が異なるが，半透膜の作用を有する細胞膜を境に浸透圧は等しく維持されている．

浸透圧は溶液中に溶けている粒子の数に正比例し，その重量や原子価に関係しない．浸透圧の単位は $mOsm/kgH_2O$ で表し，重量モル浸透圧濃度（osmolality：1kgの水（溶媒）の中に存在する粒子のモル数）である．**血清浸透圧**の正常値は275〜290 $mOsm/kgH_2O$ であり，その変化は1〜2%以内と非常に狭い範囲に調節される．

細胞外液中には，電解質 electrolyte，晶質 crystalloid，膠質 colloid の3種の溶質が存在する．これらの溶質による浸透圧および膠質浸透圧によって，各水分区画における水バランスが保たれている．電解質では，Na^+ および Cl^- 濃度の変化が，細胞内外の浸透圧較差を生じる主役となっている．

晶質の主たるものはブドウ糖と尿素で，いずれもその分子のまま溶けており，電解質のようにイオンとして分離しないので，浸透圧効果は小さい．尿素は細胞膜を通過しやすく，細胞内外での浸透圧較差を生じない．ブドウ糖は細胞膜を通過しうる速度を超えて細胞外液中に増加すると，浸透圧効果を現し，いわゆる糖尿病性昏睡 diabetic coma や高浸透圧性非ケトン性脳症などの障害を起こす．

血清浸透圧は次の式で得られる．

$$\underbrace{2(Na^+ + K^+) + ブドウ糖/18}_{有効浸透圧} + \underbrace{尿素窒素/2.8}_{無効浸透圧}$$

$Na^+ + K^+$ を2倍する理由は Cl^- などの陰イオンが陽イオンと同数存在するからである．尿素は細胞膜を自由に透過するので細胞内外の浸透圧差としては重要でない（無効浸透圧）．

D. 膠質浸透圧 colloid osmotic pressure

膠質の主たるものは血漿中のアルブミンである．分子量が大きいため浸透圧の値に与える影響は少ない．しかし毛細血管壁を通過しがたいアルブミンは血管内外で膠質浸透圧を形成し，細胞外液中の一定量の水分を血管中に保持する役をなしている．血清中の浸透圧を主に形成する電解質は，ほとんどが血管壁を自由に透過するために，循環血漿量には影響しない．

慢性栄養失調症や，ネフローゼ，蛋白漏出性腸症など，血漿アルブミン濃度の低下をきたす病態では，血漿の膠質浸透圧が保たれないため，毛細管の動脈相から漏出した水分が静脈相で血管内へ戻りにくく，間質に水分が貯留して浮腫を生じる．また敗血症などの場合は，肺血管床のアルブミン透過性が増大し膠質浸透圧が保てなくなり，肺水腫が進行する．

血清膠質浸透圧（π）は次の式で求められる．

$\pi(mmHg) = 2.1C + 0.16C^2 + 0.009C^3$
$\pi(mmH_2O) = 5.23C - 2.6$

ただし，血漿蛋白質濃度を C（g/dl）とする．

2．水分の調節

水の動きを理解する場合，体に入る水と体から出ていく水を考える（balance study）．入ってくる水としては食事中の水分，飲水量，代謝水（食事の炭水化物や脂肪の代謝に際し産生される水

分）がある．それに対して出ていく水は尿がもっとも多く，そのほかに不感蒸泄，便，発汗がある．通常はこのバランスが保たれており，ヒトの体の中にある水の量は一定である．この調節は，間脳の**渇中枢**と**抗利尿ホルモン**（antidiuretic hormone；ADH）分泌による浸透圧調節系と容量調節系によって行われている．

A．口　渇

渇中枢（thirst center）は，視床下部の腹側内側領域に存在し，神経細胞のサイズの変化により体液浸透圧の異常をキャッチすることができる．血漿浸透圧が増加すると，神経細胞は脱水状態により萎縮する．この刺激は大脳皮質に伝わり口渇感をもたらす．口渇感が生じると，飲水行動を起こし，水分を摂取する．この結果，欠乏した水分は補給され，体液量は正常の状態に戻ることになる．

B．浸透圧調節系

細胞外液の Na^+ 濃度が増加すると体液の浸透圧が上昇する．この浸透圧上昇は視床下部の視索上核に存在する**浸透圧受容体**（osmoreceptor）で感知され，神経性に下垂体後葉に刺激が送られ，この部位に貯蔵されているADHが血中に分泌される．逆に Na^+ が欠乏すると，浸透圧が低下し，浸透圧受容体を介してADH分泌を抑制し体液浸透圧は正常化する．

C．容量調節系

体液量とくに循環血液量が変化すると**容量受容体**（volume receptor）を刺激することになる．これは血管系のいろいろな部位に存在していることが知られており，右房，左房，頸動脈洞，傍糸球体装置，頭蓋内などに存在する．細胞外液量が増加すると血管壁にかかる圧力が増加する．この圧力は容量受容体に感知され，**アルドステロン分泌低下**と**ADH分泌低下**および**心房性Na利尿ホルモン**上昇を起こす．逆に細胞外液量が減少するとアルドステロン分泌亢進とADH分泌刺激と心房性Na利尿ホルモン減少を起こし，Na^+ 貯留に働き，体液量を正常化する．

D．水過剰，水中毒

過剰の水分が体内に取り込まれた場合に起こり，細胞内液，細胞外液ともに増加する状態をいう．溶質量は変わらないので低浸透圧となる．Na不足の患者に無電解質液を使用した場合に起こる．細胞外液は腎機能でただちに調節され，過剰状態は改善されるが，細胞内液は低張性の液が増加した状態が続き，細胞の機能を障害し，中枢神経に障害を及ぼし，臨床的には，嗜眠，痙攣がみられる．

水制限，重症ならD-mannitolの使用，痙攣があれば5% NaCl 100〜250 m*l* を使用する．

E．脱　水

脱水とは生命維持に必要な体液量，とくに循環血漿量が不足している状態をいう．脱水が問題になるのは循環血漿量が減少して，末梢組織への血液還流が減少し，細胞に必要な酸素と栄養分が到達しないためである．

脱水は大きく分類して二つのタイプに分けることができる．水欠乏型脱水（高張性）とNa欠乏型脱水（低張性，等張性）であり，臨床症状も治療法も異なる．

1．水欠乏型（高張性）脱水

血清Na濃度が上昇しており，Naよりも水分が主として喪失する病態である．水が細胞外液から失われると細胞外液の浸透圧の上昇が起こり，細胞内液から細胞外液へ水が移動し（**細胞内脱水**），細胞外液の変化が少なくなる．そのため水喪失量の割合に症状は少ない．口渇が強いが循環器症状は乏しい．水分の投与不足，高度発汗，多尿などで起こり，治療としては，Na濃度の低い輸液剤を投与する．

2．Na欠乏型（低張性，等張性）脱水

低Na血症あるいは正常Na濃度を呈しており，Naと同時に水分が失われる病態である．Naのほうが水より多く失われる（あるいは同量喪失する）場合であり，低張あるいは等張となる．細胞外液からNaが喪失するため細胞外液の浸透圧が低下し，細胞内液の浸透圧のほうが高くなり，

水が細胞外液から細胞内液へ移動し，さらに細胞外液量が減少する．したがって，循環血漿量の減少が著しく，症状が著明である．起立性低血圧，循環不全，嘔吐，痙攣などの循環器系異常が症状として現れやすい．嘔吐，下痢または消化管瘻孔からの消化液喪失，アジソン病，ある種の慢性腎不全などでみられ，等張ないしやや高張の電解質液を投与する．

手術侵襲下の脱水として，Shires らのいう細胞外液の sequestration，すなわち手術損傷部への細胞外液，組織間液への移動による非機能的細胞外液の増加，すなわち third space の増加，その結果生じた機能的細胞外液の顕著な減少がある．これらの非機能的細胞外液は，侵襲からの回復，合併症の消退などによって third space から大量に戻り，機能化する．その時期の輸液療法にあたっては十分に配慮する必要がある．

3．電解質

A．ナトリウム（Na）

正常血清濃度は 135〜145 mEq/l である．Na の最大の役割は，細胞外液中にあって Cl とともに細胞外液の浸透圧を一定に保つことにある．Na の主な供給源は食物中の食塩で，摂取された食塩はほぼ全量吸収される．食塩の摂取量は1日平均 12 g，Na として 200 mEq である．Na の摂取量に応じて，腎が排泄量を調節し，Na のバランスを保っている．

血清 Na 濃度が 150 mEq/l 以上を**高 Na 血症**という．**原発性アルドステロン症**や輸液による Na 過剰で Na そのものが増加する場合もあるが，ほとんどが細胞外液量の減少によるものである（表1）．高 Na 血症は Na に比べて水分が絶対的ないし相対的に欠乏しているため細胞外液は高浸透圧である．このため水分が細胞内より細胞外液中に移動し，細胞内脱水がみられる．この影響を受けるのはとくに神経や筋肉の細胞である．中枢神経細胞の脱水の結果，口渇感に始まり，性格変化，意識障害−嗜眠・昏睡，精神神経症状−譫妄・興奮などが認められる．筋細胞の脱水の結果，筋攣縮，筋痙攣，腱反射の亢進などがみられる．これらの症候は水分欠乏型脱水症の場合に典型的に認められる．その欠乏の程度によりいろいろな症候の発生が段階的に出現する．高 Na 血症の病態別治療方針は，表1に示すとおり，細胞外液量が減少している場合には生理食塩水を用い，細胞外液量が増加している病態ではループ利尿薬が有効である．細胞外液量がほとんど正常ならば5％ブドウ糖を用いて高 Na 血症を是正する．

表1　高 Na 血症の病態別治療方針

		成因	検査	治療方針
細胞外液量減少	腎外性喪失	下痢 過剰発汗	高張尿 U−Na<10 mEq/l	生理食塩水 ↓ 低張性食塩水
	腎性喪失	浸透圧利尿 　糖尿病，マンニトール 　高蛋白経管栄養 　急性腎不全利尿期	等張尿 U−Na>20 mEq/l	
細胞外液量ほぼ正常	腎外性喪失	水分摂取不足	高張尿	5％ブドウ糖液
	腎性喪失	尿崩症，腎性尿崩症	低張尿	
	中枢性	本態性高 Na 血症	Na 濃度に比して低張尿	
細胞外液量増加	内因性	原発性アルドステロン症 クッシング症候群	等張尿〜高張尿 U−Na>20 mEq/l	原疾患の治療 利尿薬 　＋5％ブドウ糖液 正〜低 Na の透析法
	外因性	高張食塩水 重曹過剰投与 高 Na 透析		

（北岡建樹：水・電解質の知識，南山堂，p.84，1996）

表2 低Na血症の病態別治療方針

	成因		検査	治療方針
細胞外液量減少（Na含量減少）	腎外性喪失	下痢，嘔吐，過剰発汗，熱傷，third space	U−Na＜10 mEq/l 高張尿	生理食塩水
	腎性喪失	利尿薬 Na喪失性腎疾患 アジソン病 低アルドステロン症	U−Na＞20 mEq/l	
細胞外液量ほぼ正常（Na含量正常）	ADH分泌異常	SIADH 薬剤性	U−Na＞20 mEq/l 高張尿	水分制限 薬剤中止
	浸透圧受容体の異常	reset osmostat sick cell syndrome	〜	基礎疾患の治療
細胞外液量増加（Na含量増加）	浮腫性の疾患	心不全 肝硬変 ネフローゼ症候群 腎不全	U−Na＜10 mEq/l	Naと水の制限 利尿薬 透析療法

（北岡建樹：水・電解質の知識，南山堂，p87，1996）

血清Na濃度が135 mEq/l以下を**低Na血症**という．Naが減少した場合（①腎性-利尿薬，Na喪失性腎疾患，②消化管-下痢，嘔吐，③皮膚-発汗，熱傷）と，水分が増加した場合［①重症の浮腫-心不全，肝不全，ネフローゼ症候群，②**抗利尿ホルモン分泌異常症候群** syndrome of inappropriate secretion of antiuretic hormone（SIADH），③心因性多飲，輸液（糖液・低張液）の過剰］のどちらかである．例外として高脂血症，高蛋白血症において偽性低Na血症を示すことがある．偽性低Na血症やみかけ上の低Na血症を除けば，低Na血症は低浸透圧血症を意味する．この結果，細胞内に水分が移動し，細胞外液量の減少と細胞溢水が特徴となる．このような細胞内溢水は，容積が一定の中枢神経においては大きな影響を受ける．脳圧が亢進し，とくに高度になると水中毒に陥る．治療は高Na血症と同様に，原因と細胞外液量の違いによって治療が異なる．細胞外液量が低下している場合には生理食塩水を，細胞外液量が増加している場合には水制限と利尿薬を投与する（表2）．

B．カリウム（K）

正常血清濃度は3.5〜4.8 mEq/lである．細胞内の主要陽イオンとして細胞外のNaと対応し，細胞内外の浸透圧を等しく保つべく機能している．ブドウ糖が細胞内に入るときには，Kの細胞内への取り込みが促進され，解糖系に対し促進的に働く．細胞外液中のKの働きは重要で，筋肉，神経の興奮，伝達，収縮に関係するほか，酸・塩基平衡の調節などに関与している．

K摂取量は50〜100 mEqで，大部分が消化管から吸収される．おもな排泄経路は腎であり，約90％が尿へ，残りが大便へ排泄され，**アルドステロン**の調節によってバランスが維持される．

体内Kの主体は細胞内にあり，細胞外にはわずか2％，60 mEqしか存在しないが，細胞外液中のK濃度の増減が多彩な症状を呈する．

血清K濃度が低下して，3.5 mEq/l未満の状態を**低K血症**という．低K血症の成因として，①ループ利尿薬の使用，アルドステロン症による腎からの喪失，②嘔吐，下痢，下剤連用による消化管からの喪失，③細胞内への移行などがある．インスリン投与やアルカローシスによって血清Kが細胞内へ移行する．症状としては，全身倦怠感，脱力感，意識障害，腸管運動麻痺によるイレウス，不整脈などが出現する．

血清Kが5 mEq/l以上を**高K血症**という．原因として，①Kの過剰投与，②腎からの排泄障害，③アシドーシス，異化作用の亢進，溶血，脱分極性筋弛緩薬などによる細胞内からのKの移動の三つが考えられる．症状としては四肢や口唇のしびれ感，筋脱力感などがある．高K血症が高

表3 血清Kの異常と管理

1. 高K血症
    1) 診 断
        - 血清K値を再度測定し，溶血のないことを確認．
        - 心電図でP波の消失，QRSの拡大（8 mEq/l 以上），T波の増高尖鋭（5.5 mEq/l 以上）を確認する．
        - 血液ガスにて代謝性アシドーシスの有無を検討．
        - 基礎疾患に腎不全，消化管出血，外傷や感染の有無を検討．
    2) 原因の除去
        - 薬剤の中止（カプトリル，スピロノラクトン，ジギタリス，抗腫瘍薬等）．
        - K含有補液の中止．
        - 外傷，感染による細胞壊死部の外科的除去．
        - 消化管出血に対する治療．
    3) 血清K 6 mEq/l 以上で利尿薬に反応しないとき
        ⅰ) グルコース・インスリンによる細胞内移行．
            （ブドウ糖5gにレギュラーインスリン1単位）
        ⅱ) Ca 製剤の静注によるKとの拮抗（10%グルコン酸Ca）．
        ⅲ) 血液のアルカリ化による細胞内移行．
            （7%重炭酸ソーダの投与・ジギタリス投与例は心不全に注意）
        ⅳ) イオン交換樹脂（カリメイト，ケイキサレートの経口・注腸）．
        ⅴ) 透析によるK，Caの透析とアルカリ化（血液透析，腹膜透析）．
    4) 利尿薬に反応するとき
        - 血清K 6 mEq/l 以上のときはⅰ)〜ⅳ)を併用し，K freeの輸液を行う．
        - 血清K 6 mEq/l 以下のときは，K free のTPNによるグルコース・インスリンを行い ⅳ) を併用する．

2. 低K血症
    1) 診断および原因の除去
        - 血清K 3.5 mEq/l 未満，心不全の可能性があれば 4.0 mEq/l 前後に保つ．
        - K摂取の不足，体外へのK喪失（消化管・腎），細胞内へのKの移動（アルカローシス，グルコース・インスリン），薬剤（利尿薬，アミノ配糖体系，アンホテンシンB，カルベニシリン，下剤等）等の原因を追求し，除去する．
    2) Kの補給と限界
        - Kは1瓶内50 mEq以下，1時間当たり0.5 mEq/kg以下が安全限界である．

（小高：外科 48：119，1986）

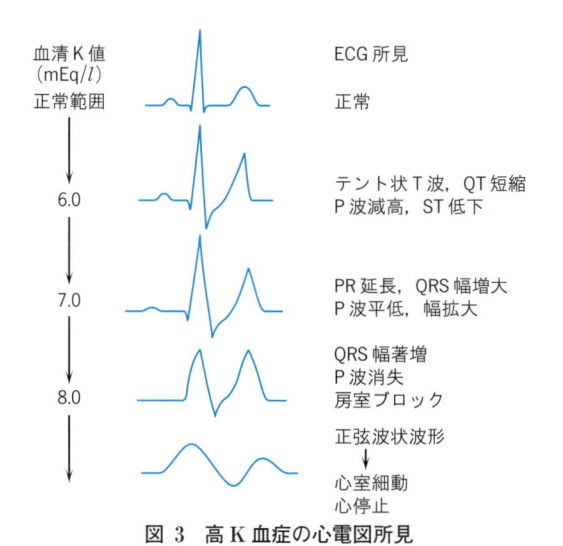

度となると心電図は特徴的な所見を呈する．血清K濃度が6 mEq/l 程度になるとT波の増高と**テント状T**と呼ばれる尖鋭化した高い狭いT波が認められるようになる．7〜8 mEq/l になるとPQ時間の延長，QRS幅の拡大，T波の増高などの所見がみられる．さらに血清K濃度が増加すると，P波の消失，QRS幅の延長，T波の増高を示し，9 mEq/l を超えるとQRS幅はさらに延長し，STの低下から2相性の sine curve に似た曲線を示し，心ブロックなどの不整脈から心室細動を呈して最後に心停止をきたす（図3）．

血清K異常時の管理法は表3に示す．

図3 高K血症の心電図所見

血清K値 (mEq/l)
正常範囲 — ECG所見 正常
6.0 — テント状T波，QT短縮，P波減高，ST低下
7.0 — PR延長，QRS幅増大，P波平低，幅拡大
8.0 — QRS幅著増，P波消失，房室ブロック
— 正弦波状波形，心室細動，心停止

C．クロール（Cl）

正常血清濃度は100〜104 mEq/l である．Clの

役割は陽イオンである Na と対をなす陰イオンとして存在し、細胞外液の浸透圧を一定に保つことである．また腎は，Cl の増減に対して HCO₃ の増減で陰イオン全体としてのバランスを保っている．したがって，Cl の過不足は直接に酸・塩基平衡に影響を及ぼす．

食塩として1日に平均 12 g，Cl として 200 mEq を摂取している．大部分が腎から尿中へ排泄される．

血清 Cl 濃度は血清 Na 濃度，血清 HCO₃ 濃度と連動して動くので，後述するアニオンギャップ（AG）を計算して検討すると理解しやすい．

高 Cl 血症とは血清 Cl 濃度が 108 mEq/l 以上となった場合をいう．高 Cl 血症となっても，高 Cl 血症に特有の症状は明らかではない．その成因となる原疾患の症状やそれに付随したその他の電解質異常による症状が認められるだけである．高 Cl 血症の成因は Na 代謝異常による場合と酸・塩基平衡異常による場合に大別できる．

低 Cl 血症とは血清 Cl 濃度が 98 mEq/l 以下となった場合をいう．高 Cl 血症と同様に特有の症状は，みられない．成因も高 Cl 血症のときと同じである．

D. カルシウム (Ca)，マグネシウム (Mg)，リン (P)

Ca の正常血清濃度は 9〜11 mg/dl（4.5〜5.5 mEq/l）である．**副甲状腺ホルモン**（主として骨からの動員を促進），**活性型ビタミンD**（主として腸管からの吸収を促進）および**カルシトニン**（破骨細胞の抑制による血中への Ca 遊離を減少）によってコントロールされている．血清 Ca の約 40％はアルブミンなどの蛋白と結合して存在するため，血清蛋白濃度の変化により血清総 Ca 値は変動する．生理的な影響の大きい Ca²⁺ 値を推定するため，Ca 値の補正を次の式で行う．

補正血清 Ca 値 (mg/dl) = 実測血清 Ca 値 (mg/dl) + 4 − 血清アルブミン値 (g/dl)

主な作用は，血液凝固系および各種の酵素系の活性化，細胞膜透過性の活性，心筋，骨格筋，神経の正常な興奮性の維持などである．骨中の Ca は骨の形成と同時に細胞外液中 Ca の備蓄庫としての役割も有している．

高 Ca 血症は，原発性副甲状腺機能亢進症か，悪性腫瘍とくに肺癌・乳癌・腎癌・食道癌に伴う（malignancy-associated hypercalcemia；MAH）．MAH は副甲状腺ホルモン関連ペプチドの分泌による．

高 Ca 血症の症状は，一般的な全身倦怠感や脱力感に加えて，精神・神経・筋肉系と腎尿路系の障害が著しい．精神・神経系の症候は，集中力や記憶力の低下，頭痛，見当識障害，錯乱，嗜眠，幻覚，言語や視力の障害，昏睡まで生じうる．意識障害が高 Ca 血症によると考えられる場合には，**高 Ca 血症性クライシス**として救急処置が必要である．循環器系の症候としては，高血圧，不整脈，心収縮力の低下，心電図の変化では ST 部の短縮により，QT 間隔が短縮するのが特徴的である．腎尿路系の症候のうち，とくに慢性的な高 Ca 血症では，**高 Ca 血症性腎症**という病態が特徴となる．腎結石の多発，腎石灰，濃縮力の障害，多尿，腎不全への進展を認める．

低 Ca 血症の症状は，神経・筋肉の興奮性の亢進によるものが主である．神経や筋肉の興奮性は次の式から規定される．

$$興奮性 \propto \frac{[Na^+]+[K^+]}{[Ca^{2+}][Mg^{2+}][H^+]} \quad (式1)$$

この式からわかるとおり，Ca の減少は神経・筋肉の興奮性を増すことになる．著しい低 Ca 血症では**テタニー**が生じる．これは助産婦様手位という特徴的な手指の痙攣を伴う．また上腕部を血圧計のマンシェットで圧迫して阻血すると，**Trousseau 徴候**として，この手位を誘発させることができる．さらに顔面筋の痙攣，眼周囲をハンマーで叩打すると眼輪筋の痙攣を示す（**Chvostek 徴候**）．精神・神経学的な症候としては，四肢の知覚過敏，不穏，譫妄，幻覚，全身痙攣を生じる．よく Ca が不足すると，イライラ感や興奮しやすくなるといわれる．心筋に対しては，心収縮力の低下，不整脈，心電図上，QT 間隔の延長が認められる．消化器系の症候として，悪心，嘔吐，下痢，腸管痙攣をみる．Ca 異常の治療については，表4に示すとおりである．

Mg の正常血清濃度は 1.6〜2.1 mEq/l である．Mg の重要な生理機能には細胞内でのさまざまな酵素反応を活性化させる役割がある．なかでも解

表 4 高 Ca 血症・低 Ca 血症の治療方針

高 Ca 血症
1. Ca 降下薬：ステロイド，カルシトニン，ミトラマイシン，PG 合成阻害薬
2. Ca 排泄の促進：生理食塩水，ループ利尿薬
2. 腸管からの Ca 吸収抑制：リン酸塩投与
3. 透析療法：低 Ca 液透析法
4. 原因療法：薬剤（ビタミン D）投与中止，副甲状腺摘出，悪性腫瘍の摘除

低 Ca 血症
1. 緊急時対策：8.5% グルコン酸カルシウム 10-20 ml iv
2. 慢性・長期的投与対策：乳酸カルシウム剤，活性型ビタミン D 剤
3. 原因療法

（北岡建樹：水・電解質の知識，南山堂，p.209, 212, 1996）

糖系酵素の活性化，ATPase の賦活体として重要である．Mg は細胞内に主として存在するが，細胞外液中の Mg^{2+} の役割も重要である．① Ca^{2+} と共同して骨格筋の興奮-収縮に関連する（式 1）．② Ca^{2+} に拮抗して心筋の Ca^{2+} 流入を変化させ，心筋の張力を調節する．③ 神経伝達物質の放出を抑制して，神経・筋の興奮伝達に重要な作用をもつことなどが知られている．

高 Mg 血症では，神経・筋肉系，心血管系臓器機能は抑制される．低 Mg 血症では，被刺激性が高められ，神経・筋肉障害としては，テタニー様症状を起こし，循環器系の異常としては，心室性期外収縮，心室性頻脈，発作性上室性頻脈，心室細動などの不整脈がある．

P の正常血清濃度は，2.6～4.4 mg/dl である．体内の総 P 量の約 80% は骨中に存在する．ヒドロキシアパタイト（hydroxy-apatite）として Ca と結合して骨格を形成している．体内の総 P 量の約 20% は細胞内に存在し，脂肪や糖質の酸化により合成された ATP（adenosine triphosphate）がエネルギーの貯蔵庫としての役目をもっている．またリン脂肪は細胞膜の構成成分である．細胞外液中および尿中のリン酸は $H_2PO_4^-/HPO_4^{2-}$ の緩衝系として酸・塩基平衡の安定化に参画している．血中の P 濃度は Ca と同様にビタミン D，副甲状腺ホルモン，カルシトニンの三つのホルモンによってコントロールされている．

高 P 血症とは血清 P 濃度が 5.0 mg/dl 以上となる場合である．その原因は，① 細胞からの P 遊出の増加，② 体外からの P 負荷の増加，③ 腎からの P 排泄の減少に分けられる．臨床的に認められる高 P 血症の大部分は腎不全の場合である．糸球体濾過値が正常の 30% 以下になると，血清 P 濃度は増加してくる．また腎不全ではビタミン D の生産が障害されるので，低 Ca 血症を生じ，2 次的に副甲状腺ホルモンの分泌が増加する．

低 P 血症は血清 P 濃度が 2.5 mg/dl 以下となる場合をいう．この原因は，① 細胞内への P の移行，② 腸管からの P 吸収の減少，③ 腎からの P 排泄の増加に分けられる．血清濃度が 1.5 mg/dl 以下になると脳神経症状が出現し，慢性的には筋力低下や骨軟化症が出現する．

4. 血液ガス

血液ガスは呼吸機能，循環器機能，腎機能，細胞代謝の異常を把握するために重要な検査である．血液ガスの評価でのポイントは，酸・塩基平衡障害と呼吸・循環器障害を区別して考えることである．pH，$PaCO_2$，HCO_3，Base Excess（BE）は主として酸・塩基平衡評価（腎機能，呼吸機能，細胞代謝）に，$PaCO_2$，PaO_2，SaO_2 は主として呼吸・循環器異常の評価に重要である．

A. 動脈血二酸化炭素分圧（$PaCO_2$）

$PaCO_2$ の正常値は 35～45 mmHg で，組織の代謝に応じて肺胞換気が適切に行われているかを直接反映する指標である．年齢による正常値の差はほとんどみられない．

$PaCO_2$ の臨床的意義としては，① 肺胞換気量を反映することと，② 体内の酸・塩基平衡を反映することである．

肺胞における肺胞腔と毛細血管との間のガスの移動は，物理的拡散によりすみやかに行われるため，$PaCO_2$ は肺胞気の炭酸ガス分圧とほぼ等しい．そして各肺胞での炭酸ガス分圧は換気/血流比（$\dot{V}/\dot{Q}$）によって規定される．各肺胞での換気血流比は一定ではないが，その総和としての値を考えることができる．この換気血流比を基にして相対的に換気が不十分であれば $PaCO_2$ は上昇し，血流に対して換気が過剰であれば $PaCO_2$ は低下す

表5 PaO₂低下の原因と各疾患

PaCO₂上昇（A-aDO₂正常）	肺胞低換気	慢性閉塞性肺疾患，喘息重積発作，神経筋疾患，術後低換気，胸郭疾患，窒息，代謝性アルカローシス
PaCO₂低下（A-aDO₂増大）	拡散障害	間質性肺炎，肺炎，肺うっ血，心不全，ARDS
	換気/血流の不均等	肺塞栓，気管支喘息，慢性閉塞性肺疾患，慢性気管支炎

（竹田：臨床検査のABC，河合忠ほか編，医学書院，1994）

る．

後に述べるように体液の酸・塩基平衡はHenderson-Hasselbalchの式で表され，PaCO₂は呼吸性の因子として血液pHを規定する．恒常状態においてPaCO₂は約40 mmHgの分圧になっているが，肺よりの呼出が低下するとPaCO₂は上昇し，アシデミア acidemia（**呼吸性アシドーシス**）となり，肺より呼出の増加があるとアルカレミア alkalemia（**呼吸性アルカローシス**）となる．逆に生体が代謝性の因子により酸・塩基平衡異常をきたしている時には，肺よりの炭酸ガスの呼出を調節することにより酸・塩基平衡を正常化しようとする．これを**呼吸性代償作用**という．すなわち代謝性アシドーシスの場合には，代償性に呼吸性アルカローシスをきたすためPaCO₂は低下し，代謝性アルカローシスの場合には代償性に呼吸性アシドーシスをきたすためにPaCO₂は上昇する．

図4 低酸素血症の病態
（多田：消化器外科 5：1145，1982）

B. 動脈血酸素分圧（PaO₂）および酸素飽和度（SaO₂）

PaO₂の正常値は80〜100 mmHgで，肺の血液酸素化能力を示すもっとも簡単な指標である．ただしPaO₂は年齢と共に低下することが知られており，空気呼吸下（F₁O₂＝0.21）で次の計算式がよく用いられる．

$PaO_2 = 100 - 0.32 ×$ 年齢

PaO₂の低下（低酸素血症 hypoxemia）は呼吸不全を意味する．呼吸不全の病態は同時に測定したPaCO₂と組み合わせて考えることにより，換気不全によるPaO₂の低下と肺でのガス交換の障害によるPaO₂の低下とに大別できる．すなわち，a）肺胞低換気によるPaO₂の低下は，PaCO₂の上昇を伴う．b）換気-血流比不均等，シャント，拡散障害によるPaO₂低下は，PaCO₂は正常もしくは低下している（表5）．

実際の臨床の場では，両方の因子が混在していることが多く，肺胞気-動脈血酸素分圧較差（A-aDO₂）を計算することが有用である．A-aDO₂は肺胞気と動脈血の酸素分圧の差であり肺でのガス交換能力の指標である．A-aDO₂の開大の要因は，①シャント，②換気-血流比不均等，③拡散障害などがあげられるが，とくにシャントを知るための有用な指標である．なぜなら②，③によるA-aDO₂の開大は100% O₂吸入によって消失し，②ではPaO₂の有意の改善がみられるため①との鑑別が可能である（図4，5）．

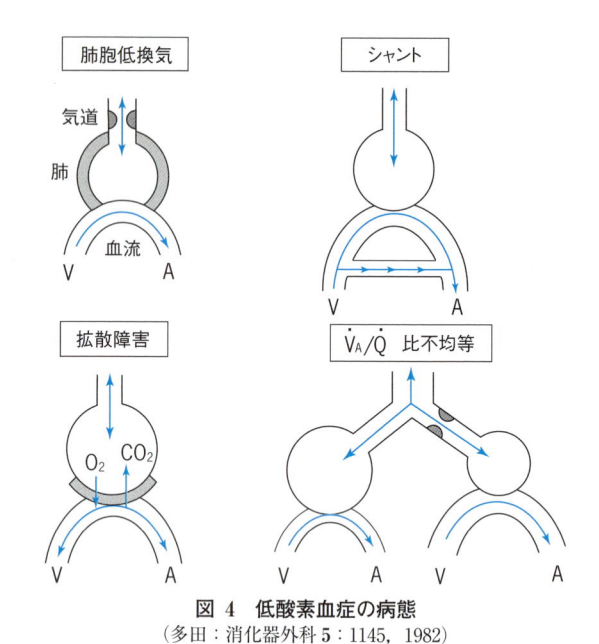

A-aDO₂は次の式より算出される．

$A\text{-}aDO_2 = P_AO_2 - PaO_2$

P_AO₂は肺胞気酸素分圧のことで，次の式，

$P_AO_2 = F_IO_2 × (PB - P_{H_2O}) - PaCO_2 × [F_IO_2 - (1 - F_IO_2)/R]$

PB：大気圧（通常760 mmHg），P_{H₂O}：水蒸気圧（47 mmHg），R：呼吸商，二酸化炭素排泄量と酸素摂取量の比，通常0.8程度，PaCO₂：動脈血炭酸ガス分圧，正確には肺胞気炭酸ガス分圧（P_ACO₂）だが，酸素と違い炭酸ガスの拡散はすみ

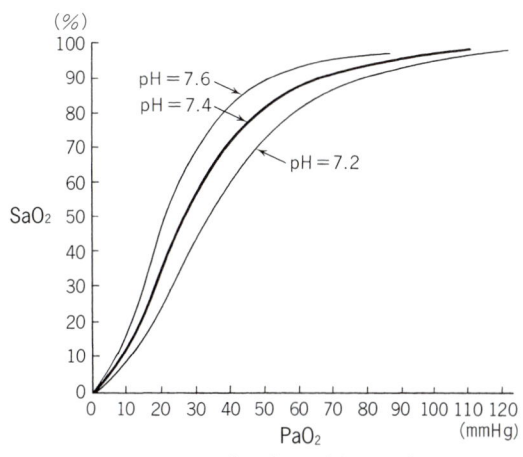

図5 低酸素血症の原因を調べるシェーマ
(多田恵一：消化器外科 5：1145, 1982)

図6 ヘモグロビン酸素解離曲線
PaO_2 60 mmHg までは，SaO_2 の低下はわずかであるが，PaO_2 が 60 mmHg 以下に低下すると SaO_2 は急激に低下することがわかる．

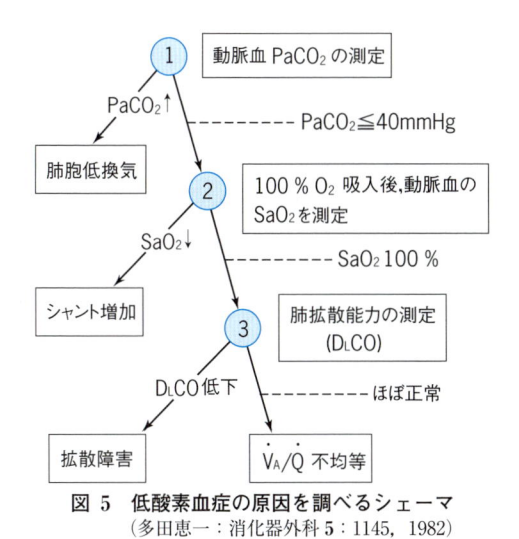

やかなため $PaCO_2$ を代用してよい．
によって求めることができるので，

$$A\text{-}aDO_2 = F_IO_2 \times 713 - PaCO_2 \times [F_IO_2 - (1-F_IO_2)/0.8] - PaO_2$$

となる．

空気呼吸下では，

$$A\text{-}aDO_2 = 150 - 1.2 \times PaCO_2 - PaO_2 \quad (F_IO_2 = 0.21)$$

となり，正常値は 10 mmHg 以下であり，老年者では健常者でも開大する傾向がある．しかし，20 mmHg を超える場合は肺胞レベルでのガス交換が障害されていることを表す．

100% O_2 吸入時は，

$$A\text{-}aDO_2 = 713 - PaCO_2 - PaO_2 \quad (F_IO_2 = 1.0)$$

となり，25～65 mmHg が正常範囲で，これが 350～450 mmHg 以上となった場合は人工呼吸管理の適応と考えられている．

酸素飽和度（SaO_2）は Hb の何%が酸素化されているかを表す指標である．オキシメーターを用いて連続的に測定することが可能である．SaO_2 の正常値は 94～97% である．PaO_2 と SaO_2 の関係は S 字型をなすヘモグロビン酸素解離曲線で示される（図6）．この曲線は，体温が高いときに右により，低いときに左による．また pH の変動でも左右に移動する．PaO_2 60 mmHg 以上では PaO_2 が下がっても SaO_2 は大きく変化しないが，PaO_2 60 mmHg 以下になると SaO_2 は急速に低下する．

C. pH

水溶液となった場合に解離するプロトン（H^+）の量を表すのに pH という単位を用いる．一般に純粋の水から解離する H^+ は 10^{-7} M であるので 10^{-7} M より多い H^+ を酸性とし，10^{-7} M より少ない H^+ の数を塩基性とする．

この H^+ 濃度の対数値に負の記号をつけたものを pH の値としている．

$$pH = -\log[H^+] = \log 1/[H^+]$$

血液 pH は 7.35～7.45 と非常に狭い範囲に調節されている．細胞内 pH はほぼ中性であり，この血液と細胞内 pH の差が恒常性維持に重要である．細胞代謝の結果産生された物質は CO_2 をはじめとしてほとんどが酸性物質であり，細胞外液 pH がアルカリ性であることは，細胞内から細胞外への酸性代謝産物の移動に有利である（sink 作用）．

D. 血漿重炭酸イオン濃度（[HCO_3^-]）

[HCO_3^-] の正常値は 22～26 mmol/*l* である．後に述べるように体液の酸・塩基平衡は Henderson-Hasselbalch の式で表され，[HCO_3^-] は代謝性の因子として血液 pH を規定する．

[HCO_3^-] の減少は酸の蓄積すなわち**代謝性アシドーシス**によることが多いが，時には呼吸性アルカローシスに対する腎性代償として起こること

もある．前者の場合は pH が低下しているのに対し，後者の場合は pH が上昇してるので鑑別は容易である．

［HCO_3^-］の増加は一次的な増加すなわち pH が上昇する**代謝性アルカローシス**と，二次的な増加すなわち呼吸性アシドーシスに対する代償性のものとがある．後者では pH の低下がみられる．

E．Base Excess（BE）

塩基余剰（base excess；BE）とは，緩衝塩基の偏差値というべきもので，もっとも安定した代謝性因子の指標として使われている．被検血液を正常 $PaCO_2$（40 mmHg），正常体温（37℃）の条件下で，滴定によって pH を正常（7.400）に戻すのに要した酸の量を mEq/l で表したものである．正常値は 0±2 mEq/l である．BE（＋）は代謝性アルカローシス，BE（－）は代謝性アシドーシスを示している．

臨床では，代謝性アシドーシス，代謝性アルカローシスの是正に際して，必要な総塩基量，総酸量の決定に利用される．

代謝性アシドーシスの是正に必要な総塩基量（total base）は，

　　total base＝0.3 × BW ×（－BE）

代謝性アルカローシスの是正に必要な総酸量（total acid）は，

　　total acid＝0.3 × BW ×（＋BE）

　　BW：体重

是正の際には過剰な是正とならないように，計算値より得られた値の半分の補正を行い，その時点で再度計測し値を確認するほうがよい（half correct）．

5．酸・塩基平衡

体内での代謝活動の結果，大量の酸が体内で産生されるにもかかわらず，血液 pH は 7.40±0.05 と非常に狭い範囲に調節されている．この調節は，体液の物理学的な性質（緩衝作用）と，生体のもつ生理学的な反応（代償作用）によって行われる．

緩衝作用とは，弱酸あるいは弱塩基を溶媒に入れておくと，強酸や強塩基を入れたときの H^+ 濃度変化が少なくてすむ作用である．血液の緩衝系には，炭酸系，リン酸系，血色素系，血清タンパク質系があるが，ヒトの血液 pH を決定しているのは主として炭酸-重炭酸系である．したがって，血液 pH は以下の **Henderson-Hasselbalch の式**によって規定される．

　　pH ＝ pK ＋ log［HCO_3^-］/［H_2CO_3］
　　　＝ 6.1 ＋ log［HCO_3^-］/0.03 $PaCO_2$(mmHg)
　　　＝ 6.1 ＋ log 20/1

pK は重炭酸塩存在下における炭酸の解離定数で，実測値は 6.1 である．通常は体液内では重炭酸塩濃度は 25 mEq/l，炭酸濃度は 1.25 mEq/l，すなわち 20：1 であるから pH＝6.1＋log 20＝6.1＋1.301＝7.4 となる．したがって，血液の pH は，［HCO_3^-］と［H_2CO_3］の濃度比で決定される．代償作用とはこの比を正常値（約20）に近づけるような生体の調節であり，［HCO_3^-］は腎で，［H_2CO_3］は肺で調節を受けることになる．

単純性酸・塩基平衡障害における一次性変化と代償性変化を表6に示し，酸・塩基平衡の異常と原因となる病態・疾患の鑑別の要点を表7にまとめて示す．

代謝性アシドーシスの種類は**アニオンギャップ（AG）**によって2群に分類することができる．

表 6　単純性酸・塩基平衡障害における一次性変化と代償性変化

酸・塩基平衡障害	一次性変化	代償性変化	pH	$PaCO_2$	HCO_3^-
代謝性アシドーシス	H^+ の負荷 または HCO_3^- の喪失	換気量増大（と化学緩衝）	↓	↓	↓
呼吸性アシドーシス	肺胞低換気	HCO_3^- 産生	↓	↑	↑
代謝性アルカローシス	HCO_3^- の負荷 または H^+ の喪失	換気量減少（と化学緩衝）	↑	↑	↑
呼吸性アルカローシス	肺胞過換気	HCO_3^- 消費	↑	↓	↓

（頼建光ほか：診断と治療 88(5)：714，2000）

表 7 酸・塩基平衡異常とその原因となる病態・疾患

動脈血 pH 値	酸・塩基平衡異常	原因となる病態・疾患
7.34 以下	PaCO₂増加→呼吸性アシドーシス HCO₃⁻減少→代謝性アシドーシス	肺胞換気不足（換気不全）
	① anion gap の増加する代謝性アシドーシス： 　内因性あるいは外因性の酸蓄積	糖尿病性ケトアシドーシス，尿毒症，乳酸アシドーシス，飢餓によるケトアシドーシス，薬物（エタノールなど）
	② anion gap の正常な代謝性アシドーシス： 　HCO₃⁻減少分だけ Cl⁻が増加する	下痢，小腸瘻，尿管腸管瘻，近位・遠位尿細管性アシドーシス，尿細管・腎間質疾患，低アルドステロン症，薬物（炭酸脱水素酵素阻害薬など）
7.35〜7.45	正常（代償を伴った，あるいは混合性の酸・塩基平衡異常の一部が含まれる）	
7.46 以上	PaCO₂減少→呼吸性アルカローシス HCO₃⁻増加→代謝性アルカローシス	肺胞換気過剰（過換気）
	① HCO₃⁻増加（H⁺喪失増加）	消化管からの H⁺喪失（嘔吐による胃液喪失，胃液吸引） 尿中への H⁺喪失（利尿薬投与，アルドステロン症，高 Ca 血症など） H⁺細胞内移行（低 K 血症）
	② HCO₃⁻排泄の低下，または再吸収促進	排泄の低下（GFR 低下：腎不全），再吸収促進（有効循環血漿量低下，K 欠乏）
	③ HCO₃⁻の過剰投与	大量輸血，NaHCO₃投与

（和田：消化器外科 21：533, 1998）

表 8 電解質と血液ガスの正常値

	正常値	記憶する値
1．血清電解質		
Na	135〜145 mEq/l	140
K	3.5〜4.8 mEq/l	4.5
Cl	100〜104 mEq/l	100
Ca	9〜11 mg/dl (4.5〜5.5 mEq/l)	10
Mg	1.6〜2.1 mEq/l	2.0
P	2.6〜4.4 mg/dl	3.5
浸透圧	275〜290 mOsm/kgH₂O	
3．血液ガス		
動脈血		
pH	7.35〜7.45	7.4
HCO₃	22〜26 mmol/l	24
PaCO₂	35〜45 mmHg	40
PaO₂	80〜100 mmHg	100
SaO₂	94〜97%	97
BE	−2.0〜＋2.0 mEq/l	0

アニオンギャップ（AG）：$AG = Na^+ - (Cl^- + HCO_3^-)$ で計算でき，Cl⁻と HCO₃⁻以外の陰イオンを表している．通常は蛋白が分解された終末産物であるリン酸イオン，硫酸イオンなどであるが，臨床的にはアニオンギャップが増加する場合が問題となる．① リン酸や硫酸の貯留する状態（腎不全-尿毒症性アシドーシス），② 有機酸やケト酸の異常産生の状態（糖尿病性ケトアシドーシス），③ 乳酸の処理不全やその異常産生の状態（乳酸性アシドーシス），④ サリチル酸，エタノール，エチレングリコールなどの中毒時に AG は増加する．AG の臨床的意義は，とくに代謝性アシドーシスの鑑別，乳酸性アシドーシスの診断などに有益である．正常なアニオンギャップは 10 ± 2 mEq/l である．

代謝性アシドーシスでは基本的に HCO₃⁻の減少がもたらされるが，Cl⁻以外の陰イオンが増加しないと，Cl⁻が増加し HCO₃⁻減少分を補う．これがアニオンギャップ正常（高 Cl 性）代謝性アシドーシスである．それに対して，アニオンギャップが増加するような，つまり測定されない陰イオンの増加はアニオンギャップ増加（正 Cl 性）代謝性アシドーシスと呼ぶ．

18 外科栄養法

現在の外科領域において静脈栄養や経腸栄養などの栄養療法はもっとも基本的な治療であり，とくに消化器外科領域においては，緊急手術の場合を除きこれらの栄養療法を行わずに手術を行うことはまれである．大手術や重症感染症等の高度侵襲を伴う場合はいうまでもなく，術前から低栄養状態と診断される場合は術後合併症の発生頻度が高いことから術前からの栄養療法を行い栄養状態の改善を待って手術を施行すべきである．この場合，静脈栄養，経腸栄養のどちらを選択するかは，各栄養法の一般的な適応だけでは決定できないことも少なくない．また，必要エネルギー量や栄養素必要量は種々の病態によって変化し，手術前後の栄養療法を適正に施行することは手術成績の向上や予後の改善にとっても大きく影響するため，とくに外科医にとっては重要な治療法の一つである．

1．栄養療法の種類と特徴

各種の栄養法の種類とその特徴は表1に示すとおりで，患者個々の病態と消化吸収能に応じて適当な栄養法が選択される（図1）．

A．静脈栄養法

1．末梢静脈栄養

末梢静脈栄養では水分電解質に10％程度の糖質液，脂肪乳剤を使用するもので，末梢静脈ラインを留置針で確保すればよく，特別な管理を必要とせず簡単に行うことができる．投与可能エネル

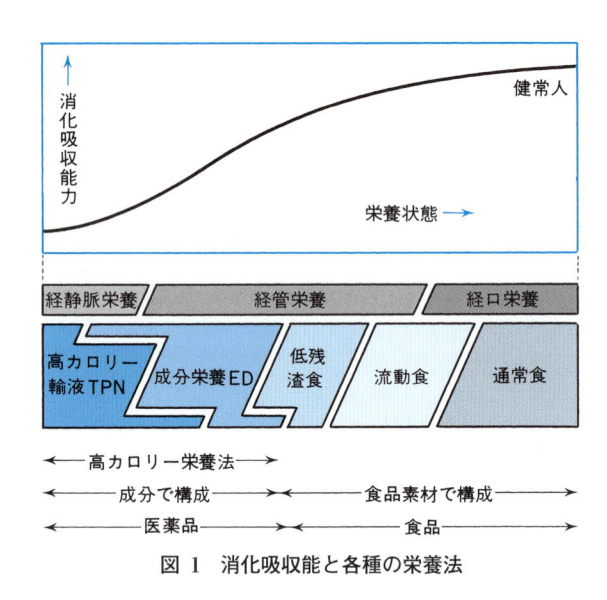

図1 消化吸収能と各種の栄養法

表1 臨床栄養法の種類と特徴

大分類		小分類	特　徴
外科栄養法	静脈栄養法	一般輸液法	水分電解質の補給
		末梢静脈栄養法	低カロリー輸液：5～10％ブドウ糖＋アミノ酸または脂肪乳剤
		高カロリー輸液法（経中心静脈高カロリー輸液；IVH）	高濃度ブドウ糖が熱源，脂肪乳剤併用例，N源：アミノ酸
	経腸栄養法	成分栄養法（elemental diet；ED）	成分：化学的に規定されたもの．N源：アミノ酸→直接吸収
		消化態栄養剤（経管栄養：合成低残渣栄養）	ミキサー食と成分栄養の中間，N源：カゼイン等，糖質，脂肪，電解質，ビタミン配合粉末
		ミキサー食による経管栄養法	全粥ミキサー食，牛乳，果汁配合，自然食品中心
	経口栄養法		流動食，病態に応じ種々の処方
	通常食		

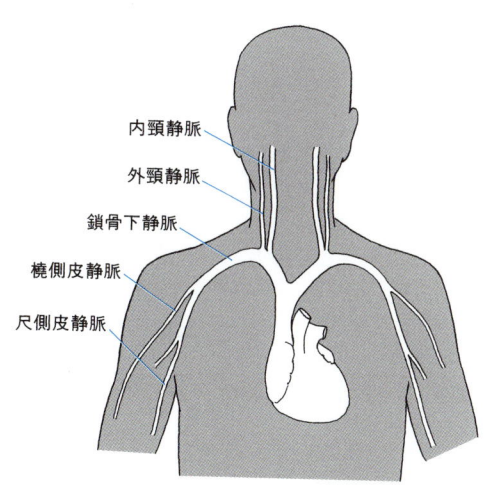

図 2 中心静脈カテーテル挿入経路

ギーは，成人で 1,000〜1,200 kcal/日程度が限度であるため，絶食期間が 1 週間以内の場合は末梢静脈栄養でよい．合併症としては静脈留置針刺入部や静脈近位側の血管痛や静脈炎がある．1 週間以上絶食が必要な場合は中心静脈栄養に切り替える．

2. 中心静脈栄養

中心静脈栄養は，鎖骨下静脈や上腕の正中または尺側皮静脈から穿刺挿入し上大静脈へ留置したカテーテルから高張糖質・電解質，アミノ酸輸液を行う方法である．一般的には，鎖骨下静脈や上腕の正中または尺側皮静脈穿刺が行われるが，このほかに，内頸静脈からのアプローチや大腿静脈より穿刺し下大静脈へ留置する方法もある（図2）．**完全静脈栄養**（total parenteral nutrition；TPN），**高カロリー輸液**（intravenous hyperalimentation；IVH）とは同義的に呼ばれる．成人では 3,000 kcal/日前後のエネルギー投与が可能である．消化管機能が障害されており，1 週間以上の絶食や消化管の安静が必要な場合に適応（表2）となる．TPN が長期間に及ぶと，消化管を使用しないため腸管粘膜の萎縮をきたし，重症患者では bacterial translocation の誘因となることもある．また，血管内へカテーテルを長期間留置するため，カテーテル刺入部や輸液ラインの交換，輸液バッグの交換の際には清潔操作を行う．また，施行中はとくに感染に注意し，定期的な血液化学検査を行い代謝上の合併症に注意する必要がある（表3, 4）．とくに，**高浸透圧性非ケトン性糖尿病様昏睡**（表5）は，発症すると死亡率がかなり高いため，TPN 施行中は細心の注意をはらって管理することが必要である．

表 2 TPN の適応

口腔・咽頭疾患	食道疾患	胃疾患	腸疾患
舌癌その他口腔内腫瘍による経口摂取不能例 咽頭，喉頭癌手術前後	食道癌手術前後栄養改善 術前照射，抗癌薬投与期間 食道癌術後縫合不全 食道アカラシア 腐蝕性食道炎 術後逆流性食道炎 食道潰瘍，食道狭窄 特発性食道破裂 異物などによる食道瘻孔 食道気管支瘻 食道静脈瘤	胃癌，とくに噴門癌，幽門癌などにより通過障害の強いもの 手術後縫合不全，狭窄 高度な胃炎 胃潰瘍，胃出血	十二指腸潰瘍による狭窄，出血，疼痛の強いもの 十二指腸潰瘍術後 十二指腸穿孔，外傷性瘻孔 腫瘍などによる通過障害 腸閉塞 結腸癌 潰瘍性大腸炎 Crohn 病 術後縫合不全，腸瘻 小腸広範切除
肝・胆・膵疾患	消化器機能性疾患	脳外科関係疾患	その他の疾患
肝癌，肝腫瘍 肝切除後栄養改善 胆管癌切除後 胆石症術後 膵頭領域癌，膵体尾部癌 急性壊死性膵炎，膵瘻 膵石症術後	神経性食思不振 長期間の嘔吐，下痢 消化吸収不全疾患	意識障害時の栄養補給	広範囲の熱傷，外傷などで経口経腸投与不能のもの 腎不全，透析療法との併用

表3 TPNの合併症（1），カテーテルに起因する合併症

	合併症	原因	対策	治療
カテーテル挿入に伴うもの	血腫・血胸	動脈穿刺	到達経路の選択 熟練	止血（圧迫，観血的）ドレナージ
	気胸	胸腔穿刺	到達経路の選択 熟練，穿刺針を細くする	胸腔ドレナージ
	胸腔内注入	カテーテル胸腔内に存在	挿入時X線写真で位置確認	カテーテル抜去，ドレナージ
	胸管損傷	胸管穿刺	右側静脈からアプローチ 熟練	損傷部閉鎖，ドレナージ
	上腕神経叢損傷	上腕神経叢損傷	刺入点，穿刺方向に注意	保存的
	空気塞栓	空気注入	カテーテルと輸液セットを迅速につなぐ 注意深い管理（とくにポンプ使用時） カテーテル抜去時刺入点のカバー	保存的
カテーテル留置に伴うもの	血栓性静脈炎	カテーテルの材質，太さ 長期間の留置 位置不良	カテーテルの選択 位置の確認 カテーテルの交換（長期間にわたる場合）	カテーテル抜去
	菌血症	感染	厳重な無菌操作（挿入時，挿入後）	抗生物質，カテーテル抜去
	カテーテル塞栓	損傷による離断 固定不十分	挿入時の注意深い操作 十分な固定	観血的除去
	心タンポナーデ	右心房壁，右心室壁穿孔	カテーテルの位置の確認，材質選択，尖端を尖がらせない	観血的
	自然抜去	固定不十分	十分な固定	再挿入

(medicina 25：2812, 1988)

表4 TPNの合併症（2），代謝上の合併症
1．高浸透圧性非ケトン性糖尿病様昏睡
2．高血糖，低血糖
3．必須脂肪酸欠乏症
4．微量元素欠乏症（Zn, Se, Cu, etc.）
5．電解質・酸塩基平衡失調
6．肝機能障害，脂肪肝

B．経腸栄養

　経鼻的に，あるいは手術的または内視鏡的に作成した胃瘻，腸瘻から栄養チューブを十二指腸または空腸に挿入留置し，栄養成分を消化管に直接投与する方法である．現在では，栄養チューブの改良によって留置に伴う患者の不快感はかなり軽減されており，上部消化管からの投与方法が一般的である（図3）．また，在宅医療の普及に伴って**内視鏡的胃瘻造設術（PEG），腸瘻造設術（PEJ）**が比較的簡単に行われるようになり，ほとんどの患者で上部消化管からの栄養剤の投与が可能となっている．経腸栄養剤には**成分栄養剤（elemental diet；ED），消化態栄養剤，半消化態栄養剤，天然濃厚流動食**などがあり（表6），投与する経腸栄養剤の種類により，適応疾患（表7），投与方法（表8）が異なる．原則的に消化管機能が保たれている場合には経腸栄養法が第一選択となる．経腸栄養はTPNに比し生理的であり，管理も容易である．しかし，消化管に直接栄養製剤を投与するため，腹部症状を生じやすく，また，TPNの場合と同様に代謝上の合併症（表9）をきたすこともある．在宅栄養療法においても，経腸栄養の方が管理が容易で安全である．

1．成分栄養（ED）

　すべての成分が化学的に明らかで，窒素源は結晶アミノ酸のみからなり，完全に水溶性で，糖質，ビタミン，電解質，脂肪などの必要な成分がすべて含まれているが脂肪は脂溶性ビタミンの溶媒として必要最小限含まれているのが特徴である．すべての成分が吸収され消化の必要はなく，残渣も

表5 高浸透圧性非ケトン性昏睡とケトアシドーシスの臨床所見の比較

	高浸透圧非ケトン性昏睡	ケトアシドーシス
発病年齢	50歳以上に多い	30歳以下に多い
糖尿病の重症度	軽度のものが多い	重症,インスリン依存性
誘因	感染症,膵炎,手術,降圧利尿薬,中心静脈栄養,水分制限	インスリン注射の中止,減量,感染症,手術,ストレス
Kussmaul大呼吸	(−)	(+),アセトン臭(+)
ケトン尿	(−)〜(±)	(#)〜(#)
血糖	著明な高血糖(1,000 mg/dlを超えることが多い)	はなはだしい高血糖
血漿HCO₃	≧20 mEq/l	<10 mEq/l
血液pH	7.3〜7.4	<7.3
血清Na	高ナトリウム血症	やや低値をとることが多い
血清Cl	正常〜上昇	低下していることが多い
BUN	高度上昇	上昇
血漿浸透圧	著明上昇(350〜450 mOsm/l)	上昇

(medicina 25:2813, 1988)

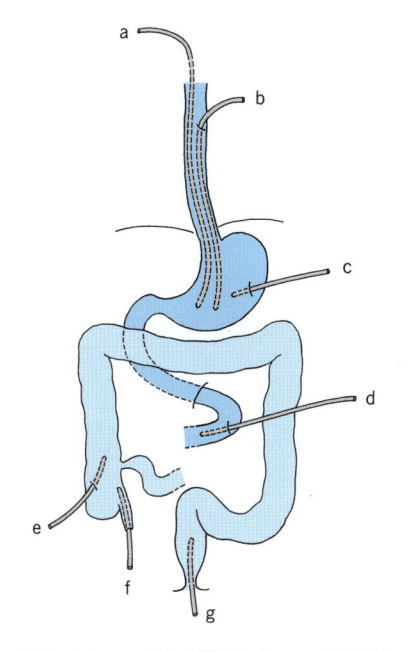

a. 経鼻栄養　b. 頸部食道瘻栄養　c. 胃瘻栄養
d. 空腸瘻栄養　e. 盲腸瘻栄養　f. 虫垂瘻栄養
g. 経直腸栄養

図3 経管栄養法の種類

ない.このため,消化管の吸収能さえ保たれていれば投与可能で,残存小腸1m程度の腸管大量切除の患者にも適応である.EDでは成人で3,000 kcal/日前後のエネルギー投与が可能で,TPNと同等の栄養効果が得られる.使用する栄養チューブも内径1mm程度の細いもので投与できる.炎症性腸疾患,とくにCrohn病ではnutritional therapyとして薬物療法とともに第一選択の治療法となっている.

2. 消化態栄養剤

糖質,蛋白質,電解質,ビタミンをバランスよく含む.脂肪はごくわずかに含まれる.蛋白質はペプチドや蛋白水解物であるため,「消化態」と呼ばれるが,完全に消化された形ではないため,ある程度の消化液の分泌と吸収能が保たれている場合に投与できる.成人で2,000 kcal/日前後のエネルギー投与ができる.

3. 半消化態栄養剤

医薬品扱いのものと食品扱いのものがあり,消化態栄養剤と同様に糖質,蛋白質,脂肪,電解質,ビタミンをバランスよく含む.とくに食品扱いのものでは,経管,経口両用となっているため味も工夫されている.構成成分は半消化態となっているため,消化・吸収機能が保たれていることが条件である.食物線維を含むものやビフィズス菌を含むものもある.消化態・半消化態栄養剤のいずれも少量ではあるが残渣はある.

4. 天然濃厚流動食

食品として扱われる.糖質,蛋白質,電解質,ビタミン,脂肪等をバランスよく含む.天然の食品を素材とした,濃厚流動食であり,正常な消化管機能があることが必要である.これは浸透圧が高く粘調であるため,経管投与のためには内径が比較的太いチューブが必要であり,栄養チューブ

表 6 経腸栄養剤の種類と特徴

	区分	消化	残渣	粘稠性	脂肪含有量	栄養チューブ	組成変更
成分栄養剤（ED）	医薬品	不要	少量 ↑	低 ↑	少ない 1〜2%	φ1 mm (5 Fr.)	可
消化態栄養剤	医薬品				少ない	φ2〜3 mm (8 Fr.)	特殊な用途
半消化態栄養剤	医薬品 食品	一部要			多い	φ2〜3 mm (8 Fr.)	不可
天然濃厚流動食	食品	要	多量	高	多い	φ3〜4 mm 以上	不可

表 7A 経腸栄養の適応と禁忌

適応となる病態
1. 経口摂取は不可能であるが消化管機能は問題がない
2. 上部消化管の通過障害（食道，胃の器質的・機能的狭窄）
3. 外科手術前後の栄養管理
4. 腸管不全：短腸症候群，炎症性腸疾患，難治性下痢症
5. 重症熱傷
6. 肝不全
7. 腎不全
8. 癌患者

禁忌と考えられる病態
1. 腸管の完全閉塞
2. 著しい吸収障害
3. 消化管出血
4. 激しい下痢
5. 厳密な水分管理が必要な状態：ショック，急性腎不全，心不全，等
6. 重症膵炎
7. 消化管瘻

表 7B 各経腸栄養剤の適応疾患・病態

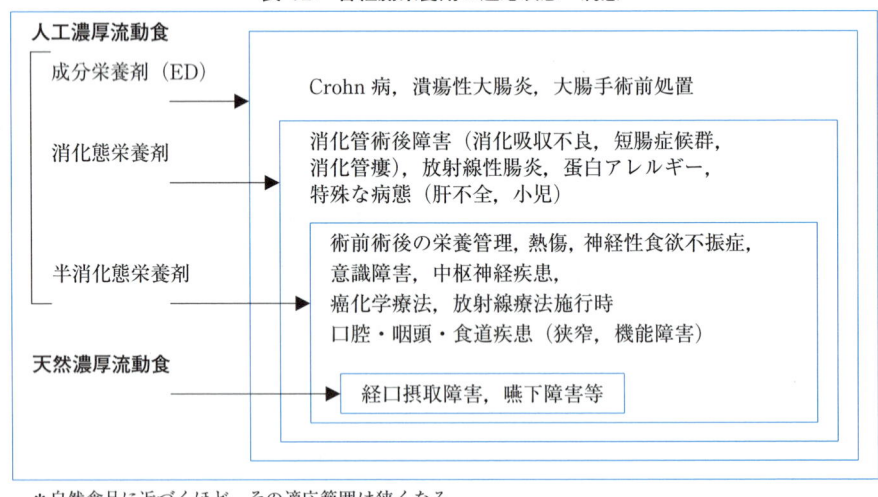

人工濃厚流動食
- 成分栄養剤（ED） → Crohn 病，潰瘍性大腸炎，大腸手術前処置
- 消化態栄養剤 → 消化管術後障害（消化吸収不良，短腸症候群，消化管瘻），放射線性腸炎，蛋白アレルギー，特殊な病態（肝不全，小児）
- 半消化態栄養剤 → 術前術後の栄養管理，熱傷，神経性食欲不振症，意識障害，中枢神経疾患，癌化学療法，放射線療法施行時 口腔・咽頭・食道疾患（狭窄，機能障害）

天然濃厚流動食 → 経口摂取障害，嚥下障害等

＊自然食品に近づくほど，その適応範囲は狭くなる．

表 8　経腸栄養剤の調製投与方法

A．調製投与方法（1）

スケジュール	エレンタール溶液の調製 pack 数	総溶液量	濃度 kcal/ml	投与熱量 kcal	投与速度 ml/hr
A	1 pack	500 ml	0.6	300	20
B	2	1000	0.6	600	40
C	4	1500	0.8	1200	65
D	6	1500〜2000	0.9〜1.2	1800	65〜85
E	8	2000〜2400	1.0〜1.2	2400	85〜100
F	10	2000〜2400	1.25〜1.5	3000	85〜100

・投与濃度・速度は毎日または隔日に上げる．
・投与速度は 100 ml/時間を超えない．
・維持量は一般的にスケジュール D で十分である．
・必要があれば E, F まで上げる．
・24 時間持続投与を原則とする．
・注入ポンプの使用が望ましい．

B．調製投与方法（2）

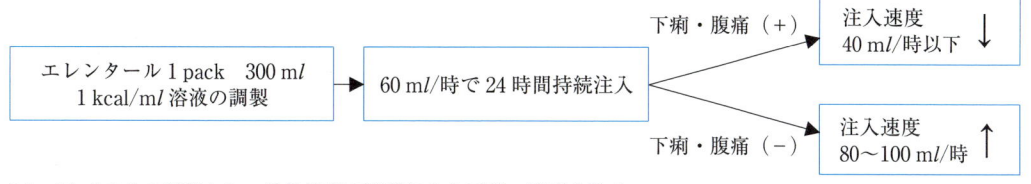

エレンタール 1 pack　300 ml
1 kcal/ml 溶液の調製
　→　60 ml/時で 24 時間持続注入
　　下痢・腹痛（＋）→ 注入速度 40 ml/時以下 ↓
　　下痢・腹痛（－）→ 注入速度 80〜100 ml/時 ↑

・1 kcal/ml のみの調製とし，投与速度の調整により下痢・腹痛を防止．
・調製を単純化したため，エネルギー計算が容易．
・必要に応じて 140 ml/時まで投与．
・原則として 24 時間持続投与．

表 9　経腸栄養法の合併症

1．注入チューブに起因するもの 　a．肺合併症 　b．消化管穿孔 2．下痢，その他の腹部症状：もっとも多い	3．代謝上の合併症 　a．高血糖および高浸透圧性非ケトン性昏睡 　b．肝機能異常，肝腫大 　c．必須脂肪酸欠乏症 　d．電解質異常

が詰まり易いため，分割投与されることが多い．このため，胃瘻・腸瘻に留置した栄養チューブから投与されることが多い．

2．栄養評価と必要エネルギー量，窒素量の算定法

臨床において栄養療法を施行する場合最初に行うことは栄養評価であるが，治療開始にあたってはまず必要エネルギー量，投与窒素量を算定することが不可欠となる．

A．栄養評価

1．栄養評価の意義

患者の栄養評価を行う意義は次のとおりである．
① 栄養療法の適応の決定
② 栄養障害の程度の診断
③ 栄養療法の処方の決定
④ 栄養療法の効果の判定
⑤ 手術患者における予後の推定

2．栄養療法の適応の基準

種々の栄養指標をもとに，実際に栄養療法が必

要であるか否かを判断することが最初に行うべきことである．栄養療法の適応は（表10）に示すとおりで，これらのうちどれか1項目に該当すれば栄養障害ありと診断して差し支えなく，何らかの栄養療法が必要である．栄養療法施行中は，定期的に複数の指標を測定して経時的かつ総合的に栄養評価を行うことが大切である．このうちとくに**窒素平衡**（nitrogen balance，N balance）は重要な指標であり，栄養療法継続中には効果判定にも必須の指標である．

つかの栄養学的な指標を用いて対象の栄養状態の判定を行う．表11は現在主に用いられている栄養評価のための指標である．各々身体構成成分のどの部分の変動を反映するものかを理解して，可及的に多くの項目の測定値に基づき，総合的に評価することが必要である（図4）．栄養状態の診断は，日常臨床上は通常の検査室での測定が可能な項目のみで十分可能である．

栄養評価は栄養状態を把握するための重要な診断法であり，栄養評価を行わずに栄養療法を施行

3．栄養評価の指標

栄養療法を開始するにあたって最初に行うことは栄養療法の適応か否かを診断することで，いく

表 10　栄養療法の適応の基準

窒素平衡	負
％標準体重	80％以下
クレアチニン身長比	80％以下
血清アルブミン	3.0 g/dl 以下
血清トランスフェリン	200 mg/dl 以下
総リンパ球数	1,000/mm³ 以下
PPD 皮内反応	直径5 mm 以下

少なくとも一つの項目に該当すれば，なんらかの栄養療法の適応となる．多くの場合，複数の項目に該当し，1項目のみの低下はまれである．栄養療法施行により，これらは改善する．

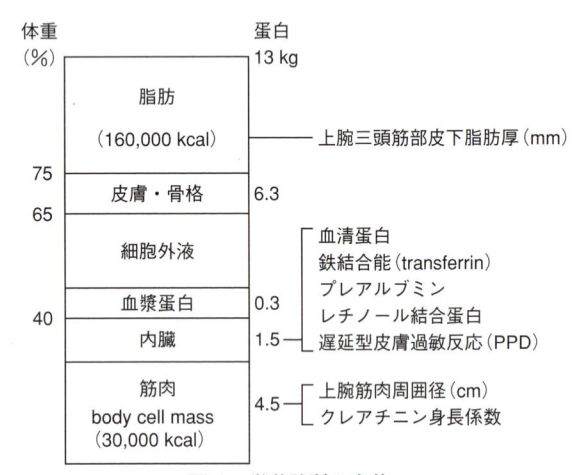

図 4　栄養診断の意義
(Blackburn, 1977)

表 11　栄養評価のための指標

```
1．血液生化学検査
   1）アルブミン（Alb）
   2）トランスフェリン（TF），総鉄結合能（TIBC），フェリチン
   3）レチノール結合蛋白（RBP），プレアルブミン（PA）
   4）脂質：コレステロール，トリグリセリド
   5）各種ビタミン，微量元素，酵素，ホルモン等
   6）フィブロネクチン
2．尿検査
   1）クレアチニン（Cr）→クレアチニン身長係数（CHI）
   2）尿素窒素（UN）→窒素バランス（N-バランス）
   3）3-メチルヒスチジン（3-Mehis）
   4）ハイドロキシプロリン（HP）
3．免疫能
   1）総リンパ球数（TLC）
   2）皮膚遅延型過敏反応（DH）：PPD，DNCB，*mumps*，*Candida* 等
   3）免疫グロブリン
   4）その他：補体（C3），T細胞ロゼット形成能，白血球遊走等
4．特種検査
   1）human body counter：⁴⁰K→Lean body mass（LBM）測定
   2）³H₂O→水分量測定（希釈法）
```

表 12　基礎熱量消費量（basal energy expenditure；BEE）の求め方

1. Harris-Benedict の式（kcal/日）
   男性：BEE＝66.47＋13.75 Wt＋5.0 Ht-6.75 A
   女性：BEE＝655.1＋9.56 Wt＋1.85 Ht-4.68 A
   　　　　［Wt：体重（kg），Ht：身長（cm），A：年齢（year）］
   BEE の平均値は約 25 kcal/kg 体重/日．
2. 日本人のための簡易式（kcal/日）
   男性：BEE＝14.1 Wt＋620
   女性：BEE＝10.8 Wt＋620
   　　　　［Wt：体重（kg），Ht：身長（cm），A：年齢（year）］
3. エネルギー必要量＝BEE×傷害因子×活動因子
   Harris-Benedict の式×傷害因子×活動因子

することは，術前診断無しに手術を施行するに等しい行為である．

4．栄養評価の指標の意義と解釈

以下に，表 11 に示した栄養指標の主たるものについて，その測定法，生理的意義と測定値の解釈について概説する．

1）必要エネルギー測定法

① **基礎熱量消費量** basal energy expenditure（BEE）

ⓐ Harris-Benedict の方法　**基礎熱量消費量（basal energy expenditure；BEE）の推定については Harris-Benedict の式**を用いて，性別・身長・体重・年齢から算出する方法が一般的である．

BEE は快適な温度，安静下，かつ空腹時 30 分間臥床している状態での必要エネルギーで，この状態における酸素消費量と二酸化炭素賛成量から求められる．BEE 測定は栄養療法の基本となる事項であるが，日常臨床上比較的代謝的代謝の安定している時期には，Harris-Benedict の式（HB 法）を用いて，性別・身長・体重・年齢から算出する方法が一般的である（表 12-1）．この際，体重には肥満の影響によるエネルギーの過剰投与を避けるため，標準体重あるいは理想体重を用いるのが一般的である．

また，日本人のための簡易式も考案されており実用上は HB 法との誤差は許容範囲である（表 12-2）．

実際の投与エネルギーの算定にあたっては，以上の方法で求められた BEE に，**傷害因子**と**活動因子の影響**を考慮して次の方法で決定する（表 12-3）．活動因子および障害因子を（表 13）に示

表 13　活動因子および傷害因子

活動因子		傷害因子	
ベッド上安静	1.2	小手術	1.2
ベッド外活動	1.3	中等度手術	1.2〜1.4
		大手術	1.3〜1.5
		多発外傷	1.4
		重症感染症	1.6
		熱傷	1.2〜2.0

す．

栄養補給の目的（すなわち体重維持か体重増加かなど）によってさらに投与量を増減させる必要がある．侵襲下においてはエネルギー蓄積量の維持が目的であり，非侵襲下では現存するエネルギー欠乏を補充することが目的である．

ⓑ **間接熱量測定法（indirect calorimetry）による方法**　たとえば術後患者等の場合のように代謝的変動の激しい場合，消費熱量が変動するだけでなくエネルギー基質の酸化率（利用率）も変化しており，単に量的に十分な熱量投与を行えば事足りるというわけにはいかず，HB 法では対応が不十分な場合も少なくない．そこで最近，エネルギー基質の酸化に要した酸素消費量（$\dot{V}O_2$）とその結果産生された二酸化炭素産生量（$\dot{V}CO_2$）を測定して，その時点での熱量消費量，および各エネルギー基質の酸化率（利用率）を on time に測定する**間接熱量測定法（indirect calorimetry）**が，広く臨床的に応用されるようになってきた．

本法では，特殊な測定装置を必要とするが，測定値は直接法とよく一致しており，きめの細かい栄養管理には無くてはならないものの一つである．

表 14 間接熱量測定による安静時熱量消費量の求め方

1. abbreviated Weir formula
   REE = （3.9 V̇O₂ + 1.1 V̇CO₂）1.44
   　　REE：安静時熱量消費量 resting energy expenditure （kcal/日）
   　　V̇O₂：平均酸素消費量（ml/分）
   　　V̇CO₂：平均二酸化炭素産生量（ml/分）
2. complete Weir formula
   REE = （3.941 V̇O₂ + 1.106 V̇CO₂）1.44 − 2.17 UN
   　　UN：尿中尿素窒素排泄量

表 15 エネルギー基質の酸化の状態

酸化の状態	呼吸商（RQ）
糖質の酸化	1.00
脂肪の酸化	0.71
混合基質の酸化	0.85
過呼吸（一過性，不均衡状態）	1.00
脂肪合成（持続的栄養補給中，均衡のとれた状態）	1.00～1.20
ケトーシス（長期）	0.68

V̇O₂，V̇CO₂より**安静時熱量消費量（resting energy expenditure；REE）**を求めるには，**Weirの式**（表14）を用いる．Complete formula では，一日の尿中窒素排泄量を測定することが必要であるが，実用上は簡便式の値を用いても差し支えない．

本法では，**呼吸商（respiratory quotient；RQ）**の測定も同時に計測可能であり，エネルギー基質の酸化の状態すなわち糖，脂肪のエネルギーへの利用の状況の把握がある程度可能である（表15）．

ⓒ **エネルギー基質投与の割合**　一般的に**エネルギー基質**として，糖（4 kcal/g），脂肪（9 kcal/g），蛋白（4 kcal/g）の主要栄養素が投与され，その割合は正常成人の摂取割合に準じて糖50％，脂肪30％，蛋白質20％を基本に処方を組み立てる．水分必要量の平均は約30 ml/kg体重/日．

2）必要蛋白質（窒素）量測定法

① **窒素平衡に基づく統計的蛋白質（窒素）必要量**　表16に示すように正常成人（体重70 kg）で0.8 g/kg，発熱・外傷のない内科的患者で1.1 g/kg，術後の患者で1.1～1.6 g/kgがおよその投与基準であるが，熱傷・感染症等の代謝亢進状態ではさらに大量の蛋白質補給が必要である．

② **投与熱量に基づく方法**　投与された窒素が有効に体蛋白合成に利用されるためには，窒素1 gに対して150～250 kcalの熱量が必要といわれ（**calorie/N 比**），投与熱量が決定されればこれに見合った適当量の窒素が算出される．

窒素1 gはアミノ酸（蛋白質）6.25 gに相当するため，これより投与アミノ酸量は容易に計算される．

　［投与熱量（kcal/日）/150～250］×6.25
　　＝投与アミノ酸量（g/日）

3）窒素平衡 nitrogen-balance，N-balance

N-balance は，投与された窒素量と（主として）尿中窒素排泄量との差で表現され，生体の異化・同化の状態を比較的正確に反映している．通常の経口摂取している場合には，ほぼ±0であるが，負の場合には異化優位，正の場合には同化優位と判断される．経静脈栄養の場合には次の式を用いて算出する．N-balance は日常臨床において簡便かつ正確に栄養療法の効果を評価するうえで有用である．

　N-balance（Ng/日）＝
　（アミノ酸投与量（g）/そのアミノ酸の換算係数*）－［尿中尿素 N（g/日）×5/4］

　*通常は 6.25 で代用して差し支えない．

表17に窒素平衡に関する基礎的事項をまとめて示す．

4）身体計測

上腕周囲（arm circumference；AC），上腕筋肉周囲（arm muscle circumference；AMC），上腕三等筋部皮下脂肪厚（triceps skinfold；TSF）等はいずれも利き腕で無い方の上腕の中点で計測する．AMC は骨格筋量と，TSF は脂肪量とよく相関するといわれる．AMC を算出するには次の式を用いる．

　AMC＝AC（cm）－0.3 TSF（mm）

体重に関しては，**%理想体重**（% ideal body weight；% IBW），**%通常時体重**（% usual body

2．栄養評価と必要エネルギー量，窒素量の算定法　249

表 16　各種病態下の蛋白質（窒素）必要量

	正常成人 (外来通院)	内科的疾患 (発熱，外傷なし)	術後患者 (合併症なし)	異化亢進時 (熱傷，多発外傷)
窒素 (g/kg)	0.08〜0.13	0.13〜0.17	0.17〜0.25	0.25〜0.65
窒素 (g/日)	5〜9	9〜12	12〜18	18〜48
蛋白質 (g/kg)	0.8	1.1	1.1〜1.6	1.6〜4.2
kcal/nitrogen	225	165	175〜185	185〜250

表 17　窒素平衡に関する基礎的知識

1．窒素＝蛋白質重量の 16％
2．窒素 (g) ＝蛋白質 (g)/6.25
3．1 g の負の窒素平衡＝6.25 g の体蛋白質喪失，あるいは 32 g の湿非脂肪体量の喪失に相当
　計算式：窒素平衡 (g/日) ＝アミノ酸投与量 (g)/換算係数* －尿中尿素窒素排泄量 (g/日)**

＊：一般的には 6.25，12％イスポール 6.89 など
＊＊：静脈栄養の場合×5/4

表 18　％理想体重，％通常時体重，％体重変化

1．以下の式によって算出する．
　a．％理想体重＝実測体重/IBW×100
　b．％通常時体重＝実測体重/UBW×100
　c．％体重変化＝(UBW－実測体重)/UBW×100
2．これらの結果の評価のためのガイドラインを示す．
　a．％理想体重
　　80〜90％＝軽度栄養障害
　　70〜79％＝中等度栄養障害
　　0〜69％＝高度栄養障害
　b．％通常時体重
　　85〜95％＝軽度栄養障害
　　75〜84％＝中等度栄養障害
　　0〜74％＝高度栄養障害
　c．％体重変化
　　有意の体重変化＝1〜2％以上/1週間
　　　　　　　　　＝≧5％以上/1ヵ月
　　　　　　　　　＝≧7.5％以上/3ヵ月
　　　　　　　　　＝≧10％以上/6ヵ月以上

weight；% UBW），**％体重変化**（% recent weight change；% WC）等の指標が重要である．体重は慢性疾患や術後の安定期にはよい指標となりうるが，術後早期や critical care においては水分代謝の影響をうけやすく，その評価には十分な注意が必要である．それぞれの，算出法，および評価の基準は（表 18）に示す通りである．

5）BMI body mass index

身長と実測体重から算出される体格指数である（表19）．外来での身長，体重測定のみで算出可能な指標であることから，近年栄養障害のスクリー

表 19　BMI（body mass index）について

BMI は肥満の判定に用いられる体格指数．
WHO，NIH，日本肥満学会等で **BMI＝22** を標準体重としている．

　BMI の計算式：BMI＝体重 (kg)/身長 (m)^2

したがって，標準体重は以下の式で求められる．

　標準体重＝身長 (m)^2×22

表 20　生化学的指標-血清蛋白

血清蛋白	正常値	半減期	栄養学的代謝的意義
アルブミン	4.5～3.5 g/dl	約 20 日	慢性的蛋白喪失，長期にわたるストレスで減少
トランスフェリン	250～300 mg/dl	8～10 日	測定値から総鉄結合能を算出できる 急性期の蛋白の変動を反映 急性の蛋白喪失，急性のストレスで減少する
レチノール結合蛋白	6.0～7.6 mg/dl	約 10 時間	非常に鋭敏な蛋白の指標 急性の蛋白喪失，軽度のストレスで減少 腎疾患で血清濃度の上昇がみられる
プレアルブミン	15～30 mg/dl	約 2 日	レチノールの輸送蛋白 きわめて小さなストレスにも反応して減少する 基本的には研究用に測定される

ニング，肥満の判定等に繁用されている指標である．本来は，WHO や NIH の報告によって BMI 22 がすべての疾患の有病率，死亡率がもっとも低いという統計的事実をもとに，標準的な体格を推計したものであり理想的な栄養状態と完全に同意義では無いが，栄養療法の目的である健康状態への回復と共通するものとして，栄養関連学会ではこれを栄養評価の指標として多用している．

すなわち表 19 に示すように，身長のみわかれば標準体重の推計が可能であり，これから％標準体重を算出できる．また，栄養療法においては投与熱量をはじめとする各種栄養素の投与量を標準体重（理想体重とほぼ同義）を基に算出するため大変有用な指標である．一般的には BMI 20 未満の場合に何らかの栄養障害の可能性を疑い詳細な検討を要する．さらに，BMI 18 未満の場合には積極的な栄養療法をただちに行う必要があると判断される．また，BMI 25 以上は肥満傾向と判断され，別の意味での指導や治療の対象となることが多い．

注意すべきは思春期以後の小児，成人に適応されるもので，最近の統計学的検討によると 75 歳以上の高齢者については BMI 18 付近にもっともリスクが高いことがわかってきた．したがって高齢者の場合は肥満や過体重のリスクもさることながら，低体重の危険性についても考慮しなければならない．一般的に年齢に伴い除脂肪体重が減少するため高齢者においては BMI が体脂肪の指標としては適当でなく，過体重リスクが過大評価される傾向にあることに注意すべきである．しかしながら，簡便に算出される指標であるため栄養療法においては通常の場合には頻用される指標である．

6）血液生化学検査（とくに血清蛋白質）

①**アルブミン**　もっとも汎用されている栄養状態を評価するための指標である．しかしながら，血清蛋白質の最大の部分を占め量的に多いこと，種々の血液製剤とくに新鮮凍結血漿やアルブミン製剤投与による外因性の影響を受けやすく，また**生物学的半減期**が約 21 日と長いことより短期間の代謝変動が激しい場合には鋭敏さに欠ける傾向がある．慢性疾患や術後の安定した時期の栄養評価に用いられる．また，血清アルブミン値と細胞性免疫能の指標である PPD をはじめとする各種の皮内反応との間には強い相関が認められている．

② **Rapid turnover protein（RTP）**　RTP であるトランスフェリン（Tf），プレアルブミン（PA），レチノール結合蛋白（RBP）等は半減期が短く，とくに術後早期のような代謝的変動の著しい状態にあってはアルブミンに比較してより鋭敏に反応するため，術後の栄養輸液に対する生体の反応や，処方の決定を行ううえで窒素平衡とともに重要な指標である．

アルブミン，RTP の血清中の正常値および生化学的特徴は表 20 に示すとおりである．

7）免疫能

①**総リンパ球数** total lymphocyte count（TLC）　TLC は栄養状態とよく相関して増減する．白血球分画より次の式にて算出する．

TLC ＝ ％リンパ球×白血球数/100

表 21 栄養評価のための主な指数

```
1. 胃癌患者に対する栄養学的手術危険指数 [nutritional risk index；NRI]（佐藤 真, 1982）
   NRI＝10.7 Alb＋0.0039 TLC＋0.11 Zn－0.44 Age
      Alb：血清アルブミン（g/dl）  TLC：総リンパ球数（/mm³）
      Zn：血清亜鉛濃度（mg/dl）   Age：年齢（year）
2. 食道癌患者における栄養評価指数 [nutritional assessment index；NAI]（岩佐正人, 1983）
   NAI＝2.64 AC＋0.6 PA＋3.7 RB＋0.017 PPD－53.8
      （NAI≧60：good, 60＞NAI≧40：intermediate, 40＞NA：poor）
      AC：上腕周囲径（cm）, PA：プレアルブミン（mg/dl）
      RBP：レチノール結合蛋白（mg/dl）
      PPD：PPD皮内反応長径×短径（mm²）
3. Stage Ⅳ消化器癌および Stage Ⅴ大腸癌患者に対する PNI（小野寺時夫, 1984）
   PNI＝10 Alb＋0.005 TLC    PNI＜40：切除・吻合禁忌
4. 消化器癌に対する PNIr（東口高志, 1987）
   PNIr＝－0.147 体重減少率＋0.046 身長体重比
         ＋0.010 TSF＋0.051 ヘパプラスチンテスト
   PNIr＞10：合併症なし, PNIr 10～5：移行帯, PNIr＜5：合併症必発
```

TLC＞2,000/ml が正常値であり，1,200～2,000/ml で軽度栄養障害，800～1,199/ml で中等度栄養障害，＜800/ml で高度栄養障害と診断される．しかし，感染の存在する場合等には栄養状態以外の因子の影響を受けることを考慮する必要がある．

② 皮膚遅延型過敏反応（皮内反応） PPD をはじめとする各種の皮膚遅延型過敏反応は総体的な免疫能を反映する指標として有用である．これらはまた，血清アルブミン値ともよく相関し，栄養状態の変化によく対応する．日本人の場合，ツベルクリン反応として知られている **PPD（protein purified derivative）** の陽性率は 90％ 以上と考えられ，**PPD 皮内反応**がもっとも一般的である．

正常では検査用 PPD 0.1 ml を前腕屈側皮内に注射後 48 時間で，直径 10 mm 以上の紅斑を認める．5～10 mm で軽度，5 mm 未満で中等度以上の栄養障害の存在が疑われる．

8）予後推定栄養指数 prognostic nutritional index（PNI）

外科領域では手術との関連で術前栄養状態と術後合併症の発生率，術後の回復過程との間に相関が認められるとの報告が相次ぎ，術前の栄養評価指数の値から術後経過を推定し，より効果的かつ強力に栄養療法を施行し患者の予後改善に役立てる指数がいくつか報告された．これらのいくつかを（表21）に示す．利用する際には十分再評価したうえで，応用すべきである．

5．体構成成分の評価

最近では体構成成分の測定法に total body electrical conductivity（TOBEC）法と bioelectorical impedance analysis（BIA）法の二つが利用されている．すでに比較的安価に市販されている測定機器も数種あり，非侵襲的で患者，被験者に対してくり返し測定しても不快でないことから検診や臨床に応用されているが，同一患者についての経時的測定を行うことによって栄養療法の効果判定には十分利用可能である．

3．栄養療法の実際

A．各種栄養法の選択基準

栄養状態の低下した患者では TPN と経腸栄養のいずれかを選択して行わなければならない．一般的な選択のポイントは消化管の機能であり，消化管に著しい狭窄や閉塞が無く，消化・呼吸機能が正常または保たれている場合は経腸栄養を選択すべきである．経腸栄養を ED で行う場合は，その栄養効果は TPN とほとんど同じであり，経腸栄養の方が生理的であり，重篤な合併症も少なく管理も容易であるため，一般的に消化管機能に問題がない場合は経腸栄養を選択すべきである．

1．術前の栄養法の選択

術前における栄養療法としては，消化管機能が維持されていても経腸栄養を選択しないほうがよ

い場合もある．栄養状態の低下が明らかで，種々の術前検査を予定している上部消化管疾患の患者に対しては，TPN を選択したほうがよい．手術までの限られた期間にできるだけ栄養状態を改善しなければならない患者では，術前検査の度にしばしば経腸栄養を中断しなければならず，また，経鼻的に挿入した栄養チューブが検査の妨げになることもあり，結果的に1日に必要なエネルギー量を投与できないということが起こるからである．また，経腸栄養が断続的になると，糖尿病患者などでは血糖コントロールが難しくなるばかりか，水分量さえ不十分になることがある．腎機能や心機能の低下した患者の水分管理を行う場合や重症患者も，静脈栄養の方が有利である．食道癌患者では，胃以下の消化管機能は正常でも，腫瘍による狭窄のため栄養チューブが経鼻的に留置できないこともあり，TPN が選択されることが多い．

逆に，下部消化管疾患では完全閉塞をきたしていないときは，ED による経腸栄養により腸管内容を排除できるため，栄養補給を行いながら colon preparation（腸管内清浄化）ができる（nutritional colon preparation）．術前に経口腸管洗浄薬を投与するより，患者の負担も少なく，脱水等を生じにくいという利点がある．

2．術後の栄養法の選択

消化管術直後では経口摂取ができないため，静脈栄養を行うのが普通であるが，上部消化管手術後6時間を経過していれば，経腸栄養を開始することができる．このときは，低濃度の経腸栄養剤を低速で持続注入するのが望ましい．排ガス後，腸管蠕動が確認できれば，一般には経腸栄養を開始できる．経腸栄養のみで必要エネルギーを供給できるようになるまでは，末梢静脈または中心静脈経路で栄養輸液を投与する．術後1週間程度で経口摂取が開始できるようなときは，末梢静脈栄養で十分であり，術前から TPN を行っている場合に限って術後も TPN を継続することもある．術後1週間以上の絶食が必要な場合は，TPN を行うが，腸管機能の回復に伴い経腸栄養に切り替えていく．ただし，下部消化管瘻や消化液の分泌を最小限に抑制したい場合などでは，TPN で栄養管理を行う．いずれの場合にも，腸管機能が回復すれば，経腸栄養から経口摂取へと切り替えていく．食事による経口摂取のみでエネルギーが不足するときは，経口用の半消化態栄養剤を併用するとよい．

3．一般的な静脈・経腸栄養の適応疾患

前述したような術前術後の状態を除けば，消化管機能が保たれている場合は経腸栄養を行い，消化管の閉塞やイレウス，消化管の安静を要する等の状態が1週間以上続く場合は TPN を，1週間以内に経口摂取または経腸栄養が開始できるときは末梢静脈栄養を行う．一般的な TPN の適応疾患は表2に示したとおりであるが，上部消化管の瘻孔や縫合不全では瘻孔のある場所を栄養チューブが通過し先端を十分な遠位に留置することができれば，消化管瘻孔や縫合不全といえども，TPN を行う必要はなく，むしろ経腸栄養を行う方が短期間に治癒がはかれる．下部消化管の瘻孔や縫合不全，膵瘻の場合は，消化液の分泌量が少なく患部を通過する総液量が少ないほうが治癒が容易であるため，ED を行うよりも TPN を行うほうがよい．クローン病等の炎症性腸疾患は急性期や高度狭窄の場合を除けば，ED による経腸栄養を行うことにより寛解導入がはかりやすい．また，急性期を脱したこれらの患者で経口摂取量が少ない場合は，ED や低残渣の半消化態栄養剤を経口的に併用することにより，寛解期導入・維持が容易になる．

TPN 施行中の腸管粘膜萎縮による bacterial translocation や catheter sepsis 等の TPN 特有の合併症が注目され，また，経腸栄養の方が生理的で，管理も容易で低コストであるため，最近では消化管機能が維持されている場合は経腸栄養剤を使用するというコンセンサスが得られている．経腸栄養では経腸栄養剤や水分がどの程度吸収されたかを推測するのは不可能であり，厳密な水分管理が必要な患者や重症患者では TPN の方が全身管理を行いやすい．最近では，エネルギーのみならず特定のアミノ酸，脂肪酸をはじめとする栄養素，栄養成分を投与することにより，栄養状態の改善だけではなく免疫能維持や蛋白同化の促進を目的とした栄養療法 pharmacological nutrition が行われるようになってきている．

19 手術患者の術前管理

手術治療はそれ自体が侵襲となる．手術を安全に実施するためには正しい手術適応の決定，確実な手術手技，きめ細かい術前，術中，術後管理が必要不可欠である．外科手術を施行する際，その治療効果を高めリスクを最小限にするための準備が術前管理である．すなわち，術前評価，術前処置および治療である．

術前評価は原疾患の病態，全身状態，臓器機能，他の併存疾患，手術や麻酔による危険度について行われ，手術治療の必要性，有用性，緊急性，危険性について検討される．手術により予後も含めどの程度メリットが得られるか，どの程度安全に手術侵襲を乗り切れるかを判断するためのものである．とくに待期手術でたとえ悪性疾患を手術により根治できたとしても術後合併症を機に寝たきりになってしまったなどという様なことはあってはならないことであり，慎重な評価および厳格な手術適応の決定が必要である．

手術治療の必要性，メリットと危険度，考えられる予後を患者本人，家族によく説明し手術治療の同意を文書で得る必要がある（インフォームド・コンセント）．手術を決定すれば適切な手術時期を決め，準備をすすめる．原病や併存疾患による生理機能低下のうち治療等により改善が期待できたり術中術後の合併症発生の予防につながる様な処置は積極的に行う．たとえば摂食障害による低栄養に対する中心静脈栄養や，慢性呼吸器疾患に対する呼吸訓練および気道浄化などである．さらに周術期に起こり得るさまざまな合併症を予測し，予防，早期発見のための観察，合併症発生時の対応などを準備する必要がある．

1．術前評価

A．原疾患の評価

疾患の良性，悪性，進行度・重症度，合併症の有無により適切な術式，施行時期を検討する．

B．全身状態および臓器機能の評価

1．診察

主訴，現病歴，既往歴，家族歴を質問するのと同時に日常生活の状態についてよく聞いておく．視診，聴診，触診，打診等により全身を診察する．身長，体重の測定や血圧，脈拍，呼吸数，熱，必要に応じ尿量，尿比重などバイタルサインを測定する．

2．術前に行うべき検査

周術期，とくに術中，術後の全身状態に影響を及ぼす重要臓器の機能，侵襲に対する予備能を調べる．

一般的なルーチン検査としては血算，血液生化学一般検査，出血凝固系検査，血液型，尿一般検査，胸部単純X線検査，心電図検査，呼吸器能検査があげられる（表1）．また感染症検査としてウイルス肝炎（HBs抗原，HCV抗体），梅毒血清反応（TPHA），鼻腔，咽頭などのMRSAを検査する．臓器合併症を有する場合や疑われる場合，ルーチン検査で問題を認めた場合などは必要に応じて負荷心電図，ICG排泄試験，75g経口糖負荷試験等さらに検査を追加する（表2）．

3．栄養状態の評価（総論18章 外科栄養法参照）

手術は生体にとって大きな侵襲である．低栄養状態の患者は，術後創傷治癒の遅延をきたしやすく，消化管縫合不全が起こりやすい．また免疫力が低下し易感染性であり，肺炎や創感染をはじめ術後感染症の発生頻度も高い．とくに消化管や肝胆膵悪性腫瘍患者は食事摂取不良や原疾患のためにしばしば低栄養状態をきたしている．栄養状態の評価法については表3に示す．しかし，疾患によっては急激に栄養状態が悪化し体重減少をきたしたような場合でも血清アルブミン値など血液検査上異常値として現れない場合もあり，診察，身

表 1　術前に行うべきルーチン検査

1. 身長，体重
2. 血液検査：血算，血液生化学，凝固時間，血液型，血液感染症検査〔ウイルス肝炎（HBs 抗原，HCV 抗体），梅毒血清反応（TPHA），場合により HIV 抗体〕
3. 出血時間
4. 尿検査：尿一般，沈査
5. 糞便：潜血反応
6. 胸部単純 X 線検査，腹部単純 X 線検査
7. 心電図
8. 呼吸機能検査，血液ガス
9. 腎機能検査：24 時間クレアチニンクリアランス，PSP 試験

表 3　栄養状態の指標

1. 視診，触診
2. 身体計測
   身長（HT），体重（BW）
   %理想体重（%ideal BW；%IBW）＝ BW × 100/IBW
   　80〜90%：軽度，70〜79%：中等度，〜69%：高度栄養障害
   %通常体重（%usual BW；%UBW）＝ BW × 100/UBW
   　85〜95%：軽度，75〜84%：中等度，〜74%：高度栄養障害
   %体重変化（%recent weight change；%WT）＝（UBW − BW）× 100/UBW
   　有意の変化は　1〜2%以上/1 週間
   　　　　　　　　5%以上/1 ヵ月
   　　　　　　　　7.5%以上/3 ヵ月
   　　　　　　　　10%以上/6 ヵ月以上
   上腕周囲（arm circumference；AC）*
   　*利き腕でない上腕の中点で計測，3 回の平均値
   上腕三頭筋部皮下脂肪厚（triceps skin fold；TSF）
   上腕筋肉周囲（arm muscle circumference；AMC）＝ AC（cm）− 0.314 TSF（mm）
   　＜およその筋肉量を反映する＞
   上腕筋肉面積（arm muscle area；AMA）
   　＝〔AC（cm）− 0.314 TSF（cm）〕2/4 × 3.14　＜AMC より正確に筋肉量を反映＞
3. 血液検査
   アルブミン
   プレアルブミン
   レチノール結合蛋白
   トランスフェリン
   脂質
   微量元素，ビタミンなど
4. 免疫学的検査
   総リンパ球数
   皮内反応

（岩佐正人：栄養輸液マニュアル，武藤輝一監，医学書院，pp.2-11，1993 を一部改変）

表 2　さらなる検査

循環器系：負荷心電図，心エコー
肝機能系：ICG 排泄試験（ICG・R_{15}）
糖尿病：75 g 経口糖負荷試験，血糖値日内変動

体所見，体重の変動，血液検査値等を総合的に判断する必要がある．

　術前の栄養指標から予後を検討し導かれた式を表 4，5 に示す．

表 4　予後判定の指数

Prognostic nutritional index (PNI)
PNI (%) = 158 − (16.6 × Alb) − (0.78 × TSF) − (0.22 × TFN) − (5.8 × DH)
　　Alb：血清アルブミン値 (g/dl)
　　TSF：上腕三頭筋部皮下脂肪厚 (triceps skin fold) (mm)
　　TFN：血清トランスフェリン値 (mg/dl)
　　DH：遅延型皮内反応 (delayed skin hypersensitivity；PPD など)
　　　(0：反応無し，1：硬結<径 5 mm，2：硬結≧径 5 mm)
　　PNI≧50%　　　　　：high risk
　　50%＞PNI≧40%　　：intermediate risk
　　40%＞PNI　　　　　：low risk

(Buzby, G. P., et al.：Prognostic Nutritional Index in gastrointestinal surgery. Am. J. Surg., **139**：160, 1980)

表 5　わが国における予後判定の指数

1．胃癌患者に対する栄養学的手術危険指数 (nutritional risk index：NRI) (佐藤　真, 1982)
　　NRI = 10.7 × Alb + 0.0039 × TLC + 0.11 × Zn − 0.44 × Age
　　　Alb (g/dl)
　　　TLC (総リンパ球数 total lymphocyte count；/mm^3)
　　　Zn (μg/dl)
　　NRI＜55：high risk
　　NRI≧60：low risk
2．食道癌患者に対する栄養評価指数 (nutritional assessment index：NAI) (岩佐正人, 1983)
　　NAI = 2.64 × AC + 0.6 × PA + 3.7 × RPB + 0.017 × PPD − 53.8
　　　AC：上腕周囲 (arm circumference) (cm)
　　　PA：プレアルブミン値 (mg/dl)
　　　RPB：レチノール結合蛋白 (mg/dl)
　　　PPD (mm^2)
　　　NAI≧60：good
　　　60＞NAI≧40：intermediate
　　　40＞NAI　　：poor
3．Stage Ⅳ 消化器癌患者および Stage Ⅴ 大腸癌患者に対する PNI (小野寺時夫ら, 1984)
　　PNI = 10 × Alb + 0.995 × TLC
　　PNI≦40：切除，吻合禁忌

(岩佐正人：栄養輸液マニュアル，武藤輝一監，医学書院，pp.2-11, 1993)

表 6　ASA の分類

P.S. 1：正常健常者
P.S. 2：軽度の全身疾患を有する患者．
　　　たとえば軽い糖尿病，高血圧，慢性気管支炎，高齢，新生児，肥満など．
P.S. 3：中等から高度の全身疾患を有し，日常生活活動が制限されている患者．
P.S. 4：生命を脅かす程の全身疾患を有し，日常活動が不可能な患者．
P.S. 5：手術施行の有無にかかわらず，24 時間以内に死亡すると思われる瀕死の患者．

4．手術，麻酔の危険度

　一般に高齢，重症併存疾患の合併，臓器機能低下，悪性腫瘍手術，緊急手術でリスクが高い．手術を受ける患者のリスクについてはアメリカ麻酔学会 (American Society of Anesthesiologists) の分類があり，簡便である (表 6)．また，APATCH Ⅱ (表 7) や POSSUM (表 8) などの手術患者のリスクを予測する方法が報告されている (表 9) が，施設間により差があり，普遍的な評価方法はない．

表7 APATCH（急性期の生理学的パラメータの評価および慢性疾患の評価）

	+4	+3	+2	+1	0	-1	-2	-3	-4
体温	≧41	39〜		38.5〜	36〜	34〜	32〜	30〜	<30
平均動脈圧	≧160	130〜	110〜		70〜		50〜		<50
心拍数	≧180	140〜	110〜		70〜		55〜	40〜	<40
呼吸数	≧50	35〜		25〜	12〜	10〜	6〜		≦5
AaDO$_2$	≧500	350〜	200〜		<200				
PaO$_2$					>70	61〜		55〜	<55
動脈血 pH	≧7.7	7.6〜		7.5〜	7.33〜		7.25〜	7.15〜	<7.15
血清 Na	≧180	160〜	155〜	150〜	130〜		120〜	111〜	≦110
血清 K	≧7	6〜		5.5〜	3.5〜	3〜	2.5〜		<2.5
血清 Cr	≦3.5	2〜	1.5〜		0.6〜		<0.6		
Ht	≧60		50〜	46〜	30〜		20〜		<20
白血球数	≧4万		2万〜	1.5万〜	3000〜		1000〜		<1000
GCS*									

*GCS：glasgow coma scale
Age points ≦44：0, 45-54：2, 55-64：3, 65-74：5, ≧75：6
Chronic health points
　　　　nonoperative or emergency postoperative Pt：5
　　　　elective postoperative Pt：2
In (R/1−R) = −3.157 + (APACHE II score×0.146)
　　　　　 + (0.603, only if postemergency ope)
　　　　　 + (diagnostic category weight)

(W. A. Knaus ら, 1985)

2. 一般的な術前処置, 治療

入院時より今後の手術を含めた治療の流れについてよく説明する（施設において作成されているクリニカル・パス*を使用する）．ほとんどの患者は病気や手術に対し少なからず不安を抱いている．

訴えに耳を傾け，対話をすることで精神の平静をはかる必要がある．信頼関係もこの中から築かれる．食事については普段の摂食状況や疾患の状態により内容を決定する．食事摂取不能患者や腸管の安静を要する場合は末梢静脈栄養や中心静脈栄養を行う．とくに栄養状態が低下した患者には積極的に中心静脈栄養管理を行い栄養状態の改善をはかる．貧血が強い患者では手術時にヘモグロビン濃度10 g/dl, ヘマトクリット値30％を目標に鉄剤の投与や輸血を行い貧血の改善をはかる．術前に貧血がなく，手術時にある程度以上の出血が予測される患者で時間的余裕がある場合には自己血輸血も考慮する．その他の臓器不全や機能低下についても改善が期待できるものは積極的に治療する．

3. 併存疾患を持つ患者の術前準備

A. 脳血管障害

出血性疾患および梗塞性疾患に大別されるが，いずれも急性期にはその治療が優先される．慢性期ではこれら疾患により後遺症をきたしている場合，とくにADL（activities of daily life, 日常生活動作）の低下や嚥下障害のある患者では術後の呼吸器系合併症の発生頻度が高い．

1. 出血性脳血管障害
1）高血圧性脳内出血

本症は一般にくり返し起こることは少ない．慢性期では降圧薬により血圧をコントロールされている場合が多いが，不良例ではまず血圧を安定させる．

---
*クリニカル・パス：入院診療計画書．入院中に行われる検査，処置，説明，指導，看護などを経時的に表で説明したもの．

表 8　POSSUM［全身状態と手術の危険度（合併症発生および死亡）を数量化］

physiological score（PS：生理学的スコア）

Score	1	2	4	8
年齢（歳）	≦60	61〜70	≧71	
心機能	異常なし	降圧剤服用中	四肢浮腫，抗凝固剤	心不全
胸部 Xp			軽度心肥大	心肥大
呼吸困難	なし	労作時		安静時
胸部 Xp	軽度 COAD*	中等度 COAD*		
収縮期血圧	110〜130	100〜109/131〜170	90〜99/≧171	≦89
脈拍（回/分）	50〜80	40〜49/81〜100	101〜120	≦39/≧121
GCS	15	12〜14	9〜11	≦8
Hb（g/dl）	13〜16	11.5〜12.9/16.1〜17.0	10〜11.4/17.1〜18.0	≦9.9/≧18.1
白血球数（10^3/mm^3）	4〜10	3.1〜4.0/10.1〜20	≦3/≧20.1	
Urea**（mmol/l）	≦7.5	7.6〜10	10.1〜15	≧15.1
Na（mmol/l）	≧136	131〜135	126〜130	≦125
K（mmol/l）	3.5〜5	3.2〜3.4/5.1〜5.3	2.9〜3.1/5.4〜5.9	≦2.9/≧6
心電図	正常		心房細動（脈拍 60〜90）	他の不整脈 Q 波，ST 異常

*COAD＝慢性閉塞性呼吸器疾患　　**Urea＝BUN×2.14

operative severity score（OSS：手術危険度スコア）

Score	1	2	4	8
手術侵襲	軽度	中等度	高度	きわめて高度
		虫垂切除術 胆嚢摘出術 乳房切断術　他	一般開腹手術 腸切除術 末梢血管手術　他	大動脈手術 Miles 手術 肝切除術 食道亜全摘術　他
手術手技	1	2		>3
全出血量（ml）	≦100	101〜500	501〜999	≧1000
腹腔内汚染	なし	軽度（漿液性）	局所の膿	腸内容による汚染
悪性度	なし	原発巣のみ	リンパ節転移	遠隔転移
手術様式	待期手術		緊急（入院後 2〜24h）	緊急（2h 以内）

morbidity rate（合併症危険度：R）　　ln [R/(1−R)] = −5.91 + (0.16×PS) + (0.19×OSS)
mortality rate（死亡危険度：R）　　ln [R/(1−R)] = −7.04 + (0.13×PS) + (0.16×OSS)

2）くも膜下出血

脳動脈瘤や脳動静脈奇形が原因である．これらが存在する場合，脳動脈瘤へのクリッピングや脳動静脈奇形に対する全摘など，完全な処置がなされていれば問題はないが，処置されていない患者では脳神経外科医との相談を要する．

2．閉塞性脳血管障害

脳血栓，脳塞栓に大別される．前者は脳主幹動脈や頸動脈の狭窄，閉塞が原因であり，後者は頭蓋内外の動脈の壁在血栓や心内血栓による．まずこれらを鑑別し，病態を把握する．閉塞性脳血管障害の既往がある患者には頭部 CT の他に超音波や MR アンギオグラフィーで脳主幹動脈や頸動脈の状態を確認しておく．脳血栓と判断される場合は周術期に低血圧や脱水をきたさぬよう気をつける．また，心電図上で心房細動等不整脈の有無や，心エコーにより心房内血栓の有無を確認しておく．閉塞性脳血管障害の既往がある患者は抗凝固療法が行われていることが多い．

B．循環器系疾患

1．循環器系術前検査

心不全，虚血性心疾患，不整脈の有無，程度についての検査が主となる．

表 9 わが国での手術リスクスコア

術前のリスクファクターの疾患別解析（70歳以上）
食道亜全摘術　　　RS＝0.974 脳血管障害＋0.974 肝疾患＋0.026
胃全摘術　　　　　RS＝1.074－4 白血球数＋0.012GPT－0.494
胃亜全摘術　　　　RS＝0.462 脳血管障害＋0.796 糖尿病＋0.796 感染症併存＋0.204
S状結腸切除術　　RS＝1.947－0.003 赤血球数（10^4/mm^3）
低位前方切除術　　RS＝0.0786 体重減少＋0.214

（東大1外，1996）

高齢者胃癌術後呼吸器合併症危険因子（80歳以上）
　　Y＝1.184＋0.186 根治度＋0.645VC（/m^2）＋0.216PS
　　PS＝performance status

（横市大2外，1999）

高齢者の手術リスクアセスメント
E-PASS：estimation of physiologic ability and surgical stress
　　PRS＝0.00345 年齢＋0.323 重症心疾患＋0.205 重症肺疾患
　　　　＋0.153 糖尿病＋0.148PS＋0.0666 麻酔リスク
　　SSS＝－0.342＋0.139 出血量＋0.349 手術時間＋0.352 切除範囲
　　CRS＝－0.328＋0.936（PRS）＋0.976（SSS）

（熊大2外，1998）

食道癌根治術，胃癌胃全摘術
　　Prognostic index＝－0.7（age）＋0.3（%IBW）＋0.3（WBC）
　　　　　　　　　　－44.1（入院時 CHOL）＋66.1（術前 CHOL）
　　　　　　　　　　－15.5（IgA）－18.1（IgM）＋98.5
　　0～35：poor（87%），35～65：intermediate（32%），65～：good（5%）

（神大1外，1986）

表 10

A．ニューヨーク心臓協会（NYHA）の分類（日常生活活動による心疾患患者の重症度分類）

1度：心疾患はあるが身体活動の制限は不要．日常の身体活動では疲労，心悸亢進，息切れ，狭心症状をきたさない．
2度：心疾患があり，軽度身体活動制限が必要．安静時症状はない．日常の身体活動で上記の症状が出現する．
3度：心疾患があり，中等度から高度の身体活動制限が必要．日常の身体活動よりも軽い活動で上記の症状が出現する．
4度：心疾患があり，どんな身体活動でも苦しい．安静時にも心不全症状や狭心症状が出現するかもしれず，どんな身体活動でも症状が重くなる．

B．NYHA 分類と手術リスク

1度：特殊な周術期管理を必要としない．
2度：周術期の心不全対策を要する．
3度：悪性疾患の手術以外は心不全の治療後に行う．
4度：緊急手術，心不全の原因疾患に対する手術に限る．

注：虚血性心疾患の重症度と日常活動能力の低下は必ずしも一致しない．

1）心不全

　心不全は病態をあらわす言葉で，その成因や臨床像が多様であるため分類法も急性と慢性，左心不全と右心不全，高心拍出型と低心拍出型，代償性と非代償性等いろいろである．原因は虚血性心疾患や心筋症などの心筋障害，弁膜症，先天異常，心タンポナーデ等の機能的障害，その他さまざまである．急性心不全の場合はまず心原性ショックに対する治療，原因の治療が優先される．ここでは慢性心不全，とくにうっ血性心不全について述べる．全身浮腫や呼吸困難を合併する重症なものから普段は症状のない軽症なものまで程度に幅がある．術前評価については潜在性心不全を見落とさないこと，重症患者の場合は手術危険度の評価が重要である．術中，術後は出血，輸液，輸血による水分の出納，水分代謝の変遷により急激な循

表 11　虚血性心疾患の取扱い

1．急性心筋梗塞後，待機手術は6ヵ月以上あける．
2．冠血行再建術を要する場合はそれを先行させる．
3．PTCA後1週間，CABG後6週間は待機手術を避ける．
4．悪性腫瘍手術の場合，CABGと同時手術も検討する．

表 12　抗凝固療法の注意点

抗血小板薬（アスピリンなど）
　　術前2週間前に中止
ワーファリン®
　　術前3日前に中止
　　ワーファリン®の効果の切れる術前日よりヘパリンを投与
注：出血傾向を認めた場合はヘパリンを減量するか，プロタミンにて中和する．

環血液量の変化をきたす．これに対応できる心予備能が必要である．心不全の臨床的評価法にはNYHA（New York Heart Association）心機能分類がある（表10）．弁膜疾患患者では本分類の重症度が高いほど手術死亡率が高く，4度では約30％といわれている．心不全に対する治療は水分，ナトリウムの制限，利尿薬，血管拡張薬の使用により前負荷の軽減，ジギタリス，カテコールアミン等である．

2）虚血性心疾患

術中術後は手術侵襲により術中，術直後に心筋の酸素需要量が増加する．虚血性心疾患を有する患者では周術期に狭心症発作や心筋梗塞が誘発される危険度が高い．とくに術中，術直後の心筋梗塞は致命的である．狭心症状の既往や12誘導心電図検査上異常所見のある場合，負荷心電図検査を行い虚血性心疾患の有無を調べる．虚血性心疾患が疑われる患者はさらに薬剤負荷心エコーや心筋シンチグラフィー，心血管造影検査を行い，質的，量的診断をつける．異型狭心症や軽症の労作性狭心症の場合，冠血管拡張薬を使用し集中管理のもとで周術期管理を行う．重症な労作性狭心症や不安定狭心症では待期手術の場合，手術よりも内科的治療や経皮経管冠動脈形成術（PTCA），冠動脈バイパス術（CABG）などの治療を優先させる．心筋梗塞の既往がある場合，梗塞後3ヵ月以内の場合は手術による再梗塞の危険が高く，待期手術の場合は6ヵ月以上待つべきとされている．また，PTCA後1週間，CABG後6週間は待期手術を避ける（表11）．陳旧性心筋梗塞では梗塞部位，範囲，残存冠動脈枝の血流状態，心機能を把握しておく．

3）不整脈

いかなる不整脈でも，不整脈だけで手術適応から除外する必要はない．心房細動などは甲状腺機能亢進症や僧帽弁疾患など，他の原因疾患によることがあるので，手術適応はむしろ，不整脈の原因疾患の程度に左右されることがある．器質的な心疾患のない不整脈については，頻拍性，徐脈性ともそれぞれ適当な薬剤を使用する．200/分以上の高度な頻拍発作の既往がある場合には，麻酔の導入や手術侵襲が発作を誘発し，心不全の原因となることがあるため注意が必要である．

脚ブロックのみでは手術のリスクとはならない．2度以上の房室ブロック，洞不全症候群などではペースメーカの埋め込み後に待期手術を行う．緊急手術でやむをえない場合には体外式，一時ペーシング下に手術を行う．

心房細動を有する患者や血栓症の既往のある患者では血栓の予防のためにしばしばアスピリンやワーファリン®による抗凝固療法が行われている．これらは半減期が長く，術中，術後の出血の際，コントロールが困難である．手術前に，半減期が短くコントロールの容易なヘパリンに切り替える（表12）．

4）高血圧症

高血圧症は有病率が高く，手術患者に合併する頻度が高い．その多くは本態性高血圧症である．本態性高血圧症自体では手術の禁忌とはならず，一般的な高血圧の治療により血圧をコントロールするが，動脈硬化等基礎疾患や長期間の高血圧による臓器障害が存在している場合があり注意を要する．二次性高血圧症では原因疾患により管理が異なる．褐色細胞腫の場合は切除術等褐色細胞腫の治療を優先させる．原発性アルドステロン症では低カリウム血症に，Cushing症候群では耐糖能障害に注意する．本態性高血圧症患者には手術当日は，通常，常用の降圧薬を服用させる．

表13 Hugh-Jones 分類

> I度：同年齢の健常者と同様の労作ができ，歩行，階段の昇降も健常者並にできる．
> II度：同年齢の健常者と同様に歩行ができるが，坂，階段の昇降は健常者並にはできない．
> III度：平地でさえ健常者並には歩行できないが，自分のペースなら1km以上歩行できる．
> IV度：休みながらでなければ50m以上歩けない．
> V度：会話，着物の着脱にも息切れがする．息切れのために外出できない．

C. 呼吸器系疾患

1. 手術と呼吸器系合併症について

全身麻酔による手術でもっとも頻度の高い術後合併症は無気肺，肺炎などの呼吸器系合併症である．術中の陽圧換気，吸入麻酔薬，開胸，開腹など手術操作による直接障害や気道分泌増多，長時間の一定体位による下方肺の圧迫，術後疼痛による呼吸制限や痰喀出の困難に起因するものである．術前の呼吸機能の評価法として，スパイロメトリー，動脈血ガス分析があげられるが，日常生活の程度より簡便に評価する方法として Hugh-Jones 分類（表13）がある．術前に呼吸器疾患がなく呼吸機能が正常な患者でも術後に肺活量，機能的残気量，PaO_2値などが低下することはよく知られている．とくに肺コンプライアンスの低下した高齢者で多く認められる．術前の呼吸機能検査では $FEV_{1.0\%}$ が70以下，もしくは%VCが50%以下の場合，術後呼吸器合併症の発生率が高いといわれる．また $FEV_{1.0\%}$ が 0.5 l 以下であれば全身麻酔による待機手術は避けるべきとされている．呼吸機能検査は認知症や意識障害など意志の疎通ができない患者やADLに制限がある患者では正確な評価が難しい．room air での PaO_2値は肺機能の簡便な評価法であり，低下例では術後呼吸器系合併症の発生頻度が高い．$PaCO_2$値の上昇は重症な慢性閉塞性肺疾患にみられる．酸素負荷により $PaCO_2$，PaO_2値の逆転化がみられる患者では全身麻酔手術は困難である．

喫煙は術後呼吸器合併症の危険因子である．待機手術の場合，最低でも術前2週間前から禁煙させる．また，呼吸訓練や術後早期離床の有用性などの患者教育が有用である．ハイリスクグループでは肺理学療法を行う．術前の短期間では呼吸機能検査上目にみえた効果が得られない場合が多いが，実際には肺コンプライアンスが上昇し，有効な呼吸法（腹式呼吸，口すぼめ呼吸）を会得し，意識改革にもなり，術後無気肺の予防に有効である．

2. 閉塞性肺疾患

慢性気管支炎や肺気腫などの慢性閉塞性肺疾患では慢性の気管支炎を伴い，膿性の喀痰を排出している場合が多く，術後呼吸器合併症の発生頻度がとくに高い．術前よりネブライザーを連日使用し，気道の浄化をはかる．また，喀痰の培養を行い，常在菌の種類や抗生物質の感受性を調べておく．一般的に1秒率50%以下，1秒量1,000 ml 以下の場合は全身麻酔手術は困難である．

気管支喘息患者は気道の過敏性のために可逆的ながら広範にわたる気道狭窄をきたす．周術期，とくに術中，術直後に発作を起こすとしばしば重篤となる．発作を誘発する薬剤の使用は避ける．また，予防的にアミノフィリンの点滴静注等を行う．術前に長期間にわたり副腎皮質ステロイドを投与され，また，直前まで続けられていた患者では，急性副腎不全の予防のため周術期にステロイドの補充投与を要する．

3. 拘束性肺疾患

疾患による肺胞面積の減少と肺コンプライアンスの減少に大別される．前者には肺炎や肺結核，肺癌等による肺実質の破壊，肺切除等の肺実質の減少がある．後者は肺線維症や間質性肺炎などがあげられる．肺炎，肺結核等の肺感染症はとくにリスクが高いので，別に後述する．肺切除術後の場合，呼吸機能が残存肺で代償されていることが多くリスクにならない場合も多いが，術後合併症を起こした場合，予備力が少なく重篤となりやすいので注意を要する．肺線維症の重症度の指標としては%VCよりもFEV1.0が有用で，1 l 以下では手術適応決定に注意を要し，0.5 l 未満では手術適応外とされている．PaO_2が50 mmHg 未満の場合も手術適応外とされている．また，問題と

表 14　肝疾患患者の術前検査

問診	：既往歴，飲酒歴，輸血歴，家族歴
身体的所見	：皮膚，眼球結膜黄染，くも状血管腫，手掌紅斑，腹水貯留，腹壁血管怒張，肝脾腫，下肢浮腫
血算	：赤血球数，ヘモグロビン値，ヘマトクリット値，白血球数，血液像，血小板数
生化学検査	：血算，ZTT，TTT，GOT，GPT，LDH，Alb，蛋白分画，T-Bil，D-bil，ALP，LAP，γ-GTP，TC，アンモニア，血糖値
凝固検査	：PT，APTT，フィブリノゲン，FDP，ヘパプラスチンテスト，プラスミノゲン，ATⅢ，α2PI
特種検査	：ICGR15，ICGK，ICGRmax，OGTT，アミノ酸分画
ウイルス	：A 型肝炎（HA 抗体），B 型肝炎（HBsAg，HBsAb，HBcAg），C 型肝炎（HCVAb）
腫瘍マーカー	：AFP，PIVKAⅡ，CEA
画像検査	：腹部超音波検査，CT，MRI，血管造影，上部内視鏡

表 15　Child 分類

	A	B	C	臨床的意義
血清ビリルビン値（mg/dl）	2.0 未満	2.0〜3.0	3.0 超	肝障害，肝予備能の反映
血清アルブミン値（g/dl）	3.5 超	3.0〜3.5	3.0 未満	蛋白合成能の指標
腹水	なし	治療によりコントロール可	コントロール不能	門脈圧亢進の指標
脳症	なし	少ない	ときどき昏睡	高アンモニア血症の有無
栄養状態	優	良	不良	手術リスク判定の参考値

なるのは病型で，急性型のステロイド大量投与時では手術適応外である．中間型，慢性型でステロイド投与中の患者では手術適応決定に注意を要する．慢性型でステロイドを使用されていない患者では問題はないが，長期間大量投与されていた患者では副腎機能低下の存在に注意する．

4．肺感染症

肺炎の場合，気管内挿管，人工呼吸，吸入麻酔薬，手術侵襲により悪化する．まず肺炎の治療を行い，改善するまで手術は避ける．肺結核症では活動期の手術は避け，抗結核菌療法により喀痰中の結核菌陰性化をはかる．また，陰性患者でも，術後の再燃が予想される場合には予防的治療を併用する．

5．風邪症候群

全身麻酔，手術侵襲により悪化する．改善するまで緊急を要する手術以外は避ける．

D．肝疾患

1．肝硬変

肝は体内最大の実質臓器であり，蛋白合成，各種代謝，排泄，免疫，解毒等さまざまな機能を有する．肝硬変患者は肝細胞機能障害，壊死により機能的肝容量が減少し，肝予備能が低下している．創傷治癒遷延，易感染性の原因となり，循環動態が不安定（わずかな変動によりショックに陥りやすく，逆に過剰輸液で肺水腫になりやすい）である．また，代償期の状態であっても侵襲により容易に肝不全となり得る．肝硬変患者の周術期管理の最大の目標は肝不全に陥らずに乗り切ることにある．

▶術前評価　必要な検査項目を表14に記す．総合的な評価法として多施設よりリスクスコアが報告されているが，Child 分類（表15）が簡便かつ有用であり，現在なお広く用いられている．

▶術前処置　Child B，C の場合，A となるように安静，食事療法，アルブミン製剤，利尿薬の投与，腸管内の洗浄などの治療を行う．また，プロトロ

表16 透析患者の術前目標

血液検査	
BUN	50 mEq/l 以下
Cr	5 mEq/l 以下
K	3～4.5 mEq/l
HCO₃	20 mEq/l 以上
TP	6.5 g/dl
Alb	3.5 g/dl 以上
ヘマトクリット値	30％以上
赤血球数	300万/mm³
胸部X線撮影	
心胸郭比（CTR）	50％以下

表17 空腹時血糖値および75 g OGTT 2時間値の判定基準

	正常域	糖尿病域
空腹時値	<110	≧126
75 g OGTT 2時間値	<140	≧200
75 g OGTT の判定	両者を満たすものを正常型とする	いずれかを満たすものを糖尿病型とする
	正常型にも糖尿病型にも属さないものを境界型とする	

数値は静脈血漿値，単位は mg/dl．
正常型であっても，1時間値が 180 mg/dl 以上の場合には，180 mg/dl 未満のものに比べて糖尿病に悪化する危険性が高いので，境界型に準じた取り扱い（経過観察など）が必要である．
（清野 裕ほか：糖尿病 53：450-467, 2010）

ンビン時間50％以下の患者では凝固因子産生能低下による出血性素因の改善のために手術前数日間，新鮮凍結血漿の投与を考慮する．

E．腎疾患

1．慢性腎不全

術前に尿一般検査，血清BUN，クレアチニン（Cr）値，クレアチニンクリアランス試験（Ccr）を行う．Ccrで50 l/日以上であれば問題はないが，30～50 l/日のときは厳重な周術期管理を要する．30以下の場合は術後急性腎不全の危険が大きく，血液透析の準備をした上で手術を行う．

▶**慢性透析患者の術前管理** 手術前日までに，血中ヘマトクリット値30％以上，血清総蛋白値6.5以上，血清カリウム値3.0～4.0 mEq/l，BUN 50 mg/l以下，HCO₃ 20 mEq/l を目標とし，1～3日間連日，十分な血液透析を行う（表16）．

F．内分泌，代謝疾患

1．糖尿病

術前には空腹時血糖，尿糖を測定し，糖尿病や耐糖能異常の有無を調べる．存在が疑われる場合，糖負荷試験（75 g OGTT）を行い診断をつける（表17）．糖尿病にはインスリン依存性糖尿病とインスリン非依存性糖尿病があるが，その本態は細胞における糖の利用障害である．手術中，術後は侵襲によりインスリン分泌抑制，糖新生の亢進，末梢組織におけるインスリン感受性の低下をきたし，いわゆるsurgical diabetesの状態となる．したがって術中，術後はグルコースを主としたカロ

表18 糖尿病患者コントロールの目標

空腹時血糖	100～150 mg/dl
1日尿糖	10 g 以下
尿ケトン体	陰性

リーの投与にインスリン（レギュラーインスリン）を用いた血糖コントロールを行う．中等度以上のインスリン非依存性糖尿病の場合，術前にインスリンによる血糖コントロールに切り替える．経口血糖降下薬は周術期には使用しない．術前になるべく血糖値をコントロールしなければならないが，血糖日内変動（ターゲス），1日尿糖などを指標とする．脱水や代謝性アシドーシスが存在する場合は術前に補正しておく（表18）．

2．甲状腺機能障害

亢進症，低下症とも術前までに甲状腺機能が良好にコントロールされていればとくに問題はない．コントロール不良の患者では，機能亢進の場合は甲状腺クリーゼ，機能低下の場合は粘液水腫性昏睡について注意が必要である．術前にそれぞれ甲状腺機能のコントロールを優先させる．甲状腺クリーゼは甲状腺機能亢進症状態が急激に進行，増悪した状態で，高度の発汗，頻脈，発熱，悪寒，嘔吐，腹痛，不安，興奮など多彩な症状が現れ，ショックをきたし，死に至ることもある．未治療あるいは十分な治療のされていない甲状腺機能亢進症に感染，手術，外傷などのストレスが加わって起こる．治療は抗甲状腺薬（MMI，40～

表 19 副腎皮質予備能の負荷試験

Metyrapone 試験

> 原　理：Metyrapone は 11β-hydroxylase を特異的に阻害し cortisol の産生が抑制されるため negative feedback により内因性 ACTH 分泌が増加．
> 標準法：Metyrapone 500 mg を 4 時間ごとに 6 回内服投与．
> 　　　　前日，投与日，1 日目，2 日目の 1 日尿中 17-OHCS 排泄量を測定．
> 迅速法：Metyrapone 1,500 mg（30 mg/kg）を 1 回内服投与．
> 　　　　投与前，3 時間，6 時間後に血中 ACTH, 11-deoxycortisol, cortisol 値を測定．

60 mg），副腎皮質ステロイド（hydrocortisone, 100 mg），頻脈に対しプロプラノロール 1〜3 mg を投与する．機能亢進症に緊急手術を要する場合，クリーゼに準じた処置を行う．

3．ステロイド長期投与

種々の疾患によりステロイドを長期に服用している場合があるが，ステロイドの種類，用量，服用期間についての問診を行う．ステロイドの長期投与により視床下部-下垂体系に対しフィードバックがかかり二次性に副腎不全をきたす．ステロイドの投与期間が 1 ヵ月以内の場合は視床下部-下垂体系機能が中止後 1〜2 週以内に回復するといわれているが，数ヵ月間のステロイド投与で中止後 1 年以上も視床下部-下垂体系機能低下をきたすことがある．Prednisolone 換算で 1 日 10 mg 以上を 1 ヵ月以上投与されている場合は注意が必要である．1 ヵ月のステロイド服用中や最近までの既往がある患者には術前に尿中 17-KS，17-OHCS の測定や負荷試験（ACTH 刺激試験など）を行い副腎皮質機能を把握しておく（表19）．不全のある患者にはステロイド補充投与を行う（表20）．

表 20　ステロイド補充療法

hydrocortisone を投与		
手術前日夕方	100 mg	筋注
手術当日		
麻酔開始 30 分前	50〜100 mg	静注
術中，術後	10 mg/時間	点滴静注
術後第 1 病日	150〜200 mg	点滴静注
術後第 2 病日	50 mg	8 時間ごと筋注
術後第 3 病日	25 mg	6 時間ごと筋注
術後第 4 病日	25 mg	12 時間ごと筋注
または	40 mg	朝内服（錠剤）
	20 mg	夕方内服（錠剤）
術後第 5 病日	20〜40 mg	朝内服（錠剤）
術後第 6 病日	20 mg	朝内服（錠剤）
術後第 7 病日以降中止（もしくは維持量を継続）		

20 手術患者の術後管理

1. 手術に伴う生体の反応

生体は，手術などの侵襲に対し，その侵襲より回復し生存するために体内の**恒常性（ホメオスタシス homeostasis）** を維持しようと一連の生理的反応を示す．これが生体反応である．

従来，手術に対する生体反応は，Moore による4相の回復過程などにより説明され，主に**神経-内分泌系を介する反応**を中心に理解されてきたが，最近ではサイトカインに代表される**免疫炎症反応**が近年の分子生物学の発展とともに解明されてきて，その重要性が明らかにされている．この神経系-内分泌系，免疫系の各反応は，相互に密接に関係し，促進的あるいは抑制的に働き，生体反応を制御している．

これらの生体反応は，侵襲に対する防御反応であり修復機構である．この生体反応が，過剰な場合は生体組織や機能に対し障害性に働き，不十分な場合は侵襲に対する防御機構が破綻して生体の組織・機能が維持できなくなる．これらの生体反応についての理解は外科手術の術前術後の管理を行うに当たり重要である（図1）．

A. 手術に伴う神経-内分泌系の反応

手術侵襲に対する生体反応の発現機序として，自律神経を介しての**神経-内分泌系反応**が，古典的生体反応として知られている．

侵襲時の痛覚刺激は，求心性知覚神経系を経由して，脊髄背側路の網様体へ及びさらに大脳皮質，視床下部を刺激する．内臓における痛覚刺激も自律神経系を介して脊髄に入り，脊髄視床路を通り刺激が中枢神経系へ及ぶ．また，刺激の種類により求心路は，循環血液量の低下は圧受容体を，低酸素血症は化学受容体を介して視床下部へ伝達される．

中枢神経系へ伝達された生体への侵襲の刺激は，①**視床下部・下垂体・副腎皮質を介する系**（hypo-thalamic-pituitary-adrenal axis；HPA axis），②**交感神経・副腎髄質を介する系**（autonomic-adrenal medullary system）の二つの方向へ伝えられる．

前者①は視床下部傍室核から CRF（corticotropin releasing factor）が分泌され，脳下垂体を刺激するもので，それにより脳下垂体前葉から ACTH（副腎皮質刺激ホルモン），GH（成長ホルモン）が分泌される．ACTH は副腎皮質より糖質コルチコイド（コルチゾール）分泌を促す．成長ホルモン（GH）も侵襲により分泌が亢進し，糖新生を促進し，蛋白合成促進，脂肪分解促進へ働く．また，脳下垂体後葉から ADH（抗利尿ホルモン）が分泌され，腎遠位尿細管に働き，Na と水の再吸収を促進して尿量を減少させて，循環血液量の維持をはかる．CRF の産生は，アセチルコリン，セロトニン作動性の神経伝達物質で刺激され，GABA-ベンゾジアゼピン，弓状核の POMC（proopiomelanocortin）ペプチドで抑制される．最近では，感染症などの侵襲で誘導された TNF-α，IL-1 などの炎症性サイトカインは，この HPA axis を独立して刺激することが知られている．コルチゾールはサイトカインの産生や放出を強力に

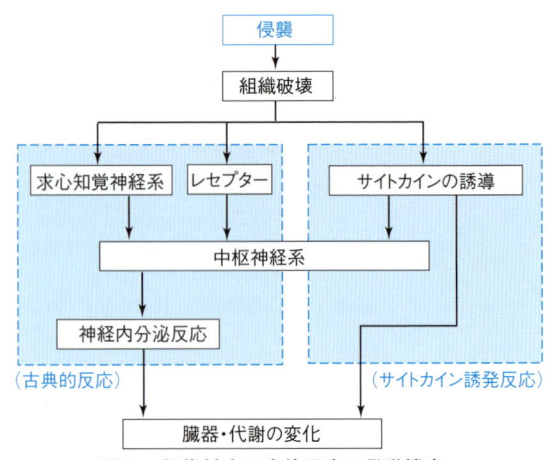

図1 侵襲対する生体反応の発動機序
（日本外会誌 97(9)：721-725, 1996）

抑制し，過剰な炎症性サイトカインの産生を抑制する．

後者②は，脊髄交感神経系の刺激で交感神経末端によるノルアドレナリン，副腎髄質でアドレナリンなどのカテコラミンを分泌する．これらの反応は侵襲の程度に影響される．これらカテコラミンは，肝臓における糖新生を促し，血液中のブドウ糖を上昇させ，急性相反応蛋白（C-reactive protein など）の合成や凝固因子（フィブリノゲン，プロトロンビン，第V，Ⅶ，Ⅷ，Ⅸ，X，ⅩⅠ，ⅩⅡ，AT Ⅲなど）産生を促進する．また，一方で膵臓（Langerhans 島）ではグルカゴンの分泌が亢進し，グリコーゲン分解と糖新生が促進され，インスリン分泌も増加するが，脂肪組織や筋細胞でのインスリン抵抗性が高まり，糖の取り込みが低下するために高血糖の状態となり，**外科的糖尿病状態（surgical diabetes）** となる．

最近では，侵襲の求心路として迷走神経の役割が注目されている（inflammatory reflex）．求心性の迷走神経の刺激により，遠心性に迷走神経の副交感神経終末よりアセチルコリンが分泌され，局所でのマクロファージからの炎症性サイトカイン TNF-α，IL-1 の分泌が抑制されることによる抗炎症反応も明らかとなってきた．

その他，侵襲により血漿レニン活性は上昇し，アンジオテンシンⅡの産生が促進され，副腎皮質を刺激してアルドステロンの合成と分泌が促進される．アルドステロンは，ADH と同様に Na と水の再吸収を促進して，循環血液量の維持をはかる．甲状腺ホルモン（T_3, T_4）の分泌は抑制され，甲状腺刺激ホルモン（tyroid stimulating hormone；TSH）の分泌は抑制される．また，侵襲により黄体化ホルモン，テストステロンの分泌は抑制され，プロラクチン分泌は亢進する（図2，表1）．

こうした一連の反応は，手術などの生体への侵襲が加わり，局所の疼痛刺激から中枢神経系を介して HPA axis と交感神経系の全身の生体反応が引き起こされ，後述する免疫系炎症反応とともに複雑かつ密接に関連した生体の合目的な生体防御・修復機構であると理解される．

B．Moore の手術に伴う4相の回復過程

手術後の回復過程を Moore は内分泌系代謝系

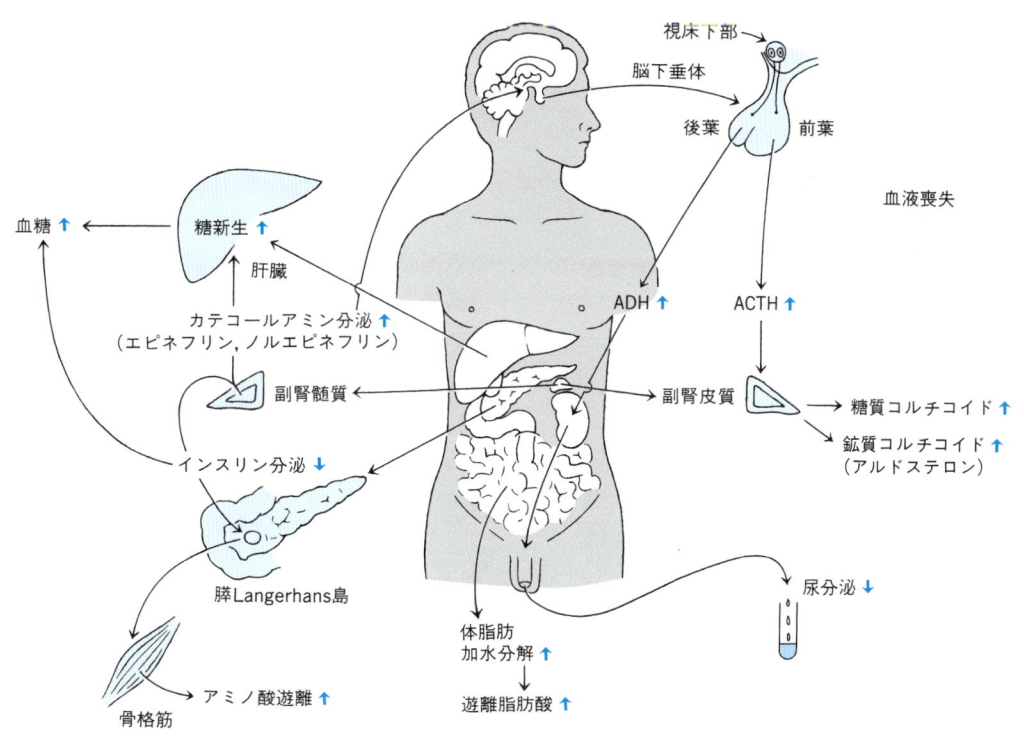

図2 手術に伴う内分泌代謝系の反応

表1 侵襲で産生分泌が増加するホルモンの分泌部位とその作用

ホルモン	分泌部位	作　用
CRF	視床下部	ACTH分泌
ACTH	脳下垂体前葉	コルチゾール分泌
コルチゾール	副腎皮質	糖新生，脂肪分解，骨格筋アミノ酸放出の亢進　免疫，炎症反応の抑制
成長ホルモン	脳下垂体前葉	骨格筋，肝の蛋白合成亢進・脂肪分解・高血糖
モルヒネ様物質	脳下垂体前葉	鎮痛・心血管作用・高血糖・糖新生抑制・神経内分泌増強
バゾプレッシン（ADH）	脳下垂体後葉	尿細管の水分再吸収・末梢血管収縮・グリコーゲン分解・発熱抑制
アルドステロン	副腎皮質	遠位尿細管のナトリウムとクロール再吸収
カテコールアミン（アドレナリン）	副腎髄質　交感神経末端	心刺激・血管収縮・グルカゴン分泌・グリコーゲン分解・脂肪分解
グルカゴン	膵α細胞	糖新生・グリコーゲン分解・脂肪分解・ケトン体産生・尿素産生

（日本外会誌97(9)：701-707, 1996）

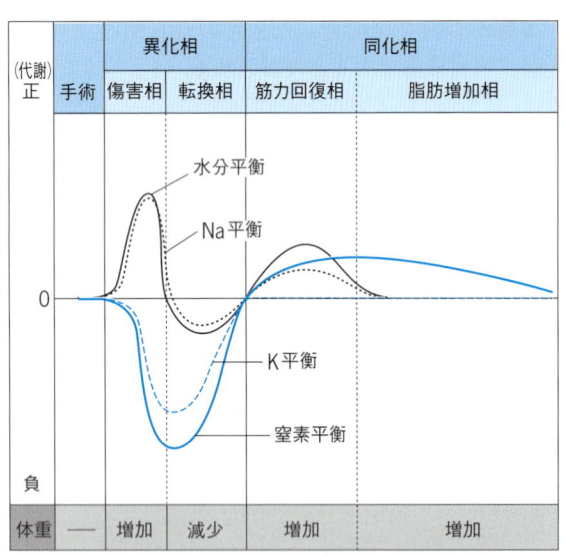

図3 Mooreの手術後の回復過程と代謝性変動

の変動，臨床所見を統合して次の4相に分け，説明している．第1相，第2相は異化相，第3相，第4相は同化相と呼ばれ，異化相では著しい内分泌系，代謝系の変動によって蛋白や脂肪の崩壊が生じ，同化相では失われた体組織の修復が行われる．回復はこれらの相を順に移行していくが，合併症の併発は各相間の移行を傷害，遅延させる（図3）．

1．第1相（傷害相 injury）

手術侵襲に伴い，直後より術後2～4日前後まで持続する．内分泌・代謝・循環系の変動がもっとも大きな時期である．患者には傾眠傾向，周囲の刺激からの忌避，無関心が認められる．水，Naの貯留と尿量の減少，尿中Kの排泄増加がみられ，代謝反応としては，筋蛋白の異化が亢進し，窒素の尿中喪失が増加する．その結果，窒素平衡は大きく負となり，体脂肪も分解され，エネルギーとして利用され，体重は減少する．発熱を認め，循環系はやや不安定で，腸蠕動停止が認められる．この第1相では，前述の神経・内分泌反応が強く関与している．

2．第2相（転換相 turning point）

第1相に引き続き生じ，2～3日持続する．周囲への関心，会話への意欲，食欲が認められる．内分泌系の変動は正常化に向かい，水，Naの尿中排泄が増加し，循環系も安定する．体蛋白の異化，負の窒素平衡は軽減する．腸蠕動は回復し，それに伴って，経口摂取が開始される．

3．第3相（筋力回復相 muscular strength）

第2相に引き続き数週間持続する．内分泌・代謝系の変動は消失し，十分な熱量と蛋白の摂取によって，失われた体蛋白の合成が行われる．窒素平衡は正になり，体重も増加する．患者の精神的意欲はさらに高揚し，食欲も亢進する．

4. 第4相（脂肪増加相 fat gain）

第3相後，数ヵ月から数年にわたって続き，食欲は亢進し，失われた体蛋白の増加は一定量で停止し，脂肪の合成が進み脂肪組織が増加し，体重増加がみられる．患者は日常生活に支障無く，社会復帰も可能となる．

C．サイトカインを介する生体反応と免疫炎症反応

サイトカインを中心とする炎症性メディエーターによって引き起こされる免疫炎症反応も神経-内分泌系の反応と相互作用を持ち，侵襲時の生体反応として重要である．

サイトカインは，分子量10～50 kDaの糖蛋白で10^{-11} mol/lという極めて微量で活性をもつ，細胞間の液性情報伝達物質である．一つのサイトカインが多様な作用を持ち，白血球をはじめ様々な細胞から産生され，かつ複雑な相互作用のサイトカインネットワークと呼ばれる情報網を有する．この局所で産生されたサイトカインは中枢神経にシグナルを伝達し，神経-内分泌系の生体反応と連携している．このサイトカインの中で外科侵襲と生体反応に深く関与しているのが，TNF-α, IL-1, IL-6, IL-8, G-CSFなどである（表2）．

手術や外傷などの外科侵襲においては，損傷や炎症の局所で単球，マクロファージ，好中球，血管内皮細胞，線維芽細胞などの炎症担当細胞が刺激され，TNF-α（腫瘍壊死因子），interleukin（IL）-1などの**炎症性サイトカイン**が産生される（図4）．

TNF-αとIL-1は，サイトカインネットワークの中心的役割を有し，直接あるいは他のメディエーターを介して，多彩な生体反応を惹起する．手術侵襲時には，IL-1とTNF-αが，ついでIL-6とIL-8が誘導される．IL-1は視束前野，前視床下部の体温中枢に作用し，発熱を起こすことによって免疫能を高める．IL-6はB細胞を刺激し，抗体産生を促すとともに，肝臓におけるCRPなどの急性相反応蛋白の合成を誘導する．IL-8は好中球の走化，活性化を促し，生体防御に働く．侵襲が大きく生体反応が強いとサイトカインなどは，局所に留まらず全身性に情報を伝達し，体温の上昇，脈拍数，呼吸数，白血球数の増加などをきたし，臨床的に**全身性炎症反応症候群**（systemic inflammatory response syndrome；SIRS）と呼ばれる状態になる．SIRSは，炎症性サイトカインが増加した高サイトカイン血症であり，生体の恒常性を維持しようとする生体反応である（総論5章，8章参照）．

手術侵襲を評価する上で，患者の生体反応面か

表2 主要なサイトカインの産生細胞と作用

サイトカイン	主な産生細胞	作　用
TNF-α	マクロファージ，NK細胞	好中球，内皮細胞の活性化，局所炎症，発熱
IL-1	マクロファージ，上皮細胞	発熱，T細胞，マクロファージの活性化，肝での急性相蛋白の合成
IL-6	T細胞，線維芽細胞	肝での急性相蛋白の合成 B細胞の刺激因子
IL-8	マクロファージ	好中球とT細胞の遊走化
IL-10	Th2細胞，マクロファージ	マクロファージの強力な抑制，体液性免疫反応の活性化
IL-12	B細胞，マクロファージ	NK細胞の活性化，CD4T細胞のTh1細胞への分化
IL-2	T細胞	CD4, CD8T細胞，NK細胞，B細胞へ働き，Th1細胞で分化
IL-4	Th2細胞	IgEの規制，Th2細胞への成長，分化
INF-α	マクロファージ	NK細胞活性化，MHCクラス1を増加，ウイルス増殖抑制
INF-β	線維芽細胞	NK細胞活性化，MHCクラス1を増加，ウイルス増殖抑制
INF-γ	Th1細胞，NK細胞，CD8細胞	マクロファージ，好中球，NK細胞の活性化 MHC提示の増加，Th1細胞への分化促進
G-CSF	マクロファージ	好中球前駆細胞の増殖，分化促進

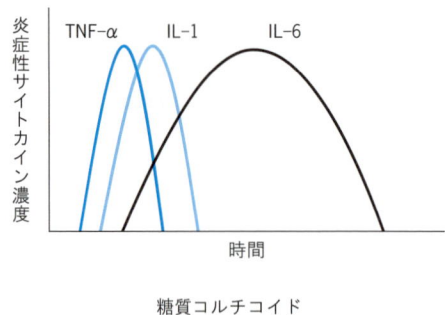

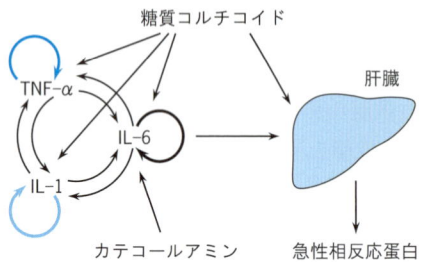

図4　炎症性サイトカインの発現とその作用

図5　手術侵襲の炎症反応と免疫機能低下

らは血中 IL-6 濃度が，食道切除，膵頭十二指腸切除術など侵襲の大きい手術で高値を示し，手術侵襲の程度をよく反映している．

一方，生体内では，この SIRS に対して**抗炎症性サイトカイン**である IL-10 や内因性サイトカインの拮抗物質である IL-1ra（IL-1 receptor antagonist），TNFRR-1（TNF receptor 1）などを産生し，炎症を抑えようとする．その際，これら抗炎症性メディエーターが持続的に過剰に産生された場合には，生体は免疫担当細胞が機能不全に陥り，感染に対する生体防御機構が低下した**代償性抗炎症反応症候群**（compensatory anti-inflammatory response syndrome；CARS）と呼ばれる状態となる（図5）．侵襲後の免疫反応が，炎症反応の優位な状態と，免疫抑制の優位な状態とが混在している状態を **MARS**（mixed antagonistic response syndrome）と呼ぶ．

最近，感染症の病態解明のなかで，侵襲に対する免疫反応が明らかにされてきた．生体侵襲を感知し始動する自然免疫反応により，前述の炎症性サイトカインが発現し炎症反応が起こり，引き続き神経・内分泌反応が発現する．

自己と非自己細胞を識別し非自己細胞（産物）を排除する生体防御機構が免疫系であるが，大きく**自然免疫**と**獲得免疫**に分けられる．この自然免疫では，非自己細胞特有の分子あるいは産物様式

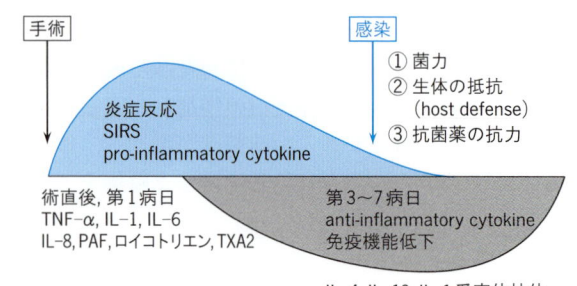

（パターン）を受容体が感知・識別して異物を排除し，また獲得免疫では非自己細胞の蛋白・ペプチドを抗原として認識し抗体産生により生体防御する機構である．

自然免疫炎症反応を引き起こす生体侵襲刺激は，外傷などで発生し生体自体に由来する **DAMPs**（damaged-associated molecular patterns, Alamis）と外来病原物質にある **PAMPs**（pathogen-associated molecular patterns）がある（表3）．この生体侵襲の PAMPs/DAMPs の分子パターンを認識する受容体が **PRR**（pattern recoginition receptor）である．現在，TLR（toll-like receptor），NOD（nucleotide-binding oligomerization domain）をもつ NLR（NOD-like receptor），RLR（retinoic-acid inducible gene-Ⅰ（RIG-Ⅰ）-like receptor）が知られ，3受容体が密接に関連して自然免疫炎症反応を引き起こすとされる（図6）．

従来，侵襲後の免疫反応は炎症性サイトカインの分泌増加とともに炎症反応が起こり，生体の免疫能は強まっていると考えられていたが，侵襲に即時に反応するこの自然免疫は，TLRs の減少や樹状細胞の減少，NK 細胞機能低下などの減少がみられていて，白血球が活性化し炎症反応が増強している時期にすでに抑制されている．

獲得免疫も抗原提示細胞の機能障害やアポトーシスによる細胞数減少で誘導されにくく，好中球や Th1 リンパ球も機能障害を示して，侵襲後は抑制状態になっていることが知られている．また，外科侵襲後は，急激な細胞性免疫能の低下とマクロファージの機能低下をきたしていて，高度侵襲

表3 生体への侵襲刺激となるシグナル（PAMPsとDAMPs）

pathogen-associated molecular patterns（PAMPs）	
蛋白質	鞭毛構成蛋白フラジェリン（一般細菌）
脂　質	
リポ多糖	LPS（lipopolysaccharide）（グラム陰性菌）
リポ蛋白	ジアシルリポペプチド（マイコプラズマ）
	トリアシルリポペプチド（一般細菌，抗酸菌）
	ペプチドグリカン（グラム陽性菌）
	ペプチドグリカン構成分子
	ジペプチド（iE-DAPmDAP）（主にグラム陰性菌）
	ムラミルジペプチド（MDP）（主にグラム陽性菌）
	リポタイコ酸（グラム陽性菌）
	β-グルカン（真菌）
核　酸	一本鎖RNA（ssRNA）（ウイルス）
	二本鎖RNA（dsRNA）（ウイルス）
	非メチル化CpG DNA（細菌，ウイルス）
damage-associated molecular patterns（DAMPs）（Alarmins）	
蛋白・ペプチド	HMGB-1，熱ショック蛋白，サーファクタント蛋白A・D
	フィブロネクチン，フィブリノゲン，Tenascin-C，S100蛋白A8・A9，好中球エラスターゼ，ラクトフェリン
脂質・リポ蛋白	アミロイドA，飽和脂肪酸
プロテオグリカン・グリコサミノグリカン	バイグリカン，ヒアルロン酸断片，ヘパラン硫酸断片
ミトコンドリア構成物質	ミトコンドリアDNA，チトクロームC，ATP，CPS-1，N-フォルミルペプチド，カルジオリピン
鉱　物	尿酸結晶，シリカ，アスベスト，水酸化アルミニウム

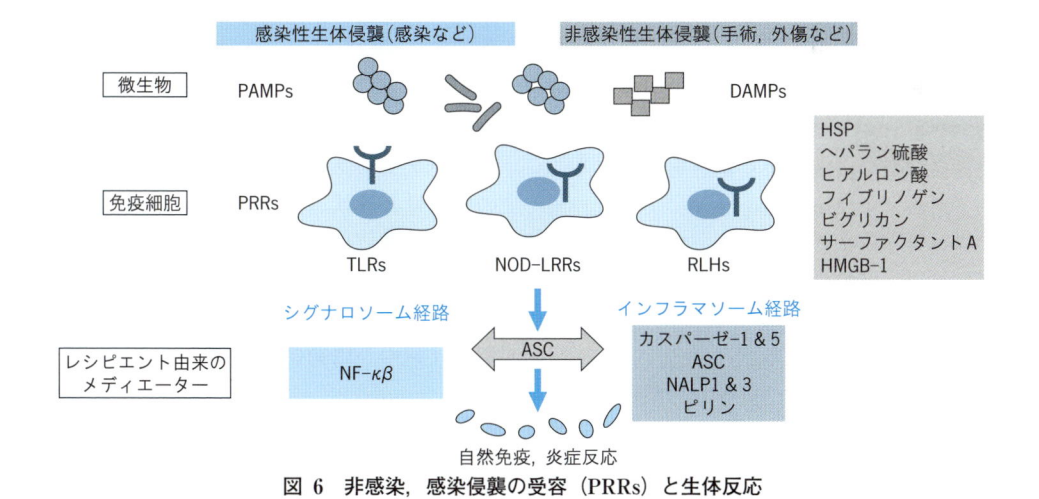

図6 非感染，感染侵襲の受容（PRRs）と生体反応

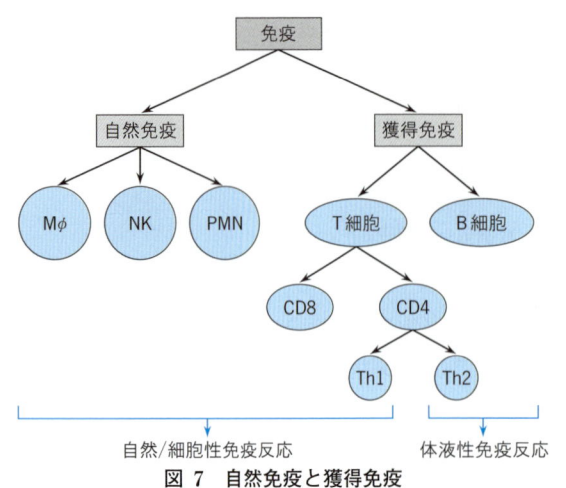

図7 自然免疫と獲得免疫
Mφ：マクロファージ，NK：NK細胞，PMN：好中球

にてヘルパーT細胞のバランスがTh2優位に傾くことによる（図7）．

2. 手術直後の患者に対する全身評価と処置

A. 手術直後の処置

術後，患者は麻酔から覚醒し，手術室からICUあるいは一般病室に移される．侵襲の大きい手術患者，術前の併存疾患による心・肺機能の低下例や，開胸手術などで，とくに集中管理治療が必要な患者がICU管理の適応となる．手術直後の状態は，手術術式や時間により異なり，麻酔の覚醒程度にも影響され，不安定な状況である．したがって，手術直後はとくに注意深く状態を観察することが必要である．

以後の術後管理に必要なモニター類の装着，処置を迅速に行い，麻酔科医師等とも協力の上，術中の経過をふまえて，現在の状態を的確に把握し，手術直後の治療方針を立てる．

呼吸管理では，必要に応じて十分な酸素を投与し，経皮的酸素飽和度モニターの装着，また気管内挿管が行われたままであればただちに呼吸器に連結し，呼吸器条件を設定する．循環管理では心電図モニターを装着し，血圧モニターの他，動脈内にカニューレが挿入されていれば持続的動脈圧モニター，Swan-Ganzカテーテルを接続し，モニターする．術中からの輸液ルート（中心静脈，末梢静脈）を維持し，必要な薬剤を投与する．開胸手術であれば胸腔ドレーンを持続吸引器に連結し，吸引圧を設定する．開腹手術であれば挿入されているドレーンに応じてバッグに連結する．経鼻胃管が挿入されていればバッグへ連結し開放する．導尿カテーテルは閉鎖式バッグに連結し，時間尿量がわかるようにする．

また，手術直後の状態の把握のため，血液一般検査（赤血球数，ヘモグロビン量，ヘマトクリット値，白血球数，血小板数）生化学検査，電解質，尿一般検査，動脈血ガス分析，胸部・腹部X線撮影等を行う．

これらの処置の間，以下の様な術直後の患者の全身的評価を同時に行う．

B. 手術直後の全身的評価

ICUあるいは病室に戻ったとき，外科医はただちに患者のバイタルサインをチェックする．すなわち，麻酔から覚醒していれば，意識レベルはどうか，呼びかけに対する反応の程度をチェックする．体温をチェックし，自発呼吸であれば呼吸数と呼吸状態に異常はないか，舌根の沈下や，口腔内に唾液等の分泌物の貯留はないか？，気管・気管支・肺野の聴診を行い，異常所見はないか？，チェックする．血圧，脈拍数，心拍リズムに異常が認められないかどうか，チアノーゼはないか，四肢の末端は暖かいかどうか，確認する．また，尿の流出量，その性状に異常はないかどうか，経鼻胃管が挿入されていれば，胃液の排出量とその性状をチェックする．手術創の外観や各ドレーンの排出量と性状（とくに出血の有無とその量）についての確認は必須である．

以上の状態はときに瞬時に変化する可能性もあり，その状況に応じて，細やかに観察し，異常があれば速やかに適切に対処していく．

C. 手術直後の疼痛管理

術後の疼痛は，患者の全身状態にも影響し，術後管理として重要である．手術に関する創部の疼痛と他の原因による疼痛とを鑑別して対処する．創痛が強いと，痛み刺激から血圧の上昇，心拍数

増加, 呼吸の速迫, 喀痰排出困難を生じ, 離床の遅れにもつながる. 硬膜外カテーテルが挿入されていれば, ropivacaine (Anapeine), bupivacaine (Marcain), 塩酸モルヒネなどの麻薬系薬剤を術直後より, 持続注入し数日間継続する. 一時的な疼痛には, 各種鎮痛薬を全身的 (経口, 坐薬, 筋注, 点滴等) に投与する. しかし, 大量の鎮痛薬は種類によって, 呼吸抑制をきたすこともあり, 高齢者などとくに注意が必要である.

D. 手術直後の呼吸器系の管理

全身麻酔後は一般に低酸素血症が認められるので, 酸素投与が必要である. また, 覚醒直後, 患者は体温低下のため寒気を訴え, 全身のふるえを呈することが多い. 電気毛布などを用いて全身を暖めると共に, 十分な酸素を投与する. 全身のふるえ (**shivering**) では四肢や体幹筋の酸素消費量が通常の 5〜8 倍に達しているといわれ, そのため他の主要臓器が酸素欠乏状態になりがちである.

バイタルサインのチェックで換気不全が認められれば, その対策を講ずる必要がある. 術直後の換気不全は, 麻酔の覚醒が十分でなく, 舌根の沈下に基づく気道閉塞によることや, 嘔吐, 出血, 分泌物による気道閉塞によることがある. 酸素マスクで十分量の酸素を流し, 頸部を伸展位とし, エアウェイ (口腔, 鼻腔) を挿入し, **気道の確保**がまず重要である. 同時に口腔内の分泌物は十分に吸引する. その他, 気道の機械的閉塞として, たとえば声門浮腫, あるいは両側反回神経麻痺などもあるが, 一般的に麻酔覚醒時に問題となることは少なく, 問題となるのはある程度時間が経過してからである.

気道確保がなされても呼吸状態が不良の場合は, 気管チューブを再挿管し, 呼吸器管理を行い, その原因を検索し治療を行う.

E. 手術直後の循環器系の管理

循環器系の管理として, 術中の水分の出納バランス, すなわち輸液量と輸血量および尿量と出血量の過不足を考慮の上, 循環器系のバイタルサインを的確に把握することが必要である. 侵襲の大きい手術後は Swan-Ganz カテーテルを用いて管理することが多い. Swan-Ganz カテーテルによる肺動脈圧 (pulmonary artery pressure; PAP), 肺動脈楔入圧 (pulmonary capillary wedge pressure; PCWP), 心拍出量 (cardiac output; CO), 心係数 (cardiac index; CI) や, 中心静脈圧 (central venous pressure; CVP) の値から, 右心系および左心系の循環動態の詳細な評価が可能で, 循環血液量の過不足や心機能の把握に有用である. たとえば, 血圧の低下, 頻脈が認められ, 肺動脈圧, 中心静脈圧の低値が確認されれば, 循環血液量の不足が考えられ, この場合, 時間あたりの輸液量を増加させ, 貧血 (出血) があれば輸血を行い, 循環動態が落ちつくのを見とどける必要がある. また, 中心静脈圧, PA 圧の上昇があり, うっ血性心不全のため心拍出量が低下していれば, 利尿薬, カテコールアミン製剤 (dopamine など) やジギタリス製剤など強心薬を使用し治療にあたる.

また, **心臓超音波**検査は, 非侵襲的で心機能がリアルタイムに評価できるので, 経時的な変化の観察に非常に有用である.

手術直後にはさまざまな不整脈が認められることも多い. 元来の心併存疾患, 心機能にも影響されるが, 不整脈は, 低酸素症, 電解質の異常, 冠動脈血流量の低下からの心筋虚血, 心負荷などの原因から生じることが多く, その原因を検索し, 対策をとるとともに, 必要に応じ抗不整脈薬を使用する.

3. 術後の一般的患者管理

A. 水分, 電解質, 輸液管理

術直後の輸液量の設定については, 術中の水分のバランスを把握し, 循環系のバイタルサインの状況をみて開始する (水分・電解質, 血液ガス, 酸・塩基平衡の詳細については総論 17 章を参照のこと). 術中・術後の輸液療法の原則について外科医は熟知しておく必要がある.

1. 術中輸血および輸液

術中出血に対する輸血の適応は, おおよその目安として, 術前に貧血がない成人患者の 500 ml 以下の術中出血は, 輸血による補正を必要とせず,

細胞外液で補正する．これで出血による循環動態への影響はほとんど生じない．500〜600 ml 以上の出血があれば輸血を考慮し，当初は赤血球濃厚液を使用する．出血量が 1,200 ml 超える場合には全血製剤を使用する．以上が原則であるが，個々の患者，手術術式・経過により判断する．輸血の実際としては，手術の進み具合，出血量・出血の速度，循環動態やヘモグロビン濃度を適宜チェックして総合的に判断し行う．

自己血輸血は，輸血による副作用の回避に有用である．現在，貯血式，希釈式，回収式の 3 種類が行われている．とくに貯血式自己血輸血は術前状態が良好な待期手術患者，まれな血液型や免疫抗体を持つ患者に積極的に実施するよう推奨されている（総論 7 章参照）．

麻酔中の不感蒸泄は，手術室の環境，手術野・手術創の大きさで異なる．開腹手術では術野からの蒸散量は多く，外科的損傷範囲が広いと，術後その部に高度の浮腫が発生する．このため失われる細胞外液は非機能区分に属し，**第 3 区分の浮腫 (third space edema)** と呼ばれる．

術中輸液量は，このような術中水分・電解質喪失を考慮にいれ，小範囲の体表面手術では体重当たり 3〜5 ml/kg/時，開胸開腹手術など広範囲手術では 7〜10 ml/kg/時とする．これに出血，その他の異常喪失量を考慮し，十分な尿量が得られるように，術中の輸液量・速度を決める．

2．術後の輸液管理

術中，術後を通しての水分の出納バランスが重要である．術後患者は，原則的に絶飲食状態で，経口摂取が可能になるまで，十分な水分・電解質・栄養を投与する．これは術後経過を左右する重要事項である．輸液は，水分・電解質の補充を行う維持輸液，異常喪失分を補う補充輸液，および栄養成分の補給を行う栄養輸液（経腸栄養，高カロリー輸液等については，総論 18 章を参照のこと）に分けられ，患者の状態や時期に応じてこれらを適宜組み合わせ施行する．

術後必要な輸液量は，次のように決められる．
　24 時間輸液量＝（24 時間尿量）＋（不感蒸泄）
　　　　　　　－（代謝水）＋（異常喪失量）

術後患者の尿量については，手術に対する生体反応の項で述べたように，直後は尿量が少なく，やがて第 3 区分の浮腫を構成していた細胞外液が脈管内へ吸収され，脈管内細胞外液が増加し，尿量は増加する．

不感蒸泄 (insensible loss) は肺や皮膚から呼吸や汗として失われる水分をいうが，24 時間で 600〜900 ml となる．乾燥した環境と湿度の高い環境では，不感蒸泄量は大きく異なる．また，体温が 1℃ 上昇すると不感蒸泄量は 15％ 増す．不感蒸泄量は，体重当たり幼児 30 ml/kg，小児 15〜30 ml/kg，成人 15 ml/kg ほどと概算される．代謝水は一般に 200 ml/日となる．

術後の異常喪失として，経鼻胃管，腸瘻，胆汁瘻あるいはドレーンなどから体外に失われる水分を考慮しなくてはならない．いずれも，術後これらの水分量を測定する．

3．術後輸液の内容

輸液の目的のため，さまざまな組成の輸液製剤が市販されており，これらの輸液製剤を組み合わせて輸液が行われる．

術後第 1 病日までは 5〜10％ の糖濃度の維持液を基本に，ドレーンや経鼻胃管の排液量などの体液喪失を考慮した上で，循環動態を安定すべく細胞外液を補充する．尿量は 1 ml/kg/時が得られる程度を目安にする．ドレーンから腹水が多量に排出されたり，また出血などで血清アルブミン 2.5 g/dl 以下となるような状態では，血漿製剤や蛋白分画製剤（アルブミン製剤など）を投与して，膠質浸透圧を上昇させ，尿量の維持に努めることもある．以後順調に経口摂取へ移行できれば，輸液量を減らすことができる．侵襲の大きな手術では，十分な経口摂取までに時間がかかるため，術後第 2 病日頃より，中心静脈栄養 (IVH, TPN) や経腸栄養を行い，栄養状態の改善を目指す．

その他，胃液，腸液，胆汁，膵液などから電解質の喪失が多い場合，それぞれの体液組成を考え，血液データを参考にして，輸液の組成や輸液量法を組み立てる（図 8）．

4．補充輸液

術後輸液療法が適正に行われているかどうかを判定するには，理学的所見（浮腫，湿性肺，脱水などの有無），末梢循環状態，尿量と比重，中心静脈圧，肺動脈楔入圧，肺動脈圧などを総合的に考

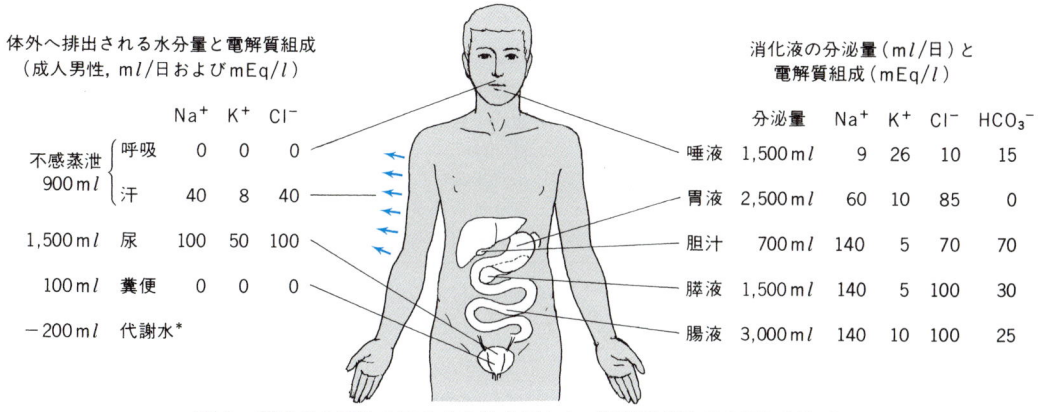

図8 健康成人男性1日の水分排出量および消化液分泌量と電解質組成

体外へ排出される水分量と電解質組成（成人男性, ml/日およびmEq/l）

		Na$^+$	K$^+$	Cl$^-$
不感蒸泄 900 ml	呼吸	0	0	0
	汗	40	8	40
1,500 ml	尿	100	50	100
100 ml	糞便	0	0	0
−200 ml	代謝水*			

消化液の分泌量（ml/日）と電解質組成（mEq/l）

	分泌量	Na$^+$	K$^+$	Cl$^-$	HCO$_3^-$
唾液	1,500 ml	9	26	10	15
胃液	2,500 ml	60	10	85	0
胆汁	700 ml	140	5	70	70
膵液	1,500 ml	140	5	100	30
腸液	3,000 ml	140	10	100	25

*代謝水は体内で産生される水分なので，排出量を計算する場合減ずる．

慮する．また電解質の質的変化については，血清電解質の検査成績を参考にして，必要があれば適宜補正する（総論17章を参照のこと）．

B．感染予防とその対策

　外科領域において，術後感染症は，手術に引き続いて起こる新たなる侵襲であり，重篤化すると敗血症や臓器障害の原因となりやすく，入院期間を延長し，患者の予後を大きく左右する．術後感染症は，術後合併症のうちでも，もっとも頻度の高い合併症の一つである．ことに近年，手術療法のみならず化学療法や放射線治療などの進歩に伴い，高齢者や併存疾患を複数有するハイリスクな患者，immuno-compromised host に対して，悪性腫瘍に対する拡大郭清を伴う侵襲の大きな手術なども行われるようになり，術後感染症も多様で複雑化している．また，あらゆる他の合併症の終末状態にも感染症を合併することが多く，感染症をいかにしてコントロールするかは，手術成績を向上させるうえで重要な課題である．

　術後感染症は，米国CDC（The Centers for Disease Control and prevention）の定義に基づき分類され，①手術操作の直接及んだ部位の感染である，**術野感染症**（手術部位感染症 surgical site infection；SSI）と②直接手術操作が及ばなかった部位の感染症である，**術野外感染症**（遠隔感染 **remote infection**）の二つに大別されている．術野外感染症には，肺炎，腸炎，尿路感染，菌血症，

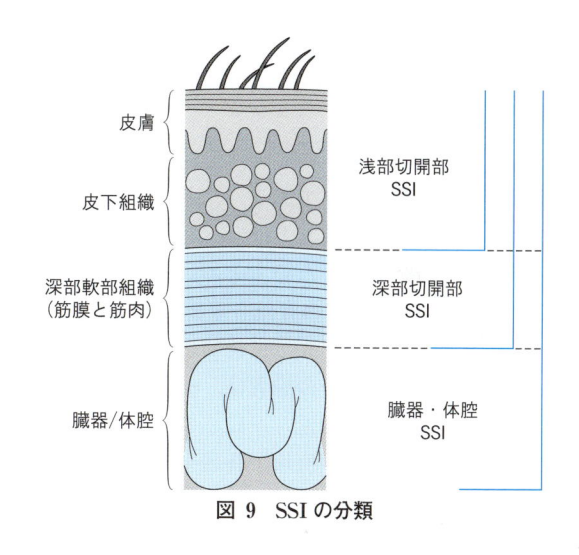

図9 SSIの分類

カテーテル感染，胆道系感染などがあげられる．

　この**術野感染症（SSI）**は，手術創および手術操作の及んだ部位に発生する感染をいう．このSSIは，切開創SSIと臓器・体腔SSIに分けられ，切開創SSIは，皮膚・皮下組織に限局する表在性切開創SSI（superficial incisional SSI）と筋層と筋膜までの深部切開創SSI（deep incisional SSI）に分けられているが，わが国では一括して創感染として扱っている（図9）．これらの感染は，手術後30日以内に発生したものとし，人工物の埋め込みがあり，感染が手術手技によるものと考えられる場合は1年以内の期間に発症した感染症と定義される．

表 4 手術の汚染度の分類

	創の状態	代表的手術	創感染率（％）	通常の汚染菌
Clean（清潔）	非外傷性，待期手術で，呼吸器，消化管，泌尿生殖器の切開を伴わない	乳腺手術 血管手術など	2	黄色ブドウ球菌
Clean-contaminated（準清潔）	呼吸器，消化管の切開を伴うが汚染は少ないもの	胃切除 子宮手術	10 以下	対象臓器の常在菌に関係
Contaminated（汚染）	新鮮な外傷（開放性） 消化管内容の多量漏出 術中無菌操作の破綻	穿孔性虫垂炎 腸切除（術前処置なし）	20	疾患の状態による
Dirty（感染）	汚染外傷 穿孔に対する手術 術野で膿を扱う	腸瘻切除など	28～70	疾患の状態による

(Gerard M. Doherty et al : The Washington manual of Surgery, Little, Brown and Company, Boston, MA., p.117, 1997)

1．術後感染症の成立に影響する因子

術後感染症の成立には，①宿主因子（patient-specific factor），②感染微生物（細菌）因子，③外科的リスクファクターの各因子により影響される．

宿主因子に関して，宿主の感染防御能を低下させる因子の有無が重要である．たとえば，高齢者では各重要臓器の予備能力は低下し，術前併存疾患を有することが多いため，その対応が必要である．低栄養状態や貧血の有無も重要である．また，肥満や慢性閉塞性肺疾患は術後肺炎のリスクファクターであり，糖尿病の患者は，一般に創傷治癒が健常人に比較して遅延し，易感染性である．その他，心臓疾患，腎臓疾患，肝硬変など併存疾患を有する場合は，その臓器の機能評価が重要である．術前よりステロイドや抗癌薬，免疫抑制薬の使用や，放射線治療を受けている患者では，術後感染症が生じる可能性が高い．

細菌側因子として，外因性（術者の手指，医療環境など）と内因性すなわち皮膚，呼吸器，消化管（上部，下部），泌尿生殖器に常在する菌に分けられ，その病原性・毒素，薬剤耐性（MRSA, VREなど）などが関係する．

外科的リスクファクターとしては，手術侵襲（手術部位，術式，手術時間，出血量），手術の汚染度，手術の緊急度などが影響する．

2．手術創の分類とSSI発生の危険因子

手術創は，術中の創の細菌汚染の程度により，①清潔 clean，②準清潔 clean-contaminated，③汚染 contaminated，④感染手術 dirty-infected の四つに分けられる．消化器手術のほとんどが準清潔手術と考えられる（表4）．創感染の発生率は，この手術創の汚染度と手術時間，ASA分類による術前の身体状況（ASAスコア）の三つが大きなリスク因子とされている．

以上の術後感染症の発生の危険因子をふまえて，その主な創感染（SSI）の発生を減少させる方策を実践することが望まれている．米国CDCのSSI予防のガイドラインが1999年に発表されてから，エビデンスに基づく周術期管理の重要性がわが国でも議論され，長年漫然と習慣として行ってきた管理方法が見直され，変化してきている．

このCDCガイドラインでは，術前の患者準備から手術チームの手指消毒と衛生管理，予防的抗菌薬投与，術中の手術室環境・設備，滅菌・消毒方法，手術創・ドレーンの取り扱い，手術後の創処置，サーベイランスなどの各項目をエビデンスのレベルに基づいて示してあり，SSI防止のためにその実践が推奨されている．多くの事項は，現在わが国でも実施されているが，議論中の項目もあり，今後も慎重に各国・各施設で検討され取り入れられていくことが必要である．

3．予防的抗菌薬の投与

術後感染症防止のための予防的抗菌薬の投与も，術中・術後管理として重要である．1980年代，わが国で，第3世代セフェム系抗菌薬の頻用が多剤耐性を示すMRSA（メチシリン耐性黄色ブドウ球菌）感染症の誘因となったという見解から，周術期の抗菌薬使用方法が再検討され，日本感染症学会，日本化学療法学会などから抗菌薬使用ガ

表 5　抗菌薬の予防的投与が有効と考えられる手術の例（手術汚染度別）

清潔手術 clean operation
1. 心臓弁，人工血管，整形外科の金属類など人工物が使用された患者
2. 宿主因子によるハイリスク患者
　1）三つ以上の随伴合併症をもつ患者
　2）2時間以上かかる手術

準汚染手術 clean-contaminated operation
1. 腹部手術
　1）胆道系手術：ハイリスク患者のみ
　　黄疸，胆道閉塞，総胆管結石，総胆管を開放する手術，70歳以上の患者
　2）肝臓の手術，膵臓の手術
　3）胃・十二指腸の手術
　4）結腸・直腸の手術
2. 頭頸部手術
3. 食道の手術
4. 産婦人科手術
　1）帝王切開
　2）妊娠中絶術
　3）膣式および腹式子宮全摘術（悪性腫瘍手術を除く）
5. 泌尿器科手術
　1）尿培養陽性の場合
6. 呼吸器科手術
　1）肺切除術

汚染手術 contaminated operation
1. 消化管穿孔
2. 虫垂切除術
3. 腹腔内実質臓器破裂
4. 外傷（24時間以上）
5. 開放骨折
6. 広範な軟部組織障害
7. 婦人科悪性腫瘍手術

（日本化学療法学会抗菌薬臨床評価法制定委員会，術後感染予防委員会：術後感染発症阻止抗菌薬の臨床評価に関するガイドライン．日化療会誌 45：553-641, 1997 より引用）

イドラインが作成されている．

予防的抗菌薬投与は，予定される手術の創の汚染度分類を予想して，術者が術前に使用を決定する．管腔臓器を切開するすべての手術，すなわち準清潔手術は予防的抗菌薬投与の適応である．感染の頻度が低い清潔手術でも，①人工血管，人工関節が使われるもの，②一度感染が起こると破滅的な結果を招く手術（たとえば心臓ペースメーカー植えこみ術を含む心臓手術，人工血管置換術や下肢の血行再建を含む血管手術，脳外科手術など）などでは適応とされる．適応疾患の例を表5に示した．定義上，汚染手術および感染手術では，予防的抗菌薬投与の適応でなく，抗菌薬は周術期に治療的に使用される．

予防的抗菌薬選択の原則として，①術中に汚染が予想される細菌に対して抗菌力を有する薬剤を選択する，②手術野となる組織・臓器において，汚染菌の発育を阻止しうる十分な濃度が得られるものを選択する，③易感染者では，予想される術野汚染菌量を宿主の防御機能により感染を発症させないレベルまで下げることのできる薬剤を考慮し選択する，④副作用の発現しにくい薬剤，また副作用が発現しても対応の容易な薬剤を選択する，⑤菌交代現象や菌交代症を起こしにくい薬剤，耐性菌の出現しにくい薬剤を選択する，⑥特定の耐性を生じないように偏った予防薬の選択を避ける，⑦予防投与した抗菌薬に耐性の細菌が原因となって術後感染症が発症しても，対応できる治療薬を残しておくこと，などが重要である．また，わが国ではあまり教育されることがないが，外国

では，安価な抗菌薬から使用していくことも教育されていて，わが国でも医療経済を考えての診療を行うことは重要である．

抗菌薬の投与方法としては，手術開始前，一般に麻酔導入時（手術開始のおよそ30分前）に点滴静注する．手術中は有効血中濃度を保ち，手術閉創後2～3時間後までは，血中濃度を持続させる．手術時間の長い場合や出血の多い手術（1500 ml以上）は，薬剤の半減期を考慮して，追加投与する（半減期の2倍の時間）．

清潔・準清潔手術の場合，目的とする細菌は表皮の常在菌であるグラム陽性菌が対象となり，第1世代セフェム系抗菌薬や広域ペニシリンがよい適応となる．消化管内容物による汚染の可能性がある消化管手術ではグラム陰性腸内細菌を対象として第1，2世代セフェム系などを，とくに下部消化管手術では，嫌気性菌も考慮して第2世代セフェム系などが好んで使われる．投与期間は，清潔手術では手術時単回投与から1日，準清潔手術では術後3日以内を原則とする．

また術後に感染症が発生した場合，多くの場合，使用された予防的抗菌薬は無効である．ただちに感受性のある抗菌薬へ変更して治療を開始すべきで，抗菌薬投与が予防的投与か，治療的投与かを区別することが重要である．同一抗菌薬を漫然と投与することは避けるべきである．

4．術後感染症の診断と対応

術後感染症の発症には，手術の対象となる臓器，部位と手術術式に深く関係している．外科医は，それらの特徴を熟知した上で術後管理を行い，合併症が生じた場合，迅速で正確な病態の把握と一歩先んじた治療が必要とされる．

発熱を中心とした臨床症状，身体所見，手術創，ドレーン排液などの観察を行い，血液性化学検査（白血球，CRPなど炎症反応など），X線単純撮影に加え，必要に応じて消化管などX線造影検査，超音波検査，CT検査などを行い，感染巣の有無とその部位と大きさなどを診断する．感染巣からの細菌培養検査（分泌物，膿汁の培養および血液培養など）が行える場合は，起炎菌の同定，抗菌薬の感受性検査を行う．血液培養では，好気性菌，嫌気性菌培養ボトルへ2セット採取することが勧められている．

創感染（SSI）の治療においては，上記の観察のもと早期の診断がもっとも重要であり，創感染と判断したら，ただちに創を開放することが重要である．次に壊死組織のデブリドマンが，その後の治癒を促進するために大切である．デブリドマンとしては，外科的に除去したり，生理食塩水により高圧洗浄することで壊死物質を除去するとともに，細菌数を減少することができる．感染が高度だからといって消毒薬や抗菌薬入りの生理食塩水で洗浄することは，奨められない．かえって創傷治癒を遅延させることが判明しているためである．とくに表層性SSIでは通常の温水によるシャワー浴でも十分である．このようにして創面がきれいになれば可及的に創を閉鎖していく．良好な肉芽形成を促すために，湿潤環境に保つことが創傷管理の原則である．最近ではさまざまな創傷被覆材が開発されており，その特徴をよく知って効果的に使用することで創の治癒を促進できる．近年，わが国でもVAC（vacuum assisted closure）療法が承認され，とくに深くて大きな創面で，ある程度感染が制御された状態の創に対し，湿潤環境を維持しながら125 mmHgの陰圧をかけることで，遷延一次治癒の創閉鎖までの期間が短縮することが報告され，その有用性が認められている．

術後，**膿瘍の形成**が確認された場合は，全身状態の維持に努めるとともに，十分な栄養管理と感染対策が必要である．多くは抗菌薬の投与のみでは無効で，局所的に十分にドレナージを施すことが必要である．感染に伴って耐糖能異常が認められることもあり，血糖の管理を行い，状況によってインスリンの使用も考慮する．消化管などの縫合不全が原因となっている場合では，消化管造影検査を行って評価し，腹腔内，消化管内からのドレナージや，状況によっては，躊躇することなく消化管の再建（大腸にあっては，diverting stoma造設）を考慮する．

5．その他の術後感染症
1）術後肺炎

術後に発症する無気肺と肺炎は，術後合併症として，頻度の高い術後感染症の一つである．これらの発症は，高齢者，喫煙，併存肺疾患（肺気腫，気管支喘息，じん肺など），呼吸機能低下例（$FEV_{1.0}$, VC），肥満，低栄養状態などや，術式（開

胸，開腹，内視鏡手術），術後の全身状態（せん妄の有無），などにより影響される．

無気肺は，肺の含気が低下し，部分的に虚脱した状態で，術後もっとも多い肺合併症である．無気肺は術中より発生しうるが，術後1～3日後ごろに，軽度の発熱とともに出現する．胸部X線，CTで確認は容易である．無気肺部は感染を続発しやすい．

術後肺炎は炎症が肺胞領域にまで及んだ状態で，起炎菌としては，口腔内常在菌の他に，グラム陰性桿菌や嫌気性菌の micro aspiration によるもの，上部消化管内容物の逆流などから生じ，compromised host では，緑膿菌，MRSA，真菌などが多いと報告されている．肺炎が重症化すると低酸素血症となり，呼吸不全状態へ陥る．術後肺合併症の予防には，術後の十分な疼痛管理のもと，体位変換や肺の拡張や喀痰格出を容易にするためネブライザーと早期離床，自発的呼吸訓練器具（incentive spirometory）の使用が勧められている．

2）術後腸炎

術後感染症として特殊なものとしてMRSA腸炎と偽膜性腸炎がある．

MRSA腸炎は，術後2～5日に腹部膨満と激しい下痢，発熱などで発症する．胃切除術後やH_2ブロッカー投与例などで多くみられ，抗菌薬投与による腸内細菌叢の変動が誘因になるとされる．高度な下痢，白血球減少がみられる症例は重症で多臓器不全となりえる．確定診断には便培養が必要であるが，臨床症状より判断して発症早期に治療を開始（バンコマシン経口投与）することが望ましい．わが国では，1980年代から第3世代セフェム系抗菌薬の頻用によりMRSA腸炎が流行した．外毒素 TSST-1，エンテロトキシンを産生する株により重篤なMRSA腸炎が発症していたが，最近では重症例の発症はまれとなっている．

偽膜性腸炎は，嫌気性菌 *Clostridium difficile* が原因となって発症する抗菌薬関連腸炎の一つである．*C. difficile* は，毒素 toxin A と B を産生する．原因となる抗菌薬として，第3世代セフェム系，クリンダマイシンが多いとされるが，ほとんどの抗菌薬投与後に起こりうる．抗菌薬開始4日以後に下痢で発症し，軽症から重症までさまざまである．診断には糞便中の毒素検出（わが国で

のラテックス凝集反応は毒素の検出ではない）と便培養による．治療は，メトロニダゾール，バンコマイシンの経口投与が有効である．

3）術後尿路感染

尿カテーテル留置に起因する尿路感染症が多い．多くは無症状であるが，まれに急性腎盂腎炎，菌血症を生じる．起炎菌としては，大腸菌，腸球菌などの腸管内常在菌や緑膿菌，セラチア属などの院内感染が多く，長期留置例では，多剤耐性菌も検出される．直腸癌手術後などで，骨盤神経叢の非温存例などでは，膀胱機能障害が生じて尿閉など排尿に異常がみられ尿路感染症を起こしやすい．閉鎖式の尿カテーテルを使用し，留置期間をできるだけ短期間とすることが望ましい．

4）カテーテル関連血流感染

中心静脈カテーテルに関連する血流感染は，長い留置期間や，immuno-compromised host で危険性が高い．高熱にて発症し，起炎菌としては，コアグラーゼ陰性ブドウ球菌（CNS），黄色ブドウ球菌，MRSAのブドウ球菌が約50％をしめ，ついで真菌（カンジダ）が多いとされる．診断には，カテーテル先端と血液の培養を行うことが望ましい．通常，カテーテル抜去により速やかに解熱が得られるが，患者の免疫能を考慮して，抗菌薬・抗真菌薬の全身投与を行う．高カロリー輸液を行っている患者で，目のかすみや視力低下を訴えた場合は，**内因性眼内炎**（真菌性，細菌性）が疑われる．糖尿病などの基礎疾患を有することが多く，ただちに眼科医へ相談し，適切な診断と治療が施される必要がある．

5）真菌感染症

深在性真菌症として，カンジダ感染症と侵襲性アスペルギルス症がある．診断には，ハイリスク患者（人工呼吸器装着48時間以上，透析患者，ステロイド・免疫抑制薬使用，中心静脈カテーテル留置，消化管穿孔性腹膜炎，重症急性膵炎，糖尿病合併，ICU在室7日間以上など）で抗菌薬投与後も発熱や炎症所見が持続する場合に，発症を疑う．**カンジダ感染症**では，β-D-グルカンによる血清診断と血液培養とカンジダの監視培養を行い，β-D-グルカン陽性でカンジダの colonization（複数個所）の証明にて経験的治療（empric therapy）を開始する．臨床的または血液培養，膿瘍などから確定診断した場合は，フルコナゾールやミカファ

ンギンなどの抗真菌薬で治療を行う．深在性真菌症は，発症後の死亡率も高く，予後も不良である．

6）ウイルス感染症

臓器移植手術の周術期では，免疫抑制薬やステロイド使用によりサイトメガロウイルス（CMV）感染症が生じるリスクがあり，予防的，治療的に抗ウイルス薬を使用する．

C．呼吸・循環器系管理

1．術後の呼吸管理

呼吸管理は，酸素療法，気道確保，理学療法から成り立つ．これらは，術後肺炎，呼吸不全を代表とする肺合併症を予防することが目的である．すでに述べたように，十分な酸素投与，ネブライザーおよび体位変換・早期離床を引き続き行い（G．体位変換と早期離床の項を参照），喀痰の排出を促進し，無気肺や肺炎を防止する．

1）呼吸器系に関する患者観察と身体所見

術後管理における患者の呼吸状態の観察と胸部の身体所見はきわめて大切である．呼吸困難の訴え，チアノーゼの有無，呼吸数の増加，呼吸リズムの異常，たとえば呼気時の胸壁の陥凹あるいは奇異呼吸（paradoxical respiration. 呼気時に左右どちらかの胸壁が膨らみ，反対側が陥凹し，呼気時にはこれと反対の運動がみられる）の有無などに気をつけ，観察する．さらに，聴診で呼吸音の左右差，呼吸音の消失，ラ音の有無などをチェックすることが重要である．

2）胸部X線写真と血液ガス分析

術後は胸部X線写真を撮影し，異常の有無を早期に診断する．術後の無気肺，気胸，肺炎，肺水腫，胸水の貯留，膿胸などの診断に胸部X線写真は必須である．

術後肺合併症の多くで，動脈血液ガス分析値の異常ならびに酸・塩基平衡の異常をきたすので，経時的にチェックを行う．動脈血炭酸ガス分圧（$PaCO_2$）は，肺胞換気量と反比例し，換気量減少により，上昇し，過換気により低下する．動脈血酸素分圧（PaO_2）の低下は血液酸素化の障害を意味し，酸素投与の条件を考慮し，酸素療法を行う必要がある．血液酸素飽和度（SaO_2）が92％以下ではPaO_2は60 mmHg以下と著しい低酸素血症が存在することを意味する．パルスオキシメータ（SpO_2）は，脈拍ごとにSaO_2を経皮的，非侵襲的に測定するもので，肺酸素化の状態を経時的にモニターできる．

3）呼吸機能障害に対する治療

このような呼吸管理を行っても呼吸機能障害を呈する場合は，人工呼吸器による呼吸管理を行う．人工呼吸管理は一般的に気管内挿管（経口，経鼻）し，人工呼吸器を用いて行うが，その適応，開始基準の1例を示した（表6）．呼吸器による治療は，従量式（volume limited）あるいは従圧式（pressure limited）など呼吸器の選択，また，酸素濃度，1回換気量，分時呼吸回数，**呼気終末陽圧**（positive end-expiratory pressure；**PEEP**）などの諸条件の設定により，さまざまな換気モードを作ることができる．人工呼吸器管理中は，動脈血液ガ

表6 人工呼吸の開始基準

検査	危険な値	正常値
1．呼吸動態		
呼吸数	>30～40/分	12～20/分
肺活量	<10～15 ml/kg	65～75 ml/kg
陰性吸気圧* (negative inspiratory pressure)	<25 cmH$_2$O	75～100 cmH$_2$O
2．ガス交換		
PaO_2（FiO_2 0.6以上で）	<55～60 mmHg	75～100 mmHg（空気）
$PaCO_2$（急性期）	pH7.3以下で50 mmHg以上	35～45 mmHg

*自発呼吸時，吸気努力をさせたとき，生じる最大陰圧
(Gerard M. Doherty et al.: The washington manual of surgery, Little, Brown and Company, Boston, MA., p. 158, 1997)

表 7　循環諸量計算方式

$$心係数 = \frac{心拍出量}{体表面積} \; l/分/m^2$$

$$肺小動脈抵抗指数 = \frac{平均肺動脈圧 - 平均肺動脈楔入圧}{心係数} \times 1.332 \times 0.06 \; dyne・秒・cm^{-5}/m^2$$

$$全末梢血管抵抗指数 = \frac{平均体血圧 - 平均右房圧}{心拍数} \times 1.332 \times 0.06 \; dyne・秒・cm^{-5}/m^2$$

$$左心室1回拍出仕事量指数 = \frac{平均体血圧 \times 心係数 \times 13.6}{心拍数} \; g・m/m^2$$

$$右心室1回拍出仕事量指数 = \frac{平均肺動脈圧 \times 心係数 \times 13.6}{心拍数} \; g・m/m^2$$

$$左心室分時仕事量指数 = \frac{平均体血圧 \times 心係数 \times 13.6}{1,000} \; kg・m/m^2$$

$$右心室分時仕事量指数 = \frac{平均肺動脈圧 \times 心係数 \times 13.6}{1,000} \; kg・m/m^2$$

（元木良一：臨床成人病 8：21, 1978 より）

ス分析を行い，PaO_2 が 100～150 mmHg，$PaCO_2$ が 40 mmHg 前後を維持するように，設定する．PEEP は末梢気道の開存と機能的残気量を増加させ，PaO_2 を改善する．通常 5 cmH$_2$O 程度から開始するが，10 cmH$_2$O 以上では循環抑制を伴い，15 cmH$_2$O 以上では肺障害（圧外傷 barotrauma など）の危険性が増加し好ましくない．

呼吸状態に改善が認められれば，徐々に自己呼吸に切り替えて，人工呼吸器から**離脱（weaning）**する．

人工呼吸管理が長期に及ぶ場合（おおむね1週間）は気管切開の適応となる．

肺合併症防止のための術後早期の体位変換については 283 頁を参照．

2．術後の循環器系管理

術後の循環器系異常には，術前管理の項および術直後の項で述べたごとく，低血圧，末梢循環不全，ショック，高血圧，不整脈，頻脈，徐脈，心不全などさまざまな病態がある．また，循環器系異常の患者のみならず，腎，肝，肺機能障害あるいは poor risk の患者や広範囲外科手術では，術後の循環動態の管理がきわめて重要である．

1）循環動態のモニターと Swan-Ganz カテーテル

循環動態のモニターには身体所見，体温，血圧，心拍数，呼吸数，尿量，心電図，中心静脈圧測定などがあるが，より詳細に循環動態を把握するために Swan-Ganz カテーテルを用いると，直接的に肺動脈圧，肺動脈楔入圧，右房圧，心拍出量が測定できる．肺動脈楔入圧は肺毛細血管床を介して肺静脈圧，ひいては左房圧を反映するといわれ，左房圧と高い相関を示す．また間接的に計算式を用いて，さまざまな循環機能検査を知ることができる（表 7）．

2）心臓超音波検査

心臓超音波検査は循環器疾患の検査として現在もっとも重要な検査の一つとなっており，無侵襲かつ経時的な変化の把握が可能である．また，術後の循環動態の評価にも有用である．

壁運動の評価，心室収縮能の評価，弁逆流の評価，弁狭窄部の弁口面積および圧較差，シャントの有無など心機能についての有用な情報をリアルタイムに得ることができる．また術後に生じやすい胸水，心嚢液の貯留についても検索できる．

D．肝・腎機能の異常とその管理

1．術後肝機能異常

一般に術後一過性に肝逸脱酵素やビリルビンの上昇として出現する肝機能異常を術後肝機能障害と総称する．その原因は多岐にわたりかつ複数の因子が関与することが多く，直接，肝，胆道に手術操作が加わらなくても発生する．

1）原　因（表 8）

術後肝障害の原因は内因性と外因性要因に大別

表8 術後肝機能異常の原因

I. 内因性の要因
 1. 性, 年齢, 既往歴, 全身状態
 2. 術前から存在する肝機能障害
   脂肪肝, 慢性活動性肝炎,
   肝線維症, 肝硬変症などの基礎疾患
II. 外因性の要因
 1. 麻酔
 2. 手術部位, 術式, 手術時間, 出血量
 3. 輸血
 4. 投与薬剤（抗生物質, 鎮痛薬, 抗腫瘍薬など）
 5. 中心静脈栄養
 6. 肝の虚血・循環障害
 7. 感染症, 敗血症, 多臓器不全など

されるが，実際には多数の要因が複雑に関与している．内因性要因としては性，年齢，既往歴（飲酒歴，肝疾患歴，輸血歴など），全身状態（低栄養，貧血，肥満，糖尿病など）との関連がある．また術前から存在する肝機能障害（ウイルス性急性・慢性肝炎，アルコール性肝炎，肝硬変，脂肪肝など）は，当然，術後肝障害の悪化をきたす可能性が高い．肝AST, ALT, ビリルビン値，肝予備能を術前に慎重に評価する必要がある，これらと手術侵襲度を考慮し，適切な手術術式を選択することは術後肝障害を予防する意味でも重要である（表9）．外因性要因として，ハロセン麻酔による肝障害はよく知られるが，現在は副作用の少ないエンフルレン，イソフルレンの使用で術後の肝障害は減少した．また全身麻酔，硬膜外麻酔，脊椎麻酔のいずれでも肝血流の低下をきたし術後肝機能障害の原因となる．手術では肝・胆道系に直接侵襲が加わるもの（肝切除，肝脱転など）とそれ以外とに分けられるが，さらに手術侵襲，出血，輸血量，術式なども関連する．周術期に施行される輸血も肝障害の原因となる．HCV抗体スクリーニングの導入により輸血後肝炎は激減した現在でも，他のウイルス感染，大量輸血・溶血によるビリルビン負荷が術後の肝障害の誘発因子となることがある．さらには輸血に関連した移植片対宿主病（GVHD）は重篤な病態を惹起する．輸血をする際は自己血，放射線照射血を用いるのが良い．また周術期に投与されるいかなる薬剤（抗生物質，消炎鎮痛薬，抗腫瘍薬など）も薬剤性肝障害の原因となり，中心静脈栄養においても肝細胞への脂肪沈着などにより肝障害をきたす．手術操作に起

表9 慢性肝疾患の重症度の評価法

1. Child 分類			
	A	B	C
総ビリルビン (mg/dl)	2.0以下	2.0～3.0	3.0以上
アルブミン (g/dl)	3.5以上	3.0～3.5	3.0以下
腹水	(−)	治療効果(+)	治療効果少ない
神経症状	(−)	少ない	時々昏睡
栄養状態	優	良	不良

2. Child-Pugh 分類			
	1	2	3
脳症	(−)	grade 1, 2	grade 3, 4
腹水	(−)	軽度	中等度
総ビリルビン (mg/dl)	1.0～2.0	2.0～3.0	3.0以上
アルブミン (g/dl)	3.5	2.8～3.5	2.8以下
プロトロンビン延長時間 (秒)	1～4	4～10	10以上

3. 日本肝癌研究会の臨床病期（肝障害度）			
	A	B	C
腹水	ない	治療効果がある	治療効果が少ない
総ビリルビン (mg/dl)	2.0以下	2.0～3.0	3.0以上
アルブミン (g/dl)	3.5以上	3.0～3.5	3.0以下
ICG R_{15} (%)	15以下	15～40	40以上
プロトロンビン活性値 (%)	80以上	50～80	50以下

因する肝血流量低下，肝静脈うっ血などの循環障害は肝細胞壊死，胆汁うっ滞を惹起し，術前および術後の感染症もエンドトキシンによる肝細胞障害を引き起こす．

2）治療・対策

術前には栄養状態，貧血の改善につとめ，感染症が存在する場合はその治療を優先する．手術中は肝血流低下を防ぐ愛護的な操作，手術時間の短縮，出血量の減少および輸血の回避につとめる．術後はバイタルサインを頻回にチェックし，血液生化学検査を施行し，術後肝障害の有無を把握する．肝循環動態を良好な状態に保持・改善させるよう輸液，栄養などの全身管理以外に，腸管蠕動促進，感染源となる膿瘍など局所の処置・管理も看過できない．また一過性の術後肝障害として治療されているなかに肝不全に移行するものがあり，とくに手術の数日後からみられるビリルビンの上昇は肝不全の前兆とも考えられ，厳重な管理が必要である．

2．術後腎機能異常と尿路系の管理

1日尿量 100 ml 以下が無尿，400 ml 以下が乏尿と定義される．急性腎不全の臨床像は，急激な乏尿または無尿と BUN，血清クレアチニン，血清カリウムの上昇，代謝性アシドーシスの進行であり，いったん発生するとその治療に難渋するため，重要な術後合併症の一つである．

1）原　因（表10）

急性腎不全は，腎前性・腎性・腎後性の三つに分けられ，腎前性は出血，低血圧，ショック，脱水などにより腎の血液循環障害をきたしたための腎機能障害である．腎後性は尿路閉塞によるものであり子宮，直腸などの骨盤内手術の際に起こる可能性がある．術後急性腎不全の中でもっとも多いのは腎性である．原因として重症感染症，腎毒性のある薬剤の投与，薬物に対するアレルギー反応などがあげられるが，いくつかの原因が重なり合い複雑な病態を呈することが多い．術後急性腎不全は生体への外科侵襲をさらに増幅し，肺，肝臓などの諸臓器不全，多臓器不全の要因となる．周術期を通してその発生を予知，予防し，急性腎不全を発症したときは早期より積極的な治療が必要である．

表 10　急性腎不全の原因

I．腎前性
　1．出血
　2．低血圧
　3．ショック
II．腎性
　1．体液・電解質喪失
　2．血管障害
　3．免疫・アレルギー反応
　4．溶血（異型輸血など）
　5．重症感染症（敗血症，DIC など）
　6．腎毒性薬物（アミノ配糖体，造影剤など）
III．腎後性
　1．尿路閉塞（悪性腫瘍，結石，手術による損傷など）

2）対策・治療

適切な輸液，輸血により体液量を補正し，腎毒性薬剤の使用をひかえることである．体液量の補正によっても十分な利尿が得られない場合は，カテコールアミン，ループ利尿薬・浸透圧利尿薬を投与するとともに，急性腎不全の原因の除去に努める．改善が得られない場合は，血液浄化療法の適応を考慮する．

3）尿路系の管理

全身麻酔では術中から尿道カテーテルが留置されるが，長期間留置すると尿路感染症の原因となるので自然排尿が可能となれば早期に抜去する．骨盤内悪性腫瘍の手術に伴う骨盤神経叢損傷による神経因性膀胱では，自力排尿が可能になるには時間がかかるが，膀胱訓練を積極的に行い，カテーテル留置期間の短縮を計ることが肝要である．

E．糖尿病および酸・塩基平衡異常の管理

1．糖尿病の術後管理

糖尿病の術後管理としては，術後 2～3 日間の surgical stress による高血糖反応と，それ以降の経口摂取開始時期が重要となる．また，長期経口摂取不能例には高カロリー輸液を導入し，インスリンの併用を考慮しなければならない．この場合には，血糖値と尿糖，ケトン体のチェックを 3～8 時間ごとに行う．

1）血糖値の管理目標

糖尿病の術後管理では血糖値の管理目標を術前より高く設定する．その理由は，手術に伴い生理

的に高血糖反応（surgical diabetes）がみられる，術後の低血糖はむしろ危険と考えられるからである．血糖値は180～200 mg/dl前後に管理する．

2）投与すべきブドウ糖量

1日最低150～200 gのブドウ糖を持続的に与える必要がある．1日尿糖はその5％以内すなわち10 g以内とすべきであり，ケトン体が陰性になるよう，インスリンを投与する．

3）インスリン投与量と投与方法

インスリンはすべてレギュラーインスリンとする．インスリン投与量は術前投与必要量を参考にする．投与の一つの目安として，血糖値が200 mg/dlから50 mg/dlずつ増加するごとに5～10単位ずつ増加させる．また，ブドウ糖5～10 g当たりレギュラーインスリン1単位を与える．投与方法としては，1日2～4回の間欠的皮下投与方法か，スライディングスケール，持続静注法（continuous intravenous insulin infusion），あるいは持続皮下注射法（continuous subcutaneous insulin infusion）である．

持続静注法では，持続注入ポンプを用い1時間0.5～2単位を与える．6時間ごとの投与量の目安として（測定血糖値－100）×0.08単位などが用いられる．持続皮下注射法も持続注入ポンプを用いて行う．投与量は持続静注法と同じである．持続静注，皮下注射法も間欠的皮下投与方法に比べ1日総投与量が少なくなる．膵全摘患者の術後管理あるいは血糖値の不安定な患者の術後管理では，持続投与法が効果的である．

2．酸・塩基平衡異常の管理

術後の酸・塩基平衡異常には代謝性アシドーシス，代謝性アルカローシス，呼吸性アシドーシス，呼吸性アルカローシスがあり，さらに混合型の酸・塩基平衡異常もある．動脈血ガス分析で診断され，動脈血pHが，正常値よりも低くなった場合（7.35以下）をアシドーシス，高くなった場合（7.45以上）をアルカローシスという．

1）代謝性アシドーシスとアルカローシス

代謝性アシドーシスは腎不全，糖尿病，熱傷，進行した敗血性ショック，出血性ショック，心原性ショックなどの際にみられ，治療には7％重炭酸ナトリウム液（meylon）が用いられる．その投与量（mg）は半量補正でbase excess；BE（mEq/dl）×体重（kg）×0.2として計算される．同時に水分・電解質異常が認められるので，綿密な輸液管理が必要である．腎不全の合併が起これば，当然血液透析が必要となる．

術後の代謝性アルカローシスは多いものではない．胃管挿入中や激しい下痢などで体液の喪失が著しい場合に，輸液管理が不適切であると，体液中の陽イオンの増加，陰イオンの減少が起こり，代謝性アルカローシスとなる．治療は，適切な輸液療法で水分・電解質異常の是正を行うことである．

2）呼吸性アシドーシスとアルカローシス

腹部外科手術あるいは開胸手術後の肺合併症やショック患者の換気障害では，呼吸性アシドーシスがしばしばみられる．動脈血中にCO_2が蓄積し，pHは低下する．治療は，呼吸器を用い換気をはかり，換気障害を起こす物理的な原因を取り除くことである．呼吸性アルカローシスは敗血症患者の初期の過換気の病態，あるいは不適切な呼吸器の使用による過換気で認められる．治療は原疾患の治療と呼吸器の適切な使用である．

F．栄養管理（総論18章 外科栄養法参照）

外科患者，なかでも消化器疾患の患者は腸管の吸収障害や通過障害のため低栄養のものが多い．低栄養患者は外科侵襲に対する抵抗力が弱く，また低栄養のために免疫能の低下が起こり，感染に対する抵抗力も弱まる．さらに，低蛋白血症のため創傷の治癒も遅延する．術後栄養管理は患者の回復過程に大きく影響し，場合によっては予後にかかわる．術後は十分な栄養投与によって手術による体組織の消耗を補い，術後の合併症発生を予防することが必要である．

1．栄養療法の適応

種々の疾患，病態により経口摂取不能，あるいは経口摂取量不足の時に適応となる．栄養評価の面からその適応は総論18章 外科栄養法，表10（246頁）参照．

2．栄養投与法

栄養投与法には経腸栄養法と静脈栄養法（非経腸栄養法）の二つがある（総論18章 図2,3参照）．

1) 経腸栄養法 enteral nutrition

もっとも生理的な栄養法であるが，口腔内手術後や消化器外科患者などで経口摂取制限があると施行できない．

① **経管栄養法**：経口摂取の不可能な場合，チューブを通じて栄養剤を投与する方法である．経鼻胃管，経鼻腸管のほか開腹によってチューブを胃（胃瘻）や腸（腸瘻）に挿入し栄養剤を投与する．栄養には自然食品を利用した流動食と人工流動食を利用したものがある．経管経腸療法合併症の多くは消化器症状で，下痢，腹痛，腹部膨満感などがあり，とくに下痢の発生頻度は高い．

2) 経静脈栄養法 parenteral nutrition

① **末梢静脈栄養法** 脂肪乳剤，等張か，やや高張の糖，アミノ酸，脂肪乳剤を末梢より投与する方法であるが，輸液浸透圧をあまり高くできないので投与カロリーが制限されるため，軽度侵襲例などで経口摂取が術後早期から可能なものに対しては有効である．

② **中心静脈栄養法** intravenous hyperalimentation（IVH），**完全静脈栄養法** total parenteral nutrition（TPN） 上大静脈内に留置したカテーテルを通して高張糖質（15～30％），アミノ酸液，脂肪製剤を持続輸液する方法である．この他にビタミン薬，各種電解質（Na, K, Cl, P, Ca, Mg），さらに微量元素（Fe, Cu, Zn, Co, Se, Cr, F, Mn）が与えられる．1日40～60 kcal/kgの投与が可能であり，経口摂取が不可能でも経静脈的に十分な栄養素を投与することが可能である．

3．術後栄養管理の実際

術後の必要カロリーは原則的にそれぞれの患者，手術の種類，術後の病態によって異なることはいうまでもない．低～中侵襲手術では36～40，高侵襲手術では40～60 kcal/kg/日程度が必要である．また，術後は侵襲による体蛋白の崩壊が進行するため窒素平衡が負になる．これを正に維持するように処方を調整することが大切であり，継続的な栄養評価を行う．栄養療法の最終的な目標は，経口的に必要かつ十分な栄養摂取を可能な状態に回復させることであって，種々の栄養療法はその目標達成のための単なる手段にすぎない．したがって，可及的に早期に通常の経口摂取に移行できるよう努力すべきである．

G．体位変換と早期離床

患者にとって一定の体位をとり続け，長期臥床することは苦痛であるだけでなく，呼吸器系，循環器系，腸管蠕動遅延などの消化器系など，全身の合併症の誘因になる．

■呼吸器系合併症

肺の換気量，血流量は一定ではなく，しかも低圧である．それゆえ重力の影響を受けやすく，一定の体位では換気，血流不均等により低酸素血症に陥りやすい．また仰臥位では立位に比べ，機能的残気量（functional residual capacity；FRC）が16～20％減少し無気肺の原因となる．

■循環器系合併症

下肢を動かさないでいると静脈うっ滞により静脈血栓が形成され，深部静脈血栓や肺梗塞，脳梗塞を引き起こす．また，同じ体位をとり続けることで，圧力がかかる部位では局所の毛細血管が持続的に圧迫され，組織が壊死に陥り，褥瘡を形成する．

■その他の合併症

術後せん妄，腸管麻痺など．

体位変換は図10に示すごとく種々のものがあるが，手術術式によって適切な体位が異なる．一般には術直後よりsemi-Fowler位，半右仰臥位とし，翌日よりFowler位や左右仰臥位とする．その後座位，立位とし，早期離床へ導いていく．なお，体位変換には患者の疼痛を配慮し，患者の要求に応じて行う自発的体位変換と人工呼吸器患者に対するような，患者の意思と関係なく行う他動的体位変換がある．

体位変換と早期離床の目的は疼痛の軽減と術後合併症の予防であり，不必要な安静はかえって術後の合併症の引き金ともなる．

H．手術創の管理

まず，創傷の治癒過程を理解する必要がある．

1．創部の治癒過程（図11）

一次治癒：創面が密着した創の治癒過程．
二次治癒：開放創や哆開した縫合創が辺縁よりの上皮化や創の収縮により治癒する過程．
三次治癒：当初は開放創のままとし（二次治癒），

体位	利点	欠点
水平仰臥位	・循環系には，もっとも影響が少なく安定性がある ・静脈環流がよい ・エネルギーの消費量がもっとも少ない	・肺容量が減少する ・肺の膨張性が減少し，呼吸仕事量が増加するため，呼吸機能障害の患者にはよくない ・肺うっ血，誤飲の危険性あり ・背部・殿部の圧迫
Fowler位	・腹部内臓および横隔膜が下降，換気量が増大する ・喀痰の排泄が良好 ・脳圧が下がる，脳の静脈環流良好	・下半身の静脈環流，脳循環悪い ・ずり落ちやすい ・殿部・腹部の圧迫
側臥位	・気道内分泌物の流出，胸腔ドレーンよりの排液に有用 ・誤飲の危険性が少ない ・背部・殿部の手当てや，寝衣交換に便利	・下側の腕と下肢の圧迫 ・重心を支えている支持面が狭い
Trendelenburg位	・重力を利用し，下肢より，静脈環流増大 ・脳圧が上昇する ・気道内分泌物の流出が容易にできる ・ショック状態によい	・呼吸機能が悪い ・横隔膜の挙上により，換気量が減少

図 10　基本体位とその利点と欠点　（飯田ら：消化器外科 20(4)：465, 1997）

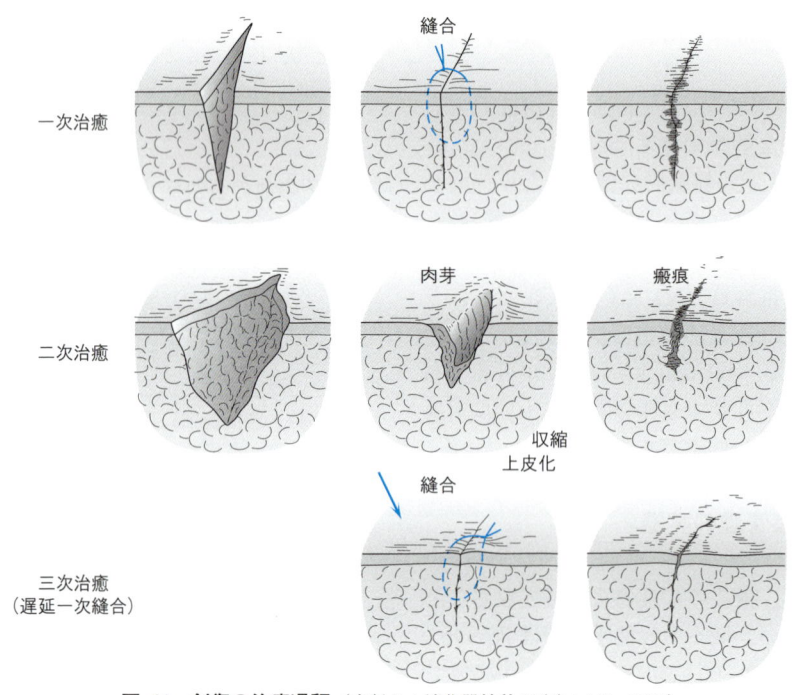

図 11　創傷の治癒過程　（吉行ら：消化器外科 20(4)：448, 1997）

後に縫合閉鎖し一次治癒とする過程（遷延性一次治癒ともいう）．

2．管理の実際

術前：肝硬変，腎不全，糖尿病など全身状態が悪化した患者や低蛋白，低栄養患者（ビタミンCや鉄，銅，亜鉛などの不足）では創治癒が遅延することが多く，予防的な対応が必要である．

術後：一次治癒が期待できる場合には創部を消毒し，ガーゼなどで被覆（ドレッシング）する．しかし創部が感染した場合は，滲出液，壊死物質を除去し，開放創とし，健康な肉芽の形成後，創

内を湿潤な環境におくべく閉鎖ドレッシングとする（二次治癒）．この時，状況に応じ，縫合（三次治癒）も可能である．

3．ドレーンの管理

ドレーンは体内に貯留した滲出液や血液，膿などを体外に誘導排除すること（ドレナージ）を目的として体内に挿入，留置する管である．ドレーンは目的に応じて以下の3種類に分類される．

情報ドレーン：術後出血や縫合不全などのトラブルを速やかに知るためのドレーン．

予防的ドレーン：感染や大きな死腔による滲出液の貯留が予想される場合のドレーン．

治療的ドレーン：大量の滲出液，血液，膿が貯留した時，それらをドレナージする目的のドレーン．ドレーン留置後は数日で逆行性感染が起こるとされ，またドレーン留置による合併症（イレウス，挿入部の出血など）がみられることもあり，基本的には情報ドレーンの長期留置や安易な予防的ドレーンの留置は慎むべきである．しかし，滲出を伴う急性虫垂炎や腹腔内膿瘍，腹膜炎などに対する治療的ドレーンの長期留置はやむを得ない．

A 手術後の合併症とその処置

1．術後感染性合併症

術後感染は**手術創感染**（surgical site infection）と**創外感染**とに大別され，術後創感染がもっとも多い．創外感染には呼吸器感染，胆道系感染，尿路感染，腹腔内感染（腹膜炎，腹腔内膿瘍など）あるいは菌血症（敗血症）などが含まれる．また，IVHなどによるカテーテル汚染による菌血症も軽視できない（表11）．近年，術後感染に多剤耐性のMRSAが関与する患者が多く，創感染，呼吸器感染，胆道感染に多く，他菌との複数菌感染である場合が多い．MRSA腸炎がもっとも重篤で，ほとんどが術後に発生し，早期の適切な処置（vancomycinの経口投与）を怠ると死亡率もかなり高く，十分配慮すべきである．

術後感染は，術前術中よりスタートしているといっても過言ではない．術前より宿主条件の改善

表11　術後感染性合併症の分類

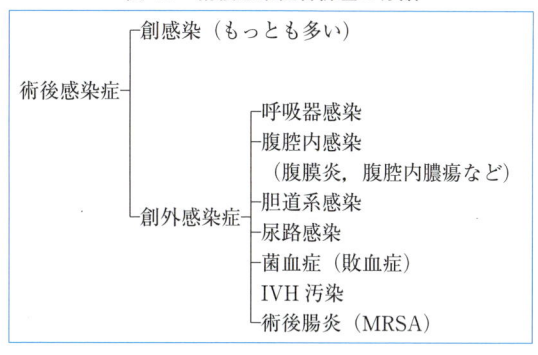

```
                ┌─ 創感染（もっとも多い）
                │
                │         ┌─ 呼吸器感染
                │         ├─ 腹腔内感染
  術後感染症 ─┤         │   （腹膜炎，腹腔内膿瘍など）
                │         ├─ 胆道系感染
                └─ 創外感染 ┼─ 尿路感染
                          ├─ 菌血症（敗血症）
                          ├─ IVH汚染
                          └─ 術後腸炎（MRSA）
```

に努め，十分な感染予防対策をとって，決して消毒薬，化学療法薬のみに頼ってはならない．とくにMRSA感染症では，平素の一般的な院内感染の予防法がもっとも大切で，消毒薬の適切な選択と適正使用，手洗の励行，医療器具の滅菌などがあげられるが，MRSAに対する関係者の意識の向上が大切である．いったん術後感染が発生した場合には，原因菌の推定，同定，感受性成績，薬剤の体内動態を考慮して，必要十分な化学療法を行うべきである．表12に抗菌薬の分類を示す．

A．術後創感染 post operative wound infection, surgical site infection

術後創感染では発赤，腫脹，疼痛とともに発熱などの全身症状も伴う．治癒が遷延すると膿瘍形成がしばしばみられる．膿瘍の自壊あるいは切開で治癒することが多いが，時に瘻孔形成もあり，腸管と交通した腸瘻となることもある．術後創感染の診断は局所所見で容易である．膿瘍形成の有無は触診による波動の有無で判断するが，超音波検査も利用すべきである．疑わしいときは試験穿刺吸引も有用である．無菌手術後の創感染では一般的に皮膚常在細菌によるものが多く，*Staphylococus coagulase* 陰性菌あるいは *P. aeruginosa* などが関与する場合が多い．準無菌手術後の創感染起因菌は手術対象臓器，部位によって，また，感染予防に用いられた抗菌薬の種類によっても異なる（表13）．**穿孔性腹膜炎**での汚染手術後でもその穿孔臓器・部位によって起因菌が異なる．胃・十二指腸潰瘍穿孔例などでは術後創感染はあまり発生しない．一方，**下部腸管穿孔**では *E. coli* およ

表 12 抗菌薬の分類

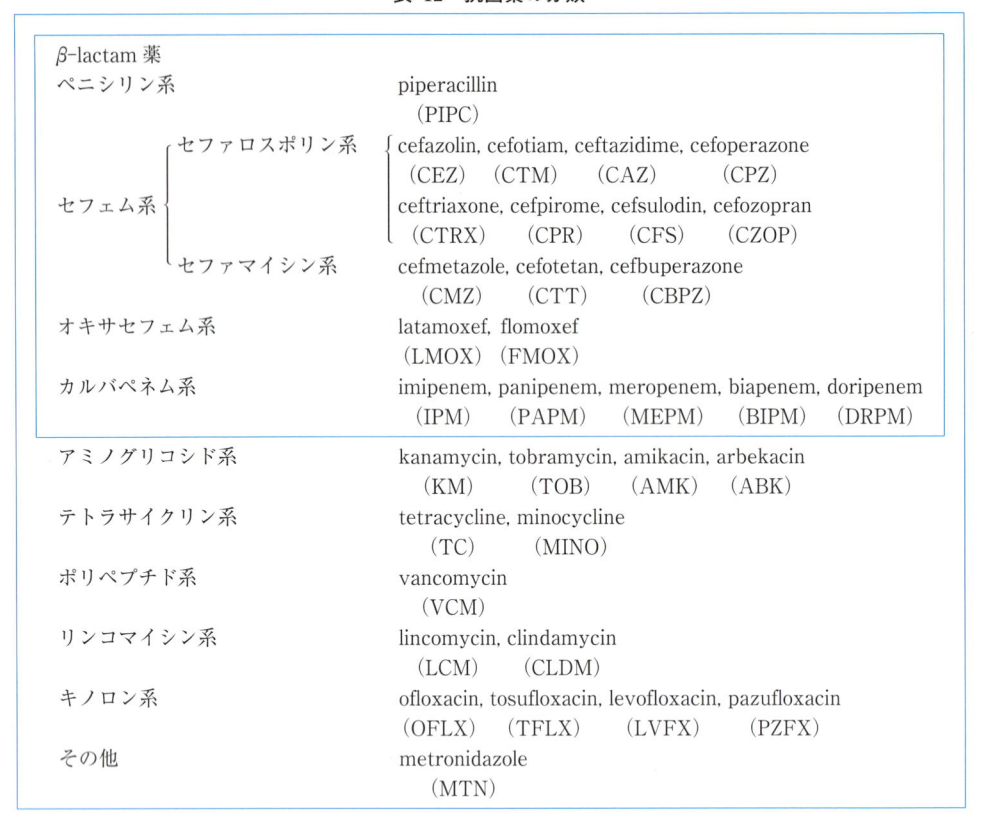

```
β-lactam 薬
  ペニシリン系            piperacillin
                        (PIPC)
  セフェム系 ┌セファロスポリン系  cefazolin, cefotiam, ceftazidime, cefoperazone
           │                  (CEZ)    (CTM)    (CAZ)       (CPZ)
           │                  ceftriaxone, cefpirome, cefsulodin, cefozopran
           │                  (CTRX)      (CPR)     (CFS)      (CZOP)
           └セファマイシン系   cefmetazole, cefotetan, cefbuperazone
                              (CMZ)       (CTT)      (CBPZ)
  オキサセフェム系        latamoxef, flomoxef
                        (LMOX)    (FMOX)
  カルバペネム系          imipenem, panipenem, meropenem, biapenem, doripenem
                        (IPM)    (PAPM)     (MEPM)     (BIPM)    (DRPM)
アミノグリコシド系        kanamycin, tobramycin, amikacin, arbekacin
                        (KM)       (TOB)      (AMK)    (ABK)
テトラサイクリン系        tetracycline, minocycline
                        (TC)          (MINO)
ポリペプチド系            vancomycin
                        (VCM)
リンコマイシン系          lincomycin, clindamycin
                        (LCM)       (CLDM)
キノロン系                ofloxacin, tosufloxacin, levofloxacin, pazufloxacin
                        (OFLX)     (TFLX)       (LVFX)        (PZFX)
その他                    metronidazole
                        (MTN)
```

表 13 術後創感染での検出菌

創感染 ── 起因菌：手術対象臓器，部位によって，また感染予防の抗菌薬によっても異なる

術後創感染
　食道癌術後創感染 …… 緑膿菌，嫌気性菌，腸球菌などが多く，混合感染である
　（膿より検出）
　　下部腸管─結腸切除，低位前方切除
　腹壁創感染 …… 嫌気性菌，大腸菌，シュードモナス属
　（膿より検出）
　　腹会陰式直腸切断術
　会陰部創感染 …… シュードモナス属，嫌気性菌
　（膿より検出）
　呼吸器感染（喀痰より検出）
　　＊食道癌手術患者 …… 緑膿菌，腸球菌，肺炎桿菌，黄色ブドウ球菌
　胆道系感染 …… 緑膿菌，腸球菌，大腸菌，肺炎桿菌，90％以上が混合感染

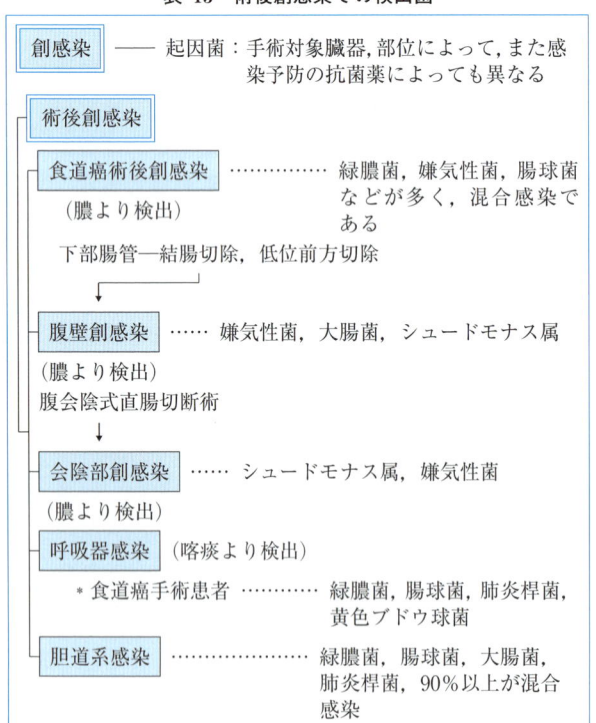

び嫌気性菌が多く関与している．食道癌手術後創感染での膿からの検出菌では $P.\ aeruginosa$, anaerobic GNR, $E.\ faecalis$ などがもっとも多く，**複数菌感染**が多い．下部腸管では $E.\ coli$ および嫌気性菌が多く関与し，これに緑膿菌も加わることが多い．単剤でこれらの菌に強い抗菌力を示す抗菌薬はカルバペネム系薬剤（IPM/CS，PAPM/BP，MEPM など）のみである．嫌気性菌に重点をおいてセファマイシンを選べば $P.\ aeruginosa$, $E.\ faecalis$ にまったく抗菌力を示さない．$P.\ aeruginosa$ に重点をおいて CAZ を選択すれば $B.\ fragilis$, $E.\ faecalis$ に対処できない．

$P.\ aeruginosa$ と $B.\ fragilis$ に重点をおいた薬剤の併用も考えられ，CAZ に LCM または CLDM の併用も考慮する．経口摂取可能の状態であれば，MTN と OFLX などのニューキノロン薬の併用投与を行う．TFLX が嫌気性菌にもっとも強い抗菌力を有している（表14）．

表 14　術後創感染での抗菌薬の選択

```
術後創感染
  ↓
準無菌手術（食道癌，胃癌，大腸癌）
  ↓
感染予防抗菌薬の投与中もしくは投与後
  ↓
緑膿菌，腸球菌，バクテロイデス属の混合感染
  ├─▶単独使用　カルバペネム系薬剤
  │　　　　　　（チエナム®，カルベニン®，メロペン®など）
  ├─▶薬剤併用　モダシン®＋ダラシン®
  └─▶*経口抗菌薬──フラジール®＋ニューキノロン薬
     [経口摂取が　　　　　オゼックス®
      可能な場合]　　　　嫌気性菌に強い抗菌力があり
```

B．術後耳下腺炎
postoperative infection of salivary glands

　宿主条件の悪い高齢者などで，脱水症，口腔衛生不良などが誘因となり，主にブドウ球菌の感染で発生する．1950年代までは急性化膿性耳下腺炎は死亡率の高い重篤な合併症であったが，近年は抗菌薬の予防投与および輸液，口腔内衛生管理によりきわめてまれとなった．局所の発赤・腫脹・疼痛など急性化膿性炎の所見を呈し，高度の発熱を伴う．超音波検査が有用である．排出管にカニューレを挿入し膿汁を採取し，細菌培養検査を行う．嫌気性菌も関与することがあり注意が必要である．十分に抗菌力を有する薬剤の投与，補液，唾液分泌の促進が重要である．

C．呼吸器感染 respiratory tract infection

　高齢者の末梢気道閉塞，肥満患者の換気不全，喫煙者の気道障害などと共に，麻酔，手術自体の誘因がある．開胸あるいは上腹部開腹術後では，疼痛，呼出筋障害などで横隔膜運動が抑制され換気不全になりやすい．経鼻胃管の挿入などと共に胃内容の逆流，誤嚥などが誘因となる．肺炎では喀痰の増加，高熱，胸痛，呼吸困難などの症状と，時にはチアノーゼの出現もある．著明な白血球の増多を伴う．診断には胸部理学的所見の把握，X線検査が重要である．通常の予防抗菌薬に抵抗を示す $P.\ aeruginosa$ がもっとも多く検出され，次いで $E.\ faecalis$，$K.\ pneumoniae$ などが多い．多くは複数菌感染である．近年 MRSA 感染も多く，長期に及び難治である．胃内容の逆流や誤嚥などに起因するものでは嫌気性菌の関与を十分配慮する．検出菌に対して十分な抗菌力を有する抗菌薬の投与がもっとも重要である．十分な除痛，早期離床，体位の変換などによる喀痰ドレナージをはかるとともに，喀痰吸引などでの清潔操作が重要である．

D．膿　　胸 postoperative pyothorax

　胸腔内臓器の手術，とくに肺，気管支領域の呼吸器外科手術後に多く，感染性疾患での汚染手術後に起こる．また，食道癌手術での汚染手術や縫合不全などでも発生する．高熱とともに悪寒戦慄も伴う．立位の胸部X線写真ではしばしば鏡面形成がみられる．胸腔穿刺により膿汁が認められれば診断は確定する．早急に胸腔内にトロッカー，ドレーンを挿入し，胸腔ドレナージとともに洗浄を行う．有効な抗菌薬の全身投与とともに，胸腔内洗浄液にも抗菌薬が用いられる．

E．胆道系感染 billiary tract infection

　胆道系感染は基礎になんらかの胆道系疾患（胆管癌，総胆管結石など）があり，腸管による胆道再建患者，根治的手術不可能患者あるいは PTCD，T-チューブなど，胆道系に異物が留置されているような患者に発生する．術後早期に発生するものと，長期間経過後に発生するものとがある．悪寒・戦慄を伴う発熱をきたすことが多い．また，これに腹痛，黄疸が加わった，Charcotの三徴を示す典型的な患者もいる．胆汁うっ滞の持続する患者では，**急性閉塞性化膿性胆管炎**に進展すると，菌血症およびエンドトキシン血症に陥り，エンドトキシンショックや DIC，MOF などの重篤な状態となることも多い．起炎菌として $E.\ coli$，$Klebsiella$ spp. などの他に $P.\ aeruginosa$ や $E.\ faecalis$ などの複数菌である場合が多い．可及的早期に胆汁うっ滞をとく処置（PTGBD など）が必要である．胆道系移行が良好で，検出菌に抗菌力を有する抗菌薬を投与する．肝・胆道系以外の術後早期に急性無石胆嚢炎が発生することがあ

り，胆汁濃縮，胆嚢収縮機能低下，胆嚢血流障害などに細菌感染が伴って発生すると考えられる．上腹部痛，38℃以上の熱発を伴うことが多い．超音波検査が有用である．抗菌薬などの保存的治療が無効であることが多く，**PTGBD** などで対処し，必要なら外科的治療に踏み切る．胆道感染では薬剤の胆汁移行と好気性グラム陰性桿菌に対する抗菌スペクトルを考慮して PIPC，CPZ あるいは β-ラクタマーゼ阻害薬との合剤である SBT/CPZ を選択する．また，胆汁移行性はあまり良くないが，抗菌スペクトルを考慮してカルバペネム薬（IPM，PAPM，MEPM など）を用いる．なお，MRSA 感染では VCM の胆汁への移行が期待できないため MINO を用いる．

F．尿路感染 urinary tract infection

術後尿路感染には，腎盂腎炎，膀胱炎，前立腺炎などがあげられるが，膀胱炎がもっとも多い．*E. coli* が多いが，抗菌薬予防投与により *P. aeruginosa* などが起因菌となることも多い．膀胱刺激症状（排尿痛，頻尿）と共に軽度の発熱を伴うことが多い．導尿カテーテルなどの異物は極力早期に抜去するように努める．経口摂取可能な患者では，ニューキノロン薬が有用である．

G．腹腔内感染 intra peritoneal infection

汚染手術後の炎症の持続および汚染手術時に根治的処置が不可能であった場合などにみられる．また，消化管吻合部あるいは断端閉鎖部の治癒障害で縫合不全が発生した場合にみられる．低蛋白血症，貧血，高齢者，糖尿病などがその誘因となる．また，吻合部の血流障害，緊張あるいは感染などの局所的誘因もある．術中縫合不全が危惧される場合は，躊躇なく口側に腸瘻を造設する．発熱などの全身症状とともに腹膜刺激症状が認められ，炎症が進展すれば敗血症，DIC，MOF などに移行する．また，炎症が限局化して膿瘍を形成することも多い．起因菌に強い抗菌力を有する抗菌薬を投与する．縫合不全が疑われる場合には禁食とし，高カロリー輸液などで全身状態の管理を行い，画像診断（消化管造影など）で確認された場合は必要に応じて切開排膿，ドレナージ，人工肛門造設などを行う．腹腔内感染で限局的膿瘍形成の頻度の高いのは横隔膜下膿瘍および Douglas 窩膿瘍である．

横隔膜下膿瘍の原因としては縫合不全，膵液瘻や汚染手術時の不適切なドレナージなどである．弛張熱，発汗，頻脈，白血球増多などの他に多彩な症状を示す．胸部 X 線写真で胸水の貯留，横隔膜の挙上などがみられる．ガストログラフィン造影により縫合不全や瘻孔形成の有無を観察する．超音波，CT，MRI 検査も有用である．超音波誘導下の経皮的ドレナージか手術的ドレナージが大切である．一般にグラム陰性桿菌が起因菌であるが，グラム陽性球菌も関与するものもあって，十分抗菌力を有する薬剤の投与を行う．**Douglas 窩膿瘍**の原因は多種であって，直腸・S 状結腸手術後の縫合不全，下部腸管汚染手術後のドレナージ不良，穿孔性虫垂炎後などに，感染性婦人科疾患あるいは術後にも発生する．一般に好気性グラム陰性桿菌と嫌気性菌との混合感染である．発熱，白血球増多とともに，下腹部に鈍痛，圧痛などがあり，軽度の腹膜刺激症状も示す．直腸指診での有痛性の抵抗や超音波，CT 検査が有用である．女性では経腟的に Douglas 窩穿刺を行い，そのまま持続ドレナージする．経腹壁的には超音波誘導下の穿刺ドレナージか開腹ドレナージが必要なこともある．嫌気性菌を十分考慮して抗菌薬を投与する．

H．MRSA 腸炎 MRSA enterocolitis

MRSA 腸炎のほとんどは術後の早期に発生し，とくに消化管の手術後に多い．初発症状は頻回な水様性下痢と発熱で，腹部膨満，胃・腸液の増量，腹痛，嘔吐などの**イレウス症状**が特徴的である．近年では下痢症状よりイレウス症状などが強い患者もあり注意が必要である．進行すると他臓器（肺など）にも炎症が及び重篤な状態に陥り DIC，MOF が発生し死亡する．このような患者では便検体はもとより，喀痰，胃・腸液，ドレーン排液，血液などの他検体からも MRSA が検出される場合が多い．腹部 X 線検査で腸管内に多量のガス像が認められ，**Kerckring 襞像**が認められるものもある（図 12，13）．図 13 は仰臥位での腹部単純写真で，MRSA 腸炎でのイレウス所見を示すものである．図 13 は同一患者で治癒に向かった状

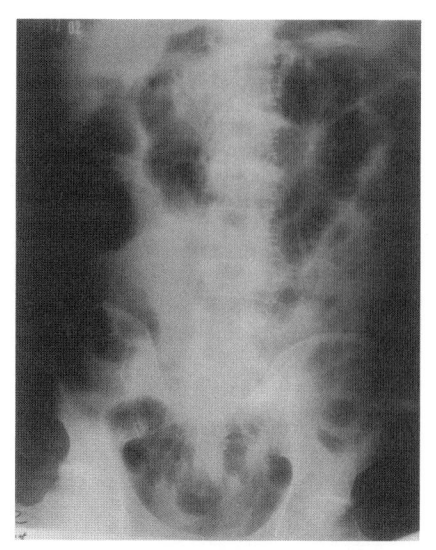

図12　MRSA腸炎でのイレウス所見

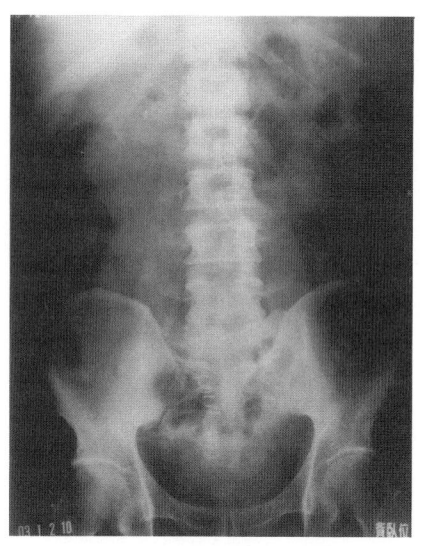

図13　治癒に向かった状態

態での所見である．診断には便の培養同定が重要であるが，便のグラム染色でグラム陽性球菌が多数認められるようであれば，培養の結果を待たずに治療を開始する．早期に診断しvancomycin経口投与を行うと症状は軽快するが，他臓器の感染も多くMRSAに抗菌力を有する薬剤（VCM，MINO，ABKなど）の経静脈的投与も必要な患者が多い．MRSAの術後感染の予防には，一般的な院内感染予防対策がもっとも重要である．図14にMRSA腸炎の一般的臨床パターンを示す．

1．IVH感染

長期間のIVHカテーテル留置患者にみられ，悪寒戦慄を伴う高熱が持続する．Candida spp.やcoagulase陰性ブドウ球菌が原因菌である場合が多いが，近年，MRSAも検出されることが多い．一般的に当該菌による菌血症も伴う．早急にIVHカテーテルを抜去すると下熱する．Candida spp.の感染では眼炎の発生があり注意が必要である．また，MRSA感染ではカテーテル抜去後に当菌による関節炎などの出現があるので，抜去後も数日間の抗菌薬の全身投与が必要である．

2．感染性合併症以外の合併症

本項では術後の合併症を臓器部位別に記載する．

A．術創部の合併症

創部の合併症では感染（前述）と創哆開がもっとも重要である．その他に，不完全な止血操作や出血凝固異常でみられる出血や血腫，縫合創の緊張過度で循環障害をきたして生じる創壊死などがある．**創哆開**には低蛋白血症や創感染，創血腫，副腎皮質ホルモン長期投与による創瘉合障害などが関与するとされるが，直接的には腹腔内圧を急激に上昇させる頑固な咳，吃逆，鼓腸，嘔吐などが大きく関与している．一般的には抜糸時に部分的に創部の離開が発生するものが多いが，時に開腹術後に腹壁が完全に離開し，腸管が創外に脱出することもある．このような場合には，全身麻酔下に脱出した臓器を腹腔内に還納し，腹壁創を再縫合する．

B．呼吸器系合併症

1．無気肺 atelectasis

術後肺合併症のうちでももっとも頻度が高く，肺炎の原因ともなりやすい．術後の異物誤嚥，喀痰の粘稠化などによる気道の閉塞が原因としてあげられる．麻酔薬や咳嗽力の低下，体動の制限なども関与している．術後24時間以内に発生する

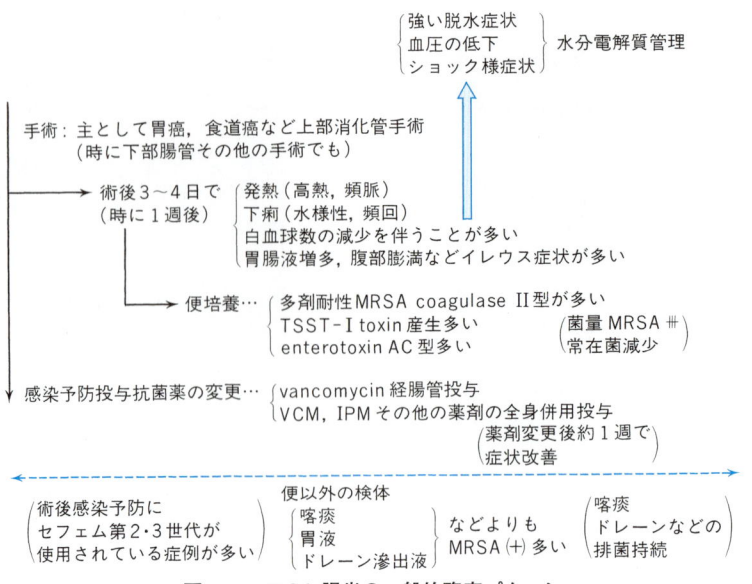

図 14 MRSA 腸炎の一般的臨床パターン

ことが多く，広範囲に及ぶと急激な呼吸困難，胸痛，チアノーゼが出現する．他覚的には浅くて早い呼吸となり，胸壁運動制限，ラ音の聴取，肺胞音減弱あるいは消失などが認められる．胸部X線上で**無気肺陰影**と肺容量の減少が認められる．容量減少では葉間線の変異，患側横隔膜挙上，縦隔陰影の偏位，肋間陰影狭小化などがみられる．血液ガス分析，CTによる画像診断も有用である．有効な咳嗽を促し，体位変換，気管支ファイバースコープによる気管内分泌の吸引，IPPBによる呼吸の補助と肺胞の拡張，抗生物質の予防投与なども必要である．

2．肺水腫 pulmonary edema

術後急性肺水腫の頻度は高くないが，いったん発生すると死亡率は高い．肺血管外水分量が著しく増加した状態であり，重篤な換気・拡張障害をきたす．これは循環系への急激な加重負荷による肺毛細管圧の上昇によって起こる．過剰あるいは急激な輸血や輸液での急激な循環動態の異常，潜在的な心不全，循環障害，栄養障害，術中におけるショック，心不全の併発，肺胞膜の障害なども関与する．不穏，過呼吸が初発症状で血液ガス分析が大切である．胸部X線上初期には血管陰影の輪郭の不明瞭化などがあり，次第にびまん性のスリガラス状陰影が出現する．酸素吸入，気道の確保，気道内分泌物の除去などを行い，循環系の過重負荷を是正する．気道確保には，経口的あるいは気管切開により挿管し，IPPB (intermittent positive pressure breathing) あるいは PEEP (positive end-expiratory pressure) を行い，積極的に気管内分泌物を吸引する．循環系を改善するために強心薬の投与，水分の制限，利尿薬の投与を行う．副腎皮質ホルモン剤は肺毛細血管の透過性や滲出機構を抑制することから，早期に投与する．

3．肺動脈塞栓症（肺梗塞）
pulmonary embolism

主に下肢深部静脈血栓に由来する遊離血栓あるいは空気，脂肪などが右心室を経て肺動脈に達し，突然肺動脈閉塞を起こし，肺循環異常による換気障害をきたすものである．欧米人に多く，わが国では少なかったが，近年増加傾向を示している．手術中から下肢に弾性ストッキングを装着するなどの予防策が重要である．肺動脈閉塞の程度により，臨床症状は異なる．通常は，呼吸困難，胸痛，動悸，呼吸促迫などをきたし，頸静脈の怒張や肝腫大などの右心不全の徴候，咳嗽，血痰などがみられる．広範囲な肺動脈枝の塞栓の場合には肺循環不全からショックに陥り，急性死を遂げる．肺血流スキャニングおよび肺動脈造影や心電図上の

変化から確診される．ショックおよび急性心不全に対する処置とともに抗凝固薬，とくにheparinの投与などが行われる．外科的には人工心肺使用下で血栓除去術が行われる．

C．循環系合併症

1．頻脈，徐脈，不整脈
tachycardia, bradycardia, arrhythmia

不整脈は心疾患の手術で多いが，一般外科手術の場合でも起こる．原因として，自律神経緊張亢進，出血，呼吸異常，心筋梗塞や虚血とともに電解質異常もあげられる．高齢者に発生頻度が高い．術後に不整脈が発生したらその原因を除去することが大切で，十分な心拍出量と冠血流量の維持を目標とする．心電図により不整脈の種類を同定し，心筋虚血の有無を検索する．血液ガス分析，生化学検査とともに胸部画像診断などが大切である．原因除去により消失するが，除去に時間を要するか不可能な場合には抗不整脈薬治療が必要である．薬物療法としては，心室性期外収縮に対してはキシロカインなどが用いられ，頻脈性心房細動にはジゴキシン，リスモダンなどが用いられる．房室ブロック，洞不全症候群などの徐脈性不整脈では硫酸アトロピン，プロタノールなどが用いられ，薬物でコントロール困難な場合では心臓ペーシングを行う．

2．心筋梗塞 myocardial infarction

梗塞発生の誘因として，術中，術後早期のショック，術後代謝性の増加，低酸素症，血液凝固異常などがある．胸部の圧迫感，絞扼感，疼痛，窒息感などからの突然のショック，呼吸困難，チアノーゼ，頻脈，不整脈あるいはうっ血性心不全の症状が出現した場合，心筋梗塞の発生を考慮する．血清酵素（CPK，GOT，LDH）の上昇，白血球の増多，血沈促進がみられる．血圧，心拍，心電図を厳重に監視するとともに，morphineと鎮痛薬により疼痛と不安を取り除きショックおよび心不全への対処をはかる．治療法には**血栓溶解療法**，経皮経管冠状動脈形成あるいは**冠状動脈バイパス手術**などがある．

3．深部血栓性静脈炎
deep vein thrombophlebitis

静脈血栓に炎症を伴う場合を血栓性静脈炎と呼ぶ．腸骨静脈にもっとも多く，次いで大腿静脈，下腿静脈にみられる．下腹部手術後に発生頻度が高い．誘因として血流の停滞，血液凝固性の変化，血管内膜の損傷などがあげられる．発熱とともに下肢の発赤腫脹，静脈怒張，運動痛，圧痛などがみられる．時に血管痙攣のため疼痛とともに白色調になり，有痛性白股腫（phlegmasia alba dolens）と呼ばれる．さらに感染のため腫脹高度となり動脈循環が障害され暗赤色となる．これを有痛性青股腫（phlegmasia caerulea dolens）という．患股の挙上，弾力包帯の使用，抗凝固薬（heparinなど）の投与，抗生物質の投与，線維素溶解薬（urokinase, streptokinaseなど）の投与，外科的治療に血栓除去術（thrombectomy）がある．血栓遊離による肺梗塞に注意を要する．

4．脂肪塞栓症 fat embolism

手術に際し組織（主に長管骨）から液状の脂肪が遊離し血管に入り発生する．主として肺塞栓症を指し，肺毛細管に脂肪滴が詰まり循環・呼吸障害を示す病態である．重篤な肺脂肪塞栓による症状は呼吸困難，チアノーゼ，水疱性ラ音，血性の気管分泌物などと共に，頻脈，低血圧，静脈圧上昇による皮下静脈の怒張などの右心不全症候を示す．錯乱や指南力障害，せん妄などの急性の脳症状をしばしば伴う．急性呼吸不全に対する処置，抗凝血作用を現さない程度のheparin投与，低分子dextranの静脈内投与などがある．

D．神経系の合併症と精神障害

1．脳血管障害

動脈硬化性病変や心疾患を有する高齢者，あるいは血液凝固異常などが誘因となる．病態として脳梗塞，一過性虚血性発作，可逆性虚血性神経脱落などがある．梗塞では部位により異なるが，意識障害や片麻痺などの巣症状がみられる．循環障害が軽度であれば一過性虚血性発作（transient ischemic attack；TIA）がみられ，脳虚血症状は24時間以内に消失する．脳虚血症状が24時間以上，3週間以内のものを可逆性神経脱落（reversible ischemic neurological deficits；RIND）といい，症状が永続する完成脳卒中と区別している．CTにより出血か梗塞か鑑別し，出血に対しては血腫の除去，梗塞に対しては**血栓溶解療法**（urokinaseの投与）が有用である．

2．精神障害

術後精神障害とは，手術後にみられるすべての精神症状を含む．不安・抑うつ・せん妄など，および既存の精神病の顕性化した場合なども含まれる．術後に何かしらの精神症状が出現した場合は，肺炎などの感染症，縫合不全，脳出血などの重大な合併症のないことを確認する．ときにアルコール離脱症候群であることもあるので，飲酒歴の聴取も大切である．一般的に医師が患者に接して絶えず安心感を抱かせる必要がある．不眠，不安，軽い失見当識などでは，十分な睡眠の確保のため入眠剤を投与する．上記対応でも不安，抑うつなどの症状が強くなった場合は，向精神薬の投与を行う．

E．肝障害

術後肝障害をきたす要因としては，手術侵襲，輸血，麻酔薬を含めた各種薬物があげられる．

1．輸血後肝炎（B型肝炎，C型肝炎）

以前は術後肝障害の代表的なものであったが，B型肝炎，C型肝炎ウイルスのスクリーニング法が普及した現在，発生率は減少している．C型肝炎にはインターフェロンが投与される．

2．Halothane肝炎

吸入麻酔薬であるhalothaneによる肝障害で，肝機能検査でようやく検出される程度の軽度なものが多いが，まれには劇症肝炎を起こして死亡するものもある．劇症肝炎の発生頻度は1万人の麻酔で1例程度とされている．

3．ショックによる肝障害

術中術後の出血や感染によるショックで肝血流が著しく低下し，肝阻血から中心性壊死と肝内胆汁うっ滞をきたす病態である．

4．薬物性肝障害

中毒性肝障害としてみられるもので，抗癌薬，抗生物質などで多くみられる．

5．術後黄疸

上記肝炎，肝障害の原因以外に肝外胆道の機械的閉塞がある．術中の胆管結紮や胆管の損傷による狭窄など手術操作に起因するものや，総胆管結石の嵌頓，遺残などの場合に黄疸が発生する．肝炎に対する一般的な治療を行うが，急性肝不全への移行が懸念される場合は，血漿交換や患者血漿灌流による血液浄化法を行う．閉塞性黄疸に対しては外瘻，内瘻などの胆汁の誘導処置を行う．

F．腎障害

1．術後急性腎不全

腎機能障害によるもので，尿量500 ml/日以下を乏尿（oligulia），100 ml/日以下を無尿（anuria）と呼ぶ．乏尿，無尿が続くと窒素血症，高カリウム血症，電解質異常，アシドーシスなどを起こし，遂には尿毒症に移行して死亡する．

1）腎前性腎不全
急性循環不全を伴う急激な腎血流量の低下によって起こり，術中術後の出血，高度の脱水状態，低血圧，嘔吐および体液の喪失などが誘因となる．

2）腎性腎不全
急性尿細管壊死あるいは急性腎皮質壊死といわれるもので，crush syndromeや異型輸血における血色素尿症，術後の敗血症やショックにみられるDIC，腎毒性物質の投与，急性腎炎や慢性腎炎の増悪などによる．

3）腎後性腎不全
尿路系の機械的閉塞によるもので，術中障害，腫瘍の発育，浸潤による圧迫などにより無尿となるものである．

著しい尿量の減少を示し，進行すると高度の食欲不振，感染，胃腸管からの出血などの尿毒症症状を呈する．血清Kの上昇がみられ，心電図所見も異常を示すようになる．

▶**治療**　原疾患の治療，腎不全の原因となった腎外性病変の治療，腎疾患に対する治療，腎不全に伴う代謝産物の処理を行う．

①**一般的治療**　安静，蛋白質の制限と減塩を中

心とした高カロリー栄養法，水分電解質出納の調節，とくに高カリウム血症の治療を行う．

② 人工透析法

ⓐ 腹膜灌流　腹膜の半透膜としての性質を利用し，腹腔内に透析液を注入し腹膜循環血液を透析する．開腹手術後に施行されることは少ない．体液中の代謝産物を除去し，水分の平衡異常，電解質の過不足を是正する方法である．

ⓑ 血液透析　血液を透析膜を介した拡散および限外濾過により浄化する．腹膜灌流ができない場合や，高カリウム血症が高度な場合，腹部外科手術後などの際に行われる．血圧低下や不均衡症状が起こりやすい．

ⓒ 血液濾過　血液から水分・溶質を濾過用フィルターで除去し，専用の置換液を補充する方法である．循環動態に与える影響は少なく，装置が簡便で機動性がよい．

2．排尿障害

腹部手術，とくに直腸，子宮などの骨盤内臓器の手術後に頻発し，高齢者に多い．仰臥位での排尿経験がない場合や手術創の疼痛，排尿機構に関与する骨盤内神経の損傷による膀胱支配神経の失調，尿路の閉塞や狭窄などが原因となる．原因によって異なるが，排尿訓練，薬物，とくに副交感神経刺激薬の投与，カテーテル導尿などが有効である．

G．消化管手術後の合併症

1．縫合不全

消化管吻合部あるいは断端閉鎖部の治癒障害により，縫合の破綻した状態をいう．消化管内容が腹腔や胸腔に漏出して腹膜炎，胸膜炎，縦隔炎などを生じる．全身的因子として低栄養状態，低酸素血症，糖尿病，抗癌薬・ステロイド使用患者などがあげられる．局所的には吻合部血行障害，吻合部過緊張，吻合部感染，手術手技の問題などがある．腹膜炎が生ずれば，発熱，疼痛，腹壁の筋性防御などがみられる．膿瘍形成など局所の炎症が進展すれば，敗血症，DIC，MOFなどに移行する．一般的に水溶性のガストログラフィンによる造影により確認されることが多い．治療には絶食，積極的な栄養管理，抗生物質の投与，腹腔内ドレナージあるいは人工肛門造設（下部消化管の縫合不全の場合）などを行う．

2．消化管の通過障害

1）術後腸管麻痺

開腹手術後の一時的腸管運動麻痺状態を術後腸管麻痺という．この状態が遷延したり，頑固な麻痺に陥った状態を術後の麻痺性イレウスという．消化管内容の積極的な吸引と腸蠕動亢進薬の投与を行うが，腹膜炎が原因する場合にはその治療を優先する．術後早期の麻痺性イレウスでは，MRSA腸炎によるものも多く，菌の培養検査結果を待たずにVCMの経腸管的投与を行う．

2）術後の機械的イレウス

開腹術後のイレウスのうちもっとも多いのは癒着性イレウスである．臨床的には**単純性イレウス**と**複雑性（絞扼性）イレウス**に分けられ，両者では病態，管理，対応が著しく異なる．症状は腹痛，嘔吐，鼓腸，排便・排ガスの停止，脱水症状などである．腸管の血行障害を伴う絞扼性イレウスでは各種の症状が激烈に起こり，腹膜刺激症状が現れる．処置が遅れると腸管は急速に壊死に陥り菌血症，エンドトキシンショックの発生もあり，緊急手術の対象となる．単純性のものでは経鼻胃管や腸内チューブによる胃内容吸引などの保存的療法を行い，効を奏さない場合は再開腹を行ってイレウスを解除する．

3．盲嚢症候群 blind loop syndrome

消化管吻合術後に盲嚢や盲環内で腸内容の停滞に起因する細菌の異常増殖が発生し，貧血，脂肪下痢，低栄養，ビタミンB_{12}吸収障害などが発生する．したがって bacterial over growth syndrome とも呼ばれる．時には潰瘍が発生し，出血や穿孔を起こすこともある．抗生物質の投与がなされるが，保存的治療に抗する場合は手術適応となる．

4．輸入脚症候群 afferent loop syndrome

Billroth Ⅱ法再建術後に生じる合併症である．輸入脚症候群は輸入脚からの内容の流出が不完全に閉塞されたり，まれに完全閉塞されることにより起こる．十二指腸や空腸輸入脚内に胆汁，膵液が貯留し，輸入脚の内圧が上昇することにより症状を呈する．通常食後に，右上腹部または心窩部

の膨満感と疼痛を訴え，悪心，嘔吐が特徴的である．軽症の患者では保存的治療で多くは軽快する．重症患者ではBraun吻合による輸入脚の減圧，胃空腸吻合の胃・十二指腸吻合への変換などの手術を行う．

5．逆流性食道炎 reflux esophagitis

手術により下部食道から噴門にみられる逆流防止機構が破壊されるか，低下して消化液の頻回な逆流によって生ずる．食道噴門部手術や胃全摘術後などに多いが，幽門側胃切除術後でもみられる．胸やけ，心窩部や胸骨後方の疼痛を訴え，食物，胃液，胆汁などを吐逆する．進行すると嚥下困難を生ずる．内視鏡的には発赤，びらん，時には潰瘍もみられる．粘膜保護薬，制酸薬の投与などの保存的治療を優先する．

6．術後急性胃拡張 acute gastric dilatation

腹部手術の術後1～3日目頃に，急激な胃の拡張と胃内容の貯留をきたし，吃逆，嘔吐を頻発する状態をいう．高度の脱水状態，循環障害をきたし放置すると予後不良となる．近年の全身麻酔下では経鼻胃管での胃内減圧がなされており，まれに発生する病態となった．X線像上，左横隔膜下に大きな胃泡と鏡面像が認められる．経鼻胃管により胃内容を排除すると共に持続的に吸引する．水分・電解質の補充とともに腸管蠕動亢進薬の投与などを行う．

7．吃逆（しゃっくり）
hiccupping, singultus

吃逆は原因により中枢性，末梢性および反射性とに分類されるが，術後の吃逆は末梢性，反射性のもので，横隔膜あるいは横隔膜下神経叢が刺激されて起こることが多い．多くは胃内容の停滞による胃の膨満や鼓腸のために横隔膜が伸展されて起こるが，留置胃管，横隔膜下留置ドレーンの刺激，横隔膜下の滲出液の貯留，横隔膜下膿瘍，腹膜炎，イレウスなどが原因であることもある．術後早期の吃逆は胃の膨満，鼓腸が原因であることが多く，一過性である．術後3～7日目頃より出現する吃逆は頑固に持続し，上記の重大な合併症の一徴候である場合が多いので注意を要する．治療として胃内容の吸引，末梢神経刺激法（Aschner法：眼球圧迫など），各種鎮痙薬などの薬物療法などがある．

21 老人の特殊性

1. 高齢者の定義と個人差

国連の世界保健機関（WHO）の定めるところの65歳以上の高齢者が人口の7%を超えると高齢化社会，14%を超えると高齢社会，21%を超えると超高齢社会と一般に呼ばれる．わが国では，21.5%（2007年度）であり世界有数の超高齢国家である．ちなみに2010年のわが国の平均寿命は男性79.64歳（世界第4位），女性86.39歳（世界第1位）である．この老齢人口の割合は今後も増加するといわれており，当然外科治療の対象となる老人（高齢者）も年毎に増加している．

老人（高齢者）の定義は必ずしも一定しておらず，昭和40年代頃より65歳以上とされ，外科研究の対象となっていたが，時代の変遷とともに引き上げられ，近年では75歳以上とする規定が多くなってきている．しかし，暦年齢と個人の老化の程度は必ずしも一致するものではなく，個人差が非常に大きい．しかも心・肺・腎をはじめとする各臓器によっても老化の程度は異なり（図1），高齢者として，画一的に対応するのは難しい面も多い．

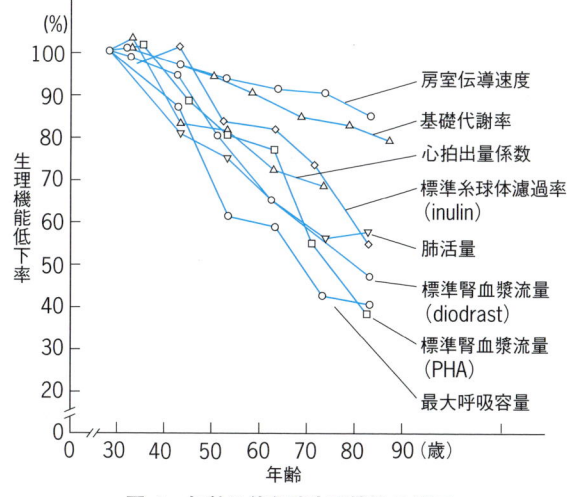

2. 高齢者の特徴

A. 潜在的機能低下

表面的には機能障害がなくても，潜在的に神経系・内分泌系・免疫系の機能低下，消化・吸収機能，循環・呼吸機能，腎機能，肝機能，水分・電解質代謝機能などの低下が存在することが少なくない．とくに平常では現れない予備能力の低下や，栄養代謝面での活性低下に関する術前評価には十分な注意が必要である．適切な負荷試験などにより，的確に術前の状態を把握することが必要になってくる．

B. 反応性の低下

環境の変化に適応する能力の低下が，老化の一つの定義といえる．神経系・内分泌系・免疫系これらの三つのシステムはお互いに調整し合って働いており，わずかなストレスにも反応し，生体のホメオスタシスを維持している．高齢者ではこのシステムが十分に作動しなくなってくると考えられる（図2）．**自他覚的所見に乏しいのも高齢者の特徴である**．当然起こるべき反応がみられず，重

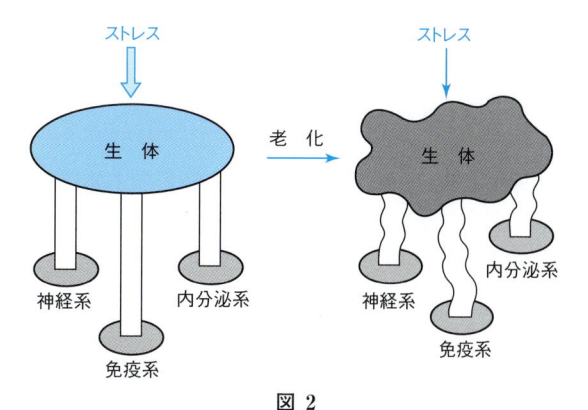

図1 加齢に伴う諸生理機能の低下
（Kohn：J. Chronic Dis **16**：5-21, 1963）

図2
神経内分泌免疫系はストレスを受けとめるシステムであるが，加齢とともにそのストレスを受けとめる能力は確実に低下する．（広川による）

要な疾患の診断・治療が遅れてしまうことも多い．この特徴は，術後の生体反応においても同様であり，各臓器の機能低下と相まって，その管理には十分な注意が必要である．

C. 疾患の特殊性

手術を待期手術と救急手術に分けてみると，老人では救急手術の成績がとくに不良であるのが目立つ．

他の年齢層におけると同様，悪性腫瘍が原因で手術を受ける老人の比率が多い．悪性腫瘍に対して治癒切除を施行しようとすれば当然切除範囲が拡大し，それだけ生体への侵襲が増すことにも留意せねばならない．

3. 各臓器における機能低下

A. 心・血管系

老人では，心筋細胞の萎縮の結果，心収縮力の低下，心拍出量の低下があり，**心負荷に対する予備力が低下**している．とくに体内水分の変動が激しい術後早期では，少しの循環血漿量の超過でも**心不全**につながりかねない．**陳旧性心筋梗塞**を有する患者ではとくに注意が必要で，術前の心機能の厳密な評価，術後の投与水分量およびカテコールアミン類投与におけるきめ細かな管理が欠かせない．このほか，高血圧や狭心症を有する患者においても程度の差こそあれ，同様の傾向が認められる．表1には老人によくみられる心電図上の異常所見をあげた．

B. 呼吸器系

加齢と共に，肺弾性力の減少，胸郭の柔軟性の低下をきたし，**肺活量（％肺活量）の減少と残気量および機能的残気量が増加する**のが特徴である．肺活量と残気量を合わせた肺容積は，年齢による低下はあってもごくわずかである．さらに肺の弾性度の低下と気道の粘性抵抗上昇の目安となる1秒量や1秒率（努力性肺活量に対する1秒量の割合），中間呼気流速 maximal mid-expiratory flow（MMF），最大換気量などが減少する（図3）．

また closing volume〔最大呼気位まで呼出していく時に，肺のいずれかの部分に細気道（直径0.5〜0.9 mm）の閉塞が起きる時の肺容積〕の増加が起こり，**末梢気道の閉塞**をきたしやすくなる．すなわち，肺胞が完全に縮む前に細気道が閉鎖されてしまう結果，その気道の末梢の換気が不十分となり，気道分泌物が貯留して，粘液栓による気道の閉塞が起こって，**無気肺**をきたしやすい．

加齢に伴う呼吸筋の筋力の低下や1秒量の減少は，喀痰の喀出力低下にもつながるため，気道閉塞を促進する因子となり得る．

老人では**慢性閉塞性肺疾患**を合併していることも多く，肺気腫や肺線維症では肺内でのガス分布の均等性が失われ（換気-血流分布異常），ガス交

表1 老人にみられる心電図上の変化

右脚ブロック
心房細動
上室性期外収縮
心室性期外収縮
ST, T 波異常

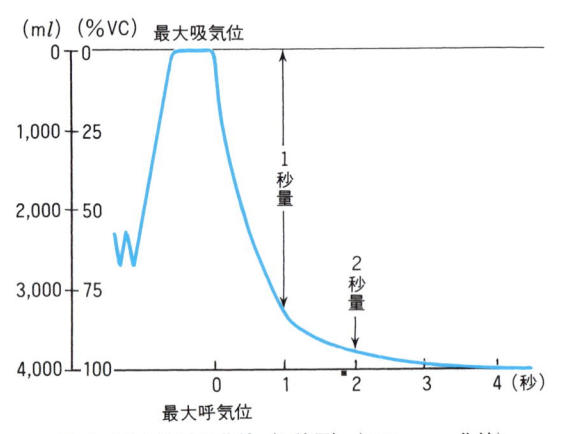

図3 努力性呼出曲線（1秒量）（Tiffeneau 曲線）

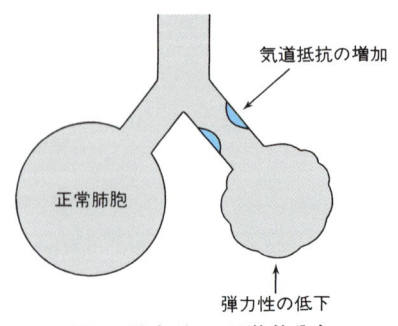

図4 肺内ガスの不均等分布

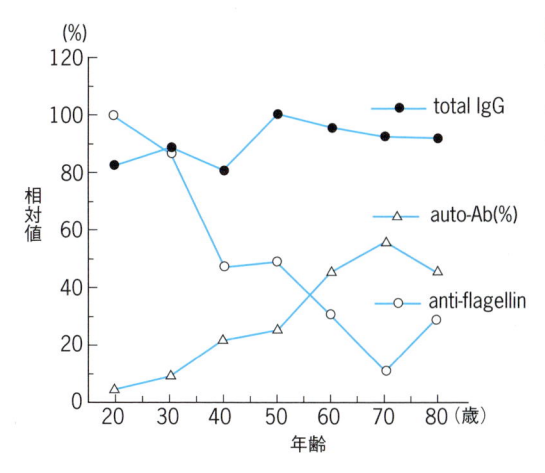

図5 ヒト血清中の抗体の加齢変化
血清中のIgGの量（total IgG：●）は加齢とともに低下することはなく，むしろ上昇する．特異抗体など，たとえば細菌の鞭毛に対する抗体価（anti-flagellin：○）は加齢とともに減少する．一方，自己抗体の出現頻度（auto-Ab：△）は加齢とともに増加する．(Rowley et al.：Lancet **2**：24, 1968)

換効率が低下して動脈血中の酸素分圧の低下を招く．過剰換気によってもこれが代償されない状態が，換気障害による呼吸不全である．

高齢者では，**術後無気肺**が非高齢者と比べて3倍もの高率に発生するとされ，無気肺に引き続く肺炎が多臓器不全の重要な原因であることを考えると，呼吸器機能の低下に対する評価と，各種理学療法を用いてその機能を術前にできるだけ改善しておく努力が重要である．

C．水分・電解質代謝の異常

高齢者では，体内の全体水分量が低下している．しかし，循環血液（細胞外液）量については年齢的な変化はほとんどないといわれ，細胞内液量の減少がその大きな部分を占めている．とくに疾病時には，体水分量の調節がうまくいかないため，入院時，すでに脱水をきたしていることが多い．しかしながら，急速な輸液は，腎の濃縮能低下などを原因とする，浮腫や肺水腫をきたすことがあり，その補正には十分な時間をかける必要がある．高ナトリウム血症，高カリウム血症をきたすことも多く，これらは速やかに改善しなければならない．

D．腎 機 能

加齢と共に腎実質は萎縮し，腎機能の低下をみる．糸球体の硝子様変性，腎動脈の硬化性変化，尿細管上皮の変性などにより，**腎血流量の減少，糸球体濾過値や尿濃縮能の低下**が出現する．これらの機能低下を代償するため，大量の薄い尿を作成して老廃物の処理を行っている．正常範囲であっても血液生化学でクレアチニンが1.0を超えることが多くなり，さらにクレアチニンクリアランスの低下やFishberg濃縮試験で異常値を証明できる．

E．代謝・栄養

加齢によって基礎代謝率は減少し，エネルギー代謝の効率低下をきたしている．一般に加齢により，糖尿病などの**耐糖能異常**や，高コレステロール血症などの**脂質代謝異常**など，栄養状態に直接かかわる疾病により，低栄養状態であることが多い．また，蛋白摂取量の減少，蛋白合成能の低下もみられる．さらに，体構成脂肪量の増加と骨格筋量の低下により，ストレス時の動員可能な蛋白量が減少している．

F．免 疫 系

一般に加齢とともに，細菌などの外来抗原に対する抗体産生能力は低下するが，自己抗原に対する抗体産生は増加する（図5）．すなわち，感染などの防御システムとしての能力は加齢とともに減弱する．高齢者では，手術侵襲によるオプソニン活性の低下も加わって，術後には易感染状態に陥り易く，**難治性感染症**を起こしやすい．そして重篤な敗血症，そして多臓器不全へと容易に急激な変化をとりやすいことを念頭に，術後管理を行う必要がある．

G. 神経・内分泌系

神経細胞は生後は分裂をせず，数の増えない細胞であり，加齢に伴い神経細胞数は減少してくる．これに伴い，ドーパミンやノルエピネフリンなどモノアミン神経伝達物質は減少してくる．内分泌能は性ホルモンを除けば，その基礎分泌量はあまり減少しないといわれているが，その代謝速度が減少しており，侵襲を受けた時に，正常な反応を妨げる可能性がある．

加齢により，神経・内分泌系の変化がどのように現れるかはまだ十分にわかっていないが，前述したように，免疫系・神経系・内分泌系は相互に関連しつつ，総合的に生体調節系として働いており加齢により，ストレス時に十分対応できない状態になっていくことは明らかといえる．

H. 認知症などの精神障害

高齢化が進むにつれ認知症（痴呆）や寝たきりの高齢者が最近急激に増加している．また，社会の高齢化，核家族化が急速に進んだことにより高齢者の一人暮らしが増加している．そのような患者の手術適応については原疾患の評価，全身状態の評価とともに社会的要因（家族関係，介護者の状況，居住環境，経済状況など）を考慮に入れ総合的評価し，術式の選択，非手術療法の在り方を考慮する必要がある．さらには高齢者の疾患に対する理解度，適切な選択的判断，説明と同意の困難性も存在する．現在では高齢者の手術も比較的安全に行えるようになったとはいえ，術後のライフスタイルや生活の質（QOL）についてもますます重要視しなければならない．身体的な術後のケアおよびリハビリテーションだけでなく，精神的な面でのケアや介護支援が大きくならないように，術後生活機能（ADL）の的確な予測が以前にもまして大切である．「病気は手術で治ったものの，寝たきりになった，認知症が増強した」ということがあってはならないことはいうまでもない．

4．手術適応の決定

これまでにあげたような特殊性，すなわち全身臓器の機能低下が老人にはみられるため，それだけ手術危険度が高いのは間違いない．しかし，老人であるからという理由だけで手術が非適応となることは，現在ではない．各臓器の機能的予備力を把握し，それを術前にできるだけ補正することで，多くの待期手術は安全に行えるようになっている．もちろん，原疾患の進行度，術後に予想される機能の逸失とそれに伴う生活の質の低下，精神面における老化の程度などを考慮して，総合的に手術適応が決められる．

22 皮膚と皮下組織

1. 構造と機能

皮膚は，生体表面をおおっている層であり，生体の内外を区切るための境界をなす．そのため，種々の機能を有しており，しかも総重量3～4kg，皮下組織を含めると9kgに及ぶところから，人体で最大の臓器ということもできる．

A. 皮膚の構造

皮膚は表皮，真皮，皮下組織の3層からなる（図1）．通常の皮下組織をおおう表皮は被覆表皮と呼ばれ，深部より基底層，有棘層，顆粒層，角層からなり，深部の基底層から表層へ向けての角化に与る．真皮は主として強靱で白色の線維成分からなり，汗腺や皮脂腺，毛包，神経，脈管系を含む．皮下組織はほとんどが脂肪細胞よりなり，結合織隔壁でいくつもの部分に境されている．

B. 皮膚の機能

1. 保護機能

皮膚および皮下組織の弾力性により，機械的な外力を防いでいる．慢性的刺激が加わる部分では角質層の肥厚として反応し，病的状態となったものが胼胝である．皮膚表面は，弱酸性で脂質におおわれており，細菌や水分の侵入を防ぐと共に，体液の不必要な喪失も防いでいる．熱や紫外線などの物理的刺激からの防御作用も有している．

2. 体温調節機能

通常は低い熱伝導率により体温の喪失を防ぐが，体温上昇時には血管の拡張と発汗作用により熱を発散し，体温の異常上昇を防いでいる．

3. 知覚機能

痛覚，触覚，温冷覚を有し，これらの感覚は知覚神経から脊髄，脳幹，視床を通して大脳皮質へと伝達される．感覚点はモザイク状に分布し，身

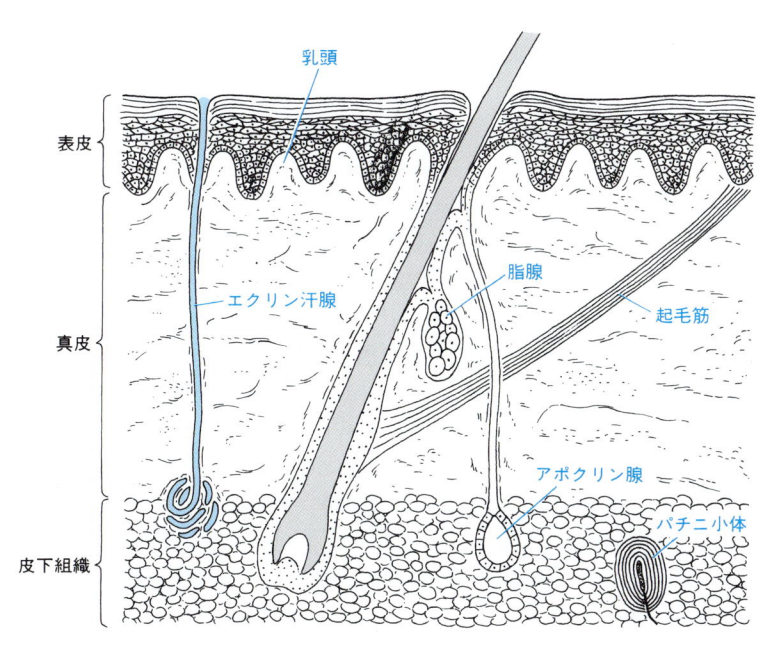

図1 皮膚の構造

4. 分泌・排泄機能

皮膚には2種類の汗腺がある．**エクリン汗腺**は，ほぼ全身の皮膚に分布する真の汗腺である．汗は99％が水分である．発汗には感性と，意識しない水分の不感性の蒸泄がある．感性蒸泄は温熱もしくは精神的刺激により誘発され，一方，不感蒸泄では1日当たり500～700 mlの水分が失われてゆく．**アポクリン汗腺**は哺乳類の芳香腺の退化したもので，腋窩，乳房，外陰部，肛門に存在し，体臭に密接な関係がある．中性脂肪，脂肪酸，コレステロールを分泌する．

このほか，脂腺が存在し，分泌された皮脂は表皮をおおって，水分を保持し細菌増殖を阻止する．

5. 吸収機能

皮膚も吸収機能を持つことがわかっているが，主として経角質層，とくに角質細胞間を通って吸収されると考えられている．一般に分子量が小さく，脂溶性の物質は吸収されやすい．この機能を利用して，軟膏療法が行われる．

6. 代謝機能

皮膚にもP-450をはじめとする各種の酵素が存在することが証明されてきており，表皮での薬物代謝が活発に行われていることが示されている．たとえば，薬疹は血流に乗って表皮に到達した物質がさらに代謝を受けて活性化し，壊死や炎症反応をきたすためと考えられる．さらに，これらの表皮の薬物代謝の中には誘発剤や紫外線で変化するものがあることが知られてきており，光線過敏症の発症などに関与する可能性が示唆されている．

2. 皮膚の炎症

1. 癤（せつ）furuncle

毛囊を中心とした化膿性皮膚感染症で黄色ブドウ球菌によることがもっとも多く，表皮ブドウ球菌，溶血連鎖球菌がこれに次ぐ．抗生物質の投与や軟膏処置により軽快するが，ある程度進行したものは，切開排膿したほうがよい．**せつ腫症**（furunculosis）とは，次々と癤ができる状態をいう．

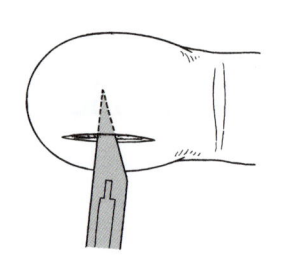

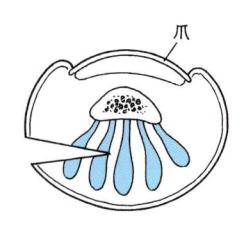

図2 癤疽の切開法
炎症を起こしている線維性隔壁を切離し，十分に排膿する．
（日医誌，臨時増刊 Vol. 99, No. 13）

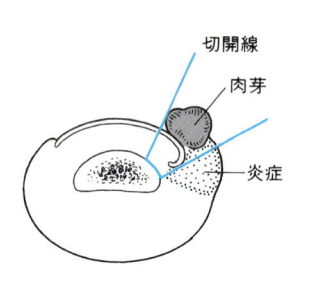

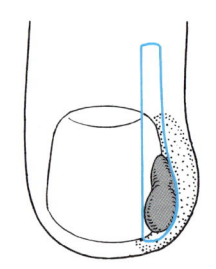

図3 巻き爪と部分抜爪

2. 癰（よう）carbuncle

近接する数個の毛囊に化膿性炎が発生した状態をいう．皮下組織にも炎症が波及，全体として硬結を触れ，疼痛が激しく，悪寒発熱など全身症状を伴う．糖尿病を基礎疾患に持つことが多い．切開排膿後抗生物質の投与で軽快する．

3. 蜂巣炎 phlegmon

真皮深層および皮下組織の広範な化膿性炎症をいい，やはり黄色ブドウ球菌を起炎菌とすることが多い．発赤，腫脹，硬結を広範に認め，疼痛が激しい．早期に治療を行えば典型的な膿瘍を形成することなく，治癒する．局所の安静，湿布，抗生物質の投与（経口，静注）を行う．

4. 瘭疽（ひょうそ）panaritium

手指末節部に生ずる化膿性炎症を指すが，炎症が進んでも自然排膿せず，骨，腱，関節にまで及び循環障害から骨壊死をきたすこともあるため，とくにこの名で呼ばれる．初期治療としては，局所の安静,抗生物質の投与が奏功することが多い．膿瘍形成が疑われれば**切開排膿**を行う（図2）．切開は，指の中心部を避け側方におく．これは，知

覚障害を防ぐのが目的である．

爪の切りすぎや陥入爪（巻き爪）による**爪周囲炎**として経験されることが多い．軽度であれば，抗生物質軟膏の塗布でも十分である．炎症が高度であったり皮内の膿瘍を形成していれば部分抜爪が必要となる（図3）．

3．潰　瘍 ulcer

1．下腿潰瘍 ulcus cruris

下腿は外傷を受けやすく，またとくに脛骨前縁は血行に乏しいため，血行障害やリンパ行障害が存在すると，一度できた潰瘍は難治性であり，軽快増悪をくり返す例も経験される．これをとくに下腿潰瘍と称し，静脈の**血行障害**によるものを指すことが多いが，動脈の血行障害も原因となる．下腿の下1/3に好発し，浅い潰瘍で色素沈着を伴う．多くは局所の感染炎症を伴っているので，患肢の挙上安静，débridement，局所洗浄，抗生物質の投与をまず行う．保存的治療で治癒しなければ，感染の消退を待って，潰瘍周辺の皮下瘢痕組織の除去・植皮や静脈瘤に対する根治術を行う．

2．褥　瘡 decubitus

長期間の臥床など，皮膚の一部に長時間の圧迫が加わるときに形成される**皮膚潰瘍**である．境界明瞭で，乾燥した壊死塊を付着しており，ときに下掘れの潰瘍を形成する．栄養状態の不良な患者に発生することが多く，数時間の圧迫でも形成される．感染や神経麻痺により形成が助長される．褥瘡は難治性のため予防を心がけることがなにより大切である．一定時間ごとの**体位変換**を行い，圧迫ができるだけ加わらないよう円座や枕を当て，シーツなどのしわもできるだけのばすようにする．空気で膨らませたマットや，さらに時間とともに内部の空気圧が部分的に変化するマットの利用はきわめて有効である．また，発赤など褥瘡初期の段階の所見を認めた場合など，マッサージも効果的である．

▶**治療**　局所の圧迫を避け，感染に対処し，**清拭**を頻回に行い常に清潔を保つとともに，栄養状態の改善は必須である．基底細胞が残存する浅い褥瘡では，湿潤環境を保持する被覆剤の使用で上皮化が期待できる．一方，皮下組織やさらにこれを

図4　類表皮嚢胞（粉瘤）

図5　類表皮嚢胞（外傷性）

超えた深い潰瘍では，炎症期には，感染制御，滲出液の吸収，壊死物質の除去を行い，肉芽形成期にはこれを促進する軟膏を使用し，親水コロイド被覆剤で創をおおう．潰瘍が深く骨が露出するなど難治性の場合は，皮下組織を十分付けた皮弁を移植する．

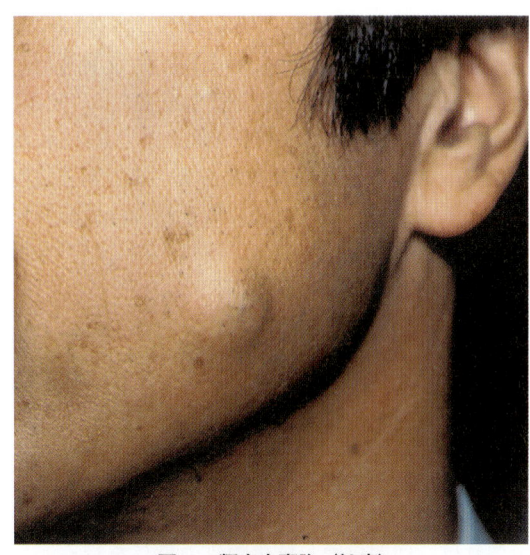

4．嚢　胞 cyst

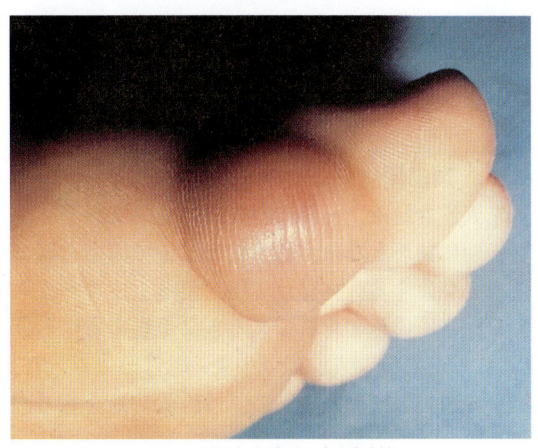

1．類表（上）皮嚢胞 epidermal inclusion cyst

毛包に角質物質が貯留したり，皮膚の上皮（表皮）が皮下に取り込まれ，嚢胞を形成したものである（図4）．いわゆる粉瘤（atheroma）であるが，薄い表皮細胞におおわれており，真の皮脂嚢

胞（sebaceous cyst）とは異なる．

大部分は毛包に一致して起こり，毛包漏斗部が閉塞することで，内容が貯留して増大する．頭部，顔面，頸部や体幹に好発する．大きさは数 mm から 10 cm 程度に及ぶものまでさまざまである．内容は，灰白色から灰黄色の悪臭を持つ耳垢様物質である．中心付近の表皮に毛包に一致した小さな陥凹を持つのが特徴である．

手掌，足底など毛包が存在しない部位では，被覆表皮が外傷により表皮下に取り込まれて発生することがあり，その場合 traumatic epidermal inclusion cyst と称される（図5）．

一般には無症状であるが，細菌感染による化膿性炎症が起これば疼痛発赤腫脹をきたす．炎症が起これば，切開排膿し抗生物質の投与を行う．急性期の摘出は，嚢胞の境界が不明瞭のため手術創が大きくなりがちであるし，上皮の残存による再発の可能性が高い．炎症の消退を待って，嚢胞壁を含め完全に摘出する．

2．類皮嚢胞 dermoid cyst

先天性嚢胞で，**一種の組織奇形**である．多くは青年期に顕著となる．胎生期の正中での癒合線に沿って発生する．内容は皮脂，脱落上皮などからなる泥様灰白色の物質で，ときに毛髪を有する．眼囲，頭部，鼻根部，顎下中央，尾骨部にみられ，クルミないし鶏卵大である．外科的切除を行う．

3．結節腫（ガングリオン）ganglion

腱鞘や関節嚢から発生する小さな結節性腫瘤である．内腔は関節腔と交通し，透明なゼリー状物質を含む．手関節，足関節に好発し，まれに肘関節，膝関節にもみられる．大きさは1～2 cm のことが多く，皮膚との癒着はない．基底部で関節嚢とつながるため可動性は不良である．内容は液体であるが，緊満するため硬く触れる．大きいものでは鈍痛や不快感を訴えることがある

▶治療　一時的には，18 G 以上の太い針で穿刺して内容を除去するが，再発をきたす．**切除術**が根治的である．ただし，嚢胞部分をこれが関節腔と交通する部分まで完全摘出することが重要である．

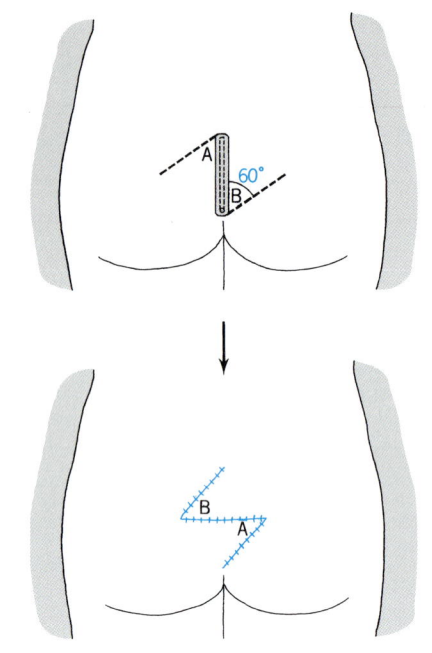

図 6　Pilonidal cyst の Z 形成術

4．血液嚢胞 blood cyst

外傷性血液嚢胞は，外傷による皮下血腫が完全に吸収されず，嚢腫として残存したもので，上皮を持たない．内容は暗赤色の漿液で，波動を証明できる．穿刺吸引のみでも治癒可能であるが，数回の穿刺でも再発するときは外科的に**全切除**する．

頸部に発生するものは，先天性で胸鎖乳突筋前縁ないし鎖骨上窩に発生する．

5．毛巣洞 pilonidal sinus, cyst

肛門より3.5 ないし5 cm ほど後方に寄った仙骨尾骨部正中付近にみられる嚢胞ないし瘻孔である．その起源が神経管に関連した奇形に求められるものがないわけではないが，現在では多くは後天性のものと考えられている．内腔もしくはその開口部に毛髪を認めることから，毛巣洞の名がある（各論13章 664頁参照）．ただ，1/4 の例では毛髪を認めない．殿部に加わる機械的刺激が嚢胞を進行させるため，**ジープ病（jeep disease）**とも呼ばれる．尾骨先端付近の開口部からほとんどが頭側に伸びる内腔を持ち，その形は細い瘻孔や比較的広い扁平な嚢胞状を呈し，肉芽性組織でおおわれる．

一般には無症状で，青壮年期に至って感染によ

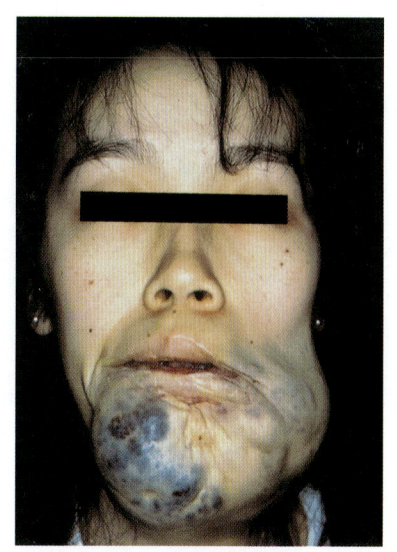

図7 海綿状血管腫

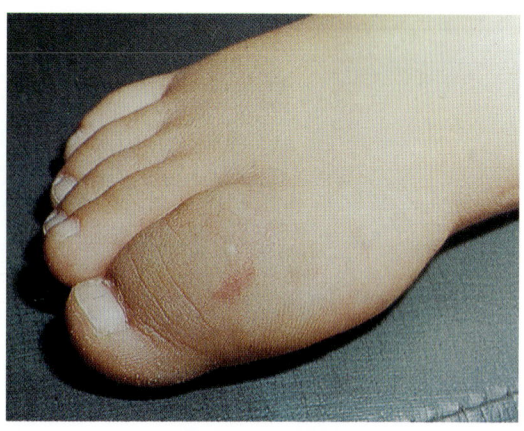

図8 リンパ管腫

り気づかれることが多い．
▶治療　外科的に囊胞ないし瘻孔を完全に摘出する．囊胞や瘻孔の形態は一様ではないので，色素を注入してその範囲の目安とする．殿間溝が深いとできやすいとされ，摘除後の縫合線が正中線に重ならないようZ形成を行って，この溝をできるだけ浅くすると再発が少ない（図6）．

5．良性腫瘍

1．いぼ（尋常性疣贅）common wart
ヒト乳頭腫ウイルス感染が原因の皮膚の小隆起である．軽度の自発痛，圧痛がある．四肢末端に好発し，足底ではあまり隆起しない．
▶治療　電気焼灼，液体窒素による凍結療法，ブレオマイシンの局注，5-FU軟膏の塗布等が行われ，外科切除は適応とならない．

2．ケロイド keloid
何らかの外傷を受けた部位にできる扁平または半球状の境界明瞭な隆起を呈する皮膚の増殖性変化である．ケロイド体質は遺伝子で規定され，手術的要因に関係なく，ケロイドが発症する．顔面，頸部，前胸部に好発する．鮮紅色や紅褐色を呈し，側方からつまむと圧痛を訴える．ときに痒みを伴う．
▶治療　外科的切除を行うが，縫合にあたっては皮内埋没縫合とし異物反応を抑制したり，少量のX線照射が加えられるが，再発することも多い．副腎皮質ホルモン軟膏の塗布，とくに密封療法（ODT；occlusive dressing technique）と圧迫で一定の縮小効果を見る．また副腎皮質ホルモンの局注も有効である．

3．血管腫 hemangioma
1）イチゴ状血管腫
strawberry hemangioma
新生児期から乳児期に毛細管拡張症として発生し，3〜6ヵ月で完成する．形，色ともイチゴの表面に類似し柔らかく，圧迫で縮小退色する．自然に縮小し始め，学童期までには消失するのが大部分である．

2）ポートワイン状血管腫
portwine hemangioma
平坦な赤紫ないし暗赤色の斑で赤ぶどう酒の色に似る．出生時より存在し，自然消失傾向はない．真皮層の毛細管の増生と拡張が本態で，小さい場合は外科的の切除をする．

3）海綿状血管腫
cavernous hemangioma
紫色を呈する柔軟な皮下腫瘍で，出生時すでに存在することが多い（図7）．外科的切除が行われるが，筋肉や神経など深部組織内に浸潤する場合は全摘出は困難である．

4．リンパ管腫 lymphangioma（図8）
リンパ管の先天的組織奇形で真皮に発生したものは水疱が集簇した局面を形成し，皮下では青紫

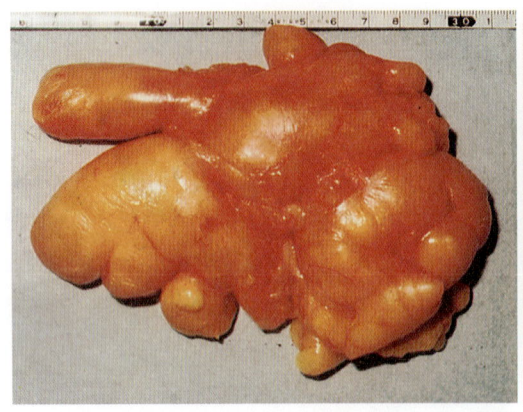

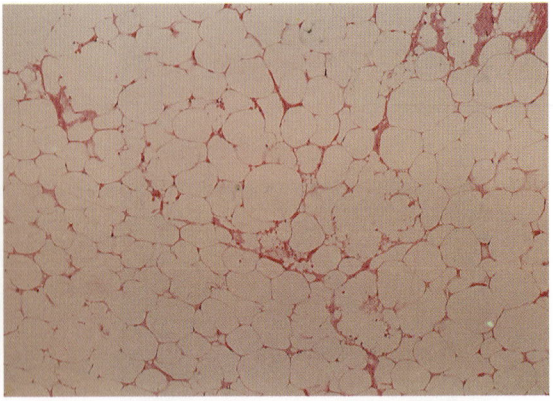

図9 脂肪腫

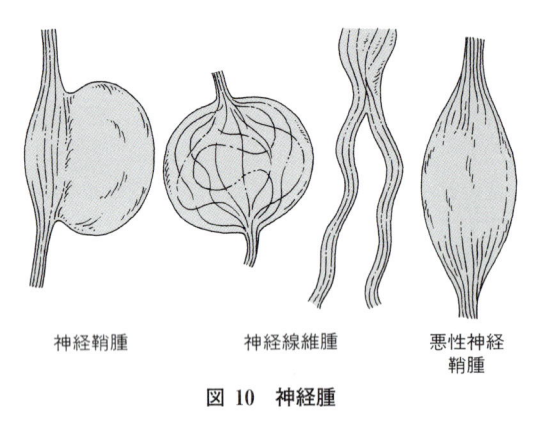

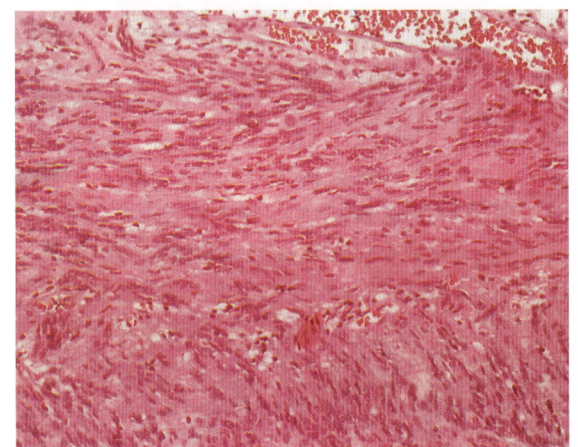

図10 神経腫

図11 神経鞘腫

色の柔らかい大きな腫瘤を形成する．圧迫による縮小をみる．頸部，縦隔，腋窩に好発し，大小さまざまな囊胞腔を持つものは囊胞状リンパ管腫（cystic hygroma）と呼ばれる．出生時よりみられることが多く，突然増大することもまれではない．外科的切除が行われるが，完全に摘出できないことも多い．

5．糸球体腫瘍 glomus tumor

四肢末端，とくに爪甲下に好発する暗赤色，赤紫色の小腫瘍である．単発のことが多く，激しい疼痛を伴う．四肢の血流を調節している動静脈吻合部の糸球体から発生し，1種の奇形腫と考えられている．外科的切除をする．

6．脂肪腫 lipoma

皮下組織に発生する柔らかい腫瘍で境界は比較的明瞭である．背部，項部に好発し，徐々に増大して小児頭大となることもある．組織学的に大小の脂肪細胞の増殖があり，薄い被膜を有する（図9）．増大したものは外科的切除（核出）が行われる．

7．線維腫 fibroma

1）軟性線維腫

皮膚にみられる半球状ないしはポリープ状の柔らかい腫瘍である．色調は正常皮膚色または褐色で，組織学的に膠原線維の増生をみる．基部の細いものは，この部を強く緊縛しておけば自然に脱落する．大きいものは切除する．

2）皮膚線維腫

わずかに隆起または陥凹する灰褐色，黒褐色の腫瘍で，皮膚の硬結として触れる．組織学的に線維芽細胞が主体である．

8. 神経系腫瘍 neural tumor（図10, 11）
1) 神経鞘腫 schwannoma
境界明瞭な弾性硬の皮下腫瘤で，ときに囊腫変性をきたし波動を触知する．神経に沿って存在するため，これと直角方向の可動性がよい．単発ないし多発し，軽度の圧痛を持つ．Schwann 細胞から発生した腫瘍である．

機能障害を残さないように，神経線維をできるだけ温存して，摘出する．

2) 神経線維腫 neurofibroma
皮内または皮下に発生する弾力のある腫瘍である．von Recklinghausen 病にみられるものは多発性で café au lait spot を伴う．

6. 悪性腫瘍 malignant tumor

1. 前癌病変
将来，高率に癌に移行すると考えられる病変で，**老人性角化症**，白色角化症（白板症）などがある．老人性角化症は顔面や手背に生ずるいぼ状の角化性の隆起で，25％が有棘細胞癌に移行する．**白板症**は，粘膜に生ずる白色の角化巣で，口腔口唇に多く，会陰部にも発生する．

2. 表皮内癌 intraepidermal carcinoma
組織学的には，悪性病変と判定し得るが，病巣が基底膜を破らず表皮内にとどまるものをいう．

1) Bowen 病
円形から楕円形の褐色の面を形成し，一部に紅色のびらん面で，体幹や四肢に多く発生する．内臓悪性腫瘍を合併することがあり，消化管，生殖器，呼吸器などを中心に精査の必要がある．進行は緩徐であるが，基底膜を破れば有棘細胞癌となるので外科的切除を行う．

2) Paget 病
滲出を伴う紅斑性病変で徐々に進行する．乳房の乳頭を中心とした乳房 Paget 病は乳頭近傍の乳管内に発生した癌が表皮内へ浸潤したもので，治療は乳癌に準じて行う．乳房外では，会陰部，腋窩，臍周囲に発生し，広範囲切除を行う．

3. 皮膚癌 skin carcinoma
皮膚癌の特徴は，皮膚の露出部に好発し，悪性度は低く一般に予後のよいことである．

1) 有棘細胞癌 squamous cell carcinoma
頭頸部や四肢の裸露部など，紫外線を受ける部位に発生しやすい．白人に多く，日本人ではその 1/40～1/100 と少ない．熱傷や外傷後の瘢痕，放射線照射部位，老人性角化症などの先行性病変に生ずることが多い．結節や潰瘍を形成したり，増大すればカリフラワー状となって悪臭を放つ．色調は汚い乳白色から赤色までさまざまである．日光照射部位に発生したものと比べ，正常皮膚や前癌病変の上に発生した本症は浸潤傾向が強く，リンパ節転移をきたしやすい．

▶ **治療** 外科的切除と放射線療法が主体となる．原発巣に切り込まないよう十分な余裕をもって切除する．リンパ節転移があっても根治的郭清で良好な予後が期待できる．ただし遠隔転移や浸潤傾向の強いリンパ節転移を持つ例は，TNM 分類の病期Ⅳに相当し，予後は不良である．このほか化学療法や免疫療法も試みられている．

2) 基底細胞癌 basal cell carcinoma
黒色の光沢のある結節を基本型とする．これに潰瘍が加わったり，瘢痕の周囲に結節状に存在する．腫瘍辺縁には黒い丘疹が縁取るようにならび，黒真珠の首飾りと呼ばれる．緩徐に増大し，転移をほとんどきたさないのが特徴である．80％以上が顔面，とくに正中部に発生し，下眼瞼下，上口唇，鼻部に集中する．

▶ **治療** 腫瘍が残存すると再発をきたすため，好発部位の顔面であっても，初回の完全摘除が原則である．予後はよい．

3) 転移性皮膚癌
乳癌，胃癌，肺癌，大腸癌，子宮癌，卵巣癌などから，皮膚転移を起こす．皮下結節，皮内硬結，板状硬結などの形態を示し，皮膚転移巣がさきに診断され，次いで原発巣が検索されることも少なくない．

4. 悪性黒色腫 malignant melanoma（図12）
表皮のうちもっとも深部にある基底層に存在するメラノサイトを起源とする悪性腫瘍である．

したがって，その発生部位は正常でもメラノサイトが存在する部位，すなわち，皮膚，軟脳膜，眼球脈絡膜である．発生頻度には人種差が大きく，白人に多く発生し，黄色人種には少ない．黒人ではその発生はきわめて少ない．わが国における発

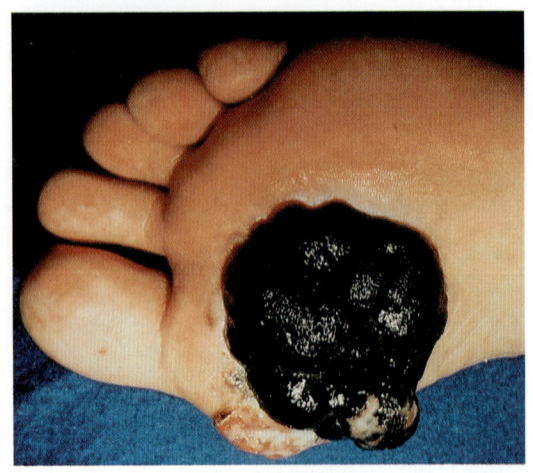

図 12 悪性黒色腫

生頻度, 死亡数ともに増加傾向にある. 発生部位として, 皮膚では下肢, とくに足底に多く, 上肢, 頭頸部, 体幹がこれに次ぐ. 残りは, 陰部, 粘膜などに発生する.

色調は濃黒 (漆黒) 色が典型的であり, そのほか青黒や赤黒い色調を呈する. 扁平もしくは半球状に盛り上がり, 中央に潰瘍を持ち黒色痂皮をかぶって, 易出血性である. 境界は明瞭であるが, 周囲の皮膚が滲みたような黒色を呈することもある. 他の悪性腫瘍と異なり自然消退が多い特徴があり, 転移巣のみで原発巣を見出せない患者にしばしば遭遇する. 一方, 進行した悪性黒色腫は容易に転移をきたす. 皮膚およびリンパ節に高率に転移し, 血行性転移によって肺, 肝, 脳, 骨に転移する. 剖検例では転移先として, 腸管, 心, 膵, 腎, 副腎などの頻度が高い.

悪性黒色腫には, 正常皮膚に発生する色素斑が前駆病変として存在する. まずこれが水平方向へ拡大するが, 表皮内にとどまる水平方向の増殖時期は malignant melanoma *in situ* と呼ばれ, 前癌病変の時期である. この一部が深部へ向けて垂直方向の増殖を示し, 浸潤性黒色腫に進展する. 黒色腫は次の4型に分類される.

① **悪性黒子黒色腫** 顔面や頸部など露光部に発生する. 数年から数10年に及ぶ長期にわたってきわめて緩徐に拡大する悪性黒子が前駆し, 増大の経過中に肥厚, 結節, 潰瘍を形成して悪性黒色腫となる. 白人に多く, 摘除後の予後は比較的良好である.

② **末端部黒子型悪性黒色腫** 足底, 手掌, 指趾に好発し, わが国にもっとも頻度の高い型である. 淡褐色から黒褐色の色素斑が, 徐々に増大して色調を増し, 数ヵ月から数年で結節, 潰瘍を形成して黒色腫となる. 比較的短期間で増殖し, 所属リンパ節に転移, さらに全身血行転移を生じる.

③ **表在拡大性悪性黒色腫** 体幹, 大腿などに好発し, 赤褐色ないし黒褐色の境界明確な色素斑を形成する前癌病変が, 数ヵ月から1年以内に垂直増殖期に移行し, 結節, 腫瘤, 潰瘍を生じ, 転移巣を形成する.

④ **結節状悪性黒色腫** 顔面, 体幹, 四肢, 掌蹠, 外陰のいずれにも発生する. 上記の3型でみられる水平拡大期をもたずに垂直増殖で始まるため, 初期病変でも黒色ないし青黒色の半球状の小結節としてみられ, 比較的急速に増大し, 早期より所属リンパ節転移や全身血行性転移をきたす.

▶ **治療**

① **外科的治療** 近年発表されたメタアナリシスによると, 外科的切除に際してのマージンは, 最大でも2cmを超えないことが望ましいとされており, さらに腫瘍の厚みが2mm以下の場合は切除マージンと生存率との間には相関がなく, 局所再発を考慮しても1cm以上マージンをとれば十分とされている. さらに *in situ* 病変では, 顔面の径2cm以上のものを除き, 3～5mmのマージンが推奨されている. なお深部の切除断端については, 真皮内までのものであれば, 皮下組織全層を含めた切除を行うが, 筋膜切除の意義については結論が出ていない. 予防的リンパ節郭清は有意な予後の改善にはつながらないことが示されているが, 腫脹したリンパ節に組織学的に転移が確認され, さらに他に遠隔転移がない場合には, 当該リンパ節の根治的リンパ節郭清を行うと生存率が改善することが示されている.

② **その他の治療** アルキル化薬ダカルバジン (DTIC) は進行期の悪性黒色腫に対する標準治療薬とされており, 現時点でも多剤併用化学療法でDTIC単剤より生存期間延長効果が証明されたものはないが, DTIC/ACNU/VCRの3者併用化学療法にIFN-βの術創部への局注を加えるDAV Feron療法は, わが国において悪性黒色腫の術後補助療法として頻用されている.

放射線療法については生存率の向上は示されて

いないものの，所属リンパ節郭清後の照射により再発率は低下するとされている．また遠隔転移を有する患者に対する放射線療法は，症状緩和に有益である．

▶**予後** 病期Ⅰの予後は良好で，5年生存率は100％で病期Ⅱ，Ⅲとなるに従い予後は不良となり，遠隔転移をきたした病期Ⅳでは，5年生存率は数％である．また，発生部位別では，四肢末端，上背部，後頭部に発生した黒色腫の予後は，他の部位と比べ不良である．

5．その他の悪性腫瘍
1）悪性線維性組織球腫 malignant fibrous histiocytoma（MFH）

もっとも頻度が高い軟部組織腫瘍で，線維芽細胞あるいは未分化の間葉系細胞由来の腫瘍と考えられている．組織学的な優勢像により，①通常型，②粘液型，③巨細胞型，④炎症型の4型に分類され，通常型が大半を占める．50～70歳の比較的高齢者に多く，大腿，殿部，肩甲帯，体幹，後腹膜に発生する．多くは筋肉内などの深部に発生し，皮下組織からの発生は少ない．特異的な症状はなく，腫瘤形成で気づかれるのがほとんどである．時に速い発育を示し，表在性に発育したものでは皮膚の潰瘍化をきたすことがあり，脂肪肉腫との鑑別点となる．

▶**治療** 腫瘍を含めた広範囲切除が原則である．適切な初回手術が行われれば5年生存率は40～60％である．不適切な切除の再発率は高く，予後も不良なことから，5cmを超える腫瘍では初めから悪性腫瘍の存在を考慮した外科治療が必須である．

2）脂肪肉腫 liposarcoma

成人の軟部組織の肉腫の中で，悪性線維性組織球腫に次いで頻度が高い．大腿部に好発するほか，肩や後腹膜，腸間膜に発生する．

肉眼的には限局性の黄色の腫瘍であり，偽被膜を有する．表面は脳回様を呈し，高分化型では，脂肪腫に酷似する．

▶**治療** 周囲組織をつけた切除が原則である．もっとも頻度の高い粘液を産生する型と高分化型の予後は良好であるが，細胞多形性を有するものや，円形細胞型は広範な転移をきたす．

3）Dermatofibrosarcoma protuberance（隆起性皮膚線維肉腫）

真皮より発生する腫瘍で，発育は緩徐である．皮内，皮下の弾性硬の腫瘤として触知する．体幹に好発し，一見限局しているようにみえても被膜を持たないため，核出や局所切除では，再発をきたしやすい．

▶**治療** 皮膚，皮下組織を含めた広範囲切除が必要である．皮膚欠損部には有茎もしくは遊離皮膚移植を行う．

23 救急治療

1．心肺蘇生法

心停止や窒息などの生命危機に陥った患者を救うには，「救命の連鎖」が必要である．新しいガイドライン2010が推奨する救命の連鎖は，以下の四つの要素から成る．
1．心停止の予防
2．心停止の早期認識と通報
3．一次救命処置（BLS；basic life support）
4．二次救命処置（ALS；advanced life support）と心拍再開後の集中治療

救命の連鎖のうち一次救命処置（BLS）は，医療従事者はもちろん一般市民も行うべき呼吸・循環をサポートする救命のための処置であり，心肺蘇生法（CPR；cardiopulmonary resuscitation）と自動体外式除細動器（AED；automated external defibrillator）の使用が含まれる．二次救命処置（ALS）は，BLSで心拍が再開しない傷病者に対して薬剤や医療機器を用いて行う心肺蘇生法である．

心肺蘇生法については，アメリカ心臓協会（AHA；American Heart Association）が1974年から心肺蘇生のガイドラインを公表してきたが，2000年に国際蘇生連絡協議会（ILCOR）と協力して世界のガイドラインとなる心肺蘇生のガイドラインを発表した．以来5年ごとに科学的根拠に基づく改訂を行い，2010年に最新のガイドラインが公表された．この国際基準を基にわが国の医療事情に合わせた指針づくりが日本蘇生協議会と日本救急医療財団心肺蘇生法委員会の共同作業で進められ，新しい救急蘇生法の指針が2011年に発表された．

A．一次救命処置（BLS）

従来からBLSで行う心肺蘇生法では，A（airway；気道の確保），B（breathing；人工呼吸），C（circulation；心臓マッサージ）のアルゴリズムが

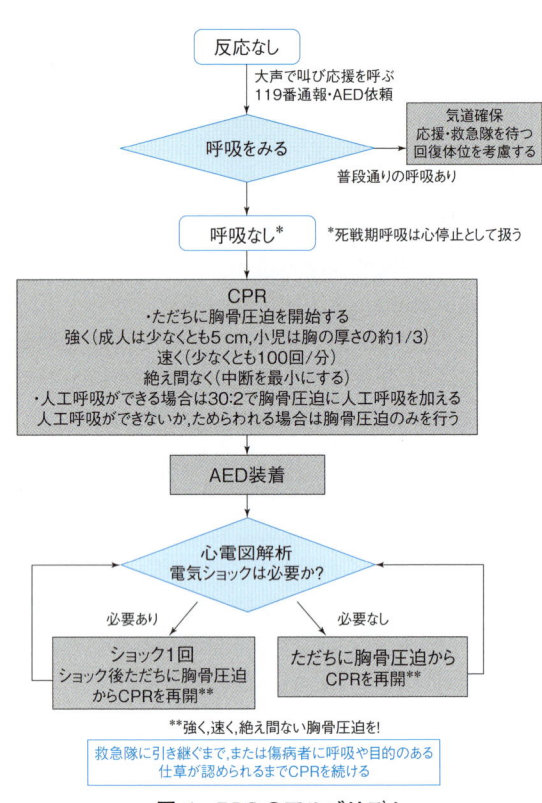

図1 BLSのアルゴリズム
（日本救急医療財団心肺蘇生法委員会監修，救急蘇生法の指針2010より）

推奨されてきた．今回のガイドライン2010では，ABCに代わりCPRを胸骨圧迫（C；chest compression）から始めるCABが推奨されることになった（図1）．成人の心停止は心原性によるものが多いこと，見知らぬ人に口をつける人工呼吸に抵抗感があること，人工呼吸により胸骨圧迫が遅れること，強く速く絶え間の無い胸骨圧迫が心肺蘇生にもっとも大切であることが明らかになったこと，などの理由による．

1．CPRの開始

倒れている傷病者を発見したとき，以下の手順でCPRを開始する．

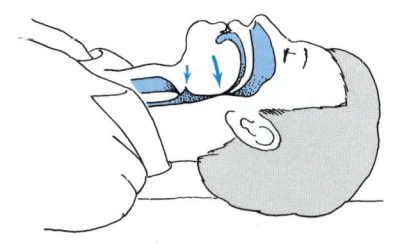

図2 舌根沈下による気道閉塞

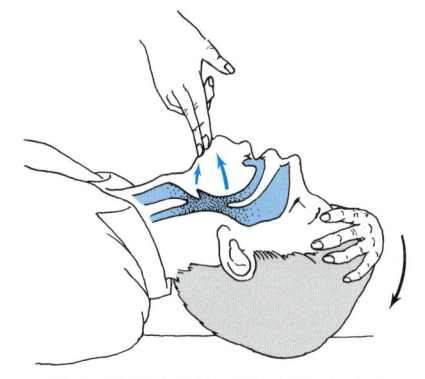

図3 頭部後屈/あご先挙上法による気道の確保

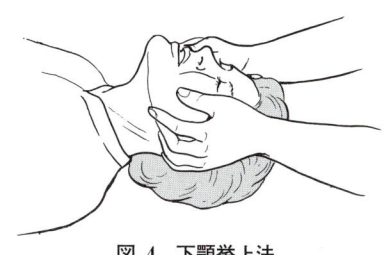

図4 下顎挙上法

1）心停止の判断
- 周囲の安全を確認する．
- 肩を軽く叩き大声で呼びかける．反応がなければ，「反応なし」と判断する．
- 周囲の者に「119通報」とAEDの手配を依頼する．
- 傷病者に反応がなく，呼吸がないか死戦期呼吸（gasping）が見られる場合は心停止と判断する．ただちにCPRを開始する．
- 一般市民は呼吸の有無の確認時に気道の確保を行う必要はないが，医療従事者は呼吸の確認時に気道の確保を行う．
- 従来は頸動脈の拍動を確認していたが，脈拍触知のために時間をとってはならない．医療従事者であっても頸動脈触知に自信がもてない人は頸動脈触知を行わなくてもよい．呼吸の観察に専念し，呼吸がないか死戦期呼吸の場合はただちに胸骨圧迫を開始する．

2）胸骨圧迫 chest compression の開始
- CPRの開始手順として胸骨圧迫から始める．
- 傷病者を硬いものの上に仰臥位に寝かせ，迅速に開始する．
- 胸骨圧迫の部位は胸骨の下半分とする．目安としては「胸の真ん中」とする．乳頭間線を圧迫の指標とする方法は信頼性に欠ける．
- 胸骨圧迫の深さは，成人では胸骨が少なくとも5cm以上沈むように圧迫する．小児・乳児では胸郭前後径の約1/3を圧迫する．
- 毎回の胸骨圧迫の後で胸壁が完全に元の位置に戻るよう圧迫を解除する．
- 胸骨圧迫のテンポは，1分間当たり少なくとも100回のテンポで行う．
- 正常な呼吸や目的のある仕草など自己心拍の再開と判断できる反応が出現しない限り胸骨圧迫を中断してはならない．
- 救助者が複数居る場合には，1～2分ごとに胸骨圧迫の役割を交代する．

3）気道確保 airway
- 心停止による意識消失は，舌根沈下による気道閉塞を伴うため，これを解除して気道を開放する必要がある（図2）．
- 気道確保法には，頭部後屈あご先挙上法あるいは下顎挙上法を用いる．
- 頭部後屈あご先挙上法では，術者の片方の手で頭部を後屈し，もう一方の手であご先を挙上する（図3）．
- 頸椎損傷が疑われる場合には頭部後屈は禁忌であり，下顎挙上法を行う．
- 下顎挙上法とは，術者の両手の示指と中指で下顎角をつかんで下顎を前方へ押し出し，傷病者の口を「受け口」にする方法である（図4）．

4）人工呼吸 breathing
- 人工呼吸は呼気吹き込み法で行う．1回換気量は傷病者の胸の上がりを確認できる程度とする．人工呼吸では過換気になりがちであるが，CPR中の過換気は避ける．
- 感染の危険性はきわめて低く，感染防護具なしでも問題ないが，気になる場合にはポケットマ

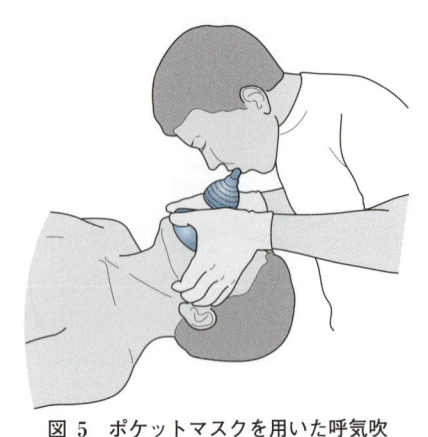

図5 ポケットマスクを用いた呼気吹き込み法

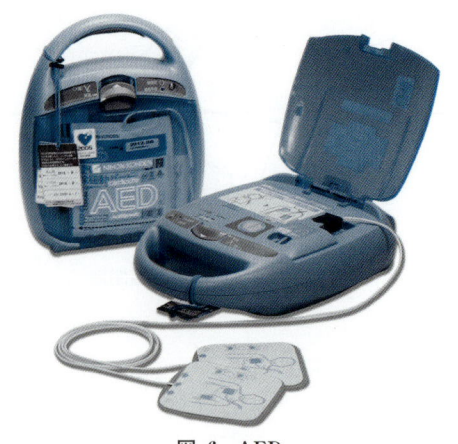

図6 AED
(日本光電工業株式会社提供)

スクを使用してもよい（図5）．
- 熟練救助者の場合，バッグ・バルブ・マスク（BVM）を用いた人工呼吸を行ってもよい．
- 胸骨圧迫と人工呼吸の比は30：2とする．小児・乳児に対するCPRにおいても胸骨圧迫：人工呼吸比は30：2とする．気管挿管などの高度な気道確保がなされている場合は，人工呼吸を中断することなく胸骨圧迫を継続する．
- CPR中の胸骨圧迫の中断は最小にすべきである．人工呼吸を行うとき，脈拍を評価するとき，電気ショックを実施するとき等ではやむを得ないが，その場合でも中断を最小にするように心がける．
- 新しい心肺蘇生法の指針によれば，胸骨圧迫の中断を最小にするとともにCPRの実施率を向上させるために，訓練を受けていない一般市民は胸骨圧迫のみのCPRを実施することが薦められている．しかし，医療従事者においては人工呼吸と組み合わせたCPRを実施できるようにしておくのが望ましい．
- 窒息，溺水，気道閉塞，目撃がない心停止，遷延する心停止状態，小児の心停止などでは人工呼吸を組み合わせたCPRを実施するのが望ましい．

2. 自動体外式除細動器（AED）による除細動

心停止のうち心室細動（VF）や無脈性心室頻拍（VT）に対しては電気ショックによる除細動が唯一の治療法であり，除細動が1分遅れるごとに救命率が10％低下するといわれている．どこで起きるかわからない心停止に対して迅速な除細動を可能にするためには，一般市民が除細動できる体制を構築することが必要である．このために開発されたのがAEDである（図6）．AEDは人の集まる駅，空港，学校，コンビニエンス・ストアなどあちこちに設置が進んでいるが，一般市民による除細動の実施は進んでいない．このためAEDによる除細動はBLSの中に組み込まれており，市民による除細動（PAD；public access defibrillation）の啓発運動が進められている．

AEDによる除細動は以下の手順で行われる．
- CPRを開始し，AEDが到着すればすみやかに装着する．
- AEDの蓋を開けると自動的に電源が入る機種と電源スイッチを押す機種がある．ただちに電源を入れて音声案内に従って操作する．
- 右前胸部と左側胸部にパッドを装着する．前胸部と背面，心尖部と背面の装着も許容される．乳房組織へのパッド装着は避ける．胸毛が濃い場合，除毛することを考慮する．
- 電源を入れ，パッドを貼れば自動的にAEDが波形を解析し，除細動が必要な場合は音声で指示をしてくれる．
- 除細動が必要との音声指示が出れば，周囲の人が傷病者に触れてないことを確認してショックボタンを押す．
- 電気ショック後は脈の確認をすることなくただちに胸骨圧迫を再開する．
- 前胸部に植え込み型除細動器やペースメーカー

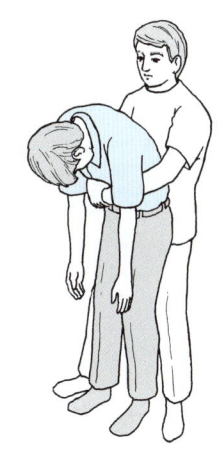

図 7　Heimlich 法（上腹部圧迫法）

がある場合，パッドは膨らみから 8 cm 以上離すのが理想的とされている．
・小児に対しては小児用パッドを使用する．小児用パッドがない場合，成人用パッドで代用する．成人に対して小児用パッドを使用してはならない．

3．気道異物による窒息

気道異物に対する処置も一次救命処置（BLS）に含まれている．餅に代表される気道異物はしばしば気道閉塞の原因となる．強い咳は気道異物を除去するのにもっとも有効な方法である．意識のある傷病者にはまず咳をさせる．自分で咳ができない場合は，背部叩打，腹部突き上げ法，または胸部突き上げ法を用いて異物除去を試みる．腹部突き上げ法（ハイムリック法）は，自分の拳の親指側を傷病者の腹部に向けて臍の頭側に置き，他方の手で拳を掴んで素早く上方に引き上げながら腹部を圧迫する（図7）．胸部突き上げ法も腹部突き上げ法とほぼ同じであり，救助者の拳を傷病者の胸骨の下半分に当て，救助者に向かって素早く引く．これらの手技を気道閉塞が解除されるまで反復して実施する．

気道異物による窒息で意識がなくなった場合には，ただちに CPR を開始する．胸骨圧迫により胸腔内圧が上昇することから異物除去の効果も期待できる．意識のない窒息の傷病者で口腔内に異物を視認できる場合には指でつまみ出してもよい．マギル鉗子があれば，マギル鉗子を用いて異物を除去する．

B．二次救命処置（ALS）

二次救命処置（ALS）は，医師が種々の医療用器具や医薬品を用いて行う救命処置であり，蘇生後の集中治療と合わせて「救命の輪」の最後に位置する．具体的には，器具を用いた気道確保と換気，血管作動薬や抗不整脈薬の投与，手動式除細動器の使用などがある．心拍再開（ROSC；recovery of spontaneous circulation）後の包括的治療には，呼吸管理，循環管理，低体温療法，血糖管理，経皮的冠インターベンション（PCI）などが含まれる．

1．器具を用いた気道の確保と換気

1）バッグ・バルブ・マスクによる換気

呼吸停止あるいは呼吸が不十分と思われる場合は，バッグ・バルブ・マスク（BVM）による換気を行う．BVM は自己膨張式のバッグ，非再呼吸のための一方向弁，マスクからなる（図8）．高濃度の酸素を投与するには，バッグにリザーバーを付けておく．マスクを外すと気管チューブ，ラリンゲアルマスクエアウェイ等に接続できる．

2）E-C 法によるマスクホールド

BVM による換気はもっとも基本的な手技の一つでありすべての医師が習熟しておく必要がある．1人で行う場合は，中指～小指で "E" の形を作って下顎を挙上して気道を確保し，拇指と示指で "C" を作りマスクを固定する．もう一方の手でマスクをにぎり換気を行う（図9）．2人で行う場合は，1人が両手で "E-C" 法による気道確保とマスクの固定を行い，もう1人が BVM の換気を行う（図10）．酸素投与の有無にかかわらず，換気は約1秒かけて胸が上がる程度に行う．CPR 中の過換気は胸腔内圧を上昇させて静脈還流量や冠灌流圧を減らすので注意する．

3）口咽頭エアウェイ・鼻咽頭エアウェイ

経口的あるいは経鼻的に舌根部の後ろに挿入するエアウェイで，舌根沈下による気道閉塞を解除するために臨床では日常的に使用されている（図11）．CPR の際に使用してその効果を検証した報告は見当たらないが，口咽頭エアウェイ・鼻咽頭エアウェイを CPR に使用するのは理にかなっている．ただし，鼻咽頭エアウェイでは挿入時に鼻粘膜を損傷して鼻出血をきたすことがあるので注

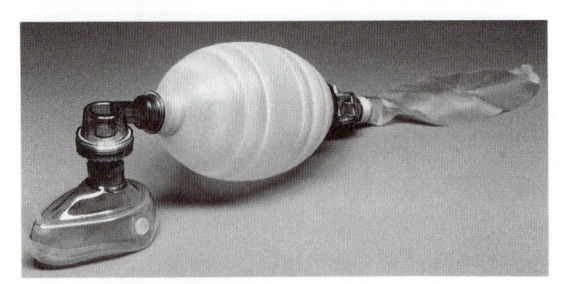

図8 蘇生用バッグ・バルブ・マスク

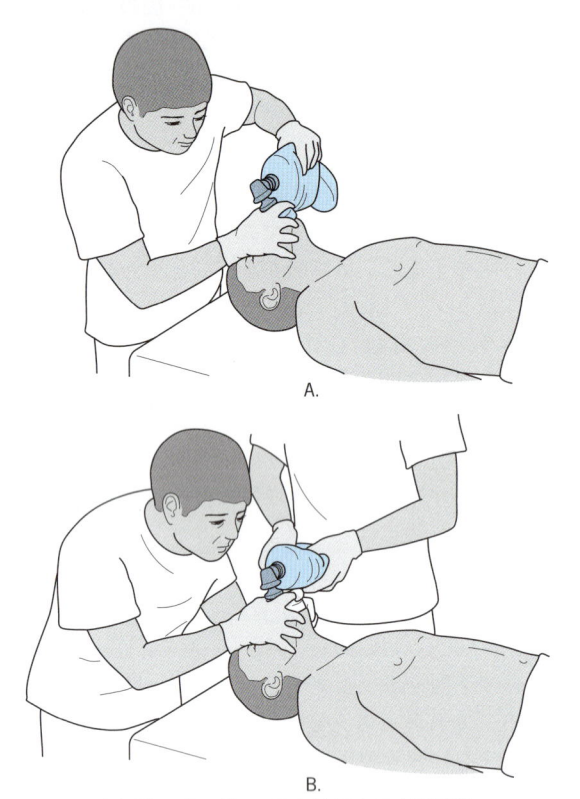

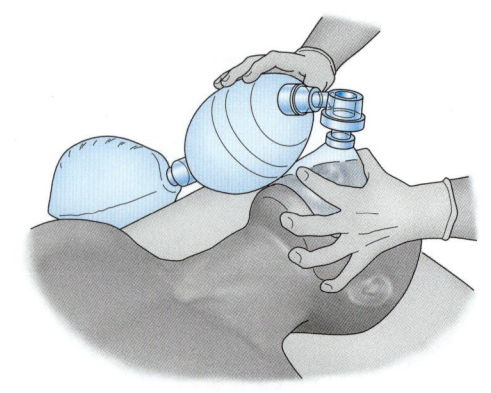

図9 E-C法によるマスクホールド

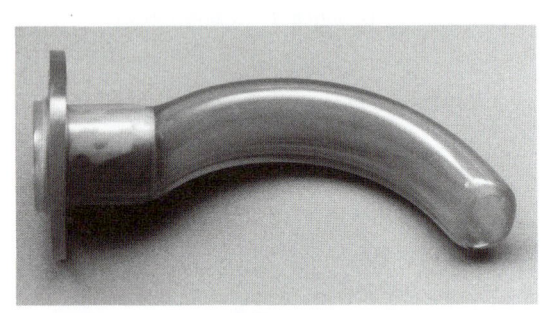

A.

B.

図10 バッグ・マスク法による人工呼吸

A. 口咽頭エアウェイ

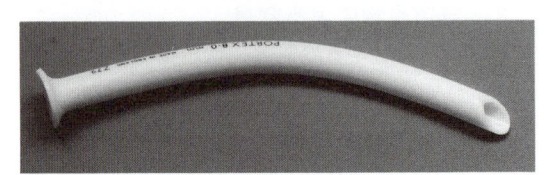

B. 鼻咽頭エアウェイ

図11 口咽頭エアウェイと鼻咽頭エアウェイ

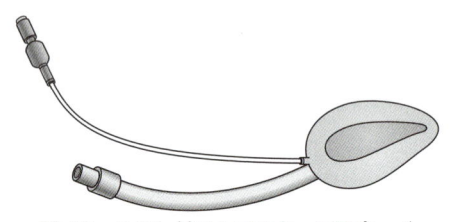

図12 ラリンゲアルマスク・エアウェイ

意する．また，頭蓋底骨折が疑われる場合は，鼻咽頭エアウェイの使用は禁忌である．

4）声門上気道デバイス

声門上気道デバイスには，ラリンゲアルマスク・エアウェイ，コンビチューブ，ラリンゲアルチューブなどがある（図12）．声門上気道デバイスには食道への誤挿管などの致命的な合併症がない点で優れている．また，喉頭鏡を使用せずに盲目的に挿入できる（図13）．ラリンゲアルマスク・エアウェイは救急救命士がしばしば使用している．胸骨圧迫中も換気できるようであれば1分間に10回程度換気し，非同期で不都合な場合は30：2で同期して換気する．

5）気管挿管

気管挿管はもっとも確実な気道確保の方法であるが，ときに食道への誤挿管による致命的な合併症を見ることがあるので注意する．

以下の手順で気管挿管を行う．

・高濃度酸素によるBVMでの換気を行い十分な

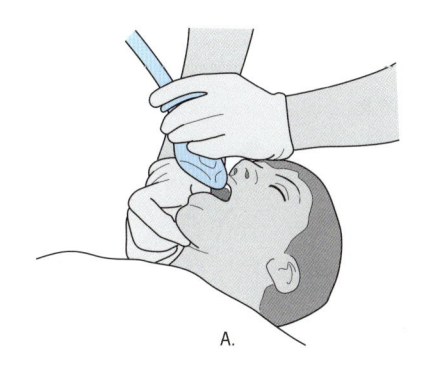

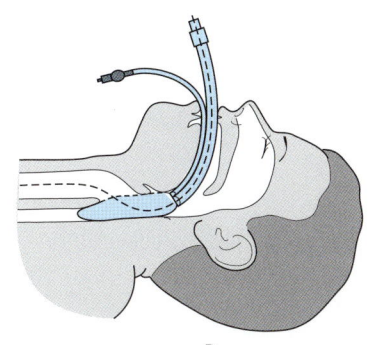

図 13　ラリンゲアルマスク・エアウェイによる気道確保

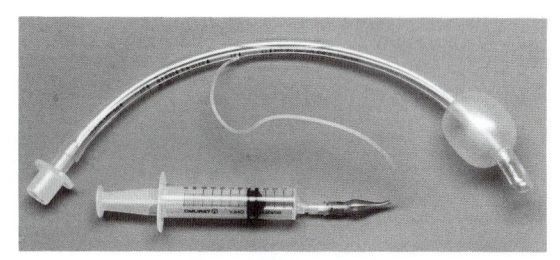

図 14　気管チューブ

酸素化をしておく．
・喉頭鏡（ブレードの転倒を確認），気管チューブ（男性：内径 8 mm，女性：内径 7 mm），スタイレット，カフ用注射器，潤滑ゼリー，固定具等を用意しておく．
・カフに空気を入れて漏れがないことを確認する（図 14）．空気を抜いたカフに潤滑ゼリーを塗る．
・スタイレットの形を整え，気管チューブに挿入する．先端からスタイレットが飛び出さないように注意する．
・傷病者の口を開け，左手に持った喉頭鏡で舌を左方に圧排しながら進める．ブレードの先端を舌根部と喉頭蓋の間まで進め，喉頭鏡を押し上げると喉頭が展開されて声門が見える（図 15）．
・声門から目を離さないようにし，右手に持った気管チューブを口腔，咽頭，声門へと進める．カフが声門を越えて 1〜2 cm 奥までチューブを進める．
・喉頭鏡を抜去し，カフに空気を注入する（約 10 m*l*）
・専用の固定器具あるいはテープでチューブを顔面に固定する．

6）気管チューブの位置の確認

ときに食道への誤挿管があり，気が付かないと致命的となるため，気管チューブの位置の確認はきわめて大事な作業である．
・換気により胸郭が左右均等に動くことを確認する．
・左右の肺野を聴診し，呼吸音を確認する．
・心窩部を聴診して胃内に空気が入って行かないことを確認する．
・最近では呼気二酸化炭素モニター（カプノグラフィー）が普及してきており，ガイドライン 2010 でもその使用が推奨されている．また自己心拍の再開を確認するためにも有用である（図 16）．
・チューブの位置に疑問があればチューブが声門を通過していることを直視下に再確認する．

7）外科的処置による気道の確保

外科的処置による気道確保には，輪状甲状靱帯切開がある．しかし，ほとんどの場合に気管挿管による気道の確保が可能であり，外科的処置による気道確保が必要となる機会はきわめて少ない．しかし，激しい顔面外傷などで気管挿管ができないときに，輪状甲状靱帯切開が救命につながることがある．

2．電気ショックによる除細動

BLS で一般市民が取り扱う AED では，すべて音声指示に従うため医師の判断が入ることはない．一方，医師が扱う手動式除細動器では，除細動の必要なリズムを判断し，電気ショックにより除細動を行う．

1）心停止の判断

心停止は反応がないこと，呼吸がないことで判断するが，心電図モニターによる心停止の鑑別が

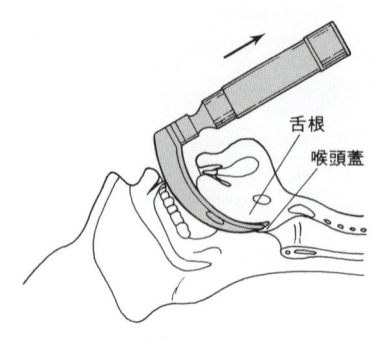

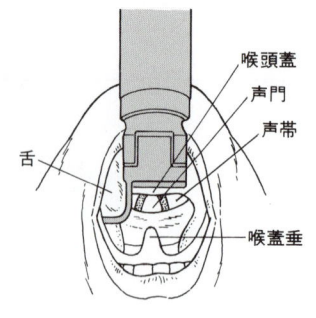

A．喉頭鏡による舌の圧排　　B．喉頭展開と声門の確認　　C．経口気管チューブの挿入
図 15　気管挿管による気道の確保

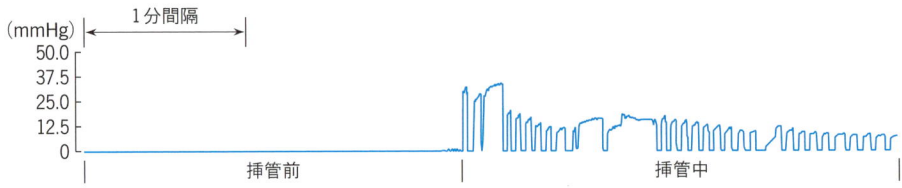

A．気管チューブの位置を確認するためのカプノグラフィ　このカプノグラムは，挿管時の呼気二酸化炭素分圧（P_{ETCO_2}）（mm Hg）を縦軸として，その経時変化を示している．患者が挿管されると，呼気二酸化炭素が検出され，気管チューブの位置を確認する．P_{ETCO_2}は呼吸サイクルの間に変動し，呼気終末期に最高の値になる．

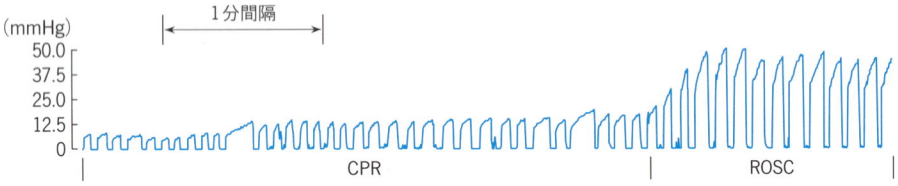

B．蘇生努力の効果をモニタリングするカプノグラフィ　この2番目のカプノグラフィトレースは，P_{ETCO_2}（mm Hg）を縦軸として，その経時変化を示している．この患者は挿管され，CPRを受けている．換気速度は1分間当たりの人工呼吸が約8〜10回であることに注意する．胸骨圧迫は連続して100回/分よりやや速いテンポで行われているが，このトレースには現れていない．最初の1分間は初期P_{ETCO_2}が12.5 mm Hg未満であり，血流量が非常に少ないことを示している．2分目と3分目にはP_{ETCO_2}が12.5〜25 mm Hgに増加し，進行中の蘇生に伴う血流量の増大と一致している．自己心拍再開（return of spontaneous circulation；ROSC）は4分目に発現している．ROSCは，P_{ETCO_2}が急峻に増大し（4本目の縦線の直後にみられる）40 mm Hgを超えたことにより認識され，このことは血流量の大幅な改善と一致している．

図 16　カプノグラフィー
（AHA 心肺蘇生と救急心疾患治療のためのガイドライン2010のハイライトより）

大切である（図17）．

① **VF（心室細動）**：心筋が無秩序に興奮している状態．助かる可能性のある心停止で早期の除細動が必要．

② **無脈性 VT（無脈性心室頻拍）**：幅広 QRS 波頻拍が特徴的．助かる可能性のある心停止で早期の除細動が必要．

③ **PEA（無脈性電気活動）**：心筋の電気活動はあるが心停止の状態．心電図モニターではVF，VT以外のいろいろな波形をみる．迅速な原因の除去が必要で，電気ショックを行ってはならない．

④ **Asystole（心静止）**：電気活動がなくモニターでフラットな状態．除細動の適応はなく，救命の可能性はきわめて低い．

2）電気ショックの手順

1．電源を入れる．

2．パドルを体表に当ててリズムをチェックする．電気ショックの必要性を判断する．この間，一時胸骨圧迫を中断する．

3．VF/VTであればショックの準備に入る．

A. 心室細動

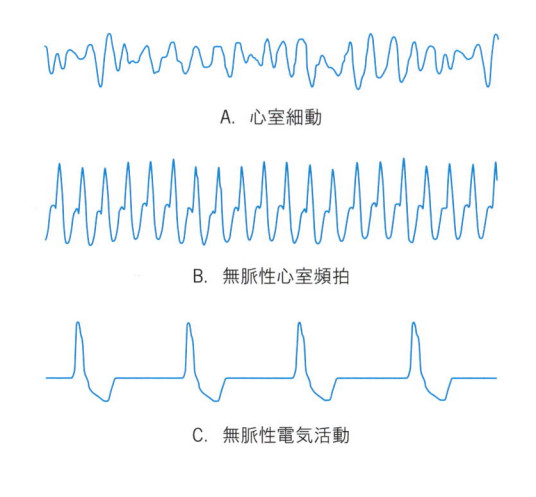

B. 無脈性心室頻拍

C. 無脈性電気活動

D. 心静止

図17 心停止のモニター波形

4．単相性では360ジュール，二相性では機種に応じて150〜200ジュールにエネルギーレベルを設定する．

5．パドルに伝導ペーストを塗り，傷病者の右前胸部と左側胸部に当てて圧迫する．

6．充電の直前まで胸骨圧迫を続ける．周囲の人を離れさせてから充電ボタンを押す．

7．傷病者に接触している人が居ないのを確認して，両方のパドルの放電ボタンを同時に押す．

8．放電後はただちに胸骨圧迫を再開する．CPR 2分後にリズムチェックを行う．

3．緊急時の輸液経路
1）静脈路
緊急時の静脈路確保は緊急薬剤を安全に投与するためにきわめて大切である．静脈路には末梢静脈と中心静脈があり，外科系の救急患者には両方のルートを確保するのが一般的である．しかし，心肺蘇生中に確保する静脈路の第一選択は末梢静脈である．腕の静脈，下肢の静脈，外頸静脈などが使用される．中心静脈路は，薬剤を投与したときの作用発現時間が速い利点があるが，胸骨圧迫を中断しなければならないのが大きな欠点である．一方の末梢静脈路は，薬剤が全身循環に入るのに時間がかかる欠点はあるものの胸骨圧迫を中断することなく確保できることは大きな利点となる．

静脈路が確保されたときの輸液剤は，生理食塩液，乳酸リンゲル液あるいは酢酸リンゲル液を投与する．

2）骨髄路
末梢静脈の確保が困難な場合は骨髄路の確保が推奨されている．最近では専用の穿刺針が売り出されており，慣れておくのがよい．穿刺部位は，膝関節近く脛骨前面の隆起の内側で平坦な部位を選択する．静脈内に投与できる薬剤はすべて骨髄内への投与が可能である．

4．心肺蘇生で使用する救急薬
心肺蘇生中あるいは蘇生後の循環維持に各種の緊急薬剤が使用される．代表的な薬剤には表1にあげるようなものがある．

2．救急患者の初療

1．社会基盤としての救急医療体制
救急患者は何時，何処で発生するかわからない．患者が病院に着いてから医療が始まるのでは，助かる命が助からないことも起こり得る．また，患者の病態と医療機関の診療能力に大きな乖離があってはならない．すなわち救急搬送を含む病院前救護（プレホスピタルケア）と医療機関での診療とが円滑に連携する救急医療体制をそれぞれの地域で構築しておくことが大切である．これまでわが国の救急医療体制を支えてきた初期，二次，三次の救急医療体制はまだ機能はしているものの，多くの二次医療機関が疲弊して救急医療から撤退し，救命救急センターなど三次救急医療機関に過大な負担がかかっている状況にある．このため救急患者の受入れ要請が断られる事例が多発し，社会問題ともなっている．このような事態を打開するため厚生労働省と総務省消防庁が協力して全国にメディカルコントロール協議会を設置し，各地域における消防と医療機関との連携が進められている．救急患者の初療にあたる医師は，その地域のメディカルコントロール協議会の状況に留意し，救急患者の円滑な受入れに協力していくことが大切である．

2．救急患者の特徴と診療上の注意点
救急患者には，緊急性が高いことのほかにも一般の診療にはみられない特殊性がある．これらの

表 1　心肺蘇生で使用する救急薬剤

薬剤名	適応	用法	備考
アドレナリン 1 A＝1 mg/1 ml	心停止，ショック	1 mg，3〜5分ごとに静脈内投与	気管内投与も可（通常量の2〜2.5倍）
バゾプレシン 1 A＝20 単位/1 ml	心停止（保険未承認）	40 単位1回静脈内投与	
アミオダロン　アンカロン注150 1 A＝150 mg/3 ml	難治性のVF/VT	125 mg（2.5 ml）を10分間で静脈内投与	
リドカイン 2% 1 A＝100 mg/5 ml	持続するVF/無脈性VT	1〜1.5 mg/kgを静脈内投与	
硫酸アトロピン 1 A＝0.5 mg/1 ml	心静止，徐脈性PEA	1 mgを静脈内投与，3〜5分ごとに反復投与	
ドパミン 1 A＝100 mg/5 ml	蘇生後の循環維持，ショック	血圧をモニターしながら5〜20 μg/kg/分で持続投与	
ドブタミン 1 A＝100 mg/5 ml	蘇生後の循環維持	血圧をモニターしながら5〜20 μg/kg/分で持続投与	
ノルアドレナリン 1 A＝1 mg/1 ml	蘇生後の循環維持，難治性ショック	血圧をモニターしながら投与量調節	

特殊性はいずれも診療上でマイナスの要因ばかりであり，救急患者の診療を困難にしている．

救急診療には以下のような特徴がある．

①病態が急速に変化する．多くの場合は悪化するため注意深い経過観察が必要である．

②病歴の聴取が困難である．身体的苦痛や精神的不安などのため患者との対話が困難なことがある．発症時に居合わせた家族，友人や，救急隊員から十分な情報を得るように努める．

③理学所見の把握が困難である．十分な体位がとれないことのほか，患者の協力が得られないこともある．

④十分な検査ができない．救急患者の多くは，十分な検査ができない夜間や休日に受診する．

以上のような点を踏まえ，診療にあたっては救急診療の手順に沿って要領よく診療を行うことが大切である（図18）．

3．救急診療の手順
1）救急診療におけるトリアージ

トリアージは，フランス語の「選別」を意味する用語であり，主として災害医療で使われてきた．呼吸の有無と回数，爪床圧迫テストによる循環状態，簡単な命令に従えるか否かによる意識状態の三つの要素から緊急度を判断するものである（START方式と呼ばれている）．赤タッグ（緊急），黄タッグ（準緊急），緑タッグ（軽症），黒タッグ（死亡）の四つのグループに分け，緊急患者を選別して搬送する．

救急診療においても色別のタッグは付けないものの，緊急度の高い患者を選別する作業は日常的に行われている．救急外来でのトリアージに一定のトリアージ方式があるわけではないが，医師と看護師が共通の認識と判断基準を持つことが大切である．忙しい医療機関では看護師によりトリアージが行われることが多い．

2）病態の把握

救急患者の診療は，一般外来診療の手順とはまったく異なり，心肺蘇生法や各種の救急処置が診断に優先することが少なくない（図18）．また，救急診療では病名の診断をつけることよりも病態を把握することが大切である．

病態の把握でもっとも大切なことは生命徴候（vital signs）の把握であり，脈拍，血圧，呼吸，体温，意識などがある．心停止であればただちに心肺蘇生法を行うことはいうまでもない．

次に大切なことは，緊急度と重症度の把握である．緊急度と重症度は別の尺度であるが，一般に重症度の高い病態は緊急に何らかの処置を行わねばならず，緊急度も高いのが普通である．たとえ

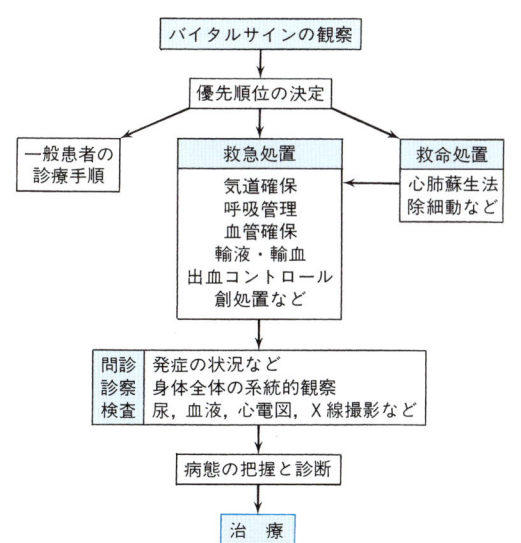

図 18 救急患者の診療手順

図 19 中心静脈カテーテルの挿入経路

表 2 出血量と臨床所見

出血量 [循環血液量 に対する%]	血圧 [収縮期]	脈拍	呼吸	意識	尿量	その他の臨床症状
15%以下	正常	正常	正常	正常	正常	ほとんどなし
15〜25%	100 mmHg 以下	やや頻脈 (100〜120)	やや増加	正常	やや減少	四肢末端冷感 顔面蒼白
25〜35%	80 mmHg 以下	著明な頻脈 (120以上) 微弱	増加	不穏	乏尿	四肢末端冷感, 蒼白, 冷汗
35〜50%	60 mmHg 以下	触れにくい	浅迫	混濁	無尿	著明な冷感と蒼白, 虚脱状態

ば，緊張性気胸では重症度より緊急度が高く，広範囲熱傷では緊急度よりも重症度が高い．心筋梗塞や脳卒中では緊急度，重症度ともに高いと考えてよい．

呼吸困難は，救急外科では多くないが，胸部外傷患者では注意が必要であり，胸郭の異常運動，皮下気腫の有無，呼吸音の異常，チアノーゼの有無などに注意しなければならない．

救急外科領域では，外傷はもちろんのこと一般の疾病においても出血を主病態とするものが多く，その場合には，頻脈，脈圧の減少，血圧低下などがみられる（表2）．

意識状態の異常は，頭部外傷による脳の一時損傷はもちろんのこと，各種のショックでもみられる．意識レベルは，Japan coma scale（JCS）あるいは Glasgow coma scale（GCS）で表現される（表3, 4）．

4．救急患者の全身管理に必要な救急処置

① 末梢静脈路の確保と輸液：末梢静脈路の確保は，輸液，輸血，緊急薬の投与など，あらゆる重症救急患者に不可欠の救急処置である．四肢の皮静脈（肘正中皮静脈，橈側皮静脈など）に18ゲージ以上の太い静脈留置針を挿入する．外科救急の患者の多くは細胞外液が減少しており，乳酸リンゲル液などの細胞外液補充液で輸液を開始する．末梢静脈路の確保が困難な場合，心肺蘇生法では骨髄路の確保が行われるが，胸骨圧迫のない患者では中心静脈の確保が容易であり，骨髄穿刺をする機会は少ない．

② 中心静脈の確保：中心静脈とは，右心房に近い胸腔内の大静脈を指し，多くの重症救急患者で

表3　急性期意識障害の分類（3-3-9度方式）

Ⅲ．刺激しても覚醒しない（deep coma, coma, semicoma）	
3．まったく動かない	（300）
2．手足を少し動かしたり顔をしかめる（除脳硬直を含む）	（200）
1．払いのける動作をする	（100）
Ⅱ．刺激すると覚醒する（stupor, lethargy, hypersomnia, somnolence, drowsiness）	
3．かろうじて開眼する	（ 30）
2．痛み刺激で開眼する	（ 20）
1．呼びかけで容易に開眼する	（ 10）
Ⅰ．覚醒している（confusion, senselessness, delirium）	
3．名前，生年月日がいえない	（ 3）
2．見当識障害	（ 2）
1．清明とはいえない	（ 1）

付："R"：不穏　　例：Ⅱ-3-R（30-R）
　　"Inc"：糞尿失禁　例：Ⅰ-3-Inc（3-Inc）

表4　Glasgow coma scale

観察項目	反　応	スコア
開眼(E)	自発的に開眼する	4
	呼びかけにより開眼する	3
	痛み刺激により開眼する	2
	まったく開眼しない	1
発語(V)	見当識あり	5
	混乱した会話	4
	不適応な言葉	3
	理解不明の音声	2
	発語なし	1
運動(M)	命令に従う	6
	痛みの部位を認識する	5
	四肢屈曲　痛みにより逃避する	4
	異常屈曲位	3
	四肢伸展位	2
	まったく動かず	1

注1：V, Mはくり返し検査したときの最良の反応とする．
注2：各項のスコアの総和をもって意識障害を表す．最重症は3，最軽症は15となる．

表5　基本的緊急検査

1．血液型判定，血液適合交叉試験
2．動脈血ガス分析
3．血液・尿の検査
　a．血液一般：白血球数，赤血球数，ヘモグロビン値，ヘマトクリット値など
　b．血清電解質
　c．血液生化学：血糖，総蛋白，アルブミン，GOT（AST），GPT（ALT），アミラーゼ，CK，BUN，クレアチニン，乳酸，浸透圧など
　d．血液凝固系：フィブリノゲン，FDP，APTTなど
　e．尿検査：外観，比重，各種定性検査，尿沈渣など
4．心電図検査
5．超音波検査：腹部急性疾患に有用
6．放射線診断
　a．単純X線診断
　b．造影検査：血管造影（塞栓術など治療にも有用），消化管造影，尿路造影など
　c．CT検査
7．緊急内視鏡検査：（内視鏡的止血術や異物除去など治療目的にも施行）

静脈路の刺入にあたっては動脈穿刺による血腫や気胸などの合併症に注意する．

　③**動脈ラインの確保**：動脈ラインは，観血的動脈圧モニターとともに，重症救急患者管理に不可欠な動脈血ガス分析を随時行うために必要である．橈骨動脈あるいは足背動脈にカテーテルを留置し，これを圧トランスデューサに接続する．回路には微量のヘパリンが流れており，随時動脈血のサンプリングが可能である．

　④**膀胱留置カテーテルの挿入**：持続導尿は，①自尿の得られない患者の排尿，②尿路損傷の診断と治療，③時間尿量の測定，などのために行われる．時間尿量の測定は重症救急患者の管理に不可欠のモニターであり，膀胱留置カテーテルの挿入はショックの管理や大量の輸液に際してきわめて大切な処置である．

　⑤**胃チューブの留置**：胃チューブ挿入の目的は，①胃内容物の吸引，②上部消化管の減圧，③胃洗浄，④薬剤や栄養物の投与などであり，ほとんどの重症救急患者に留置されている．とくに，上部消化管出血，イレウス，術前処置などには不可欠である．

中心静脈へのカテーテル挿入が行われる．とくに，①末梢静脈の確保が困難なとき，②急速輸液・輸血が必要なとき，③中心静脈圧（CVP）をモニターしたいとき，などが適応となる．中心静脈カテーテルの挿入経路と留置部位を図19に示す．中心

5．救急患者に必要な緊急検査

　救急患者の診療に必要な基本的緊急検査を表5に示す．これらの検査の中から患者の状態に応じて必要なものを要領よく施行して，救急患者の病態把握や診断・治療に役立てることが大切である．

各 論

1. 顔面，頸部，顎，口腔
2. 甲状腺疾患
3. 副甲状腺（上皮小体）の疾患
4. 乳　腺
5. 胸壁，胸膜，横隔膜
6. 気管・気管支および肺
7. 縦　隔
8. 心　臓
9. 血　管
10. 食　道
11. 胃および十二指腸
12. 小腸および結腸
13. 直腸および肛門
14. 肝臓，胆道系および膵臓
15. 脾，門脈
16. 副　腎
17. 急性腹症
18. 腹壁，臍および後腹膜
19. ヘルニア
20. 小児外科

1 顔面，頸部，顎，口腔

A 顔面・頸部

1．構造と機能

A．顔面骨の構成

解剖学的に顔面骨は頭蓋骨の一部であるが，臨床的には前頭骨下部，眼窩-上顎骨，頬骨，鼻骨，側頭骨の一部，下顎骨など複雑な骨部が集合して構成される部位を指す．顔面骨は眼球を収容する眼窩，鼻腔-副鼻腔などを形成し，表情筋，咀嚼筋や顔面軟部組織の土台となって人特有の顔貌を作る．

B．顔面の筋肉

顔面の筋肉は，眼窩内にある筋肉（内眼筋あるいは外眼筋）を除いては皮下表層に存在する表情筋と，深部にある咀嚼筋からなる．

1．表情筋

表情筋は皮膚に停止しており，顔面皮膚を動かして表情を作る薄い筋肉である．顔面の左右に対称に存在し，約20個の小筋が共同して働き複雑な顔面の表情を作る．表情筋はすべて顔面神経支配である．顔面神経の損傷は**顔面神経麻痺**を起こし，麻痺性兎眼のような機能障害のほか，「笑い」などの表情が作れなくなり，患者に大きな精神的苦痛を与える．

2．眼瞼・眼窩の筋肉

眼窩には，表情筋の一種である眼輪筋のほか，眼球の運動を支配する六つの外眼筋（上・下，内・外側の四つの直筋と内・外側の二つの斜筋）がある．

上・下眼瞼には皮下表層に眼輪筋（表情筋の1種で顔面神経支配）があり，閉瞼機能をつかさどる（この筋の麻痺は閉瞼不全-麻痺性兎眼を招来する）．眼瞼にはその他，上眼瞼に上眼瞼挙筋（動眼神経支配）があり上眼瞼を挙上する（この筋の麻痺は**眼瞼下垂**を起こす）．さらに上・下瞼板付近には交感神経支配の小平滑筋（Müller筋とHorner筋）が存在し瞼裂の幅を調整している．

3．咀嚼筋

物を噛む時に働く筋肉で，咬筋，側頭筋，内側・外側翼突筋がありすべて下顎に停止する．支配神経は下顎神経（三叉神経第3枝）の運動枝である．

C．顔面の知覚神経

顔面の知覚は三叉神経により支配されるが，部位により第1枝（眼神経），第2枝（上顎神経），第3枝（下顎神経）の知覚枝により分節的に支配される．

D．顔面の運動神経

咀嚼筋などの運動神経は先に述べたが，顔面の運動神経でもっとも重要なものは顔面神経（第7脳神経）である．顔面神経は脳幹の顔面神経核より出て内耳神経（第8脳神経，聴神経）とともに内耳道に入る．その後，内耳神経と分かれて側頭骨内を屈曲しながら下降し，茎乳突孔より耳介後部に出る．茎乳突孔は，乳様突起と茎状突起の基部の間で外耳道軟骨下端に存在する．この位置は，耳下腺腫瘍を切除する際，顔面神経を露出するための重要な解剖学的部位である．茎乳突孔より出た顔面神経は，耳下腺の内後面より腺内に入り複雑な耳下腺神経叢を形成しながら走行した後，末梢の各分枝となり表情筋を支配する（図1）．

=付= 耳下腺

耳前部より頬部皮下に存在する最大の唾液腺で，耳下腺管（ステノン管）が第2大臼歯対面の口腔粘膜に開口する．臨床的には顔面神経の走行

A. 耳下腺と顔面神経

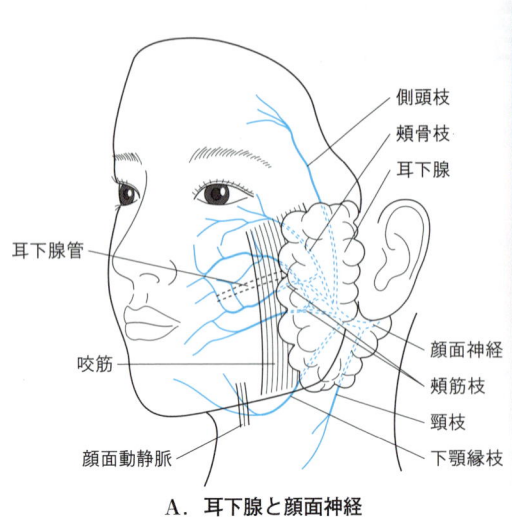

側頭枝
頬骨枝
耳下腺
耳下腺管
顔面神経
頬筋枝
頸枝
下顎縁枝
咬筋
顔面動静脈

B. 耳下腺浅葉切除後に露出された顔面神経 FN：顔面神経本幹，a：側頭枝，b：頬骨枝，c：頬筋枝，d：下顎縁枝

図1

面で浅葉と深葉に分けられる．種々のタイプの良性，悪性腫瘍が発生し，顔面神経との関係上，切除手技が難しくなることが多い．

E．顔面の血管

1．動　脈

総頸動脈より分かれた外頸動脈の分枝である上甲状腺動脈，舌動脈，顔面動脈，顎動脈，浅側頭動脈などが豊富な血管網を作っている．顔面の深部では顎動脈を中心とした血管網が豊富に存在し，これらはさらに表層の血管網と密に吻合しているので，顔面の手術が出血に悩まされる原因となる．

2．静　脈

静脈は動脈とほぼ同名のもの（顔面静脈，浅側頭静脈など）が内頸静脈より分枝して存在するが，頸部表層に存在する外頸静脈（外頸動脈とは伴走しない）とその分枝も還流機能が大きい．

F．頸　部

頸部前面の表層は幅広く広頸筋（platysma）に覆われ，その下層には浅頸筋膜が存在し背側に向かって項筋膜へ移行する．胸鎖乳突筋と僧帽筋はこの筋膜で包まれている．浅頸筋膜の下層には中頸筋膜が舌骨下筋群（胸骨舌骨筋，肩甲舌骨筋，甲状舌骨筋など）を覆っている．さらに深層には深頸筋膜が存在し脊柱を結合している斜角筋などの深頸筋（または椎前筋）を覆っている．

頸部後面の皮下は広く僧帽筋で覆われるが，その下層には多数の短い項筋群が存在し脊柱を支えている．頸部の主要血管，神経，喉頭・気管，甲状腺，食道等は他の章を参照されたい．

1．頸部リンパ節

頭部・顔面部のリンパ流は，リンパ管を通して内頸静脈に伴走する頸リンパ本幹となり，静脈角付近で静脈に流入する．この間に所属リンパ節が存在し悪性腫瘍の最初の転移巣になる．頸部のリンパ節はいくつかの群に分かれて存在する（浅頸リンパ節，深頸リンパ節など）（図2）．頭頸部悪性腫瘍では，これらのリンパ節をまとめて切除する頸部郭清術（neck dissection）が行われる．

2．先天異常疾患

ポイント

顔面頸部の先天性異常は，胚子期（受精後第

図 2　頸部リンパ節の位置
1．上内深頸リンパ節
2，3．中内深頸リンパ節
4．下内深頸リンパ節
5．後頸三角リンパ節
6．鎖骨上リンパ節
7．顎下リンパ節
8．頤下リンパ節
9．輪状甲状リンパ節
10．耳下腺リンパ節
11．耳後部リンパ節
12．後頭リンパ節

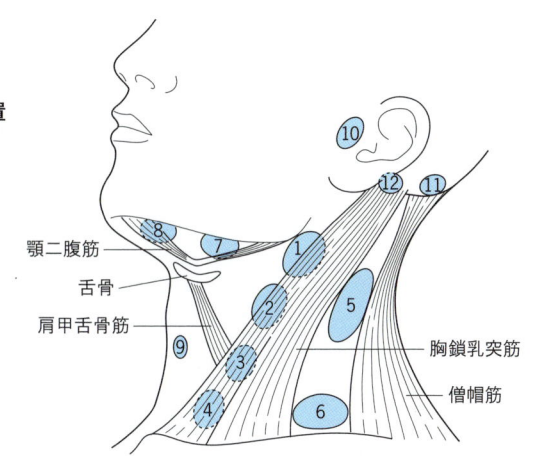

3週から第8週）に発生する鰓弓と鰓溝より成人器官が形成される際に起こることが多い．

A．顔面の発生

　胎児頭頸部の構造物のほとんどは，発生第4週頃に出現する**鰓性器官**が成人型の器官に移行する過程で作られる．鰓性器官は魚の鰓の系統に属するが，ヒトの胚子では鰓弓など頭頸部器官の原基となる（発生第3週から第8週までの胚子期）．発生第4週に原始口腔の周辺に顔面の原基となる五つの隆起（前頭鼻突起，1対の上顎突起，1対の下顎突起）が出現する．第1鰓弓よりは上顎突起と下顎突起，外耳，咬筋などが発生するので，顔面の原基としてはもっとも重要である．第2鰓弓よりは舌骨，顔面表情筋などが発生し，第3鰓弓よりは舌骨，第4鰓弓より喉頭軟骨などが発生する．

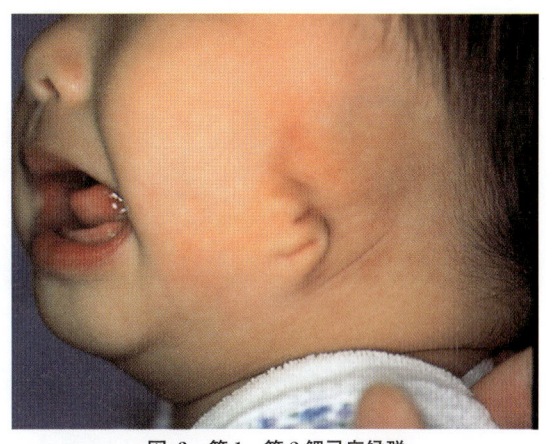

図 3　第1・第2鰓弓症候群
片側頬部・下顎部の発育異常，顔面神経麻痺，小耳症，巨口症などが合併して発生する．

B．鰓弓・鰓溝由来の先天性疾患

1．第1・第2鰓弓症候群

　主として第1鰓弓より発生する上顎と下顎の発育異常で生じる．片側頬部・下顎部の発育異常，巨口症，外耳（小耳症など）・中耳の異常，顔面神経麻痺などを合併する（図3）．

2．耳介の異常

　耳介は第1鰓弓と第2鰓弓およびその間にある第1鰓溝より発生する六つの耳介結節が癒合して形成される．結節の癒合機転に異常が起きると，耳前部を中心に瘻孔が存在する先天性耳瘻孔や軟骨性皮膚隆起である副耳が生じる．耳介全体の形成不全は小耳症や無耳症となってあらわれる．

3．先天性瘻孔と嚢胞

　鰓溝の遺残から生じる．瘻孔が胸鎖乳突筋前縁（とくに下1/3の部分）に開口する側頸瘻や無痛性の嚢腫である**側頸嚢胞**（lateral cervical cyst）がある．後者はコレステリン結晶を含む漿液性嚢腫で頸部の他の腫瘍との鑑別が重要である（図4）．

　正中頸嚢胞（median cervical cyst）は舌から甲状腺が下降する際の甲状舌管の遺残により発生する．舌盲孔に連続しており多くは舌骨部に発生する．嚢が破れて瘻孔を形成することもある．

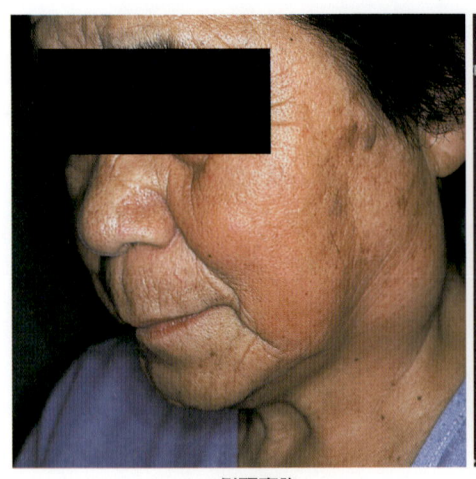

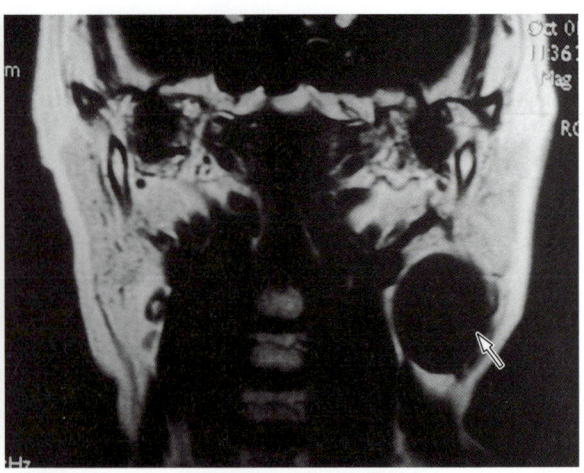

A．側頸嚢胞　　　　　　　　　B．術前MRI像（矢印）
図4

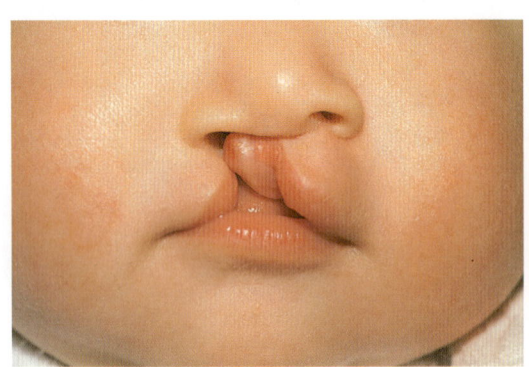

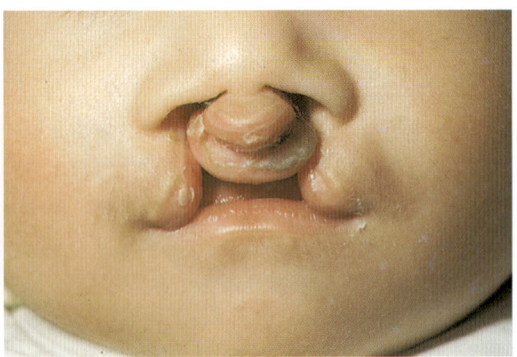

A．片側　　　　　　　　　　　B．両側
図5　口唇裂

C．顔面裂 facial cleft

胎生期の顔面諸突起の融合不全と中胚葉組織の発育不全が原因とされる．顔面裂の種類は多いが，臨床的には口唇・口蓋裂を除いてその発生は比較的まれである．

1．口唇・口蓋裂 cleft lip and palate

口唇裂（cleft lip）は胎生4～7週の間に，内・外側鼻突起と両上顎突起の癒合不全，あるいは披裂部位における中胚葉欠損によって生じると考えられている．口蓋裂 cleft palate は7～12週の両側口蓋突起（棚）の癒合不全によって生じる．

口唇・口蓋裂は，日本人では，出生約500例に1人の割合で出生する頻度の高い先天異常である．口唇裂単独，口唇・口蓋裂，口蓋裂単独などがあり，片側裂と両側裂に分けられる（図5）．口唇裂単独，口唇・口蓋裂は男性に多く，口蓋裂単独のものは女性に多い．

口唇・口蓋裂は多因子遺伝形質とされ，胎生期におけるさまざまな環境因子と遺伝的要因とが関与して発現するとされている．口唇形成術は生後3ヵ月目に，また口蓋形成術は1歳6ヵ月くらいに施行される．

D．その他の先天性疾患

1．Pierre Robin 症候群

先天性小顎症および下顎の後退，口蓋裂，舌の咽頭部への嵌頓による呼吸障害を呈し，心窩部への吸気性陥没を認めることがしばしばある．通常はうつぶせにするなどの保存療法で徐々に軽快し

ていくが，舌を舌口唇に縫合固定する舌固定術（tongue-tie operation）により，舌根の嵌頓を予防する外科的療法が必要になることもある．

2．Treacher Collins 症候群

瞼裂外下方偏位，下眼瞼外方の欠損，睫毛欠損，頬骨および下顎骨の発育不全，外耳および中耳の奇形など特異的顔貌を呈する．不規則常染色体優性遺伝とされる．

3．頭蓋・顔面の異常

頭蓋骨早期癒合症は短頭や舟状頭などの頭蓋骨の変形を生じる．**Crouzon 病**は頭蓋骨癒合症に顔面骨の発育不全を合併したもので，さらに合指症など指趾の異常が合併すると**Apert 症候群**となり，重度の頭蓋顔面骨異常を呈する．これらの疾患は，脳神経外科と形成外科の手技を合体させた**頭蓋顔面外科**（craniofacial surgery）で治療される．

3．後天性疾患

ポイント
顔面や頸部は人目につきやすい部位のため，外傷などの治療にあたってはできるだけ醜形（あるいは醜状瘢痕）を残さないように努める．

A．損　傷

顔面頸部は交通事故などでもっとも外傷を受けやすい．そして，この部に残る瘢痕や変形は人目につきやすいので，患者に与える精神的負担は大きい．損傷には，皮膚軟部組織損傷と顔面骨損傷（骨折），および両者が合併する損傷がある．

1．皮膚軟部組織損傷

切創や擦過傷の簡単なものは外来で処置される．しかし，軟部組織の広範な挫滅創を伴う場合には，全身麻酔下で十分なデブリドマンを行った上で丁寧に縫合する方がよい．とくに，顔面は血流が豊富なため創閉鎖の golden hour（通常，受傷後 8 時間から 12 時間）を過ぎても，一次閉鎖が可能である．

デブリドマンや創縫合はできるだけ愛護的

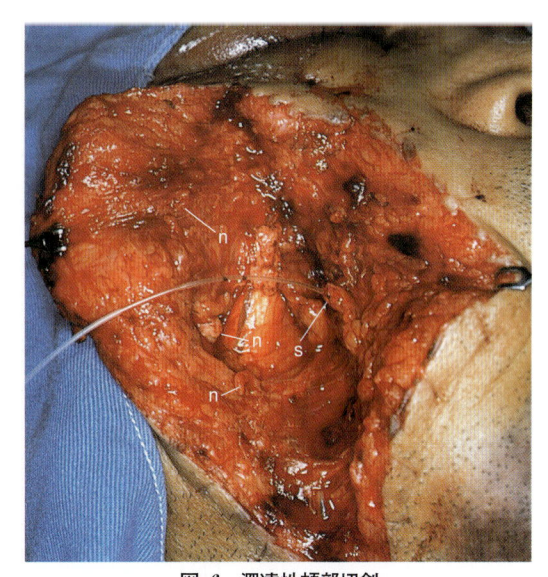

図 6　深達性頬部切創
切断された耳下腺管末梢側（s）にはシリコンチューブが挿入されている．n：切断された顔面神経枝（中枢側）．

（atraumatic）に行い，受傷創縁皮膚はできるかぎり温存する．泥や砂が皮下に残ると**外傷性刺青**（traumatic tattoo）となり醜状痕を残す．皮膚縫合に太い縫合糸を使ったり，緊張をかけ荒っぽく縫合すると**縫合糸痕**（suture mark）が残り醜状を呈する（形成外科的縫合法に関しては総論第 4 章を参照されたい）．また，顔面には眼瞼や口唇などいわゆる自由縁（free margin）をもつ部位が存在し，これらの外傷を縫合する際には，解剖学的位置を正確に合わせる必要がある．

1）深達性損傷

顔面の深部には顔面神経や耳下腺管が存在し，外傷が深部に及ぶとこれらが合併損傷を受ける（図 6）．顔面神経切断は放置すると表情筋の麻痺（顔面神経麻痺）を起こし，麻痺性兎眼などの機能障害のほか，「笑い」の際に顔が曲がる外貌の変形を生じる．したがって，切断された神経はできるだけ速やかに（遅くとも 6 ヵ月以内）縫合するか，自家神経移植により再建する．切断された耳下腺管も唾液瘻を生じるので縫合する．

眼瞼付近の外傷では涙小管や涙嚢が損傷されることがあり流涙を生じるが，涙小管や涙嚢の修復には専門的知識が必要である．

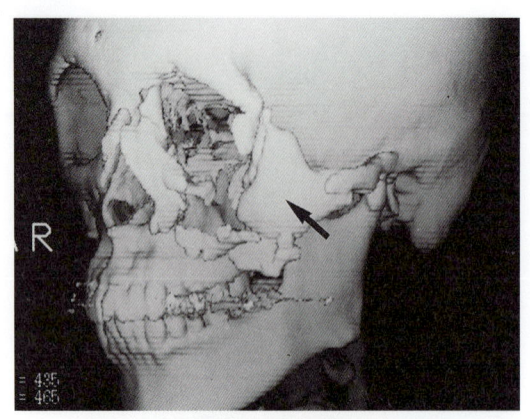

図7 左頬骨骨折（矢印部）のCT像

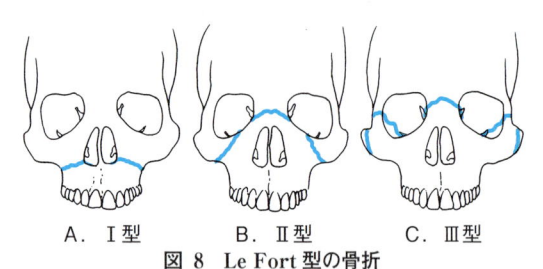

図8 Le Fort型の骨折
A. Ⅰ型　B. Ⅱ型　C. Ⅲ型
（波利井清紀：手術 40：1931-1940, 1986）

2．顔面骨折

顔面・頭蓋には23個の骨があり，とくに顔面中1/3に多くの骨が集中している．頻度としては頬骨骨折，鼻骨骨折，下顎骨折，上顎骨折が多い．X線検査，CT検査などが骨折の診断に必要である．

下顎骨折の好発部位はオトガイ部がもっとも多く，以下，下顎角部，下顎体部，関節突起部の順である．一般に下顎体部骨折では開放骨折が多く，下顎角部や関節突起部の骨折は閉鎖骨折が多い．上顎部では鼻骨や頬骨骨折がもっとも多くみられるが（図7），**Le Fort型骨折**のように骨折好発部位が存在する特徴がある．Le Fort Ⅰ型骨折は上顎骨歯槽突起の上方，Le Fort Ⅱ型骨折は顔面中央部のピラミッド型骨折，Le Fort Ⅲ型骨折は顔面骨と頭蓋骨の骨性連続が断たれる型の骨折である（図8）．さらに，特殊な形の骨折に眼窩部への外力により生じる**眼窩壁骨折（ブローアウト骨折** blowout fracture）がある．この骨折は難治性の複視や眼球陥凹などの後遺症を残すので，診断と初期治療が重要となる．

顎骨骨折の際の応急処置として出血の処置と気道の確保がある．一般的には，腫脹の軽減，確定診断，合併症の検索とその安定化を待ち，受傷後10日前後に整復されることが多い．

B．炎　　症

ポイント
顔面は毛囊や皮脂腺に富んでおりブドウ球菌の感染による炎症を起こし易い．頸部ではリンパ節炎が多い．

1．フルンケル（面疔）furuncle

毛囊または皮脂腺の急性化膿性炎症で，発赤，疼痛，硬結に始まり数日後に膿栓を形成する．起炎菌はブドウ球菌が多く，抗生物質の無い時代は菌が内眼角静脈を経て海綿静脈洞に入り脳髄膜炎を起こすことで恐れられた．切開排膿と抗生物質の投与で治癒する．

2．唾液腺の炎症

唾液腺の中でもっとも炎症を起こしやすいのは耳下腺である．流行性耳下腺炎（おたふくかぜ）はムンプスウイルスの感染で起こり小児に好発し（75％が10歳までに感染），一側性あるいは両側性（70〜80％）の有痛性腫脹をきたす．急性化膿性耳下腺炎は全身感染から血行性に，あるいは開腹手術などの後の脱水による唾液分泌の減少に続発する．Sjögren（シェーグレン）症候群でも反復性耳下腺炎がみられる．顎下腺には唾石（石灰の沈着）が好発し炎症を伴うことが多い．

3．リンパ節炎 lymphadenitis

所属リンパ節より末梢の炎症（ブドウ球菌や連鎖球菌による感染症が多い）でリンパ節に二次的な腫脹，疼痛を生じる．治療は原病巣の治療と抗生物質の投与であるが，リンパ節の腫脹が長引いた場合には悪性腫瘍との鑑別も行っておく．多数のリンパ節が腫脹して癒合し腺塊を形成し自潰する場合には頸部腺結核（lymphadenitis colli tuberculosa）を考える．

C．良性腫瘍

ポイント

顔面・頸部に特異的な良性腫瘍はないが，創痕が目立つため切除が難しいことが多い．いちご状血管腫や単純性血管腫などのいわゆる「赤あざ」や太田母斑などの「青（または黒）あざ」は顔面に好発する．顔面・頸部で重要な腫瘍（母斑を含む）についてのみ述べる（他は皮膚と皮下組織の章を参照）．

1．皮膚良性腫瘍
1）血管腫・血管奇形

従来，血管腫と呼ばれていたもののほとんどが血管奇形に分類されるようになったが，臨床的には血管腫と呼ばれることが多い．血管腫は全身に発生するが，顔面・頸部は変形や瘢痕や目立つので治療が難しい．

① **単純性血管腫（ポートワイン血管腫）** hemangioma simplex　真皮中浅層を中心とする毛細血管の増加と拡張を原因とする血管奇形で，生下時より存在し自然消退はしない（生後2年以内に自然消退するサーモンパッチと鑑別する）．治療は色素レーザー照射が主体となるが，効果がない場合には切除や植皮術が行われる．

顔面半側の三叉神経支配領域にこの血管腫が存在し，同側の緑内症，脳灰白質の石灰化とてんかん発作などを合併する場合は，**Sturge-Weber症候群**と呼ばれる（図9）．

② **イチゴ状血管腫** strawberry mark　生後1～2週間から3ヵ月頃より発生し，1年位で急速に増大する（暗）赤色の隆起した軟らかい腫瘤で，苺に似ているのでこの名称がついている．通常は，6～7歳までに自然消退するのが特徴であるが，大きな場合には一部が残ることがある．

③ **Kasabach-Merritt症候群**　病理組織学的にいちご状血管腫に類似し，乳児期の皮下に急速に増大する血管腫である．血管腫内の出血などで血小板が多量に破壊され著明な減少をきたし，DIC症候群をひき起こす．早期の放射線療法，ステロイド療法などが必要である．

④ **海綿状血管腫** cavernous hemangioma　真皮下層より皮下深部，あるいは筋肉内に静脈を中心とした不規則に拡大した血管腔が軟らかい腫瘤状に存在する（最近では，静脈奇形 venous malformation に分類される）．頰部皮下，口唇・舌や頸部に好発する．

治療法としては切除が主体であったが，止血が困難である，切除後の瘢痕，変形や機能障害が問題となる．このため，最近ではオレイン酸モノエタノールアミン（monoethanolamine oleate）やエタノールなどの硬化剤を用いた硬化療法が主流となりつつある．

④ **動静脈奇形** arteriovenous malformation（**動静脈瘻** arteriovenous fistula）　異常に拡張した動脈を主体とする high flow タイプの血管奇形で，拍動とコマ音を認める．出血のコントロールが難しいので，超選択的経カテーテル動脈塞栓術と硬化療法を併用した**硬化塞栓療法**が行われるようになった．

2）リンパ管腫 lymphangioma

生下時より存在する皮下の軟らかい常色（時に淡青色や赤紫色）の腫瘤で，リンパ管が囊状に拡張して集合している海綿状リンパ管腫と囊腫状を呈する**囊腫状リンパ管腫（cystic hygroma）**が有名である．外科的切除が第一であるが，完全切除は困難なことが多い．Cystic hygroma などにはブレオマイシンを注入して炎症を起こさせ線維化を期待する方法も行われる．

3）母斑と母斑症

母斑細胞を有しない表皮母斑，脂腺母斑，扁平

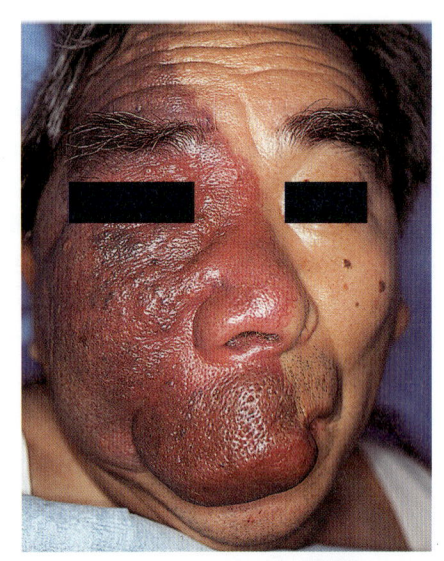

図9　Sturge-Weber 症候群

母斑などと，母斑細胞が集簇しメラニン顆粒を過剰に産生する母斑細胞母斑（色素性母斑）や太田母斑などがある．皮膚の母斑病変のほかに全身的な諸病変を合併する独立した疾患を**母斑症**（phacomatosis）と呼ぶ．

① **Pringle 病**（Bourneville-Pringle 母斑症）
鼻，鼻唇溝，頬部を中心に常色あるいは紅色の米粒大から小豆大の丘疹（病理組織学的には angiofibroma）が多発，集簇する．全身の間葉系を主体とする常染色体優性遺伝疾患で，重度になると知能障害，結節性脳硬化，痙攣発作のほか，腎腫瘍，心臓の横紋筋腫など多彩な症状を呈する．

② **von Recklinghausen 病** 皮膚の色素性病変（**カフェ・オ・レ斑** café au lait spot）と多発性の神経線維腫（neurofibromatosis）を主徴とする全身的な神経・外胚葉性異常で，常染色体優性遺伝疾患である．神経線維腫は皮膚や末梢神経を中心に大小無数に生じ，時に巨大な懸垂性腫瘍（pachydermatocele と呼ぶ）に増大することがあり，顔面では整容上の問題が大きい（図 10）．

③ **Peutz-Jeghers 症候群** 口唇，口腔粘膜や手掌足底部に黒褐色の小色素斑と小腸を中心とした消化管のポリープを合併する．常染色体優性遺伝と考えられている．

④ **von Hippel-Lindau 病** 眼と中枢神経系に発生する血管腫様病変が主体となる．

4）上皮性腫瘍

顔面は皮脂腺に富んでいるため上皮嚢腫（epidermal cyst，または**粉瘤**，アテローマ atheroma）が発生しやすい．類似したものに**皮様嚢腫**（dermoid cyst）があり，眉毛，眉間部に好発する．毛嚢から発生する**石灰化上皮腫**（calcifying epithelioma）は耳前部に好発する．

30～40 歳代以後によくみられる褐色～黒色の疣贅状の単発性あるいは多発性腫瘤は，**脂漏性角化症**（seborrheic keratosis，または老人性疣贅）のことが多いが，時に悪性黒色腫などとの鑑別が難しいことがある．

2．間葉系腫瘍

顔面・頸部によくみられるのは脂肪腫（lipoma）や皮膚線維腫（dermatofibroma）などである（総論 22 章を参照）．

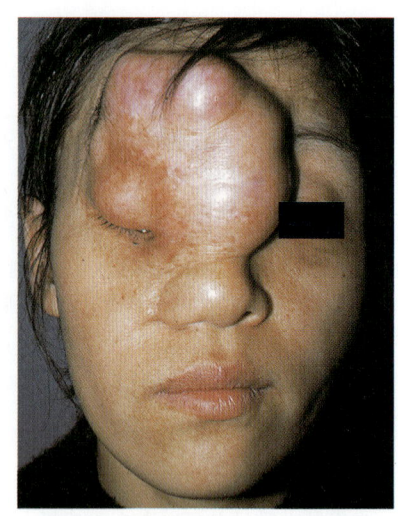

図 10　von Recklinghausen 病の神経線維腫

3．耳下腺腫瘍

ポイント

代表的な唾液腺腫瘍で上皮性と非上皮性の腫瘍に分かれるが，前者が 85% 以上である．病理組織形が多彩であり診断に苦慮することも多い．耳下腺内には顔面神経が走行しており，腫瘍切除に際しこれを切断すると表情筋の麻痺を生じるため，切除に際しては十分な注意が必要である．

1）多形性腺腫 pleomorphic adenoma（混合腫瘍 mixed tumor）

耳下腺腫瘍のうちでは多形性腺腫がもっとも多く（全耳下腺腫瘍の 40～50%），30～40 歳代に好発する．無痛性，弾性硬の腫瘍で耳垂前下部に触知することが多い（図 11）．病理組織学的に多様な細胞が混在するので混合腫瘍とも呼ばれる．その数％程度に悪性化（carcinoma in pleomorphic adenoma）がみられるので注意が必要である．治療は原則として顔面神経を温存し完全に切除する．

2）単一形腺腫 monomorphic adenoma

上皮性成分を主体とする腺腫で，50 歳以上の男性に多い Warthin 腫瘍（耳下腺腫瘍の数%）のほか，好酸腺腫，基底細胞腫（basal cell adenoma）などがあるが多くはない．

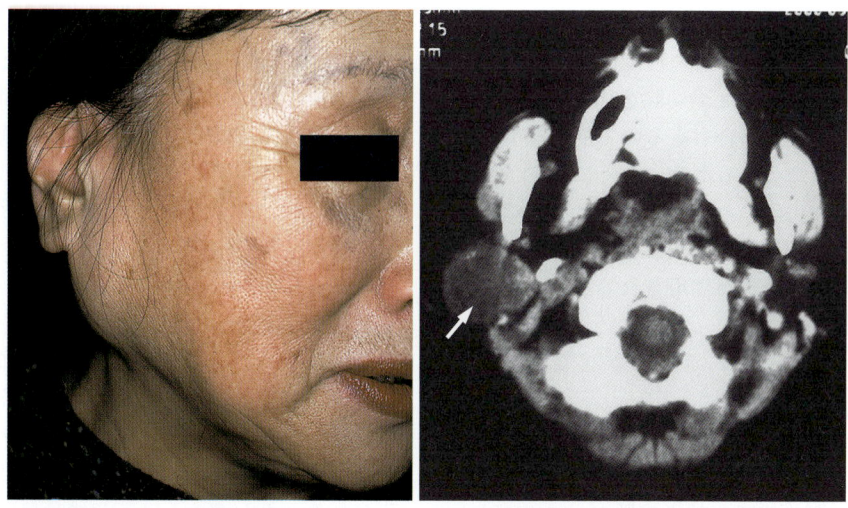

A．　　　　　　　　　　　　　B．術前CT像（矢印：腫瘍）
図11　耳下腺多形性腺腫（混合腫瘍）と術前CT像（矢印：腫瘍）

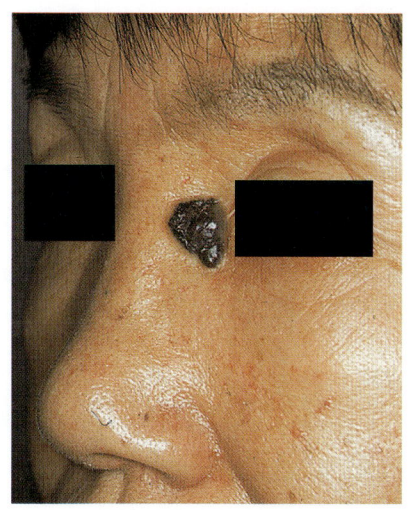

図12　鼻側に発生した基底細胞癌（腫）

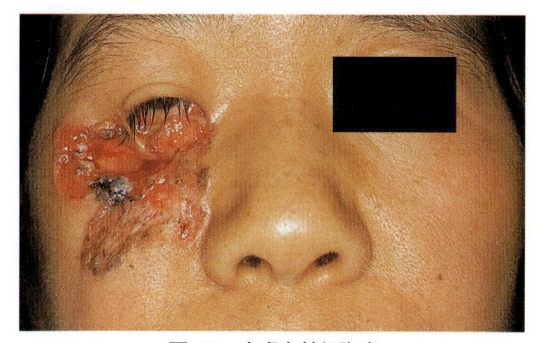

図13　皮膚有棘細胞癌

D．悪性腫瘍

1．皮膚悪性腫瘍

ポイント

顔面・頸部に特異的な皮膚悪性腫瘍はないが，基底細胞癌（腫）は好発する．

1）基底細胞癌 basal cell carcinoma（BCC）

眼瞼，鼻部を中心に高齢者の顔面に好発する黒褐色の小結節で，潰瘍を生じるものが多い．日光照射との関連も考えられているが確証はない（図12）．最近では，基底細胞の過誤的増殖として基底細胞腫（basal cell epithelioma）と呼ぶべきであるともいわれる．しかし，本腫瘍は局所浸潤や皮膚の破壊性が強く，まれではあるがリンパ節転移や遠隔転移を起こすこともあるので，臨床的には癌腫として扱うのがよい．

腫瘍の辺縁より5mm以上離して，正常皮膚を含めた完全切除をすれば再発は少ない．

2）有棘細胞癌 squamous cell carcinoma（SCC）

表皮有棘細胞の悪性腫瘍であるが，口腔粘膜などの扁平上皮より生じるものも含め扁平上皮癌とも呼ばれる．正常表皮からも発生するが，しばしば日光角化症，白板症などの癌前駆症状より発生する．40歳以上の中高年者に多いが，熱傷瘢痕や放射性皮膚炎などが発生母地になる場合には，若年者にもみられる．最初は小丘疹や潮紅浸潤ではじまるが，増大するに従いカリフラワー状になり，

潰瘍を形成し悪臭を放つようになる（図13）．治療は正常部を十分に含めた（程度によるが辺縁より3〜5cm以上離す）完全切除を原則とするが，深部への浸潤が強い場合も有るので筋肉や骨を含めた切除が必要なこともある．とくに，顔面では広範囲切除後の再建のため形成手術手技が必要となる．ブレオマイシン系による化学療法や免疫療法，放射線照射などが併用されることもある．

3）その他

悪性黒色腫などについては総論22章を参照されたい．

2．耳下腺悪性腫瘍

病理組織形が複雑で，粘表皮腫（mucoepidermoid tumor）や腺房細胞腫瘍（acinic cell tumor）など癌腫に分類されていなくても，再発，転移などを起こし悪性変化をたどるものもある．これに対し，腺癌（adenocarcinoma），腺様囊胞癌（adenoidcystic carcinoma），扁平上皮癌（squamous cell carcinoma），未分化癌（undifferentiated carcinoma）などは悪性度が高く，頸部リンパ節，肺，骨への転移が多い．また，腺様囊胞癌などは顔面神経より側頭骨内へ浸潤することが多い．

治療は切除手術が第一選択となるが，顔面神経が合併切除されることが多く，頸部神経叢や腓腹神経移植による再建なども必要である．

3．その他

口腔癌（本章B参照），上顎癌などについては他の専門書にゆずる．

んでいる葉状乳頭，舌背の全面に散在し紅色を帯びている茸状乳頭，および舌背の全面に密生している糸状乳頭に分けられる．有郭乳頭，葉状乳頭および茸状乳頭はその上皮の中に味蕾を蔵し味覚に関係をもつ．

B．下顎骨（図15）

下顎骨は顔面骨の中で唯一運動性をもつ骨で，上下顎歯の正しい咬合状態と正常な顎運動により咀嚼機能が営まれる．下顎骨は下顎枝と下顎体からなる．下顎体の上縁部には歯槽，下顎正中部にはオトガイ結節があり，外側中央部にはオトガイ孔がある．オトガイ孔は下歯槽動静脈および下歯槽神経が走行している下顎管の出口である．下顎枝は咀嚼筋の付着する筋突起と関節突起に分かれる．

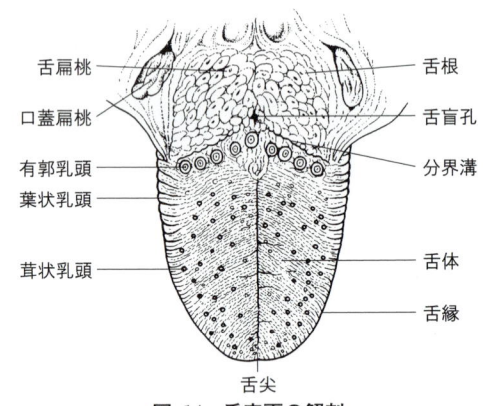

図14　舌表面の解剖

B　顎・口腔

1．構造と機能

A．舌（図14）

舌は味覚をつかさどるほか，咀嚼や嚥下を助け，また発声器の一部として重要な機能を営む．舌背面の粘膜には舌乳頭という無数の小突起があり，その形態により，分界溝の前に両側数個ずつ並んでいる有郭乳頭，舌の外側縁の後部に数個ずつ並

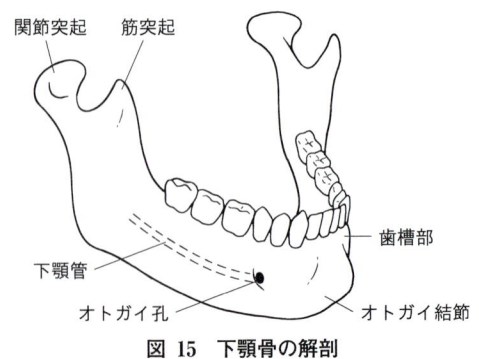

図15　下顎骨の解剖

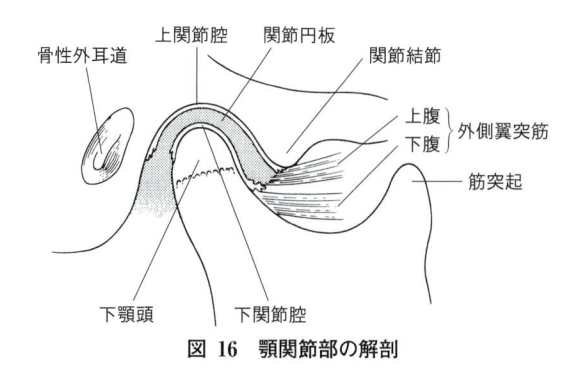

図 16　顎関節部の解剖

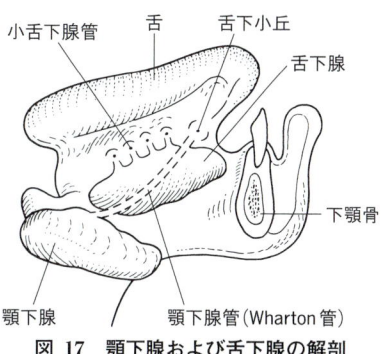

図 17　顎下腺および舌下腺の解剖

C. 顎関節（図16）

顎関節は下顎頭と側頭骨の下顎窩との間にある楕円関節で，頭蓋における唯一の可動関節である．この関節は咬合・咀嚼などの多用な動きに対応できる形態と機能を有している．関節包がゆるく，関節腔の中に関節円板があることで関節の可動性の範囲を拡大し，下顎頭はかなり自由に移動することが可能である．関節は外側靱帯によって補強されており，さらに蝶下顎靱帯および茎突下顎靱帯という，頭蓋と下顎との間の靱帯により囲まれている．

D. 唾液腺（図17）

唾液腺には，大唾液腺として耳下腺，顎下腺，舌下腺があり，いずれも大きな導管をもっている．また小唾液腺が口唇，頬粘膜，口蓋などに広く存在し，いずれも粘膜固有層から筋層間に分布する．小さな導管をもって口腔に開く．顎下腺および舌下腺の２腺は混合腺であるが，粘液腺が漿液腺に対して優位である．

1. 顎下腺

顎下腺は下顎底の内側に存在し，下顎骨下縁，顎二腹筋の前および後腹によって形成される顎下三角内に存在する．長さ約３cm，厚さ約1.5cmで耳下腺の半分くらいの大きさの腺である．顎下腺管（Wharton duct）は，舌下小丘に開口する．

2. 舌下腺

下顎体の舌下腺窩の内側にあり，舌下，口腔底粘膜直下にある．このため，粘膜が盛り上がって舌下ヒダが形成される．顎舌骨筋の上にあり，長さは約３〜４cm，幅および厚さは１cmの薄い腺である．多数の小舌下腺管が舌下ヒダ上に開口し，大舌下腺は顎下腺管と合して舌下小丘に開口する．

2. 顎変形症

ポイント

顎変形症では，顎の形態異常と咬合異常を呈し，審美的問題と咀嚼機能など機能的問題を生じる．顎変形症の原因としては，**口唇・口蓋裂**や片側小顔面症（第１・第２鰓弓症候群）などの先天性疾患に伴って生じるものの他に，下顎前突症のように成長とともに顕著になるものがある．

A. 原因

顎変形には，上顎骨変形，下顎骨変形，両者の組み合わせ変形がある．顎変形の原因としては，口唇・口蓋裂，片側小顔面症（第１・第２鰓弓症候群，hemifacial microsomia）やPierre Robin症候群（sequence）などの先天異常に起因する以外に，下顎前突症のように成長に伴って顕著になるものがある．下顎前突症に関しては，遺伝的傾向が指摘されている．また成長期に，斜頸や先天性顔面神経麻痺などのために，二次的に顎変形を生じることがある．とくに，外傷や炎症のために顎関節部に障害を受けると，その成長障害のために顎変形を生じる．さらに下垂体前葉の機能亢進による下顎前突症など，内分泌異常に伴って顎変形が生じることもある．その他，指しゃぶりなどの習癖や，舌リンパ管腫や巨大舌などのために二次的に

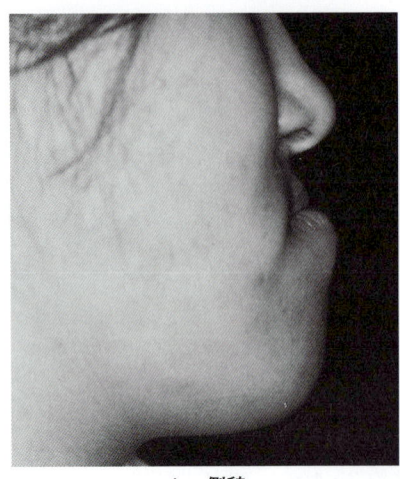

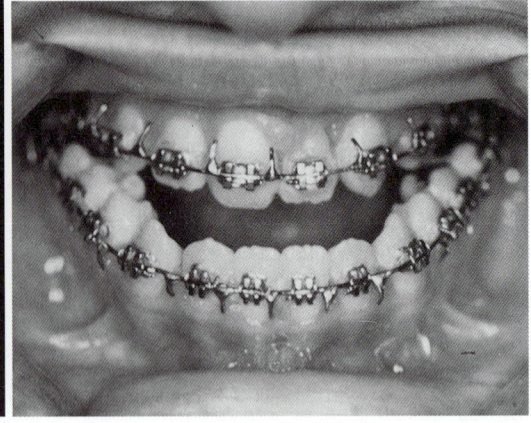

A. 側貌　　　　B. 反対咬合を呈する
図18　下顎前突症

顎変形を生じることがある．以下，代表的なものについて述べる．

1．口唇・口蓋裂に伴う顎変形

口唇・口蓋裂に由来する顎変形は，上顎骨の発育不全がその主体をなし，典型例では上顎の著しい陥凹を生じる，いわゆる"dish face deformity"を呈する．この発育不全の原因としては，口蓋裂という先天的素因と，口唇・口蓋裂における手術侵襲の影響が指摘される．口唇・口蓋裂術後の上・下顎の不均衡は，年齢とともに顕著になってくる傾向がある．また，上顎における歯数，歯の大きさ，形の異常が高頻度に認められ，その萌出の時期もやや遅いのが特徴である．

2．下顎前突症（図18）

下顎前突症は，上顎に対し下顎が前方に突出している状態を総称している．口唇・口蓋裂など，上顎の劣成長に伴う下顎前突は見かけ上，下顎が前突してみえるため仮性前突症と称される．いわゆる真性下顎前突症は，下顎骨の発育過剰によるもので，多くは思春期になり急速な症状の発現をみる．家族性にみられるもののほかに，下垂体機能亢進による下顎前突症などがある．

3．小下顎症

片側例は前述の片側小顔面症（第1・第2鰓弓症候群，hemifacial microsomia）に代表される．幼少期の外傷や若年性関節リウマチのため顎関節部に障害を受けると，下顎が低形成となり小下顎症を呈する．顎関節強直症を生じると小下顎症の程度は高度になる（図19）．

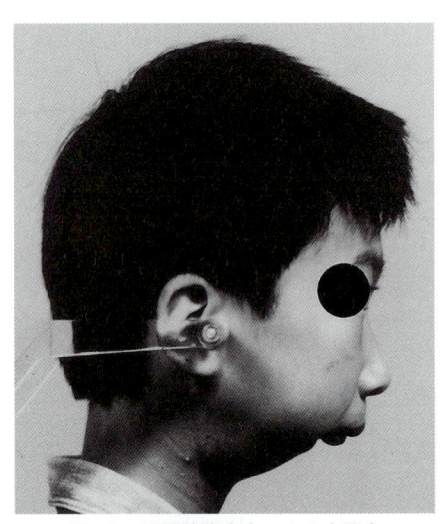

図19　顎関節強直症による小顎症

B．形態学的分析

形態学的分析としてもっとも一般的なのは，口腔内石膏模型による分析と，頭部X線規格写真による分析である．近年では3次元的CTおよび立体モデルによる分析も行われており，これらを用いた模擬手術が行われることもある．

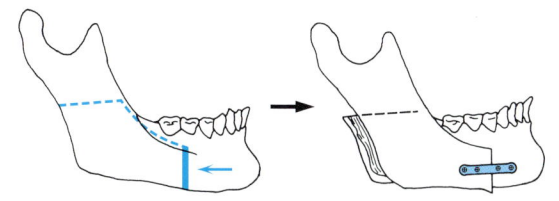

図 20　下顎枝矢状分割法（下顎後退例）
（高戸毅：顎顔面・口腔，形成外科学 TEXT，藤野豊美ほか編，南山堂，pp. 349-358，1996）

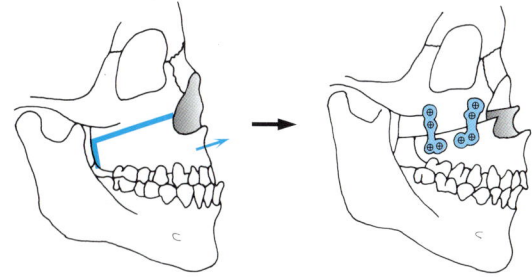

図 21　Le Fort I 型上顎骨切り術（上顎前方移動例）
（高戸毅：顎顔面・口腔，形成外科学 TEXT，藤野豊美ほか編，南山堂，pp. 349-358，1996）

C．治　　療

　咬合異常に関連した顎変形は，歯科的矯正治療の対象になる．しかし，矯正歯科治療のみでは咬合および形態を改善できない場合は，顎外科的治療によらなくてはならない．上顎，下顎を単独または同時に骨切りし，それぞれを移動，回転して良好な咬合状態を得るとともに，審美的改善も同時に得ることを目的とする．術前に形態学的分析を行い，それに基づいて術式を決定する．また，個々の歯や歯列弓の形態異常を改善し，正しい歯列弓にしておくために術前矯正が必要である．以下，もっとも多用される術式を述べる．

1．下顎枝矢状分割法 sagittal split ramus osteotomy（Obwegeser-Dal Pont 法）（図 20）

　本法は下顎前突症，開咬症，下顎後退症（小下顎症）などに適応される．下顎枝を内外 2 層に分割する方法で，内側骨片を必要に応じて前後に移動させる．下顎前突症ではこれを後退させ，小顎症では前方に移動する．

2．Le Fort I 型骨切り術（図 21）

　本法は，上顎骨を下鼻道のレベルで水平に離断して移動する骨切り術である．梨状口下縁から翼上顎裂部に骨切りを行う．上顎を前方，上方，下方あるいは内側，外側に移動させることが可能である．口唇・口蓋裂患者において，発育が抑制され後位にある上顎を前下方へ移動する場合に多用される．下顔面領域の変形に対して，しばしば下顎枝矢状分割術と併用して行われる．

3．顎口腔領域の腫瘍

A．歯原性腫瘍

ポイント

　歯原性腫瘍は，歯牙腫，エナメル上皮腫に代表される良性腫瘍が大部分を占める．

　歯原性腫瘍は歯を形成する組織から発生する腫瘍である．悪性腫瘍の発生頻度はきわめて少なく，歯牙腫，エナメル上皮腫に代表される良性腫瘍が大部分を占める．表 1 に WHO による歯原性腫瘍の分類を示す．症状は一般に無痛性，びまん性の膨隆を特徴とする．治療は歯牙腫では摘出術が行われ，エナメル上皮腫では悪性腫瘍に準じた顎骨切除術などが行われることがある．

1．歯牙腫 odontoma

　歯を構成する硬組織の増殖からなる良性腫瘍で，複雑性歯牙腫と集合性歯牙腫に分類される．複雑性歯牙腫は一般に塊状で，その中に歯牙硬組織が複雑な形に形成されたものである．一方，集合性歯牙腫は多数の歯あるいは小塊状物が集まったものである．年齢別には 10 歳代から 20 歳代にもっとも多く，男女差はみられない．発生部位では複雑性歯牙腫では下顎大臼歯部，集合性歯牙腫では上顎前歯部に多くみられる．臨床的には無痛性できわめて緩慢に発育する．そのため，歯科治療時の X 線検査にて発見されることが多い．治療は摘出術が行われる．

表 1　歯原性腫瘍の分類（WHO, 1992）

```
1.1  良性
  1.1.1  歯原上皮だけからなるもの
    1.1.1.1  エナメル上皮腫
    1.1.1.2  扁平上皮歯原性腫瘍
    1.1.1.3  歯原性石灰化上皮腫（Pindborg 腫瘍）
    1.1.1.4  明細胞歯原性腫瘍
  1.1.2  歯原上皮に歯原性の外胚葉性間葉組織を伴うもの
         これには歯牙硬組織形成を伴うものと伴わないものとがある
    1.1.2.1  エナメル上皮線維腫
    1.1.2.2  エナメル上皮線維象牙腫
    1.1.2.3  歯牙エナメル上皮腫
    1.1.2.4  腺様歯原性腫瘍
    1.1.2.5  石灰化歯原性嚢胞
    1.1.2.6  複雑性歯牙腫
    1.1.2.7  集合性歯牙腫
  1.1.3  歯原性の外胚葉性間葉組織からなるもの
    1.1.3.1  歯原性線維腫
    1.1.3.2  粘液腫（歯原性粘液腫，粘液線維腫）
    1.1.3.3  良性セメント芽細胞腫（セメント芽細胞腫，真性セメント質腫）
1.2  悪性
  1.2.1  歯原性癌腫
    1.2.1.1  悪性エナメル上皮腫
    1.2.1.2  原発性骨内癌
    1.2.1.3  歯原性腫瘍の悪性転化
    1.2.1.4  歯原性嚢胞の悪性化
  1.2.2  歯原性肉腫
    1.2.2.1  エナメル上皮線維肉腫（エナメル上皮肉腫）
    1.2.2.2  エナメル上皮線維象牙質肉腫とエナメル上皮線維歯牙肉腫
    1.2.2.3  歯原性癌肉腫
```

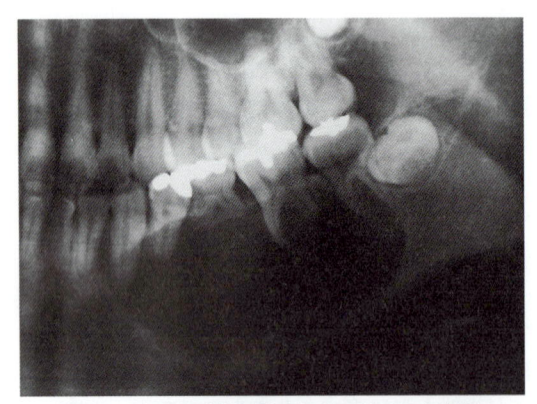

図 22　下顎臼歯部に発生したエナメル上皮腫

2．エナメル上皮腫 ameloblastoma（図 22）

腫瘍の実質が歯堤あるいは歯胚の上皮に類似した腫瘍である．歯原性腫瘍の約 15％を占めており，年齢別には 20 歳代がもっとも多く，ついで，10 歳代，30 歳代と続き，著しい男女差はみられない．発生部位では下顎に多く，約 70％は下顎角部を中心に臼歯部から下顎枝にかけてみられる．症状は無痛性で顎骨の膨隆をきたし，皮質骨が薄くなり羊皮紙様感を呈する．その大きさは鶏卵大のものが多いが，小児手拳大になるものもある．X線像では比較的境界明瞭な透過像を呈し，多くは多房性であるが，単房性のものもある．また，腫瘍内に埋伏歯が認められることがある．一般に小児の**エナメル上皮腫**では開窓術が行われることがあるが，**開窓術**や腫瘍摘出術ではしばしば再発があり，悪性への転化も報告されている．このため，悪性腫瘍に準じ周囲の健康組織を含めた顎骨切除術が行われることがある．

3．角化嚢胞性歯原性腫瘍

keratocystic odontogenic tumor

歯原性角化嚢胞は，2005 年 WHO 分類で良性歯原性腫瘍となった．

B．非歯原性腫瘍

ポイント

非歯原性の良性腫瘍には，線維腫，乳頭腫，血管腫，リンパ管腫などがあり，悪性腫瘍では

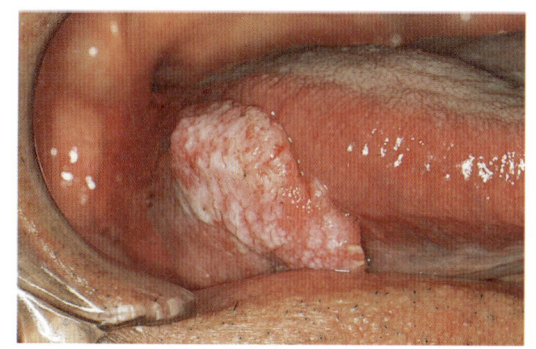

図23 右側舌扁平上皮癌

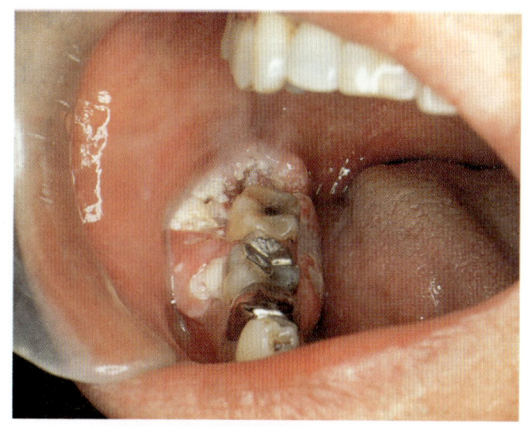

図24 右側下顎歯肉扁平上皮癌

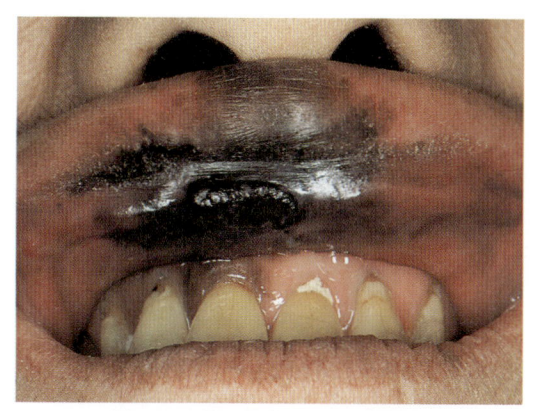

図25 上唇に発生した悪性黒色腫

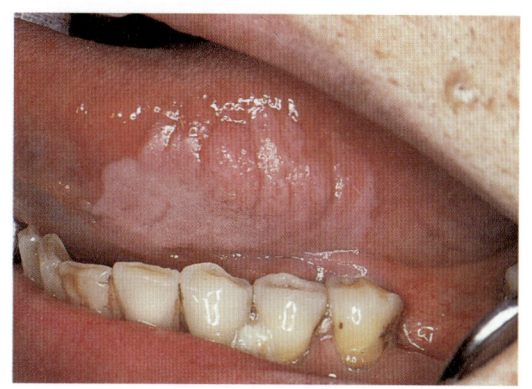

図26 舌の白板症

口腔粘膜から発生する**扁平上皮癌**が大部分を占める．

非歯原性の良性腫瘍には，線維腫，乳頭腫，血管腫，リンパ管腫などがあり，日常臨床においてしばしば遭遇する疾患である．一方，悪性腫瘍では口腔粘膜から発生する扁平上皮癌が大部分を占め，部位別では舌にもっとも多く発生する．治療は良性腫瘍では切除術が行われ，悪性腫瘍では外科的療法，放射線療法，化学療法などを組み合わせた集学的治療が行われる．わが国において，口腔癌は全癌の約3％を占める．口腔癌には口腔粘膜から発生する上皮性の癌（癌腫）と粘膜下の結合組織から発生する非上皮性の癌（肉腫）がある．

1．上皮性の癌（癌腫）

口腔粘膜から発生する扁平上皮癌が口腔癌全体の80％強を占め，部位別では舌（図23）がもっとも多く，ついで歯肉（図24），口底，頬粘膜，硬口蓋と続き，とくに舌では舌縁から口底に多くみられる．年齢別には50歳代から60歳代に多く，性別では男性に多い．肉眼的には外向型（肉芽型，白板型，乳頭型）と内向型（膨隆型，潰瘍型）に分類される．誘因としては，歯牙鋭縁や不適合義歯などによる慢性刺激，口腔粘膜の慢性炎症，白板症などの前癌病変，喫煙，アルコールなどの嗜好品などが考えられる．触診にて病変周囲の硬結を触知することが多い．確定診断には，細胞診，組織検査が行われる．原発病巣の浸潤と転移の検索には，CT検査，MRI検査，PET検査，^{99m}Tc（テクネシウム）シンチグラム，^{67}Ga（ガリウム）シンチグラム，^{201}Tl（タリウム）シンチグラムが有用である．さらに，TNM分類（表2）に従い，病期分類が行われる．口腔領域のリンパ流は頸部リンパ節に流入するため，口腔癌も頸部リンパ節転移をきたす．その頻度は，舌癌の約40％，口底

表 2　TNM 分類（UICC, 2002）

1. 原発腫瘍（T）：口腔
   - T0　：原発腫瘍を認めない
   - Tis ：上皮内癌
   - T1　：最大径が 2 cm 以下の腫瘍
   - T2　：最大径が 2 cm を超え 4 cm 以下の腫瘍
   - T3　：最大径が 4 cm を超える腫瘍
   - T4a：骨髄質，舌深層の筋肉/外舌筋（オトガイ舌筋，舌骨舌筋，口蓋舌筋，茎突舌筋），上顎洞，顔面の皮膚に浸潤する腫瘍
   - T4b：咀嚼筋間隙，翼状突起，または頭蓋底に浸潤する腫瘍，または内頸動脈を全周性に取り囲む腫瘍
   - TX　：原発腫瘍の評価が不可能
   - 注：歯肉を原発巣とし，骨および歯槽のみに表在性びらんが認められる症例は T4 としない．

2. 所属リンパ節転移（N）
   - N0　：所属リンパ節転移なし
   - N1　：患側の単発性リンパ節転移で最大径が 3 cm 以下
   - N2a：患側の単発性リンパ節転移で最大径が 3 cm を超えるが最大径 6 cm 以下のもの
   - N2b：患側の多発性リンパ節転移で最大径が 6 cm 以下のもの
   - N2c：両側または対側のリンパ節転移で最大径が 6 cm 以下のもの
   - N3　：最大径が 6 cm を超えるリンパ節転移
   - NX　：所属リンパ節転移の評価が不可能
   - 注：正中リンパ節は同側リンパ節である．

3. 遠隔転移（M）
   - M0　：遠隔転移を認めない
   - M1　：遠隔転移を認める
   - MX　：遠隔転移の評価が不可能

病期分類（Stage）

Stage	T	N	M
Stage 0	Tis	N0	M0
Stage I	T1	N0	M0
Stage II	T2	N0	M0
Stage III	T3	N0	M0
	T1	N1	M0
	T2	N1	M0
	T3	N1	M0
Stage IVA	T1	N2	M0
	T2	N2	M0
	T3	N2	M0
	T4a	N0	M0
	T4a	N1	M0
	T4a	N2	M0
Stage IVB	T4b	anyN	M0
	anyT	N3	M0
Stage IVC	anyT	anyN	M1

癌の約 35%，歯肉癌の約 30% にみられるとの報告がある．治療は外科的療法，放射線療法，化学療法などを組み合わせ，さらに免疫療法や温熱療法を加えた集学的治療が行われる．リンパ節転移に対しては頸部郭清術が行われる．

2．非上皮性の癌（肉腫）

上皮性の癌に比べて発生頻度は低いが，骨肉腫，軟骨肉腫，血管肉腫，筋肉腫などが発生する．一般に，あらゆる年齢層にみられ著しい性差はない．この他，メラニン産生細胞から発生する悪性度の高い悪性黒色腫（図 25）や悪性リンパ腫も発生する．

3．前癌病変 precancerous lesions

前癌病変とは「正常なものに比べ明らかに癌が発生しやすい形態学的な変化を伴った組織」と定義されており，**白板症**（図 26）と**紅板症**が該当する．**白板症**の癌化率は 5〜20%，**紅板症**の癌化率

表 3　顎関節症分類 (日本顎関節学会，1996)

1．咀嚼筋障害 (masticatory muscle disorders)
　咀嚼筋障害を主徴候としたもの
2．関節包・靱帯障害 (capsulu-ligament disorders)
　円板後部組織・関節包・靱帯の慢性外傷性病変を主徴候としたもの
3．関節円板障害 (disc disorders)
　関節円板の異常を主徴候としたもの
　　a：関節円板の復位を伴うもの
　　b：関節円板の復位を伴わないもの
4．変形性関節症 (degenerative joint diseases, osteoarthritis)
　退行性病変を主徴候としたもの
5．その他のもの (others)
　以上のいずれにも分類されないもの

は50〜60％と報告されている．

4．顎関節症

ポイント

顎関節症は，顎関節部を中心とした疼痛，顎関節の雑音，下顎の運動障害を主症状とし，近年増加傾向にある．

顎関節部を中心とした疼痛，顎関節の雑音，下顎の運動障害を主症状とし，これらが単独または合併して発生し，非感染性で著しい炎症症状を欠く疾患とされている．顎関節疾患のなかでもっとも多くみられる．好発年齢は20歳代で，女性に多い．明確な原因は不明であるが，咬合異常，片側咀嚼などの習癖，ストレスなどが考えられている．日本顎関節学会による顎関節症分類（表3）がある．治療は，運動療法，筋弛緩薬や非ステロイド系消炎鎮痛薬の投与，splint (bite plate)による保存的治療が行われるが，奏効しない場合には関節鏡視下剥離受動術などが行われることがある．

2 甲状腺疾患

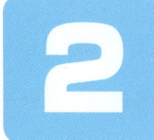

1．構造と機能

A．外科解剖（図1）

　甲状腺は左右の側葉（lateral lobe）と中央部の峡（isthmus）からなる．他に約30％の頻度で峡から頭側にのびる錐体葉（pyramidal lobe）がある．側葉は輪状軟骨と気管軟骨（第1，2輪）にBerry靱帯で固定されている．側葉は長さが4〜5 cm，幅2 cmである．成人の甲状腺は重さが約20 gある．

　甲状腺には，上・下の甲状腺動脈が流入する．上甲状腺動脈は外頸動脈の第1分枝であり，下甲状腺動脈は甲状頸動脈幹（thyreocervical trunk）から分かれる枝である．一方，甲状腺静脈には，上，中，下の三つがある．

　声帯の運動神経，すなわち上喉頭神経（外枝）と反回（下喉頭）神経（recurrent inferior laryngeal nerve）とが甲状腺に接して走行する．上喉頭神経外枝は上甲状腺動脈に接して走り，上甲状腺動脈が甲状腺上極で二つに分かれる枝の間を通る場合が15％くらいある．反回神経は甲状腺側葉の後内側面で気管と食道の間を走り，下甲状腺動脈と交差する．まれに，右鎖骨下動脈の起始異常による右の非反回下喉頭神経がある．左の非反回神経は内臓完全転位がさらに加わるときに起こる．

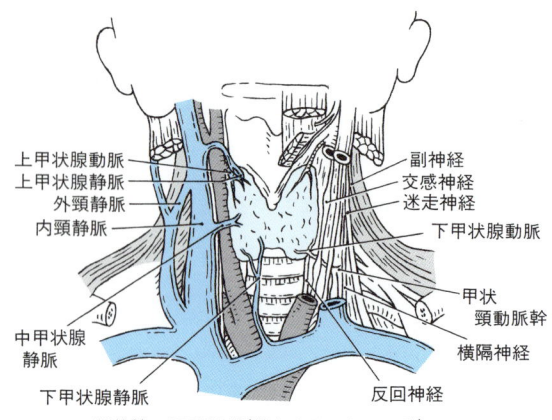

甲状腺の局所解剖（前方よりみたところ）

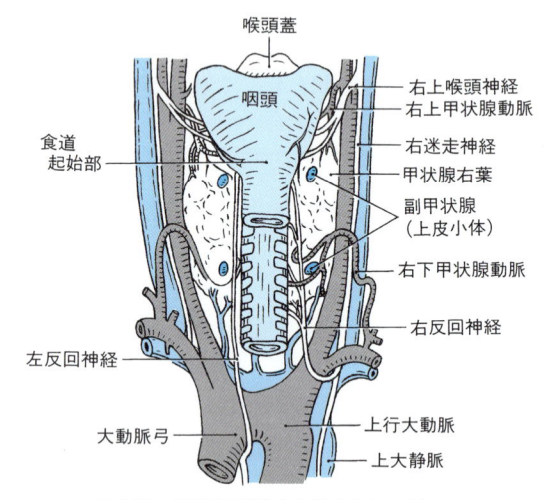

甲状腺の局所解剖（後方よりみたところ）

図 1

B．機　　能

　甲状腺は互いに密に接する濾胞の集合から構成されている．濾胞細胞は1層の立方円柱上皮であり，濾胞内にはコロイド（サイログロブリン thyroglobulin；Tg）を貯えている．

　甲状腺濾胞細胞は**サイロキシン（T_4）とトリヨードサイロニン（T_3）**を合成し分泌する．T_3，T_4はサイログロブリンと結合して濾胞内に貯えられており，その分泌は視床下部からの甲状腺刺激ホルモン放出ホルモン（thyrotropin releasing hormone；TRH）や下垂体からの甲状腺刺激ホルモン（TSH）の調節を受ける．

　血中のT_3，T_4は大部分がサイロキシン結合グロブリン（thyroxine binding globulin；TBG）に結合しており，わずかな遊離型のT_3（fT_3），T_4（fT_4）がホルモン活性を発揮する．fT_3の方がfT_4より数倍高いホルモン活性を示す．その他血中に

はホルモン活性のないリバース T_3 (rT_3) もある．
　一方，傍濾胞細胞はカルシトニンを分泌する．カルシトニンは血中 Ca 調節ホルモンの一つである．

2．検査法

A．機能的検査

　① **甲状腺ホルモン測定検査**　T_3, T_4, fT_3, fT_4, TSH, TBG, Tg などの血中濃度がラジオイムノアッセイ radioimmunoassay（RIA）または enzyme immunoassay などの non-RIA により測定できる．この検査で甲状腺の機能状態が判定できるので，甲状腺機能亢進症や機能低下症の診断に必須の検査である．

　② **TSH 受容体抗体測定**　主に Basedow 病の診断と治療効果判定に用いる．測定方法には，TSH の TSH 受容体への結合を阻害する活性をみる TSH binding inhibitory immunoglobulin（TBII）と甲状腺細胞に対する刺激活性をみる thyroid stimulating antibody（TSAb）がある．通常，TBII を TSH receptor antibody（TRAb）と呼ぶ．

　③ **甲状腺自己抗体検査**　血清中の抗 Tg 抗体，抗ミクロゾーム抗体（抗甲状腺ペルオキシダーゼ anti-thyroid peroxidase；TPO 抗体）を調べる．Basedow 病や橋本病で高率に陽性にでる．

　④ **甲状腺 I 摂取率測定**　通常，^{123}I を用いて 24 時間後の集積率を算出する．Basedow 病と破壊性甲状腺炎との鑑別診断に役立つ．正常値は 10～30％である．

　⑤ **腫瘍マーカーの測定**　カルシトニン，CEA は甲状腺髄様癌の診断と術後経過観察に役立つ．Tg は，甲状腺腫瘍の診断には有用性が少ないがその術後，とくに甲状腺全摘後の経過観察には役立つ．

B．形態学的検査

　① **頸部触診**　頸部触診は甲状腺疾患患者を見つけだすのにもっとも重要な検査法である．大部分の患者は甲状腺腫大があっても無症状だからである．まず，びまん性腫大か結節性腫大かを判定する．これは次に行うべき検査の方針の決定に役立つ．つまり，びまん性腫大の場合，Basedow 病や橋本病を考えて主に機能検査を行い，結節性腫大の場合，腺腫，癌などの鑑別のため以下の画像診断を行う．

　② **超音波検査**　甲状腺結節の内部構造が判定でき，また，他の部位での小結節や石灰沈着の合併，あるいは所属リンパ節腫大などの検出ができ，鑑別診断に役立つ．

　③ **穿刺吸引細胞診**　21～25 G の細い注射針を腫瘤に穿刺し，吸引して**細胞集塊**を得て診断する．甲状腺結節の診断にもっとも役に立つ検査の一つである．

　④ **頸部単純 X 線検査**　前後方向撮影では，気管の輪郭を写し甲状腺腫による**気管の圧排，狭窄**の有無をみる．側方撮影は軟線撮影を行い，甲状腺腫瘤に生じた石灰沈着の検出が主な目的である．

　⑤ **シンチグラフィ**　機能性甲状腺腺腫の診断，甲状腺癌転移巣の検出に有用である．甲状腺結節の鑑別診断に役立つ場合がある．

　⑥ **CT・MRI 検査**　甲状腺癌，とくに進行癌の場合に，隣接臓器との位置関係や浸潤性増殖の状態を判定するのによい．

　⑦ **生検**　針生検と切開生検とがあり，いずれも組織を採取して病理組織検査を行う．慢性甲状腺炎や甲状腺原発の悪性リンパ腫の診断に用いる．通常，結節の鑑別診断法としては行わない．

3．甲状腺機能亢進症
hyperthyroidism

ポイント

　甲状腺機能亢進症を起こす疾患には Basedow 病（Graves 病），Plummer 病などがある．実際には甲状腺機能亢進症の大部分は Basedow 病が占める．
　Basedow 病の診断には血中 T_3（または fT_3）と T_4（または fT_4）および TSH 値の測定が役に立つ．また，TSH 受容体抗体測定も有用である．破壊性甲状腺炎または Plummer 病との鑑別が問題になる場合には，それぞれ甲状腺 I 摂取率測定，I シンチグラフィが必要である．
　Basedow 病の外科療法は甲状腺亜全摘が標準術式である．内科療法により甲状腺機能を正

常にしてから手術するのが原則である．

▶**定義，分類** 甲状腺機能亢進症は，甲状腺でのT_3，T_4の生成，分泌が増加し，それによる種々の甲状腺中毒症状が出現する疾患である．甲状腺組織の破壊により一過性に血中甲状腺ホルモンの過剰状態が起こる病態（亜急性甲状腺炎 subacute thyroiditis や，無痛性甲状腺炎 silent thyroiditisなど）の場合，T_3，T_4の生成が増加していないので，甲状腺中毒症（thyrotoxicosis）と呼んで甲状腺機能亢進症とは区別する意見がある．

甲状腺機能亢進症を起こす疾患には，**Basedow病，Plummer病**，TSH過剰による二次性甲状腺機能亢進症，TRH過剰による三次性甲状腺機能亢進症がある．

▶**頻度** Basedow病は，有病率が人口1,000人に対して1人であり，発生頻度が高い疾患である．一方，Plummer病はすべての甲状腺腫瘍性病変の0.5～1％を占めるにすぎず，二次性，三次性甲状腺機能亢進症はきわめてまれである．したがって，実際には甲状腺機能亢進症はBasedow病をさすことが多い．ここではBasedow病について述べる．

▶**好発年齢，性，症状** Basedow病は，20～30歳代に好発する．男女比は1：5～6である．

症状はMerseburgの三徴候，すなわち，**甲状腺腫，心悸亢進，眼球突出**が典型的である．そのほか，さまざまな甲状腺中毒症状（動悸，体重減少，発汗過多，易疲労感，微熱，手指振戦，情緒不安定，月経異常など）がでる．また，まれではあるが特異的な症状として，周期性四肢麻痺，脛骨前粘液水腫，白斑などがみられる．

▶**診断，鑑別診断** 症状からBasedow病が疑わしく，血中T_4，T_3またはfT$_4$，fT$_3$値が異常高値で，しかも血中TSH値が高感度測定法で感度以下に低下しており，さらにTSH受容体抗体値が高い場合には，診断は確定的である．

時に鑑別を要する主な疾患には，亜急性甲状腺炎，慢性甲状腺炎などの破壊性甲状腺炎による甲状腺中毒症と，過機能性結節によるPlummer病とがある．破壊性甲状腺炎との鑑別を要する場合には，甲状腺I摂取率の測定が役に立つ（未治療のBasedow病では高値を示すが，破壊性甲状腺炎ではほとんど0に近い低値を示す）．Plummer病との鑑別を要する場合には^{123}Iまたは^{99m}Tcによる甲状腺シンチグラフィが有用である（Plummer病であればhot noduleを示す）．

▶**治療** Basedow病の治療法には，抗甲状腺薬療法，アイソトープ療法，外科療法の三つがある．

① **抗甲状腺薬療法** methylmercaptoimidazole（methimazole MMI），またはpropylthiouracil（PTU）を投与する．この療法を続ければほとんどの患者は甲状腺機能を正常に維持できる．

欠点：薬疹，肝障害，無顆粒球症などの副作用が出現することがある．短期間で療法を中止すると再発する率が高い（寛解率は50～60％）．

② **アイソトープ療法** ^{131}Iの経口投与による放射線内照射療法である．

絶対禁忌：妊娠中またはその可能性がある，6ヵ月以内に妊娠を予定する，授乳中で中止できない女性．

欠点：Basedow病眼症が増悪する可能性がある，晩発性の甲状腺機能低下症が高頻度に発生する．

③ **外科療法**

ⓐ **手術適応** 抗甲状腺薬療法でなかなか寛解が得られない重症患者あるいは難治患者，副作用のため抗甲状腺薬療法のできない患者，社会生活を営むために早期に寛解を望む患者，甲状腺腫瘍を合併する患者などが手術適応になる．

ⓑ **術前処置** 原則として抗甲状腺薬あるいはヨード，副腎皮質ステロイド，β-遮断薬などを用いて術前に甲状腺機能を正常にして手術する．

ⓒ **手術術式** 甲状腺機能の正常化を目指し，両側または一側側葉を4～6g残す甲状腺亜全摘術と，再発を避けて機能低下を目指す超亜全摘・全摘術がある．

ⓓ **手術合併症** 甲状腺機能が高いままで手術を行うと**甲状腺クリーゼ**（**thyroid crisis．**甲状腺ホルモン過剰による代謝異常状態が急激進行して，生体がそれに適応できなくなって生じる重篤な状態をさす．未治療あるいは不十分な治療を受けていたBasedow病患者に何らかの増悪因子が加わって起こる）の危険がある．その他の手術合併症としては，後出血，喉頭浮腫，反回神経麻痺，副甲状腺機能低下症などがある．

4．甲状腺機能低下症 hypothyroidism

ポイント

甲状腺機能低下症は原発性と続発性（中枢性）とに分かれる．原発性機能低下症には先天性（クレチン症 cretinism）と後天性とがある．

原因として先天性では甲状腺形成不全（欠損，舌甲状腺など），甲状腺ホルモン合成障害などがあり，後天性では慢性甲状腺炎，特発性，医原性（手術，[131]I療法，抗甲状腺薬療法後）などがある．

症状は，倦怠感，皮膚乾燥，浮腫，徐脈，記憶力低下，傾眠傾向などである．原発性甲状腺機能低下症の診断は，TSH値の高値と血中fT$_4$値の低下とでつく．

治療としては甲状腺ホルモン補充療法を行う．

▶**定義，分類** 甲状腺機能低下症は甲状腺からのホルモン分泌が低下して代謝障害が起きる病態である．甲状腺自体に原因がある場合を**原発性**と呼び，下垂体からのTSHの分泌不全による場合を**続発性**（中枢性）と呼ぶ．

原発性甲状腺機能低下症は，さらに先天性と後天性に分かれる．先天性（クレチン症）の場合は甲状腺形成不全（欠損，舌甲状腺腫など）や主として遺伝子異常による甲状腺ホルモン合成障害などが原因である．後天性の場合は，慢性甲状腺炎，特発性，医原性（手術，[131]I療法，抗甲状腺薬療法後）などに分かれる．

この他，末梢組織が甲状腺ホルモンに反応できないため甲状腺機能低下症状を示す病態（甲状腺ホルモン不応症）があり，Refetoff症候群とも呼ぶ．

▶**症状** 発症年齢により多少違いがあるが，主な症状には全身倦怠感，易疲労感，寒冷過敏，皮膚乾燥，浮腫，体重増加，記憶力低下，傾眠傾向，筋肉痛，こむらがえり，食欲低下，便秘，月経不順，月経過多，貧血などがある．

▶**診断** 上記の症状から本症を疑い，血中T$_3$，T$_4$値またはfT$_3$，fT$_4$値の低下と，TSH値の上昇を認めれば診断がつく．さらにTRH負荷試験による方法もあるが，TSH測定の精度が高くなった今日では，その必要性が少ない．

▶**治療** 甲状腺ホルモンを適当量補充する．高齢者，心不全患者などでは少量から始め，徐々に増量して維持量に達する．薬物としてはl-サイロキシンを用いるのが一般的である．

5．急性化膿性甲状腺炎
acute suppurative thyroiditis

ポイント

急性化膿性甲状腺炎のほとんど大部分は先天性の咽頭梨状窩内瘻の炎症が甲状腺に波及して起こる．多くは急激に発症し，発熱を伴って甲状腺部位に有痛性の腫脹が生じる．

診断は咽頭食道造影で咽頭梨状窩内瘻の存在を確認することである．

治療としては，急性期には抗生物質の投与と切開排膿を行う．根治的療法は瘻管摘除である．

▶**病因** 急性化膿性甲状腺炎のほとんど大部分は，咽頭梨状窩内瘻の炎症が甲状腺に波及して起こる．この瘻孔は先天性の機構異常であり，その由来について第3鰓嚢と第4鰓嚢との二つの説がある．

▶**年齢，性，症状** 10歳以下で発症する患者が多い．しかし，成人になっても発症する場合もある．女性患者が男性患者よりも多い傾向がある．

大部分の患者は急激な発症経過をとる．しばしば上気道炎が先行し，発熱を伴って甲状腺部位に有痛性の発赤と腫脹が起こる．膿瘍を形成すれば波動が認められる．罹患側は左側が圧倒的に多い．時には急性炎症所見を伴わない場合があり，甲状腺腫瘍や亜急性甲状腺炎との鑑別が問題になる．

▶**診断** 急性炎症所見を伴う場合は局所所見から診断がつく．確定診断のためには咽頭食道造影を行い，**咽頭梨状窩内瘻**の存在を証明することが必要である（図2）．

切開排膿や穿刺吸引で得た膿の培養では，溶連菌，黄色ブドウ球菌，大腸菌，クレブシェラなどが検出できることがある．しかし，起因菌を証明できない場合も多い．

そのほかの検査所見では，白血球の増加，血沈の亢進を示す．通常，甲状腺ホルモン値は正常であるが，時に一過性の高値や低値を示すことがある．

▶**治療** 炎症の急性期には抗生物質を投与する．膿瘍を形成している時には切開排膿を行う．根治的治療として，炎症所見が完全に消退したのち咽

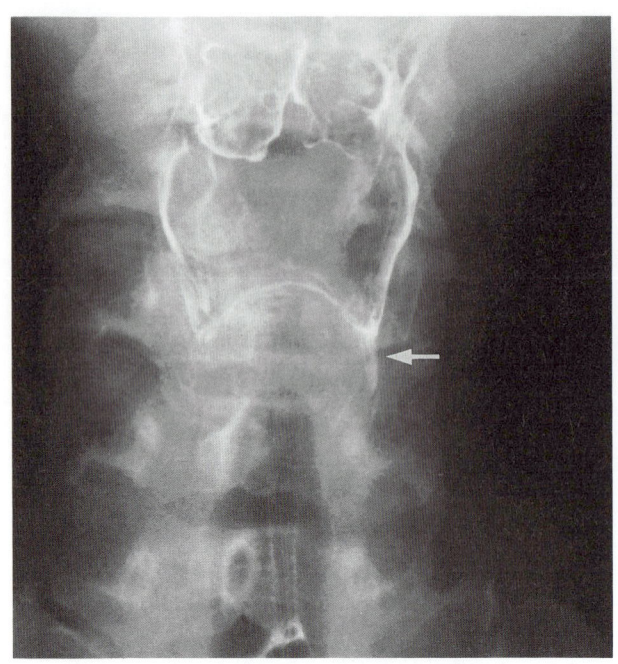

図2 咽頭・食道造影による咽頭梨状窩瘻管像（↑）

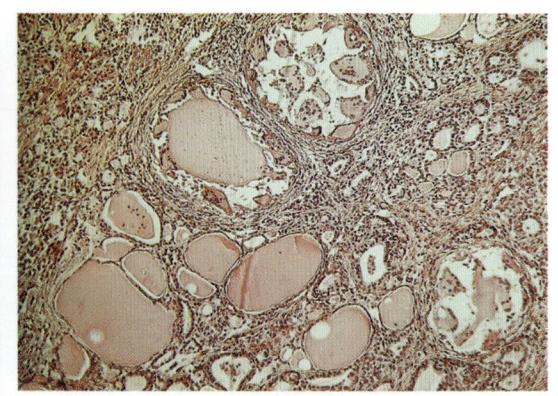

図3 亜急性甲状腺炎の組織所見
（H-E染色 強拡大）

頭梨状窩瘻管の摘除を行う．

6. 亜急性甲状腺炎 subacute thyroiditis, de Quervain thyroiditis

ポイント

亜急性甲状腺炎は，比較的急激に甲状腺の一部に疼痛圧痛を伴う硬い腫大が起こり，しばしば発熱，全身倦怠感，体重減少など甲状腺中毒症状を生じる疾患である．原因は不明で，2～5ヵ月くらいの経過で自然に治癒する．

対症療法として副腎皮質ステロイドが著効を奏する．

▶**病因，疫学** 亜急性甲状腺炎は de Quervain が最初に記載した疾患であり，de Quervain thyroiditis とも呼ぶ．

特定の地域に多発することがあり，夏に多い傾向があるのでウイルス感染症の可能性があるが，実際の原因は不明である．

好発年齢は30～50歳で，男女比は1：5～10と女性に多い．

▶**症状** 甲状腺の一部が硬く腫大して，自発痛，圧痛，下顎から耳介にかけての放散痛を伴う．全身症状として発熱，全身倦怠感，体重減少が起こり，しばしば動悸，手指振戦など甲状腺中毒症も現れる．

甲状腺の硬く触れる部分は甲状腺の一部に始まって次第に拡がり，反対側葉にまで及ぶ．一方，始めの硬い部分では腫脹が漸次減少，消退していき，2～5ヵ月で自然に治癒する．このため**匍匐性甲状腺炎**（creeping thyroiditis）とも呼ばれることがある．

時に全身症状や局所の疼痛がほとんどない場合がある．その時には触診上甲状腺癌との鑑別が問題になる．

▶**病理** 甲状腺濾胞内に多核巨細胞と単核細胞が出現し，間質には浮腫と炎症性細胞浸潤が起こる（図3）．

▶**検査所見** 血沈値が高度に亢進し（50～100 mm 以上/時），CRP が陽性になる．

炎症による甲状腺組織の破壊で，濾胞内に貯えられている甲状腺ホルモンが血中に漏出し，血中 T_3，T_4，fT_3，fT_4 値は高くなる．そのため血中 TSH 値は抑制されて測定感度以下の値を示す．甲状腺I摂取率は異常に低い値（ほとんど0に近い値）を示す．

▶**診断，鑑別診断** 特徴的な臨床症状と血沈，CRP などの検査所見とから本症の診断を下すことはむずかしくない．時に鑑別を要する疾患には甲状腺癌，甲状腺良性結節内の出血，急性化膿性甲状腺炎，橋本病などがある．

▶**治療，予後** 2～5ヵ月の経過で**自然治癒**する疾患であるから，治療はもっぱら対症療法である．症状の軽い場合には，解熱鎮痛薬（aspirin など），消炎薬（indomethacin など）の投与で疼痛，発熱

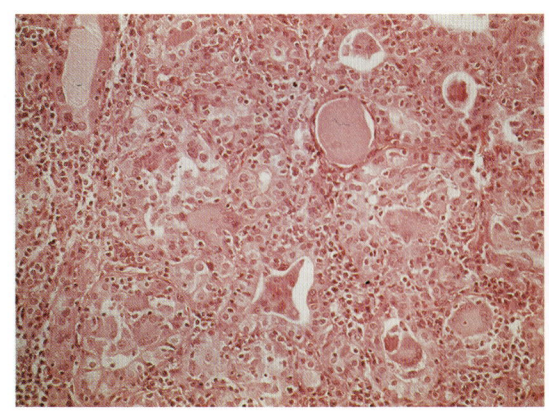

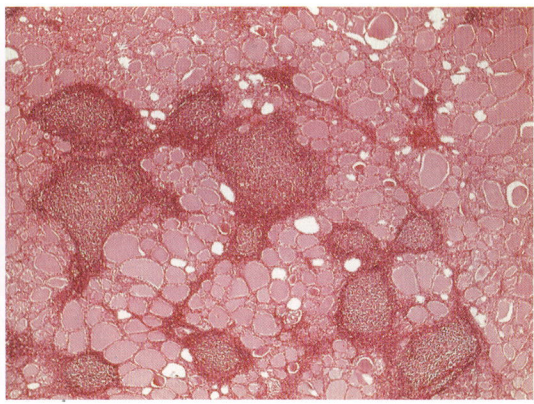

A．びまん性甲状腺炎　　　　　　　　　　　　B．散在性甲状腺炎
図4　慢性甲状腺炎の病理組織所見

などが軽減できる．症状が強ければ**副腎皮質ステロイド**（prednisolone 20〜30 mg/日）を投与する方がよい．ステロイドは局所，全身症状の消退や血沈値の正常化を目安に漸減し中止する．甲状腺中毒症状に対してはβ-遮断薬を用いてよいが，抗甲状腺薬療法は行わない．

7．慢性甲状腺炎
chronic thyroiditis（橋本病）

▶**ポイント**

　慢性甲状腺炎は臓器特異的自己免疫疾患の一つである．中年の女性に好発し，びまん性の甲状腺腫大を起こす．甲状腺機能異常をきたさない限りは無症状のことが多い．進行すると甲状腺機能低下症を起こすが，亜急性の増悪により一過性の甲状腺中毒症を起こす場合がある．甲状腺自己抗体検査が陽性であれば診断は確実である．
　治療として，甲状腺機能低下症に陥った場合には甲状腺ホルモン補充療法が必要である．

▶**概念，病因，疫学**　慢性甲状腺炎は橋本策(1912)がstruma lymphomatosaとして最初に報告した疾患であり，橋本病と呼ばれる．
　本症の病因に自己免疫機序が関与していることは確実である．また遺伝的因子が関係している．
　橋本病はBasedow病と並んで発生頻度が甲状腺疾患の中でもっとも高い疾患で，人口1,000人当たり1〜2人が見つかる．男女比は1：15と圧倒的に女性に多い．年齢分布はあらゆる階層にわたるが，40歳代にピークがある．

▶**病理**　本症の病理組織所見の特徴は，甲状腺濾胞上皮の好酸性変性，間質のリンパ球系細胞浸潤および間質の線維の増生である（図4）．
　病型を**びまん性甲状腺炎**と**散在性甲状腺炎**とに分ける．びまん性甲状腺炎は甲状腺全体に及び，健常部分が残っていない．一方，散在性甲状腺炎は，病変部の間に健常な甲状腺組織が残存する．

▶**症状**　甲状腺腫大を自覚する以外にはほとんど症状がない場合が多い．甲状腺はびまん性に腫大し，表面は顆粒状または結節状で硬い．
　進行する場合には甲状腺機能低下症が起こる．また，橋本病患者は亜急性甲状腺炎と同様の経過で，甲状腺組織の破壊による一過性の甲状腺中毒症を起こす場合がある．疼痛を伴わないので**無痛性甲状腺炎（painless thyroiditis）**と呼ぶ．出産を契機としてそれが起こる場合もある．

▶**診断，鑑別診断**　びまん性の甲状腺腫大があり，とくに機能亢進の症状を認めない場合には本症を考える必要がある．
　甲状腺自己抗体検査を行い，陽性に出れば診断はほぼ確定的である．検査法には抗Tg抗体と抗TPO抗体の測定がある．甲状腺自己抗体の増加は，血沈の亢進，血清総蛋白量，γ-グロブリン値あるいは血清膠質反応（チモール混濁試験，硫酸亜鉛試験）などの上昇からも推定ができる．
　甲状腺ホルモン検査では明らかな低値を示すことは少ない．血中T_3，T_4またはfT_3，fT_4値は正常範囲でも，TSHが高値を示す潜在性の機能低下症は高頻度である．また，先に述べたように破壊

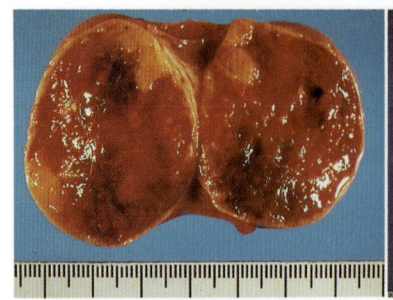

図 5 腺腫の割面所見

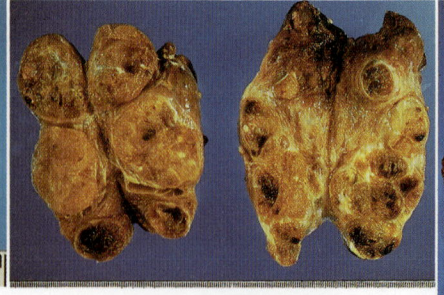

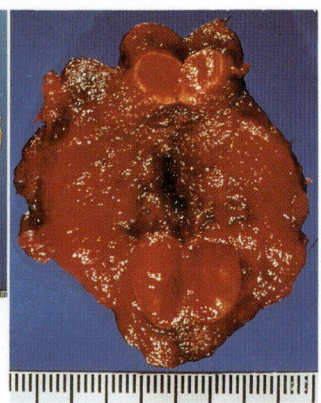

図 6 腺腫様甲状腺腫
A. 狭義の腺腫様甲状腺腫
B. 腺腫様結節

性甲状腺炎の時には血中 T_3, T_4 値が高値を示す.

確定診断には，本来，組織診断が必要であるが，実地臨床上全例でそこまで行う必要はない.

鑑別を要する疾患としては，甲状腺癌，甲状腺原発の悪性リンパ腫などである．破壊性甲状腺炎の時には亜急性甲状腺炎あるいは Basedow 病との鑑別を要する場合がある．

▶**治療** 本症の治療は自己免疫異常そのものに対してではなく，甲状腺機能異常の補正が目的である．

甲状腺機能低下症に対しては甲状腺ホルモン補充療法を行う（甲状腺機能低下症の項を参照）．機能低下が一過性に起こることがあるので，甲状腺ホルモン補充療法は一定の経過後中止できる可能性がある．

破壊性甲状腺炎による甲状腺中毒症状が強い場合は β-遮断薬による治療が必要である．

8．良性腫瘍

■ポイント■

甲状腺の良性結節には，腺腫と腺腫様甲状腺腫との二つの疾患がある．

甲状腺結節を触れる以外には臨床症状は通常ない．時に機能性結節のため甲状腺機能亢進症が現れることがある．

診断には，超音波検査，穿刺吸引細胞診が有用である．機能性結節の診断には ^{123}I または ^{99m}Tc 甲状腺シンチグラフィが役に立つ．

治療は，手術適応があれば摘除し，他は経過観察する方針でよい．

▶**分類，疫学** 甲状腺良性腫瘍ならびにそれに準じる疾患（甲状腺良性結節）として，**腺腫（adenoma）** と **腺腫様甲状腺腫（adenomatous goiter）** とがある．腺腫は，通常，単発性に生じる腫瘍である．腺腫様甲状腺腫は濾胞上皮の増殖性変化と退行性二次性変化とがくり返し起こり，多発性結節を形成する疾患である．

腺腫，腺腫様甲状腺腫とも病因は不明である．腺腫様甲状腺腫の原因として，外国でヨウ素摂取不足が主に問題になるが，わが国ではそれは考えにくい．むしろ家族性に発生する傾向があるので遺伝的な素因が関与している可能性がある．

わが国での甲状腺良性結節の有病率は 1,000 人に 10 人である．男女比では 1：5 であり，女性にとくに多い．年齢では腺腫は 30〜50 歳代に好発し，腺腫様甲状腺腫は 50 歳代に多い．

▶**病理** 腺腫は割面でみると全周がきれいな被膜で囲まれている（図 5）．内容は充実性あるいは囊胞性である．組織学的には濾胞腺腫がほとんどで，特殊型として好酸性細胞型腺腫，明細胞型腺腫，硝子化索状腺腫，異型腺腫がある．

腺腫様甲状腺腫は，甲状腺全体に病変が生じている狭義のものと，多発性結節の間に正常な甲状腺組織が残存する腺腫様結節とに分かれる（図 6）．1 個の結節だけをみると腺腫と腺腫様甲状腺腫の結節との鑑別はむずかしいことが少なくない．

▶**症状** 通常は甲状腺腫瘤を自覚する以外に特別な症状がない．時に結節内に出血が起こり，急速に腫大し疼痛を伴うことがある．

特殊な病態として，機能性結節による Plum-

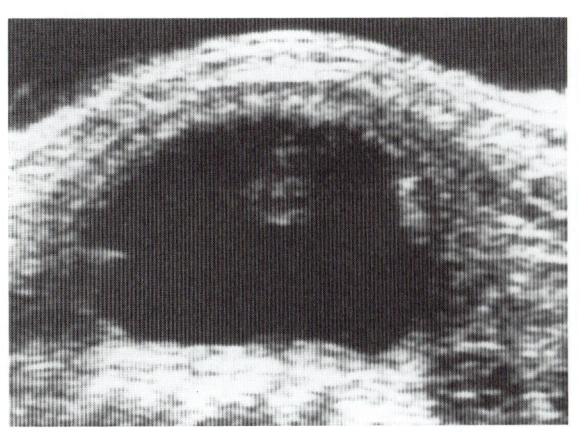

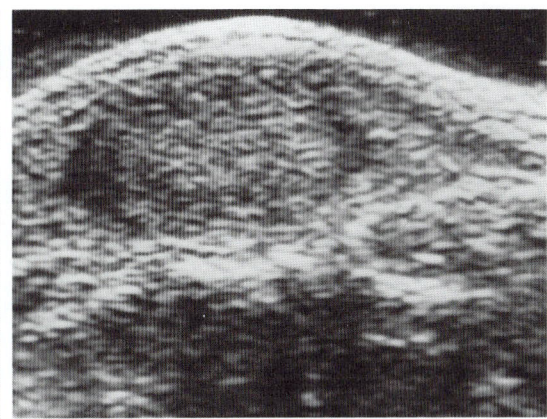

図7　甲状腺良性結節を示唆する超音波所見

mer病，縦隔甲状腺腫がある．また，腺腫様甲状腺腫では甲状腺癌を合併することが少なからずある．

▶**診断**　腺腫は触診上表面平滑な球形の単発性腫瘤として触れる．大きな結節は気管を圧排するが，気管に対する可動性は良好である．ただ，腺腫内出血を起こした場合は，周囲組織と癒着を起こし，表面不平滑の可動制限のある腫瘤として触れることがある．

　悪性腫瘍との鑑別には，超音波検査，穿刺吸引細胞診が有用な検査である．頸部軟線撮影で石灰沈着陰影が検出できることがあり，良性腫瘍では環状，塊状などの**粗大な石灰沈着陰影**が多い．超音波検査で嚢胞所見を示す場合，あるいは充実性で，明瞭平滑な辺縁，均一な内部エコー，haloなどの所見を示す場合には良性結節を示唆する（図7）．細胞診で悪性所見がなければ診断はいっそう確実である．

　^{123}Iまたは^{99m}Tcシンチグラフィは，良性結節でも悪性腫瘍でもcold noduleの所見を示すので，両者の鑑別には役立たないことが多い．ただ，^{123}Iまたは^{99m}Tcシンチグラフィでhot noduleが検出できれば，機能性の良性結節と診断できる（図8）．また，^{201}Tlシンチグラフィで集積像を示す時には充実性腺腫または甲状腺分化癌が考えられる．

　触診で良性と考える結節を複数個触れる時，あるいは甲状腺全体が多発性結節の集合として触れる時，腺腫様甲状腺腫の診断をつける．結節の中に甲状腺癌が合併することがあるので，先に述べた腺腫の診断に準じた方法で個々の結節の良性・悪性を鑑別診断していくことになる．

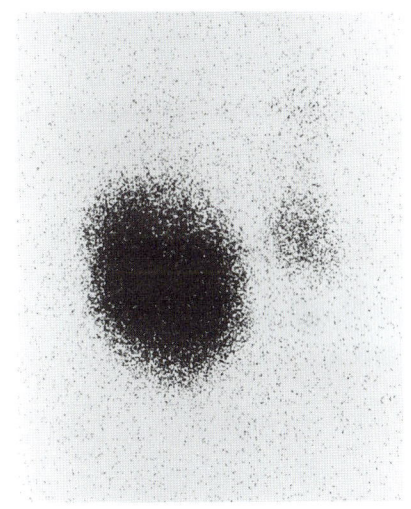

図8　^{123}Iシンチグラフィでhot noduleを示す機能性良性結節

▶**治療方針**　腺腫のうち手術適応になるのは，①充実性腺腫，②石灰沈着を生じている腺腫，③巨大な腺腫，④機能性腺腫（Plummer病 toxic nodular goiter）などである．①～③は悪性腫瘍が完全に否定できないからである．④はPlummer病を起こすからである．その他の腺腫，とくに結節内部がほとんど嚢胞化している腺腫は経過観察でよい．

　腺腫様甲状腺腫は原則として経過観察または甲状腺ホルモン剤投与を行う方針でよい．手術適応は，①機能性結節を合併する，②巨大な甲状腺腫を形成している，③縦隔甲状腺腫，④甲状腺癌の合併が疑わしい，などの場合である．

　腺腫に対する手術方針は**甲状腺片葉切除**を行うのが原則である．ただし，明らかに良性な嚢胞性

腺腫なら**甲状腺部分切除**または**核出術**でもよい．腺腫様甲状腺腫に対しては，核出術から甲状腺全摘までの術式を病変の状況に応じて選択する．

9．悪性腫瘍

ポイント

甲状腺悪性腫瘍は，乳頭癌（papillary carcinoma），濾胞癌（follicular carcinoma），低分化癌（poorly differentiated carcinoma），未分化癌（anaplastic carcinoma），髄様癌（medullary carcinoma），悪性リンパ腫（malignant lymphoma）の6種に大別できる．乳頭癌の発生頻度がもっとも高い．

甲状腺悪性腫瘍は各病理組織型ごとに病態が大幅に異なる．また同じ型でも，高齢者に生じると悪性度が高くなる傾向がある．したがって，個々の患者で治療前に病理組織型まで診断し，適切な治療方針を立てる必要がある．

▶**分類，疫学** 甲状腺悪性腫瘍を大別すると，濾胞上皮に由来する癌として乳頭癌，濾胞癌，低分化癌，未分化癌がある．その他に傍濾胞上皮に由来する髄様癌とリンパ系細胞由来の悪性リンパ腫がある．

わが国での甲状腺癌の有病率は1,000人に1人の割合である．性比は病理組織型別に多少違うが，甲状腺癌全体では女性に圧倒的に多い．

▶**病理組織型別の病態の特徴**

①**乳頭癌** わが国では乳頭癌が甲状腺悪性腫瘍全体の約85～90％を占める．あらゆる年齢層に生じるが，とくに20～40歳代に好発する．男女比は1：6と女性に多い．

病態の特徴は，①頸部所属リンパ節に高頻度に転移し，一方，血行性転移の頻度は低い，②一般に増殖傾向が穏やかで，治療後の予後はきわめて良好（10年生存率90％以上，とくに低危険度群では99％）である．一部（約10％），高齢者や隣接臓器への浸潤増殖例などは，予後不良の傾向がある（高危険度群）．危険度分類法として，TNM，AGES，AMES，MACISなどがある．

②**濾胞癌** 濾胞癌は甲状腺癌の約10％を占める．好発年齢，性比は乳頭癌の場合と大差がない．

病態の特徴は，①リンパ節転移は少ないが，肺，骨などに血行性転移を起こしやすい，②臨床検査，病理組織検査ともに腺腫との鑑別がむずかしく，遠隔転移が生じてはじめて濾胞癌と診断できることがある，③一般に増殖傾向は穏やかであるが，予後は乳頭癌よりもやや悪い，などである．乳頭癌と同じく高年齢層の患者および低分化癌の患者では，悪性度が高く予後はよくない．

③**低分化癌** 高分化型の濾胞癌ないし乳頭癌と未分化癌との中間的な増殖形態（低分化成分）を含み，生物学的悪性度も乳頭癌・濾胞癌より悪く，未分化癌よりも低い．頻度は，診断基準の違いなどから0.3～15％と地域や施設で違いがある．5年生存率も40～80％と幅がある．

④**未分化癌** 未分化癌は甲状腺癌の3％程度を占める．多くは60歳以上の高齢者に生じ，男女比は，分化癌の場合のように極端な性差がなく1：2である．

未分化癌の病態では，①増殖速度がきわめて速く，浸潤傾向が激しい，②そのため疼痛，嗄声，呼吸，嚥下障害などの局所症状や食欲低下，体重減少などの全身症状および白血球増多，血沈の亢進などの検査所見を示すことが多い，③予後は極端に不良であり，6ヵ月生存率が40％以下で，2年以上生存する患者はきわめてまれである．④ほとんどの未分化癌は分化癌または腺腫の悪性転化により生じる，などである．

⑤**髄様癌** 髄様癌は甲状腺癌の1～2％を占める．好発年齢は40歳代であり，男女比は1：2.5である．

病態でもっとも特徴的なことは，①髄様癌は傍濾胞細胞（C細胞）由来の腫瘍であるので，カルシトニン，CEAを産生分泌する性質があり，時にACTH，VIPなどを分泌することがある．②散発性発生型と多発性内分泌腺腫症2型（multiple endocrine neoplasia；MEN type 2．Sipple症候群）の部分症として発生する遺伝型との二つがある，などである．

髄様癌患者は，カルシトニン過剰による症状はほとんど示さないが，ACTHの過剰分泌によるCushing症候群，VIP過剰による水様性下痢を起こすことがある．

MEN 2型には2A型と2B型とがある．2A型は甲状腺髄様癌，褐色細胞腫，副甲状腺（上皮小体）病変が構成疾患であり，2B型は甲状腺髄様癌，褐色細胞腫，粘膜神経腫症，Marfan様体格など

が構成疾患である．2B型には副甲状腺病変は合併しない．ほかに甲状腺髄様癌のみの家族性甲状腺髄様癌も広義のMEN 2型に含める．MEN 2型は常染色体優性遺伝の形式で家族性に発生する特徴がある．MEN 2型の原因は胚細胞系の第10番染色体にあるRETプロト癌遺伝子の点突然変異による．

髄様癌はリンパ行性ならびに血行性転移を起こし，10年生存率が80%くらいである．散発性発生型の方が遺伝型よりやや悪い．

⑥ **悪性リンパ腫** 悪性リンパ腫は甲状腺悪性腫瘍の2～3%を占める．好発年齢は60歳以上で，男女比は1：3と女性に多い．

病態として，①数週ないし数ヵ月間に甲状腺腫大が起こる，②ただし，未分化癌のような局所ならびに全身症状は示さないことが多い，③橋本病を合併する場合が多く，橋本病が発生母地である可能性が高い，④5年生存率は約70%であり，組織型と病期により異なる．MALT (mucosa associated lymphoid tissue) 型は良，びまん性大細胞型で病期が進むほど不良，などが特徴である．

▶ 形態学的特徴

① **乳頭癌** 乳頭癌は，表面が不整で，周囲組織に浸潤性に増殖して可動性がないことが多いので，触診で癌と判定しやすい腫瘍である．

腫瘍割面を肉眼でみると，充実性腫瘤の場合は，腫瘍被膜がなく周りの健常甲状腺組織に浸潤し，黄褐色の顆粒状を呈している（図9）．時に腫瘍の一部が囊胞を形成する場合がある．

組織所見では，スリガラス状の核をもつ腫瘍細胞が乳頭状に増殖し，しばしば**砂粒小体**と呼ぶ微細な石灰沈着を認める（図10）．

② **濾胞癌** 被包性の腫瘍であるが，組織学的に被膜浸潤，脈管侵襲像のどちらかを見出すことで癌の診断がつく**微少浸潤型**と，肉眼でも被膜を破り増殖していることがわかる**広汎浸潤型**の二つがある．組織所見では腫瘍細胞は小濾胞状，索状，充実性などの構造をとる（図11）．

③ **低分化癌** 組織学的診断基準として，①充実性・索状・島状の増殖様式を示し，②乳頭癌の核の特徴を欠き，③脳回様（不規則な切れ込み）の核型，核分裂像，腫瘍壊死像のどれか一つ以上，が提唱されている．

④ **未分化癌** きわめて浸潤増殖傾向の強い腫瘍であるので，癌の診断を迷うことはない．組織学的には巨細胞，紡錘細胞，多形細胞などが，一

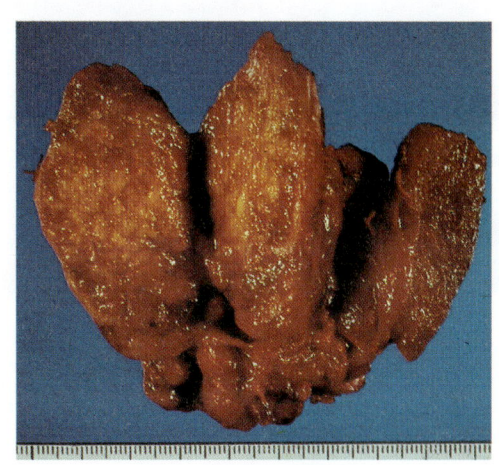

図9 乳頭癌の割面所見

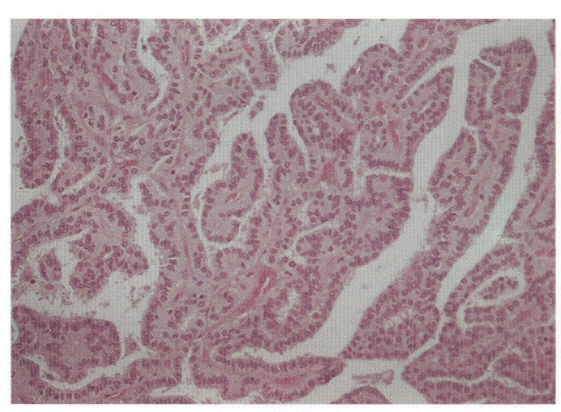

A．乳頭状増殖 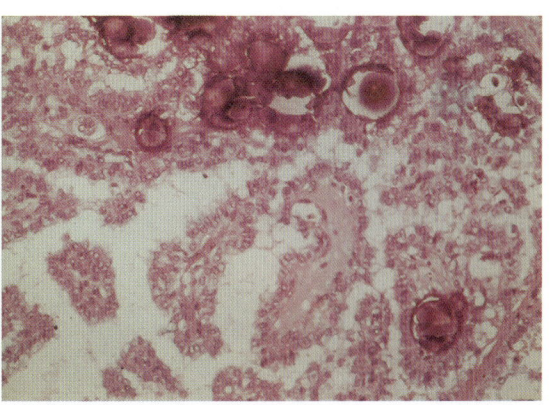 B．砂粒小体

図10 乳頭癌の組織所見

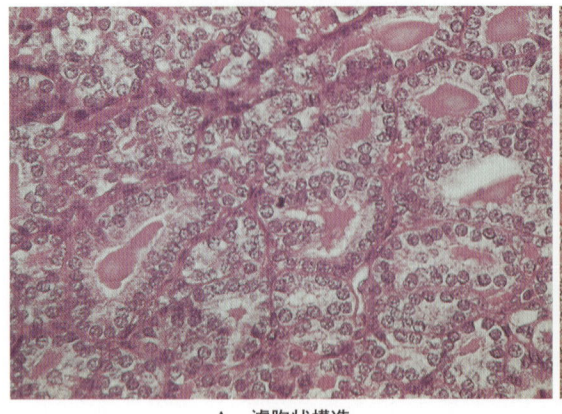

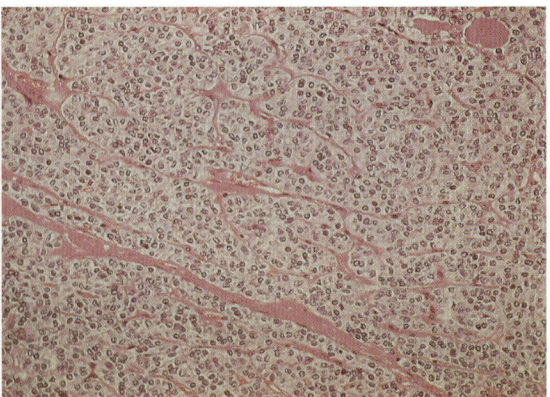

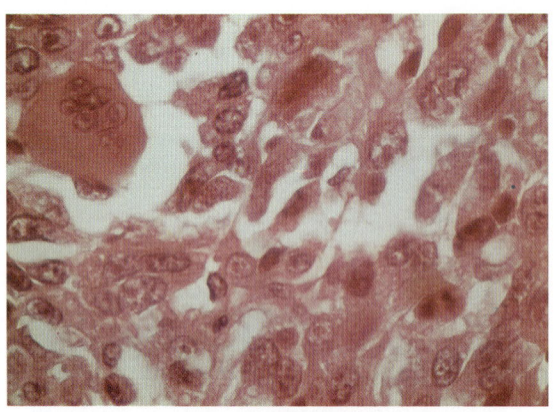

A. 濾胞状構造　　B. 索状構造
図 11　濾胞癌の組織像

図 12　未分化癌の組織所見

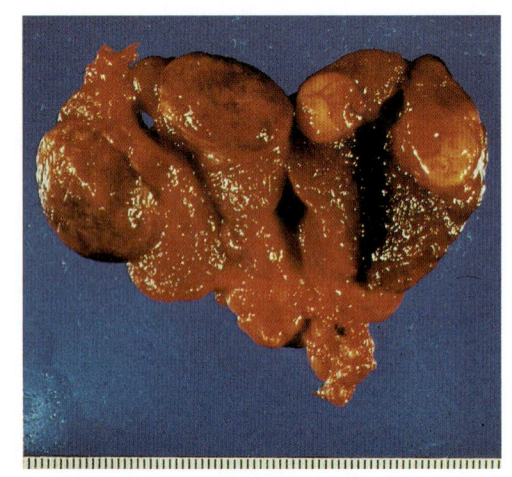

図 13　家族性髄様癌の割面所見
両側多発性発生が特徴である.

定の構造をとらずに増殖している（図12）．なお，かつて未分化癌の亜型の一つとして小細胞癌があったが，今日，小細胞癌と分類されたほとんど大部分が悪性リンパ腫であることがわかった．

⑤ **髄様癌**　甲状腺側葉の上1/3と中1/3の境界部に生じることが多い．正常甲状腺では傍濾胞細胞（C細胞）がこの部位に多数分布していることと関連がある．散発性発生型はほとんどが単発性であるが，遺伝型は両側性，多発性に発生することが特徴である（図13）．

腫瘍の割面は黄褐色充実性で，境界明瞭であるが被膜はない．組織学的には，多角形または円形の腫瘍細胞が充実性または蜂巣状などの構造をとって増殖する（図14）．特徴所見は，間質のcongo-red染色陽性アミロイド沈着と，腫瘍細胞細胞質内のGrimelius染色陽性顆粒である．電子顕微鏡検査では，腫瘍細胞ないし細胞質内にカルシトニン分泌顆粒を認めることができる．

⑥ **悪性リンパ腫**　甲状腺原発リンパ腫のほとんどはB細胞性非Hodgkinリンパ腫．組織型分類では，MALTリンパ腫とびまん性大細胞型Bリンパ腫に大別される．両者の移行型もある．

▶ **診断**　触診上，表面が不整で可動性制限がある甲状腺腫瘤は癌を考えるべきである．そのうえに頸部の所属リンパ節の腫大を伴う時には癌の疑いはいっそう濃厚である．

ただ，触診上癌と考えるものでも，亜急性甲状腺炎，橋本病，良性結節の嚢胞内出血などの場合がある．また，良性結節としての触診所見を示す場合にも癌の場合が少なからずある．鑑別診断には，超音波検査と穿刺吸引細胞診が有用である．

先に述べたように，甲状腺悪性腫瘍は病理組織

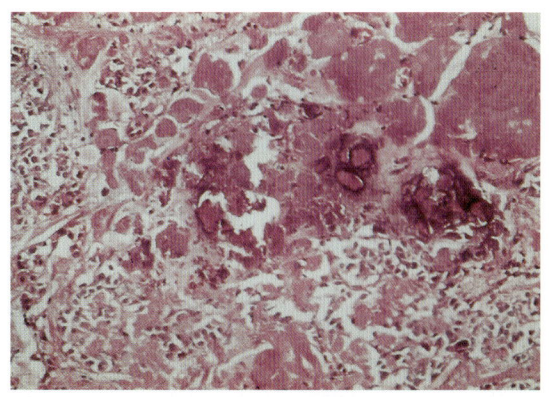

図14 髄様癌の組織所見
間質に特徴的なアミロイド沈着を認める.

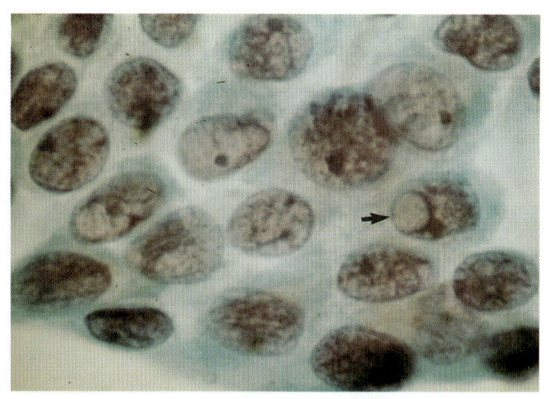

図15 乳頭癌の細胞診所見
核内封入体（↑）を認めることが特徴である.

型ごとに病態が著しく違うので，検査では，良・悪性の鑑別に留まらず，病理組織型診断までつけるべきである．そのうえさらに局所の浸潤や遠隔転移の有無を検索し，治療方針を決めなければならない．以下，各病理組織型診断の要点を述べる．

①**乳頭癌** 超音波検査で，辺縁が不規則で内部エコーレベルが低い腫瘍は，癌，とくに乳頭癌を考えるべきである．前頸筋陰影の断裂像も癌を示唆する所見である．また，不規則な充実性腫瘍像に連続する嚢胞性所見は乳頭癌に特異的な所見である．

穿刺吸引細胞診では，シート状または乳頭状の細胞集塊が採取され，腫瘍細胞に核内封入体，核縁のコーヒー豆様の切れ込みなどが特徴である（図15）．

頸部軟線撮影で砂粒小体陰影が検出できれば，乳頭癌と診断できる（図16）．

隣接臓器への浸潤と転移の術前検索には，CT検査が有用である．

②**濾胞癌** 濾胞癌はどの検査法でも診断が難しい．触診上良性結節様に触れるが，頸部X線検査上の粗大石灰沈着陰影，充実性の超音波所見，小濾胞性の細胞診所見などを認める場合は，濾胞癌を疑う．

遠隔転移の診断には^{131}Iシンチグラフィと血中Tg測定が有用である．ただし，その前段階として甲状腺全摘が必要である．

③**低分化癌** 穿刺吸引細胞診で術前診断可能との報告もある．

④**未分化癌** 臨床所見から未分化癌を疑うことは容易である．未分化癌の診断には穿刺吸引細

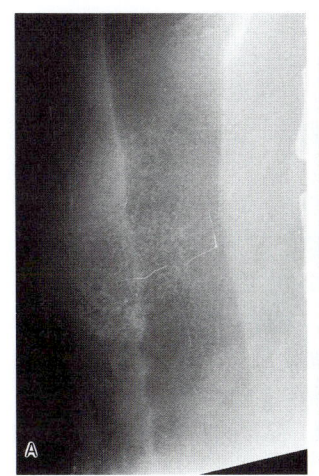

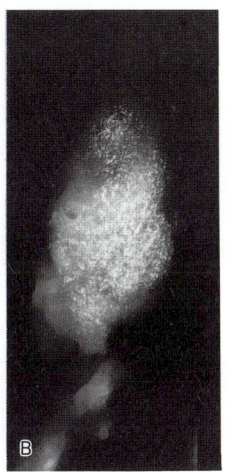

図16 頸部X線での砂粒小体陰影（A）．摘除標本のX線撮影の所見（B）

胞診がもっとも有用である（図17）．また，^{67}Gaシンチグラムが未分化癌の診断と転移の検索に役立つ．

⑤**髄様癌** 頸部X線像で**粗大斑点状の石灰沈着**陰影を認めることが特徴である．血中CEA高値が診断のきっかけになる場合も多い．細胞診では散在する紡錘形細胞を認めることが特徴である．診断の確定には血中カルシトニンの高値を確認する．

髄様癌の診断が確定した場合には，褐色細胞腫や副甲状腺機能亢進症の合併の有無を検索し，また，**家族性発生**を調べる必要がある．遺伝型（MEN 2型）髄様癌の診断には，胚細胞系細胞でのRET遺伝子突然変異の検出が最も有用である．また，罹患家族構成員の保因者診断にもRET遺伝子検

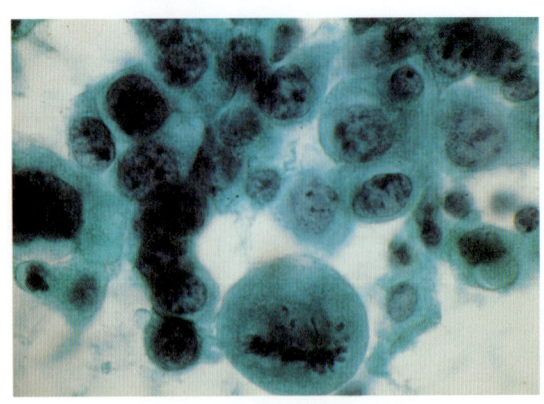

図 17　未分化癌の細胞診所見

査がもっとも確実な方法である．

⑥**悪性リンパ腫**　超音波検査と穿刺吸引細胞診で診断．確定診断と組織型診断のため生検を要することが多い．病期診断にはCTと^{67}Gaシンチグラフィが有用．

▶治療

①**乳頭癌**　手術が第一選択である．甲状腺切除範囲は，腫瘍径，多発性，危険度などにより葉切除，亜全摘，準全摘，全摘を選択する．リンパ節に対しても気管周囲郭清，外側区域（片側，両側内深頸リンパ節）郭清，縦隔郭清を病状に応じて選択する．郭清法は，**保存的郭清術**（modified neck dissection）が標準である．

外国では，甲状腺全摘と術後の放射性ヨード（^{131}I）内用療法（アブレーション）およびサイロキシンによる内因性TSH抑制療法が標準治療となっている．わが国では，低危険群では葉切除や亜全摘を採用し，TSH抑制療法も行わない施設が多い．わが国でも高危険群には全摘が推奨されている．

肺・骨転移には甲状腺全摘と^{131}I内用療法の適応である．隣接臓器への浸潤例には，予後改善やQOL向上のため喉頭・気管，食道の合併切除が行われる．

放射線外照射療法は，手術や^{131}I内用療法の非適応例やそれらの追加治療として行われる．術後補助化学療法は行わない．

②**濾胞癌**　濾胞癌に対しても手術が第一選択である．遠隔転移があれば甲状腺全摘と^{131}I内用療法の適応である．濾胞癌の多くは術前診断が難しいので，まず，患側葉切除が行われることが多い．病理診断で濾胞癌と確定後，広汎浸潤型なら甲状腺補完全摘し，全身^{131}Iシンチグラフィで血行性転移の有無を検索する．微少浸潤型濾胞癌は，そのまま経過観察を選ぶことが多い．

③**低分化癌**　手術が第一選択である．甲状腺全摘と広範囲の頸部リンパ節郭清が妥当である．

④**未分化癌**　未分化癌の手術療法に対しては賛否両論がある．どちらにしても放射線外照射療法や化学療法の必要性はある．

⑤**髄様癌**　髄様癌に対しては，濾胞上皮由来の分化癌と同じく手術がもっとも有効な治療法である．I摂取能がないから^{131}I療法の適応にはならない．

散発型と遺伝型とでは手術方針が違う．散発型の場合には，乳頭癌に準じた方針でよい．遺伝型の場合には褐色細胞腫を合併する可能性があり，それがあれば先に摘除しなければならない．そのうえで甲状腺全摘と両側リンパ節の保存的郭清を行い，同時に腫大した副甲状腺を摘除する．全摘の理由は，両側性・多中心性に発生するためである．

⑥**悪性リンパ腫**　MALTリンパ腫には放射線外照射療法，びまん性大細胞型には放射線療法と化学療法（CHOP療法）併用を行う．

10. 甲状腺の手術と手術合併症

ポイント

甲状腺切除は，全摘，亜全摘，葉切除，葉部分切除，峡切除，核出，その他に分類する．甲状腺癌に対する頸部郭清術はmodified neck dissectionが標準術式である．

甲状腺手術に特異的な合併症として，後出血による声門浮腫，反回神経麻痺，上喉頭神経外枝麻痺，上皮小体機能低下症などがある．

1．甲状腺手術

①**甲状腺切除**　襟状皮膚切開が原則である．縦切開は醜い瘢痕を形成することが多いので行わない．

甲状腺切除は，全摘，準全摘，亜全摘，葉切除，葉部分切除，峡切除，核出，その他に分類する．いずれの術式でも腫瘍の適切な切除とともに反回神経などの神経損傷を避け，副甲状腺機能を温存することが重要である．副甲状腺機能の温存術式

には，副甲状腺の少なくとも一つを血行をつけて残す方法と，副甲状腺をいったん摘除後細切して自家移植する方法とがある．

② **modified neck dissection** この術式は，胸鎖乳突筋，内頸静脈，迷走神経，横隔神経，副神経，交感神経を残して頸部のリンパ節郭清を行う方法である．

2．特異的な手術合併症

① **気道閉塞** 声門の浮腫，声帯の機能障害などで気道閉塞が起こる．内頸静脈を圧迫するほどの血腫，反回神経麻痺（両側），低カルシウム血症などが原因である．

気道の確保（気管内挿管，気管切開）と原因の除去を緊急的に行う必要がある．

② **反回神経麻痺** 1側の反回神経麻痺では嗄声と誤嚥が起こる．誤嚥は自然に改善し，健常側の声帯が代償すれば嗄声も治ることがある．両側完全麻痺の場合には，声帯がはじめ開いていても後に中間位に固定するから，気管切開が必要である．

③ **上喉頭神経外枝麻痺** 上甲状腺動脈を切離する時に損傷する危険がある．嗄声は起こらないが，高い声，大きな声が出なくなり，長く話すと疲れる．

④ **副甲状腺機能低下症** 副甲状腺が残っても血行が障害されると低カルシウム血症が起こる．テタニー症状がでる場合や低カルシウム血症が続く場合は，Ca剤や活性型ビタミンD_3を投与する必要がある．

⑤ **その他の神経麻痺** リンパ節郭清の時，その他の神経損傷を起こす場合がある．交感神経麻痺ではHorner症候群がでる．横隔神経を損傷すると同側の横隔膜の運動麻痺が起こる．また，副神経損傷では僧帽筋の運動麻痺が起きる．

⑥ **胸管損傷** 左側のmodified neck dissectionで起こす場合がある．多量の乳び漏出を認める時には胸管を確認して結紮する必要がある．

3 副甲状腺（上皮小体）の疾患

1. 名称と構造・機能

1. 名　称

Parathyroid gland あるいは parathyroid の和文用語として日本外科学会用語委員会編『外科学会用語集』には，「副甲状腺」と「上皮小体」が併記されている．「副甲状腺」は英文用語の和訳であるが，「上皮小体」は parathyroid の独文用語 Epithelkörperchen に由来する．「副甲状腺」は，parathyroid の他に，甲状腺本体から一部離れた甲状腺組織 accessory thyroid gland を意味することがある．混同をさけて parathyroid に対応する和文用語は「上皮小体」に限ることが強くすすめられた時代があった．しかし今日では parathyroid に対応する和文用語としては「副甲状腺」の方が一般的になっている．

2. 形　態

副甲状腺は，通常，左右 2 個ずつ計 4 個ある．ただし，5% くらいの頻度で 5 個以上の場合がある．正常副甲状腺は重さ約 40 mg，扁平な楕円形で，ウニに似た色調を帯びている．組織学的には，薄い線維性被膜に囲まれて実質細胞と脂肪細胞とが混在する．実質細胞のほとんどが**主細胞**（chief cell）であり，その他，**水様明細胞**（water clear cell），**好酸性細胞**（oxyphil cell）がある．

3. 機　能

副甲状腺は副甲状腺ホルモン（parathyroid hormone, parathormone；**PTH**）を産生，分泌する．PTH は 84 個のアミノ酸からなるポリペプチドである．PTH は腎，骨および小腸を標的臓器として細胞外液の Ca 濃度を調節する．腎では PTH は腎尿細管に作用して Ca の再吸収を促進し，リンや HCO_3^- の再吸収を抑制する．また，**1,25(OH)$_2$ビタミン D$_3$**生成を増加させる．骨では骨吸収作用を促進し，Ca の細胞外液への遊離を起こす．小腸では腎での 1,25(OH)$_2$ビタミン D$_3$生成増加を介して Ca 吸収を促進する．血中 Ca 濃度自体が PTH の分泌を調節している．こうした機序で，健常人は血清 Ca 値を 8.5〜10.2 mg/dl に保つ．

2. 原発性副甲状腺機能亢進症
primary hyperparathyroidism（PHP）

ポイント

原発性副甲状腺機能亢進症は，副甲状腺から自律的に PTH が分泌される疾患である．臨床症状は，古典的症状である骨病変や腎尿路結石のほか多彩である．

診断は，高 Ca 血症と血中 PTH 高値とによる．病的副甲状腺の部位診断には Sestamibi（^{99m}Tc-MIBI）シンチグラフィーや超音波検査が有用である．

病的副甲状腺の部位診断のために，初回手術例では侵襲的な検査法は施行すべきではない．

本症の 80〜90% は単発性の腺腫による．多発性内分泌腺腫症 1 型（multiple endocrine neoplasia type 1；MEN 1）の部分症の場合，病変は過形成である．わが国では癌の頻度が 3% くらいある．

治療は手術以外に有効な方法がない．手術方法は病理組織型別によって異なる．

▶**定義，臨床病型分類**　原発性副甲状腺機能亢進症（以下 **PHP** と略す）は，病的副甲状腺が自律的に過剰の PTH を分泌し，そのため高 Ca 血症が起こり，骨病変，腎結石など Ca 代謝異常症が生じる疾患である．

臨床上多様な病態を示すので，臨床病型を骨病変型，腎結石型，生化学型に分けると便利である．また，散発型と家族性発生型（遺伝型）とがあり，遺伝型は MEN 1 型，MEN 2 型，家族性副甲状腺機能亢進症がある．

▶**頻度，性，年齢**　外国では病院受診患者 1,000 人に 1 人の割合で，わが国では 2,500〜5,000 人に 1 人の割合で PHP 患者が見つかる．

A. 手指骨の骨膜下吸収像

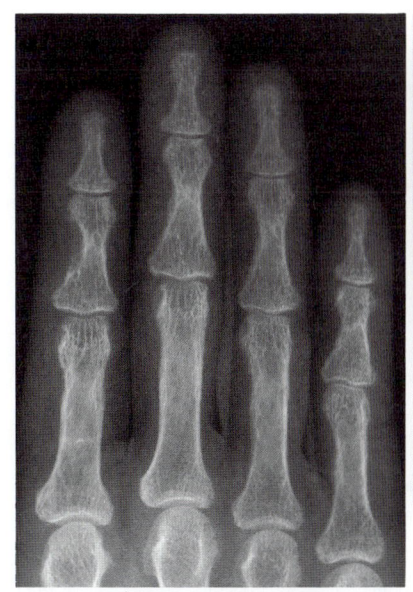

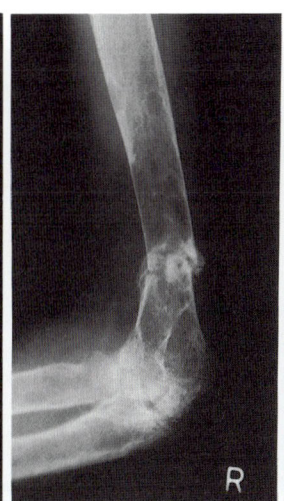

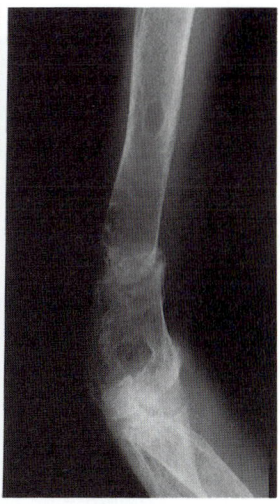

B. 長管骨の骨嚢腫および病的骨折

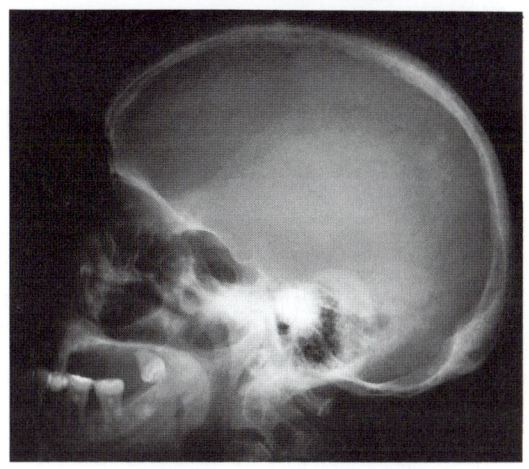

C. 頭蓋骨のスリガラス様骨萎縮像
図1　線維性骨炎の特徴的X線所見

男女比は1:2で女性に多い．年齢分布はあらゆる年齢層にわたる．加齢と共に増加する傾向があり，好発年齢は50歳代である．男女とも思春期以前には少ない．

▶ 症状

①**腎結石**　全腎結石症患者の2～3％，腎結石症をくり返す患者の5％がPHPによる．

②**骨病変**　汎発性線維性骨炎（osteitis fibrosa cystica generalizata）はPHPに特異的な病変である．骨X線撮影上の特徴的所見は，手指骨の骨膜下吸収像，長管骨の骨嚢腫，頭蓋骨のスリガラス様骨萎縮像などである（図1）．

③**消化器疾患**　消化性潰瘍，膵炎，胆石症がPHPの合併疾患としてみられることがある．

④**高血圧**　20～50％のPHP患者に認める．因果関係は明らかでない．

⑤**高Ca血症による症状**　消化器症状（悪心，嘔吐，便秘，食欲不振，体重減少，口渇，多飲など），**筋・神経症状**（倦怠感，易疲労感，筋力低下，頭痛，筋肉痛など），**精神症状**（気力，集中力，記名力の低下など）が現れる．これらの症状は神経症や更年期障害に似る．

⑥**特殊な病態**　高Ca血症クリーゼ（hypercalcemic crisis），MEN1型や2型の合併病変（1型：下垂体腫瘍，膵島腫瘍，2型：甲状腺髄様癌，褐色細胞腫），母親がPHPであることによる新生児テタニーなどがある．

▶ 診断

①**患者発見のための検査**　骨病変や腎結石などPHPに特異的な症状に注目するだけでなく，いろいろな症状の患者で広く**血清Ca値**を測定して，高Ca血症患者をみつけだすことが必要である．

高Ca血症を示す疾患はいろいろあるが，そのうえ低P血症を伴う場合，ほとんどがPHPまたは悪性腫瘍によるものである．一般検査ではその他，血清アルカリホスファターゼ値の高値，血清Cl値が102 mEq/l以上，血清Cl/Pが33以上などがPHPの診断指標になる．

②**診断確定のための検査**　高Ca・低P血症が

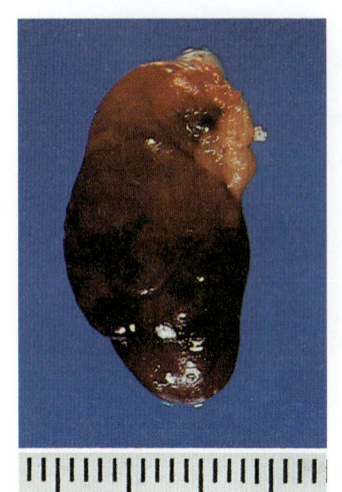

図2 副甲状腺腺腫の肉眼所見

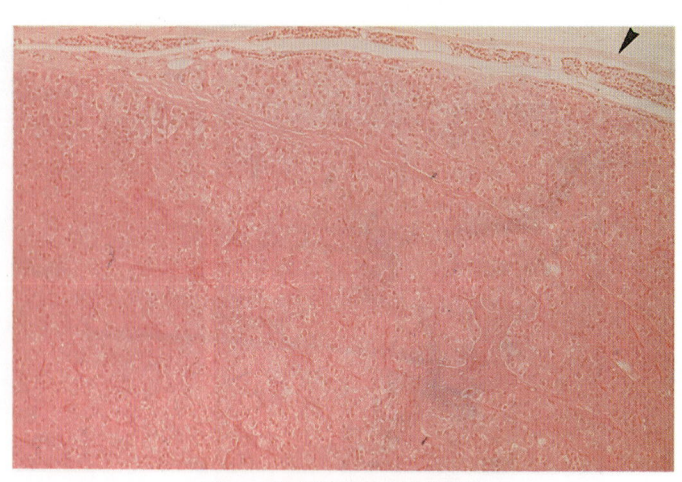

図3 副甲状腺腺腫の組織所見
normal parathyroid rim を認める（▲）．

あり，血中 PTH 測定が高値を示せば PHP の診断はまず間違いがない．血中 PTH 測定は intact PTH 測定がもっとも有用である．

その他の検査所見として，腎尿細管リン再吸収率（% TRP）や腎尿細管リン再吸収閾値の低下，腎性 cyclic AMP の高値，酸・塩基平衡のアシドーシス傾向，血中 $1,25(OH)_2$ ビタミン D_3 の高値などが PHP の診断に役立つ場合がある．

③ **病的副甲状腺の部位診断** 部位検査法には，非侵襲的な方法（超音波検査，^{99m}Tc-MIBI シンチグラフィ，CT 検査）と侵襲的な方法（選択的動脈撮影，選択的静脈採血による PTH 測定）とがある．

未治療例に対しては非侵襲的な検査を行ってよいが，侵襲的な検査は行わない方がよい．重篤な合併症（中枢神経系の障害など）が起こる危険が高いからである．非侵襲的な検査法による診断率は 70〜80% である．

▶**病理組織型分類** PHP を起こす副甲状腺病変には，腺腫，過形成，癌の3種がある．わが国で経験する PHP の 80〜90% が**腺腫**である．過形成は欧米の報告に比べて少なく，その大部分が MEN 1 型に属する患者である．一方，癌が 3% くらいあり，欧米（1% 以下）に比して高い頻度である．

以下，各病理組織型の形態的特徴を記す．

① **腺腫** 腺腫は，原則として単発性に生じ，多発性の頻度は 1〜3% にすぎない（多発腺腫）．肉眼所見はやや扁平な楕円体で暗赤色であり（図2），割面は充実性であり，時に一部嚢胞性のことがある．

組織学的所見の特徴は，腫瘍性病変に縁どるように接する**正常副甲状腺組織**（normal parathyroid rim）（図3）と核が**大小不同または2核の腫瘍細胞**を認めることである．ほとんど大部分が主細胞腺腫であり，時に好酸性細胞腺腫や水様明細胞腺腫がある．また特殊型に脂肪細胞腺腫がある．

② **過形成** 副甲状腺4腺（時に5腺以上）のすべてが腫大する．ただし，各腺は大きさに違いがあり，一つ一つの肉眼的な所見は腺腫と変わらない（図4）．

病理組織型は，主細胞過形成と水様明細胞過形成の二つの亜型に分かれる．ほとんど大部分が主細胞過形成であり，水様明細胞過形成はまれである．主細胞過形成の病理組織所見では，多くが多結節性または島状の増殖形態をとることと結節（島）性に増殖する細胞の種類ならびに配列が多様であることが特徴である（図5）．

③ **癌** 副甲状腺癌は腺腫や過形成より大きく硬いので，触診で確認できる場合が多い．肉眼的には，球形，灰白色で，周囲組織に癒着や浸潤を生じていることが多い．

病理組織所見では，厚い被膜と結合織梁の形成，腫瘍細胞の索状配列，腫瘍細胞の核分裂像，被膜または血管への侵襲像が特徴である（図6）．

▶**治療** PHP の治療は**病的副甲状腺の外科的摘除**以外に有効な方法はない．手術方針は病理組織型別に異なるので，術前，術中に的確に病理組織

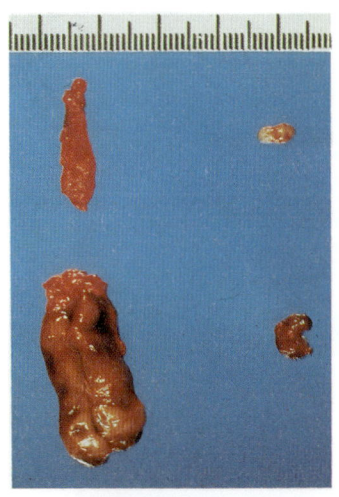

図4 副甲状腺過形成の肉眼所見

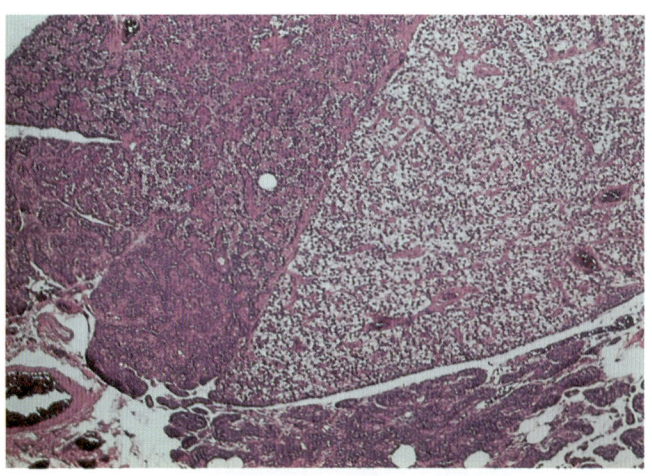

図5 主細胞過形成に特徴的な組織所見

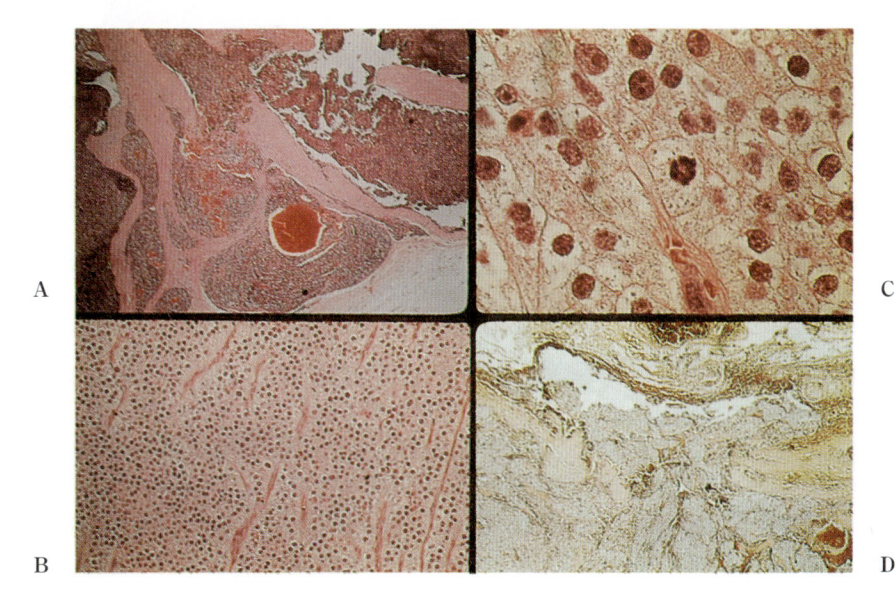

図6 副甲状腺癌の特徴的な組織所見
A．厚い線維性結合織梁
B．索状配列
C．腫瘍細胞の核分裂像
D．被膜侵襲像

型を判定することが重要である．

　①**病理組織型の判定方法**　家族性発生例やMEN 1 型症例の場合は過形成が多い（家族構成員の血清 Ca スクリーニングが有用である）．また，血清 Ca 値が 14 mg/d*l* 以上あり，激しい PHP の臨床症状を伴い，しかも頸部の触診で副甲状腺腫瘤を触れる場合には癌を考える必要がある．

　術中に腫大した**副甲状腺が二つ以上みつかる時は過形成，一つの時は腺腫**と診断してよい．ただし，周囲組織に癒着や浸潤を生じた腫瘍の場合は癌と見抜かなければならない．腺腫と過形成，癌との鑑別診断を術中迅速病理検査で確定することはむずかしい．

　②**手術方針**　腺腫と判定した場合には，腺腫の生じている副甲状腺を摘除する．腺腫の病理組織診断を確定するために，もう一つ正常大の副甲状腺を生検または摘除することがある．なお，腺腫の術前部位診断がつけば，小切開手術や内視鏡手術でそれのみを摘除する方針もある．その際，他に機能性副甲状腺病変が残っていないことを確かめる方法として迅速 PTH 測定法が有用である．

　過形成の場合には，3½腺摘除（亜全摘）または全摘一一部組織の自家移植を行う．

　癌の場合には，周囲組織を含めた **en bloc 摘除**

を行うことが肝要である．所属リンパ節が腫大している時にはリンパ節郭清を行う．

③**術後処置** 病的副甲状腺を摘除すると血清 Ca 値が急激に低下する．骨病変型の患者ではそれが激しくしかも長期間続くので，術後の Ca および活性型ビタミン D_3 の投与が必要である．腎結石型，生化学型の患者では低 Ca 血症は程度が軽く自然に軽快することが多いので，テタニー症状がでたときに Ca やビタミン D_3 を投与する方針でよい．

3. 続発性副甲状腺機能亢進症
secondary hyperparathyroidism

ポイント

続発性副甲状腺機能亢進症のうち，慢性腎不全が原因で起こる腎性副甲状腺機能亢進症（renal hyperparathyroidism；RHP）が臨床上もっとも重要である．

副甲状腺の病変は過形成である．

腎性副甲状腺機能亢進症が激しい腎性骨異栄養症の原因となっている場合には手術適応がある．手術には副甲状腺亜全摘または全摘-一部自家移植の二つの方法がある．

▶**定義，病因** 続発性副甲状腺機能亢進症は，他臓器の疾患により血清 Ca 値が持続的に低下するため PTH の過剰分泌が起こる病態である．原因疾患には慢性腎不全，骨軟化症などがある．臨床上，透析患者の**腎性副甲状腺機能亢進症**（以下 **RHP** と略す）がもっとも重要である．

RHP の成因には，高 P 血症，ビタミン D_3 の活性化障害，骨の PTH に対する反応性の低下などによる低 Ca 血症が関与している．

▶**症状，検査所見** 線維性骨炎による骨痛，病的骨折，骨変形，身長短縮などが現れる．骨 X 線撮影では，骨膜下吸収像，骨嚢腫，頭蓋骨の **salt & pepper 像**，椎体の **rugger-jersey 像**（図7）などが特徴である．

他の症状・所見として，筋力低下，皮膚掻痒感，異所性石灰沈着などがある．

RHP に特異性の高い検査所見は，血中 PTH 値の高値，血清アルカリホスファターゼ値（骨分画）高値である．血清 Ca 値は一般には低いが，高いこともある．

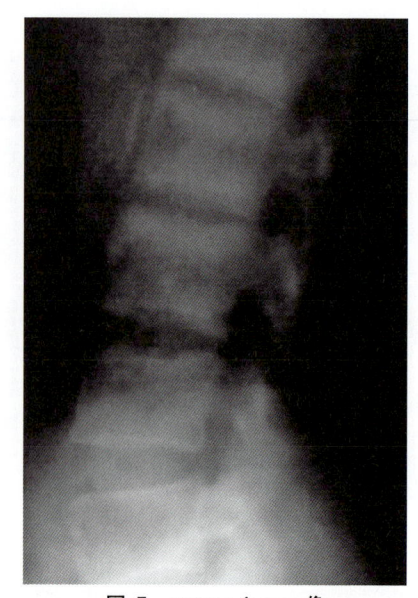

図7 rugger-jersey 像
胸椎や腰椎の X 線検査でみられる椎体上下部の硬化像によるラグビー選手のジャージに似た横縞模様．腎性副甲状腺機能亢進症の特徴的所見．

激しい RHP の場合には，超音波検査，シンチグラフィ，CT 検査などの画像検査で腫大した副甲状腺が検出できることが多い．

▶**形態的特徴** 副甲状腺4腺すべてが腫大する．病理組織学的には主細胞過形成であり，多結節性過形成とびまん性過形成の2種に亜分類できる．

▶**治療** 透析患者の RHP の治療は活性型ビタミン D_3 の投与，P の摂取抑制，Ca 受容体作動薬（副甲状腺細胞の Ca 受容体に作用して PTH 分泌や増殖を抑制）などの内科療法である．しかし，内科療法では改善の見込みがない場合，あるいはさらに進行するおそれがある場合は手術適応になる．

手術には，亜全摘と全摘-一部自家移植の二つの方法がある．透析患者では，副甲状腺に過形成を起こす刺激は副甲状腺手術後も依然続き，RHP が再発，増悪する可能性は常にあるので，再手術が容易にできる**全摘-自家移植術**の方がよい．

4. 非機能性副甲状腺嚢腫
nonfunctioning parathyroid cyst

ポイント

非機能性副甲状腺嚢腫は，嚢胞を形成した機

能性副甲状腺腺腫とは異なった疾患である．頸部腫瘤以外に特別な症状を現さないことが多く，血清 Ca 値，PTH 値は正常である．
　1 層の円柱上皮からなる単房性の囊腫で，下副甲状腺，とくに左側に生じることが多い．穿刺吸引して得た囊胞内容液が水様透明であり，高い PTH 濃度を示すことで診断がつく．治療は穿刺吸引で腫瘤が縮小すれば経過観察でよい．圧迫症状などがあれば摘除が必要である．

▶**定義，成因**　副甲状腺囊腫には非機能性と機能性の 2 種がある．非機能性の場合は真性の囊腫であり，機能性の場合は腺腫の囊胞変性によるものが多く，両者は区別して扱う必要がある．
　非機能性副甲状腺囊腫の成因には，微小副甲状腺囊胞の増大または融合，または第 3 ないし第 4 鰓囊の遺残とする二つの説がある．
▶**性，年齢，症状**　男女比 1 : 3 と女性に多く，30～40 歳が好発年齢である．
　多くの場合，前頸部の腫瘤以外に特別な症状がない．時に**腫瘤による圧迫症状**（圧迫感，呼吸困難など）を訴えることがある．腫瘤は甲状腺下極付近に生じることが多く，しかも左側である頻度が高い．原発性副甲状腺機能亢進症の症状はまったく認めない．
▶**診断，鑑別診断**　前頸部の腫瘤が囊腫であることは，超音波検査で確認できる．次に甲状腺囊腫か副甲状腺囊腫かの鑑別が必要になる．
　鑑別診断には囊腫を穿刺して得た内容液の検査が役立つ．副甲状腺囊腫の内容液は性状が無色透明で，漿液性であり，PTH 濃度（とくに C 端 PTH または中間 PTH）が高い．

血清 Ca，P 値と血中 PTH 値は正常であることから，囊胞を形成した機能性腺腫との鑑別ができる．
▶**病理**　副甲状腺囊腫は単房性で，内面を 1 層の立方ないし円柱上皮がおおう．線維性の囊腫壁内またはその外側には，正常の副甲状腺組織を認めることが多い．
▶**治療**　良性でしかも機能がないので，穿刺吸引で腫瘤が触れなくなればそのまま経過観察する方針でよい．内容液が再貯留し，圧迫症状を示す時には手術で摘除する．

5．手術合併症と後遺症

　副甲状腺手術では，甲状腺手術の場合と同じく**反回神経麻痺，副甲状腺機能低下症，後出血，喉頭浮腫**などの手術合併症が起こりうる．いずれの合併症も致命的な結果を引き起こす危険があるので，時期を失せずに適切な処置を行う必要がある．
　後出血や喉頭浮腫に対しては適切な対応ができた場合，あるいは反回神経麻痺や副甲状腺機能低下症が一過性である場合には，後遺症の心配は少ないのでまだよい．反回神経麻痺や副甲状腺機能低下症が永久的になり，それぞれ嗄声やテタニーが後遺症として残るとすれば問題である．初回手術を専門医が行う時には，それらの発生率はきわめて低いが，再手術になると専門医が行ってもそれらの頻度は多少高くなる．
　その他，原発性副甲状腺機能亢進症に特異的に起こる手術合併症として，偽痛風発作，急性膵炎などの発生した報告がある．

4　乳　腺

1. 診察法（視診，触診）

　乳腺は上方は第2肋骨，下方は第6肋骨，内側は胸骨外縁，外側は前腋窩線に及ぶ基底面が円盤状の組織で，腋窩方向に向けて尾状部分の組織が延びているので，診察では広い範囲をカバーすることが大切である．乳腺は皮下筋膜の浅葉と深葉との間に挟まれて存在し，皮下筋膜から乳腺組織内に入り込む結合織（**Cooper 提乳靱帯**）によって支えられている．1 側乳房は 10〜15 個の乳腺葉から構成され，それぞれの乳管口が独立して乳頭に開口している．乳腺からのリンパ流の経路には，腋窩リンパ路（→腋窩リンパ節）と内胸リンパ路（→胸骨傍リンパ節）とがあり，両系統の二次リンパ節は鎖骨上リンパ節である．なお，胸骨傍リンパ節や **Rotter リンパ節**（大胸筋・小胸筋の間の胸筋間リンパ節）に癌が転移していても通常の視触診では明らかにしにくい．

　乳腺疾患では，しこり（腫瘤，硬結，結節），乳房皮膚変化（変形，膨隆，陥凹〜引きつれ，発赤，浮腫，潰瘍，表在静脈怒張），疼痛（自発痛，圧痛），乳頭の変化（乳頭異常分泌，びらん〜湿疹様変化，潰瘍，ひきつれ），所属リンパ節の腫大などの局所的所見を把握することが大切で，しこりや疼痛と月経周期との関係を聴取する．なお，乳癌の遠隔転移や急性乳腺炎に伴う全身症状にも注意する．

　乳房の診察は原則として坐位・臥位の両方で行う．視診と触診が重要である．坐位での触診は，両手第 2，3，4 指を用いて，軽く圧迫しながら，各指を個別に小刻みに動かして，乳腺疾患の所見として重要なしこりの有無を検する．臥位での触診は，乳房下半の触診が容易になるばかりでなく，上半についても乳房の重さによる影響がなくなって診察精度が向上する．なお，視診，触診では，病変の皮膚や深部の大胸筋（または筋膜）への波及状態を推測するために，体位や肢位の工夫も大切である．腫瘤上の皮膚を寄せるようにして行う**プラトーテスト**（plateau test）で皮膚陥凹が明らかになるものを**えくぼ症状**（dimpling sign），何らの操作を加えなくとも腫瘤上の皮膚に陥凹を認める場合を陥凹性不完全固定（skin retraction）と呼ぶ．

　腋窩リンパ節の触診は坐位で行う．手指を腋窩の奥深く差し入れた後に，軽く曲げた指先を胸郭に押しつけるようにしながら下げ降ろして腫大リンパ節の有無を検する．

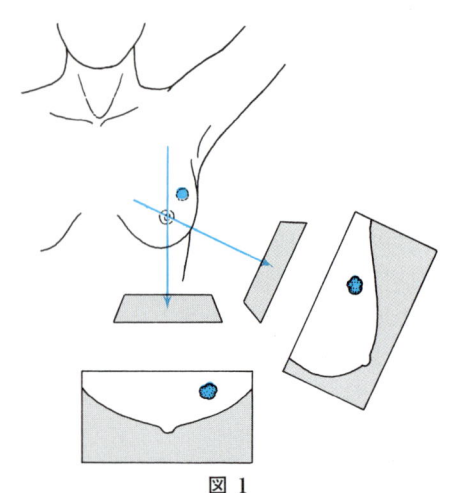

図 1　マンモグラフィでは乳房を CC（cranio-caudal）方向と MLO（medio-lateral oblique）方向に撮影する．本図では左乳房の外上四分円の病巣がどう描出されるかを例示した．

2. 乳癌検診

　乳癌は早期治療によって 90% が治癒するので，早期発見が大切であるが，乳癌検診の普及は伸び悩んでいる．かつて実践されていた視触診による乳癌集団検診によっては死亡率減少効果が確定的には示されなかったことから，現在はマンモグラフィとの併用検診が 40 歳以上を対象に行われている．マンモグラフィは 2 年に一度が一般的で，マンモグラフィ単独では 40 歳代以下での見落とし例が 30% に及ぶことから，若年者では超音波検査の併用が示唆されている．公的資金による対策

型検診の受診者は15％弱と低いが，自己管理の任意型検診と，保険診療に紛れた検診を含めれば，25～30％程度の女性が何らかの形で検診を受けていると推測される．現在，乳癌患者の中の15％程度が無症状で発見されているので，これは何らかの形の検診の効果と判断される．一方で，検診から1年以内に乳癌が自己発見される見逃し例も0.1％弱にあり，乳癌検診では精度管理が大切である．

なお乳房自己検査（自己検診）の推奨度が以前よりも格下げされているが，その根拠とされるマンモグラフィへの自己検査の追加効果に関する海外の臨床試験の結果には疑問もあり，乳房サイズ，好発年齢などの因子を勘案すると，アジア女性では推奨する方がよい．

3．検査法

1．マンモグラフィ（乳房X線画像）
mammography（MMG）

乳房の軟X線写真で，図1のように，診療ではMLOとCCの2方向撮影を，検診ではMLOの1方向撮影を行う．MLO方向の画像では，大胸筋陰影がコントラストになり，下位の腋窩リンパ節も一部に含められる利点もある．乳房全体の厚みのある構造物を一枚のX線画像にするために，若年者の検査としては限界があり，マンモグラフィ画像だけでは乳癌病変がしばしば見逃される．

病変を示す腫瘤像の形状と性状，微細石灰化の有無と性状，周囲組織との関係を示す辺縁像の三つのポイントに注目する．腫瘤像では円形～楕円形で境界明瞭な良性のパターンと，そうでないものとを識別する．悪性を示唆する所見の微細石灰化像は不揃いで，集簇性あるいは腺葉構造の中での乳管走行を窺わせる分布パターンを示し，また腫瘤像の辺縁は不整で，周囲組織への浸潤を示すスピキュラ像や構築の乱れなどが観察される．

2．超音波検査 ultrasonography（US）

超音波検査で得られる画像は断層像であり，小腫瘤像の描出に優れ，被曝の問題がなく安全にくり返し検査ができ，若年者では検診での利用が進んでいる．一方で微細な石灰化像の拾い上げにはやや難がある．

腫瘤形成性病変については，腫瘤像の形状，辺縁，境界エコー，内部エコー，後方エコー，外側陰影，縦横比に注目し，これらの所見を総合して診断する．嚢胞では内部エコーが発生しないために，エコーフリーの腫瘤像になり，充実性病変の腫瘍との鑑別能に優れる．一般的に良性腫瘍では形も内部エコーも整であるのに対して，乳癌では不整のものが多く，また縦横比は良性腫瘍に比較して乳癌では縦長のことが多い．各論で疾患ごとに供覧する画像から概要を把握されたい．

悪性腫瘍では血流の豊富なものが多いので，高血管性～高血流性についてカラードプラで確認するとよい．また最新の機器には，しこりの硬さを画像化する装置（エラストグラフィ）も備わっているので，乳癌の硬い触診所見を画像でも確かめることができる．

3．乳房のMRI検査，CT検査

乳癌の胸壁浸潤などの局所進行例，遠隔転移病巣の診断に頻用されるだけでなく，乳癌温存療法の普及に伴って乳腺内での多発癌や癌進展像を術前に評価するために施行されることが多くなった．

4．その他の画像診断法

最近では，二つの画像診断体系を，たとえばMRIと超音波，FDG-PETとCTなど，リアルタイムに癒合させて相互補完させる方法の工夫も始まっている．

また血性乳頭分泌液が認められる例では乳管造影法で陰影欠損像などが描出され，直径1mm以下のファイバースコープを用いる乳管内視鏡検査では乳管内病変を観察できる．なお腫瘍上の高い皮膚温を描画するサーモグラフィとそれを応用する検診手法はほとんど施行されなくなった．

5．細胞診と組織診

乳頭分泌液，乳腺嚢胞穿刺液の細胞診，Paget病や皮膚浸潤潰瘍例でのタッチ（スタンプ）または擦過細胞診，実質性腫瘤の**穿刺吸引細胞診**（fine needle aspiration cytology；**FNA**），針生検（core needle biopsy）とがある．

非触知病変の細胞診と組織診は画像を見なが

ら，超音波検査誘導下，あるいはマンモグラフィのステレオガイド下に検体を採取する．小栓状組織片を連続的に採取できる吸引式組織生検（マンモトーム生検）が普及し，組織検査では病理学的な診断を付けるとともに，乳癌の場合には免疫組織化学的検査によって癌の生物学的特性や薬物療法に対する反応性を予測するなど，腫瘍の性質を治療前に診断することができる．

なお血性乳頭分泌液については細胞診に加えて，分泌液のCEA値の測定が行われることがある．

外科的生検（open surgical biopsy）には**切除生検**（excisional biopsy）と腫瘤の一部を組織診に供する**切開生検**（incisional biopsy）とがある．細胞診と針生検とくにマンモトーム生検の普及によって，外科的生検の施行頻度は減少しているが，病理診断が確立していない例では手術などの治療開始に先立って施行される．なお，良性腫瘍では摘出生検が治療を兼ねる．

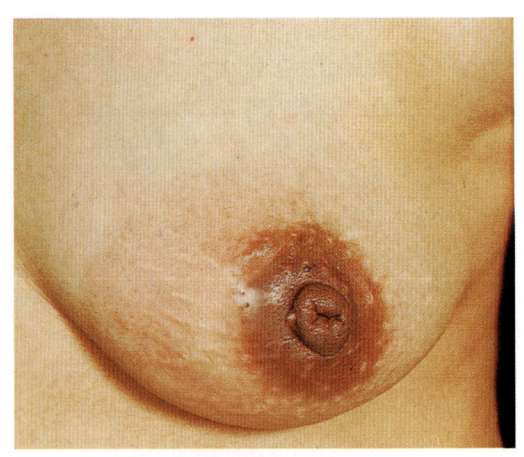

図2 慢性乳腺炎の急性増悪期
本患者では慢性乳腺膿瘍を形成していた．

A 炎 症

1．急性乳腺炎 acute mastitis

▶ポイント
産褥期に多く，産褥期乳腺炎とも呼ぶ．
乳汁のうっ滞が主である**うっ滞性乳腺炎**（stagnation mastitis）では搾乳によりうっ滞を除き，細菌感染が顕著となった**急性化膿性乳腺炎**（acute purulent mastitis）では抗菌薬を投与し，化膿が進んで膿瘍を形成した**乳腺膿瘍**（breast abscess）では切開排膿を行う．起炎菌はブドウ球菌が多い．

▶**好発年齢，病因，病態，起炎菌** 初産婦で授乳開始後の2～3ヵ月以内に多い．授乳に不慣れなために，乳汁のうっ滞や脆弱な乳頭部皮膚の擦傷・裂傷による細菌感染を起こしやすい．乳汁のうっ滞が主であるうっ滞性乳腺炎，細菌感染が顕著な急性化膿性乳腺炎，化膿が進み膿瘍化した乳腺膿瘍とに大別する．ブドウ球菌，時に連鎖球菌，大腸菌が起炎菌となる．

▶**症状，診断** 乳汁うっ滞部を中心に緊満感，自発痛，圧痛，熱感，発赤が出現し，化膿が進むにつれて局所の炎症症状の増強と悪寒戦慄，発熱などの全身症状，有痛性腋窩リンパ節腫大をきたすようになり，膿瘍の形成で圧痛のある腫瘤に波動を，また細菌感染の程度に応じて体温の上昇と白血球増多症を認める．マンモグラフィは通常不要で，超音波検査で膿瘍患者では，低エコー腫瘤像，内部エコーの欠損，やや不規則な弱い境界エコー，後方エコーの増強を認める．

▶**予防，治療** 乳頭部を清潔に保ち，乳汁のうっ滞を避けるなどの予防が大切である．うっ滞性乳腺炎では乳汁うっ滞を搾乳や授乳で除き冷罨法を行う．化膿性乳腺炎では提乳帯による局所の安静，抗菌薬・消炎酵素薬の投与を行い，膿瘍形成患者では切開排膿または18G針による穿刺排膿を行う．なお細菌感染のある乳汁は授乳に不適である．

2．慢性乳腺炎 chronic mastitis

▶ポイント
単一の疾患としてでなく，**乳管拡張症**（mammary duct ectasia）や陥没乳頭に由来する慢性炎症，急性乳腺炎の再燃性炎症，結核，放線菌症などの慢性特異性炎症などを含めて広義に理解するとよい．

▶**病態，病因** 乳管拡張症（mammary duct ectasia）では，分泌物とその分解産物のうっ滞や乳管上皮の扁平上皮化生によるケラチンの塞栓により慢性炎症が引き起こされるものが主であるが，腫瘍性病変（乳癌，管内乳頭腫，乳管上皮過形成

など）をベースにするものもあり，要注意である．
再発性乳輪下膿瘍の原因には，陥没乳頭や急性乳腺炎の非治癒再燃があり，まれな慢性特異性炎症の原因に結核，梅毒，放線菌症などがある．

▶**症状，診断** 辺縁が不規則に肥厚硬化した炎症性腫瘤を乳頭乳輪下ないしその近傍に認める．炎症の強い時期には自発痛・圧痛も強度となり（図2），腋窩リンパ節の有痛性腫大を認めるが，局所所見から乳癌との鑑別が困難なこともある．

マンモグラフィでは不規則濃厚な腫瘤様陰影，超音波検査では病変に応じた不規則な低エコー像を認める．

乳頭分泌液や膿汁の細菌学的検索，細胞診，切開排膿時の膿瘍壁，病巣切除標本の組織診が必要である．

▶**治療** 炎症の強い時期には抗菌薬を投与し，膿貯留があれば切開排膿を行う．炎症をくり返すものでは寛解期に膿瘍・瘻孔部を切除する．なお，腫瘍性病変が隠されている可能性に留意して経過を観察し，慢性特異性炎症ではそれぞれに適応となる薬物を投与する．

━ 付1 ━ **脂肪壊死** fat necrosis ━

乳腺脂肪壊死は多くは中年以降の肥満型女性にみられ，約半数の患者で打撲などの既往があり，外傷性脂肪壊死とも呼ばれる肉芽腫性炎症である．

━ 付2 ━ **モンドール病** Mondor disease ━

本態は乳房上～前胸部皮下の血栓性静脈炎で，軽い疼痛や引きつれ感を訴え，触診すると軽い圧痛のある索状物と線状の引きつれを認める．3～4週間で自然に消退する．

B 特有な病変

1．乳腺症 fibrocystic disease

ポイント

乳腺疾患として最多とされる**乳腺症**（mastopathy, fibrocystic disease/changes）であるが，多くは実際には生理的過程の範囲内か，わずかな逸脱状態と判断される．臨床的には30歳代後半から閉経期までにみられ，びまん硬結

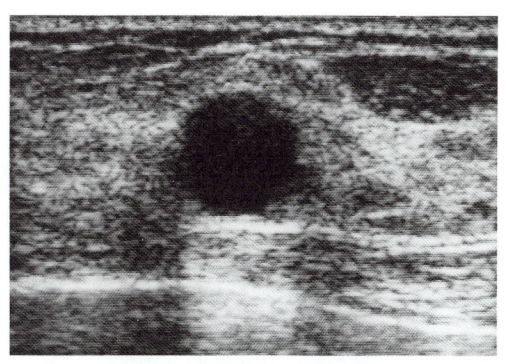

図3 乳腺嚢胞の超音波像
嚢胞は境界鮮明な内部エコーのない腫瘤として描出され，後方エコーが増強し，その両側には外側陰影と呼ばれる抜けが見られる．

型では乳房緊満感，自発痛，圧痛を伴う境界不鮮明な硬結を，多くは乳腺組織の多い外上四分円に認め，嚢胞などの腫瘤形成型では限局性腫瘤を触れる．症状は月経直前に強く，開始2～3日以降には軽減する．組織学的には増殖性変化と退行性変化とが混在するなど多彩で，**乳癌発症リスクが高い前癌性乳腺症と呼ばれる異型上皮過形成**（atypical epithelial hyperplasia）が含まれ，単一の疾患とすることには異論が多い．

▶**頻度，年齢** 頻度が高く，乳癌検診受診者の5～10％が臨床的に本症と診断される．好発年齢は35～40歳代で，閉経後には臨床的には認めない．

▶**病因，病理** estrogenとprogesteroneのアンバランスが病因ともされるが，プロラクチンの関与やホルモンレセプターの面からも検討されている．本症の一部は**月経前症候群**（premenstrual syndrome）にみられる乳腺の変化がある期間増強された状態と理解され，乳腺発達・退縮過程の正常状態からの逸脱（aberration of normal development and involution；ANDI）という広い概念が提唱されている．基本的な組織部分像として，**乳管過形成**（ductal hyperplasia），**小葉過形成**（lobular hyperplasia），腺症（adenosis），線維症（fibrosis）があり，嚢胞症（cystic disease），アポクリン上皮化生（apocrine metaplasia）が随伴する．なお，乳頭状の増殖が主体である乳管過形成は**乳管乳頭腫症**（duct papillomatosis）と呼ばれ，嚢胞症には触診で明らかな**乳腺嚢胞**（breast cyst）から顕微鏡的なmicroscopic cystがある．

▶**症状，診断** 乳房緊満感，自発痛，圧痛，種々の程度の境界不鮮明な乳腺硬結を多くは両側性で外上四分円に触れ，これらの症状は月経周期に応じて変化することが多い．硬結部は指でつまむようにすると腫瘤様に触れ，これを König 徴候という．腺症腫瘤 (adenosis tumor)，線維症，乳腺嚢胞では平手触診でも腫瘤として触れるものがある．

なお，疼痛主徴の病態に**乳房痛** (mastodynia, mastalgia) があり，月経周期との関係で消長する場合とそうでない場合とがある．

マンモグラフィでは辺縁不鮮明，梁柱の増強したスリガラス様陰影，超音波診断法では広範囲な不均一不規則な豹紋状エコー像を示すことが多いが，腺症腫瘤，線維症では辺縁エコーの弱い不整形・不鮮明な限局性低エコー腫瘤様陰影，嚢胞（図3）では円形・半月形境界鮮明な無エコー像，後部エコーの増強，側方陰影が特徴的である．

腺症腫瘤や線維症では穿刺吸引細胞診，組織診が必要となるものがある．

▶**乳癌との関係** 本症の中には，上皮の増殖が高度でしかも異型性を示す，**異型乳管上皮過形成** (atypical ductal hyperplasia. papillomatosis を含む）と**異型小葉過形成** (atypical lobular hyperplasia) があり，乳癌発症のリスクが高く，**前癌性乳腺症**と呼ぶことがある．

▶**治療** 経過観察ですむもの，穿刺吸引細胞診，組織診により乳癌を否定するべきものがある．なお，疼痛の強い嚢胞では細い注射針で穿刺吸引排除する．

2．女性化乳房症 gynecomastia

ポイント

思春期男子などにみられる生理的なもの以外が病的状態としての**女性化乳房症**で，内因として慢性肝疾患や内分泌異常，外因として各種の薬物の影響を考慮する．乳癌との鑑別も重要であるが，両者の因果関係は明らかではない．

▶**年齢，病因** 生理的には，ホルモン内部環境の変化に対する反応として思春期男子の約半数が一過性に本症を経験し，高齢者にも同様のものがみられることがあり，こうした生理的なもの以外が

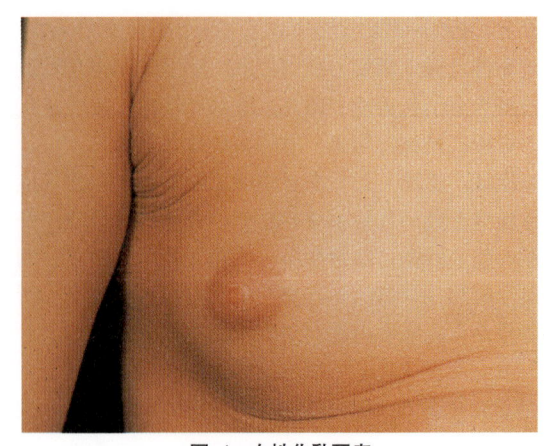

図4　女性化乳房症
乳房は肥大しているものの，乳頭が小さいので男性であることが容易に推察される．

病的状態である．

内因として，エストロゲンの不活化の低下をきたす慢性肝疾患やビタミン B_2 の欠乏，睾丸・副腎皮質・下垂体などの腫瘍，甲状腺機能亢進症，内分泌活性を有する肺癌，Klinefelter 症候群などの内分泌背景を考慮する．外因となる薬物には isoniazid (INH), digitalis, reserpine, phenothiazine, spironolactone, estrogen などがある．

▶**症状，診断，鑑別診断** 圧痛のある乳輪下の小円盤状の硬結～文字通りの女性様乳房を多くは両側性に認める（図4）．

マンモグラフィでは濃淡がわずかに不均一で比較的明瞭な腫瘤陰影がみられ，超音波診断法では境界やや不鮮明で反射量のない楕円形～半月形の低エコー像を示す．背景病因の存在が疑われるものでは，局所病変の検索に加えて，血液検査などで原因病態を検索する．

高齢者で乳癌が否定できない場合には，穿刺吸引細胞診あるいはコア針生検が必要になる．

▶**治療，予後** 内因のあるものではその検索と治療が主体で，薬物などの外因のある場合には担当医と薬物の中止について協議する．

症状の強い場合には抗エストロゲン薬（mepitiostane など）を投与する．腫大が顕著で長期間持続し，精神的苦痛を伴うものは切除する．

生理的なものは1～2年以内に自然に消退し，原因病態のあるものの予後は原疾患による．

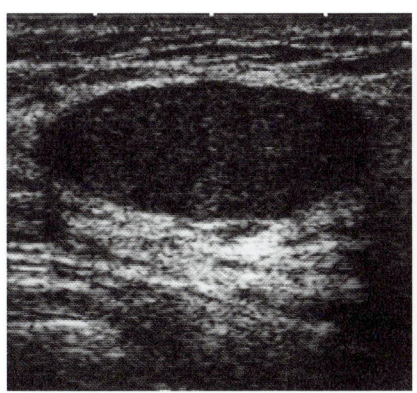

A．境界が整った縦横比の低い楕円形の腫瘤像で，内部エコーは淡く均等で，後方エコーが増強し，その両側には外側陰影と呼ばれる抜けが見られる．

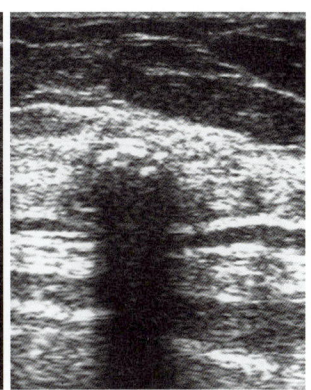

B．境界が整った縦横比の低い楕円形の腫瘤像で，内部に粗大な石灰化像（陶器破片様）があり，このために後方エコーが抜けている．

図5　線維腺腫の超音波像

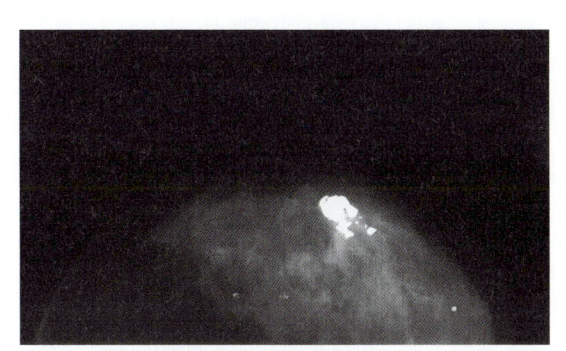

図6　粗大な石灰化を伴う線維腺腫のマンモグラフィ像

C 良性腫瘍

1．線維腺腫 fibroadenoma

ポイント

線維腺腫は30歳代前半までに好発する乳腺最多の良性腫瘍で，境界鮮明，可動性良好，孤立性の腫瘤として触れ，画像診断上で良性腫瘤像を呈する．

▶ **頻度，年齢**　乳腺の良性腫瘍でもっとも多い．10歳代後半から30歳代前半に好発し，緩徐に増大するが20歳代後半には発育は一般に停止する．

▶ **病理**　大豆大〜母指頭大，まれに直径数cmの小球状〜大豆状で多少桑実状の孤立性腫瘤を形成する．腫瘍の割面は灰白色被包性（実際の被膜はない）で，組織学的には乳管上皮の不規則な過形成と小葉間間質の増生からなる．10〜15％の頻度で多発性ないし両側性である．

▶ **症状，診断**　境界鮮明，弾性硬，可動性良好で多少桑実状に触れる無痛性腫瘤を触知する．時に軽度の圧痛を認める．

マンモグラフィでは境界明瞭で周囲にハロー効果を有する類円形腫瘤陰影がみられ，中年以降でしばしば粗大塊状の石灰化像を伴う（図6）．超音波診断法では輪郭整，明瞭な類円形の低エコー像を呈し，内部エコーは弱く均等性で，後方エコーは増強する（図5）．

視診，触診で80％，画像診断法の追加で90％以上の正診が得られるが，診断が困難な場合には穿刺吸引細胞診，コア針生検による組織診を行う．

▶ **治療**　一般に経過観察でよいが，乳癌の否定が不能の場合や大きなものでは摘出生検を行う．

付　葉状腫瘍 phyllodes tumor

乳腺に特有な線維上皮性腫瘍という意味で線維腺腫の亜型とされるが，線維性間質での細胞成分が豊富で，この間質成分の細胞密度，異型性，核分裂像，周囲への浸潤像によって，**良性，境界病変，悪性**に区別する．

好発年齢は40歳代で幅広い年齢層にみられ，発生頻度は線維腺腫の2〜3％，悪性のものは乳癌の0.2％程度に相当する．

発育速度は線維腺腫よりも速く，2〜3cmから小児頭大に及ぶ孤立性，境界鮮明で軟硬部分を混じた分葉状（ジャガイモ状）腫瘤を形成する．

治療　周囲組織を含めた乳腺部分切除〜乳腺全切除術，単純乳房切除術が良〜悪性度に応じて行われる．

2. 乳管内乳頭腫 intraductal papilloma

ポイント
乳管内乳頭腫は血性乳頭分泌を特徴とする主乳管に発生する乳頭状良性腫瘍で（通称 IDP），血性乳頭分泌がみられるために乳癌との鑑別が重要である．

▶頻度, 年齢, 病理　発生頻度は乳癌の 1/10 以下，好発年齢のピークは 40〜45 歳である．乳頭に近い主乳管に発生する通常数 mm 以下，時には 2〜3 cm 大になる単発性で乳頭状の良性腫瘍であり，乳腺症部分像の乳管乳頭腫症（duct papillomatosis）とは区別する．

▶症状, 診断　主訴として血性乳頭分泌が特徴的である．腫瘍は柔らかく小さいものでは触知不能のことが多く，マンモグラフィでも描出し難い．血性分泌を認める乳管口からの乳管造影法により，腫瘍に一致した陰影欠損，乳管中断，圧排，拡張像などが観察され（図 7），乳管内視鏡検査による直接観察も可能な例もある．

数 mm 以上に発育したものや乳管の著明な拡張による囊胞を随伴する**囊胞内乳頭腫（intracystic papilloma）**では，それに応じた画像がマンモグラフィや超音波検査で得られる．

▶治療　局所切除ないし，当該乳管とその領域乳腺葉を楔状に切除する乳管（腺葉）区分切除術（microdochectomy）を行う．

D　悪性腫瘍

1. 乳　癌 breast cancer

ポイント
乳癌は増え続け，年間の死亡者数は約 1 万 2 千人で，新患数は 6 万人に近い．乳癌検診の受診率が低迷しているために，主にしこりを自覚して受診する自己発見型がもっとも多い．視触診と画像診断法によって 8 割以上で乳癌の仮診断が可能で，細胞診あるいは組織診によってほとんど全例で診断が確定し，手術療法では原発巣とリンパ節の両方で切除範囲の縮小化が進み，乳房温存療法が約 60％ の例に施行されている．乳癌は比較的早い時期から全身病とされ，生検組織の免疫組織化学検査によって判定される生物学的特性に応じて個別化した薬物療法の選択が可能になったことで，手術に先立って初期治療として薬物療法が選択される例も増えつつある．

▶頻度, 年齢　乳癌は 1960 年代以降，一貫して増加し続けている．女性の癌の中で，年齢調整罹患率では第 1 位，粗罹患率では大腸癌に次いで第 2 位で，年間の新患数は 6 万人に近づいている．日本人女性が生涯のどこかで乳癌に罹患する割合は 16〜18 人に 1 人で，7〜8 人に 1 人の米国の約 2/5 になっている．なお乳癌総死亡者数は平成 22 年に大腸癌，肺癌，胃癌についで女性癌死の第 4 位で，12,455 人であった．

乳癌には中高年女性の幅広い年齢層で罹患し，好発年齢のピークは 50 歳代で，まれには 30 歳未満でも発症する．

▶乳癌ハイリスク群　母親や姉妹に乳癌の既往があればリスクは増し，娘の発症年齢が若くなる傾向を示すが，遺伝的背景のみでなく，環境因子も重要視されるべきである．喫煙，アルコール摂取によりリスクが高くなる傾向があり，閉経後の女性では脂肪の食餌摂取，肥満でリスクが高くなる．中高齢未婚者のリスクは既婚者よりも高く，初婚年齢・初産年齢の高い者ほど，また子供の数の少ない者ほど，したがって授乳期間の短い者ほどリスクは高い．月経歴では初潮が早かった者，閉経

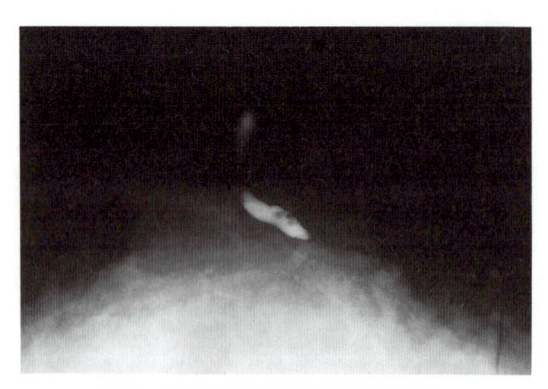

図 7　乳管内乳頭腫症例の乳管造影像
乳頭腫は主乳管の陰影欠損像として描出されている．

が遅い者でリスクはわずかに高まり，若くして両側卵巣摘除術を受けた者ではリスクが低い．また，一側に乳癌の既往のある女性では，対側での発生リスクが高く，前癌性乳腺症が証明された者のリスクも明らかに高い．

▶病理　乳管内に進展が留まる非浸潤癌（noninvasive carcinoma）と乳管外に浸潤する浸潤癌（invasive carcinoma）とに大別するが，後者の病巣にはその前駆病変である前者の存在が観察される．非浸潤癌のほとんどは非浸潤性乳管癌（ductal carcinoma in situ；DCIS）で，まれに非浸潤性小葉癌（lobular carcinoma in situ）がある．浸潤癌には硬癌（scirrhous），乳頭腺管癌（papillotubular carcinoma），充実腺管癌（solid-tubular carcinoma）の3型の浸潤性乳管癌の他に，粘液癌（mucinous carcinoma），小葉癌（lobular carcinoma），髄様癌（medullary carcinoma），扁平上皮癌（squamous cell carcinoma），浸潤性微小乳頭癌（invasive micropapillary carcinoma）などの特殊型がある．

▶発育，転移，臨床病期分類　乳癌の発育速度は比較的遅く，癌細胞の倍増時間は2～3ヵ月とされ，癌化して非浸潤癌になり，乳管に沿って進展する途上の，どこかの時点で多くが浸潤癌になり，数年以上を経て，触知できる大きさに成長する．なおこの間に，微小な遠隔転移巣を形成している例が潜在的に存在する可能性があり，乳癌は早い時期から全身病（systemic disease）と見なされる．

乳癌は局所において周囲乳腺組織，脂肪組織，表層の皮膚，深層の大胸筋膜に向かって浸潤性に発育する．

転移経路にはリンパ行性・血行性がある．リンパ行性転移の主経路は，腋窩リンパ節〜鎖骨下リンパ節〜鎖骨上リンパ節のルートで，副経路として胸骨傍リンパ節へのものがある．なお，胸筋間リンパ節（Rotter）は腋窩ルートの副路に介在する．

血行性転移は骨，肺，胸膜，肝のほか，副腎，脳，髄膜，卵巣などほとんど全身に起こりうる．

画像診断の進歩と普及によって，非浸潤癌の頻度は全乳癌の約20%にまで増えている．初期治療の対象患者の中で，腋窩リンパ節の転移率は20〜25%程度と推察され，一方，画像上で確認される遠隔転移のある例が5%弱に存在している．

表1　乳癌の臨床病期分類（TNM分類）とT, N, M各項の定義（日本乳癌学会編：乳癌取扱い規約第16版，金原出版，2008による）

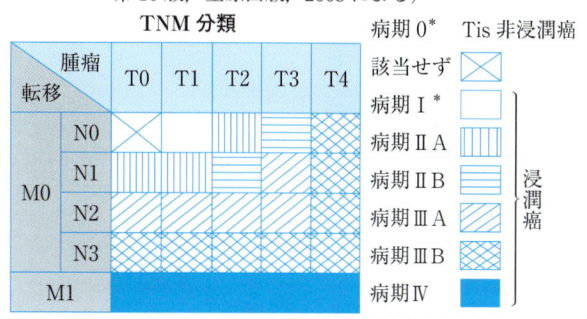

T：原発巣

	大きさ（cm）	胸壁固定	皮膚の浮腫，潰瘍衛星皮膚結節
TX	評価不能		
Tis	非浸潤癌，あるいは腫瘤を認めない Paget 病		
T0	原発巣を認めず		
T1	≤2.0	−	−
T2	2.0<　≤5.0	−	−
T3	5.0<	−	−
T4 a	大きさを問わず	+	−
T4 b		−	+
T4 c		+	+
T4 d	炎症性乳癌		

N：所属リンパ節

	同側腋窩リンパ節 レベルI, II 可動	同側腋窩リンパ節 レベルI, II 周囲組織への固定あるいはリンパ節癒合	胸骨傍リンパ節	同側腋窩リンパ節レベルIII	同側鎖骨上リンパ節
NX	評価不能				
N0	−	−	−	−	−
N1	+	−	−	−	−
N2 a	−	+	−	−	−
N2 b	−	−	+	−	−
N3 a	+/−	+/−	+/−	+	−
N3 b	+ または	+	+	−	−
N3 c	+/−	+/−	+/−	+/−	+

M：遠隔転移

MX	評価不能
M0	遠隔転移なし
M1	遠隔転移あり

＊わが国では早期乳癌と定義している

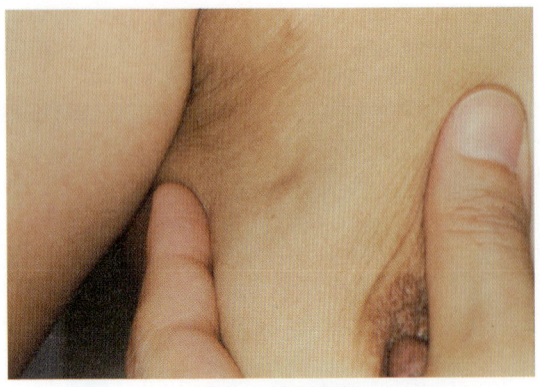

図8 えくぼ症状
乳房内にある乳癌巣は周囲組織を引き込む発育をしている場合が多いので，病巣上の皮膚を寄せるようにするプラトーテストを行うと，皮膚に凹みが観察され，これをえくぼ症状（dimpling sign）と称する．

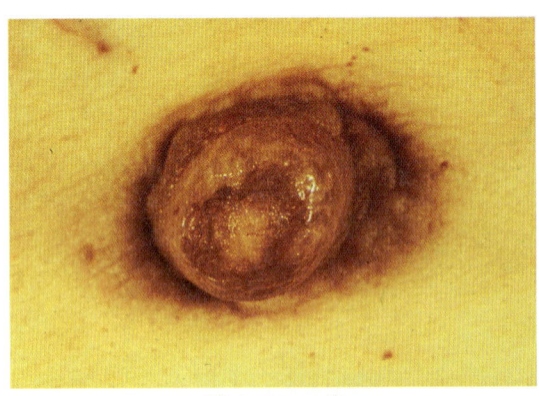

図9 Paget病
びらん様病変が乳頭の中央部分に認められる．乳管内に発生した非浸潤性乳管癌が上皮内進展をして乳頭に顔を出したものである．

TNM臨床病期分類は，T（原発巣），N（リンパ節），M（遠隔転移）それぞれの因子について評価し，その組み合わせで行う（表1）．

▶**症状** 乳癌患者の80％は本人が無痛性のしこりなどで受診し，20％が無症状で発見される．しこりは孤立性，表面凹凸不整，境界やや不鮮明，弾力性なく硬固，可動性制限，圧痛欠如などの特徴を有する腫瘤を触知するが，全体に柔らかく芯が硬いpseudolipomatous tumor（脂肪腫まがいの腫瘤）であることもしばしばある．腫瘤上の皮膚を引き寄せて調べる**プラトーテスト（plateau test）**により約60％に認められる**えくぼ症状（dimpling sign**，図8）は癌腫瘤がCooper提乳靱帯を巻き込むためで，必ずしも皮膚〜皮下組織への浸潤を意味しない．

乳頭に観察される乳癌に伴う変化として，非浸潤性乳管癌が上皮内進展をして乳頭に顔を出して慢性湿疹〜びらん状態を呈するのがPaget病（図9）で，比較的まれな高齢女性での非浸潤癌で予後は良いが，深部に腫瘤を形成する浸潤癌があって同様の所見を呈するものはパジェトイド癌と呼ばれ，予後は一般の浸潤癌と変わりない．深部の癌巣からの乳管内への出血によって起こる血性乳頭分泌の責任癌巣には，非浸潤癌の場合と浸潤癌の場合とがある．

乳癌では乳頭陥凹（nipple retraction）がしばしば観察されるが，これは深部の浸潤癌によって乳頭が引き込まれて起こるもので，先天性の陥没乳頭とは病歴を聴取するなどして鑑別する．なお乳頭の陥凹が癌の存在する方向に引きつれる様相が観察されればポインティング（pointing sign）と呼ばれる（図10）．

腫瘍の増大と表層への進展に伴って，皮膚引きつれ，陥凹，皮膚固定，乳房挙上，変形などが出現し（図11），皮下リンパ管の癌細胞による塞栓が進めば皮膚の発赤，浮腫がみられるようになる．この状態が**橙皮様皮膚（peau d'orange）**であり，乳房皮膚の1/3以上に及ぶものが**炎症性乳癌（inflammatory breast carcinoma**，図12）で，予後がきわめて悪い．皮膚への直接浸潤が進むと腫瘍露出，潰瘍形成，出血がみられるようになる．進行癌では主病巣周囲に娘結節（衛星皮膚結節 satellite skin nodules）も出現する．

腋窩リンパ節に転移すると，硬く腫大したリンパ節を触知するようになり，進行すると互いに固着し，鎖骨下さらに鎖骨上リンパ節も触れるようになる．これらの転移が高度になると上腕の浮腫も出現する．

以上の局所症状に加えて，遠隔転移陽性患者ではそれに応じた症状が出現する．

▶**診断，検査** 専門医による視・触診で，癌または癌の疑いの診断が80％以上に可能で，正診率は画像診断法の追加で90％以上，細胞診または組織診で診断を確定する．

マンモグラフィでは周囲に放射状の棘状突起（スピクラ spiculation）を伴う辺縁不整，濃淡不均一な不整形濃厚腫瘤陰影がみられ，50〜70％の患者で病巣内部ないし近辺に多数で不規則な微細石灰化像（microcalcification）が認められる（図

13).間接所見には皮膚の陥凹,乳頭の陥凹,皮膚肥厚像,乳管引き込み像,血管怒張像などがある.

超音波検査では不整形,不規則な低エコー腫瘤像が得られ,内部エコーは不規則,不均一でしばしば高輝点として認められる微細石灰化像を伴い,側面の高エコー帯(悪性反射暈 malignant halo),後方エコーの減衰~欠損像,腫瘤像の縦横比が1以上,などの所見が特徴的に認められる(図14).

穿刺吸引細胞診(FNA)の正診率は90%以上であるが,要すればコア針生検,マンモトーム生検を行う.血液生化学検査では根治手術可能な通常の患者では異常を認めないが,ALP上昇が肝・骨,LDH上昇が肝・肺など,高カルシウム血症が多発性骨転移を示唆する.

腫瘍マーカーCEA,CA15-3,NCC-ST439,BCA225などがあるが,初回治療時に上昇しているものは少ない.

最近,家族性乳癌家系でBRCA1,BRCA2などの遺伝子検査の試みが始まっているが,わが国の乳癌ではこれらの関与は低い.

遠隔転移検索のために,胸部X線写真,肝超音波検査,骨X線写真,各部のCT,MRI検査,全身骨のシンチグラフィ,FDG-PETなどを適宜に用いる.

▶**鑑別診断** 乳癌と鑑別を要する病態には,皮膚引きつれを伴ううる腫瘤形成病変として脂肪壊死,慢性乳腺炎など,腫瘤,硬結という意味で乳腺症(嚢胞,線維症,腺症腫瘤),線維腺腫など,血性乳頭分泌では乳管内乳頭腫などがあげられる.

乳房のしこりは乳癌でないことが証明されるまで乳癌と思って扱う,という心構えが大切である.

▶**治療方針のポイント** 乳癌には多様性があり,局所療法の選択,薬物療法の効果予測~薬剤選択に基づく治療計画を生物学的特性に応じて立てることが大切である.癌の広がりを示す臨床病期分類の他に,組織学的には組織型,乳癌細胞の異型度,増殖能,脈管浸襲の有無を判定し,また免疫組織化学検査によってホルモン(エストロゲン,プロゲステロン)受容体の有無,分子標的療法の対象になる標的(HER2)の有無などを検査し,また遺伝子解析によるサブタイプ分類と合わせて治療を個別化する方向に向かっている.

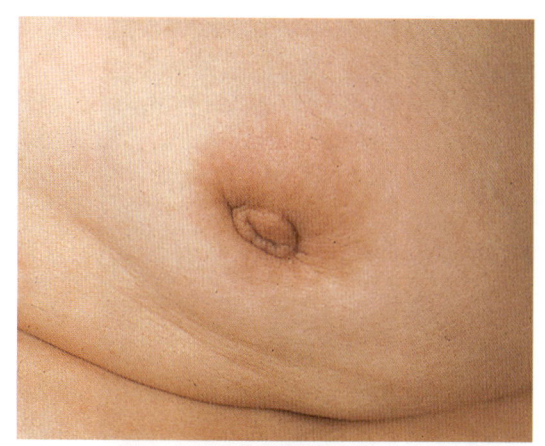

図10 乳癌の皮膚陥凹と腫瘍存在方向への乳頭のポインティング
腫瘍上の広範囲に皮膚陥凹(陥凹性不完全固定 skin retraction)が認められ,乳頭の腫瘍方向へのポインティング(pointing sign)が認められる.

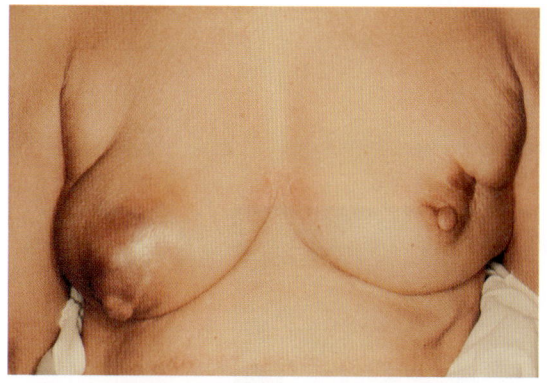

図11 両側の局所進行乳癌
患者右側は膨隆型の発育が目立ち,左側は周囲組織を巻き込む浸潤性発育で全体に引き込まれた外観を呈している.同時性両側性の局所進行乳癌である.

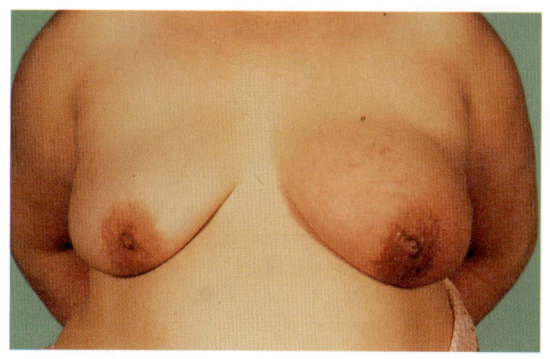

図12 炎症性乳癌
乳房皮膚に広範囲の橙皮様皮膚所見を示す左乳房の炎症性乳癌で,予後が悪い.

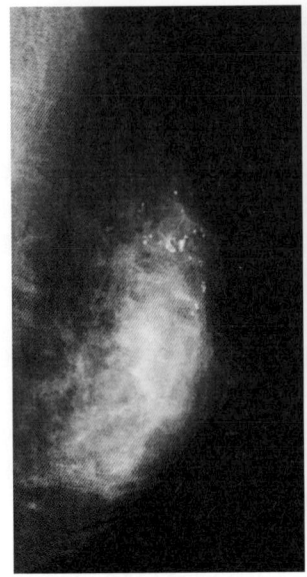

A. やや粗大な部分もあるが微細石灰化像でカテゴリー5と画像上で診断された非浸潤性乳管癌.

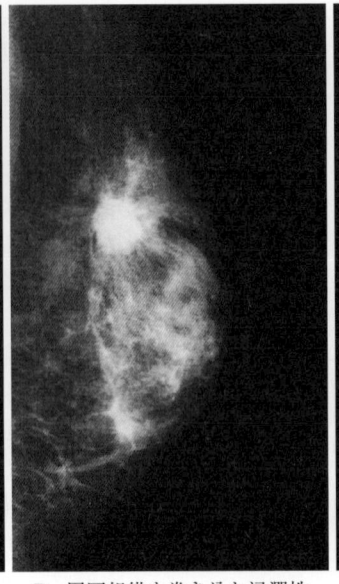

B. 周囲組織を巻き込む浸潤性発育によって鋸歯様のスピキュラ像を呈している不整形の濃厚な乳癌腫瘍影を示し，カテゴリー5で乳癌と画像上で診断される.

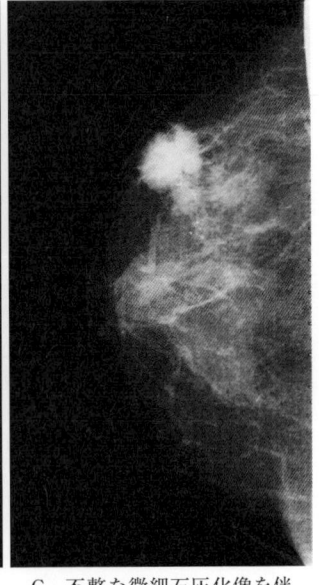

C. 不整な微細石灰化像を伴う辺縁不整な濃厚な腫瘤像を示し，カテゴリー5で乳癌と画像上で診断される.

図13 乳癌のマンモグラフィ像

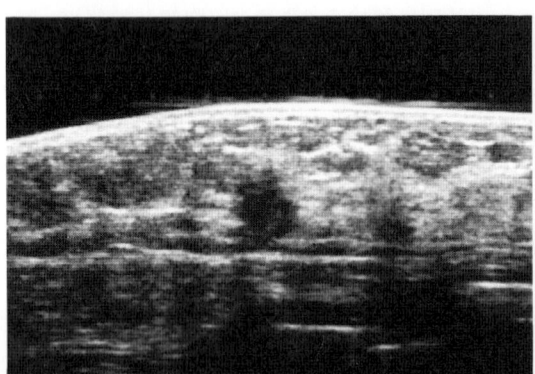

A. 病巣は周囲に悪性反射暈を伴う不整形の低エコー像として描出され，内部エコーは不均一で後部エコーは減衰している.
（注：超音波検査では病巣部を中心にして撮影するので，写真では中央部に注目すると良い.）

B. 石灰化巣を疑わせる高輝度の点状陰影を伴う不整な内部エコーの縦横比が大き目の不整形の低エコー腫瘤像で，この画像で乳癌とほぼ診断できる.

C. 不整な内部エコーの縦横比が大き目の不整形の低エコー腫瘤像で，周囲を巻き込む様子がうかがえ，この画像で乳癌とほぼ診断できる.

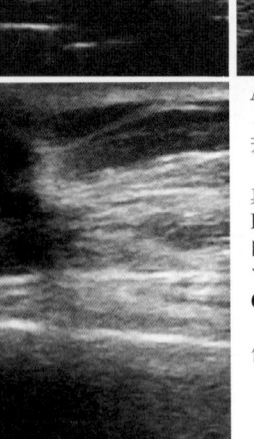

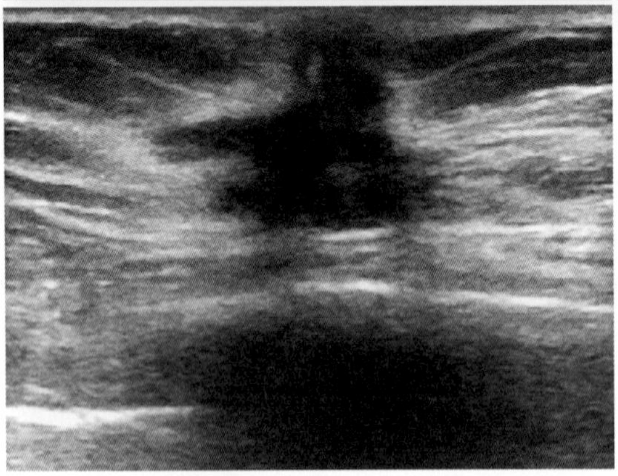

図14 乳癌の超音波像

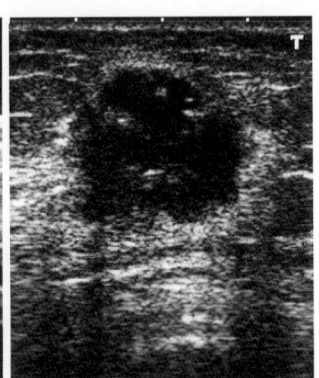

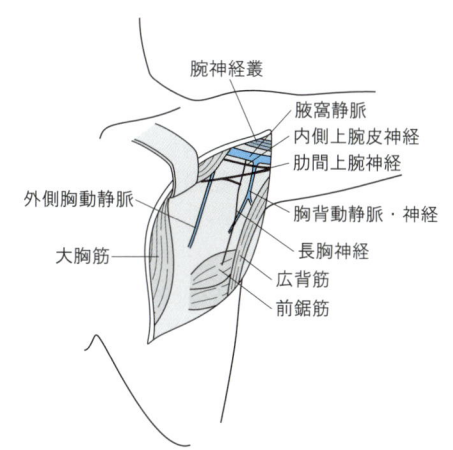

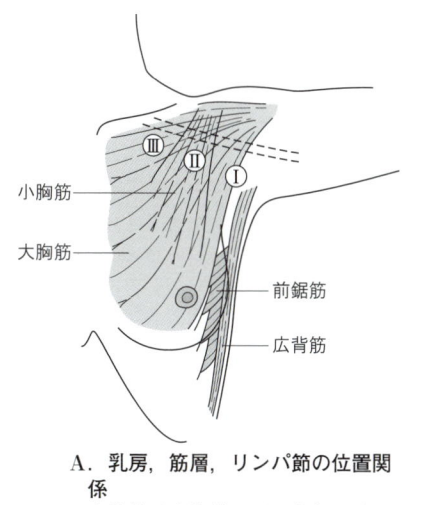

A. 乳房，筋層，リンパ節の位置関係
小胸筋は大胸筋の下にあり，その下を腋窩静脈が走行する．リンパ節は外側からレベルⅠ，Ⅱ，Ⅲと呼称する．

B. 主要な血管と神経
腕神経叢や腋窩動脈は視野に入れずに手術は進む．

図15 乳癌手術に必要な局所解剖の概要

乳癌は比較的早い時期から全身病（systemic disease）とされ，切除療法に続いて術後に補助療法（adjuvant therapy）として多くの例で全身療法である薬物療法が施行されていたが，昨今は初期治療（primary therapy）として薬物療法が実施される例が増えている．手術療法は乳癌の局所コントロールにのみ有効である．生命予後を決めるのは遠隔転移であり，術前の組織診による免疫組織化学検査によって生物学的特性に応じた個別化した薬物療法の選択が可能になっている．また手術による切除範囲を縮小できる可能性が高まる上に，薬物療法への反応性を生体内で観察できる．また一方で，手術療法と薬物療法のいずれを先行させても予後に変わりがないとされ，また初期治療としての薬物療法（術前薬物療法 neoadjuvant therapy）が奏功しない例，つまり down-staging 効果が得られない例もあることから，治療方針は，患者背景，腫瘍の広がり，生物学的特性，予定する手術の切除範囲と整容性などを勘案して，局所療法と薬物療法をどのように組み合わせるとベストになるかの視点で立案し，インフォームド・コンセントに委ねる部分も大きくなっている．

▶**手術療法**

①**リンパ節領域の手術** 予防的な広範囲リンパ節郭清術には予後改善効果が認められず，リンパ浮腫などの後遺症が多かったことの反省から，郭清範囲が次第に縮小され，腋窩リンパ節のサンプリングによって転移の無いことが確認されればリンパ節郭清術は施行されない．転移の有無を検査する手法として普及したのがセンチネルリンパ節（見張りリンパ節）生検で，臨床的に明らかな腋窩リンパ節への転移がない患者が対象になる．アイソトープ，色素あるいは両者を併用して，原病巣周辺などに注入して，最初にリンパ流を受けるリンパ節を同定し，その生検で転移の有無を病理学的に検査する．転移が無ければリンパ節郭清術を省略し，あればレベルⅡまたはⅢ（図15参照）まで郭清するが，海外ではセンチネルリンパ節に転移が認められても郭清をしない群を設定した臨床試験も実施されている．乳腺の原発巣については以下のような切除術を併施する．

②**乳腺原発巣の手術**

ⓐ**乳房温存手術**（breast conserving surgery）：切除範囲の大きさの順に，乳房扇状部分切除術，乳房円状部分切除術，腫瘍切除術があり，現在約60％の例に施行され，この施行率は70％程度にまでなると予測されている．術後に残存乳腺に対して照射療法を追加するのが一般的で，あわせて乳房温存療法（breast conserving therapy）と呼ばれるが，わが国では病理検査で切除断端が陰性と確認されれば，完全に切除されたとして術後照射が省かれる例もある．腋窩リンパ節の生検

ないしは郭清術が通常は併施されるが，非浸潤癌などでは省かれることもある．

ⓑ 乳房切除術（mastectomy，乳房全摘術）：乳房の全切除術に加えて，胸筋を切除するか否かで術式に違いがあり，また通常は並施される腋窩リンパ節の生検，ないしは郭清術が省かれる場合もある．

ⅰ) 単純乳房切除術：非浸潤癌などで腋窩リンパ節の生検，ないし郭清術が省かれる乳腺全切除術．

ⅱ) 非定型的乳房切除術（modified radical mastectomy，いわゆる乳房全摘術）：大胸筋は温存し，腋窩リンパ節郭清術を施行し易くするために小胸筋を切除する Patey 法と，切除しない Auchincloss 法があり，乳腺全摘出に腋窩リンパ節生検，ないし郭清術を併施する．現在，約 1/3 の乳癌患者がこの手術を受けている．

ⅲ) 胸筋合併（定型的）乳房切除術（standard radical mastectomy，Halsted 術式）：乳腺全切除に大胸筋・小胸筋の切除を加え，リンパ節のフル郭清を含めて乳癌の局所コントロールを最大限に目指す術式で，この Halsted 手術の施行率は数％以下で，局所進行乳癌例が対象になる．

術後の合併症として，短期的にはリンパ液貯留，創感染，肩関節の運動障害などがあるが，手術規模の縮小化によって長期的後遺症としてかつて問題になっていた上肢の浮腫は減少している．なお，切除術後の乳房変形を目立たなくさせるために，自家皮膚，脂肪，筋皮弁など，あるいは人工プロテーゼによる乳房再建術も併施される例が増えている．また鏡視下手術も一部で施行され，また試験段階の局所治療法として超音波収束，ラジオ波なども一部で使われている．

▶**薬物療法**　薬物療法に用いられる薬剤には，細胞毒性抗癌薬，ホルモン治療薬，分子標的治療薬がある（表2）．ホルモン受容体陽性乳癌が 55〜65％ を占め，HER2 過剰発現性の乳癌は 20〜25％ で，エストロゲンとプロゲステロン受容体と HER2 が陰性であるトリプルネガティブ乳癌ではホルモン療法も分子標的療法も適応にならないので，薬物療法としては細胞毒性抗癌薬が適応になる．

薬物療法は初期治療として，術前治療あるいは

表 2　乳癌に使用される主な薬剤一覧

細胞毒性抗癌薬	アントラサイクリン系薬（ドキソルビシン，エピルビシン），タキサン系薬（パクリタキセル，ドセタキセル），フッ化ピリミジン系薬（5FU 系薬），アルキル化薬（シクロホスファミド）
ホルモン治療薬	抗エストロゲン（タモキシフェン，トレミフェン），アロマターゼ阻害薬（エセメスタン，レトロゾール，アナストロゾール），LH-RH アナログ系（ゴゼレリン，リュープロリン）
分子標的治療薬	トラスツズマブ（ハーセプチン），ラパチニブ（タイケルブ），ベバシズマブ（アバスチン）
その他の薬物療法	骨転移に対するビスフォスフォネート製剤，細胞毒性抗癌薬による悪心・嘔吐に対する 5-HT3 受容体拮抗型制吐薬，好中球減少症に対する好中球増加因子

術後治療として施行され，アントラサイクリン系薬とタキサン系薬とが主に使われ，これに HER2 過剰発現のある乳癌ではトラスツズマブ（ハーセプチン）が併用されるが，アントラサイクリン系薬との併用では心不全に注意が必要である．

ホルモン治療薬は，ホルモン受容体（エストロゲン受容体，プロゲステロン受容体）陽性乳癌に対して，主に術後治療として使われる．再発リスクによって，細胞毒性抗癌薬の投与に引き続いての場合と，ホルモン治療薬単独の場合とがあり，閉経前の女性には抗エストロゲン薬，LH-RH アナログ系薬，あるいは両方が併用され，閉経後の女性にはアロマターゼ阻害薬が使われる．抗エストロゲン薬は 5 年以上では効果が頭打ちとされるが，アロマターゼ阻害薬は再発リスクが高い例では 7 年から 10 年間程度に投与期間が延長される．なおアロマターゼ阻害薬の適応は閉経後乳癌であるが，閉経前の患者を LH-RH アナログ系薬剤で閉経後状態にして投与する方法が取られることもある．

なお根治手術不能の進行乳癌や再発乳癌の場合には，それまで使用されていない薬剤を中心に，生命予後が差し迫っている例では細胞毒性抗癌薬が選択され，HER2 過剰発現例では分子標的治療薬が併用される．生命予後に余裕があり，ホルモン受容体が陽性の例ではホルモン治療薬が選択さ

れる．薬物療法に対する奏効率は，細胞毒性抗癌薬の単剤で20～50％，多剤併用で50～70％，ホルモン治療薬では60％強が見込まれ，奏効期間は細胞毒性抗癌薬よりもホルモン治療による場合の方が一般に長い．なお細胞毒性抗癌薬の投与に伴う悪心・嘔吐に対する5-HT3受容体拮抗型制吐薬が有用で，好中球減少症（500以下）では好中球増加因子を使用する．また骨転移による高Ca血症に対してはビスフォスフォネート製剤の有用性は高い．

▶**予後** 初治療時の臨床病期，とくにリンパ節転移個数と予後との間には相関が明らかで，この癌の広がりのほかに，病理学的な組織型，核異型などの悪性度，周囲組織や脈管への浸潤像の有無，また免疫組織化学検査で判定されるホルモン依存性，増殖能，HER2発現度などの生物学的特性が，治療効果，ひいては予後と複合的に相関する．

年齢では若年者では予後の悪い傾向が認められ，また妊娠授乳期の乳癌は予後不良の傾向を示すが，病期ごとの比較では大差はないとする説もあるものの，乳房血流増加による転移促進の可能性は否定できない．生物学的特性との関係では，ホルモン受容体陽性例の方が陰性例より良好で，ホルモン受容体陰性かつHER2陰性例の予後が悪い．

TNM分類による5年生存率は，臨床病期Ⅰで約90％，Ⅱで80～90％，Ⅲで60％前後，Ⅳで25～35％程度で，10年生存率はそれぞれで5～15％減少するが，治療成績は有効性の高い薬物療法が得られるようになって改善されつつある．

━付━**乳腺肉腫** breast sarcoma ━━━━

乳腺肉腫の発生頻度は乳腺悪性腫瘍の約0.5％とまれで，好発年齢は乳癌よりも一般に若年である．半数が葉状腫瘍の項で記述した**悪性葉状腫瘍（malignant phyllodes tumor）**で，悪性リンパ腫（malignant lymphoma）がこれに次ぎ，このほか線維肉腫（fibrosarcoma），脂肪肉腫（liposarcoma），血管肉腫（angiosarcoma）などもみられる．悪性葉状腫瘍は発育が速く，受診時すでに小児頭大のものもまれでない．

肉腫一般には腋窩リンパ節転移がまれで，郭清を必要としないとする者が多く，単純乳房切除術が一般には行われる．悪性リンパ腫ではリンパ節転移頻度が高いので，この郭清を加え，さらに全身でのstagingや細胞毒性抗癌薬による全身療法が重要である．

2．男子乳癌

■ポイント■

全乳癌の1％以下とまれで，好発年齢は女子の場合よりも高年である．症状，診断，治療は，進行再発癌で除睾術が行われる以外，女子にほぼ準ずる．本疾患の認識がないために病悩期間が一般に長く，スペース的に余裕のないところに発生するために皮膚や深部への浸潤を伴うことが多く，したがって予後は女子よりも悪い．

▶**頻度，年齢** 全乳癌の約0.6％を占め，わが国男子乳癌死亡数は年間100人程度である．好発年齢は60～70歳で，女子よりも高年齢層にみられる．

▶**病因，症状，診断** 女性化乳房症が癌発生母地としての可能性を有するかは明らかではないが，Klinefelter症候群の場合には，乳癌の罹患率が一般男性の十数倍となる．

病悩期間は一般に長く，局所症状として，腫瘤，乳頭陥凹，乳頭分泌（主として血性），潰瘍形成，疼痛などを認める．補助診断法の画像所見は女子乳癌のそれに準ずる．診断は視触診所見，細胞診，穿刺吸引細胞診，コア針生検，マンモトーム生検による．

▶**治療，予後** 手術術式は女子の場合に準ずる．進行再発癌での外科的内分泌療法としては除睾術が行われ，その有効率は60～70％と高い．

予後は女子の場合よりもやや悪い．

5 胸壁，胸膜，横隔膜

1. 形態と機能

A. 胸　壁 chest wall

　胸壁は胸部の皮膚，皮下組織，骨性胸郭，筋肉，壁側胸膜などで構成され，肺，心臓，縦隔臓器をおさめる．骨性胸郭は12個の胸椎，12対の肋骨，1個の胸骨からなる．肋骨の胸骨との接続部は肋軟骨であり，第1-7肋骨が真肋（胸骨と直接接する），第8-12肋骨が仮肋（直接胸骨には接しない），第11-12肋骨が浮遊肋（腹側で他の骨性胸郭と接しない）と称される．各肋骨の下縁を肋間動静脈，肋間神経が走行する．胸骨は頭側から胸骨柄，胸骨体，剣状突起の三つの成分からなる．胸骨柄と胸骨体の接合部を胸骨角（Louis角）といい，この両外側に第2肋骨が付着する．また胸壁は横隔膜と協調して換気を行う．すなわち，胸腔は骨性胸壁で囲繞されるが尾側に開放された空間は横隔膜によって閉じられている．この横隔膜の収縮が胸腔内を陰圧化することによって大気に開放した気道を通して吸気が行われる．ちなみに安静呼気は吸気時に伸展された肺の受動的反跳によって行われるので筋の収縮を要しない．努力呼気は内肋間筋と腹壁筋群（腹直筋，内腹斜筋，外腹斜筋，腹横筋），努力吸気は外肋間筋と頸部の筋群（胸鎖乳突筋，前斜角筋，中斜角筋，後斜角筋）が呼吸補助筋として働く．胸壁の聴診三角は僧帽筋の下外側縁と，肩甲骨の内側縁と，広背筋の上縁とで形成される．同三角は胸壁が薄い部分であり開胸の際に筋の損傷が少ないアプローチとして使用されることがある．

B. 胸　膜 pleura

　胸膜は壁側胸膜と肺側胸膜（臓側胸膜）からなる．壁側胸膜で肋骨，縦隔，横隔膜をおおう部分は，それぞれ肋骨胸膜，縦隔胸膜，横隔胸膜と呼ばれる．肺側胸膜は葉間に入り込み，また肺門部で壁側胸膜に移行する．肺靱帯は両肺下葉の尾側に位置し，壁側胸膜と肺側胸膜の移行部の前後2枚の胸膜で構成される．胸壁には弾性力が外方向に働き，肺には弾性力が内方向に働くためにその間の閉鎖空間である胸腔は陰圧になる．胸腔内圧は安静吸気時には$-7\,\mathrm{cmH_2O}$，安静呼気時には$-4\,\mathrm{cmH_2O}$程度とされる．肺側胸膜，壁側胸膜はいずれも胸腔に面して中皮細胞（mesothelial cell）が1層並びその下に結合組織がある．結合組織には毛細血管・リンパ管が存在する．ヒトでは肺側胸膜は大循環系から気管支動脈を介して栄養される（イヌ，ネコ，サルは小循環系から供給される）．胸水は健常では主に壁側胸膜の毛細血管から滲出し，同じく壁側胸膜のリンパ管から排出されるが，常時わずかな量が貯留しており両胸膜のスムーズな移動を助けている．病的状態ではこの平衡状態に胸腔と両胸膜の間の静水圧（hydrostatic pressure）の差あるいは胸水と両胸膜の間の膠質浸透圧（oncotic pressure）の差が影響を及ぼして胸水が増加する．

2. 検　査　法

　胸壁・胸膜の検査には胸部X線写真，胸部CT・MRI，FDG-PET，骨シンチグラフィ，超音波検査，胸腔鏡検査などがある．主な検査の特徴について述べる．

1. 胸部CT，MRI

　胸部の立体的な把握に役立つ．近年3次元構築ソフトが普及し簡便に気管・気管支，血管，骨性胸郭などの立体画像が作成できるようになった．さらにCT値などから描出されたものの性状を示すことが可能である．胸郭の変形，胸壁の病変の性格，胸水の拡がり，肺・循環器系の情報を集めるのに有用である．

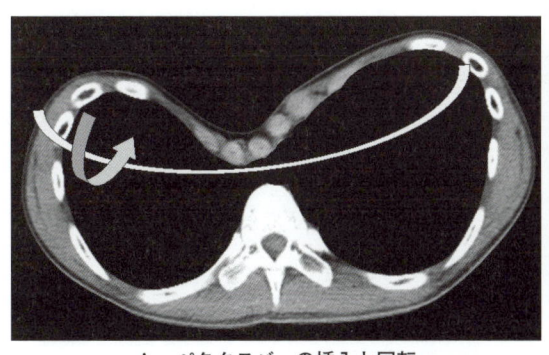

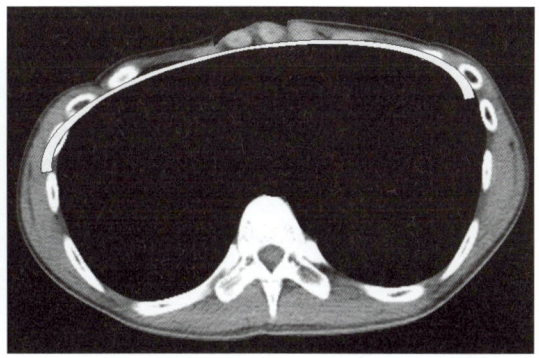

A．ペクタスバーの挿入と回転　　　　　　　　B．胸壁陥凹の前方への挙上
図1　漏斗胸に対するNuss法による治療
ペクタスバーを凸を下にして挿入した後，これを180度回転すると胸壁の陥凹は前方に挙上される．

2．超音波検査

近年小型の機器が開発されて病棟や外来での使用が容易になった．とくに胸腔穿刺を行う部位を決定するのに役立つ．

3．局所麻酔下胸腔鏡検査

胸腔ドレーンを挿入する際にフレキシブル胸腔鏡を用いて胸腔を観察することができる．病変の観察とともに胸水の採取，胸膜の生検が可能である．

A　胸壁の奇形

1．漏斗胸 funnel chest（図1）

▶概念，病因，頻度　胸骨下部と下位肋軟骨が後方へ陥凹した胸郭の変形で，その原因は肋軟骨の変形とされる．骨性胸郭の変形でもっとも多いもので，おおよそ1000人に1人程度の頻度であり，男子に多い．また扁桃炎による呼吸器症状が漏斗胸を増悪させることがある．

▶症状　胸壁の陥凹が著明なために心肺機能障害をきたす症例がある．しかし通常は自らの身体へのコンプレックス，内向的性格形成の予防のために治療することが多い．

▶診断　視診によって胸壁の陥凹の範囲，程度を確認する．胸部CTが胸壁の陥凹，骨性胸郭の変形を的確に描出するが，対象が小児の場合にはCTによる放射線の被曝を問題にする見解もある．心電図異常がみられる場合には電極と心の位置関係が通常と異なることが原因とされる．

▶治療　思春期以前に手術することがコンプレックス形成を予防し，発育により骨が硬くなる以前に対処するという意味で適切とされる．また3歳以前には特別な処置を施すことなく改善することがあるので手術は3歳以降に行われる．手術には胸骨挙上法，胸骨翻転術があるが，近年は金属のバーで変形を矯正するNuss法による治療が行われる．

=付=Nuss法（図1）=

Nuss法はまず陥凹部の側方の胸壁に切開を加えステンレス製のペクタスバーを胸腔へ挿入する．ペクタスバーをあらかじめ患者の陥凹にあわせて弧状に曲げておき，凸を下にして胸腔鏡下に側胸壁から右胸腔へ挿入し胸骨と心囊の間から左胸腔へ進める．バーをほぼ左右対称になるまで挿入した時点で左胸壁を切開しバーの先端を確認する．このバーを用具を用い凸を上にするように180度回転すると陥凹していた胸骨下部，下位肋骨が一挙に前方へ挙上する．最後にバーの端に固定具（スタビライザー）をつけて，バーを右胸壁へ固定する．バーは2～3年間留置したのちスタビライザーとともに抜去する．手術の合併症としてバー挿入時の出血，術後の膿胸，バーの逸脱などが報告されている．

2．鳩胸 pigeon chest

鳩胸は漏斗胸とは逆に前胸部の骨が突出した状態であるが，原因は漏斗胸と同様に肋軟骨の発育異常とされる．男子の発生が多い．発生頻度は漏斗胸の約1/10といわれる．胸壁の突出のために

疼痛を自覚することがあるが手術の対象となることは少ない.

付　Poland症候群

骨性胸郭の部分欠損, 胸筋の部分欠損（大胸筋, 小胸筋）と手の発育不良, 形成不全などによる複合奇形症候群で, 遺伝の関与は認められない. 外科的治療として自家肋骨移植などが行われる.

B 胸壁の炎症

ポイント

胸壁の感染巣は汚染された刃物などによる鋭的外傷ののちに発生することがある. また肺・胸腔の感染巣に対する胸部手術後の合併症でもある. さらに隣接する胸腔, 肋骨, 頸部の感染巣が胸壁に波及して生じることもある. 胸囲結核や降下性壊死性縦隔炎に併発する胸壁膿瘍も少ないながらみられる.

1. 外傷後・手術後の胸壁膿瘍

▶概念　土壌などで汚染された農機具, 刃物, 土木機械で胸壁に受傷すると異物（土など）が創へ入り難治性の膿瘍を生じることがある. また多剤耐性菌による肺化膿症, 膿胸の手術後に胸壁に膿瘍を作ることがある.

▶症状・診断　受傷後・手術後の創の治癒が遷延し, 膿瘍が形成される.

▶治療　異物を除去, 洗浄する. 膿瘍の切開排膿, 洗浄を行う. しばらく開放創としたのち二次的に縫合閉鎖を行うことが多い.

2. 胸囲結核

▶概念　胸壁に発生した結核性膿瘍. 別名胸壁冷膿瘍, 肋骨周囲膿瘍（pericostal abscess）とも呼ばれる. 胸膜, 胸壁のリンパ節の結核菌の感染が肋間, 胸壁筋下, 皮下に膿瘍を作り, 皮膚に自潰する.

▶疫学・病態生理　結核の初感染ののち数十年間体内にとどまっていた結核菌が増殖したものが多く, 高齢者で問題になる.

▶症状　肋骨にそって無痛性で波動を有する腫脹が出現する. 発赤を伴うこともある. 自潰するこ

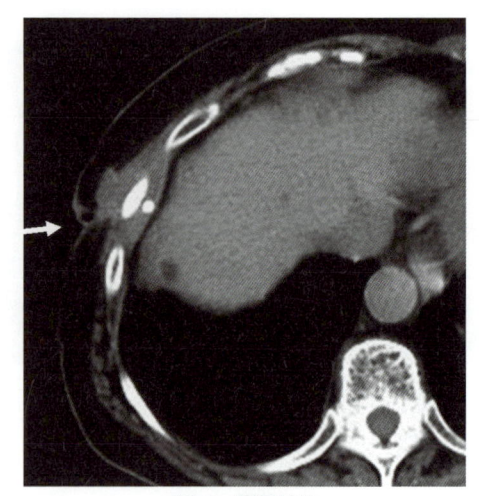

図2　胸囲結核

とがある.

▶診断・検査所見　膿の抗酸菌検査, 膿瘍の病理学的検査で結核菌の関与を証明する. 胸部X線検査, CT検査で結核の病巣を認めこれは皮膚の病巣と連続している（図2）.

▶治療　抗結核薬の投与とともに膿瘍の切開排膿を行う. 病巣の拡がりによっては肋骨を切除する. 一次的に縫合閉鎖することもあるが, しばらく開放創として創の浄化をはかったのち縫合閉鎖を行うのが確実である.

C 胸壁の腫瘍

ポイント

胸壁腫瘍には原発性と転移性のものがあり, それぞれ骨性胸壁, 胸壁軟部組織に発生するものがある. 原発性には悪性と良性があり後者は治療せずに経過観察で済むものがある. 悪性の場合には多発性骨髄腫のように内科的治療が主となるものがある一方, 外科的治療はしばしば広範囲切除に及ぶために胸壁の再建が必要になる.

1. 原発性悪性胸壁腫瘍

▶種類　骨性胸壁から発生するものには軟骨肉腫, 多発性骨髄腫, 骨肉腫, Ewing肉腫などがあり, 軟部組織からは脂肪肉腫, 線維肉腫などが発生する. デスモイドは骨格筋から発生する良性腫

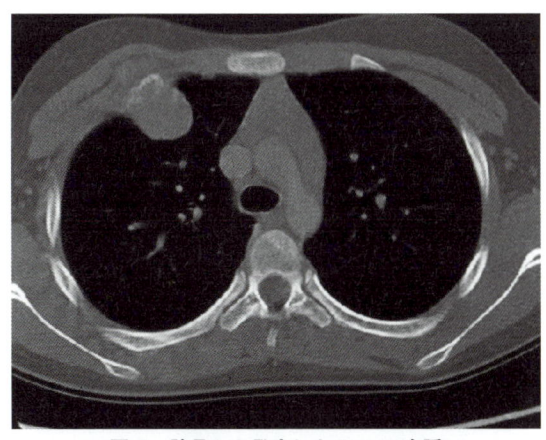

図3 肋骨から発生したEwing肉腫

瘍であるが局所再発をくり返し悪性の経過をとるものがある．
▶症状・診断　疼痛，呼吸困難を訴えて来院し腫瘤が発見されることが多い．胸部CT，MRIは腫瘍の広がり，内部構造の把握に有用である．骨シンチグラフィ，FDG-PETは腫瘍が悪性か否かの診断に役立つ．確定診断には針生検が必要であるが標本が小さく病理診断が困難なことがあり，切除生検を要することもある．
▶治療　化学療法，放射線治療と外科療法の組み合わせによる集学的治療を行う．外科切除はしばしば広範切除になるため自家組織，人工材料による胸壁再建が必要になる．多発性骨髄腫は内科的治療を行う．

　付　Ewing肉腫 Ewing sarcoma
　　若年者の骨に発生する腫瘍．原始神経外胚葉腫瘍（primitive neuroectodermal tumor；PNET）の一つとされる．骨盤，大腿骨，上腕骨，脛骨が多いが肋骨に発生することもある（図3）．化学療法，放射線治療の効果が期待できる．手術を行う際には切除が広範になるため，あるいは変形が高度になるために胸壁の再建が必要なことが多い．

2．原発性良性胸壁腫瘍

▶種類　肋骨に発生するものには骨軟骨腫（骨軟骨性外骨腫），骨嚢腫，動脈瘤様骨嚢腫（aneurysmal bone cyst），線維性骨異形成（fibrous dysplasia），黄色腫などがある．多発性骨軟骨腫は悪性化することがある．軟部組織からは神経原性腫瘍，脂肪腫，血管腫，リンパ管腫などが発生する．
▶症状・診断　検診の胸部X線写真で発見される．まれに骨軟骨腫が肺を穿刺して気胸で発見されることがある．軟骨性腫瘍の診断には画像診断が病理診断より優先されることがある．病理診断の目的で針生検あるいは切除生検が行われる．
▶治療　画像診断，病理診断で良性と診断されれば必ずしも治療は必要ない．気胸をきたした骨軟骨腫は外科的処置が必要である．多発性骨軟骨腫は悪性化することがあるので慎重な経過観察が必要である．

3．転移性悪性胸壁腫瘍

悪性腫瘍が骨性胸壁へ転移したものと軟部組織へ転移したものがある．前者には肺癌，乳癌，前立腺癌がある．切除生検以外に外科的診療の対象となることはない．原疾患に対する治療とともに破骨細胞の活動をおさえるビスホスホネートの投与が推奨される．

D　胸部外傷　chest injury
（日本外傷学会分類に準拠）

ポイント
損傷の深さにより種々の外傷がある．表層のみの外傷は経過観察でよく，胸腔へ及ぶ損傷でも胸腔ドレナージで有効に対処できるものが多い．多発肋骨骨折に続く胸壁動揺（flail chest）は人工呼吸器による内固定が有用である．中枢気道，肺門部の肺動静脈の損傷は緊急手術を必要とするため受傷後迅速な診断が必須である．刺創，弾創は入り口が小さいが内部で重篤な損傷をきたす場合があることに留意せねばならない．とくにSauer's dangerous zone（ソーワー危険域，図4）の刺創，弾創の診察には注意が必要である．

　付　Sauer's dangerous zone（ソーワー危険域）（図4）
　　頭側は鎖骨上窩，左は左鎖骨中線，右は右鎖骨正中側1/3の線，下縁は心窩部で囲まれた領域であり，この部位の刺創，弾創は心損傷の可能性が高い．

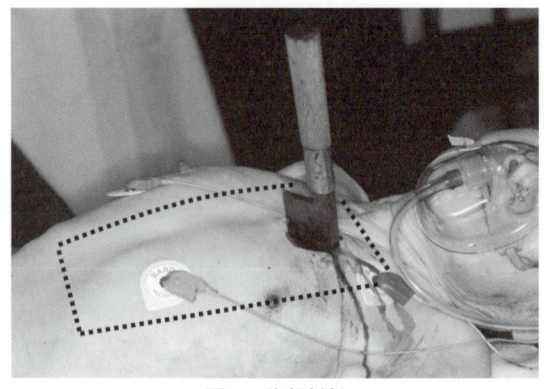

図4 胸部刺創
自殺企図．包丁をSauer's dangerous zoneから刺入しているが浅いために心臓・大血管に達することなく肺の表在性裂傷にとどまった．肺の縫合のみで救命することができた．破線の中がSauer's dangerous zone．

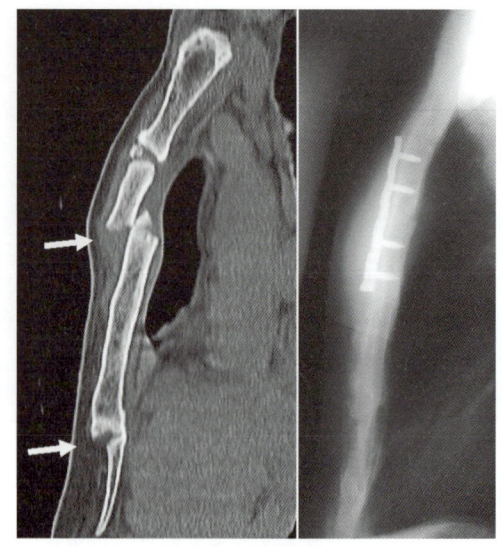

図5 胸骨骨折
疼痛が強いために金属プレートによる胸骨固定術を行った．

1．胸壁の損傷

A．胸部軟部組織の損傷

致命的な損傷になることはないが異物（土など）が皮下に入り感染巣を作ると難治性のことがある．損傷が深く胸腔へ及ぶと開放型損傷（open injury）となり気胸を呈して呼吸に障害をきたす．

B．骨性胸郭の損傷

骨性・軟骨性胸郭の広範囲の損傷は胸壁動揺をきたして呼吸障害を呈する．

1．肋骨骨折，胸骨骨折（図5）
▶概念　胸部の強打により骨折をきたす．骨折箇所が少ないときは骨性胸郭の硬度は維持されるが，その際疼痛が問題になる．疼痛のために呼吸運動が障害される．また肋骨骨折はしばしば肺損傷を併発する．
▶治療　骨折部位の疼痛管理が重要である．肋間神経ブロック，硬膜外ブロックを行う．金属プレートを用いて骨折部位の固定を行うこともある．

2．多発肋骨骨折
▶概念　骨折が広範囲に及び骨性胸郭に自由に可動する部分が生じると，その部分は吸気時に陥凹し横隔膜の収縮による陰圧を相殺する．その状態がflail chest（胸郭動揺）であり有効な換気が障害される．
▶治療　治療には内固定と外固定がある．内固定は気管挿管し陽圧呼吸を行って胸壁を内側から固定する．外固定は骨折部位を固定する手術であり，骨折部位をキルシュナー鋼線，セラミックピン，ジュデーストラット（Judet's rib strut）などで固定する．内固定をしばらく行っても抜管困難な症例が対象となる．

E　胸膜の疾患

1．気　　胸　pneumothorax

ポイント

気胸とは胸腔内に空気が存在する状態をいう．気胸の原因は胸壁の破綻あるいは肺側胸膜の破綻によって空気が陰圧の胸腔に入り込むことによる．頻度がもっとも高いのはブレブの破綻による自然気胸（特発性気胸 spontaneous pneumothorax）である．種々の基礎疾患によって発生する気胸は続発性気胸（secondary pneumothorax）と呼ばれる．胸壁の破綻は外傷によるものである．自然気胸の治療は症例に応じて安静，脱気，胸腔ドレナージ，胸腔鏡手術，開胸手術，胸膜癒着術などを行う．続発性気胸は難治性のことがあり，原疾患に配慮しつつ治療を行う．

A．自然気胸（特発性気胸）
spontaneous pneumothorax
（日本気胸嚢胞性肺疾患学会のガイドラインから）

▶**概念，病因** 肺側胸膜のブレブ（図6）の破裂により気腔から胸腔内に空気が入り込んだ状態．肺の虚脱の状態によって軽度，中等度，高度に分類される（後述）．

▶**疫学** 若年男子（10～20歳代）で高身長のものに多い．

▶**病態生理** 胸腔内を正常な陰圧に保持できない．そのために横隔膜が収縮しても肺が有効に膨張できず呼吸運動が障害される．さらにブレブにチェックバルブ機構が働くと緊張性気胸を呈する．すなわちブレブが一方弁として働くために換気に伴って胸腔に空気が徐々に貯留し胸腔内圧が上昇する．その結果，患側肺が虚脱，縦隔が健側へ偏位しさらに静脈還流量が減少するために心拍出量が減少する．

▶**検査所見，診断** 患側の呼吸音が減弱し声音振盪も減弱する．動脈血ガス検査で酸素分圧は低下している．胸部X線写真で虚脱の有無（図7），虚脱の程度（軽度，中等度，高度）を診断する．胸部CTではブレブの形状，位置，数を描出できる．発見が難しいブレブが前額断CTで描出されることがある．

▶**症状** 胸痛，呼吸困難

▶**治療** 初期治療は安静，脱気，胸腔ドレナージから選択する．軽度の気胸であれば安静にして経過観察できる．虚脱が中等度以上であれば胸腔ドレナージの適応である．胸腔ドレナージで肺の膨張を急速に行うと再膨張性肺水腫をきたすので留意が必要である．胸腔ドレナージを外来で簡便に行う目的でソラチックベント，ソラチックエッグなどが開発されており，これで治癒する症例も多い．手術の対象となるのは再発をくり返す症例，ドレナージにもかかわらず膨張不全，空気漏れが遷延する症例，両側気胸，著明な血胸，社会的適応（海外留学など）である．手術は大半は胸腔鏡で行うが，癒着が広汎な症例では開胸することもある．手術による治療法にはブレブ焼灼術，ブレブ縫縮術，ブレブ結紮術，ブレブ切除術（肺部分切除術）があり，再発を予防するために，壁側胸膜擦過，壁側胸膜切除術，メッシュ被覆術を行うことがある．手術を回避したい症例には胸膜癒着術（ミノマイシンなど），フィブリン糊注入，自己血注入療法が選択される．

付1■虚脱の程度（日本気胸嚢胞性肺疾患学会の分類）

(1) 軽度：胸部単純X線写真で肺尖が鎖骨レベルまたはそれより頭側にある，(2) 中等度：軽度と高度の中間程度，(3) 高度：全虚脱またはこれに近いもの．

付2■特発性血気胸 spontaneous hemopneumothorax

あらかじめ存在した索状の癒着が気胸による肺の虚脱によって破綻しその断端から出血する（図8）．出血が遷延すると循環血液量が減少し血圧が低下する．内科的治療で改善するという報告もあるが胸腔鏡下に破綻した索状物はクリップで比較的容易に止血処理を行うことができる．

付3■緊張性気胸 tension pneumothorax

肺側胸膜の破綻部が一方弁になり胸腔内へ進行性に空気が漏れた場合，胸腔内圧が上昇する．そのため患側肺虚脱が著明になり縦隔が健側へ偏位し横隔膜が低位になる．このような状態を緊張性気胸という．さらに胸腔内圧が上昇すると静脈還流量が減少し心拍出量が低下して死に至る．とくに気胸の存在を知らずに陽圧換気を行うと発症するので注意が必要である．

付4■再膨脹性肺水腫 reexpansion plumonary edema

気胸や胸水に対し急速な胸腔ドレナージを行うと虚脱していた肺の再膨張が急激に起こり好中球が活性化することによって肺の毛細血管から血液成分の漏出をきたして肺水腫に至る．呼吸困難，強い咳嗽を訴えピンクの泡沫痰を認める．

B．続発性気胸 secondary pneumothorax

▶**概念，病因** 種々の原因によって発生する気胸は続発性気胸と称される．原因疾患としてリンパ脈管筋腫症（lymphangioleiomyomatosis；LAM），肺Langerhans細胞組織球症（Langerhans cell histiocytosis；LCH），月経随伴性気胸（子宮内膜

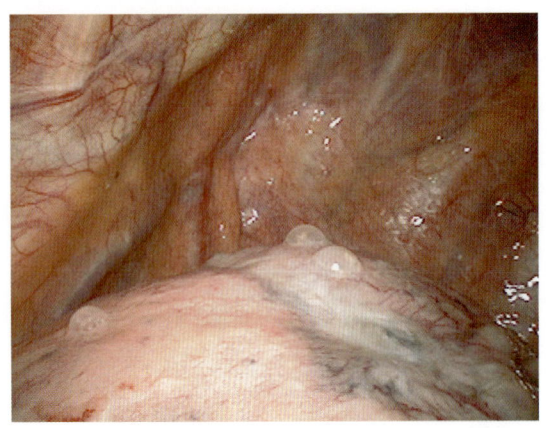

図6 自然気胸（左）
右下が肺尖．ブラが多発．

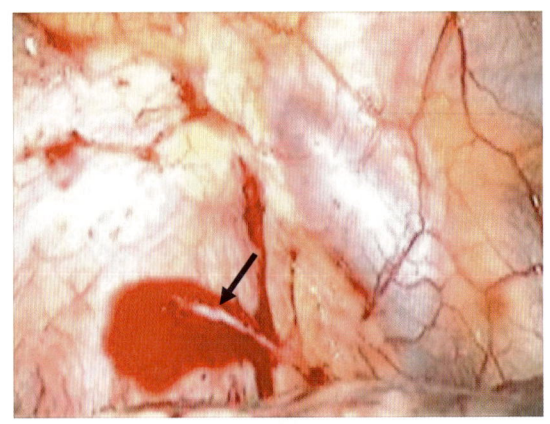

図8 特発性血気胸
中央が胸膜頂．矢印が破綻した索状癒着を示す．出血している．

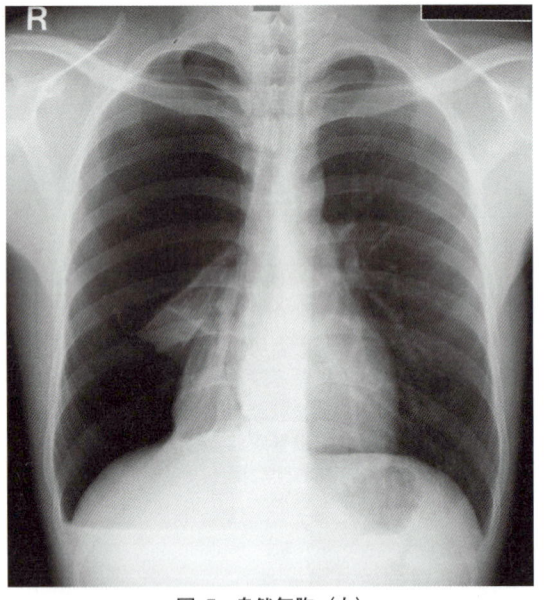

図7 自然気胸（右）
右肺はほとんど完全に虚脱している．高度の虚脱に分類される．胸水貯留がわずかにみられる．

症），慢性閉塞性肺疾患，肺線維症，肺炎（図9参照），肺化膿症，肺吸虫症（paragonimus），サルコイドーシスなどが挙げられる．

▶**病態生理** 気胸とともに肺の基礎疾患が問題である．基礎疾患の有する種々のメカニズムが肺側胸膜を破綻させるように働くので気胸の治療だけでなく原疾患に対する留意が必要である．

▶**症状** 胸痛，呼吸困難

▶**検査所見，診断** 一般に動脈血ガスで酸素分圧は低下，二酸化炭素分圧は上昇する．胸部X線写真は気胸の診断に役に立つ．胸部CTはわずかな気胸の有無を診断するのに有用であるとともに基礎疾患の状態をみるのに役に立つ．月経随伴性気胸では血清のCA125は子宮内膜症の補助診断となる．肺吸虫症では喀痰，気管支肺胞洗浄液，便から虫卵が検出され，血液の好酸球の増加，血清IgEの上昇を示す．

▶**治療** 基礎疾患の治療とともに胸腔ドレナージを行う．基礎疾患の治療として肺吸虫症にはプラジカンテル（ビルトリシド®）を投与する．癒着を促進するために，胸腔内へ抗菌薬（ミノマイシンなど），OK432（ピシバニル）50％ブドウ糖液注入法などの胸腔内注入法が用いられる．気管支鏡下気管支塞栓術が必要なこともある．手術を行う場合には空気の漏れる部位を縫合閉鎖する．吸収性メッシュで肺を被覆することもある．

2. 血　胸 hemothorax

▶**ポイント**

種々の原因によって発症するが胸部手術の術後合併症として重要である．貯留した血液による心肺の圧迫とともに循環血液量の減少によるショックが問題である．1時間当たりの出血量が200ml以上であれば再開胸が必要である．外傷で血胸をきたした場合にも上記の基準で手術を行う．特発性血気胸は保存的治療で済むこともあるが胸腔鏡下に比較的容易に止血操作が可能である．

▶**概念** 胸腔に血液が貯留した状態．心肺の圧迫とともにショックが問題である．

▶**病因** 胸部手術の重要な術後合併症である．特発性血気胸は索状癒着が気胸に伴う肺の虚脱によって破綻し出血するもの（図8）．外傷性血胸は胸腔の臓器（心大血管，肺，横隔膜，胸壁）の鈍的・鋭的損傷により発生する（図4）．他の原因として肺動静脈瘻・肺動脈瘤・胸部大動脈瘤の破裂，子宮内膜症などがある．

▶**病態生理** 貯留した血液が多ければ肺，横隔膜を圧迫し呼吸を障害する．また心を圧迫して心拍出量を減少させる．出血量が多く循環血液量が減少するとショックに至る．

▶**症状** 貯留した血液がわずかであれば症状はないが，出血量に伴って呼吸困難，頻脈，血圧低下などショック症状をきたす．

▶**検査所見，診断** 呼吸音の減弱，消失．打診では濁音を呈する．血液所見では出血量に反比例してヘモグロビン値の減少をみる．画像診断で液体貯留を認め，胸腔穿刺で血液が引ければ診断は容易である．

▶**治療** 循環動態の改善をはかりつつ胸腔ドレーンを挿入する．特発性血気胸は出血が緩徐なので保存的治療で済むこともあるが胸腔鏡下に止血が可能である．それ以外の血胸では早急に出血の原因・部位を診断して外科的処置を検討する．1時間の出血量が 200 ml 以上であれば手術が必要である．

3．乳糜（び）胸 chylothorax

ポイント

胸部手術の合併症であり，他に悪性腫瘍，外傷などの原因によって生じる．原因不明のこともある．胸水が白色，クリーム色を呈した場合は乳び胸を疑う．原疾患の治療とともに乳びを減少させる脂肪制限食あるいは禁食とするが，サンドスタチン®（酢酸オクトレオチド）投与，胸膜癒着術，胸管結紮も効果が期待できる．

▶**概念，病態生理** 乳びが流れる胸管あるいは胸管と交通するリンパ管が種々の原因で損傷されると乳び胸が発生する．乳びによる肺，横隔膜，心の圧迫と徐々に進行する栄養障害をきたす．

▶**病因** 手術，外傷による胸管の破綻．放射線治療後．悪性リンパ腫．乳び腹水の胸腔への移動．Gorham 症候群．強い咳．原因不明の場合は特発性乳び胸と呼ばれる．

▶**症状** 呼吸困難．栄養障害．

▶**診断，検査所見** 画像診断で胸腔の液体貯留を認める．胸腔穿刺で採取した胸水は白色，クリーム色の特有な所見を呈する．この白濁はエーテルを加えると透明になる．乳び中の脂肪がスダンIIIで赤く染色される．乳び胸水はトリグリセリドが高値である．

▶**治療** 胸腔穿刺あるいは胸腔ドレナージで肺の圧迫を解除する．悪性リンパ腫合併例ではその治療を行う．手術後の合併症では脂肪制限食あるいは禁食で乳びの量を減少させる．さらにサンドスタチン，胸膜癒着薬が有用なことがある．これで改善しないときは胸管結紮術を行う．

4．胸　　水 pleurisy, pleural effusion

ポイント

胸水の貯留は呼吸を障害すると同時に胸腔およびその周囲が病的状態にあることを示す所見でありその早急な診断・治療が必要である．

▶**概念** 胸水は健常状態では壁側，肺側双方の胸膜から胸腔へ産生されるが，前者からのものが大半である．吸収は壁側胸膜のリンパ管の小孔から行われる．通常は少量の胸水が存在することで両側胸膜の呼吸に伴う摩擦を減じている．産生と吸収の均衡が破れると胸水貯留をきたす．

▶**病因，病態生理** 吸収の抑制によって胸水貯留をきたす病態として壁側胸膜のリンパ管の閉塞，大循環系の圧の上昇（上大静脈症候群，右心不全）があげられる．これに対し胸水の産生が増加する病態は肺の間質圧の上昇（左心不全，肺炎，肺塞栓症），胸膜の血管圧の上昇（右心不全，左心不全），肺側胸膜の毛細血管の透過性の亢進（胸膜炎），胸腔内陰圧のさらなる低下（無気肺），腹腔の液の移動（Meigs 腫瘍）などである．Meigs 腫瘍では腹水を伴う骨盤内腫瘍症例に併発した胸水がみられるが，これは横隔膜の小孔を通して腹水が移動して胸水となったものである．

▶**症状** 呼吸困難．息切れ．

▶**検査所見，診断** 理学所見では呼吸音の減弱，打診で濁音であり，声音振盪は減弱する．画像では液体貯留を認める．原因疾患の診断のために胸

表1 肺炎随伴性胸水および膿胸

Class		細菌検索	性状	生化学	pH	治療法
Class 1	nonsignificant pleural effusion		少量,デクビタス X-P で 10 mm 以下			胸腔穿刺不要
Class 2	typical parapneumonic pleural effusion	塗抹または培養陰性	10 mm 以上	糖>40 mg/dl	pH>7.2	抗菌薬のみ
Class 3	borderline complicated pleural effusion	塗抹または培養陰性		糖>40 mg/dl LDH>1000 U/l	pH<7.2	抗菌薬と胸腔穿刺
Class 4	simple complicated pleural effusion	塗抹または培養陽性	単房	糖<40 mg/dl	pH<7.0	抗菌薬と胸腔ドレナージ
Class 5	complex complicated pleural effusion	塗抹または培養陽性	多房化	糖<40 mg/dl	pH<7.0	胸腔ドレナージと線維素溶解(まれに胸腔鏡あるいは肺剝皮術)
Class 6	simple empyema	膿	単房			胸腔ドレナージと肺剝皮術
Class 7	complex empyema	膿	多房化			胸腔ドレナージと線維素溶解,しばしば胸腔鏡あるいは肺剝皮術

(Light:Pleural diseases, 5th ed., p179-210, William & Wilkins, 2007 より一部改変)

水を漏出液と滲出液に分類する.漏出液と滲出液は,胸水中の蛋白と LDH それぞれの値とそれらの胸水と血清の値の比で分類する.すなわち Light は胸水の蛋白が 3.0 g/dl 以上,LDH が 200 IU/l 以上,蛋白,LDH の胸水/血清の比がそれぞれ 0.5 以上,0.6 以上,のうちの 1 項目以上あれば滲出液とした.漏出液は静水圧の変化に起因するものであり,滲出液は悪性腫瘍,炎症に起因するものである.漏出液はうっ血性心不全,肝硬変,ネフローゼ症候群,低アルブミン血症などによる.滲出液は感染性胸膜炎,悪性腫瘍(肺癌,悪性胸膜中皮腫など),無気肺,膠原病(関節リウマチなど),甲状腺機能低下症,腹水の移動(Meigs 腫瘍,急性膵炎など)などが原因と推定される.

▶**治療** 原因疾患の治療を行う.滲出液の場合は胸腔ドレナージを行うことが多いが漏出液はドレナージは行わない.良性疾患では胸水を腹腔へ導くためにデンバーシャントが使用されることがある.

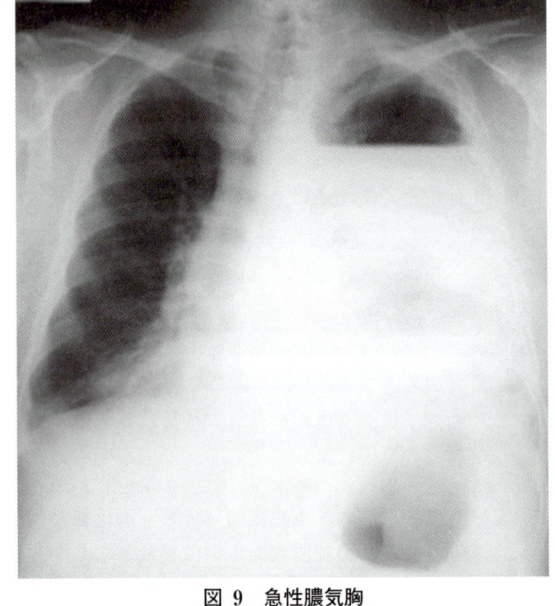

図 9 急性膿気胸
肺炎後の左急性膿胸に気胸が合併している.Parapneumonic infection の症例.胸水から *Streptococcus milleri* が検出された.

5.胸膜炎,膿胸
empyema thoracis, pyothorax (表 1)

ポイント

parapneumonic effusion(肺炎随伴性胸水)

の初期には胸水は量が少なく細菌も検出されない.胸膜に感染が確立するにつれて胸水から菌が検出され肉眼的に膿に推移し胸腔が多房性になる.この一連の病態が進行したものが急性膿胸であり重篤な感染症である.他に外傷,胸部

手術，特発性食道破裂，硬化性壊死性縦隔炎でも急性膿胸をきたすことがある．慢性膿胸は急性膿胸が3ヵ月以上遷延したものとされ，急性の炎症症状よりも肥厚した胸膜による呼吸障害が問題となる．

A．急性胸膜炎，急性膿胸

▶概念，病態生理　肺感染症に続く胸腔の感染症．わが国では感染後3ヵ月以内とされる．早期には胸水中の細菌の検出は難しく，むしろ胸水のpH，LDH，グルコース値が診断・治療法の判断に有用である．表1に示すように軽微な胸水から多房化した胸腔に膿が貯留した状態まで幅広い病態がある．肺側胸膜が破綻し膿気胸をきたすこともある（図9）．

▶病因　肺炎随伴性胸水では宿主の側に基礎疾患（糖尿病，ステロイド長期投与，透析症例，高齢者，アルコール多飲歴など）のあるものが多い．起因菌としてグラム陽性菌であるストレプトコッカス属（とくに *Streptococcus milleri* 群），ブドウ球菌（とくにMRSA：methycillin resistant *Staphylococcus aureus*）が重要であり，グラム陰性菌である緑膿菌，ヘモフィルス属，クレブシエラも関与する．嫌気性菌であるバクテロイデス，フゾバクテリウムも重要である．胸部手術後では気管支断端瘻を合併することがある．

▶症状　肺炎随伴性胸水は発熱，胸痛，呼吸困難，息切れなど．肺手術後で気管支断端瘻を伴ったものは血痰が喀出される．

▶検査所見，診断　炎症性マーカーの高値．画像診断で胸水貯留がみられる．CTは胸水貯留の拡がり，胸水の量を把握するのによい．表1に示すように胸水のpHが7.0以下，グルコース値が40 mg/d*l* 以下で胸腔ドレナージが必要となるが，これ以前にドレナージを行うことも多い．胸水中の起因菌の特定，感受性検査を行って投与する抗菌薬を選択することが必要である．ただ，あらかじめ抗菌薬を使用していると細菌が検出されないことがある．肺手術後の気管支瘻を伴った胸膜炎では経時的に画像診断を比較するとニボーの位置が低下し，気管支鏡検査で断端瘻が認められる．

▶治療　表1のように感染の重症度により治療法が変わる．Class 4以上では胸腔ドレーンで治療

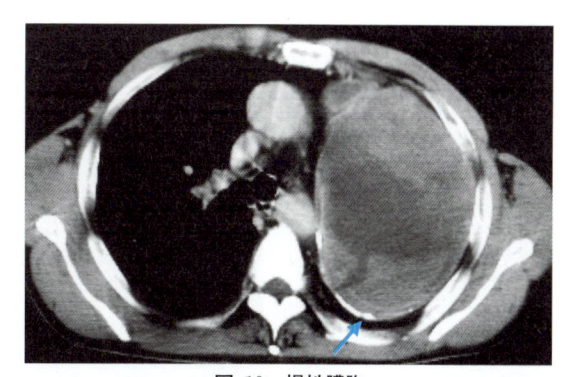

図10　慢性膿胸
発熱を訴えて来院した．結核のために人工気胸術を受けた既往がある．膿胸嚢切除術を行った．矢印は石灰化した膿胸壁

を行う．多房化していれば隔壁となる線維性膜を胸腔鏡手術で破壊してドレナージを促す．肺手術後合併症の気管支断端瘻では再手術で瘻を閉鎖する．あるいは気管支鏡下に瘻の閉塞を行うこともある．

B．慢性膿胸　chronic empyema thoracis

▶概念，病態生理　急性膿胸が3ヵ月以上遷延した状態を慢性膿胸と呼ぶ．胸膜が肥厚し，石灰化が加わり胼胝となる．これが肺の拘束性障害をきたす．胸腔の炎症もまた遷延しており難治性である．膿胸腔と周囲臓器に交通のないものを無瘻性膿胸，あるものを有瘻性膿胸という．気道への有瘻性膿胸では膿胸の内容物が喀痰に出てくる．また膿胸腔が皮膚へ穿通すると胸壁穿通性膿胸と呼ばれる．

▶病因　急性膿胸の治療が不適切であったこと，あるいは治療に反応しなかったことが原因である．結核性胸膜炎の遷延化，結核に対して行った人工気胸の治療，胸腔内への真菌感染も慢性膿胸の病因となる．

▶症状　微熱，全身倦怠感など．膿胸腔が気腔と交通すると喀痰が増加する．胸壁穿通性膿胸では皮膚が膨隆し次いで穿破する．

▶検査所見，診断　患側の呼吸音が低下し打診で濁音を呈する．血液検査では炎症反応異常値が遷延する．胸腔穿刺液あるいは穿破した膿から起炎菌が検出される．気道と交通すると画像診断でニボーがみられる．CTでは膿胸壁に石灰化を認め

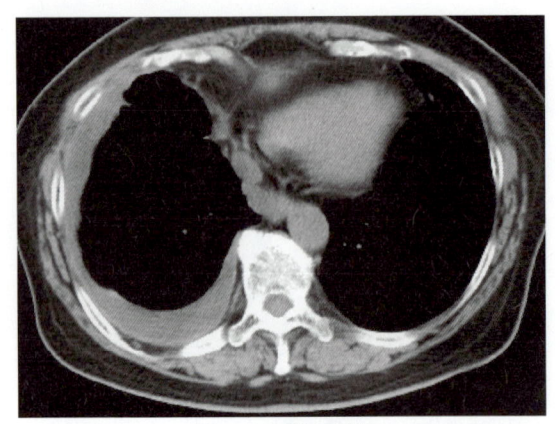

図11　胸膜中皮腫
胸痛を訴えて来院．胸腔鏡下の生検で胸膜中皮腫の診断を得た．子供の頃から造船所の近くに住んでいた既往がある．

る（図10）．

▶**治療**　慢性膿胸の治療では膿胸腔の可及的な浄化をはかる．あるいは可能であれば膿胸腔を胼胝とともに切除する．

胸腔鏡下搔爬洗浄術：膿胸腔を洗浄，搔爬する．一部肥厚胸膜の切除を行う．開胸下に搔爬術を行うこともある．

開窓術，筋弁充填術：膿胸腔を開放しその内容を搔爬した後，くり返しガーゼ交換を行って膿胸腔の浄化をはかる．腔が浄化した後，筋弁を充填して創を閉鎖する．

肺剝皮術：肺の膨張を阻害している胸膜胼胝を切除する．膿胸腔の周囲の胼胝を全周剝離すると一塊として膿胸囊が摘出されるが，これはとくに膿胸囊切除術と呼ばれる．

膿胸囊切除術：膿胸腔の周囲の肥厚胸膜を全周剝離すると膿胸囊が摘出される．

胸膜肺全摘術：肺の機能回復が期待できない場合に胸膜胼胝とともに肺を全摘除する．

⊐ 付 ⊐ **膿胸関連リンパ腫** pyothorax-associated lymphoma（PAL）

結核性慢性膿胸の膿胸壁に悪性リンパ腫（B細胞性大細胞型リンパ腫）が発生することがある．結核の罹患から悪性リンパ腫の発生まで20～40年経過することから，慢性的な炎症環境を背景にしてEpstein-Barr virus（EBV）に感染したBリンパ球が腫瘍化するメカニズムが注目されている．

6. 胸膜腫瘍

A. 悪性胸膜中皮腫 malignant mesothelioma

▶**ポイント**

胸膜の中皮細胞由来の悪性腫瘍（図11）．アスベスト（石綿）吸入ののち潜伏期間30～40年を経て発症する．過去にアスベストが大量に使用されていた時代を勘案するとわが国では2020年前後に発症がピークになることが予測される．難治性で予後不良であり化学療法，放射線治療，外科治療による集学的治療が行われている．

▶**概念，病態生理**　当初は壁側胸膜の顆粒状腫瘍で発症し，徐々に肺側胸膜へ播種して広がる．中皮腫のうち85％が胸膜発生であるが腹膜，心膜にも発生する．潜伏期間が30～40年と長期である．

▶**疫学**　わが国ではアスベストの使用量が増えた時期に数十年遅れて悪性胸膜中皮腫が増加する時期を迎えつつある．2004年は953人が死亡したが2006年には1000人を超えた．現在はアスベストの使用は禁止されているがそれ以前に吸入したアスベストによる発症が今後増加することが懸念される．一方，すでに北米ではアスベスト使用禁止が効を奏し発症が減少し始めている．アスベストにはいくつか種類があるがとくにクロシドライト（青石綿），アモサイト（茶石綿）（以上二つはわが国では1995年から禁止），クリソタイル（白石綿）（2004年から禁止）の吸入が問題とされる．アスベストが使用されるのは建物・船舶の断熱材，機械の摩擦防止などである．男女比が3～4：1と男性が多い．

▶**症状**　胸痛，背部痛は胸膜への浸潤による．胸水，腫瘍の胸膜圧迫により呼吸困難，咳嗽をきたす．

▶**検査所見，診断**　画像所見として胸水貯留が挙げられるが，胸水がない時期もある．さらに合併するびまん性胸膜肥厚，石綿肺，胸膜プラークが認められる．診断法として胸水中ヒアルロン酸測定，細胞診，針生検・胸腔鏡検査で得た検体に対する病理診が行われる．病理診断では免疫組織化学的にcalretinin，HBME-1，WT-1などの発現が有用である．病理学的には上皮型，肉腫型，二相型に分類される．上皮型は比較的良く治療に反

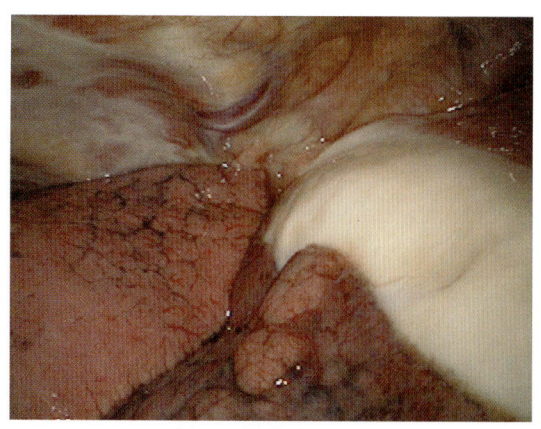

図 12 胸膜プラーク
右胸腔鏡所見．右が横隔膜，左上が壁側胸膜の胸膜プラーク．

応する．

▶**鑑別診断** 原発性肺癌あるいは転移性肺腫瘍による癌性胸膜炎との鑑別が重要である．

▶**治療** 治療法には外科切除，放射線治療，化学療法（シスプラチン，ペメトレキセドなど），癒着療法がある．生存期間の中央値は全体で10ヵ月前後とされるが手術を施行しえた症例では約18ヵ月とされる．外科切除には胸膜肺全摘術，胸膜剝皮術，腫瘍切除があるが，いずれの術式も予後を改善しているか否か現時点では不明である．

━━ 付 ━ 胸膜プラーク（図12）━━━━━
　胸膜にみられる硝子化線維性組織の肥厚で厚さが1〜5 mmのことが多い．壁側胸膜（とくに肋骨胸膜）に発生することが多いが，横隔膜，肺側胸膜に発生することもある．胸膜プラーク自体に悪性所見はなく悪性胸膜中皮腫の前癌病変でもないが，石綿の吸入歴を証明する所見である．そのため胸膜プラークを有する症例が悪性胸膜中皮腫に罹患する頻度は高い．

B. 孤立性線維性腫瘍 solitary fibrous tumor

　ポイント
　従来は限局性胸膜中皮腫と称されていたが胸膜中皮腫とはまったく異なるものであり，アスベストは無関係である．一般に良性の経過をとるが悪性化するものもあるので切除後も慎重な経過観察が必要である．

▶**概念，病態生理** 胸膜の未分化な間葉系細胞から発生する．肺側胸膜からの発生が2/3を占める．良性，悪性双方の臨床経過をとるものがある．良性でも経過中に悪性化するものがある．腫瘍随伴症候群として肺性肥厚性骨関節症（hypertrophic pulmonary osteoarthropathy）と低血糖がある．低血糖は腫瘍がインスリン様物質 IGF-II（insulin-like growth factor II）を分泌するためであり腫瘍の切除により改善する．胸膜以外に副鼻腔，後腹膜にも発生する．

▶**疫学** 発生頻度は10万人に2.8人．男女差はない．

▶**症状** 約半数の症例は無症状であり胸部X線写真で発見される．腫瘍が大きくなると咳，胸痛，呼吸困難が出現する．

▶**診断** CTでは非浸潤性で，内部構造は不均一に造影される．病理学的には紡錘型細胞からなる．免疫組織化学的にはCD34，Bcl-2，CD99，ビメンチンが陽性，サイトケラチンが陰性である．ことにMIB-1で核分裂像が多く，腫瘍内部に出血壊死のあるもの，広基性のものは悪性な経過をとるとされる．

▶**治療** 治療は外科切除．肺や胸壁へ浸潤する場合には合併切除が必要である．遺残すると再発する．

C. 転移性胸膜腫瘍

▶**概念** 種々の悪性疾患が胸膜へ転移する．これは胸膜への直接浸潤，リンパ行性転移，血行性転移による．原疾患としては肺癌，乳癌，悪性リンパ腫，消化器癌，卵巣癌などがある．多くの場合，悪性胸水を伴い癌性胸膜炎である．

▶**診断** 胸腔鏡下あるいはCTガイド下に腫瘍の生検を行い病理学的に原発巣を推定する．胸水の細胞診も有用である．

▶**治療** 根治的な治療は困難であるが，病理学的所見から原発癌を推定し有効な化学療法を選択する．胸水貯留に対しては胸腔ドレナージで排液を行ったのちタルクあるいはピシバニルを胸膜内へ注入して胸膜の癒着をはかり再貯留を抑制する．癌性胸膜炎では抗癌薬の胸腔内投与が行われることがある．

F 横隔膜

1. 構造と機能

横隔膜（diaphragm）は胸腔と腹腔を境する筋性膜で，その起始部は胸骨，肋骨，腰椎で中央部で合して1枚のドーム状の膜を形成している．胸腔および腹腔面はそれぞれ胸膜，腹膜でおおわれている．その起始部により横隔膜は胸骨部（pars sternalis），肋骨部（pars costalis），腰椎部（pars lumbalis）に分けられ，腰椎部は内側脚（crus mediale）と外側脚（crus laterale）とに分けられる．すべての筋肉の集まる中央部は腱性で腱中心（central tendon）という．

左右の腰椎部の間を大動脈，胸管が貫通しており，この孔を**大動脈裂孔（aortic hiatus）**と呼ぶ．大動脈裂孔の左前で左右の内側脚が交差して食道，迷走神経の通る孔を作る．この孔を**食道裂孔（esophageal hiatus）**という．腱中心の中央，やや右側に下大静脈の通る**大静脈孔（foramen venae cavae）**がある．

腰椎部と肋骨部の間，および肋骨部と胸骨部の間には筋肉を欠く三角形の間隙があり，この部では胸膜と腹膜が直接接しており，抵抗減弱部である．前者を**腰肋三角**（trigonum lumbocostale．**Bochdalek孔**），後者を**胸肋三角**（trigonum sternocostale）という．右の胸肋三角を**Morgagni孔**，左を**Larrey孔**という（図13）．

横隔膜は横隔神経に支配されており，横隔膜の収縮により横隔膜の下降と胸郭の外方への移動が起こる．安静換気では横隔膜は1.0～1.5 cm下降する．横隔膜1.0 cmの移動による換気量は350 mlといわれる．安静換気時には換気量の70%は横隔膜の動きによる．

2. 横隔膜ヘルニア
diaphragmatic hernia

> **ポイント**
> 横隔膜ヘルニアの大多数は食道裂孔ヘルニアである．新生児のBochdalek孔ヘルニアでは緊急手術の適応となることも少なくない．心・大血管・肺・腸管の合併奇形をしばしば伴う．

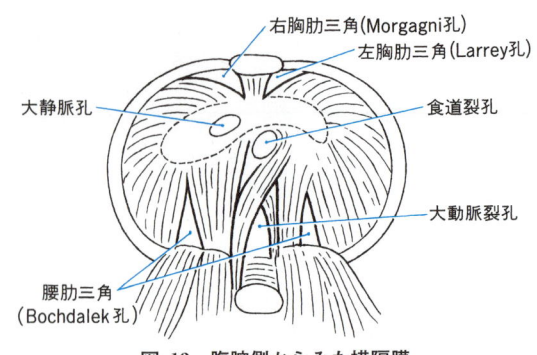

図13 腹腔側からみた横隔膜

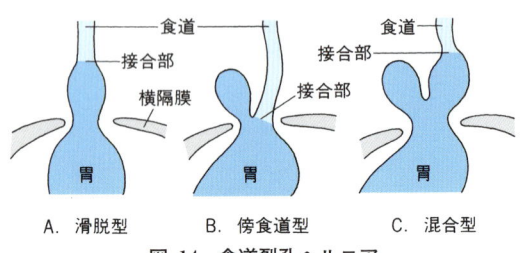

図14 食道裂孔ヘルニア
A. 滑脱型　B. 傍食道型　C. 混合型

腹腔内臓器が横隔膜の生理的な孔または抵抗減弱部から胸腔内に脱出したものを，横隔膜ヘルニアという．ヘルニア嚢のない腹腔内臓器の胸腔への脱出（内臓脱出）も横隔膜ヘルニアといわれる．食道裂孔ヘルニア，Bochdalek孔ヘルニアが多く，Morgagni孔ヘルニアは少ない．

A. 食道裂孔ヘルニア hiatal hernia

食道裂孔をヘルニア門とする先天性あるいは後天性に起こるヘルニアである．食道横隔膜靱帯の固定が不十分であるか，食道裂孔が過大すぎるために起こる．横隔膜ヘルニアのうち最多で80～90%を占める．女性に多い．ヘルニア内容は大多数は胃であるが，まれに結腸，大網を内容とすることがある．

▶**分類**　滑脱型，傍食道型，混合型に分けられる（図14）．

① **滑脱型** sliding type　胃噴門部が縦隔内に脱出したもの．食道裂孔ヘルニアの大多数を占める．とくに小児患者はこの型が多い（図15）．

② **傍食道型** paraesophageal type　胃噴門部は横隔膜下の正常な位置にあり，食道裂孔を通じて胃底部が縦隔内に脱出したもの．成人にみられる．

③ **混合型** mixed type　ヘルニアが進行してい

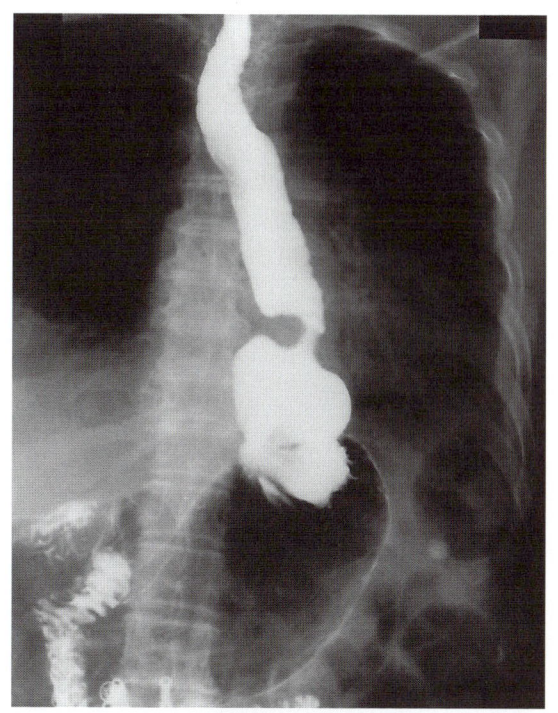

図15 滑脱型食道裂孔ヘルニア

ずれの型とも判別しがたくなったもの．
▶**症状** 無症状のものから重篤な症状を呈するものまである．
　食思不振，嘔気，嘔吐，食物通過障害，胃部膨満感，上腹部痛，逆流性食道炎（心窩部灼熱感，胸やけ），胸部圧迫感，心悸亢進，胸痛，背部痛などを呈する．ヘルニアは食後増強し，臥位で著明で，立位で軽減する．逆流性食道炎の結果，短食道になったり，食道の潰瘍，びらん，出血をきたしたりする．
▶**診断** 上記の不定愁訴と胸部での腸雑音の聴取などで本症が疑われるときは，食道透視を行い確診をつける．食道内視鏡検査による逆流性食道炎の程度の把握，食道内圧検査による下部食道括約帯の機能測定，24時間食道pH測定による胃液逆流の状態の把握なども重要である．
▶**治療** 保存的療法により逆流性食道炎を予防することも治療法の一つである．手術療法ではヘルニアの整復，裂孔拡大部の修復，逆流の防止をはかる．BelseyのMark Ⅳ手術，Nissenのfundoplicationがよく用いられる．内視鏡下手術も行われている．

B．Bochdalek孔ヘルニア
Bochdalek hernia

　胸腹膜裂孔ヘルニア（pleuroperitoneal hernia），後側方ヘルニア（posterolateral hernia）ともいう．横隔膜の背部にある腰肋三角（Bochdalek孔）の欠損に基づく先天性ヘルニアで，小児にみられ成人ではきわめてまれである．
　胸腹裂孔をヘルニア門とする．先天性横隔膜ヘルニア中もっとも多く，約80％を占める．圧倒的に左側に多い．
　ヘルニア内容は胃，小腸，大腸，脾，肝であることが多い．
　腸回転異常，心大血管の奇形をしばしば合併する．また，患側の肺の低形成が認められる．
　新生児期では呼吸困難が強度でチアノーゼを呈する．
　成人では呼吸困難は高度ではなく，腹痛，背部痛，腸管通過障害の症状として嘔吐，便秘などがみられる．
　肺炎，先天性肺嚢胞性疾患を鑑別する必要がある（各論20章 小児外科，854頁参照）．

C．Morgagni孔ヘルニア Morgagni hernia，胸骨後裂孔ヘルニア retrosternal hernia

　横隔膜の生理的抵抗減弱部である胸肋三角をヘルニア門とする．右側が多く，これをMorgagniヘルニアといい，左側をLarreyヘルニアという．
　ヘルニア内容は横行結腸，大網が多い．多くは先天性でヘルニア内容は比較的少量である．
　無症状のことが多い．有症状例でも腹部不定愁訴である．X線でヘルニア内容に腸管ガス像がみられれば診断は比較的容易であるが，肝，大網が脱出している場合は診断困難で，とくに大網の場合は縦隔脂肪腫，pericardial fat padなどとの鑑別が重要である．CT，MRI検査でヘルニア内容と腹腔内臓器との連続性などが重要所見である．
　自然治癒の可能性がなく，嵌頓の可能性があるので無症状でも手術適応になる．

D. 外傷性横隔膜ヘルニア
traumatic hernia of diaphragm

銃創や刺創など直達外力による場合と，交通外傷や墜落など介達外力による場合がある．

横隔膜が右優位であることと，右には肝があることにより，介達外力によるヘルニアは左側に多い．

受傷直後のヘルニアは手術的還納，横隔膜修復が容易であるが，横隔膜ヘルニアをきたすような外傷では他臓器の合併損傷を伴いやすいので，看過せぬことが大切である．

外傷性慢性横隔膜ヘルニアでは，症状がなければ手術の必要はない．慢性患者では一般に脱出臓器の癒着が強く，開胸的に手術する．

3. 横隔膜弛緩症 eventration of diaphragm, relaxation of diaphragm

横隔膜が筋萎縮をきたし菲薄となり，胸腔内へ異常に挙上した状態で，原因の明らかな横隔神経麻痺による横隔膜挙上は含めない．

乳幼児，小児に多く，合併奇形がしばしばみられることから，先天性横隔膜筋形成不全と考えられる．左側に多く，男性に多い．

無症状のものが多いが，有症状小児患者では呼吸・循環器症状が主で，成人では消化器症状が主である．症状の強いものには手術適応がある．

部分弛緩症では縫縮による補強を，広範囲弛緩患者では人工物による補強，有茎筋弁による補強を行う（各論20章，861頁参照）．

4. 横隔膜麻痺 paralysis of diaphragm

横隔神経（phrenic nerve）の麻痺により横隔膜が半球状に挙上する．麻痺後長期経過すると横隔膜の筋萎縮をきたす．

横隔神経麻痺の原因には脳炎・脊髄前灰白質炎などの神経疾患，頸部損傷・分娩時損傷などの外傷，肺癌・縦隔悪性腫瘍・大動脈瘤のような胸部疾患などがある．

自覚症状は種々の程度の呼吸困難である．X線透視では患側横隔膜が呼気時に下降し，吸気時に上昇する奇異運動がみられるのが特徴である．

原疾患に対する治療が重要で，呼吸困難に対する外科的治療としては，奇異呼吸防止のための横隔膜固定術が行われる．

6 気管・気管支および肺

1. 形態と機能

A. 肺および気管支系

　右肺は上・中・下の3葉に，左肺は上・下の2葉に分かれる．**肺葉**（lobe）はさらに**肺区域**（segment）に区分され，区域の数は右10，左8である（図1）．
　気管（trachea）は第4胸椎の高さで左右の主幹（主気管支）に分岐する．主気管支を1次とすると，以下，肺葉気管支（2次），区域気管支（3次），亜区域気管支（4次）の順に分岐を重ね，7-9次で小葉気管支，15-17次で終末細気管支，さらに呼吸細気管支，肺胞管を経て肺胞嚢に連なる．気管支分岐の名称は気管支分岐命名委員会のものが一般に用いられる（図2，表1）．

B. 肺の血管系

　肺動脈（pulmonary artery）は右心室から1本の主幹として起こり，ただちに左右の主肺動脈に分かれる．左主肺動脈は，分岐後，左後上方に向かい，左主気管支を乗り越えて下行する．右主肺動脈は気管分岐部および右主気管支の前面を水平に走行する．肺実質内では**肺動脈**は気管支に伴行して分枝する．
　肺静脈（pulmonary vein）は小葉間，区域間などの境界を走行して肺門に達し，左右それぞれ上下2本の肺静脈となって左心房に注ぐ．
　気管支動脈は下行大動脈よりの分枝で肺，気管支，リンパ節などの栄養動脈である．一部の分枝は，食道，縦隔リンパ節，胸膜にも分布する．気管支静脈は肺内のものは主として肺静脈に，肺外のものは上大静脈に還流する．

C. 肺のリンパ系

　気管支および肺動脈に伴うものと，胸膜直下の間質層から起こるものとがある．いずれも肺門部に向かい，肺門リンパ節，縦隔リンパ節を経て，頸部リンパ節へと至る．さらに左右の静脈角より腕頭静脈に還流する．

D. 肺の神経系

　交感神経（主に遠心性）と迷走神経（遠心性および求心性）の支配を受ける．Hering-Breuer反射（呼吸の深さとリズムの調節），咳嗽反射（気管支粘膜刺激で咳嗽を起こす），Vagovagal反射（気管支や肺の刺激で徐脈や心停止をきたす）などの

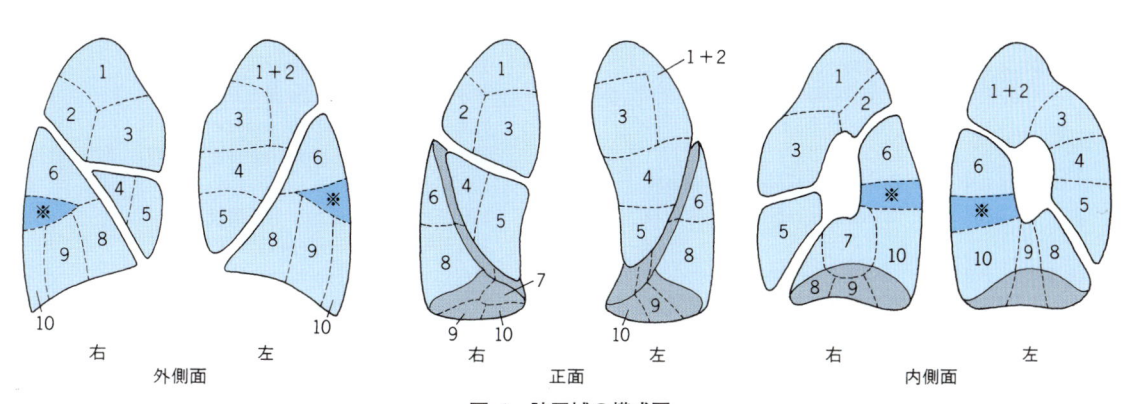

図1　肺区域の模式図
正面，外側面，内側面を示す．右肺に10，左肺に8区域がある．※印は上枝下-下葉区で，これを欠くものが多い．

反射がある．

E．肺の機能

肺の本質的機能は肺胞におけるガス交換であり，換気機能（ventilation），肺胞におけるガス交換機能（diffusion），肺循環機能（perfusion）に分けられる．

換気機能の指標の一つである%VC（標準肺活量に対する実測肺活量の比）が80％以下は**拘束性換気障害**，FEV$_{1.0}$%（努力性肺活量1秒率）が70％以下は**閉塞性換気障害**と呼ばれる．

肺機能の結果として表現される動脈血酸素分圧PaO$_2$の正常値は80〜100 Torr，炭酸ガス分圧PaCO$_2$は35〜45 Torrである．

2．検査法

A．X線検査

単純撮影：正面，側面，斜位，肺尖撮影などがある．呼吸器疾患検査の第一歩である．

コンピューター断層撮影（computed tomography；CT）：X線管球と検出器を体の周りを回転させコンピューター処理により体の横断面の断層像を得る方法．画像処理により，さまざまな断面像や三次元立体画像が得られる．ダイナミックCT（造影剤注入後経時的に撮影し，病変部の血流の有無を診断），CT angiography（造影剤を急速注入し動脈相で撮影する）などが行われる．

血管造影（angiography）：上大静脈，肺動静脈，大動脈分枝などの偏位，圧排，狭窄，閉塞などの診断を行う．

B．内視鏡検査

視診と共に検体の採取を行う．**気管支鏡**（bronchoscopy），**縦隔鏡**（mediastinoscopy），**胸腔鏡**（thoracoscopy）などがある．

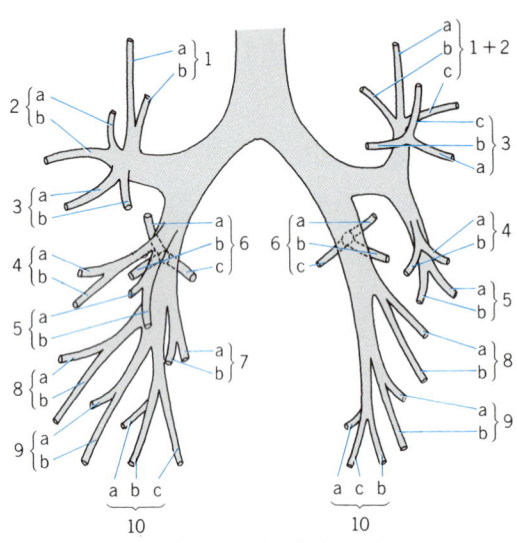

図2 気管支分岐の模式図と命名
数字は区域枝をアルファベットは亜区域枝を表す．

表1 区域気管支の名称

		右側			左側
上葉	B1	r. apicalis 肺尖枝	上葉	B1+2	r. apico-dorsalis 肺尖後枝
	B2	r. dorsalis 後上葉枝		B3	r. ventralis 前上葉枝
	B3	r. ventralis 前上葉枝		B4	r. lingularis superior 上舌枝
				B5	r. lingularis inferior 下舌枝
中葉	B4	r. medius lateralis 外側中枝			
	B5	r. medius medialis 内側中枝	下葉	B6	r. superior 上下葉枝
				B8	r. ventro-basalis 前肺底枝
下葉	B6	r. superior 上下葉枝		B9	r. latero-basalis 外側肺底枝
	B7	r. medio-basalis 内側肺底枝		B10	r. dorso-basalis 後肺底枝
	B8	r. ventro-basalis 前肺底枝		B*	r. subsuperior 上枝下-下葉枝
	B9	r. latero-basalis 外側肺底枝			
	B10	r. dorso-basalis 後肺底枝			
	B*	r. subsuperior 上枝下-下葉枝			

C. その他の画像診断

PET検査（positron emission tomography）：トレーサーとして^{18}F-fluorodeoxy glucose（FDG）が用いられる．癌組織や転移リンパ節ではブドウ糖代謝が亢進しており，病変部に集積したFDGより放出されるγ線を検出する．良悪性の鑑別，リンパ節や全身転移（脳以外）の有無の診断に有用で，バックグラウンドに対する測定値の比（standardized uptake value；SUV）が9以上では悪性が強く疑われる．活動性の炎症でも集積がみられる．また，肺胞上皮癌や微少病変では集積がみられないなど偽陰性にも注意が必要である．

核医学検査：^{133}Xeによる換気，血流シンチグラム，^{131}IMAAによる血流シンチグラム，^{99m}Tcによる骨シンチグラム，^{67}Gaによる腫瘍シンチグラムなどがある．

核磁気共鳴画像（MRI）検査：横断面，矢状断面など任意の断面の画像が得られる．

D. 細菌および病理学的検査

喀痰，胸水，生検材料などについて行う．確定診断を得るための重要な検査である．

E. 心肺機能検査

換気，循環機能を調べ手術の安全性を決定する．術後に予測される残存機能が，
　努力性肺活量1秒量／予測肺活量＞30％
　比肺活量×1秒率＞2400
　平均肺動脈圧＜25 mmHg
　全肺血管抵抗＜500 dyne・秒・cm^{-5}/M^2
などをもって肺切除の安全限界とされる．

3．手術手技

A．開胸法

開胸のアプローチには次のようなものがある．

後側方切開（posterolateral thoracotomy）：肺切除の標準切開とされ，側臥位で，背部から前胸部にかけて弧状の皮切を行い，皮下の胸筋群（広背筋，大胸筋，前鋸筋，菱形筋等）を切離し，第5あるいは第6肋間あるいは肋骨床で開胸する．最近，胸腔鏡手術の導入により，この開胸は必ずしも標準切開とはいえなくなった．しかし，胸腔鏡手術の適応とならない，乳幼児，胸膜癒着例，臨床病期Ⅱ期以上の肺癌症例などでは，依然として重要な開胸法である．最近では，筋肉をできるだけ温存した小開胸（muscle-sparing thoracotomy）が行われたり，逆に，大きな開胸創が得られることから，胸膜肺全摘術や拡大手術などではしばしば用いられる．

腋窩切開（axillary thoracotomy）：以前は，自然気胸，肺部分切除等の際に手術創が目立たないことから好んで用いられたが，胸腔鏡手術が導入されて以降，ほとんど用いられなくなった．

前側方切開（anterolateral thoracotomy）：半側臥位で，第3あるいは第4肋間，前方よりで開胸する．前縦隔腫瘍の切除，側臥位が望ましくない全身状態不良の症例などに対して用いられる．

胸骨正中切開（median sternotomy）：前縦隔腫瘍，両側開胸，また，大多数の心臓手術に用いられる．

⇒付⇒胸腔鏡手術 video-assisted thoracic surgery（VATS）

胸腔鏡によるビデオモニター下に胸壁に数ヵ所開けた小孔からビデオカメラと専用の器具を挿入して手術操作を行う．直視あるいは器具の操作のための補助的な10 cm前後の小開胸（側方切開）を併用する場合と，小開胸を併用しない完全鏡視下手術がある．切除臓器を取り出すためには最小限の小開胸が必要である．最近では，呼吸器外科手術の約60％が胸腔鏡下に行われており，とくに，気胸では90％以上，肺癌ではほぼ半数の症例（適応は原則として臨床病期Ⅰ期症例）に対して行われている．全身麻酔，分離肺換気により患側肺を虚脱させて行う．侵襲が少なく，術後疼痛の軽減，在院期間の短縮など，QOLの改善に有用とされる．

B．閉胸法

出血，空気漏出のないことを確認し順層に閉胸する．胸腔ドレーンは通常12〜15 cm水柱の陰圧で持続吸引を行う．しかし肺全摘術では，縦隔の過剰な変移を避けるため8 cm前後の水柱圧で吸引を行う．

C．肺，気管支の手術術式

1．肺切除術

肺葉切除（lobectomy），肺全摘（pneumonectomy），肺区域切除（segmentectomy），肺部分切除（partial resection）がある．病変の性状と拡がりにより切除範囲が決定される．

2．気管・気管支形成術

気管・気管支の腫瘍や炎症性狭窄などに対し，種々の形成術が用いられる．**管状切除**（sleeve resection），**楔状切除**（wedge resection）などを行い，それぞれ端々吻合あるいは直接縫合を行う（図3）．

3．膿胸の手術

肺剝皮術（decortication）：肥厚胸膜から成る膿胸囊を肺から剝離して摘除し，肺の再膨張をはかる．

胸膜肺切除：膿胸囊と共に，荒蕪肺に陥った肺葉または一側肺を一括切除する．

胸郭形成術（thoracoplasty）：肋骨を切除し膿胸腔を潰す．

その他：開窓術，開放術，筋肉充填術，骨膜外充填術などがある．

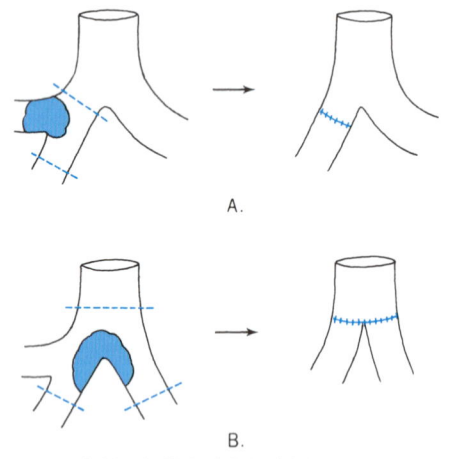

図3 気管・気管支形成術（代表例の模式図）
A．右上葉管状切除および右主気管支-中間幹吻合術．
B．気管分岐部切除および右中間幹と左主気管支による気管分岐部の形成術．

A 囊胞性肺疾患

1．気管支囊胞 bronchogenic cyst

ポイント

内腔に粘液の充満する先天性の囊胞で，囊胞壁は気管支構成成分から成る．X線写真上，類円形を呈し，気管分岐部付近の肺内，あるいは縦隔に見られる．

▶**好発部位，病理** 先天性の囊胞で，肺内および縦隔に見られる．囊胞壁は，気管支の構成成分である線毛円柱上皮，気管支軟骨，気管支腺，平滑筋などから成る．内腔は粘液で満たされている．

▶**X線像，症状** 辺縁の鮮明な類円形を呈する．気管支と交通すると air fluid level を形成する．時に緊張性囊胞となって呼吸障害をきたしたり，感染により肺化膿症様の病態を呈する．

▶**診断，治療** 辺縁の鮮明な類円形の陰影を呈するその他の疾患（肺癌，転移性腫瘍，良性腫瘍，結核腫，動静脈瘻など）との鑑別を要する．気管支囊胞は陰影の内部が比較的均一で，増大傾向に乏しく，CT検査で造影剤による濃度の上昇がほとんどないなどの特徴を有する．発見次第手術（肺葉切除，区域切除，部分切除など，縦隔のものは囊胞摘除）が行われる．最近は，大半が胸腔鏡手術で行われる．

2．肺胞性囊胞 alveolar cyst

ポイント

気腫性肺囊胞（emphysematous cyst）とも呼ばれ，空気の貯留した囊胞である．細気管支レベルの炎症などによる気道狭窄に伴い air trapping が起こり発生する．多くは後天性である．自然気胸の原因となったり，巨大なものでは肺実質を圧排し呼吸困難を呈する．一部先天性のものがある．

▶**原因** 気管支あるいは細気管支の狭窄に伴うチェックバルブメカニズムにより air trapping が起こり発生する．何らかの炎症あるいは先天性の要因が考えられる．肺尖部に多い．

▶**分類**

ブレブ（bleb）：肺胞が破れ，胸膜直下に空気が

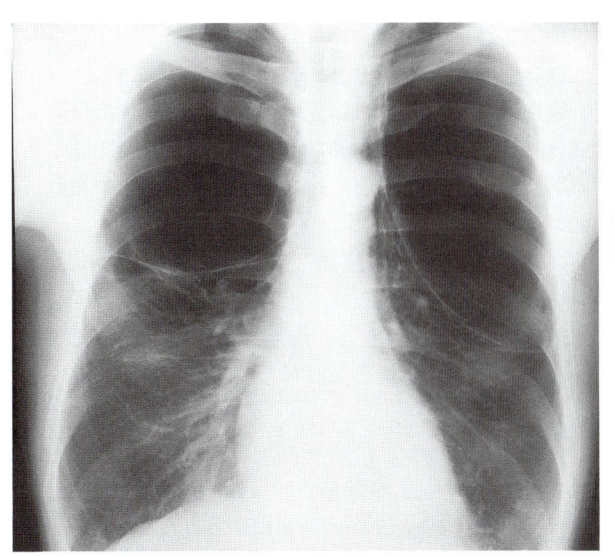

図 4　両側巨大肺嚢胞症の胸部 X 線写真

貯留して形成された嚢胞である．ブレブの表面は，薄い 1 層の臓側胸膜から成る．胸膜の弾力膜は破壊されている．

ブラ（bulla）：肺胞が破壊融合し，嚢胞を形成したもので，その表面は破壊融合した肺胞壁と胸膜から成る．

巨大肺嚢胞（giant bulla）：一側胸腔の 1/3 以上を占める巨大ブラをいう（図 4）．進行性に増大し周辺肺実質を圧排するものを vanishing lung という．

pneumatocele：炎症の過程で肺実質内に生じた過膨張性の気瘤で，しばしば自然に消失する．

肺葉性肺気腫（lobar emphysema）：新生児，乳児に特徴的な 1 肺葉に限局する過膨張性気腫で，他の肺葉や縦隔を著明に圧排する．多くは先天性の肺葉気管支根部の狭窄が原因である．左上葉，右中葉に多い．

▶**症状**　ブラあるいはブレブが存在するだけでは通常，症状は認められない．これが破裂し自然気胸をきたすと，胸痛，呼吸困難などを呈する．巨大肺嚢胞では，周囲肺実質圧排による呼吸困難がみられる．小児の肺葉性肺気腫では呼吸困難は重篤で，緊急手術（気腫肺葉の切除）の適応となる．

▶**診断，治療**　X 線写真上，air density から成る壁の薄い嚢胞陰影がみられる．小さなものでは自然気胸を起こして初めて嚢胞の存在が疑われる場合もある．自然気胸をくり返すもの，嚢胞が進行性に増大し胸腔の 1/3 以上を占めるもの，圧迫症状を呈するものなどでは，嚢胞の切除，縫縮，あるいは肺葉切除を行う．最近では大半が胸腔鏡手術で行われる．

3．自然気胸 pneumothorax

ポイント

　患者側の要因で発生した気胸を自然気胸という．原因の大半は気腫性肺嚢胞（ブラ，ブレブ）の破裂による．若年，長身，やせ型の男性に多く，突発する胸痛，呼吸困難で発症する．大部分，安静のみで治癒するが，再発をくり返すもの，保存的治療無効患者などでは外科的治療を要する．緊張性気胸では，緊急の胸腔穿刺あるいはドレナージを要する．

▶**病態**　胸膜腔内に空気が貯留した状態を気胸といい，このうち患者側の要因で発生したものを自然気胸という．なお，気胸にはこのほか，外傷性気胸，人工気胸，医原性気胸（穿刺，人工呼吸器の使用など医療行為の過程で発生した気胸）などがある．

　自然気胸は，若年，長身，やせ型の男性に多い．

▶**原因**　気腫性肺嚢胞の破裂によるものがもっとも多い（特発性気胸）．また，肺結核，肺癌，喘息，

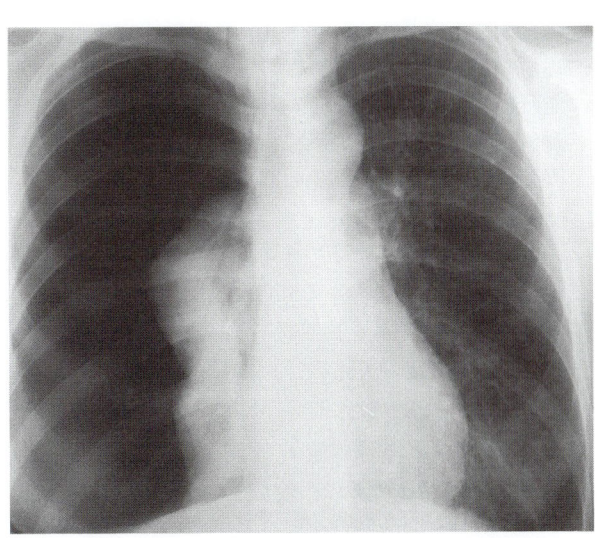

図 5　右自然気胸（緊張性気胸）の胸部 X 線写真
ほぼ完全に虚脱した右肺が縦隔側に偏位，圧排されている．右胸腔はほとんど空気によって占められ無血管野を呈している．

肺線維症など他の肺疾患に続発するものもみられる（続発性あるいは症候性気胸）．このほか，中年の女性で，横隔膜あるいは臓側胸膜に異所性子宮内膜症があり，月経時に内膜が脱落し，経膣的に腹腔内から，あるいは，肺から直接空気が胸腔に流入し，反復して発生する気胸があり，**月経随伴性気胸**と呼ばれる．外科的に異所性内膜が存在する横隔膜あるいは肺の部分切除を行う．

▶**症状** 突発する胸痛および呼吸困難がみられる．囊胞の破裂部が弁状となると（弁状気胸），呼吸運動に伴って次第に空気が胸腔内に貯留し，胸腔内圧は著しく陽圧となり（緊張性気胸），患側肺の完全虚脱，縦隔の健側偏位（縦隔移動），呼吸困難，チアノーゼ，ショックなどを呈する（図5）．

なお，外傷性の外開放性気胸（開放性胸郭損傷）では，患側の胸腔が平圧となるため，縦隔動揺，奇異呼吸が起こり，やはり呼吸困難，チアノーゼ，ショックを呈する．

▶**診断** 患側胸郭は軽度に膨隆し，患側呼吸音は減弱する．確定診断および気胸の程度の確認のためには胸部X線撮影が必要で，胸部写真上 air density から成る種々の程度の無血管領域がみられる．

▶**治療** 保存的治療，外科的治療に分けられる．大半は保存的治療により治癒するが，保存的治療の再発率は60％以上である．

① **保存的治療** 肺の虚脱率30％以下の患者では，大半が安静のみにより1〜数週で治癒する．虚脱率30〜50％の患者では胸腔穿刺による脱気を行い，肺の再膨張を促す．虚脱率50％以上では**胸腔ドレナージ**を行い，積極的に肺の再膨張をはかる．緊張性気胸は緊急の胸腔穿刺あるいはドレナージの適応である．

② **外科的治療**

手術適応：① 再発をくり返すもの（3回以上）．② 胸腔ドレナージを長期間（1〜3週間以上）続けても空気漏出が続くもの．③ 両側の気胸（同時性および異時性）．④ 合併症のため手術を必要とするもの（出血，悪性腫瘍など）などである．

術式：小開胸あるいは胸腔鏡下に囊胞を含めた肺部分切除が行われる．最近では，気胸に対する手術の大半が胸腔鏡下手術で行われるようになった．胸腔鏡下手術は，侵襲が少なく在院期間の短縮，術後疼痛の軽減などの利点があり，初回あるいは2回目の気胸に対しても積極的に手術が行われる傾向にある．一方，欠点として，縦隔側の囊胞の見落しや囊胞切除後の空気漏出の有無の確認（sealing test）が十分に行い得ないなどの問題があり，通常の開胸法に比べ気胸の再発率はやや高い．

③ **癒着剤の注入療法** 高齢者や囊胞が多発し切除が不適当と思われる患者などでは，胸膜癒着剤（tetracycline など）を胸腔ドレーンを通して注入したり，開胸下に散布し，胸膜の癒着をはかる．

付 肺分画症 pulmonary sequestration

▶**ポイント** 正常の肺組織から分画された囊腫状の組織奇形で，胸部あるいは腹部大動脈から太い異常動脈が流入血管としてみられる．還流静脈は肺葉内分画症では肺静脈，肺葉外分画症では上大静脈である．大動脈造影により異常動脈が造影される．

▶**病態，分類** 正常の肺組織から，解剖学的あるいは機能的に隔絶された（分画された），多房性，囊腫状の組織奇形である．囊腫内腔は粘液で満たされる．気管支との交通はないものが多い．胸部あるいは腹部大動脈から太い異常動脈が流入血管としてみられる（図6）．異常動脈を欠くもの，分画肺（囊胞）がなく異常動脈のみが還流するものなど，亜型がある．

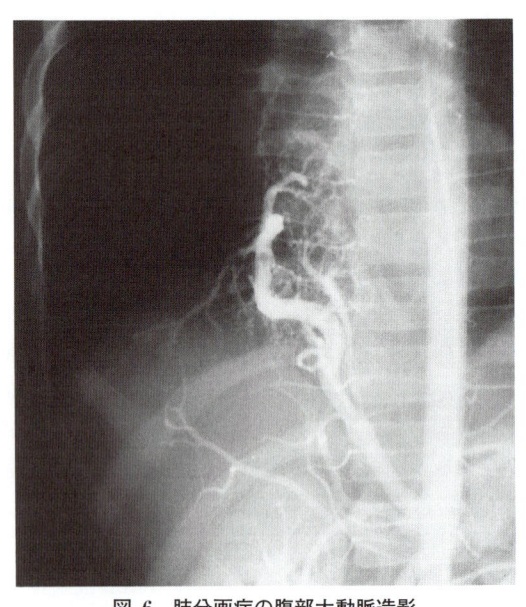

図6 肺分画症の腹部大動脈造影
腹部大動脈から右下葉の分画肺に向かって異常動脈が造影されている．

肺葉内分画症（intralobar sequestration）は正常の肺葉内に存在し，下葉肺底区縦隔よりに好発する．還流静脈は肺静脈である．**肺葉外分画症**（extralobar sequestation）は正常肺葉から分離して存在し，横隔膜ヘルニア，心臓奇形などを合併する頻度が高い．還流静脈は上大静脈である．

▶**症状，診断** 無症状で，検診で発見されるものもあるが，分画肺の感染により呼吸器症状を呈するものが多い．X線上，下肺野縦隔寄りに腫瘍陰影を認め，大動脈造影により，異常動脈が造影されることにより診断される．

▶**治療** 肺葉内分画症は肺葉切除を，肺葉外分画症は分画肺の切除を行う．異常動脈に注意する．

B 感染性疾患

1．肺化膿症 pulmonary suppuration

ポイント

肺実質の破壊を伴う非特異性の化膿性炎症を肺化膿症という．吐物の誤嚥，癌による気管支狭窄などが原因として重要である．まず内科的治療を行い，改善傾向のみられない場合，手術を行う．

▶**病態** 肺膿瘍あるいは空洞など，肺実質の破壊を伴う非特異性の化膿性炎症を一括して肺化膿症という．以前は好気性菌による**肺膿瘍**（lung abscess）と嫌気性菌による**肺壊疽**（pulmonary gangrene）とに分けられたが，混合感染や両者の移行がしばしばみられることから，このような名称が用いられるようになった．

▶**原因** ①気道性感染（異物，吐物の誤嚥，術中吸引），②血行性感染（septic emboliなど），③直達感染（外傷，周囲臓器の炎症の波及），④肺癌，肺炎，気管支拡張症，肺囊胞などに続発するもの，などがある．

▶**起炎菌** 多くは混合感染である．好気性菌として，連鎖球菌，ブドウ球菌，肺炎球菌，肺炎桿菌，大腸菌，変形菌，緑膿菌などがあり，嫌気性菌として，スピロヘータ，紡錘菌などがある．

▶**好発部位，症状，X線像** 誤嚥，吸引性のものは，右S2，S6，肺底区に多い．

高熱，悪寒，戦慄，胸痛，膿性痰（悪臭があり，3層に分離する），血痰などの症状がみられる．

胸部写真上，初期には肺炎様陰影を呈するが，典型例では空洞，鏡面像の形成などがみられる．喀痰中より多量の細菌が検出される．

▶**診断，治療** 特有の臨床症状，X線所見より診断は容易である．悪性腫瘍，異物の有無の診断には気管支ファイバースコープ検査が有用である．

まず保存的治療を行う．①強力な広範囲抗生物質の投与（感受性により適宜変更），②去痰薬，喀痰融解薬の投与，③体位ドレナージ，④異物，吐物の誤嚥などでは気管支ファイバースコープによる吸引，洗浄など．

6～8週間の保存的治療で改善が得られない場合には外科療法を考慮する．一般に肺葉切除が行われる．全身状態不良患者では，空洞切開術を行う．肺化膿症は，いわゆるwet caseにあたり，術中の対側肺への膿の吸引を予防するため，腹臥位手術あるいは，左右別換気可能なdouble lumenの麻酔チューブなどが用いられる．

2．気管支拡張症 bronchiectasis

ポイント

先天性の内臓逆位，鞭毛運動障害などに合併したり，副鼻腔炎の合併，小児期の肺炎の既往などを有するものが多い．咳嗽，喀痰，ときに血痰，喀血がみられる．症状が強く，かつ病変が限局している場合，手術が行われる．

▶**病態，原因** 気管支壁および周辺肺実質の炎症により不可逆的な気管支の破壊と拡張が生じた状態をいう．

原因として，①**Kartagener症候群**（内臓逆位，副鼻腔炎，気管支拡張症），鞭毛機能障害（男性不妊，鼻腔・気管支粘膜の鞭毛運動障害）など先天性の要因によるもの，②乳幼児期の肺炎，気管支炎などに起因して，成人期になって発症するもの，③結核，肺化膿症，腫瘍などに続発するものなどがある．

▶**好発部位，症状，合併症** 好発部位は，両下葉肺底区，右中葉，左舌区である．咳嗽，多量の膿性痰，くり返す気道感染，血痰，喀血などの症状を呈する．男性に多く，副鼻腔炎を合併している頻度が高い．

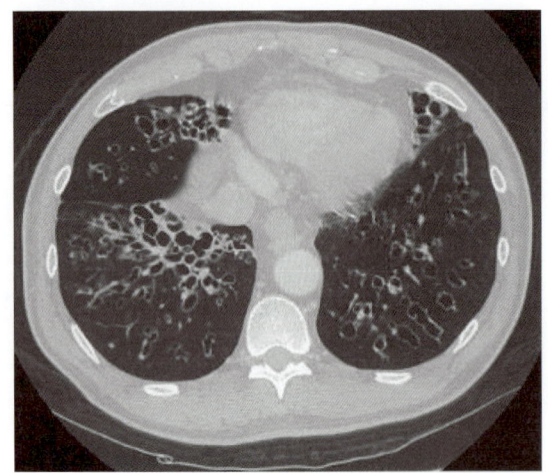

図7 気管支拡張症のCT写真
両肺底区，中葉，舌区の拡張したリング状の気管支断面像がみられる．

▶**診断** 以前は気管支造影が行われたが，最近はCTが用いられる．拡張した気管支の断面が壁の肥厚を伴ってリング状を呈したり，気管支内腔に粘液が充満した mucoid impaction といわれる円形陰影が集簇した陰影などを呈する（図7）．単純写真上で，棍棒状，連珠状あるいは囊胞状に拡張した気管支の陰影が樹枝状にみられることがある．

▶**治療，予後** 内科的治療が優先する．消炎薬，去痰薬，抗生物質などの薬物療法，体位ドレナージ，タッピングなどの理学療法，血痰，喀血に対して止血薬投与などが行われる．

大量喀血に対してX線透視下に気管支動脈塞栓術が行われることがあり，一時的ではあるがきわめて有効である．

外科的治療は，炎症をくり返すもの，大量喀血のみられるものなどで，かつ病変が限局している場合に行われる．区域切除，肺葉切除などが行われる．病変の遺残がなければ，外科療法の予後はきわめてよい．

3．中葉症候群 middle lobe syndrome

▶**ポイント**

中葉は，気管支周囲リンパ節の腫大や分泌物の貯留などにより容易に無気肺に陥るという解剖学的特徴を有する．無気肺に慢性炎症が加わり，慢性の気道症状を呈するものを中葉症候群という．悪性腫瘍，異物などによる中葉気管支の閉塞との鑑別が重要である．

▶**病態** 右中葉気管は内径が狭く，かつ長い．また中葉は上葉および下葉から独立しており，colateral ventilation に乏しいという解剖学的特徴を有する．このため，肺門リンパ節の腫大，一時的な分泌物の貯留などにより中葉は容易に無気肺に陥り，また無気肺は容易には改善しがたいという特徴を有する．胸部X線写真上，中葉の無気肺陰影を呈し慢性の気道症状を呈するものを中葉症候群という．

▶**原因，病理** 原因として，①肺炎，結核などに伴う中葉気管支周囲リンパ節の腫大，②反復する中葉の肺炎，気管支炎，③良性・悪性腫瘍，④異物の誤嚥などがある．

組織学的には，中葉の気管支拡張，線維化を伴う肺実質の慢性炎症，無気肺，多数の微小膿瘍などがみられる．

▶**症状，診断** 慢性的な，咳嗽，喀痰，血痰，反復する気道感染症状を呈し，X線写真上，右中葉の無気肺を呈する．典型的な中葉症候群では，CT写真上，容量を減じ無気肺状を呈する中葉の中に，壁の肥厚を伴う気管支の拡張像やリング状の気管支断面像等がみられる．悪性腫瘍，異物などによる中葉気管支入口部の閉塞の有無を気管支鏡により検索することが重要である．

▶**治療** 気管支拡張症に準ずる．腫瘍によるもの，症状の強いものでは，外科的治療（中葉切除術）を行う．

4．肺結核 pulmonary tuberculosis

▶**ポイント**

肺結核は初感染に引き続いて発症するもの（**一次肺結核**）と，成人期になってから発症するもの（**二次肺結核**）とがある．X線写真上，肺尖部を中心に新旧入り混じった散在性の病変がみられる．空洞，石灰化，巣門結合などは特徴的所見である．喀痰中に結核菌が証明される．治療は化学療法が第一選択である．

▶**感染経路** 結核菌 *Mycobacterium tuberculosis* の飛沫感染による．

▶**感染, 発病形態**

初感染：結核菌の吸入により，肺に初感染巣が形成され所属リンパ節が腫大する（初期変化群）．大半は発病することなく，ほとんど気づかないうちに治癒し，初感染巣の石灰化が起こる．

一次結核：初感染に引き続いて発症するもので，菌力が強い場合，あるいは抵抗力の弱い場合（乳幼児，免疫抑制薬投与患者など）にみられる．管内性散布による一次肺結核，血行性散布による粟粒結核，結核性髄膜炎，腎結核，骨結核などがある．

二次結核：成人型肺結核ともいわれ，通常の肺結核はこの型である．安定していた初感染巣が成人期になって過労，糖尿病など何らかの体力の低下を契機に活動性となり，管内性に結核菌が拡がる．免疫低下患者などでは，血行性散布も起こる．

結核性胸膜炎：通常初感染に引き続いて肺門リンパ節から胸膜に波及する．二次結核に随伴するものもある．

▶**症状，X線像，診断**　一次および二次肺結核では，無症状のこともあるが，微熱，咳嗽，喀痰（粘性痰），倦怠感，盗汗など，粟粒結核では高熱，胸膜炎では胸痛がみられる．

X線写真上，滲出性病変，線維乾酪病変，石灰化，空洞，結核腫など多彩な病変が肺尖部および下葉S6を中心に散在性にみられるのが特徴的である．また巣門結合と呼ばれる病巣に通じる気管支壁の肥厚像がみられる．

診断は，喀痰，胃液，胸水などより，塗抹検査（チールネルセン染色），培養，PCR法などにより結核菌を証明するか，組織学的に結核特有の肉芽腫（類上皮細胞，Langhans巨細胞）を証明することによる．なお，塗抹検査，PCR検査では死菌でも陽性となるため，薬剤感受性試験を含めた培養検査が活動性結核の診断・治療に有用である．結核感染の有無の確認にはツベルクリン反応が有用であるが，最近，採取した血液中のT細胞を特異抗原で刺激しINFγを測定するQFT（クォンティフェロンTB-2G検査）が行われるようになった．既往のBCG接種の影響を受けず，感度は80〜90％，特異度はほぼ100％とされる．非結核性抗酸菌の一部でも陽性となるがMAC症（*M. avium*, *M. intracellulare* 感染）では陰性である．小児，高齢者，免疫不全患者では偽陰性となることがある．

▶**治療**　適切な化学療法を6ヵ月〜1年間行う．手術が行われるのは全患者の1％以下である．

手術適応は，①排菌の持続するもの，②排菌が陰性化しても，rifampicinを欠いた化学療法で，壁の厚い（数mm以上）空洞の残存するもの，③結核性膿胸，④気管支狭窄や喀血などの合併症を残したもの，⑤悪性腫瘍との鑑別困難のもの，などである．

原則として肺切除（部分切除，区域切除，肺葉切除など）が行われるが，低肺機能例では胸郭成形術，空洞切開術などが行われる．気管・気管支狭窄では，気管・気管支形成術が行われることがある．

=**付1**= **肺真菌症 pulmonary mycosis**

▶**ポイント**　肺真菌症は，opportunistic infection（日和見感染）として発症するものがほとんどで，①広範囲抗生物質使用による菌交代症，②ステロイド，抗癌薬，免疫抑制薬投与などによる宿主免疫力低下，③結核性や肺化膿症の浄化空洞，肺嚢胞，膿胸腔などの異常な体空間の存在などが発症機序となる．

▶**真菌症の分類**　内因性真菌症（放線菌症，カンジダ症など）と，外因性真菌症（アスペルギルス症，クリプトコッカス症，ムコール症，ノカルジア症など）に分けられる．

①**アスペルギルス症 aspergillosis**：浄化空洞，肺嚢胞，膿胸腔内などに菌球（fungus ball）を形成する．X線写真上，体位により菌球が移動する．血痰，喀血，微熱などの症状を呈する．このほか肺炎型もある．

診断は，喀痰あるいは気管支鏡下の洗浄液中にくり返しアスペルギルスを証明すること，あるいは，血清沈降反応が用いられる．

治療は，amphotericin Bの静注あるいは局所注入が行われる．限局性のものに対しては肺切除を行う．最近，真菌細胞壁の合成阻害薬micafunginも用いられる．

②**カンジダ症 candidiasis**：抗生物質による菌交代症，ステロイド，抗癌薬，免疫抑制薬投与など宿主免疫力低下時に肺炎の形で発症する．微熱，咳，粘性痰など非特異的な呼吸器症状を呈する．

喀痰中には，正常でもしばしばカンジダが証明されるため，気管支鏡あるいは開胸生検組織よりカンジダを証明する必要がある．治療は，可及的に抗生物質の投与を中止し，amphotericin Bあるいはflucytosine（5-FC）の投与を行う．micafunginも有用である．外科的治療の適応となるも

のは少ない．

　③**放線菌症**（アクチノミセス症）actinomycosis：口腔内常在菌であるが，肺に肉芽腫と空洞を形成し，胸壁に瘻孔を形成する場合もある．黄色の菌塊（drusen）を喀出することが特徴的で，発熱，咳，痰などの症状を呈する．ペニシリンが第一選択である．時に肺切除，瘻孔切除が行われる．

　④**ノカルディア症** nocardiosis：空洞形成を伴う肺膿瘍の病態を呈する．喀痰あるいは気管支洗浄液より *Nocardia asteroides* を証明する．サルファ薬が第一選択である．外科的には肺切除を行う．

　⑤**クリプトコッカス症** criptococcosis：クリプトコッカスは鳥の糞，とくにハトの糞中に生息する．肺に1～数個の結節状の肉芽腫を形成し，時に小さな空洞を形成することもある．髄膜炎を合併することがまれでない．診断は気管支鏡下の擦過，肺生検あるいは開胸生検により菌を証明する．amphotericin B および 5-FC の投与が有効である．外科的には肺部分切除が行われる．

　⑥**ムコール症** phycomycosis：白血病，悪性リンパ腫などに合併する．amphotericin B がある程度有効であるが，診断を含めて外科的切除が唯一の治療法である．電撃的な経過をとり，大半は生前診断が困難で剖検により診断される．

◻ 付2 ◻ **肺寄生虫症**

　1．**肺吸虫症**（肺ジストマ症）paragonimiasis（distomiasis）

　サワガニを宿主とし，生のサワガニを食べることにより感染する．X線上，肉芽腫と胸水がみられる．診断は，喀痰，糞便中に虫卵を証明する．血清反応が有用である．praziquantel が特効的である．

　2．**肺包虫症**（エキノコックス症）pulmonary hydatid disease（echinococcosis）

　エキノコックスの包虫が包嚢を作る疾患で，ヒツジ，ウシ，ブタ，マウス，ラットなどの糞便から，経口的に感染する．X線上，単発あるいは多発の円形陰影を呈し，時に胸水がみられる．診断は，喀痰，胸水中に虫体を証明する．治療は外科的に包嚢を切除する．

　3．**ニューモシスチス肺炎** *Pneumocystis* pneumonia

　免疫低下状態の患者に発生する．咳，発熱，呼吸困難で発症し，重篤な低酸素血症，呼吸不全を呈する．X線上，肺門から末梢に拡がるびまん性の浸潤影を呈する．病状は急激に進行し，大半は1～数週間で全肺の肺線維症をきたし死亡する．早期に気管支鏡下生検あるいは開胸生検により確定診断を下し，pentamidine あるいは trimethoprim-sulfamethoxazole 合剤を投与する．

◻ 付3 ◻ **術後無気肺** pulmonary atelectasis

　開胸術後には，気道内に分泌物や凝血塊が貯留しており，さらに術後は創痛のため咳嗽運動が制限される．これに安静臥床が加わると，喀痰の排出が著しく障害され無気肺を惹起する要因となる．開胸術後は積極的な体位変換と早期離床に努め，腹式呼吸，タッピング，IPPB などの理学療法を積極的に行い，術後無気肺の予防に努める．高齢者や低肺機能者では，気管支ファイバースコープによる気道分泌物の吸引を頻回に行う．喀痰の喀出障害は，無気肺と共に術後肺炎を惹起する最大の要因である．X線写真上，術後無気肺を認めたらただちに気管支ファイバースコープによる吸引，タッピング，IPPB などを行う．

C　腫　　瘍

1．肺良性腫瘍 benign tumor of the lung

ポイント

　肺の良性腫瘍は全肺腫瘍の約1%を占めるにすぎない．このうち肺過誤腫が大半を占める．一般に肺良性腫瘍はX線写真上，境界明瞭な類円形の腫瘤影（coin lesion）を呈し，自覚症状を欠くものが多い．時に気管支内腔に発育するものがあり，肺炎様の陰影を呈したり，気道症状がみられることがある．

▶ **頻度**　肺良性腫瘍はまれな疾患で，全肺腫瘍の約1%を占めるにすぎない．この内肺過誤腫が70～80%と大半を占める．

1．肺過誤腫 pulmonary hamartoma

　正常の気管支構成成分である，軟骨，平滑筋などの中胚葉成分と，気管支上皮，気管支腺などの上皮性成分が混在して増生する組織奇形の1種である．X線写真上，単発ときに多発の，わずかに分葉状の境界明瞭な腫瘤陰影を呈し，徐々に増大する（図8）．中にポップコーン状の軟骨影がみられる場合には診断は確定的であるが，他の良性腫瘍，肺癌との鑑別が困難な場合が少なくない．

　まれに気管支内腔にポリポイドに発育し，気道症状を呈するものがある．

　多くは，悪性腫瘍との鑑別の意味を含めて外科

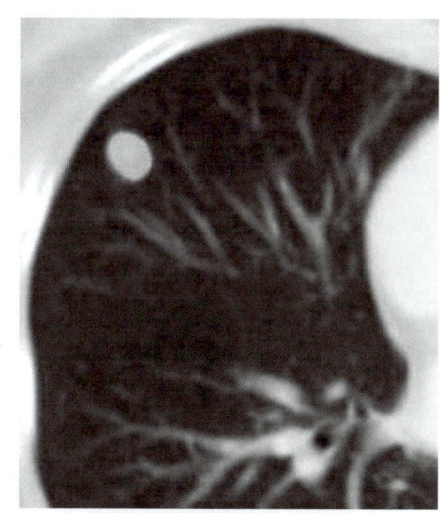

図 8 肺過誤腫の CT 写真
右中葉の辺縁シャープなわずかに凹凸を有する類円形の陰影がみられる．

的切除が行われる．触診で硬い腫瘤を触知する．末梢発生のものは，肺部分切除あるいは核出術が，太い気管支内腔のものは，肺葉切除，気管支管状切除などが行われる．

2．その他の良性腫瘍

乳頭腫（papilloma），線維腫（fibroma），脂肪腫（lipoma），軟骨腫（chondroma），硬化性血管腫（sclerosing hemangioma），組織球腫（histiocytoma）などがある．肺実質内あるいは気管支内腔に発育し，肺内のものは X 線写真上，辺縁の鮮明な coin lesion を呈する．気管支鏡下の生検により診断が得られる場合もあるが，多くは切除材料の病理組織検査による．

付＝肺動静脈瘻 pulmonary arteriovenous fistula

腫瘍ではないが X 線上 coin lesion を呈する疾患として**肺動静脈瘻**がある．CT 写真で肺門に連なる輸入血管と輸出血管がみられ，肺血管造影により診断される．右左シャントによる低酸素血症，多血症，血栓が肺を通過し脳梗塞，脳膿瘍などを呈することがある．肺部分切除，肺葉切除などが行われる．

表 2 肺癌の組織分類

1．前浸潤性病変 Preinvasive lesions
　（1）扁平上皮異形成，上皮内（扁平上皮）癌 Squamous dysplasia, Carcinoma in situ
　（2）異型腺腫様過形成（AAH）Atypical adenomatous hyperplasia
　（3）びまん性特発性肺神経分泌細胞過形成（DIPNECH）Diffuse idiopathic pulmonary neuroendocrine cell hyperplasia
2．扁平上皮癌 Squamous cell carcinoma
　［特殊型］
　　1）乳頭型 Papillary
　　2）淡明細胞型 Clear cell
　　3）小細胞型 Small cell
　　4）類基底細胞型 Basaloid
3．小細胞癌 Small cell carcinoma
　［特殊型］
　　1）混合型小細胞癌 Combined small cell carcinoma
4．腺癌 Adenocarcinoma
　（1）腺房型 Acinar
　（2）乳頭型 Papillary
　（3）細気管支肺胞上皮型 Bronchioloalveolar carcinoma
　　a）粘液非産生型 Non-mucinous
　　b）粘液産生型 Mucinous
　　c）粘液非産生・粘液産生混合型あるいは不確定型 Mixed mucinous and non-mucinous or indeterminate cell type
　（4）粘液産生充実型腺癌 Solid carcinoma with mucin
　（5）混合型腺癌 Adenocarcinoma with mixed subtype
　［特殊型］
　　1）高分化胎児型腺癌 Well-differentiated fatal adenocarcinoma
　　2）腺様（コロイド）腺癌 Mucinous ("colloid") adenocarcinoma
　　3）粘液嚢胞癌 Mucinous cystadenocarcinoma
　　4）印環細胞癌 Signet-ring adenocarcinoma
　　5）淡明細胞腺癌 Clear cell carcinoma
5．大細胞癌 Large cell carcinoma
　［特殊型］
　　1）大細胞神経内分泌癌 Large cell neuroendocrine carcinoma
　　　a）混合型大細胞神経内分泌癌
　　2）類基底細胞癌 Basaloid carcinoma
　　3）リンパ上皮腫様癌 Lymphoepithelioma-like carcinoma
　　4）淡明細胞癌 Clear cell carcinoma
　　5）ラブドイド形質を伴う大細胞癌 Large cell carcinoma with rhabdoid phenotype
6．腺扁平上皮癌 Adenosquamous carcinoma
7．多形，肉腫様あるいは肉腫成分を含む癌 Carcinoma with pleomorphic, sarcomatoid or sarcomatous elements
　（1）紡錘細胞あるいは巨細胞成分を含む癌 Carcinoma with spindle and/or giant cells
　　a）多形癌 Pleomorphic carcinoma
　　b）紡錘細胞癌 Spindle cell carcinoma
　　c）巨細胞癌 Giant cell carcinoma
　（2）癌肉腫 Carcinosarcoma
　（3）肺芽腫 Pulmonary blastoma
　（4）その他 Others
8．カルチノイド腫瘍 Carcinoid tumors
　（1）定型的カルチノイド Typical carcinoid
　（2）非定型的カルチノイド Atypical carcinoid
9．唾液腺型 Carcinomas of salivery-gland type
　（1）粘表皮癌 Mucoepidermoid carcinoma
　（2）腺様嚢胞癌 Adenoid cystic carcinoma
　（3）その他 Others
10．分類不能癌 Unclassified carcinoma

（2003 年　日本肺癌学会新分類による．英文表記は 1999 年 WHO 分類による）

表 3 肺癌の組織型別の特徴

	扁平上皮癌	腺癌	大細胞癌	小細胞癌
頻度	25〜30%	50%	5%	15〜20%
発生部位	肺門, 一部末梢	末梢	中間領域	肺門, 一部末梢
喫煙との関係	あり	少ない	ややあり	あり
進展様式の特徴	局所進展が主体	早期にリンパ節・血行性転移	圧排性発育 増大が早い	きわめて早期にリンパ節, 血行性転移
症状	乾咳, 血痰. 肺炎症状	初期には自覚症状なし	初期には自覚症状なし	咳, 痰, 血痰
X線像	二次変化主体 (限局性気腫, 閉塞性肺炎, 無気肺), 肺門腫瘤	肺野末梢の結節影, 浸潤影, 血管収束像, 胸膜陥入像, 癌放射影	充実性腫瘤影, 周囲の気管支, 血管の圧排像	肺門部リンパ節の著しい腫大
気管支鏡	可視範囲に腫瘍 (壊死を伴う)	可視範囲正常あるいは尖型閉塞	気管支の圧排性狭窄	肺門部気管支粘膜下の腫瘍浸潤
手術予後 (5年生存率)*	比較的良好 (約50%)	最も良好 (約70%)	やや不良 (45%程度)	切除可能例は少ないがⅠ, Ⅱ期例で, 化学療法併用により50%弱

*2005年日本胸部外科学会学術調査による

2. 肺 癌 lung cancer

ポイント

肺癌の組織像は多彩で, 組織型により臨床像が異なる. このうち, 扁平上皮癌 (類表皮癌), 腺癌, 大細胞癌, 小細胞癌の四つが基本型である. この他, 腺扁平上皮癌, 癌肉腫などがあり, また, 悪性度の低い肺癌として腺様嚢胞癌, 粘表皮癌, カルチノイドがある.

▶**疫学** 肺癌は原発性肺悪性腫瘍の中の大部分を占める. 肺肉腫は1%以下である.

わが国における肺癌の死亡率は近年急激な伸びを示しており, 2008年 男性では癌死の第1位, 女性では大腸癌に次いで第2位を占めている. 男女比は約2.7:1である. 喫煙, クロム・アスベスト曝露, 大気汚染などが肺癌発生の環境要因としてあげられる.

▶**病理, 組織型別の特徴** 発生母地は, 気管支粘膜上皮, 気管支腺上皮, 肺胞上皮である. 近年の病理学的知見の進歩を反映して1999年WHO組織分類が18年ぶりに改定され, これに準拠して2003年日本肺癌学会により新分類が制定された (表2). 新分類では, 前浸潤性病変が新たに追加され, とくに, 異型腺腫様過形成 (AAH) が末梢腺癌の前癌病変の位置づけとなった. 基本的な組織型は, 扁平上皮癌, 小細胞癌, 腺癌, 大細胞癌であるが, それぞれが亜型あるいは特殊型に細分類された. また, カルチノイド腫瘍, 唾液腺型 (粘表皮癌, 腺様嚢胞癌) は, かつては気管支腺腫として良性腫瘍に区分されていたが, 新分類でも低悪性度の癌として位置づけられている. 組織型によりそれぞれ特徴的な臨床像を呈する (表3).

① **扁平上皮癌** squamous cell carcinoma (epidermoid carcinoma) 重層扁平上皮に類似し, 細胞間橋や角化が認められる. 男性肺癌の40%, 女性肺癌の15%を占め, 肺癌全体では約25〜30%を占める. 喫煙との関係が深い. 肺門部の太い気管支に発生するものが多く, 比較的長期にわたり局所に留まる傾向がみられる. 2002年のわが国における関連学会による全国集計結果では, 術後5年生存率52.5%と報告されている.

② **腺癌** adenocarcinoma もっとも高頻度にみられる組織型で, 男性肺癌の40%, 女性肺癌の70%を占め, 全体では約半数を占める. 組織学的に, 腺腔を形成する腺房型, 乳頭状発育を示す乳頭型, さらに, WHOおよび日本肺癌学会による新分類では気管支肺胞上皮癌 (bronchioalveolar carcinoma；BAC）が，非浸潤性の腺癌として新たに定義された．BAC は上皮内癌の位置づけにあり，pure BAC の切除予後はほぼ 100％とされる．新分類では，前癌病変とされる AAH，非浸潤癌である BAC，中心部に瘢痕を伴う浸潤性腺癌，とくに乳頭状腺癌への一連の進展を示唆する分類となっている．腺癌の大部分は肺末梢に発生し，一般に進行するまで自覚症状に乏しく，検診による胸部写真や CT 写真で異常陰影として発見される場合が多い．BAC を除く浸潤癌では比較的早期（1～2 cm 大の小型の時期）からリンパ行性，血行性転移をきたすものも少なくない．わが国における腺癌切除後の 5 年生存率は，近年の I 期肺癌の増加を反映して，他の組織型に比べてもっともよく，2002 年の全国集計では 67.3％と報告されている．

③ **大細胞癌** large cell carcinoma　大型の腫瘍細胞から成り特定の分化を示さない．全肺癌の 5％程度を占める．中間領域に発生し，圧排性の発育を示すものが多い．大細胞癌は，比較的予後良好なものからきわめて悪性度の高いものまで雑多な腫瘍が含まれ wastebasket といわれていたが，新分類では予後不良の大細胞神経内分泌癌（large cell neuroendocrine carcinoma；LCNEC）が大細胞癌の特殊型として新たに分類された．神経内分泌系腫瘍は，悪性度の低いものから順に，定型的カルチノイド，非定形カルチノイド，LCNEC，小細胞癌という一連のスペクトラムを有する腫瘍と位置づけられている．LCNEC は小細胞癌に準ずる高い悪性度を有し，予後はきわめて不良である．

④ **小細胞癌** small cell carcinoma　神経内分泌系の，小型で細胞質に乏しい未分化な細胞からなり，肺癌の 15～20％を占める．新分類では，純粋な小細胞癌と，特殊型として，非小細胞癌成分が混在した混合型（小細胞成分が 10％以上）に分類された．早期にリンパ行性，血行性転移をきたし，予後は著しく不良である．外科適応は原則として I 期症例に限られるが，急速な進展を示すため適応となる症例はまれである．手術が可能であれば，術前あるいは術後化学療法の併用により 50％近い 5 年生存率が得られる．

⑤ **腺扁平上皮癌** adenosquamous carcinoma　組織学的に腺癌像と扁平上皮癌像を認めるもの（少なくとも 20％以上）．頻度は 2～3％を占めるにすぎない．予後はきわめて不良である．

⑥ **カルチノイド腫瘍** carcinoid tumors　発生母地は，小細胞癌と同じ神経内分泌細胞で，ロゼット形成や細胞質内に神経内分泌顆粒がみられる．定型的カルチノイドと非定形的カルチノイドに分類される．気管や中枢の太い気管支に発生するものと末梢発生の両者がある．定型的カルチノイドは，核分裂像は少なく，周囲への浸潤傾向も乏しく，切除後の予後は良好である．非定型的カルチノイドは，細胞異形や核分裂像がみられ，周囲組織への浸潤傾向，リンパ節転移，時に遠隔転移もみられる．予後は，やや不良である．

⑦ **唾液腺型癌** carcinomas of salivary-gland type

ⓐ **粘表皮癌** mucoepidermoid carcinoma　気管支腺由来の腫瘍で，大部分，中枢の太い気管支に発生する．扁平上皮と粘液細胞の両者への分化傾向を示す．予後はきわめて良好なものがある一方，組織学的に悪性所見を呈するものはきわめて不良である．

ⓑ **腺様囊胞癌** adenoid cystic carcinoma　粘表皮癌と同様，気管支腺由来の腫瘍で気管や主気管支などの中枢気管支に発生する．気管（支）壁の内外に腫瘤を形成するが，気管（支）内腔に突出する腫瘤の表面はしばしば正常の気管支粘膜におおわれている．壁外浸潤が周囲臓器に及ぶこともまれでなく，約 30％にリンパ行性あるいは血行性転移がみられる．発育は緩慢で，放射線感受性も低くないことから，かなりの長期生存が期待できるが，術後再発がしばしばみられる．腫瘍が残存する限り結局は腫瘍の進展により死亡する．

▶**症状**　全身症状，局所症状，転移症状，腫瘍随伴症状に分けられる．

① **全身症状**　体重減少，全身倦怠，発熱などがある．

② **局所症状**

ⓐ 気道症状：末梢発生のものでは長期間にわたり無症状のことが多いが，中枢発生のものでは，比較的早期から気管支刺激による咳嗽，血痰，また閉塞性肺炎による咳嗽，喀痰，発熱などを呈する．進行患者では，**癌性胸膜炎**（pleuritis carcinomatosa），**癌性リンパ管炎**（lymphangitis carcinomatosa）などによる呼吸困難がみられる．

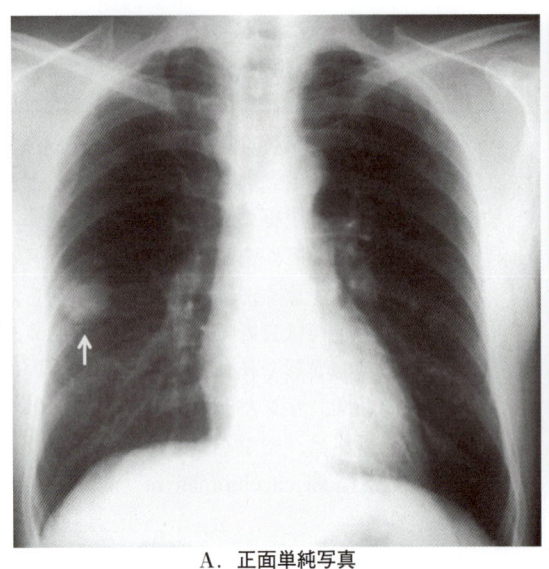

A．正面単純写真
右中肺野に円形の辺縁のやや不鮮明な結節影がみられる（↑印）．

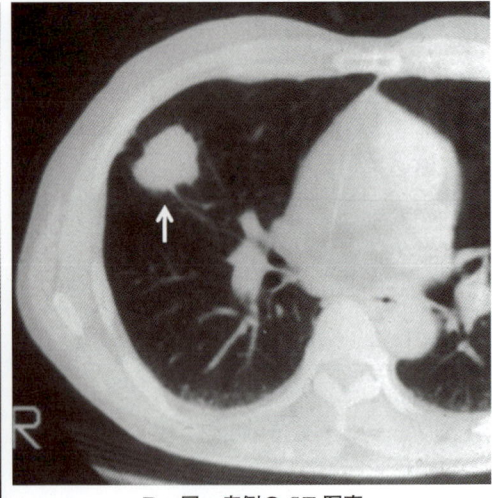

B．同一症例のCT写真
右中葉に辺縁のやや不整な結節影がみられる（↑印）．血管収束像，放射影，胸膜陥入像などがみられる．

図9　肺癌（腺癌）のX線像

　ⓑ **循環系症状**：上大静脈の浸潤・圧迫により**上大静脈症候群**（superior vena cava syndrome；顔面，上肢の浮腫，うっ血，チアノーゼなど）がみられる．**癌性心囊炎**（pericarditis carcinomatosa）では心タンポナーデによる症状（頻脈，脈圧減少，血圧低下など）を呈する．

　ⓒ **神経系症状**：胸壁や肋間神経浸潤による胸痛，反回神経麻痺による嗄声，頸部交感神経麻痺による **Horner 症候群**（縮瞳，眼瞼下垂，眼球陥凹が三主徴である）などがある．**Pancoast 腫瘍**は，肺尖部に発生した肺癌で第一肋骨破壊，腕神経叢浸潤による上肢および肩の疼痛としびれ，星状神経節浸潤による Horner 症候群などを呈するものをいう．

　③ **転移症状**　骨転移による疼痛，骨折．脳転移による頭痛，運動麻痺，知覚麻痺，精神障害などがみられる．また，肝転移により肝機能障害，副腎転移により食思不振，るいそうなどがみられる．

　④ **腫瘍随伴症状**　Lambert-Eaton 症候群（四肢の筋力低下をきたす），**肥大性骨関節症**（四肢の骨関節の腫大，骨膜肥厚，疼痛など），ACTH，ADH，MSH，HCG などの異所性ホルモン産生によると思われる症状（それぞれ，電解質異常，多尿，色素沈着，女性化乳房など）がある．

▶**診断**

　①**X線診断**　肺癌のX線像は腫瘍自体の陰影と二次変化像に分けられる．末梢発生の肺癌（大部分が腺癌）では腫瘍自体の陰影を呈し，**銭型陰影**（coin lesion），結節状影，辺縁不鮮明な浸潤影などがみられる．また，**癌放射**（spicule），辺縁の切れ込み（notch）などがみられる．**胸膜陥入像**（pleural indentation），周囲血管の集束像などは腺癌の特徴的所見である（図9A，B）．肺門部の太い気管支に発生した肺癌（大部分が扁平上皮癌）では，初期にはX線写真上に異常が認められず，血痰や喀痰細胞診で発見されることがある（radiologically occult cancer）．気管支内腔の狭窄あるいは閉塞をきたすと，限局性の気腫，閉塞性肺炎，無気肺（図10A，B）などの二次変化を主体とした陰影を呈する．また，腫瘍が気管支壁外に進展し肺門部に腫瘤陰影を形成することもある．小細胞癌では，肺門縦隔のリンパ節の著しい腫大が特徴的である．

　進行癌では胸水貯留，肺門縦隔リンパ節腫大，肺内散布，肋骨破壊，縦隔臓器浸潤（上大静脈，主肺動脈，左房，大動脈，食道，椎体浸潤など）が見られる．単純撮影に加えて，血管造影，食道造影，CTスキャンなどが用いられる．

　②**内視鏡診断**　気管支ファイバースコープに

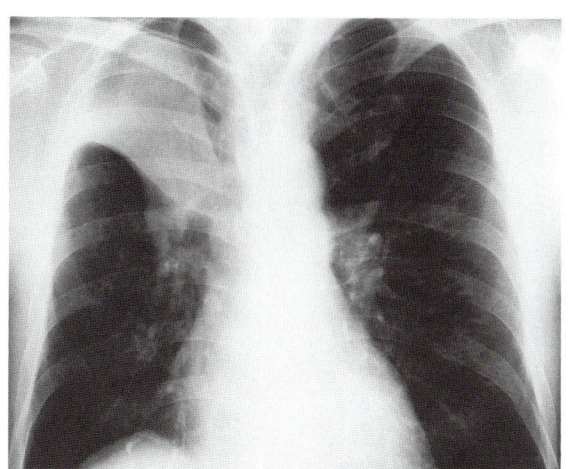

A. 正面単純写真
右上葉の無気肺がみられる．腫瘍の陰影は無気肺におおわれ明らかでない．

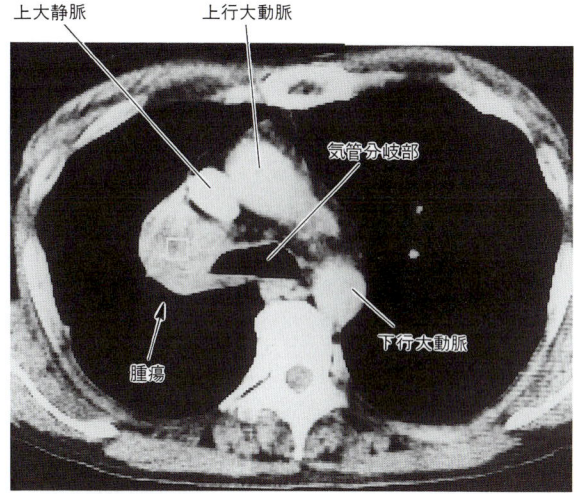

B. 気管分岐部レベルのCTスキャン（縦隔条件）
右主気管支をとり囲むように肺門部腫瘤（↑印）がみられる．
この腫瘍により右上葉支は完全に閉塞していた．

図10 肺癌（扁平上皮癌）のX線像

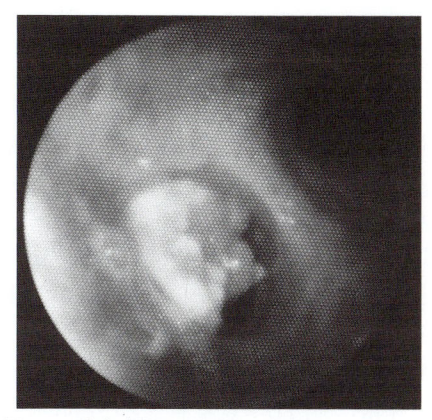

図11 肺癌（扁平上皮癌）の気管支ファイバースコープ所見
右中間幹の気管支内に突出し，内腔を狭窄する不整な腫瘍がみられる．写真の右上方に右上葉気管支が開存しているのがみられる．生検により扁平上皮癌と診断された．

より，肺門部発生の肺癌では可視範囲内に腫瘍そのものがみられたり（図11），粘膜の発赤，不整，外周からの圧排などの所見がみられる．直視下に生検や細胞診が行われる．末梢病変では可視範囲に異常が認められないことが多く，X線透視下に病巣に連絡する気管支から擦過器やブラシを挿入して検体を採取する．このほか縦隔鏡検査，胸腔鏡検査がある．

③**病理組織学的診断** 肺癌の確定診断は細胞診，組織診などの病理学的検査による．喀痰，胸水，生検材料，切除材料などについて行われる．
　喀痰細胞診，気管支鏡下の生検あるいは細胞診は第一選択の診断法である．末梢病変に対して**穿刺針生検**（細胞診，needle aspiration biopsy）が行われることがある．**斜角筋前リンパ節生検**（scalen node biopsy, Daniels' biopsy），縦隔鏡下生検はそれぞれ斜角筋前リンパ節（深頸リンパ節，鎖骨上窩リンパ節ともいう）あるいは縦隔リンパ節転移の有無の診断に用いられる．これらの検査により確診が得られない場合，開胸生検が行われる．
④**遠隔臓器転移の診断** 骨転移の診断には骨シンチグラム，脳転移には脳CTスキャン，腹部臓器転移には腹部CTスキャンあるいは超音波エコー検査などが用いられる．
⑤**その他** 血液中の腫瘍マーカーとして，CEA，SCC，ProGRPなどが用いられる．病期の進行と共にこれらの値が高値を示すことがある．
▶**TNM分類** 原発巣（T），リンパ節転移（N），遠隔転移（M）の程度を組み合わせて病期分類がなされる．2009年UICC（国際対癌連盟）により，世界規模の予後調査に基づき12年ぶりの大幅な改定となった新TNM分類（第7版）が制定され，わが国においても2010年1月よりこの改定を全

表 4 肺癌の TNM 分類の要約

T　原発腫瘍
　TX　：潜伏癌（細胞診のみ陽性）
　T0　：原発巣不明（転移のみ）
　Tis　：上皮内癌（carcinoma in situ）
　T1　：腫瘍の最大径≦3 cm
　　T1a　：腫瘍の最大径≦2 cm
　　T1b　：腫瘍の最大径＞2 cm かつ≦3 cm
　T2　：腫瘍の最大径≦7 cm，腫瘍浸潤が気管分岐部から 2 cm 以上離れている，臓側胸膜浸潤
　　T2a　：腫瘍の最大径＞3 cm かつ≦5 cm あるいは腫瘍の最大径≦3 cm で臓側胸膜浸潤
　　T2b　：腫瘍の最大径＞5 cm かつ≦7 cm
　T3　：腫瘍の最大径＞7 cm，胸壁，横隔膜，心膜，臓側胸膜への浸潤，浸潤が気管分岐部から 2 cm 未満に及ぶ，一側全肺の無気肺，一側全肺の閉塞性肺炎，同一肺葉内の不連続な腫瘍結節
　T4　：縦隔，心臓，大血管，気管，反回神経，食道，椎体，気管分岐部，同側の異なる肺葉内の副腫瘍結節

N　リンパ節転移
　N0　：転移なし
　N1　：同側肺門リンパ節転移
　N2　：同側縦隔リンパ節転移
　N3　：対側肺門，対側縦隔，斜角筋前または鎖骨上窩リンパ節転移

M　遠隔転移
　M0　：転移なし
　M1a　：対側肺内の副腫瘍結節，胸膜結節，悪性胸水（同側，対側），悪性心囊水
　M1b　：他臓器への遠隔転移

（2009 年 UICC（国際対癌連盟）による新 TNM 病期分類（第 7 版）による）

表 5 肺癌の TNM 病期分類

潜伏癌	Tx		
0 期	Tis	N0	
Ⅰ A 期	T1a, b		
Ⅰ B 期	T2a		
Ⅱ A 期	T1a, b	N1	
	T2a		
	T2b	N0	M0
Ⅱ B 期	T2b	N1	
	T3	N0	
Ⅲ A 期	T1a, b, T2a, b	N2	
	T3	N1, N2	
	T4	N0, N1	
Ⅲ B 期	Any T	N3	
	T4	N2	
Ⅳ 期	Any T	Any N	M1a, b

（2009 年 UICC（国際対癌連盟）による新 TNM 病期分類（第 7 版）による）

面的に採用することとなった（表 4, 5）．改定の要点は，従来の T1（3.0 cm 以下）は，T1a（2 cm 以下）と T1b（2〜3 cm 以下）に，従来の T2（3.1 cm 以上）が T2a（3〜5 cm 以下）と T2b（5〜7 cm 以下）に，7 cm を超えるものは T3 に，同一肺葉内結節が T4 から T3 に，同一肺の異なる肺葉の結節が M1 から T4 に，悪性胸水，悪性心囊水が T4 から M1 に，また，M について，M1a として，対側肺葉内結節，悪性胸水，悪性心囊水，M1b として遠隔転移に細分化された．

▶**治療，予後**　外科的切除が第一選択である．stage Ⅰ は組織型にかかわらず，stage Ⅱ は小細胞癌を除き外科的切除の適応である．stage Ⅲ は小細胞癌以外で，合併切除や縦隔リンパ節郭清により腫瘍の完全切除が期待される場合適応となる．stage Ⅳ は手術適応外である．最近，小細胞癌に対し化学療法を併用して積極的な外科的切除が試みられつつある．

また，非小細胞癌においても，近年，術後病期 Ⅱ期以上の肺癌に対して術後補助化学療法が標準治療として行われるようになり，有為に予後の改善がみられるようになった．

肺癌に対する標準術式は，肺葉切除あるいは一側肺全摘術に肺門および縦隔リンパ節郭清を行うことである．しかし，高齢者や低肺機能者ではリンパ節の郭清範囲を少なくしたり，肺部分切除，区域切除などの小範囲切除（縮小手術）が行われることがある．

肺癌に対する胸腔鏡手術（VATS）：日本肺癌学会の 2005 年版ガイドラインによると，臨床病期 Ⅰ期肺癌に対する VATS は，標準手術と比較して予後，侵襲性，安全性などの点で同等ないしは優れているとする肯定的な研究は多いものの，行うよう勧めるだけの根拠は明確でない（推奨レベル C）とされている．とくに，術中出血や予期せぬ臓器損傷への緊急の対処などを考慮するといまだに VATS の優位性が示されているとは言い難いと記載されている．一方，2008 年の日本胸部外

科学会による学術調査によると，わが国における肺癌手術に対するVATSの割合は50％を超え，肺部分切除で76％，肺区域切除で56％，肺葉切除で50％に行われている．実際の臨床では臨床病期Ⅰ期の肺癌に対しては標準手術に比べ根治性のほぼ同等な低侵襲治療という位置づけがなされており，今後，エビデンスの高い臨床研究が期待される．臨床病期Ⅱ期以上の肺癌に対するVATSについての研究はほとんどなされておらず，現在のところ有用なエビデンスはない．

3．転移性肺腫瘍
metastatic lung tumor

ポイント

全身各臓器の悪性腫瘍の20〜40％が肺に転移をきたす．手術適応となるのは，① 全身状態が手術に耐えられる，② 原発巣が十分にコントロールされている，③ 肺以外に転移がない，④ 手術により病変をすべて摘出可能と判断される，などの条件が満たされる場合，単発多発を問わず，また両側性の肺転移でも切除が行われる．その5年生存率は約30％である．

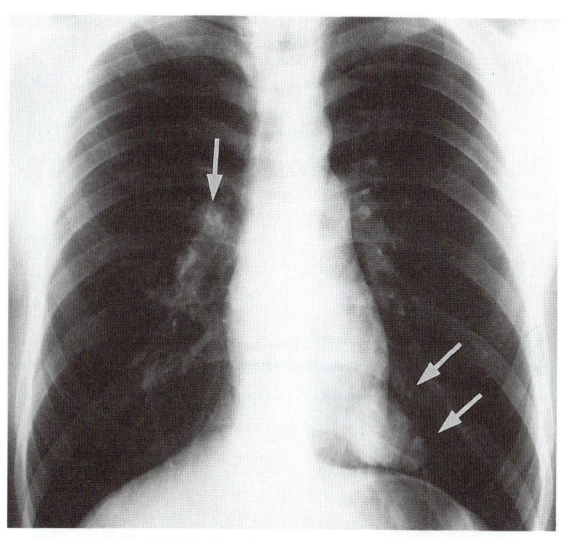

図12　転移性肺腫瘍の胸部X線写真（骨肉腫の肺転移）
左心陰影に重なって辺縁の明瞭な2個の腫瘤影（↓↓印）と右肺門部にもやや小型の同様の円形陰影（↓印）がみられる．両側の肺部分切除が施行された．

▶**頻度，原発臓器**　全身各臓器の悪性腫瘍の20〜40％は肺に転移をきたす．原発臓器としては，骨，腎，乳腺，結腸，直腸，子宮，絨毛上皮，前立腺，卵巣，睾丸などが比較的多くみられる．

▶**症状，診断**　初期には一般に自覚症状に乏しい．気管支内腔に浸潤すると，咳，血痰の他，気管支閉塞による無気肺，肺炎，呼吸困難，発熱などを呈する．癌性リンパ管症では低酸素血症による呼吸困難がみられる．

胸部写真上，① 単発，多発の結節状影（図12），② びまん性の粒状影，③ 癌性リンパ管症による全肺野の網状・線状影，④ 縦隔リンパ節腫大，⑤ 無気肺，⑥ 胸水貯留などがみられる．骨肉腫，結腸癌，腎癌，頭頸部癌，絨毛上皮癌などでは結節状影を，胃癌，乳癌などでは癌性リンパ管症を呈するものが多い．

気管支との関係に乏しいため，喀痰細胞診，気管支鏡による擦過細胞診の診断率は低い．定形的なものでは臨床的に診断が下されるが，単発患者などで確定診断が必要な場合，針生検あるいは**開胸生検**（open lung biopsy）が行われる．

腫瘍マーカーとして，骨肉腫ではALP，前立腺癌ではPSA，絨毛上皮腫では絨毛性性腺刺激ホルモン（human chorionic gonadotropine；HCG）が有用である．

▶**治療，予後**　原発腫瘍に応じた治療法が選択される．絨毛上皮腫ではmethotrexate, actinomycin Dなどの化学療法が，前立腺癌では女性ホルモン，乳癌では男性ホルモン療法などが化学療法に加えて行われる．頭頸部癌などでは放射線治療が著効を示すことがある．

外科的治療は，① 患者の全身状態が手術に耐えられること，② 原発腫瘍が十分にコントロールされていること，③ 肺以外に転移のないこと，④ 手術により転移巣のすべてが摘出可能と考えられること，などの条件が満たされる場合，両側性・多発性転移であっても手術が行われる．

手術術式は，肺機能の温存，再手術の可能性などを考慮し，肺部分切除などの小範囲切除が行われる．近年，胸腔鏡下手術（VATS）の普及に伴い肺部分切除術の大半が胸腔鏡下に行われる傾向にある．肺門部に近いもの，同一肺葉に多発するもの，肺門リンパ節転移の疑われるものなどでは，肺葉切除あるいは時に一側肺全摘出，リンパ節郭清が行われる．

外科的治療の行われる患者は転移性肺腫瘍の約

10%であるが，その5年生存率は約30%である．一般に手術成績は，単発患者のほうが多発患者より，X線写真上の腫瘍増大速度が遅いもののほうが早いものより，原発腫瘍の切除から肺転移出現までの時間の長いもののほうが短いものよりも良好な予後が期待できる．

D 肺塞栓症 pulmonary embolism

ポイント
術後患者が離床直後に突然，胸痛，呼吸困難，ショックなどを呈した場合，とくに，肥満，心不全，下肢静脈血栓を有する患者などでは，肺塞栓（血栓）症が強く疑われる．急性期の血栓溶解療法は有効であり，早期診断，治療が望まれる．

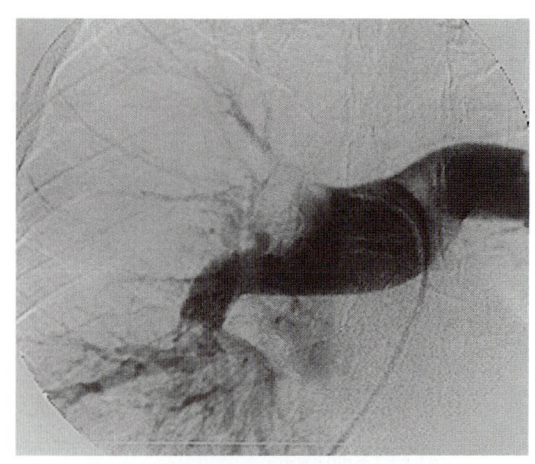

図13 右肺動脈血栓症の肺動脈造影写真
右上幹動脈を閉塞する塊状の血栓による陰影欠損がみられる．本患者はウロキナーゼ投与により軽快した．

▶**概念** 肺塞栓症は，種々の物質が静脈から右心系を経て肺動脈内に流入し血管内腔を閉塞する疾患である．塞栓子としては血栓がもっとも多く，他に空気，脂肪，腫瘍細胞などがみられる．

▶**原因** 下肢深部静脈に由来する血栓が大半を占める．血栓の形成機序として，①静脈血流のうっ滞，②血管内皮細胞の障害，③血液凝固性の亢進があげられる．また，基礎疾患あるいは背景因子として，ⓐ術後の臥床，ⓑ長期座位の旅行，ⓒ下肢慢性静脈疾患，ⓓ脱水，ⓔ重症感染症，ⓕ妊娠，ⓖ肥満，ⓗうっ血性心不全，心房細動，ⓘ悪性腫瘍，ⓙ経口避妊薬の服用などがあげられる．

▶**病態**
① **大塊状血栓**による急性の広汎な閉塞では，急激な肺動脈圧の上昇による右心不全，心拍出量低下，ショック，低酸素血症に伴う呼吸困難を呈し，突然死することがある．

② **中等大の血栓**による亜広汎性のものでは，胸痛，生理的死腔換気に伴う過換気，換気血流不均等に伴う呼吸困難などが主徴である．肺血管抵抗の増大による右心不全の原因として，血栓から遊離するセロトニン，ヒスタミン，プロスタグランジンなどのケミカルメディエーターの関与が注目されている．

③ 末梢肺動脈の**局所性塞栓**では，しばしば細気管支攣縮をきたし，側副血行の気管支動脈が閉塞することにより肺梗塞を呈する．胸痛，血痰などの症状出現とともに胸部X線写真上浸潤影を呈する．

④ 慢性に**反復する血栓の流入**によるものでは，肺血管床は徐々に閉塞され，肺高血圧症，右心不全を呈する．後述する血栓溶解療法の効果はなく予後は不良である．

▶**診断** 背景因子が明らかで，突発する胸痛，呼吸困難，低酸素血症などを呈し，心電図上，右室負荷，右室肥大，心エコー検査で右室拡張像などを呈する場合，診断は比較的容易である．確定診断のためには肺血管造影（肺動脈の充盈欠損，中断像などを認める，図13），造影CT，肺換気血流シンチグラム（換気良好部位に血流欠損像を認める），D-ダイマー（フィブリンのプラスミンによる分解産物）の測定などが行われる．急性心筋梗塞，自然気胸などとの鑑別が重要である．

▶**治療**
① **保存的治療** 初期治療として，ウロキナーゼ（初回量6万～24万単位，以後同量を1日量とし漸減しつつ連日7日間）あるいはt-PA（tissue-type plasminogen activator）などを用いた血栓溶解療法が行われる．また，抗凝固療法として，ヘパリンを初回5,000～10,000単位を経静脈的にone shot投与し，その後1,000～1,500単位/時を経静脈的に5～7日間連続投与する．その後warfarinを半年～1年間投与する．

② **外科的治療** 体外循環下に胸骨正中切開に

より左右肺動脈を切開し血栓を摘除する．外科的適応は，広汎な塊状血栓で，血栓溶解療法にもかかわらず，① 末梢循環不全が存在，② 収縮期血圧 90 mmHg 以下，③ 尿量 20 ml/hr 以下，④ PaO_2 60 mmHg 以下の場合などが基準とされる．慢性肺高血圧患者に対して肺動脈内膜血栓除去術が行われることがある．

▶**再発の予防**　下肢静脈血栓が明らかな場合，あるいは急性期に再発をくり返す患者などに対して，開腹下に下大静脈へのクリップの装着や縫縮術，あるいは経静脈的に下大静脈内に金属性のフィルタを挿入する方法などが行われる．

7 縦　隔

1. 概　説

縦隔（mediastinum）は前方は胸骨，後方は脊柱，左右は縦隔胸膜，下方は横隔膜で囲まれた部位で上方は頸部に連続している．縦隔内には重要臓器として心臓および心膜，大血管，胸腺，気管，食道などのほか，神経，リンパ節，胸管などがあり，これらの周辺には粗な結合織が存在する．縦隔は通常，**上縦隔（superior mediastinum）**，**前縦隔（anterior mediastinum）**，**中縦隔（middle mediastinum）**，**後縦隔（posterior mediastinum）**に区分する．

上縦隔は胸骨柄下端と第4胸椎体前下縁とを結んだ線の頭側，前縦隔は心嚢，大血管より前方，後縦隔は心嚢，気管より後方，中縦隔は前縦隔と後縦隔の間である．上縦隔はさらに気管の前方の前上縦隔，後方の後上縦隔に区分する（図1）．

これらの区分には明瞭な境界がないので判断しがたいこともあり，胸部側面写真で中縦隔を肺門部に限定し，気管より前方を前縦隔，後方を後縦隔と規定することもある．実際には前述の規定とほとんど差異がない．

縦隔は外部と交通のない閉鎖された領域であり，検査手段に制限がある．

縦隔病変に対する検査の第1歩は胸部単純およびCT撮影である．気管，食道の検査や大動脈，上大静脈造影などによる間接所見も有力な手がかりとなる．CT，MRI検査はきわめて有力な情報を提供することが多く，縦隔のルチーン検査といえる．もっとも直接的な検査法は縦隔鏡検査（mediastinoscopy）であり，主として気管周囲の検索に用いられる．

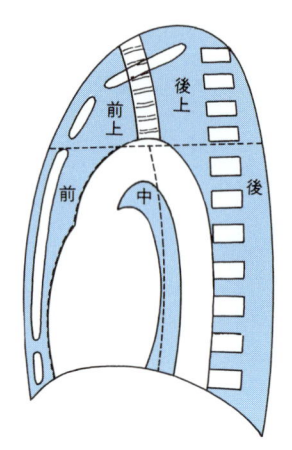

図1　縦隔の区分

2. 縦隔炎 mediastinitis

A. 急性縦隔炎 acute mediastinitis

食道穿孔，気管・気管支損傷による縦隔炎，開胸術後縦隔炎などが多い．

食道穿孔は食道癌，食道憩室炎，食道内異物，食道鏡による損傷，**特発性食道破裂（Boerhaave症候群）**などにより起こる（図2）．

気管・気管支損傷はハンドル外傷をはじめとして胸部鈍的外傷により起こる．術後縦隔炎は食道・気管の手術後縫合不全や胸骨縦切開による開胸術の術中汚染による．

頸部急性炎症，肺膿瘍，膿胸など隣接臓器の感染症からの波及によることもある．口腔，頸部の急性炎症が縦隔に波及したものを**壊死性降下性急性縦隔炎（descending necrotizing mediastinitis）**という．この場合，炎症が急激かつ激烈であるので厳重な対処が必要で早期の縦隔ドレナージ，濃厚な化学療法を行う．

▶**症状**　原因により異なるが，悪寒，発熱，胸骨後部痛，嚥下障害などがあり，X線にて縦隔陰影が拡大し，心・大動脈陰影の輪郭が不鮮明になる．しばしば縦隔膿瘍を形成する．気管損傷，食道穿孔では**縦隔気腫**がみられる．

▶**治療**　気管損傷，食道穿孔では穿孔の大きさにより治療法が異なるが，早期に抗生物質の大量投与を行う．膿瘍形成時には**縦隔ドレナージ**を行う．大きな穿孔では穿孔部閉鎖術を行うが，食道癌穿孔では閉鎖が困難で，食道内留置チューブの挿入

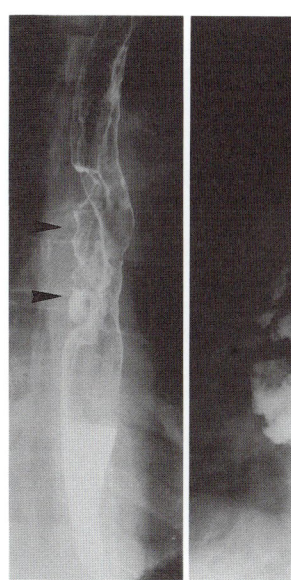

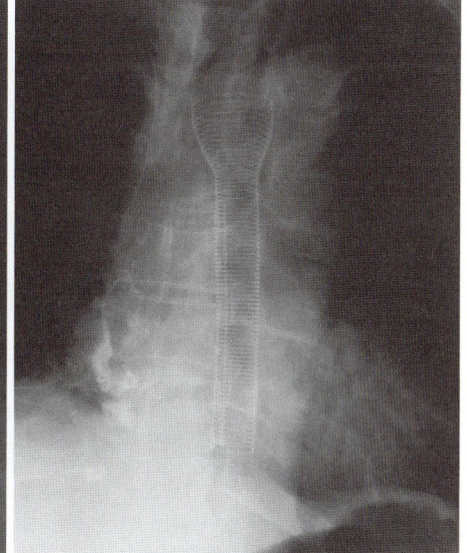

A．穿孔前の食道造影　　B．穿孔後縦隔膿瘍（肺への穿孔はない）　　C．食道内チューブを留置
チューブ挿入前の造影で漏れた造影剤が残留している．

図2　食道癌穿孔による縦隔炎

（図2）など保存的治療法も行われる．

B．慢性縦隔炎 chronic mediastinitis

まれな疾患であり，多くは縦隔リンパ節の結核，アクチノミコーゼなどに由来する．

C．硬化性縦隔炎 sclerosing mediastinitis, 線維化性縦隔炎 fibrosing mediastinitis

明らかな原因がなく，縦隔の線維組織の増殖が起こる疾患で，前縦隔の圧迫感，絞扼感の他に縦隔臓器を圧迫し，種々の症状を呈する．

上大静脈の圧迫による**上大静脈症候群**（superior vena cava syndrome；**SVC syndrome**）がもっとも特徴的で，本症を疑う第1歩となる．その他に食道狭窄による嚥下障害，気管・気管支狭窄による呼吸困難，肺動脈狭窄による右心不全などがみられる．

診断には上大静脈症候群の原因となる縦隔腫瘍，肺腫瘍あるいは上大静脈血栓症などを否定することが大切である．

早期のものにはステロイド投与を行う．SVC syndromeをきたしたものには人工血管による上大静脈置換術が行われる．

3．縦隔気腫 mediastinal emphysema, pneumomediastinum

縦隔内に空気が貯留した状態で**気縦隔**ともいう．空気の由来は気管・気管支損傷，あるいは食道穿孔の場合と**間質性肺気腫**（interstitial pulmonary emphysema）の空気が肺門部から縦隔に達する場合とがある．

気管・気管支損傷は胸部鈍的外傷による．食道穿孔は食道癌，食道内異物，食道鏡による損傷，特発性食道破裂（Boerhaave症候群）などにより起こる．

肺胞壁が破裂し，同時に肺胸膜が破裂すれば空気は胸膜腔にたまり自然気胸になるが，肺胸膜が健在であり間質に漏れた空気が肺門から縦隔に漏出すれば**特発性縦隔気腫**（idiopathic mediastinal emphysema）になる．乳幼児に多い．

縦隔は元来，粗な結合織からなり，漏出した空気は容易に全縦隔に拡がり，頸部深部皮下気腫を形成する．

高度の場合は上大静脈，頸静脈の還流障害をきたす．

表 1　縦隔腫瘍の頻度

	正岡（1971）	寺松（1976）	日本胸部外科学会*
奇　形　腫	1,001(24.4%)	276(18.6%)	200(5.4%)
胸　腺　腫　瘍	836(20.4)	449(30.2)	1,720(46.0)
神 経 性 腫 瘍	749(18.2)	290(19.5)	461(12.4)
リ ン パ 性 腫 瘍	472(11.5)	180(12.1)	251(6.7)
先 天 性 嚢 腫	332(8.1)	181(12.1)	598(16.0)
甲　状　腺　腫	116(2.8)	69(4.7)	121(3.2)
そ　の　他	592(14.5)	40(2.8)	380(10.2)
計	4,098	1,485	3,731

*2007年度手術例の集計　　　　　　　　　　　　　　（全国集計）

表 2　好発部位と種類

上縦隔	前縦隔	中縦隔	後縦隔
甲状腺腫	奇形腫群腫瘍	悪性リンパ腫	神経原性腫瘍
胸腺腫	胸腺腫	Castleman リンパ腫	消化管性嚢胞
胸腺癌	胸腺癌	気管支嚢胞	
奇形腫群腫瘍	胸腺嚢胞	心膜嚢胞	
	悪性リンパ腫		

気管切開に起因する縦隔気腫もある．切開口周囲から吸い込んだ空気が縦隔にたまったり，呼気が縦隔に入ったりする．

4．縦隔腫瘍 mediastinal tumor

▶ポイント

胸腺腫，奇形腫，神経原性腫瘍，悪性リンパ腫が多く，発生部位に疾患特異性がある．特異な合併症を伴う．悪性リンパ腫以外は外科手術の対象となる．

縦隔原発腫瘍を縦隔腫瘍と呼ぶが，縦隔内臓器のうち食道，気管，大血管，心臓由来の腫瘍はそれぞれの臓器の腫瘍として扱い，縦隔腫瘍からは除外する．一方，嚢胞性疾患は真の新生物ではなく腫瘍とはいえないが，縦隔内嚢胞も縦隔腫瘍として扱う．

▶**頻度，好発部位**　胸腺腫，奇形腫，神経原性腫瘍，悪性リンパ腫，先天性嚢胞，甲状腺腫が全体の85％を占める（表1）．縦隔腫瘍は発生部位と種類とが密接な関係にあり（表2），発生部位と胸部X線写真やCT像の形態からおおよその疑診は可能であるが，確定診断は容易ではない．

▶**症状**　良性腫瘍の大部分は無症状である．症状は隣接臓器への浸潤・圧迫による症状と腫瘍の生物学的活性あるいは特殊合併症による症状とがある．

①浸潤，圧迫による症状

気管，肺：咳嗽，喀痰，血痰，喘鳴，呼吸困難
食道：嚥下困難
血管：上大静脈症候群
神経：反回神経麻痺（嗄声），横隔神経麻痺（呼吸促迫，呼吸困難），頸部交感神経麻痺（**Horner症候群**），腕神経叢障害（肩・上肢の疼痛，運動麻痺）

②特殊合併症

胸腺腫：**重症筋無力症**（myasthenia gravis），**赤芽球癆**（pure red cell aplasia），低γ-グロブリン血症，その他自己免疫疾患
胸腺カルチノイド：Cushing 症候群，カルチノイド症候群
褐色細胞腫：高血圧症
奇形腫群腫瘍：女性化乳房
悪性リンパ腫：白血病

▶**診断**　縦隔腫瘍の診断のための有力検査には胸部X線（正面，側面），CT検査，MRI検査，縦隔鏡検査（とくに傍気管腫瘍に有力）などがあり，血管造影，超音波検査，経皮的針生検なども行われる．

▶**鑑別診断** 縦隔腫瘍と鑑別すべき疾患には食道腫瘍，気管腫瘍，肺癌（とくに縦隔型肺癌），胸部大動脈瘤，縦隔結核性リンパ節炎，横隔膜ヘルニア，サルコイドーシス，肥大胸腺，腕頭動脈の屈曲蛇行，縦隔脂肪過多症などがある．

▶**治療**

① **手術適応** 表2に示したように縦隔腫瘍は多彩であり，その治療法は疾患により異なる．しかし縦隔腫瘍の大部分に手術適応がある．

悪性リンパ腫以外は原則として外科手術を行う．しかし化学療法によっても腫瘍マーカーが正常化しない非セミノーマ性胚細胞性腫瘍には手術適応がない．また，胸腺嚢胞，心膜嚢胞では嚢胞液の排除のみでよいこともある．悪性腫瘍は完全切除が必要であるが，胸腺腫は可能な限り切除することでも手術効果はある．

② **アプローチ** 胸骨縦切開開胸法，片側開胸法，胸腔鏡下手術などがある．胸腺癌では縦隔リンパ節郭清も重要である．良性腫瘍には肋間開胸による片側開胸が行われてきたが，近年胸腔鏡下に摘出されることが多い．甲状腺腫は大部分頸部横切開のみで摘出できる．

A．胸腺腫 thymoma

ポイント

胸腺（関連）腫瘍には胸腺腫のほかに胸腺癌，胸腺嚢胞，胸腺脂肪腫，奇形腫群腫瘍，悪性リンパ腫などが含まれる．胸腺腫は奇形腫と共に前縦隔腫瘍の代表である．小児には少ない．組織像から良性，悪性を判定するのは困難である．重症筋無力症，赤芽球癆など特異な合併症がある．局所進展，胸膜・心膜播種が主で血行性・リンパ行性転移は少ない．

前縦隔に発生し，縦隔腫瘍中もっとも高頻度にみられる腫瘍の一つである．小児には胸腺腫は少なく，小児の胸腺異常としては奇形腫，胸腺肥大が多い．組織学的には胸腺上皮細胞とリンパ球の両者が混在している点に特徴があるが，腫瘍細胞は上皮細胞である．

腫瘍の組織像から悪性度あるいは予後を推測することは困難で，手術所見に基づく正岡の臨床病期分類（表3）が悪性度および予後判定に有用であり，世界的に用いられている．

表 3 胸腺腫の臨床病期分類（正岡）

Ⅰ期	腫瘤は肉眼的に被膜に被包され，組織学的にも被膜浸潤の見られないもの．
Ⅱ期	肉眼的に被膜外の脂肪組織あるいは胸膜への浸潤もしくは癒着が認められるか，肉眼的浸潤が認められなくとも術後の組織所見で被膜浸潤の認められるもの．
Ⅲ期	心嚢，大血管，肺，その他周囲臓器に直接浸潤するもの．
Ⅳa期	胸膜もしくは心嚢内播種のみられるもの．
Ⅳb期	リンパ行性あるいは血行性に遠隔転移の見られるもの．

病期Ⅰ期のものを**被包性胸腺腫**，病期Ⅱ期以上のものを**浸潤性胸腺腫**と呼ぶ．被包性胸腺腫を良性胸腺腫，浸潤性胸腺腫を悪性胸腺腫と呼ぶ人もいるがよい表現ではない．

発育速度は一般に遅い．血行性・リンパ行性転移は少なく，隣接臓器への直接浸潤，胸膜・心膜播種が多い．

胸腺腫の病理学的分類はWHO分類が用いられる（表4）．最近このWHO分類が予後とよい相関を示すことが明らかになってきた．

胸腺腫の**重症筋無力症**合併率は20〜50％で，**赤芽球癆**合併率は1〜3％である．胸腺および胸腺腫の摘出は重症筋無力症に対しては有効であるが，赤芽球癆に対する効果はあまりない．

▶**症状** 無症状で偶然発見されることも少なくない．隣接臓器の圧迫浸潤により胸痛，胸部圧迫感，咳嗽，**上大静脈症候群**（SVC syndrome）がみられる．重症筋無力症，赤芽球癆，低γ-グロブリン血症，その他種々の自己免疫疾患がしばしば合併するので，これらの疾患患者では胸腺腫の合併の有無を検査する．また逆に胸腺腫患者ではこれらの疾患の合併の有無を検査する．

▶**X線像** 粗大分葉を示すが，平滑なこともある．一般に境界明瞭で内部は均一であるが，石灰化像や嚢胞を伴うことも少なくない（図3）．

悪性度が高い場合は肺へ浸潤して境界が不明瞭になる．

両側性陰影を呈するものは悪性度の高いものが多い．

▶**治療** 元来 malignant potentiality のある腫瘍であり，かつ局在性が強いので，発見され次第完全切除をする．血行性・リンパ行性転移が少ないので局所治療が大切である．手術は重症筋無力症

表4 胸腺腫のWHO分類

原則
A型：上皮細胞は紡錘形で均一，異型性に乏しい．
B型：上皮細胞は多角形でリンパ球と混在．
リンパ球混在度でB1（リンパ球多），B2，B3（上皮細胞多）に分ける．

胸腺腫の特徴

WHO病型分類	上皮細胞	リンパ球混在	MG*合併率	予後
A型	紡錘形細胞胸腺腫・髄質胸腺腫	上皮細胞優位	少	良好
AB型	A型とB型の混在		少	良好
B1型	正常胸腺類似の組織	リンパ球優位	多	比較的良
B2型	皮質胸腺腫，多角細胞胸腺腫	リンパ球優位	多	B1より悪い
B3型	上皮胸腺腫，異型胸腺腫，高分化胸腺癌	少ない	多	悪性

*MG：重症筋無力症

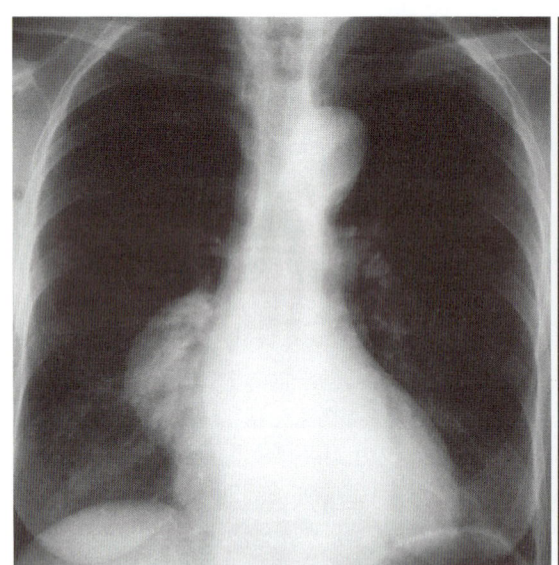

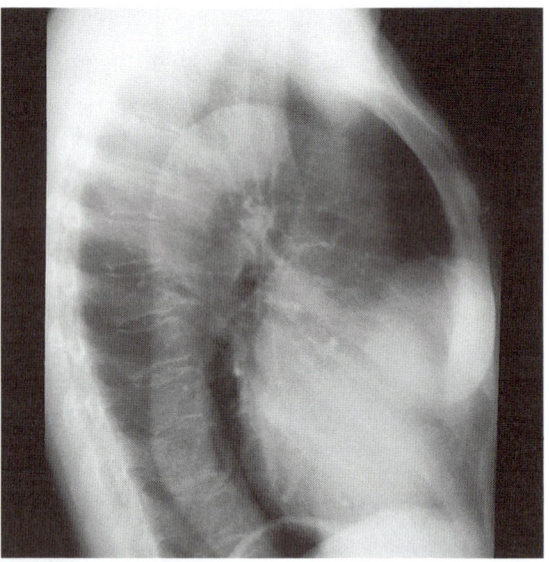

図3 重症筋無力症（ⅡB型）合併胸腺腫
境界明瞭で内部の均一な前縦隔腫瘤影として認められる．

非合併例に対しても一般に胸腺腫のみの摘出ではなく，胸腺および前縦隔脂肪組織を *en bloc* に摘出する**拡大胸腺摘出術**が行われるが非浸潤性胸腺腫では胸腺腫のみの摘出を主張する意見もある．

浸潤性胸腺腫では浸潤臓器合併切除（胸膜，肺，腕頭静脈，上大静脈，心膜）により良好な予後が得られることも少なくない．胸膜播種患者にも手術適応がある．放射線，化学療法に感受性がある．浸潤性胸腺腫では，術後放射線療法（40〜50 Gy），多剤併用化学療法（cis-platinum, doxorubicin, vincristine, cyclophosphamide, etoposideなど）を行う．

B．胸腺癌

胸腺上皮細胞はリンパ球の分化誘導能を有している．胸腺腫も胸腺癌もこの上皮細胞由来の腫瘍である．胸腺腫上皮細胞はリンパ球の分化誘導能を温存しているが，胸腺癌上皮細胞にはこの機能はない．胸腺癌は光顕で悪性腫瘍の特徴がみられ，

表 5 胸腺腫と胸腺癌

	胸腺腫	胸腺癌
リンパ球混在	上皮細胞とリンパ球が混在	リンパ球は間質にのみ存在し腫瘍細胞との混在はない
光顕下悪性所見	ない（良性か悪性か判定できない）	核分裂像，核異型性など悪性所見がみられる
悪性度	比較的低い	悪性度が高い
転移	播種性転移が多く，リンパ行性・血行性転移は少ない	リンパ行性・血行性転移が早い
特異合併症	重症筋無力症，赤芽球癆，その他，しばしばみられる	稀

表 6 縦隔奇形腫群（germ cell tumor）

セミノーマ（germinoma, dysgerminoma, seminoma）
卵黄嚢癌（yolk sac tumor）
胎児性癌（embryonal carcinoma）
絨毛上皮癌（choriocarcinoma）
未熟型奇形腫（immature teratoma, malignant teratoma）
成熟型奇形腫（mature teratoma,）

悪性奇形腫とは未熟型奇形腫を指す場合と良性奇形腫以外のすべての奇形腫群腫瘍を指す場合とがある．

小細胞癌，未分化癌，扁平上皮癌などに分類される．扁平上皮癌がもっとも多い．胸腺腫と胸腺癌を対比して表5に示した．発見時すでに進行癌であることが多い．いまだコンセンサスの得られた化学療法はない．

C．奇形腫群腫瘍，胚細胞性腫瘍
germ cell tumor

▶ポイント

縦隔胚細胞性腫瘍を総称して縦隔奇形腫群腫瘍あるいは単に縦隔奇形腫という．成熟型奇形腫はしばしば肺穿孔する．女性の未熟胚細胞性腫瘍は少ない．

縦隔は睾丸，卵巣に次いで奇形腫群腫瘍の好発部位であり，大部分は前縦隔に発生し，後縦隔発生はきわめてまれである．

前縦隔例は胸腺原発である．個体発生時に胸腺内に迷入した胚細胞（germ cell）に由来する腫瘍と考えられる．

縦隔奇形腫群腫瘍あるいは広義の縦隔奇形腫には胚細胞由来のすべての腫瘍（**胚細胞性腫瘍** germ cell tumor）を含める（表6）．狭義の奇形腫とは奇形腫群腫瘍中，成熟型奇形腫（mature teratoma）および未熟型奇形腫を指すが，未熟型奇形腫はきわめてまれである．未熟胚細胞性腫瘍のうちセミノーマを除くものを非セミノーマ性胚細胞性腫瘍（non-seminomatous germ cell tumor；NSGCT）という．

奇形腫群腫瘍の大部分（95%以上）は成熟型奇形腫である．成熟型奇形腫以外はすべて悪性で，悪性奇形腫あるいは悪性胚細胞性腫瘍という．女性の悪性奇形腫は少ない．

▶**症状** 成熟型奇形腫では無症状のものも少なくない．巨大になると周囲臓器の圧迫症状を呈する．

成熟型奇形腫は肺その他隣接臓器に穿孔する．穿孔には腫瘍内膵組織から分泌されるアミラーゼが関与しているといわれる．肺穿孔では喀血や毛髪喀出等がみられる．心嚢へ穿孔すると急性心タンポナーデをきたし，診断を誤ると死の転帰をとる．

未熟胚細胞性腫瘍ではしばしば血清中 human chorionic gonadotropin-β（HCG-β），α-フェトプロテイン（α-fetoprotein；AFP）が陽性である．HCG-β陽性患者では女性化乳房（gynecomastia）を呈することがある．

▶**X線像** 成熟型奇形腫は三胚葉性腫瘍であり，種々の組織が混在しているので，X線・CT検査上，内部は不均一である．骨，歯牙等を含む場合は石灰化像を呈する（図4）．また，嚢胞型（cystic teratoma）では，腫瘍の大部分は嚢胞で占められ腫瘍実質が嚢胞壁に限局して腫瘍全体はほとんど均一な嚢胞として描出される．

肺への穿孔患者では縦隔腫瘤影に加えてこれに連続する肺炎様陰影を呈する．胸水貯留もみられる．

X線上急速な発育を示す奇形腫群腫瘍は悪性胚細胞性腫瘍か，嚢胞型奇形腫が多い．

▶**治療，予後** 完全摘出術が最良である．しかし，成熟型奇形腫以外は完全摘出不能なことが少なくない．

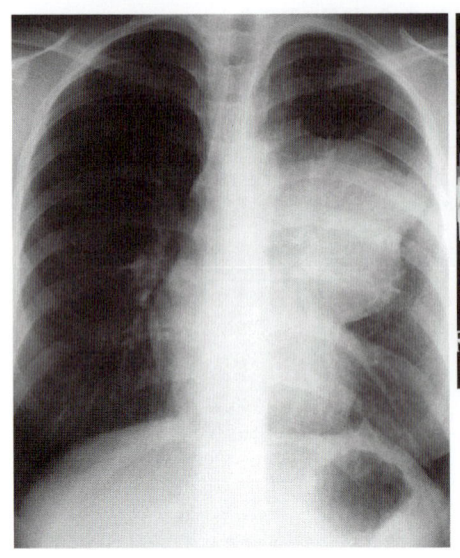

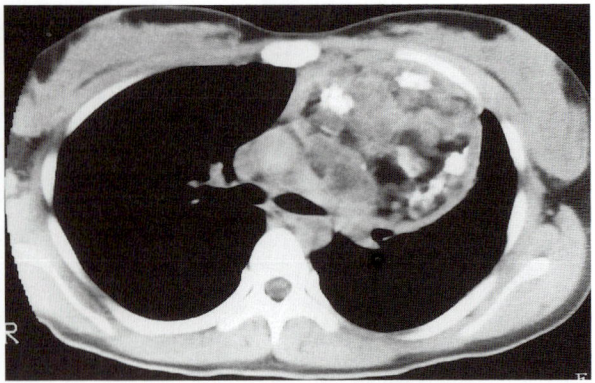

図 4 縦隔原発奇形腫
内部が不均一で歯牙, 脂肪織, 囊胞を含む.

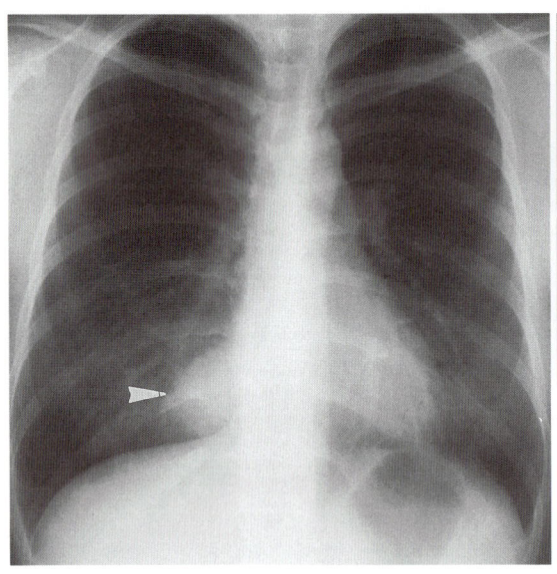

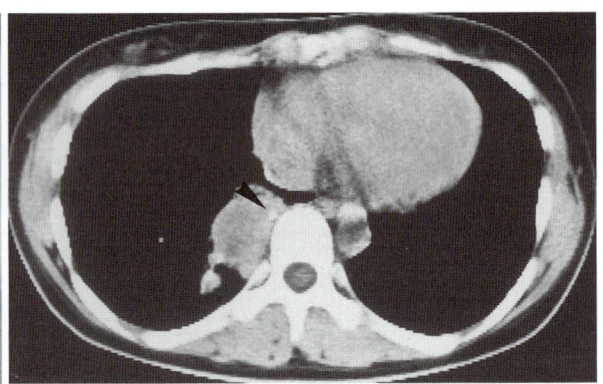

図 5 後縦隔神経鞘腫
正面像で右心横隔膜角部に腫瘤影を認める.
CT にて石灰化がみられる.

成熟型奇形腫の術後予後は良好であるが, その他は悪性度が高く集学的治療が必要である. 非セミノーマ性胚細胞性腫瘍は放射線抵抗性で cisplatin をベースにした化学療法を行い, 腫瘍マーカー (AFP, HCG-β) が正常値になった時点で手術を行う. セミノーマは放射線感受性であり, 放射線+手術で比較的予後良好である.

腫瘍マーカーである HCG, AFP などが治療効果, 再発の有無の判定に有力である.

D. 神経原性腫瘍 neurogenic tumor

縦隔内の神経には中縦隔の横隔神経, 上部迷走神経, 反回神経, 後縦隔の下部迷走神経, 肋間神経, 胸交感神経節(幹)などがある.

神経原性腫瘍は縦隔腫瘍中, 高頻度にみられ, 大部分は交感神経幹あるいは肋間神経から発生し, 後縦隔にみられる(図5). 中縦隔腫瘍はまれである.

神経線維由来のものと神経節細胞由来のものが

表7　神経原性腫瘍

	神経線維由来	神経節細胞由来
良性	神経線維腫（neurofibroma） 神経鞘腫（neurinoma, schwannoma）	神経節細胞腫（ganglioneuroma） 褐色細胞腫（pheochromocytoma） 副神経節腫（paraganglioma）
悪性	悪性神経線維腫（neurofibrosarcoma, malignant neurinoma）	神経芽細胞腫（neuroblastoma） 神経節芽細胞腫（ganglioneuroblastoma）

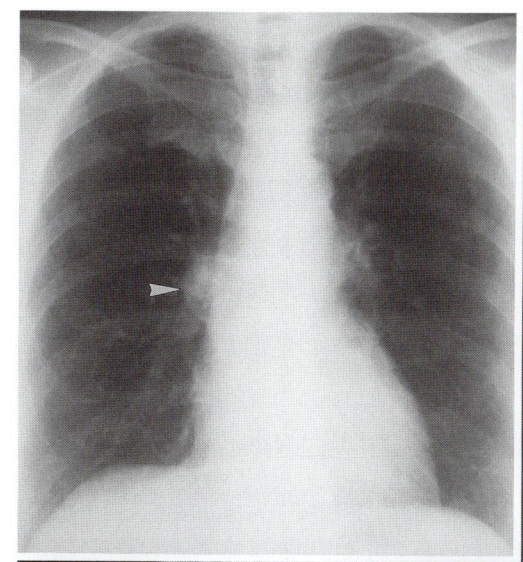

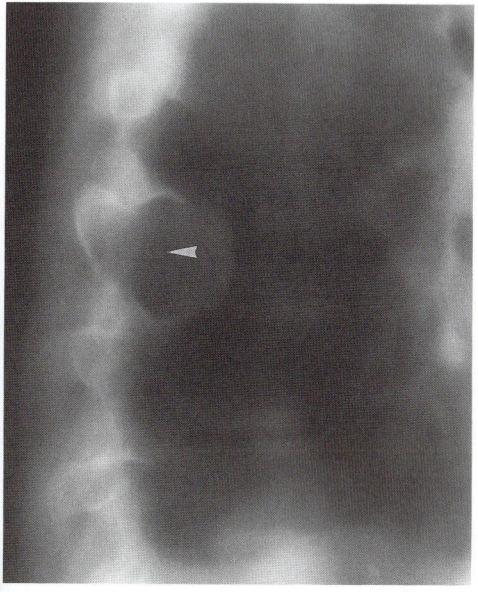

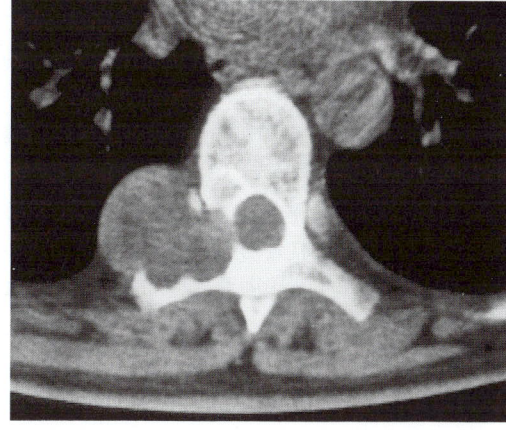

図6　dumbbell type の神経鞘腫
　正面像(A)にて右肺門部に半球状腫瘤を認め，断層像(B)で椎間孔の拡大が明らかで，CT像(C)で dumbbell type を呈している．

あり，小児には神経節細胞由来のものが多く，成人には神経線維由来のものが多い（表7）．また，小児には悪性のものが多く，成人には良性のものが多い．脊椎管から椎骨内部に進行し，**dumbbell type** を呈することがある（図6）．

▶**症状**　大多数は無症状で腫瘍陰影が偶然に発見される．しばしば腫瘍内石灰化を認める．有症状患者は隣接臓器の圧迫浸潤による症状であるが，

褐色細胞腫（pheochromocytoma）ではアドレナリン，ノルアドレナリンの分泌により高血圧を呈する．無症状の神経原性腫瘍でも少量ながらノルアドレナリンを産生していることが多い．多量のカテコールアミンを分泌するものではその代謝物である vanillyl mandelic acid（VMA）が尿中に増量する．

　神経線維腫は，**von Recklinghausen 病（神経

線維腫症）の1分症としてみられることがある．
▶治療　良性神経原性腫瘍の悪性化，とくに神経線維腫症の悪性化はまれではない．発見され次第，摘出する．褐色細胞腫では術中の血圧のコントロールが大切である．悪性腫瘍には摘出術後に放射線療法，化学療法を行う．

E. 悪性リンパ腫 malignant lymphoma

縦隔原発リンパ腫の大部分は悪性リンパ腫である．前および中縦隔に発生する（図7）．原発臓器は胸腺あるいは縦隔リンパ節である．

悪性リンパ腫はHodgkin病とnon-Hodgkin病に分けられる．non-Hodgkin病は組織学的にいくつかの分類法があるが，最近は濾胞性リンパ腫（follicular lymphoma）とびまん性リンパ腫（diffuse lymphoma）とに分けることが多い．また，腫瘍細胞の表面マーカーによりT-cell type，B-cell type，Null-cell typeに分類されることも多い．咳嗽，喀痰，上大静脈症候群，呼吸困難などで発見されることが多い．

Hodgkin病は多数の結節の癒合像を呈することが多く，non-Hodgkin病はびまん性陰影を呈しやすい．外科手術の対象となることがほとんどないので非開胸的に診断すべきで，経皮的針生検，鎖骨上窩リンパ節を含めて表在リンパ節生検，縦隔鏡検査などを行う．放射線療法，化学療法に対して一過性にはよく反応する．悪性リンパ腫の治療成績は著明に向上したが，縦隔悪性リンパ腫の予後は不良である．

F. Castlemanリンパ腫

縦隔リンパ節肥大（mediastinal lymph node hyperplasia），Castleman腫瘍ともいう．組織学的には胸腺腫に類似しているものもある．本態は明らかではなく腫瘍，炎症，奇形などの説がある．増大して隣接臓器を圧迫する．外科的に摘出する．

G. 縦隔内甲状腺腫 mediastinal goiter

頸部甲状腺と連続性のある**胸骨下甲状腺腫**と連続性のない**迷入甲状腺腫（aberrant mediastinal goiter）**とがある．

迷入甲状腺腫の発生母地として，頸部甲状腺と元来連続性のあった縦隔内甲状腺がその連続性を断たれたものとする説と，発生段階で縦隔内に孤立性に迷入していた甲状腺組織との説がある．

縦隔内甲状腺腫の大部分は本来の甲状腺と連続性のある胸骨下甲状腺腫で，上前縦隔に位置する．発育段階において，抵抗の少ない方向として縦隔内に進展したものとの説が有力である．左腕頭静脈の前，または後，いずれの場合もある．
▶症状，治療　頸部腫瘍で発見されるか，隣接臓器圧迫症状で発見されることが多い．

縦隔内甲状腺腫の大部分は腺腫（adenoma）であり，可動性が良好で周囲組織への浸潤が少ないので，胸骨下甲状腺腫では頸部伸展後屈により頸部操作のみで摘出しうることが少なくない（図8）．

H. 縦隔内嚢胞 mediastinal cyst

いずれも先天性嚢胞である．気管支嚢胞がもっとも高頻度で，心膜嚢胞がこれに次ぐ．

1. 気管支嚢胞 bronchogenic cyst

中縦隔に発生する単房性嚢胞である．肺内気管支嚢胞と本質的には同一であるが，気管・気管支の内腔との交通がないのでガスの貯留はない．内容は灰白色〜黄色〜褐色の水様性〜クリーム状

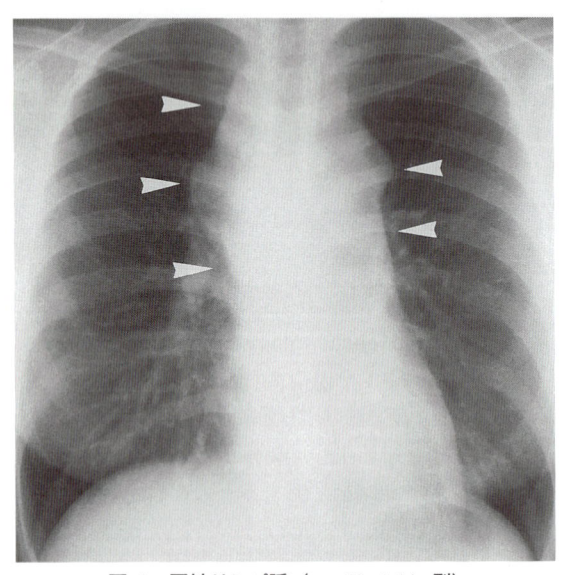

図7　悪性リンパ腫（non-Hodgkin型）
両側性に凹凸不平な腫瘤を認める．

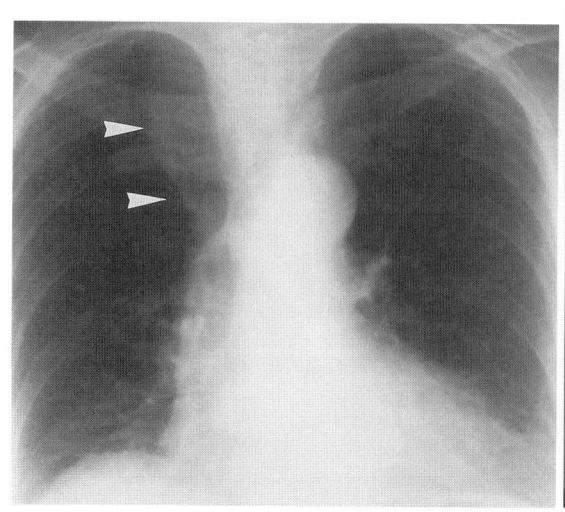

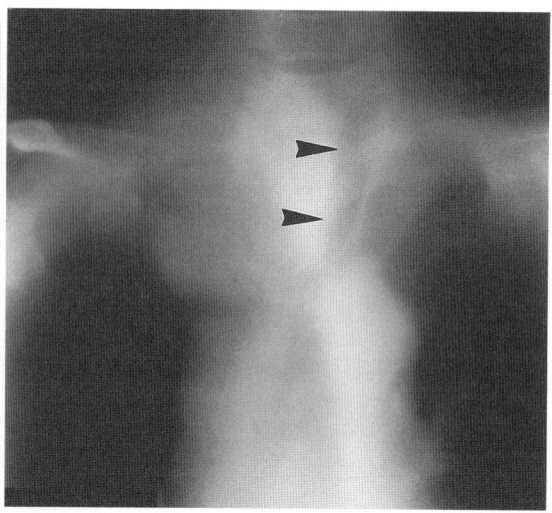

図 8 縦隔内甲状腺腫（adenoma）
気管を左方に圧排している．頸部操作のみで容易に摘出された．

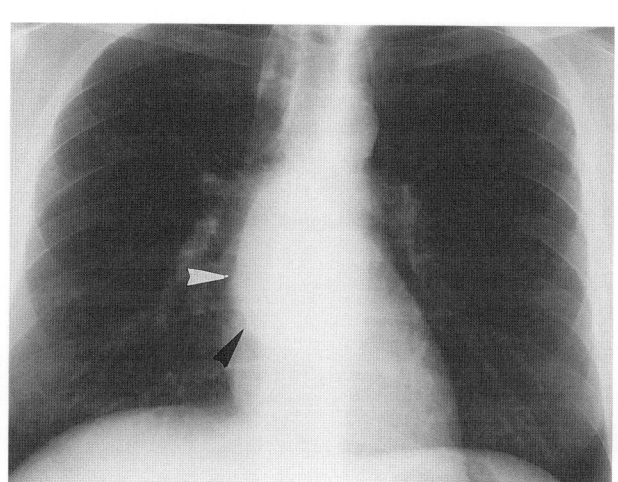

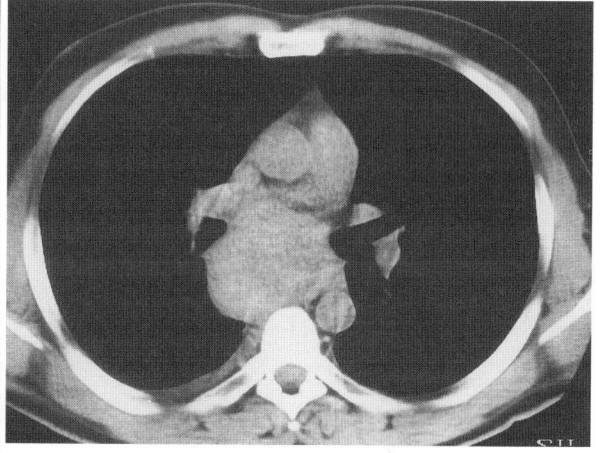

図 9 縦隔内気管支嚢胞
気管分岐部直下に境界明瞭な腫瘤を認め CT で内部は均一である．

が充満していることが多い．嚢胞壁は線毛上皮でおおわれている．気管支軟骨，分泌腺を有すれば確診できるが，食道嚢胞と鑑別困難なこともある．気管・気管支と索状物で結合していることもあるが，まったく連続性のないことの方が多い．
　大部分は無症状で，境界明瞭な球状影として偶然に発見される（図9）．

2．心膜嚢胞 pericardial cyst
　中縦隔で右心横隔膜角部に好発する．心囊腔と は交通がなく，交通のある場合には**心膜憩室**（pericardial diverticulum）と呼ぶ．大多数が無症状である．薄壁性で透明な漿液を含む．壁は1層の内皮細胞でおおわれ，組織学的には囊胞性リンパ管腫（cystic hygroma）と鑑別が困難である．治療は摘出術あるいは囊胞液排除である．

3．胸腺囊胞 thymic cyst
　まれな疾患と考えられてきたが，CTの普及で発見数が増加している．薄壁性囊胞で透明な漿液

表 8　重症筋無力症の Osserman 分類

新生児型：重症筋無力症の母親から生まれ一過性に筋無力症状を呈するが，生後 1 ヵ月位で症状は消失し，以後再発しない．
若年型：思春期までに発病したもの
成人型：Ⅰ型（限局型，眼筋型 ocular type）：眼瞼下垂，複視など眼症状だけで全身症状の見られないもの
　　　　Ⅱ型（全身型）：
　　　　　Ⅱ A 型（軽症全身型 mild generalized type）：眼症状と軽度の全身症状を呈するもの
　　　　　Ⅱ B 型（重症全身型 severe generalized type）：中等度以上の全身症状と球症状を呈するもの
　　　　Ⅲ型（急性劇症型 acute fulminating type）：急激に発症し，高度の全身症状と球症状を呈するもの
　　　　Ⅳ型（晩期重症型 late severe type）：Ⅱ型の発症から 2 年以上の経過の後，症状がより重篤になったもの
　　　　Ⅴ型（筋萎縮型 atrophic type）：不用性萎縮ではない筋萎縮を伴うもの

を含む．前縦隔に発生する．多くは単房性であるが多房性のこともある．発生学的には胸腺咽頭管に由来する．治療は摘出術あるいは囊胞液排除である．

4．消化管囊胞 enterogenic cyst

後縦隔に食道囊胞（esophageal cyst）として発生する．食道内腔との交通はない．交通のある場合は食道憩室（esophageal diverticulum）と呼ぶ．まれな疾患である．治療は摘出術である

5．重症筋無力症 myasthenia gravis

▶ポイント

抗アセチルコリン受容体抗体を産生する自己免疫疾患である．女性に多く，胸腺腫を合併しやすい．胸腺摘出術（thymectomy）が第一選択の治療法である．早期手術ほど効果が高い．

重症筋無力症は生理的範囲を超えた骨格筋の脱力と易疲労性を特徴とする疾患である．

本症は自己免疫疾患で，神経筋接合部におけるアセチルコリン受容体に対する抗体を産生し，この抗アセチルコリン受容体抗体の作用で神経筋接合部の有効な受容体が減少し，神経刺激が筋肉に十分に伝達されないことにより起こる筋脱力状態といえる．

20～30 歳代の女性に多い．重症筋無力症では胸腺内に胚中心形成がみられることと，胸腺腫の合併率が高いことが特徴である．

重症筋無力症の約 30％に胸腺腫が合併する．重症筋無力症に合併する胸腺腫は多角細胞型胸腺腫であり，赤芽球癆の胸腺腫が紡錘細胞型であるのと対照的である．

胸腺内胚中心は 80％で陽性である．胸腺リンパ球はすべて T-cell であるが，胚中心のリンパ球は B-cell である．

一般に Osserman 分類が用いられる（表 8）．

▶症状　全身の骨格筋の易疲労性がみられるが，体幹より，眼筋や四肢末梢の筋脱力が起こりやすい．眼瞼下垂，複視，手指脱力，歩行困難，球症状（bulbar syndrome．発語障害，嚥下障害，咀嚼障害，鼻声，無表情顔貌），呼吸困難などを呈する．

症状は日内変動を示し，女性では性周期，妊娠，分娩により改善あるいは悪化する．

感染症や精神的ストレスなどで悪化する．

▶診断　臨床症状，抗コリンエステラーゼの有効性（作用時間が短く，かつ速効性の tensilon の静注による有効性をみる；tensilon test），誘発筋電図における漸減現象（waning 現象），血清中抗アセチルコリン受容体抗体の測定などで診断する．

▶治療　眼筋型以外の重症筋無力症の 80～90％に胸腺摘出術が有効である．胸腺組織の完全摘出が重要で，前縦隔脂肪組織内にも胸腺組織が散在するので，脂肪組織も en bloc に摘出する拡大胸腺摘出術が行われる．眼筋型の手術適応については議論がある．

胸腺摘出術の効果発現には数ヵ月～数年を要する．胸腺腫非合併患者，早期手術患者で手術効果が高い．胸腺摘出により血清中抗アセチルコリン

受容体抗体価は低下する．

　胸腺摘出術以外の治療法としては薬物療法（抗コリンエステラーゼ薬，ステロイド，免疫抑制薬，γ-グロブリン製剤），血漿交換療法があるが，胸腺摘出が第一選択である．

8 心　臓

1. 形態と機能

ポイント

心臓外科の内容を理解するためには，少なくとも正常心の形態は十分知っておく必要がある．右心房，右心室，左心房，左心室ではとくにその内腔の形態学が重要である．刺激伝導系および冠状動脈についても正確な知識が要求される．

心臓手術の最大の合併症は低心拍出量症候群である．このため心拍出量とその制御についての知識が必要である．心拍出量に大きな影響を及ぼす4因子は，前負荷（心房圧），心筋収縮力，後負荷（動脈圧）および心調律である．

図1　右心の内景

図2　左心の内景

A. 心臓の形態

1）心　膜 pericardium

壁側心膜（狭義の心膜）と臓側心膜（心外膜 epicardium）の間に心膜腔が形成されている．

2）右心房 right atrium

前面には右心耳がある．後面の上下大静脈の右縁をつなぐ線上に浅い溝があり，**分界溝**（sulcus terminalis）と呼ばれる．

右心房への下大静脈および冠状静脈洞入口部には弁があり，それぞれ Eustachius 弁，Thebesius 弁と呼ばれる．心房中隔の中央部は陥凹しており**卵円窩**（fossa ovalis）となっている．

3）右心室 right ventricle

左心室との境界は前室間溝と後室間溝であり，右心房との境界は右房室間溝である．後室間溝と房室間溝との交点は**心臓十字**（crux cordis）と呼ばれる．

三尖弁（tricuspid valve）は前尖，後尖，中隔尖の3葉からなっており，前乳頭筋，後乳頭筋，流出路乳頭筋で固定されている．

右心室内には中隔縁柱と室上稜と呼ばれる2本の筋肉の隆起があり，これによって右心室は流入部，肉柱部，流出部（漏斗部）の3部に分かれる．

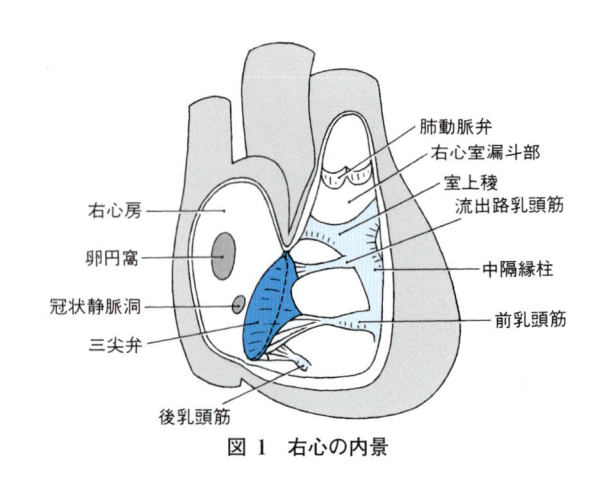

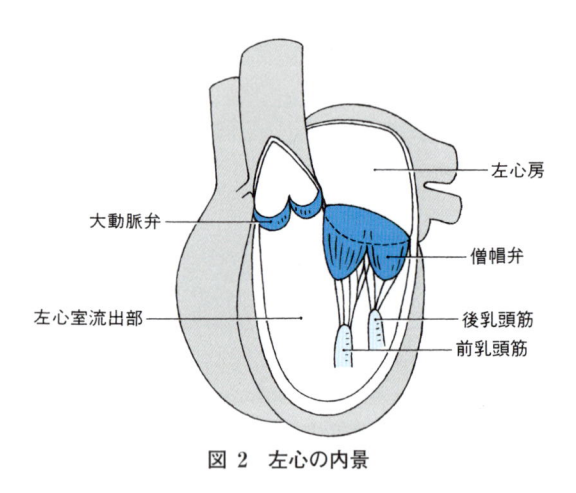

心室中隔は大部分が筋性中隔であるが，三尖弁の中隔尖前尖接合部の近傍では膜性中隔となっている．

肺動脈弁（pulmonic valve）は3枚の半月帆で形成されている．

4）左心房 left atrium

左心耳が付着しており，後面には4本の肺静脈が流入している．

5）左心室 left ventricle

僧帽弁（mitral valve）は前尖と後尖の2葉からなり，腱索を介して前乳頭筋および後乳頭筋で固定されている．前乳頭筋起始部によって左心室は

図3 弁

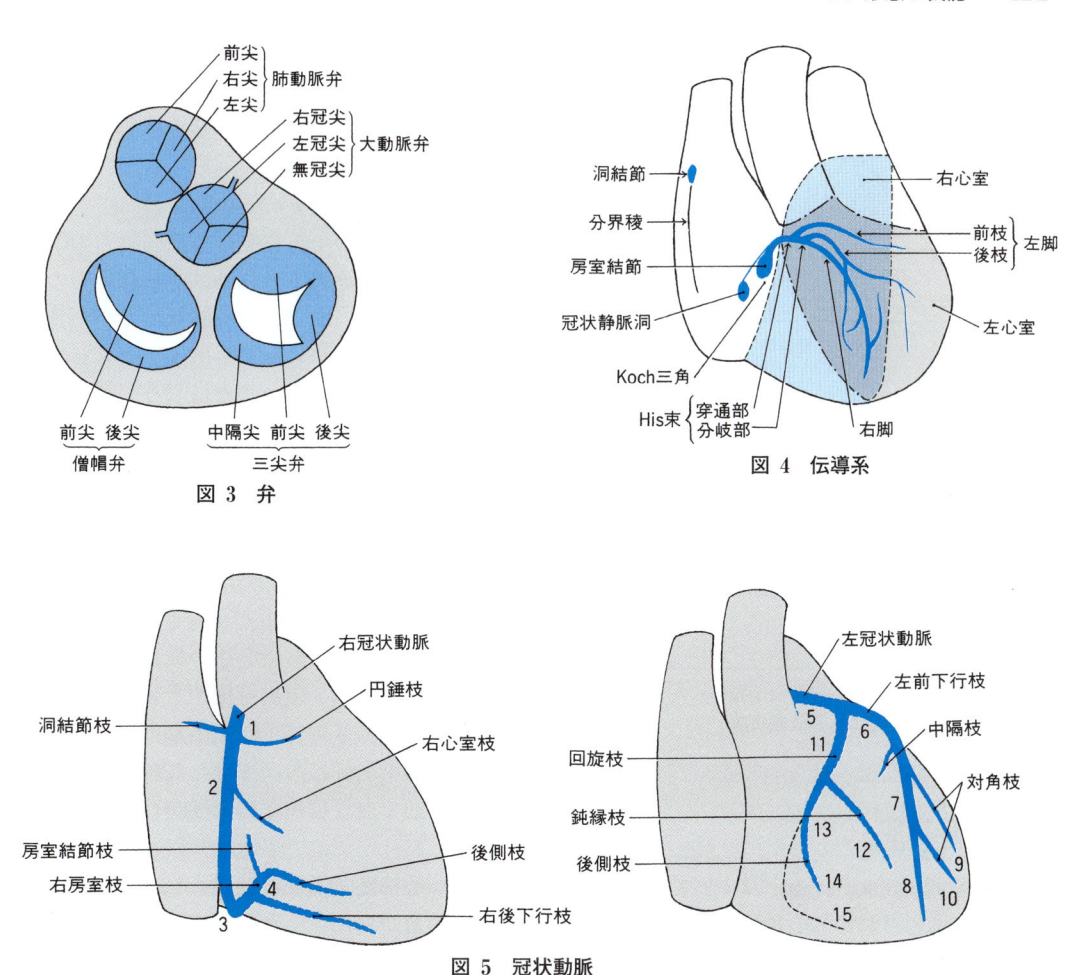

図4 伝導系

図5 冠状動脈

流入部と流出部に分かれる．

心室中隔の膜性部は大動脈弁直下に位置している．**大動脈弁**（aortic valve）は，右冠尖，左冠尖，無冠尖の3枚の半月帆から成り，大動脈起始部との間にValsalva洞が作られる．

6）刺激伝導系 conduction system

洞結節（sinus node）は上大静脈と分界溝との接合部にあり，**房室結節**（atrioventricular node）は右心房底部のKoch三角内にある．房室結節からHis束が始まり，三尖弁の前尖中隔尖接合部で心房から心室へ穿通する．次いで膜性心室中隔の後下縁を通って，左脚を扇状に分岐し，残りは右脚となって中隔縁柱に達する．

7）冠状動脈 coronary arteries

右冠状動脈（right coronary artery；**RCA**）は，右房室間溝を走り，洞結節枝（sinus node branch）や右心室枝（right ventricular branch）を分岐して心臓の鋭縁に至る．その後太い後下行枝（posterior descending branch）を分岐して，残りは房室間溝を上行して心臓十字に向かい，そこで房室結節枝を分岐したのち，後側枝（posterolateral branch）となって終わる．

左冠状動脈は，短い主幹から**左前下行枝**（left anterior descending branch；**LAD**）と**回旋枝**（circumflex branch；**CX**）に分岐する．前者は対角枝（diagonal branch）および中隔枝（septal branch）を分岐して心尖に達する．後者は太い鈍縁枝（obtuse marginal branch）を分岐したのち，後側枝（posterolaterel branch）となるが，さらに左冠状動脈優位型ではここから後下行枝（posterior descending branch）が出る．

A．容量負荷

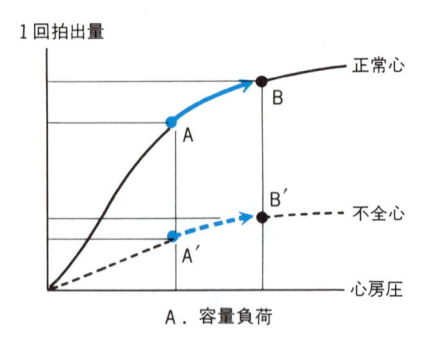

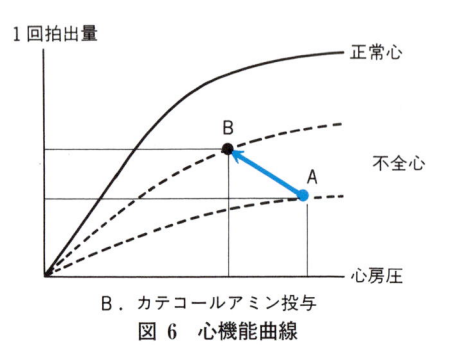

B．カテコールアミン投与

図 6 心機能曲線

B．心臓の機能

心拍出量（cardiac output）は1回拍出量と心拍数によって決定される．心拍出量や1回拍出量を体表面積で補正した値をそれぞれ心係数（cardiac index）あるいは1回拍出量係数（stroke index）と呼ぶ．

$$心拍出量（l/分）=\frac{1回拍出量（ml）×心拍数}{1,000}$$

$$心係数（l/分/M^2）=\frac{心拍出量}{体表面積}$$

$$1回拍出量係数（ml/M^2）=\frac{1回拍出量}{体表面積}$$

1回仕事量（stroke work）は，1回拍出量と心室圧によって決定される．仕事量では，心室がそれに向かって収縮する駆出抵抗が考慮されている．

左心室1回仕事量係数（g・m/M^2）
 ＝（平均収縮期血圧－平均心房圧）
  ×1回拍出量係数×0.0136

1）前負荷（心房圧）preload

Frank-Starlingの法則はヒトの心臓にも適用される．すなわち，心室拡張末期圧ないし心房圧が増加すると，1回拍出量および1回仕事量が増大する．この関係を図に示したものを**心機能曲線（cardiac function curve）**と呼ぶ．前負荷を増大させて1回拍出量を増加させる目的で容量負荷が行われることがある．

2）心筋収縮力 contractility

心機能曲線の上方移動は心筋収縮力の改善を意味しており，その下方移動は心筋収縮力の低下を意味している．すなわち心筋収縮力が不良な場合には，容量負荷によって心房圧が上昇しても1回拍出量の増加は少ないことになる（図6A）．心筋収縮力を改善させるためにはカテコールアミンなどの投与が行われる（図6B）．

3）後負荷（動脈圧）afterload

正常心では，駆出抵抗が増加してもこれに代償する能力があるため，心房圧に変化を及ぼすことなく一定の1回拍出量が保持されるが，1回仕事量が増大し，その結果心筋の酸素消費量が増大する．不全心では，駆出抵抗が上昇するとまず心房圧が上昇し，さらに1回拍出量も低下してくる．このため不全心においては，この後負荷を減少させる目的で血管拡張薬の投与が行われることがある．

4）心拍数および心調律 rate and rhythm

心拍数が増加すると，一方では心筋収縮力が増大し，他方では拡張期の短縮による心室充満が阻害される．心拍数の増加がある範囲内では，この両者がお互いの影響を打ち消し合うので，1回拍出量は保持される．その結果，心拍出量すなわち1回拍出量と心拍数の積は増加する．しかし極端な頻拍の場合にはこのバランスがくずれ，拡張期充満時間の短縮によって1回拍出量が減少する．

正常洞調律では，心房は心室収縮に先立ってこれと協調的に収縮する．この心房収縮は心室充満を助けている．多くの調律異常ではこの協調性が失われているので，同じ程度の心室充満を得るためには平均心房圧を上げてこれをまかなわなければならない．

2．検 査 法

ポイント

心臓外科における検査法は循環器内科における検査法と同一のものであるが，正確な手術を行うためには，より正確な形態学的診断法が必

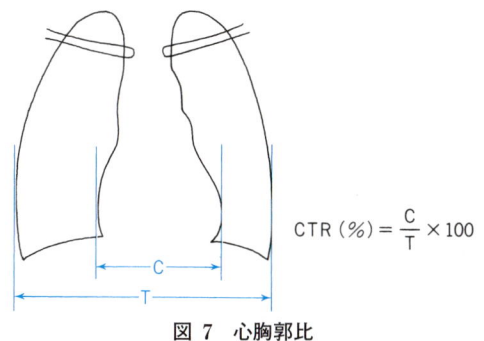

図7 心胸郭比

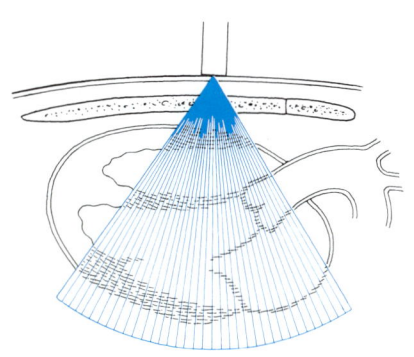

$$CTR(\%) = \frac{C}{T} \times 100$$

図8 経胸壁超音波心断層エコー法

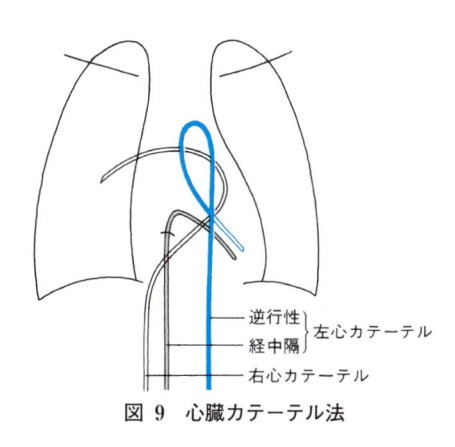

図9 心臓カテーテル法
- 逆行性
- 経中隔 } 左心カテーテル
- 右心カテーテル

要である．検査項目としては胸部X線写真，心電図，心臓カテーテル法および血管心臓撮影法，超音波心エコー図，心臓核医学検査法などが重要である．

A. 胸部X線写真 chest radiography

肺血管陰影の増減，心拡大の有無，心陰影の形状を正面像，側面像，第一斜位（右前斜位）像，第二斜位（左前斜位）像で観察する．心臓の大きさは心胸郭比で表現する．

$$心胸郭比（\%）= \frac{心臓横径}{胸郭横径} \times 100$$

B. X線コンピュータ断層撮影法 computed tomography（CT）

組織のX線吸収度をCT値で表示し，これを水平面横断像として画像化したものである．単純CTでも心膜液貯留や石灰化の診断，周囲臓器との関係を知ることができる．比較的少量の造影剤を静脈注入することにより，心筋と心腔を区別でき，心内構造の診断に役立つ（造影CT）．

C. 磁気共鳴画像法 magnetic resonance imaging（MRI）

核磁気共鳴現象を利用して，コンピュータ処理により生体の断層を得る方法で，まったくの無侵襲で，自由な断面像が得られる．心臓ペースメーカなど磁性体物質をもつ患者は検査できない．

D. 心電図 electrocardiography

調律異常，肥大所見，虚血所見の有無を調べる．運動負荷心電図法としてはトレッドミル法が用いられることが多い．不整脈の検出や虚血の診断にはHolter心電図法が有用である．

E. 超音波心エコー図法 ultrasound echocardiography

1）Mモード心エコー図法

縦軸に弁や心臓壁などの構造物の位置，横軸に時間をとって表示するものである．これによって弁運動の動態，心腔径や心臓壁厚の計測ができるほか心内腫瘤の検出もできる．

2）心断層エコー図法

実時間で二次元表示をするものであり，心臓や大血管の形態を把握することができる．経胸壁心断層エコー図は長軸像，短軸像，四腔断面像の3平面で観察する．

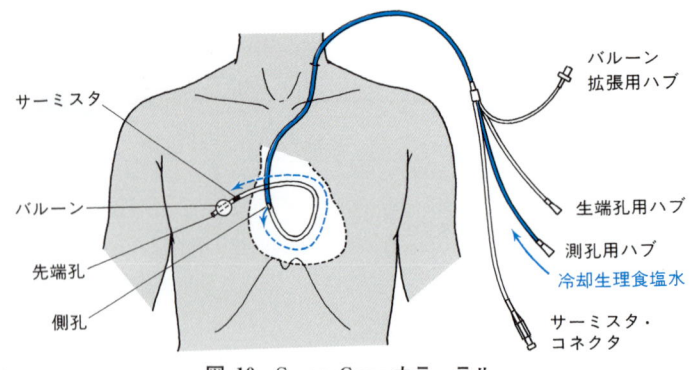

図 10　Swan-Ganz カテーテル

プローブを食道に挿入すると経食道心断層エコー図を得ることができる．

3）ドプラ心エコー図法

Mモード法では血流速度を知ることができる．カラードプラ断層法では，血液の乱流を検出することにより，弁逆流や短絡を同定することができる．

F．心臓カテーテル法 cardiac catheterization

カテーテルを末梢の動静脈から心腔内に挿入して，心内圧測定や血液酸素飽和度の測定を行うことによって狭窄病変や短絡疾患の診断を行うことができる．さらに酸素消費量を測定すれば心拍出量を算出できる．

血管切開を行わずにカテーテルを経皮的に血管内に挿入する方法を Seldinger 法という．右心カテーテル法と左心カテーテル法に大別され，後者には逆行性と経中隔性（Brockenbrough）の方法がある．

G．血管心臓撮影 angiocardiography

造影剤をカテーテルを通して心血管内腔に注入して，連続撮影あるいは映画撮影（cine angiocardiography）を行うことによって構造や血流の異常を知る方法である．

冠状動脈撮影法（coronary angiography）には Sones 法と Judkins 法がある．

H．心臓核医学検査法 nuclear cardiology

1）心筋シンチグラフィ

虚血性心疾患において虚血あるいは梗塞の診断に用いられる．

① タリウム心筋シンチグラフィ　梗塞あるいは虚血部位が欠損像として描出される．運動負荷時に欠損像を示しても安静時には再分布によって欠損像が消失してくれば虚血であると診断される．

② テクネチウム心筋シンチグラフィ　^{99m}Tc リン酸化合物は急性心筋梗塞部に取り込まれ，梗塞部位を陽性像として描出するので，発作後3～6日以内の心筋梗塞の診断に有用である．

2）心プールスキャン

^{99m}Tc 標識赤血球を用いた RI アンギオグラフィである．左右の心機能の評価に有用である．

3）ポジトロンエミッショントモグラフィ（PET）

虚血性心疾患において心筋の viability の評価に用いられている．

① 心筋血流量の測定　^{13}NH$_3$ あるいは ^{82}Rb などが用いられている．

② 心筋代謝の測定　糖の細胞内への取り込みを測定するためには ^{18}FDG（^{18}F-2-fluoro-2-deoxy glucose）が用いられている．

viability のない梗塞心筋では血流と糖の取り込みがともに低下しているが，viability のある虚血心筋では血流は低下しているけれども，嫌気性解糖の亢進により糖の取り込みは増加している．

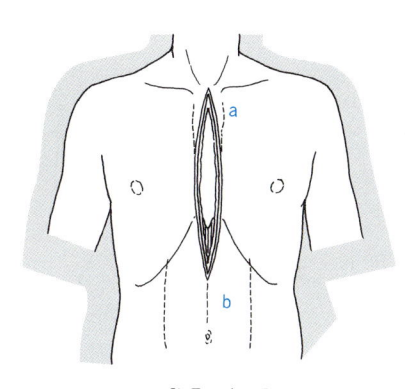

A．胸骨正中切開
a：胸骨　b：腹直筋

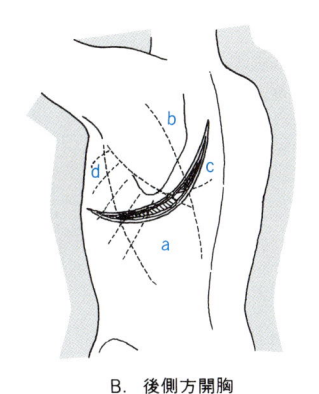

B．後側方開胸
a：広背筋　b：僧帽筋　c：大菱形筋　d：前鋸筋

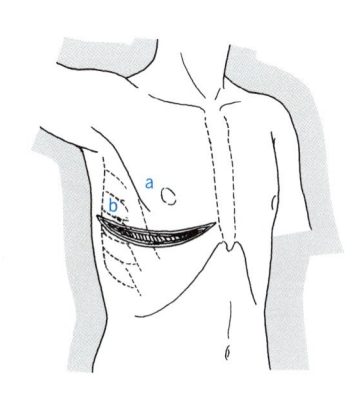

C．前側方開胸
a：大胸筋　b：前鋸筋

図11　心臓への到達法

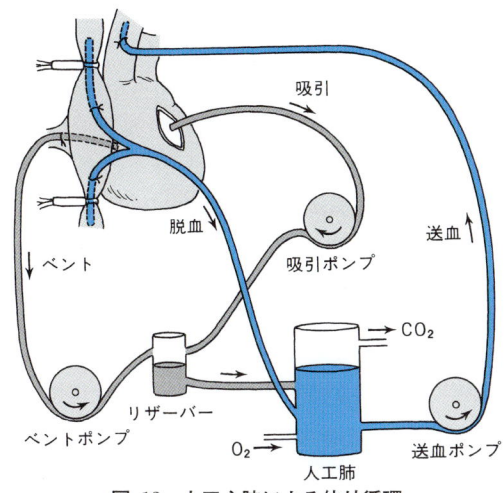

図12　人工心肺による体外循環

I．指示薬希釈法 indicator dilution method

心血管内に指示薬を注入し，この指示薬が血流によって希釈されていく過程を検出することによって，短絡，逆流，心拍出量などを測定する方法である．右心房内に留置したカテーテルから冷却生理食塩水を注入し，肺動脈内のサーミスタで検出する**熱希釈法**は，心拍出量の測定に広く用いられている．この目的のために使用するカテーテルをSwan-Ganzカテーテルと呼ぶ（図10）．

3．手術手技

ポイント

心臓手術のための到達法としてもっとも広く用いられるのは胸骨正中切開法である．開心術を行うためには人工心肺を用いた体外循環が必要である．さらに無血静止野を得るためには冠血行を遮断する必要があるが，これに伴う心筋虚血の影響を最小限とするため，心筋保護法が行われる．

A．心臓到達法

体外循環を用いる心臓手術は胸骨正中切開法によることが多く，姑息的手術の場合には左あるいは右側開胸法が用いられることが多い．近年では，いずれの方法においても切開創をなるべく短くし，さらには内視鏡を併用して，手術侵襲を少なくする努力が積みかさねられている（低侵襲手術）．

1）胸骨正中切開法 median sternotomy

胸骨柄直上から剣状突起下方まで皮膚縦切開を行った後，皮下組織を胸骨膜に達するまで電気メスで切開する．次いで胸骨鋸で胸骨を縦切開する．骨膜出血は電気メス，骨髄出血は骨ろう充填で止血する．さらに心膜を正中で切開して心臓を露出する．

2）後側方開胸法 posterolateral thoracotomy

側胸部から背部に及ぶ皮膚切開を加え，第4肋間または第5肋骨骨膜床で胸膜を開き，胸腔内に達する．この方法は主として肺，下行大動脈，食道，後縦隔，横隔膜に達するために用いられ，心

図13 心筋保護法

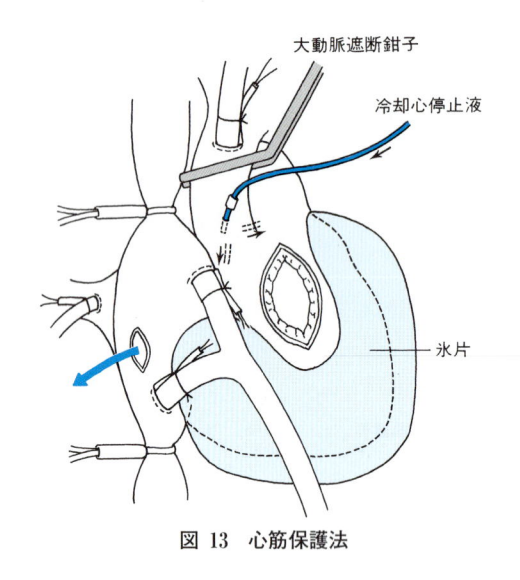

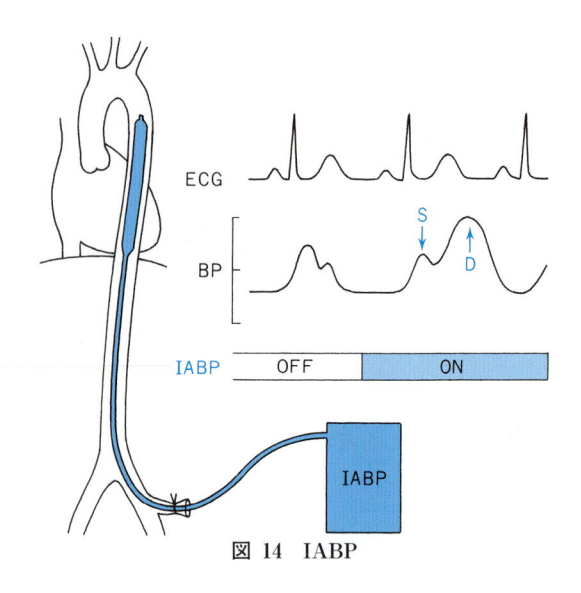

図14 IABP

臓そのものの手術に用いられることはまれである．心疾患としては動脈管開存症や大動脈縮窄症の場合に用いられる．心膜切開を行うときは，横隔神経の前方で，これに沿って切開する．

3）前側方開胸法 anterolateral thoracotomy

乳房下皮膚切開を行い，第4肋間または第5肋骨骨膜床で胸膜を開いて胸腔に達する．この開胸法は，Blalock-Taussig手術，肺動脈絞扼術，Blalock-Hanlon手術，Glenn手術など各種の姑息的心臓手術に使用されている．

B．開心術の補助手段

1）体外循環法 cardiopulmonary bypass

心臓へ戻ってくる静脈血を体外に導き，人工肺を使って酸素加し，これを血液ポンプすなわち人工心で動脈内に送り込む．この装置を**人工心肺**と呼ぶ（総論15章 193頁参照）．これによって心臓と肺はバイパスされることになるので，直視下心内手術を行うことができる．

現在使用されている人工肺としては気泡型肺と膜型肺があり，後者がより生理的である．

人工心としてはローラー型ポンプ，遠心ポンプ，拍動流型ポンプの3種類が用いられている．体外循環中は必ずheparinを投与して装置内で血液凝固が起こらないようにする．心腔内からの血液は吸引して人工心肺装置に戻してやることができる．体外循環終了後プロタミン（protamine）を投与してヘパリン（heparin）の作用を中和する．

人工心肺装置には熱交換器が付属しているので，これを使用して灌流冷却を行うことができる．

2）全身低体温法 general hypothermia

全身を冷却すると，循環停止の許容時間を延長させることができる．20℃まで冷却すると1時間の許容時間が得られるので，あまり複雑でない手術は低体温法による循環停止下に完了できるが，複雑で時間のかかる手術には体外循環を併用する必要がある．

冷却方法によって，表面冷却法（surface cooling）と灌流冷却法（perfusion cooling）に分けられ，両者を併用することもある．

C．心筋保護法

心臓手術に際して，無血静止野を得るため冠血行を遮断することが必要となることがある．この際の心筋虚血を最小限にする方法を心筋保護法と呼ぶ．

1）冷却心停止法 cold cardioplegia

上行大動脈を遮断したのち，冠循環内に冷却した高カリウム性心停止液を20〜30分ごとに間欠的に注入し，心筋温を15℃以下に保つ．大動脈基部あるいは直接冠状動脈口に注入する方法を**順行性心停止法**（orthograde cardioplegia）と呼び，冠状静脈洞から注入する方法を**逆行性心停止法**（retrograde cardioplegia）と呼ぶ．冷却心停止液

として4℃の晶質液を用いる場合を**晶質液心停止法**（crystalloid cardioplegia）といい，血液を混ぜた心停止液を用いる場合を**血液心停止法**（blood cardioplegia）という．

2）局所冷却法 topical cooling

心膜腔内に砕いた氷片を入れたり，冷却した生理食塩水を注いで心臓を外から冷却する方法である．

D．開心術の手技

脱血カニューレを右心房から上下大静脈に挿入し，送血カニューレを上行大動脈に挿入する．体外循環を開始して灌流冷却を行う．右心系の手術は必ず上下大静脈のテープを遮断して行う．気管支循環の血液を吸引するため，左心房にベントを挿入することもある．多くの場合，上行大動脈を遮断し，心筋保護法を施行しつつ，手術目的に応じて右心房，右心室，肺動脈，左心房，左心室，上行大動脈あるいは冠状動脈に切開を加える．

手術中には，冠血管や伝導系の損傷を避けるように留意し，心内操作終了後は心腔内残留空気の脱気をはかる必要がある．

左心房に圧測定用カテーテル，心房および心室にペースメーカワイヤを留置して体外循環から離脱する．入念に止血を行い，心膜内および前縦隔にドレーンを挿入して閉創する．

E．補助循環

1）大動脈内バルーンパンピング法
intraaortic balloon pumping（**IABP**）

下行大動脈内に挿入したバルーンを拡張期に膨らませることによって，拡張期血圧が上昇し，収縮期血圧が低下する．このため冠血流量が増加し，後負荷が軽減する．内科領域では急性心筋虚血に基づく心原性ショックに使用されることが多いが，心臓外科ではもっぱら術後の低心拍出量症候群，ことに体外循環離脱不能患者に用いられる．

2）左心バイパス法 left heart bypass

左心房から脱血し，体外式の補助人工心臓（left ventricular assist device；**LVAD**）または遠心ポンプを介して大動脈に送血する．最近では体内式の補助人工心臓も開発され，実用の段階に入っている．

重症の左心不全を適応とする．右心不全に対しては右心房脱血，肺動脈送血の右心バイパス法も試みられている．

3）両心バイパス法 venoarterial bypass

右心房から脱血し，膜型人工肺とローラポンプまたは遠心ポンプを介して大動脈に送血する．

heparin 使用に基づく出血が制御されれば，心臓手術後の重症心不全患者，とくに右心不全患者に適用される．

経皮的カニュレーション法を用いて行う両心バイパスは近年急性心筋梗塞などの内科領域の疾患でも積極的に応用されるようになっており，経皮的心肺補助法（percutaneous cardiopulmonary support；**PCPS**）と呼ばれている．

またこの方法は可逆性の呼吸不全に対して有用であるが，この場合には体外式膜型酸素化（extracorporeal membrane oxygenation；**ECMO**）と呼ばれる．

A 先天性心疾患

I．大動脈の狭窄および形成異常

1．先天性大動脈狭窄症
congenital aortic stenosis

▶**ポイント**　大動脈弁上狭窄，弁性狭窄，弁下狭窄がある．発症時期は新生児・乳児期のこともあれば15歳以上のこともある．左心室の圧負荷は高度で，左室と大動脈の**圧較差**が50 mmHg 以上の時は手術適応である．

▶**発生・形態**　左室流出路から大動脈弁上部の領域の狭窄性病変の総称で，狭窄部位により**大動脈弁上狭窄**（supravalvular aortic stenosis），**大動脈弁性狭窄**（valvular aortic stenosis），**大動脈弁下狭窄**（subvalvular aortic stenosis）に分類される．弁性狭窄がもっとも多く（70％），弁下狭窄（25％），弁上狭窄（5％）の順である．

▶**疫学**　先天性心疾患の3～5％で，5：1で男性に多い．

▶**病因**　弁性狭窄では大動脈二尖弁が特徴的である．交連部の一つが融合しrapheを形成し，弁尖

の肥厚を伴い可動性は低下する．また新生児期に発症する患者では大動脈弁は異形成で粘液変成を示す組織を認めることもある．

弁上狭窄では，狭窄部が限局性の砂時計型（図15）と上行大動脈がびまん性に細い低形成型がある．前者は特有な顔貌や精神発達遅滞，高カルシウム血症を伴う**Williams 症候群**を構成することがある．冠動脈入口部狭窄を伴うこともある．

弁下狭窄では大動脈弁直下に線維筋性肥厚を一部または全周性に認める discrete type stenosis と，弁下部の左室流出路が筒状に細い tubular stenosis がある．

▶病態生理　左室への圧負荷により，左室心筋の求心性肥大や線維化が起こる．また左室仕事量の増加に伴う心筋酸素消費量の増大をきたすため，冠血流量の相対的低下をきたす．しばしば心内膜下虚血の所見を認める．

▶症状　無症状で発育も正常な患者もあるが，運動時の易疲労感，めまいや失神，また狭心痛を認める．新生児期発症患者では呼吸困難，皮膚蒼白，哺乳力低下を認め重篤である．Williams 症候群では**妖精様顔貌**（elfin face．両眼間隔の開大，広い前額など）や知能低下，歯形成不全などを認める．

▶診断・検査　第2肋間胸骨右縁を最強点とする駆出性収縮期雑音を聴取し，thrill を伴うことが多い．また**遅脈**（pulsus tardus）を呈する．

胸部 X 線所見では上行大動脈の狭窄後拡張（poststenotic dilatation）に伴う右1号の拡大を認める．また成人患者では大動脈弁に一致して石灰化を認めることもある．なお心臓は求心性肥大であり，心拡大をみることは少ない．心電図では左室肥大に加え，重症患者ではストレインパターンとなる．

心臓超音波検査では左室壁および心室中隔の肥厚と，狭窄部位の同定を行う．通常左室短縮率は正常以上であるが，重症患者で非代償状態の患者では著明な低下を認める．新生児・乳児患者において心内膜の輝度上昇を認める場合は**心内膜線維弾性症**（endocardial fibroelastosis）を危惧する必要がある．またドプラ法により求めた血流速度から圧較差が推定できる．

左心カテーテル検査による引き抜き圧曲線および左室造影により，狭窄部位の同定と狭窄の程度が明らかになる．大動脈造影では大動脈弁閉鎖不全合併の有無や大動脈の形態診断が行われる（図15）．

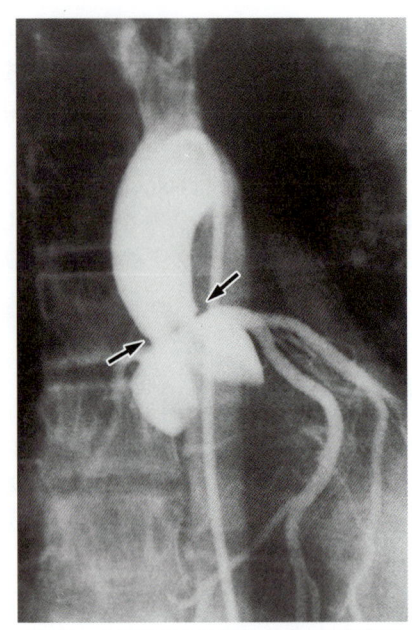

図 15　大動脈弁上狭窄患者の大動脈造影
大動脈弁直上部の限局性狭窄（矢印）を認める．

鑑別診断として特発性肥大性大動脈弁下狭窄症が挙げられる．特発性肥大性大動脈弁下狭窄症は心筋症の一つで，心エコー法により鑑別可能である．

▶自然歴・予後　心不全症状は約8%の患者で認めるのみであるが，若年者では突然死が多い．新生児・乳児期発症例の自然予後は不良である．

▶治療　圧較差が30〜40 mmHg であれば運動制限のもと経過観察とする．圧較差 50 mmHg 以上の場合には手術適応である．

弁性狭窄に対して乳幼児では交連部弁切開術が行われるが，多くの場合一時的な狭窄解除にすぎず後に人工弁置換術を必要とする．年長児や成人患者においては**人工弁置換術**の対象となるが，大動脈弁輪狭小例が多く**弁輪拡大手術**（Manouguian 法，Nicks 法，Konno 法，Yamaguchi 法）を要することもある．最近，人工弁に代わる弁として自己肺動脈弁を用いる **Ross 手術**が行われ（図16），弁の成長，耐久性改善が期待できる．また新生児・乳児の弁性狭窄ではバルーンカテーテルによる弁裂開術も行われ，比較的良好な成績を認める．

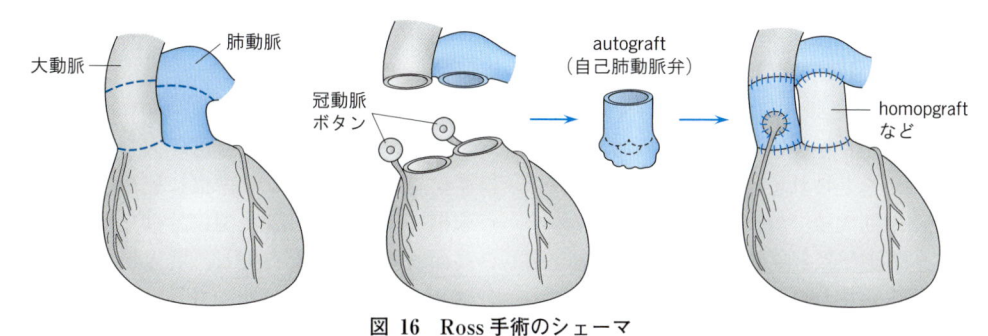

図 16　Ross 手術のシェーマ
自己肺動脈弁を用いて大動脈弁置換する手術で，右室流出路再建はホモグラフト（同種弁）などを用いる．

弁上狭窄では大動脈切開を無冠動脈洞および右冠動脈洞の2方向に行いパッチにて大動脈を対称的に拡大形成する方法が行われる（Doty 手術）．

弁下狭窄では大動脈を切開し，大動脈弁経由で弁下の異常肥厚部位を切除する．tubular stenosis に対しては **Konno 法** が行われる．

2．左心低形成症候群
hypoplastic left heart syndrome（HLHS）

▶**ポイント**　大動脈弁閉鎖あるいは高度狭窄，僧帽弁閉鎖あるいは高度狭窄，上行・弓部大動脈低形成を伴い高度の左室低形成を示す疾患群である．新生児期から発症し，大半が生後早期に死亡する．胎児エコーによる胎児診断，手術，周術期管理の向上により Norwood 手術の手術成績は改善し，手術生存率も 90% 前後と良好な成績の施設もみられるようになった．

▶**疫学**　先天性心疾患の 5〜6% で，2：1 で男性に多い．

▶**病因**　胎生期における **卵円孔の早期閉鎖** のため下大静脈血流の左心系への流入が障害されることが原因である．

▶**病態生理**　左室がポンプ機能を果たさないため右室が体循環と肺循環の両方を維持する．肺静脈血は心房間交通を介して右房に流入，静脈血と混合され右室から肺動脈，動脈管を経て体循環へ駆出される．動脈管が唯一の体循環へのルートであり，**動脈管** の狭小化は高度の肺うっ血と低心拍出状態をきたし，生命の危機に陥る．なお大動脈縮窄の合併を 70% の患者で認める．

▶**症状**　肺高血圧とうっ血性心不全は高度で，チアノーゼを伴う．呼吸促迫，蒼白となり，動脈管の狭窄患者ではショックに陥る．

▶**診断・検査**　奔馬調律および収縮中期雑音を聴取する．

胸部 X 線所見では心拡大と肺野の血管陰影の増強を認める．心電図では右軸変位・右室肥大を認め，左室成分の欠如を伴う．

心臓超音波検査では左房，左室，上行大動脈の低形成を認め，形態上の診断は容易である．三尖弁閉鎖不全や心房間交通の大きさの評価が重要である．

心臓カテーテル検査において心房レベルでの左右短絡と動脈管レベルでの右左短絡を認める．造影では上行大動脈の形態や大動脈縮窄の有無，冠状動脈の走行を確認する（図 17）．

▶**自然歴・予後**　予後不良で，約 80% は生後 10 日以内に死亡する．

▶**治療**　内科的には **プロスタグランジン E₁ 投与** により動脈管の開存を図る．また心房間交通が狭小の際には **心房中隔裂開術**（balloon atrioseptostomy；BAS）を行う．

手術としては一期手術として **Norwood 手術** を行う（図 18）．これは肺動脈を左右の分岐部直下で離断し上行・弓部大動脈を拡大して肺動脈中枢端に吻合し，末梢側肺動脈には体肺動脈短絡を作成する．本手術は姑息手術であり，二期手術として **Glenn 手術**，最終的には **Fontan 手術** を目指す．胎児エコーによる胎児診断，手術，周術期管理の向上により Norwood 手術の手術成績は改善し，手術期生存率も 90% 前後と良好な成績の施設もみられるようになった．また，ハイリスク群や新生児期の人工心肺を回避する目的で両側肺動脈バ

ンディング術（＋動脈管ステントもしくはプロスタグランディンの持続投与）を行い，肺血流のコントロールおよび全身への血流の維持を行い，2期的に Norwood 手術もしくは Norwood＋Glenn 手術を行う方法もとられている．**両側肺動脈バンディング術**は中期成績では良好な成績をおさめており，今後心機能などを含む長期成績，Fontan 到達率などの報告が待たれる．

3．大動脈縮窄症
coarctation of the aorta

▶**ポイント**　動脈管接合部の大動脈に狭窄をきたす疾患で，接合部より中枢に狭窄のある管前型と末梢に狭窄のある管後型に分けられる．管前型は高頻度に心奇形を合併し，乳児早期から心不全や肺高血圧を伴い，早期の外科治療を必要とする．

▶**発生・形態**　動脈管接合部近傍の大動脈に狭窄をきたす疾患である．心奇形の合併の有無により複合型と単純型，また狭窄部位と動脈管接合部位との関係から**管前型**（preductal type，乳児型 infantile type）と**管後型**（postductal type，成人型 adult type）に分けられる（図19）．管前型では心奇形を合併することが多く，大動脈縮窄複合（coarctation complex）といわれることもある．

▶**疫学**　先天性心疾患の7〜8％で，2：1で男性に多い．

▶**病因**　動脈管接合部近傍の大動脈内腔に突出する ridge を認め，大動脈狭部や大動脈弓部が低形成（hypoplasia）の場合も比較的多い．

▶**病態生理**　管前型における主な合併心奇形は心室中隔欠損，大血管転位，大動脈弁狭窄などである．管前型では下半身の血流は動脈管に依存した状態であり，動脈管の閉鎖は腎不全やアシドーシスからショックをきたす（**ductal shock**）．また左室圧負荷増大に伴い左右短絡の増大を認め早期から肺血流増加の状態となる．

一方，管後型では上半身が高血圧，下半身が低血圧となり，左室への圧負荷は増加する．狭窄部中枢側より早晩**側副血行路**が発達し下半身はこの

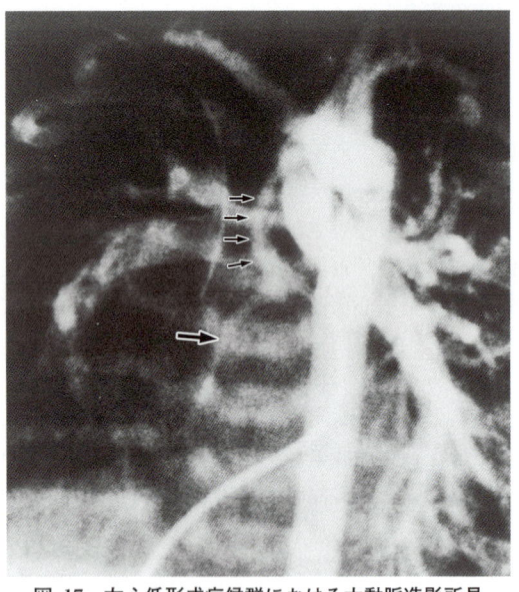

図 17　左心低形成症候群における大動脈造影所見
非常に細い上行大動脈（小さな矢印）および冠状動脈（大きな矢印）を認める．

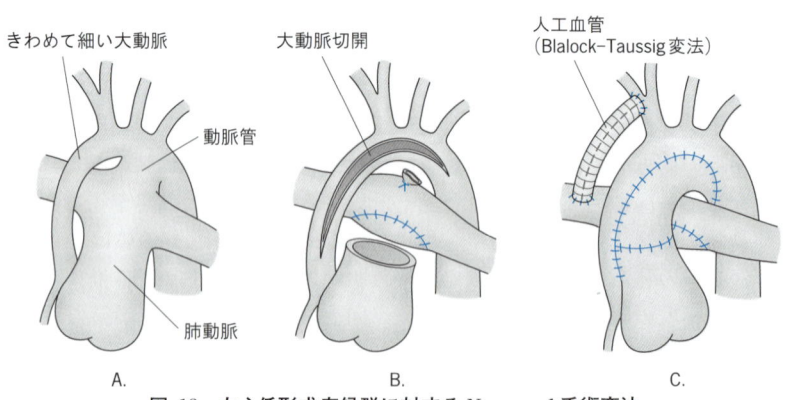

A.　きわめて細い大動脈／動脈管／肺動脈
B.　大動脈切開
C.　人工血管（Blalock-Taussig 変法）

図 18　左心低形成症候群に対する Norwood 手術変法
本手術は大動脈弓再建および Blalock-Taussig シャントによる肺血流の制御を意図した術式である．

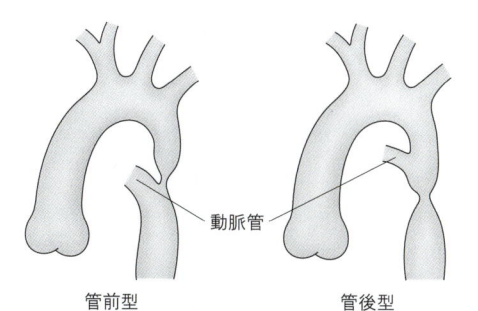

図 19 大動脈縮窄症の分類
縮窄部位と動脈管の関係から二つに分類している．
管前型は乳児早期より発症するので乳児型とも呼ばれる．

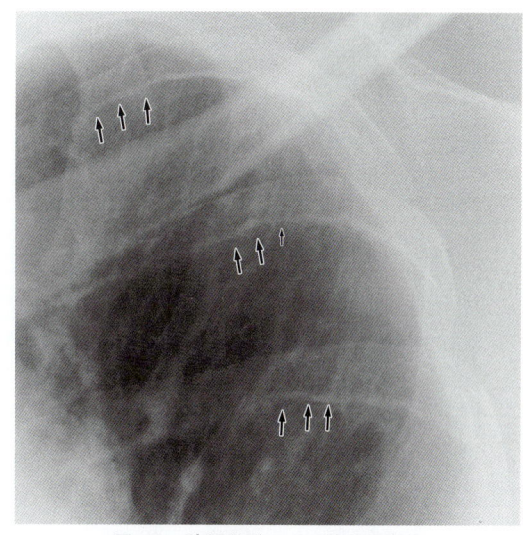

図 20 肋間動脈による肋骨侵食像
肋骨下縁の肋骨侵食像（矢印）を認める．

側副血行路から血液の供給を受けるようになる．また管後型では25％に**大動脈二尖弁**を認める．

▶**症状** 管前型では乳児早期から呼吸困難や哺乳不良など心不全症状を認める．また正常大血管関係の際には上半身は動脈血が，下半身は動脈管を通して静脈血が灌流するため，いわゆる分離性チアノーゼ（differential cyanosis）といって下半身のみチアノーゼを示す．しかし左右短絡が多い場合にはチアノーゼは目立たないので判別しがたいことが多い．

管後型では上下肢血圧差や下肢の脈拍触知不良を認める．上半身の高血圧のため頭痛，鼻出血などの症状を訴え，また血液灌流低下のため運動時の下肢虚血の症状を認めることもある．

▶**診断・検査** 聴診上は合併心奇形により異なる．大動脈縮窄に関しては年長患者では背部に収縮期雑音を聴取する．

胸部X線所見は，管前型では心拡大と肺血管陰影の増強を認める．管後型では拡張した鎖骨下動脈と狭窄部のpoststenotic dilatationにより3字型陰影を認める．また側副血行路として発達した肋間動脈による肋骨侵食像（rib notching）を認める（図20）．心電図は管前型では右室肥大または両室肥大を認め，管後型では左室肥大を認める．

心臓超音波検査では大動脈縮窄の部位や程度の評価，心内奇形の診断が可能である．とくに乳児では胸骨上窩から大動脈弓部全体を描出できる．

心臓カテーテル検査は心内奇形の評価が必要な際に行う．必要に応じ大動脈造影による大動脈弓造影により縮窄部位や形態，弓部分枝の起始異常の有無などを確認する（図21）．年長児や成人患者では左心カテーテル検査にて直接狭窄部の圧較差を測定する．

▶**自然歴・予後** 管前型では生後早期から心不全，呼吸不全を認め，死亡するものが多い．管後型では病状進行は緩徐で，平均寿命は30〜40歳といわれる．死因は感染性心内膜炎，脳出血，大動脈破裂などである．

▶**治療**

管前型：心不全に対して内科的治療が奏功することはまれで，早期に外科治療を必要である．動脈管の閉鎖が起きる場合はductal shockをひき起こすため動脈管の開存を維持するため**プロスタグランジン E₁**の投与が必須である．縮窄解除術として**鎖骨下動脈フラップ術**（subclavian flap aortoplasty）がもっとも一般的であるが，さらに**直接吻合術，拡大大動脈弓形成術**（extended aortic arch anastomosis）が行われている（図22）．従来，大動脈縮窄複合では縮窄解除を行い，数ヵ月後に心奇形修復を行う二期的手術が主流であったが，最近では胸骨正中切開下に人工心肺を使用し縮窄解除と心奇形修復を一期的に行う方法も行われる．

管後型：通常心奇形を伴わないため，狭窄部の圧較差50 mmHg以上が手術適応である．3〜5歳が手術至適時期とされ，狭窄部位の切除・直接吻合術，まれに人工血管置換術が行われる．対麻痺回避のため大腿動静脈バイパスなどの補助手段を用いることもある．術後，時に一過性高血圧

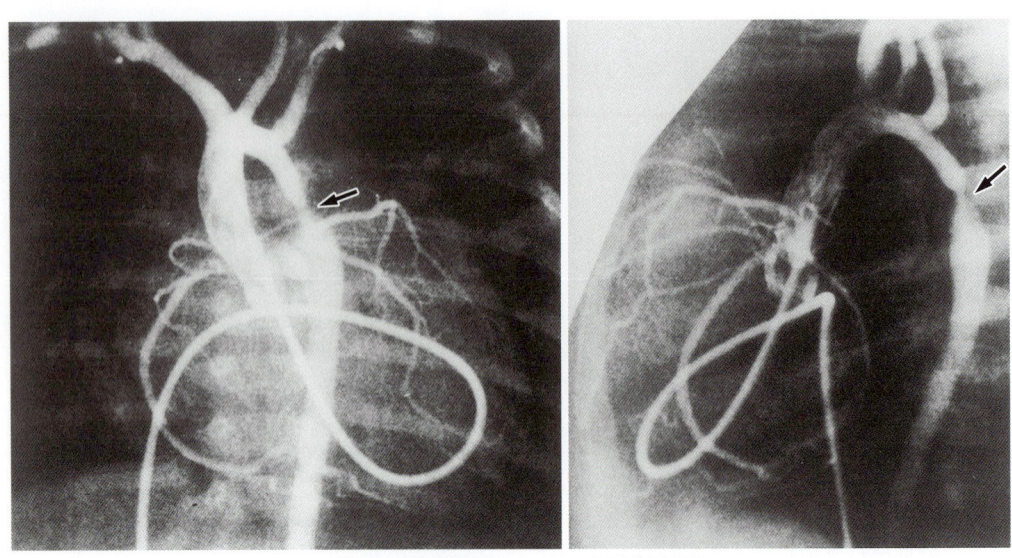

図 21　大動脈縮窄症における動脈造影所見
左に正面像，右に側面像を示す．大動脈縮窄部（矢印）および狭窄後の下行大動脈の拡張を認める．

（paradoxical hypertension）や腹痛を伴う**縮窄解除術後症候群**（postcoarctectomy syndrome）がみられる．一過性高血圧は縮窄解除術後に全身の高血圧が持続する状態で手術時年齢が高いほど起こりやすい．Renin-angiotensin系活性化がその原因であり，ACE（アンジオテンシン変換酵素）阻害薬が奏功する．縮窄解除術後症候群は腸間膜動脈の炎症または攣縮が原因で降圧療法が有効である．

4．大動脈弓離断症
interruption of the aortic arch

▶**ポイント**　大動脈弓の連続性が離断している疾患で，離断部位により3型に分けられる．大動脈縮窄症管前型同様に肺血流増大のため高度の心不全症状を新生児・乳児早期よりきたす．動脈管が下半身への血流路で，これの閉鎖は死につながる．

▶**発生・形態**　大動脈弓の連続性が離断している疾患である．ほとんどの患者で心奇形を伴う．大動脈弓の離断部位別に三つに分類される（図23）．発生頻度はB型53%，A型42%，C型5%との外国の報告があるが，わが国ではA型が多い．

▶**疫学**　先天性心疾患の約0.5%である．

▶**病態生理**　合併心疾患は，心室中隔欠損症，両大血管右室起始症，大動脈中隔欠損，総動脈幹症

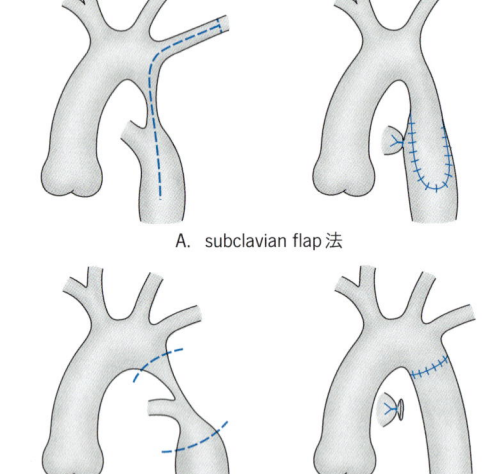

A．subclavian flap法

B．直接吻合法

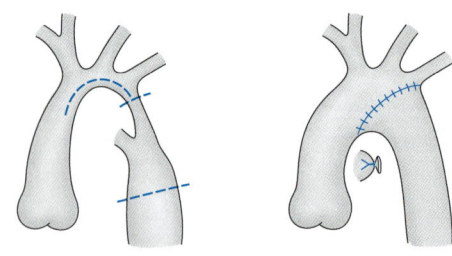

C．拡大大動脈弓形成術

図 22　大動脈縮窄症に対する縮窄解除術のシェーマ
鎖骨下動脈フラップ術，直接吻合術，拡大大動脈弓形成術を行う．

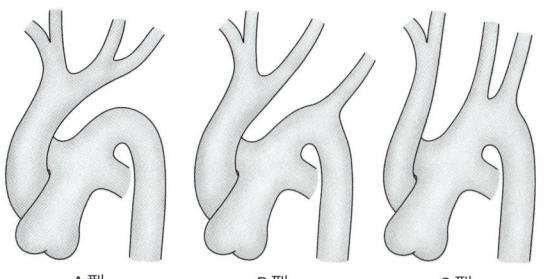

図 23 大動脈弓離断の病型分類（Celoria & Patton）
A型：左鎖骨下動脈直下にて離断されたもの．
B型：左総頸動脈と左鎖骨下動脈の間で離断されたもの．
C型：腕頭動脈と左総頸動脈の間で離断されたもの．

など肺血流増加型心疾患である．大動脈縮窄複合類似の血行動態を示し，より早期に重篤な状態に陥る．下行大動脈への血流路である動脈管の閉鎖は，循環不全，腎不全，代謝性アシドーシスなどを発症し致命的となる．

▶**症状** 生後早期から呼吸困難，多呼吸，乏尿など心不全症状を認める．**分離性チアノーゼ**（differential cyanosis）は，大動脈縮窄症の場合に比し顕著となる．なお，**DiGeorge症候群**の合併患者では特徴的な顔貌を認める．

▶**診断・検査** 理学的には上下肢の血圧差や下半身の脈触知不良を認める．聴診では収縮期雑音を聴取する．

胸部X線所見は，心拡大と肺血管陰影の増強を認める．心電図は右室肥大または両室肥大を認める．

心臓超音波検査は有用で，大動脈弓と弓部分枝の関係を確認し離断の診断を行うとともに，大動脈弁および弁下の状態，上行大動脈の大きさ，動脈管の大きさなどを評価する．

必要に応じ大動脈弓造影により離断部位や上行大動脈の大きさが確診できる（図24）．また心奇形については心臓超音波検査や心臓カテーテル検査にて診断する．

▶**自然歴・予後** 予後不良で，ほとんど乳児期早期に死亡する．

▶**治療** 内科的治療は大動脈縮窄症同様，プロスタグランジンE_1の投与により動脈管の開存を維持する．DiGeorge症候群合併患者では**低Ca**の治療を要する．

手術は大動脈再建後に心奇形修復を行う二期的

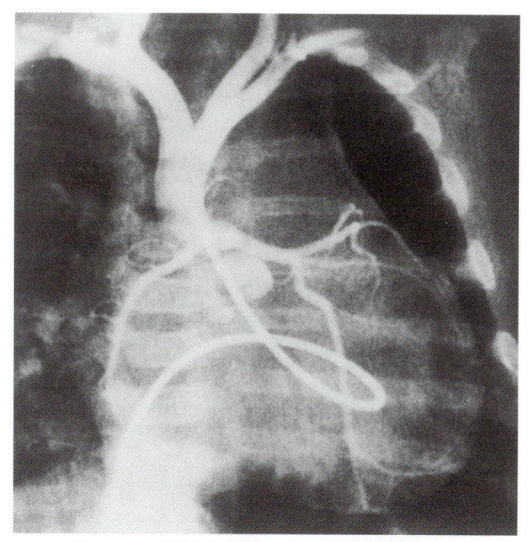

図 24 大動脈弓離断における動脈造影所見
本患者は左鎖骨下動脈直下にて離断を認めA型である．

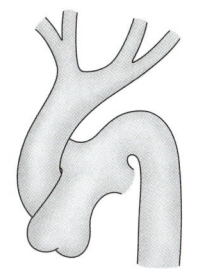

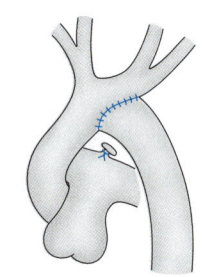

A. 直接吻合法

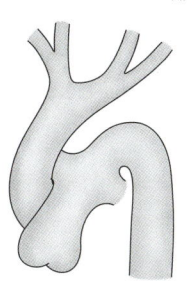

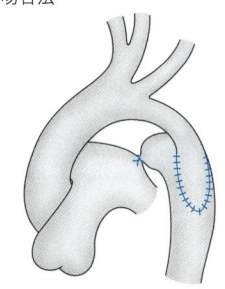

B. Blalock-Park法

図 25 大動脈弓離断における大動脈再建術式
直接吻合術，Blalock-Park術を行う．

手術法と両者を同時に行う一期的根治術がある．大動脈弓再建術式として直接吻合法とBlalock-Park法が行われる（図25）．

5．血管輪 vascular ring

▶**ポイント** 大動脈弓の発生過程の異常により大

動脈弓とその分枝動脈などにより血管輪が形成され，気管や食道が圧迫される病態である．重複大動脈弓，左動脈管（靱帯）を伴った右側大動脈弓，右鎖骨下動脈起始異常が重要である．症状がある際には手術により圧迫を除去する．

▶**発生・形態**　胎生初期において大動脈系は大動脈嚢，大動脈弓，**背側および腹側大動脈**からなる．大動脈弓は発生段階により第Ⅰ弓から第Ⅵ弓まで出現するが，この**大動脈弓6対**が同時に存在することはない．第Ⅰ，Ⅱ，Ⅴ弓は発生過程で消失する．第Ⅲ弓は左右の総頸動脈を形成する．左第Ⅳ弓は左大動脈弓を形成，右第Ⅳ弓は右鎖骨下動脈の中枢側を形成する．第Ⅵ弓近位部は左右肺動脈となる．右第Ⅵ弓遠位部は消失するが，左第Ⅵ弓遠位部は動脈管として残存する．また背側大動脈から発生する第7区間動脈は左右の鎖骨下動脈を形成し，上方に移動し正常大動脈弓の形態となる（図26）．

血管輪は大動脈弓の発生過程において正常では離断・退縮すべきものが残存し，そのため異常な血管輪が形成され，気管や食道がその輪に囲まれることにより圧迫される病態である．血管輪として臨床上重要なものは，① **重複大動脈弓**（double aortic arch），② **左動脈管（靱帯）を伴った右側大動脈弓**，③ **右鎖骨下動脈起始異常**である（図27）．重複大動脈弓は上行大動脈が左右の大動脈弓に分かれた後，右大動脈弓は食道，気管の右後側を，左大動脈弓は食道，気管の左前側を通り食道の後方で結合する．右大動脈弓が主たる弓であることが多い．左動脈管（靱帯）を伴った右側大動脈弓では，動脈管（靱帯）は食道の右側へ下降する下行大動脈から起始している．右鎖骨下動脈起始異常は右鎖骨下動脈が左大動脈弓の第四分枝として下行大動脈から起始し食道の後面を右斜め上に走行する．

▶**症状**　気管圧迫に伴う症状は**喘鳴，鼻翼呼吸**である．喘鳴は吸気，呼気いずれにもみられる．食道圧迫の症状は嚥下障害で，乳児では吐乳がみられる．固形物の嚥下困難もみられる．また誤飲や喀痰排出困難により肺炎や気管支炎の併発が多くみられる．

重複大動脈弓は比較的早期から症状を呈する．左動脈管（靱帯）を伴った右側大動脈弓は重複大動脈弓と同様の症状を呈するが症状発現が遅い．右鎖骨下動脈起始異常では症状発現は少なく，偶然見つかることもある．

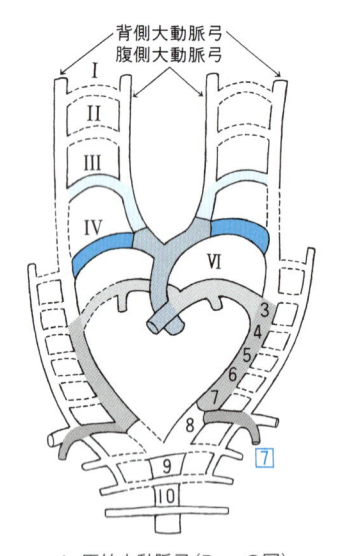

図26　大動脈の発生

A. 原始大動脈弓（Barryの図）　　B. 大動脈弓の変化

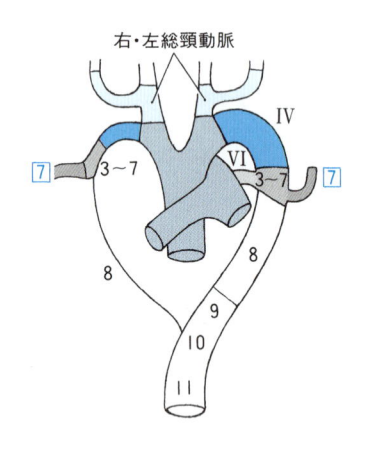

第Ⅲ弓は左右の総頸動脈，左第Ⅳ弓は左大動脈弓，右第Ⅳ弓は右鎖骨下動脈の中枢側を形成する．右第Ⅵ弓遠位部は消失するが，左第Ⅵ弓遠位部は動脈管として残存する．
点線の部分が退縮し正常大動脈弓が形成される．

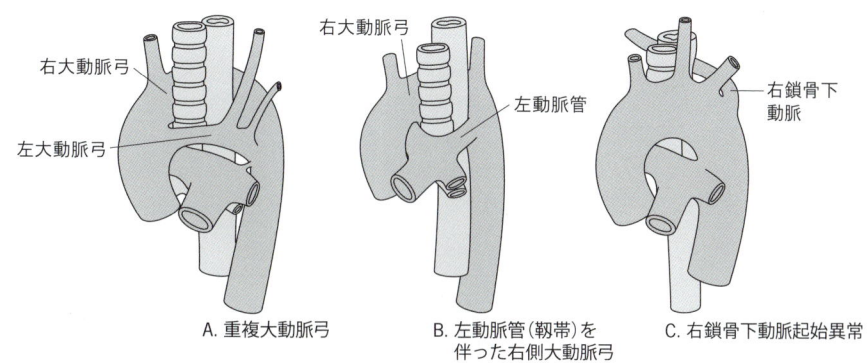

図 27 代表的な血管輪のシェーマ
A. 重複大動脈弓
B. 左動脈管（靱帯）を伴った右側大動脈弓
C. 右鎖骨下動脈起始異常

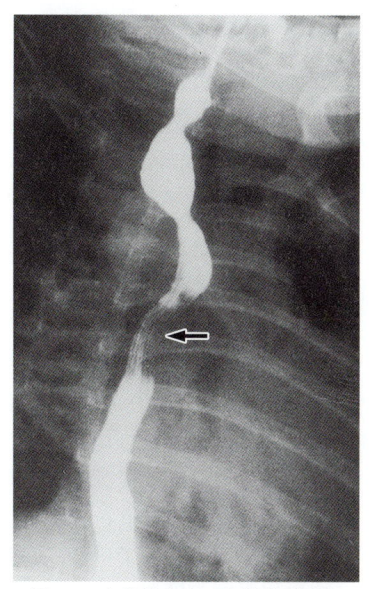

図 28 血管輪患者の食道造影所見
血管輪による圧迫部（矢印）を認める．患者は左動脈管（靱帯）を伴った右側大動脈弓である．

▶**診断・検査**　理学的には喘鳴を認め，また**陥没性呼吸**をみることも多い．

胸部X線所見は肺炎像がときにみられるが，異常所見を認めないことも少なくない．特徴的なものは食道造影で，大動脈弓や分枝血管に一致する陰影欠損，また**食道圧迫像**がみられる（図28）．またCTやMRIにて食道および気管の圧迫部位が確認できる．

心血管造影も有用である．とくに重複大動脈弓や右鎖骨下動脈起始異常には診断価値が高く，また心奇形合併患者ではその評価も可能である（図29）．

▶**治療**　呼吸困難，頻回の呼吸器感染，嚥下困難の場合は手術適応である．手術は原則として左開胸で行う．重複大動脈弓では細い方の大動脈弓を切離，左動脈管（靱帯）を伴った右側大動脈弓では左動脈管（靱帯）を切離，右鎖骨下動脈起始異常では右鎖骨下動脈を切離する．可能であれば切離した右鎖骨下動脈の再建を行う．

II．大動脈の短絡疾患

1．動脈管開存症
patent ductus arteriosus

▶**ポイント**　生後閉鎖すべき動脈管が何らかの機転で開存しているのが動脈管開存症である．そのため左右短絡を生じ，大きな動脈管開存症では心不全や肺高血圧をきたす．他の心疾患との合併も多い．手術は結紮または切離が行われる．

▶**発生・形態**　動脈管は主肺動脈と下行大動脈を結ぶ血管で，胎生期には下行大動脈への血流を保つ重要な経路となる．生後は呼吸開始に伴い動脈血酸素分圧が上昇すると攣縮により閉鎖する．これが閉鎖しないで開存した状態が本症である．

▶**疫学**　先天性心疾患の約9％で，2〜3：1で女性に多い．

▶**病態生理**　動脈管を介する左右短絡により，左房，左室の容量負荷をきたす．また拡張期に肺動脈に血液が吸い込まれるため拡張期血圧は低下する．短絡量の大きい場合には肺高血圧を発症，**閉塞性肺血管病変**をきたす．

▶**症状**　短絡量の多い場合にはうっ血性心不全症状を呈し，少ない場合には無症状である．短絡量

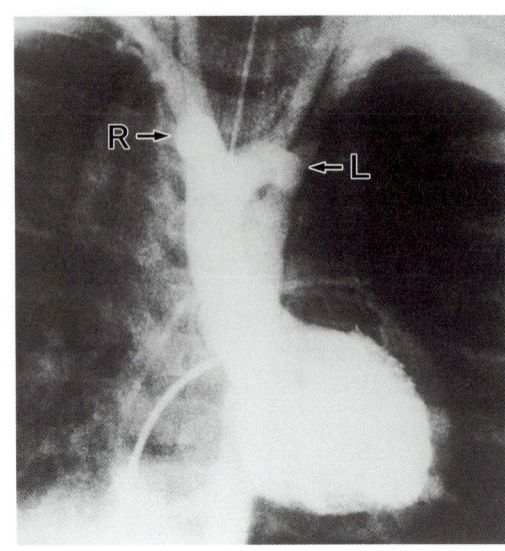

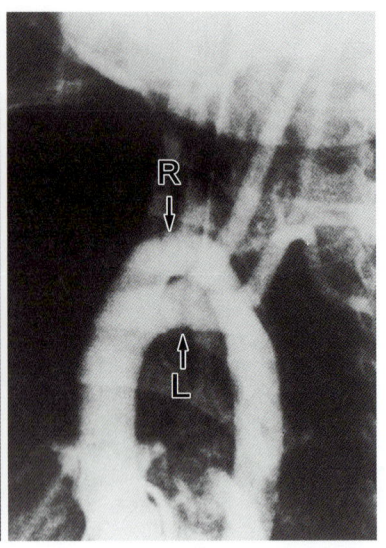

A．正面像　　　　　　　　　　　　　　　　**B．側面像**
図 29　重複大動脈弓の血管造影所見
Aは正面像，Bは側面像で，右大動脈弓（R）と左大動脈弓（L）を示す．

の多い時には乳児期に重篤な症状を呈する患者もまれではなく，呼吸促迫や哺乳不良などを認める．閉塞性肺血管病変の進行患者では心不全症状は軽度となり，さらに Eisenmenger 症候群を呈する場合にはチアノーゼを認めるようになる．

▶**診断・検査**　第2肋間胸骨左縁を中心とする連続性雑音を聴取する．これは全心周期にわたって大動脈圧が肺動脈圧を凌駕することよるものであり，肺高血圧進行患者では収縮期雑音のみとなり注意を要する．脈圧の増大による**反跳脈（bounding pulse）**を認める．

胸部X線所見では肺野の血管影増強，左2号の突出，心拡大を認める．心電図では通常左室肥大を伴うが，肺高血圧患者においては両室肥大，右室肥大を認める．

心臓超音波検査では左房，左室の拡大を認める．ドプラ法により動脈管から肺動脈内に逆流する乱流を認める．

右心カテーテル検査においてカテーテルが肺動脈から動脈管を通って下行大動脈に抜けることで診断される．また逆行性動脈造影にて動脈管および肺動脈が造影される．

鑑別診断として連続性心雑音を聴取する大動脈中隔欠損症，冠動脈瘻，Valsalva 洞動脈瘤破裂などがある．

▶**自然歴・予後**　乳児期死亡率は30％で，心不全による．乳児期以降の死因は左心不全，肺血管閉塞性病変，感染性心内膜炎である．

▶**治療**　心不全症状や肺高血圧を呈する患者では，乳児期でも手術を行う．短絡量の少ない患者でも心内膜炎の危険性があり就学前に手術を行う．手術は動脈管の結紮または切離が行われる．

最近，内視鏡下にクリップで動脈管を閉鎖する手術や，カテーテルによる coil embolization の報告があり低侵襲化がはかられている．

いわゆる未熟児動脈管開存症では**インドメタシン投与**による閉鎖が行われる．

2．大動脈中隔欠損症
aortic septal defect

▶**ポイント**　上行大動脈と主肺動脈の間に欠損口を有する疾患で，動脈管開存症と類似の血行動態を呈する．通常，欠損口のパッチ閉鎖を行う．

▶**発生・形態**　総動脈幹が大動脈と肺動脈に分画される際に中隔の形成不全が起こるため，上行大動脈と主肺動脈の間に欠損口が発生するいわれている．

▶**疫学**　先天性心疾患の0.3〜1.0％である．

▶**病態生理**　血行動態上は動脈管開存症と類似するが，本症では欠損口が大きく早期に症状を呈することが多い．短絡量の増加は左心系の**容量負荷**，

さらには肺高血圧に伴う右心系の**圧負荷**となる．欠損口の位置により近位型と遠位型に分けられる．
▶ **症状** 呼吸促迫や哺乳不良などの心不全症状を認める．動脈管開存症に比し症状は重篤で乳児早期に外科治療を必要とすることが多い．
▶ **診断・検査** 動脈管開存症と同様に連続性雑音を聴取するが，最強点の位置はやや低く第3肋間胸骨左縁を中心とする．また欠損口が大きい場合，肺高血圧となり収縮期雑音のみの場合もある．脈圧の増大による**反跳脈**（bounding pulse）を認める．

胸部X線所見では肺野の血管影増強，左2弓の突出，心拡大を認める．心電図では左室肥大を伴うが，肺高血患者においては両室肥大を認める．

心臓超音波検査では大血管レベルにおいて欠損口が描出される．右心カテーテル検査においてカテーテルが肺動脈から直接上行大動脈に抜ける．大動脈基部における血管造影で肺動脈が造影される．鑑別診断として動脈管開存症，右肺動脈上行大動脈起始症，総動脈幹症などがあげられる．
▶ **自然歴・予後** 乳児期の死亡率が20〜30％で，心不全や呼吸器感染症が原因である．
▶ **治療** 内科的治療が奏功することは少なく手術が行われる．体外循環を使用し大動脈遮断下に大動脈を切開し欠損口のパッチ閉鎖を行う．欠損口が小さい場合には結紮が行われることもある．

3．総動脈幹症 truncus arteriosus

▶ **ポイント** 胎生期における大動脈中隔の形成不全により総動脈幹の分離が行われていない疾患であり，四つの病型に分類されている．大きな心室中隔欠損を伴い，新生児期から高度の心不全を発症する．手術は**Rastelli型手術**が行われる．
▶ **発生・形態** 胎生期に総動脈幹の分離が行われずに残ったもので，心室からは1本の大きな**動脈幹**が起始している．この動脈幹は直下に大きな心室中隔欠損を伴い，左右の心室から血液を受け，冠状動脈，肺動脈，体循環へ血液を供給する．総動脈幹弁（truncal valve）は一般には三尖弁であるが，四尖弁，二尖弁のこともあり，閉鎖不全を伴うことが多い．総動脈幹症の病型は四つに分類されている（図30）．

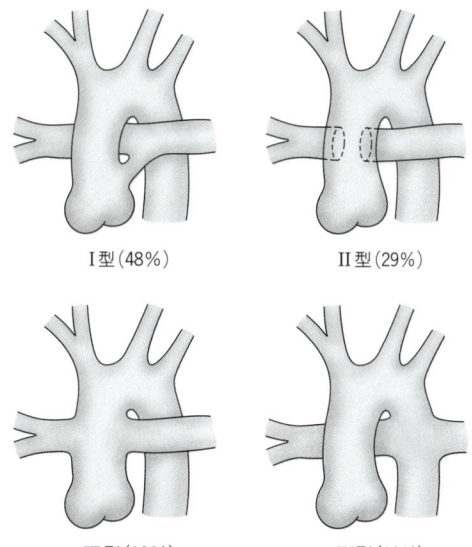

図30 総動脈幹症の病型分類（Collett & Edwards）
Ⅰ型：動脈幹から短い肺動脈幹が分枝し，左右の肺動脈に分かれる．
Ⅱ型：左右の肺動脈がそれぞれ直接動脈幹から起始しており，その入口部が近接している．
Ⅲ型：肺動脈が動脈幹の左右の側壁から独立して出ている．
Ⅳ型：肺動脈幹左右肺動脈のいずれもなく肺循環は大動脈弓あるいは下行大動脈からでた側副血行によって維持される．

▶ **疫学** 先天性心疾患の1〜3％である．
▶ **病態生理** 左右心室の血液は動脈幹内で混合するためチアノーゼを呈する．肺動脈血流量は肺・体血管抵抗比に逆比例するため，通常肺血流は増加している．肺血管床が体血圧にさらされるため肺血管の閉塞性病変の進行が速い．肺血管抵抗が増加すると肺血流量は減少し，チアノーゼが増強する．
▶ **症状** チアノーゼは比較的軽度であり，生後早期より高肺血流のため心不全，呼吸不全症状が強い．**truncal valveの閉鎖不全**を伴う場合，症状はより高度である．
▶ **診断・検査** 心音第Ⅱ音は単一で大きい．第2〜3肋間胸骨左縁を中心に大きな汎収縮期雑音を聴取することが多い．肺野にラ音を聴取する．

胸部X線写真では心陰影の拡大と肺血管影の増強を示す．20〜30％に右大動脈弓を合併する．主肺動脈成分の欠如のため左第2弓は陥凹する．心電図は両室肥大，左房負荷を示す．

心臓超音波検査では両心室に騎乗する単一の大血管を認め，肺動脈形態，truncal valve の閉鎖不全の有無についても判定できる．

心臓カテーテル検査では両心室は等圧で，カテーテルは右心室から肺動脈には直接挿入できない．心室造影により特徴的形態が描出され，確定診断が可能である．肺動脈形態，大動脈弓離断合併の有無が術式決定上重要である．

鑑別診断は単心室症，偽総動脈幹症，大動脈中隔欠損症などである．

▶**自然歴・予後** 多くは生後6ヵ月以内に死亡し，死因は心不全，肺炎である．1歳を超える患者は約15%である．

▶**治療** 肺動脈絞扼術の成績は不良で，現在では新生児期でも一期的根治術が行われることが多い．根治術は肺動脈幹を切離し，動脈幹壁欠損部閉鎖，心室中隔欠損閉鎖を行い，切離した肺動脈と右室の間を弁付き心外導管で連結する方法で **Rastelli型手術**といわれる．根治術後の予後は肺血管閉塞性病変の有無，truncal valve の閉鎖不全の有無により左右される．また心外導管は再手術が不可避であるため，近年右室流出路を自己組織で再建する手術法も行われる（図31）．

4．Valsalva 洞動脈瘤破裂
ruptured aneurysm of sinus of Valsalva

▶**ポイント** Valsalva 洞に発生した動脈瘤が右心系に破裂する疾患で，動脈瘤は右冠動脈洞ついで無冠動脈洞に多く発生する．約半数に心室中隔欠損を合併する．急激に発症し心不全をきたし，手術を必要とする場合が多い．

▶**発生・形態** Valsalva 洞とは大動脈基部における大動脈弁上の膨隆部であり，冠動脈に対応して左・右・無冠動脈洞の三つに分けられる．この洞の一部が何らかの原因で動脈瘤化し破裂したものが Valsalva 洞動脈瘤破裂である．Valsalva 洞には先天的な組織学的脆弱部位があり，長期間にわたる大動脈の圧負荷のため動脈瘤化，さらには破裂にいたるといわれている．したがって症状の出現する破裂は青年期や成人期に多い．Valsalva 洞動脈瘤破裂は**右冠動脈洞**がもっとも多く（70〜75%），ついで無冠動脈洞（25%）であり，左冠動脈洞はまれである．今野らは動脈瘤の発生部位と破裂部位から4型に分類している（図32）．

▶**疫学** 先天性心疾患の約3%で男性に多い．

▶**病態生理** 破裂後，大動脈から右心系への血流が生じ，肺血流増加や両心室の容量負荷が起こる．また右室に突出した動脈瘤の約半数に心室中隔欠

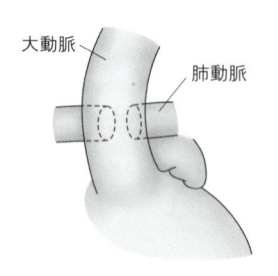

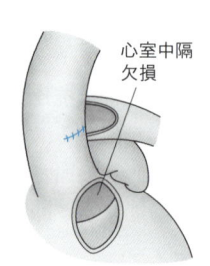

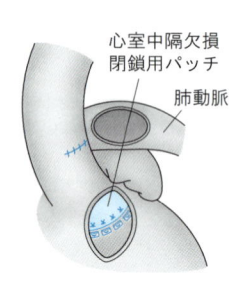

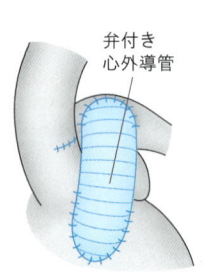

A．総動脈管症Ⅱ型に対する弁付き心外導管を用いた根治術

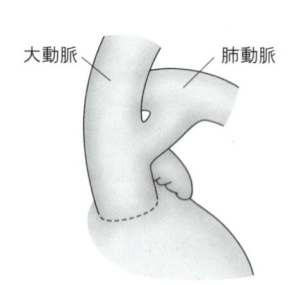

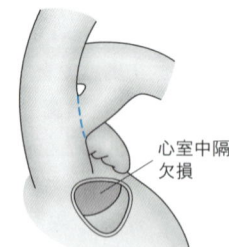

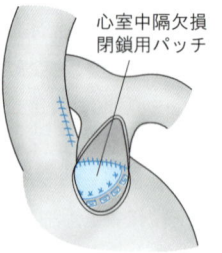

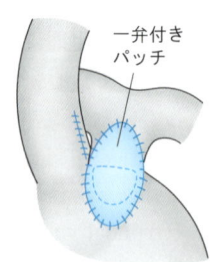

B．Barbrero-Marcial 法

図 31 総動脈幹症に対する手術法
心外導管法が一般的であるが，最近では流出路の後壁を自己組織にて再建する方法も行われる．

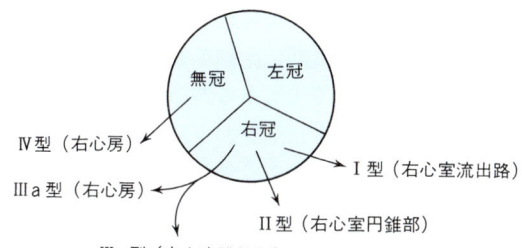

図 32 Valsalva 洞動脈瘤破裂の病型分類（今野）
 Ⅰ型：右冠動脈洞の左端から発生したもの．
 Ⅱ型：右冠動脈洞の中央から発生したもの．
 Ⅲv型：右冠動脈洞の右端から発生し右室に破裂したもの．
 Ⅲa型：右冠動脈洞の右端から発生し右房に破裂したもの．
 Ⅳ型：無冠動脈洞から発生したもの．

損を伴い，なかには大動脈弁の変形から閉鎖不全を合併することもある．

▶症状　約半数の患者では破裂を境に急激に呼吸困難，胸痛，動悸など心不全症状が出現する．しかしながら徐々に症状を呈する患者もまれではなく，破裂時期の推測が不可能な患者も少なくない．

▶検査所見　連続性雑音（continuous murmur）や往復雑音（to and fro murmur）を聴取する．最強点は瘤の破裂部位にて異なり，右室内破裂では胸骨左縁第3肋間，右房破裂では胸骨右縁第4肋間である．短絡量が多い場合には肝腫大を認める．

胸部X線所見では肺野の血管影増強心拡大を認める．心電図では左室肥大または両室肥大を認める．

心臓超音波検査では動脈瘤の右室，右房への突出を認め，カラードプラ法で短絡血流を証明することで本症の診断が可能である．大動脈弁の形態や閉鎖不全の有無も診断する．

右心カテーテル検査において右室または右房における酸素飽和度の step up を認め，破裂部位や短絡量が推定できる．また大動脈造影により動脈瘤の発生部位，破裂部位，大動脈弁閉鎖不全の有無を診断する．

鑑別診断は動脈管開存症，冠動脈瘻，大動脈中隔欠損などである．

▶自然歴・予後　破裂後1年程で死亡することが多く，死因は心不全や感染性心内膜炎である．

▶治療　基本的には外科治療が必須であり，内科的治療は不整脈や心内膜炎の加療に限定される．

手術は動脈瘤部の切除および欠損部閉鎖または破裂部の閉鎖が行われる．破裂部位への到達法として右房または右室経由，右心系および大動脈の両方向経由が行われている．ポイントは大動脈弁の変形をきたさないように修復することである．なお心室中隔欠損の合併患者では同閉鎖を，また大動脈弁閉鎖不全合併患者では大動脈弁形成または大動脈弁人工弁置換を同時に行う．

Ⅲ．心房・心室中隔・弁の形成異常

1．心房中隔欠損症
atrial septal defect（ASD）

ポイント

二次孔心房中隔欠損症の約70％は卵円窩欠損である．

短絡量が多い割に小児期までは症状は軽いが，成人期まで放置すると症状が増悪する．固定性のⅡ音分裂，超音波検査，心臓カテーテル検査法が診断の決め手となる．

手術の危険性はほとんどなく，小児期に閉鎖術を施行する．

▶頻度，分類　心房中隔に交通のある先天性異常は，①卵円孔開存（patent foramen ovale；PFO），②二次孔心房中隔欠損症（ostium secundum defect），③心内膜床欠損症（endocardial cushion defect；ECD）の一次孔欠損（ostium primum defect）である（図33）．①は全剖検例の約1/4にみられるが，弁状であるため右心房圧が左心房圧を超えない限り血液を通さないので，単独では無症状である．②が通常心房中隔欠損症といわれ小児先天性心疾患の約10％の頻度である．

二次孔心房中隔欠損症は欠損孔の位置により，ⓐ上大静脈型（superior caval defect），ⓑ卵円窩欠損（fossa ovalis defect），ⓒ冠静脈洞部欠損（coronary sinus defect），ⓓ下大静脈型（inferior caval defect）の4型に分類され，ⓐ，ⓓでその部分に肺静脈還流異常が合併するとそれぞれ**上静脈洞欠損**（superior sinus venosus defect），**下静脈洞欠損**（inferior sinus venosus defect）と呼ばれる．ⓑは二次孔心房中隔欠損症の70％を占め，ⓓは21％，ⓐは8％であり，ⓒはまれである．

▶症状　幼小児期は無症状のことが多い．左右短絡が多い場合には発育遅延をきたし，呼吸器感染

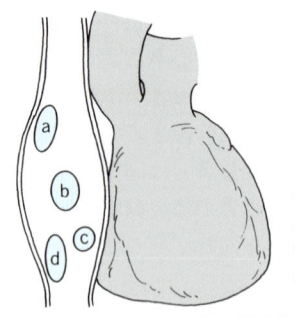

図 33　心房中隔欠損症の諸型
a：上大静脈型欠損
b：卵円窩欠損
c：冠状静脈洞部欠損
d：下大静脈型欠損

に罹患しやすい．一般に心房中隔欠損症は短絡量が多い割合には心室中隔欠損症のような圧負荷が少なく，軽い症状の場合が多いが，成人期まで放置すると**労作時息切れ**，**動悸**などを訴えるようになる．右心房拡大により心房細動などの不整脈や三尖弁閉鎖不全などにより**心不全**が出現することもある．まれではあるが肺高血圧を伴った患者を放置するとEisenmenger症候群になることもある．

▶**診断**　駆出性収縮期雑音（相対的肺動脈狭窄音），拡張期雑音（相対的三尖弁狭窄音 inflow murmur, shunt murmurとも呼ばれる）ははっきり聴取できない場合もあり，**固定性のⅡ音分裂**がもっとも特徴的である．Ⅱpの遅れは右脚ブロックおよび右心室の容量負荷によって生じ，また呼吸における静脈還流量の変化が短絡量の変化により代償され固定性となるといわれている．胸部X線では**心陰影拡大**（主に右心房拡大）および**肺血管陰影の増強**がみられる．心電図では**右脚ブロック**がみられることが少なくない．心エコーでは右室容量負荷像がみられるが，欠損孔は確認できないこともある．しかしコントラストエコーまたはカラードプラ断層エコーでは短絡が直接証明される．**心臓カテーテル検査法**はもっとも有力であり，欠損孔を通り左心房に直接カテーテルを挿入することにより確定診断がつけられる．卵円孔開存の場合でもカテーテルは左心房に入るが，二次孔心房中隔欠損症と異なり，左房圧が右房圧より高いことが多い．欠損孔の位置，短絡量，肺高血圧の有無，他の心血管合併症の存在の検索が重要となる．

▶**手術適応**　幼児期までは心不全症状がない限り経過を観察する．小児の手術死亡率は現在1％以下であり，放置して成人に至った場合の症状の増悪，合併症の発現，手術死亡率の増加などを考慮すると，**幼児～学童期に閉鎖手術**を施行するのが良い．自然閉鎖の報告もあるがほとんど期待できない．成人患者でも自然歴および内科的治療と比較し手術成績は良好であり延命率も高い．しかし肺高血圧症で肺体血管抵抗比が0.75以上の患者は手術の危険性も高く，症状の改善もみられないことが多く，手術の適応から除外されている．

▶**手術**　人工心肺下に心停止とし右心房を切開し**欠損孔を閉鎖**する．小児の卵円窩欠損は，かなり大きいものでも多くの場合直接閉鎖が可能である．成人患者で比較的大きなものや部分肺静脈還流異常を合併するものは**パッチ閉鎖**となる．部分肺静脈還流異常は術中にはじめて診断がつく場合もあり，このことを念頭において手術をする必要がある．上下大静脈にテープを通す時には還流異常肺静脈を損傷しないよう注意が必要である．大静脈近傍にある型も静脈の狭窄の予防のためにパッチを使用するほうがよい．手術中は空気塞栓の注意が必要である．三尖弁閉鎖不全症を合併する場合には同一視野での弁輪形成術が可能である．近年，手術侵襲の軽減および美容上の目的より皮膚小切開，胸骨部分切開により手術を行う**低侵襲心臓手術**（minimally invasive cardiac surgery；MICS）が本疾患に対し好んで施行されるようになった．その際の心停止は術野の関係より，大動脈遮断を行わず，人為心室細動とすることが多い．

カテーテル閉鎖術（アンプラッツ中隔閉鎖術；ASO）が最近，成人の卵円窩欠損口に対し行われるようになった．

▶**合併症**　部分肺静脈還流異常症，肺動脈狭窄，僧帽弁狭窄（Lutembacher症候群）または閉鎖不全などが比較的多い（表1）．また右心容量負荷により三尖弁閉鎖不全を二次的に合併することもある．部分肺静脈還流異常は術中に初めて診断のつくこともまれではなく，また僧帽弁病変は術後に病変が増悪することにより診断されることもあり，注意深い術前術中の検索が必要となる．逆に肺動脈狭窄で軽度のものは短絡による血流増加によって生じる場合もあり，欠損孔閉鎖のみで圧差が消失する場合も少なくない．

重症の肺動脈狭窄においては，右室および右房圧が上昇し，欠損孔で右左短絡を生じ，チアノー

表1 心房中隔欠損症（624患者）の合併症

合併症	患者数	%	合併症	患者数	%
肺動脈弁狭窄	40	6.41	心室中隔欠損	1	0.16
部分肺静脈還流異常	24	3.85	動脈管開存	1	0.16
左上大静脈遺残	12	1.92	大動脈狭窄	1	0.16
僧帽弁閉鎖不全	7	1.12	WPW症候群	1	0.16
僧帽弁狭窄	6	0.96	右側大動脈弓	1	0.16
三尖弁閉鎖不全	4	0.64	肺動静脈瘻	1	0.16
末梢肺動脈狭窄	3	0.48	（冠静脈洞心房中隔欠損）	1	0.16
下大静脈欠損	2	0.32	（Romano-Ward, Holt-Oram症候群）	1	0.16
右方心	1	0.16			
大動脈閉鎖不全	1	0.16	肺動脈高血圧症	10	1.61
収縮性心膜炎	1	0.16	再手術	4	0.64

ぜが出現することがある．このような心房交通性肺動脈狭窄はFallot三徴症（trilogy of Fallot）といわれていた．

常染色体優性遺伝により母指異常を示すHolt-Oram症候群には心房中隔欠損症の合併が多い．

手術後不整脈（主に上室性）が発生することもあるが，致死的な不整脈はきわめてまれである．主に高齢者に出現しやすい．

▶予後　他の心血管合併症のない限り予後はきわめて良好である．

2．部分肺静脈還流異常症 partial anomalous pulmonary venous connection（PAPVC）

ポイント

約90％は心房中隔欠損症を伴い，また心房中隔欠損症の6〜15％に本症の合併がみられる．心房中隔欠損症に本症が合併するかどうかが診断のポイントとなる．

scimitar症候群の特徴的な胸部X線像は重要である．

▶頻度　肺静脈の一部が右心房または体静脈に直接還流する疾患であり，PAPVR（——return）ともPAPVD（——drainage）とも呼ばれている．全先天性心疾患の0.4〜0.7％を占める．本奇形の大部分は**心房中隔欠損症**を合併しており，また心房中隔欠損症の6〜15％に本症の合併がみられる．本症の中で心房中隔欠損の存在しないものはPAPVC with IAS（intact atrial septum）と呼ばれ，約10％にみられる．

▶診断，症状　血行動態的には心房中隔欠損症とほとんど同様であり，特殊なものを除き理学所見，心電図，心音などでは鑑別は不可能である．ほとんどが心房中隔欠損症と合併するので心房中隔欠損症に本症が合併するか否かが診断のポイントとなる．特殊な例を除き心臓カテーテル法，心血管造影法以外には術前診断はむずかしい．しかしこれらの方法でも肺静脈と右心房が直接交流しているのかあるいは左心房，心房中隔欠損孔を経て交流しているのか確定に迷う場合も少なくない．積極的に**選択的肺動脈，肺静脈造影**を施行すべきである．左右短絡率と左心房造影による右心房への流入量の差より診断がつく場合もある．

右肺静脈の一部あるいは全部が右心房または体静脈に還流する型が大部分である（80％）．その中で右心房に還流する型が1番多く（30％），次いで下大静脈（25％），上大静脈（22％）の順になっている．左肺静脈還流異常は20％にみられ，大部分は左腕頭静脈に還流する．

下大静脈に還流する型は横隔膜部で狭窄が生じ，X線像で特異な陰影を作り，トルコの半月刀を意味する**scimitar症候群**（scimitar syndrome）といわれている．本症候群は右肺の気管支の低形成，肺動脈の起始異常などを伴うことが多い．

▶手術適応　手術適応およびその時期は心房中隔欠損症に準ずる．1葉のみの還流異常は左右短絡

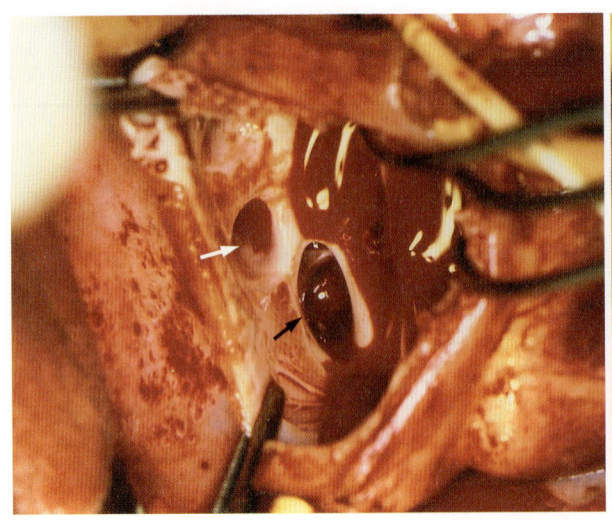

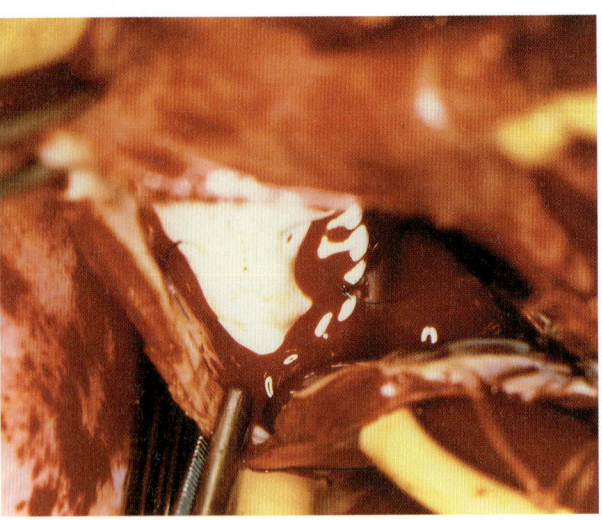

A. ⇨：右心房に流入する右上肺静脈流入口，➡：卵円窩欠損.　　B. 肺静脈から左心房に流入するようにパッチで形成術を行った.

図 34　部分肺静脈還流異常症の術中写真

量が少ないことより放置する場合もある．scimitar 症候群は右肺の炎症性変化が少なく，肺動脈の起始異常を伴わなければ再建の対象となるが，そうでない場合には右肺（または下葉）切除を行う．

▶**手術，予後**　基本的には還流異常肺静脈血が左心房に還流するように再建するのであるが型により異なる．右心房または上大静脈-右心房接合部に還流する場合には，右心房内よりパッチを用いて心房中隔欠損孔を経て左心房に還流するように**血流変換術**を行う（図34）．パッチの材質としては自家心膜，異種心膜，ゴアテックスシートなどが使用される．心膜は遠隔期収縮により大静脈または肺静脈の狭窄を生じることがあるので注意が必要である．そのためなるべく異物を使わない手術法もいくつか考案されている．

その他の型に対しては肺静脈を流入部で切断し，左心房または左心耳に吻合する．

予後は心房中隔欠損症とほぼ同様である．

付　三心房症 cor triatriatum

▶**頻度，分類**　左心房が隔膜により肺静脈側と僧帽弁側の2室に分離された疾患であり，先天性心疾患の0.1％を占める．

心房中隔欠損症の存在および心房中隔欠損孔が肺静脈側（近位左心房）と交通しているかまたは僧帽弁側（遠位左心房）あるいは両方と交通して

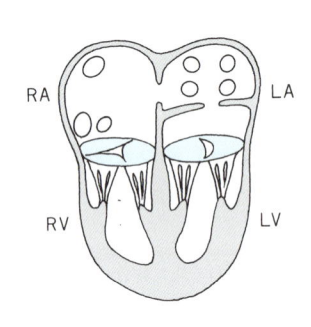

図 35　三心房症
心房中隔欠損が近位左心房と交通している型でもっとも多い（60〜80％）．

いるかにより3型に分類され，近位左心房と交通している型が1番多い（60〜80％）（図35）．

▶**病態生理，症状**　異常中隔の開窓部の大きさおよび心房中隔欠損孔の大きさ，および他の奇形の存在により重症度が左右される．開窓部も心房中隔欠損孔も小さい場合には重症の**肺静脈閉塞**，重症の**肺高血圧症**となり，また心房中隔欠損孔が大きく開窓部が小さければ，Lutembacher 症候群と同様の血行動態となり，多量の左右短絡を生じ，やはり肺高血圧となりやすい．

肺静脈閉塞が強ければうっ血性心不全，易上気道感染，頻呼吸，発育不全などの症状が出現し乳児期早期より重症となる．

▶**診断**　心電図では**右軸偏位，右心房拡大，右心室肥大**となる．超音波検査で左心房内の隔膜が映される．心臓カテーテル法検査の特徴は，正常の左房圧にもかかわらず肺動脈楔入圧が異常に高いことがあることである．また両方の左心房にカテーテルが挿入されればその圧差が証明される．また心臓血管造影法で左心房内隔壁が造影され

る.
　鑑別診断は僧帽弁狭窄症,弁上僧帽弁狭窄症,左心房内粘液腫および肺静脈狭窄などである.
▶治療　内科的治療は不可能である.体外循環により右心房および心房中隔を切開し,**左心房内隔壁を切除**する.術後早期は低心拍出量症候群に陥入りやすく,死亡率も16〜38％と高い.

3. 総肺静脈還流異常症

total anomalous pulmonary venous connection（TAPVC）

ポイント

　肺静脈と左心房との交通がない疾患で,肺静脈からの血流は右心房または体静脈に還流する.心房間交通または動脈管により血流混合がなされる.Darlingは肺静脈の還流部位により4型に分類している.
　自然予後はおおむねわるく,1年生存率は20％といわれている.とくに肺静脈閉塞を有する患者は,新生児期の早期手術が必要である.
　診断は心エコー,心血管造影が中心となるが,全身状態の不良な患者は心エコーのみで根治術を行うことが多い.
　手術成績は向上したが,術後遠隔期の吻合部狭窄,肺静脈狭窄の予後はわるい.

A. 左腕頭静脈 30%　　B. 上大静脈または奇静脈 15%
Ｉ型（上心型）45％

A. 冠静脈洞 20%　　B. 右心房 5%
Ⅱ型（心臓型）25％

門脈または下大静脈
Ⅲ型（下心型）25％　　Ⅳ型（混合型）5％
Ⅰ〜Ⅲ型の混合型

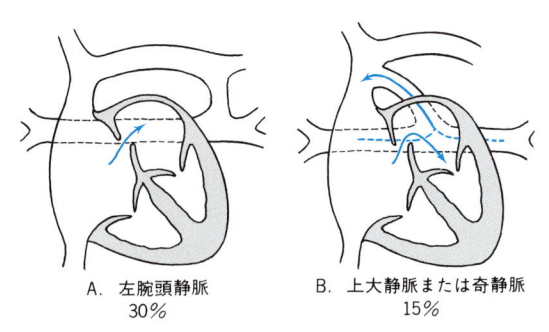

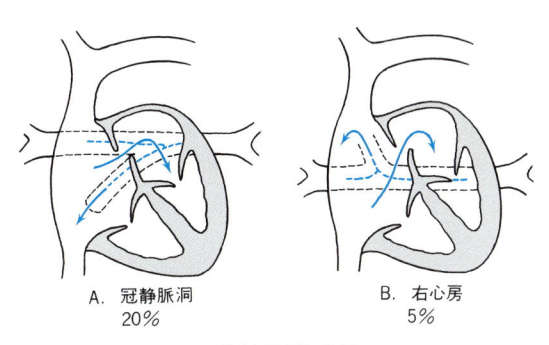

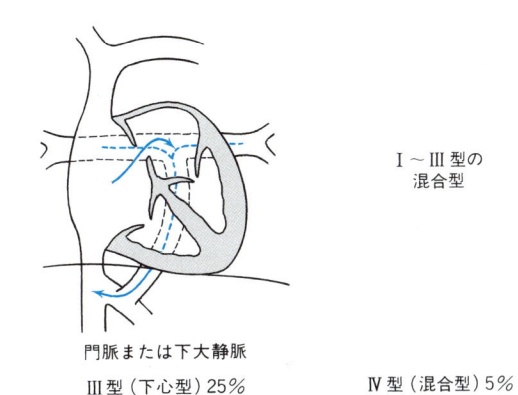

図36　Darlingの分類

▶頻度　先天性心疾患の1.5〜3.0％にみられる.他の心奇形を合併することは少ない.
▶分類　Darlingの分類が有名である（図36）.
　Ｉ型（上心型；45％）：垂直静脈を経て左腕頭静脈に還流するもの（Ｉa：30％）,直接上大静脈に入るもの（Ｉb：15％）がある.
　Ⅱ型（心臓型；25％）：20％は冠静脈洞へ（Ⅱa）,5％は直接右房へ（Ⅱb）還流する.
　Ⅲ型（下心型；25％）：横隔膜を経て門脈または下大静脈へ還流する.肺静脈閉塞をきたしやすく,もっとも予後がわるい.
　Ⅳ型（混合型；5％）：Ⅰ〜Ⅲの併発型.
　多くの場合,左右の肺静脈は一度共通肺静脈(肺静脈幹)に合流し,垂直静脈を経て右心系に還流する.また共通肺静脈より静脈に流入する過程で狭窄を生じる患者が多い.
▶症状,診断　肺静脈閉塞の程度,左-右短絡口(卵円孔開存,心房中隔欠損症,動脈管開存など)の大きさにより肺うっ血,肺高血圧の程度に差が生じ,自然予後,症状も異なる.
　肺静脈閉塞が存在する型は新生児期より頻脈,多呼吸,チアノーゼの症状が強く,アシドーシスが進行し,救急手術の適応となる.肺静脈閉塞は軽度で肺血流増加のため肺高血圧をきたす患者はうっ血性心不全を生じ,重症の心室中隔欠損症の症状に似る.チアノーゼは軽い.肺うっ血が軽度で肺高血圧もない患者は大きな心房中隔欠損症の症状に似るが,軽度のチアノーゼは伴う.肺動脈狭窄を伴う患者は比較的予後がよい.
　肺血流増加患者では収縮期雑音（相対的肺動脈

弁狭窄），拡張期雑音（相対的三尖弁狭窄）が聴取され，肺高血圧があればⅡ音の亢進が認められる．

心電図は右軸偏位および右室負荷所見を呈する．

胸部X線像では，肺静脈閉塞患者では心拡大はなく，著明な肺うっ血像（スリガラス様）を呈す．Ⅰa型では eight-of-figure（8の字）像または snowman shadow（雪だるま像）といわれる形を示す．Ⅱ型は box-like 型を呈す．

心エコー図では，右心系の容量負荷および左心系の相対的狭小化が特徴的である．左房後方に心膜を隔て共通肺静脈が確認される．コントラストエコー，またはカラードプラ断層エコーで異常静脈，左右短絡口が診断され，本法のみでも手術の適応が決定される．ただし，Ⅳ型は確定診断が付かない場合も少なくない．

心臓カテーテル法，心血管造影法では肺動脈圧および血管抵抗，短絡量，異常血管が診断されるが，肺静脈閉塞が強く全身状態の不良な患者では過度の侵襲となる．

▶手術適応　1年以内の死亡率は80％と高く，早期手術が必要である．とくに肺静脈閉塞の高度な患者は新生児期に緊急手術の適応となる．

▶手術　体外循環下にⅠ，Ⅲ型は左房と共通肺静脈の吻合，左右短絡口の閉鎖を行う（図37）．Ⅱ型は右房切開により肺静脈-左房形成術を行い，自己組織またはパッチを使用し短絡口を閉鎖する．いずれの型においても垂直静脈は結紮する．低体重児が多く，体外循環用のカニューレが相対的に太いため，視野を確保するためにも，超低体温循環遮断とする場合もある．また心筋虚血が進行している患者ではとくに心筋保護法に留意する必要がある．

▶術後合併症，予後　急性期の心不全，肺高血圧クリーゼは重篤な場合も多く，注意深いモニタリングが必要である．手術死亡率は高度肺静脈閉塞患者では50％と不良であるが，それ以外の患者では5〜10％とおおむね良好である．慢性期の予後も良好であるが，吻合部狭窄，肺静脈狭窄を発症すると予後はわるい．

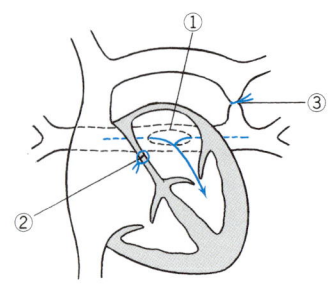

図37　根治手術例（Ⅱa型）
① 共通肺静脈と左房の吻合
② 交通口の閉鎖
③ 垂直静脈の結紮

4．心内膜床欠損症
endocardial cushon defect（ECD）

ポイント

心電図，超音波，心臓カテーテル法，心臓血管造影法で特徴ある所見が多く，診断は容易である．

完全型は乳児期あるいは幼児期早期に心不全，肺高血圧症のために手術が必要となることが多い．また完全型では低体重児に対し侵襲の大きな手術となり，房室弁逆流が遺残することも少なくなく，手術成績はいまだ不十分である．

術後長期遠隔成績に関しても不整脈，心不全などの合併症により，心房中隔欠損症と比較しいまだ不満足である．

▶頻度，分類　先天性心疾患の約3％にみられる．ほとんどの患者が**一次孔欠損**を伴う．房室弁の裂隙の程度，および心室中隔欠損の有無および程度により次のように分類される（図38）．

①**完全型**　大きな心室中隔欠損を伴いかつ両房室弁口が連続し共通房室弁口遺残となったもの．

②**不完全型**　僧帽弁口および三尖弁口が連続しないもので次の二つに分類される．

ⓐ**中間型**　共通後尖下に小さな心室中隔欠損の存在するもの．

ⓑ**部分型**　心室中隔欠損のないもの．

また，Rastelli は完全型を共通前尖の形態よりA〜Cの3型に分類した（**Rastelli の分類**）．

完全型には Down 症候群（21トリソミー）の合併が多いことも特徴である．

▶症状　基本的には心房中隔欠損症，心室中隔欠

A 先天性心疾患 445

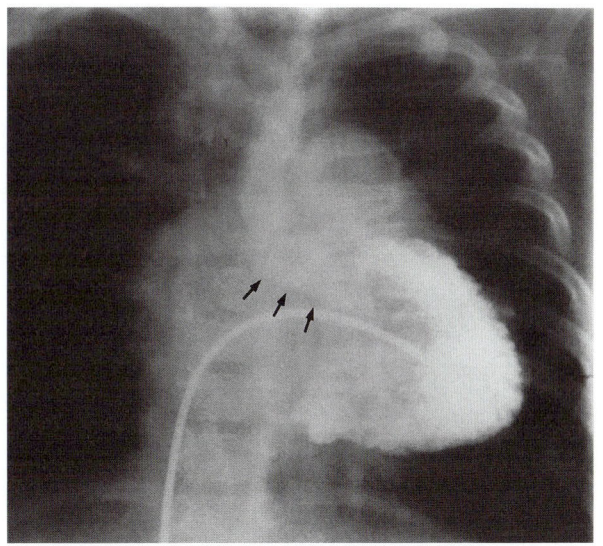

図 38 心内膜床欠損症の分類
A. 正常　B. 部分型　C. 中間型　D. 完全型

図 39 ECD の左心室造影
goose neck sign がみられる（↑）．この患者は僧帽弁閉鎖不全は軽度である．

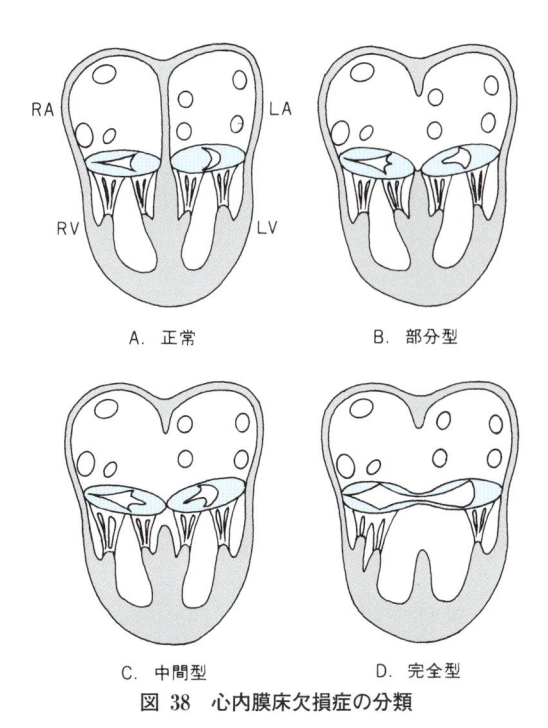

損症と同様であるが，裂隙を含む房室弁異常による僧帽弁閉鎖不全，三尖弁閉鎖不全により**心不全**が加わることもある．ことに完全型は左右短絡量も多く，早期に心不全，**肺高血圧症**となることが多い．また血流の混合により右左短絡が生じ，軽度のチアノーゼがみられることもある．

▶**診断**　胸部 X 線像では右心房，右心室の拡張肥大により三角形状を呈する．短絡量の多い患者では著明な**肺紋理**の増強を示す．

心電図では **I 度の房室ブロック**，右脚ブロック，**左軸偏位**が多い．

心音は左右短絡に伴う相対的肺動脈弁狭窄による駆出性収縮期雑音に心室中隔欠損，房室弁閉鎖不全による収縮期雑音が加わることがある．

超音波検査で弁輪が心尖部側に落ち込んでおり，その結果，左心室の流出路が狭小化しているのが確認できる．これは心臓血管造影により左心室造影正面像で **goose neck sign** と呼ばれている（図 39）．さらに左心室造影では僧帽弁前尖裂隙（mitral cleft）およびそれによる**僧帽弁逆流**（mitral regurgitation；**MR**）がみられることが多い．

▶**手術適応，手術**　完全型は乳幼児期にうっ血性心不全となることが多く，しかも内科的治療のみではコントロールが不十分で早期に外科手術が必要となる．不完全型も房室弁閉鎖不全の存在および大きな一次孔欠損のため，心房中隔欠損症に比較し早期に手術が必要となることが多い．

手術は人工心肺下に**中隔欠損閉鎖**および**房室弁形成術**を行う．

部分型では僧帽弁裂隙を縫合し，一次孔欠損をパッチにより閉鎖する．その際，刺激伝導路を避ける工夫が必要である．なお，二次孔欠損と異なり直接縫合を行うことはない．

完全型では心室中隔欠損部をパッチで補填し，次いで僧帽弁および三尖弁を可能な限り修復しさらに心房中隔欠損部にパッチを縫着する．弁輪形成にあたっては正常心と同程度に高く形成し，左心室流出路の狭窄を予防することが必要である．

早期に肺高血圧症となった患者に対しては肺血管床の保護のために肺動脈絞扼術（pulmonary artery banding；PAB）を行う場合もある．

▶**手術成績，予後**　心室中隔欠損症に比較し，手術成績はまだ十分とはいえない（死亡率 10〜20％）．また刺激伝導路の損傷による不整脈（完全房室ブロックなど），房室弁（とくに僧帽弁）逆流遺残などの合併症による心不全が残る場合も少なくない．人工弁置換術を行うには小さすぎることが多く，逆流防止のための形成術が不十分となることが多いためである．逆流遺残に対し，成長後に弁置換術を行う場合もある．

肺動脈絞扼術を施行した患者に対しては，体重増加を待ち，根治術および絞扼解除術を行う．

付　単心房症 single atrium

心内膜床欠損症に二次中隔の完全形成不全が加わった状態で common atrium とも呼ばれる．部分型に属し，心内膜床欠損症の13％にみられる．一次中隔はもちろん二次中隔も上縁に痕跡程度に存在するのみであり，当然のことながら著明な左右短絡を有し，また患者の約半数に右左短絡をも有しチアノーゼを示す．僧帽弁裂隙を伴うものが多い．

Ellis-van Creveld 症候群（多指症，骨軟骨形成異常，外胚葉形成異常）の中に本患者がしばしば見出される．また他の合併奇形，とくに肺静脈還流異常，大静脈還流異常など静脈系の異常が多い．

5．心室中隔欠損症
ventricular septal defect (VSD)

ポイント

先天性心疾患の30％を占め，もっとも頻度が高い．幼児期までに約30％が自然閉鎖をする．

合併症としては，乳児期のうっ血性心不全，肺高血圧症，大動脈弁閉鎖不全，感染性心内膜炎などが重要である．肺高血圧が進行し手術の時期が遅れると Eisenmenger 症候群となることもある．

Kirklin の4型の分類は重要である．

Ⅰ型，肺高血圧患者，幼児期を過ぎなお30％以上の左右短絡のある患者は，閉鎖術の適応となる．

▶**頻度**　もっとも多い先天性心疾患で，孤立性のもののみで30％を占める．複雑心奇形でも本症を伴うものが多い．幼児期までに30％程度が**自然閉鎖**するといわれている．自然閉鎖の機序の一つに膜性部中隔瘤の発生がある．

▶**分類**　**Kirklin の形態学的分類**が重要である（図40）．

Ⅰ型：肺動脈弁下にある漏斗部欠損である．欧米では少ないが東洋では比較的多く，20〜30％にみられる．大動脈右冠尖が逸脱し大動脈弁閉鎖不全を生じることがある．

Ⅱ型：膜性（周囲）部欠損で60〜70％にみられ，もっとも多い．

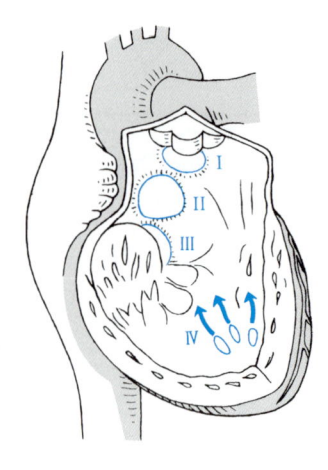

図40　VSD の Kirklin 分類
Ⅰ．漏斗部（円錐部）欠損
Ⅱ．膜性（周囲）部欠損
Ⅲ．流入部欠損
Ⅳ．筋性部欠損

Ⅲ型：三尖弁下にみられ大きいものが多い．頻度は少ない．

Ⅳ型：筋性中隔に位置し，右心室側は Swiss cheese 状に多孔性になっている場合があり，右心系からの閉鎖が困難なことが多い．

▶**症状，診断**　欠損孔の小さなものでは無症状に経過するが，前胸部での**振戦（thrill）**を伴った大きな収縮期雑音で乳幼児期に診断のつくことが多い．一般に欠損孔の小さいものほど雑音は大きい．小さなⅣ型欠損の大きな雑音を Roger 雑音という．左右短絡量が多いと相対的僧帽弁狭窄による流入雑音（inflow murmur, shunt murmur）が聴取される．肺高血圧が進行し，左右短絡が減少すると収縮期雑音は弱くなり，Ⅱ音が亢進する．また肺高血圧により肺動脈弁閉鎖不全による拡張期雑音が聴取されることもある（**Graham Steell 雑音**）．

心電図は軽いものでは左心室肥大，肺高血圧になると両心室肥大となる．超音波検査で欠損孔が確認されることが多い．心臓カテーテル法検査，心臓血管造影法で確定診断がつく（図41）．他の心大血管合併奇形（心房中隔欠損症，肺動脈狭窄，右室二腔症，動脈管開存など）も多いので注意が必要である．超音波検査でⅠ型の診断がついたならば，左右短絡率が小さいものでも大動脈造影が必要である．欠損孔に大動脈弁右冠尖が逸脱し欠損孔の一部をふさいでいることがあるからである．こういった患者を左右短絡率が小さいからといって放置すると大動脈弁閉鎖不全が生じることがある．

欠損孔の位置は左心室造影で明らかになる．こ

の際欠損孔の位置する心室中隔が垂直になるように造影することが必要である（図41）．

▶合併症

①**肺高血圧症** pulmonary hypertension　交通している左心室と右心室の収縮期圧差が大きいため，欠損孔の大きさの割には短絡量も多く肺高血圧にもなりやすい．欠損孔の大きい患者では生後3ヵ月程度で，肺血管床が拡張し肺血管抵抗が低下すると短絡量が増加しうっ血性心不全を起こし，喘鳴，呼吸困難，高炭酸ガス血症をきたすことがある．1歳を過ぎると肺血管の収縮，肥厚，線維性増殖により肺血管抵抗が上昇し，肺高血圧は進行し短絡量はむしろ減少し，2歳を超えると肺血管抵抗が体血管抵抗に近づき，遂には右左短絡も出現し，Eisenmenger 症候群となる．

②**大動脈弁閉鎖不全**　Ⅰ型欠損（まれにはⅡ型）においては，大動脈弁の右冠尖が支持組織の欠損のために右心室側に逸脱し変形をきたし，大動脈弁閉鎖不全を生ずることがある．

③**感染性心内膜炎**　欠損孔を通る流速の速い血流（jet）により右心室壁の内膜に損傷が起こり，この部に細菌が付着，繁殖しやすいためといわれている．したがってむしろ欠損孔の小さな患者に多い．

④**その他**　他の心奇形の合併症としては心房中隔欠損症，肺動脈狭窄，動脈管開存症，右室二腔症（右室内異常筋束）などがあるが，より重症な複雑心奇形に本症が合併することもきわめて多い．

▶**手術適応**　肺高血圧を伴うもの，Ⅰ型で大動脈弁の逸脱を伴うもの，幼児期を過ぎなお30%以上の左右短絡を有するものは手術の適応となる．肺高血圧を伴うものでも肺血管抵抗がそれほど高くない症例では，左右短絡が多いためうっ血性心不全が問題となる．強心利尿薬でうっ血性心不全のコントロールが可能であれば，1歳近くまで手術を待つのが安全である．内科的治療に抵抗する1歳未満の低体重児でも最近は根治術がかなり安全に行われるようになったが，このような患者に対し肺動脈絞扼術が施行される場合もある．1歳を過ぎ肺高血圧のために肺血管抵抗が上昇し，右左短絡が優位となったもの（肺/体血流比：Qp/Qsが1.0以下，肺/体血管抵抗比：Rp/Rsが0.9以上，または全肺血管抵抗：PVRが14単位以上）

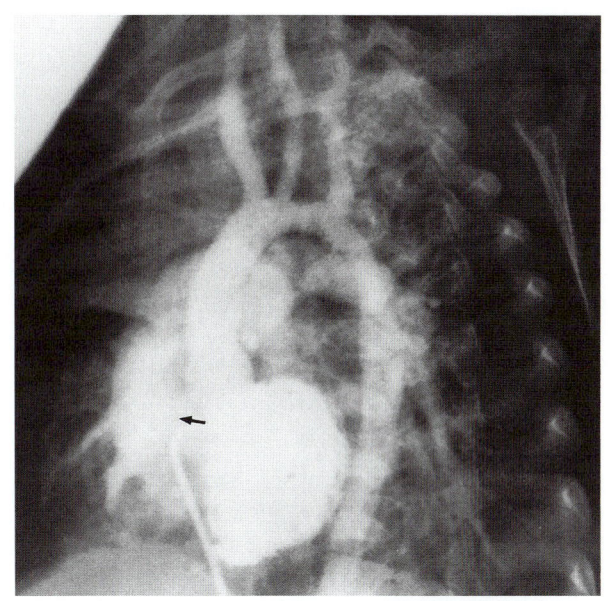

図41　心室中隔欠損症（Ⅱ型）の左心室造影
カテーテルは右心室よりVSD（↑）を通り左心室に入っている．左心室より右心室，肺動脈も造影されている．

はすでに手術の適応の時期を失している（Eisenmenger 症候群）．

Ⅰ型で大動脈弁逸脱のあるものは大動脈弁閉鎖不全が出現する前に欠損孔閉鎖術を施行するのがよい．

肺高血圧を伴わない患者（Ⅰ型以外）では自然閉鎖も期待できるので就学前まで観察し，なお30%以上の左右短絡があれば閉鎖術を施行する．

欠損孔が小さな患者でも感染性心内膜炎が合併することがあるので，その場合には十分な化学療法の後に手術の対象となる．

▶**手術，予後**　人工心肺下にⅠ型では肺動脈切開により，Ⅱ，Ⅲ型は右心房切開により，Ⅳ型は右心房または右心室，場合によっては左心室切開により閉鎖術を行う．Ⅳ型を除き現在は右心室を切開することはほとんどない．ごく小さなものは**直接閉鎖**，それ以外のものは**パッチ閉鎖**を行う．他の開心術と同様，大動脈遮断，冷却心停止下に無血静止視野で確実に閉鎖することが大切である．

Ⅱ型では後下縁を，Ⅲ型ではその上縁を刺激伝導系が走っているので，これを損傷しないようにすることが重要である．His束を損傷すると完全房室ブロック，右脚を損傷すると右脚ブロックが発生する．

大動脈弁閉鎖不全を合併した患者では，大動脈

切開により**逸脱弁の形成術**を行う．これのみではかなりの逆流が残存し，かつ大動脈弁輪の大きな患者では，**弁置換術**を行う場合もある．

術後の合併症としては低心拍出量症候群（low cardiac output syndrome；LOS），完全房室ブロック，右脚ブロックなどの不整脈がある．

肺血管抵抗のかなり高いもの，大動脈弁閉鎖不全の残存したものを除き予後は良好で，通常の生活が可能である．

現在では心房中隔欠損症と同様，MICS（低侵襲心臓手術）が好んで施行されるようになった．

付 単心室 single ventricle（SV）

単一の心室よりなる疾患であり，この心室に三尖弁および僧帽弁または共通房室弁より血液が流入する．Van Praagh は心室構造により4型に分類したがこのうち type A（左心室構造で小さな流出路を有するもの）が78％ともっとも多い．また大血管が転位しているものが85％である．

心房中隔欠損症，肺動脈狭窄，大動脈狭窄，大動脈縮窄症，房室弁異常など他の**心大血管の合併奇形**が多く，これらの有無および程度により自然歴が異なる．たとえば重症の肺動脈狭窄症が存在すれば，チアノーゼが強く短絡手術をしないと長期生存は不可能となるが，適度の肺動脈狭窄が存在すると肺血管床が保護され Eisenmenger 症候群とならずに長期生存が可能となる．一般には10年以内に過半数が死亡する．

外科的治療をする場合には，根治手術の場合はもちろん，姑息手術の場合でも超音波検査および心血管造影で心房，弁，心室，大血管の解剖を十分精査する必要がある．

姑息手術としては肺動脈狭窄が強い場合には Blalock-Taussig 手術などの**体肺動脈短絡手術**が必要となり，肺動脈高血圧がある場合には**肺動脈絞扼術（PAB）**が必要となる．**根治手術**としては両心室の発育が良好でかつ血流整理が可能な場合は**心室中隔作成術**（ventricular septation）の適応であり心室の発育が偏在し，肺血管抵抗が低い場合には体静脈-肺動脈吻合または右房-肺動脈吻合などの Fontan 手術の適応となる．

Ⅳ．右心室流出路の狭窄

1．肺動脈狭窄症 pulmonary stenosis

ポイント

右心室流出路から末梢肺動脈までのどこかに狭窄があり，肺循環を障害する疾患群である．通常無症状であるが，狭窄が高度になると右心不全，三尖弁閉鎖不全，チアノーゼなどを伴う．新生児期の重症肺動脈狭窄にはバルーンカテーテルによる弁切開術，**非直視下弁切開術（Brock 手術）**が行われる．人工心肺使用下に，弁切開術や右心室流出路の筋性狭窄の解除，肺動脈のパッチ拡大術などが行われる．

▶**定義** 右心室から肺循環への血流が右心室流出路（弁下），肺動脈弁，弁上，末梢肺動脈などの部位の狭窄で障害される疾患群である．

▶**頻度** 先天性心疾患の約10％で，性差はない．染色体異常（18トリソミー），**Ullrich-Noonan 症候群**との合併もある．末梢肺動脈狭窄は大動脈弁上狭窄と高カルシウム血症を伴う，いわゆる **Williams 症候群**の1症状であることがある．

▶**形態** 弁の狭窄がもっとも多い．弁尖が癒合しドームを形作り，頂点に弁口が開くものと，弁の形成障害で，粘液の沈着で弁尖が肥厚し，狭い弁輪で狭窄となるものとがある．後者は Ullrich-Noonan 症候群にみられる弁異形成性狭窄である．右心室は壁の肥厚，内膜の線維化，三尖弁の乳頭筋の肥厚を示す．右心室流出路，肺動脈弁下の筋性狭窄が孤立性に存在することはまれで，普通には心室中隔欠損や弁性狭窄を合併する．肺動脈の狭窄は主幹部，分岐部，動脈管接続部や両側の肺内肺動脈に起こる．主幹部や分岐部の狭窄は Fallot 四徴症，完全大血管転位症に合併する．

▶**症状** 無症状で，**心雑音**で指摘されることが多い．発育も正常で，顔貌は"moon face"を示す．Ullrich-Noonan 症候群では発育は遅延し，顔貌も特異である．心房中隔欠損や卵円孔開存を合併すると，右左短絡を生じ，**チアノーゼ**を呈する．右室圧が60 mmHg 未満の軽症例は症状もなく，日常生活もかわりなく可能である．右室圧が左室圧を凌駕するような症例は，小児期から成人にかけて突然死する危険性がある．とくに乳児期に心不全，発作性呼吸困難などの症状を伴う症例は予後

が不良である．

▶診断　弁性狭窄や弁下狭窄の心雑音は胸骨左縁第2肋間に最強点を持つ収縮期駆出性雑音である．弁性狭窄の軽い症例ではthrillを触知したりⅡ音の明瞭な分裂を示す．雑音も収縮中期に最強となる．弁性狭窄の高度な症例では雑音は収縮期全体にわたりⅡ音も超える．Ⅰ音と重なって**駆出性クリック音**を認める．このクリック音は弁下狭窄や弁上狭窄では聴取されない．収縮期駆出性雑音はこれらの狭窄でも同じである．右室圧の上昇，右心室の拡大で三尖弁閉鎖不全を起こすと，胸骨左縁第4，5肋間で収縮期雑音を生ずる．肝腫も認める．

胸部X線像では，心陰影は左第2弓の突出が著明となるが大きさは正常である．右左短絡が存在しても多くなければ肺血管陰影は減弱しない．心電図所見は右心房，右心室の肥大を示す．QRS電気軸は右軸である．

肺動脈の末梢から右心室内までカテーテルで連続圧曲線を記録すると，圧曲線の変化から狭窄部位が明瞭となる．狭窄が高度であると，右室拡張終末期圧や右心房のa波上昇を認める．右心房の高いv波は三尖弁閉鎖不全を疑う．右心室造影により狭窄部位と程度がわかる（図42）．

=付=**バルーン肺動脈弁形成術**
=balloon pulmonary valvuloplasty=

心臓カテーテル検査と同じ準備下で，ガイドワイヤの誘導でバルーンカテーテルを肺動脈へ挿入し，圧をかけて膨らませたバルーンで，弁の交連部の切開を行う方法である．カテーテル検査と同一の侵襲で弁切開が施行でき，画期的である．最近は主流になりつつある治療法である．

▶治療　新生児の**重症肺動脈狭窄は非直視下肺動脈切開術（Brock手術）**やバルーンカテーテルによる弁切開術が救命的に施行されるが，通常は人工心肺使用下に，直視下に弁切開術が行われる．右心室流出路の筋性狭窄に対してはその切除やパッチによる流出路の拡大形成術が施行される．この適応は右室圧75 mmHg以上とされる．しかし，圧が低くてもチアノーゼなど症状があれば適応とされる．同時に心房中隔欠損や卵円孔の閉鎖も施行される．肺動脈の狭窄もパッチ拡大術が施

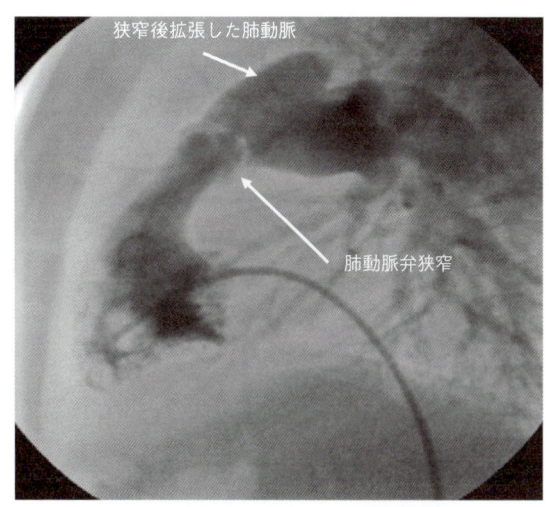

図42　肺動脈弁狭窄症（右室造影側面像）

行される．

2．Fallot四徴症

■ポイント■

心室中隔欠損症，右室流出路狭窄（肺動脈狭窄），大動脈右室騎乗，右室肥大を四つの形態的特徴とする疾患である．チアノーゼを主症状とするが，肺動脈狭窄の程度により，その発現時期は異なる．外科治療は姑息手術と心内修復術とがある．姑息手術は肺血流量を増加させる体肺動脈短絡手術（Blalock-Taussig手術），肺動脈弁切開を行う**Brock手術**がある．心内修復術としては右室流出路狭窄に対しては心筋切除あるいはパッチ拡大術を，肺動脈弁狭窄に対しては弁切開あるいは肺動脈弁パッチ拡大術が行われる．心室中隔欠損にはパッチ閉鎖術が施行される．

▶定義　①大きな心室中隔欠損，②右室流出路狭窄（肺動脈狭窄），③**大動脈右室騎乗**，④右心室肥大を四徴とする疾患である．右室流出路の心室中隔が右心室側へ偏位していることが特徴である．

血行動態的には右心室が大動脈へ心拍出量の一部を駆出するので，チアノーゼを伴い，右心室肥大となる．通常，肺血流は減少しているため，左心室の肥大はみられない．大動脈の右心室騎乗が強くなると両大血管右室起始症のFallot四徴症型に近づく．

▶頻度　先天性心疾患の3.5％である．性差はな

い．

▶**形態** ①**心室中隔欠損** 模様部欠損（Kirklin分類Ⅱ型）が一般的であるが，円錐部欠損（Kirklin分類Ⅰ型）もある．欠損孔の大きさは大動脈の太さとほぼ同じであるが，まれに三尖弁付属物や他の障害物で小さいことがある．模様部欠損では，刺激伝導系は欠損孔の後下縁の筋性中隔の左心室を通る．

②**右室流出路狭窄** 本症の形態的特徴は右心室流出路の円錐部中隔の右心室側への偏位である．加えてこれに対応する右心室自由壁側の筋束（parietal band）の肥厚で，流出路の狭窄を輪状に形成する．さらに肺動脈弁，弁上，主幹部，分岐部，末梢肺動脈の狭窄などを合併する．

③**大動脈右室騎乗** 大動脈は通常より右側に偏位し，円錐部中隔の右心室への偏位により大動脈は右心室洞部の中隔に騎乗する．右心室の血液は大動脈へ駆出されやすくなる．

④**右心室肥大** 心筋の肥厚と容量の増大がある．心拍出量の一部を駆出すること，肺動脈狭窄による後負荷も原因である．

⑤**その他の合併心奇形** 卵円孔，心房中隔欠損，重複する心室中隔欠損，心内膜床欠損，左冠状動脈前下行枝の右冠動脈起始，肺動脈弁欠損などがある．右大動脈弓は本疾患によく合併し，診断上大切である．

▶**症状** チアノーゼは生後6〜18ヵ月頃に明らかになることが多い．チアノーゼは還元ヘモグロビン量が5 g/dl以上で現れる．最初は啼泣時や哺乳時に間欠的に現れる．収縮期雑音は生後1週位で聴かれる．この心雑音は肺動脈狭窄が高度であったり，閉鎖状態になると消失する．逆に，肺動脈狭窄が高度な症例は生後2〜3日頃から強いチアノーゼを症状とする．動脈血の酸素飽和度の低下は代謝性アシドーシスを伴い，呼吸性アルカローシスで代償しようとする．このため呼吸数が増加し，$PaCO_2$が低くなる．肺動脈狭窄が最初軽い症例は，浅迫呼吸や哺乳力低下，体重増加不良など大きな心室中隔欠損症に似た初発症状を示す．これらの症例でも，肺動脈狭窄がだんだん進行し，左右短絡も右左短絡へ変化し，右心室肥大も完成していく．肺動脈自体の発育も良好である．肺動脈弁欠損を合併すると，巨大に拡大した左・右肺動脈が気管支を圧迫し，肺気腫，無気肺，肺感染など気道狭窄の症状が主となり，多くは新生児・乳児早期に外科治療が必要となる．

蹲踞位（squatting position）とは，チアノーゼの増強，息切れ，眩暈を感じた時，それを軽くするためにとる姿勢で，膝を折って，体幹を大腿部に近づけ坐り込む形である．この姿勢は体循環の血管抵抗を上昇させることで，相対的に肺血流量を増加させ動脈血酸素飽和度を急激に改善させる．

チアノーゼ発作（hypercyanotic attacksまたはspell）は，生後6ヵ月〜2歳頃までに起こる発作で，チアノーゼが増強し，意識を喪失する．低酸素・無酸素発作（hypoxic spell, anoxic spell）ともいわれる．持続時間は15〜60分程度が多い．肺

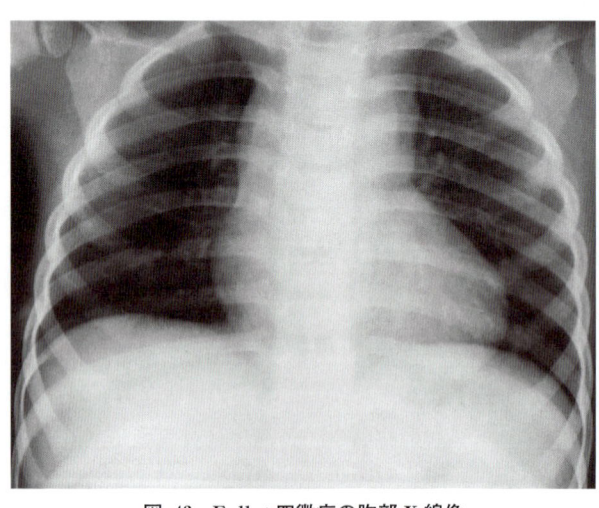

図43 Fallot四徴症の胸部X線像

A　先天性心疾患　451

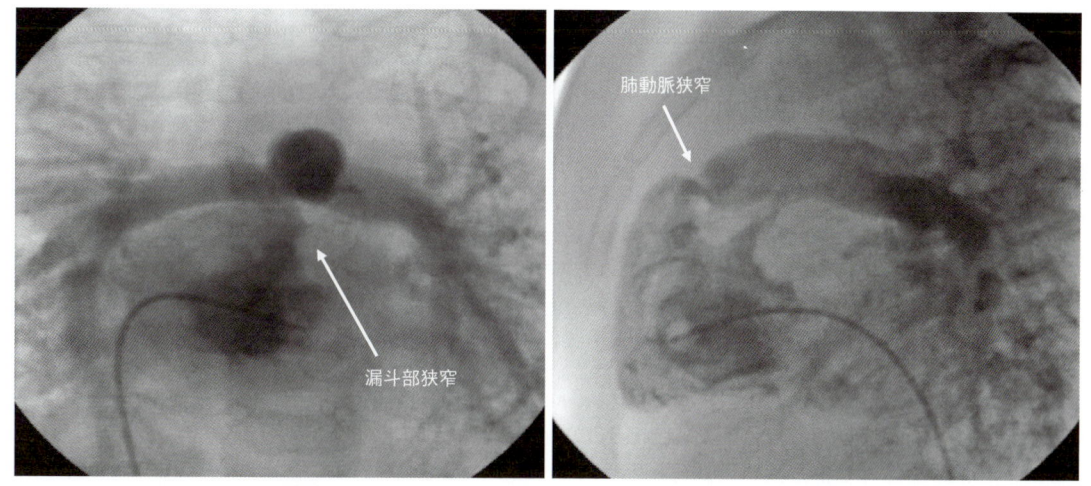

A．正面像　　　　　　　　　　　　　　B．側面像
図44　Fallot四徴症（右室造影）

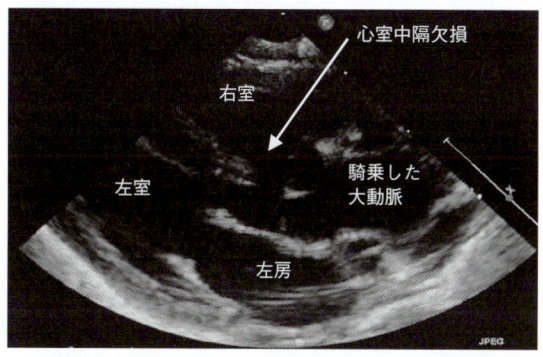

図45　Fallot四徴症（心臓超音波検査左室長軸像）

動脈狭窄が右室流出路の心筋の収縮で増強し，一過性に肺血流量が減少し発作となる．これに反して過換気が先行し，体循環の血管抵抗が減少し，肺循環血液量を減らすという説もある．

　バチ状指は手足の指趾が太鼓のバチ状に先端が膨隆する．生後2～3ヵ月以降に現れる．これは末梢の動静脈吻合の発達に原因する．肺動脈狭窄は年と共に進行し，チアノーゼは増強する．これが死亡原因ともなる．外科治療を受けない場合，90％が25歳を寿命とする．合併症は脳膿瘍と肺血管障害があげられる．脳膿瘍は嗜眠状態，意識状態，意識障害，発熱，頭痛，倦怠感などで発症する．肺血管障害は10歳以上で認められることが多く，赤血球の凝集で肺血管が閉塞し，肺血管床の減少，血管抵抗の上昇となる．

▶**診断**　胸部X線像の心陰影はいわゆる"木靴型"で，右心室肥大が左心室を押し上げ，心尖が左上方へ転位する．心拡大はない．約30％が右大動脈弓を合併する．肺血管陰影は減少し，肺野は明るい．心電図所見はQRS電気軸の右軸偏位，右心室肥大である．右心カテーテルは右心室から心室中隔欠損を介して大動脈左心室へ挿入できる．卵円孔開存または心室中隔欠損があれば，左心房，左心室，肺静脈へカテーテルを進めることができ，左右短絡，左右短絡率が算出できる．左右短絡が優位な症例では，カテーテルを肺動脈へ挿入でき，肺動脈圧はやや上昇している．これらの症例は"チアノーゼのないFallot四徴症（acynotic Fallot）"といわれる．右心室造影（正面，右前斜位）は肺動脈の弁下，弁の狭窄がわかる．左前45度，頭側45度の斜位の右心室造影は肺動脈主幹，分岐の狭窄が描出できる．左心室造影は心室中隔欠損，大動脈の右室騎乗が判定できる．

▶**治療**　内科治療はチアノーゼ発作，心不全などに対して施行されるが外科治療が基本である．

　①**チアノーゼ治療**　膝を折って体幹を大腿部に近づける体位をとるとともに，酸素吸入をまず行い，必要であればmorphine（0.1 mg/kg）で鎮静する．静脈ラインが確保されれば，**β-遮断薬**（propranolol 0.1 mg/kg）を半量急速に，残りを時間をかけて静脈注入する．血液ガス検査を行い，重炭酸ナトリウム（sodium bicarbonate）でアシドーシスを補正する．発作が貧血の改善，β-遮断薬の投与で抑制できなければ外科治療の適応である．

②**Blalock-Taussig 短絡術**（B-T shunt）1945年に小児科医 Taussig の考案で外科医 Blalock が施行した姑息術である．原法は大動脈弓の反対側の腕頭動脈の枝である鎖骨下動脈を同側の肺動脈に端側吻合する．大動脈弓と同側の鎖骨下動脈を使用する時も Blalock-Taussig 短絡術という．鎖骨下動脈を切断せずに温存して，人工血管を用いる方法は Blalock-Taussig 変法（modified B-T shunt）という．

③**他の姑息手術　Brock 手術**（Brock procedure）は1950年に人工心肺を使用しないで，肺動脈弁の狭窄の解除を行った方法である．これに対して人工心肺を使って狭窄部を切開し，パッチを縫合し拡大する方法を open Brock 手術という．その他に **Waterston 短絡術**は上行大動脈と右肺動脈を側々吻合する方法である．**Potts 吻合術**（1946）は胸部下行大動脈と左肺動脈を側々吻合する短絡術であるが現在ほとんど施行されない．

④**心内修復術**　肺動脈の発育が良好な症例には肺動脈狭窄の解除と心室中隔欠損のパッチ閉鎖が心内修復術として施行される．体外循環で低体温とし，大動脈を遮断し，心筋保護液で心停止下に心内修復術を施行する．現在では手術は乳児期から1歳前後に施行されることが多い．肺動脈の弁輪および弁上狭窄も合併する症例では肺動脈から右心室流出路を長軸方向に切開し，右心室切開口から心室中隔欠損をパッチ閉鎖し，この切開線にパッチを縫着して肺動脈-右心室流出路の拡大をはかる．肺動脈狭窄が弁切開と右心室流出路の心筋切除で解除できそうな症例では，右心室流出路の横切開や経三尖弁法，経肺動脈法などで右室切開を最小にして手術が施行される．短絡術施行後の症例では体外循環の開始直後に短絡路の閉鎖が必要である．特別な合併奇形を伴わない例の手術死亡率は3％未満である．術後に認められる低心拍出量症候群は右心室流出路や肺動脈の狭窄の解除が不十分であったり，肺血管床が十分でなかったりすることに起因する．右心室の心筋の過剰切除や長い右室切開も原因となる．肺動脈狭窄の残存，心室中隔欠損の遺残短絡，三尖弁閉鎖不全，右心室機能低下などは遠隔期の問題でもある．刺激伝導系の障害も術後の重要な問題である．完全右脚ブロックは術後よく観察されるが，末梢性であれば問題とならない．術後の房室ブロックは徐々に進行することがあり，心室性期外収縮と含めて観察の必要がある．突然死の前駆症状であることもあり，運動試験などの評価が大切である．

― 付 ― **右室二腔症**

右心室を二等分するような異常筋束と心尖部筋肉の肥厚による隔壁様の狭窄である．通常，流出路側に小さな左右短絡を有する心室中隔欠損が存在する．粗い駆出性の収縮期雑音以外は無症状である．胸部X線像の心陰影もほとんど拡大しない．心電図所見は右心室内の圧差が大きければ右心室肥大像を呈する．

右心カテーテル検査では，右心室内の引き抜き圧曲線で圧較差を記録する．右心室造影で筋束の肥厚は右心室内の陰影欠損となる．外科治療は無症状であれば，5歳位までに異常筋束の切除による狭窄の解除と心室中隔欠損の閉鎖を行う．予後は良好である．

3. 肺動脈閉鎖症 pulmonary atresia

ポイント

肺動脈閉鎖は心室中隔欠損を合併する群，合併しない群，他の複合心奇形に合併する群とがある．このうち，心室中隔欠損も複合心奇形も合併しない疾患を**純型肺動脈閉鎖症**（pure pulmonary atresia；PPA または pulmonary atresia with intact ventricular septum；PA/IVS）という．新生児早期にチアノーゼで発症し，動脈管により肺血流量が維持される**動脈管依存性疾患**である．外科治療は右心室の大きさにより異なる．右心室の大きな症例（Greenwold Ⅱ型）は肺動脈弁の切開により肺血流量が確保され，状態の安定をみる．右心室の小さい症例（Greenwold Ⅰ型）は肺動脈弁の切開，**体-肺動脈短絡術**などを組み合わせた姑息手術と二期的に**右心室流出路再建術，Glenn 手術，Fontan 手術**などを選択し施行する必要がある．

▶**定義**　右心室流血路の完全な閉鎖は，肺動脈弁の閉鎖と右心室流出路の内腔の閉鎖による．心室中隔欠損を伴わないものを**純型肺動脈閉鎖症**（pure pulmonary atresia；PPA または pulmonary atresia with intact ventricular septum；PA/IVS）という．その他，心室中隔欠損を伴う群や，複合心奇形（心内膜床欠損，単心室，完全または

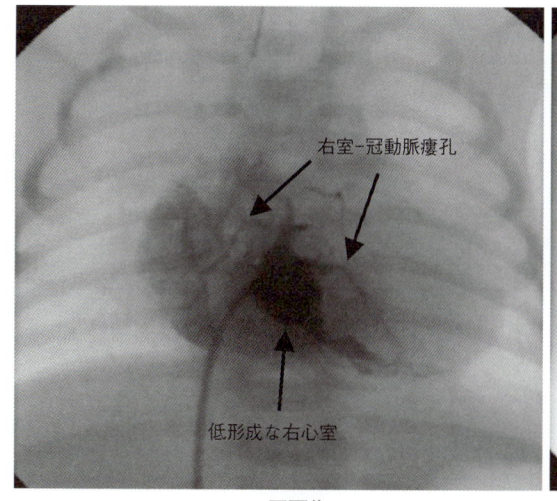

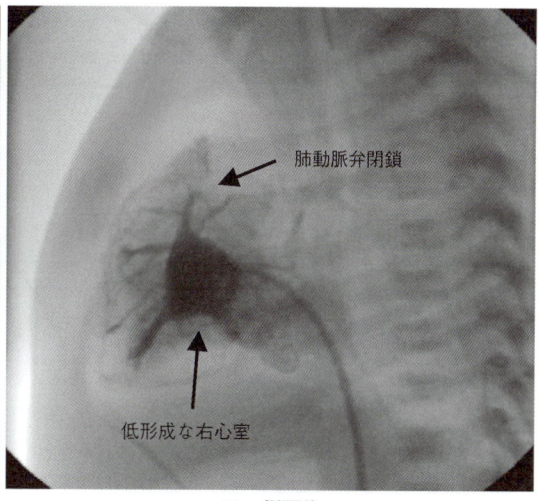

図46 純型肺動脈閉鎖症(右室造影像)
A. 正面像 B. 側面像

(図中ラベル: 右室-冠動脈瘻孔, 低形成な右心室, 肺動脈弁閉鎖)

修正大血管転位症など)に合併する群とがある.ここでは純型肺動脈閉鎖症について述べる.

▶**頻度** 先天性疾患の2.5%を占める.性差はやや男児に多い.

▶**形態** 右心室流出路の完全な閉鎖と心室中隔欠損が存在しないのが特徴である.右心室が大きい例(Greenwold Ⅱ型)では肺動脈閉鎖は弁性(膜様物)の閉鎖が多い.右心室が小さい例(Greenwold Ⅰ型)では,右心室流出路が狭窄,閉鎖している.いずれの例でも右心室壁の肥厚は著明で,内心膜が繊維弾性症の所見を示すこともある.三尖弁の弁輪径は右心室の大きさとよく比例し,弁,腱索,乳頭筋の異常もみられる.右心室の小さい例では右心室圧は左室圧より高く,右室内腔と冠動脈は瘻孔を形成し,交通するようになる(類洞交通).

▶**症状** 心房中隔欠損を合併し,新生児期にチアノーゼで発症する.右心室から肺動脈への血流はないので,肺血流量は動脈管から保たれる(**動脈管依存性疾患**).低酸素血症,チアノーゼ,多呼吸,アシドーシス,心不全,三尖弁閉鎖不全などを発症する.

▶**診断** 心雑音は胸骨左縁第2肋間で,柔らかい連続性雑音で,動脈管の雑音である.胸骨左縁第5肋間で,柔らかい収縮期雑音を聴取すれば,三尖弁閉鎖不全を考える.

胸部X線像は肺野が明るい以外特徴的所見はない.心電図は新生児特有の右心室肥大所見を示さないで左心室肥大所見を呈す.ST-T波の変化は心筋虚血を意味し,右室-冠動脈の瘻孔形成による虚血症状に起因する.右心房肥大の所見はP波の尖鋭化を認める.

超音波検査によって,右心室の形態,大きさ,肺動脈閉鎖の形態(弁下,弁性),肺動脈の太さなどがわかる.三尖弁の形態も明らかにできる.心房間交通(心房中隔欠損)の大きさ,右心房の大きさ,心房中隔の偏位などは右心房の圧負荷,容量負荷の推測ができる.

右心室造影は診断の確定に有用である(図46).右心室内の形態,容量,肺動脈の弁閉鎖の形態,三尖弁閉鎖不全の状態,右室-冠動脈の瘻孔形成の有無などが確認できる.左心室造影は左心室の形態,容量また動脈管経由での肺動脈主幹の確認ができる.肺動脈主幹の造影と右心室造影から,閉鎖の距離が推定される.

▶**治療** 動脈管依存性疾患のため,動脈管の運命に左右される.この閉鎖を遅らせるか,肺血流路を外科的に確保することが新生児期の救命につながる.**プロスタグランジンE₁**(0.05～0.1μg/kg・分)は動脈管を開存させるのに効果がある.副作用は無呼吸,骨形成異常などがある.外科治療には**体-肺動脈短絡術**,**肺動脈弁切開術**,両者の併用,体外循環下に**右心室流出路再建術**などがある.一般的には右心室の大きい例には弁切開術,ごく小さい例では体-肺動脈短絡術,中間の例には両者の併用が適応となる.体外循環下に右心室流出路

再建術を施行する適応は,右心室に機能があれば,小さい例にもある.右心室機能の期待できない例でも,短絡術で肺動脈の発育を待ってFontan手術による治療が期待できる.Glenn手術と右室流出路再建術(one and one half ventricular repair)の組み合わせも有用である.

付　心室中隔欠損を伴う肺動脈閉鎖症

　形態的にはFallot四徴症の肺動脈狭窄が閉鎖した形となる.大血管と心室の関係からみると,1本の大血管だけが心室の出口となる総動脈幹症と似ている.肺血流は動脈管や大動脈からの側副血行により供給される.左右の肺動脈は連続性があることも,ないこともある.弁性および弁下の閉鎖であれば,Fallot四徴症の心内修復術に準じて手術が施行される.本来の肺動脈の発育が不良で,肺門および肺内で体肺動脈側副血行(Major Aorto-Pulmonary Collateral Artery;MAPCA)から血液の供給を受ける症例に対しては,近年ではこれらMAPCAを集合化(unifocalization of pulmonary arteries)して肺動脈を作製して,心内修復術を行う.

V. 大血管の転位 (図47)

1. 完全大血管転位症
complete transposition of great arteries (complete TGAs, d-TGAs)

ポイント

　大動脈が右心房-右心室から,肺動脈が左心房-左心室から起始している形態をいう.生後間もなくから生ずるチアノーゼや心不全を症状とする.動脈管開存,卵円孔開存(または心房中隔欠損),心室中隔欠損,肺動脈狭窄(または左心室流出路狭窄)などの合併により,四つの病型に分類される.生直後にバルーン心房中隔裂開術(balloon atrioseptostomy;BAS, Rashkind法)が救命のため施行されることが多い.その他の姑息手術として,体-肺動脈短絡術,心房中隔欠損作成術などがある.心内修復術は動脈スイッチ手術(Jatene手術,Damus-Kaye-Stansel手術),心室内血流転換術(Rastelli手術)などが行われる.心房内血流転換術(Senning手術,Mustard手術)は近年ではほとんど行われない.

▶**定義**　体静脈血は右心房,右心室と還流し,大動脈はこの右心室から起始する.肺静脈血は左心房,左心室と還流し,肺動脈はこの左心室から起始する.この形態は**心房-心室一致連結(concordant AV connection),心室-大動脈不一致連結(discordant ventriculo-arterial connection)**といい,完全大血管転位症という.

▶**頻度**　先天性心疾患の5〜7%とチアノーゼ性心疾患としては高い発生である.2〜3倍男児に多い.

▶**形態**　体循環と肺循環が直列でなく並列のため,卵円孔(または心房中隔欠損),動脈管,心室中隔欠損が両循環の交通孔として,動静脈血の混合に重要である.また,これらの交通孔と左心室流出路狭窄,肺動脈狭窄の合併により,四つの病型を形成する.体循環系の心室が右心室のため,2歳位までに右心室の心筋の厚さは加速的に増え,高い後負荷に耐える心室の形態となる.一方,左室心筋の厚さは生直後は右心室に優るが,肺血管抵抗の減衰に伴って減少する.洞結節,房室結節の位置や刺激伝道系の歩行は正常と変わらない.多くの例で大動脈の位置は肺動脈の右前方に位置する.

・四つの病型(Keithの分類,図50)

I群:simple TGAともいわれ,もっとも発生が多い.卵円孔または心房中隔欠損に動脈管開存を伴うことがある.心室中隔欠損を伴わない.

II群:大きな心室中隔欠損を伴う.

III群:大きな心室中隔欠損と肺動脈狭窄を伴う.血行動態はFallot四徴症に類似している.

IV群:左心室流出路狭窄を伴い,心室中隔欠損は3mm以上のものは存在しない.流出路狭窄は流出路中隔が左心室側へ偏位するか,線維組織が輪状あるいは円筒状に狭窄を作る.

▶**病態生理**　体循環系と肺循環系が並列になっている.肺静脈血(上・下大静脈からの血液)は右心房,右心室へ還流し,右左短絡として大動脈へ駆出される(生理学的右左短絡).肺静脈からの血液は,左心房,左心室へ進んで,生理学的左右短絡として肺動脈へ拍出される.正常では二つの循環系は直列で,右心室から肺循環へ,左心室から体循環への拍出量はほぼ同じであるが,本疾患の並列な循環系では,肺循環と体循環への二つの拍出量は異なる.また,体循環の血液の一部が肺循環へ前述の交通孔を通して交差する(有効体循

A　先天性心疾患　455

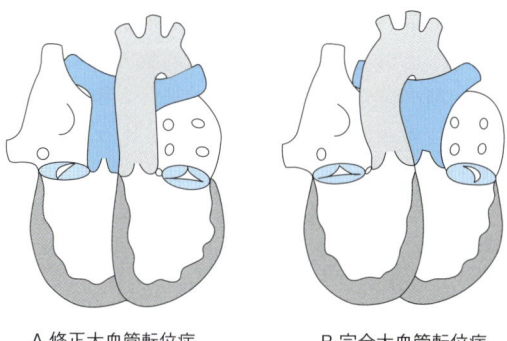

A.修正大血管転位症　　B.完全大血管転位症
図47　大血管転位の主な形態

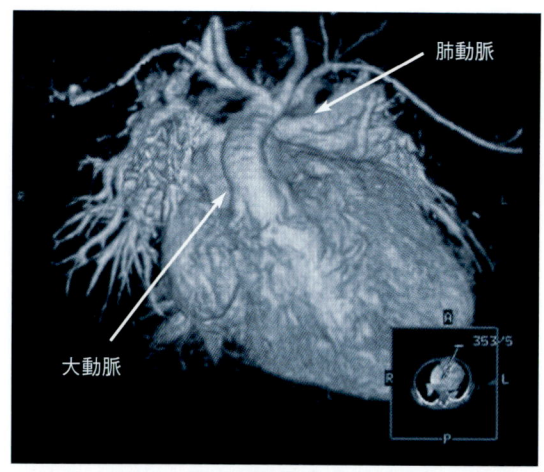

図48　完全大血管転位の3D-CT像

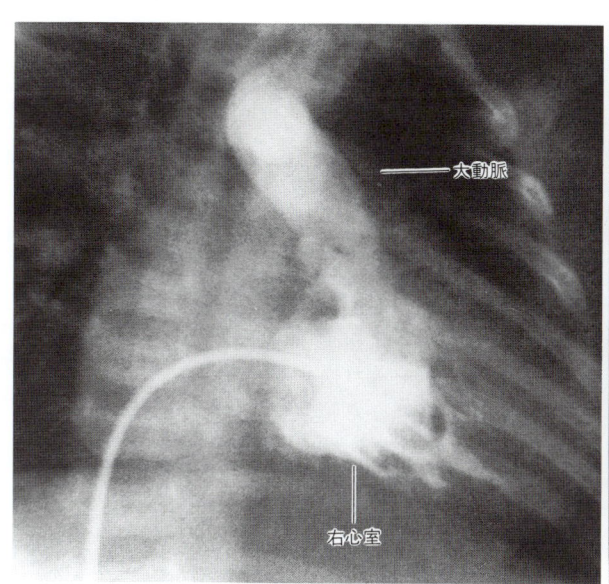

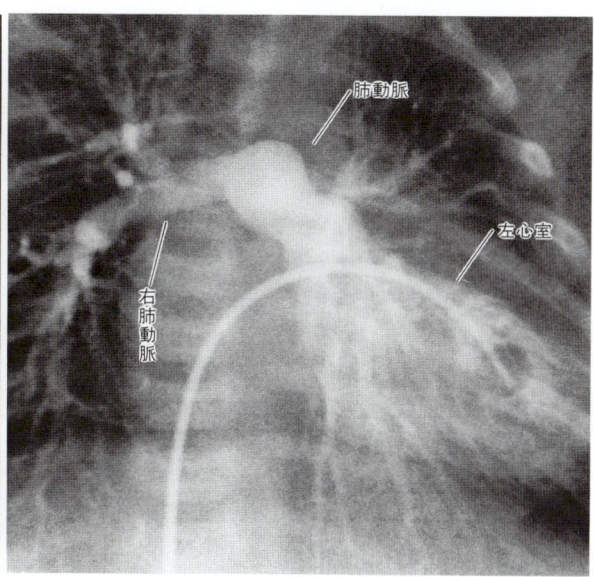

A．右心室造影　　　　　　　　　　B．左心室造影
図49　完全大血管転位症の心室造影

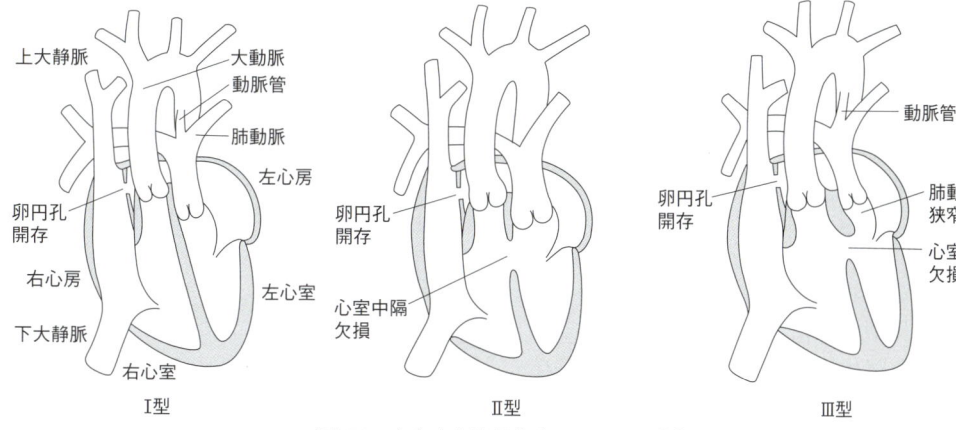

Ⅰ型　　　　　　　　　　Ⅱ型　　　　　　　　　　Ⅲ型
図50　完全大血管転位症のKeithの分類

血流）と同量の有効肺循環血流が肺循環から体循環へ交差し，両循環系はそれぞれの血液量を維持する．

▶**症状** 通常チアノーゼが認められる．I群はチアノーゼを主訴とする．時に突然チアノーゼが増強し，代謝性アシドーシスが増悪しショック状態で運ばれてくる．II群で肺血流量が増加している状態ではチアノーゼは軽く，頻脈や呼吸困難などうっ血性心不全を症状とする．生下時体重は正常であるが，発育は徐々に遅れる．知能もむしろ遅延する．できるだけ早期に診断し治療を開始するのが救命となる．生後1週間以内の死亡は動脈管や卵円孔の閉鎖による無酸素とアシドーシスが原因である．その後はうっ血性心不全が死因となる．脳血管系の血栓塞栓症も起こる．

▶**診断** 聴診所見では心音亢進し，II音は単一で心雑音は合併心奇形の特徴を表す．胸部X線像では心陰影はやや拡大し**卵型**で，大血管の部分（心基部）が狭い．肺血管陰影は増大している例と減少している例がある．心電図所見は右心室肥大所見である．左心室流出路狭窄や肺血管抵抗の上昇があれば，左室圧が高いので左心室肥大所見を呈する．超音波検査の断層エコー法で，心房，心室，大血管の連続性が解析でき，診断が確定できる．

診断が疑われればすぐにカテーテル検査を施行する．新生児期であれば，カテーテルの走行から右心室から大動脈，左心室から肺動脈が起始していることを確認し，**バルーン心房中隔裂開術**（balloon atrioseptostomy；BAS）を施行する．状態が安定していれば新生児期-乳児早期に，心室中隔欠損，肺高血圧，左心室流出路および肺動脈の狭窄の存在を明らかにし，前述のKeithの病型にあてはめ治療方針を検討する．右心室造影では大動脈の起始，心室中隔欠損などがわかる．左心室造影では心室中隔欠損，左心室流出路および肺動脈の狭窄が造影される．大動脈造影は冠状動脈，大動脈狭窄，動脈管などの診断に重要である．

▶**治療** 内科的治療はプロスタグランジンE_1，E_2が使用されるが，外科治療が基本である．

①**BAS** RashkindとMillerが1966年に考案した方法で，卵円孔を通して左心房へ挿入したバルーンカテーテルを急激に右心房へ引き抜いて心房中隔を裂開し交通孔を拡大する．心房内での動静脈血の混合がよくなり，動脈血酸素飽和度が上昇する．この方法は新生児期に心臓カテーテル検査で診断の確定と同時に施行され，本疾患の救命に大いに貢献している．現在では，心エコー下に行われることもある．それ以前は1950年にBlalockとHanlonの考案による外科的に心房中隔欠損を作成する方法（**Blalock-Hanlon手術**）があった．

②**肺動脈絞扼術** pulmonary artery banding（PAB） 大きな心室中隔欠損を合併するII群では，心不全と肺高血圧による肺血管変化の予防のため，肺動脈主幹をバンドで絞扼することもある．肺循環血液量は減少し，末梢の肺動脈圧は下降する．

③**体-肺動脈短絡術** 強いチアノーゼを示すIII群では，動脈血酸素飽和度を上昇させるのに肺血流量を増加させる目的で，**Blalock-Taussig短絡術**（B-T shunt）などを施行する．

④**動脈スイッチ手術** arterial switch operation（anatomical correction 解剖学的修復術） **Jatene手術**，**Damus-Kaye-Stansel手術**がある．Jatene手術がもっとも一般的な修復方法である（図51）．Jatene手術は大動脈と肺動脈をValsalva洞直上で横断し，血管を入れ換え手縫合し直す．同時に冠状動脈も大動脈から肺動脈へ移植する．半月弁からValsalva洞直上の切断部までの残存部を除けば形態的にも正常の心臓と同一になるので，**解剖学的修復術**と呼ばれる．術後は左心室が体循環系の心室となるので，体血管抵抗に耐えて血流を駆出できる左心室機能の存在が手術の前提条件となる．新生児期の左心室，高肺血流量に伴う肺高血圧を維持する左心室，肺動脈絞扼術後の左心室がこの条件を満たす．左室流出路，肺動脈狭窄は器質的であれば適応からはずれる．手術死亡率は5-10％である．術後は大血管，冠動脈縫合部の発育や大動脈弁として機能する肺動脈弁の変化が問題となる．

⑤**心室位血流転換術**（**Rastelli手術**）（図52）右心室内に心室中隔欠損孔から大動脈弁へ至る血流路をパッチで作成し，右心室から肺動脈へは弁付きあるいは弁なし人工血管で，右心室壁に作成した出口から血流路を作成する．大きな心室中隔欠損孔，肺動脈狭窄が合併する症例がもっともよい対象となる．術後は左心室が体循環系の心室と

A 先天性心疾患 457

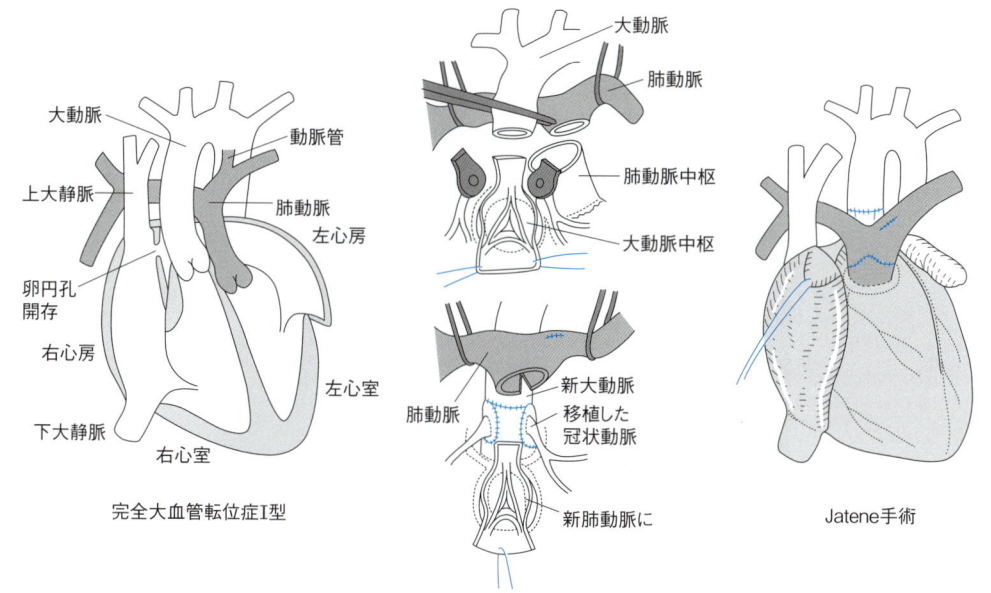

図 51 完全大血管転位症Ⅰ型に対する動脈位血流転換術

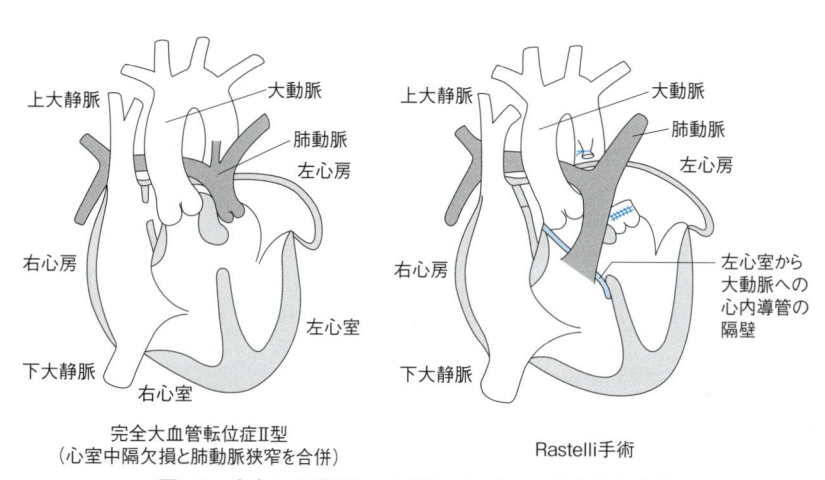

図 52 完全大血管転位症Ⅱ型に対する心室位血流転換術

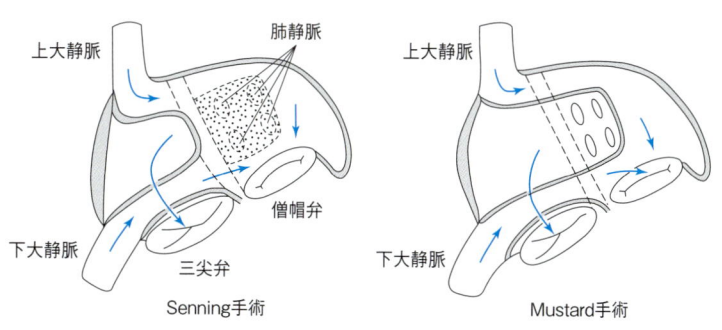

図 53 心房位血流転換術

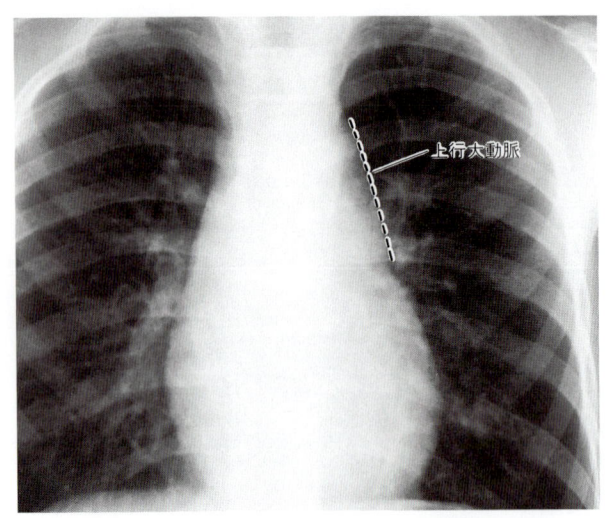

図54 修正大血管転位症の胸部X線像

なるが，右心室内のパッチと肺動脈への人工血管の運命が遠隔期の問題となる．人工血管の大きさの点からも，5歳以上が適応とされる．手術死亡率は5%以下である．

⑥ **心房位血流転換術**（Mustard法とSenning法）（図53） いずれの方法も上・下大静脈から体静脈血を僧帽弁へ導き，左心室から肺動脈へ送り出し，肺静脈から動脈血を三尖弁へ導き，右心室から大動脈へ拍出するよう心房位で血流の転換をする．したがって，術後も右心室が体循環系心室である．どちらの方法も心房の広い範囲に切開，縫合などの操作が及ぶから，心房性の不整脈の発現，それに起因すると考えられる突然死などの問題がある．上・下大動脈，肺静脈の通路の狭窄，三尖弁閉鎖不全の発生なども遠隔期の問題である．現在はほとんど行われていない．

2．修正大血管転位症
corrected transposition of great arteries（corrected TGAs, l-TGAs）

▶**ポイント**
正常の心房-心室-大血管の関係で，左右の心室が逆になった状態は，右心房-左心室-肺動脈，左心房-右心室-大動脈の関係になる．これを**修正大血管転位症**という．心内奇形は心室中隔欠損，肺動脈狭窄，心房中隔欠損などが多く，三尖弁（右側心室の房室弁）の異常も認められる．

症状は合併する心内奇形に基づく．また，刺激伝導性系の異常により房室ブロックで発生することもある．外科治療は合併心内奇形に対して施行されるが，刺激伝導障害に留意してなされる必要がある．

▶**定義** 上・下大静脈からの静脈血は右心房-形態学的左心室-肺動脈へと還流する．肺動脈の動脈血は左心房-形態学的右心室-大動脈へ駆出される．この状態は心房-心室関係が不一致（discordant atrio-ventricular connection），心室-大血管関係も不一致（discordant ventriculo-arterial connection）という．しかし，心房-心室，心室-大血管と2ヵ所の関係が逆になったことで，元通り静脈血が肺動脈へ，動脈血が大動脈へという生理学的に修正された関係になっている．この形態を修正大血管転位症という．

▶**頻度** 先天性心疾患の約0.5%で1.6倍男児に多い．

▶**形態** 合併する心内奇形は心室中隔欠損，肺動脈狭窄，心房中隔欠損，三尖弁の形態の異常などが多い．また，心房-心室の関係が正常となるため，刺激伝導系の位置にも異常があり，房室ブロックなど伝導障害を発生しやすい．また，形態学的右心室が体循環系の心室であるため，心不全に陥ることがある．

▶**症状** 生後1年以内に70%の症例が合弁奇形による症状を示す．左右短絡の多い症例は心不全，

A．大動脈弁下心室中隔欠損＋肺動脈狭窄
B．肺動脈弁下心室中隔欠損（Taussig-Bing奇形）
C．大動脈弁下心室中隔欠損

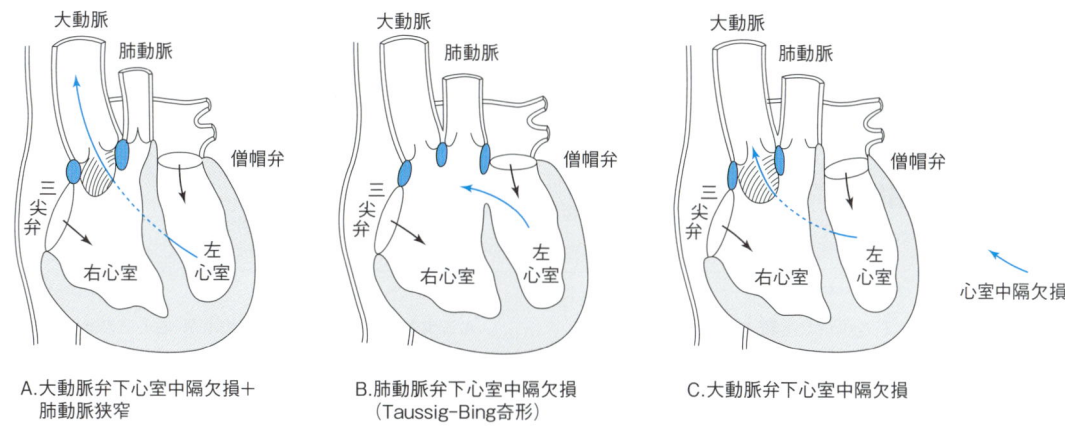

図55 両大血管右室起始症での主な形態

換気不全，心雑音を症状とする．右左短絡の肺血流量減少例はチアノーゼを発生する．不整脈や心雑音を主症状とするものもある．合併奇形がなければ無症状である．

▶診断　心電図所見は中隔q波が正常と逆に胸部誘導の右側に出現し，左側にはない．胸部X線像では心陰影の左側上縁は左側，前方に位置する大動脈が形成する．心臓カテーテル-アンギオ検査によって合併する心内奇形の検索を行う．心室造影は心室の形態学的特徴から，どちらの心室であるかを決定するのに重要である．

▶治療　心室中隔欠損の閉鎖は，右心房，大動脈，肺動脈，左右の心室切開などの到達法がある．膜様部の心室中隔欠損（Kirklin II型）では，刺激伝導系は前方房室結節より上縁から前方では左心室側を，他は右心室側に近いので，パッチは上縁から前方は右心室側へ，他は左心室側へ縫着すると伝導障害が防止できる．肺動脈狭窄が高度であれば，刺激伝導路のある左心室流出路は切開できないので，左心室心尖部から肺動脈へ弁付き導管を用いて解除する．近年では，解剖学的修復術であるDouble switch手術（Jatene＋Senning手術，Rastelli＋Senning手術）が報告され，良好な結果である．三尖弁閉鎖不全は，弁輪拡大，弁の形態異常が多く，弁形成術，弁置換術が施行される．

3．両大血管右室起始症
double outlet of right ventricle（DORV）

大動脈と肺動脈が完全に右心室から起始しているか，一方の大血管が右心室から起始し，他の大血管が半月弁の高さで，円周の半分以上が右心室にあると認められる時は，心室中隔への騎乗ではなく右室起始とされる．先天性心疾患の1％未満の頻度とされる．生後1ヵ月以内の死亡も多い．合併する心室中隔欠損と大血管との位置関係，肺動脈の狭窄の有無により，分類される．頻度の多いものは，①大動脈弁下の心室中隔欠損と肺動脈狭窄を伴う．大動脈は肺動脈と並んで右側に存在する（Fallot四徴症型，図55 A）．②肺動脈弁下の心室中隔欠損で肺動脈の狭窄がない．大動脈は肺動脈の右側に位置する（**Taussig-Bing奇形**ともいう．図55 B）．③大動脈弁下の心室中隔欠損で，肺動脈狭窄はない．大動脈は肺動脈の右側に位置する（図55 C）．外科治療は姑息手術と心内修復術とがある．肺動脈弁下に心室中隔欠損のある形態では，左心室の動脈血が肺動脈へ主として駆出されるので，心房で動脈血が混合されるよう**バルーン心房中隔裂開術（BAS）**が適応となる．肺動脈に狭窄のない肺血流量増加群には，**肺動脈絞扼術（PAB）**が肺血管病変の進行を抑えるため，逆に肺動脈の狭窄が高度の症例には，**体-肺動脈短絡術**が必要となる．Fallot四徴症型の心内修復術は，心室中隔欠損から大動脈にかけて血流路をパッチで形成する．肺動脈の狭窄はFallot四徴症に準じて解除する．Taussig-Bing奇形には右心室内で心室中隔欠損から大動脈へパッチで血流路を形成する方法や**Rastelli手術**などが適応となる．また心室中隔欠損から肺動脈へ心内で血流路を形成し，大血管に対して**Jatene手術**を行う方

VI. 房室弁の奇形

1. 三尖弁閉鎖症
tricuspid atresia (TA)

ポイント

① 右心房と右心室は連続しているが弁が閉鎖している形態（図56 A），② 右心房と右心室が連続していない形態（図56 B）とがある．実際，三尖弁閉鎖症といわれるものの多くが②の形態である．心室-大血管の関係が正常（Ⅰ群）と転位（Ⅱ群）とに大きく分けられ，肺動脈の狭窄の程度により，a（閉鎖），b（狭窄），c（狭窄なし）に分類される．Ⅰa, b, Ⅱcが多く診断される形態である．Ⅰa, bでは生直後からチアノーゼを症状とする．Ⅱcでは肺血流量はむしろ増加し，呼吸数の増加，肝腫大，心陰影の拡大を示す．新生児期は動脈管開存，心房間交通孔が重要な生存のための因子である．チアノーゼ，代謝性アシドーシスの状態は**プロスタグランジン E_1, E_2** が寛解する．**体-肺動脈短絡術**が必要である．Ⅱcには**肺動脈絞扼術（PAB）**が適応である．**Fontan手術**は機能的修復術である．

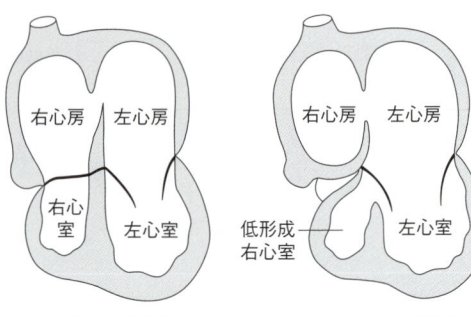

図56 三尖弁閉鎖症の二つの形態
A. 三尖弁の弁閉鎖　B. 右心房-右心室の連続性欠除

▶**定義**　三尖弁閉鎖症は上・下大静脈から還流する体静脈血の右心房からの出口が三尖弁でなく，卵円孔あるいは心房中隔欠損である．形態学的には，① 右心房と右心室は連続しているが，弁自体が弁口を持たない状態と，② 右心房と右心室は連続していない状態とがある．実際に三尖弁閉鎖症と診断されるものの多くが②の形態である．

▶**頻度**　先天性心疾患の1〜2％の発生である．性差は著しくないが男児に多く，大血管が転位しているとこの傾向は増す．

▶**形態**　右心房と左心房の交通は，たいていは卵円孔，時に心房中隔欠損を介する．左心房は主たる心室の左心室に繋がる．右心房と連続がない右心室は三尖弁を含めた流入がなく，流出路と筋性部で構成され，低形成あるいは痕跡的である．

・EdwardsとBurchellの分類
Ⅰ群：正常大血管関係
　a：右心室から肺動脈への血流が途絶している．動脈管開存に依存する．
　b：右心室から肺動脈の血流の減少しているもの．
　c：血流が増加しているもの．
Ⅱ群：大血管関係が転位している．
　a：左心室から主肺動脈への血流のないもの．
　b：血流が減少しているもの．
　c：血流が増加しているもの．

臨床では，Ⅰa, b, Ⅱcなどが多く診断される．

▶**症状**　① **チアノーゼ**　半分以上の例が生下時からチアノーゼを示し，1ヵ月では4/5の例に認められる．体静脈血と肺静脈血が左心房で完全に混合する循環動態がチアノーゼの成因である．さらに心房間の交通孔（卵円孔，心房中隔欠損），心室中隔欠損，右心室流出路，肺動脈弁などの狭窄が加齢と共に進行し，肺血流量を減少させることが加わる．大血管転位を伴う肺血流量の増加している症例では，チアノーゼはほとんど認められないが，多呼吸，肝腫大，左心不全症状を示す．2歳頃には**太鼓バチ指（趾）**を認める．肺動脈閉鎖や大血管転位を伴う例および外科治療を受けない例の予後は不良である．それ以外の正常大血管関係の症例も平均寿命は11ヵ月である．低酸素の増強，**低酸素発作，脳膿瘍，脳梗塞，鉄欠乏性貧血，多血症**は危険因子である．また，三尖弁閉鎖に伴う心室中隔欠損は自然閉鎖する可能性が高く，Ⅱ群では致命的である．

② **心雑音**　肺動脈閉鎖例では動脈管の連続性雑音を聴取する．肺動脈狭窄例では駆出性雑音と肺動脈Ⅱ音の消失を示す．肺血流量増加例では汎収縮期雑音，スリル（thrill），拡張期中期雑音などを認める．

胸部X線像には特異なことはない．典型的な心電図所見は右心房肥大，QRS電気軸の左軸変

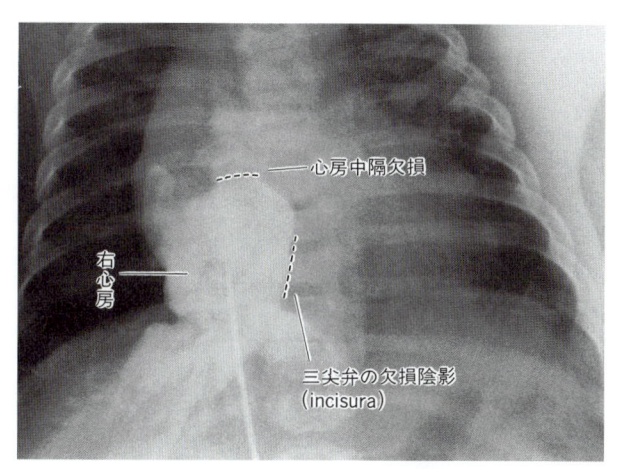

図 57　三尖弁閉鎖症の右房造影

位（0〜−90度）と左心室肥大である．
　右心カテーテルで，カテーテルが右心房から左心房へ抜ける．右心房から右心室へは進まないのが特徴である．左心房→左心室と進んだカテーテルは，正常大血管関係であれば大動脈へ，大血管転位関係であれば肺動脈へ進む．体静脈血と肺静脈血は左心房で混合するので，大動脈と肺動脈の血液酸素飽和度は同一である．右心房造影正面像で三尖弁の位置に造影されない"切痕（incisura）"がみられる（図57）．心房中隔から左心房へ進入する造影剤は，欠損孔が小さいと滝から落ちる水のように造影される．超音波検査も同等の情報を提供し，診断に有用である．
▶**治療**　新生児期の代謝性アシドーシスを伴う低酸素血症，乳幼児で**低酸素発作**を症状とする例には短絡手術の適応がある．新生児で動脈管依存症例には**プロスタグランジン** E_1，E_2 も有効である．体-肺動脈短絡手術は Blalock-Taussig 手術が一般的であるが，6ヵ月以上の症例では両方向性 **Glenn 手術（上大静脈-右肺動脈の吻合）**も可能である．肺動脈の発育が良好で，肺血管抵抗2.5単位以下の症例には Fontan 手術が適応である（図58）．Fontan 手術の予後は比較的良好で，運動能力も健常人の80％ほどといわれる．肺血流量増加例には，乳児期早期に**肺動脈絞扼術（PAB）**を施行して，左心不全と肺血管病変の進行を防止する．防止できれば，Fontan 手術へ移行が可能となる．近年，Fontan 手術の適応が拡大され，この疾患の手術成績は向上しつつある．

2．Ebstein 奇形　Ebstein anomaly

ポイント
　三尖弁の弁の形成異常をきたす疾患である．通常よくみられるのは，三尖弁の中隔尖と後尖の付着する弁輪が心尖部側へ下垂し，三尖弁の狭窄や閉鎖不全を伴う．また，下垂した弁輪と右心房との間は"**心房化心室（atrialized ventricle）**"といわれ，本来は心室であるが機能は心房である．三尖弁の形成異常にも幅があるため，症状の程度や発現時期には大きな違いが認められる．重いものは生後1ヵ月からチアノーゼを症状とする．心電図上，P-Q 間隔の延長，上室性頻拍，B 型 WPW 症候群を伴うことがある．外科治療は形成異常の程度により選択される．三尖弁の弁輪形成と心房化心室を縫縮する Hardy 法や Carpentier 法が一般的であるが，三尖弁置換術を必要とすることも少なくない．

▶**定義**　三尖弁の三つの弁，とくに中隔尖と後尖の付着する弁輪が房室境界線から心尖部側へ下垂し，三つの弁葉，腱索，乳頭筋の形成の異常を示す疾患である．1866年に初めて Ebstein が剖検例を報告している．
▶**頻度**　先天性心疾患の0.6％の発生で，性差はない．
▶**形態**　右心室の心尖部と流入部の間で，下垂した三尖弁の弁輪および隔壁様（box-shaped）の三尖弁と前尖で右心室が2分される．流入部の右心室は血行動態的には右心房と同一で，"**心房化心室（atrialized ventricle）**"といわれる．三尖弁は狭窄と閉鎖不全を伴うため右心房の拡大を認め

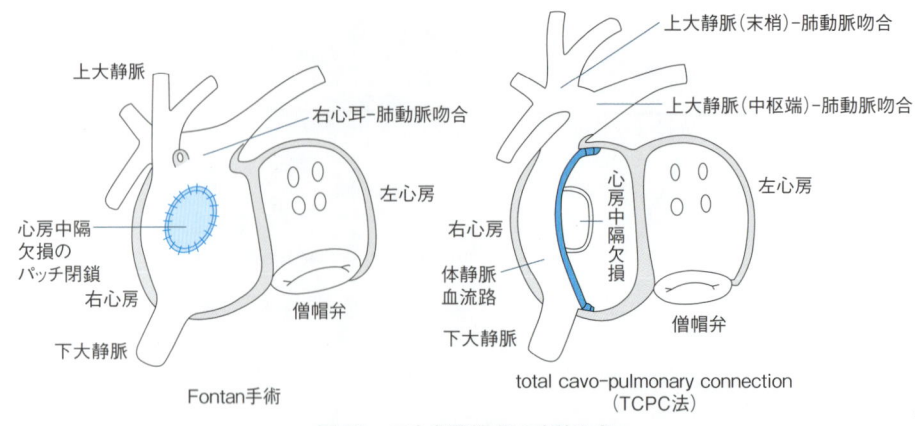

図 58 三尖弁閉鎖症の外科治療

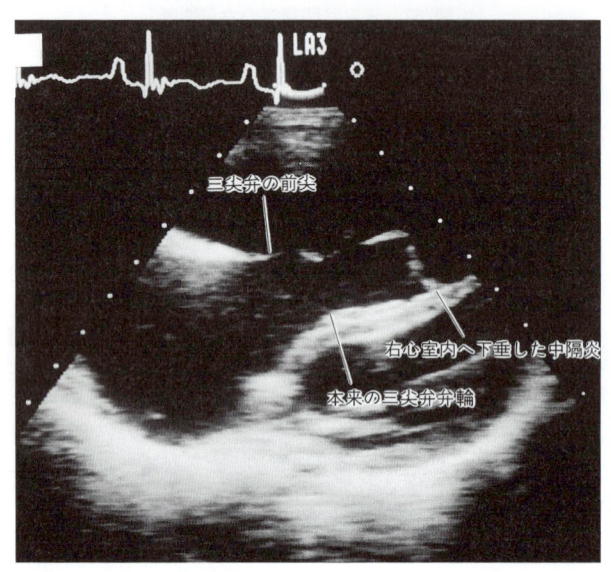

図 59 Ebstein 奇形の超音波像

る．残りの右室流出部は狭小である．心房には卵円孔開存または心房中隔欠損がある．類似疾患に **Uhl 病**がある．

▶**症状** 三尖弁の形状異常の程度によりほぼ無症状で経過する例から，生後 1 ヵ月でチアノーゼを症状とする例まで幅広い．その他，右心不全，三尖弁閉鎖不全から起こる症状として，呼吸困難，頸静脈怒張，肝腫大，頰部の紅潮，紫斑などがある．症状の発現が早いほど重篤である．1 歳未満に症状が出現すると予後は不良である．まれに不整脈，心不全で突然死する．

▶**診断** 聴診で鎖骨左縁で収縮期雑音を認め，時にスリルを伴う．拡張期雑音も存在することが多い．Ⅰ音の三尖弁閉鎖音が高く，遅れる．Ⅲ音，Ⅳ音も認める．

乳児期に発症する例は胸部 X 線像の心陰影の拡大を示す．心陰影の拡大は主として右心房の拡大で，左房，肺動脈，大動脈の拡大はない．心電図は右房負荷，P-Q 間隔の延長，右脚ブロック，右側胸部誘導の QRS 波の縮小化などが診断に役立つ．上室性頻拍，B 型 WPW 症候群も合併することがある．

超音波検査では三尖弁の弁形成異常，右心室流出部の大きさ，心房化心室の壁運動や壁の厚さなどが検査できる（図 59）．

心臓カテーテル検査上，心房の左右短絡路，右左短絡，右心房の a 波，v 波の測定は血行動態の把握に有用である．心房化心室領域では，圧波形は右心房の，心内心電図は右心室の記録となり，特徴的である．右心室流出路の造影は右心室内の

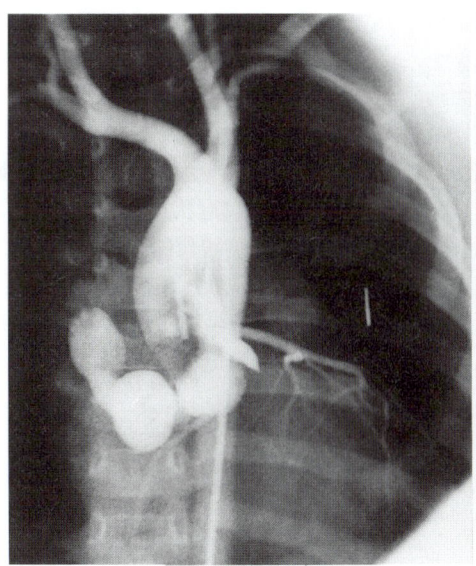

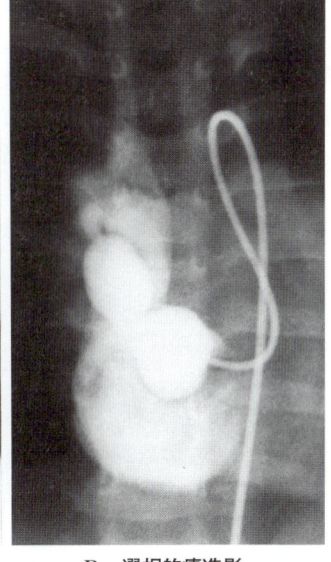

A．大動脈造影　　　　　B．選択的瘻造影
図 60　先天性冠状動脈瘻
　B．瘻は右冠状動脈から分岐し，上大静脈の後面を回り込んで右方から上大静脈へ入っている．

二つの部屋の"シーソー運動"が認められる．
▶治療　チアノーゼや心不全症状があり，NYHA分類Ⅲ，Ⅳ度は手術適応がある．1964年にHardyらが三尖弁の弁輪形成と心房化心室の縫縮術に成功した（**Hardy手術**）．左右短絡例では心房中隔欠損閉鎖術だけを施行する．心房化右室を長軸方向に縫縮し，下垂している三尖弁を本来の弁輪部まで，持ち上げて形成するCarpentier法がある．手術の成否，予後には残存する左心室機能が大きく関係する．

Ⅶ．冠状動脈の異常

A．先天性冠状動脈瘻
congenital coronary artery fistula

ポイント
　冠状動脈血が直接心腔あるいはその連結血管へ流入する疾患で，加齢と共に瘻は徐々に拡張・蛇行し，動脈瘤化する．多くは無症状であるが，時に感染性心内膜炎やうっ血性心不全を発症する．瘻閉鎖術は比較的簡単で，手術予後は良好である．

▶病態，症状　胎生期の心臓では心筋内に**血管類洞（sinusoid）**があり，それを介して冠血流が心腔と自由に交通しているが，何らかの原因によりその類洞が著しく開大残存した異常が本疾患と考えられる．冠状動脈の走行はほとんどの場合正常である．
　流出動脈は右冠状動脈の方が左冠状動脈よりも多く，全体の約60％を占める．一方，流入心腔は90％が右心系で肺動脈，右心室，右心房の順に多く，その他，冠状静脈洞や左心房が続き，まれに左心室あるいは上大静脈へ還流する（図60）．
　血液は血管抵抗の低い瘻の方へ多く流れるため，罹患冠状動脈の中枢側は次第に瘤状に拡張蛇行し，開口部も1ヵ所に留まらないことがある．
　通常無症状だが，瘤内の乱流により感染性心内膜炎を起こすことがあり，また短絡量が著しく大きい場合にはうっ血性心不全に陥ることもある．罹患動脈の瘻より遠位部の動脈は拡大しないので**coronary steal現象**を生じて当該領域に心筋虚血症状を呈することがあり，さらに動脈瘤が破裂することもまれにある．
▶診断　流入部に該当する位置を最強点とする**連続性雑音**の聴取が発見の端緒となることが多い．雑音は，心房流入では収縮期に強く，左室流入で

は拡張期に，右室流入ではほぼ同じ強さに聞こえる．雑音に比して胸部X線写真の所見は乏しい．鑑別診断には動脈管開存症，心室中隔欠損兼大動脈弁閉鎖不全症，Valsalva洞動脈瘤破裂など連続性ないし往復（to and fro）雑音を呈する疾患があげられる．

心電図では半数に左室肥大あるいは右室肥大の所見が認められる．

断層心エコー検査では著しく拡張した冠状動脈が認められ，さらにドプラエコーで同部に乱流が確認できることもある．

心臓カテーテル検査および大動脈造影あるいは選択的冠状動脈造影が確定診断に必要不可欠であり，左右短絡量や右心系の圧を測定し，罹患動脈と流入心腔を描出する．

▶**手術** 症状を有する場合には手術適応となる．たとえ無症状でも，瘻は加齢と共に徐々に増大すること，感染性心内膜炎の原因となること，手術危険率が低いことなどの理由から，早期手術を行う外科医が多い．しかし，近年選択的冠状動脈造影が広く普及した結果，小さな冠状動脈瘻が発見される頻度が高くなっており，連続性雑音がきこえない患者も少なくない．したがって，一般には短絡率が15％前後以上あるか，部分的に大きな動脈瘤が形成されている患者が手術適応となる．

手術方法は，瘻を外から結紮（針糸をかけて貫通結紮）する方法と，拡張した冠状動脈を切開して中から瘻孔を縫合閉鎖する方法（**Symbas法**），および流入心腔を切開して瘻孔を縫合閉鎖する方法などがある．通常，人工心肺を用いるが，容易に結紮可能と予想される場合には人工心肺を用いないこともある．

手術成績は良好で死亡率も低く，遠隔予後も問題ない．

B．左冠状動脈肺動脈異常起始症
anomalous origin of the left coronary artery from the pulmonary artery

ポイント
　左冠状動脈が肺動脈から分岐する奇形で，別名 Bland-White-Garland（BWG）症候群ともいう．右冠状動脈から左冠状動脈への側副血行路が未発達の乳児期に，左冠状動脈支配領域が高度の虚血に陥り，しばしば重症の左心不全を呈する．早期手術が肝要で，一般に大動脈と左冠状動脈を連結する手術を行うが，重症患者での手術成績は不良である．

▶**病因，分類** 胎生2週目頃，**動脈幹**（truncus arteriosus）に冠状動脈の原基が出現してくるが，その後動脈幹は大動脈と肺動脈に分割されていく．この冠状動脈原基が通常より上方にできると起始異常が起きると考えられている．Blakeらは冠状動脈肺動脈異常起始症を次の4型に分類した．

　Ⅰ型：副冠状動脈肺動脈起始
　Ⅱ型：両冠状動脈肺動脈起始
　Ⅲ型：右冠状動脈肺動脈起始
　Ⅳ型：左冠状動脈肺動脈起始

このうち，Ⅰ型は血行状態に大きな変化を示さず長期生存し，Ⅱ型は大部分が出生直後に死亡する．Ⅲ型は発生頻度がまれで，予後は比較的良好である．結局外科手術の対象となるのはⅣ型がほとんどで，左冠状動脈は左（または後）肺動脈洞に異常開口しており，その他の分枝は正常に走行している．

▶**病態** 新生児期は肺血管抵抗が高く，したがって肺動脈圧も高いので，左心室に供給されるのは静脈血ではあるが狭心症や心筋梗塞を起こすことは少ない．新生児期を過ぎると肺動脈圧が徐々に低下するため，左冠状動脈領域の血流量が低下して心筋虚血が生ずる．この結果，左心室心筋の収縮力は低下し，乳頭筋機能不全による僧帽弁閉鎖不全も合併して高度の左心不全症状を呈するようになる．その後，右冠状動脈からの側副血行路が発達すると，左室心筋の血流量はある程度増加して症状は安定するが，さらに冠状動脈間吻合が発達すると，瘻血管の著しい拡張により右冠状動脈血流のほとんどが肺動脈に逃げてしまうようになり，coronary steal現象を生じて再び心筋虚血症状を呈する．

したがって，外科治療の対象となるのは乳児期と思春期以降の二つの時期に分かれ，前者を**乳児型**（infantile type），後者を**成人型**（adult type）と呼ぶ．

▶**診断** 前述したように，症状は早くても生後2ヵ月以降に出現する．哺乳力が弱く，体重増加が遅く，持続する多呼吸と頻脈といううっ血性心不

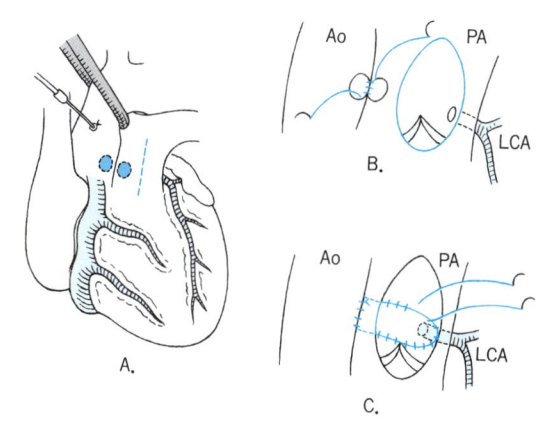

図 61　BWG 症候群に対する Hamilton 術式
A．右冠状動脈は著しく拡張している．破線を切開．
B．A-P window 作製．
C．肺動脈内トンネルパッチ縫着．

全症状を呈し，一般にきわめて重症である．

聴診では**僧帽弁閉鎖不全**による収縮期雑音が聴取されることが多いが，連続性雑音は乳児型では聴かれない．著しい心拡大と前胸部の膨隆および肝腫大が認められ，さらに両肺全体にラ音が聴取される．心電図所見は有用で，胸部誘導で Q 波と ST 上昇という前側壁梗塞が通常認められる．

心エコーでは拡大して収縮力の低下した左心室が認められ，さらに肺動脈幹からの左冠状動脈起始を確認できることもある．確定診断には大動脈造影あるいは選択的冠状動脈造影が必要で，上行大動脈から右冠状動脈が 1 本のみ分岐し，逆行性に左冠状動脈さらに肺動脈が造影される．

なお，成人型では乳児期の症状は軽いことが多く，また半数は労作時狭心痛を訴えるが，易疲労感や呼吸困難あるいは動悸だけの症状の場合も多い．

▶**治療**　乳児型の 8 割以上は 1 年以内に死亡するので，発見次第なるべく早く手術を行う．成人型でも突然死の可能性があるので，早期手術が望ましい．

手術方法はいろいろ考察されており，① 左冠状動脈起始部結紮術，② **肺動脈内トンネル作製術**〔intrapulmonary tunnel．大動脈と肺動脈の相接する部分に A-P window を作製し，それと左冠状動脈口とをトンネル状に連絡する方法で，肺動脈壁パッチを用いる竹内法と心膜パッチを用いる Hamilton 法（図 61）がある〕，③ **左冠状動脈移植術**（direct aortic reimplantation．左冠状動脈起始部をボタン状にくり抜いて大動脈壁に縫着する方法），④ 冠状動脈バイパス術（長期の開存性が良好な内胸動脈グラフトを用いる）などがある．それぞれ一長一短があるが，現在では ① の方法は効果が不確実でほとんど用いられず，③ が第一選択となっており，それが不可能な場合に ② または ④ が用いられている．なお，合併する重症僧帽弁閉鎖不全に対しては弁形成あるいは弁置換術が行われる．

成人型の手術成績は比較的良好であるが，乳児型，とくに重症患者の成績は不良である．

B　後天性弁膜症

1．僧帽弁狭窄症 mitral stenosis（MS）

ポイント

原因の多くはリウマチ性で，左心房，肺静脈に圧負荷が加わり，息切れ，動悸などを訴える．NYHA Ⅱ度以上，左房平均圧 15 mmHg 以上例は手術の適応となる．
鑑別診断：三尖弁狭窄症，心房中隔欠損症，左房粘液腫，相対的 MS（Carey-Coombs 雑音），大動脈弁閉鎖不全症．

▶**成因**　MS の原因はリウマチ熱が多く，慢性リウマチ性弁膜症のほぼ半数を MS が占め，女性に好発する．リウマチ熱罹患後 10 数年して，すなわち 20～30 歳代で発症する．

▶**病態生理**　正常僧帽弁口はほぼ 6 cm^2 であるが，僧帽弁弁葉の肥厚や石灰化，腱索・乳頭筋の短縮・癒着により弁口面積が 1.5 cm^2 以下に狭くなると，左室収縮力低下も加わり，左房圧上昇，心房細動となり，左房内血栓を形成してくる．

▶**症状，所見**　軽・中等症（弁口面積＞1.5 cm^2）では無症状であるが，中等症以上の患者は肺うっ血（肺静脈圧＞15 mmHg）を呈し，息切れ，咳嗽，動悸を訴え，さらに肺動脈圧・右室圧上昇，右心不全（中心静脈圧＞12 mmHg，全身浮腫，肝腫大）に陥る．重症患者は肺水腫を呈する．顔貌は**僧帽弁顔貌**（facies mitralis）といってほおが紅潮する．

心音は心音図の項で示すとおりである．

▶検査所見

①**心電図** 軽症患者は洞調律であるが,重症患者は上室性期外収縮や心房細動を伴う.僧帽性P波(mitral P),左心性P波,不完全右脚ブロック,右室肥大を呈する.

②**心音図** I音の増強,II音の0.04～0.12秒後に高調な**僧帽弁開放音**(opening snap;OS)とそれに続く拡張期雷鳴音(diastolic rumble)をことに左側臥位で認める.肺動脈圧上昇に伴い,IIP亢進,肺動脈弁閉鎖不全による拡張期雑音(Graham Steell)を認める.重症患者ではQ-I音は延長,II音-OSは短縮する.

③**X線像**(図62) 心胸郭比はほぼ正常範囲にあるが,左第4弓は上方に向かい軽度に突出(右心室拡大),左心房拡大(右房陰影内左房double density,左心耳突出,左右主気管支分岐角拡大),肺静脈うっ血を呈し,重症患者ではKerley B lineをみる.大動脈,左心室は心拍出量低下に伴い,比較的小さい.

④**心エコー図**(図63) Mモードで僧帽弁輝度は増強,多重反射エコーを認め,前尖の**拡張期弁後退速度**(diastolic descent rate;DDR)の減少,振幅の低下をみる.断層法にて弁の開放制限,弁下組織の短縮,弁口面積の狭小化を認める.

⑤**心カテーテル法**(図64) 左房内圧曲線a波上昇(a波>15 mmHg),v波からy谷への傾斜が緩徐となり,左房-左室拡張期圧較差,右心系心腔内圧の上昇を認める.心血管造影にて拡大した左心房より左心室への細い造影剤の流入jet,僧帽弁拡張制限(doming),左室乳頭筋収縮異常,左房内血栓をみる.

▶**治療,予後** 心不全に対しては強心配糖体,利尿薬を投与し,心房細動があり血栓・塞栓症が疑われる患者には抗凝固療法を併用する.薬物治療に抵抗し,NYHA II度以上,左房平均圧15 mmHg以上の患者は手術の適応となる.弁葉,弁下組織が軟性のMSに対しては**非直視下交連切開術**(closed mitral commissurotomy;**CMC**)が経左房,ないし経左室に,あるいは経皮的にバルーンカテーテルにて交連裂開が行われる.しかし,最近では手術的にCMCを行うことのできる症例はほとんどなくなっている.弁下病変が中等度のMSや,血栓,塞栓症の既往のあるMSには,**直視下交連切開術**(open mitral commissurotomy;OMC)を行う.弁葉を含む腱索,乳頭筋の短縮,石灰化を伴うMSには**僧帽弁置換術**(mitral valve replacement)を施行する.心房細動合併患者に対しては,maze手術を同時に行う(心房細動,499頁参照).手術の危険率はほぼ5%.発見時無症状のものは10数年そのまま経過するが,重症患者は心不全にて早期に死亡する.

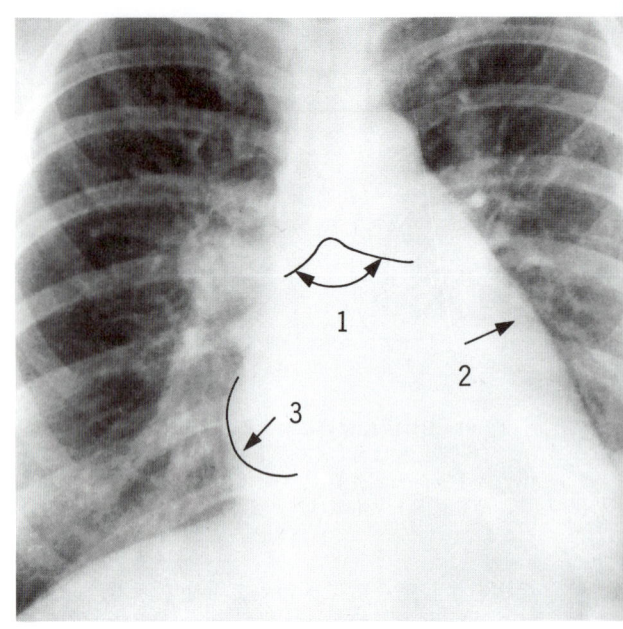

図62 僧帽弁狭窄症の胸部X線像
左心房の拡大〔気管支分岐角度の拡大(1),左心耳拡張(2),double density(3)〕,肺静脈うっ血,右心室,肺動脈本幹陰影軽度拡大,比較的細い大動脈が特徴的である.

2. 僧帽弁閉鎖不全症
mitral regurgitation(MR)

▶**ポイント**

リウマチ性弁膜症では僧帽弁がもっとも損傷を受けるが,損傷が重症な患者は**僧帽弁閉鎖不全症**に陥る.左心房,左心室に容量負荷が加わり,息切れ,動悸,易疲労性などを呈する.NYHA III度以上,MR Sellers III度以上の患者およびNYHA II度でも,心機能低下患者は手術の適応となる.

鑑別診断:心室中隔欠損症,三尖弁閉鎖不全症,大動脈弁狭窄症.

▶**成因** 急性MRは感染性心内膜炎ないし虚血性病変として発生,慢性型MRはリウマチ性のも

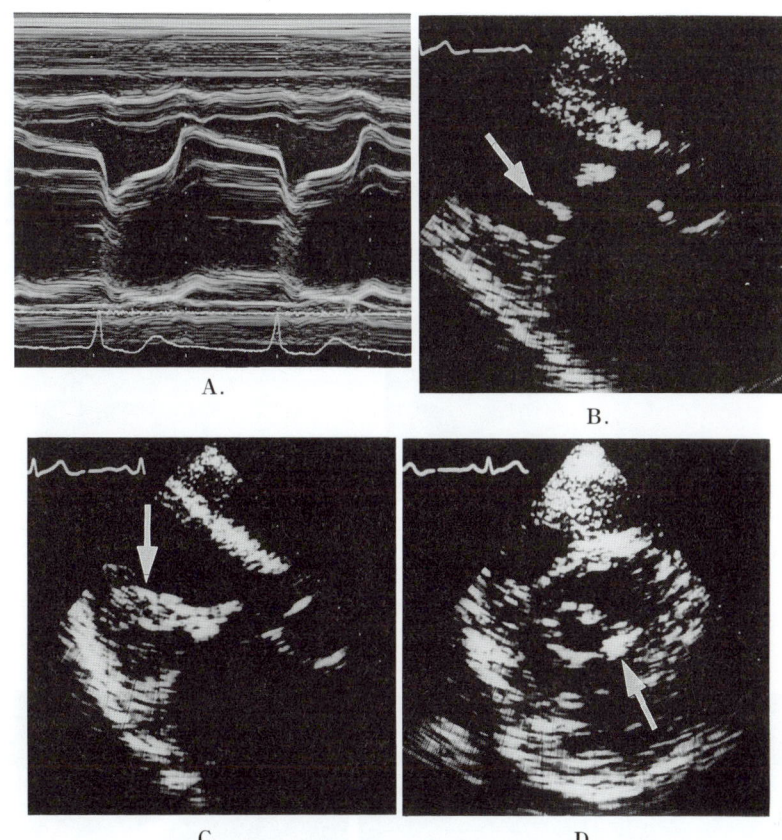

図 63　僧帽弁狭窄症の心エコー図
A．Mモード　僧帽弁の輝度の増強，拡張期の弁後退速度の低下，すなわち矩形波を認める．
B．断層エコー図（弁口中心部を横切る長軸断面）　僧帽弁の開放制限，doming を認める．
C．断層エコー図（前交連部を横切る長軸断面）　弁尖および弁下部の癒着，短縮，輝度の増加（↑）を認める．
D．断層エコー図（弁口を横切る短軸断面）　弁口の狭小化，anterolateral の弁口に石灰化を示す輝度の増強（↑）を認める．

のが多い．
　リウマチ性僧帽弁弁膜症のほぼ 1/3 が MR である．最近では，**僧帽弁逸脱症候群**（Barlow 病，mitral valve prolapse syndrome；MVPS）などの非リウマチ性 MR も増加してきている．
▶**病態生理**　僧帽弁組織の短縮，肥厚，癒着，石灰化に弁輪拡大が混じ，左心室収縮期に弁閉鎖が不完全になり，MR となる．左心室肥大・拡大，左心房拡大，肺静脈うっ血，ひいては右心系にも負荷が及び，右心室肥大，右心不全が加わってくる．
▶**症状，所見**　おおむね MS と同じ症状を呈し，軽症 MR は長期間無症状に経過するが，中・重症患者は息切れ，動悸，易疲労性が進展，心房細動，左心不全を呈し，右心不全を伴うようになる．心音は心音図の項で述べるとおりである．
▶**検査所見**
①**心電図**　僧帽性 P 波，左心性 P 波，あるいは心房細動を呈し，RV$_{5-6}$増高，T 波平低化などの左心室肥大所見を呈する．
②**心音図**　I 音減弱，心尖部に最強点を有し背部，腋窩に放散する全収縮期雑音，逆流増加患者ではⅢ音（**protodiastolic gallop**），それに続く拡張期雑音（**Carey-Coombs 雑音**）を認める．MVPS では収縮中期に**クリック**，それに続く雑音を認める．
③**X 線像**　左心室拡大による心胸郭比の増大，左心房拡大，さらには右心室肺動脈陰影の拡大，比較的小さい大動脈陰影，重症化すると Kerley B

468　各論8　心　臓

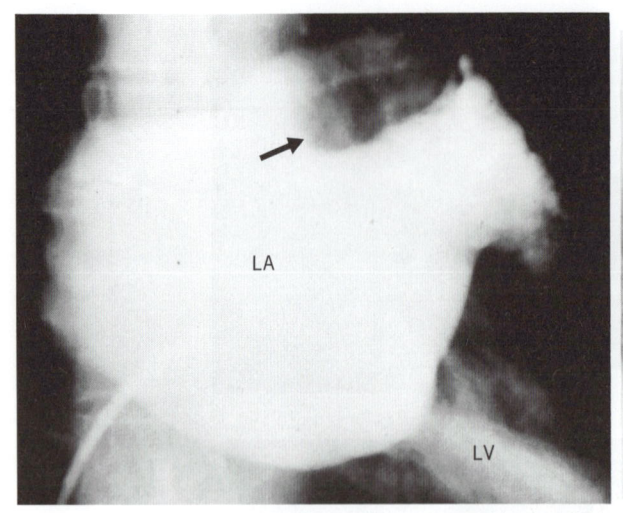

A. 左心房（LA）にて造影剤を注入しているが，拡大した左心房から左心室（LV）に向かう細い造影剤のjetおよび左房内血栓（↑）を認める．

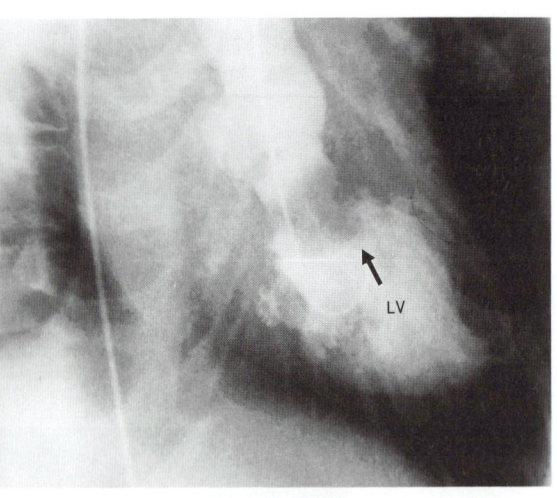

B. 左心室（LV）にて造影剤を注入しているが，僧帽弁口に一致して僧帽弁のドーム形成による陰影欠損（↑）を認める．

図64　僧帽弁狭窄症の心血管造影

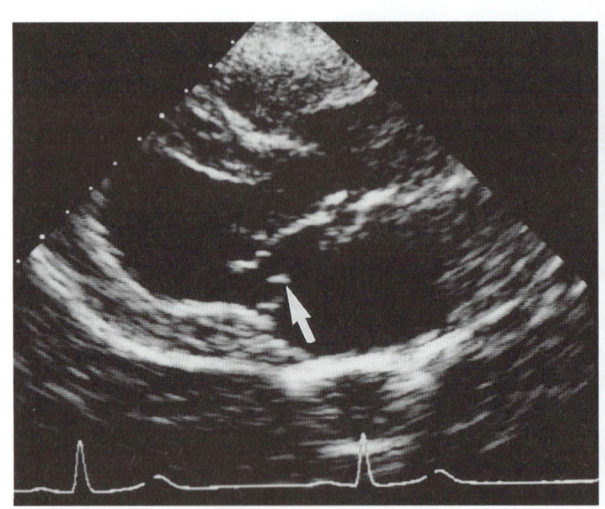

A. 断層エコー図（長軸断層）
腱索断裂を伴う著明な後尖の逸脱（↑）をみる．

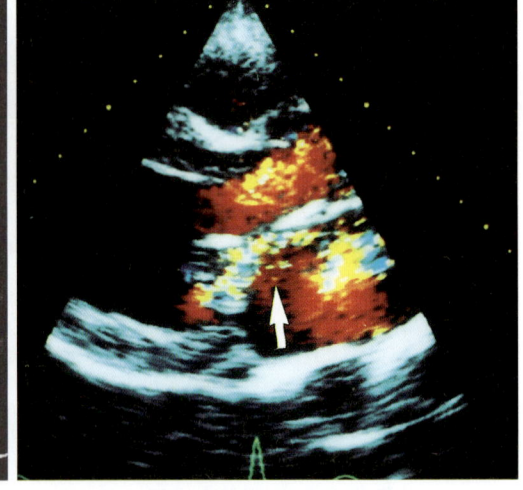

B. カラードプラ心エコー図
収縮期に僧帽弁逸脱部位より左房前壁に向かう逆流jet（↑）を認める．

図65　僧帽弁閉鎖不全症の心エコー図

lineをみる．急性型MRは左心房・左心室陰影の拡大を伴わない．

④ **心エコー図**（図65）　Mモードで弁葉輝度増強，拡張期弁後退速度の亢進，左心室・左心房拡大を認める．断層エコー図にて弁葉の収縮解離，断裂した腱索，左心室径増大，後壁運動拡大を認める．カラードプラ法にて逆流を証明する．MVPSでは僧帽弁逸脱を示す（図66）．

⑤ **心カテーテル**（図67）　左房圧曲線はv波の増高，y谷の急激な下降を呈し，左心室造影にて拡大した左心室から拡大した左心房への造影剤の逆流を認める．

▶**治療，予後**　心不全には強心配糖体，利尿薬を投与する．くり返す心不全，NYHA Ⅲ度以上，Sellers Ⅲ度以上のMRは手術の適応である．最近では，NYHA Ⅱ度であっても心エコー検査上

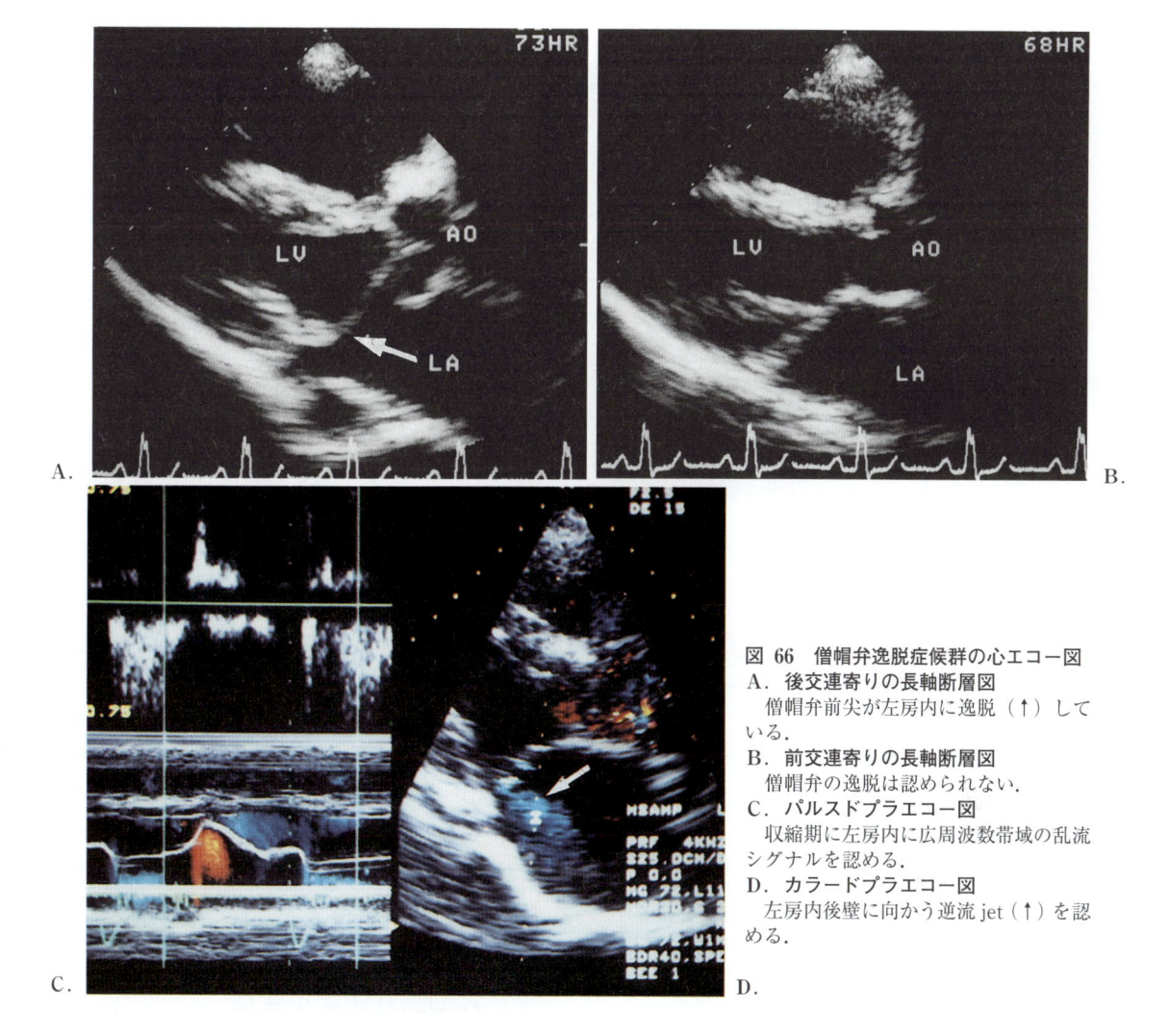

図 66 僧帽弁逸脱症候群の心エコー図
A. 後交連寄りの長軸断層図
僧帽弁前尖が左房内に逸脱（↑）している．
B. 前交連寄りの長軸断層図
僧帽弁の逸脱は認められない．
C. パルスドプラエコー図
収縮期に左房内に広周波数帯域の乱流シグナルを認める．
D. カラードプラエコー図
左房内後壁に向かう逆流jet（↑）を認める．

心機能低下が認められる患者には手術が勧められるようになってきている．弁膜・弁下組織損傷が軽微なものは**僧帽弁形成術**（mitral valvoplasty，弁葉形成，**腱索短縮術**），乳頭筋断裂患者に対しては，再縫合や人工腱索再建術を行う．あわせて**交連部縫縮（Kay法）**や Carpentier ring や軟性の **Duran ring 縫着**などの**僧帽弁輪形成術**（mitral annuloplasty）を行うが，弁組織損傷の強いMRには**僧帽弁置換術**を行う．心房細動合併患者に対しては，maze手術をあわせ行う．手術危険率はほぼ5％，人工弁置換術後は抗凝固療法が必要である．軽症患者の自然予後は比較的良いが，重症患者の10年生存率はほぼ30％と悪い．

3．大動脈弁狭窄症
aortic stenosis (AS)

ポイント

リウマチ性心炎が主な原因だが，高齢者では石灰化によるものも少なくない．急性発症してくることはなく，慢性に弁葉硬化，交連癒合にて弁口狭窄，左室圧負荷に陥り，各種心不全症状を呈する．NYHA II 度以上，左室大動脈圧較差 50 mmHg 以上，胸痛，失神を呈する AS は手術の適応となる．

鑑別診断：肺動脈弁狭窄症，大動脈弁上部狭窄症，特発性肥厚性弁下狭窄症．

▶**成因** AS の成因のほとんどがリウマチであるという見方が多いが，高齢者では非リウマチ性で

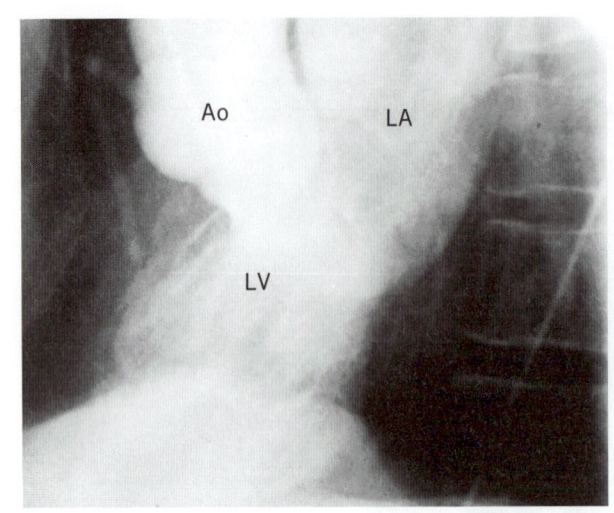

図 67　僧帽弁閉鎖不全症の心血管造影（側面）
造影剤が左心室（LV）にて注入されているが，著しく拡大した左心房（LA）に逆流が認められる．

石灰化によるものも少なくない．経過は慢性で，30～40歳代より発症する．全慢性弁膜症の25%を占め，比較的男性に多い．

▶病態生理　成人大動脈弁口は3.0 cm²前後であるが，弁交連の癒着，石灰化で1.0 cm²と細くなると，収縮期左室大動脈圧較差が増大し，大動脈収縮期圧ピークが遅れ，駆出時間は延長する．左心室は求心性肥大に拡張も加わり，左心房負荷，心拍出量低下をきたす．負荷による心筋酸素消費量増大，拡張期圧低下，冠循環不全となり，狭心痛をきたす．

▶症状，所見　軽・中等症（弁口面積>1.0 cm²）患者は無症状，進行患者は易疲労性，労作時息切れ，さらには失神，狭心痛，左心不全を呈し，胸骨右縁第2肋間を中心にthrillを触れる．
　心音は心音図の項で述べるとおりである．

▶検査所見
　① 心電図　左心室肥大，心室内伝導障害，まれに房室ブロックを呈する．
　② 心音図　Ⅰ音減弱，心尖部胸骨右縁第2肋間に**駆出性雑音**（ejection murmur, diamond type）を認め，重症患者ではⅡA音はⅡP音より遅れ，Ⅳ音が出現する．
　③ X線像　左第4弓の丸味を帯びたCTRの軽度増大，上行大動脈は**狭窄後拡張**（poststenotic dilatation）を呈し，弁石灰化を認める．
　④ 心エコー図（図68）　Mモードで弁エコー輝度増強，弁開放制限，肥大左心室壁，僧帽弁DDRの減少をみる．断層エコー法では弁開放制限，**doming**，上行大動脈のpoststenotic dilatationを認める．血流シグナルは特徴ある所見を呈する（図68）．
　⑤ 心カテーテル法（図69）　圧曲線上，左室大動脈間収縮期圧較差の増大，緩徐な大動脈圧波形の立ち上がり，**上行脚の切痕**（anacrotic notch）を認める．造影所見として**弁開放制限**（doming），大動脈造影の中に血流駆出によるnegative jetをみる．

▶治療，予後　軽症患者は治療を必要としない．失神，狭心痛，左心不全を呈するASは数年内に死亡するか，急死の危険性があり，収縮期左室大動脈圧較差50 mmHg以上の患者は手術の適応となる．癒着した交連部の切開，肥厚弁尖を削るslicingを行ったりする弁形成術もあるが，多くのASでは**大動脈弁置換術**（aortic valve replacement）が行われる．弁輪狭小患者には適正な大きさの人工弁（成人であれば直径21 mm以上）を植え込むために**Konno法**（左右冠状動脈口の中間部弁輪切開，弁輪拡大），**Manouguian法**（左・無冠状動脈尖交連で弁輪切開拡大）などの大動脈弁輪拡大術が試みられる．手術危険率はほぼ5%である．

4．大動脈弁閉鎖不全症
aortic regurgitation（AR）

▶**ポイント**
　多くは慢性，リウマチ性で，急性型は感染性心内膜炎が主な原因となっている．リウマチ性心炎の20%がARに陥るが，左室容量負荷により各種臨床症状を呈し，NYHA Ⅱ度以上，AR Sellers Ⅲ度以上の患者および無症状であっても，心機能低下患者は手術適応となる．
　鑑別診断：動脈管開存症，Valsalva洞動脈瘤破裂，肺動脈弁閉鎖不全症．

▶成因　多くはリウマチ性で，その他感染性心内膜炎，梅毒，大動脈炎症候群，Marfan症候群，Valsalva洞動脈瘤破裂，心室中隔欠損症，外傷などによっても発生する．男性に比較的多い．

▶病態生理　弁葉が短縮，硬化すると弁の完全閉鎖は不能，ARとなり，さらには弁葉癒着が加わ

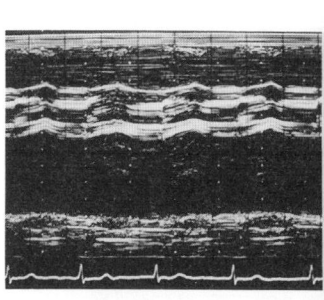

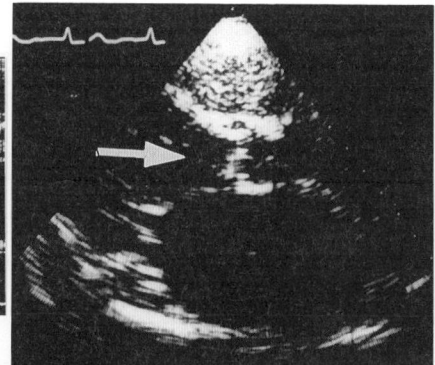

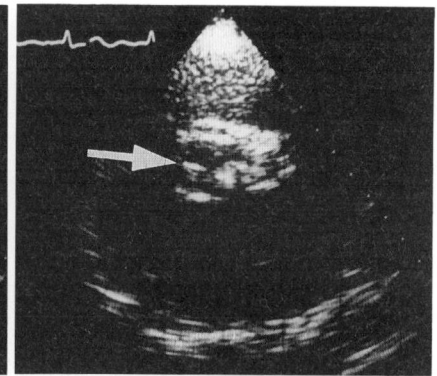

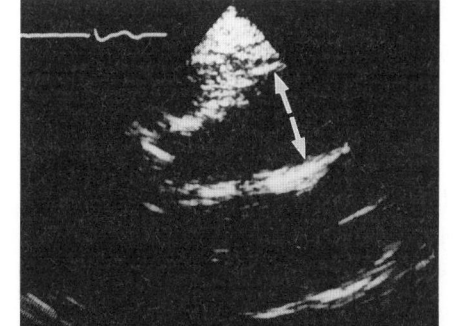

図68 大動脈弁狭窄症の心エコー図
A. Mモード　大動脈弁エコー輝度は増加し，開放制限を呈している．
B. 長軸断層　大動脈弁の硬化，開放制限，doming（↑）を呈している．
C. 短軸断層　三弁尖ともに硬化開放制限（↑）を呈している．
D. 長軸断層　上行大動脈 poststenotic dilatation（↕）を認める．
E. 弁上部血流シグナルおよびそのサンプル部位を示す断層図　収縮期に両方向性を示す広周波数帯域の乱流シグナルが認められる．
F. 左心室流出路血流シグナルおよびそのサンプル部位を示す断層図　駆出血流のピーク流速は収縮期後半にずれている．

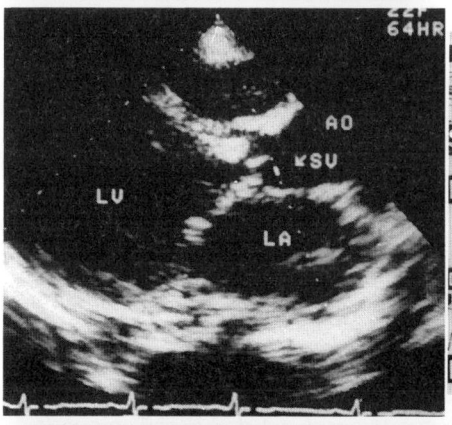

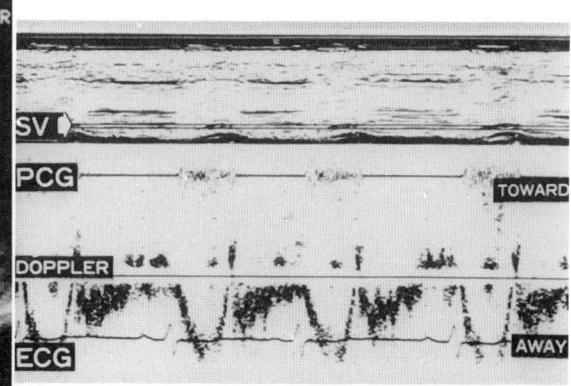

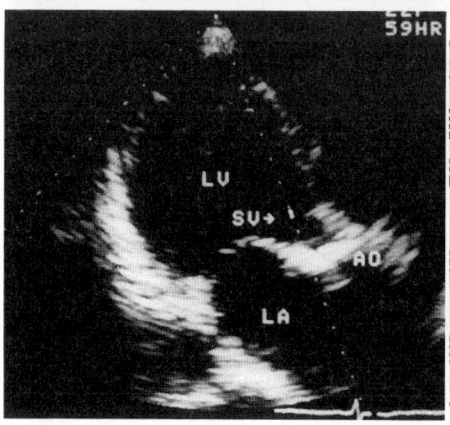

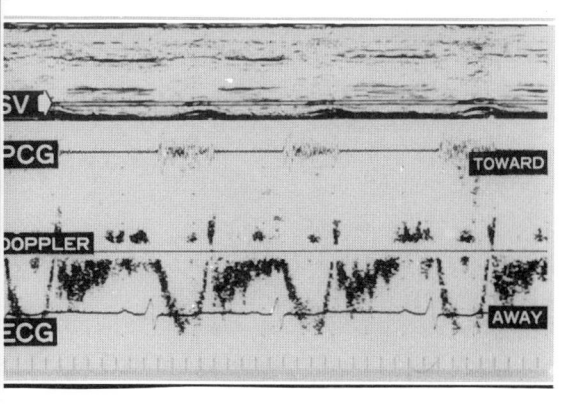

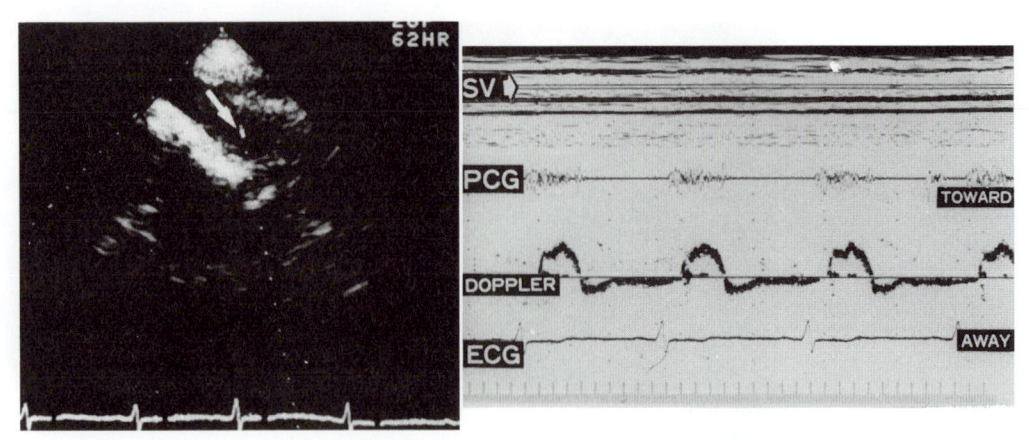

G．腹部大動脈血流シグナルおよびそのサンプル部位を示す腹部大動脈長軸断層図　ドーム様の血流シグナルが認められる．　↑SV：sample volume

図68　つづき

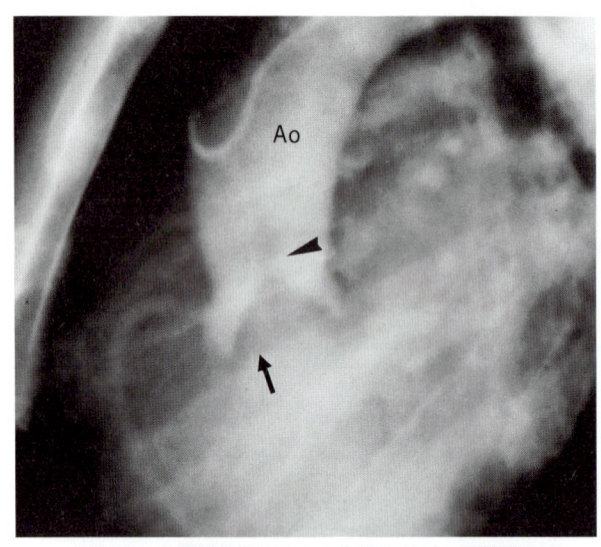

図69　大動脈弁狭窄症の心血管造影（左前斜位）
造影剤が大動脈（Ao）にて注入されているが，上行大動脈のpoststenotic dilatation，大動脈弁のdoming（↑），negative jet（▲）が認められる．

ると弁狭窄を伴う．逆流のため左心室は容量負荷を受け，左心室拡大，肥大を呈し，1回拍出量増大で上行大動脈から弓部が拡張する．大動脈収縮期圧は上昇，拡張期圧は低下，脈圧は増大する．

▶症状，所見　軽症患者は長期にわたり無症状であるが，逆流量の増加に伴い動悸，息切れ，前胸部不快感，さらには夜間呼吸困難，起坐呼吸を呈し，頸動脈拍動が顕著となり，発汗，狭心痛を伴う．

Musset徴候（拍動ごとに首が動揺），water hummer pulse（脈拍を大きく触知し，急速に消退するCorrigan脈），Quincke徴候（爪床毛細血管拍動），pistol shot音（大腿動脈で聴取する拍動音），Duroziez徴候（大腿動脈圧迫聴診にて収縮期，拡張期雑音聴取），Traube徴候（大腿動脈重複音）などを認める．

心音は心音図の項で述べるとおりである．

▶検査所見

①心電図　左心室肥大，ST-T変化を伴うstrain型を呈する．

②心音図　胸骨左縁第3肋間を中心に高調吹鳴性漸減性の灌水様拡張期雑音，重症例では相対的駆出性収縮期雑音（to and fro murmur）を認め，ⅡA音減弱，心尖部拡張中期雑音（Austin Flint雑音）をみる．

③X線像（図70）　軽症患者はほぼ正常域にあるが，中等症を超えてくると左心室拡張のため左第4弓が左下方に向かい突出，大動脈拡張に伴い右第1弓，左第1弓が突出してくる．

④心エコー図（図71）　Mモードで大動脈弁エコーの拡張期開離，左心室流出路拡張，僧帽弁エコーのflutteringをみる．断層ドプラ，パルスドプラ法で特徴的所見を認める．

⑤心カテーテル法（図72）　大動脈圧曲線上拡張期圧の急峻な下降と左室拡張終期圧の上昇をみる．上行大動脈造影では拡大した左心室への造影剤の逆流を認める．

▶治療，予後　中等症以上の患者で心不全には強心配糖体，利尿薬の投与を行う．

NYHA Ⅲ度以上，狭心痛発作があり，Sellers Ⅲ度以上の逆流，脈圧 80 mmHg 以上の AR は手術適応となる．最近では，無症状であっても，心エコー検査上心機能低下が認められる患者には手術が勧められている．弁形成が試みられることもあるが，ほとんどの AR には**大動脈弁置換術**を行う．手術危険率はほぼ 5％，術後は血栓，塞栓予防のため抗凝固療法が必要である．無処置患者の 10 年生存率は 50％で，心不全をくり返す AR は数年以内に死亡する．

5．三尖弁閉鎖不全症
tricuspid regurgitation (TR)

▶ポイント

他弁弁膜症による弁輪拡大に基づく機能性 TR，弁組織損傷を伴う器質的 TR があるが，NYHA Ⅲ度以上，右房平均圧 15 mmHg 以上の患者は手術適応となる．
鑑別診断：MR，心房中隔欠損症，心室中隔欠損症，肺動脈狭窄症．

▶**成因** ほとんどの TR は僧帽弁，大動脈弁弁膜症，肺高血圧症に伴う右心室拡大，弁輪拡大によるもので，まれにリウマチ性，感染性心内膜炎で三尖弁自体がおかされ発生する．

▶**病態生理** 機能的あるいは器質的に TR が発生すると，右心房・右心室拡大，右心不全，体静脈のうっ血がもたらされ，各種臨床症状を呈することになる．

▶**症状，所見** 食思不振，悪心，嘔吐，腹痛を訴え，重症化すると浮腫，腹水，肝腫大，肝拍動，

図 70 大動脈弁閉鎖不全症の胸部 X 線像
左心室（左第 4 弓▲），上行大動脈および大動脈弓（右第 1 弓↑，左第 1 弓↑↑）が突出している．

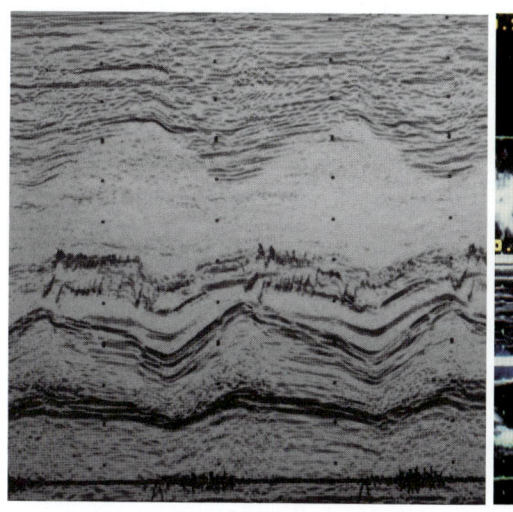

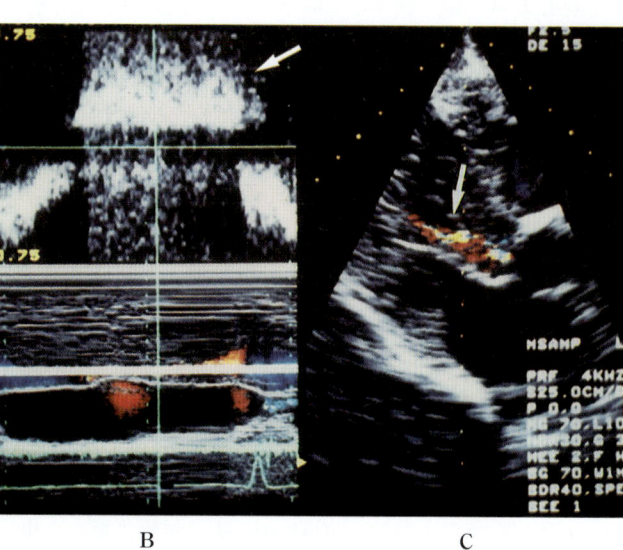

図 71 大動脈弁閉鎖不全症の心エコー図
A．M モード　僧帽弁索の拡張期 fluttering がみられる．
B．パルスドプラ法における大動脈弁逆流シグナル　全拡張期に広周波数帯域の乱流シグナル（↑）がみられる．
C．カラードプラ法における逆流シグナル　大動脈弁口から僧帽弁前尖に向かう血流 jet（↑）を認める．

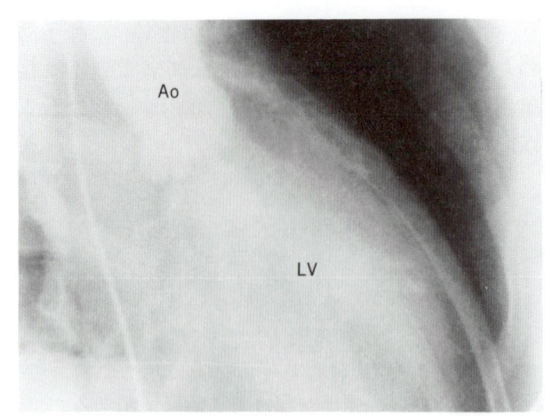

図 72 大動脈弁閉鎖不全症の心血管造影（右前斜位）
造影剤が大動脈（Ao）にて注入されているが，拡張した左心室（LV）に逆流が認められる．

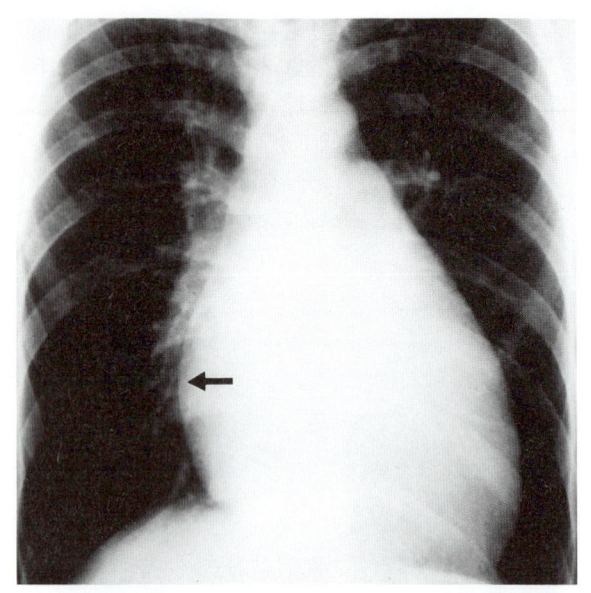

図 73 三尖弁閉鎖不全症の胸部 X 線像
右心房の拡大（↑）と，肺血管陰影の減少が特徴的である．

肝・頸静脈逆流（hepato-jugular reflux），チアノーゼ，黄疸を呈する．さらに基礎疾患としての僧帽弁，大動脈弁弁膜症の症状が混在する．
心音は心音図の項で述べるとおりである．

▶検査所見

① **心電図** 右房容量・圧負荷のため右心性 P 波，ないし心房細動，右心室肥大を呈する．

② **心音図** 胸骨左縁下部に吸気時に増強する全収縮期雑音（**Rivero-Carvallo 徴候**），I 音の減弱を認める．

③ **X 線像**（図73） 右第 2 弓の突出，肺動脈陰影の減少が特徴的である．

④ **心エコー図**（図74） M モードで三尖弁エコーの振幅増大，fluttering，右心房・右心室の拡大，コントラストエコー図で三尖弁口にて順流，逆流を認め，カラードプラ法にて逆流が証明される．

⑤ **心カテーテル法** 右房圧曲線上 v 波増高，それに続く y 谷の急激な下降，x 波下行脚および a 波は消失する．右心室造影にて右心房，大静脈への逆流が認められる．

▶**治療，予後** 浮腫，腹水に対し水分・食塩制限，利尿薬投与を行う．機能性 TR は原疾患の治療で軽快するが，著しい弁輪拡大，弁の器質病変を伴い NYHA Ⅲ度以上，右房平均圧 15 mmHg 以上の患者は手術の適応となる．弁輪拡大に対しては **Kay 法**（交連部を縫縮），**DeVega 法**（弁輪に数 mm 間隔に連続縫合糸をかけ弁輪縫縮），人工リング（**Carpentier**）を弁輪に縫着，縮小などの**三尖弁輪形成術**（tricuspid annuloplasty）を行う（図75）．器質病変の著しい TR には**三尖弁置換術**（tricuspid valve replacement）を施行．弁輪形成術を追加することにより，他弁手術の危険率が増大することはない．心房細動合併患者に対しては，maze 手術をあわせ行う．

6．連合弁膜症
combined valvular disease

▶ポイント

前述の各種の弁膜症が組み合わさり発病してくるもので，純型の弁膜症に比べて臨床症状は互いに修飾し複雑化する．治療にあたっては病態を適正に分析，総合的対策を立てる心要がある．

▶**成因** 本症はリウマチ性，あるいは感染性心内膜炎により 2 弁以上に損傷がもたらされるもので，弁輪拡大による機能性 TR は原則として，連合弁膜症の一つとしては取り扱われない．

▶**病態生理** MS 兼 AR では MS の病態が表面に出，AR による左心室負荷は軽減され，AR の重症度が過小評価される．MS 兼 AS では左心室血液充満量が少なく，心拍出量は低下，AS の程度が過小評価される．MR 兼 AR では AR による逆流

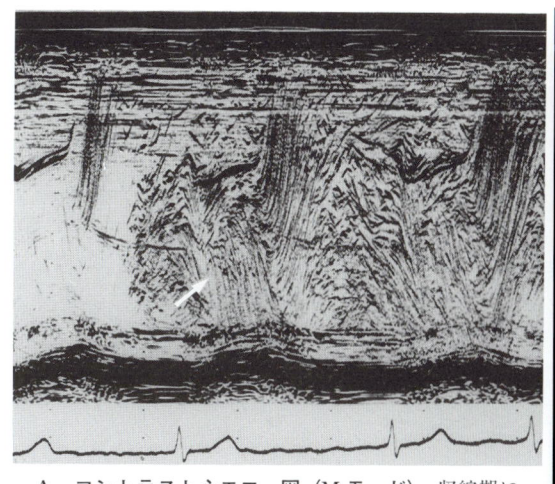

A. コントラスト心エコー図（Mモード）　収縮期に右下りの線状エコー，三尖弁逆流（↑）を認める
B. カラードプラ法　右心房内に広範囲の逆流が認められる（↑）．
図74　三尖弁閉鎖不全症の心エコー図

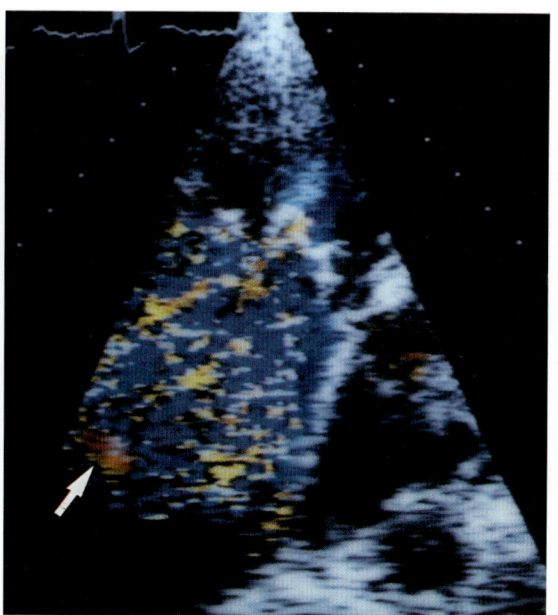

が僧帽弁を超えて左心房，肺静脈に及び，急性左心不全に陥りやすい．MR兼ASはまれであるが，左室収縮期圧の著明な上昇により，左心房，肺静脈への圧負荷が大きくなる．頻度の高いものはMS兼AR，MR兼ARである．以上の弁膜症はしばしば機能性TRを合併し，右心不全が加わる．

▶症状，所見　軽症患者は労作時に息切れ，動悸を訴え，重症患者は安静時より心不全症状を自覚する．前述の各種弁膜症の項で述べた各種心雑音を聴取する．

▶検査所見

①心電図　各種弁膜症の組み合わせにより，右心性P波，僧帽性P波，心房細動，左心室肥大，右心室肥大を呈する．

②心音図　前述の各種弁膜症の心音図の項の組み合わせの所見をみる．

③X線像（図76）　MS兼ARではMS胸部X線写真所見に左心室陰影の拡大，上行大動脈から弓部にかけての拡大が加わる．MS兼ASではMSの所見に左心室肥大，上行大動脈の拡大，比較的小さい大動脈弓が加わる．MR兼ARではMR所見に，ARの重症度を超えて左心室拡大，上行大動脈から弓部の拡大が加わる．MR兼ASではMR所見に上行大動脈のpoststenotic dilatationが加わる．

④心エコー図　各種弁膜症心エコー所見の組み合わせを認める．

⑤心カテーテル法（図77）　各種弁膜症所見の組み合わせを得る．

Kay法　　DeVega法　　人工ring縫着法(Carpentier)
図75　三尖弁輪縫縮術

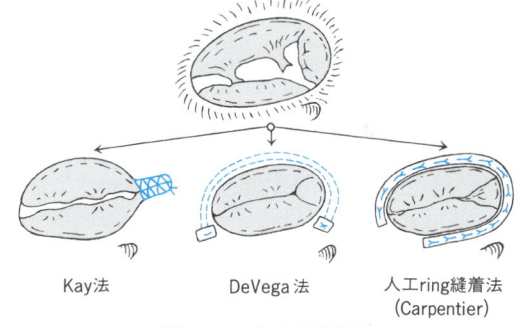

▶治療，予後　MS兼ARで心不全症状を呈しAR Sellers I度患者にはMSのみの手術，AR Sellers II度以上の患者には大動脈弁に対する処置が必要である．MR兼ARは重篤な心不全に陥りやすく，NYHA III度以上の患者には両弁の外科治療が必要である．連合弁膜症はしばしばTRを合併し，三尖弁輪形成術（前述）をあわせ行う．術後は抗凝固療法が必要である．2弁以上の弁置換術の手術危険率はほぼ10％，遠隔期5年生存率は80％．

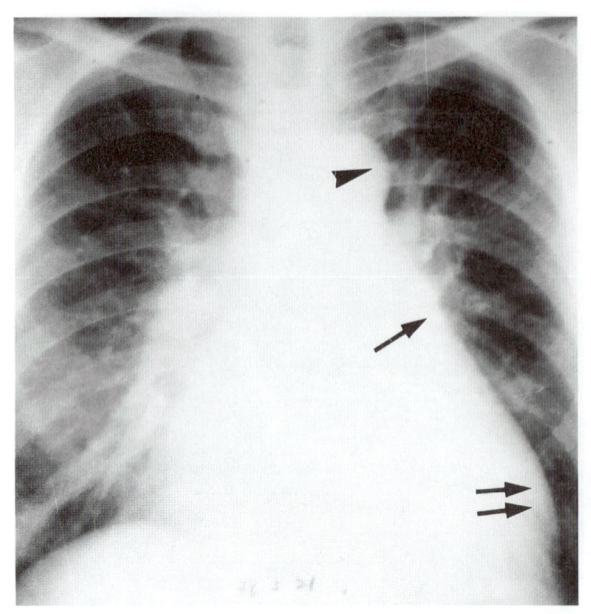

図76 連合弁膜症（僧帽弁閉鎖不全症兼大動脈弁閉鎖不全症）の胸部X線像
左房拡大（↑），肺静脈うっ血，左室拡大（↑↑），上行大動脈および大動脈弓の拡大（▲）が認められる．

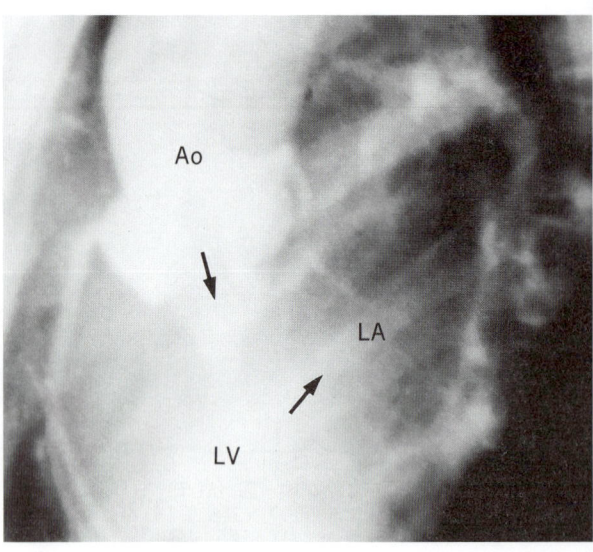

図77 大動脈弁閉鎖不全症兼僧帽弁閉鎖不全症の心血管造影（左前斜位）
造影剤が大動脈（Ao）にて注入されているが，造影剤は大動脈弁閉鎖不全症のため左心室（LV）に，さらには僧帽弁閉鎖不全症のため左心房（LA）に逆流（↑）を認める．

付1 人工弁 prosthetic valve

人工弁は大きく機械弁，生体弁に分けられ，前者の代表的なものとしてボール弁（caged ball valve），ディスク弁（tilting disc valve），二葉弁（bileaflet valve）があり，後者には特殊処理されたブタ大動脈弁，ブタ心膜弁および冷蔵・冷凍保存同種大動脈弁（homograft）がある．

機械弁は耐久性があるものの，術後の厳密な抗凝固療法が必要である．また，弁の摩耗，破壊，血栓弁，パンヌス形成，開閉が障害される stuck valve などの人工弁機能障害がまれながら発生する．生体弁は抗凝固療法を必要としないことから，出産を希望する女性，高齢者などが適応となる．従来のものには硬化，石灰化，断裂，穿孔などの問題があった．近年，冷凍保存同種大動脈弁の耐久性が向上している．

付2 感染性心内膜炎 infective endocarditis (IE)

起炎菌は緑色連鎖球菌，ブドウ球菌，グラム陰性桿菌などである．中でも緑色連鎖球菌がもっとも多いが，最近腸球菌なども増加している．体外から細菌が血中に入り IE が引き起こされるが，弁膜症や先天性心奇形があるものに好発する．緑色連鎖球菌性 IE では急激な弁破壊は顕著ではないが，ブドウ球菌性 IE では急激な弁破壊，**疣贅**（ゆうぜい）**形成（vegetation）**が著明である．発熱，倦怠感で発症，心内腔，弁に生じた**疣贅**の脾，腎，脳へ塞栓が発生し，脾腫，皮膚・粘膜下出血，手足掌側に **Osler 結節**を生じる．白血球増加（核左方移動），血沈促進，CRP，RA 陽性，血尿を認め，血液培養により起炎菌が証明される．急性期の心電図は特徴を欠き，胸部X線写真は肺うっ血がただ一つの所見となる．心エコー図，ことに断層ドプラ法にて疣贅，破壊弁，逆流が証明される（図78）．治療としては，まず起炎菌に感受性のある抗生物質の投与を行うが，緑色連鎖球菌に対しては penicillin が使用される．IE の死亡率は10～30%と高く，弁膜の破壊を伴うとさらに悪くなり，重症心不全，多発性塞栓症，難治性菌血症を主徴とするものや，再発性心内膜炎，人工弁感染を伴う IE，真菌性 IE は急性期の手術適応となる．その他の場合は炎症鎮静後に精査し，外科治療が行われる．

C 虚血性心疾患

1. 冠状動脈疾患
coronary artery disease (CAD)

ポイント

食生活の欧米化などにより，わが国で増加し

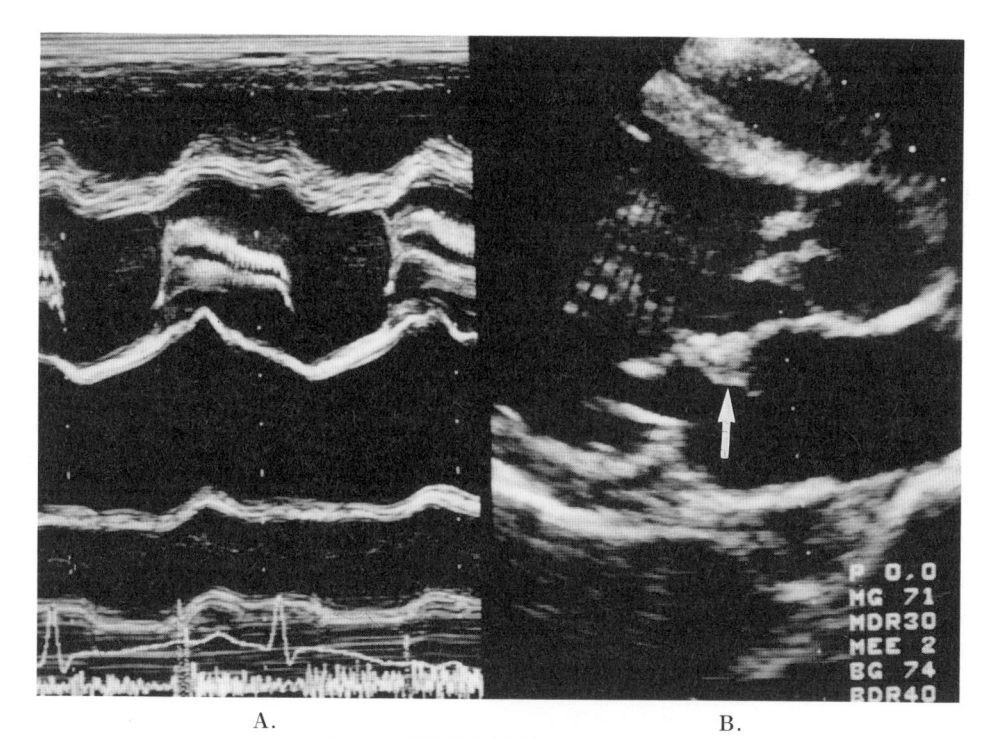

図 78 感染性心内膜炎の心エコー図
A. Mモード　大動脈弁 vegetation と fluttering が認められる．
B. 左室長軸断層図　大動脈弁および僧帽弁前尖に vegetation（↑）をみる．

つつある重要疾患である．外科治療の中心は冠状動脈バイパス手術で，欧米においては全心臓手術の2/3，わが国でも1/3を占める重要なものである．

▶**概念**　冠状動脈に病変を有する疾患である．多くは狭窄性病変によって，冠血流が減少あるいは途絶し，心筋酸素需要に対して酸素供給が不足している状態にあり，心筋虚血が生じているので**虚血性心疾患**（ischemic heart disease；IHD）ともいう．

▶**疫学**　わが国では1985年以降，死因の順位で心疾患が第2位を占めるようになった．この心疾患の多くを冠状動脈疾患が占めていると考えられている．本疾患の危険因子としては高血圧，高脂血症，糖尿病が3大因子とされるが，他に喫煙，肥満，精神的ストレスなどがあげられる．欧米諸国に比べてわが国での本疾患はまだ少ないが，一方で冠攣縮性狭心症が比較的多いのが特徴である．

▶**病因**　冠状動脈の狭窄をきたす原因として多いのは，アテローム性動脈硬化によるものである．動脈の壁内に脂質が沈着し，さらに内膜肥厚，線維性増殖，石灰化および血栓形成などにより内腔狭窄をきたす．軟らかいアテロームは脂質に富みプラークを形成しているが，ときにプラークが血管内腔に破綻し，これをきっかけとして血栓が形成される．こうした血栓による血管内腔の閉塞が**心筋梗塞**の原因であり，また，著しい狭窄にとどまるものが**不安定狭心症**の一因である．このほかに機能的病変として，冠状動脈の攣縮（spasm）によって生じる狭心症があり，**冠攣縮性狭心症**（vasospastic angina pectoris）といわれる．冠攣縮は軽度の硬化性変化のある部位に生じ，またこれによって発生する心筋梗塞も認められる．

　動脈硬化以外に心筋虚血をきたす原因として，川崎病，大動脈炎症候群およびその他の血管炎によるもの，大動脈解離による冠状動脈閉塞，心内血栓遊離による冠状動脈塞栓症などがある．川崎病による心臓病変の主体は冠状動脈瘤の形成であるが，瘤の前後に高度の狭窄病変が認められ，しばしば心筋梗塞を発生する．大動脈炎症候群では，まれに左右冠状動脈起始部の狭窄病変が認められる．

この他に先天性冠状動脈異常として，左冠状動脈肺動脈起始症や冠動静脈瘻などの疾患でも心筋の虚血を生じるが，これらについては冠状動脈の異常（463頁参照）を参考にされたい．

▶病態生理

①**狭心症と心筋梗塞** ヒトの冠動脈血流量は心拍出量の約5%であり，相当の予備力があるので，通常の生理的条件下では需要供給のバランスが崩れることはない．しかし冠状動脈に器質的あるいは機能的狭窄が生じ，内径狭窄が75%以上になるとこのバランスが崩れ，心筋の虚血が現れる．こうした虚血によって生じる胸痛を主症状とする疾患群が狭心症である．また，冠状動脈の閉塞により心筋への血液の供給が途絶し，心筋の一部が壊死に陥った状態が心筋梗塞である．

狭心症は種々に分類されている（表2）．誘因による分類では**労作狭心症**と**安静狭心症**に分けられる．症状の経過からの分類では，**安定狭心症**と**不安定狭心症**とに分けられる．前者は狭心症発作が，ほぼ一定の負荷で発生する狭心症であり，後者は発作の起こりかたや強さなど発作の型が変化したり，あるいは新たに発生した狭心症である．不安定狭心症はしばしば心筋梗塞に移行する．発症機序からの分類では動脈硬化による器質的狭心症と血管の攣縮による冠攣縮性狭心症に分けられる．これらの分類は相互に関連があり，**器質的狭心症**の多くは労作狭心症であり，**冠攣縮性狭心症**の多くは安静狭心症である．冠攣縮性狭心症のなかで，明け方を中心として狭心症発作が起こり，発作時の心電図でST上昇を示すものを**異型狭心症**という．

心筋梗塞によって生じる臨床症状や予後は，壊死に陥った心筋の大きさによって大きく異なる．小さな梗塞範囲であれば，症状も軽く，血行動態にも変化が生じない．左室心筋の1/5程度が壊死すると心不全が生じ，1/3以上では心原性ショックとなり，1/2以上では救命が困難となる．心筋梗塞は心室壁の全層が壊死に陥る**貫壁性心筋梗塞**と，虚血に対して脆弱な心内膜下側のみに止まる**心内膜下梗塞**に分けられる．また，発症からの時間により，**急性心筋梗塞**と4週間以上経過した**陳旧性心筋梗塞**とに分けられる．

②**冠循環と冠状動脈の病変分類** 冠状動脈は上行大動脈の起始部より分岐し，心筋を灌流する左右一対の動脈である（心臓の形態，420頁参照）．右冠状動脈（right coronary artery；RCA）は右心房，右心室に分枝を出しながら，左心室の下壁と心室中隔の後側を灌流している．重要な分枝としては，洞結節への洞結節動脈（sinus node artery），房室結節への房室結節動脈（AV node artery），心室中隔への後下行枝（posterior descending artery；PD）がある．

左冠状動脈（left coronary artery；LCA）は短い主幹部（left main trunk；LMT）を経て，左前下行枝（left anterior descending artery；LAD）と左回旋枝（left circumflex artery；LCX）に分岐する．LADは心臓前面を心尖部に向かい，心室中隔の大部分と左心室の前壁および側壁を灌流する．この間に心室中隔に中隔穿通枝（septal perforating branch），側壁に対角枝（diagonal branch）という複数の重要な分枝を出している．LCXは心臓の後面に向かい，左心房および左心室の側壁と後壁を灌流している．側壁および後壁への分枝はそれぞれ，鈍縁枝（obtuse marginal branch；OM）および後側壁枝（postero-lateral branch；PL）といわれる．

冠状動脈は解剖学的にはこのように左右一対の動脈から成っているが，臨床的にはRCA，LAD，LCXの3本から成り立っていると考える．このうちの1本だけに有意狭窄病変を有するものを**1枝病変**（single vessel disease；SVD），2本に有するものを**2枝病変**（double vessel disease；DVD），3本すべてに有するものを**3枝病変**（triple vessel disease；TVD）という．左冠状動脈主幹部は灌流域が大きいので万一閉塞すると予後がきわめて悪く，臨床的に重要な部位なので，とくに**左冠状動脈主幹部病変**（left main disease；LMD）と特別に扱われる．

冠状動脈の病変と心電図，核医学検査あるいは超音波検査などで得られる虚血部位とは比較的よ

表2 狭心症の分類

1. 誘因による分類：労作狭心症
   安静狭心症
2. 症状の経過による分類：安定狭心症
   不安定狭心症
3. 発生機序による分類：器質的狭心症
   冠攣縮性狭心症

く相関している．LAD 近位部の病変では前壁，中隔，側壁の虚血が，LCX の病変では側壁，後壁の虚血が，RCA の病変では下壁の虚血がみられることが多い．しかし，ヒトの冠状動脈は相当の変異がみられるので例外も多く，また側副血行の発達具合によってはまったく虚血が現れないこともある．

▶**症状** 狭心症の症状は発作性の胸痛が特徴的である．多くは胸骨の裏側を中心に起こる痛みであるが，しばしば，頸部，左肩あるいは左上肢に放散する．持続時間も数分間以内のことが多く，15分以上続くことは少ない．ニトログリセリン舌下などの亜硝酸薬投与で発作が治まることも本症の特徴である．

労作狭心症はある一定の誘因で起こる狭心症をいい，朝食後に，あるいは出勤時に駅の階段を昇る時などに起こる．一方，安静狭心症は明け方あるいは早朝起床時に発作が起こることが多い．

労作狭心症の重症度分類として，カナダ心臓血管協会（CCS）で定めた分類がよく用いられる（表3）．Class Ⅰ および Ⅱ は軽症の狭心症であり，Class Ⅲ および Ⅳ は重症の狭心症と考えてよい．

急性心筋梗塞は不安定狭心症に続いて起こることが多いが，前駆症状なく発症する患者がおよそ1/3 に認められる．激烈な胸痛がその特徴であり，持続時間も 30 分以上で，数時間にも及ぶことがある．次いで，発汗，悪心や嘔吐，脱力感などが現れ，種々の不整脈，ショックや呼吸困難などの心不全の症状も出現する．胸痛はニトログリセリン舌下でも寛解しない．しかし時には胸痛を伴わない梗塞もあり，糖尿病患者によく認められる．

不整脈は心筋梗塞による死亡の第 1 原因である．これらは心室起源の心室性期外収縮，心室頻拍などが多く，これにより動悸，失神などが起こるが，時に心室細動に移行し致命的となる．特殊な場合として，下壁梗塞に際して房室結節の虚血が起こり，完全房室ブロックが発生する．このブロックは一過性であり 2 週間以内に回復することが多い．

この他に，急性心筋梗塞の機械的合併症といわれる左室破裂，中隔穿孔あるいは僧帽弁閉鎖不全などがまれに起こり，その症状が現れることがあるが，これらに関しては次項に記した．

陳旧性心筋梗塞は，急性期を脱して回復期から慢性期に入ったものをいうが，梗塞範囲が大きい場合には心不全が残る．また心室性期外収縮などの不整脈による症状も認められる．梗塞後に生じる胸痛は**梗塞後狭心症**といわれるが，梗塞領域と健常領域との境界にある虚血領域に起因するか，梗塞責任血管以外の冠状動脈病変によって発生するものである．

▶**検査所見および診断**

① **心電図** 狭心症においては，安静時および非発作時の心電図は正常のことが多い．発作時の心電図は，労作狭心症の場合には虚血領域の ST 下降がみられ，冠攣縮性狭心症で冠状動脈が閉塞する場合（異型狭心症）には ST 上昇が現れる．

急性心筋梗塞では，梗塞部位に対応して最初に ST 上昇が出現する．やがて 1 日程度の経過で異常 Q 波と陰性 T 波が現れる．心内膜下梗塞に止まれば，Q 波は出現せず，ST 下降と陰性 T 波のみが現れる．異常 Q 波と陰性 T 波は陳旧性梗塞の時期になっても残るが，小梗塞であれば Q 波は出現せず，R 波の減高と陰性 T 波のみのことがある．後壁梗塞では V_1 の r 波の増高が特徴的な所見である．

② **負荷心電図** 安静心電図で虚血性変化を示さない患者に対して，運動負荷をかけることで心筋虚血を誘発し，心電図変化をみる検査である．

Master 2 階段負荷試験，treadmill 負荷試験，ergometer 負荷試験などが行われる．Master 試験は簡単な 2 階段の装置を用いる検査なので，簡便ではあるが適正量の負荷を与えにくい．treadmill 試験はベルトコンベアに似たやや大型の装置を必要とするが，速度と傾斜を調節することで重症度に見合った定量的な負荷を与えることができる．ergometer 試験は固定した自転車を漕ぐことにより負荷を与える試験である．虚血を示す陽性

表 3 労作狭心症の重症度分類（CCS 分類）
（Canadian Cardiovascular Society）

Class Ⅰ	歩行や階段昇降などの通常の労作では出現しないが，激しいあるいは長時間の労作で出現する狭心症
Class Ⅱ	通常の労作で軽度の制限を受ける．200 m 以上の歩行，1 フロアを越える階段を上がると出現する狭心症
Class Ⅲ	著しい労作制限を受ける．100〜200 m の歩行，1 フロアの階段で出現する狭心症
Class Ⅳ	いかなる労作でも不快感が現れる．安静時に起こることもある．

（一部省略）

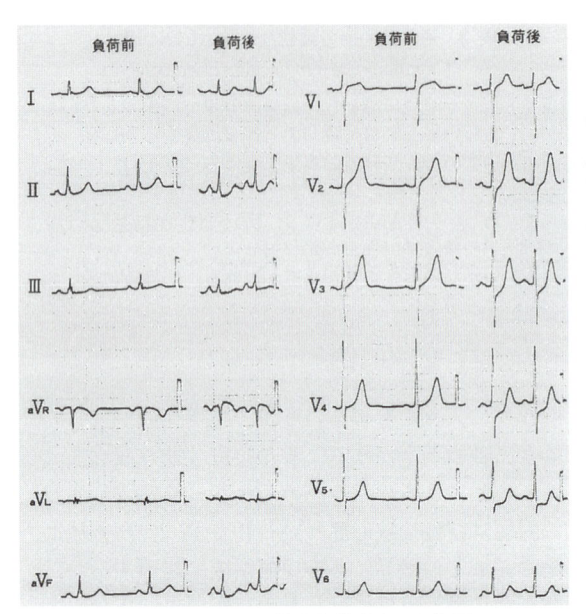

図79 Master 2段階負荷試験の心電図
負荷後にII，III，aV_F，V_3〜V_6のST下降が出現した．広範な心筋虚血が疑われる．

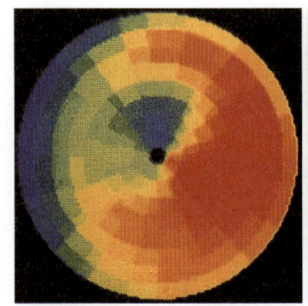

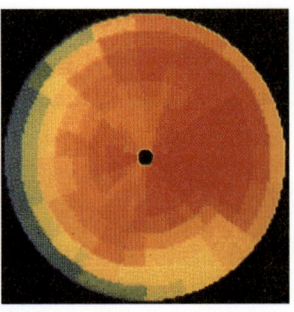

図80 Bulls eye 表示によるタリウム心筋シンチグラフィ
運動負荷直後のearly image（左）と4時間後のdelayed image（右）を比較すると，前壁，中隔から心尖部にかけてタリウムの再分布（redistribution）が認められる．前下行枝領域の虚血が疑われる．

所見は，1 mm 以上のST低下，ST上昇，T波の逆転および不整脈の出現などである（図79）．

③**Holter 心電図** 長時間の心電図を連続記録する方法である．運動負荷検査で発作を誘発できない場合や安静狭心症の発作時心電図を記録するのに有効である．

④**胸部X線検査** 狭心症では変化はみられない．心筋梗塞で心不全を伴えば心拡大や肺うっ血の所見が得られる．

⑤**血液生化学検査** 狭心症では変化がみられない．心筋梗塞では壊死に陥った心筋から出現するCPK（CPK-MB），AST（GOT），LDHなどの心筋逸脱酵素の上昇がみられる．さらにTroponin（I，T），HFABPはきわめて早期に上昇するので，診断的価値が高い．その他に，白血球増多，血沈亢進，CRP陽性などの所見がみられる．

⑥**心臓超音波検査** 主として左心室の局所的な壁運動の異常を検出する．虚血時に現れる壁運動の異常を検出するために，運動負荷や薬物負荷後の心エコー検査も行われる．

⑦**心臓核医学検査**
ⓐ**タリウム心筋シンチグラフィ** ^{201}Tl は1回の冠灌流でほとんどが心筋細胞に取り込まれる．この特長を利用して，心筋虚血部位の同定および心筋viabilityの評価をする検査法である．安静時に現れにくい虚血を見出すために，運動負荷後に^{201}Tlを静注し，直後のイメージ（early image）と3〜4時間後のイメージ（delayed image）を比較する．心筋イメージとしてはSPECT（single photon emission computed tomography）といわれる三次元断層画像で現される．視認しやすく，また，定量的解析も可能にするために，1枚の極座標にカラー表示するBulls eye表示法などがよく用いられる．delayed imageでタリウムの再分布がみられた場合には，運動により誘発された虚血を示す（図80）．運動負荷ができない場合には，薬物負荷（ATP, dipyridamoleなど）も行われる．

^{123}I-metaiodobenzyl guanidine（MIBG）を用いた心筋シンチグラフィも臨床応用されている．

ⓑ**心プールイメージ** 安静時および負荷時に，テクネチウム（^{99m}Tc）を用いた第1回循環時法（first pass法）を行い，拡張終期と収縮終期の左室内腔輪郭を画像表示し左室収縮能を調べる．安静時の収縮異常がわかる他に，運動で誘発された虚血が壁運動の異常として表示される．

⑧**冠状動脈造影検査** coronary angiography（CAG） 1960年代にSonesおよびJudkinsらにより開発された，選択的に冠状動脈を造影し，その動画をCDに記録する方法である．

冠状動脈に有意な器質的病変があれば狭心症と確定できる．冠攣縮性狭心症が疑われれば，アセチルコリンやエルゴノビン静注などの冠攣縮を誘発する薬物負荷を行い，冠攣縮出現の有無をみて診断する．本法によって冠状動脈の病変が詳細にわかるので，治療方針の決定や，バイパス手術をする際の目標血管の決定が行われる（図81）．同

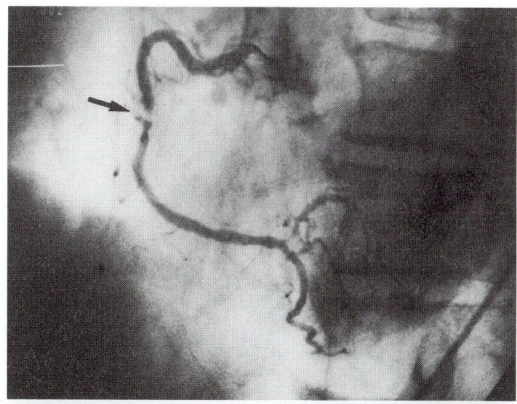

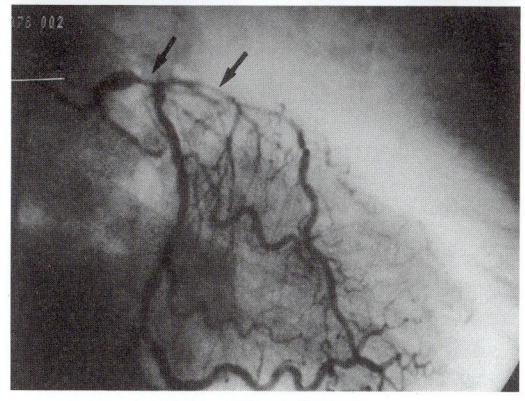

図 81　冠状動脈造影像
右冠状動脈のLAO像（上段）で近位部に狭窄がみられる（↑）．左冠状動脈のRAO像（下段）で主幹部から前下行枝にかけて長い狭窄がみられる（↑）．

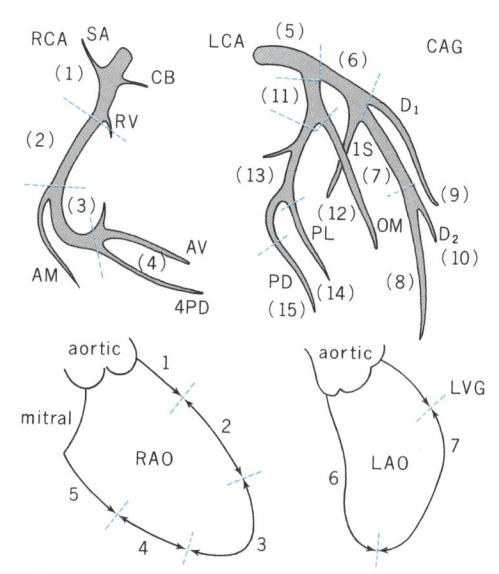

図 82　American Heart Association（AHA）分類

時に行うことが多い左室造影検査（left ventriculography；LVG）により，左室駆出率（ejection fraction；EF）*や局所壁運動などの左室機能を検討する．

造影所見の記載方法として，冠状動脈の主要分枝に番号を付し，また左室壁を7分画したAmerican Heart Association（AHA）分類がよく用いられる（図82）．

⑨ **心臓CT**　最近，一度に64断面が記録できる64列MD（multi-dissector）CTが開発され，心電図と同期させることにより冠状動脈の描出が可能となった．石灰化の少ない症例ではCAGに近い精密な画像が得られ，冠状動脈疾患の有力な診断法となっている．

▶ **治療**　冠状動脈疾患の治療には，薬物療法を中心とした内科治療，POBA（plain old balloon angioplasty；以前はPTCAと称した）とステント留置を中心としたインターベンション治療（経皮的冠状動脈形成術 percutaneous coronary intervention；PCI）および外科治療があるが，本書では主として外科治療を中心に述べる．

① **内科治療**　狭心症発作を抑え，心筋梗塞への移行を防ぐ治療薬として，亜硝酸薬，β-遮断薬，Ca拮抗薬および抗血小板薬が用いられる．不安定狭心症に対しては抗凝固薬も用いられる．冠攣縮性狭心症の治療としてはCa拮抗薬が著効を示す．長期的には動脈硬化の進展を抑制するために生活指導や食事療法が重要であるが，最近は高脂血症治療薬などの薬物も用いられる．

急性心筋梗塞の治療は不整脈と心原性ショックの治療が中心となる．できる限り早くCCUに収容し，安静を保ち酸素投与を行う．不整脈治療の第一は心室細動への移行を予防することにあるが，血清K値を適正に保ち，リドカインやアミオダロン，ニフェカラントなどの抗不整脈薬の投与を行う．心室頻拍や心室細動となった場合には除細動（カウンターショック）を行う．

心原性ショックの治療には，輸液の他にドーパミン（dopamin；DOA）やドブタミン（dobutamin；DOB）などのカテコールアミンが用いられる．これら薬物補助でも改善されない心原性ショックに対しては，大動脈内バルーンパンピング（intraaortic balloon pumping；IABP）などの

---

*　$EF=(EDV-ESV)/EDV$
　EDV：拡張終期容量，ESV：収縮終期容量

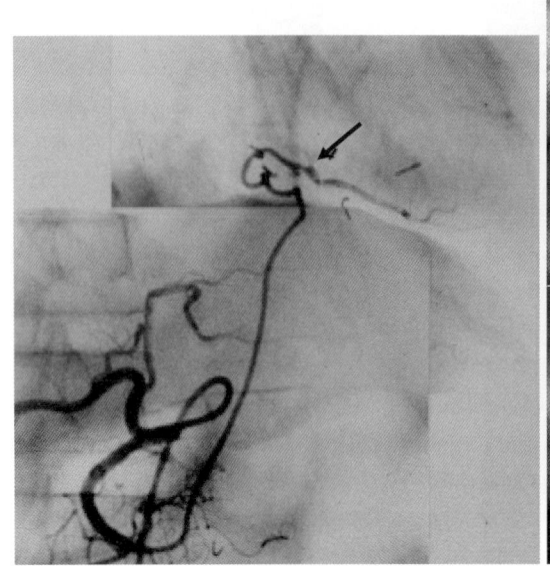

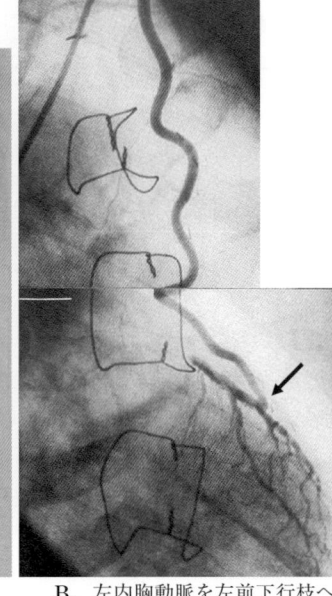

A. 胃大網動脈を右後下行枝へ　　B. 左内胸動脈を左前下行枝へ
図83　冠状動脈バイパス手術後のグラフト造影像
(新体系 看護学全書，循環器，メジカルフレンド社，2010)

機械的補助が行われる（補助循環，427頁参照）．

発症後数時間以内の超急性期心筋梗塞に対しては，冠状動脈内の血栓を融解して再灌流をはかり，心筋を壊死から救う血栓融解療法が行われる．これにはt-PA（tissue plasminogen activator）を静注する方法とt-PAやウロキナーゼを冠状動脈内に直接注入する方法がある．後者はPTCR（percutaneous transluminal coronary revascularization）といわれる．最近ではAMI後の再灌流療法としてPCIが第1選択となりつつある．

②**PCI** POBA（PTCA）は1979年にGrüntzigらによって最初に報告された，冠状動脈の狭窄部にバルーン付きのカテーテルを通し，バルーンを膨らませることで狭窄部を機械的に拡げる治療法である．本法はバイパス手術と比較して，手技が簡便で患者への侵襲も少ないという利点を有するが，初期成功率は90％前後と高いものの，成功例の30〜40％に再狭窄が起こり，また時にPOBAを行った部位などの冠状動脈に急性閉塞をきたすという欠点があった．近年新しいインターベンション治療として**冠状動脈内ステント(stent)**，ロータブレータ（rotablater）など，new diviceといわれるものが臨床応用され，再狭窄の低減効果から適応の拡大がはかられてきた．さらに最近では，内膜増殖を抑える薬剤を放出する薬剤溶出ステント（drug-eluting stent；DES）が再狭窄を著しく低下させるとして急速に普及しつつある．

PCIの適応としてもっともよいのは1枝病変である．2枝あるいは3枝に病変がある多枝病変の適応に関してはいまだ確立されていないが，わが国においては多数の患者に行われており，最近では左冠状動脈主幹部病変（LMD）の一部にも行われるようになってきている．

③**冠状動脈バイパス手術** 冠状動脈バイパス手術（coronary artery bypass grafting；CABG）は，1969年のFavaloroらの報告以来確立された外科的な冠血行再建術である．本手術の主要な対象は狭心症および梗塞後狭心症であり，時に急性心筋梗塞に対する緊急冠血行再建としても行われる．

ⓐ冠状動脈バイパス手術の手術方法　冠状動脈の病変部を直接修復するPCIと異なり，CABGは冠状動脈の狭窄あるいは閉塞部より末梢の血管性状が良い部位に新しい血管（グラフト）を吻合して，血液の迂回路（バイパス）を作成することにより心筋虚血を治療する方法である．吻合する冠状動脈の内径は2mm前後で，使用する縫合糸

もきわめて細い（8-0，7-0 ポリプロピレン糸）ので，術者はルーペ付きの眼鏡とヘッドライトを使用して行う．バイパスグラフトとして下肢の**大伏在静脈**（saphenous vein graft；SVG）を用いるほかに，**内胸動脈**（internal thoracic artery；ITA），**胃大網動脈**（gastroepiploic artery；GEA）あるいは**橈骨動脈**（radial artery；RA）などの動脈グラフトも用いられる．現在では，基本的に左前下行枝には ITA が用いられる．その他の冠状動脈へは，対側の ITA や GEA，RA などの動脈グラフトか SVG が用いられる．

CABG の末梢側吻合は従来，人工心肺下にカルジオプレジア法により心停止した状態で行われてきた（心筋保護法，426 頁参照）．近年，体外循環を行うことによって発生する脳梗塞や LOS などの合併症を防止するために，人工心肺を用いずに心拍動下にバイパス吻合を行う方法が開発された．当初，左小開胸で左 ITA を LAD に吻合する MIDCAB（minimally invasive direct coronary artery bypass）法が行われてきた．しかし，その後多枝バイパスが可能な胸骨正中切開で吻合を行う OPCAB（off-pump CABG）が急速に普及し，手術からの回復が早く低医療費という利点があるため，手術の一方法として定着した．これには，局所心筋の動きを抑制するスタビライザーの改良や，血圧をあまり下げることなく心臓を脱転するノウハウの蓄積や特殊な器具（ハートポジショナーなど）の開発が大きく貢献している．本法は従来の心停止下の手術より吻合が難しいという欠点もあり，グラフト開存率が低下する懸念も指摘されているが，わが国では単独 CABG の 6 割以上が OPCAB で行われている．

わが国では年間約 1 万 7 千例行われているが，DES の出現により症例数は減少傾向にある．CABG 全体の手術死亡率は 2〜3％であるが，待期手術に限ると 1.5％と低く，急性心筋梗塞や不安定狭心症で緊急手術を行う場合は 8〜9％となっている．この中で，OPCAB の手術死亡率は 1.8％と，従来の人工心肺使用 CABG（3.5％）より低い．また，低左室機能例や慢性血液透析症例，高齢者，再手術例も手術成績は不良である．手術合併症として，低心拍出量症候群（LOS），周術期心筋梗塞，脳梗塞，縦隔炎などが認められる．バイパスグラフトの早期開存率は，ITA グラフトで 98％前後，静脈グラフトで 90％前後であり，GEA や RA グラフトも 90〜95％とされている．

ⓑ **冠状動脈バイパス手術の適応** 本手術によって，生命の延長，狭心症の寛解，心筋梗塞の予防，運動耐用能の増加，左室機能の改善などが期待できる．とくに，狭心症に対する効果は著しいため，本手術は急激に普及した．

1970 年代には，内科治療と外科治療の遠隔予後を比較するいくつかの前向き無作為試験（randomized controlled trial；RCT）が欧米において行われた．その結果，多枝病変および LMT 病変例では，CABG の方が内科治療よりも狭心症状改善効果のみならず生命予後改善効果も優れていることが明らかとなった．一方，1990 年代以降には PCI と CABG を比較する RCT が多数行われた．これらの trial では LMT 病変や 3 枝病変例を除く比較的軽症例が対象となったため，いずれも遠隔死亡率や MI 発生率に両者の間に差は認められず，再狭窄などによる再血行再建率のみ CABG のほうが優れているという結果であった．その間，PCI の方法は POBA からステント（bare-metal stent；BMS），さらに DES と変遷し，そのたびに再狭窄率は低下したものの，CABG の再血行再建率における優位性は依然として揺らいでいない．最近，3 枝病変と LMT 病変のみを対象に，DES と CABG を比較した RCT（SYNTAX Trial）が行われ，中期成績ではあるが，複雑病変でない場合には両者の差が少ないことが明らかとなっている．

CABG の適応は，LMT 病変，3 枝病変，左前下行枝（LAD）近位部あるいは慢性閉塞血管を含む 2 枝病変などで，とくに左室機能低下例や糖尿病例，高齢者ではよい適応である．さらに 1 枝病変でも症状が強く PCI が不適当な場合には適応となる（表 4）．不安定狭心症の場合には，薬物治療で状態を安定化してから行うことが望ましい．原則として，左室駆出率（LVEF）20％以上が適応となる．

急性心筋梗塞の場合は，基本的に再灌流が速やかにできる PCI が第一選択となる．しかし，PCI 不成功例や PCI 後も残存病変に胸痛が持続する梗塞後狭心症の場合には CABG の適応となる．その際，もし血行動態が不安定であれば，体外循環は使用するものの大動脈を遮断せず，心拍動下

表 4　冠状動脈バイパス術の適応

1. 左冠状動脈主幹部（LMT）病変
2. 3枝病変
3. 左前下行枝近位部病変を伴う2枝病変
4. 慢性閉塞血管を伴う2枝病変
5. 心筋梗塞後狭心症など

に吻合する人工心肺使用心拍動下（on-pump beating）CABGという方法が，心機能維持に有用であるといわれている．

また，全身状態が不良な症例では，もっとも重要なLADのみITAを用いてOPCABを行い，LCXやRCAにはPCIを行うというハイブリッド治療も増加しつつある．

CABGの禁忌としては，①冠攣縮性狭心症，②内径1 mm以上の吻合可能な血管がない，③狭窄あるいは閉塞冠状動脈領域にviableな心筋が認められない，④心臓以外の予後不良な疾患を有しているなどである．左室駆出率（EF）0.2未満の低左室機能患者は必ずしも手術の禁忌でないが，バイパス領域にviableな心筋が認められる場合に適応となる．高齢自体は禁忌とならないが，手術死亡や脳梗塞などの術後合併症の発生が多くなる．欧米においては，これら心臓面での禁忌例の多くは心臓移植の適応である．

ⓒ 冠状動脈バイパス手術の問題点　CABGが普及しその長期成績が明らかになるのに伴い，遠隔期にvein graft diseaseといわれる新たな病態が生じることが問題となってきた．動脈化した静脈グラフトは予想外の早さで粥状硬化が進み，一部のグラフトは数年の経過で狭窄さらには閉塞をきたす．この結果，狭心症の再発が起こり再手術を余儀なくされ，さらに遠隔死亡も認められる．

一方，内胸動脈（ITA）グラフトの変化はほとんど起こらず，長期にわたって良好な開存性を維持していることも明らかとなった．ITAグラフトをLADに用いた患者と静脈グラフトのみを用いた患者の長期生存率を比較すると，経年的にその差は開き，12～15年後には10%以上の差をもって前者の方が優れている（図84）．近年，このようなITAグラフトの優れた成績から，他の動脈をグラフト材料として用いる風潮が起こり，胃大網動脈（GEA）や橈骨動脈（RA）などが用いられるようになった．これらの短期開存性はSVGより

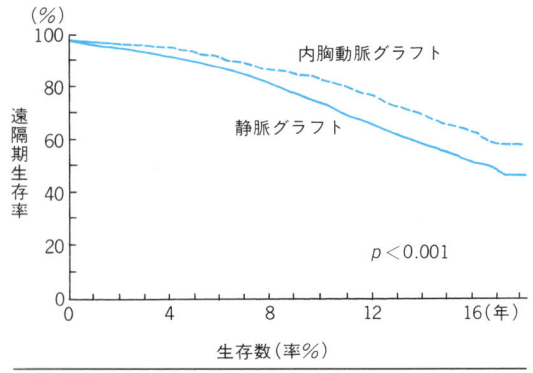

図84　内胸動脈グラフト使用患者と静脈グラフトのみの患者との遠隔期生存率（survival）の比較
術後8年頃から生存率の差が明らかになる．12年以上の経過では10%以上も内胸動脈患者の生存率が優れている．(Coronary Artery Surgery Study：CASSの報告．N. Engl. J. Med. **334**：216, 1996)

静脈グラフト
4,888(100)　4,495(92)　3,996(82)　3,199(67)　1,008(53)

内胸動脈グラフト
749(100)　715(95)　649(87)　576(77)　288(64)

良好とされるが，遠隔成績はいまだ不明である．ただし，両側ITAグラフト使用例の遠隔予後は，片側使用例よりも良好であることが明らかになっている．

2．心筋梗塞の合併症

ポイント
心筋梗塞の急性期あるいは慢性期に発生する機械的合併症は，内科治療に無効のものが多く，外科治療の対象となる重要な疾患群である．

A．心室中隔破裂
ventricular septal perforation（VSP）

▶**概念**　急性心筋梗塞（AMI）によって心室中隔の破裂をきたし，左右短絡を生じた状態である．

▶**疫学**　心筋梗塞発症後2週間以内（平均2～3日）に発生し，その発生頻度はAMIの1～3%である．

▶**病因**　心室中隔は前方2/3は左前下行枝，後方1/3は右冠状動脈の二重支配を受けているが，両者間の側副血行が乏しい場合に，前壁あるいは下壁梗塞によって中隔の壊死をきたし，本症を発生する．前壁梗塞に伴うものが60%程度を占めるた

め，前中隔心尖部の発生が多い．また1枝病変の高齢女性に発生することが多い．

▶病態生理　心筋梗塞による心不全がある上に左右短絡を生じるため，低心拍出量症候群（LOS）を呈し，さらには心原性ショックとなる．急激な肺血流の増加と，時に伴う右室梗塞により右心不全を合併することもある．本症の自然予後は不良で，1週以内に50%死亡とされる．

▶症状　心筋梗塞経過中に突然の循環動態悪化が起こる．苦悶，血圧低下，尿量減少などLOS症状が現れ，約半数は心原性ショックとなる．

▶検査所見　胸骨左縁に新たに発生した汎収縮期雑音を聴取し，胸部X線像で肺血流の増加が認められる．超音波ドプラ検査やSwan-Ganzカテーテル検査で左右短絡を確認できれば診断は容易である．状態が許せば冠状動脈造影検査を行い，梗塞血管以外の冠状動脈病変の有無を検討する．

▶治療　薬物療法としてDOA，DOBなどのカテコールアミンやニトログリセリンなどの血管拡張薬が用いられるが，その効果は一時的である．大動脈内バルーンパンピング（IABP）は後負荷を下げ，左右短絡を減少させるので，症状の改善をもたらす．IABP使用により症状を安定化させ，できるだけ早期に外科治療を行うのが原則である．手術は心停止下に左室梗塞部を切開して中隔穿孔部をダクロンパッチで直接閉鎖する方法（Daggett法）と，左室内腔から梗塞部の辺縁に沿って大きめのパッチを縫着することにより，穿孔部を面で塞ぐ方法（Komeda-David法；infarct-exclusion法）がある．手術死亡率は高く，30～35%程度であり，遺残短絡が問題となることも少なくない．例外的に，循環動態が安定している患者では2～3週後に同様の手術を行うが，この場合の成績は良好である．

B．左室自由壁破裂
left ventricular free wall rupture（LVFWR）

▶概念　心筋梗塞急性期に起こる心室自由壁の破裂である．ほとんど左室壁に起こる．

▶病態生理　AMI後1週以内に発生することが多く，その頻度はAMIの3～10%である．破裂は梗塞域と健常域位の境界部位に発生し，左室側壁が多い．本症は急激に大出血するblow-out型と，じわじわと出血するoozing型とに分けられる．急激な心タンポナーデから心停止となる．まれに出血した血液が血栓化し，心外膜と癒着して一時的に止血されることがある．このような場合には遠隔期に仮性左室瘤を形成する．

▶症状と検査所見　心囊内出血のため心タンポナーデとなり，血圧低下，意識消失，呼吸停止，徐脈，さらには心停止をきたす．心電図上はQRS波形を認めるのに，脈が触れないpulseless electrical activity（PEA）が特徴的である．超音波検査でecho-free spaceが認められる．

▶治療　blow-out型では，ただちに左開胸して心臓マッサージを行いつつ，経皮的心肺補助装置（percutaneous cardio-pulmonary support；PCPS）を挿入して循環を維持する．その後手術室に移送し，心停止下に梗塞部を切除してパッチを縫着するか，フェルト片を補強材として直接縫合閉鎖する．oozing型では心囊穿刺によりタンポナーデの解除を行った後，緊急手術を行う．手術はテフロンフェルトを用いた縫合閉鎖，あるいはタココンブ®やウマ心膜にフィブリン糊を用いて圧迫止血する．人工心肺を用いないで行うこともある．術後は，左室内圧を下げる目的でIABPを数日間駆動する．死亡率は約30%と高く，中でもblow-out型では手術成績がきわめて不良で，脳死が主な原因となる．仮性左室瘤は通常の左心室瘤と異なり破裂しやすいので，遠隔期に発見し次第瘤切除・縫合閉鎖術を行う．

C．虚血性僧帽弁閉鎖不全
ischemic mitral regurgitation（IMR）

▶概念　虚血性心疾患による僧帽弁閉鎖不全には，AMI後の乳頭筋壊死により乳頭筋断裂が起きて急性左心不全症状を呈するもの，乳頭筋虚血により機能不全をきたすもの，虚血性心筋症（ischemic cardio-myopathy；ICM）により慢性的な経過をとるものがある．

▶病因　乳頭筋断裂は，右冠状動脈あるいは左回旋枝の単独支配である後乳頭筋に発生しやすく，75%は下壁梗塞に合併する．乳頭筋機能不全では乳頭筋の収縮不全により弁尖が逸脱して発症するもので，これも後乳頭筋に起きることが多い．一方，ICMに合併するMRは，左室の拡大により弁

輪拡大をきたすとともに，僧帽弁の腱索が心尖部方向に引き込まれる状態となり（tethering），弁の接合不全をきたすもので，部位を問わず広範梗塞や多枝病変例で高度の虚血を伴う場合が多い．

▶**病態生理** 乳頭筋断裂はAMI後2～7日で発症するものが多い．AMIによる心不全と重なるため，心原性ショックを呈しやすい．乳頭筋不全は，AMI後急性期から亜急性期に起きやすい．ICMに合併するものは，左室のリモデリングが起きる慢性期にならないと発症しにくい．この場合のMRは，心不全の悪化によって増強し，それが心不全をさらに悪化させるという悪循環に陥る．

▶**症状** 乳頭筋断裂では，AMI，とくに下壁梗塞の経過中における突然の呼吸困難や血圧低下が初発症状となることが多く，心室中隔穿孔と似ている．大部分の症例で心原性ショックを合併する．乳頭筋不全やICMに合併するものは，通常のMRに症状は似ている．

▶**検査所見** いずれも新たに発生した全収縮期雑音を聴取する．乳頭筋断裂では，胸部X線像で肺水腫像が見られる．心エコーで僧帽弁逆流や断裂した乳頭筋の左房内への逸脱，Swan-Ganzカテーテル検査で肺動脈楔入圧波形の高いv波が認められれば診断は確定する．乳頭筋不全では弁尖の左房への逸脱が認められ，ICMに伴う場合には逆に弁尖が左室側に偏位する（tethering）．

▶**治療** 乳頭筋が完全断裂の場合は，緊急手術を行って僧帽弁を人工弁置換する．部分断裂では，状況によって準緊急～待機手術も可能であり，また弁形成術が可能な場合もある．死亡率は30～40％と高い．乳頭筋機能不全によるMRについては，弁膜症の項（465頁）を参照されたい．

ICMに伴うIMRの場合には，MRがⅡ度程度でも心不全をくり返すようであれば，僧帽弁形成術の適応となる．小さめの全周性人工弁輪を用いて弁輪を縫縮する僧帽弁輪形成術（mitral annuloplasty；MAP）が基本術式である．遠隔期にMRが再発して心不全を発症する症例がみられ，最近では後述する左室形成術を併施して左室内腔を小さくすることや，二次腱索の切離，乳頭筋間の縫縮，乳頭筋の僧帽弁輪への吊り上げなどさまざまな術式が考案されている．

D．左室瘤・虚血性心筋症 left ventricular aneurysm・ischemic cardio-myopathy（ICM）

▶**概念** 左室瘤は，MIとなった心筋の一部が線維性瘢痕組織に置き換わり，左室内圧により瘤状に膨らんだものをいう．虚血性心筋症（ICM）は，広範梗塞や多発性梗塞，あるいは3枝病変で高度虚血の存在下に，残存心筋部分も含めて全体的に拡張し（左室リモデリング），収縮能も著しく低下した状態をいう．

▶**病因** 左室瘤は前下行枝の梗塞によるものが多く，前側壁部の発生が85％を占める．少数は下壁梗塞により後側壁部に発生する．ICMは3枝病変例が多く，やはり広範前壁中隔梗塞の既往例が多い．

▶**病態生理** 梗塞に陥った左室壁は次第に限局的に菲薄化し，収縮期に外側へ突出して拡張期には内腔側へ陥凹する，いわゆる奇異性運動（dyskinesis）を示すようになり，この状態を左室瘤という．瘤以外の部分の収縮能は良好でも，瘤が大きければ左室全体の駆出率は低下するので左心不全症状を呈する．また，広範な心筋梗塞による心機能低下に加え，残存心筋虚血によるリモデリングで左室が拡大すると，さらなる心機能低下をきたして心不全に至る病態が，虚血性心筋症（ICM）である．局所的な瘤状変化は通常みられず，左室全体に収縮能の低下が認められる（hypokinesis～akinesis）．後者では，左室の拡大によりIMRも合併することが多い．

▶**症状** 心不全症状の他，他の冠状動脈病変により狭心症を伴うことがある．巨大瘤の20％の患者で心室性不整脈がみられる．瘤の破裂はきわめてまれであり，また壁在血栓による塞栓症も起こりにくい．

▶**検査所見** 左室瘤では心雑音は通常聴取できないが，ICMではMR雑音をしばしば聴取する．心電図上，永続するST上昇とT波の逆転がしばしば認められる．心エコー検査や左室造影検査，CT，MRIなどで左室内腔の拡大と異常収縮がみられる（図85）．他の冠状動脈病変の有無と心機能を調べるため，冠状動脈造影検査を行う．

▶**治療** 左室瘤は破裂することが少ないため，手術適応は内科治療に抵抗性の心不全，あるいは心室頻拍などの不整脈の存在である．手術は従来，

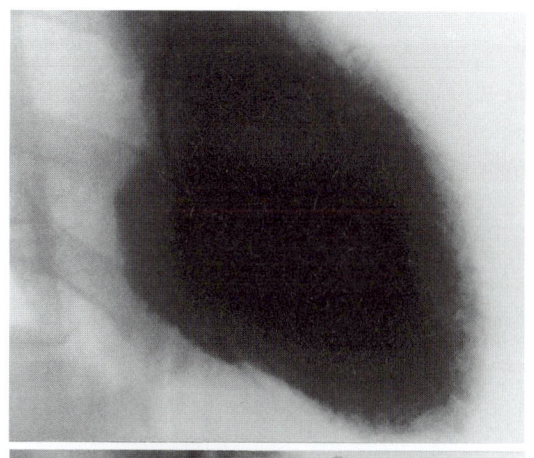

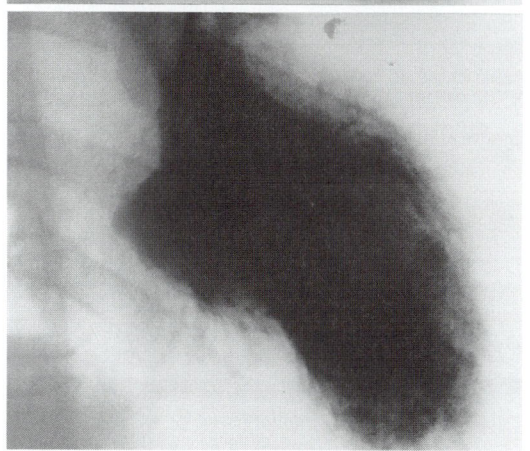

図 85 左心室瘤の左室造影像
拡張期（上段）と収縮期像（下段）．左室内腔は異常に拡大している．心基部から下壁部分は収縮が認められるが，前側壁から心尖部は瘤を形成している．

心停止下に瘤化した部分を切除し，テフロンフェルト片を補強材として直線的に縫合閉鎖する術式が広く行われていた．しかし近年は，梗塞部辺縁の正常心筋との境界部分に左室内腔から巾着縫合を掛けて適度に締め込み（Fontan stitch），残った孔に小さな円形のダクロンパッチを縫着する術式（ドール Dor 手術）が普及している．必要があれば，同時に CABG も行い，不整脈に対しては心内膜切除術や凍結手術を併施する（不整脈，495 頁参照）．手術成績は良好であり，手術死亡率は 5％程度である．

ICM では，心不全をくり返すだけでなく，左室内径が大きい（左室拡張末期径 70 mm 以上）場合に左室形成術の適応となる．術式としては前述した Dor 手術が一般的に行われてきた．しかし症例によっては術後の左室形態が球状になるために心機能改善が不十分になる場合があるとの指摘もある．そこで，左室の紡錘状形態を保つために，Fontan stitch を置かずに楕円形のパッチを縫着して前壁中隔を隔離する SAVE（Septal anterior ventricular exclusion）手術や，パッチを用いずに切開した左室壁を重ね合わせて縫合するオーバーラッピング法なども試みられている．また，CABG を併施して心筋虚血の改善をはかる必要があり，さらに II 度以上の IMR 合併例では，僧帽弁形成術も同時に行う．これら ICM に対する左室形成術の手術成績は左室瘤より不良で，死亡率は約 10％となっている．

D 心膜の疾患

ポイント

心膜疾患で外科臨床上，遭遇する機会が多いものは，急性および慢性心膜炎などによる心タンポナーデと，慢性収縮性心膜炎である．いずれも拡張期の心室充満が阻害されることによって症状が生ずることを理解におくことが大切である．

1．滲出性心膜炎 effusive pericarditis

▶原因（表 5） 特発性心膜炎（idiopathic pericarditis）では上気道感染症状が先行する場合があり，ウイルス感染が疑われる場合が少なくない．比較的良好な経過をたどるものが多い．

結核性心膜炎（tuberculous pericarditis）は微熱，全身倦怠感などで始まり，徐々に発症する．多量の心膜液貯留が生じたり，逆に収縮性心膜炎に移行することがある．

化膿性心膜炎（purulent pericarditis）には胸部手術後，胸腔内感染，横隔膜下膿瘍，肝膿瘍等の心膜感染などがあり，もっとも重篤な症状を呈する菌はブドウ球菌である．

尿毒症性心膜炎（uremic pericarditis）は透析患者に多く，線維性炎症で心膜は肥厚し，フィブリン塊が貯留液と共に存在する．

心筋梗塞後症候群（post-myocardial infarction syndrome），Dressler syndrome，心膜切開後症候群（postpricardiotomy syndrome）は，それぞれ

心筋梗塞後，心膜切開後1～4週間後に発熱，胸痛を伴い貯留液が生じるものである．

悪性腫瘍の心膜転移では血性の貯留液が認められることが多い．

▶**病態生理** 心膜症の貯留液としては，漿液性，線維素性，漿液線維素性，血性膿性のもののほか，乳び性（chylopericardium）のものや，コレステロールに富むもの（cholesterol periarditis）もみられる．

これらの貯留液により拡張期の心室充満が阻害される結果，心膜腔内圧が上昇し，このため静脈圧が上昇し，心拍出量の低下が生じる．このような状態を心タンポナーデ（cardiac tamponade）という．急性に生じた場合は少量の貯留液（100～150 ml）でも心タンポナーデが発生する．徐々に生じる場合には300 ml以上でも心タンポナーデ状態に陥らない場合もある．

▶**症状，所見** 主要症状は急性期で発熱，胸痛が生じることが多い．貯留液が多いと呼吸困難，多呼吸が生じる．

①**心音** 特徴的なものとしては心膜摩擦音（friction rub）がある．時に機関車雑音（locomotive murmur）として聴取されることがある．貯留液が多いと心音が微弱となる．

心タンポナーデを生ずると，頸静脈怒張，血圧低下，脈圧減少がみられ，しばしば奇脈（pulsus paradoxus）が生じ，頻脈となる．

②**心電図** ST上昇を示すことが多く，貯留液が多いと低電位差となる．

③**胸部X線像** 貯留液が多い場合には心拡大が生じ，心陰影の各弓が不明瞭となる．

④**超音波検査** 心外膜と壁側心膜との間に音響学的透亮像が描出される．これによって貯留量と部位とが明確になる．

⑤**CT, RI angiography** 心陰影の周辺に透亮像が描出される．

▶**治療** 特発性心膜炎に対しては，内科的には利尿薬および副腎皮質ステロイドあるいは非ステロイド系消炎薬を投与する．化膿性心膜炎では抗生物質を投与し，心膜腔へドレーンを挿入し，洗浄と排液をくり返す．

心タンポナーデに対しては，心膜穿刺（pericardiocentesis），心膜腔ドレナージ，心膜開窓術（pericardial fenestration）などが行われる．

表5　心膜炎の原因

1．特発性
2．感染性
　a．結核性
　b．梅毒性
　c．ウイルス性：coxsackie B, ECHO, インフルエンザ流行性耳下腺炎ウイルス等
　d．真菌：*Toxoplasma, Actinomyces, Histoplasma*
　e．化膿菌：*Staphylococcus, Streptococcus, Pneumococcus, Escherichia coli* など．
　f．寄生虫
　g．原因不明：川崎病等
3．腫瘍：原発性，転移性
4．尿毒症性
5．膠原病：リウマチ熱，SLE，結節性多発性動脈炎等
6．心筋梗塞後症候群：Dressler症候群
7．外傷後症候群，心膜切開後症候群
8．X線照射
9．薬物性

心膜腔穿刺法は慢性滲出性心膜炎で貯留液がきわめて多量の場合に適応がある．本法は半坐位にすることにより貯留液をできるだけ横隔面に溜め，剣状突起のやや左側の季肋部ぎりぎりの部位を穿刺する．

心膜腔ドレナージは肋骨弓下のアプローチで行われることが多い（図86）．ここから心膜に達し，ドレーンを挿入して持続吸引を行う．心膜開窓術は，心膜と胸膜を切除して心膜腔と胸腔を交通させるもので，再発生のものが適応となる．

2．収縮性心膜炎
constrictive pericarditis

本疾患は心臓手術のうちもっとも初めに手術された疾患の一つである．

▶**原因** 以前に手術された例では結核性のものが多かったが，近年は原因不明のものが徐々に増加している．その他，尿毒症性，ウイルス性，リウマチ性のものや転移性悪性腫瘍，放射線治療後遺症によるものもある．

心膜が線維性に肥厚，心外膜と癒着し，石灰化を生じている．とくに房室間溝に石灰化や肥厚が強いものを輪状収縮性心膜炎（annular constrictive pericarditis）と呼び，弁輪狭窄を生じる．

▶**症状** 心外膜と厚く硬い心膜が癒着するため，拡張期流入障害の症状を呈する．

図 86　心膜開窓術

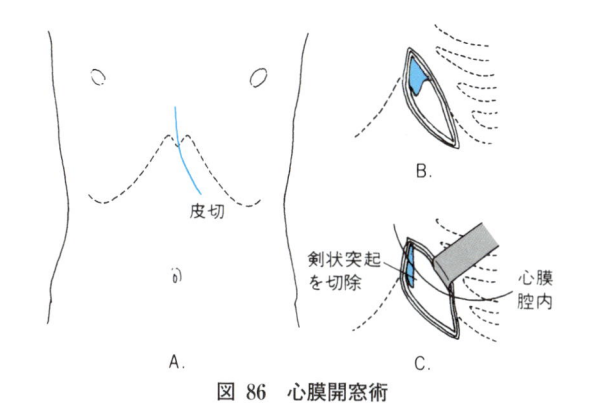

主訴としては労作時の呼吸困難と腹水貯留による腹部膨満および下肢の浮腫が多い.

▶ **理学的所見**

① 腹水の貯留, 下肢の浮腫, ② 肝腫大, ③ 頸静脈の怒張：頸静脈の拡張初期虚脱（Friedreich 徴候）や頸静脈の吸気性怒張（Kussmaul 徴候）を認める. ④ 奇脈, ⑤ 脈圧の減少, ⑥ 心音, 心尖拍動：聴診上, 心雑音はないものの拡張期の過剰心音（protodiastolic extrasound）が聴取され, 僧帽弁狭窄症の opening snap と類似する. 心尖拍動は収縮期に陥凹することがある（Hope 徴候）.

▶ **検査所見**

① **血液生化学**　通常のうっ血性心不全と異なり, A/G 比の低下, 低アルブミン血症となることがある.

② **心電図**　心房細動が 40％にみられ, T 波の逆転および ST 低下が著しいほど心筋障害が強い.

③ **胸部 X 線像**　従来, 心胸郭比は小さく small quiet heart と表現されていたが, 37 例の平均では心胸郭比は 53％あった. 単純胸部 X 線像で心膜の石灰化を認めることが多く, 輪状収縮性心膜炎では房室間溝に輪状の石灰化像を認める.

④ **心臓カテーテル**

<u>心房圧波形</u>　心房収縮期波（a 波）と心房充満波（v 波）が高くなり, 全体として M 型あるいは W 型の圧波形となる.

<u>右室波形</u>　右室拡張不全のため拡張早期の early diastilic dip と拡張末期圧の持続的上昇（end-diastilic）, プラトーが特徴で, いわゆる dip and plateau（square root sign ともいう）の波形を示す（図 87）. 拡張末期圧は収縮期の少なくとも 1/3 以上の圧の上昇を認める.

▶ **外科的治療**　胸骨正中切開により, 心膜切除術（pericardiectomy）を行う. 心膜剝離は可及的に広範囲に施行すべきであるが, 通常は右心房側, 右心室前面, 右心室横隔面, 左心室前面までの剝離ができる. これに左開胸を加えれば横隔神経付着部を除き, 左室側壁, 左室横隔面も剝離でき, より根治性の高い手術ができる.

E　心筋疾患

1．特発性心筋症
idiopathic cardiomyopathy

ポイント

特発性心筋症のうち, 拡張型のものは同種心臓移植の適応疾患としてもっとも重要なものである. 肥大型閉塞性心筋症も外科治療の対象となる.

▶ **定義**　本疾患の定義は"原因不明の心筋疾患"であり, 原因あるいは関連の明らかなものは二次性あるいは続発性と呼ばれ区別される. WHO/ISFC 合同委員会は本症を次の三つに分類した.

① **拡張型心筋症** dilated cardiomyopathy（DCM）　うっ血型心筋症（congestive cardiomyopathy；CCM）とも呼ばれ, 心室の拡張が生じ, 拡張に見合った肥大がなく, 収縮不全を生じるものである. うっ血性心不全や不整脈を合併すると予後は著しく不良となる.

② **肥大型心筋症** hypertrophic cardiomyopathy（HCM）　本型は心筋肥大を特徴とし, 右心室よりは左心室, 自由壁よりは中隔部が肥厚, 肥大することが多い. これが心室の流出路狭窄をもたらすか否かにより二つに亜分類される.

ⓐ **肥大型非閉塞性心筋症** hypertrophic nonobstructive cardiomyopathy（HNCM）

ⓑ **肥大型閉塞性心筋症** hypertrophic obstructive cardiomyopathy（HOCM）は特発性肥大性大動脈弁下狭窄症（idiopathic hypertrophic subaortic stenosis；IHSS）とも呼ばれる.

③ **拘束型心筋症**　restrictive cardiomyopathy

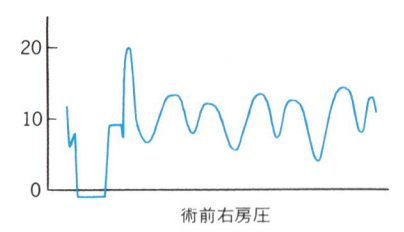

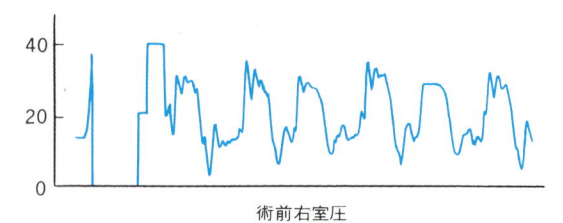

図 87 収縮性心膜炎の心内圧波形
術前の心房圧は M 型を示し，心室圧は dip and plateau となる．

(RCM) 心内膜心筋の線維化が生じ，血液充満を制限し，進行すると房室弁の機能障害を生じるものである．心内膜心筋線維症（endomyocardial fibrosis；EMF）は本病型に属する．

▶症状

① 拡張型心筋症　平均 30 歳で発病し，症状は呼吸困難，心悸亢進，疲労，浮腫，不整脈，胸部圧迫感の順に多い．

② 肥大型心筋症　呼吸困難，狭心症，失神，動悸，めまいの順に多い．

③ 拘束型心筋症　小児の心内膜心筋線維症では筋力低下，起坐不能，首のすわりが悪い等の症状が出る．成人では Adams-Stokes 発作，息切れ，浮腫等，多彩な症状がみられる．

▶診断　二次性（続発性）の心筋疾患（アルコール等）を除外することが大切である．

① 胸部 X 線像　拡張型は一般に心拡大がみられるが，肥大型は必ずしも拡大しない．

② 心電図　左心室肥大や ST-T 異常，期外収縮，脚ブロック，心室内伝導障害をみる．HOCM では V_{5-6} に Q 波が生じたり，DCM では低電位差，wide QRS 等がみられる．

③ 聴診　Ⅲ音，Ⅳ音が高率に出現し，DCM では僧帽弁，三尖弁閉鎖不全の収縮期雑音を聴取することがある．HOCM では胸部左縁から心尖部に及ぶ駆出性収縮期雑音を聴取することがある．

④ 心カテーテル，造影　DCM では心房圧の上昇，心室拡張末期圧の上昇が認められる．HOCM では心尖部→流出路→大動脈に圧較差を認めることがある．期外収縮が生じた場合，期外収縮後の心拍において，左室圧は上昇し，大動脈圧はかえって低下する現象を Brockenbrough 現象という．

造影所見では冠状動脈は正常であることが多いが，肥大型では myocardial squeezing を認めることもある．左心室造影では，HOCM においては心尖部が舌状になり，過剰収縮と壁肥厚の所見を得る．重症患者では僧帽弁逆流を生じる．DCM では駆出率の低下，左室容量の増大が生じる．左心室および右心室同時造影で左前斜位にて中隔の肥厚程度，部位を正確に知ることができる．

⑤ 心エコー　HOCM では心室中隔肥厚と左室内腔の狭小化，僧帽弁の SAM 現象（systolic anterior movement）がみられる．

▶外科的治療

① 拡張性心筋症（DCM）

手術適応の基礎となる心筋症の自然歴は旧厚生省特定疾患調査研究班の調査によると，DCM は HOCM あるいは HNCN に比しきわめて不良である（図 88）．

近年，重症心不全を有する DCM の内科治療は従来のジギタリス，利尿薬に加え，近年では β-遮断薬や ACE 阻害薬等により，著しく予後は良好となってきた．

DCM は比較的若年で，しかも他の臓器がおかされていることが少なく，心移植のよい適応となっている．

2008 年度国際心肺移植学会の統計によると心臓移植となった疾患は，心筋症 44％，虚血性心疾患 35％，弁膜症 2％，再移植 2％，先天性心疾患 3％，その他 14％ である．

■心移植の適応と禁忌（表 6）

心移植の適応は従来，Pennock, Shumway らの規準が欧米で一般的であるが，わが国では超著しいドナー不足から，レシピエントは表 6 に示した登録順の Status Ⅰ からのみ選ばれている．

Status Ⅱ：内服治療のみの一般病棟・自宅待機
Status Ⅲ：感染や一時的臓器障害から一時的にリストからはずれた患者．

Status Ⅱ，Ⅲ からはわが国では選択されない．
同所性心移植の手技はドナー心の摘出，レシピ

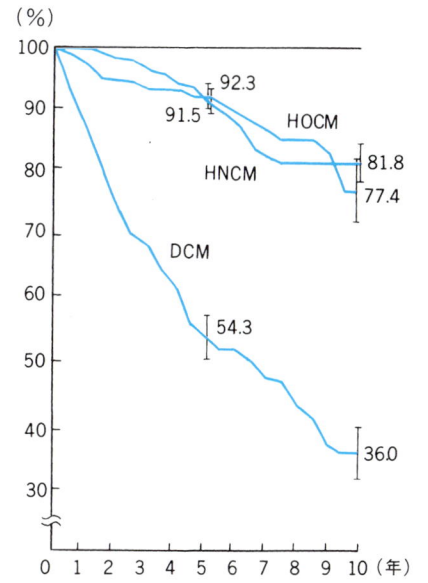

図 88　特発性心筋症の3病型の10年間の累積死亡率
DCM：拡張型心筋症　HOCM：肥大閉塞型心筋症
HNCM：肥大非閉塞型心筋症
（旧厚生省特定疾患調査研究班調査）

表 6　心移植の適応と禁忌

絶対的適応基準
1）不治の末期的状態にあり，以下のいずれかの条件を満たす場合
　a）長期間またはくり返す入院治療を要する心不全
　b）β-遮断薬およびACE阻害薬を含む従来の内科治療ではNYHA ⅢないしⅣから改善しない心不全で，かつ最大酸素消費量 maxVO$_2$<10 ml/kg・分
　c）CABG等を施行しても同上の虚血性心疾患
　d）ICDを含む従来の治療手段では再発をくり返す症候性致死性不整脈
2）年齢は60歳以下
3）本人および家族の心移植に対する十分な理解と協力が得られる
　実際には上記適応にて日本循環器学会，日本小児循環器学会の心臓移植適応検討会で承認したもの．また，ドナー発生の際の割りあては，日本臓器移植ネットワークへの登録順でstatus Ⅰから選ばれる．
　注　status Ⅰ：LVAD，IABP，人工呼吸等の補助システムを必要とするか，カテコラミンの持続静注下

相対的適応基準
　maxVO$_2$<14 ml/kg・分でNYHA Ⅲの場合

単独では適応基準とならないもの
　左室駆出率<20%
　NYHA Ⅲ or Ⅳの既往
　致死性不整脈の既往
　maxVO$_2$>14 ml/kg・分

絶対的禁忌
1）心臓以外の多臓器不全の存在
2）活動期の感染症，消化性潰瘍，重症糖尿病，重度肥満
3）アルコール中毒，薬癖，精神疾患
4）肺高血圧症（血管拡張薬にても肺血管抵抗が6 wood単位以上または経肺動脈圧較差が15 mmHg以上）
5）HIV抗体陽性
6）悪性腫瘍の存在

組織適合など
1）ABO式血液型
2）心臓サイズの一致（体重差−20%〜＋30%）

エント心の摘出，ドナー心との吻合の三つの手技が含まれる．従来，Lower, Shumway法（1960）の標準術式が多かったが，刺激伝導障害や房室弁の逆流等の点から，近年，Bicaval吻合が推奨される．

ⓐ **ドナー心の摘出**　体外循環は可能な限り，右房より離れた上・下大静脈に脱血カニューレを挿入し，心筋保護液注入後，上大静脈へ灌入する奇静脈を含めた上大静脈を切離し，下大静脈も可能な限り，右房より離れて切離する．大動脈と肺動脈は可能な限り，長く切離する．最後に左房後壁へ灌流する4本の肺静脈の根元で切離する（図89A）ドナー心を摘出し，左房の後壁を4本の肺静脈接合部を含め，左房後壁を一つの開口部としてトリミングする（図89B）．

ⓑ **レシピエント心の摘出**　上大静脈へ灌流する腕頭静脈の高さまで心膜を剥離し，体外循環の脱血カニューレは右房より遠い上・下大静脈へ直接挿入する．上大静脈・右房接合部で切離し，下大静脈は一部右房カフをつける様に切離し，大動脈と肺動脈は近位部で切離する．左房は4本の肺静脈が灌流する左房の後壁を残したまま心臓を摘出する（図90）．

ⓒ **吻合**　最初にドナー心とレシピエント左房とを左心耳のあたりから連続縫合する（図91A）．次いで下大静脈を吻合（図91B）し，上大静脈の吻合後，大動脈を吻合し，遮断解除する．最後に肺動脈を吻合して終了する．

なお，本症に対し左心室の容量減少をはかるBatista手術が試みられているが，遠隔成績は不明である．

② **肥大型閉塞性心筋症**　本症の外科適応患者

図 89　ドナー心の摘出

図 90　レシピエント心の摘出

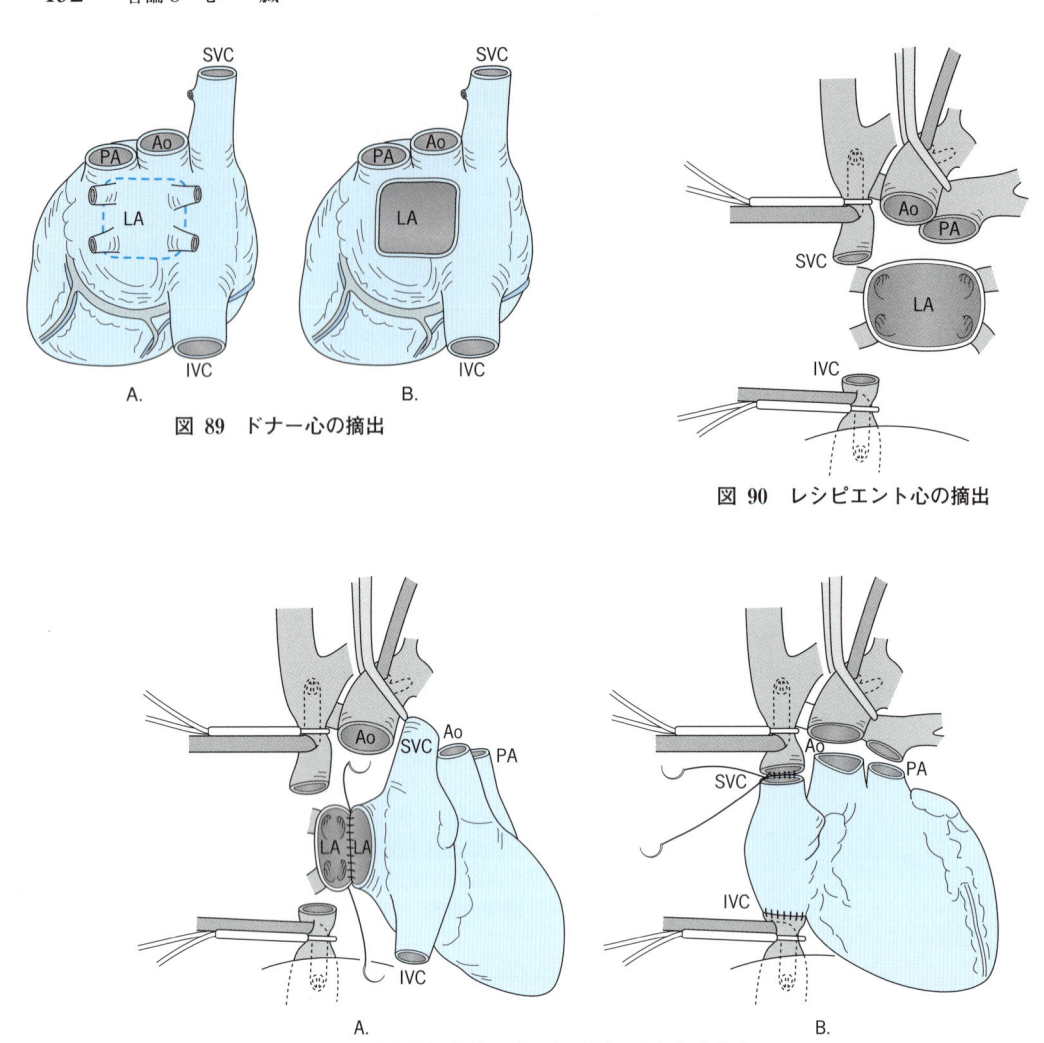

図 91　ドナー心とレシピエントとの吻合

は欧米人に比し，日本人では少ない傾向がある．多くの患者で駆出能が hyperkinetic になる．左心室のコンプライアンスは低下する．また，僧帽弁ないし付着腱索の異常運動（systolic anterior movement；**SAM**）がみられる．心室性期外収縮の休止期後の収縮では post extrasystolic potential により左室内圧は著しく上昇するが流出路閉塞も強まるために大動脈圧は逆に低下する．これを **Brockenbrough 現象**という．

Cooley は本症を重症度によって 3 群に分類し，stage Ⅲ の患者が主な手術適応であるとしている．

・stage Ⅰ：症状が少なく，圧較差 50 mmHg 以下のものである．

・stage Ⅱ：症状として動悸，めまい，胸痛があり，圧較差は 40～90 mmHg のもので，多くは β-遮断薬の投与を必要とする．

・stage Ⅲ：症状悪化患者で，胸痛，失神，労作時呼吸困難，不整脈等が出現し，圧較差は 80～120 mmHg となる（図 92）．

手術法としては肥厚した心室中隔の心筋切開あるいは切除術が行われている．この切開および切除は，通常は経大動脈的に行われる（Morrow，図 93）．その他に，心室中隔心筋切除を経左心室（Kirlin），経右心室（Harken），経左心房（Dobell）で行う方法もある．

本症は中隔肥厚にとどまらず，乳頭筋の肥大，僧帽弁前尖を含めて形態的・血行力学的異常を呈するものである．こうした見地から僧帽弁置換術が行われることもある．この場合にはステントが

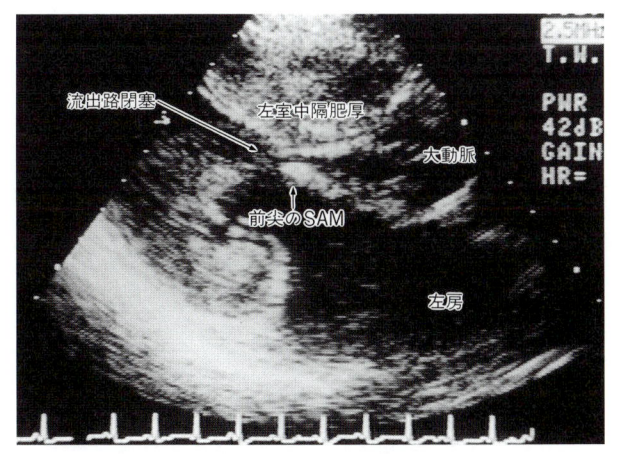

図 92 心エコー図
僧帽弁前尖の SAM（systolic anterior movement）により，また，中隔の著しい肥厚により左室流出路は閉塞状態になる．

流出路に接触し，不整脈が生じたり，流出路障害をきたしやすいので，low profile の人工弁が望ましい．術前より僧帽弁閉鎖不全がある患者では第一優先とされる手技である．

図 93 HOCM に対する心室中隔心筋切除術
2本の心筋切開を施行する　　2本の心筋切開の間を切除する

F 心臓腫瘍

1. 心臓粘液腫 cardiac myxoma

ポイント

原発性心臓腫瘍の約半数はこの粘液腫であり，もっとも頻度が高い．好発部位は左心房であり，心房中隔卵円窩の左心房側から発生するものが多い．血流障害症状，腫瘍塞栓症，免疫反応症状などが特有の病状である．診断には，超音波断層エコー図がもっとも有用である．治療は外科的摘除であるが，粘液腫の心房中隔付着部も十分に切除し，パッチを縫着して心房中隔の切除部を補塡する．

▶**頻度**　心臓粘液腫は原発性心臓腫瘍のうちではもっとも頻度が高く，その 50% を占める．

▶**年齢，性**　心臓粘液腫はあらゆる年齢層にみられるが 30〜60 歳代に多く，やや女性に多い．

▶**好発部位**　心臓粘液腫の 3/4 が左心房内に発生し，その大部分は卵円窩周囲の心房中隔に付着する短い茎を有している．次いで多いのは右心房内であり，心室内に発育するものはまれである．

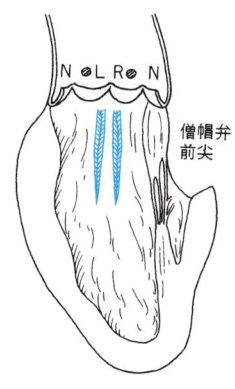

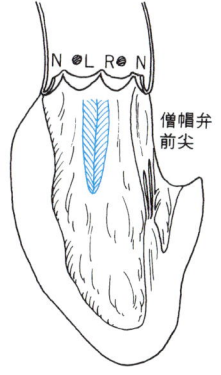

▶**病理**　腫瘍はゼラチン様半透明で，黄緑褐色を呈するものが多く，弾力性を有する．きわめて脆い腫瘍もあり，塞栓の原因となる．

組織学的には，エオジン好性のほとんど無構造の基質の中に，丸い大きな内皮様細胞と毛細管が散在している．

▶**症状**

① **血流障害症状**　左心房粘液腫が大きくなると，僧帽弁口の血流を阻害し，肺うっ血症状を呈する．まれには有茎性腫瘍が弁口を閉塞して，失神や突然死の原因となる．心尖部に拡張期ランブルが聴取されることが多い．粘液腫において特徴的なことは，体位によって症状が増減する場合のあることであり，これに応じて心雑音も変化する．

右心房粘液腫の場合には，三尖弁狭窄症に類似した症状をみる．

② **塞栓症状**　塞栓症は大部分が腫瘍がこわれて発生するものであるが，腫瘍の表面に生じた血栓の剝離が原因となることもある．左心房粘液腫では，その 40% に脳，腎，四肢など末梢動脈系の塞栓症がみられる．右心房粘液腫では肺塞栓症となるが，その頻度は高くない．

③ **全身症状**　発熱，体重減少，関節痛，赤沈促進，γ-グロブリン増加などの全身症状が約 90% の患者に認められる．これは腫瘍に対する免疫反応症状であると考えられている．

▶**診断**

① **心エコー図**　超音波心エコー図の発達によって，心臓粘液腫の診断はきわめて容易になった（図 94）．

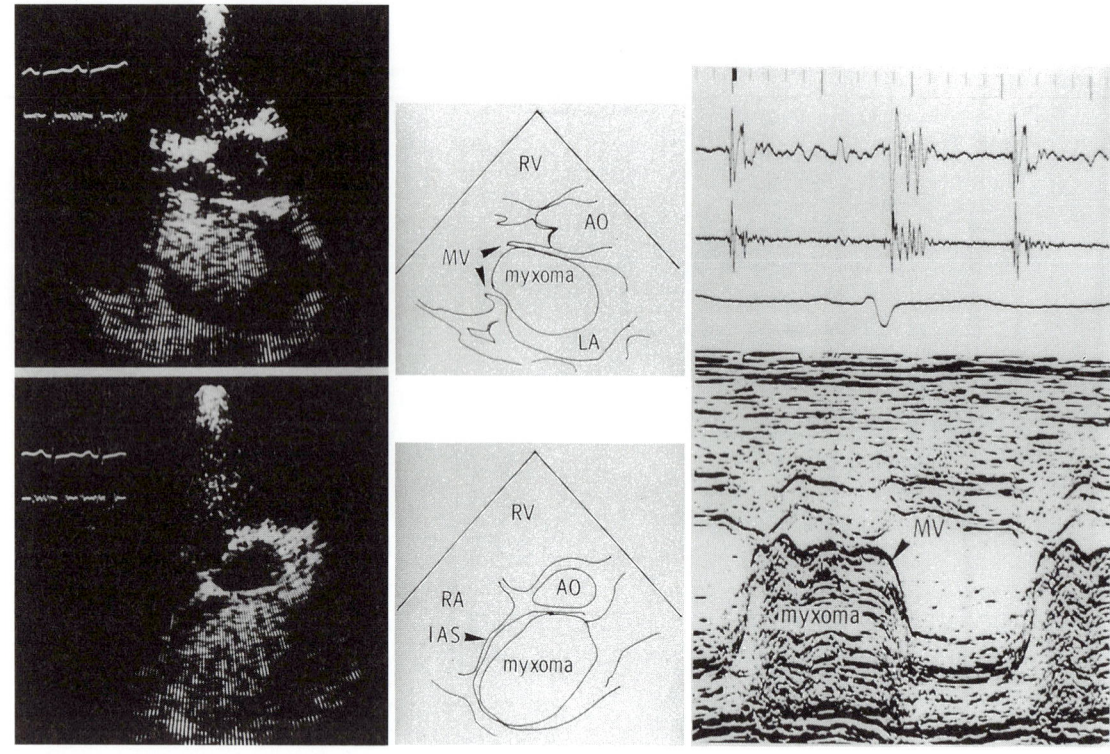

図 94 左心房粘液腫の心エコー図

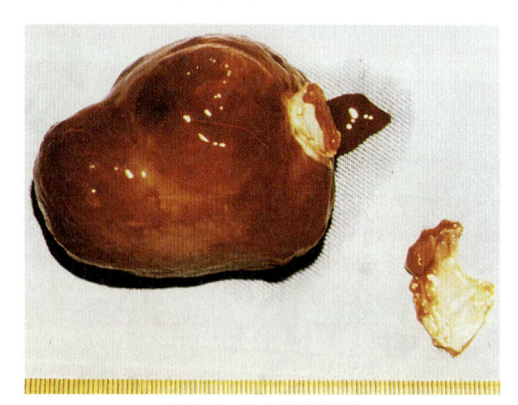

図 95 左心房粘液腫

　② **血管心臓撮影**　これは心内腫瘍の診断としてはもっとも確実な方法であるが，心エコー図の進歩によって必ずしも全患者に血管心臓撮影を行う必要がなくなっている．
　③ **コンピュータ断層撮影**　コントラストを用いると，きわめて明瞭に腫瘍を描出することができるので，有力な補助診断法となってきている．
　▶**治療**　心臓粘液腫の症状はしばしば急速に悪化するものであるから，診断がつき次第，早急に外科的に摘除する必要がある（図95）．胸骨正中切開によって心臓に到達し，体外循環下に腫瘍を摘除する．この際腫瘍の茎部あるいは基部の壁も十分に切除しておく方がよい．左心房粘液腫では，その茎付着部の心房中隔を広く切除し，これによって生じた欠損口はパッチで閉鎖する．術中には腫瘍の取り扱いに注意して，腫瘍片を心腔内に落とさぬように注意する．これによって腫瘍塞栓や播種の発生を防止することができる．
　▶**予後**　手術による死亡はほとんどなく，症状は劇的に改善する．遠隔成績も良好であり，再発や転移は非常にまれである．

付　その他の心臓腫瘍

1．原発性心臓腫瘍
　70％は良性腫瘍で，粘液腫に次いで多いものは横紋筋腫である．これはとくに小児に多い．脳の結節硬化症（tuberous sclerosis）を伴うことが多く，手術適応とはならないことが多い．その他に，脂肪腫，線維腫，奇形腫，血管腫，などもまれにみられる．これらの良性腫瘍は手術によって摘除される．
　悪性腫瘍の大多数は各種の肉腫であり，まれに中皮腫や悪性奇形腫がみられる．予後はきわめて

不良である．

2．続発性心臓腫瘍

続発性心臓腫瘍は原発性のものに比べはるかに多い．転移，浸潤，または血管内発育によって心臓に達する．原発としては，肺癌，悪性縦隔腫瘍，食道癌，乳癌，肝癌，悪性黒色腫などが多い．

表7　ペースメーカの3文字コード

第1文字	第2文字	第3文字
刺激部位	検出部位	反応様式
V（心室）	V（心室）	I（抑制）
A（心房）	A（心房）	T（同期）
D（心房，心室）	D（心房，心室）	D（抑制，同期）
	O（なし）	O（なし）

G　不整脈

1．徐脈とペースメーカ
bradycardia and pacemaker

▶ポイント

失神，眩暈，運動制限，うっ血性心不全などを伴う極度の徐脈はペースメーカ植え込みの適応となる．ペースメーカの種類としては固定レート型のデマンドペースメーカがもっとも繁用されていたが，最近ではより生理的なペーシングが行われることが多くなっている．

▶**病態生理**　徐脈の原因としては房室ブロック（heart block）と洞不全症候群（sick sinus syndrome；SSS）が多い．ある程度以下に心拍数が低下すると1回拍出量の増加が限界に達し，心拍出量が減少する．この影響をもっとも受けやすいのは中枢神経系であり，失神発作として現れる．これを **Adams-Stokes症候群** と呼ぶ．

▶**病因**

① **房室ブロック** atrioventricular block

ⓐ 後天性房室ブロック　His束あるいは脚枝の線維化による特発性房室ブロックがもっとも多い．心筋梗塞，拡張型心筋症，大動脈弁輪石灰化などもその原因となる．

ⓑ 外科的房室ブロック　心室中隔欠損閉鎖術，大動脈弁下狭窄切除術，大動脈弁置換術，三尖弁置換術に際してHis束が損傷された場合に起こる．

ⓒ 先天性房室ブロック

② **洞不全症候群** sick sinus syndrome

ⓐ 後天性洞不全症候群　心房および洞結節の線維化による特発性のものがもっとも多く，次いで虚血性心疾患に合併するものが多い．

ⓑ 外科的洞不全症候群　心房中隔欠損閉鎖術，Senningあるいは Mustard 手術，Fontan 手術などに際し洞結節が損傷された場合に起こる．

ⓒ 先天性洞不全症候群

▶**年齢，性**　房室ブロックおよび洞不全症候群のいずれにおいても，特発性のものが多いため高齢者の頻度が高い．特発性房室ブロックの平均発症年齢は70歳である．有意な性差はみられない．

▶**症状**　Adams-Stokes症候群（失神発作）およびうっ血性心不全が2大症状である．動悸，呼吸困難，狭心痛を訴えるものもある．洞不全症候群では徐脈のほかに，心房頻拍や心房粗細動を伴う患者があり，**徐脈頻脈症候群（bradycardia-tachycardia syndrome）** と呼ばれるが，この場合には動悸を主訴とすることが多い．

▶**診断**　通常の心電図のほか，Holter心電図が重要である．これらによって，完全房室ブロック，第2度房室ブロック，洞停止，洞房ブロック，洞徐脈，房室調律，徐脈頻脈症候群などの診断がなされ，症状との関連を確認することができる．

電極カテーテル法による電気生理学的検査も行われるが，その臨床的価値はそれほど高くない．His束電位図（His bundle electrogram）の記録，洞結節回復時間（sinus node recovery time）および洞房伝導時間（sinoatrial conduction time）の測定が行われている．

▶**ペーシングの適応**　絶対的適応はAdams-Stokes症候群やうっ血性心不全を合併する房室ブロックまた洞不全症候群である．外科的完全房室ブロックも突然死が多いためペーシングの適応と考えられている．

その他にAdams-Stokes症候群を起こしやすいと考えられるものに対して，予防的ペーシングが行われることがある．その主なものは心拍数40以下の高度徐脈，第2度H-Vブロック，心筋梗塞後の第2～3度房室ブロック，先天性H-Vブロックなどである．

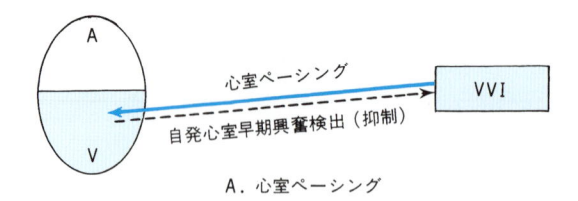

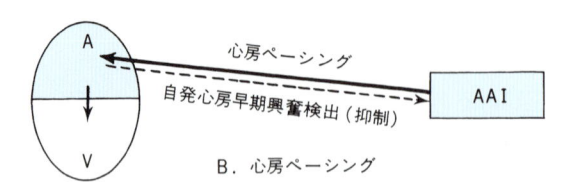

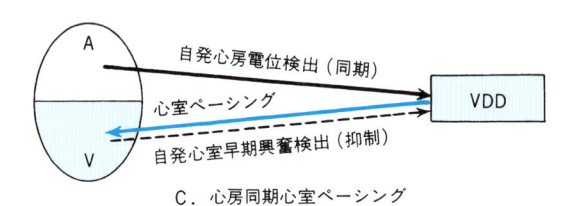

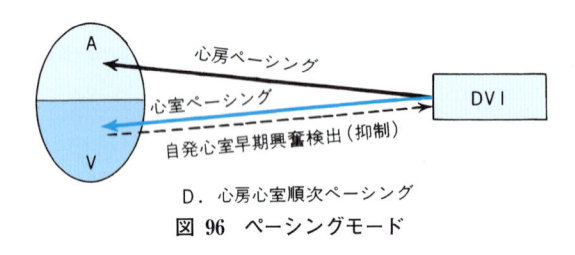

図 96 ペーシングモード

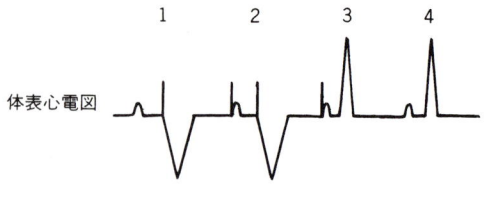

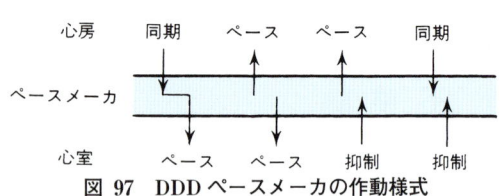

A. 心室ペーシング
B. 心房ペーシング
C. 心房同期心室ペーシング
D. 心房心室順次ペーシング

図 97 DDDペースメーカの作動様式
1. 心房同期心室ペーシング（VDD）　2. 房室順次ペーシング（DVI）　3. 心房ペーシング（AAI）　4. 自発心拍

▶**ペーシングの様式**　各種のペーシングモードがあり，わかりやすく表現するために3文字コードが使用されている（表7）．第1文字は刺激部位，第2文字は検出部位，第3文字は反応様式を示している．ここでは繁用されているペーシングモードについて説明する．

①**VVI**　心室デマンドペーシングである．早期に発生した自発心室興奮を感知して次のパルス発生を抑制する．この短所は心室充満に対する心房収縮の寄与がないことであり，長所は構造が単純で，ペースメーカの寿命が長いことである．

②**AAI**　心房デマンドペーシングである．早期に発生した自発心房興奮を感知して次のパルス発生を抑制する．長所は心室充満に対する心房寄与が保たれることであるが，房室伝導が正常でない患者には使用できぬことが欠点である．

③**VDD**　心房同期型心室デマンドペーシングである．検出された自発心房電位がペースメーカをトリガーして一定のPR時間後に心室ペーシングを行う．設定されたPR間隔内に発生した自発心室興奮は刺激パルス発生を抑制する．この長所は運動や情動に対応してレートが早くなり，しかも心房寄与が保たれていることである．短所としては心房と心室の2本の電極を必要とすることの他に，逆伝導のため回帰性頻拍が生ずる可能性があげられる．

④**DVI**　心房心室順次ペーシングである．早期に発生した自発心室興奮は感知され，次の刺激パルス発生を抑制する．洞不全が存在していても心室充満に対する心房寄与が保たれることが長所で，心房レートが増加すると房室同期が失われることが欠点である．

付1　DDDペースメーカ

これは心房，心室の両者のペーシングと自発電位検出が可能であり，同期および抑制の両様式で対応することができる．すなわち必要に応じて心房同期心室ペーシング，房室順次ペーシング，心房ペーシングなどに自動的に切り替わるものである．このためもっとも広い応用範囲がある．

付2　レート応答型ペースメーカ rate-responsive pacemaker

患者の生理的要求に応じて心室レートを増減させることができるペースメーカが開発されている．加速度，Q-T時間，温度，酸素飽和度などの変化を検出してレートを増減させるものである．

▶**ペースメーカの植え込み**　電極には経静脈電極

と心筋電極の2種類がある．前者は主として鎖骨下静脈を穿刺して挿入し，X線透視下に心室あるいは心房内に挿入する．後者は心臓を露出して縫着する．ペースメーカ本体は胸壁あるいは腹壁の皮下組織内にポケットを作って埋め込む．

合併症としては，電極離脱，閾値上昇，検出不全，電極破損，感染，ペースメーカ不整脈などがあげられる．

ペーシング患者の予後は心臓の基礎疾患に左右されるものであり，特発性の房室ブロックおよび洞不全症候群の遠隔予後は良好である．

2．WPW症候群
Wolff-Parkinson-White syndrome

ポイント

Wolff-Parkinson-White症候群とは，房室副伝導路（Kent束）によって生ずる心室早期興奮症候群である．心電図では，①PR短縮，②δ波の存在，および③QRS幅の増大によって診断される．心房粗細動や回帰性上室頻拍を生ずるものが非薬物治療の適応となる．マッピングなどの電気生理学的検査によってKent束の位置を同定し，これを焼灼あるいは切離することによって根治させることができる．

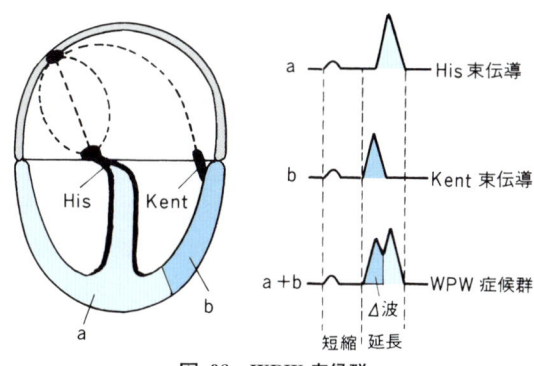

図98　WPW症候群

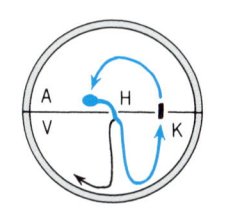

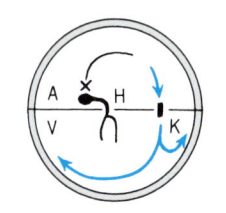

図99　WPW症候群にみられる頻拍
A．回帰性頻拍　B．偽性心室頻拍
H：His束　K：Kent束

▶**病態生理**　正常の心臓では，心房と心室の筋性連結はHis束のみである．洞結節に生じた電気的興奮は右心房底部の房室結節に達するが，この房室結節を通過するためにはかなりの時間を必要とする．房室結節を通った電気的興奮はHis束を速やかに通って心室に伝わる．

WPW症候群では，この正常な房室伝導のほかに，**Kent束**による房室副伝導が存在している．このKent束は房室結節を経由しないので，房室結節による電気的遅延の影響を受けることなく早期に心室に伝導される．したがって，心室の一部はKent束によって早期に興奮し，他の部分はHis束によって正常に興奮する（**早期興奮症候群 preexitation syndrome**）．心電図はこの両者の融合収縮の波形となり，PR延長，δ波，QRS幅の増大がみられる．

WPW症候群にみられる頻拍には2種類のものがある．第1はHis束とKent束という二つの房室伝導路を回旋する**回帰性頻拍**（reciprocating tachycardia）である．通常はHis束を順行，Kent束を逆行するもので，この場合にはQRS幅が狭い頻拍である．この反対にまれにKent束を順行，His束あるいは第2のKent束を逆行する回帰性頻拍があるが，この場合にはQRSの幅が広くなる．第2の頻拍は心房粗細動の合併で，Kent束の有効不応期が短い場合には心室の拍動数が著しく増大し，時に心室細動へ移行することがある．この場合はQRS幅が広く，**偽性心室頻拍**（pseudo-ventricular tachycardia）とも呼ばれる．

▶**頻度**　心電図上のWPW症候群は健康成人の0.25％に認められるが，このうち頻拍発作を有するものは2％にすぎない．他の心臓奇形を合併しないものが大多数であるが，合併心奇形としてはEbstein奇形が多い．

頻拍発作の80％は発作性上室頻拍の形をとる回帰性頻拍で，15％が心房細動，5％が心房粗動である．

▶**年齢，性**　あらゆる年齢にみられ，男性にやや多い．

▶**症状**　頻拍発作を伴わないものは無症状である．頻拍発作の症状としては，動悸を主訴とする

ものが多いが，これに急性心不全の症状を伴うものもある．半数近くに失神の既往があり，中には心停止により心蘇生術を受けた既往を有するものもある．

▶**診断** WPW症候群の診断は典型的な心電図によって容易になされる．δ波の形状によってKent束の部位診断もある程度可能である．V_1のδ波が上向きであれば左心型（A型），上向きから下向きに移行する2相性であれば右心型（B型），下向きであれば中隔型（C型）であり，Ⅱ，Ⅲ，aV_Fのδ波が上向きであれば前方，下向きであれば後方にKent束が存在しているといわれている．

術前検査としては電極カテーテル法による電気生理学的検査（electrophysiologic study）が重要である．これによってKent束の存在の確認，その部位診断および有効不応期の測定がなされ，さらに頻拍の誘発試験が行われる．

▶**治療，予後** WPW症候群で頻拍発作を伴う患者のうち次のものが非薬物的治療の適応となる．

① 心房粗細動でKent束の有効不応期の短いもの（220 msec以下）．

② 上室頻拍では，若年者あるいは薬物抵抗患者．

非薬物的治療としてはカテーテル焼灼術（catheter ablation）と手術的切離術（operative division）がある．カテーテル治療ではまず**心内膜マッピング（endocardial mapping）**によってKent束の位置の同定を行い，カテーテルから高周波通電を行う．

手術ではまず**心外膜マッピング（epicardial mapping）**によってKent束の位置の同定を行い，体外循環下に心内膜側より副伝導路切離（division of accessory pathway）を行う．心外膜側からの凍結手術（cryoablation）も行われている．

手術成績は良好である．

　付　**潜在性房室副伝導路** concealed atrioventricular conduction pathway

Kent束が逆伝導のみ可能である場合で，回帰性の上室頻拍を引き起こす．発作性上室頻拍の20%はこの潜在性WPW症候群によるものである．Kent束の同定には，頻拍下あるいは心室ペーシング下の心房マッピングが必要である．

3. 心室頻拍
ventricular tachycardia（VT）

▶**ポイント**

生命の危険があると思われる再発性の心室頻拍には手術治療が考慮される．現在のところペーシングによって誘発可能な心室頻拍のみが手術対象となっている．心筋梗塞後の心室頻拍がもっとも多く，これに対しては心内膜切除術が行われている．

▶**病態生理** 心室頻拍は自動能亢進，re-entry，誘発電位など異なった機序によって発生するものであり，後2者ではペーシングによって誘発することができる．いずれにせよ異常興奮が心室の一部に発生し，心室全体に伝導されるものであり，マッピングによってその発生源を同定することができることが多い．

虚血性心疾患に合併する心室頻拍では，この発生源は心内膜側に近く，不整脈源性右室異形成症（arrhythmogenic right ventricular dysplasia）では心外膜側に近いといわれている．このため前者では心内膜マッピング（endocardial mapping），後者では心外膜マッピング（epicardial mapping）が有用である．

▶**病因** 心室頻拍の75%は虚血性心疾患，ことに心筋梗塞に伴うものである．このうち70%の患者は心室瘤を伴っている．心室頻拍の25%は非虚血性で，このうちもっとも多いのは不整脈源性右室異形成症であり，その他に不整脈源性左室異形成症，特発性左室瘤，拡張型心筋症，肥大型心筋症，心臓腫瘍，僧帽弁逸脱症候群などもその原因となる．

▶**症状** 動悸，失神発作を主徴とするものが多いが，心室細動に移行し心蘇生術を受けた既往を有するものも少なくない．

▶**診断** 術前検査としては，電極カテーテル法による電気生理学的検査（electrophysiologic study）が必要である．ペーシングによって心室頻拍を誘発し，心内膜マッピングを行う．これによって最早期興奮部位を見出す．

▶**治療，予後** ペーシングによって誘発可能な心室頻拍症のうち，次のものが手術適応となる．

① 心筋梗塞急性期以降に心室細動を発生した

もの．

②抗不整脈薬投与下で，心室頻拍が発生するかペーシングで誘発されるもの．

手術は虚血性心室頻拍においては，誘発心室頻拍下に心外膜マッピングを行ったのち，体外循環を開始する．梗塞部に左心室切開を加え，誘発心室頻拍下に心内膜マッピングを行って最早期興奮部位を同定し，この周囲の心内膜および心内膜下心筋を剝ぎ取るように切除し，その周辺を凍結する．この方法は**心内膜切除術（endocardial resection procedure；ERP）**と呼ばれている．

不整脈源性右室異形成症のような非虚血性心室頻拍では，まず誘発心室頻拍下に心外膜マッピングを行って最早期興奮部位を見出し，この部位を中心に心室切開（ventriculotomy）および凍結（cryoablation）を行うことが多い．

本症では心機能低下例が多いため，手術死亡率は10％に達している．耐術例の80％はペーシングによっても心室頻拍は誘発されないが，このような患者の中にも遠隔期には心室頻拍再発が5％にみられている．

付 植込み型除細動器

心室頻拍の根治手術が困難な患者や心室細動患者に対して試みられている方法である．従来は心臓に手術的に2個の電極を装着し，これをリードで植え込み型除細動器に接続するものであった．除細動器は自動的に心室頻拍あるいは細動を検出し，高電圧ショックをかけるものである．最近の機種では経静脈性リードで通電可能となっている．

4．心房細動 atrial fibrillation

▶**病態生理** 心房細動では，心房内を不規則かつ多数の回路を通って興奮が旋回する．このため絶対性不整脈となる．心房の有効な機械的収縮が消失し，心房と心室の同期が失われるので，心臓のポンプ機能が低下する．また心房収縮がなくなるため心房内に血栓形成が生じ，塞栓症の原因となる．

▶**病因** 心房細動では明らかな基礎心疾患を認めない場合も少なくなく，これを lone atrial fibrillation と呼ぶ．

基礎疾患としては，冠状動脈疾患，僧帽弁膜症などの弁膜疾患，心筋症，甲状腺機能亢進症，心房中隔欠損症など多種類のものがあげられる．

いずれにしても心房壁に器質的な変化が生じ，これに基づく心房内伝導障害によって心房内に興奮旋回が発生するものである．

▶**症状** 心房細動には発作性心房細動（paroxyomal atrial fibrillation；PAF）と慢性心房細動（chronic atrial fibrillation）があり，発作性の場合には動悸，胸部不快感などの自覚症状が強いことが多いが，慢性の場合には心房細動のみでは自覚症状を欠くことが多い．

心拍数が多く，基礎心疾患を有する場合には心不全となることがある．

左房血栓が原因となって塞栓症が発生することがある．とくに脳塞栓症の原因としての心房細動は近年重視されてきている．発作性心房細動が除細動されて洞調律に戻った際に，細動下に形成された血栓が飛ぶことが多いことが知られている．

▶**診断** 絶対性不整脈であり，心電図で400〜600/分の不規則な鋸歯状波（f波）が認められる．

発作性心房細動患者で手術適応を考慮する場合には，Holter心電図および電気生理学的検査による洞結節機能などの評価が必要である．

▶**治療** 心房細動の一般的な治療ならびに予防法としては，抗不整脈薬療法と抗凝固療法があるが，その他に緊急治療として直流除細動（cardioversion）が行われている．近年ではこれに加えて外科的療法やカテーテル治療という非薬物的治療が行われるようになってきた．

手術適応としては，①再発性の発作性心房細動で患者の社会生活に障害が生じているもの，②塞栓症の既往のある心房細動，③冠状動脈疾患，僧帽弁膜症，心房中隔欠損症などのため手術を受ける患者で，発作性あるいは慢性心房細動を有するものなどがあげられている．

手術は人工心肺を用いて右心房，心房中隔，左心房に複雑な切開を加え，洞結節から心房の各領域への興奮伝播を一方向性のものとすることによって，re-entryが起こらないようにするものである．この手術はCoxの創案したもので**迷路手術（Maze手術）**と呼ばれている（図100）．術式には簡略化が加えられ，現在では肺静脈周囲の切開だけでも満足すべき結果が得られるとされている．

右心房　心房中隔　左心房
図 100　Maze 手術

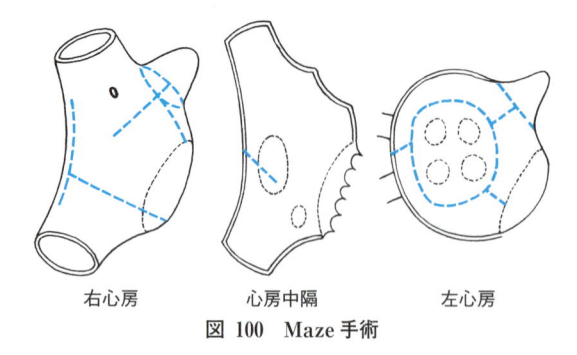

さらに肺静脈周囲のカテーテル焼灼術（catheter abration）の有効性も実証されてきている．

手術死亡率は低く，発作性心房細動の心房細動再発率は低い．慢性心房細動の細動消失率は 80% 程度であるが，必ずしも全患者が有効な心房機能を有しているとはいえない．Maze 手術の後に洞不全のためペースメーカ植え込みを必要とする患者が少なくなく 25% に達している．これには術前から洞機能不全を有している患者も含まれている．

H　心臓損傷 cardiac injury

▶**ポイント**

心臓損傷は胸部外傷に伴うことが多いので，胸壁が穿通されたか否かによって穿通性損傷と非穿通性損傷とに分類されている．穿通性損傷としては，わが国では銃創は少なく，ナイフなどによる刺創が多いという特徴がある．一方，非穿通性損傷としてはハンドル外傷など交通事故に伴うものが増加している．

心臓壁に損傷が生ずると，心膜腔内に出血をきたし，心タンポナーデとなることが多い．さらに心膜自体にも損傷が加わると血胸となり，出血性ショックの症状を呈する．

▶**分類**　同時に胸壁が穿通されたか否かによって，穿通性損傷（penetrating injury）と非穿通性損傷（blunt injury）に分類される．
▶**原因**　穿通性損傷は刃物や銃弾によることが多い．非穿通性損傷は交通事故によるものが多い．

最近注目されているのは，自動車の衝突に際して運転者が前胸部に受ける**ハンドル外傷**（steering wheel injury）である．この場合には，胸腔内圧が急に上昇し，心腔内圧の上昇を招き，心房壁や弁などの損傷，心膜の破裂をきたすことがある．さらに，衝突に伴う急激な速度の減少は，心大血管内の血液の慣性によって，これらの心大血管と胸壁の固定部に強い力が加わり，その部位の損傷をきたす．心臓カテーテル法検査に伴う医原性心臓損傷も少なくない．
▶**症状**

①**心臓挫傷** cardiac contusion　心筋の断裂や血腫などによるもので，心電図上 ST-T 変化などの心筋梗塞様所見を呈することが多いが，刺激伝導障害を呈することもある．

②**心臓破裂** cardiac rupture　心臓自由壁の損傷は，その大きさと心膜の同時損傷の有無によって異なる症状を呈する．大破裂であれば，心電図は記録されるが血圧がまったく得られない状態，すなわち electromechanical dissociation となり，ほとんど即死に近い状態となる．破裂口がそれほど大きくなければ，**心タンポナーデ型**あるいは**血胸型**のいずれかとなる．心膜の損傷がないか，比較的小さい場合には心膜腔内の血液貯留によって心タンポナーデ型となり，心膜の損傷が大きい場合には心腔より出血した血液が胸腔内に流出して血胸となって出血性ショックの症状を呈する．

③**その他の心臓損傷**　中隔破裂，弁，乳頭筋，腱索の損傷も報告されている．これらの場合には心雑音とショックが定型的な症状である．
▶**診断**　受傷時の状況から明らかな場合も少なくないが，疑わしい場合には心エコー図によって心膜腔内の血液貯留の有無を知ることがもっとも大切である．
▶**治療**　血胸，心タンポナーデを呈するものではただちに手術治療を行うことを考慮する．この際には人工心肺の準備を待たずに手術を行うのがよい．心室の創は出血部を指でおさえて縫合し，心房の創は止血鉗子をかけて縫合止血できることが多いからである．

9 血管

1. 検査法

ポイント

動脈閉塞の診断で大切なことは四肢の動脈を触れることであり、次にドプラ血流計を用いた血圧の測定が重要である．

手術適応を決めるには動脈造影（最近ではDSA）が不可欠である．

動脈瘤の診断は超音波検査，CT（またはMRI），動脈造影でなされ，静脈閉塞の診断は四肢の腫脹，表在静脈の怒張などの視診および静脈造影が重要である．

血管疾患は動脈血行障害，動脈瘤，静脈疾患の三つに分けられ，それぞれに適した検査法がある．

A. 動脈血行障害

1. 理学的検査

動脈閉塞の診断は，問診と視診，触診，聴診などの一般理学的検査が基本となる．

① **Allen テスト** 尺骨動脈閉塞の診断法で，手関節部で橈骨動脈を指で圧迫しつつ手指の開閉を行わせる．運動後手掌部の色調の回復が遅れる場合が Allen テスト陽性である．

② **Buerger テスト** 動脈閉塞肢は四肢の挙上により四肢末梢部は蒼白となり，下垂により暗赤色となる．

③ **静脈充満時間** venous filling time 患肢を挙上しマッサージで皮静脈を空虚にする．次に患肢下垂させて静脈が血流により再充満するまでの時間を測定する．正常肢では数秒で充満するが，患肢では延長する．

④ **跛行検査** 歩行させて患肢の筋肉疼痛が起こるまでの時間，距離を測定する．

2. 超音波ドプラ法

ドプラ血流計を用いて四肢の血圧を測定する方法は広く用いられている．**足関節血圧（ankle pressure）**と上肢血圧を測定する．ankle pressure index（API．足関節/上肢血圧）は正常では1.0以上であるが，動脈閉塞肢では低値を示す．血流波形から血流量を測定する方法も用いられる．

3. 容積脈波計 plethysmography

四肢の任意の部位（指趾，下腿，前腕など）の容積の変化を電気信号に変えて脈波を記録する．光電脈波，ストレンゲージ脈波，インピーダンス脈波，空気脈波，水脈波がある．患肢では正常肢と比べて脈波の立ち上がり勾配が鈍化し，振幅が減少する．

4. サーモグラフィ thermography

四肢の温度分布を画像に表示し解析する方法である．赤外線サーモグラフィがもっとも多く用いられる．

5. 動脈造影

動脈血行障害の最終的診断法である．閉塞の部位と程度，側副血行路の発達を知り，血行再建術の適応と術式を決定するうえで重要である．直接連続撮影法が広く行われてきたが，最近ではDSA（digital subtraction angiography）法が用いられる．

B. 動脈瘤

1. 単純X線像

胸部大動脈瘤は無症状のことが多く，胸部X線写真で偶然に異常陰影として発見されることが少なくない．

2. 超音波検査

腹部大動脈瘤の診断にもっとも簡便で有用である．上行大動脈瘤や大動脈弁輪拡張症（annuloaortic ectasia；AAE）では，上行大動脈と弁輪

の拡張，壁の性状が診断できる．解離性大動脈瘤では，内膜フラップ（intimal flap）と心囊液貯留をみるために最初に行う検査である．

3．X線CT

胸部と腹部の動脈瘤の形状と壁在血栓の診断に大切な検査法である．解離性大動脈瘤の intimal flap の検出と解離腔の血栓形成の診断に有用である．

4．MRI（magnetic resonance imaging）

X線CTと比較して，造影剤の必要がない，放射線被曝がない，自由な断面像が得られることが特徴である．とくに大動脈弓部病変の立体感が捉えやすい．血管内腔の血流遅延と血栓形成の判別が困難なことがある．

5．動脈造影

動脈瘤の直径や壁在血栓をみるためにはX線CTが優れているが，瘤全体を立体的に捉えたり，瘤と大動脈主要分枝との関係を知るために，術前検査として不可欠となっている．解離性大動脈瘤の entry の部位診断や，解離腔の血流状態をみる目的には，シネ撮影が直接連続撮影や DSA よりも優れている．

C．静脈疾患

1．理学的検査

① **Homans 徴候** 深部静脈血栓症の患者では，膝関節を伸ばした状態で足関節を背屈させると腓腹筋に痛みを生じる．

② **Trendelenburg 試験** 下肢静脈瘤（varicose vein）患者の大伏在静脈弁機能，穿通枝弁不全を検査する方法である．大腿上部を緊縛したまま起立させると，起立後ただちに静脈瘤が充満すれば穿通枝弁不全，緊縛解除後に充満すれば大伏在静脈弁不全である．

③ **Perthes 試験** 深部静脈の開存を検査する方法である．立位で大腿上部を緊縛し，膝の屈伸運動をさせる．静脈瘤が増悪すれば深部静脈の閉塞か穿通枝弁不全が疑われる．

2．静脈造影

下肢静脈血栓症と静脈瘤がその対象となる．踝上部を駆血帯で縛り，足骨静脈に造影剤を注入する．深部静脈の開存，穿通枝弁機能をチェックする．静脈造影は上大静脈症候群や下大静脈閉塞症の診断にも用いる．

2．手術手技

ポイント

血管手術には微細な操作に適する手術器具と血管縫合糸が用いられる．また細い血管の吻合は拡大鏡を使うと確実である．血行再建の術式には Fogarty バルーンカテーテルを用いた塞栓または血栓摘除術，血栓内膜摘除術，自家静脈や人工血管を使用したバイパス術がある．最近ではバルーンカテーテルを用いた**経皮的血管形成術**（percutaneous transluminal angioplasty；**PTA**），レーザーによる血管形成術（laser angioplasty）も行われるようになった．

A．手術器具

血管をできるだけ損傷せず，微細な操作に適する器具が用いられている．代表的なものに種々の血管鉗子，ブルドッグ鉗子があり，持針器，鑷子，剪刀なども血管操作がしやすいものが用いられる．

B．血管露出法

血管剝離は病変部のみでなく，その中枢側と末梢側の健常血管を十分に露出することが重要である．とくに破裂性動脈瘤や仮性動脈瘤では，中枢と末梢血管にテープをかけた後に瘤剝離を行い大出血に対処する．

C．血管遮断法

血管縫合を無血視野で行うために，血管鉗子を中枢側と末梢側にかけて血流を一時的に遮断する．血管鉗子を用いない方法として，テープをタニケット（tourniquet）で絞めつける方法や，バルーンカテーテルを用いて血行遮断する方法もある．

D．血管縫合法

血管縫合は糸つき無傷針（atraumatic needle）を用いる．ポリプロピレン単糸と加工ポリエステル複合糸が用いられる．1点支持または2点支持の1層連続縫合が基本である．

E．血行再建術

1．塞栓摘除術 embolectomy，血栓摘除術 thrombectomy

塞栓症や血栓症の急性動脈閉塞に対してはFogartyバルーンカテーテルを用いて塞栓または血栓摘除術を行う．

2．血栓内膜摘除術 thromboendarterectomy

血栓を含めて内膜と中膜の内層を摘除する方法である．比較的口径の大きな動脈（総頸動脈分岐部，腸骨動脈，大腿動脈）で，病変が限局している場合がよい適応となる．

3．代用血管移植術 grafting

代用血管には生体血管（自家静脈，臍帯静脈Biograft）と合成人工血管（ダクロン，テフロン，ゴアテックスなど）がある．吻合法には端々吻合，端側吻合，側々吻合がある．腹部大動脈，大腿動脈領域の血行再建にはY-グラフトを用いたバイパス術や代用血管置換術が行われる．

4．補助手段

腎動脈下腹部大動脈や四肢動脈は数時間の血流遮断に耐えうるので，術中の補助手段は必要ない．しかし，胸部大動脈，腎動脈上の腹部大動脈，頸動脈では，末梢の虚血に対して何らかの術中補助手段が必要となる．一時的バイパス，左心バイパス，低体温，部分体外循環，完全体外循環，脳分離体外循環，逆行性脳灌流などの補助手段を病型により選択して，虚血による合併症を防止する（図1）．

A 大動脈および主要分枝の疾患

1．大動脈瘤 aortic aneurysm

ポイント

動脈瘤の成因のほとんどは動脈硬化症であり，症状がないことが多く，診断のきっかけは胸部X線異常陰影，腹部の拍動性腫瘤などが多い．

手術術式は人工血管置換術が基本術式である．腹部大動脈瘤の手術には補助手段は必要ないが，上行大動脈瘤に対しては完全体外循環，弓部大動脈瘤に対しては脳分離体外循環，超低体温下循環停止，逆行性脳灌流，胸部下行大動脈瘤に対しては一時的バイパス，左心バイパス，部分体外循環などの補助手段が用いられる．

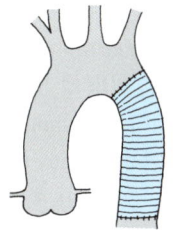

大動脈の病変によって壁の脆弱化が起こり，大動脈の全周または限局的に瘤化をきたす．大動脈解離によって瘤化する場合は，解離性大動脈瘤と呼ばれる．

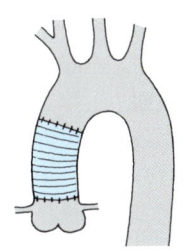

図1 胸部大動脈手術の補助手段

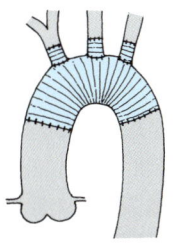

補助手段　完全体外循環　　　脳分離体外循環　　　部分体外循環
　　　　　　　　　　　　　　超低体温下循環停止　　左心バイパス
　　　　　　　　　　　　　　逆行性脳灌流　　　　　一時的バイパス

A．上行大動脈置換　　B．弓部大動脈置換　　C．下行大動脈置換

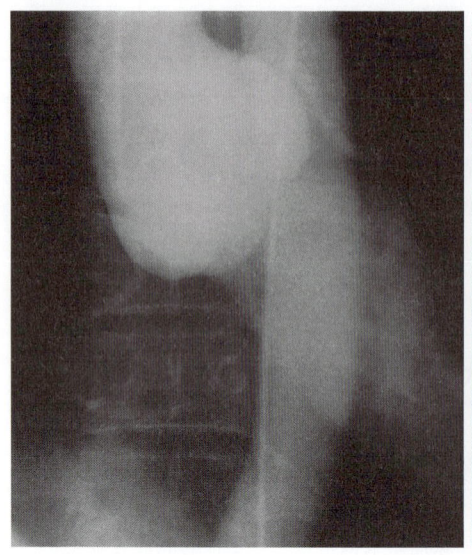

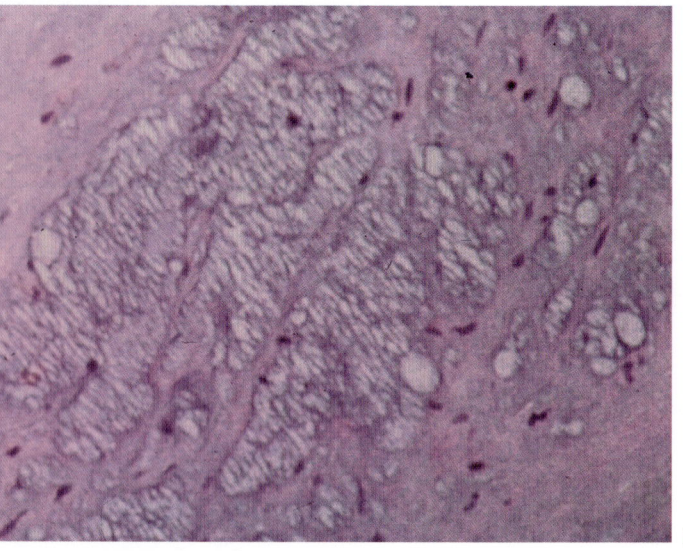

図2 Marfan症候群に伴うAAE
大動脈（A）は大動脈基部の拡張と大動脈弁閉塞不全を示し，病理所見（B）は嚢胞状中膜壊死（cystic medial necrosis）を示す．

A．胸部大動脈瘤
thoracic aortic aneurysm（TAA）

▶**成因** 動脈硬化症が圧倒的に多い．他には非特異的炎症（大動脈炎症候群，Behçet病）や中膜変性（**Marfan症候群**）があり，特異的炎症（梅毒，結核）は近年きわめてまれである．外傷に起因するものは仮性動脈瘤となることが多く，細菌性（感染性）や先天性のものもまれである．

▶**病型** 発生部位によって上行，弓部，下行，胸腹部大動脈瘤に分けると，手術補助手段法がそれぞれに異なるので便利である．上行大動脈瘤の中で大動脈弁輪拡大と大動脈弁閉鎖不全を伴う患者は，大動脈弁輪拡張症（AAE）と呼ばれる．この場合にはMarfan症候群が多く，病理所見は**嚢胞状中膜壊死（cystic medial necrosis）** を示す（図2）．内膜，中膜，外膜の3層を有する瘤は**真性動脈瘤（true aneurysm）** であり，外傷後や破裂，穿孔後の瘤壁は3層を有しておらず**仮性動脈瘤（false aneurysm）** と呼ばれる．また形状によって紡錘状（fusiform）と嚢状（saccular）に分けられる．胸部の大動脈瘤が横隔膜下の腹部大動脈主要分枝に及ぶものは，**胸腹部大動脈瘤（thoracoabdominal aneurysm）** と呼ばれる．

▶**発生頻度** 剖検例の2～6%に大動脈瘤を合併するといわれ，胸部大動脈瘤はその1/3を占める．50～70歳に多く，男女比は4：1と男性に多い．

▶**症状** 無症状のことが多い．疼痛は胸痛，背部痛など漠然とした鈍痛が主体であるが，激痛は切迫破裂（impending rupture）の徴候である．隣接臓器の圧迫症状として，気管・気管支圧迫による呼吸困難，上大静脈圧迫による**上大静脈症候群（SVC syndrome）**，食道圧迫による嚥下困難，神経圧迫による嗄声，**Horner症候群**がある．胸腔内に破裂すると血胸，ショックとなり，心囊内に破裂すると心タンポナーデ，ショックとなる．肺に穿孔すると喀血，消化器に穿孔すると吐血，下血が初発症状となることがある．AAEでは，大動脈弁閉鎖不全による心不全が主症状となる．

▶**診断**

①**胸部X線像** もっとも簡便で有用な検査法であり，縦隔陰影の拡大として発見されることが多い（図3A）．縦隔腫瘍との鑑別を要する．胸水貯留は破裂または切迫破裂を疑う．また気管・気管支の圧排像（図3B）や食道造影の併用にて食道圧排像を認めることがある．

②**X線CT** 大動脈瘤の部位，大きさ，壁在血栓の状態を知るうえで欠かせない検査法となっている．縦隔腫瘍との鑑別にも有用である．

③**MRI-CT** X線CTと基本的には同じであるが，自由な断面像が得られることからとくに弓部大動脈瘤の立体像がつかみやすい．

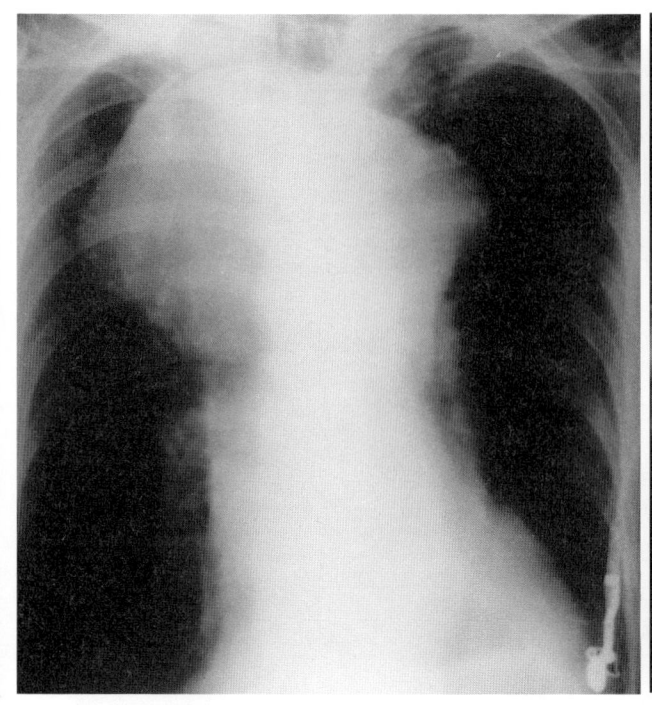

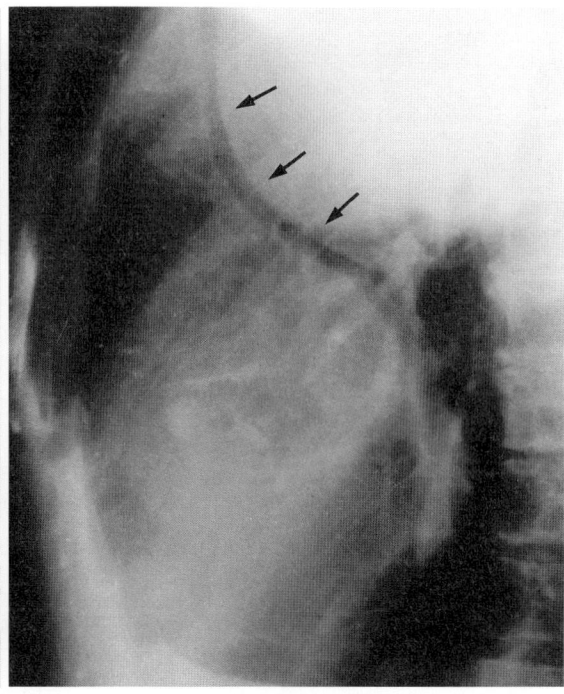

A. 胸部X線像（正面）   B. 胸部X線像（側面）

図3 弓部大動脈瘤
気管の著明な圧迫狭窄（↑）を示す．

④ **大動脈造影** 大動脈瘤の最終診断として重要である．大動脈瘤の形状，範囲のみでなく，大動脈主要分枝との関係をつかみ，手術術式のプランを立てる際に役立つ．動脈瘤の外径を計測するには，X線CTの方が優れている．

▶ **治療** 手術が根本的治療であり，降圧薬などの保存的治療は術前・術後の補助療法として，あるいは手術禁忌患者が対象となる．手術術式は人工血管置換術（grafting）が基本である．人工血管はwoven Dacronがもっともよく用いられている（総論15章195頁参照）．他に被覆法（wrapping），瘤空置法（exclusion），パッチ閉鎖法などの方法も行われるが，特殊な例に限られる．

① **上行大動脈瘤** 人工血管置換術が行われる．瘤が限局的な囊状（saccular）なものであればパッチ閉鎖法が例外的に選択される．補助手段として心臓を一時的に止める完全体外循環法が用いられる．AAEに対する術式として，**弁付きグラフト（composite graft）**を用いた**Bentall手術**が行われる．その変法としてCabrol手術，Carrelパッチ術式などがある（図4）．大動脈弁は正常であるが，大動脈弁輪部あるいはsinotubular junctionが拡大して大動脈弁逆流が生じた患者に対して，自己弁温存手術（David手術，Yacoub手術）が最近行われるようになった．

② **弓部大動脈瘤** 弓部大動脈の人工血管置換術に加えて，弓部分枝再建が必要となる．補助手段としては完全体外循環のみでは不十分で，何らかの脳保護対策を要する．もっとも一般的に用いられる方法として，**脳分離体外循環法と低体温法**があり，**超低体温下循環停止法**も併用される．また最近では低体温法に逆行性脳灌流法が併用されるようになった．その他に上行大動脈から腕頭動脈と左総頸動脈へY字グラフトを置き，体外循環下に弓部大動脈を置換する方法（Larmi）もあったが，現在ではほとんど用いられていない．

③ **下行大動脈瘤** 左後側方開胸下の人工血管置換術が基本術式である．単純遮断のみで行う人もあるが遮断時間が20～30分が限度であり，対麻痺予防のためにいくつかの補助手段が用いられる．人工血管やバイパスチューブを用いた**一時的バイパス法**，左心房脱血と大腿動脈送血による**左心バイパス法**，大腿静脈または肺動脈脱血と大腿動脈送血による**部分体外循環法**などがある．瘤の

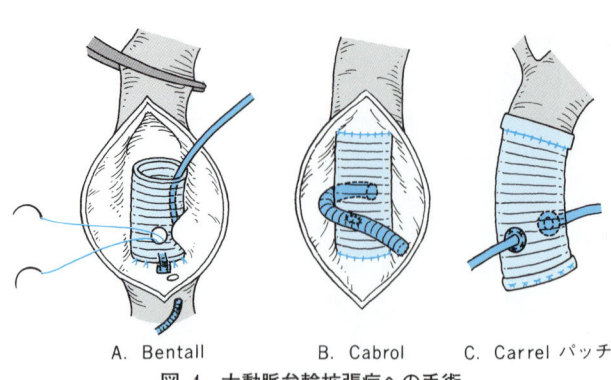

A. Bentall　　B. Cabrol　　C. Carrel パッチ
図4　大動脈弁輪拡張症への手術

中枢側遮断が困難で危険な遠位弓部大動脈瘤や巨大下行大動脈瘤に対して，超低体温下循環停止法を用いて開放下にグラフト中枢側吻合が行われるようになった．この際，中心静脈圧を上げて逆行性脳灌流法を併用することもある．瘤空置法はまず extra-anatomical bypass グラフトを置き，permanent clamp や縫合により瘤中枢と末梢を閉鎖する方法であるが，開胸が困難な患者など特殊例に限られる．

いかなる補助手段を用いても対麻痺は数パーセントに発生するといわれている．そこで脊髄虚血の術中モニターとして，**体性感覚誘発電位**（somatosensory evoked potentials；**SEP**）や**脊髄誘発電位**（evoked spinal cord potentials；**ESP**）が最近用いられている．

④ **胸腹部大動脈瘤**　手術アプローチは胸腹部連続切開（spiral incision）が選択される．手術補助手段は胸部下行大動脈と本質的には同じであるが，対麻痺の発生頻度が高いのでとくに脊髄保護と腎臓，腸管，肝臓などの腹部主要臓器の保護も考えねばならない．手術は胸腹部大動脈の人工血管置換と主要分枝再建が行われる．肋間動脈および腹部分枝を人工血管と直接端側吻合する Crawford 術式と，小口径人工血管を介在させる interposition 法（図5）がある．

B. 腹部大動脈瘤
abdominal aortic aneurysm（AAA）

▶**成因**　動脈硬化症が圧倒的に多い．その他に特異的炎症（梅毒，結核），非特異的炎症（大動脈炎症候群，Behçet 病），Marfan 症候群，感染性動脈

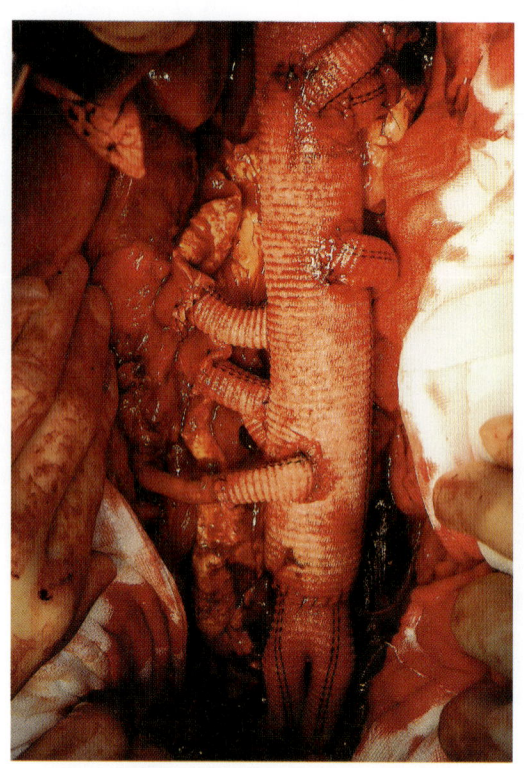

図5　胸腹部大動脈瘤手術（DeBakey 術式）
小口径人工血管を用いた肋間動脈と腹部分枝再建．

瘤（mycotic aneurysm），外傷性動脈瘤などがある．

▶**病型**　腎動脈分岐下の腹部大動脈が95%を占める．腸骨動脈に限局するものは腸骨動脈瘤と呼ばれ，水腎症を合併することがある．年齢は60〜70歳代に多く，男女比は4：1である．

▶**症状**　無症状のことが多い．拍動性腫瘤として本人が気付くこともある．腰痛，腹痛の圧迫症状を主訴とすることもある．激しい腹痛は切迫破裂または破裂を考えて対処する．まれではあるが，穿孔による消化管出血をきたしたり，下大静脈に穿孔すると**大動脈-下大静脈瘻**（aorto-caval fistula）を形成し，心不全や下肢浮腫の症状を呈する．

▶**診断**

① **理学的所見**　触診で拍動性腫瘤を触知する．心窩部で腫瘤の上縁を触れれば，腎動脈下の動脈瘤と考えてよい．連続性雑音を聴取すれば，大動脈-下大静脈瘻を疑う．

② **腹部単純X線**　瘤壁の石灰化をみることがある．

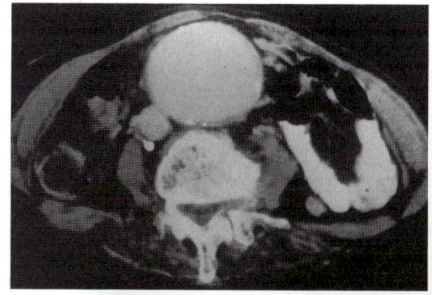

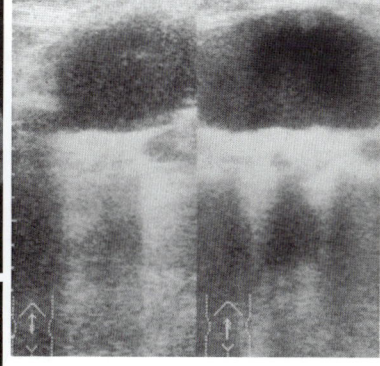

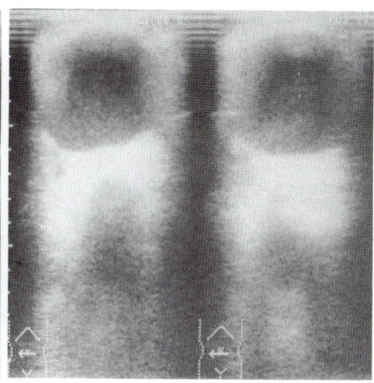

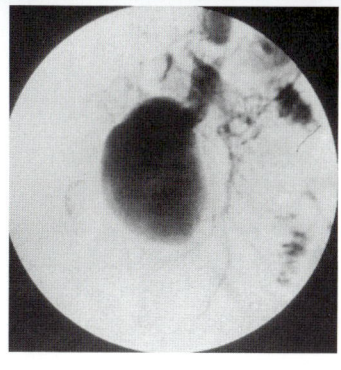

図6 腹部大動脈瘤の診断
CT, DSA, 腹部エコーを示す.

③**腹部エコー** 簡便で有用な検査法である（図6）. 壁在血栓の状態, 瘤の大きさなどがよくわかる. スクリーニング法として, または保存的治療をする際の経時的観察法として優れている.

④**X線CT** 造影CTを施行すると, 瘤の大きさ（外径, 内径）, 壁在血栓など鮮明に判読できる.

⑤**大動脈造影** 最近ではDSAが主に行われている. 腹部大動脈分枝と末梢run offの状態を知るうえで欠かせない検査である. とくに瘤が巨大である場合や, 大腿動脈の拍動が弱い場合は必ず施行する.

▶**手術適応** 動脈瘤の外径が5～6cm以上である場合, とくに増大傾向があれば手術の絶対的適応となる. それ以下でも破裂することがあるので, 若年者であれば手術適応となる.

▶**外科治療** 人工血管置換術を行う. 瘤が腸骨動脈に及ぶ場合はY字型人工血管を使用する（図7）. 縫合糸は非吸収性の針付き合成糸を用いる.

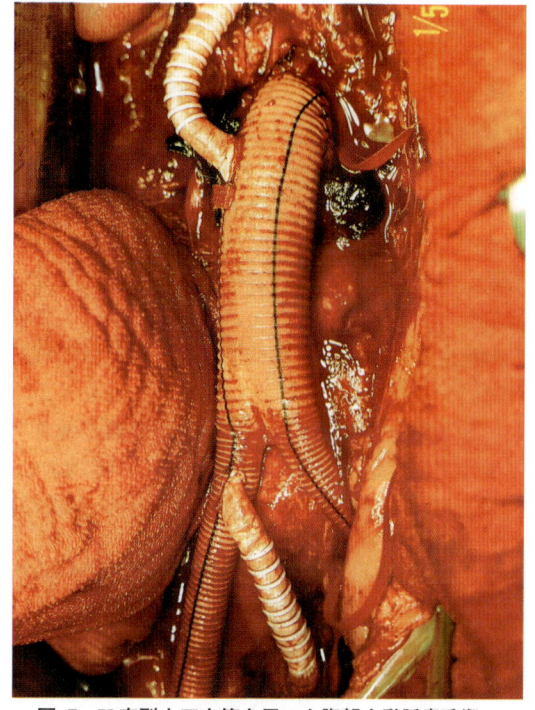

図7 Y字型人工血管を用いた腹部大動脈瘤手術
右腎動脈, 左内腸骨動脈もバイパスしている.

2. 大動脈解離 aortic dissection

ポイント

急激に発症し, 致死的となる重篤な疾患である. とくに上行大動脈が解離するDeBakey I, II型解離では心タンポナーデでショックとなり

急死するので，早期診断と緊急手術が救命のためのポイントとなる．一方，Ⅲ型解離では降圧療法などの保存的療法をまず行い，解離腔の増大や解離の進行がみられる時に手術適応となる．

▶**概念** 大動脈解離は内膜に**亀裂**（intimal tear, entry）を生じると共に解離が進展し，本来の**真腔**（true lumen）と**偽腔**（false lumen）を形成する特異な疾患である．偽腔が拡大することが多く，解離性大動脈瘤（dissecting aneurysm）とも呼ばれる．最近の画像診断の進歩によって，内膜亀裂のない解離や偽腔が早期に血栓閉塞する早期血栓閉塞型大動脈解離が注目されている．

▶**病理** 中膜の層で解離し，Marfan症候群では囊胞状中膜壊死（cystic medial necrosis）を伴う．entry の部位は上行大動脈にもっとも多く（60％），次に下行大動脈（20％），残りは弓部大動脈（10％），腹部大動脈（2％）である．解離が進行すると外膜側に破裂したり，内膜側に再開通する．後者は re-entry 呼ばれる．

▶**病型分類** 内膜亀裂の部位と解離の進展度から **DeBakey の分類**が用いられる（図8）．

DeBakey Ⅰ型は，上行大動脈に内膜亀裂があり，下行大動脈以下まで解離が進行するもので，Ⅱ型は上行大動脈に限局するもの，Ⅲ型は下行大動脈に始まり胸部にとどまるもの（Ⅲa）と腹部に及ぶもの（Ⅲb）がある．大動脈弓部や下行大動脈の内膜亀裂に始まり，逆行性に上行大動脈に解離が進展することもある．そこで治療方針を考えてもっと単純化した分類に **Stanford 分類**がある．A 型は上行大動脈の解離を伴うもの（中枢型）で，B 型は下行大動脈以下の解離を示すもの（末梢型）である．

▶**病態生理** 75～85％は高血圧症を合併している．男女比は3：1で40～50歳代に多い．Marfan症候群は20～30歳代の若年者に多い．大動脈解離の合併症として，破裂をきたすと上行大動脈では心タンポナーデ，下行大動脈では血胸となり，解離が大動脈弁交連部に及ぶと交連部の支持能力がなくなり，大動脈弁閉鎖不全となる．解離によって大動脈およびその分枝が閉塞し，多彩な臨床像を示す．冠状動脈が閉塞すると心筋梗塞，腕頭動脈または頸動脈では脳梗塞，腎動脈は腎不全，上

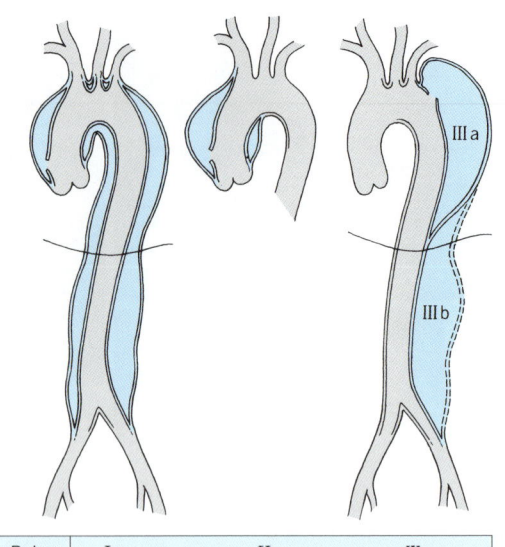

図8 大動脈解離の病型分類

DeBakey	Ⅰ	Ⅱ	Ⅲ
Stanford	A	A	B

腸管膜動脈または腹腔動脈は腸管壊死や肝不全，腹部大動脈分岐部は下肢虚血，広範囲の肋間動脈閉塞は対麻痺（paraplegia）をきたす．

▶**症状，所見** 激しい前胸部痛または背部痛で発症することが多い．解離の進行と共に疼痛も移行するのが特徴的である．

発症早期には高血圧を示すことが多く，血圧の左右差，上下肢の血圧差を伴うこともある．心タンポナーデでは心音は微弱であり，大動脈弁閉鎖不全では拡張期雑音を聴取する．

▶**診断**

① **胸部単純 X 線像** 胸痛発作の既往があり，胸部 X 線にて上縦隔陰影の拡大があればまず本症を疑う（図9A）．胸水貯留を認めるならば胸腔内破裂を念頭におかねばならない．

② **超音波断層** 心エコー検査は心囊液貯留（心タンポナーデ）と上行大動脈内の intimal flap をチェックするために重要で，腹部エコーは腹部大動脈の解離の進展がわかる．術中エコーは entry の確実な部位診断のために用いられている．

③ **CT** 胸部 CT の有用性はまず Ⅰ型と Ⅲ型解離の鑑別にある（図9B）．解離腔内の血栓形成をみるには CT がもっとも役立つ．MRI-CT は造影剤の使用なしに解離の診断が可能である．

④ **大動脈造影** 大動脈解離の最終診断には大動脈造影が必要であり，entry と re-entry の正確

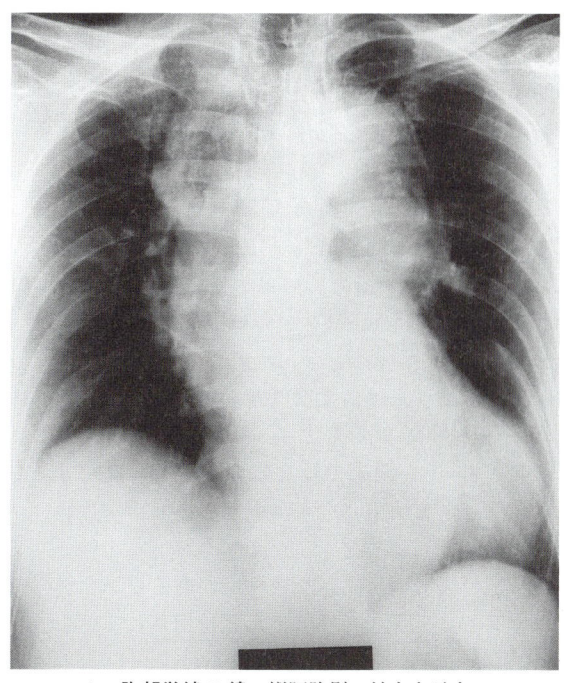

A　大動脈および主要分枝の疾患　509

A．胸部単純 X 線　縦隔陰影の拡大を示す．

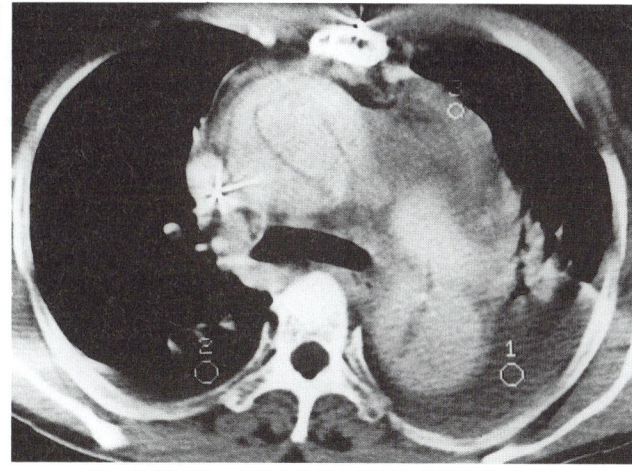

B．胸部 CT　上行大動脈と下行大動脈に intimal flap が明らかである．

図 9　急性大動脈解離の診断

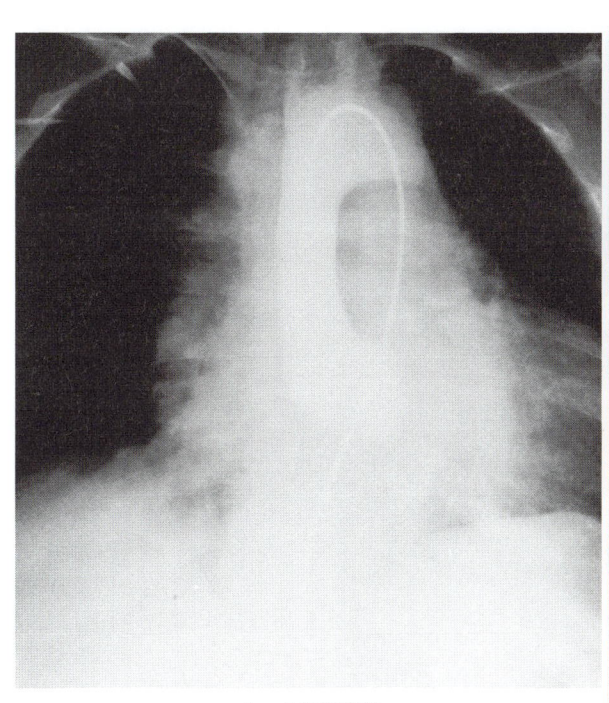

A．大動脈造影

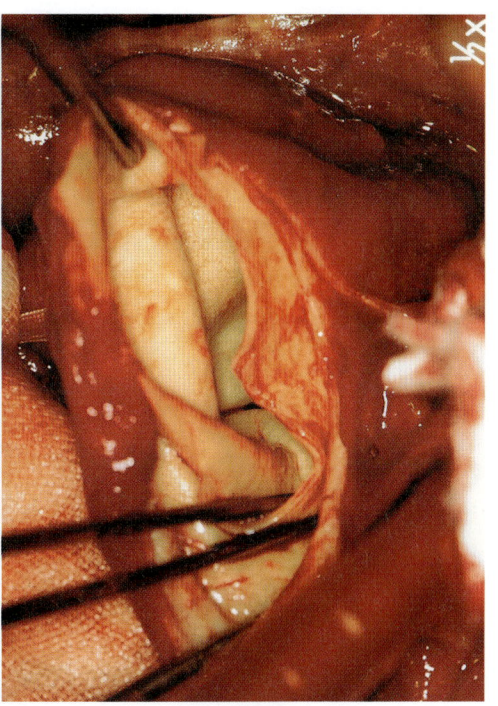

B．術中所見

図 10　急性大動脈解離（DeBakey I 型）

な部位診断にこの検査は欠かせない（図10A）．ショック状態で手術が急がれる場合には，手術室の準備をさせつつ緊急大動脈造影を施行する．

▶治療　急性期治療の原則は降圧療法である．とくにⅢ型解離では急性期に手術適応となることは少なく，血胸合併の破裂または切迫破裂例，解離腔の急速増大，解離進行による重要分枝閉塞などを除いて，保存的な治療を行う．Ⅰ型解離では心タンポナーデで急性期に死亡することが多いので，可及的に早期手術が望ましい．中でも心囊液貯留による心タンポナーデや，大動脈弁閉鎖不全による急性心不全を伴うものでは緊急手術が必要となる．

①Ⅰ型解離の手術　Ⅰ型解離の手術の目的は心タンポナーデ予防にある．entry閉鎖を含めた上行大動脈の人工血管置換術が基本である．手術補助手段は完全体外循環が使用される．大動脈遮断鉗子をかけないで超低体温下循環停止法を用いてグラフト末梢側吻合（open distal anastomosis）する拡大上行大動脈置換術（図11）が広く行われるようになった．内膜亀裂が弓部に及ぶ患者では上行大動脈置換に加えて弓部大動脈部分置換術（hemiarch replacement）か弓部大動脈全置換術が同時に施行されるようになった．AR合併患者では交連部吊り上げ術または人工弁置換術を追加する．Marfan症候群などAAE合併患者または解離がValsalva洞まで及んでいる患者では，弁付きグラフトを使用した大動脈基部再建術が行われる．

吻合部の縫合の必要がない利点がある**リング付きグラフト**は，現在ではほとんど使用されていない．

②Ⅲ型解離の手術　entryを含めた下行大動脈人工血管置換術が行われる．手術補助手段には，部分体外循環（F-Fバイパス），左心バイパス，シャントチューブまたは人工血管を用いた一時的バイパスの三つの方法のいずれかが用いられる．

▶予後　自然予後は1週間で70％の死亡率，3ヵ月で90％と不良である．とくにⅠ型解離では心タンポナーデで80％死亡するといわれ，急性期の緊

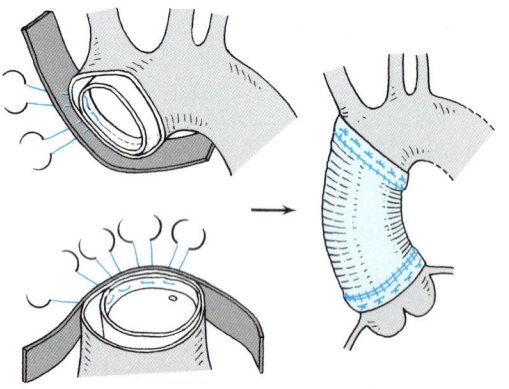

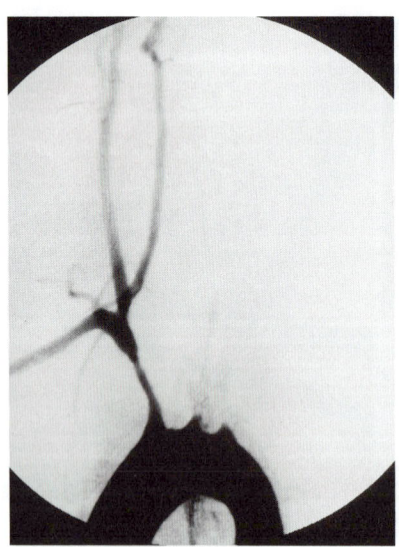

図11　拡大上行大動脈置換術

A．DSA所見　左総頸動脈と左鎖骨下動脈の閉塞を示す．

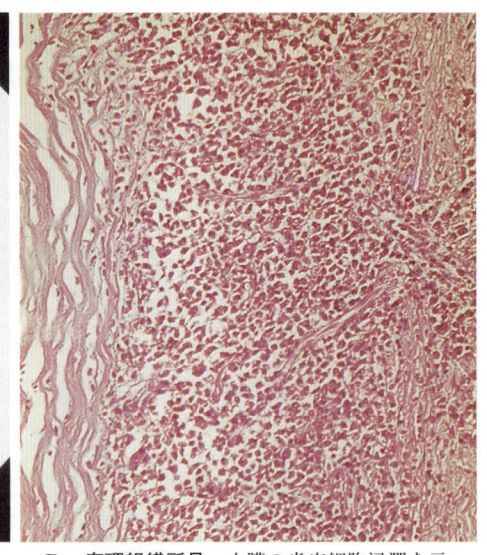

B．病理組織所見　中膜の炎症細胞浸潤を示す．

図12　大動脈炎症候群

急手術が救命のためのポイントである．

3．大動脈炎症候群 aortitis syndrome

ポイント

原因不明の非特異的炎症によって，動脈の狭窄，閉塞，拡張を生ずる疾患であり，東洋人の若い女性に多い．
病理組織学的には弾性型動脈の中膜外層に初発する炎症であり，内膜は二次的に肥厚する．病型は，1型（脈なし病型），2型（異型大動脈縮窄型），3型（広範囲混合型），4型（動脈瘤合併型）に分けられる．治療は急性活動期にはステロイドを投与し，外科的治療は炎症が消退したあとに施行することが望ましい．

▶**概念** 大動脈およびその主幹分枝動脈，肺動脈の非特異的炎症とその瘢痕収縮により，二次的に狭窄，閉塞，拡張を生じ，高安眼底，**脈なし病**，異型大動脈縮窄，腎血管性高血圧，大動脈弁閉鎖不全，動脈瘤，肺動脈病変等の多彩な臨床像を呈する状態をいう（図12A）．男女比は1：8で15～25歳に発症頻度のピークがある．

▶**病理** 本症は弾性型動脈に限局した中・外膜病変を基盤とした炎症病変である．病理組織学的には中膜外層に初発する炎症である（図12B）．内膜は二次的に肥厚して内腔狭窄，閉塞をきたす．外膜病変は線維化が著しい．動脈病変としては狭窄，閉塞が多いが，弾力線維の破壊が高度で瘢痕化が軽いと動脈瘤が生じる．

▶**病因，病態生理** 病因は自己免疫疾患の関与が疑われているが不明である．腎動脈狭窄または下行大動脈縮窄による高血圧，および頸動脈閉塞による脳血管障害が病態の主体をなすが，上行大動脈および大動脈弁輪拡大（AAE）による大動脈弁閉鎖不全，冠状動脈入口部狭窄による狭心症などの心病変もある．

▶**症状，所見** 初発症状は脈が触れないこと，高血圧，眩暈や失神などの脳虚血症状が多い．狭心症や心不全が初発症状となることもある．理学所見では脈が触れない，血圧の左右差，頸部，胸部，腹部の異常心血管雑音が聴取される．

臨床検査では，血沈の亢進，CRP陽性，白血球の増多，貧血，免疫グロブリン上昇がみられる．眼底所見は特徴的であり血管吻合期以上になると不可逆性となり手術適応の限界となる．

▶**病型分類** 動脈造影所見の主たる病変の部位によって，次の4型に分けられる．

1型（脈なし病型）　めまい，失神，視力低下の頭部虚血症状を呈する．

2型（異型大動脈縮窄型）　高血圧が主で，晩期には心不全症状を呈する．

3型（広範囲混合型）　上記の1，2型の症状を合併する．

4型（動脈瘤合併症）　瘤形成，大動脈弁閉鎖不全，心不全症状を合併する．

▶**診断** 本症の診断基準として次の3項目があげられる．

① 大動脈とその主幹動脈，肺動脈の炎症により生ずる狭窄，閉塞，拡張に由来する臨床所見を有すること．

② 現在または発症早期に動脈炎を示す症状があること．

③ 動脈炎の成因が不明であること．

▶**治療**

①**内科的治療**　急性活動期にはステロイドを投与する．これによりCRP陽性，血沈の亢進などの炎症所見は改善する．高血圧に対しては各種降圧薬を投与し，心不全に対しては利尿薬，強心薬を用いる．

②**外科的治療**　炎症過程が消退した後に施行することが望ましい．虚血症状を伴う動脈閉塞に対しては人工血管または自家静脈を用いた種々のバイパス手術が行われる．とくに脳虚血症状を伴う内頸動脈閉塞，腎血管性高血圧を伴う腎動脈狭窄，高血圧を伴う異型大動脈縮窄に対して血行再建術が行われることが多い．動脈瘤に対しては人工血管置換術を行う．

▶**経過，予後** 一定の時期に炎症が停止する患者と，炎症が継続し進行する患者があり，後者には長期のステロイド療法が必要となる．死因の大半は心不全と脳血管障害（脳梗塞，脳出血）である．合併症として種々の感染症，自己免疫疾患，原因不明の炎症性疾患があり，長期の経過観察が必要である．

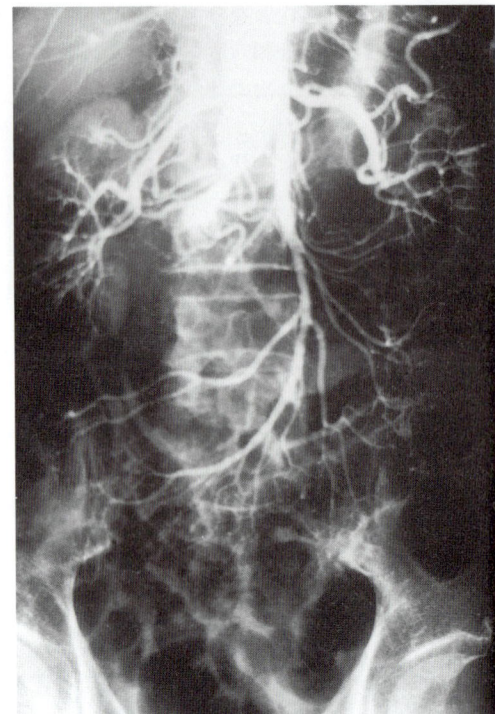

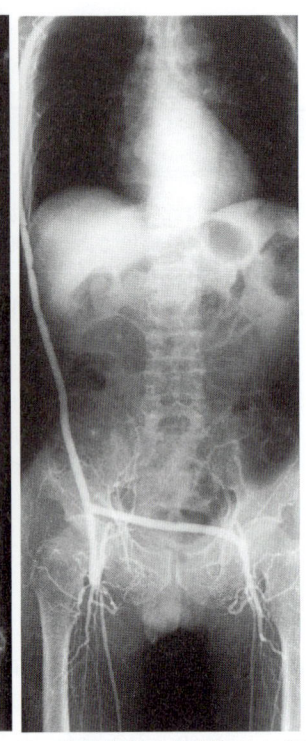

A．術前血管造影　　B．腋窩-両側大腿動脈バイパス
extra-anatomical bypass 術後.

図 13　Leriche 症候群

4．腹部大動脈分岐部閉塞症（Leriche 症候群）

▶ポイント

腹部大動脈分岐部の慢性閉塞によって生ずる間欠性跛行，インポテンツを主症状とし，比較的若い男性に多い．

大腿動脈以下の末梢 run off は良好であるので外科的治療のよい適応となる．

手術は Y-グラフトを用いた腹部大動脈-大腿動脈バイパス術が一般的であるが，全身状態不良患者には腋窩-大腿動脈バイパス術などの extra-anatomical bypass が施行される．

▶概念　フランスの外科医 Leriche は 1940 年に腹部大動脈分岐部の血栓性閉塞によって生ずる特異な病態を示す症候群を報告した．その特徴は，① 下肢の虚血症状が比較的軽く，**間欠性跛行**を主とすること，② 男性では**勃起不能**の症状があること，③ 比較的若い男性に多いこと，④ 大腿動脈を触知しないことなどであり，その病因としてある種の動脈炎を考えた．その後欧米で多数の閉塞性動脈硬化症が報告されるようになり，現在ではその原因のいかんを問わず，腹部大動脈分岐部の慢性完全閉塞が原因になって示す症候群と理解されている．

▶病態生理　急激に発症する腹部大動脈分岐部の塞栓症（**saddle embolism**）とは対照的で症状は軽い．

その理由として，慢性的に閉塞するために，腰椎動脈などからの側副血行路の発達しやすいこと，大腿動脈以下の末梢動脈は開存していることが多いことなどがいわれている．腹部大動脈分岐部が一度閉塞すると，血栓は腎動脈下まで急速に進展し小康状態となるが，さらに上部に進展すると腎不全，腸管壊死などの重篤な合併症を引き起こす．

▶診断

① 症状　間欠性跛行が主で，とくに本症では運動時の殿部の疼痛，疲労感が特徴的である．下肢の冷感，しびれ感を訴えるが，安静時疼痛はまれである．内腸骨動脈血行障害によって勃起不能となる．

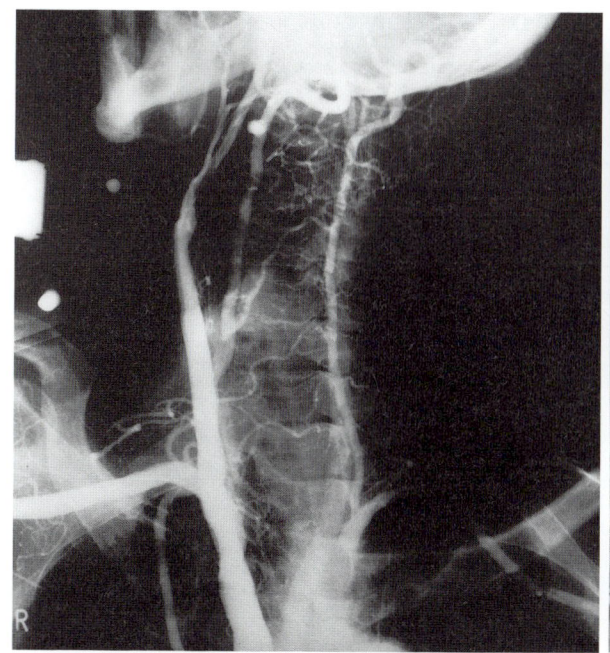

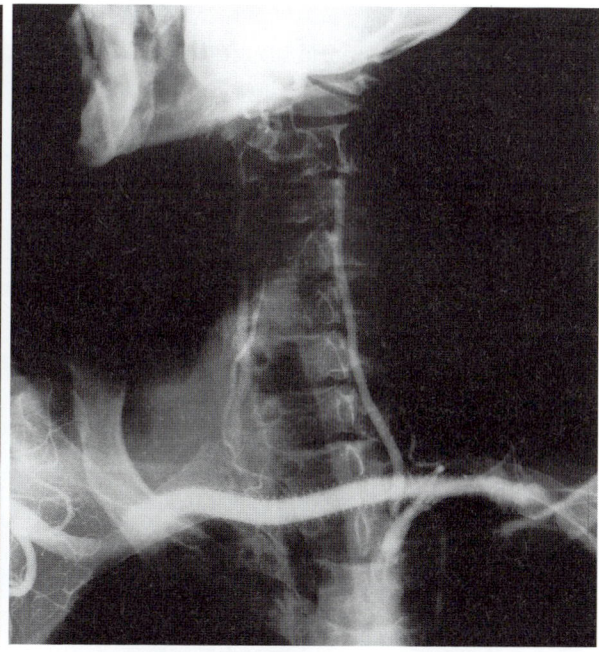

A. 左鎖骨下動脈起始部閉塞と左椎骨動脈の逆流を示す．

B. 鎖骨下-鎖骨下動脈バイパス術後左椎骨動脈は順行性に流れている．

図14 Subclavian steal syndrome

② **所見** 両側大腿動脈を触知しない．大動脈拍動は臍上部のみ触知可能である．下腿筋肉の萎縮をみることはあるが，足のチアノーゼ，脱毛，壊死などの栄養障害はまれで，もしあれば大腿動脈以下の末梢動脈閉塞を合併しているとみてよい．

③ **血管造影** 閉塞部位の確実な診断と治療方針の決定には血管造影が決め手となる（図13A）．経上腕的腹部大動脈造影が一般的に行われる．閉塞の範囲，側副血行路の状態，腹部主要動脈の開存，大腿動脈以下の開存を知ることが術式を立てるうえで重要である．

▶**治療** Leriche症候群は手術のよい適応となる．その理由として，年齢が比較的若い人に多いこと，大腿動脈以下の末梢run offがよく，長期のグラフト開存が期待できること，勃起不能の症状の改善が期待できることなどがある．とくに大動脈内血栓の中枢進展による致死的合併症(腎不全，腸管壊死)を予防できることは重要である．

術式としては，可及的に腹部大動脈-大腿動脈または腸骨動脈バイパス術が好ましい．血栓の中枢進展による致死的合併症を予防できるからである．高齢者など全身状態不良なときには，**extra-anatomical bypass**が行われる（図13B）．

5．頸動脈の疾患

ポイント

成因の多くは動脈硬化症であり，症状は内頸動脈の狭窄または閉塞による一過性脳虚血障害（TIA）が主体で，椎骨動脈閉塞またはsubclavian steal syndromeではめまいなどの脳底動脈系の虚血症状が現れる．

診断は血管造影でなされ，内頸動脈狭窄に対する手術に内膜摘除術（endarterectomy）がある．

▶**成因** 多くは動脈硬化症による内頸動脈の狭窄または閉塞であり，その他に大動脈炎症候群，**線維筋性異形成（fibromuscular dysplasia）**，解離性大動脈瘤，外傷などがある．椎骨動脈，鎖骨下動脈の閉塞の成因も同様である．

▶**症状** 一過性脳虚血障害（transient ischemic attack；TIA）が本症の特徴である．その成因は閉塞による脳虚血よりも，狭窄部のulcerative plaqueのかけらが飛ぶことによる脳梗塞が多いといわれる．頸動脈系の症状として一側の運動知覚障害，失語，一側の視力喪失があり，椎骨，脳底動脈系の症状として回転性めまい，耳鳴，半盲，

複視，構語障害，意識障害がある．また一側の鎖骨下動脈が椎骨動脈分岐部の中枢側で閉塞すると椎骨動脈の逆流が起こり，脳底動脈系の虚血症状が，とくに患側上肢の運動時に顕著となり，subclavian steal syndrome と呼ばれる．この際には血圧の左右差と患肢の運動時疲労感を伴う．

▶診断　問診で TIA 発作があればまず本症を疑い，頸動脈の血管雑音を聴取することが肝要である．非侵襲的検査法として，超音波断層法は総頸動脈分岐部の狭窄が診断可能であり，さらに超音波ドプラ法で実際の流れをみることもできる．

血管造影が本症の最終診断として用いられる．狭窄の程度，潰瘍形成の有無，側副血行路の発達などをみて手術方針を決める．subclavian steal syndrome では椎骨動脈の逆流を確認する（図14A）．

▶治療　外科的治療が基本となる．動脈硬化症による内頸動脈狭窄に対しては内膜摘除術（endarterectomy）が行われる．この際に頸動脈遮断による合併症を予防するためにシャントチューブを用いることが多い．大動脈炎症候群による頸動脈閉塞に対しては，上行大動脈から直接バイパスグラフトを用いて血行再建する．**subclavian steal syndrome** に対しては，総頸動脈-鎖骨下動脈バイパス，鎖骨下動脈-鎖骨下動脈バイパス（図14B），腋窩動脈-腋窩動脈バイパスなどの胸郭外アプローチを用いることが多い．

6．腹腔動脈，腸間膜動脈の疾患

▶**ポイント**

成因は動脈硬化症または靱帯による圧迫であり，症状は食後の疼痛が特徴的で intestinal angina と呼ばれる．

手術は動脈硬化症に対しては内膜摘除術，グラフト置換またはバイパス術が行われ，靱帯による圧迫に対しては，靱帯切離が行われる．

▶概念　腸管は腹腔動脈，上腸間膜動脈，下腸間膜動脈の3本によって栄養されており，そのうち2本が閉塞，ないし狭窄すると虚血症状が出るといわれる．とくに慢性的に閉塞する場合には側副血行路が豊富に発達するので腸管壊死になることは少なく，**intestinal angina**，abdominal angina といわれるように食後の腹痛を症状とすることが多い．

▶成因　動脈硬化症と，靱帯による腹腔動脈の圧迫 **median arcuate ligament syndrome** があり，前者は50歳以上の女性に多く，後者は20～40歳の女性に多い．

▶所見　食事直後の腹痛が特徴的で，患者は食事を嫌がるようになり，体重減少を伴うようになる．他には臨床所見は正常のことが多い．靱帯による圧迫の場合には，心窩部に血管雑音を聴取し，呼気時に増強する．

▶診断　腹部大動脈造影が診断の決め手となる．とくに正面と側面の2方向造影が必要で，正面像は側副血行路の発達状態を知るために，側面は腹腔動脈と上腸間膜動脈の分岐部閉塞を見るうえで重要である．

▶治療　動脈硬化症例に対する術式として，血栓内膜摘除，人工血管または自家静脈によるグラフト置換術，あるいはバイパス術が行われる．

靱帯による圧迫例に対しては靱帯切離で十分である．

7．腎血管性高血圧
renovascular hypertension

▶**ポイント**

腎動脈狭窄によりレニン-アンギオテンシン系を介する機序で高血圧となる．

診断は血清レニン活性，左右別腎静脈レニン活性，レノグラム，腎動脈造影が重要である．治療は可能な限り腎動脈血行再建術を行う．最近では経皮的血管形成術（PTA）も施行されるようになった．

▶概念　1934年 Goldblatt が実験的にイヌの腎動脈を狭窄し，持続的高血圧の作成に成功し Goldblatt 型高血圧と呼ばれたが，ヒトでも同様の高血圧があることが見出され，腎血管性高血圧と呼ばれるようになった．レニン-アンギオテンシン系を介する機序で高血圧が発生する．

▶成因　腎動脈狭窄をきたす代表的なものに動脈硬化症，線維筋性異形成（fibromuscular dysplasia），大動脈炎症候群がある．まれに大動脈解離，外傷，腫瘍による圧迫で腎動脈の圧迫をきたす．

線維筋性過形成は若い女性に多く，腎動脈中膜の線維細胞や筋細胞が増殖し，数珠状の狭窄を示すことが多い．

▶**診断**　降圧薬に抵抗する高血圧が特徴で，腹部血管雑音を聴取する．腎盂造影で排泄の遅延と萎縮腎を認めることもある．その他，診断のための検査として腎シンチグラフィ，レノグラム，レニン分泌刺激試験，左右別腎静脈レニン活性，腎動脈造影が重要である．

▶**治療**　可能な限り腎動脈血行再建を行い，無機能腎や止むを得ない場合のみ腎摘除術の適応となる．血行再建の方法として，最近では経皮的血管形成拡張術（percutaneous transluminal angioplasty；PTA）が施行されるようになった．術式としては自家静脈または人工血管によるバイパス術がもっとも一般的で，ほかにパッチ拡張術や血栓内膜摘除術がある．

B　大静脈の疾患

1．上大静脈症候群 SVC syndrome

ポイント

上大静脈の閉塞により顔面・上肢の腫脹，チアノーゼが特徴である．
原因は肺癌，悪性縦隔腫瘍が多く，原因疾患に対する治療（放射線療法，化学療法）が優先する．
症状の一時的寛解を目的にグラフトによるバイパス術が行われる．

▶**概念**　上大静脈または両側腕頭静脈の閉塞によって上半身の血流の還流障害をきたし，顔面を含む上半身のうっ血症状を呈する特異な病態である．原因としては，原発性肺癌が圧倒的に多く（87％），次に悪性縦隔腫瘍，悪性リンパ腫，胸部大動脈瘤，慢性縦隔炎などである．

▶**病態**　症状の重さは閉塞の程度，部位，側副血行路の発達の程度による．側副血行路のルートとして，内胸静脈，椎骨静脈，奇静脈，外側胸静脈があり，とくに閉塞が奇静脈まで及んでいる患者では症状は重篤である．

▶**症状**　顔面，頸部，上肢の腫脹と紅潮，チアノー

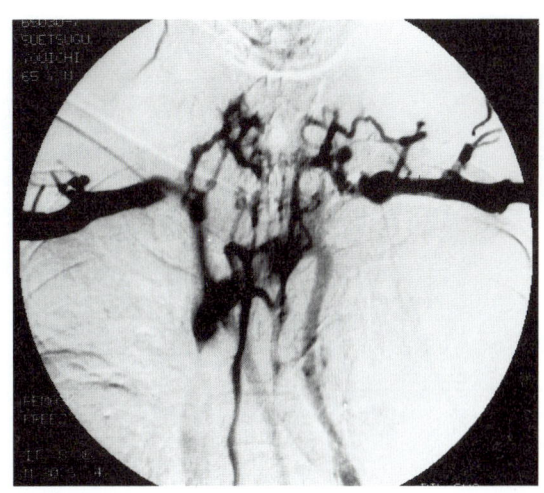

図15　SVC症候群の静脈造影像
上大静脈の完全閉塞と側副血行路の発達を示す．

ゼがあり，頭痛，めまいを訴える．これらは横臥により増悪し，起立により軽減する．重くなると呼吸困難や失神発作も出現する．胸部と頸部の表在静脈の怒張があり，眼底に乳頭浮腫を認めることがある．

▶**診断**　特徴的な所見より明らかであるが，上肢の静脈圧の上昇があり，下肢の静脈圧の上昇がなければ心タンポナーデとの鑑別点となる．静脈造影によって，閉塞部位と程度，側副血行路の発達状態などがわかる（図15）．

本症では原因疾患の診断が重要である．一応，肺癌や悪性縦隔腫瘍を想定し，胸部X線写真，CTスキャン，気管支ファイバースコープ，大動脈造影などを施行し原因を検索する．

▶**治療**　一般的治療として利尿薬の投与，水分と塩分の制限を始めるが，原因疾患の治療が優先する．多くは悪性腫瘍であり，それに対しては放射線療法や化学療法を行う．

外科療法の適応は，本症の予後が原因疾患が進行性で不良であることを考慮にいれ，頭蓋内圧亢進など症状が進行した患者に限られる．術式としては，バイパスグラフトによる血行再建術が最近しばしば用いられている．大伏在静脈を皮下トンネルを通して外頸静脈に吻合する方法（Schramel-Olinde手術）もある．

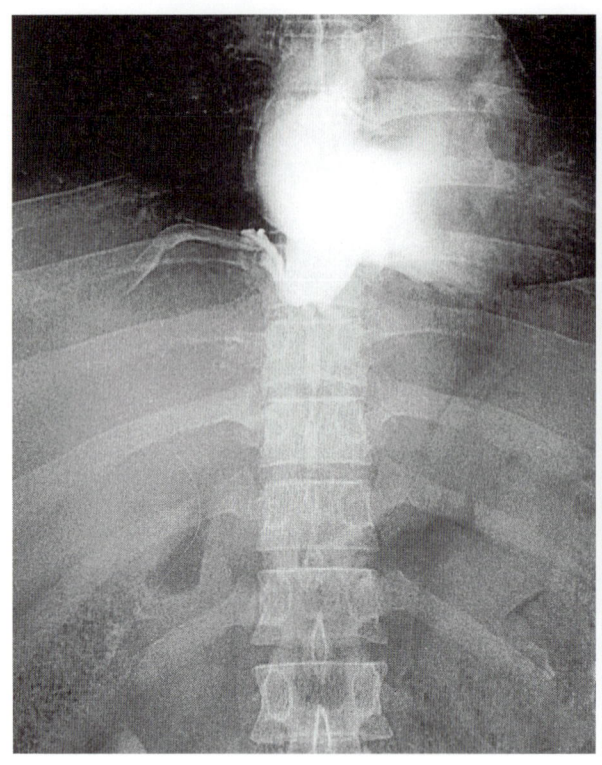

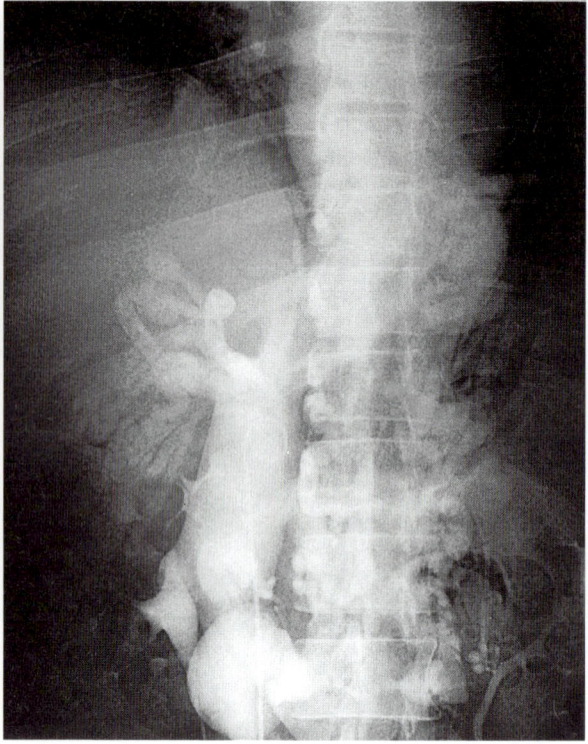

A. 右心房造影　　　　　　　　　　　　　　　B. 下大静脈造影

図 16　Budd-Chiari 症候群の静脈造影像
肝部下大静脈の完全閉塞を示す．

2．下大静脈閉塞症，Budd-Chiari 症候群

ポイント

わが国では肝部下大静脈閉塞症が多く，Budd-Chiari 症候群として扱われる．

成因として膜様閉塞，索状狭窄が多いが，原因は不明である．

症状は下肢腫脹に加え，門脈圧亢進に伴う腹水，食道静脈瘤などがある．

外科治療には直達手術，バイパス手術，膜破砕術がある．

▶**概念**　下大静脈閉塞の原因として腸骨静脈血栓症が下大静脈に進展する場合もあるが，わが国では，肝部下大静脈閉塞が多く，Budd-Chiari 症候群として取り扱われ，外科治療の対象となるので本症について述べる．Budd-Chiari 症候群とは，厳密な意味では原発性の肝静脈開口部閉塞症をいう．

▶**病態**　原因の如何を問わず，肝静脈の閉塞により肝うっ血，門脈圧亢進症をきたす病態をいう．成因として肝部下大静脈の線維性膜様閉塞，索状狭窄が多いが，原因は不明である．その他には，肝癌などの悪性腫瘍，先天性異常，血栓症などがある．

▶**症状**　初発症状は下大静脈閉塞に基づく下肢浮腫，腰背部の静脈怒張が多いが，経過中に肝うっ血，門脈圧亢進に伴う症状——腹水，腹壁静脈怒張，黄疸，食道静脈瘤——が主体となる．

▶**診断**　臨床症状と所見から本症が疑われたならば，下大静脈造影と選択的肝静脈造影を施行することによって確定診断ができる（図 16）．

▶**治療**　外科治療として，直達手術による閉塞解除，バイパス手術，膜破砕術が一般的に行われる．

C 末梢動脈疾患

1．急性動脈閉塞症
acute arterial obstruction

▶ポイント

　四肢主幹動脈の突発的な閉塞によって重篤な虚血をきたす病態をいう．塞栓症と急性動脈血栓症とがある．多くの場合，肢の自然予後は不良で，とくに筋虚血の範囲と重症度に対応して種々の程度の横紋筋融解（rhabdomyolysis）によって MNMS（myonephropathic metabolic syndrome）が起こればこれが肢の予後のみでなく生命予後をも左右する．急性動脈閉塞症の主要徴候は，動脈拍動の消失，疼痛，蒼白，知覚異常，運動麻痺であり，いわゆる 5P といわれる．これらは虚血の重症度の指標となる．

A．動脈塞栓症 arterial embolism

　塞栓源は心臓，とくに左房内血栓と大動脈や腸骨動脈など上流の動脈壁に付着した血栓，粥腫などが主であるが，心臓由来がほとんどを占める．**弁膜症，心筋梗塞，冠状動脈硬化症**が主たる病因であるが，近年では虚血性心疾患に起因する場合が増加している．多くの場合，心房細動を伴う．しばしば閉塞末梢動脈近傍の動脈に粥状動脈硬化をも合併し，塞栓症と血栓症の区別が難しいことも少なくない．

　そのほかに原因疾患として急性，亜急性の感染性心内膜炎がある．上流の動脈，とくに大動脈からの**粥腫塞栓**（atheroembolism）によって足部，足趾の壊死性変化や，下腿下部から足部へかけての突発的な疼痛とチアノーゼで発症する患者が注目されている．**blue toe syndrome** という．またこの大動脈の粥腫は腹部臓器，とくに腎臓への多発性微小塞栓の原因となり，高齢者の腎障害の原因の一つとしても注目されている．

　まれに，大動脈瘤の瘤内血栓が自然に剥離して生じる末梢塞栓症や，特殊なものに左房内腫瘍，とくに粘液腫による塞栓症がある．

▶**塞栓部位と発症の特徴**　塞栓症は大動脈を含む下肢への動脈塞栓が多く約 80％を占め，10％前後が大動脈，20％が腸骨動脈，大腿動脈が 40％強，膝窩動脈 20％，脛骨動脈 7〜8％が部位別頻度である．多発性の塞栓もまれでない．大部分は突然の疼痛で発症するが，しびれや冷感の比較的軽い症状で発症することもある．また次第に増強する痛みで発症したり，ほとんど症状を呈さない患者も少数ながら存在する．患肢の突然の疼痛と動脈拍動の消失，ドプラ波形の消失が塞栓症の初期診断のもっとも重要なポイントである．また心房細動の存在は塞栓症であることを強く示唆する．

▶**病態生理**　動脈塞栓は多くの場合，動脈分岐部に生じる．また閉塞部以下の末梢動脈，側副血行路を形成する血管の攣縮，二次血栓の進展が虚血を増強させ，血管壁自体にも障害をもたらす．したがって，塞栓部位以下の患肢虚血の重症度や予後はこれらの二次的変化の強さに依存する．筋肉虚血による MNMS については後に述べる．

▶**重症度分類**

・Grade 1：虚血は軽く，容易に末梢拍動の回復をみる．また血管造影によって塞栓子の消失を確認することも少なくない．

・Grade 2：次第に回復するが，自然経過では完全な回復は得られず，部分的な壊死を残しながら慢性動脈閉塞症の病態に移行する．

・Grade 3：血管攣縮と二次血栓を伴う群で，数日のうちに壊死となり，二次血栓の範囲，多発塞栓の有無，全身状態によっては生命予後も不良となる．

・Grade 4：きわめて重篤な虚血をきたし，放置すれば死亡を免れない．

　約 30％は Grade 1，22％が Grade 2，28％が Grade 3，11％が Grade 4 に属す（Haimovici）．

▶**所見**　重症度に応じて患肢は**地図状に現れるチアノーゼ**，蒼白，知覚異常，筋浮腫などを呈する．もっとも重篤な虚血状態は筋硬直である．この段階ではすでに知覚は消失し，全体に白っぽくなって関節の可動性は自動的にも他動的にも消失した状態（rigor mortis）である．もはや救肢は不可能で，この状態の虚血範囲が広いほど生命予後が不良となる．この前段階にある筋浮腫では，自発痛とともに著しい把握痛を伴う．肢の予後や生命予後を規定する因子は，筋肉の虚血範囲（閉塞部位）と重症度，発症からの時間，合併する心疾患の重症度による．重度の筋虚血が大腿部に及ぶ場合は血流再開後の MNMS 発症の危険が高い．

▶部位別の特徴

　①**大動脈鞍状塞栓**　大動脈分岐部に生じた塞栓症を大動脈鞍状塞栓（saddle embolism）といい，両側大腿動脈拍動消失，両下肢のチアノーゼ，蒼白，知覚障害，筋虚血をきたす．もっとも重篤な塞栓症である．自然予後はきわめて不良であり，また外科的治療（塞栓摘除）を行っても死亡率はおよそ30％に達する．また肢切断率も高率である．

　②**総腸骨動脈塞栓症**（図17）　一側の大腿部以下の虚血をきたす．大動脈鞍状塞栓より自然予後はよいものの，大腿部以下の筋虚血が高度の患者では予後は不良である．

　③**大腿動脈塞栓症**　もっとも頻度の高い塞栓症である．浅大腿動脈と大腿深動脈の分岐部に塞栓子が詰まり，両動脈末梢に向かって二次血栓が進展する．大腿部，下腿の急激な虚血をきたし，自然予後は不良で放置すれば壊死をきたして死亡することも少なくない．

　④**膝窩動脈塞栓症**　膝窩動脈と脛骨動脈分岐部を塞栓し，自然予後は比較的良好で壊死に至ることは少ないが，慢性化して間欠性跛行の症状を残すことが多い．

▶**診断**　特徴的な突発性発症，患肢の虚血，心疾患の合併，とくに心房細動の合併によって診断は容易である．最初の疼痛発生部位，続いて発症した虚血の範囲，動脈拍動消失の部位によって塞栓部位をもおよそ診断できる．急性血栓症との鑑別が困難な患者もある．正確な塞栓部位の確認にはCT，MRIアンギオ，血管造影が必要である．

　血管造影による動脈閉塞の特徴は突然の途絶像で，末梢の血行の良否は側副血行路による閉塞末梢動脈が遅相で造影されるかどうかが参考となる．造影される場合は塞栓摘除後の救肢率が高い．

▶**治療**　**緊急的治療**を要する疾患である．その治療のステップのポイントは，患者と家族から発症からの経過を問診しつつ，

　①合併する心疾患の重症度を判定する（心電図，胸部Ｘ線）．心エコーによる左房内血栓の検索．

　②虚血範囲，虚血の重症度すなわち色調の変化，知覚低下，消失の範囲，筋浮腫，筋把握痛，筋硬直の有無を判定する．

　③血液ガス，pH，GOT，GPT，LDH，CPK，腎機能の緊急検査，電解質とくに血清K．とりわけ血中Cr値，血清K値は予後に関係する．

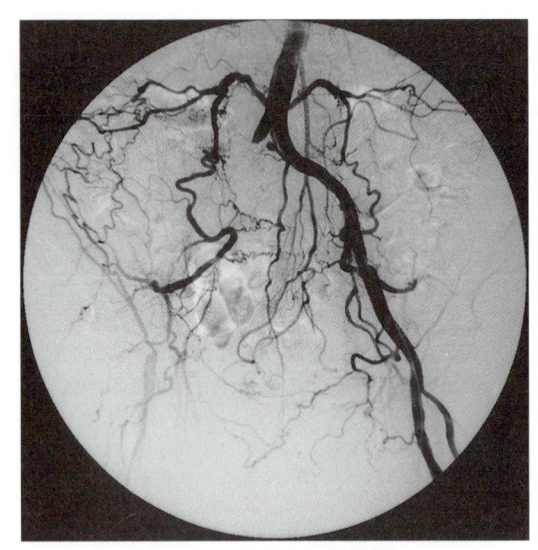

図17　右総腸骨動脈塞栓症
突然の途絶像に注意．

　④ミオグロビン尿の有無などを判定する．

　⑤輸液療法と心機能を安定させるための全身管理．

　⑥heparin全身投与（点滴内投与）．

　⑦緊急的塞栓摘除．塞栓摘除後のMNMSの発症に注意する．

　⑧虚血範囲と重症度，発症からの時間経過によって，血行再建より切断を決断せざるを得ないこともある．

　⑨心房細動を伴う塞栓症は術後長期にわたってワーファリン®を投与する．

━付━**塞栓摘除術の実際**━━━━━━━━━━

　Fogartyが考案した血栓摘除用のバルーンカテーテルを用いる．局所麻酔下に鼠径部に5～6cm程度の小切開を加え，大腿動脈を露出し，大腿動脈に横切開を加えて**Fogartyカテーテル**を血栓の存在する部位に向かって挿入し，バルーンを膨らまして血栓を除去する．

B．急性動脈血栓症　acute arterial thrombosis

　急性動脈血栓症は塞栓症と類似するがその病因や病態はより複雑である．現在でも死亡率，肢切断率ともに高く，重篤な疾患である．**下肢に多く**，上肢に生じた患者は数％にすぎない．塞栓症との

鑑別は治療上重要であるが，鑑別困難な患者も少なくない．

▶原因　動脈壁の病変から発生した血栓症は，粥状動脈硬化性の閉塞性病変，動脈瘤，とくに末梢動脈瘤，閉塞性血栓血管炎（Buerger病）による血栓症，大動脈解離あるいは血行再建後の血栓症がある．外的因子で生じる血栓症は，医原性を含む血管外傷，圧迫閉塞，血液凝固異常などが原因としてあげられる．これらの中でもっとも重要な疾患は**粥状動脈硬化性の粥腫病変による血栓症と動脈瘤の血栓閉塞**である．

▶症状　塞栓症と同様に多くは突然の患肢の疼痛で始まり，時間経過と共にチアノーゼ，蒼白，知覚障害をきたす．筋虚血が進めば下腿浮腫，著しい圧痛，さらに進行すれば筋硬直，関節の硬直をきたすが，その発症様式は急性発症から，発症時間が明確に特定できない，いわば漸増的に発症するものまでさまざまある．先行する動脈硬化性閉塞病変がすでに症候性である場合は，急性虚血症状は軽く，よりゆっくり発症し，発症の時間が不明確でいつの間にか重症の虚血に陥っている傾向がある．一方，先行する病変が軽くまた無症候である場合は，症状の発症はより急激で虚血症状も高度となる．また，局所虚血症状の他に，苦悶，冷汗，血圧低下，ショックまで種々の程度の全身症状を呈する．塞栓症との鑑別は，**急性動脈血栓症**ではしばしば先行する間欠性跛行があること，対側にも慢性閉塞性病変を伴うことが多いこと，また血管造影で閉塞近傍の血管に**びまん性の動脈硬化病変**を認める点などである．

▶治療　塞栓症が原則として緊急的塞栓摘除術の適応であるのに対して，急性血栓症ではより複雑である．びまん性動脈硬化を前提としている場合は，単純な血栓摘除が成功しない場合も少なくなく，またこれが不成功に終わることによって，いっそう虚血を増悪せしめることもまれではない．まずheparin投与，血栓溶解療法，輸液による脱水の改善，心，腎に対する治療を行いながら臨床経過，臨床所見による患肢虚血の重症度を把握し，必要に応じて血管造影（MRIアンギオ）を行って病変部位を診断する．この過程で側副血行路が発達し軽快する患者も末梢型では少なくない．全身的補助療法，血栓溶解療法，手術療法の選択や手術の時期，方法は閉塞部位，患肢の状況によって

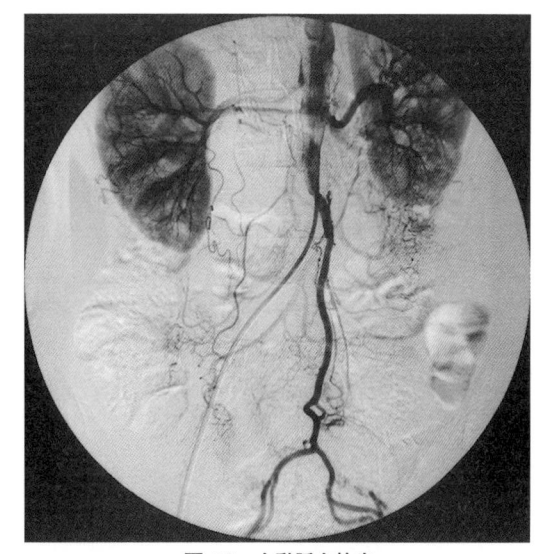

図18　大動脈血栓症
血栓内にカテーテルを挿入して血栓溶解療法を行っている．

合理的に選択されなければならない．最近注目されている治療法はカテーテルを血栓内に挿入してこれより大量のウロキナーゼを注入して直接血栓を溶解する経カテーテル的血栓溶解療法である（図18）．とくに多孔性のカテーテルによって血栓内でウロキナーゼを噴出させるパルススプレー法が注目されている．治療成績は外科治療と変わりがないとの見解もある．いずれにせよ全身管理，外科療法，血栓溶解療法のいずれを選択するかは閉塞部位，閉塞範囲，周辺の血管の状態，虚血の状態による．

=付=MNMS（myonephropathic metabolic syndrome）

急性動脈閉塞症の治療成績を不良にしている最大の原因は，**横紋筋融解による代謝性合併症**である．これを myonephropathic metabolic syndrome と呼ぶ．死亡率が高く，とくに大動脈腸骨動脈領域の急性動脈閉塞症では虚血に陥った筋肉の範囲が広く，血行再建後の死亡原因の大部分を占めており，**血行再建後症候群（revascularization syndrome）**とも呼ばれる．

この代謝性障害の術前徴候は著しい疼痛に象徴され，患肢を動かしたり，把握したりすることによって増強する．時に精神的に不安定な状態もみられる．代謝性アシドーシス，高窒素血症や高カリウム血症が種々の程度にみられる．とくに術前

の血清K値は予後にもっとも相関するといわれている．

血行再開後かえって疼痛が増強したり，筋肉浮腫が増強し，著しい緊満が生じる場合はその発生の危険が高い．再灌流によって壊死に陥った筋肉から毒性代謝産物が遊出して生じるこの代謝障害によって，ただちに死に至る場合も少なくない．筋虚血の範囲と重症度に依存する．

代謝性障害の特徴　アシドーシス，高カリウム血症，CPK上昇，LDH，SGOT，SGPT，乏尿，血中クレアチニンの上昇によって特徴づけられる（図19）．その病態はまだ完全に解明されていないが，アルドラーゼ，ヒスタミン，キニンあるいは未知の毒性物質の関与が示唆されている．とくに血行再開後の**高カリウム血症**は筋の細胞崩壊の量に関係し，重症例では血行再開直後心停止をもたらすこともある．CPKは軽症患者では血行再開後数時間から数日で減少傾向をとるが，重症患者では血行再開後も持続的上昇を続け，時には10万IU/lにも達する．尿量は減少し，暗赤色を呈する．尿細管は**ミオグロビン結晶**によって閉塞され，アシドーシス，血圧低下と重なって**乏尿性急性腎不全**が生じる．この急性腎不全は急速に増悪する傾向があり，早期の血液透析や腹膜灌流を行う必要がある．予防する手段は確立されておらず，死亡率は高く30～80%に達し，肢切断率も40～50%に達する．発症が予想される場合は術前から血液浄化療法を開始したり選択的に患肢の静脈血の浄化を行う方法などさまざまな試みがなされている．

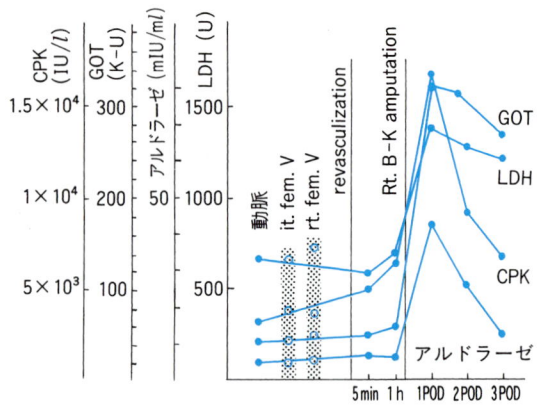

図19　MNMSにおける各パラメータの変動

2．慢性動脈閉塞
chronic arterial occlusion

▶**ポイント**
慢性動脈閉塞は急性動脈閉塞と異なり，側副血行路の発達によって患肢の血流が維持され，その全部が，あるいは一部を残して壊死を免れている状態をいう．したがって，虚血症状の重症度はこの側副血行路の発達の良否に依存し，それには動脈閉塞の部位，範囲，多発病変かどうかなどが影響する．

▶**分類**
① 閉塞性動脈硬化症
② 閉塞性血栓血管炎（Buerger病）
③ その他：外傷性動脈閉塞の慢性化，塞栓症の慢性化，動脈瘤の閉塞，膝窩動脈捕捉症候群，膝窩動脈外膜囊腫，その他の血管炎（大動脈炎症候群，血管Behçet病，膠原病）

もっとも重要な疾患は，**閉塞性動脈硬化症**（arteriosclerosis obliterans；**ASO**）と**閉塞性血栓血管炎**（thromboangiitis obliterans；**TAO**）である．かつてはTAOがわが国における主たる慢性動脈閉塞症であったが，今日ではASOが圧倒的多数を占めるに至っている．

▶**ASOとTAOとの臨床病態の差異**

① **ASO**　病変の部位は大動脈から大腿動脈から膝窩に至る比較的大型の血管をおかし，**粥状動脈硬化**により粥腫，潰瘍病変から漸次血栓閉塞に至ったものである．血管造影では虫食い状の壁不整像を特徴とする（図20）．主要症状は**間欠性跛行**である．動脈閉塞の部位によって間欠性跛行の初発部位は異なるが，主に下腿筋群に初発する．当然高齢者に多く，種々の動脈硬化に伴う合併症を持つ頻度が高い．とくに冠動脈病変の合併は無症候も含めると70%に達する．臨床的には虚血性心疾患の合併は約20%前後である．

② **TAO**　下腿動脈から足部動脈の比較的細い動脈に好発する．しばしば上肢の動脈にも閉塞を伴う．動脈閉塞は分節的で閉塞のない部分では，血管造影上，平滑で異常所見を認めない．閉塞動脈の周辺を走行する細い**蛇行した側副血行路**（cork screw様）を特徴とする．足部の潰瘍や色調変化などの**皮膚の虚血症状**が多く，動脈閉塞部位に対応した足底部の間欠跛行を伴うことがある．また表在静脈の静脈炎（遊走性静脈炎）を合併することがある．**若壮年男子**に好発する．ほとんどが**喫煙者**であることも特徴である．近年はTAOの発症は減少し，軽症化しているといわれ

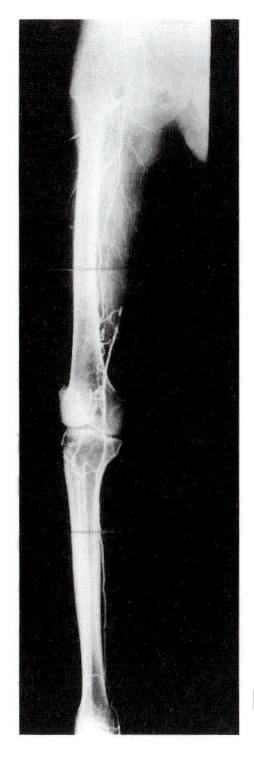

図 20　大腿動脈閉塞性動脈硬化症

ている．

▶**症状**　慢性動脈閉塞の症状の分類と重症度分類は **Fontaine 分類**がもっとも頻用される．すなわち，

　Ⅰ度：無症状，冷感
　Ⅱ度：間欠跛行
　Ⅲ度：安静時疼痛
　Ⅳ度：潰瘍，壊死

　もっとも軽症なものは無症状か冷感にとどまるもので，動脈閉塞症以外の疾患との鑑別が必要である．間欠跛行は歩行負荷を加えることによってようやく症状が発現するもので，一定距離を歩行すると痛くなり歩行を中止すると速やかに回復することを特徴とする．脊椎管狭窄症などの整形外科的疾患や末梢神経疾患との鑑別が必要である．歩行可能距離，休息による回復時間によって重症度が判定される．

　安静時痛は負荷を与えなくても痛みが生じる状態で，患肢の挙上によって増悪する傾向がある．組織への灌流圧の著しい低下を意味し，潰瘍，壊死の前段階と理解される．Ⅳ度はもっとも重症の虚血状態で，一般に疼痛が強く，放置すれば切断を余儀なくされることも多い．Ⅲ，Ⅳ度を総称して重症虚血肢という．

▶**診断**　特徴的な症状，とくに間欠跛行の特徴によって動脈閉塞の存在を推定することができる．理学的所見は以下に列挙する．

　①**視診**　色調の変化：蒼白，チアノーゼ，患肢挙上による蒼白，下垂による患肢の萎縮等（必ず対側との比較）．

　②**触診**　患肢の皮膚温低下の観察，筋肉萎縮，動脈拍動の有無，強弱（大動脈，大腿動脈，膝窩動脈，足背動脈，後脛骨動脈，対側との比較）．

　③**聴診**　大動脈，腸骨動脈の血管雑音の聴取，一般所見の把握，問診による高血圧治療歴，糖尿病の有無，狭心痛の有無，脳血管障害の有無，喫煙の有無など．また日常生活における精神的活動性の評価を行う．

　以上により慢性動脈閉塞症の存在診断と部位診断，ある程度の重症度診断が可能である．

▶**無侵襲的検査法**

　①**脈波検査**　必須ではない．

　②**ドプラ流速波形**　閉塞部位の診断に有用．

　③**ドプラ聴診器による血圧測定**　閉塞の質的診断に有用，とくに**上肢血圧との比率** Ankle Brachial Pressure Index（ABPI）がもっとも使われる循環障害の指標である．ABPI が 0.3 以下あるいは足関節収縮期血圧が 40 mmHg 以下になると重症虚血肢に移行する危険が高く早急な治療を必要とする．臨床症状と足関節圧，足趾圧の絶対値，運動負荷による変化を対比させた閉塞性動脈硬化症の新しい重症度分類が提唱されている（表1）．

　④**超音波断層像**　動脈内の陳旧性血栓の描出，内腔に突出した粥腫の観察に有用．

　⑤**Duplex scanning**（超音波ドプラ法と超音波断層法を組み合わせた方法）　超音波 B モードで血管を描出し，同時に同部位に特定の角度で超音波を当て，帰ってきた音波の周波数の変化を記録する．これによってその部位の血流異常を検出する．動脈狭窄，閉塞状況とを画像と流速波形とで同時に記録できるのが特徴である．

　⑥**近赤外線分光法**　安静時と運動負荷時の筋肉の酸素化ヘモグロビン（oxy Hb）と脱酸素化ヘモグロビン（deoxy Hb）の変化量を連続的に測定することにより間欠跛行の重症度を客観的に評価する方法である．

表 1 Rutherford の特別委員会による肢虚血重症度分類

Fontaine分類 重症度	重症度	細分類	臨床所見	客観的基準
I	0	0	無症状—血行動態に有意な閉塞病変（−）	運動負荷テストで血行動態検査に有意な変化なし
II	I	1	軽度の間欠性跛行	運動負荷後 AP は 50 mmHg 以上であるが血圧より 25 mmHg 以上低い
	I	2	中程度の間欠性跛行	細分類 1 と 3 の間
	I	3	重症の間欠性跛行	運動負荷試験を終了できないで負荷後 AP は 50 mmHg 以下
III	II	4	安静時痛	安静時 AP は 40 mmHg 以下，足関節部や足背部で PVR はほとんど平坦，TP は 30 mmHg 以下
IV	III	5	小範囲の組織欠損—足部全域の虚血を伴って，難治性潰瘍，限局性壊死がある	安静時 AP は 60 mmHg 以下，足関節部や足背部で PVR はほとんど平坦，TP は 40 mmHg 未満
		6	広範囲の組織欠損が中足骨部まで及び，足部はもはや救えない状態	細分類 5 と同様

運動負荷により oxy Hb と deoxy Hb の逆転が起き休息により回復するがこの回復時間が重症度に相関する．

▶**血管造影**（CT, MRI アンギオ）　動脈閉塞の部位，側副血行路を介する末梢の開存状況を正確に描出できるため，血行再建手術を行う場合は必須の検査である．

▶**治療**

① 手術的治療

ⓐ **血行再建手術**　もっとも効果の大きい治療で重症虚血肢では第一選択，間欠性跛行では症状の強さと患者の不自由度による．以下の方法がある．

　ⅰ）バイパス手術
　・解剖学的バイパス：
　　大動脈-腸骨，大腿動脈バイパス（人工血管使用）
　　大腿動脈-膝窩動脈バイパス（膝上部膝窩動脈では人工血管でもよいが，膝下部では原則的に自家静脈を使用）
　　大腿動脈-脛骨動脈バイパス（自家静脈を使用）
　・非解剖学的バイパス：全身状態不良の患者に行う．
　　腋窩-大腿動脈バイパス
　　大腿-大腿動脈バイパス
　ⅱ）血栓内膜摘除（限局病変が対象）

ⓑ **腰部交感神経節切除術**　閉塞性血栓血管炎は下腿動脈以下の閉塞が多いため，かつては主な治療法であった．

ⓒ **切断術**　壊死に陥った組織に最終的手段として行われる．

② 血管内治療 endovascular intervention　非手術的に血行再建を行う方法で，種々の改良デバイスが登場して今日では閉塞性動脈硬化症の主要な治療手段となっている．バルーンカテーテルを用いて動脈の閉塞（狭窄）部位を拡張させる PTA (percutaneus transluminal angioplasty)，さらに再狭窄を防止するため拡張させた部位にステントを留置する（図 21）．

腸骨動脈領域の閉塞ではバイパス手術とほぼ同等の開存成績が得られ，血行再建法の第一選択とされている（図 22）．長い大腿膝窩動脈閉塞や下腿動脈閉塞にはいまだ，開存成績に問題が残されており，今後，デバイスの改良によって，適応が拡大されるかどうかが注目されている．

③ 薬物療法　血管拡張薬，抗血小板薬，抗凝固薬が使用される．とくに最近では抗血小板作用の強い PGE_1, ticlopidine, cilostazol や抗トロンビン薬，抗セロトニン薬が登場し，潰瘍を伴う患者に対する効果が注目されている．また薬物療法の併用によって血行再建術，血管内治療の開存率の向上が期待されている．

④ 運動療法　間欠跛行症例に対して，適当な運

動負荷を与えることによって側副血行路の発達を促す．

⑤ **血管新生療法** 最近注目されている治療法であるが，その有効性については今後の研究が必要である．

=== 付1 ═ 糖尿病による閉塞性動脈硬化症 ===

　糖尿病による大血管病変はしばしば下肢，とくに下腿動脈に多発性の閉塞性病変をきたす．特徴はびまん性の石灰化（メンケベルク型動脈硬化）を伴い，しばしば足部に虚血性壊死をきたす（図23）．また糖尿病は足部に末梢神経障害をきたし，知覚障害と感染を伴う足部の広範な湿性壊死をきたす．これらはしばしば並存するが，総称して糖尿病性足病変（diabetic foot）という．しばしば疼痛を欠くため重篤になってはじめて診断される．今日，閉塞性動脈硬化症で下肢切断になる症例の多くは**糖尿病性足病変**による．

=== 付2 ═ 膝窩動脈捕捉症候群 ===

　膝窩動脈が膝窩を走行する筋肉，腱，異常線維束によって捕捉圧迫され下腿の循環障害をきたした状態をいう．

　通常は腓腹筋内側頭との関係で発生する．まれには膝窩筋や異常線維束による場合もある．これらと膝窩動脈との解剖学的関係で四つのタイプに分類される（Delaney分類）（図24）．

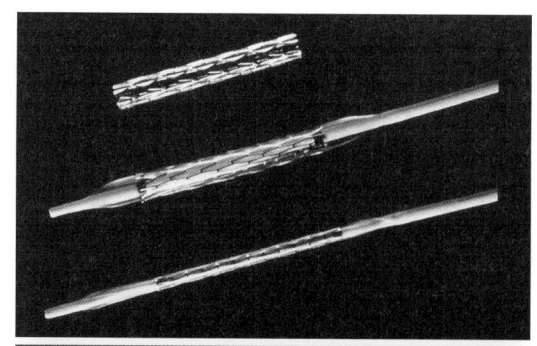

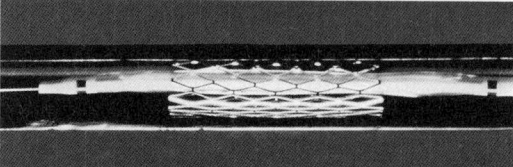

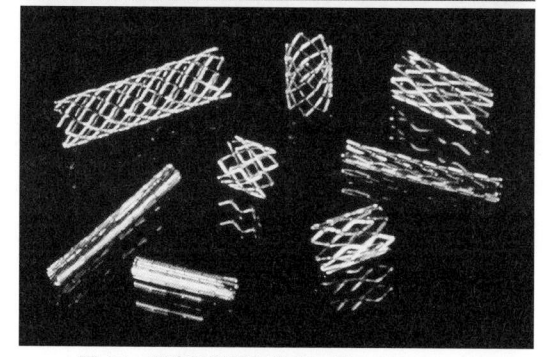

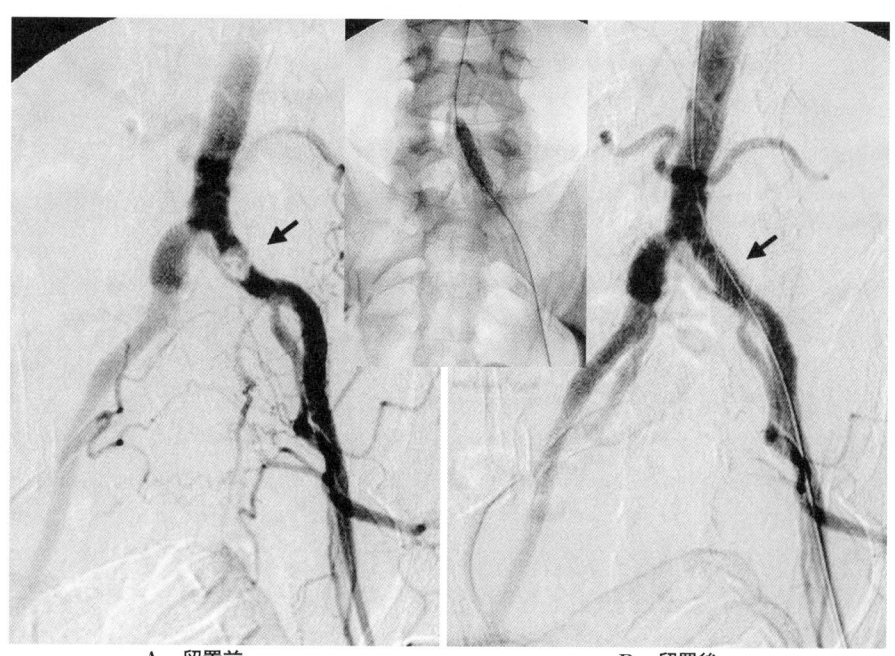

図21　閉塞性動脈硬化症に用いるステント

A．留置前　　　　　　　　　　B．留置後
図22　ステント留置前と留置後

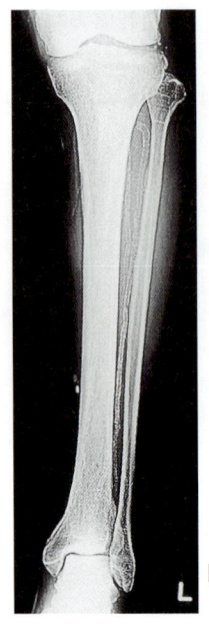

図 23　糖尿病性動脈硬化による下腿動脈びまん性石灰化

タイプ1は腓腹動脈筋内側頭の起始は正常であるが，膝窩動脈が内側頭の起始の内側から後ろにまわって走行している場合．タイプ2は腓腹筋内側頭が通常より正中寄りで起始し，動脈はこれの内側から後ろに向かって走行している場合．タイプ3は腓腹筋内側頭が一部外側に分頭し，筋束あるいは腱状となって膝窩動脈を捕捉している場合．タイプ4は膝窩動脈が膝窩筋あるいは異常線維束によって捕捉圧迫されている場合の4型である．

若いスポーツを好む男性に多く，運動中に発症することもある．したがって若い男性で膝窩動脈の限局閉塞をきたした患者では本症を念頭に置く必要がある．血管造影で膝窩動脈の内側よりの偏位，狭窄後拡張，限局閉塞があって膝窩部のCTで動静脈間が広がっていれば本症が強く疑われる．

治療は手術的に異常筋束の切離による膝窩動脈捕捉の解除，血栓内膜切除・静脈パッチ形成術や静脈グラフトによるバイパスが行われる．

3．Raynaud 症候群

四肢先端，おもに手指を寒冷にさらすと発作性に蒼白となり冷感と疼痛をきたし，温めると充血し，赤黒くなって次第にもとにもどる現象をRaynaud 現象と呼んでいる．寒冷刺激による四肢先端の小動脈の攣縮が原因である．寒冷刺激以外のある種のストレスによって起こる場合もある．従来，膠原病など基礎疾患がはっきりしている場合を Raynaud 症候群と呼び，明らかでない場合を原因不明の Raynaud 病と区別してきた．

基礎疾患の中で多くみられるものは強皮症や全身性エリトマトーデスなど膠原病である．とくに強皮症では約半数の患者で皮膚の硬化が出現する前の初発症状として Raynaud 現象が起こるといわれ，この段階では Raynaud 症候群か Raynaud 病かの区別が難しく一定期間の経過観察が必要となる．このように原因不明の Raynaud 病と診断される場合でも時間経過とともに基礎疾患がはっきりしてくることも多く，これら二つは本質的な違いはないとの見解もある．手指の寒冷刺激による細動脈の攣縮が病態の中心であり，動脈の器質的な病変は本質ではないが，強皮症など膠原病に伴う場合は多くの場合に手掌や指の小動脈に多発性の閉塞を認め，重症患者では難治性の潰瘍壊死をきたすこともある．

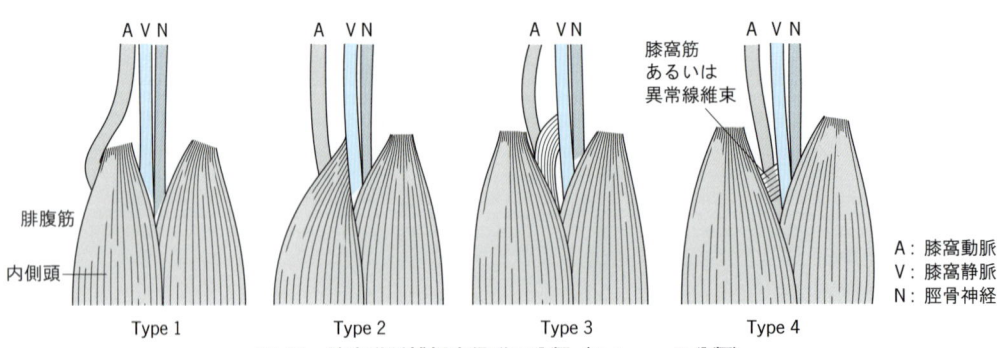

図 24　膝窩動脈捕捉症候群の分類（Delaney の分類）
（多田祐輔：膝窩動脈捕捉症候群．今日の治療 6(9)：65-67, 1998）

職業に関連する Raynaud 症候群は長期の振動工具使用による Raynaud 現象が有名で，白ろう病と呼ばれている．一般に高度であって難治性である．

Buerger 病など末梢動脈閉塞症の一症候として認めるものや胸郭出口症候群に伴う場合もある．そのほかにもさまざまの Raynaud 症候群をきたす可能性をもつ疾患がある．特効薬はない．基礎疾患が明らかな場合はその治療．また対症療法として Ca 拮抗薬やプロスタグランジン製剤，抗セロトニン製剤が使用されている．寒冷にさらさないような手指の保護が必要である．

─ 付 1 ─ **肢端紫藍症** acrocyanosis ─

　肢端紫藍症は先端紫藍症ともいい，四肢末端の無痛性のチアノーゼ，冷感をきたす状態である．血管に閉塞などの器質的病変は認めず，虚血はないが，Raynaud 現象と異なり外界の温度変化に依存しない持続的な細動脈の攣縮によって起こると考えられている．もっぱら中年女性に起こり手の深紫色の変色と冷感を特徴とする．寒冷によって増悪し，温めると軽快する傾向はあるが色調変化が消退することはない．

　治療法はないが寒冷にさらさないようにすることが本質で Raynaud 症候群に使用されるものと同様の薬剤が対症療法として用いられる．

─ 付 2 ─ **肢端紅痛症** erythromeralgia ─

　四肢末端の加温，運動や下垂などによって突発的に灼熱的疼痛，皮膚の発赤，皮膚温上昇をきたす病態である．主に中年男子にみられる．原因は不明であるがきわめてまれな疾患である．基礎疾患として真性赤血球増多症，本態性血小板血症など骨髄増殖性疾患があるが，基礎疾患がはっきりせずに発症する場合もある．後者を一次性，前者を二次性肢端紅痛症と呼んでいる．

　治療法はないが，発作を誘発する四肢の加温を避けることや気温が高い地域に住まないこと，薬物療法にはアスピリンが有効とされている．また重症患者には交感神経ブロックが試みられる．

─ 付 3 ─ **網状うっ血青斑** rivedo reticularis ─

　下肢や足部の持続的に網状の赤青色の斑状色調変化を特徴とする．これは外界の温度変化とほとんど無関係に常に表れているが通常は寒冷にさらすことによって増悪する．

　この色調変化は皮膚の微小動脈の攣縮と二次的な毛細血管と微小静脈の拡張による．

まれには SLE，PN，あるいは上流の動脈からのコレステロール塞栓によることがあるとされるが，ほとんどの場合は基礎疾患をもたず，美容上の問題はあるとしても疾病状態とはいい難く積極的な治療の必要はない．

4．動脈瘤 aneurysm

ポイント

　動脈が恒常的に限局性に拡張した状態をいう．どの程度の拡張を動脈瘤と表現するかについては議論があるが，臨床的には非拡張部のおよそ 2 倍とするのが一般的である．何らかの原因によって中膜を含む動脈壁が破壊あるいは脆弱化し，血圧に対する抗張力が減弱した結果生じる．

▶**原因**　外傷を除けば，粥状動脈硬化，梅毒，結核などの特異性炎症，一般細菌による感染，原因不明の非特異性炎症，特発性中膜壊死，先天性（Marfan 症候群，Ehlers-Danlos 症候群など），狭窄後拡張などがある．とくに大動脈瘤では粥状動脈硬化によるものが多数を占めるといわれているが，最近は動脈硬化は真の原因とはいえず何らかの要因による大動脈壁の変性によって生じるもので degenerative aneurysm と呼ぶべきとの意見もある．この変性にかかわる生体酵素（MHPs）が注目されつつある．

▶**形態による分類**

　① **紡錘状動脈瘤**　動脈が全周性に拡張した状態で，多くのいわゆる動脈硬化性動脈瘤の特徴である．

　② **囊状動脈瘤**　動脈壁の側壁の一部がとくに脆弱化して囊状に突出した動脈瘤で，外傷性動脈瘤，炎症性動脈瘤で多くみられ，小さくても破裂しやすい．

　③ **解離性動脈瘤（動脈解離）** dissecting aneurysm（arterial dissection）　動脈壁の中膜内に裂隙が生じ，これと動脈内腔が交通することによって発生する．血圧が加わることによって拡大し，かつ末梢に向かって進展する．再び末梢側において動脈内腔と交通が生じて解離の進展がいったん止まり，安定した状態となる．ここに動脈本来の内腔（真腔）と新たに生じた動脈壁内の腔（偽腔または解離腔）が生じ，血流管腔は 2 連となる．

最初に交通が生じた状態を急性解離性動脈瘤といい，再交通が生じて安定した状態を慢性解離性動脈瘤という．大動脈ではとくに上行大動脈より発生する場合が70%近くを占める．大動脈の解離は早期には大動脈径の拡大を伴わないことが多く，また通常の動脈瘤の発生病理と異なるため，現在ではもっぱら大動脈解離と表現されている．

▶**病態** 動脈瘤は外傷性や解離性動脈瘤を除いて初期には無症状に経過するが，経過中以下のごとき病態を生じる．

① **破裂** 破綻して血液が血管外に漏出した状態．

② **圧迫** 動脈瘤が大きくなるに従って周囲臓器の圧迫症状を呈する．

③ **閉塞** 動脈瘤内に血栓を生じてついには完全閉塞に至る．末梢動脈瘤ではしばしばみられ，これによって動脈瘤が初めて診断されることも少なくない．

▶**動脈瘤の部位による病態の特徴**

① **頸動脈瘤** 破裂症状として頸部拍動性血腫，気管圧迫による呼吸困難，疼痛．圧迫症状として反回神経麻痺，Horner症候群，気管偏位など，閉塞症状として脳塞栓や脳梗塞．

② **胸部大動脈瘤**（504頁参照） 破裂症状として出血性ショック，とくに胸部大動脈瘤破裂ではしばしば即死に近く死亡する．突然死の原因として重要である．

特殊な破裂様式として食道内破裂（大量吐血），気管・気管支内破裂（喀血）があり，またまれに上大静脈内破裂がある．大動脈解離では心囊内破裂による心タンポナーデがもっとも多い．

圧迫症状として食道圧迫症状，気管圧迫による呼吸困難，反回神経麻痺（弓部大動脈瘤），上大静脈圧迫による上大静脈症候群（上行・弓部大動脈瘤）など．

③ **腹部大動脈瘤**（506頁参照） 破裂症状として持続的・突発の腹痛，腰痛，動脈瘤急速増大，ショック症状，貧血など．胸部大動脈瘤と異なり，通常破裂症状発生から死亡までに時間的余裕がある．圧迫症状として腰痛や尿管圧迫による水腎症，消化管圧迫症状として上腹部膨満感など．閉塞症状として急性大動脈閉塞が生じることがある．下大静脈に破裂穿破すると大動脈-下大静脈瘻となり，うっ血性心不全，骨盤内臓器のうっ血，腎うっ血のため下血，血尿をきたす．著しい壁の肥厚を特徴とするいわゆる炎症性腹部大動脈瘤（図28）では腹痛や腰痛を伴うことが多く，しばしば破裂あるいは切迫破裂と間違えられることがある．またこのタイプの腹部大動脈瘤は尿管を巻き込んで水腎症をきたすことも多い．

腹部大動脈瘤の破裂様式はさまざまで，**Fizgerald分類**が有名である．すなわち，Ⅰ型：壁内血腫，あるいは破裂口周囲に限局した小血腫，Ⅱ型：腎動脈より下部の後腹膜血腫，Ⅲ型：腎動脈上部にまで及んだ後腹膜血腫，Ⅳ型：腹腔内出血，すなわち破裂による出血の広がりの程度によって分類され，予後に関連する．

④ **末梢動脈瘤** 大腿動脈瘤，膝窩動脈瘤について述べる．破裂症状として疼痛と大腿部，膝窩部の急速増大，皮下血腫，ショックとなることは少ない．閉塞症状として急性あるいは慢性の動脈閉塞症状があり，とくに破裂性膝窩動脈瘤は急性血栓症状を呈して，重篤な虚血症状のため切断を余儀なくされる場合も少なくない．

⑤ **解離性動脈瘤**（507頁参照） ほとんどが大動脈に生じ，大動脈解離と表現される．初発部位は上行大動脈起始近傍と左鎖骨下動脈直下がもっとも多い．初発部位と拡がりによってⅠ型，Ⅱ型，Ⅲa型，Ⅲb型（**DeBakey分類**）に分類される．他に腹部大動脈に生じた腹部大動脈限局解離がある．Ⅰ型，Ⅱ型は上行大動脈に初発したもので予後不良であり，放置すれば約半数は急性期に死亡する．Ⅲ型は左鎖骨下動脈より末梢に初発した場合で，多くは慢性大動脈解離に移行し，内科的治療（降圧療法）によって長期生存が得られる．自然予後が上行大動脈に解離があるか否かによって顕著に異なるため，最近はStanford分類が専ら用いられている．すなわちA型は上行大動脈に解離があるもの，B型はないものである．破裂は主に心囊内に生じ，心タンポナーデをきたす．閉塞症状は頸動脈閉塞による脳梗塞，冠動脈閉塞による心筋梗塞，肋間動脈閉塞による脊髄麻痺，腹部内臓動脈閉塞による腸管壊死，腸骨動脈閉塞による下肢虚血症状，腎動脈閉塞による腎不全などがある．解離が大動脈基部に及ぶ時は，大動脈弁閉鎖不全を高率にきたし，また冠動脈閉塞にはブロック，不整脈をきたすことがある．

破裂を防止するもっとも確実な治療法は外科的

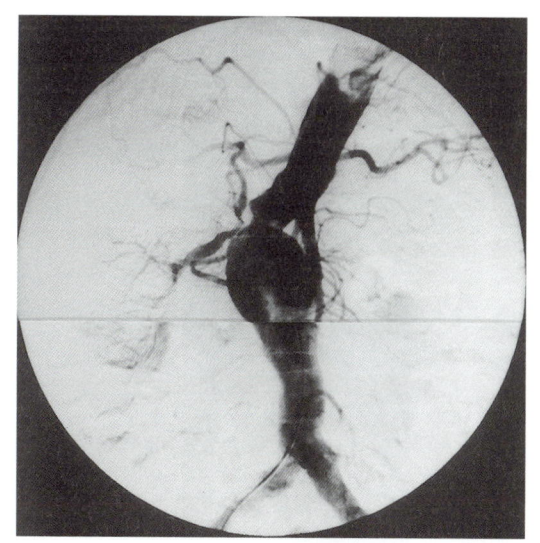

図 25　腹部大動脈瘤
ほとんどが腎動脈下に存在するが，その中で本患者のような腎動脈に近接した動脈瘤が約10％あり，傍腎動脈腹部大動脈瘤という．

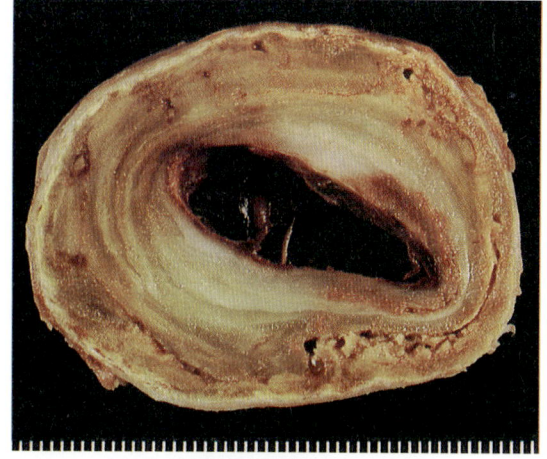

図 26　腹部大動脈瘤　手術切除標本
動脈瘤内の層状血栓を示す．

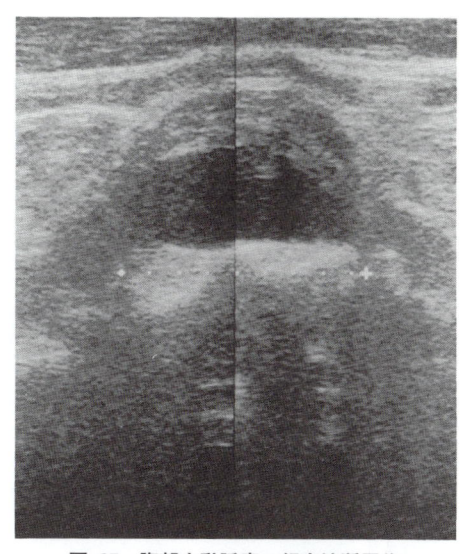

図 27　腹部大動脈瘤　超音波断層像

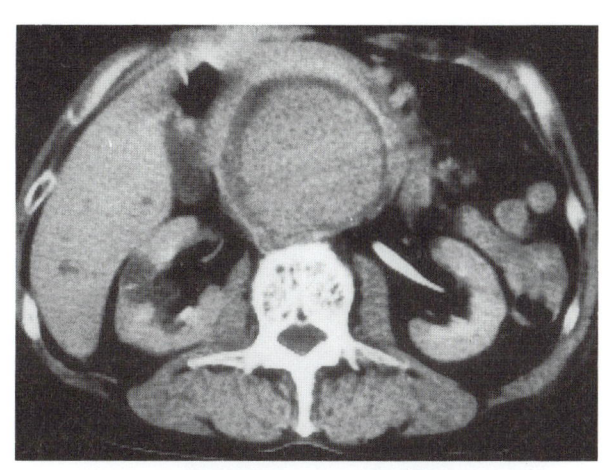

図 28　"炎症性"腹部大動脈瘤（CT 像）
動脈瘤壁が造影剤で染まるのが特徴で，造影される瘤壁と造影されない血栓を含む内壁，さらに造影される内腔の特有の3層構造がみられる（マントル徴候）．

治療である．部位により，また病因，病態，部位，動脈瘤の形態や大きさによって手術適応や方法が異なる．大動脈解離の診断治療について以下の点を特記する．

▶診断　早期診断が救命上もっとも求められ，突発的な胸痛，背部痛があれば本症を疑診して緊急的な胸部造影 CT を行う．大動脈に真腔と偽腔の二腔が確認されれば確定診断となる．とくに上行大動脈に解離を認めるか否か，また解離腔が血栓閉塞している（血栓閉塞型）か否かは外科治療の適応決定に重要．また，経胸壁的エコーはベッドサイドで簡単にでき有効．

▶治療　急性 A 型解離の予後は最近の緊急手術を原則とする手術成績の向上によって顕著に改善したが，なお来院前あるいは診断前に死亡する症例も少なくない．早期診断の重要性を物語っている．

手術方法の原則は上行（弓部）大動脈置換術を原則とする．また大動脈基部に解離が及んで，大動脈弁輪が拡大し，大動脈弁閉鎖不全が顕著な場

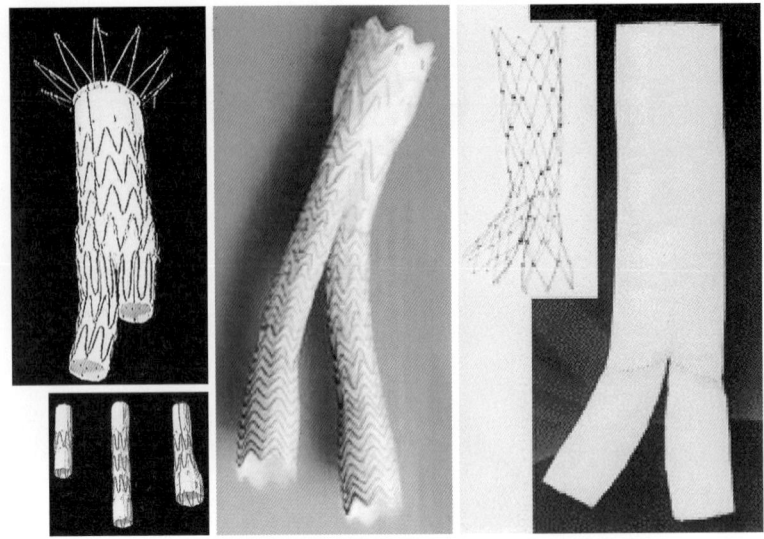

図 29 腹部大動脈瘤に使用する各種ステントグラフト

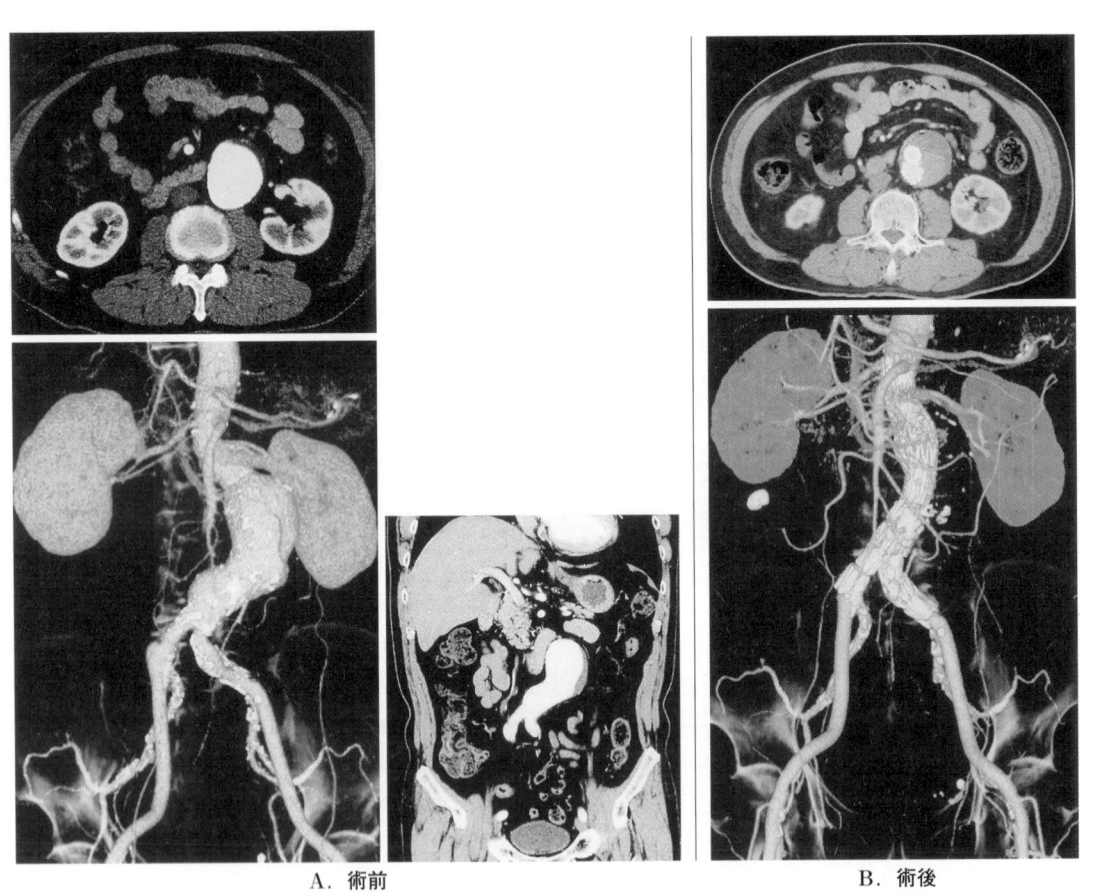

A. 術前   B. 術後
図 30 腹部大動脈瘤に対するステントグラフト内挿前後

合では，Bentall手術や自己弁温存大動脈基部置換術を要することがある．

最近はA型解離に対して上行（弓部）置換に加えて下行大動脈にステントグラフト内挿法を組み合わせるハイブリッド法といわれる外科治療が注目されている．

B型解離に対しては破裂所見や脊髄麻痺，腹部内臓動脈の閉塞症状が無ければまず降圧療法が原則．

大動脈瘤に対するステントグラフト内挿法 ステントグラフト（図29）によって，動脈瘤壁を血流から隔離する方法．開腹や開胸を必要とせず，大腿動脈や腸骨動脈からカテーテルでステントグラフトを動脈瘤内に誘導して固定する（図30）．低侵襲で，今日では胸部下行大動脈瘤ではほとんどが，また腹部大動脈瘤では約半数が適応とされており，今後はさらに適応範囲の拡大が予想される．

5．動静脈瘻 arteriovenous fistula

ポイント

動静脈瘻は動脈と静脈が毛細血管を経ずして直接交通している状態である．
先天性動静脈瘻と後天性動静脈瘻に分類される．

A．先天性動静脈瘻

末梢血管系の発生異常によって生じた動静脈瘻で，一種の血管奇形である．複雑な形態をとるものが多く，原則として動静脈交通は複数である．その形態や動静脈瘻のシャントの程度によってさまざまな分類やさまざまの呼称がされているが，外科治療上の便宜から，限局した腫瘤を形成している**腫瘤型**，びまん性に拡がっている**非腫瘤型**に分類し，かつそれぞれに動静脈瘻を介する血液の流れ方によって活動型，非活動型の計4型に分類するのが便利である．

活動型は臨床的に血管雑音や拍動などの臨床所見から明らかに動静脈瘻が確認できるもの，**非活**

図31 外傷性上腕動脈動静脈瘻

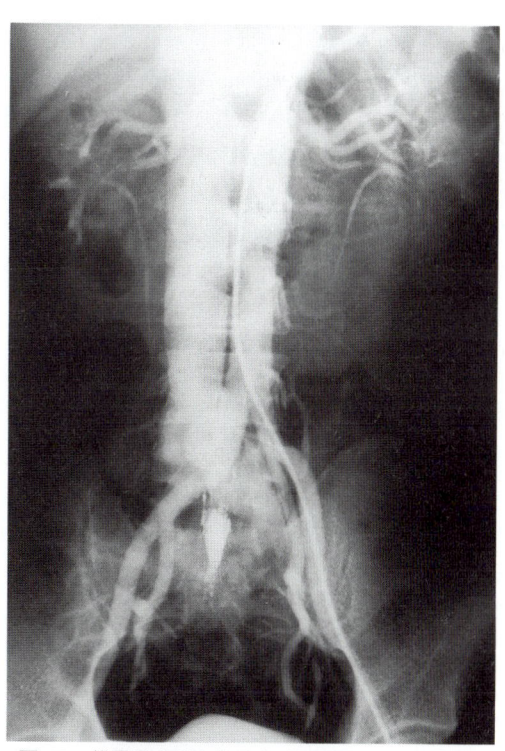

図32 総腸骨動脈動静脈瘻（椎間板ヘルニア術後）

動型は臨床所見では明らかではないが，血管造影によって動静脈交通が確認されるものである．腫瘍型の多くは切除可能であるが，非腫瘍型はきわめて難治性である．とくにびまん性の動静脈瘻を伴う Parkes-Weber 症候群はもっとも治療困難で，無方針に外科治療を加えることによってかえって病態を悪化させることも少なくない．出血などの合併症を生じた場合，流入動脈のカテーテル塞栓術を行うことがある．

▶症状　局所の熱感，疼痛，うっ血，時に難治性の潰瘍を伴い，ここからのくり返す出血が問題となる．先天性動静脈瘻に伴う心不全は広範囲に生じた患者以外は少ない．

B．後天性動静脈瘻

医原性を含む外傷によるもの，動脈瘤が静脈内に破裂したものが主である（図31, 32）．原則として動静脈瘻は単一である．この意味では単純で外科治療も容易であるが，比較的大型の動脈に生じる場合が多く，動静脈短絡量が多くなるため心不全をきたしやすい．大動脈瘤が大静脈内に穿破した場合は緊急手術を要する．動静脈瘻形成から長期を経過すると次第に動脈は拡張し，壁は菲薄となる．動静脈瘻の部分では動脈瘤様に限局的拡大を呈することも少なくない．時間経過と共に心拡大をきたし，遂にはうっ血性心不全をきたす．

▶診断　動静脈瘻の部分での**連続性血管雑音**によって容易である．また動静脈瘻の部分を圧迫することによって，血圧の上昇と脈拍の減少をきたす（Nicoladoni-Branham sign）．

▶治療　動静脈瘻の閉鎖を行う．

6．動脈損傷

末梢動脈損傷を前提に記載する．

▶動脈損傷の機序　鈍力による損傷，鋭器による損傷および銃創によるもの，また手術や穿刺による医原性損傷がある．わが国では交通外傷による挫創とナイフ等の鋭器による刺創が多く，欧米では銃創による穿通性損傷が多い．

交通外傷による損傷は多発外傷が多く，また直接的な血管への損傷以外に骨折が原因となっている場合が少なくない．とくに関節に近い部分では

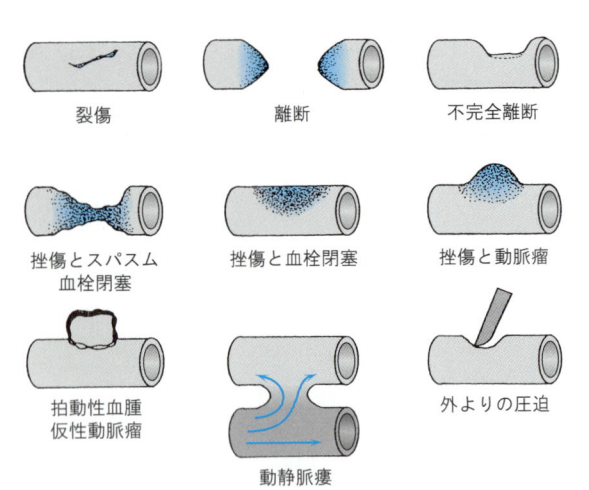

図33　動脈損傷の種々
（Norman, M. R., Frank, C. S. (ed.) : in Vascular Trauma, W. B Saunders, 1978 より一部改変）

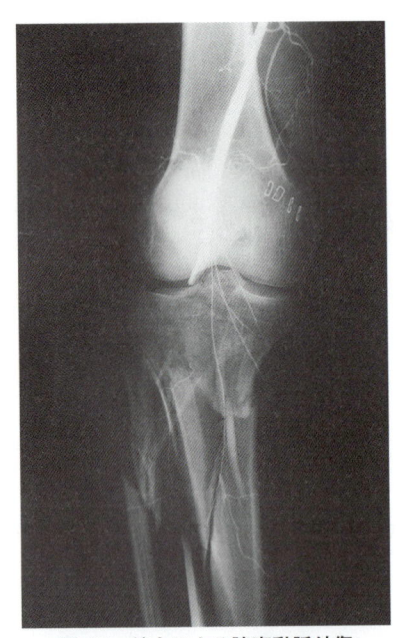

図34　鈍力による膝窩動脈外傷
脛骨・腓骨骨折を伴う．

これが起こり易く，同時に静脈損傷や神経損傷の合併も多い．

▶病態生理　鋭器あるいは銃創による動脈の損傷の形態は動脈壁の裂創，完全断裂，部分断裂であり，病態の中心は出血であるが完全断裂の場合は断端の攣縮と外膜によって断端が被覆されて，不完全断裂の場合よりかえって出血が少ない傾向がある．鈍的外傷では挫創となり，動脈壁内では種々の範囲で外膜内血腫，内膜剥離と内腔への突出，

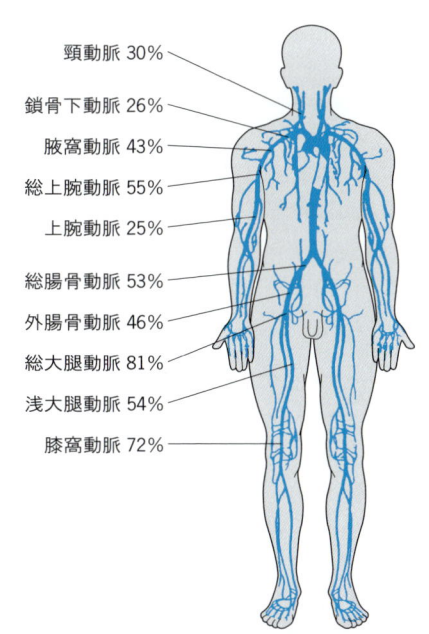

頸動脈 30%
鎖骨下動脈 26%
腋窩動脈 43%
総上腕動脈 55%
上腕動脈 25%
総腸骨動脈 53%
外腸骨動脈 46%
総大腿動脈 81%
浅大腿動脈 54%
膝窩動脈 72%

図35 動脈外傷に対して動脈単純結紮した場合の壊死（梗塞）の概略の頻度
(Norman, M. R., Frank, C. S. (ed)：in Vascular Trauma, W. B. Saunders, 1978, p. 96 より一部改変)

動脈の攣縮とが生じ，これの最終的帰結は血栓閉塞である．慢性期に移行する過程で動脈損傷部に一致した拍動性血腫，仮性動脈瘤，動静脈瘻，また壁の一部の挫滅によって真性動脈瘤を形成することがある（図33）．骨折片や異物による圧迫で狭窄や閉塞をきたすこともある（図34）．

▶**臨床病態** 臨床病態の中心は出血と支配領域の虚血障害である．併走する静脈損傷や神経損傷を合併すればそれに伴う症候をきたす．また鈍力外傷による開放性損傷ではしばしば異物の混入や汚染創であり，血腫の感染は深刻な病態をもたらす．

動脈損傷の存在を示唆する臨床病態は開放性損傷，とくに鋭器による場合はすでに止まっているか持続的かは別として初期の噴出性出血の有無，末梢の動脈拍動の消失，減弱，大きくかつ増大する血腫（しばしば拍動あり），出血性ショック，損傷部の血管雑音と虚血所見に要約される．出血の程度はさまざまであり，また虚血状態も損傷部位や側副血行路の状況によってさまざまであるために，急性期には開放創や骨折の治療に気を取られて動脈損傷を見逃すことがないよう注意しなければならない．とくに動脈拍動が触れても動脈損傷を完全に否定できない点に留意する．動脈損傷に伴う血栓閉塞を放置した場合，あるいは止血のために単純な結紮のみを行った場合には一定の頻度で支配領域の壊死をきたす．血管外傷に対して単純結紮した場合の壊死の頻度は図35に示すようにかなりの高頻度である．

▶**治療** 動脈外傷の初期治療は迅速な止血である．通常出血部位を指で押さえることでとりあえず止血される．すでに止血されている場合は血腫によって損傷部が栓をされている状態であるため，創の処置の準備ができるまでは血腫の除去や異物の除去など創部に操作を加えることは禁忌である．患者の移送中は血腫が剥がれないように包帯で創を押さえておくなどの配慮が必要．損傷部位や損傷の種類によっては大量の急速出血のため，すでに深刻なショックになっていたり心肺停止の状態になっていれば心肺蘇生を行う．

非開放性損傷で血腫も大きくなく，全身状態も安定している場合を除き，手術室に搬送して全身麻酔下に止血，異物除去，徹底したデブリドマンと洗浄，動脈損傷部位の修復を含めて行う．必要に応じた輸血や全身管理は当然である．

▶**動脈損傷の修復**

裂創：円周方向では直接縫合修復，長軸方向では静脈片を用いたパッチ形成術が原則．

断裂：多くの場合は断端を形成して内膜を再接合させて直接吻合が可能．損傷範囲は長い場合は大伏在静脈による再建を行う．とくに感染の可能性がある場合は緊張のかかる直接吻合は危険．

挫創：挫滅部を切除して大伏在静脈によって再建する．

明らかに感染を伴う場合は，すぐには切断にいたるような重症虚血ではないと判断されればとりあえず結紮止血にとどめ，感染が消退してから2期的に血行再建する．ただし，経過中虚血が進行するようであれば非解剖学的ルートによってバイパス手術を行う．

慢性期にみられる慢性閉塞，仮性動脈瘤，動静脈瘻は適切な時期を選んで待機的に修復，再建を行う．

D 四肢静脈疾患

1. 下肢静脈瘤 varicose vein

一次性（原発性）静脈瘤と二次性（続発性）静脈瘤に分類される．

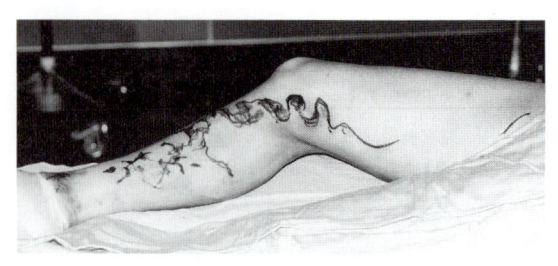

図36 一次性下肢静脈瘤

A．一次性（原発性）静脈瘤

通常みられる静脈瘤で，表在静脈の弁不全によって生じる．下肢の表在静脈は足関節内顆から下肢内側を走行し，大腿部卵円窩で大腿静脈に流入する大伏在静脈と，足関節後面から膝窩静脈に流入する小伏在静脈と，これらを連結する**交通静脈**によって構成される．

原発性静脈瘤でもっとも多くみられるものは**大伏在静脈領域**に生じ，大腿静脈への流入部における大伏在静脈の弁不全によるものである．この弁に不全が生じると大腿静脈より大伏在静脈に逆流が生じ，これを拡張せしめてさらに次の弁に不全を発生させ，このようにして大伏在静脈全長にわたる弁不全をきたして，血流のうっ滞を生じさせる．その結果，大伏在静脈のみでなく，これの分枝である交通静脈に静脈瘤を発生させる．静脈瘤を生じた部位と形態によって，**伏在静脈瘤，分枝静脈瘤，網目静脈瘤，クモ巣状静脈瘤**に分類されている．表在静脈と深部静脈との間には下腿を中心として直接交通する穿通枝が存在する．下肢静脈瘤ではしばしばこの穿通枝にも弁不全をきたし，局所に強いうっ血をきたす．症状が強く難治性の静脈瘤の中には深部静脈の弁不全を伴うものがある．

▶**症状**　下肢の易疲労，痛み，浮腫，また静脈炎を合併すれば，局所の疼痛，熱感，硬結をきたす．約10%の患者で下腿の硬結，色素沈着をきたし，高度になれば難治性の潰瘍を生じる（**静脈性潰瘍**）．

▶**診断**　下腿を中心に**拡張蛇行した静脈**を観察することによって容易である（図36）．理学的所見による診断法は以下の方法がある．

① Trendelenburg test　下肢を挙上させ静脈瘤を消退させたのち，大伏在静脈の大腿静脈への流入部を圧迫して立位にさせる．圧迫を解除してただちに静脈瘤が膨らんでくれば，大腿静脈への流入部における弁不全による静脈瘤と診断される．指の圧迫の代わりに大腿部での駆血帯を使用することもある．

② Perthes test　大腿部で駆血し立位で屈伸運動させたとき静脈瘤が退縮すれば，深部静脈の異常がないと判断される．深部静脈血栓症との鑑別のために行われる．

③ **静脈造影**　深部静脈の開存と，大伏在静脈への逆流の確認，穿通枝の弁不全の診断に有用．

④ **カラードプラ法**　逆流の部位，不全穿通枝の部位の確認に有用．

⑤ **静脈瘤内圧測定**　とくに下腿の硬結や潰瘍をきたした患者では足背の表在静脈の立位，臥位，歩行負荷時の圧測定は治療方針決定に有用．

▶**治療**

① **保存的治療**　弾性包帯，弾性靴下による治療が一般的で，症状改善にきわめて有効である．もちろんこれで治癒するわけではない．

② **外科治療**　静脈瘤切除と**静脈抜去術**（stripping）が通常行われる．静脈性潰瘍を伴う患者では，筋膜下で穿通枝を結紮する Linton 手術を行うことがある．筋膜下の穿通枝を小切開で内視鏡下に行うこともある．

静脈瘤の手術は何らかの静脈瘤に関係した症状が明瞭な患者に行うべきであって，単に美容上主訴のみの患者には行うべきではない．

③ **静脈瘤硬化療法**　静脈瘤に硬化薬を注入してこれを閉塞，消退させる方法．また高位結紮術，穿通技の結紮，部分的な静脈抜去など，手術療法と硬化療法の併用療法が行われている．

④ 弁不全のため深部静脈の逆流が高度な患者にはまれに弁形成術が行われることがある．

B．二次性（続発性）静脈瘤

深部静脈血栓に伴って側副血行路となっている表在静脈が拡張して生じた場合や，動静脈瘻によるもの，また静脈系の血管奇形，とくに Klippel-Trenaunay 症候群に伴うものがある．

深部静脈血栓症では患肢の腫脹を特徴とし，かつ外観上静脈瘤が著しい患者は少ない．臨床所見によって容易に診断されるが確定診断はカラードプラ法，静脈造影による．

動静脈瘻によるものは拍動性腫瘤の存在や血管雑音によって容易に鑑別されるが，血管造影を行えば確実である．

Klippel-Trenaunay 症候群は静脈瘤と皮膚血管腫と患肢全体の肥大によって特徴づけられる．静脈瘤は一次性静脈瘤に類似するが，概して顕著である．また下腿外側から大腿外側を走行する静脈瘤を伴うことがしばしばみられ，これが存在すれば先天性の静脈瘤を疑わねばならない．深部静脈形成異常を伴うことが少なくなく，多くの患者では静脈抜去術は禁忌である．

2．深部静脈血栓症
deep vein thrombosis

ポイント

深部静脈血栓症は何らかの原因によって深部静脈系に血栓を生じ，患肢に腫脹や疼痛をきたす疾患である．しばしば血栓性静脈炎とも表現されるが，必ずしも静脈炎が原因で血栓症をきたした場合を意味しない．

▶**原因** 静脈壁の損傷，感染，静脈内血液停滞，血液凝固亢進などが静脈血栓症の発生に関与すると考えられる．この中でもっとも重要な原因は**静脈内血液停滞**である．

静脈血栓症の発生誘因として重要なものは妊娠，産褥，手術，長期臥床，外傷，脱水，悪性腫瘍などである．

▶**症状，所見**

① **急性期の変化** 深部静脈血栓症のほとんどは急性あるいは亜急性に発症する．下肢の腫脹を主訴として発症し，種々の程度の痛みを伴う．腫脹は種々であるが，著しい腫脹と緊満を伴う場合

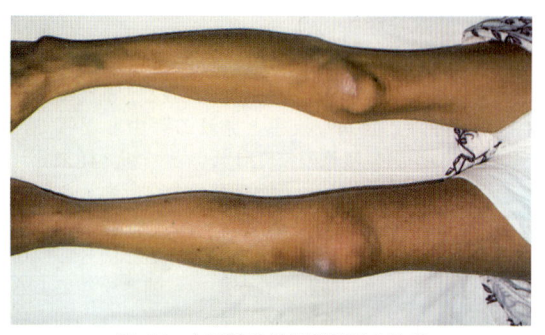

図 37 左下肢急性深部静脈血栓症

は血栓の範囲が広いことを意味する．時に著しい疼痛と色調変化と，末梢動脈拍動が消失して虚血徴候をきたすことがある．**phlegmasia cerulea dolens** と表現される．

② **慢性期の変化** 自然経過で，あるいは合理的に計画された治療によって次第に腫脹は軽快するが，完全に消失することはまれである．立位，長時間歩行後の腫脹感や痛みが一般的症状である．これらを**慢性静脈還流不全症候群**という．

高度例では下腿の色素沈着や難治性潰瘍を伴うことがある（lower limb stasis syndrome）．

▶**診断** 特徴的な症状によって診断は容易である．他の原因の腫脹との鑑別に超音波ドプラ法（カラードプラ法）や MRI アンギオ，静脈造影などの特殊検査が行われる．

▶**治療**

① **血栓摘除術** 急性期の腫脹高度な患者に行われる．

② **カテーテルによる血栓溶解療法** とくにパルススプレー法が注目されている．

③ **保存治療** 静脈血栓症の治療の原則は保存治療である．発症早期には血栓溶解療法とヘパリンを使用する．初期に腫脹を軽減させることによって側副血行路の還流をよくし，静脈還流の悪循環をとるために上記のほかに利尿薬を使用することがある．再血栓を防止するために長期の抗凝固療法，さらに低下した静脈機能を補助するために弾性靴下による維持療法が行われる．これにより大多数の患者は臨床症状が軽快し，日常生活に不便がない状態にまで改善する．また疼痛が軽快すれば早期の歩行練習が大切である．

付 肺塞栓症

もっとも**重篤な合併症**は肺塞栓症である．その発生頻度は欧米では10～20％に及び，下肢深部静脈血栓症が重篤な疾患とされる理由となっている．わが国ではその頻度は低いとされ，従来それほどの配慮が払われていなかったが肺血流シンチグラムによる検索では10％を超える頻度で欠損像が認められ，小さな塞栓を含めると決して少なくない．しかし最近，わが国でも肺塞栓症による死亡が年々増加していることが指摘され，肺塞栓症はわが国でも注目を集めている．重篤な肺塞栓症は，臨床的に下肢深部静脈血栓症の症状がはっきりしない軽い患者にも多くみられる点も，発生病理に関して注目される．また内科疾患に続発する深部静脈血栓症や凝固異常を伴う患者に，症候性，再発性の肺塞栓症が多くみられることも留意点である．

手術後静脈血栓症に続発する肺塞栓症は術後院内死亡の原因の一つとして注目されており，とくに整形外科，婦人科手術に多いとされる．術後ヘパリン投与や下肢の挙上，間欠的空気圧迫器による持続的マッサージが予防法として導入されている．

また，長時間の航空機による旅行や自動車による移動後の突然の死亡原因となる肺塞栓はいわゆるエコノミークラス症候群と呼ばれている．

また慢性的に続いた肺動脈塞栓血栓症によって著しい肺高血圧をきたす慢性肺塞栓症も近年注目され，わが国でも患者の増加が指摘されている．

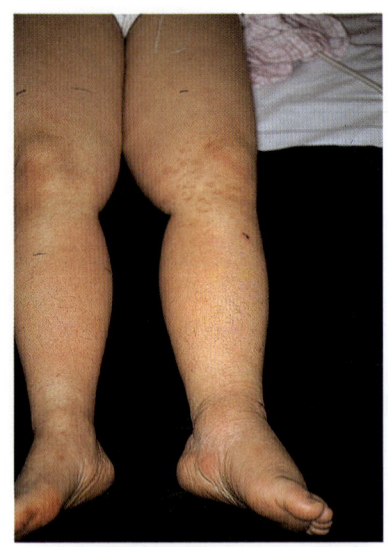

図38 両下肢原発性リンパ浮腫

E リンパ管疾患

1. リンパ浮腫 lymphedema

ポイント

リンパの運搬装置であるリンパ管の異常によって，リンパのうっ滞をきたして生じた浮腫をリンパ浮腫という．

リンパ浮腫は原因不明の一次性（原発性）リンパ浮腫と，悪性腫瘍，手術によるリンパ節郭清，放射線治療後，あるいはフィラリアなどによってリンパ管が閉塞して生じる二次性（続発性）リンパ浮腫に分類される．

▶**特徴** リンパ浮腫の病態が静脈性浮腫と異なるのは，浮腫組織の**蛋白量が著しく高い**ことに起因する．すなわち，皮膚，皮下組織の線維化が強く，完成されたリンパ浮腫ではpitting edemaの形をとらず，全体として硬い浮腫となる．皮膚は角化傾向を示し，時に象皮状となる．ゆっくりではあるが浮腫は増強して軽快傾向を示さない．この点が静脈性浮腫と異なる点である．また感染を起こさなければ静脈性浮腫のような重圧感や痛みなどの症状は軽い．ただし患肢の重量増加によるもち上げにくさは腫脹の程度によってあるが，歩行困難になることは少ない．

浮腫組織は蛋白量が多いため細菌の培地となり，**感染**をきたしやすいことが特徴である．感染をきたせば発熱と患肢の発赤腫脹をきたす．

▶**治療** 本疾患は難治性であり，自然経過で軽快することはほとんどない．したがって治療は患肢を清潔にして感染を抑制すること，感染が生じたら抗生物質によってこれを治療する．また患肢の挙上，マッサージなどリンパの流れを補助する，弾性靴下によって静脈還流を補助するなど，増悪を抑制する生活指導が中心となる．

手術療法は古くより行われているが，理想的な手術はない．行われている方法は以下である．

① 広範な浮腫組織の切除（Charles手術）
② リンパ誘導法（Handleyのlymphoangioplasty, Goldsmithの大網利用法, Kondoleonの筋膜広範囲切除法など）
③ リンパ管やリンパ節と静脈との吻合法
④ 切除と誘導法を組み合わせた方法（Sistrunk-Kondoleon法, Thompson手術）
などである．

付 リンパ管損傷

1．リンパ漏 lymphleakage

リンパ管の外傷や手術による損傷あるいは上流のリンパ流路のブロックによってリンパ管内圧が高まってリンパ管外にリンパ液が漏出した状態を総称的にリンパ漏という．以下に述べる乳び胸，乳び腹水，乳び尿もリンパ漏の一種である．これらの他に手術による損傷の結果，頸部リンパ節郭清部や左鎖骨下動脈再建時の静脈角近傍での胸管損傷による乳びの漏出，また大動脈大腿動脈バイパス手術後に鼠径部に生じたリンパ漏は少なくないが，ほとんどが保存的に治療される．

2．乳び胸 chylothorax

▶定義と発生病理　腸管から運搬されたリンパ液が胸腔内に貯留した状態を乳び胸という．貯留液は高濃度の脂肪，蛋白，リンパ球や抗体を含み，これが持続的に胸管より漏出が続くと深刻な栄養障害や免疫不全の原因となる．また急速な貯留が起これば呼吸困難やショックになることもある．腸管に由来するリンパは乳びと呼ばれリンパ管によって乳び槽に集まり，さらに胸管によって静脈内に運搬される．胸管は食道の背側で大動脈裂孔から椎体の右前面で大動脈と奇静脈の間を上行して左の静脈角から静脈系に注いでいる．このルートのどの部位かで胸管からリンパの漏出が起こった結果が乳び胸である．

▶病因　きわめてまれに先天性の胸管閉鎖や胸管-胸腔瘻あるいは出生時の損傷によるものもあるが，ほとんどは後天性の胸管閉鎖や損傷による．おもに悪性リンパ腫やその他の縦隔悪性腫瘍によるものと，手術による損傷による乳び胸がそれぞれ50％を占める．

頸部手術ではリンパ節郭清後，胸部手術ではボタロー管開存症手術，食道切除，大動脈瘤手術，肺葉切除やリンパ節郭清などの術後一定の頻度で発生する．また鎖骨下静脈穿刺の合併症の一つにも上げられている．

▶診断　胸部X線像によって疑診し，CTによって胸腔内液体貯留が確診される．胸腔内穿刺液がミルク様で脂肪滴が顕微鏡下で確認され，血清より脂肪濃度が高ければほぼ間違いなく乳び胸と診断できる．ミルク様液体中の triglyceride が 100 mg/dl を超えていればまず間違いなく乳び胸である．食事摂取によって増量する．

▶治療　胸腔内手術後に発生した乳び胸には胸腔内持続的ドレナージと絶食と完全経静脈栄養法による保存的治療をまず行う．これによりほとんどの場合は漏出が停止する．いつまで待っても減少傾向がみられない場合は横隔膜上で胸管を結紮する．手術を考慮する目安は，2週間以上経過しても胸腔内ドレーンから 500 ml/日を超える量がドレナージされ，しかも減少傾向がみられないときである．

3．乳び腹水 chylous ascites

乳びが腹腔内にあふれ出た状態を乳び腹水（chylous ascites）という．リンパ管損傷の結果としてはリンパ節郭清を伴う手術による胸管の損傷や乳び槽の損傷また腹部大動脈瘤手術後にもみられることがあり，食事摂取開始後に明らかになることが多い．また縦隔腫瘍やフィラリア症による胸管の閉塞によって乳びが腹腔内に逆流して生じる．ミルク様，クリーム様の腹水で顕微鏡下にズダン染色性の脂肪小滴の証明と triglyceride の濃度が高いことで診断される．

多くの場合は脂肪の制限によって軽快するが止まらない場合は手術的に乳びが漏出しているリンパ管を探索して結紮，集族している場合は切除する．明らかに腸管壁から漏出している場合はこれを切除する．Leveen tube などを使用して静脈系にシャントする方法も一時的な効果は期待できるが乳びによる閉塞が問題である．

4．乳び尿 chyluria

乳びが腎リンパ管に逆流して尿管や腎盂を介して尿中に乳びが漏出している状態である．リンパ管，胸管の広範な閉塞によるが，もっとも多い原因はフィラリア症である．寄生虫以外の原因では悪性腫瘍，外傷や結核などが記載されている．

尿はミルク様クリーム様を呈し，脂肪の豊富な食事後に増量する．間欠的に増量と軽快をくり返す傾向があるが，尿中への蛋白喪失によって低蛋白血症をきたす．また乳びが固まって塊を形成すれば尿路結石と同様の疝痛をきたす．

診断は脂肪の多い食事後に濃くなるミルク様の尿と顕微鏡下のコロイド様に懸濁した脂肪滴の証明による．リンパ管造影で大動脈周囲の拡張したリンパ管の集族と腎門部に向かう逆流を証明できることがある．またこれと排泄性腎盂造影と重ねて行うことによってリンパ管と尿路との交通を証明できることもある．逆行性腎盂造影により尿路とリンパ管の交通を証明することができる．

軽度の乳び尿では低脂肪食高蛋白食によって対症的に対処するが，高度の低蛋白血症，乳び栓が生じて疝痛が頻発する患者には手術的治療が考慮される．腎の剝離と遊離，腎動静脈と腎盂尿管を広範囲に剝離することによってリンパ管と尿路との交通を遮断する方法がある．また拡張したリンパ管と近傍の静脈との吻合術が試みられることがある．

10 食道

1. 構造と機能

A. 解剖学的事項

　食道は輪状軟骨の下端（第5～6頸椎の高さ）に始まり，後縦隔を通り横隔膜の食道裂孔から腹腔内に入り，胃噴門部に移行する管腔臓器で，成人では約20～25 cm の長さである．食道は生理的に入口部，大動脈弓～左気管支との交差部，横隔膜食道裂孔部の3ヵ所の狭窄部がある．食道粘膜は口腔と同じ重層扁平上皮でおおわれており，粘膜下層に粘液を分泌する固有食道腺が少数散在している．固有筋層は内輪筋と外縦筋より成るが，上1/3 は口腔，咽頭筋と同じ横紋筋で，下方になるに従い平滑筋が混じ，1/2 の高さでは完全に平滑筋となる．平滑筋には Auerbach 神経叢の分布がみられる．食道の外膜は薄い結合織より成り，胃や腸のような漿膜はない．食道に分布する動脈は左右下甲状腺動脈，左右気管支動脈の枝，数本の固有食道動脈でいずれも比較的細い．また下部食道～腹部食道には下横隔動脈，左胃動脈の枝も分布する．静脈は上部では左右下甲状腺静脈，中部では奇静脈，半奇静脈に，下部では噴門部の静脈に交通している．食道のリンパ系は粘膜固有層～粘膜下層の壁内を上下に走るリンパ管網が密に発達しており，これが壁外縦隔内のリンパ管網と交通し，胸管にも流入するが，頸部および腹腔内リンパ管に直接流入する経路もある．
　食道の神経支配は，上部は咽頭神経，反回神経が，中下部は迷走神経が支配し，嚥下運動の伝達と下部食道噴門部の昇圧帯の弛緩～収縮運動を司る．交感神経は周囲神経叢より神経線維の分布がある．

B. 食道の機能

　食物の口腔より胃までの輸送路であり，消化液の分泌作用や食物内容の吸収機能はない．また胸腔内を走行する臓器のため，安静時の食道内圧は呼吸運動による胸腔内圧とほぼ等しく陰圧である．一方，腹腔内は陽圧なので，下部食道に胃内容の逆流を防ぐため胃内圧より高い圧を示す**下部**

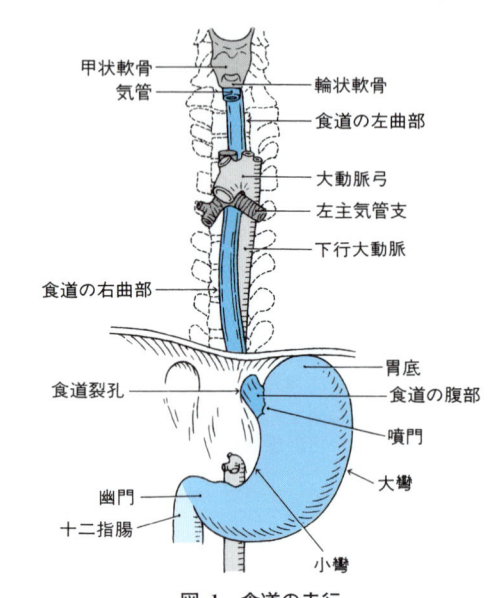

図1　食道の走行
（食道の外科，新外科学大系，中山書店，1988 より一部改変）

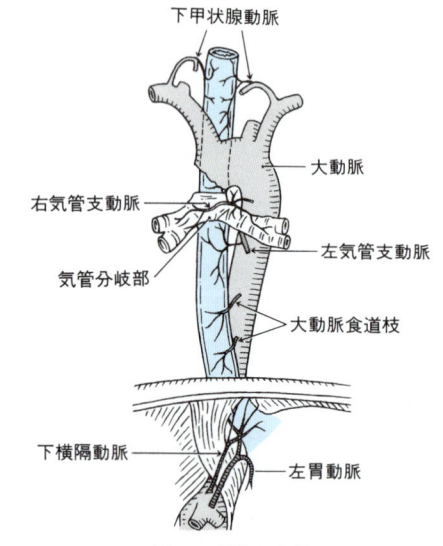

図2　食道の血管
（食道癌の臨床，中外医学社，1988）

高圧帯（lower esophageal high pressure zone；HPZ）が存在する．正常食道では嚥下運動で咽頭食道移行部括約筋が弛緩し，咽頭内圧が食道に伝達される．そこで強い収縮圧波が生じ，これに伴い食物塊や空気が食道内に送り込まれる．この収縮波が次第に肛門側へ伝達されるに伴い食物塊が輸送されるが，これとほとんど同時に**下部食道括約筋**（lower esophageal sphincter；LES）は弛緩し，食物内容が胃内に流入するのを容易にする体制になる．

　下部食道噴門部の逆流防止機構は図3に示す各因子が総合的に働いて構成される．その中心をなすのが**内因子**（intrinsic factor）と呼ばれる下部食道括約筋で，この部位は内圧測定でも他の部に比べ高い圧を示す．しかしLESは解剖学的な括約筋ではなく，主として輪状筋による生理的括約機構とされる．これに加え，逆流防止に補助的な役割を果たしているものとして腹部食道，横隔食道靱帯，横隔膜右内脚，食道胃接合部粘膜ヒダ，Willis胃斜走筋，His角などがあり，これらは**外因子**（extrinsic factor）と呼ばれており，これら内外因子の総合により下部食道胃接合部には腹腔内より高い圧を示す高圧帯（high pressure zone；HPZ）が形成される．

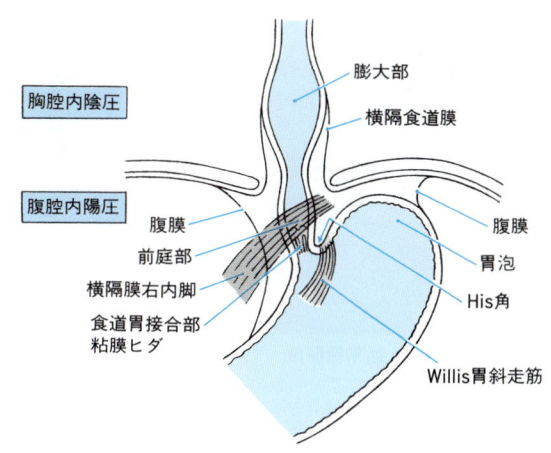

図3　下部食道逆流防止機構
（食道の外科，新外科学大系，中山書店，1988）

2．診断法（検査法）

A．X線検査

　経口バリウム造影検査は食道の形態の変化，病変部位とその程度，全体像の把握，運動性等の要素を客観的に知ることができる基本的な検査法である．食道X線検査も最近では微細病変の描出に種々の工夫がなされ，表在病変の存在確認に有用である．食道は屈曲の少ない消化管で，粘膜は皺襞に乏しく，正常例では造影剤は嚥下により短時間で胃内に下降する．撮影は原則として立位正面，第一斜位，第二斜位における充影像，二重造影像に加え，腹臥位や背臥位の形態薄層像なども行う．通過障害のみられるものでは造影剤の下降時間の延長，食道内腔の拡張や狭窄の部位などが比較的簡単に観察できるが，粘膜面の変化のみにとどまる病変は，経鼻チューブからの送気による二重造影で粘膜造影を行ったり，食道壁の硬化の有無で存在診断を行う必要がある．

B．内視鏡検査

1）食道鏡の種類

　食道の内視鏡検査は硬性鏡による検査が1960年代まで行われてきた．1970年代以降はファイバースコープが開発され，現在では前方直視型のpanendoscopeが普及し用いられている．これは硬性鏡に比べ挿入操作が簡単で，患者の苦痛が少ない．また胃や十二指腸検査を行う時に同時に食道も観察できる利点がある．近年開発され広く普及した電子内視鏡は視野が明瞭で拡大観察が可能となり，微細病変の観察も可能になった．さらに即時に明瞭な観察所見がカラー写真としてプリントアウトできること，ビデオ画面をみながら内視鏡的粘膜切除や内視鏡的手術が可能となったことなど，診断と治療の新しい手段として応用されている．

2）観察事項

　内腔の狭窄，拡張の有無とその部位，形態，粘膜の色調，びらん，潰瘍，腫瘍，副病巣，壁外性圧迫の有無などの観察を行う．また，噴門部では逆視して横隔膜裂孔部～噴門部の形態（粘膜接合部の状況，および，裂孔ヘルニアの有無など）の観察を行う．

3）食道色素法

　① **ヨード染色法（ルゴール染色法）**　正常食道上皮にはグリコーゲン顆粒が含まれており，ヨード液（3% modified Lugol液）を散布すると褐色

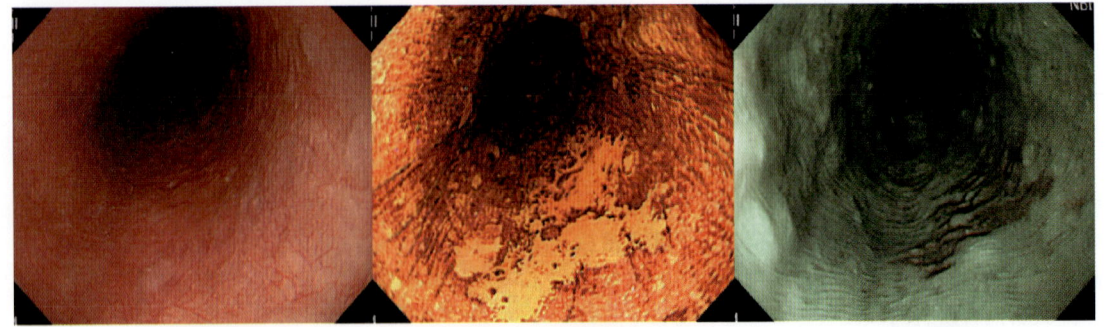

A. 通常観察像　　　B. ヨード染色像　　　C. NBI観察像
図4　食道粘膜癌内視鏡像

に変色する．しかし，癌上皮や異型上皮はこのグリコーゲン顆粒がほとんど含まれないか，少ないために染色されず，粘膜の微細病変の拾い上げ診断に有用である（図4B）．

②**トルイジンブルー染色法**　正常の食道上皮は2～3％トルイジンブルー液では染色されないが，上皮の欠損部や壊死物質は濃青に染色され，癌上皮は淡青に染色される．したがってトルイジンブルー色素法は食道潰瘍，びらんなど上皮欠損部や癌などの補助診断として応用されている．

4）NBI内視鏡検査

NBI（narrow band imaging, 狭帯域光観察）とは血液に強く吸収される光と，粘膜で強く反射される光の中心波長を415nmと540nmに最適化し，そのスペクトル幅を狭帯域化することで粘膜表面の微細血管や微細模様が強調表示される光学技術．NBI光を病変に照射すると色素内視鏡検査同様に食道粘膜の微細な癌病変の存在が確認可能とされる（図4C）．

5）生検診断法

食道鏡検査下に通常観察や色素法を用いて発見された異常病変部（発赤，びらん，潰瘍，腫瘤など）を内視鏡直視下に採取し組織検査を行う．

C．内視鏡超音波診断法
endoscopic ultrasonography（EUS）

食道の内腔に超音波装置をつけた器械を挿入し，食道壁の性状，腫瘍の壁在性と他臓器との位置関係，縦隔内のリンパ節の腫大の有無などを検索する．食道癌の術前進行度診断，粘膜下腫瘍などの有力な検査法である．

①**正常食道壁のEUS像**　正常食道壁は通常高―低―高―低―高の5層に分かれて観察でき，3層目の高エコー層は粘膜下層，4層目の低エコー層は固有筋層に一致するといわれている．癌浸潤の深さはこの層の破壊像で診断され，筋腫など粘膜下腫瘍は固有筋層との連続性などを参考にして診断される．さらに食道周囲臓器との関係，浸潤状況，縦隔内リンパ節の腫大状況なども観察可能である．

D．食道内圧検査 manometry

アカラシア，食道裂孔ヘルニア，逆流性食道炎，その他食道の運動異常をきたす疾患の鑑別診断，手術術式に対する適応決定，術後の評価等に有効である．

①**食道胃静止内圧測定**　測定チューブを胃内まで挿入し，引き抜き法で胃から食道に至る安静時の内圧変化を連続的に測定し，下部食道高圧帯を構成するLESの圧と長さを測定する．

正常値：圧20～30mmHg，長さ2～3cm.

②**食道運動機能検査**　収縮波の有無とその伝達状態を検査する．正常例のLES圧は嚥下運動により反射的に弛緩し，胃内圧とほぼ同じレベルまで下降する．この弛緩反応は蠕動運動で内容が輸送され，食道内圧がもとの値に戻るまで続き，弛緩後は収縮波を伴いもとの値に復する．アカラシアではLES圧は一般に正常より高く，またこの弛緩反応が欠如している．

③**gastroesophageal reflux（GER）誘発試験**　前腹壁を圧迫し腹腔内圧を上昇させ，これに伴う胃内圧上昇がLES圧に及ぼす影響を検査する．

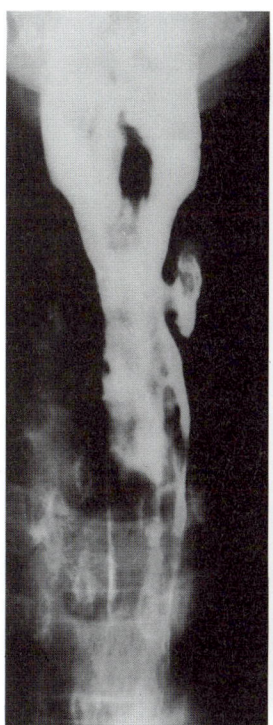

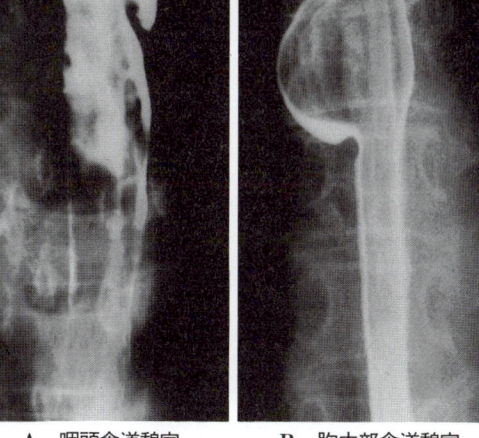

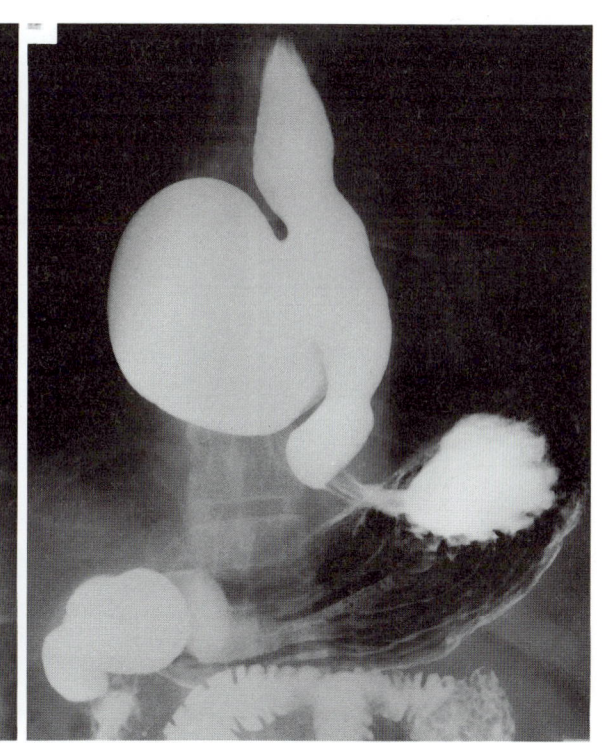

A．咽頭食道憩室　　B．胸中部食道憩室　　C．横隔膜上憩室
図5　食道憩室のX線像

通常は胃内圧の上昇で，LES圧はさらに上昇し，バリヤーとして働き食道内圧は上昇しない．逆流防止機能障害のある症例では，胃内圧上昇に伴い食道内圧の上昇がみられる．

④**24時間連続pH測定法**　胃液逆流の定量的検査としてその有用性が強調されている．最近ポータブルで装着が簡単な機種が開発され，広く応用されるようになった．LESより5cm口側の食道内に測定装置を留置し，pHが4以下を逆流として捉え，①逆流回数，②逆流時間の24時間に占める割合，③5分以上の逆流回数，④もっとも長い逆流時間などを測定し，外科的治療など治療方針の参考にする．

3．食道憩室 esophageal diverticulum

ポイント

・圧出型憩室：咽頭食道憩室 Zenker diverticulum
・横隔膜上憩室 epiphrenic diverticulum
・牽引型性憩室：胸中部食道憩室 Rokitansky diverticulum

▶**臨床的事項**　食道壁の筋層が脆弱で壁外に粘膜が囊状に突出している状態をいう．①咽頭食道憩室（Zenker diverticulum），②胸中部食道憩室（Rokitansky diverticulum），③横隔膜上憩室（epiphrenic diverticulum）の3ヵ所に好発する．成因は内圧が高まる部位に生じる圧出型憩室（pulsion type．①，③がこれに属する）と，食道壁が周囲組織の炎症，癒着等により脆弱化し生じる牽引型性憩室（traction type．②がこれに属する）がある．頻度は②＞③＞①である（図5）．

▶**治療**　一般に症状がなければそのまま放置してよいが，圧出型は徐々に大きくなる場合もあり，炎症や出血，圧迫症状等があれば縫縮術あるいは切除術を行う．

4．アカラシア achalasia

ポイント

①下部食道壁に分布するAuerbach神経叢の変性，消失．
②発生年齢は20～50歳代に多く，性比はやや女性に多い．病悩期間は5～20年以上．

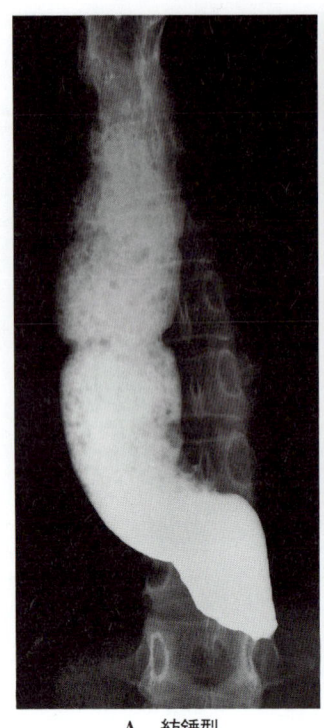

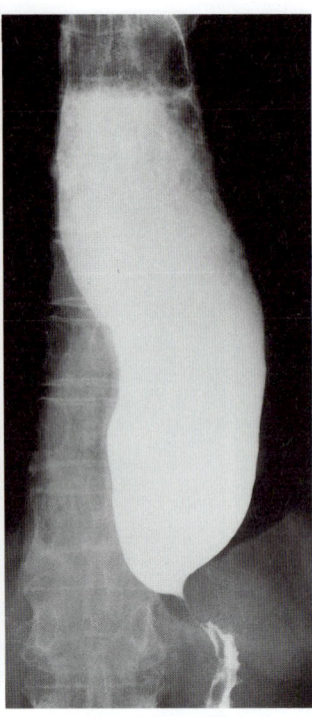

A. 紡錘型　　B. フラスコ型　　C. S状型
図6　食道アカラシアのX線分類

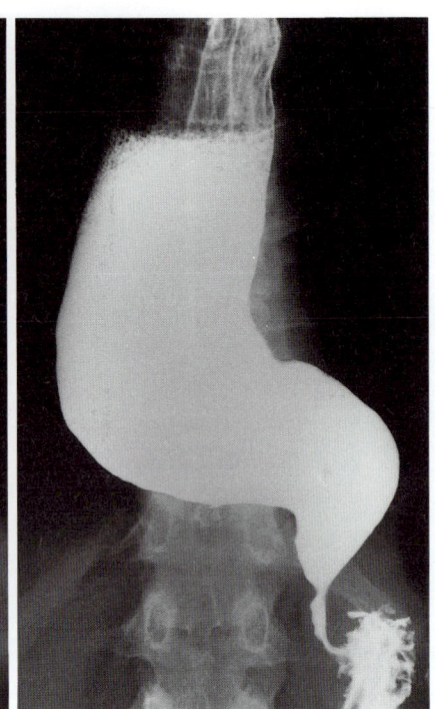

　③ X線型：紡錘型，フラスコ型，S状型．拡張度：Ⅰ度（d＜3.5 cm），Ⅱ度（3.5 cm≦d＜6.0 cm），Ⅲ度（6.0 cm≦d）．
　④ 手術術式：Heller法，Girard法，Fundic patch法，Jekler-Lhotka法，Heller-Dor法，胃弁移植法など．

　本疾患は特発性食道拡張症，噴門痙攣症，巨大食道症，食道筋無力症などの名称でも呼ばれてきたが，わが国では1974年に食道疾患研究会で"食道アカラシア"の名称を用いることに統一された．
▶**病態**　下部食道壁に分布するAuerbach神経叢の変性，消失が確認されており，食道中部で第1次蠕動波が消失，LESにおける嚥下性弛緩波の欠如，LES静止圧の亢進，食道静止圧の上昇等がみられる．すなわち食道下部のLESが弛緩せず，食物は縦隔内に貯留し重力で胃内に流入する．粘膜面は食物残渣の貯留で慢性の食道炎を呈する場合もある．
　メコリール（acetyl-β-methylcholine）で食道の蠕動が誘発され，壁の緊張が亢進する（**メコリール反応陽性**）．実験的には両側迷走神経切断や壁神経叢の破壊変性によりアカラシア様食道動物の作製が可能である．また中南米では *Trypanosoma cruzi* による風土病としてみられるが，成因は一般に不明とされる．
▶**症状**　発生年齢は20～50歳代に多くみられる．症状は食物の嚥下困難，嘔吐，体重減少，食道内容の逆流による夜間の咳などがあり，合併症として食道内逆流物の誤嚥による肺炎や，長期罹患例には食道癌の発生が3～10％にみられる．食道疾患研究会では病状のX線像を立位充影像で**紡錘型**，**フラスコ型**，**S状型**の3型に分け，拡張度をⅠ度（d＜3.5 cm），Ⅱ度（3.5 cm≦d＜6.0 cm），Ⅲ度（6.0 cm≦d）{d：食道の最大径}に分類し，X線型と拡張度を併記して病状を表現する（図6）．
▶**治療**　ブジー，手術（Heller法，Wendel法，Girard法，Jekler-Lhotka法，Heller-Dor法，胃弁移植法など）が行われてきた．食道アカラシアの手術はLESの圧を低下させ，通過状態を良好にすると同時に，胃内容の逆流防止の二つの相反する条件を満たす必要がある．現在はLong-myotomy＋Fundopexyを行うHeller-Dor法が

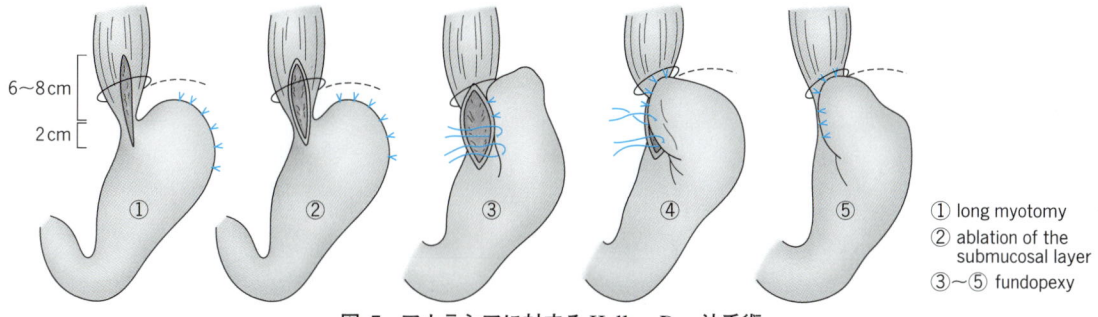

図7 アカラシアに対する Heller-Dor 法手術
① long myotomy
② ablation of the submucosal layer
③〜⑤ fundopexy

術後の逆流症状が少なくかつ十分な通過状態が得られる術式として広く採用されており，最近では腹腔鏡下に行われることも多い（図7）．

A 損傷および異物

1．機械的損傷 mechanical injury

ポイント
① 頸部と下部食道．原因は機械的操作，異物嵌頓など．
② 症状：穿孔部からの漏出物による縦隔炎の発症で頸部損傷では頸部痛，嗄声，嚥下障害，下部では胸骨後部痛，心窩部痛，呼吸困難などの他，発熱，ショック，皮下気腫，膿胸など．
③ 治療：経口摂取禁，適切なドレナージ，手術，中心静脈栄養．

▶**原因** 内視鏡やブジーなどの挿入時に発生する．また義歯などを誤飲し，嵌頓状態が長く続く場合にも起こる．損傷部位は頸部に多く，次は下部食道噴門部で粗暴な操作が誘因となる．

▶**症状** 頸部の損傷は頸部痛，嚥下時痛，発熱，皮下気腫などが出現し，放置すれば縦隔気腫〜縦隔炎に発展することもある．胸部の損傷は胸部後部痛，心窩部痛，嚥下困難，発熱，頻脈，チアノーゼなどの縦隔炎症状を起こし，放置すればショックになる場合がある．

▶**診断** 胸部単純X線写真で，縦隔陰影の増大，頸部の皮下気腫，胸水貯留に白血球増加，発熱，胸骨後部痛などがそろえば，食道穿孔が強く疑われる．既往歴で本症を疑う場合は水溶性造影剤を用いて食道造影を行い，穿孔の有無と部位の診断を行う．

▶**治療** 経口摂取を禁止し，抗生物質投与，補液を行う．損傷範囲が大きく保存的治療で不十分の場合は縦隔ドレナージを行う．嵌頓異物が内視鏡で摘出不能の場合は**食道切開**を要する．

2．特発性食道破裂 idiopathic rupture of the esophagus

本疾患は最初の報告者の名を付し Boerhaave 症候群とも呼ばれる．

▶**原因** 暴飲暴食後に嘔吐などで腹圧が急激に上昇した場合などに多く発生する．破裂部位は食道下1/3左後壁が多い．嘔吐が直接の原因でなくても，外圧などで上腹部の圧が急速に上昇した結果生じる場合もある．

▶**症状** 嘔吐後に急激な胸骨後部激痛，心窩部痛を伴い，数時間でショック状態になる．頻脈，発熱，胸内苦悶を呈し，頸部〜胸部にかけ皮下気腫の発現することが多い．胸部X線像では心の側面に**気泡（Nacleri のV-sign）**，**胸水貯留**等の出現を認める（図8）．本症の存在を疑った場合は，水溶性の造影剤で食道透視を行うと確定診断ができる．

▶**治療** 穿孔部が小さく炎症が縦隔内に限局している場合は，絶食，対症療法で治癒することもある．しかし，ほとんどは汚染した食物塊が穿孔部より漏出し，縦隔気腫，縦隔炎，膿気胸，肺虚脱などを併発し重篤となるので，**早期発見**と**穿孔部縫合＋ドレナージ手術**を行うことが重要で，診断治療が遅れると死亡率は高率とされている．しかし，近年高カロリー輸液法の開発により，栄養管理が十分行われるようになり，重篤例でも救命で

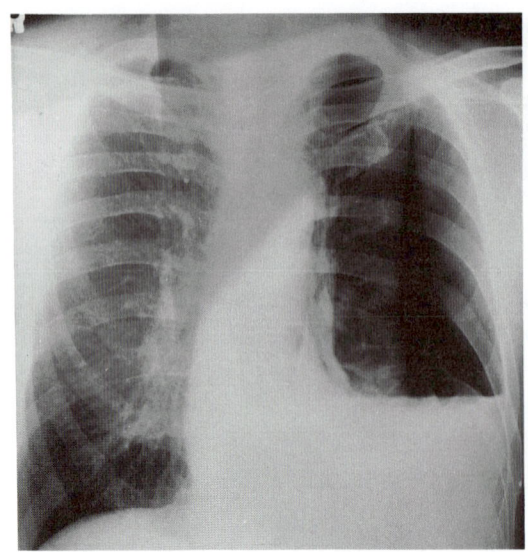

A．発症12時間後の胸部単純X線像　左側に胸水貯留，気胸，縦隔気腫を認める．

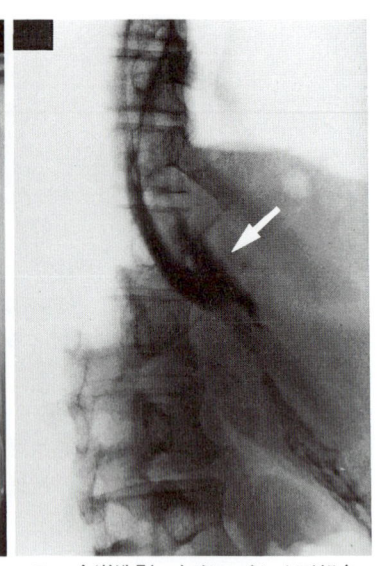

B．食道造影　矢印のごとく下部食道左側より造影剤の漏出を認める．

図 8　食道破裂症例の胸部X線像と食道造影像

きた症例が報告されている．

3．腐蝕性食道炎 corrosive esophagitis

▶ポイント

① 酸，アルカリ，重金属塩薬物の誤飲による．症状は急性期（受傷後1〜4日）胸痛，嚥下痛，嚥下障害，出血，ショック等．寛解期（1〜2週後），狭窄期（3〜6週以降）嚥下障害増強をみる．

② 治療：急性期には水，中和剤による食道〜胃洗浄．ショック対策，感染予防，栄養管理．狭窄期にはブジー，食道切除再建手術（6〜8ヵ月以降）．

▶**原因**　農薬などの腐蝕性薬物（強酸，強アルカリ，重金属塩）等を，誤飲または自殺目的にて飲んだ場合に生じる．

▶**症状**　嚥下した薬物の量，種類により左右される．酸は食道粘膜の凝固壊死をきたし，表層の痂皮形成でとどまるが，アルカリは組織蛋白の融解壊死を生じ，食道の深層まで達し全層をおかす．アルカリは胃酸で中和されるため，胃内では作用はやや軽減されるが，酸は相乗作用の結果，胃前庭部〜幽門部に狭窄を生じることが多い．

① **急性期**：薬物嚥下直後まず口腔内，胸骨後〜心窩部に放散する激痛，悪心，嘔吐，唾液過多，出血，呼吸困難，嚥下痛，嚥下障害などを訴える．重篤な場合はショックに陥る．

② **寛解期**：1〜2週後に浮腫がとれ，壊死物質が脱落，肉芽組織化するので，一時的に嚥下障害は改善する．しかしこの時期は食道組織のもっとも弱い時期でもある．

③ **狭窄期**：受傷後3〜6週以降になると組織の線維化と拘縮が始まり，再び嚥下障害，あるいは幽門狭窄症状が出現する．

▶**診断，治療**　薬物嚥下の既往歴の問診，視診が重要．口腔内所見と食道狭窄症状は必ずしも一致しない．受傷後1〜数時間前後の処置が重要であり，通常6時間以上経過例では無効とされる．**酸**には牛乳，卵白，水等を多量経口投与し希釈をはかり，酸化マグネシウム，水酸化アルミニウム等の中和剤で胃洗浄を行う．**アルカリ**嚥下例には1/2希釈の酢酸やレモン水などで胃洗浄を行う．疼痛に対しては鎮痛薬投与，ショックに対する輸液剤，ステロイド投与に加え，感染防止に抗生物質の大量投与などを行う．急性期が過ぎ，狭窄期に入れば食道損傷に十分注意し，ブジー等にて拡張をはかる．狭窄の範囲が長く高度であれば切除再建術の適応となる．この際，炎症の範囲が十分落着く6〜8ヵ月以降まで再建手術は行わない方が安全

で，この間は空腸瘻等を作成し長期栄養管理の体制をとる．手術はバイパス手術のこともあるが，癌に準じ罹患食道の切除と消化管での再建が一般に行われる．胃が使用困難で結腸による再建となることが多い．罹患部食道切除は，本症の晩期合併症として癌の発生が高率に報告されているためで，受傷後発癌までの潜在期間は平均30年とされる．

4．食道異物 esophageal foreign body

ポイント
生理的狭窄部で上1/3に好発．貨幣，玩具，魚骨，義歯，PTP包装薬物が多い．内視鏡的に摘出するが，嵌頓し壁の損傷をみる場合は食道切開を行う．

▶**臨床的事項** 小児では貨幣，玩具の誤嚥が，成人では義歯，PTP包装薬物，魚骨などの誤嚥が問題となる．異物嵌頓の部位は生理的狭窄部に多く，とくに上1/3にみられることが多い．
▶**診断** 異物誤嚥の訴えがあれば，症状の有無にかかわらずX線単純撮影，X線透視，食道鏡検査を行う．長期嵌頓している場合には，壁に炎症を起こしたり，穿孔し食道周囲膿瘍を形成することがある．
▶**治療** 多くは食道鏡下に摘出可能であるが，食道鏡下に非観血的摘出困難な場合には食道切開し，異物を摘出する場合もある．

B　炎　症

1．食道炎，食道潰瘍
esophagitis, esophageal ulcer

ポイント
① 種類：非特異性，特異性，逆流性食道炎など．
② 症状：胸やけ，心窩部痛，嚥下困難．
③ 診断：食道鏡検査，食道内圧検査（LES圧の低下），24時間連続pH測定試験．
④ 治療：特異性食道炎は原疾患の治療と平行して対症的治療も行う．非特異性食道炎や逆流性食道炎の内科的治療は食事指導，生活指導，

薬物療法としては原因により，H_2-遮断薬，プロトンポンプ阻害薬，制酸薬，粘膜保護薬投与などを行う．自他覚症状の明らかで潰瘍形成などを伴う難治性の症例には外科的治療が選択される．下部食道噴門形成術——Allison法，Nissen法，Hill法，空腸間置術など．

A．非特異性食道炎

▶**臨床的事項** 急性と慢性とがある．急性のものは食物の刺激（熱いもの，硬いもの）を飲食した場合や，錠剤を水を用いないで服用し食道の狭窄部に停滞した場合などに，粘膜に一時的に炎症～潰瘍の発生がみられる．時に食道粘膜が広範囲にわたり剥離する場合も報告されている．慢性は高濃度のアルコール長期飲酒者，放射線治療例，制癌薬投与例，体力低下例などにみられることがある．
▶**症状，治療** 胸骨後部痛，嚥下痛，しみる感じなどを訴える．内視鏡下に生検組織で診断し，原因の除去，粘膜保護薬の投与を行う．

B．特異性食道炎

▶**臨床的事項** 結核，梅毒，ジフテリア，カンジダ等によるものなどがあり，前3者はまれであるが，カンジダ性食道炎は老人，免疫能低下例，糖尿病患者などにみられることが少なくない．
▶**治療** 原疾患の治療を行うと同時に粘膜保護薬などの対症療法も行う．

2．逆流性食道炎 reflux esophagitis

▶**原因** 下部食道胃接合部の逆流防止機構の不全状態（食道裂孔ヘルニア）や，外科手術による逆流防止機構の破壊，除去（アカラシアに対する噴門形成手術，胃全摘，下部食道噴門切除手術など）により，食道内腔への消化液の逆流，停滞により発生する．
▶**症状** 胸やけ，心窩部痛，しみる感じ～嚥下障害まで，症例と逆流の程度によりさまざまで，時に出血をみることもある．術後の逆流性食道炎は栄養低下をきたすことが多い．

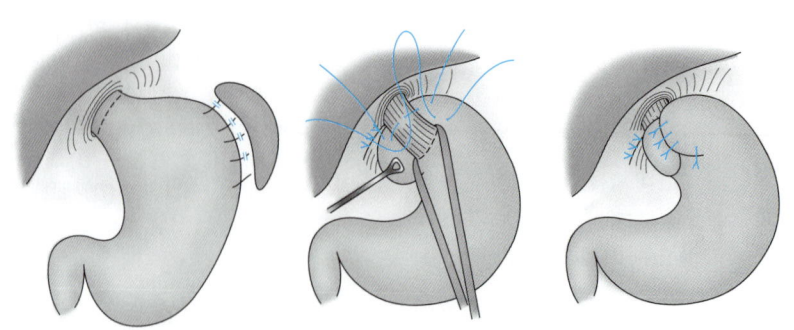

図 9 逆流性食道炎に対する Nissen 法手術

▶診断

①**X 線透視検査** 食道裂孔部から胸腔内への胃噴門部の脱出と，体位により胃内容の逆流がみられ，下部食道に壁の不正や硬化像，ニッシェ，狭窄像などが観察される．

②**食道鏡検査** 胃液や胆汁の逆流観察と同時に，下部食道に発赤，浮腫，びらんなどの炎症像がみられ，時に線状びらん，潰瘍形成などもみられる．潰瘍が全周性に生じると瘢痕性狭窄となり，炎症症状はかえって軽減〜消失する．びらん，潰瘍はトルイジンブルー液散布で青色に染色されるが，粘膜の発赤のみの変化では不染であることが多い．悪性疾患との鑑別に生検診断が必要となる．逆流性食道炎の内視鏡分類には Savary & Monnier 分類（1989），Los Angeles 分類（1994）のほか，次にあげるわが国の食道疾患研究会（JSED）の分類（1996）がある．

- Grede 0： 食道炎なし．
- Grade 1： 発赤，白色混濁性変化
- Grade 2： びらん，潰瘍が食道胃接合部より 5 cm 以内で融合しないもの
- Grade 3： びらん，潰瘍が食道胃接合部より 5 cm 以上 10 cm 未満か，あるいは融合する変化
- Grade 4： びらん，潰瘍が食道胃接合部より 10 cm 以上にみられたり，全周性のものがある．

③**食道内圧検査，食道内 pH 検査** 逆流性食道炎の機能的診断法として重要で，下部昇圧帯の圧の低下，2 峰性変化などを認める．pH 引き抜き曲線でも胃液逆流症例では食道内 pH は正常例に比べなだらかなカーブを描く．

④**24 時間連続 pH 測定法** 胃液逆流の定量的検査としてその有用性が強調されている．pH 4 以下を逆流エピソードの日内変化として捉え，生活指導や外科的治療など治療方針の参考にする．

▶**治療** 食事指導，夜間就寝前の飲食禁止，Fowler 体位で寝るなど生活指導に加え，制酸薬，H_2-遮断薬，粘膜保護薬，消化薬などの投与を行う．保存的治療で改善が困難な潰瘍形成例，出血例，狭窄例などには外科的治療が適応になる．手術は原則として**逆流防止機構の強化**（Nissen 法，Hill 法など）が行われるが，狭窄例には**食道切除，小腸 Roux-en-Y 吻合術**や**腸管間置術**が行われる（図 9）．

3．Barrett 食道潰瘍 Barrett ulcer

ポイント
Barrett 食道とは下部食道の粘膜が円柱上皮でおおわれている状態を指す．先天説もあるが，多くは逆流性食道炎による後天的なもの．食道裂孔ヘルニアを伴う症例が多い．潰瘍，狭窄，腺癌の合併がしばしば経験されている．

▶**病態，発生機序** Barrett 食道とは，下部食道の粘膜が円柱上皮でおおわれている状態を指す．1950 年 Barrett が中下部食道が胃粘膜様上皮でおおわれ，その上端，大動脈直下に潰瘍を形成し出血死した 13 歳の少年の症例を初めて報告し，先天性短食道で胸腔内に引き上げられた胃粘膜にできた潰瘍と解釈した．その後 1953 年 Allison と Johnstone の研究で，①管腔構造が食道にほぼ類似し，漿膜を欠くこと，②粘膜下層に粘液腺を有し，筋層構造が食道のものに似ていること，③扁平上皮が島状に胃粘膜領域に散在してみられるこ

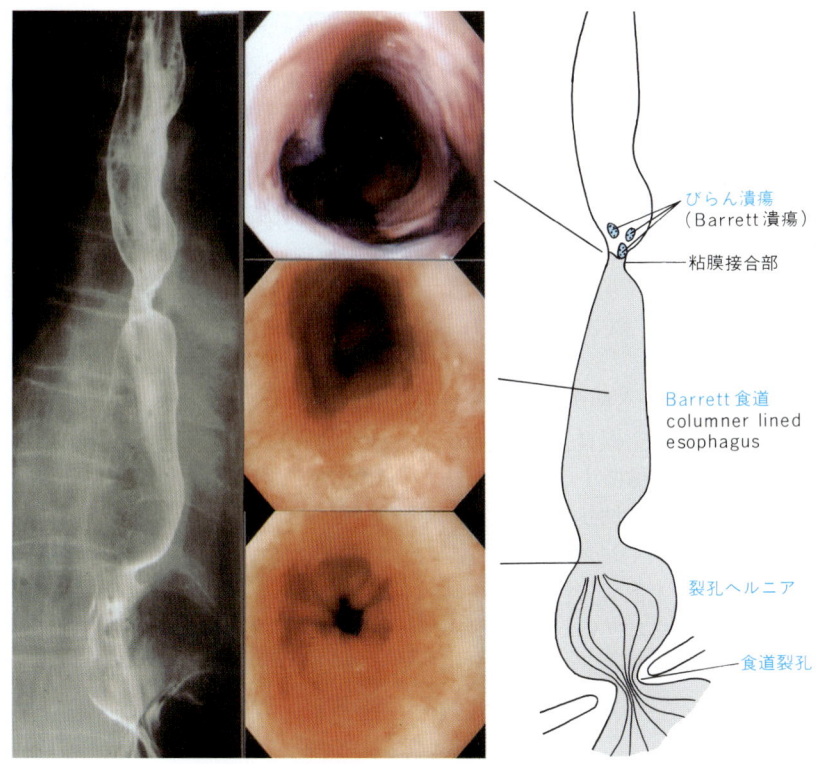

図 10　Barrett 食道潰瘍

となどから，裂孔ヘルニアで胸腔内に入り込んだ胃ではなく，胃液逆流現象により食道粘膜の腺上皮化成を生じたものと考えられるようになった．以後このような下部食道の異常（lower esophagus lined columner epithelium）は Allison Johnstone anomaly，あるいは Barrett 食道と呼ばれている．

　Barrett 上皮の発生機序に先天説もあるが，多くは逆流性食道炎による後天的なものと考えられており，食道裂孔ヘルニアを伴う症例が多く，食道炎の経過中に円柱上皮の上昇が観察された例も報告されている．合併症として，潰瘍や狭窄を合併し手術適応となる場合もあるが，**腺癌の合併**がしばしば経験されており，**発癌母地**としても注目されている．

▶**症状**　一般の逆流性食道炎の症状を有する場合と，まったく無症状で経過し，癌などの合併症に際し診断される場合とがある．

▶**診断**　内視鏡で下部食道に発赤を有する胃粘膜様の上皮が観察される．通常の食道裂孔ヘルニアとの鑑別は，その距離（3 cm 以上），円柱上皮でおおわれた食道壁，島状の扁平上皮の散在などから診断されるが，両者を合併することも少なくない（図10）．生検組織で，腸上皮類似の特殊円柱上皮（Barrett 上皮）が証明される．

▶**治療**　潰瘍，出血，瘢痕狭窄などが生じた場合は外科的治療の対象となることが多い．まず保存的に治療し，改善がなければ一般の逆流性食道炎と同様に処置する．無症状例でも癌合併例があることから，このことを念頭において長期経過観察をする必要がある．

4．Plummer-Vinson 症候群（Paterson-Brown Kelly 症候群）

▶**ポイント**

　嚥下障害，低色素性貧血，舌炎を呈する症候群で，40～50歳の女性で，北欧に多くみられる．原因はビタミン B_1，B_2，ニコチン酸アミド，鉄欠乏などが考えられる．頸部食道に web（膜様狭窄）を合併することが多い．

　治療：鉄剤投与，ビタミン剤投与，web の明らかな症例には，ブジーやカッティングなど．

▶**成因，症状** 嚥下障害，低色素性貧血，舌炎を呈する症候群で，40～50歳の女性に多く，北欧に多いとされる．原因はビタミンB_1，B_2，ニコチン酸アミド，鉄欠乏などが考えられ，"dysphagia associated with hypochromic anemia"とも称される．症状は①咽頭～喉頭の異常感，頸部の嚥下困難，②舌炎，口角炎，③鉄欠乏性貧血，④胃無～低酸症，⑤サジ状爪，歯牙脱落，⑥倦怠感，眩暈などに加え，下咽頭部にwebが観察されることが過半数例にみられる．

▶**診断** 血液検査，胃液検査など臨床所見に加え，X線検査，内視鏡検査で食道の膜様狭窄（web）の存在などがそろえば本症と診断する．

▶**治療** 鉄剤投与，ビタミン剤投与，狭窄の明らかな症例にはブジーやカッティングなどの拡張術も行われる．本例は咽頭や上部消化管癌の高率な併存も知られており，注目されている．

C 腫　瘍

I．良性腫瘍

ポイント

① 種類：上皮性腫瘍（乳頭腫，腺腫など）．非上皮性腫瘍（平滑筋腫，線維腫，血管腫，脂肪腫，嚢腫，神経線維腫，顆粒細胞腫，リンパ管腫など）．
② 頻度：比較的まれ．わが国の全国集計では食道全切除例のうち良性腫瘍の頻度は1.2%で，平滑筋腫が88.5%を占める．
③ 診断：X線診断，内視鏡診断，生検診断，CT検査，EUS検査など．粘膜下腫瘍では生検で組織診断が得られない場合もある．
④ 治療：食道内腔に突出し粘膜下層以上の表層性のもので，大きさ2 cm以下では内視鏡的ポリペクトミー．深在性の腫瘍，大きいもの，悪性化が疑われるものは腫瘍核出術や切除術を行う．

▶**頻度** 食道の良性腫瘍は比較的まれで，わが国の全国集計では食道全切除例のうち良性腫瘍の頻度は1.2%で，表1に示すものが知られている．臨床的には平滑筋腫がもっとも多く経験され，ポリープ，嚢腫，線維腫，乳頭腫，顆粒細胞腫などもときに経験される．

1．乳頭腫 papilloma

時に内視鏡で観察される．乳頭腫は扁平上皮の増殖性変化で，上皮下に血管結合織の増生と，軽度の炎症性細胞浸潤を伴う．疣状あるいはポリープ状の小隆起で，大きさは数mm～2 cm前後，発生年齢は報告例では14～78歳，平均54歳である．発生部位は下部食道が多く，単発または多発性で食道裂孔ヘルニアや種々の胃手術後の逆流性食道炎が合併基礎疾患としてみられる場合が多い．良性で**内視鏡下にポリペクトミー**がよく行われる．

2．平滑筋腫 leiomyoma

▶**臨床的事項** 食道の非上皮性腫瘍のうちもっとも多くみられる．好発部位は下部＞中部＞上部の順に多く，好発年齢は30～50歳代，男性にやや多くみられる．大きさは一般に5～10 cmで単発のことが多いが，10 cm以上の大きいもの，多発性やびまん性の発育を示すものもある．多くは壁内性の発育を示すが，ときに縦隔腫瘍のごとく壁外性に発育するもの，粘膜下にポリープ様に表層性の発育を示すものもある．大きいものでも粘膜面にびらんや潰瘍を形成することはほとんどない．かなり大きいものでも壁の伸展性は保たれ，高度の狭窄症状を呈する症例はない．腫瘍の割面は黄白色で光沢を示し，結節状で周囲の組織との境界は明瞭である．組織像は紡錘状の平滑筋細胞が束

表1　食道良性腫瘍の種類と頻度

組織型	Plachta (1962)	Suzuki-Nagayo (1978)	Enterline (1984)
平滑筋腫	225(52.1%)	132(88.5%)	310(54.3%)
ポリープ	108(25.0)		127(22.2)
嚢腫	34(7.9)	5(3.4)	47(8.2)
乳頭腫	14(3.2)	3(2.0)	20(3.5)
線維腫	13(3.0)		
血管腫	9(2.1)	7(4.7)	16(7.8)
脂肪腫	7(1.6)	1(0.7)	13(2.3)
腺腫	4(0.9)		6(1.0)
神経線維腫			5(1.0)
顆粒細胞腫		1(0.7)	3(0.5)
その他	18(4.2)		24(4.2)
計	432(100.0%)	149(100.0%)	571(100.0%)

A．X線像
B．核出標本

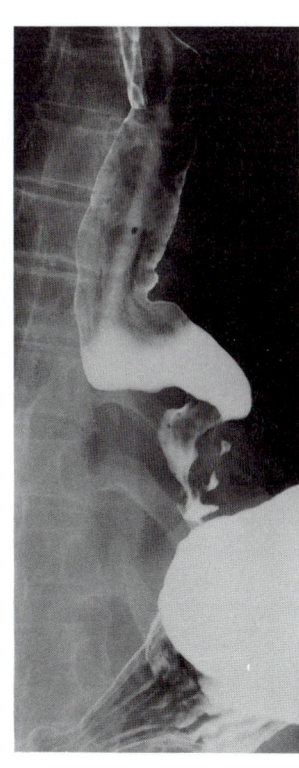

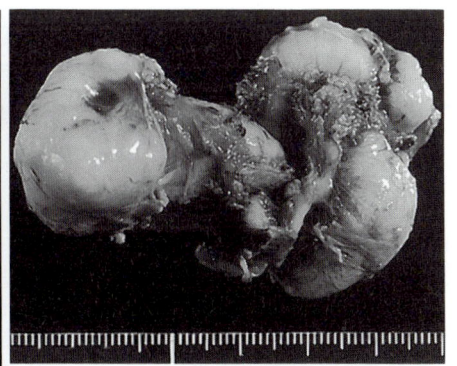

図 11　下部食道平滑筋腫の X 線像と核出標本

をなして錯綜し，唐草模様を呈している．細胞数が多く，核分裂像がある場合には平滑筋肉腫との鑑別が必要となる．

▶**診断**　食道 X 線造影では表面平滑な腫瘤型陰影を呈し，食道鏡検査では正常な粘膜におおわれた粘膜下腫瘤の所見で，生検診断が困難な場合も少なくない．大きな腫瘍でもスコープの通過性は良好である．最近は食道の粘膜下腫瘍の診断には，**CT 検査**に加え**内視鏡超音波検査法（EUS）**が応用され，縦隔腫瘍や癌との鑑別に有用とされている．平滑筋腫の EUS 像は固有筋層とほぼ同様の均一な低エコー像を示す．

▶**治療**　かなり大きいものでも粘膜を傷つけることなく核出術が行える．しかし粘膜側に癒着や潰瘍の形成をみるもの，多発型やびまん型，下部食道から噴門にまたがる巨大なもの，他病変，とくに癌や憩室を合併している場合，悪性化が疑われる場合などでは食道切除が必要となる．一方，粘膜筋板より発生した表層性の発育を示すものは最近内視鏡的にポリペクトミーが行われている（図11）．

3．顆粒細胞腫 granular cell tumor

▶**臨床的事項**　本腫瘍は 1926 年 Abrikossoff が報告，エオジン好性の多数の顆粒のみられる特色ある Schwann 細胞由来の腫瘍で，食道では上皮の直下に発生，歯肉に萌出した大臼歯を思わせる特徴的な像を示す．以前はまれな疾患とされていたが，最近内視鏡検査で食道を観察する機会が多くなったためか報告例は増加の傾向にある．発生年齢は 32〜72 歳，女性にやや多い．下部にやや多く 2 cm 以下が多い．

▶**診断，治療**　組織診断は生検で容易である．悪性化は 8％．文献上での治療は経過観察 41％，食道切除 29％，内視鏡的ポリペクトミー 13％である．

4．嚢　　腫 cyst

▶**臨床的事項**　40 歳以下の若年者に多い．部位は中下部，とくに右側に多く発生，気管上皮原発と思われるものが半数以上を占める．上部消化管検査で偶然発見されることが多く，ほとんど無症状である．

▶**診断，治療** 内視鏡下で柔らかい粘膜下腫瘍で送気により扁平化する．EUSの診断ではecho-freeで平滑筋腫などとは臨床上鑑別可能である．治療は症状を有するもの，大きいものには囊腫摘出術が行われる．

5．線維腫 fibroma

線維腫は一般に結合織より発生するものである．しかし，食道の結合織から発生するものは非常に少なく，平滑筋腫の結合織の多いもの，またポリープの結合織成分の多いものが線維腫と診断されていることが多いとされている．

6．脂肪腫 lipoma

他の腫瘍に比べると40歳以上の高齢者でとくに頸部に好発する．有茎性で大きな腫瘤の報告が多いが，扁平丘状に粘膜下層に発生するものもある．粘膜直下に発生し内視鏡的にポリペクトミーされた報告もあるが，大きいものは食道切開摘出術が行われる．

7．血管腫 hemangioma

食道にみられる血管腫も非常にまれで，報告例では生後10日から70歳の老人例まである．血管腫には毛細血管性血管腫，海綿状血管腫，両者の混合型などがある．わが国の報告例では男性にやや多く，中下部にみられている．食道鏡下には暗赤色表面平滑な腫瘍で，悪性化はないが，出血予防を目的に食道切開，腫瘍摘出または食道切除術が行われている．

8．リンパ管腫 lymphangioma

ポリペクトミーにて診断された症例を含め報告例は1980年代後半までで8例と少ない．他疾患に合併して偶然発見された以外，これのみで食道切除となった例はない．

II．悪性腫瘍

1．食道癌 esophageal carcinoma

▶**ポイント**

① 頻度，症状：好発年齢は50歳以上に，性比は6：1で男性に多い．
② 発生部位は胸部中部（Mt）に次いで胸部下部（Lt）に多い．症状は嚥下困難，胸骨後部痛，胸骨後部の異常感，食道のしみる感じ，心窩部痛，やせ，咳嗽，嗄声，吐血などが多いが，無症状の場合もある．
③ 組織型：大部分扁平上皮癌，他に腺癌，未分化癌，腺扁平上皮癌などの特殊型が数%．
④ 病理肉眼型新分類：表在型 {0-Ⅰ型, 0-Ⅱ型（Ⅱa, Ⅱb, Ⅱc）, 0-Ⅲ型} 進行型 {1型（隆起型），2型（潰瘍限局型），3型（潰瘍浸潤型），4s型（硬化浸潤型），4ns型（非硬化浸潤型），5型（その他）}
⑤ X線・内視鏡分類：表在型（0-Ⅰ型，0-Ⅱa型，0-Ⅱb型，0-Ⅱc型，0-Ⅲ型），進行型は（1型，2型，3型，4s型，4sn型，5型）と病理肉眼型と同じ．
⑥ 進展様式と進行度：壁深達度（T），リンパ節転移の程度（N），他臓器転移の有無（M），の諸因子の程度で臨床的進行度（0〜Ⅳ度）が分類されるが，切除標本の組織学的診断で進行度が修正される．
⑦ 診断法：X線食道造影，内視鏡検査（色素法），生検診断，CT検査，EUS検査，US検査など．

▶**疫学的事項** 多くみられる地域は東南アジア，アフリカ南部東海岸，中南米などがあげられる．発生頻度が地域で著しく差のあることから，その発生に環境条件が強く関与していると考えられている．病因は明らかでないが，好発地域に共通のことは低栄養（ビタミン欠乏），喫煙，飲酒，N-Nitroso化合物，茶，熱い飲食物摂取などの因子の関与が考えられ，とくに飲酒はアルコールの濃度と量に有意差があるとされる．わが国では北海道，埼玉，東京，神奈川，大阪，兵庫，福岡などに本症の罹患者が多くみられる．1996年度の年間死亡数は6,600人，訂正死亡率は人口10万当たり男11.1，女2.2で，消化器系癌では男女とも胃癌，肝臓癌，小腸・結腸癌，膵臓癌に次いで6番目の死亡率．

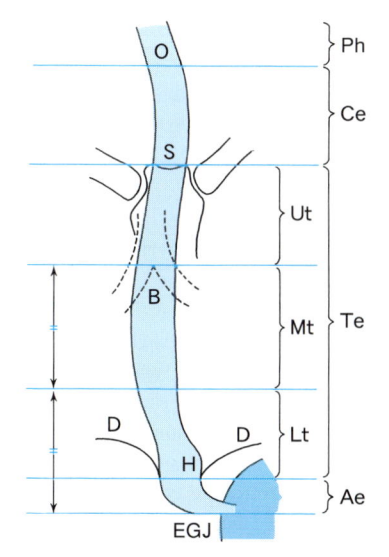

図 12　食道癌の占居部位
（日本食道学会編：食道癌取扱い規約　第 10 版補訂版，金原出版，2008）
O：食道入口部 esophageal orifice
S：胸骨上縁 upper margin of sternum
B：気管分岐部下縁 tracheal bifurcation
D：横隔膜 diaphragm
EGJ：食道胃接合部 esophagogastric junction

表 2　食道癌の肉眼所見 gross features

```
肉眼型分類　gross classification
  0　表在型　superficial type
    Ⅰ　表在隆起型　superficial and protruding type
      p.  ポリープ型　polypoid type
              「乳頭型を含む（papillary type）」
      pl. 丘状型　plateau type
      sep.上皮下腫瘤型　predominantly subepithe-
                       lial type
    Ⅱ　表在平坦型　superficial and flat type
      a.  軽度隆起型　slightly elevated type
      b.  平坦型　flat type
      c.  軽度陥凹型　slightly depressed type
    Ⅲ　表在陥凹型　superficial and distinctly dep-
                    ressed type
  1　隆起型　protruding type
    p.  ポリープ型　polypoid type
    c.  カリフラワー型　cauliflower type
    pl. 丘状型　plateau type
    sep.上皮下腫瘤型　predominantly subepithelial
                       type
  2　潰瘍限局型　ulcerative and localized type
  3　潰瘍浸潤型　ulcerative and infiltrative type
  4　びまん浸潤型　diffusely infiltrative type
    s.  硬化型　scirrhous type
    ns. 非硬化型　non-scirrhous type
  5　その他　miscellaneous type
    c.  混合型　combined type
    s.  特殊型　other specific type
    u.  分類不能型　unclassifiable type
```

▶**年齢，性別頻度**　65～69 歳にピークがみられ，50 歳以上の高齢層が 90％を占める．わが国では性比は 6：1 と男性に多いが，性比のほとんどない国もある．

▶**部位的頻度**　中部食道（Mt）に多く，次いで下部食道（Lt）に多くみられる．わが国の食道疾患研究会では，食道癌取扱い規約で癌腫の部位を正確に表現するため，下記の如く分類で占居部位を表わしている（図 12）．

　頸部食道（Ce）cervical esophagus：食道入口部より，胸骨上縁まで

　胸部上部食道（Ut）upper thoracic esophagus：胸骨上縁から気管分岐部まで

　胸部中部食道（Mt）middle thoracic esophagus：気管分岐部下縁と食道噴門接合部までを 2 等分した上半分

　胸部下部食道（Lt）lower thoracic esophagus：気管分岐部下縁と食道噴門接合部までを 2 等分した下半分のうちの胸腔内食道

　腹部食道（Ae）abdominal esophagus：気管分岐部下縁と食道噴門接合部までを 2 等分した下半分のうちの腹腔内食道

▶**外科病理**

①**肉眼分類**　食道癌の肉眼型は多様であるが，表在型，隆起型，潰瘍型，びまん浸潤型の 4 型に大きく分けられる（表 2）．進行した食道癌の大部分は潰瘍型であるが，これには境界明瞭な潰瘍限局型と粘膜下に浸潤傾向のみられる潰瘍浸潤型がある．表 2 は食道癌の新肉眼分類である．

②**上皮内伸展**　粘膜上皮内の癌の伸展を上皮内伸展〔intraepithelial spread；ie（＋）〕といい，食道癌の発育進展様式の主要な因子の一つとされている．主癌巣周辺に上皮内伸展 ie（＋）を伴う頻度は進行癌では 20～30％で，肉眼的に明らかな場合と不明瞭な場合がある．上皮内癌の拡がりの臨床診断ならびに病理診断にはルゴール染色が用いられる．

③**食道癌にみられる副病巣**　主癌巣と非連続性にみられる副癌巣には，原発性多発癌巣と壁内転移巣の 2 種類がある．**原発性多発癌巣**とは二つ

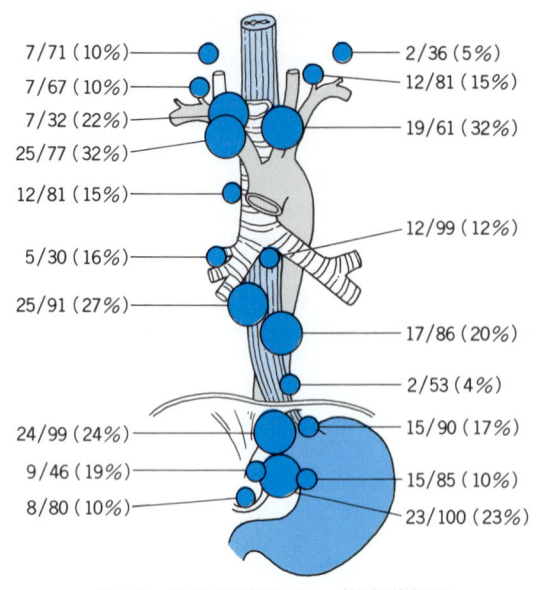

図13　胸部食道癌のリンパ節転移状況

表3　食道癌のX線型および内視鏡型分類

各検査で深達度が粘膜下層までの病変と考えられるものを「表在型」とし，深達度が固有筋層以上の病変と考えられるものを「進行型」とする．表在型を0とし，進行型の各型を1, 2, 3, 4などと表現する．

0　表在型　superficial type
　0-Ⅰ　表在隆起型　superficial and protruding type
　0-Ⅱ　表在平坦型　superficial and flat type
　　0-Ⅱa　軽度隆起型　slightly elevated type
　　0-Ⅱb　平坦型　flat type
　　0-Ⅱc　軽度陥凹型　slightly depressed type
　0-Ⅲ　表在陥凹型　superficial and distinctly depressed type
1　隆起型　protruding type
2　潰瘍限局型　ulcerative and localized type
3　潰瘍浸潤型　ulcerative and infiltrative type
4　びまん浸潤型　diffusely infiltrative type
5　分類不能型　unclassifiable type

以上の癌巣が独立して発生したものであり，**壁内転移巣**とは壁内のリンパ管を経て主癌巣より離れた壁内に転移病巣を作るものである．壁内転移巣を持つ症例の予後は一般に不良である．

④**組織型**　大部分は扁平上皮癌である．食道粘膜下の固有食道腺やその導管より発生する腺癌，両方の組織像を呈する腺扁平上皮癌などもまれにみられる．また，腺癌や扁平上皮癌への分化傾向をまったくみない未分化癌，扁平上皮癌と肉腫様組織の混在するいわゆる癌肉腫など，特殊組織型を示す腫瘍もある．肉眼的に特徴を持つものもあるが，臨床症状，経過，肉眼所見などからは鑑別が困難で，生検診断や切除標本の組織診断で初めて確定診断がなされる．

⑤**リンパ節転移**　胸部食道癌のリンパ節転移は進行癌では60％以上の症例にみられ，またその範囲は縦隔のみならず，腹部，頸部の3領域に広範囲に転移をきたす（図13）．

▶**症状**　もっとも多くみられる症状は嚥下障害であり，他に嚥下時痛，胸骨後部痛，背部痛，嘔吐，るいそうなどもよくみられる．一般に進行癌となるまで無症状で，種々の程度の嚥下困難で発見される．

しかし近年，診断技術の進歩で比較的初期の表在癌もしばしば発見されるようになった．表在癌の愁訴として胸骨後部のしみる感じ，軽度の胸痛，異常感などを認める症例が多い．癌が進行し縦隔内気管周囲のリンパ節転移が増大すると，反回神経麻痺による嗄声を伴うようになる．また癌が気管・気管支へ浸潤し，食道気管瘻を形成すると，嚥下時に高度の咳嗽を伴い嚥下性肺炎を併発する．

▶**診断**　上記のごとき症状がみられたら本疾患を疑い，X線検査，内視鏡検査，生検，CT検査，超音波（US）検査，超音波内視鏡（EUS）検査などを行う．とくにX線，色素法を応用した内視鏡検査，生検は癌の存在〜確定診断に必要であり，CT, US, EUS, PET-CT検査などは病巣の切除の可能性を検索し，癌の進行度を予測するための手段である．

①**X線検査**　食道癌のX線型は表3と図14, 15の如く分類される．X線検査では経口バリウムに経鼻チューブを用いた二重造影法で粘膜病変，壁の硬化を描出することが大切である．

②**内視鏡検査**　食道癌の内視鏡型分類もX線同様病理肉眼型に準じた型に分類される（表3）．進行癌の診断はX線検査でも内視鏡検査でもさほど困難なことはないが，表在型癌はルゴールを用いた粘膜染色法が微小病変の拾い上げ，粘膜面の癌の拡がりの判定に有効である．

③**生検診断**　内視鏡にて直視下に病巣部より組織片を採取し悪性変化（癌，異型上皮など）の

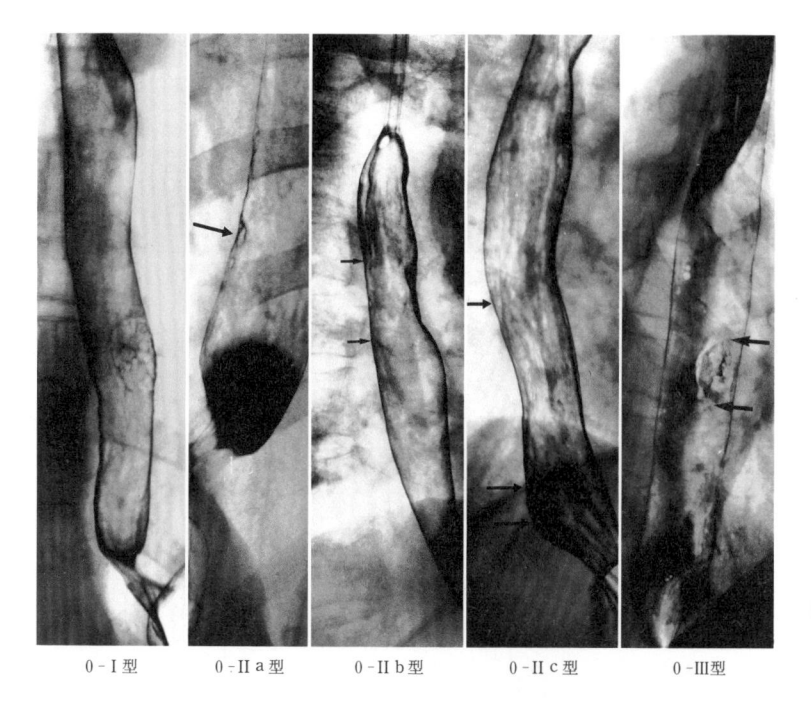

図 14 表在型食道癌の X 線型
（日本食道学会編：食道癌取扱い規約 第9版, 金原出版, 1999）

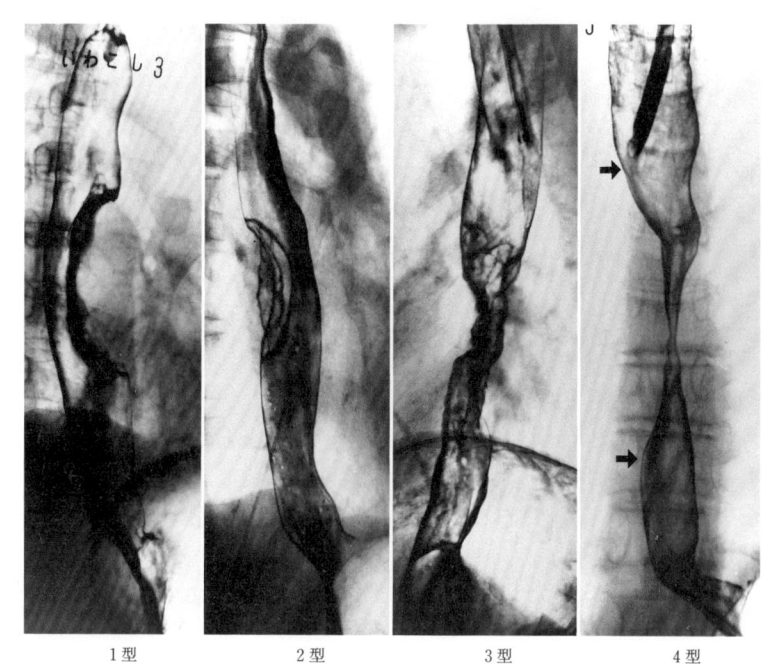

0-Ⅰ型　0-Ⅱa型　0-Ⅱb型　0-Ⅱc型　0-Ⅲ型

図 15 進行型食道癌の X 線型
（日本食道学会編：食道癌取扱い規約 第9版, 金原出版, 1999）

1型　2型　3型　4型

有無を検索する．

④ **CT 検査**　原発癌巣の他臓器への直接浸潤の有無を知る目的と同時に，縦隔内リンパ節の腫大の有無，肺・肝転移など臓器転移の有無の診断に有用であるが，1 cm 以下の小さい病変の診断精度は低い．

⑤ **超音波検査**　主として頸部と腹部のリンパ節の腫大，転移の有無，肝転移の有無の診断に用いる．とくにリンパ節転移は 1.0 cm 大のものから診断可能で，触診では診断不能の深頸部リンパ節や噴門部のリンパ節の診断に威力がある．

⑥ **内視鏡的超音波検査** endoscopic ultrasonography（EUS）　ファイバースコープの先端に超音波測定装置を装着し，食道内腔に挿入し測定する

表 4

	臨床的	病理組織学的
進行度	cStage	pStage
壁深達度	cT	pT
リンパ節転移	cN	pN
他臓器転移	cM	pM

表 5 進行度（Stage）

壁深達度＼転移	N0	N1	N2	N3	N4	M1
T0, T1a	0	I	II	III	IVa	IVb
T1b	I	II				
T2	II	III				
T3	III					
T4	III	IVa				

（日本食道学会編：食道癌取扱い規約第10版，金原出版，2008）

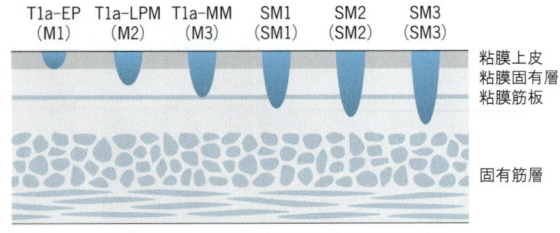

図 16 食道表在癌の深達度亜分類
（日本食道学会編：食道癌診断・治療ガイドライン，2007年4月版，金原出版，2007 より改変）

ものので，欧米では endoluminal ultrasonography とも呼ばれている．癌の深達度診断と食道周囲臓器への拡がりの関係（大動脈浸潤や気管壁への浸潤の有無），縦隔内のリンパ節腫大の有無などを検索するのに有用である．縦隔内のリンパ節の診断は 0.5 cm 大のものから確認可能で，その形態，大きさ，内部エコーの状況で転移の有無を予測診断する．

⑦ **PET-CT 検査** ポジトロン断層法（PET）は陽電子検出を利用したコンピューター断層撮影技術で，腫瘍細胞は糖代謝が増大していることから，ブドウ糖類似物質であるフルオロデオキシグルコース（FDG）を投与し生体内腫瘍の糖代謝レベルの亢進状態をみるもので，癌細胞内に蓄積した FDG の F18 が γ 線を発することを捕らえる PET 画像とし，同一条件で CT を撮影，融合画像とするのが PET-CT 検査である．FDG の集積度は腫瘍の増殖速度，悪性度，腫瘍細胞量に相関するが，5 mm 以下の腫瘍や表在癌などは検出が困難である．しかし全身 PET-CT を撮影し，原発巣，転移巣の状況，化学放射線治療の効果の検討，術後の再発部位の検索に有用である．

▶ **進行度** 食道癌取扱い規約では，癌腫の壁深達度（T），リンパ節転移の程度（N），他の臓器への転移の有無（M）の三つの因子で規定され，臨床的進行度は 0〜IVb の 5 段階に分類される．各因子は臨床判定時には c を病理組織学的判定がなされた場合は p を付けて表現することになっている（表 4，5）．

① 壁深達度（T）は下記 7 の段階で表現する．
TX　癌腫の壁深達度が判定不能
T0　原発巣としての癌腫を認めない
T1a　癌腫が粘膜内にとどまる病変
　T1a-EP　癌腫が粘膜上皮内にとどまる病変（Tis）
　T1a-LPM　癌腫が粘膜固有層にとどまる病変
　T1a-MM　癌腫が粘膜筋板に達する病変
T1b　癌腫が粘膜下層にとどまる病変（SM）
　SM1　粘膜下層を 3 等分し上 1/3 にとどまる病変
　SM2　粘膜下層を 3 等分し中 1/3 にとどまる病変
　SM3　粘膜下層を 3 等分し下 1/3 に達する病変
T2　癌腫が固有筋層にとどまる病変（MP）
T3　癌腫が食道外膜に浸潤している病変（AD）
T4　癌腫が食道周囲臓器に浸潤している病変（AI）

注 1）早期癌：従来は pStage 0 を早期癌と呼んでいたが，食道癌取扱い規約第 10 版からは原発巣の壁深達度が粘膜内にとどまるものを早期癌と呼び，リンパ節転移有無を問わないとされた．
　　例：早期癌 T1a NXMX
注 2）表在癌：癌腫の深達度が粘膜下層までにとどまる癌腫（T1a & T1b）を表在癌と呼ぶ．リンパ節転移の有無を問わない．
　　例：表在癌 T1NXMX
注 3）図 16 は食道表在癌の亜分類のシェーマで，内視鏡診断および治療方針に応用される．

② リンパ節転移の程度（N）は下記の6段階にて表現する．

NX　リンパ節転移の範囲が不明
N0　リンパ節転移を認めない
N1　第1群のリンパ節に転移を認める
N2　第2群のリンパ節に転移を認める
N3　第3群のリンパ節に転移を認める
N4　第4群のリンパ節に転移を認める

③ 他の臓器への転移（M）は下記の3段階で表現する．

MX　臓器転移を判定できない．
M0　臓器転移を認めない
M1　臓器転移を認める
注：胸膜播種，腹膜播種はM1とする．

A．食道癌の治療

ポイント

① **手術療法**
・手術適応：全身的適応（高度の心肺肝腎障害のないもの）．局所的適応（高度他臓器浸潤や高度リンパ節転移，臓器転移のないもの）．
・術式：侵入路（右開胸，左開胸，非開胸抜去など）．最近では鏡視下手術の併用も試みられている．
再建経路（後縦隔-胸腔内，胸骨後，胸壁前）．
再建臓器（胃，結腸，小腸，皮膚）．
分割手術（poor risk症例に行うことがある）
姑息手術（バイパス手術，胃瘻造設術，空腸瘻造設術など）
・合併症：肺合併症，循環不全，縫合不全が重要．

② **放射線療法**（扁平上皮癌は感受性が高い．Liniac, ^{60}Coなど）
・術前照射：癌腫を縮小させ局所の根治性の向上，切除適応の拡大が目的．
・術後照射：縦隔照射（局所癌遺残部への照射）．
術後頸部上縦隔予防照射（頸部上縦隔リンパ節再発予防が目的）．
・根治療法：切除不能例（高齢者，重要臓器障害例，手術拒否例など）に根治を目的に照射する．

③ **化学療法**：cisplatinを中心に5Fu, adreamycin, docetaxcel, nedaplatinなどを組み合わせた多剤併用療法が行われる．

④ **集学的治療**：遠隔成績向上のため，①②③の治療を合理的に組み合せて行う．

⑤ **予後**：5年生存率15〜30％，早期食道癌5年生存率70〜80％

⑥ **内視鏡的粘膜切除術（EMR）**：食道の上皮内癌や粘膜内癌のほとんどは転移の可能性がないので，大きさ2cm^{2}以内の粘膜癌に対しては本法が試みられ，よい予後が報告されている．

食道癌の治療法には手術療法，放射線療法，化学療法（制癌薬療法）が主に行われる．

1．手術療法

食道癌の患者は高齢者に多く，また摂食障害などのため低栄養状態の症例が少なくない．手術適応を考える場合には，患者の全身状態と癌の進行度から切除の適応を検討しなければならない．

1）全身的適応

胸部食道癌の手術は開胸開腹という大きな侵襲を要するため，重要臓器（心，肺，肝，腎）ならびに糖尿病など内分泌機能の術前状態を十分に検討する必要がある．心・循環機能の評価には高血圧の有無，心電図，マスター負荷試験での異常の有無を指標にする．呼吸機能検査では％VC，1秒率が重要であり，残気率，拡散能検査等も有用である．％VC＜70％，1秒率＜65％は要注意である．血液ガス（PaO_2, $PaCO_2$）の検討も必須である．肺機能が高度に低下している症例は術後の肺炎を併発することが多く注意を要するが，肺機能低下例が必ずしも肺合併症を併発するわけではなく，肺機能正常例にもしばしば発生する．術後肺炎の他の誘因は喫煙，高度胸膜癒着，陳旧性結核などで，胸部X線像を検討すると同時に，入院後は**喫煙禁止**を励行すると同時にネブライザ（吸入）や**IPPB**（間欠的陽圧呼吸）を積極的に施行させる必要がある．

腎機能の評価は1日尿量，尿濃縮試験，PSP排泄試験，血清尿素窒素，血清クレアチニン，24時間クレアチニンクリアランス試験などで判定する．高齢者，高血圧合併例では何らかの腎機能低下がみられる．腎機能低下例には血圧降下や脱水は避けるべきであるが，手術に際しては利尿薬などを併用する．

2）栄養管理

進行食道癌症例では食物摂取障害のため，るいそうを伴う場合が少なくない．経口摂取障害のある症例は術前管理の一環として**中心静脈栄養（IVH）**や，低残渣高カロリー経腸栄養剤の投与

A. 胸壁前　B. 胸骨後　C. 後縦隔

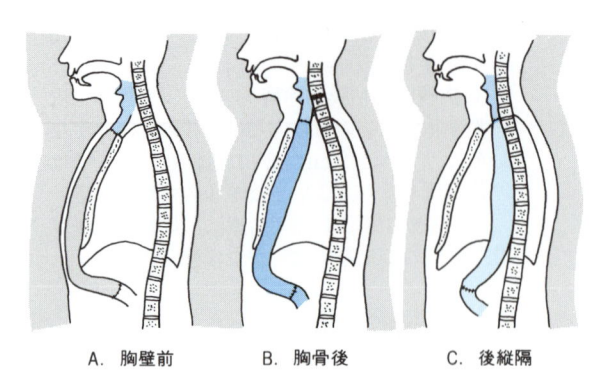

図17　食道切除後の再建経路

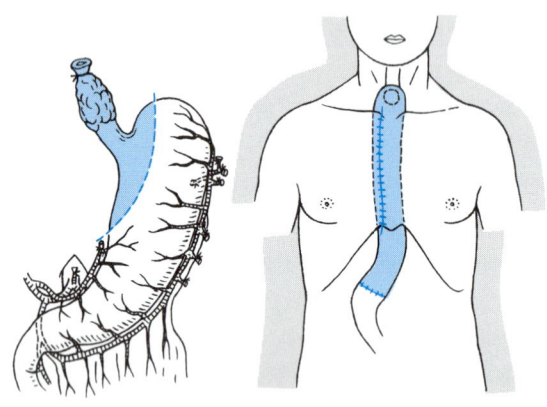

図18　胃管による再建術

表6　食道切除後の再建経路の利点と問題点

再建経路	後縦隔	胸骨後	胸壁前
再建距離	もっとも短い	中間	もっとも長い
縫合不全	少ないが重症～致命的	後縦隔～胸腔内より扱いやすい	多いが致命的とはならない
縦隔臓器への影響	少ない	心への影響あり	少ない
分割手術	不可能	可能	可能
外観	良	良	不良

を行い栄養管理に努める．また，切除再建手術は侵襲が大きいため，術直後～回復期，合併療法施行時期においても同様の栄養管理が必要である．

3）切除手術

食道癌の手術は癌腫の切除とリンパ節郭清ならびに消化管の再建法にある．消化管のうち食道の特殊性は胸腔内にその大部分が存在することによる．

① 到達経路　右開胸，左開胸，非開胸抜去等による切除が癌腫の占居部位，進行度により選択される．右開胸では胸部食道全長を直視下に観察できるので，上中部癌や上縦隔リンパ節の郭清の必要な症例に適応される．左開胸は通常横隔膜切開，開腹術が広く行われている．大動脈弓が存在するため上縦隔の郭清に制限が生じるが，手術侵襲は右開胸よりも軽微である．下部～中部癌に適応される．**非開胸食道抜去術**（blunt dissection）は開腹下の食道裂孔部からと頸部切開創から縦隔内食道の周囲を用手的に鈍的剥離をすすめ，開胸せずに抜去するもので，食道に分布する数本の固有食道動脈は壁に入るごく細い部分で断裂されるのでほとんど出血なく施行できる．縦隔内のリンパ節郭清が不要な上皮内癌や粘膜癌，頸部食道癌に行われるが，進行癌症例では全身状態不良の頸胸境界部癌や下部癌にも適用される．

② 再建術式　食道再建臓器としては胃，小腸，結腸，皮膚などが用いられる．再建経路は後縦隔（胸腔内），胸骨後，胸壁前の三つの経路があり（図17），癌腫の進行度，吻合部位と再建臓器の状況により適宜選択されるが，再建経路上の利点と問題点は表6の如くである．

ⓐ **胃管を用いた再建術（図18）**　胃は食道癌の再建臓器としてわが国ではもっとも広く用いられている．胃管は伸展性に優れており，再建に際し吻合部が1ヵ所ですむこと，噴門～小彎の郭清が同時に施行しうるという利点がある．血流のよい十分長い胃管の作成には種々の工夫がなされているが，右胃大網動静脈と右胃動静脈を血管茎とした比較的細長い大彎側胃管が一般に用いられる．

ⓑ **結腸による再建術（図19）**　胃切除後や何らかの原因で胃が再建臓器として用いられない場合，とくに頸部で吻合を行わなくてはならない場合に結腸が第一選択となる．また，胃には異常がなくても食道と胃の間に結腸を間置し，胃を生理的な状態におくことにより食物摂取状況がよくなるとの考えから，結腸が用いられる場合もある．再建に用いる結腸は左結腸動静脈を茎とし，横行結腸以下の左半結腸を用いる場合と中結腸動静脈を茎とする右半結腸を用いる場合がある．胃管を用いるよりやや手術侵襲が大きく，吻合部位が多い．再建経路に関しては，欧米のように後縦隔経路で挙上される場合もあるが，わが国では安全性の面から一般に胸壁前あるいは胸骨後経路が多用

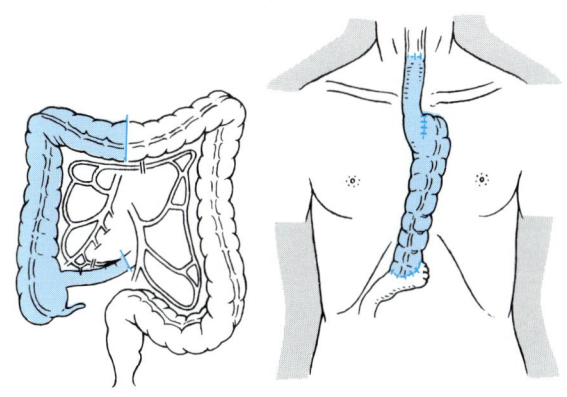

A. 中結腸動脈を茎とする再建法

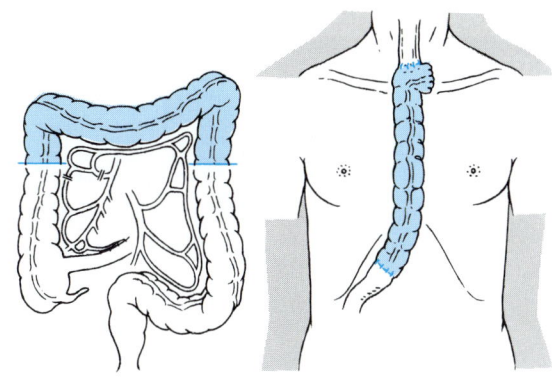

B. 左結腸動脈を茎とする再建法
図 19 結腸による再建術

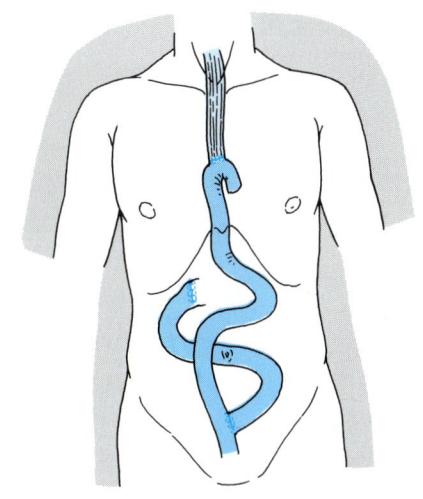

図 20 小腸による再建術

されている.

ⓒ 小腸による再建術(図20) 有茎小腸による再建は通常下部食道癌〜噴門癌に対し Roux-en-Y の型で胸腔内吻合で行われる.また下部食道噴門切除後の胸腔内食道胃吻合は逆流性食道炎〜吻合部潰瘍が必発するので,食道と胃の間に空腸を間置する場合もある.

遊離空腸による食道再建は,頸部食道癌で癌が頸部に限局している場合に,頸部食道切除後の欠損部に遊離空腸を microvascular surgery の技術を用いて移植するもので,より生理的で手術侵襲が少なく,**高齢者でも行いうる**.また挙上消化管が短くて頸部食道と吻合がなされていない場合に,その欠損部の補充にも用いられる.空腸の血行再建には動脈は上甲状腺動脈,舌動脈,頸横動脈,内胸動脈などが,静脈は外頸動脈が一般に用いられる.

ⓓ 皮膚による再建術 主に下咽頭〜頸部食道癌の再建法として開腹操作が不要のため,主に耳鼻科領域で用いられる.Wookey 手術が古くから行われてきたが,最近では D-p flap による皮膚弁の利用,microvascular surgery を用いた皮膚管による再建などが行われることもある.外科領域での食道再建法は原則として消化管により行うので,皮膚管による再建術は何らかの理由で腸管が用いられない場合にのみに限られる.皮膚管による再建は安全であるが,**瘻孔を形成しやすい欠点**がある.

③ **体腔鏡を用いた食道切除・再建術** 低侵襲,根治性,遠隔成績などに関し現時点では研究段階であるが,将来的には期待できる治療法として,胸腔鏡,腹腔鏡下食道切除再建術や縦隔鏡,腹腔鏡補助下経食道裂孔的非開胸食道抜去術などが報告されている.内視鏡下手術はリンパ節郭清を伴う切除法として行われており,表在癌などの根治性の高いものに適応されることが多いが,T3 進行癌まで行っている施設もある.最近は操作器具の開発進歩,ハイビジョン下の拡大視効果などにより,精度が高いリンパ節郭清ができるとの報告もある.利点として術後の疼痛軽減,肺活量の回復が早いなどが通常開胸に比べた利点であるが,手術時間の短縮,郭清度向上にはしっかりとした指導者のもとで症例を重ねたトレーニングが必要とされる.

④ **分割手術** 患者の術前リスクが不良で一期的に開胸開腹手術が困難な場合,癌腫の切除と消化管の再建手術を分割して行うことがある.1期手術として開胸し,癌腫の切除と胸腔内リンパ節

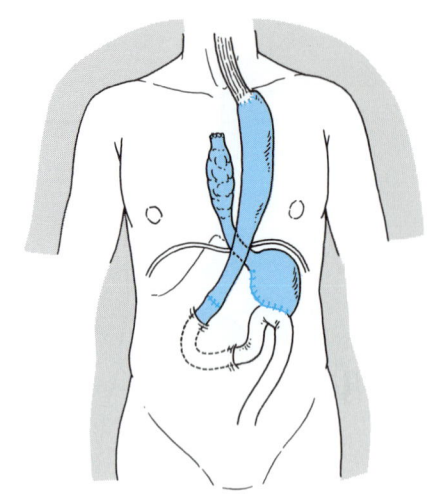

図21 バイパス手術術式

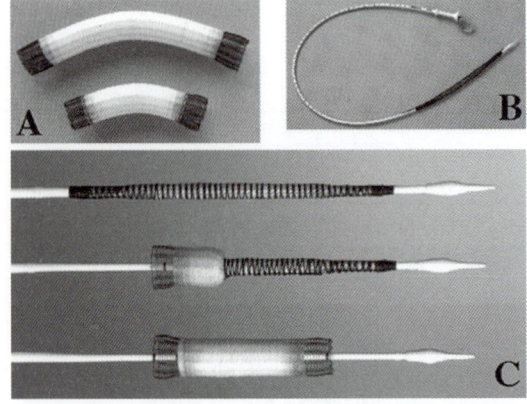

図22 expandable covered metalic stent（食道用）

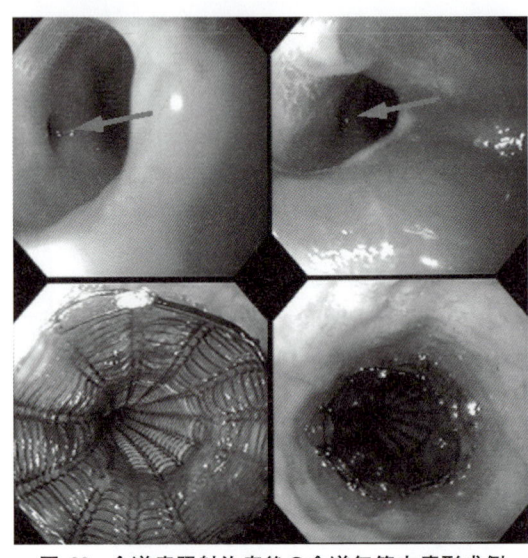

図23 食道癌照射治療後の食道気管支瘻形成例
（A，B 矢印）に対しステント治療施行時の
内視鏡所見（C，D）

の郭清を行い，頸部食道外瘻を造設する．この際栄養瘻としての胃瘻を作る場合もあるが，最近は経静脈的に栄養管理が十分行えるため，胃瘻はおかない場合が多い．2期手術として，全身状態が安定したら1～2ヵ月以内に開腹操作にて再建手術を行う．再建経路は胸壁前または胸骨後経路で行う．

⑤姑息手術

ⓐバイパス手術（図21） 癌腫の切除が困難なT4症例（食道気道瘻形成例や，高度他臓器浸潤症例）で，嚥下困難が他の治療法でも改善困難な場合に行う．癌腫はそのままとし，消化管の再建は胸壁前か胸骨後で行われる．再建臓器は胃や結腸が用いられる．空置した食道内の分泌物の排除を目的に食道下部と消化管との吻合が行われるが，食道気管瘻のある場合は消化液の逆流を防ぐ意味から，吻合はせずにチューブによる外瘻の造設が行われる．

ⓑ食道内ステント挿入術 癌腫による狭窄部に形態記憶合金で作成されたカバー付き自動拡張ステント（図22，23）を挿入し，食道内腔を確保，経口摂取を可能にする方法で，切除不能の進行癌，poor risk症例に適応される．とくに癌腫が気管に浸潤し，気管との間に瘻孔を形成すると嚥下性肺炎を併発するため，瘻孔閉鎖目的で本ステント挿入がよい適応となる（図24）．侵襲が少なく，挿入直後から経口摂取が可能となるため，バイパス手術に代わる姑息治療として広く施行されている．しかし，時にステントの圧迫で出血等の合併症がしばしば生じることがある．

ⓒ栄養瘻造設術 経静脈的に栄養管理が可能となっても，長期に経口摂取が不能と予測される場合，栄養瘻として胃瘻または空腸瘻を作る場合がある．最近では成分栄養食や半消化態の低残渣食が開発され，IVHと同様に十分細いチューブでも注入可能となったので，細いチューブで漏れの少ない栄養瘻が簡単に造設される．高齢者やpoor risk症例に適応される．

⑥術後合併症

ⓐ早期合併症 呼吸循環不全の頻度がもっとも高く，次いで縫合不全が問題である．

・循環不全：食道癌根治手術は開胸開腹で頸部，胸部，腹部の広範囲に切除郭清操作の過大な侵襲

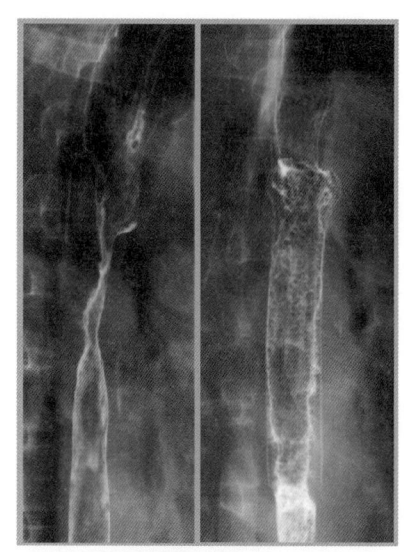

図 24 狭窄高度例（左）にステント挿入（右）した食道造影像

が加わるため，術後に期外収縮，頻脈が頻発する．心臓カテーテル（Swan-Ganz catheter）を留置したり，中心静脈圧を測定して，適切な輸液管理を行い，水分バランスに気を付ける．同時に呼吸管理を十分行い，循環器系の負担を軽減するよう努める．

・呼吸不全：開胸による肺の圧迫，縦隔とくに気管周囲の剝離郭清操作や反回神経周囲剝離等により，術後は肺浮腫，喀痰量の増加，気管粘膜の反射の消失，無気肺の出現，血液ガスの酸素分圧の低下が生じる．術前呼吸機能の低下症例や，高齢者で慢性気管支拡張症等を有する症例は，これに感染を併発すると致命的肺炎に発展することが少なくない．とくに反回神経麻痺が合併すると誤嚥を生じることがあり，厳重な呼吸管理が必要となる．対策としては，鎮痛薬，ネブライザを併用し，また術後のベッドサイドでの気管支鏡で喀痰排除を積極的に行う．術後の血液ガス改善が十分でない症例には，積極的に気管切開を行い，胸部X線像の改善と血液ガスの改善するまで人工呼吸器（mechanical ventilation）での管理を行い喀痰の排除を補助し，促進させる．

・縫合不全：食道切除後の再建臓器先端の吻合部は，挙上距離が長い場合，腹部からの血流の比較的乏しい部分に相当する．これに加えて嚥下運動，呼吸運動，心拍運動などにより局所の安静が保ち難いこと，挙上による過度の緊張が吻合部に加わることなど，創傷治癒の妨げが縫合不全発生の原因と考えられる．

再建臓器の血流不全が原因の大きな縫合不全は術後1週間以内（多くは3～5日目）に発生するが，ごく小さな部分的な縫合不全は飲水，嚥下運動等で誘発される場合もあり，1～2週目と遅れて発生する．縫合不全には十分なドレナージが肝心で，小さい縫合不全の多くはこれのみで自然治癒するが，胸腔内吻合の場合は膿胸を併発し致命的になることが少なくない．

これらの合併症は相互に関係があり，呼吸循環不全は局所の低酸素血症を引き起こし，吻合部の血流障害，腎の血流障害などを引き起こす場合も少なくない．術後の合併症が重なってMOF（multiple organ failure）に発展すると致命的となるので，術前，術中，術後より合併症の予防対策には十分気を配らねばならない．

ⓑ **晩期合併症** 逆流性食道炎，吻合部狭窄，低蛋白血症，術後胆囊炎，術後肝炎，ダンピング症候群などがある．

2．合併療法

食道癌の手術成績向上を目的に種々の合併療法が行われている．

1）放射線療法

① **術前照射** 癌の局所に前後2門の照射野で，1回2 Gy，総計30～40 Gy照射し，癌腫を縮小させ局所の根治性を高め，また周囲臓器浸潤癌の切除適応拡大を目的に行われる．放射線に感受性のある癌腫の遠隔成績の向上が認められる．

② **術後照射** 術中みられる癌腫の明らかな遺残部に照射する場合もあるが，リンパ節再発の好発部位である頸部上縦隔に再発予防を目的に，T字型の照射野で総計50 Gy照射する場合がある．術後T字型の予防照射では根治手術症例の遠隔成績の向上が報告されている．

③ **根治照射** 切除手術の不適症例（高度重要臓器障害例，高齢者，手術拒否症例など）に局所の根治を目的に60 Gy以上照射する．

2）化学療法

食道癌の化学療法は1980年代から世界的に臨床応用されるようになったcis-platin（CDDP；cis-diamminedichloro-platinum）を中心に多剤併用療法が導入され，著効～有効例がみられるように

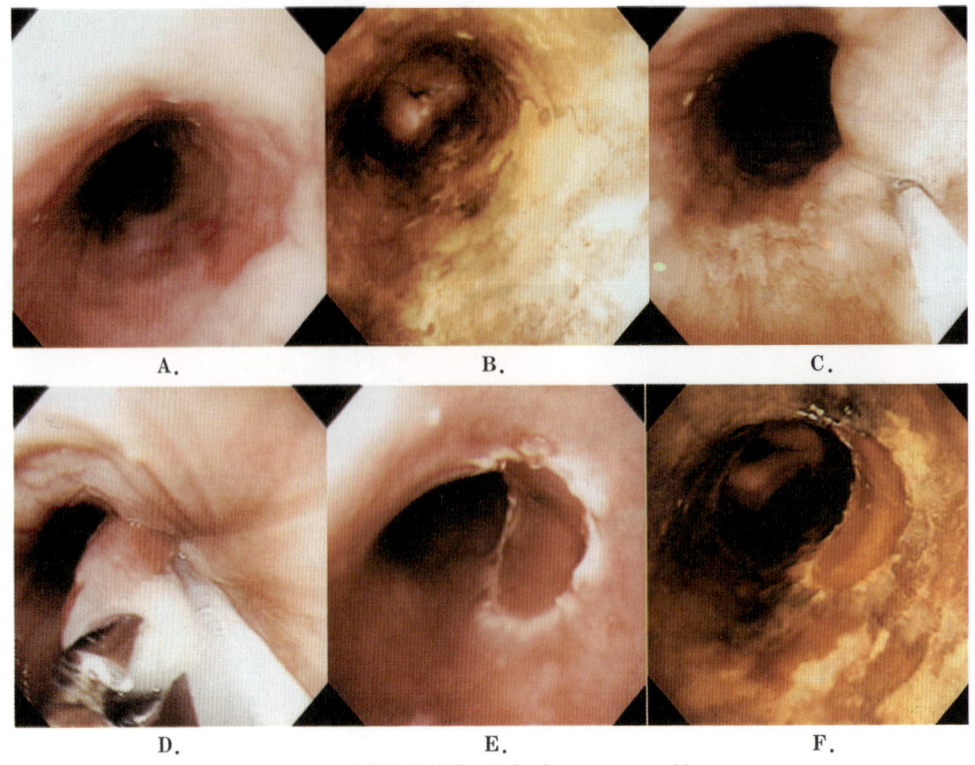

図 25 内視鏡的粘膜切除術（2 チャンネル法）
A, B. 粘膜癌の内視鏡像. 粘膜の発赤部はヨード染色で不染となる.
C, D. 粘膜下層に生理食塩液を注入し鉗子で持ち上げて切除する.
E, F. 癌部切除後の内視鏡像. 粘膜のみ完全切除され, 筋層が露出している.

なった. 抗癌薬は多種あるが, 単剤での効果は低く, 現在は FP 療法（CDDP＋5FU）, FAP 療法（CDDP＋5FU＋adreamycine）, DCF 療法（CDDP＋5FU＋docetaxcel）などの多剤併用 Regimen の有効性が高いとして, 術前術後の補助療法や根治を目的にした化学放射線療法, 姑息治療, 再発治療に用いられている.

3）免疫療法

癌患者は免疫能の低下がみられ, とくに食道癌ではその傾向が強い. このため放射線療法や化学療法と平行して, 免疫賦活薬（BCG や OK432, Bestatin 等）を皮内注射や経口摂取で長期に投与する療法も行われる.

4）温熱療法

癌腫の局所を 42〜43℃に温め放射線治療や化学療法を行うと, 腫瘍殺傷効果が高まるという実験および臨床的事実から本療法が開発された. 現在コンピュータ制御で一定温度に加温可能な**腔内加温装置**が開発され, 食道癌の補助療法として実用化されている.

食道癌の合併療法はこの他にも種々工夫されているが, 癌腫の進展状況により種々の合併療法を組み合わせた集学的治療が現在施行されている.

3. 手術成績と予後

食道癌の手術成績, 遠隔成績に関する報告は多数なされている. わが国の現状は全般的には手術死亡率 5〜10%, 切除例の 5 年遠隔成績は 15〜30%である. これは切除例の大半が進行度Ⅲ〜Ⅳの進行癌で占められるからである. しかし診断技術の進歩で, 最近では深達度の浅い表在癌での発見治療例の頻度が増加してきた. 食道表在癌の内リンパ節転移のない早期食道癌の 5 年生存率は 70〜80%と良好で, とくに転移のない粘膜癌の 5 年生存率は 90%以上で, 胃の早期癌と同様よい予後が期待されている. また, 近年リンパ節の郭清範囲の拡大や補助化学療法の導入により, 進行癌においても根治手術症例の遠隔成績も少しずつ向上の傾向がみられつつある.

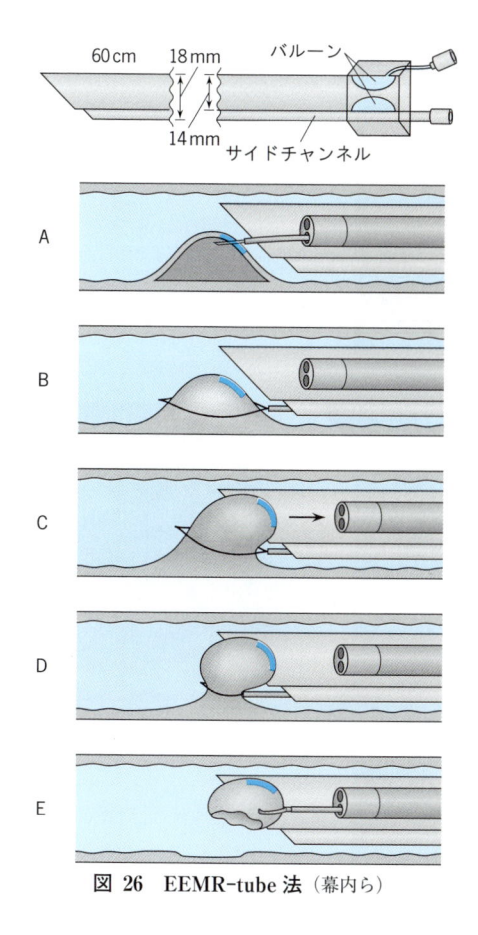

図 26　EEMR-tube 法（幕内ら）

4．内視鏡治療（EMR，ESD）

食道粘膜癌はリンパ節転移率が10％以下ときわめて低いので，2 cm 前後の上皮内（Tis）や粘膜内（T1a-LPM～MM）の癌は内視鏡下の粘膜切除術で完治させられる症例が多いことが判明，1990年頃より早期の粘膜癌に対し，本格的に臨床導入された治療法である．本法は切除粘膜の病理組織検査で癌巣の深さとリンパ管侵襲の有無を検索し追加治療の是非の検討ができる．治療後は定期的に内視鏡での経過観察を行うと共に，CT などで新たなリンパ節転移巣の出現のチェックも怠らないようにすべきであるが，開胸腹による切除術の過大侵襲に比べれば，食道温存が可能で，治療後の QOL はきわめてよい．

1）内視鏡的粘膜切除術 endoscopic mucosal resection（EMR）

ヨード染色を伴う内視鏡所見および EUS による深達度診断で粘膜癌と診断され，明らかなリンパ節転移の所見がない場合に粘膜下に生理食塩水を注入し膨隆させて病変部粘膜を内視鏡下に切除する方法で，(a) 鉗子で持ち上げてスネアをかける2チャンネル法，(b) 内視鏡操作を容易にするためのチューブを用いる EEMR 法や (c) カメラの先端に透明キャップをつけ病変部をキャップ内に吸引して病変部にスネアをかけて切り取る EMRC 法等が工夫されている．EMR は 2 cm 前後の小さい病変は一括切除可能であるが，1/2 周前後の大きい病変では分割切除となることが多く，不完全切除となる可能性もある（図25，26，27）．

2）内視鏡的粘膜下層剝離術 endoscopic submucosal dissection（ESD）

広い粘膜癌を一括切除が可能な方法が2000年代に入り工夫され，現在は多くの施設で広く行われている．先端にアタッチメントを装着した内視鏡機種を用い，ルゴール染色下に病変の境界を確認する（図28）．病変辺縁から 2 mm 程の margin をとり，高周波メスで切除範囲のマーキングを行う（forced coagulation）．粘膜下にグリセオールを局注し病変部を膨隆させる．フックナイフで全周切開し（endo cut，spray mode），切開終了後粘膜下層にヒアルロン酸ナトリウムを局注する．切除標本口側縁に糸付きクリップを留置して牽引，フックナイフで粘膜下層剝離を行う（endo cut，spray mode）．出血や太い血管がみられたら，止

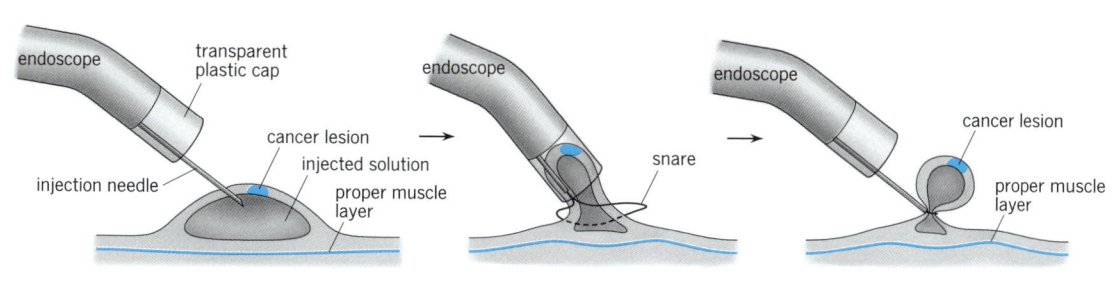

図 27　EMRC 法（井上ら）

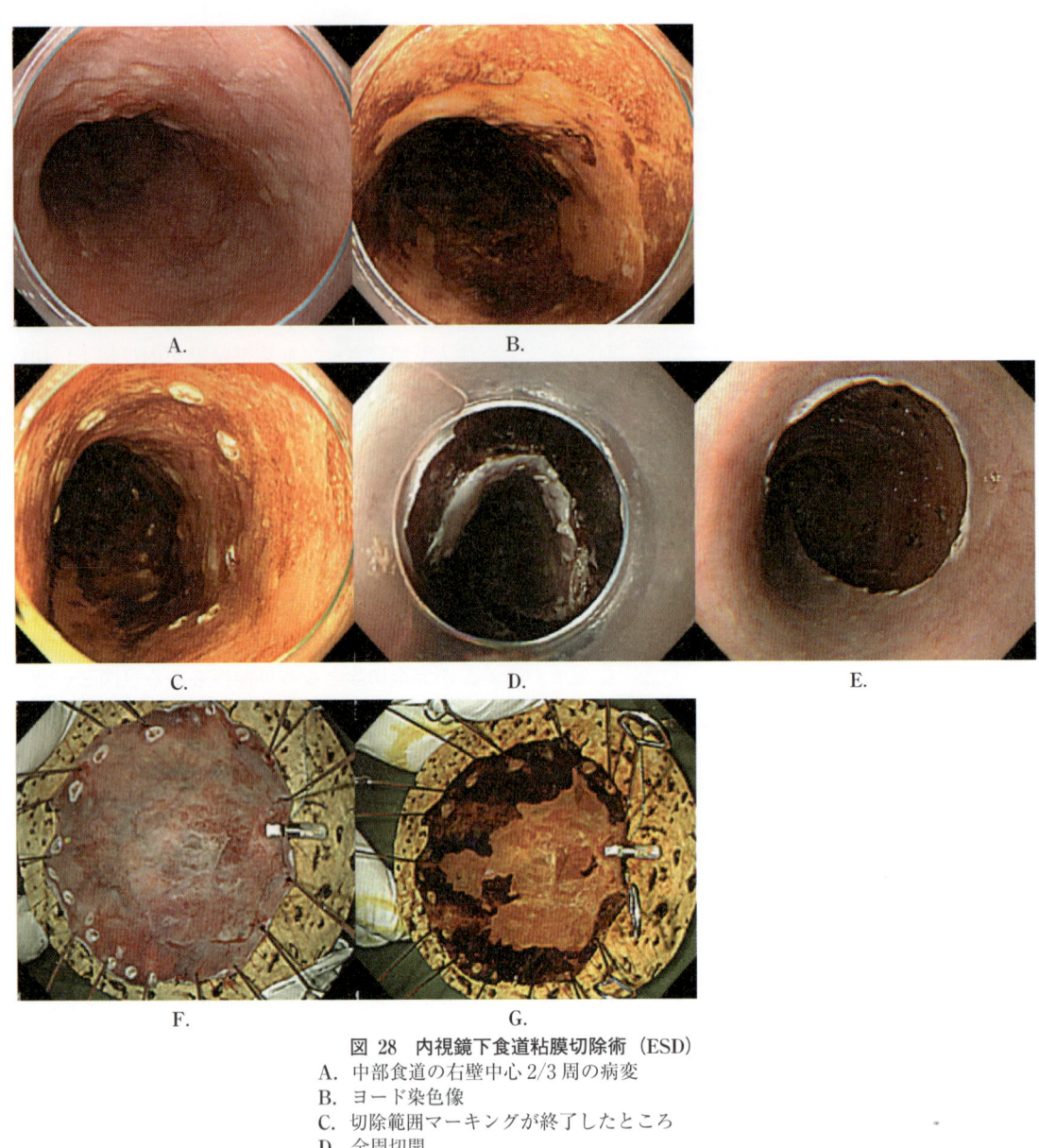

図 28 内視鏡下食道粘膜切除術（ESD）
A. 中部食道の右壁中心 2/3 周の病変
B. ヨード染色像
C. 切除範囲マーキングが終了したところ
D. 全周切開
E. ESD が完了した状態．筋層が露出している．長径 6 cm，2/3 周の切除が一括で行われた．
F. 切除標本
G. 切除標本ヨード染色像

血鉗子にて焼灼する（soft coagulation）．本法は表層拡大病変でも一括切除可能だが，全周性に近い粘膜切除例では，術後治癒期の食道狭窄は必発で，早期からブジーによる根気強い拡張術をくり返す必要がある．

EMR，ESD の使い分けに関しては症例ごと，治療時間，術者の技量，医療環境などの種々の条件で適応選択が行われる．

2．食道肉腫 sarcoma

ポイント

頻度は食道悪性腫瘍の0.1〜0.2%とまれ．平滑筋肉腫の報告が多い．症状は癌腫とほぼ同様であるが狭窄症状は少ない．平滑筋肉腫で完全切除例には予後のよいものもある．治療は切除術が第一選択である．

食道に発生する肉腫は非常にまれで，その頻度は食道悪性腫瘍の0.1〜0.2%とされる．中でも平滑筋肉腫の報告が散見される．症状は粘膜下に大きな腫瘤を形成し，平滑筋腫同様境界明瞭な腫瘤としてみられる場合が多いが狭窄症状は軽い．表面に潰瘍形成をみるものや，娘結節をみる場合もある．また粘膜下に浸潤型に発育するものも報告されている．平滑筋肉腫の場合，完全切除がなされたものには予後のよいものもあるが，一般には血行性の転移や局所再発で予後は不良である．治療は食道癌と同様**切除術**が第一選択である．

11 胃および十二指腸

1．構造と機能

A．胃の構造

1）胃の区分と名称

胃は以下のごとく五つに区分される．すなわち，① 噴門（cardia）：食道と胃の移行部，② 胃底部（fundus）あるいは穹隆部（fornix）：図1のごとくHis角から水平線を引いたところより上部，③ 胃体部（body あるいは corpus）：噴門から胃角（incisura あるいは angulus）まで，④ 前庭部（antrum）：胃角から幽門まで，⑤ 幽門（pylorus）：胃の出口で輪状筋がもっとも発達した部位の五つである．

なお，胃癌学会の"胃癌取扱い規約"では胃の大彎と小彎をそれぞれ3等分し，上より上部（U）中部（M）下部（L）と名付けている（図2）．

2）胃 壁

胃壁は，① 粘膜層，② 粘膜下層，③ 固有筋層，④ 漿膜下層，⑤ 漿膜から成っている．

3）胃の動脈と静脈（図3）

胃に分布する動脈は主に左右の胃動脈，左右の胃大網動脈および短胃動脈の五つである．胃の静脈は動脈と同じ名称で胃の周囲では動脈に沿って走行するが，最終的には門脈へ流入する．

4）胃のリンパ系（図4）

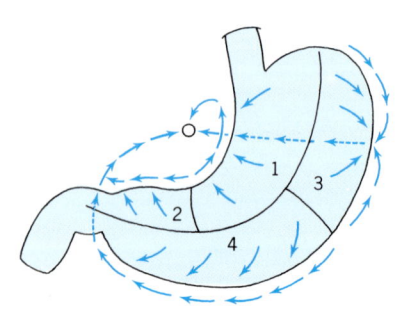

胃のリンパ流は一般には図のごとく胃の動脈に沿って四つの方向の流れがあり，最終的には腹腔動脈周囲リンパ節を経て胸管に流入する．

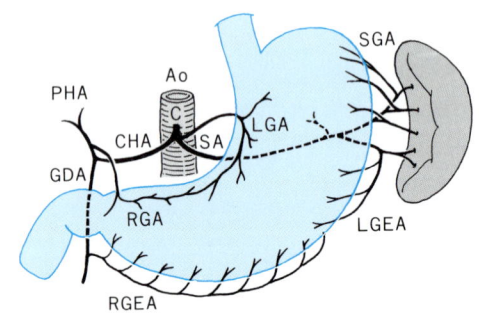

Ao.大動脈（aorta）　C.腹腔動脈（celiac axis）　CHA.総肝動脈（common hepatic artery）　SA.脾動脈（splenic artery）　GDA.胃十二指腸動脈（gastro-duodenal artery）　PHA.固有肝動脈（proper hepatic artery）　LGA.左胃動脈（left gastric artery）　RGA.右胃動脈（right gastric artery）　LGEA.左胃大網動脈（left gastroepiploic artery）　RGEA.右胃大網動脈（right gastroepiploic artery）　SGA.短胃動脈（short gastric artery）

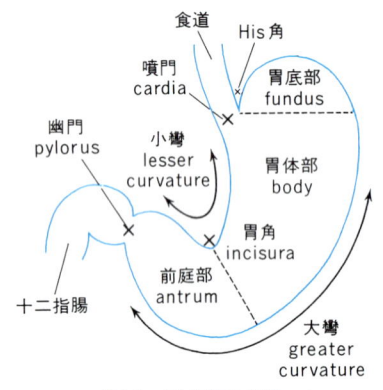

図1　胃各部の名称

図3　胃の動脈

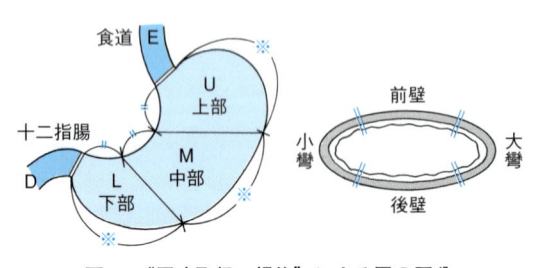

図2　"胃癌取扱い規約"による胃の区分

図4　胃のリンパ流

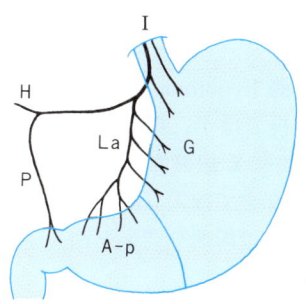

I．前幹　La. Latarjet の前神経枝　A-p.前幽門洞枝　G.前胃体部枝　H.肝枝　P.幽門枝

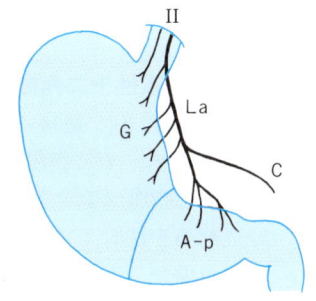

II．後幹　La. Latarjet の後神経枝　A-p.後幽門洞枝　G.後胃体部枝　C.腹腔枝

A．前幹とその枝　　**B．後幹とその枝**
図 5　腹部迷走神経の胃への分布

5）胃の神経系

副交感神経として**迷走神経**（n. vagus）が支配しており，その前幹は胃枝と肝枝とになり，後幹は胃枝と腹腔枝となり分布している．とくに，胃枝を **Latarjet の神経枝**と，また，幽門洞枝をその分布形態から claw foot（鷲の爪）と称することがある（図5）．そして，胃の運動や分泌に促進的に働いている．一方，交感神経系は大内臓神経の腹腔神経叢を通って胃に分布し，その機能としては主に運動を抑制する働きをする．

B．十二指腸の構造（図6）

1）十二指腸の区分

十二指腸は，上部，下行部，下部に分けられる．また，上部の口側 1/2 は**球部**と呼ばれ，下部はさらに水平部と上行部とに分ける場合もある．

2）十二指腸の動脈と静脈

十二指腸への動脈は胃十二指腸動脈と上腸間膜動脈からの分枝がお互いに吻合し，図のごとく主に六つの動脈枝となって分布している．静脈は動脈に沿って走行し，上腸間膜静脈あるいは門脈へ直接流入する．

C．機　能

1）胃の運動

胃の運動機能としては摂取食物の，①貯留，②混合・撹はん，③排出の三つがある．

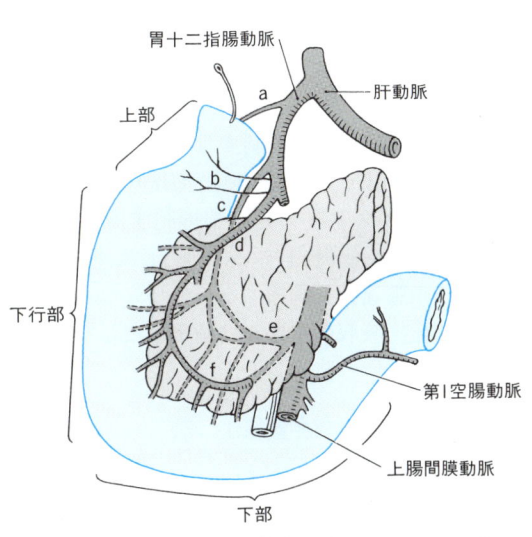

a.上十二指腸動脈　b.後十二指腸動脈　c.上後膵十二指腸動脈　d.上前膵十二指腸動脈　e.下後膵十二指腸動脈　f.下前膵十二指腸動脈

図 6　十二指腸の区分と動脈

2）胃の分泌

①**胃液の内容**　胃底腺では**壁細胞**からは主に塩酸と内因子（intrinsic factor）が，**主細胞**からはペプシノゲン（pepsinogen）が分泌され，胃酸により賦活化されペプシン（pepsin）になり，蛋白質を分解する．また，**頸部粘液細胞**（副細胞 accessory cell）と表層粘液細胞からは粘膜防御に関連するムコ物質が分泌される．一方，幽門腺からはムコ物質が分泌され，また，**ガストリン細胞**（gastrin cell；G-cell）よりガストリンの分泌が行われている．

②**胃分泌の機序**　胃分泌はその調整機序から，①**頭相**（cephalic phase），②**胃相**（gastric phase），③**腸相**（intestinal phase）の三つに分けられて考えられてきた．

頭相は主に迷走神経を介する刺激分泌で，胃相は食物そのものによる刺激やガストリンを介する分泌であり，腸相は最近では分泌刺激というよりむしろ分泌抑制に働くものと考えられている．さらに，壁細胞レベルでの酸分泌機序として，これらの刺激に対する**三つの受容体**（receptor．ヒスタミン H_2-受容体，ガストリン受容体，アセチルコリン受容体）を介する酸分泌が確められている．

3）十二指腸の分泌

十二指腸には Brunner 腺が粘膜下層に存在し，重炭酸を中心とするアルカリ性の液を分泌し，胃

酸の中和を行っている．

十二指腸の分泌で重要なのは**消化管ホルモン**（gut hormone）の分泌で，十二指腸内に胃内容が到達すると胃の働きを抑制する enterogastrone, gastric inhibitory polypeptide（GIP）や，膵液分泌を刺激しガストリン分泌を抑制するセクレチン，胆汁分泌を促進するコレシストキニン（CCK），小腸運動を調節するモチリンなどが分泌され，消化，吸収に重要な役割を果たしている．

2．診断法（検査法）

A．胃液検査

1）胃液の採取と測定法

早朝空腹時に胃管を挿入し，10（15）分間隔で 30 分ないし 1 時間胃液を吸引採取し，基礎分泌とする．次に，胃酸分泌刺激剤（合成ガストリン，ヒスタミン誘導体，インスリンなど）を注射し，同様にして 1 時間ないし 2 時間の胃液を採取し刺激後分泌とする．得られた胃液の酸度（mEq/l）を測定し胃酸分泌量（l）×酸度（mEq/l）＝酸分泌量（acid output）を計算し，1 時間当たりの酸分泌量（mEq/時）として換算する．

基礎分泌量（basal acid output；BAO）：刺激前 1 時間当たりの酸分泌量

最高酸分泌量（maximal acid output；MAO）：刺激後 1 時間の酸分泌量

最大酸分泌量（peak acid output；PAO）：隣り合う最高酸分泌を示す 2 分画をとり，これを 1 時間当たりに換算した酸分泌量

通常は，基礎分泌量と最高酸分泌量とで判定するが，正常値（平均）としては最高酸度 100 mEq/l，BAO 3.5 mEq/時，MAO 12 mEq/時を参考にするとよい．

B．X 線検査

① **胃 X 線造影**（図 7）　胃 X 線の主な撮影法として，①充盈法，②二重造影法，③粘膜レリーフ法，④圧迫法の四つがあり，これらを組み合わせて胃の全領域を撮影する．造影剤としては通常は硫酸バリウムを 200～300 ml と発泡剤を用いる．幽門狭窄や手術直後の造影あるいは穿孔が疑われる場合には，水溶性の造影剤（Gastrografin など）を用いる．

② **低緊張性十二指腸造影** hypotonic duodenography（図 8）　通常の透視では十二指腸と胃が重なるため，十二指腸だけを X 線撮影する方法で，十二指腸ゾンデを下行部まで挿入し副交感神経遮断薬を注射，ゾンデより造影剤や空気を注入し充盈像や二重造影を行う．

C．内視鏡検査 endoscopy

① **使用機種**　胃の内視鏡には胃カメラ，ファイバースコープと電子スコープがあるが，現在では電子スコープが汎用されている．以前は観察用，生検用，処置用などの使用目的により機種が異なっていたが，最近では通常の電子スコープに，新たに開発された各種の用具を付けて処置を行っている．そして，胃および十二指腸までの観察には直視型のもの，十二指腸での処置には側視型が用いられている．また，細径の経鼻内視鏡が開発され，主にスクリーニング用に普及しつつあるが，出血などの緊急内視鏡時には処置のしやすい太径のものを用いる．

② **色素内視鏡検査**　色素を用い，通常の内視鏡観察では捉えにくい変化をより明確にさせる方法で，コントラスト法，染色法，色素反応法がある．よく行われているのは，インジゴカルミンの胃内散布によるコントラスト法であり，隆起と陥凹がより鮮明に観察できる（図 9）．その他，メチレンブルーによる染色法，コンゴーレッドによる色素反応法が代表的な色素検査法である．

③ **画像強調内視鏡** image-enhanced endoscopy（IEE）　以前は，白色光のみによる内視鏡であったが，電子スコープの特性をいかし各種の画像強調内視鏡が発達してきており，一部の機種では病変の観察のみならず組織学的な診断も可能となってきている．具体的には，NBI（narrow band imaging），FICE（Fuji intelligent color enhancement），i-SCAN，AFI（auto fluorescence imaging）などがある．

④ **超音波内視鏡検査** endoscopic ultrasonography（EUS）　胃の悪性腫瘍の深達度診断および粘膜下腫瘍の診断に欠かせない検査法で，内視鏡の先端部に超音波装置をつけた超音波内視鏡による

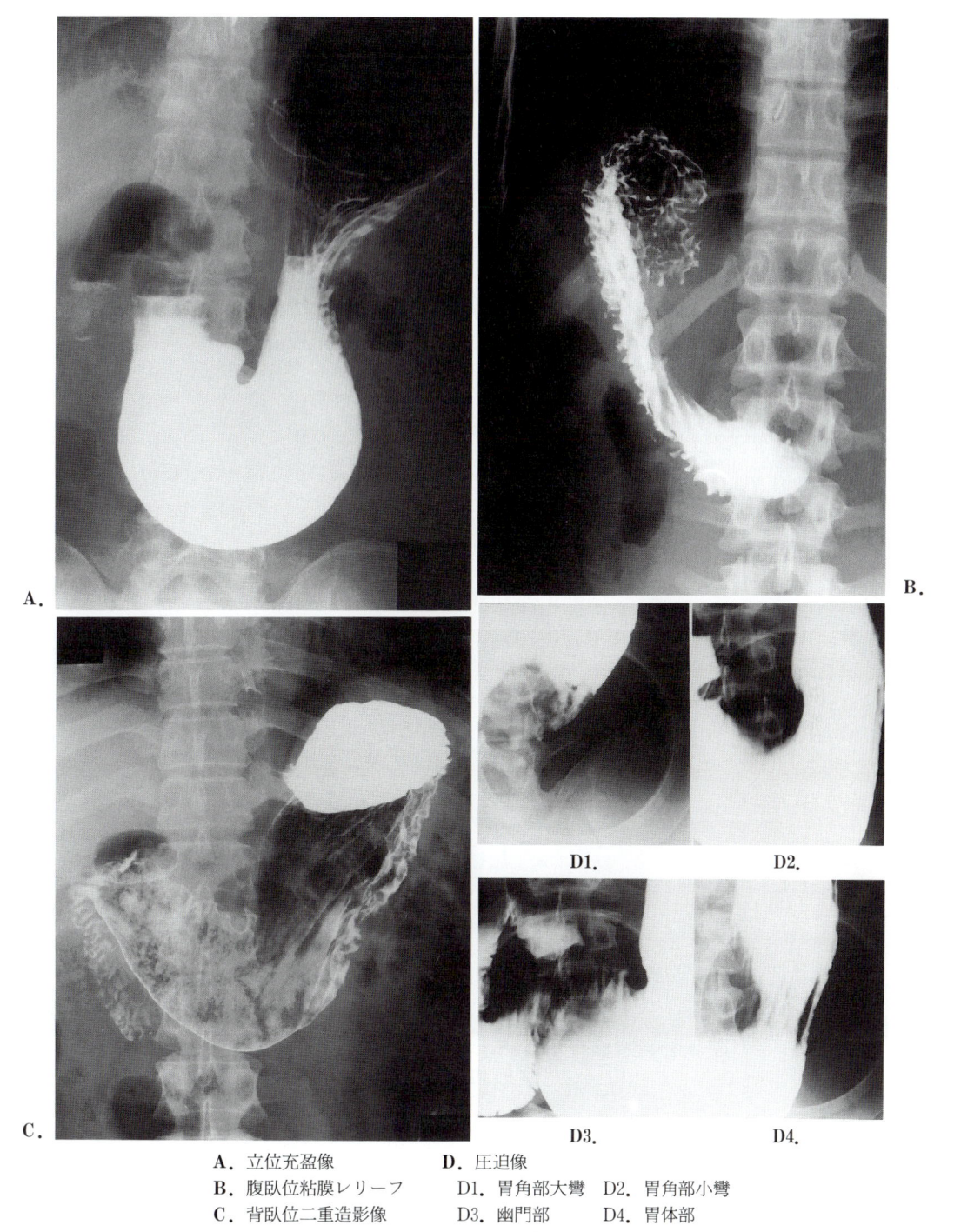

A. 立位充盈像　　　　　D. 圧迫像
B. 腹臥位粘膜レリーフ　D1. 胃角部大彎　D2. 胃角部小彎
C. 背臥位二重造影像　　D3. 幽門部　　　D4. 胃体部

図7　バリウムによる胃透視X線像

観察と，通常の内視鏡の鉗子孔より細型の超音波プローブを挿入して微細な変化を観察する方法がある．正常の胃壁は，超音波検査上で5層構造を呈し（図10），そのエコー像の変化から胃癌の深達度診断や粘膜下腫瘍の存在診断，質的診断を行う．

D. 細胞診，生検 cytology & biopsy

① **胃の細胞診**　細胞診は Papanicolaou &

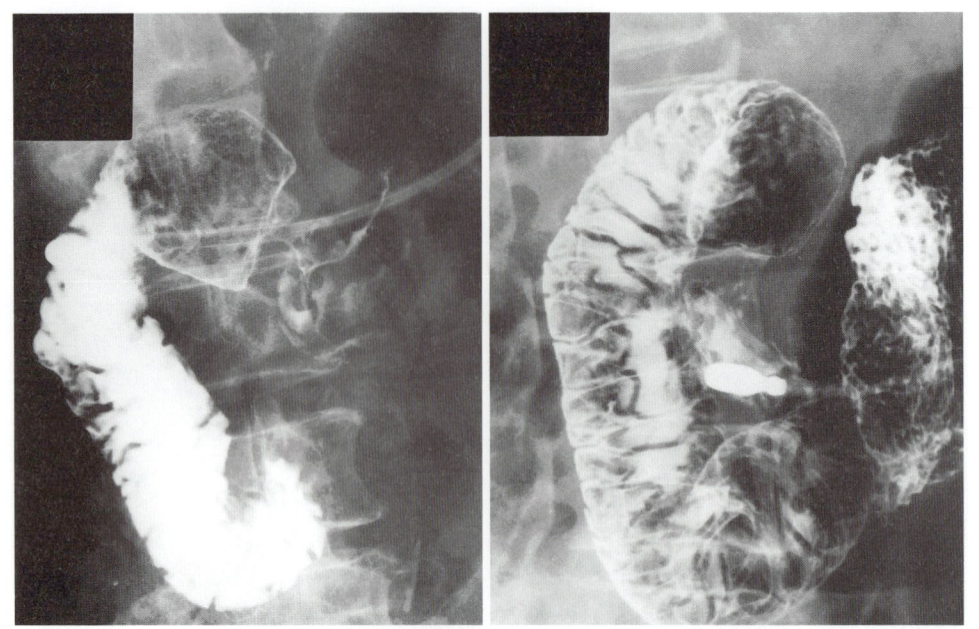

A．充盈像　　　　　　　　　　　B．二重造影像
図 8　低緊張性十二指腸造影

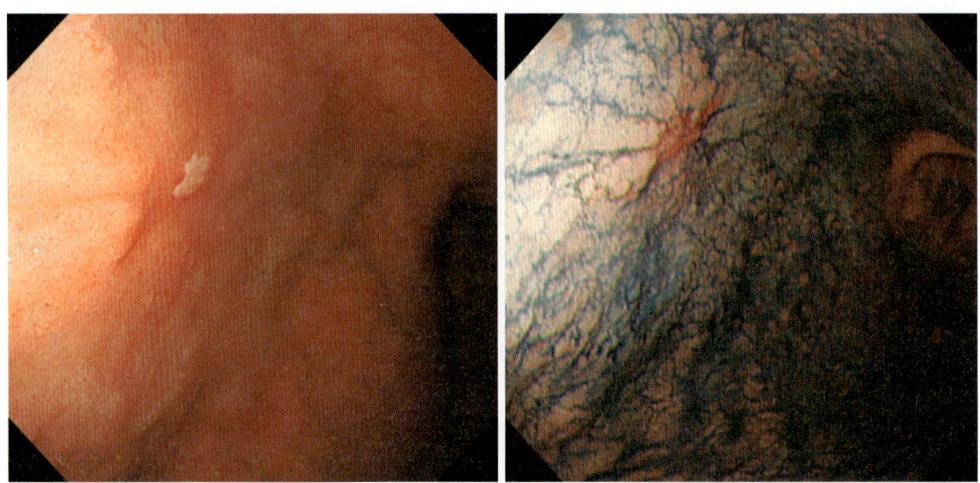

A．通常内視鏡像　　　　　　　　B．色素散布像
図 9　内視鏡検査

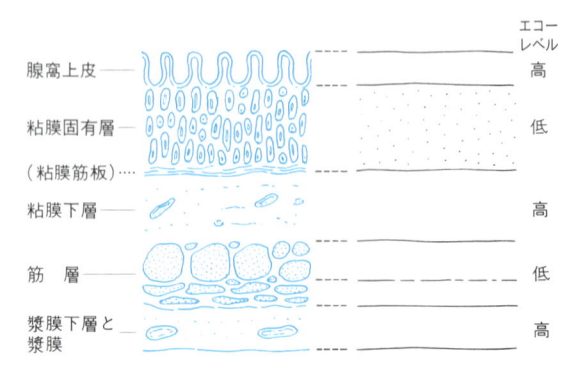

図 10　正常胃壁の構造と組織割面超音波対応図

A．正面像 　　　　　　　　　　C．内視鏡像

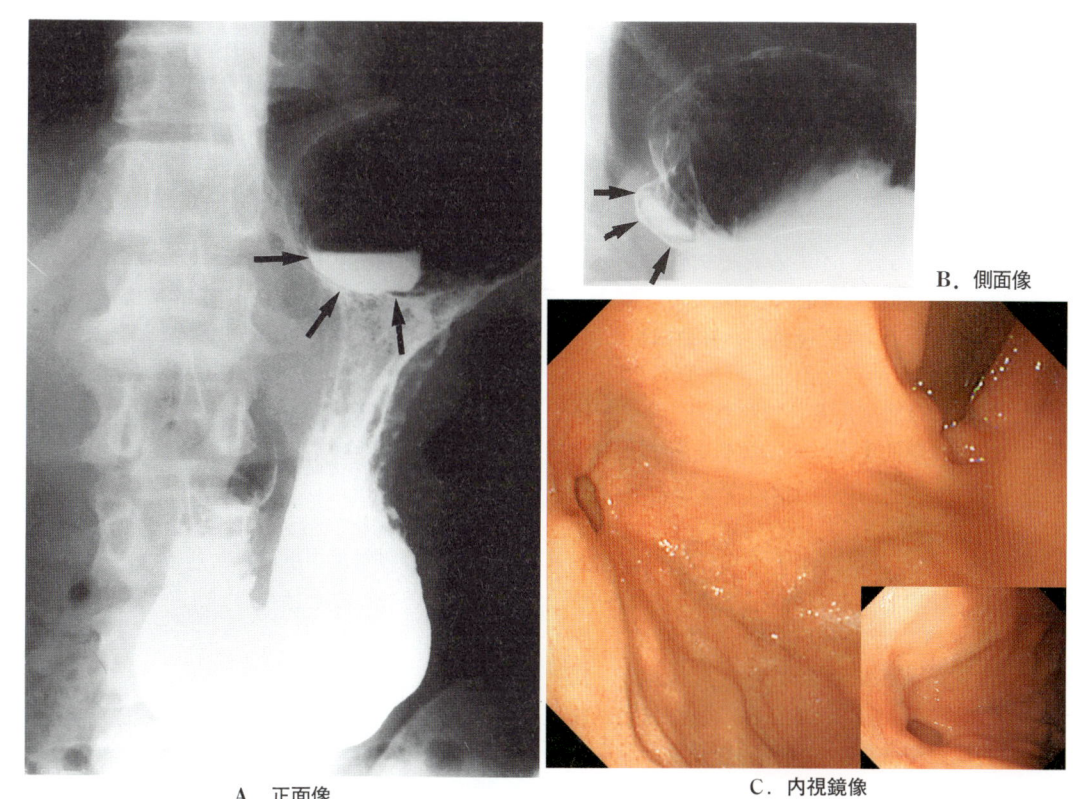

図 11　胃憩室．噴門直下後壁の胃憩室のバリウム造影像

B．側面像

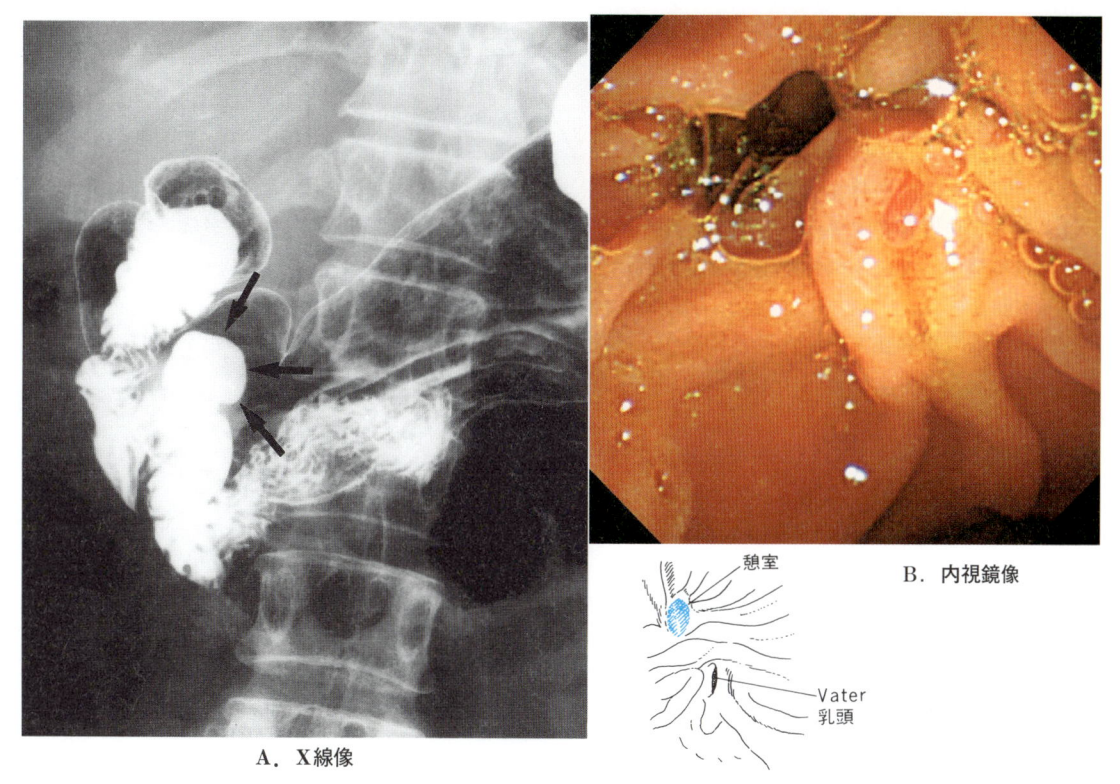

A．X線像　　　　　　　　　　B．内視鏡像

憩室
Vater乳頭

図 12　十二指腸乳頭部近傍の十二指腸憩室

Trautにより体系化された方法で，主に腹水や腹腔内洗浄液中の細胞について検討を行い，以下の分類がなされる．陽性の場合はCY1と表記する．

Class Ⅰ：異型細胞は認められない
Class Ⅱ：異型細胞を認めるが悪性の疑いはない
Class Ⅲ：悪性の疑いがある異型細胞を認めるが，悪性とは断定できない
Class Ⅳ：悪性が非常に疑わしい異型細胞あり
Class Ⅴ：悪性と断定できる異型細胞あり

なお，最近では腹水あるいは腹腔内洗浄液を回収し，分子生物学的手法による解析を行いミクロのレベルでの転移の有無の検討がなされつつある．

② **胃生検** 内視鏡下に鉗子を用いて病変部から直接標本を採取し，その所見を以下のグループ分類を用いて判定する．胃癌取扱い規約第14版（2010年3月発行）で一部変更があり，とくにGroup 2の内容が大幅に変わり，これが判定された場合は再検査や厳重な経過観察が必要となるので要注意である．

Group X：生検組織診断ができない不適材料
Group 1：正常組織および非腫瘍性病変
Group 2：腫瘍性（腺腫または癌）か非腫瘍性か判断の困難な病変

この判断をする場合は indefinite for neoplasia と記載し，臨床医に対しては以下のような，判断が困難な理由を付記することが望ましい．

(1) 異型細胞は存在するが，組織量が少なく細胞異型からでは腫瘍性病変としての判断が困難な病変．
(2) 異型細胞が存在するが，びらんや炎症性変化が強く腫瘍か非腫瘍かの判断が困難な病変．
(3) 異型細胞が存在するが，病理組織の挫滅や傷害が強く腫瘍か非腫瘍かの判断が困難な病変．

Group 3：腺腫
Group 4：腫瘍と判定される病変のうち，癌が疑われる病変
Group 5：癌

A 機能および機能異常

1．胃・十二指腸憩室 diverticulum

A．胃憩室 gastric diverticulum（図11）

▶**頻度** 0.02～0.1％程度といわれているが，発見頻度は増加している．中年以降に多く，男女差としては女性がやや多い（56～65％）．
▶**分類** 胃の全層を含む①真性憩室と，胃壁の層の一部を欠く②仮性憩室とがある．
▶**発生部位** その75％が噴門直下の2cm以内の小彎後壁側に存在し，単発性である．
▶**症状** 無症状に経過することがほとんどである．まれに憩室炎や出血をきたすことがあるが，手術適応となることは少ない．

B．十二指腸憩室 duodenal diverticulum（図12）

▶**頻度** 十二指腸は結腸に次いで憩室の好発部位であるが，その頻度は報告者により異なり0.2～20％である．
▶**分類** 先天性および後天性に粘膜が筋層の間隙を通って herniation した管外性と，一種の重複腸管（duplication）である管内性とがあり，下行部以下の膵臓側や，Vater乳頭近傍に多い．
▶**症状** 特徴的な症状はないが，時に大出血や穿孔をきたし，また，傍乳頭憩室は炎症などにより膵・胆道系の感染や胆石形成を促進する（Lemmel症候群）．
▶**外科治療** 手術としては，憩室切除，憩室の内翻埋没，空置的胃切除などがある．

2．急性胃拡張 acute gastric dilatation

▶**病因** 胃・十二指腸に器質的な通過障害なしに急激に胃内容が停滞し，進行性に胃全体が高度に拡張するもので，その誘因として手術や腹部外傷あるいは重篤な全身疾患の併存があげられる．
▶**症状** 腹部膨満，嘔吐が主で，腹痛を訴えることは比較的少ない．重症の場合は脱水と電解質アンバランス（アルカローシス）のためショックに陥る．

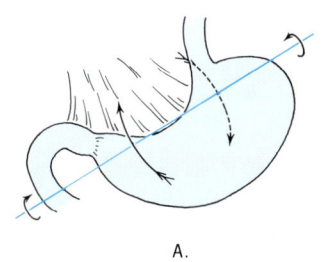

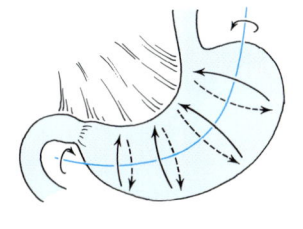

A. 胃小彎を軸として回転
B. 胃長軸を中心として回転（臓器軸性捻転）
C. 胃横軸を中心として回転（間膜性捻転）

図 13　胃捻転の種類

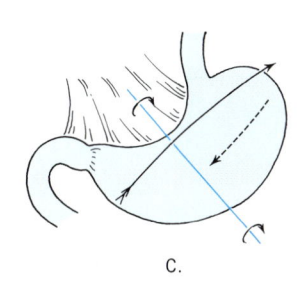

▶診断，治療　臨床症状と腹部 X 線にて拡張した胃を認める．治療としては胃管の挿入，水分・電解質の補給，補正が必要である．

3. 胃下垂 gastric ptosis

▶病因，症状　胃全体が立位になると下方へ下がる状態で，女性ややせた人に多い．それ自体は一つの疾患ではないが，時に骨盤腔内まで下降し，不定愁訴を訴える場合がある．
▶診断，治療　一応の診断目安としては，胃 X 線透視の立位正面充盈像にて胃角部が左右の腸骨稜より下方に下がる場合を指す．外科治療の対象とはならない．

4. 胃軸捻転症 gastric volvulus

▶病因　胃の前部あるいは一部が縦軸または横軸を軸として捻転し内腔を閉鎖するもので，胃体部を横断する軸を中心として捻転する ① 間膜性捻転（mesenteroaxial volvulus）と，噴門と幽門とを結ぶ胃の長軸を軸として捻転する ② 臓器軸性捻転（organoaxial volvulus）とがある（図 13）．
　また，発生機序から横隔膜ヘルニアや胃周囲の炎症，癒着などが誘因となって生ずる ① 続発性捻転と，誘因なしに生ずる ② 原発性捻転とがある．
▶症状，診断　疼痛と嘔吐が主体で，とくに急性型では Borchard の三徴（① 吐物の排出のない嘔吐運動，② 胃部の急激な膨隆と疼痛，③ 胃ゾンデ挿入困難）を呈する．
▶治療　急性型では緊急手術の適応であり，術式としては，① 捻転の整復，② 誘因となる横隔膜ヘルニアなどの治療，③ 胃固定術（gastropexy）がある．

5. 上腸間膜動脈性十二指腸閉塞症

arteriomesenteric occlusion of the duodenum [superior mesenteric artery (SMA) syndrome]

ポイント

十二指腸が脊柱と上腸間膜動脈根部とで挟まれて閉塞をきたす．
食後の腹痛と胆汁を含む嘔吐が特徴で，長期にわたると栄養障害，脱水状態になる．小児期から思春期にかけて多い．上部消化管透視およびこれに血管造影を組み合わせると診断が容易である．
外科治療としてはバイパス術，転位術，授動術などがある．

▶病因　十二指腸の下部（水平部から上行部にかけて）が脊柱と上腸間膜動脈根部とで挟まれ閉塞をきたす．小児期から思春期に多いとされる．
　発生因子として，① 腸間膜の固定異常，② 腸間膜根部の短縮，③ 周囲の脂肪組織の減少，④ 腸間膜の下方への牽引，伸展，⑤ 脊柱の前彎などがある．
▶症状　症状としては，① 食後の腹痛と胆汁を混じた嘔吐，② 体位変換（腹臥位，胸膝位）にて症状軽減があり，長期にわたると栄養障害，脱水状態となる．
▶診断　X 線透視にて，① 十二指腸の拡張と下部での断裂像（"cut off" サイン），② 胃泡と拡張した十二指腸上部内の空気とが同じ大きさに見える "double bubble" サインが特徴的である．胃・

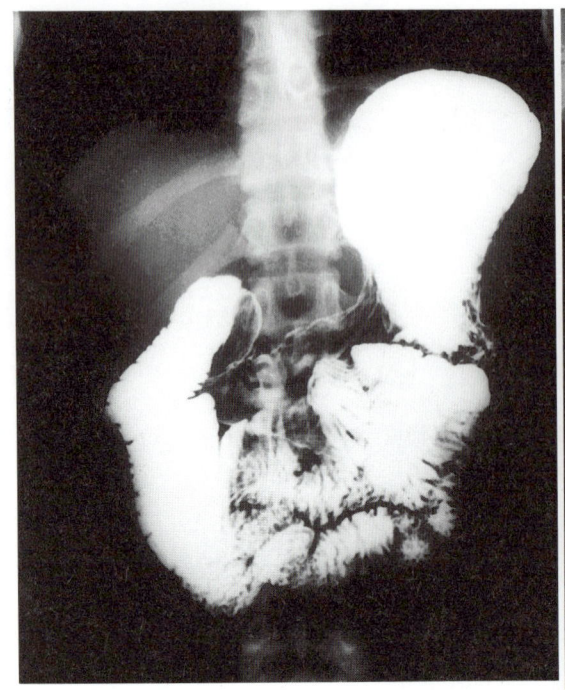

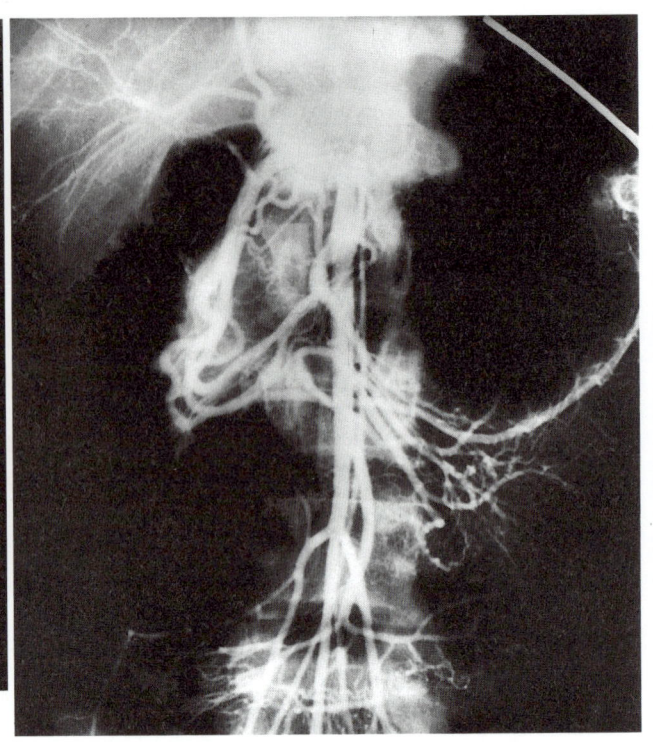

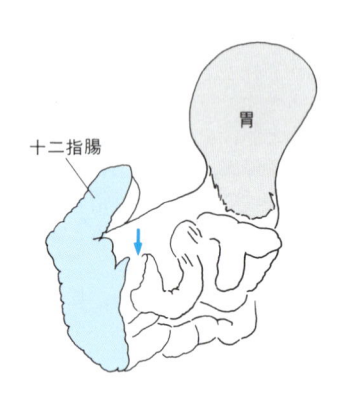

図 14 上腸間膜動脈性十二指腸閉塞

十二指腸透視と血管造影とを組み合わせるとより明瞭となる（図14）.

また，無力性体質の人に多く，神経性食欲不振症（anorexia nervosa）との鑑別が必要である.

▶治療　保存的治療として食事療法，中心静脈栄養，体位変換，蠕動抑制剤の投与などを行う．外科的治療としては，①バイパス術（十二指腸空腸吻合術，胃空腸吻合術，胃切除・B-Ⅱ吻合術）②転位術，③授動術（十二指腸-空腸起始部授動術，十二指腸-空腸-結腸授動術）とがある．最近では授動術や転移術の結果が良好とされる.

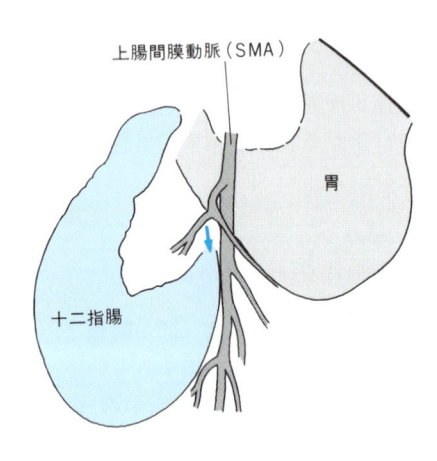

B 胃・十二指腸の損傷および異物

1. 損　傷 injuries

A. 機械的損傷

▶病因　体内あるいは体外から異常な力が加わった場合に発生し，①特発性，②外傷性，③医原性などがある.

▶症状　損傷の程度，部位によって多少異なるが，重篤な場合には穿孔性腹膜炎症状を呈する．とくに注意すべきは十二指腸の後腹膜腔への破裂で，

初期には典型的な症状が欠落するので, 診断, 治療が手遅れになることがある.
▶治療　手術としては損傷部の修復とドレナージ術である.

B. 化学的損傷（腐蝕）

▶原因　自殺目的や, 腐蝕性薬物の誤飲により生ずる.
▶症状　薬物の種類（アルカリ, 酸, その他）, 濃度, 量などにより異なる. 軽度であれば胃炎性変化で済むが, 重篤な場合は穿孔を起こす.
▶治療　穿孔の場合を除き, 薬物の除去, 中和, 洗浄, 絶食, 補液などの保存的治療がなされる. 合併症として, 噴門あるいは幽門での狭窄をきたすことがある. この場合は手術の適応となり切除, 再建術が必要である.

2. 異　物 foreign body

A. 胃の異物

▶分類
　① 嚥下による胃外性異物
　② 胃石（bezoar）：胃内で食物や髪の毛を中心として, これにさまざまな物質が付着, 添加して不溶化したもので, 代表的なものが**柿胃石**である. 誘因としては, 胃の手術後や胃の排出運動の低下が背景に存在する. また, **毛髪胃石**は精神・神経疾患を有する女性に多い.
▶症状　食後の嘔気, 嘔吐, 上腹部痛, 時に腫瘤触知あり. X線, 消化管透視, 内視鏡にて診断される. 腸内へ移動するとイレウスを生ずる. また, 潰瘍形成や胃出血をきたすことがある.
▶治療　胃内洗浄・吸引, 溶解剤投与, あるいは, 内視鏡的摘出が行われる. ある程度大きいものや内科的療法が無効であれば胃切開術にて除去する. 最近の知見で, 柿胃石の場合はコーラの大量飲用により溶解することが示されている.

C 胃　炎 gastritis

胃炎とは, 胃粘膜固有層の細胞浸潤, 粘膜上皮, 腺上皮の変性・剝離, およびこれら上皮の再生・間質組織の増生が主体である. そして, これらの変化の組織学的所見を中心に大きく分けると急性胃炎と慢性胃炎とに分類される.

1. 急性胃炎 acute gastritis

▶ポイント
　各種の刺激により急性に生ずる胃粘膜のびまん性変化で, 多くの場合が短時間で治癒する. 急激な腹痛や嘔気・嘔吐を呈する場合がある.
　最近では急性胃粘膜病変（acute gastric mucosal lesion；AGML）としてまとめられている.
　腐蝕性胃炎や蜂巣炎では時に穿孔を生じ, 外科治療の対象となる.

機械的・化学的刺激, 細菌や毒素の刺激などで生ずる胃粘膜のびまん性変化で, 特徴的な組織所見としては, 粘膜固有層や粘膜下層での充血, 浮腫と好中球の細胞浸潤があげられ, さらに激しい場合には粘膜上皮の剝離・変性, 時に潰瘍形成をみる. 最近では内視鏡診断を中心として**急性胃粘膜病変（AGML）**と呼ばれている.

A. 単純性胃炎 simple gastritis

食物の種類や性状（アルコール, 硬いもの, 熱いもの, 塩, 香辛料など）, あるいは, 薬物（抗生物質, ステロイド, 抗炎症薬, ジギタリスなど）により生ずるもので, これらの摂取後短時間で心窩部痛, 嘔気, 嘔吐などの症状を呈する.
▶治療　抗潰瘍薬, 粘膜保護薬投与など保存的治療を行う.

B. 腐蝕性胃炎 acute corrosive gastritis

誤飲あるいは自殺の目的で強酸や強アルカリを飲むことにより起こる. 程度の激しい場合には壊死, 出血, 穿孔を生じて死亡する（総論10章 損傷 94頁参照）.

C. 胃蜂巣炎 gastric phlegmon

感染症による内因性の急性炎症で, とくに溶連

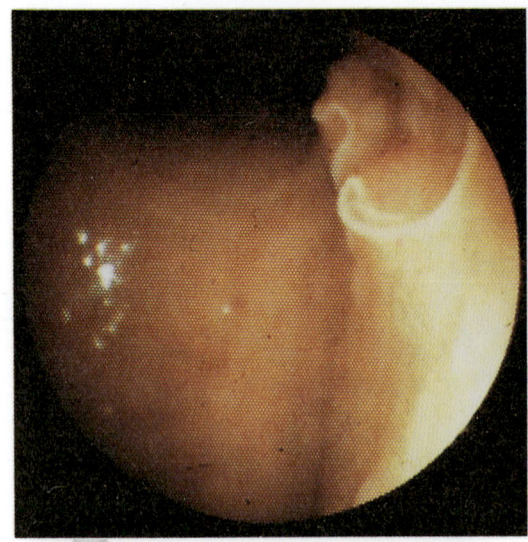

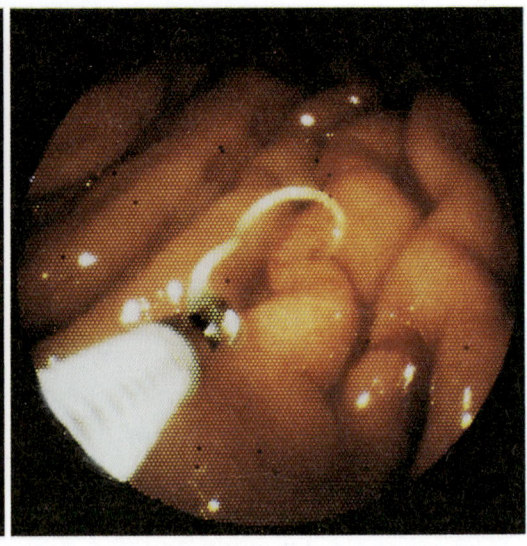

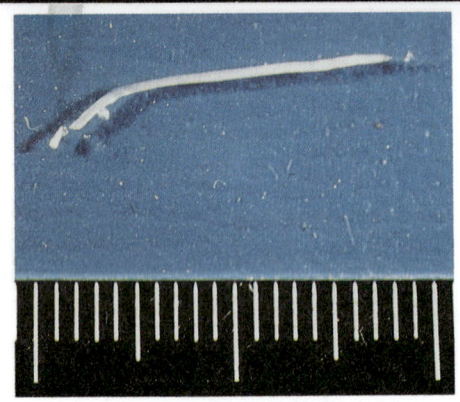

図15　胃アニサキス

菌や大腸菌などの感染により粘膜や粘膜下層に蜂巣炎を起こした状態である．潰瘍性病変を伴う場合が多い．腹痛，高熱，腹膜刺激症状など激しい症状を呈する．強力な化学療法を行うが，時に手術が必要となる．

D．胃アニサキス anisakis（図15）

　アニサキスの第3期幼虫がその中間宿主である海産魚介類（主に，サバ，アジ，タラ，イカ）と共に摂取され，ヒトの胃壁に穿入しアレルギー反応を引き起こすことによって強い腹痛，心窩部痛を生ずる．
▶診断　内視鏡が最適で，浮腫，発赤などと共に粘膜内に穿入した虫体をみつけ，内視鏡下に摘出する．胃体部大彎に多い．

2．慢性胃炎 chronic gastritis

■ポイント

　慢性胃炎とは，本来は胃粘膜に組織学的な炎症を生じている場合の診断名であるが，わが国ではこれまで胃部の不快感を訴えた場合に，保険上で「慢性胃炎」という診断名が汎用されてきた．その実態としては，組織学的，内視鏡的，症候的に分類され，最近では組織学的，内視鏡的に炎症を認めない場合は機能性胃腸症（functional dyspepsia）として診断，治療がなされている．
　また，その主な成因はグラム陰性のらせん状短桿菌である *Helicobacter pylori*（*H. pylori*）の持続感染によるもので，胃潰瘍や胃癌との関係も深く，それについては後述する．

　慢性胃炎はそれぞれの立場から分類されており，主に内視鏡的分類と組織学的分類に分けられ，また，両者の関連について検討がなされてきたが，必ずしも統一されているわけではない．代表的な内視鏡的分類として木村・竹本分類があり，胃体部の萎縮性変化の広がりをあらわしたものである．
　組織学的には，胃粘膜での炎症性細胞浸潤を認めるもので，主なものとして慢性表層性胃炎，慢性萎縮性胃炎と腸上皮化生性胃炎がある．
① **慢性表層性胃炎** chronic superficial gastritis
炎症性変化が粘膜の表層部に限局しているもので，胃体部に認められる．

② **慢性萎縮性胃炎** chronic atrophic gastritis
炎症性変化が胃粘膜の全層にわたるもので，その本態は固有胃腺の萎縮であり，しばしば腺窩上皮の過形成や腸上皮化生を伴う．

③ **腸上皮化生** intestinal metaplasia　胃粘膜の修復過程において，本来の胃粘膜に分化せずに腸上皮へ分化したもので，その組織学的特徴として，吸収上皮，杯細胞（goblet cell）や Paneth 細胞が認められる．これらすべての細胞が存在する場合を完全型腸上皮化生，Paneth 細胞を欠く場合を不完全型腸上皮化生とも分類されており，とくに後者と胃癌との関係が議論されている．

D 胃・十二指腸潰瘍

1. 胃潰瘍 gastric ulcer

ポイント
　これまでは攻撃因子と防御因子のバランスの破綻によるとされていたが，最近の研究などにより防御因子の低下が重要であると考えられている．その主な要因として H. pylori の感染や非ステロイド系抗炎症薬（nonsteroidal anti-inflammatory drugs；NSAIDs）があり，これらの原因の除去やコントロールが潰瘍の発生や再発を抑制する．胃角部小彎や前庭部に好発し，組織学的には Ul-I～IV の四つに分類される．
　治療は H₂ ブロッカーやプロトンポンプ阻害薬（proton-pump inhibitor；PPI）を中心とした保存的治療が第一選択である．手術適応は出血，穿孔，狭窄，難治の場合であるが，対象となる症例数は減少している．

▶**疫学**　H. pylori 感染率の高い 50～60 歳以上，あるいは NSAIDs を服用している高齢者に多い．また，アスピリンやその他の抗血小板薬，抗凝固薬の服用の増加により，胃潰瘍出血の症例が増加している．

▶**成因**　消化性潰瘍の成因としては，Shay らが提唱した攻撃因子（胃酸，ペプシン，胆汁・十二指腸液など）と防御因子（胃粘膜血流，胃粘液，重炭酸分泌など）のバランスの破綻による「バランス理論」が受け入れられてきたが，最近では後者を脆弱化させる H. pylori 感染や NSAIDs が重要と考えられている．

　なお，発生部位に関して，大井は多数の胃切除標本の組織学的検討により，潰瘍は粘膜境界部で抵抗の弱い粘膜側に，また，胃運動の歪みの部分（斜走筋と輪状筋とが交差する部位と幽門筋近傍）に発生するという**二重規制説**が有名である．

▶**病理**（図 16）　潰瘍，とくに慢性潰瘍は 4 層構造を有し，表層より滲出層，壊死層，肉芽層および瘢痕線維化層であり，急性潰瘍では肉芽層や線維化層はない．そして，その組織欠損の程度により図 16 のごとく 4 段階に分けられており，急性潰瘍では Ul-II 程度まで，慢性潰瘍では逆に Ul-II より深い場合がほとんどであり治癒すると瘢痕を生ずる．

▶**形態**　形に関しては類円形の場合が多いが，時に不整形のものや線状潰瘍（linear ulcer），あるいは，小彎を中心として対称の位置に発生する接吻潰瘍（kissing ulcer）などがある．

▶**発生部位**　胃潰瘍は胃角部近傍に発生する場合が 1/3 強，胃角部より上方に存在する場合が 1/3，胃角部より下方の場合が 1/3 弱である．また，小彎に発生することが多く（約 70％），次いで後壁，前壁の順に多く，大彎ではまれである．

▶**症状**　心窩部痛，食後痛，胸やけ，げっぷなどがある．時に出血をきたし，吐下血をみることがあり，胃 X 線検査および胃内視鏡検査により診断される（図 17）．

▶**治療**　日本消化器病学会から発行された「胃潰瘍診療ガイドライン」を基本に診断と治療を行うことが推奨される．

① **内科的治療**　これまではバランス理論に基づいて，胃酸などの攻撃因子を抑制し，防御因子を増強する粘膜保護薬などの投与を行っていたが，最近では胃粘膜を破壊する因子を除去する方向になっている．具体的には，H. pylori の除菌や NSAIDs 投与の中止や減量を行う．また，NSAIDs 潰瘍の場合では PPI や粘膜保護薬が有効である．

② **外科的治療**　手術適応としては，出血，穿孔，狭窄，難治があげられるが，狭窄，難治については H. pylori の除菌や酸分泌抑制薬の普及により激減している．一方，高齢者の胃潰瘍からの出血例が増加しているが，内視鏡的止血術が進歩し手術となる症例は少なくなっている．ただし，頻回の出血例については手術を考慮する．

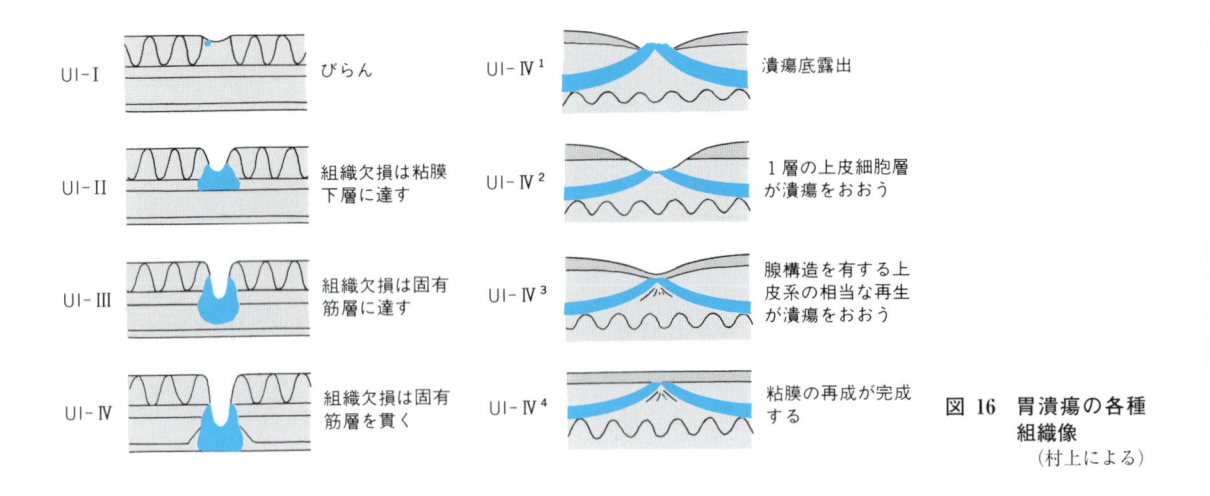

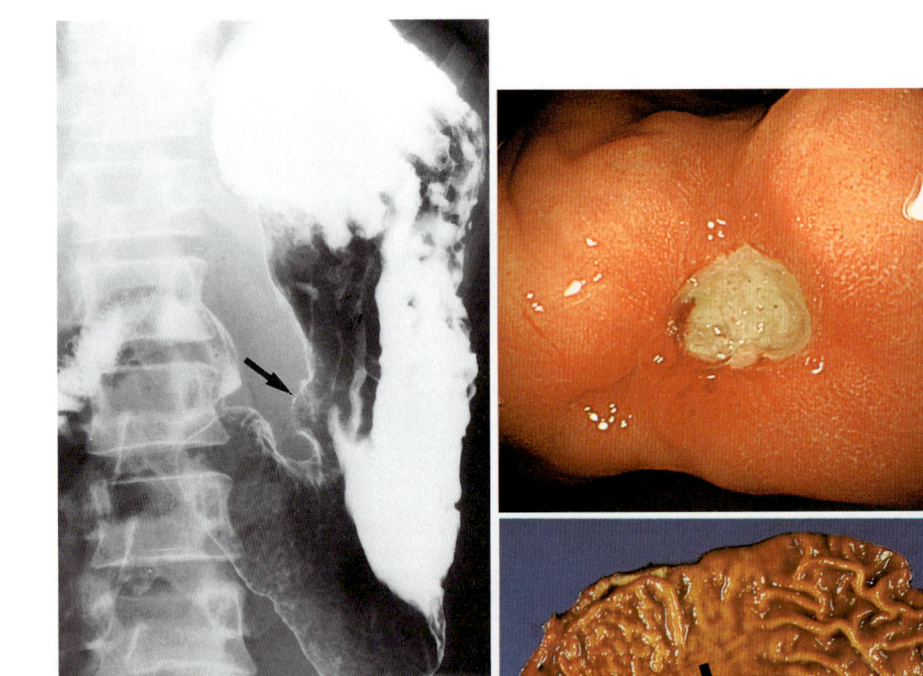

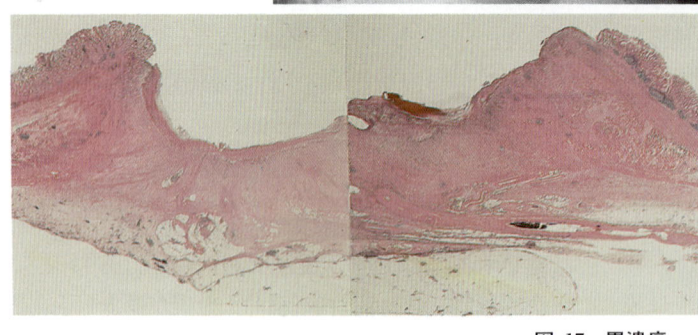

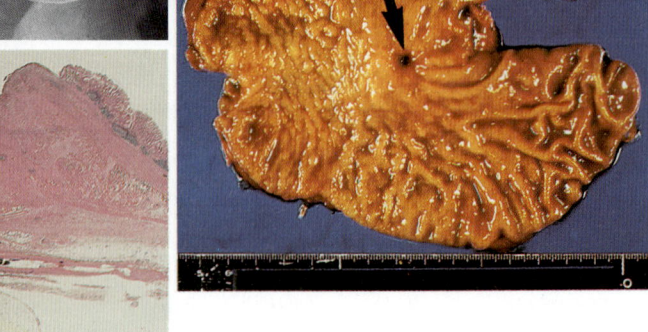

574　各論11　胃および十二指腸

UI-I	びらん	UI-IV¹	潰瘍底露出
UI-II	組織欠損は粘膜下層に達す	UI-IV²	1層の上皮細胞層が潰瘍をおおう
UI-III	組織欠損は固有筋層に達す	UI-IV³	腺構造を有する上皮系の相当な再生が潰瘍をおおう
UI-IV	組織欠損は固有筋層を貫く	UI-IV⁴	粘膜の再成が完成する

図 16　胃潰瘍の各種組織像
（村上による）

図 17　胃潰瘍

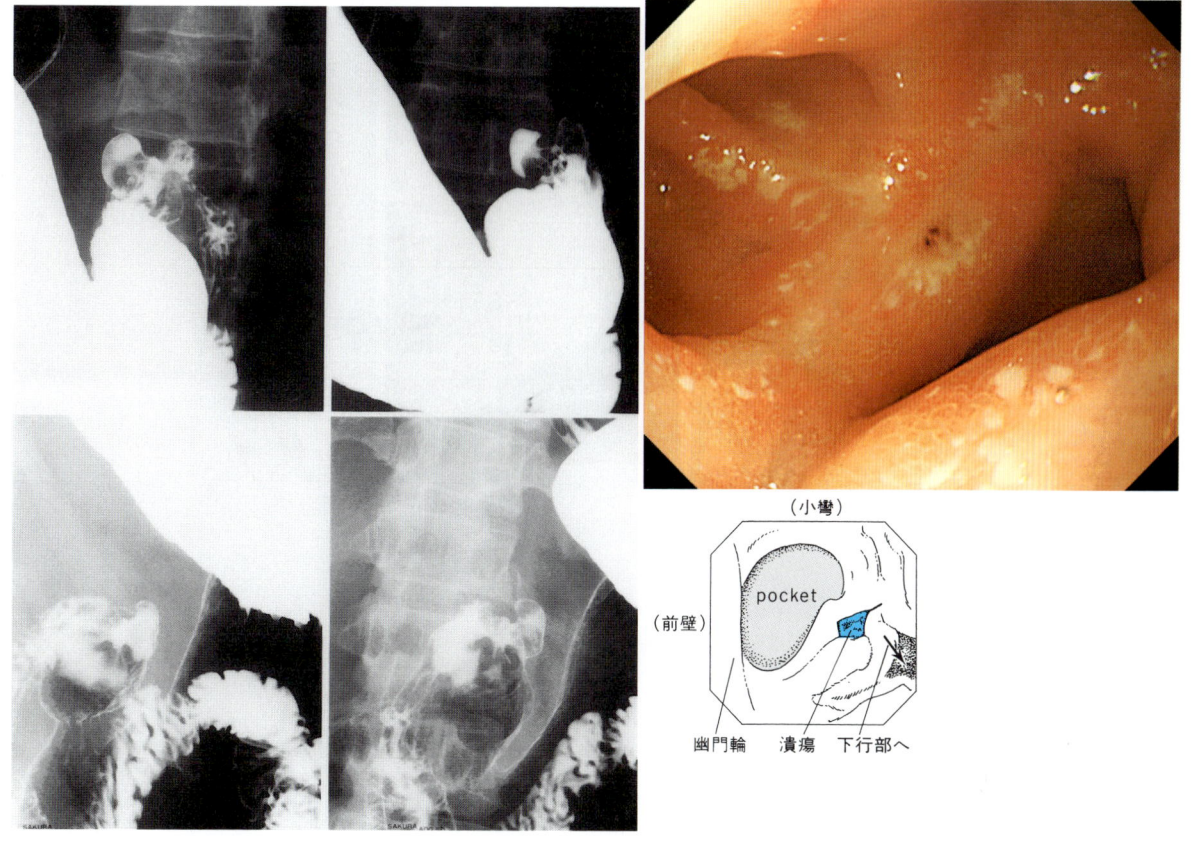

図18 十二指腸潰瘍

穿孔例については基本的に手術適応である．術式としては，以前は腹膜炎に対する救命と胃潰瘍に対する根治目的に胃切除術が行われたが，最近では救命を第一とし，胃潰瘍に対しては内科的治療を術後に行うことから，穿孔部の大網充填や大網被覆が基本となっている．これらを腹腔鏡補助下で行うこともある．また，腹膜炎の症状が軽い場合は，抗生物質投与や酸分泌抑制薬を投与し，経過観察することもある．

2．十二指腸潰瘍 duodenal ulcer

ポイント

H. pylori 感染による胃酸分泌過多が主な要因であり，ガストリン分泌増加が関与している．胃粘膜萎縮の少ない若年〜中年に多いが，最近ではさまざまな合併疾患を有する高齢者での増加が報告されている．治療としては胃潰瘍の場合とほぼ同様である．

▶疫学　H. pylori の感染の分布から，以前は20〜30歳の男性に多かったが，最近では中・高年の男性が中心となっている．さらに，NSAIDsやステロイドを服用している高齢者の症例も増加している．

▶成因　H. pylori 感染に伴うガストリン分泌の増加，ソマトスタチン分泌の抑制や急激なストレスが引き金となる．

▶形態，発生部位　一般に胃潰瘍よりも小さく，その90％は球部の口側2/3にある．その半数以上が前壁に単発性に発生するが，前後壁に発生する kissing ulcer や線状潰瘍を形成する場合もあり，これらの場合では球部の変形が著明となる．また時に球部以下から乳頭部までの間に発生する球後部潰瘍もある．

▶症状　心窩部痛，とくに空腹時痛を呈する場合が多く，胸焼け，げっぷなどの過酸症状を訴え，X線検査および内視鏡検査で十二指腸球部の変形や潰瘍の存在で診断される（図18）．

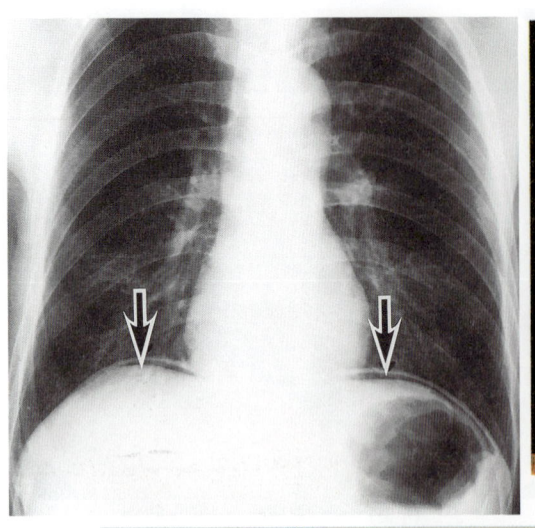

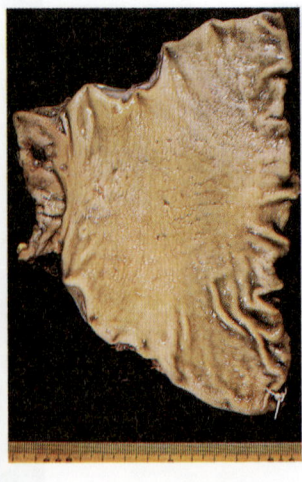

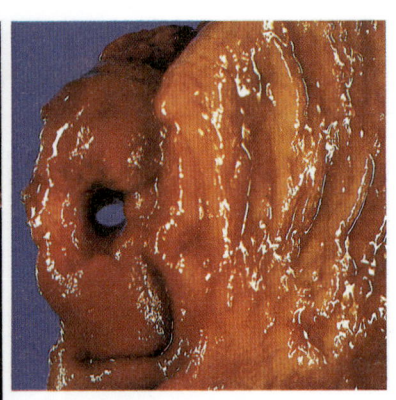

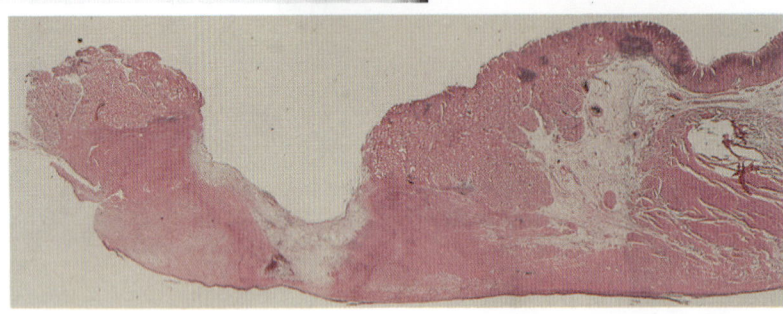

図 19 十二指腸潰瘍穿孔

血中のガストリン濃度測定はZollinger-Ellison症候群（ZES）との鑑別に重要である．

▶治療　胃潰瘍の場合とほぼ同様で，*H. pylori*の除菌や要因となる薬剤の中止や減量であるが，高酸あるいは正酸の症例も多く，その場合は酸分泌抑制薬の投与が必要である．

手術適応は主に穿孔例であるが，術式は胃潰瘍の場合と同様で穿孔部への大網充填か，穿孔部閉鎖と大網被覆が行われ，術後に*H. pylori*除菌を行う．以前は幽門側胃切除や迷走神経切離術（vagotomy）が行われたが，最近では幽門狭窄などの特殊な例以外では行われない．なお，迷走神経切離術には，切離する神経の部位によりtruncal vagotomy（幹迷切；TV），selective vagotomy（選迷切；SV），selective proximal vagotomy（選近迷切；SPV）の三つに分類され，さらにこれらに胃切除を加える術式がある（図20）．

3．消化性潰瘍と*H. pylori*感染

1983年に，オーストラリアの病理学者のWarrenと消化器内科医のMarshallらにより胃の標本より*H. pylori*の分離，培養に成功して以来，これが胃炎，消化性潰瘍，胃癌，胃MALT（mucosa-associated lymphoid tissue）リンパ腫などと深い関連をもつことが示されてきた．

*H. pylori*は$0.5〜1.0×2.5〜5.0\,\mu m$大で2〜3回ねじれた螺旋型のグラム陰性桿菌で，長軸端に4〜8本の鞭毛を有し，これを回転させながら胃粘液中を移動する．そして，ウレアーゼ活性により胃液中の尿素を分解しアンモニアを産生して胃酸を中和し，胃粘膜細胞に接着して傷害を及ぼす．全世界の人口の約半分が感染しており，わが国では50〜60歳以上の約70％に感染が成立している．

*H. pylori*の病原因子としては，細菌が有する空胞化毒素であるVac A，サイトトキシンと関連するCag A（cytotoxin-associated gene），その近傍にあるCag pathogenicity island（PAI）やウレアーゼ活性などがあり，さまざまな炎症反応を惹起することにより病変を発生させている．とくに東アジア型の*H. pylori*はこれらを産生する遺伝子を

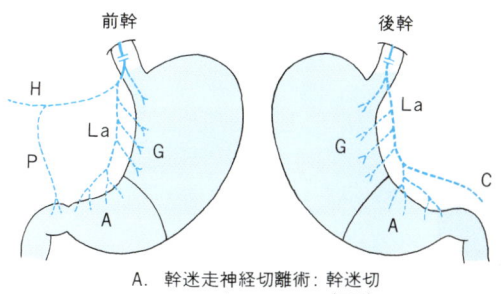

有しており，とくに胃癌発生と関連することが報告されている（図21）．

一方，難治性潰瘍に対して3剤（PPI，AB-PC，クラリスロマイシン）併用による H. pylori の除菌が行われており，比較的良好な成績が得られている．しかしながら，最近ではクラリスロマイシンに対する耐性が増加しており，一次除菌が不成功の場合はそれに替えてメトロニダゾールを加えた二次除菌が行われる．

4．胃癌と H. pylori 感染

胃癌との関連については，スナネズミを用いた実験において，H. pylori はそれ単独で胃癌を発生させることはまれであり，主な作用機序としては発癌過程における promotion を促進することが示されている．さらにこれに塩分を加えると発癌率が増加することが報告されている．また，H. pylori 陽性の胃粘膜では，各種の癌抑制遺伝子のメチル化による機能の低下が明らかになりつつある．

5．吻合部潰瘍
stomal ulcer（marginal ulcer）

ポイント

術後の減酸不足が原因で，吻合部直下の十二指腸や空腸に発生する．症状としては胸焼けや疼痛，出血を呈し，内視鏡による診断が確実である．以前は，消化性潰瘍術後が主体であった

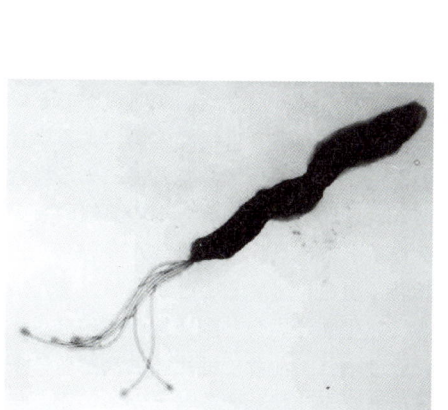

A．幹迷走神経切離術：幹迷切
truncal vagotomy（TV）

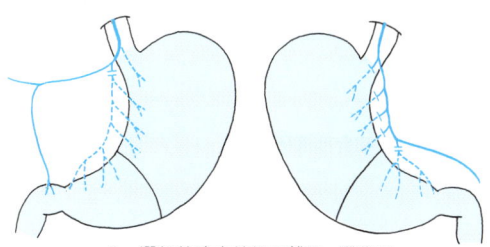

B．選択的迷走神経切離術：選迷切
selective vagotomy（SV）
肝枝，腹腔枝が温存される．

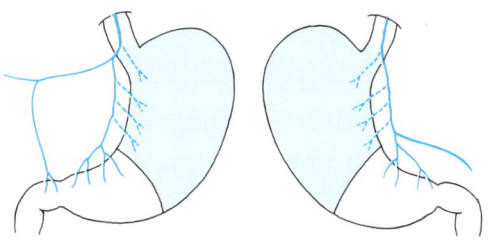

C．選択的近位迷走神経切離術；選近迷切
selective proximal vagotomy（SPV），
parietal cell vagotomy（PCV）
肝枝，腹腔枝，幽門洞枝が温存される．

La．Latarjet の神経枝　G．胃体部枝　A．幽門洞枝
H．肝枝　C．腹腔枝　P．幽門枝

図20　各種迷走神経切離術

A．透過型電顕像

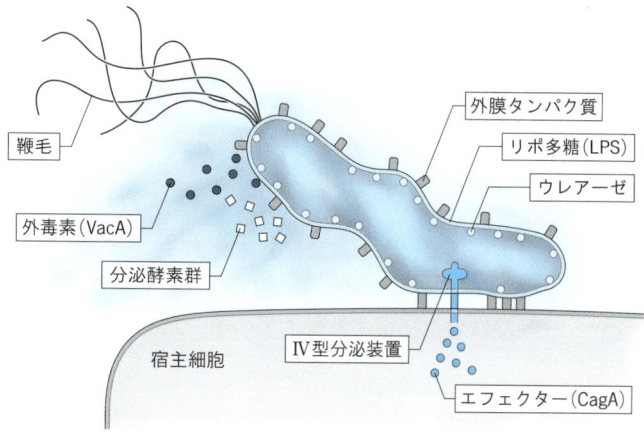

B．病原性のまとめ

図21　H. pylori

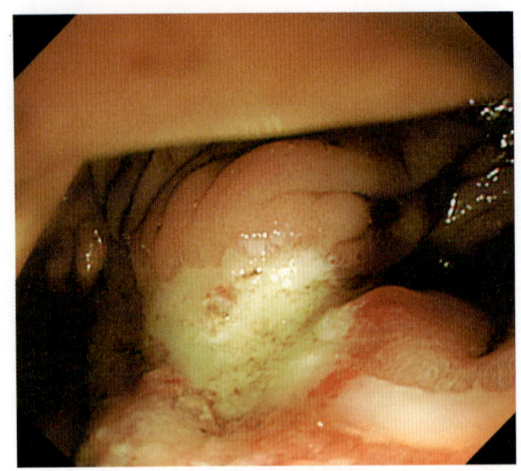

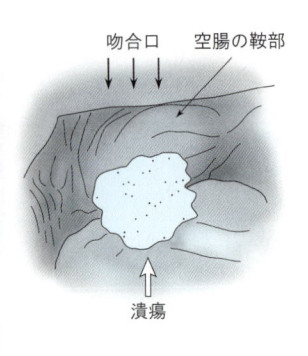

図22 Billroth Ⅱ法後の空腸鞍部に発生した吻合部潰瘍

が，最近では早期胃癌に対する縮小手術後の症例がほとんどである．治療としては酸分泌抑制薬（H₂ブロッカー，PPI）投与による内科的治療が基本である．

胃切除後の吻合部，あるいは吻合縁近傍に消化性潰瘍が発生した場合のことである．

▶**成因** 一義的には胃酸の減酸不良が原因であるが，術式によって少しずつ異なり，①胃底腺領域の切除範囲不足，②幽門洞粘膜空置による血中ガストリン上昇（B-Ⅱあるいは Roux-en-Y 吻合後），③不完全迷切，④ Zollinger-Ellison 症候群（ZES），などがある．

▶**発生部位** Billroth Ⅰ吻合では十二指腸に，Billroth Ⅱ吻合や R-Y 吻合後では吻合部対側の空腸鞍部に発生する．最近では，早期胃癌に対して残胃と十二指腸との間に空腸を間置した場合も報告されている．

▶**症状** 主なものは疼痛や胸焼け，出血であるが，無症状の場合も少なくなく，内視鏡検査で診断される（図22）．空腸の場合は出血を契機に診断されることが比較的多い．

▶**治療** 酸分泌抑制薬による減酸が基本である．*H. pylori* の除菌による効果については確立していない．ZES では胃全摘術が外科治療の第一選択である．

6．急性胃粘膜病変
acute gastric mucosal lesion（AGML）

▶**ポイント**

以前はストレス潰瘍とも呼ばれていたが，胃粘膜の微小循環障害が主な要因であり，出血を呈する．誘因としては頭部外傷，熱傷，外傷，手術侵襲などがあげられる．

診断は内視鏡による．出血に対しては保存的治療と共に動脈性出血に対しては内視鏡的止血術を行う．併存疾患を有することが多く，外科的治療の成績は必ずしも良好ではない．

▶**定義** 各種のストレスにより胃粘膜に比較的浅い急性の潰瘍性病変が生ずるもので，しばしば出血をきたす．その原因としては，胃酸やペプシン分泌の増加よりむしろ胃粘膜の防御機構の破綻が主体であり，その中でとくに胃粘膜の**微小循環の障害**が重要と考えられてきている．

▶**誘因** 身体的あるいは肉体的ストレスや薬剤，刺激性の食物などによるが，誘因が明らかでない場合も多い．これらの中で重症の火傷による場合を Curling ulcer，脳外科術後，脳外傷による場合を Cushing ulcer と呼ぶことがある．薬剤のなかでは非ステロイド系抗炎症薬の場合が多い．

▶**症状，診断** 出血を呈することが多い．また，胃体部中心に発生する場合と幽門部中心に発生する場合とに分けられ，前者では比較的高齢者に多く，また，出血を主症状とすることが多いが，後者では若年者に多く激しい腹痛を訴える．

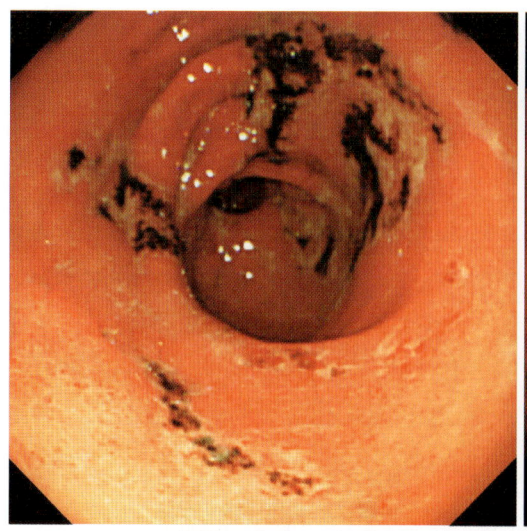

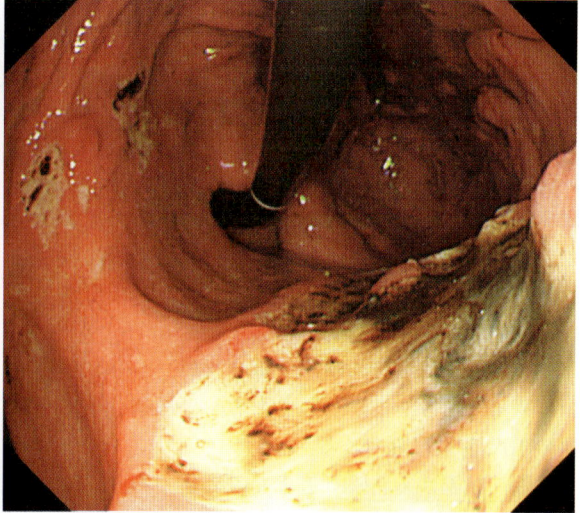

A. 幽門部に発生したAGML　　　　　　　B. 胃体部に発生したTrench（塹壕）潰瘍

図23　AGMLの内視鏡像

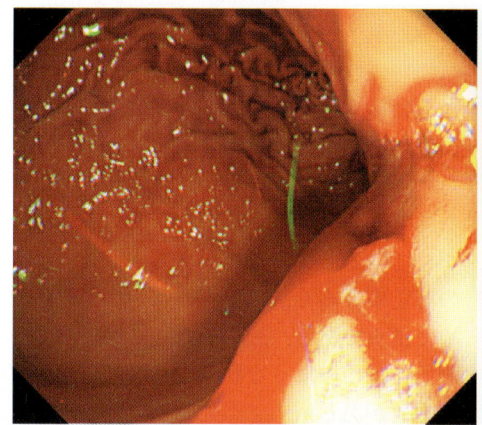

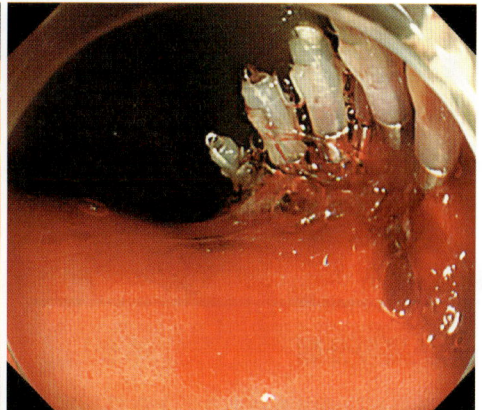

図24　Mallory-Weiss症候群による出血（左）とクリップによる止血（右）

表1　Forrestの内視鏡的出血像分類

- Active bleeding
  - Ia　sprution bleeding（噴出性出血）
  - Ib　oozing bleeding（湧出性出血）
- Recent bleeding
  - IIa　non-bleeding visible vessel
  - IIb　adherent blood clot black base
- No bleeding
  - III　Lesion without stigmata of recent bleeding

診断には内視鏡が最適である（図23）．

▶治療

①**保存的療法**　消化性潰瘍の治療法と同様で，酸分泌抑制薬，粘膜保護薬，セクレチン製剤，止血薬などの投与を行うと共に，誘因となる疾患のコントロールが必要である．

胃出血に対しては内視鏡的止血が必要である．出血の程度はForrestの分類が用いられており（表1），その所見に基づいて止血法を選択する（クリップ法，純エタノール局注法，高周波凝固法，ヒータープローブ法，アルゴンプラズマ凝固法など）．

E　Mallory-Weiss症候群

ポイント

急激な腹腔内圧の上昇により食道胃粘膜接合部が裂け，出血をきたす．アルコール摂取後の嘔吐反射や強い咳などが誘因となる．

上部消化管出血の 10% 前後.
保存的治療および内視鏡的処置にて止血される.

▶病因　激しい悪心, 嘔吐に伴い, 腹腔内圧が上昇するため, 胃上部が食道内にまくれ込み, そこで食道胃粘膜接合部直下の胃粘膜や食道粘膜に縦方向に裂創を生じ, 出血をきたす (図 24). 小彎から後壁側に発生することが多い.

アルコール摂取後の嘔吐や嘔吐反射, さらに強い咳やくしゃみなどが誘因となる. 上部消化管出血の 10% 前後にみられる.

▶診断　粘膜から粘膜下層までの裂創であり, 内視鏡による診断が確実で, 食道静脈瘤破裂や全層性の食道破裂 (Boerhaave syndrome) との鑑別が重要である.

▶治療　絶食, 安静, 制吐薬, 止血薬投与, 輸血, 輸液などを行う. 最近では内視鏡的に止血されることが多いが, 無効の場合は手術, 胃切開・縫合止血がなされる.

F　胃腫瘍

1. 胃腫瘍の分類

胃腫瘍は腫瘍細胞の由来により, 上皮性腫瘍と非上皮性腫瘍に大別できる. 非上皮性腫瘍は通常さらに造血細胞由来の悪性リンパ腫と間葉系腫瘍に分けられ, 上皮性腫瘍は腺腫・腺癌, 内分泌細胞腫瘍に分けることができる. いずれのカテゴリーにおいても, 良性・悪性の区別が容易ではないことがある. 組織学的検査で良性と判定したものが転移再発することもあり, 腫瘍学的な理解としては, 良性から悪性までを一つの連続線上にとらえ, 遺伝子変化の一連の流れで理解するのが最近の傾向である. 個々の病変については, 良性, 悪性を判定することは通常可能であるが, わが国では悪性とするものが, 欧米では非悪性という扱いを受ける傾向がある. 欧米では, 転移あるいは浸潤像を示さない腫瘍を基本的には悪性腫瘍と組織学的に診断しないためである. 細胞の明らかな異型性とわずかな組織構造の異型性をもって悪性と診断するのは, 悪性腫瘍の初期病変を発見する

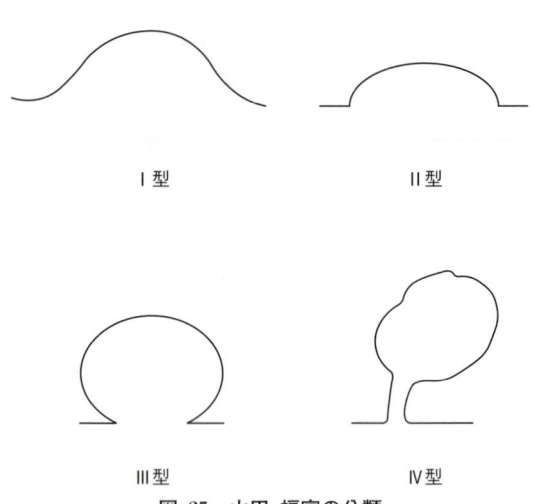

図 25　山田-福富の分類
境界不明瞭ななだらかな立ち上がりを示す I 型, 境界明瞭であるが, くびれを持たない II 型, 隆起の起始部にくびれを認める III 型, 明らかな茎を持つ IV 型, に分類される. 形態分類と腫瘍の組織分類は対応しない.

ことに役立ち, 確かにわが国では早期病変の発見の増加と予後の改善をもたらした. しかし, それらの中には放置しても 10 年以上生存できるような腫瘍もあり, 前癌病変に対して over treatment をしているという場合もある. 欧米人は手術療法の死亡率が高く, 境界病変に対する治療にはきわめて慎重である. 腫瘍の分類, 診断に関して, 国際的にはこのような状況であることを理解しておく必要がある.

組織学的に非腫瘍である過形成ポリープなどは「腫瘍様病変」として扱われている.

腫瘍の肉眼形態分類としては, 管腔内に飛び出る形態をとる腫瘤のうち上皮性・良性のものをポリープというが, 通常は非腫瘍性のものも含めて称する. 詳細については非腫瘍性の特殊なポリープの多い大腸の項を参照していただきたい. 胃では過形成性ポリープと腺腫が大半である. 胃内に隆起突出する病変の診断学的な分類として山田-福富分類 (図 25) があり, 癌をも含みうる. みたとおりを記述した形態分類であり, 表現がわかりやすいのでしばしば用いられる.

2. 上皮性腫瘍ならびに上皮由来の腫瘍様病変

A. 腫瘍様病変

1）過形成性ポリープ hyperplastic polyp

▶**概念** 再生性ポリープとも呼ばれ，単発から多発までであり，無茎性のポリープと有茎性のポリープがある．*Helicobacter pylori*（*H. pylori*）の感染を伴う慢性萎縮性胃炎の粘膜を背景に発生することが多い．腺窩上皮の過形成や囊胞形成がみられる．亜有茎で幽門腺の過形成を主体とするものと有茎で腺窩上皮の過形成を主体とするものがある．このうち2％程度の症例で癌が生じる．

▶**症状** 通常無症状であるが，しばしばポリープ表面はびらんを起こしており，時に持続的な出血源となる．

▶**検査所見，診断** バリウムによる胃X線造影でみられるポリープの中では，もっとも頻度が高い．亜有茎から有茎（山田–福富分類のⅡ型〜Ⅳ型）を示す（図26）．内視鏡では，通常表面が正常粘膜より明らかに発赤しており，時にびらん，出血を認める．

▶**治療** 出血を認める場合は症状のコントロールの意味で，2 cmを超える大きなものでは部分的な癌化の可能性を考えてポリペクトミーを行う．しかし，高齢者では経過観察で十分と考えられる．

2）胃底腺ポリープ

▶**概念** 萎縮のない胃底腺粘膜に発生するポリープではもっとも頻度が高い．このタイプのポリープは，通常散発的に生じるが，長期間抗消化性潰瘍剤であるプロトンポンプ阻害剤を飲み続けている患者にみられることもある．また，家族性大腸ポリポージス患者の胃体部大彎を中心として多数の本ポリープを認めることがある．本ポリープは限局した酸分泌粘膜の過形成であり，癌化することはないとされている．

B. 上皮性腫瘍

1）腺腫

▶**概念** 胃の腺腫には腸上皮化生を生じた上皮から発生する腸型腺腫と胃の固有上皮から生じる胃型腺腫がある．大半は腸型である．これは，腸上

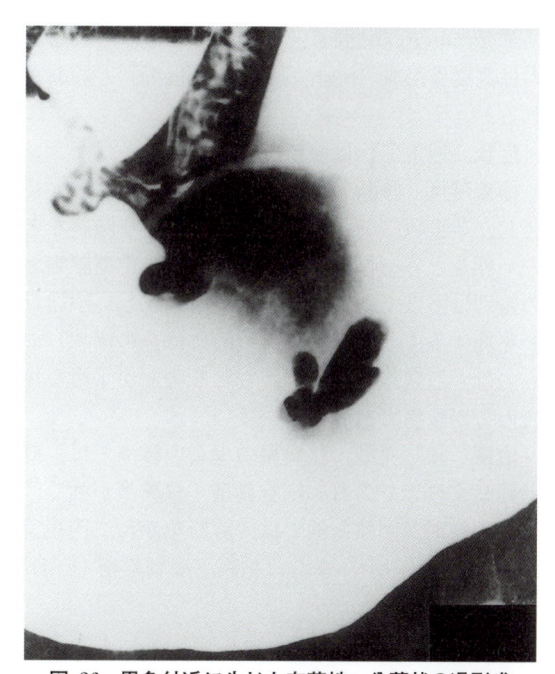

図26 胃角付近に生じた有茎性，分葉状の過形成性ポリープの造影X線写真
圧排によりバリウムが抜けてよく形態が捉えられている．

皮に類似した異型腺管が増殖した腫瘍であり悪性所見のまったくないものから癌と区別がむずかしい良性・悪性境界病変といえるものまである．わが国で細胞異型とわずかな構造の乱れから高分化腺癌と診断される腫瘍の多くは，欧米では腺腫あるいは高度異型巣（high grade dysplasia）と呼ばれ，癌ではないとされる．

▶**疫学** 高齢者で*H. pylori*に感染し，高度の腸上皮化生を伴った慢性萎縮性胃炎患者に多い．したがって幽門部から胃体下部が好発部位である．*H. pylori*の除菌により，腫瘍の丈が低くなることが知られている．

▶**病理** 幽門部にみられる腺腫は，隆起の主体が粘膜深層の幽門腺の過形成ならびにその囊胞状拡張からなり，その表層に限局して腸型の異型腺管がみられる．異型腺管は紡錘形核からなり，表層分化を認める．表層分化傾向の消失，核の重層性，軸性の消失，広範に認める核分裂像の出現や細胞異形・核異型，などがみられる場合，わが国では浸潤像の有無にかかわらず高分化型腺癌と診断するが，欧米ではそのようなものも含めて腺腫あるいは異形成巣（dysplasia）と診断される．その中でわが国で腺腫とされるものは欧米で低異形成

(low grade dysplasia), 同じく癌と診断されるものは高度異形成（high grade dysplasia）と診断される．

▶症状　通常症状はない．
▶検査所見，診断　腸型の腺腫は肉眼的には，褪色した芋虫状，菊花状，わずかな扁平な隆起などの形態をとる（図27）．肉眼的に高分化型腺癌との鑑別は困難であるが，表面が規則正しい小結節が集簇するような形状（典型的には桑の実状）のものは，通常腺腫であり，むしろ表面が平滑な場合の方が腺癌であることが多い．
▶治療　細胞異型・核異型の少ない腫瘍では，経過観察すべきである．細胞異型・核異型が強く，癌との鑑別が困難な例では，診断をかねて内視鏡的粘膜切除（EMR）または粘膜下層剝離術（ESD）を行う．

2）胃　癌

▶概念　胃の固有粘膜上皮あるいは腸上皮化生から生じる腺癌で，発生母地からは腸型と胃型に分けることができる．癌組織の形態から，乳頭状腺癌，管状腺癌，印環細胞癌，粘液癌，その他特殊型に分けられる．
▶疫学
①死亡率　わが国の癌による死亡数は年間約33万人で，国民3人に1人が癌で死んでいる．その中で長年総死亡者数第1位であった胃癌は1998年より肺癌に1位の座を譲った．しかし，2006年においては，依然年間50,415人が胃癌で死亡しており，人口10万人当たりの死亡率は男性で53.2，女性で27.4であった．罹患数の男女比は約1.7対1である．死亡率はここ10年以上横這いで，高齢者人口比率の増加がその原因である．胃癌患者の平均年齢は60代であり，患者数のピークは70～74歳にある．人口10万人当たりの胃癌死亡率は，加齢と共に増加し，60～64歳では約50であるが80～84歳では約210となる．胃癌の中では，下部胃癌が相対的に減少し，わずかではあるが胃上部の癌が増加している．欧米では，胃上部および噴門部を含む食道・胃接合部癌が著しい増加を示している．胃癌全体の死亡率は，日本・韓国・中国の東アジア諸国，チリ・コスタリカ・ペルーなどの中南米諸国，旧ソ連邦諸国，東欧で高く，アフリカ，西欧，北欧，北米，南アジアで低い．

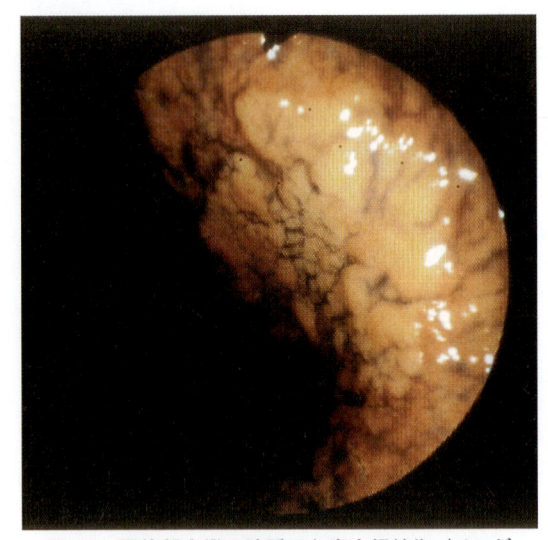

図27　胃体部小彎の腺腫の色素内視鏡像（インジゴカルミン使用）
白色調が強く，分葉状に周囲からわずかに隆起している．

②病因　胃癌の原因は生活習慣因子（食事，飲料，喫煙など），H. pylori 感染，遺伝的因子，がその主な要因といわれている．慢性胃炎粘膜では細胞増殖帯での分裂，増殖，死亡が正常粘膜よりも盛んに行われ，遺伝子の異常が生じやすい環境となっている．癌の発生を増加させる危険因子（risk factor）は症例・対象研究などから相対的な危険度を計算し評価される．しかし，食事などの複合要因は，このような評価法が適応しにくい．①世界的にみると胃癌は貧しい国に多い．生活習慣に関しては，塩分を多く含む食事は胃炎を惹起し，習慣的に高塩分食を食べることで慢性胃炎が生じる．蛋白質の焦げた部分は発癌性のある有害アミンとなり，胃癌の発生に関与し，逆に，緑黄色野菜を日常的に多く摂取することが胃癌の発生リスクを下げるといわれている．喫煙は1.5倍胃癌を増加させる．アルコールについては，胃癌発生との相関は明らかでない．② H. pylori は日本人ではオッズ比が約2と計算され，保菌者は非感染者に比して2倍胃癌になりやすい．H. pylori は胃潰瘍，十二指腸潰瘍などの発生とも関与している（図21，577頁参照）．同細菌は慢性炎症を生じ，粘膜の萎縮を広範に引き起こし，萎縮性胃炎，腸上皮化生などを通して胃癌が発生してくるといわれている．H. pylori による慢性炎症は粘膜内のビタミンCを消費し，有害酸素の除去能を減じる．実験

的には，この細菌はスナネズミの胃に感染し，胃癌を生じるが，H. pyloriの発癌機序についてはいまだ不明点が多い．わが国では50歳以上の人口の約80％が保菌者であり，この菌だけで胃癌の発生をすべて説明することはむずかしい．また，癌年齢における除菌は発症を遅らせることは明らかとなったが発癌予防にどれだけ貢献するかは不明である．③ 胃癌の少ない欧米では胃癌の5〜10％が家系的に発生するといわれているが，好発地域であるわが国ではもっと低いと考えられる．また，胃癌は時に非ポリポーシス遺伝性大腸癌の家系，家族性腺腫性ポリポーシスやPeutz-Jeghers症候群の家系にも発生するといわれている．

③ **胃集団検診** 胃癌の多いわが国では40歳以上を高危険年齢とみなし，集団検診が行われ，早期発見に寄与してきた．間接X線撮影を用いた地域集検，直接撮影を用いる人間ドックなどで多くの早期胃癌が発見されるようになり，全国集計でも切除胃癌中の早期胃癌の比率は1990年には50％を超えた．間接X線撮影が今でも多く用いられているが，ランダム抽出患者の内視鏡精査による胃癌発見率と間接X線検診による胃癌発見率に差がないという報告もある．また，見落としが多いことも問題視されてきている．1980年代終盤からペプシノゲン法が確立され，近年広がってきている．この方法は胃底腺が分泌するペプシノゲンは，胃底腺の萎縮が進むにつれてペプシノゲンⅠ（PGⅠ）が減り，ペプシノゲンⅡ（PGⅡ）は不変か増加するということを用いて，ペプシノゲンアイソザイムの血中濃度およびその比を測定し，PGⅠ値が低いほど，PGⅠ／Ⅱ比が低いほど萎縮が進んでいると診断する．萎縮性胃炎は胃癌の前癌状態といえる病態であることから，PGⅠ値≦70 ng/ml かつ PGⅠ／Ⅱ比≦3.0 の患者を内視鏡で精査するという方法である．血清検査で行える簡便性から普及しつつある．

▶ **病理**

① **肉眼分類** Borrmann分類を原型とした胃癌取扱い規約の分類がよく用いられる．0型：表在型，1型：腫瘤型，2型：潰瘍限局型，3型：潰瘍浸潤型，4型：びまん浸潤型（図28），としていずれにも分類できないものを5型：分類不能型とする．また，0型については，早期胃癌の分類を準用して亜分類（図29）する．現在の規約では，深

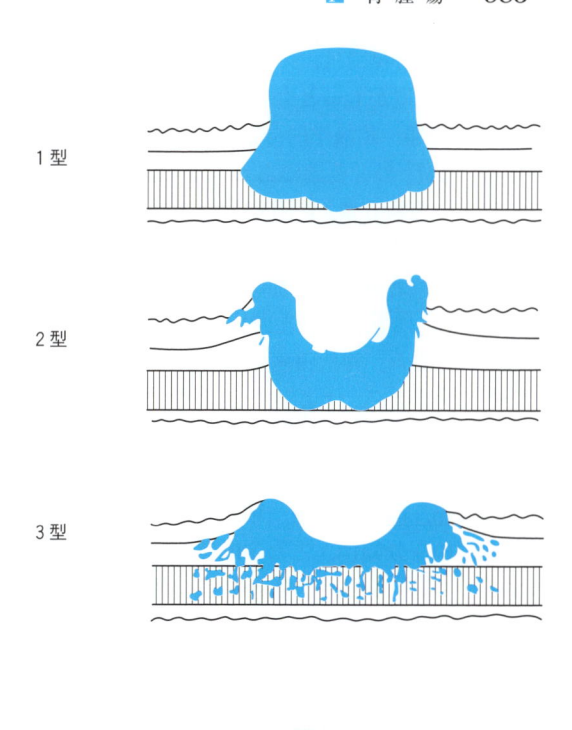

図28 胃癌取扱い規約による肉眼型分類
（日本胃癌学会編：胃癌取扱い規約第14版，金原出版，2010）

図29 胃癌取扱い規約の0型の亜分類
（日本胃癌学会編：胃癌取扱い規約第14版，金原出版，2010）

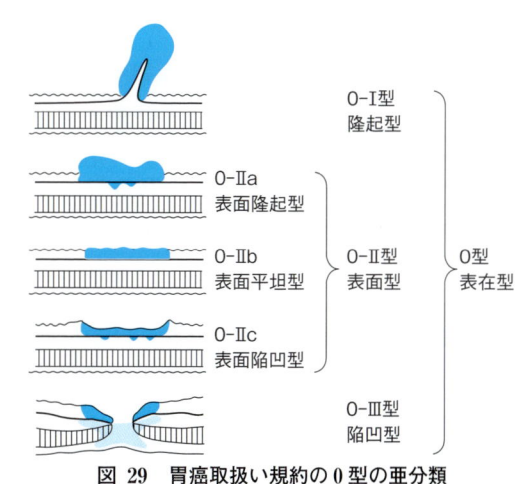

達度にかかわらず，肉眼形態に基づいて0型と記載するので，0型＝早期胃癌ではない．早期胃癌とは癌の浸潤が粘膜内あるいは粘膜下層までにとどまる病変をいい，転移の有無に関係なく定義さ

れている．進行癌では，3型がもっとも多く，早期胃癌ではIIc型がもっとも多い．

② 組織分類 組織学的分類は，癌組織の形態，分化度，間質，の3要素のあり方から決定される．胃癌取扱い規約分類，WHO分類，**Lauren分類**などが用いられる．前二者はきわめて似ており，形態（タイプ）と分化度が加味されて決定される．形態的には，管状腺癌，乳頭状腺癌，印環細胞癌，粘液癌に分かれ，管状腺癌では，高分化，中分化，低分化に分かれる．わが国の規約では，形態と分化の組み合わせから，乳頭状腺癌，高分化型管状腺癌，中分化型管状腺癌，充実型および非充実型低分化腺癌，印環細胞癌，粘液癌に分けている．低分化型の亜分類は，生物学的性状の違いを明確にするために，間質がスキルス性の硬性癌と充実性の髄様癌に分けたものである（図30，31）．WHO分類では，組織分類は形態と分化度の二つの要素で表現する．この他，欧米で頻繁に用いられる分類にLauren分類がある．本分類は癌の生物学的特性をおおざっぱに捉えた分類で，浸潤形態から髄様に増殖し圧排性に浸潤する1型や2型に相当するintestinal type（腸型）と広範な間質反応を伴いスキルス性に浸潤する4型に相当するdiffuse type（びまん浸潤型），両者の混在するmixed typeに分ける分類である．本分類は他の分類と整合性が持たせにくいことや，混合型が多くなること，発生母地からみた腸型胃癌，胃型胃癌という分類と紛らわしいことから，わが国ではあまり用いられていない．

上記の一般型以外に特殊型とされる胃癌があり，カルチノイド腫瘍，内分泌細胞癌，肝様腺癌，腺扁平上皮癌などが含まれる．

▶ **症状**

① 早期胃癌の症状 手術治療を受ける早期胃癌症例の約半数は吐・下血，空腹時心窩部痛，などに代表される消化性潰瘍の症状を伴う．これらの症状がでたときに，消化性潰瘍と決めつけて，診断を確認せずに投薬することは避けるべきである．

② 進行癌の症状 原則的には進行癌特有の症状はなく，まったく無症状であることも多い．癌の部位で症状は異なる．噴門癌で狭窄を生ずると嚥下障害が発生する．幽門癌で狭窄を生ずると，胃もたれ，食欲減退，悪心，嘔吐などが出現する．

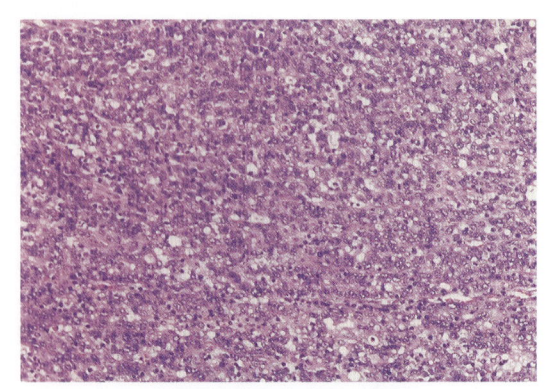

図30 低分化充実型の組織
腫瘍細胞が索状腺房状に増殖し，間質は乏しい．

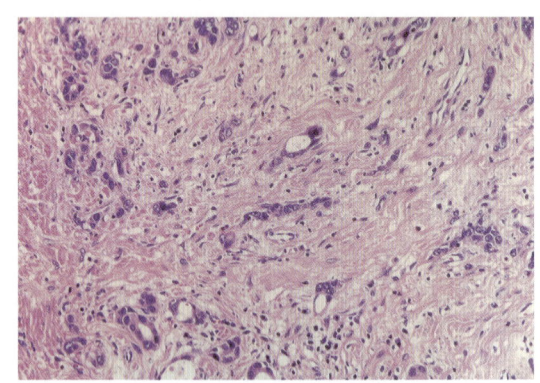

図31 低分化非充実型
微小腺腔を示す腺癌が多量の線維形成を伴いながらびまん性に増殖している．

時にはこれらによる体重減少がでる．潰瘍性病変では慢性の出血による貧血症状（労作時の動悸，息切れ），時に吐・下血がある．その他の場合には，全身倦怠感や易疲労感，心窩部の不定愁訴がある．時には腫瘤の触知が初発症状のこともある．まれには転移による症状で発症することもある（肝転移による黄疸，骨転移による痛み，大動脈周囲リンパ節転移による腰背部痛など）．

▶ **検査所見・診断**

① 理学的所見 原発巣については，腫瘤の触知や圧痛などがある．遠隔転移の診断の一部は理学的に可能である．腹膜播種の検索として，腹部の硬い部分がないか，腹水がないかをみる．また，ダグラス窩の腹膜転移を除外するために直腸指診を行う．胃癌から同部への腹膜転移はSchnitzler転移と呼ばれる．また，リンパ節転移が高度な症例では時に頸部リンパ節転移を触れる．このうち

左鎖骨上のものをとくにVirchowリンパ節転移という．また，肝の腫大を触知する場合は肝転移を疑う．

②**X線検査**　わが国で編み出された二重造影法は多量の空気とバリウムを胃内に入れ，壁のレリーフ像を映し出すもので，粘膜の微妙な変化を捉え，早期胃癌の発見に貢献し，従来は胃癌診断の基本とされてきた．しかし，内視鏡が普及し，早期病変診断の技術や知識が普及した現在では，主たる診断法の座を内視鏡に譲った．しかし，以下の点で術前検査として重要な一面を持っている．①個人差のある胃の形態を捉え，術式をイメージしやすい，②内視鏡では画面一杯になり病変と診断できないような表層拡大病変を捉えることができる，③粘膜下層以下の広範な進展（スキルス胃癌の比較的初期のものを含めて）を壁の硬化像として捉えることができる，⑤食道浸潤長の評価などは通常内視鏡より正確である．胃癌症例の典型的および鑑別すべき疾患のX線像を提示する（図32～38）．

③**内視鏡検査**　硬性鏡，先端カメラ，光学系ファイバースコープ，電子スコープと変遷し，今や胃癌診断の中枢を占める．内視鏡は形態の変化を伴わないわずかな色調変化（褪色，発赤）を捉えることができる（図39）．また，X線では捉えにくいきわめてわずかな陥凹や隆起を色素散布法（インジゴカルミンの散布）により捉えることができる（図40）．近年では**NBI法**（**narrow band imaging**）による粘膜パターン観察も広く用いられるようになってきた．欠点としては，視野からはみでるような病変の診断に弱いこと，胃体部後壁や窮隆部の病変では見落としがあること，粘膜病変を伴わない粘膜下浸潤の診断がむずかしいなどがある．

④**超音波内視鏡** endoscopic ultra-sonography（EUS）　内視鏡の先端に7.5～20 MHzの超音波診断装置が付いた器具を用いて，胃壁の断層像描写による深達度診断や粘膜下腫瘍成分（粘膜下腫瘍や癌の粘膜下浸潤）の診断，傍胃リンパ節転移の診断，などに用いられる（図41）．早期胃癌では，内視鏡的治療の適応決定を含め，粘膜癌と粘膜下層癌の鑑別に用いられるが，正診率は80%程度である．

⑤**CTスキャン・腹部超音波**　胃癌の転移の診断に用いられる．胃癌転移でもっとも頻度の高い部位はリンパ節で，次いで腹膜と肝臓である．手術適応を決定するときには，遠隔転移がないことが前提となるので，CTあるいは腹部超音波検査が用いられる．CTは肝転移，リンパ節転移の診断に優れるが（図42），いずれも1 cm未満の病変では確診を得にくい．また，大網が癌性リンパ管症に巻き込まれている場合は，omental cakeと呼ばれる腫瘍塊を形成するが，この病態はCTや超音波でも診断可能である．また，腹膜播種による腹水も診断できる．

⑥**診断的腹腔鏡検査**（審査腹腔鏡）　前記診断法で遠隔転移がない場合も微小な腹膜播種は否定できない．出血や狭窄の著明でない進行癌症例では，腹腔鏡により腹膜転移を否定してから開腹手術を行うことが欧米では一般的で，わが国でも大きな進行胃癌ではルーチンに行う施設が増えている．また，術前化学療法を行う場合にも，播種がないことを確認する場合が多い．

▶ **転移・進展**

①**胃癌の浸潤**　胃癌は粘膜から発生し水平方向へ浸潤しつつ，徐々に深部へ向かって浸潤する．胃癌では予後や転移が壁深達度に相関するので，TNM分類におけるT因子は大きさではなく，深達度である（図43）．

②**胃癌の転移**　深達度別の胃癌の転移状況を表2に示す．もっとも頻度の高い転移はリンパ節転移であり，T3ですでに半数以上がリンパ節に転移している．次いで多いのは腹膜転移であるが，主病巣が漿膜に浸潤しない場合にはまれである．胃は門脈循環系に位置するので胃癌の血行性転移の大半は肝転移である．腹膜転移（P因子）と肝転移（H因子）は，頻度が高いことと摘出により治癒することが時にあることから，胃癌取扱い規約では，他の遠隔転移と別個に扱っている．他の臨床的に重要な転移は骨髄（骨）転移で，印環細胞癌や低分化腺癌で広範に骨髄に転移するとDICを発症する．しかしこの転移もまれで，胃癌は主病巣が進展しない時期には遠隔転移が少ない癌の代表であり，リンパ節を含めた局所のコントロールが治癒に著しく貢献する．

③**ステージ**（**進行度**）　表3, 4に胃癌取扱い規約とUICCのTNM分類のステージ規程を示す．いずれも遠隔転移があればステージ4で，遠隔転

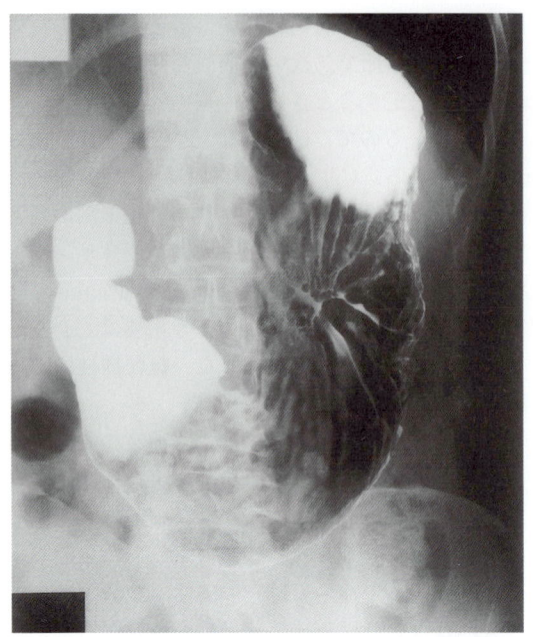

図32 典型的なⅡc＋Ⅲ型早期胃癌の二重造影像
胃体部後壁に襞集中を伴う潰瘍を中心に小結節が散在し、浅い陥凹面は直径7cmに及ぶ。集中する襞には途絶ややせといった典型的な蚕食像を認める。

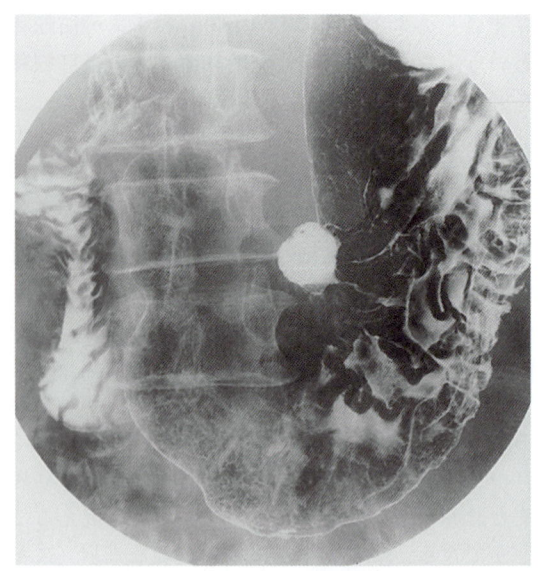

図34 角上小彎のⅢ型早期胃癌
深く大きな潰瘍とそこに向かう襞の集中を認めるが、周囲のⅡc面は判定が困難である。

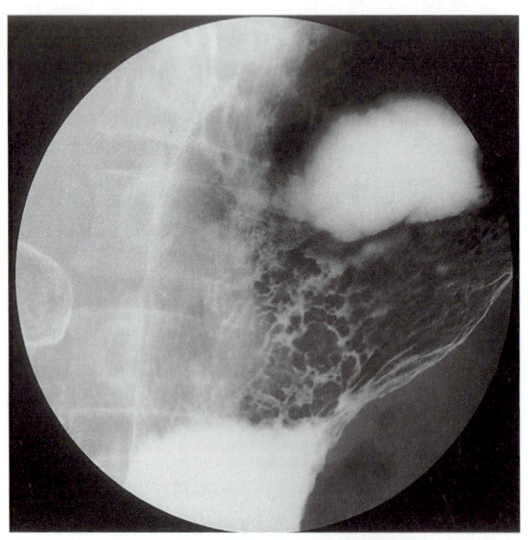

図33 体上部後壁のⅡa集簇型
噴門直下から大小不整の小隆起が集簇する。

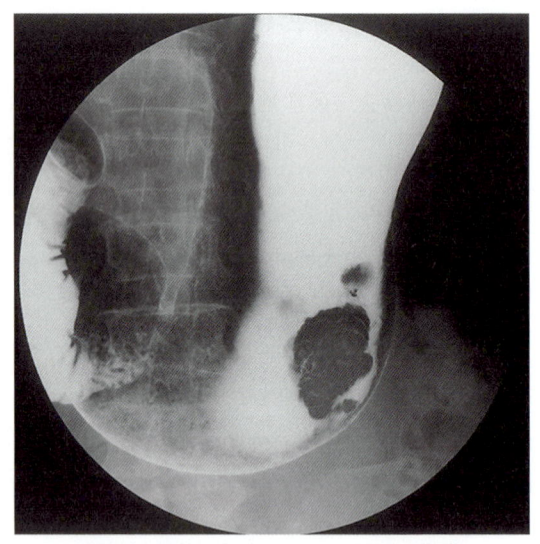

図35 胃体下部後壁大彎のⅠ型進行胃癌

移のない癌ではリンパ節転移と壁深達度の組み合わせでステージが決定される。両者の違いは、ステージ0のみである。

▶**治療**

①**治療の原則** 遠隔転移、リンパ節転移の有無により、治療の原則が変わる。遠隔転移のある患者では、局所療法である手術の適応は、症状（出血や狭窄）緩和を目的としたものに限られる。時に腫瘍の減量を目的とした手術が行われるが、その臨床的意義は明らかではない。遠隔転移のない場合は、根治的治療の対象となる。このうちリンパ節転移がほとんどない早期胃癌（分化型粘膜内癌など）では、内視鏡的切除など局所の切除のみが行われる。一方、リンパ節転移をもつ可能性がある癌では、病巣を含めた十分な胃切除と所属リンパ節郭清を行う。化学療法や放射線療法による治癒はまれであり、手術不能症例に限って、延命・

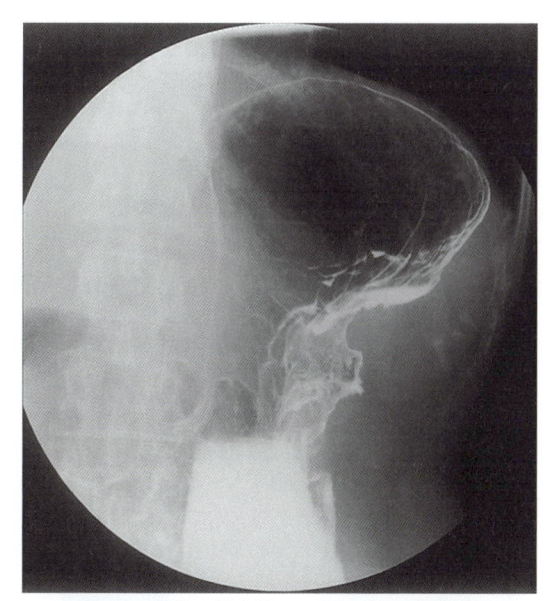

図36　胃体上部大彎のⅢ型胃癌の二重造影
腫瘍のprofileが完全に理解できる撮影である．

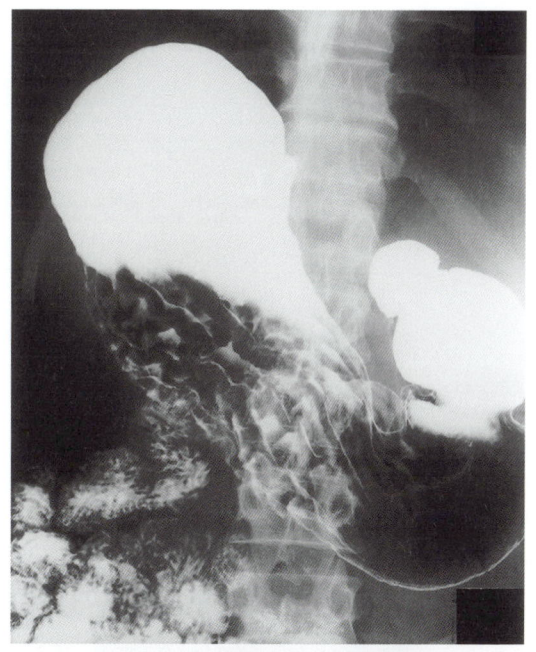

図38　巨大皺襞の目立つⅣ型胃癌
まだ胃の進展は保たれている．

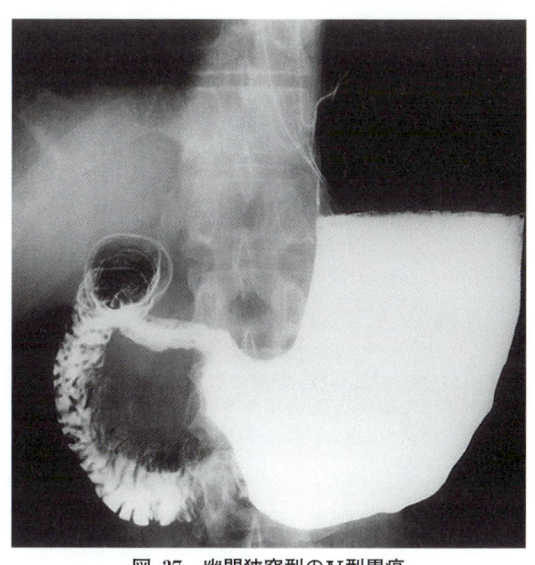

図37　幽門狭窄型のⅣ型胃癌
一見胃体部は正常にみえるが，小彎の壁の硬化は体上部に及んでおり，この様な病変に対しては，胃全摘を行う．

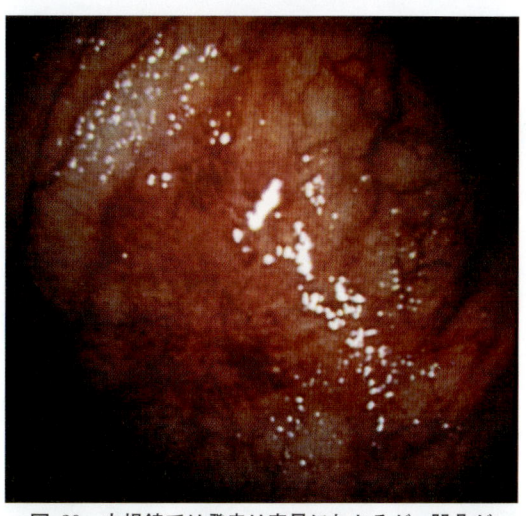

図39　内視鏡では発赤は容易にわかるが，凹凸が少なくX線診断困難例（Ⅱc）

緩和目的で施行される．また，手術適応のない再発胃癌に対しても同じ目的で施行される．

②**内視鏡的切除** endoscopic mucosal resection（EMR）もしくは endoscopic submucosal dissection（ESD）　早期胃癌のリンパ節転移の実態を表5に示す．リンパ節転移のある可能性が低い癌では，内視鏡的切除が適応できるが，これらの論拠は組織学的診断であり，内視鏡的切除では切除し

た標本の完全な組織検索を行うことが前提となる．また，技術的には大きな切片を一括して切除できない限り正確な診断はむずかしい．局所コントロールの技術的困難さを加味して内視鏡的切除の適応が提起されている（表6）．治療の方法としては，ストリップバイオプシー法，キャップ法，ITナイフ法などがある（内視鏡治療の項参照）．いずれの方法を用いても，切除標本は2mm幅で

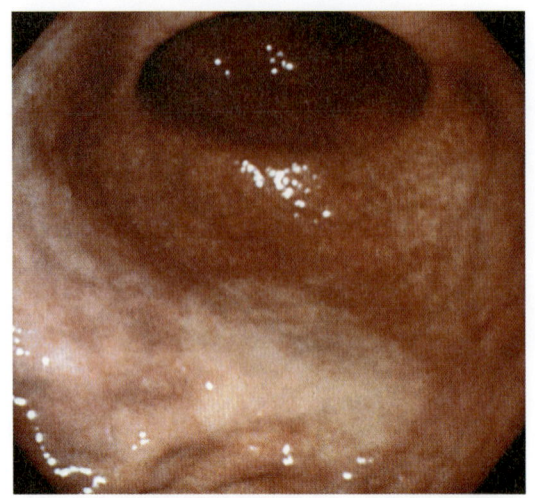

図40 内視鏡では褪色領域として明瞭であるが，X線診断の困難なIIc例

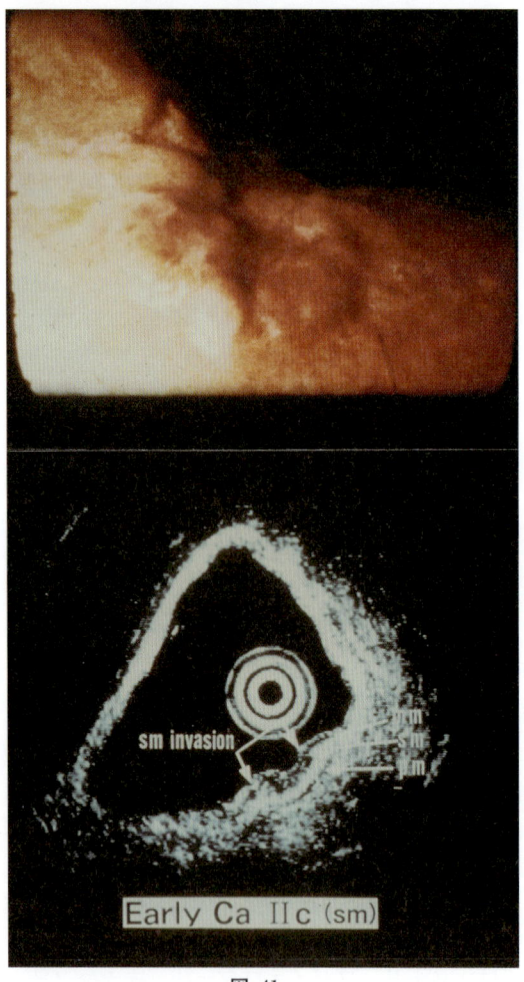

図41 上の内視鏡所見で認める病変はEUS（下）ではSM癌と診断される．

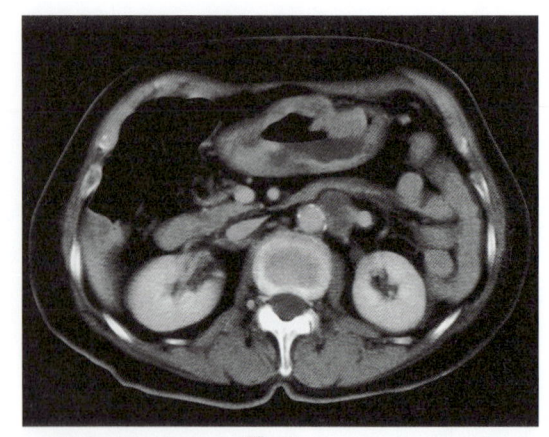

図42 大動脈の左側左腎臓の内側に大きなリンパ節転移を認める．

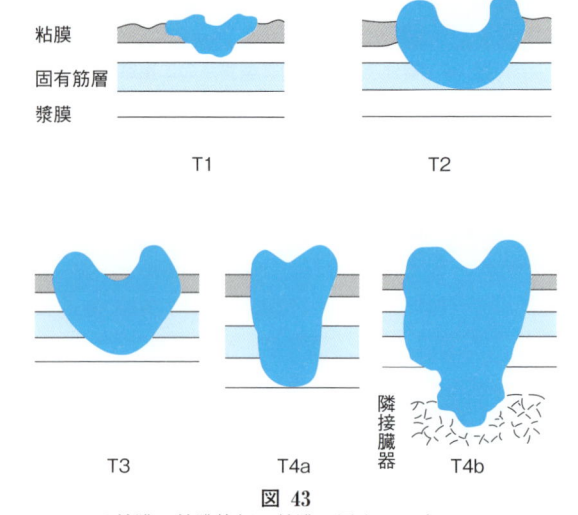

図43 T1は粘膜，粘膜筋板，粘膜下層までの癌，T2は固有筋層までの癌，T3は漿膜下層までの癌，T4aは漿膜に浸潤する癌，T4bは隣接臓器へ浸潤する癌．

表2 胃癌転移の特徴（深達度による胃癌の転移を示す．リンパ節，肝臓，腹膜への転移頻度を示す）

深達度	リンパ節	肝	腹膜	5年生存率
M	3.3	0.0	0.0	93.3
SM	17.6	0.1	0.0	88.9
MP	46.7	1.1	0.5	81.3
SS	63.6	3.4	2.2	65.8
SE	79.9	6.3	17.8	35.5
SI	89.7	15.5	41.6	10.1

（4683 patients treated at NCCH, 1972〜91）
胃癌転移は早期からリンパ節（LN）転移が目立ち，一方で遠隔転移はT4aまでは少ない．したがって，LN転移のコントロールが予後改善に十分寄与する．

（消化器外科 **22**(9)：1324, 1999）

表 3 TNM 分類によるステージ分類

Stage 0	Tis	N0	M0
Stage ⅠA	T1	N0	M0
Stage ⅠB	T2	N0	M0
	T1	N1	M0
Stage ⅡA	T3	N0	M0
	T2	N1	M0
	T1	N2	M0
Stage ⅡB	T4a	N0	M0
	T3	N1	M0
	T2	N2	M0
	T1	N3	M0
Stage ⅢA	T4a	N1	M0
	T3	N2	M0
	T2	N3	M0
Stage ⅢB	T4b	N0	M0
	T4b	N1	M0
	T4a	N2	M0
	T3	N3	M0
Stage ⅢC	T4b	N2	M0
	T4b	N3	M0
	T4a	N3	M0
Stage Ⅳ	Any T	Any N	M1

TX	Primary tumor cannot be assessed
T0	No evidence of primary tumor
Tis	Carcinoma *in situ*: intraepithelial tumor without invasion of the lamina propria
T1	Tumor invades lamina propria, muscularis mucosae, or submucosa
T1a	Tumor invades lamina propria or muscularis mucosae
T1b	Tumor invades submucosa
T2	Tumor invades muscularis propria
T3	Tumor penetrates subserosal connective tissue without invasion of visceral peritoneum or adjacent structures
T4	Tumor invades serosa (visceral peritoneum) or adjacent structures
T4a	Tumor invades serosa (visceral peritoneum)
T4b	Tumor invades adjacent structures
NX	Regional lymph node(s) cannot be assessed
N0	No regional lymph node metastasis
N1	Metastasis in 1-2 regional lymph nodes
N2	Metastasis in 3-6 regional lymph nodes
N3	Metastasis in seven or more regional lymph nodes
N3a	Metastasis in 7-15 regional lymph nodes
N3b	Metastasis in 16 or more regional lymph nodes
M0	No distant metastasis
M1	Distant metastasis

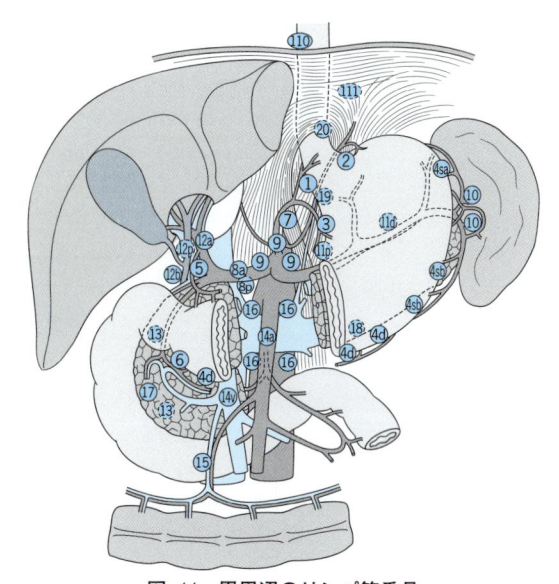

図 44 胃周辺のリンパ節番号
(日本胃癌学会編：胃癌取扱い規約第 14 版，金原出版，2010)

表 4 胃癌取扱い規約によるステージ分類

	N0	N1	N2	N3	T/N にかかわらず M1
T1a (M), T1b (SM)	ⅠA	ⅠB	ⅡA	ⅡB	Ⅳ
T2 (MP)	ⅠB	ⅡA	ⅡB	ⅢA	
T3 (SS)	ⅡA	ⅡB	ⅢA	ⅢB	
T4a (SE)	ⅡB	ⅢA	ⅢB	ⅢC	
T4b (SI)	ⅢB	ⅢB	ⅢC	ⅢC	
T/N にかかわらず M1					

(日本胃癌学会編：胃癌取扱い規約第 14 版，金原出版，2010)

全割検索し，深達度，潰瘍瘢痕の有無，脈管浸潤について検討する．その結果，リンパ節転移の可能性が 1～2％以上ある場合は外科的切除を追加することが原則である（図 45）．

　③ **外科的根治切除**　遠隔転移がない癌で内視鏡的切除の適応がない病変は外科的切除を行う．進行癌では，D2 リンパ節郭清を伴う胃の 2/3 以上を切除する胃切除が標準治療である．

　ⓐ 切除範囲：病巣の浸潤範囲から進行胃癌では限局型で 3 cm 以上，浸潤型で 5 cm 以上離して切除する．下部胃癌ではこの原則に従い，幽門側 2/3～4/5 の切除が行われる．しかし，左右噴門に明

表 5 外科切除例からみた早期胃癌のリンパ節転移頻度

深達度	潰瘍	分化型		未分化型		脈管侵襲
M	UL(−)	≦2 cm	>2 cm	≦2 cm	>2 cm	ly0, v0
		0% (0/437)	0% (0/493)	0% (0/310)	2.8% (6/214)	
		0〜0.7%	0〜0.6%	0〜0.96%	1.0〜6.0%	
	UL(+)	≦3 cm	>3 cm	≦2 cm	>2 cm	
		0% (0/488)	3.0% (7/230)	2.9% (8/271)	5.9% (44/743)	
		0〜0.6%	1.2〜6.2%	1.2〜5.7%	4.3〜7.9%	
SM1		≦3 cm	>3 cm			
		0% (0/145)	2.6% (2/78)	10.6% (9/85*)		
		0〜2.6%	0.3〜9.0%	5.0〜19.2%		

上段：リンパ節転移率，下段：95%信頼区間
（国立がん研究センター中央病院）
（日本胃癌学会編：胃癌治療ガイドライン医師用第3版，金原出版，2010）

表 6 内視鏡的切除術（EMR もしくは ESD）の絶対病変適応

1）組織型が分化型（高分化型管状腺癌，中分化型管状腺癌，乳頭状腺癌）である．
2）大きさが 2 cm 以下で，粘膜内癌と診断できる．
3）病巣内に潰瘍性変化がない．

らかなリンパ節転移が存在する場合は胃全摘を行う．また，胃下部に存在する腫瘍が膵体部に浸潤する場合，あるいは膵体部上縁のリンパ節転移が膵に浸潤する場合では，根治性があれば膵の合併切除を行うために，胃全摘が必要となる．胃上部，中部進行癌ではこの原則に従うと胃全摘が多くなる一方，早期胃癌では 2 cm 以上のマージンの確保に努めることが記載されている．ガイドラインでは噴門近傍の早期胃癌に対しては噴門側胃切除が適応できるとされている．また胃中部の早期胃癌でその遠位辺縁が幽門より 4 cm 以上離れているものでは幽門保存胃切除を適応してもよいとされている．

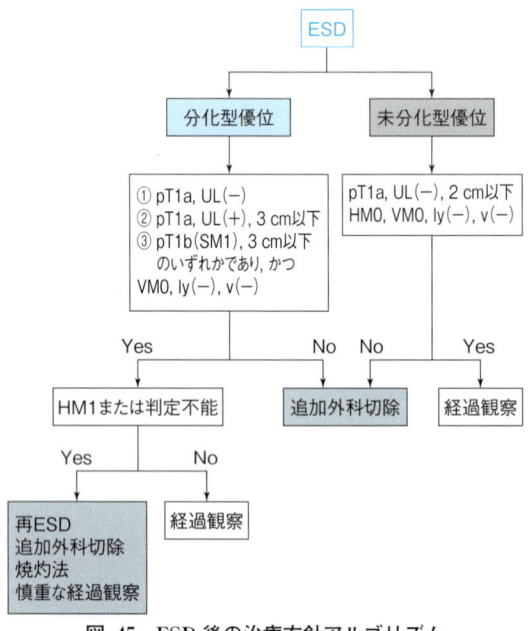

図 45 ESD 後の治療方針アルゴリズム
（日本胃癌学会編：胃癌治療ガイドライン医師用第3版，金原出版，2010）

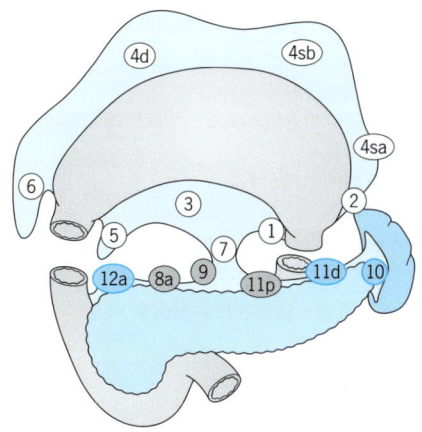

図46 胃全摘術の郭清
D0：D1に満たない郭清
D1：No. 1〜7
D1+：D1＋No. 8a, 9, 11p
D2：D1＋No. 8a, 9, 10, 11p, 11d, 12a
ただし食道浸潤癌ではD1+にNo. 110*を，D2にはNo. 19, 20, 110*, 111を追加する．
（日本胃癌学会編：胃癌治療ガイドライン医師用第3版，金原出版，2010）

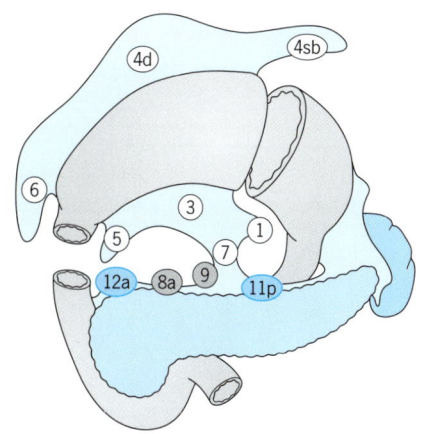

図47 幽門側胃切除術の郭清
D0：D1に満たない郭清
D1：No. 1, 3, 4sb, 4d, 5, 6, 7
D1+：D1＋No. 8a, 9
D2：D1＋No. 8a, 9, 11p, 12a
（図46と同一書より）

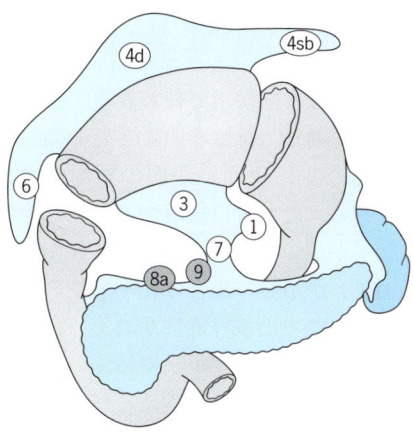

図48 幽門保存胃切除術の郭清
D0：D1に満たない郭清
D1：No. 1, 3, 4sb, 4d, 6, 7
D1+：D1＋No. 8a, 9
（図46と同一書より）

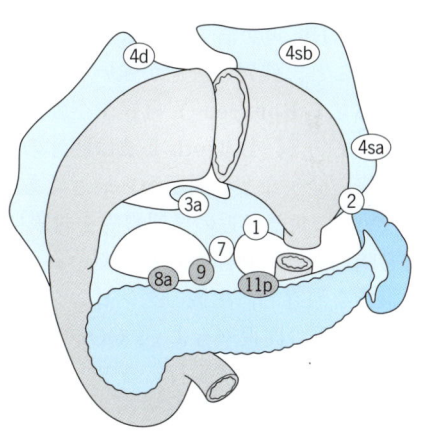

図49 噴門側胃切除術の郭清
D0：D1に満たない郭清
D1：No. 1, 2, 3a, 4sa, 4sb, 7
D1+：D1＋No. 8a, 9, 11p
ただし食道浸潤癌ではD1+にNo. 110*を追加する．
（図46と同一書より）

ⓑ リンパ節郭清：進行癌ではD2郭清が標準である．内視鏡的切除の適応外の早期胃癌では，進行癌に対する標準であるD2郭清を一部縮小した手術（D1またはD1+）が行われる（図46〜49）．大動脈周囲リンパ節の郭清を受け，同部に転移があった症例の中に長期生存する症例があることは事実であるが，進行癌に対する予防的な大動脈周囲リンパ節郭清の効果は無いことがわかった．

ⓒ 他臓器合併切除：進行癌における拡大郭清としては，T4症例に対する浸潤臓器の合併切除は確立された治療といえるが，浸潤のない臓器をリンパ節郭清目的で合併切除することは，推奨されていない．D2郭清を伴う胃全摘での膵臓の合併切除は利点が少ない．また，脾摘の意義については臨床試験の結果が待たれる．

ⓓ 再建術式とQOL：**幽門側胃切除後**の再建（図50）としては，胃十二指腸吻合（**Billroth I法**）がもっとも多く用いられる．しかし，胃空腸吻合と

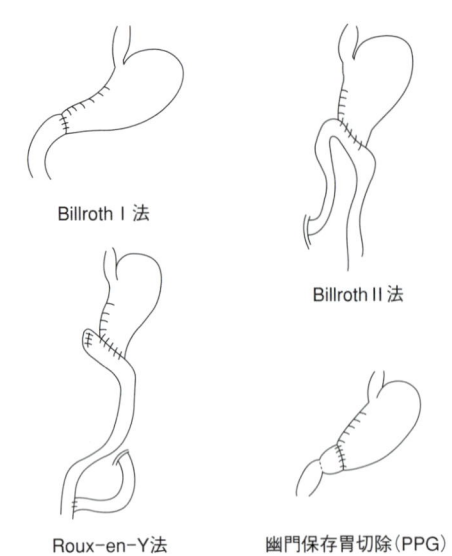

図 50 幽門側胃切除後の消化管再建法

比べて吻合の緊張が高く縫合不全が1～3%もみられること，His角が消失し食道への逆流が生じやすくなること，残胃の炎症が強いこと，などから症例に応じて **Roux-en-Y** 再建や空腸間置などが試みられている．**BillrothⅡ法**は胆汁の胃内逆流，残胃癌の発生などの問題から最近はあまり用いられない．胃角部付近の早期胃癌を対象に1990年代から幽門保存胃切除が行われている．本術式は幽門機能を温存し，術後のダンピング症状の発生を防げ，体重の回復率もよく，QOLが良好である．郭清もほぼD2郭清が行えることから，多くの早期胃癌に対して実施されている．**胃全摘後**の再建法としては，**Roux-en-Y法**，空腸間置法，double tract法に大別され，各々にパウチを利用したバリエーションがある．理論的には，術後のQOLを考えると十二指腸を食物が通過する後二者がよいという意見もあるが，実際にはRoux-en-Y法と差はみられない．手術が単純で，安全であり，腸管の運動協調において優れることから，Roux-en-Y法は今でも多用されている．ことに術後早期（1～2年）の食事摂取状況は同法が優れている．上部消化管のパウチについては，貯留能と排泄能のバランスがむずかしく，パウチの大きさや作り方に標準と呼べるものはない．

④ **胃切除後の腫瘍の遺残** 癌が完全に摘出できたかどうかにより，評価するもので，胃癌取扱い規約が用いられる．「胃癌取扱い規約（第14版）」

表 7 胃切除後の根治度の評価

RX：癌の遺残が評価できない
R0：癌の遺残がない
R1：癌の顕微鏡的遺残がある（切除断端陽性，腹腔洗浄細胞診陽性）
R2：癌の肉眼的遺残がある

手術後の腫瘍の遺残をR（residual tumor）で示す．R0は治癒切除，R1・R2は非治癒切除である．

（日本胃癌学会編：胃癌取扱い規約第14版，金原出版，2010）

における根治度の評価を表7に示す．

⑤ **化学療法** 胃癌は化学療法により縮小するが，単独療法で治癒することはまれである．化学療法の目的は，1）症状の改善，2）延命，3）腫瘍を縮小させ治癒切除を可能にすること，である．胃癌に有効な薬剤としては5-fluorouracil（5-FU），mitomycin C（MMC），adriamycin およびその誘導体（epirubicin, pirarubicin），**cisplatin（CDDP）**，irinotecan（CPT-11），etopocide（VP-16），**TS-1**，taxan系（docetaxel, paclitaxel）などがあり，多くは多剤併用で使われる．腫瘍の縮小効果を示す奏効率（総論参照）と延命効果は必ずしも相関しない．現在わが国の標準はTS-1＋CDDPである．ただ経口摂取が不可能な症例では他の注射剤が用いられる．患者の**PS（performance status）**が不良の場合は化学療法の効果よりも有害反応が強く出る可能性が高く，注意深く行われるべきである．化学療法では，いったん増悪し始めると耐性になったと考えるべきで，薬剤を変更する．現在の化学療法は腫瘍の薬剤感受性に基づいて行われておらず，それが奏功率を低くしている要因の一つである．いまだ確立されるには至っていないが，少量の腫瘍組織を用いた感受性試験に基づいた個別の治療も試みられている．また，予後因子ともなる特定の遺伝子変化を検索し，薬剤感受性の指標とする方法も検討されてきたが，最近，腫瘍が*Her2*遺伝子を発現するケースに限って trastuzumab という分子標的薬を化学療法と併用することで上乗せ効果があることが判明し，進行再発胃癌では*Her2*遺伝子の発現を診断できる場合には本剤の使用が推奨されている．

⑥ **補助化学療法** 治癒切除後に遺残する微小転移を消滅させ再発予防をはかる目的で行う術後

補助化学療法と予後不良の症例に術前に化学療法を施行してから手術を行う術前化学療法がある．術前化学療法は治癒切除困難な高度リンパ節転移症例などに行い，腫瘍の縮小の後に安全に根治切除を行うというケースと比較的予後不良の切除可能症例で治癒率の改善を目的とする場合がある．ステージⅡ，Ⅲで治癒切除（D2郭清）をうけた患者では，TS-1単剤による術後補助化学療法は手術単独よりも生存率を有意に改善することが証明され，現在わが国の標準治療となっている．ただしT1またはT2で転移のない場合は治癒率を下げるとされていて適応外である．一方，欧州では術前・術後に3剤を併用する補助化学療法が手術単独を有意に上まわる生存率を出したことから，標準とされている．わが国では高度リンパ節転移例や4型胃癌などを対象に術前化学療法の臨床試験が行われている段階である．

⑦ **放射線化学療法** 術後に放射線療法と化学療法を組み合わせて行う治療が手術単独より有意に良好な治療成績をあげることが米国における臨床試験で証明された．しかし，その効果はD1またはD0郭清例に限られていて，わが国では評価されていない．

▶**予後因子** 胃癌の予後を規定する要因はステージであるが，単独の因子としてはいくつかの要因があげられている．国立がんセンター中央病院で治療を受けた6,540例の多変量解析の結果では，①腫瘍深達度，②リンパ節転移，③年齢，④肝・腹膜転移の順であった．交絡する因子を含むステージや治癒度などを因子に入れると多変量解析の結果も変化し，ステージや治癒度が重要な因子となる．最近腫瘍における遺伝子異常の発現が予後と関係するという報告も散見されるが，多数の症例を用い多変量解析を行う段階までにいたっておらず，いまだ明確ではない．

3）内分泌腫瘍

▶**概念** 2010年に出たWHO分類では下記の5種類の腫瘍を包括して胃分泌腫瘍とする．

① 神経内分泌腫瘍G1
② 神経内分泌腫瘍G2
③ 神経内分泌癌（小細胞と大細胞）
④ 内外分泌混合型
⑤ 過形成性もしくは前癌性腫瘍

一方，胃癌取扱い規約では特殊癌中の一つとして各々カルチノイド腫瘍と内分泌細胞癌が位置づけられる．内分泌細胞癌は小細胞癌（small cell carcinoma）と大細胞型内分泌細胞癌に分けられる．内分泌腫瘍の大半は高分化の，無機能性（non-functioning）enterochromaffin-like細胞（ECL-cell）よりなるカルチノイドであり，胃体部に発生する．**カルチノイド腫瘍**は3型に分類される．①type Ⅰ：自己免疫性萎縮性胃炎（悪性貧血に伴うA型胃炎など）に伴うもの，②type Ⅱ：多発性内分泌腺腫症1型（MEN 1）やZollinger-Ellison症候群に伴うもの，③type Ⅲ：特発性というべきもので，単発かつ高ガストリン血症やその他の胃粘膜の異常を伴わないもの．

▶**疫学** 世界中でみて，人口10万人当たり0.002～0.1の発生率で，消化管カルチノイドの20～30％が胃に発生し直腸に次いで多い．逆にカルチノイドは胃の新生腫瘍の0.3％に過ぎない．わが国では慢性萎縮性胃炎が多いことからカルチノイドの頻度が他国より高く，type Ⅲがもっとも多い．

▶**病理** カルチノイドではいずれのタイプも胃底腺領域から窮隆部に発生する．A型胃炎に伴うtype Ⅰカルチノイドは同領域内に多発する．これに反して，まれなG-cell腫瘍は幽門前庭部に発生する．いずれのカルチノイドも粘膜から発生するが，その増殖は主として粘膜下層で，肉眼的には無茎性隆起を示す．大きさは顕微鏡的なものから5cmを超えるものまであるが，わが国では通常は1cm以下がほとんどである．またその割面は黄色調を示す．

ⓐ 組織学的所見：カルチノイドは大きさのそろった立方状の細胞が索状・リボン状や充実性に増殖する．核の大きさや形状もそろい分裂像はまれである．ロゼット様構造をみることがある．このような腫瘍は生物学的に良性であり，粘膜あるいは粘膜下層にとどまり，転移はまれである．また，type Ⅰカルチノイドでは粘膜内に非腫瘍性内分泌細胞の過形成を伴う．type Ⅲカルチノイドは時にリンパ節転移や肝転移を起こす．このような腫瘍は，大きさが2cm以上で，しばしば深部へ浸潤し，組織学的にはやや不規則な構造を示し，著明な好酸性の核小体を持ち，クロマチンの多い大きな核を持つ．細胞分裂像も時に認める．小細胞癌はN/C比の高い，小円形あるいは短紡

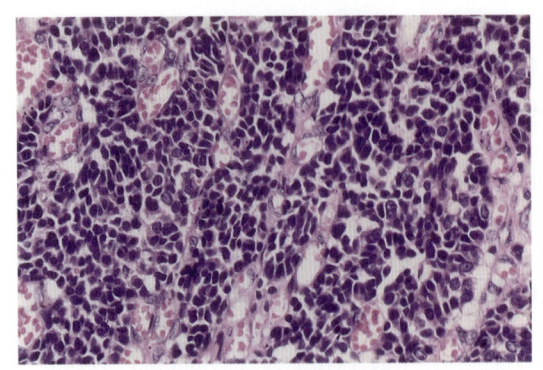

図 51 胃小細胞癌の組織像

錘形の細胞が充実性に増殖する（図51）．所々にロゼット様構造を示す．分裂像が多く，脈管浸潤も著明である．免疫組織化学染色で内分泌顆粒を証明することが多い．内分泌細胞癌はカルチノイドの悪性化したものではなく通常型の胃癌から悪性度の高い分化をしたものと考えられている．

▶**症状** 胃のカルチノイドでは，顔面の紅潮（flash）や発赤を伴うものは少なく，このような症状を伴う症例の多くは肝転移を伴う．悪性貧血を伴う症例がある．まれなタイプではZollinger-Ellison症候群を伴い，胃や十二指腸の難治性潰瘍の症状を持つ．

▶**検査所見，診断** A型胃炎を伴うものでは，多発する小隆起として存在し，内視鏡生検で多くの場合は診断がつく．単発のものでは，時に2型胃癌のような形状をとる．生検で診断する．小細胞癌では低分化腺癌との鑑別がいる．免疫組織化学染色が有用である．

▶**治療** 組織学的悪性度に応じて治療を行う．1cm以下の高分化のカルチノイドでは転移はまれで，粘膜下層までにとどまることが多いので，内視鏡的切除の対象とされているが，時にリンパ節転移するので注意深い経過観察が必要である．内視鏡的治療が困難な場合は腫瘍近傍のリンパ節のサンプリングと局所切除程度でよい．1cm以上の腫瘍，組織学的に悪性の腫瘍では胃癌に準じた治療を行う．小細胞癌では転移を伴うことが多く，切除不能例では小細胞肺癌に準じた化学療法を行う．遠隔転移がない場合は胃癌に準じた切除を行い，術後補助化学療法を検討する．ただし，症例が少なく補助化学療法の効果は不明である．

C．非上皮性腫瘍

1）悪性リンパ腫

▶**概念** 胃壁の粘膜固有層深部から粘膜下層に存在するリンパ組織から発生する腫瘍である．リンパ節原発の悪性リンパ腫が胃病変を持つこともあり，全身のリンパ節に転移している場合は胃原発よりもsystemicなリンパ腫と考える．胃の悪性リンパ腫の大半はnon-Hodgkinリンパ腫で，B cell由来のものである．以前reactive lymphoid hyerplasia（RLH）と呼ばれていた低悪性度のもの（low grade lymphoma）から進行胃癌に類似した肉眼像を呈する高悪性度（high grade lymphoma）のものまである．低悪性度リンパ腫は胃粘膜内に後天性に生ずるリンパ組織mucosa associated lymphoid-tissue（MALT）から発生し，**MALT type lymphoma**と呼ばれる．

▶**疫学** non-Hodgkinリンパ腫の約4割が消化管原発で，消化管原発リンパ腫の中では胃原発リンパ腫はもっとも頻度が高い．胃癌の頻度の高いわが国では，胃の悪性腫瘍の約2％を占めるにとどまるが，欧米では10％という報告もある．胃癌と異なり発生に男女差がほとんどない．

▶**病因** 胃の悪性リンパ腫は後天性に生じるリンパ濾胞の形成が疾患発生の第1歩と考えられる．これには*Helicobacter pylori*の感染が関与している．しかし，全例に本細菌感染があるわけではなく，low gradeリンパ腫で50～70％，high gradeリンパ腫では25～40％といわれている．同細菌がリンパ腫の発生にいかに関与しているかは，完全に理解されているわけではないが，T cellの存在しない状況では腫瘍化が起こらないことから，T cellの何らかの働きによりB cellが刺激され，リンパ腫が発生すると考えられている．

▶**病理**

①**悪性リンパ腫の肉眼所見** 表層型，隆起型，潰瘍型，巨大皺襞型に分けられる．低悪性度のMALT typeリンパ腫の多くは表層型で，早期癌の表面型に類似している．その他の肉眼型を示す腫瘍の大部分は高悪性度リンパ腫である．

②**組織所見** low grade MALTリンパ腫の初期は胚中心の外側に病変を形成し，リンパ濾胞に異常はみられない．このことからmarginal zone lymphomaとも呼ばれる．小型から中型の細胞で，

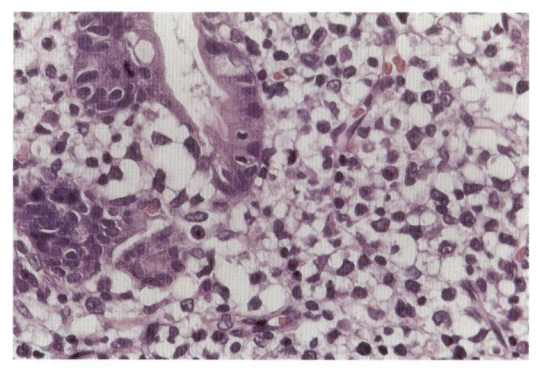

図 52
粘膜固有層に小型の腫瘍リンパ球細胞がびまん性に浸潤し、本来の粘膜固有組織を破壊し、腺管はまばらになっている．

細胞質は明るく，不規則な核が目立つBリンパ球がびまん性に既存の固有胃腺管周囲に浸潤，かつ腺管上皮内にリンパ球が浸潤し粘膜内腺管構造を破壊する．このような変化を lympho-epithelial lesion（LEL）という．そのために本疾患では粘膜の内の固有腺管は極端に消失している（図52）．high grade リンパ腫は核小体が目立つ核の大きな大型のBリンパ球からなる．この他に特殊型として未分化大細胞型リンパ腫，濾胞性リンパ腫などがある．

▶**症状** low grade リンパ腫では，長く続く不定愁訴を持つことが多い．時に，悪心，嘔吐，吐下血，など胃潰瘍に類似の症状を呈する．high grade では体重減少，食欲不振，腫瘤触知などである．

▶**検査所見，診断** low grade 病変においては，多発するびらんや平皿状の潰瘍が特徴で，びらん部は敷石状を呈する．Ⅱc 型早期胃癌に類似するが，癌と異なり病変の境界を全周追いかけることが難しい．high grade 病変では広範に胃壁を浸潤し巨大皺襞状の様相を呈する．肉眼的には，大きな隆起や2型胃癌に類似したものなどがある．この場合も潰瘍辺縁は柔らかく潰瘍辺縁に病変粘膜はなく，潰瘍底直近まで正常の粘膜がおおっている．隆起性と陥凹性病変が混在する病変の多彩さ，潰瘍では柔らかさ，厚い白苔，褪色調の粘膜などが特徴である．

▶**治療** low grade リンパ腫では Helicobacter pylori の除菌がまず行われる．これにより，腫瘍の monoclonality の消失や病変の消失などがみられ，最近の報告では約50%程度が除菌により腫瘍が完全に消滅（complete remission；CR）し，徐々に軽快していくタイプを入れると約70%が除菌だけで治療できることになる．このうち再燃するのは10〜20%である．抗生物質により治療できる事実は腫瘍治療や腫瘍の概念そのものを大きく変えた．除菌により軽快しない場合は30 Gray の放射線治療を行う．high grade リンパ腫では，従来，手術療法を行いリンパ節転移がある場合はCHOP療法を補助療法として6ないし8コース追加し，転移がない場合は手術単独で治療されてきた．現時点でも依然標準治療の一つといえる．しかし，最近では R-CHOP（リツキシマブ併用CHOP療法）療法を先行させ，完全緩解にならない症例に胃周囲のリンパ節も含めて放射線治療を行うという治療が提唱され，手術先行治療に近い成績を上げることが判明した．手術療法は著明な出血を伴う症例，保存的治療中の合併症，この治療後の再発例などに限られて行われる．

D．間質系腫瘍

▶**概念** 間葉系細胞から発生する腫瘍で，平滑筋腫・肉腫，神経鞘腫・肉腫，神経線維腫・肉腫，脂肪腫，血管腫，顆粒細胞腫，グロムス腫瘍，などがある．その他の非上皮性腫瘍はほとんどみられない．平滑筋腫・肉腫，神経性腫瘍などはいずれも紡錘形細胞からなるが，最近の電子顕微鏡や免疫組織化学染色の発達により，神経や筋肉への細胞分化が明らかでない未分化間葉系細胞からなるものが多く含まれることが判明してきた（図53）．近年これを神経や筋肉に分化できる幼若な間葉系細胞からなる腫瘍と捉え，gastrointestinal stromal tumor（GIST）と称するようになった．この狭義の GIST という概念と同時に，一括して消化管の紡錘形細胞からなる間葉系腫瘍のすべてを GIST とする広義の概念も生まれた．広義の GIST は細胞分化に応じて以下の4亜型に分類される．筋肉への分化を占める筋原性タイプ，神経への分化を示す神経原性タイプ，その両者の性格を示す2相性タイプ，まったく分化傾向を示さない狭義の GIST である．平滑筋肉腫や神経鞘腫は各々筋原性タイプあるいは神経原性タイプの極端に分化したものといえる．狭義の GIST が大半で

表 8 胃 GIST の転移リスク分類

核分裂数*＼腫瘍径（cm）	≦2（T1）**	＞2, ≦5（T2）	＞5, ≦10（T3）	＞10（T4）
≦5個/50視野（G1）**	超低リスク	低リスク	低リスク	中間リスク
＞5個/50視野（G2）	低リスク	中間リスク	高リスク	高リスク

*核分裂は ≦5 を低，＞5 を高とする．評価は強拡大（対物40倍）50視野（5 mm²）で行う．
**カッコ内の T/G は TNM/UICC 分類．

（Miettinen M, et al. Am J Sug Pathol 2005；29：52-68 より）

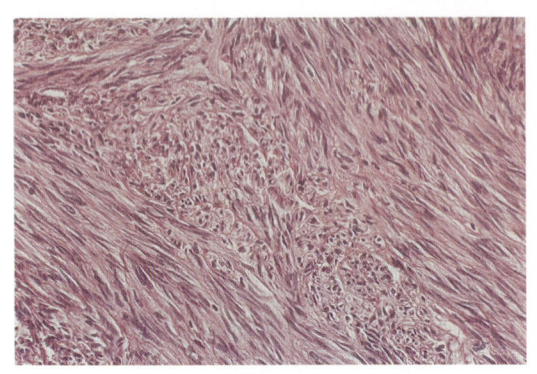

図 53
紡錘形細胞からなる腫瘍で，免疫化学染色により平滑筋肉腫と診断された．

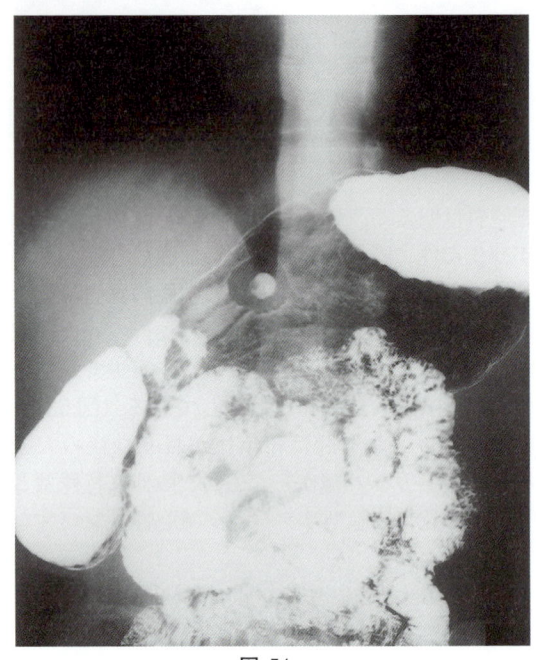

図 54
球形の隆起の頂上に深い潰瘍を認め，下方からの bridging fold を認める．

あり，免疫染色で KIT 陽性（CD117）あるいは CD34 陽性であれば GIST と診断する．両方とも陰性でも遺伝子変異検査で c-kit あるいは PDGFRα が陽性のものでは GIST とする．生物学的悪性度から良性型，低悪性度型，高悪性度型に分類できるが，連続線上にある腫瘍系である．悪性度の分類は，大きさと核分裂像の数により行う（表 8）．

▶疫学　GIST の発生部位は，胃（60～70％）＞小腸（20～30％）＞大腸（＜10％）の順である．わが国では全胃腫瘍の 1％弱，米国では 2.2％とされている．発生頻度に男女差はない．

▶症状　高悪性度腫瘍では，急激な腫瘍の成長に伴う腫瘤の触知や腹部膨隆，圧排症状がしばしばみられる．低悪性度腫瘍では，腫瘍の頂部の潰瘍化とそれに伴う出血による吐下血で発見されることが多い．

▶検査所見，診断　内視鏡や胃 X 線造影では，しばしば bridging folds を伴うなだらかな隆起として捉えられ，30～50％の症例は頭頂部に小さく深い潰瘍あるいは 2 型様の大きな潰瘍を伴う（図54）．潰瘍のある腫瘍では内視鏡生検により診断できるが，潰瘍を伴わない粘膜下腫瘍では確定診断のために時に超音波内視鏡ガイド下吸引穿刺生検（EUS-FNAB）が行われることがある．

▶治療　3 cm を超えるか，潰瘍形成があれば切除の対象と考える．3 cm 以下の場合は，EUS にて内部構造の不均一性を認める場合に相対的な適応といえるが，この大きさでの転移はまれであり，経過観察してもよい．

①手術：小さいものでは腹腔鏡的に，あるいは開腹下に胃の楔状切除を行う．リンパ節転移は少なく，大きなものでも 10％程度の頻度であり，またリンパ節転移を有する症例の予後はきわめて不良であることから，リンパ節郭清の意義は少ない．10 cm 以上の腫瘍で胃壁と接する面積が広くなる

と局所切除が手技的に困難で，胃切除を要することが多くなる．大きな柔らかい腫瘍では内部の壊死により腫瘍が崩れやすく，手術操作中に破裂しやすい．いったん破裂すると腹膜播種再発は必発であり，注意深い操作が要求される．大きな腫瘍では20～30 cmを超えるものもあり新生血管が多く見られ手術時の出血は要注意である．これらでは術前にimatinibを投与してから手術することが増えている．

②遠隔転移例の治療：c-kit陽性例では分子標的薬であるimatinibが著効する場合が多い．転移がコントロールされた時点で原発巣や転移巣を切除することも試みられている．

③補助化学療法：高リスク群を対象に3年間にわたってimatinibを投与する治療が1年間投与に比して有意に生存期間（率）および無再発生存期間を延長することが最近報告された．

G 十二指腸腫瘍

小腸腫瘍の消化管腫瘍に占める割合は1.7％と低いが，その中で十二指腸腫瘍の占める割合は20～50％である．

1．上皮性腫瘍および腫瘍様病変

A．Brunner腺腫

わが国では十二指腸ポリープの中でBrunner腺腫がもっとも多い．Brunner腺は別名十二指腸腺であり，十二指腸特異的に存在する腺である．粘膜固有層深層に存在する分枝管状腺で，アルカリ性の粘液物質を分泌する．Brunner腺腫はこの腺の過形成であり，真の腫瘍ではない．Brunner腺の分布と同様に球部に多く，次いで，乳頭部付近に好発する．大部分が直径2 cm以下の粘膜下腫瘍様隆起として認められ，4 cm以下のものが90％以上を占める．中心部に陥凹を伴うこともある．病変の首座が粘膜固有層深層から粘膜下層にあるため，内視鏡下生検では診断がつかないことも多い．症状は小さいものではないことがほとんどであるが，大きくなれば，出血や幽門狭窄を呈することもある．症状がなければ，経過観察でよい．治療法としては，小さいものに対しては内視鏡下切除術が，大きなものに対しては外科的切除術が適応となることが多い．

B．腺腫

いわゆる十二指腸腺腫はBrunner腺成分を有しない十二指腸粘膜の真の腫瘍をいう．欧米ではBrunner腺腫よりも発生頻度が高い．発生部位はBrunner腺腫同様，球部と下行部に多い．約7％に悪性化の可能性がある．とくに絨毛状腺腫は悪性化の可能性が高い．治療としては，内視鏡的切除，外科的切除が行われる．

C．癌

原発性十二指腸癌は全消化管癌の0.03～0.19％と比較的まれな疾患である．しかし，小腸癌の中では33～50％を占める．男女比は2～3：1で，50歳代に多い．60～70％が乳頭周囲に発生する．乳頭部癌はその解剖学的な位置関係より臨床症状や血液検査値などに比較的早期より症状が出やすい．肉眼型は腫瘤型，潰瘍型，混在型に分類されている．症状は腹痛，黄疸，出血が主なものである．発見には上部消化管内視鏡検査の際にルーチンに乳頭部付近まで観察することが肝要である．最終的な診断は生検病理診断による．組織型は大部分が腺癌である．治療はリンパ節郭清を伴った膵頭十二指腸切除術が標準術式であるが，腺腫内癌に対しては内視鏡的治療も試みられている．5年生存率は30～40％と同じ膵頭十二指腸切除を治療法とする膵頭部癌に比較し良好である．切除不能の場合には減黄術やバイパス術が行われる．乳頭部以外の原発性十二指腸癌の好発部位は下行脚，次いで球部である．肉眼型はulcerative type, polypoid type, annular type, diffuse infiltrative typeに分類されている．症状は腹痛，出血，閉塞，黄疸が主なものである．診断は上部消化管内視鏡検査と生検病理診断による．大部分が高分化型腺癌である．治療は乳頭部癌と同様に膵頭十二指腸切除であるが，隆起型の早期癌，腺腫内癌の場合には内視鏡的切除もありうる．

D．内分泌腫瘍（カルチノイドなど）

　十二指腸カルチノイドが消化管カルチノイドに占める割合は15～16％で，直腸，胃に次いで3番目に多い．全十二指腸腫瘍のうちの2～3％を占める．40～70歳代に分布し，1.5：1とやや男性に多い．部位は球部にもっとも多く，肛門側にいくに従って減少する．症状としてはカルチノイド症候群を呈することはまれであり，腹痛，黄疸，体重減少など，癌と同様．内視鏡では表面平滑な粘膜下腫瘍様隆起性病変であり，大きくなると，中心にびらんや潰瘍を形成することが多い．転移の危険因子として，固有筋層への浸潤，直径2.2 cm以上，核分裂像の多さがあげられているが，これらの因子と転移率に相関はないとする報告もあり，基本的には転移の可能性を考慮し，治療すべきである．

2．非上皮性腫瘍

A．悪性リンパ腫

　消化管の悪性リンパ腫の中で小腸原発のものはその約20％を占め，胃に次いで多いが，十二指腸原発の悪性リンパ腫は小腸原発のものの4.7％を占めるにすぎず，わが国の報告例は65例ときわめてまれである．年齢は23～82歳，平均54.1歳，男女比はおよそ3：1で男性に多い．発生部位は球部から下行脚までが約80％を占める．症状は十二指腸癌と同様である．内視鏡像は潰瘍性病変を認めることが多い．組織学的には胃と同様，B細胞由来の，diffuse type が大部分である．治療はリツキシマブ併用 CHOP 化学療法が第一選択である．無効の場合には放射線を用いる．原則は胃の悪性リンパ腫の治療と同じである．

B．間質系腫瘍

　十二指腸の間質系腫瘍も胃と同様に近年になり，GIST の概念が取り入れられてきたが，いまだ報告例が少なく，GIST として記載するにはデータ不足である．好発部位は下行脚である．症状は吐下血が約半数を占め，腹部腫瘤や閉塞などがある．内視鏡所見としては粘膜下腫瘍の形態を有し，潰瘍を伴うこともある．超音波内視鏡，血管造影，Gaシンチグラムも補助診断として有用．治療は完全切除が第一選択．可能な限り局所切除を施行するが，膵頭十二指腸切除が必要となる症例が多い．リンパ節郭清の臨床的意義は少ない．高悪性度の平滑筋肉腫は肝転移，腹膜播種を生じやすく，予後不良．1年生存率は37％．

H　胃・十二指腸の手術

1．術前術後管理

A．術前管理

　手術に先立って行っておくべきことは，主病変の進行度評価，患者のリスクおよび併存疾患の評価，手術法を含む治療方針の決定，インフォームド・コンセント，術前処置や術前治療などがある．

1．対象疾患の術前評価

　手術治療はリスクを伴い，またやり直しのきかない治療であるため，患者の対象疾患および併存疾患の状態について，術前に的確な情報を得ておくことが重要である．以下に，主な検査法とその目的を述べる．

　上部消化管内視鏡：高度で多様な機能を備えるようになった上部内視鏡検査は，いまや胃・十二指腸疾患の中心的な画像診断法である．通常内視鏡ばかりではなく拡大内視鏡，narrow band imaging（NBI），超音波内視鏡，生検などを駆使して，病変の性状，範囲，深達度，組織型などを診断する．とくに，病変の範囲と深達度の診断は切除範囲と郭清の程度を決めるのに重要である．ただし，浸潤型の胃癌などで粘膜下層や筋層に沿って浸潤するものは，消化管内腔からの判断が困難であり注意が必要である．必要に応じて，後述する術前処置としての病変部のマーキングクリップや点墨を行う．消化性潰瘍などによる穿孔性腹膜炎においても，穿孔部の位置と状態を確認するために送気を控えた内視鏡が有用とする意見がある．

　胃・十二指腸X線透視：わが国で開発された二重造影法を駆使して，かつては内視鏡とならぶ重

要な診断法であった．内視鏡と比較して，全体像を把握しやすい透視は手術に際しての病変の位置・範囲の確認（マッピング），および壁硬化像や進展不良所見による進行癌の進展範囲を決定することなどが主な目的である．早期癌で病変部の描出が困難な場合には，内視鏡下でマークしたクリップを併用して病変の位置を確認することができる．

造影 MDCT, MRI：原発巣の診断の後，治療方針の決定には CT が重要な役割を果たす．病変の局在と周囲への浸潤の有無，リンパ節腫大，他臓器転移，腹水，穿孔，他疾患の併存などの評価を行う．同時に血管系や臓器の解剖学的変異もチェックしておく．ただしリンパ節転移の診断は容易ではなく，CT 所見上は腫大した（8～10 mm）類円形のリンパ節を転移と見なすが，正診率は 25～86％ と報告されている．新規約では病期診断に転移リンパ節の個数が必要であるが，個数の術前評価は極めて困難である．腎機能低下や造影剤アレルギーでは造影剤が使えないので単純 CT で代用するが，診断能は低下する．なお，MRI の胃癌における有用性は評価が定まっていないが，肝転移が疑われる場合には有用であり施行すべきである．

超音波検査：腹部スクリーニングとして有用であり，とくに胆石と腹水の検出力では CT より優れている．呼吸性移動により癌の浸潤による臓器の浸潤固定や癒着を見ることができ，またドップラー法では血流の情報を得ることができる．胃切除術後には胆石が生じやすい（胃切除後胆石, 614 頁参照）ため，胆石がある場合は胆嚢摘出を考慮する．

超音波内視鏡：腫瘍の壁深達度の評価や，壁外のリンパ節腫大を検出するのに有用である．少量の局所の腹水も検出できる．GIST などのような粘膜下腫瘍に対して FNAB（fine needle aspiration biopsy）を行って組織診を行うことも可能である．

審査腹腔鏡：さまざまな画像診断を駆使しても，腹膜播種の術前診断はいまだに困難である．そこで進行胃癌の術前に全身麻酔下に腹腔鏡検査を行い，腹膜播種の診断と洗浄細胞診を行うことがある．進行癌の多い欧米では，無駄な手術を避けるために審査腹腔鏡を行うことが推奨されているが，早期癌が多く手術リスクが低いわが国での適応は化学療法を必要とするような高度進行癌に限られる．

腫瘍マーカー：胃癌に対して有用な腫瘍マーカーは CEA, CA19-9, AFP, CA125 である．腫瘍マーカー高値は，高悪性度の腫瘍，遠隔転移の存在や高度進行癌を示唆している．AFP 産生性胃癌はまれであるが，肝転移が多く高悪性度とされる．

2．併存疾患の評価

心血管，肺，肝，腎，膵，脳などの重要臓器の機能低下や疾患の合併の有無について調べる．さらに，高血圧，内分泌異常，耐糖能異常，肥満，低栄養，高齢，電解質異常，血栓症など特殊状態に関する評価を行う．

既往歴を十分に聴取し，手術歴や治療歴，アレルギー歴などを明らかにしておく．基礎疾患に対して内服薬や自己注射を行っているかどうかも必ず確認する．とくに注意すべきなのは，抗血小板・抗凝固薬，向精神薬，ステロイド，糖尿病薬，甲状腺薬，抗痙攣薬などである．また，下部消化管に癌が合併することがあるので，スクリーニングを行っておくことが望ましい．

3．治療方針の決定

胃癌の場合，胃癌治療ガイドライン（602 頁参照）が標準的治療を選択する指針となる．また GIST や消化性潰瘍についても，各々のガイドラインが作成されており，方針決定に参考にするとよい．ただし患者の年齢，併存症，生活歴，本人の希望や価値観などによって，ガイドラインに縛られることなくもっとも妥当と思われる治療法を選択すべきである．選択肢の中には，手術を行う前に化学療法や審査腹腔鏡などを行う場合など，長期的な治療計画が必要なこともある．

4．インフォームド・コンセント

現代では，緊急の場合を除いてどのような治療であっても患者に病状を正確に伝えたうえで，治療のリスクなどについての説明を行い，治療の同意を得ることが必須である．これをインフォームド・コンセントと呼ぶ．患者には，自分の治療について選択する権利があり，患者の意思は十分尊

重されなくてはならない．一方で，明らかに医学的に不合理と考えられる治療方針の選択があった場合には，医療者はこれを行う必要はないと考えられている．

5．術前処置や術前治療

幽門狭窄などの通過障害をきたしている場合，胃拡張が強いと，胃の浮腫が強くなり吻合の際に障害となるので，絶食の上胃管を挿入して減圧する．幽門狭窄による多量の嘔吐がある場合には，胃液の喪失により脱水とともにNaよりもClの低下が著明に起こり低Cl性アルカローシスとなる．生理食塩水などの補液によって，電解質と水分バランスを改善しておく．経腸栄養やIVHによる栄養状態改善も検討する．

穿孔性腹膜炎の場合は，ショックに対する全身管理を行いつつ緊急手術の準備を行う．潰瘍などからの大量出血で手術を要する場合は，輸液，輸血および昇圧剤などを用いて循環状態の安定化をはかりながら手術に持ち込む．

心疾患とくに心不全や虚血性心疾患がある場合には，心エコーや心カテーテルなどの十分な評価のもとに治療を行い，安定した状態となってから手術を行う．糖尿病患者では，周術期の血糖管理のためにインスリン注射による血糖コントロールに変更しておく．

呼吸機能低下例に対しては，上腹部手術が呼吸障害の原因となりやすいため，術前の原疾患治療および呼吸リハビリテーションを行う．慢性出血による貧血に対しては，麻酔科とよく協議のうえ術前・術中に濃厚赤血球輸血を行いHb 7.0～10.0 g/dlを目標とし管理する．抗凝固薬・抗血小板薬を内服している場合，休薬可能であるか，手術期の抗凝固療法の継続などについて，基礎疾患の当該科に問い合わせてあらかじめ予定を立てておく．とくに冠血管ステント留置術後や人工弁置換後などでは注意が必要である．

早期癌は胃の外側からは確認困難なので，内視鏡下に病変の口側にマーキングクリップの留置あるいは点墨（墨を胃壁に注入して黒染させること）を行って病変の位置が術中に判断できるようにする．とくに腹腔鏡下手術では，胃内のクリップは認識できないので術前点墨が必要である．

B．術後管理

1．術後の一般的な管理，処置

上部消化管手術後の管理は，手術術式が決まっているため定型化が比較的容易なことが多い．クリニカル・パスが整備されている場合には，クリニカル・パスに沿った管理を行うことで，治療の標準化，エラーのリスク減少，パラメディカルとの情報共有のために役立つ．合併症などのなんらかの支障が出現した場合には，パスから外れて個々人に合わせた管理に移行する（バリアンスと呼ぶ）．このような逸脱（バリアンス）を集計することにより，既存のパスに問題がないかを見直し，定期的に修正，改善してゆく．

胃管の管理：以前は術後数日間胃管を留置していたが，最近は手術室で抜くか早期抜去することが多い．胃拡張や嘔吐があれば，その時点で経鼻胃管を挿入，留置してもよい．

補液：十分に食事摂取可能となるまで，補液によって水分，電解質，栄養の管理を行う．

ドレーン管理：性状と排液量を逐次モニターし異常の発見に努める．通常，外部との交通がないクローズドドレーンを使用するが，一週間以上留置すると感染率が上昇するため，汚染のない非血性の排液であれば，早期（3～5日以内）に抜去する．排液が汚染してきた場合は，縫合不全などが疑われるので，透視やCTなどで診断を進める．

食事の再開：食事再開の時期は一般的には術後3～5日目が多いが，施設によってまた術式によって差異がある．腹腔鏡下手術では，術後の腸管運動の改善や離床も早いので，早期の経口摂取再開が可能である．

食事療法：胃切除後には胃の貯留能が低下あるいは消失しており，食餌が早期に小腸に流入する．普通の食事法ではダンピング症候群（後述）や小胃症状のために，不愉快な症状に悩まされることになる．そこで術直後は通常少量の流動食より開始し，1日あるいは2日おきに徐々に増量し固形食に移行する．一回に摂取できる食餌の量が少ないため，通常の一食分を2～3回に分けて食べる分割食を指導する．

ICU管理：一般的には必要ないが，重篤な基礎疾患（循環器疾患，呼吸器疾患，腎不全，ショックなど）がある場合には，集中治療室で持続監視

のもとに呼吸循環管理を行うことが望ましい．

2．術後合併症
総論20章，285頁参照．

2．胃・十二指腸の手術

胃・十二指腸を扱う手術は，胃癌やGISTなどの腫瘍性病変に対する手術（根治手術あるいは姑息手術）と，消化性潰瘍に対する緊急手術が主なものである．胃癌に対する胃切除は，1865年にウィーン大学のBillrothらが初めて成功して以来，胃外科の本流である．わが国では，広範囲な胃切除とともに十分なリンパ節郭清を行うことで良好な成績をあげてきた．ガイドラインの整備により治療の標準化がすすみ，周術期の抗癌薬治療にも進展がみられている．かつて平滑筋肉腫などと呼称されてきたGISTは胃に好発し，根治目的に断端陰性を確保した局所的切除が行われる．胃悪性腫瘍として癌についで多い胃悪性リンパ腫は，近年のガイドラインで手術よりも放射線治療と抗癌薬治療が中心的治療とされ，もはや外科的疾患ではない．他の悪性腫瘍では神経内分泌腫瘍があり，進展形式に応じた切除法が選択される．悪性腫瘍に対する腹腔鏡下手術は技術的進展とその低侵襲性から急速に普及しているが，根治性を損なわない範囲内で慎重に適応が拡大されつつある段階である．

消化性潰瘍に対する胃切除術はかつて外科入門の代表的手術であったが，ヒスタミンH2受容体拮抗薬やプロトンポンプ阻害薬（proton pump inhibitor）の登場以降，限られた病態を除いて手術適応は激減した．出血性胃・十二指腸潰瘍も多くは内視鏡的止血やinterventional radiology（IVR）による止血が有効であり，手術となることはまれである．残った手術適応として，消化性潰瘍の穿孔による汎発性腹膜炎の手術がいまだ多く行われている．また，現在わが国では広くは行われていないが，高度の肥満が問題となっている欧米諸国では，胃バイパス手術などの減量手術が行われている．

A．胃癌に対する手術

胃癌に対する外科治療においては，癌進展に対する術前の評価が大切であり，この評価に基づいて治療方針が決定される．術前検査の項で述べたような方法で病変の局在，肉眼型，深達度，病理組織型，リンパ節転移の有無と部位，遠隔転移などをできる限り精確に把握し，胃癌取扱い規約に準じて記載する．

これらの所見を総合した術前診断・病期診断をもとに，胃癌治療ガイドラインに沿って標準的な治療計画をたてる．さらに個々の症例の状態を勘案して，治療効果を確保しつつ術後のQOLを良好に保てるように，治療計画を調整する．

わが国では，胃癌に対する手術法は主病巣を含む十分な胃切除術と系統的リンパ節郭清が原則とされてきた．これに対し1990年前後にオランダやイギリスで実施されたRCTの結果，国際的には胃癌のリンパ節郭清は合併症を増加させ生存の延長には寄与しないとされた．しかし，その後のデータ集積の結果，D2郭清の有効性が明らかとなり，わが国で行われてきた胃癌に対する外科治療がアジアやヨーロッパの諸外国にようやく受け入れられるようになった．一方で，傍大動脈リンパ節郭清については，国内のRCTにおいて無効であるとされ，拡大郭清がルーチンに行われることはなくなった．周囲臓器への浸潤に対しては，遠隔転移がなく完全切除可能な場合には合併切除が望ましいが，遠隔転移や播種を伴う場合など根治不能な場合には無用な過大侵襲を避けるべきである．

近年の抗癌薬治療の発展は目覚ましく，さまざまな臨床試験において胃癌の周術期に抗癌薬治療を組み合わせることで治療成績が向上することが示された．いまや胃癌は手術のみで治療する疾患ではなく，有効な抗癌薬をどのタイミングで用いるかを常に考えつつ治療計画をたてなくてはならない．

限局性で予後の良好な早期胃癌に対しては，根治切除術の役割が大きい．リンパ節転移のない粘膜内病変に対しては内視鏡的粘膜下層剥離術（ESD）や内視鏡的粘膜切除術（EMR）などが施行されている．ESDの適応を超える症例には胃部分切除術や分節切除などの縮小手術が行われる

こともある．近年，腹腔鏡下胃切除手術が早期胃癌に対する低侵襲手術として確立しつつある．しかしながら，癌の治療としての成績がいまだ明らかでなく，標準治療とされるにはさらなるエビデンスが必要である．

1．胃癌取扱い規約

胃癌の手術記載，組織分類に関して共通の基準で記載するために作成された規約であり1962年に第1版が発行されて以来，改訂をかさねて最新版は2010年発行の第14版となっている．最新版では，欧米での標準であるUICCのTNM分類との整合性がはかられ，かつ従来の規約の分類をも含んだ複合的システムとなった．

部位：胃を三等分して，上から胃上部（U），胃中部（M），胃下部（L）に分け，また食道（E），十二指腸（D）に浸潤が及ぶ場合も記載する．複数の部位を含む場合には，UMあるいはUMLなどのように主な領域から順に続けて表記する．それぞれの前後壁・大小彎についても記載する．食道と胃の境界部の上下2cm以内に中心をもつ癌については，食道胃接合部癌と呼び特別に記載することになっている．

肉眼型：癌が粘膜下層にとどまる場合に見られる表在型（0型）と，固有筋層以深に浸潤が及ぶ場合（進行癌）に多く見られる1型（腫瘤型），2型（潰瘍限局型），3型（潰瘍浸潤型），4型（びまん浸潤型），5型（分類不能型）とに分類する（583頁図28参照）．早期癌に相当する0型はさらにⅠ（隆起型），Ⅱa（表面隆起型），Ⅱb（表面平坦型），Ⅱc（表面陥凹型），Ⅲ（陥凹型）に分かれる（583頁図29参照）．

深達度（T number）：腫瘍が壁にどこまで深く浸潤しているかを記載する（588頁 表2, 図43参照）．T1a（M）：粘膜内にとどまるもの，T1b（SM）：粘膜下組織にとどまるもの，T2（MP）：固有筋層に浸潤するもの，T3（SS）：固有筋層を越えるが漿膜下層にとどまるもの，T4a（SE）：漿膜表面に露出しているもの，T4b（SI）：他臓器に直接浸潤が及ぶもの，に分類される．T1a，T1bがいわゆる早期癌である．

リンパ節の定義：胃周囲のリンパ節はその部位に対応して番号が振られている（589頁 図44参照）．胃領域リンパ節を1番〜12番および14v番と定義する．

リンパ節転移度（N number）：リンパ節転移の程度は，胃領域リンパ節の転移個数で示される．N0は転移を認めず，N1は1〜2個，N2は3〜6個，N3は7個以上である．N3はさらにN3a（7〜15個）とN3b（16個以上）に分ける．個数が重要であるため，少なくとも16個以上のリンパ節を検索することが推奨されている．

遠隔転移（M number）：領域リンパ節以外の遠隔転移があるものをM1とする．肝転移（H1），遠隔リンパ節転移，腹膜播種（P1），腹水細胞診陽性（Cy1）などを含んでいる．

臨床病期（Stage）：表4（589頁参照）のごとく，マトリックス状に臨床病期が決定される．新規約では，UICCのTNM分類と合致するように変更された．これによって，海外のデータとの整合性がはかられることとなった．

組織型：高分化型管状腺癌（tub1），中分化型管状腺癌（tub2），低分化型腺癌（por），印環細胞癌（sig），乳頭腺癌（pap），粘液癌（muc）などに分類する．

2．胃癌治療ガイドライン

従来は，胃癌取扱い規約の中で示されていた切除範囲やリンパ節郭清範囲などの指針を，規約とは切り離して抗癌薬治療や内視鏡治療，腹腔鏡治療などを含めた包括的な診療方針を示すものとして独立させたものである．現在は2010年版が最も新しく，新規約（第14版）に対応する．胃癌の日常診療で推奨される治療法選択のアルゴリズムがわかりやすく整理されている（図55）．

3．内視鏡的切除

早期胃癌に対する内視鏡的粘膜切除（endoscopic mucosal resection；EMR）あるいは粘膜下層剥離術（endoscopic submucosal dissection；ESD）の絶対適応は，2cm以下の粘膜内にとどまる（M），分化型癌で潰瘍を伴わない場合（Ul（−））である．1970年代から行われてきたEMRは粘膜にスネアをかけて病変を焼灼切除する方法だが，病変が大きい場合には一括切除が困難であり局所再発も多かった．これに対し，高周波メスで粘膜下層を直接切離するESDでは，マージンを保ったまま大きい病変も一括切離が可能となった（図

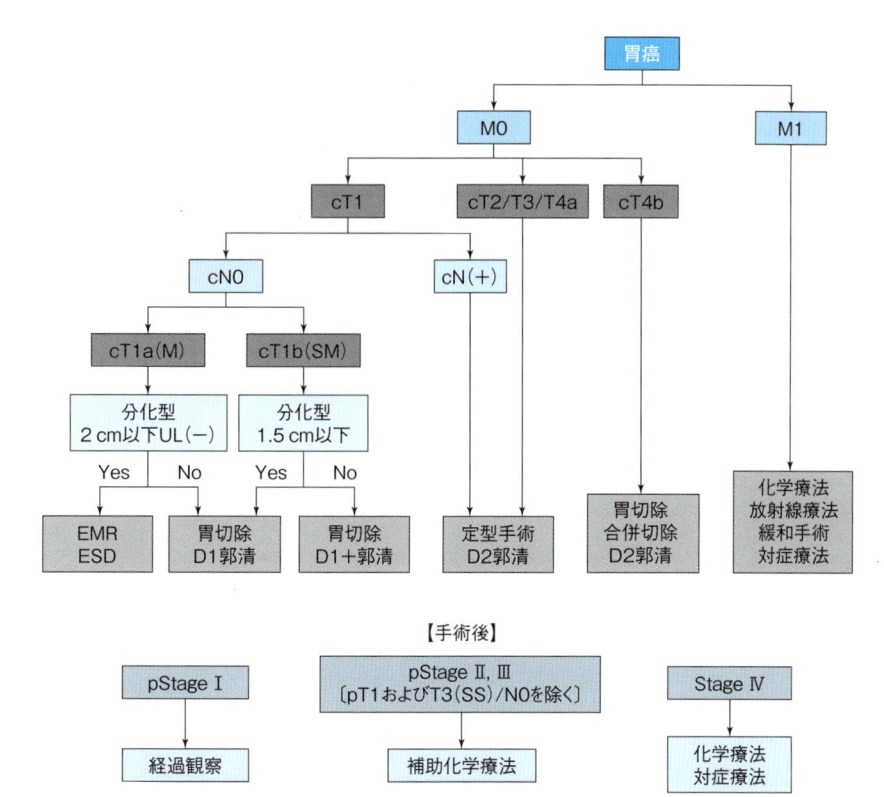

図 55 胃癌治療法選択のアルゴリズム
（日本胃癌学会編：胃癌治療ガイドライン医師用第3版，金原出版，2010）

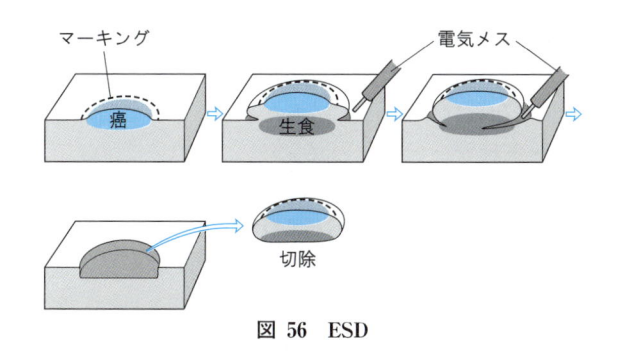

図 56 ESD

56）．そこで，これまでの検討からリンパ節転移がほとんどないとされる範囲内で，サイズの大きいものや脈管侵襲のない低分化型癌などにも徐々に適応が拡大されつつある．

4．胃切除術式

胃切除には，切除する範囲によって以下のような種々の術式が存在する．胃切除範囲決定に関する原則は，進行癌の場合限局型では腫瘍縁から3cm，浸潤型では5cm以上離れて胃を切離し，必要であれば術中迅速組織診で癌の陰性を確認する．早期癌では2cm以上のマージンを取るように努める．胃体部や下部中心の癌でも口側に十分なマージンが取れない時には胃全摘となる．幽門を大きく越えて胃癌が浸潤することは少ないため，十二指腸側を大きく切除する必要はない．

1）胃全摘術（図57a）

両端に食道と十二指腸を含む全胃を切除する術式であり，適応は広範囲に浸潤する胃癌と，胃上部〜噴門部の早期〜進行癌である．多発胃癌は，残胃の発癌リスクが高いと考えて全摘とすることがある．また胃上部のリンパ節転移を確実に郭清したい時や，膵体尾部の合併切除が行われた場合にも胃全摘となる．

2）幽門側胃切除術（図57b）

病変の口側から必要なマージンを取って，噴門が温存できる場合すべての胃癌が適応となる．リンパ節郭清の目的で，幽門を含めて胃下部約4分の3の胃を切除する．

3）噴門側胃切除術（図57c）

胃上部に限局した，早期癌や一部の進行癌が対象であり，安全なマージンを取って残胃が少なく

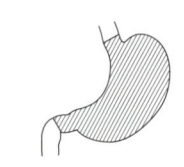

a. 胃全摘術

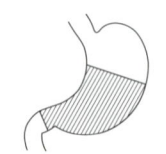

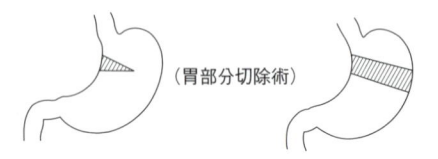

b. 幽門側胃切除術　　c. 噴門側胃切除術

（胃部分切除術）

d. 胃局所（楔状）切除術　　e. 分節的胃切除術

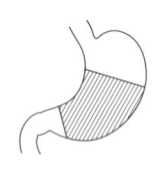

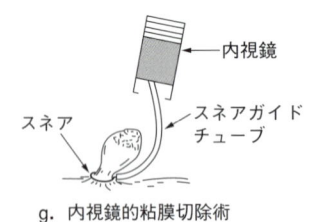

f. 幽門保存胃切除術　　g. 内視鏡的粘膜切除術

図 57　胃切除術の種類

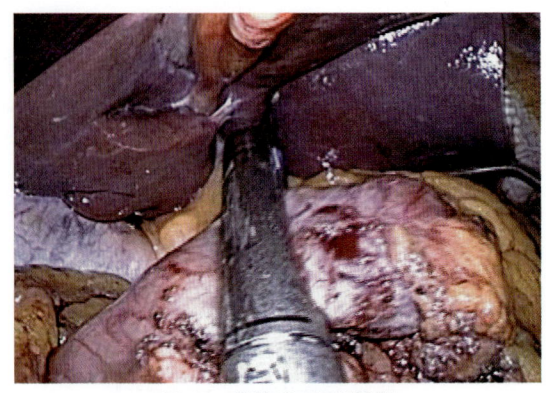

図 58　腹腔鏡下胃切除術

ような病変で，何らかの理由で内視鏡的切除困難な場合が対象である．腹腔鏡下胃切除術とESDの技術が進むにつれて，その適応は徐々に減りつつある．ガイドライン上も研究的治療法と位置づけられている．

5．リンパ節郭清術式
1）ガイドラインによるリンパ節郭清範囲

膨大な臨床データの蓄積から，胃癌のリンパ節転移の好発部位とその郭清による治療効果が明らかにされてきており，胃癌治療ガイドラインには推奨されるリンパ節の郭清範囲が示されている（591 頁 図 46〜49 参照）．個々の症例において特別の理由がなければ，このガイドラインに沿った郭清を行う．

2）D1，D1＋，D2 郭清

郭清すべきリンパ節は図のごとく，D1，D1＋，D2 の順に範囲が広くなる．胃壁および胃に直接流入する血管に沿ったリンパ節群（No.1〜7）を郭清するものが D1 郭清であり，内視鏡的局所切除の適応を少し越える病変に対応する．D2 では D1 に加えて総肝動脈，腹腔動脈，脾動脈などにそったリンパ節が含まれ，進行癌（T2 以上）あるいはリンパ節転移陽性の場合が適応である．D1＋郭清はこれらの中間であり，リンパ節転移を伴わない早期胃癌（T1a，b）に対する縮小郭清の位置づけとなっている．病変の位置により胃切除範囲が異なるため，幽門側胃切除，胃全摘，噴門側胃切除によって，リンパ節郭清の範囲が異なっている（図 46〜49 参照）．胃全摘の際の D2 郭清には脾門部リンパ節（10 番）の郭清が必要とされているが，脾摘の郭清効果については明らか

とも2分の1以上確保できるものが適応となる．それ以下では胃を温存してもQOLの改善は望めず，逆流性食道炎などを避けるためにも胃全摘を選択すべきである．端々吻合による再建を行うと高度の逆流が生じることから，再建法の選択を慎重に行う．

4）幽門温存胃切除術（PPG）（図 57f）

胃上部 1/3 と幽門前庭部 3，4 cm 程度を温存するもので，胃体中部から下部の早期胃癌が対象である．胃内容の急速な排出と十二指腸液の逆流が防止されるので，残胃炎やダンピング症状が少ない．一方，術後の胃内容排出遅延が生じることがあり，迷走神経幽門枝の温存が有効とされる．

5）分節胃切除術（図 57e）

上記の幽門温存胃切除との違いは定義されていない．一部の早期胃癌が対象だが，リンパ節郭清も不十分となるため適応となる症例は少ない．

6）胃局所切除術（図 57d）

ESD，EMR の適応あるいはそれを少し超える

ではなく，JCOG の臨床試験（JCOG0110）が進行中である．

6．腹腔鏡下手術（図58）

近年，腹腔鏡下胃切除術が急速に普及してきている．その利点は，まず創が小さいことによる疼痛の減少，早期離床，腸管蠕動の回復促進，腸管と創部の癒着減少などがある．また，カメラによる近接視，のぞき込みにより良好な視野が得られ，解剖の明確化やリンパ節郭清の精度の向上がもたらされた．関連機器や手術手技の改良によって，開腹手術と変わらない十分なリンパ節郭清や完全鏡視下の消化管吻合再建が可能となりつつある．しかし，2010年の胃癌治療ガイドラインでは十分な症例数を対象にした開腹手術との無作為化比較試験がないため，いまだ標準治療とはされず臨床研究レベルの治療法と位置づけられている．今後の臨床でのデータ集積と大規模臨床試験の結果が期待されている．対象症例は，上腹部手術の既往がなくリンパ節転移の少ない比較的早期の胃癌（ステージⅠAあるいはⅠB）とするのが一般的である．

腹腔鏡下胃切除術の方法：幽門側胃切除，胃全摘，噴門側胃切除いずれも手技的には可能である．臍にカメラポートをおいて，四つの操作用ポートから胃切除・郭清から再建までを行う方法が広く行われている．胃の切除後に小開腹を行い従来と同様に再建する方法（腹腔鏡補助下胃切除）や，完全に腹腔鏡下で再建まで行う方法がある．

7．胃切除後の再建術式

胃切除後の再建方法の選択に際して留意すべき点は，①縫合不全や吻合部狭窄などの合併症が少ないこと，②食事摂取量が十分で，食事に伴う不愉快な症状が少ないこと，③逆流による症状が少ないこと，④栄養障害をきたしにくいこと，⑤残胃の観察ができることなどがあげられる．これまでに，さまざまな再建法が試みられてきたが，上記すべてを満足する方法は未だ開発されておらず，Billroth によるオリジナルの吻合再建法ですら現在でも標準術式のひとつとして汎用されている．また，以下の術式と組み合わせて，胃と同様の貯留能を期待した空腸パウチを作成して再建吻合する術式も試みられている．

1）幽門側胃切除後再建法（図59）

①**Billroth Ⅰ法**：胃断端大彎側と十二指腸を単純に端々吻合する．十二指腸の盲端を作らないこと，吻合が1ヵ所で単純であること，食事が十二指腸を通過するので消化液との混和が良好であることや十二指腸や上部空腸から分泌される消化管ホルモン分泌などが生理的であるなどの利点のため，わが国ではもっとも好まれてきた．縫合不全や吻合部狭窄などの合併症がやや多く，また局所再発した時に通過障害をきたすことなどが欠点である．残胃が小さい場合には吻合が困難となるため，以下の2法を選択する．

②**Billroth Ⅱ法**：胃断端と上部空腸を端側あるいは側々吻合し，十二指腸断端は閉鎖する方法である．結腸間膜を通して挙上する結腸後吻合と，結腸の前方で行う結腸前吻合がある．吻合部の口側の空腸（～十二指腸）を輸入脚，肛門側の空腸を輸出脚と呼ぶ．口側の十二指腸が吻合部付近の閉塞により拡張をきたす輸入脚症候群をきたすことがあり，予防的に輸入脚と輸出脚を側々吻合（Braun 吻合）することもある．十二指腸液の胃内逆流のため残胃炎や残胃癌が多く，非生理的経路であることも不利であるが，吻合が単純で縫合不全は少ない．

③**Roux-en-Y 法**（図50参照）：以前は胃全摘後に用いられてきた Roux-en-Y 法だが，近年幽門側胃切除後にも多用されるようになってきた．縫合不全などの合併症が少ないこと，胃内への胆汁逆流が少ないことが利点で，残胃炎や逆流性食道炎が少ない．吻合箇所が多いこと，経乳頭的な胆道造影・切石が困難なこと，まれに食物の胃からの流出障害（Roux stasis syndrome）をきたすことが欠点である．

2）胃全摘後再建法（図60）

①**Roux-en-Y 法**：トライツ靭帯から約20cmの部位で離断した空腸の肛門側断端を食道断端と circular stapler を用いて端側吻合を行い，40cm以上の空腸脚（Roux-en-Y 脚とも呼ぶ）をとって口側空腸断端と端側吻合を行う術式である．単純な術式でありながら逆流が少なく，食事摂取量も他の方法と遜色ない．現在わが国では，もっとも多く行われている胃全摘後の再建法である．

②**空腸間置法**：食道断端と十二指腸断端の間を35cm～40cmの有茎性（血管がつながったまま

Billroth I 法　　　　　　Billroth II 法　　　　　　Roux-en-Y 法

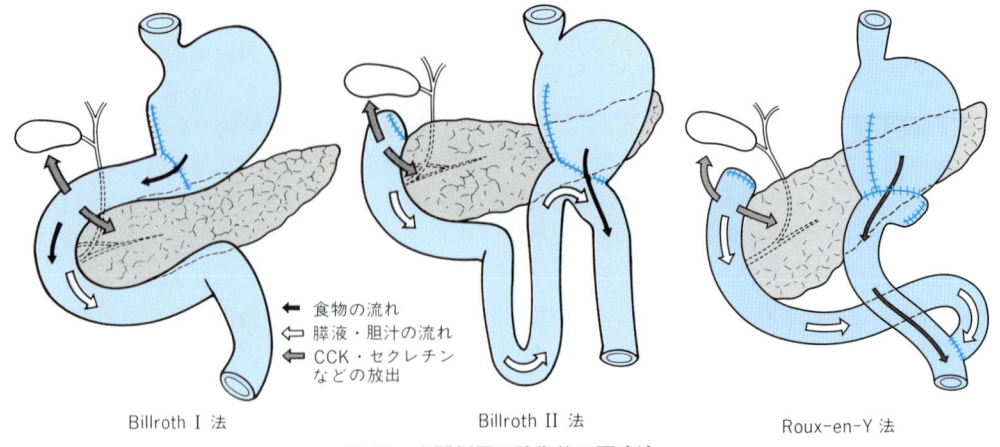

← 食物の流れ
⇐ 膵液・胆汁の流れ
⇐ CCK・セクレチンなどの放出

図 59　幽門側胃切除術後の再建法

Roux-en-Y 法　　　　空腸間置法　　　　double tract 法

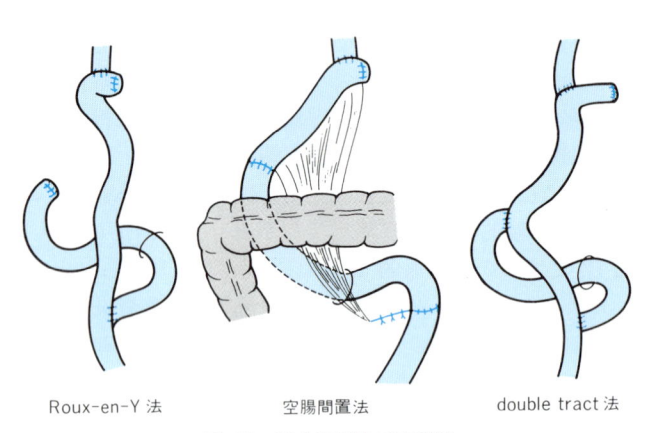

図 60　胃全摘術後の再建法

で挙上すること)の空腸で間置するものである．空腸を採取したあとは，端々吻合で修復する．もっとも生理的な再建法とされ，十二指腸の盲端と空置（blind loop）を避けることができるが，吻合箇所が多く，食事量や自覚症状も Roux-en-Y 法と比較して利点が明らかではない．最近では少なくなっている．

③ **Double tract 法**：食事が空腸脚と十二指腸の両方を流れるようにした再建法で，Roux-en-Y 法の空腸脚の食道空腸吻合部より 35〜40 cm 肛門側で十二指腸断端と側端吻合を置くものである．十二指腸が盲端にならず，食物の一部が通過することが利点である．

3）噴門側胃切除後再建法（図 61）

① **食道胃吻合**：噴門側胃切除後，単純に食道胃端々吻合を行うと激しい逆流性食道炎が生じるため，従来は避けられてきた方法である．しかし，

食道胃吻合法　　　　　　空腸間置法

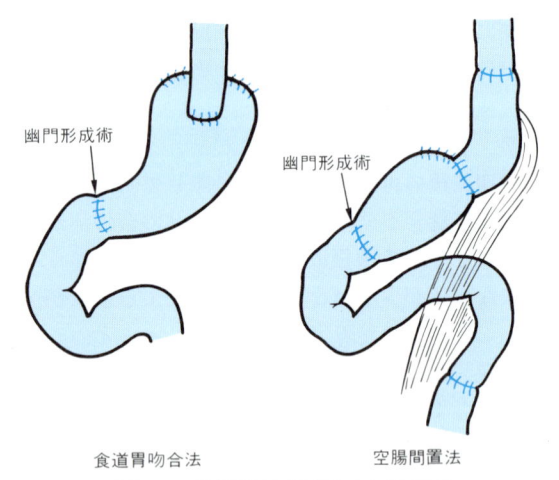

図 61　噴門側胃切除術後の再建術式

胃前壁に端側吻合し，食道後壁と胃断端を縫着して His 角を形成することで逆流が軽減し，また強力な制酸剤である PPI を併用することで良好な

QOLを得られるようになった．再建が単純であり，残胃の観察も容易である．ただし，残胃の排出遅延が問題となることがある．

　②**空腸間置法**：食道と残胃の間に10～20cmの有茎空腸を間置して吻合する方法で，逆流は軽減されかつ残胃の観察も可能である．施設によっては，ステープラーを用いて間置空腸を袋状に形成（パウチ）し，胃の貯留能を高めて食事摂取量を増加させる試みが行われている．

8．周囲臓器合併切除

　周囲臓器に直接浸潤する（T4b）胃癌に対して，播種や遠隔転移などの非治癒因子がなく，浸潤した他臓器の切除が可能であれば合併切除を行う．主な浸潤臓器としては，膵臓，横行結腸（間膜），肝外側区域，十二指腸などがあり，それぞれ膵体尾部切除，結腸合併切除，肝切除，膵頭十二指腸切除などが行われる．リンパ節郭清目的に膵体尾・脾臓をルーチンで切除していた時代があったが，膵切除の合併症が多く危険であるため，最近では膵上部のリンパ節転移や腫瘍そのものが膵浸潤をきたしているような場合に限って行われている．また，かつて高度進行胃癌に対して左上腹部内臓全摘という術式もあり，肝外側区域，膵体尾，脾臓，横行結腸を一塊に切除することもあったが，最近では強力な抗癌薬治療を併用するためあまり行われなくなった．

9．胃癌に対する術前術後化学療法

　胃癌に対する抗癌薬治療の進歩に伴って，治療成績の向上を目的として術前に強力な化学療法を行って，腫瘍のdown gradeやdown sizeをしてから手術を行うことがある（術前補助化学療法）．術前に抗癌薬治療を行うと，十分な量の抗癌薬の投与が可能であり，また局所への血管網が維持されているので十分に病巣に薬剤が到達するため抗癌薬治療の効果が高いことが利点である．時に手術時に腫瘍が組織学的に消失していることもある（組織学的CR）．化学療法プロトコールとしては奏効率が高いS-1/シスプラチン，あるいはS-1とタキサン系との組み合わせが用いられている．術前化学療法後であっても安全に手術が行うことができること，完全切除率が改善することなどが明らかとなっているが，全体の予後改善効果については不明である．対象症例としては再発の危険性が高いステージⅢA以上が考えられている．現在JCOGによる術前補助化学療法の臨床試験0501が進行中であり，結果が期待されている．

　進行癌の治癒切除後に対しては，術後補助化学療法が行われる．わが国で行われたRCTであるACTS-GC試験の結果，ステージⅡ，Ⅲの胃癌の切除術後患者が1年間S-1の内服治療を行うと，5年生存率が約10％改善されることが明らかとなった．したがって，重篤な基礎疾患やアレルギーなどがない限り，S-1内服による術後補助化学療法が推奨されている．

10．胃癌に対する姑息的手術

　根治切除が不能，困難な症例に対して，症状の緩和を目的とした手術が行われることがある．一つは消化管の通過障害を改善するために行うバイパス手術である．幽門部胃癌でしばしばみられる幽門狭窄に対しては，胃空腸吻合術を行う．胃を離断して吻合する方法（空置的胃空腸吻合）の方が術後のQOLが高いと報告されている（図62）．もう一つは出血や圧迫，浸潤による腫瘍関連症状の改善を期待して胃切除を行う姑息切除術がある．これらの症例では基本的に化学療法が主体となるが，消化管通過障害の改善により胃癌のキードラッグである経口薬S-1の内服治療が可能となるので，積極的治療の一環と位置づけることもできる．これとは別に，播種や肝転移などがあり治癒切除困難であるが出血や閉塞などがない症例において，予後の延長を期待して胃切除やリンパ節郭清を行うものを減量手術と呼ぶ．予後に対する効果についてはいまだ明らかではない．

B．GISTに対する手術

　GISTは消化管の間質系腫瘍でもっとも頻度が高いもので，胃（約60％）および小腸（約30％）に好発する．受容体型チロシンキナーゼであるKIT蛋白の過剰発現を認め，ほとんどの症例で*c-kit*遺伝子（90％）あるいは*PDGFRA1*遺伝子（5％）の変異を伴う．検診などで見つかることもあるが，消化管出血や腹部腫瘤などの症状で発症することも多い．腫瘍径の小さいものは完全切除すれば予後良好だが，進行・再発で肝転移や腹膜

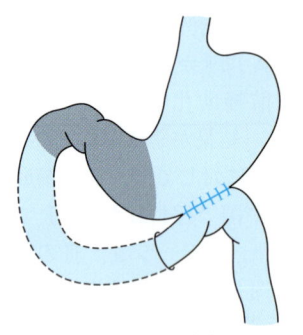

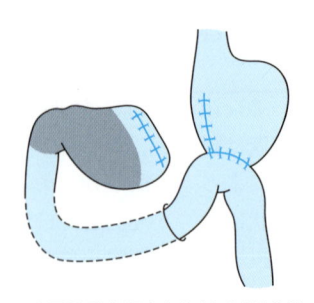

A. 単純胃空腸吻合術　　B. 空置的胃空腸吻合術（完全離断法）　　C. 空置的胃空腸吻合術（不完全離断法）

図 62　胃癌に対する姑息的手術

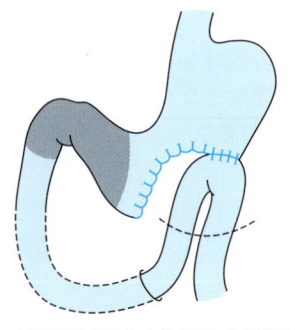

表 9　胃 GIST のステージ分類

ステージ	T（腫瘍径）	N	M	核分裂数
Stage ⅠA	T1, T2	N0	M0	低
Stage ⅠB	T3	N0	M0	低
Stage Ⅱ	T1, T2 T4	N0	M0	高 低
Stage ⅢA	T3	N0	M0	高
Stage ⅢB	T4	N0	M0	高
Stage Ⅳ	T に関係なく T に関係なく	N1 N に関係なく	M0 M1	核分裂数に関係なく 核分裂数に関係なく

核分裂数は≦5 を低，＞5 を高とする．　　　　　　（UICC-TNM 7th ed. 2009）

播種をきたすと予後不良である．再発リスクは腫瘍径と核分裂像を組み合わせて判定する NIH コンセンサス（別名 Fletcher 分類）が用いられており，最近，UICC が新しい TNM 分類で対応した（596 頁 表 8，表 9 参照）．かつては外科的切除が唯一の治療法であったが，c-kit に対するチロシンキナーゼ阻害薬である Imatinib mesilate（商品名：グリベック）が 2001 年に登場し，生存期間が大きく改善した．長期にわたり内服を続ける必要がある．近年，高リスク症例に対して術前・術後に imatinib を用いることで，手術成績の向上がはかられている．

▶手術治療：胃 GIST は胃粘膜下腫瘍の形で見つかることが多い．粘膜下腫瘍の径が 2 cm 以下では経過観察となるが，径 5.1 cm 以上，明らかな増大傾向，有症状，組織学的な GIST の診断のいずれかがあれば手術の適応である．治癒を期待するためには完全切除が必要だが，切除断端が腫瘍陰性となればよいとされており，巨大なものや周囲に浸潤するもの以外は局所切除が原則である．噴門や幽門にかかるような場合には通過障害が懸念されるため，噴門側あるいは幽門側胃切除を要することもある．リンパ節転移はまれなので，予防的リンパ節郭清は行わない．腹腔鏡下手術の適応は径 5 cm 以下の胃 GIST とされ，それより大きいものや周囲臓器に浸潤するものなどは開腹下に手術を行う．播種性再発の危険が高くなるため，腫瘍の偽被膜を損傷しないようにする．

C．悪性リンパ腫に対する外科治療

胃リンパ腫の多くは MALT リンパ腫（約 40％）と DLBCL（45～50％）である．そもそも悪性リンパ腫は血液疾患であるが，従来胃外科の発達したわが国においては，局所治療である手術治療が多く行われてきた．事実，限局期である進行度 Stage Ⅰ～Ⅱ1（Lugano 分類）の段階では胃切除とリンパ節郭清によって手術単独でも良好な予後

が得られてきた．しかしMALTリンパ腫は低悪性度であり，*H. pylori* の除菌や化学療法・放射線療法が有効である．また，悪性度が高いDLBCLにおいても，切除後に化学療法を行うことで良好な予後が得られることが知られていた．そして近年，適切な化学療法を行えば手術の有無で予後にほとんど差がないことが明らかとなり，手術は次第に行われなくなった．

現在では手術治療の適応は穿孔と止血困難な出血，内科的治療抵抗例に限られている．初発例ばかりでなく，化学療法による組織壊死で穿孔や出血が生じる場合がある（5％以下）．穿孔や出血を予測できる要因が明らかではないため，予防的な手術適応を決めるのは困難とされるが，化学療法中に起こった穿孔性腹膜炎は骨髄抑制などを合併しており手術治療に難渋することも事実である．

D．内分泌腫瘍に対する手術

1．胃の神経内分泌腫瘍（NET）

胃に発生する神経内分泌腫瘍（NET）は，Ⅰ～Ⅲの3型に分類される．発生頻度がもっとも高いのがⅠ型で全体の約70％を占める．

Ⅰ型：慢性萎縮性胃炎，悪性貧血そして強力な制酸薬（proton pump inhibitorsなど）の長期内服に伴って，胃粘膜内のenterochromaffin-like cells（ECL細胞）が腫瘍を形成するものでECLomaとも呼ばれる．持続的高ガストリン血症が長期化すると，血液中のガストリンの細胞増殖作用（trophic effect）によりECL細胞が過形成を経て腫瘍化すると考えられている．胃底部に多中心性に発生し，1cm以下の場合が多く，リンパ節や肝臓への転移は稀で内視鏡的切除が適応となる場合が多い．

Ⅱ型：胃酸分泌の亢進と高ガストリン血症が併存する患者に発生する胃底部のECLomaで，全体の10％程度を占める．通常，多発性内分泌腺腫症1型（MEN1型）の患者がガストリノーマを伴う場合に見られる．この場合のガストリノーマは通常，十二指腸に発生し，時に膵臓にも発生するが，胃に発生することはきわめてまれで，胃にはECLomaが発生する．このECLomaはⅠ型に比して浸潤傾向と転移傾向が高く，1cm以上になれば胃切除と局所リンパ節郭清が薦められる．悪性度の強さに関しては *MEN I* 遺伝子の異常の関与が推測されている．

Ⅲ型：全体の約25％を占め，腫瘍はガストリン細胞やセロトニン，グレリンなどを産生する細胞などから構成されていて悪性度が高く，単発性で，2cm以上のことが多く，胃底部のみならず前庭部にも発生し，Ⅰ型やⅡ型に比してより転移性，浸潤性なために，早期のリンパ節郭清を伴う胃切除術が薦められる．

E．消化性潰瘍に対する手術

かつて強力な薬物療法がない時代には，消化性潰瘍の治療は手術治療が中心であった．攻撃因子としての胃酸分泌を低下させるために，胃の幽門側3分の2を切除する広範胃切除術や（選択的）迷走神経切離術が行われた．また，穿孔，出血の際は緊急開腹手術が行われ，腹膜炎の治療や止血術などと同時に潰瘍の再発を防ぐための胃切除が必須であった．

しかしヒスタミンH2受容体拮抗薬やプロトンポンプ阻害薬（PPI）などの登場以降，消化性潰瘍の治療に手術が必要になることはまれとなった．薬物療法や *H. pylori* 除菌治療による治療効果が高いため胃切除や迷走神経切離術は不要となり，また出血しても内視鏡的止血術やIVRによりよくコントロールできるようになったためである．ただし，穿孔による緊急手術は現在でもしばしば行われている．

現在の手術適応は以下のとおりである．

① 穿孔性腹膜炎

② 内視鏡的止血後，出血がコントロールできないあるいはくり返す場合

③ 幽門狭窄で薬物治療が無効あるいは再発する場合

④ 薬物治療に抵抗性で再発をくり返す重度の潰瘍（Zollinger-Ellison症候群や腫瘍性疾患などが背景にあることがあるので注意が必要）

▶手術術式

①の穿孔の場合，穿孔部が比較的小さく，腹水が少量で胃内も空虚なときは，絶食，胃内減圧，薬物治療のみの保存的治療でも軽快することがある．大量の腹水，感染兆候，full stomach，保存的治療で悪化などにより手術適応とされた場合には

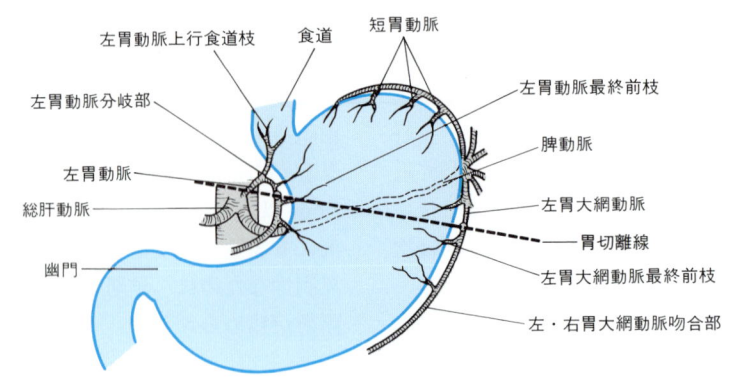

図 63 広範囲幽門側胃切除術

緊急手術を行う．小開腹あるいは腹腔鏡下に穿孔部縫合や大網充填により穿孔部を閉鎖し，汚染した腹腔を大量（通常6〜10 l）の生理食塩水で洗浄する．術後，胃の減圧と共に経静脈的にPPIを投与し，経口摂取が可能になれば内服薬に移行する．胃潰瘍の穿孔は比較的大きいことが多いので，開腹下に穿孔部閉鎖を行い大網被覆することもある．胃癌の穿孔との鑑別を慎重に行う必要がある．

②では血管縫合，左胃動脈結紮等による止血後に広範囲胃切除を，③，④では広範囲胃切除のみを行う．広範囲幽門側胃切除術とは肛門側は幽門に近接した十二指腸を切離し，口側の切離は，大井の提唱する切離線でなされる．すなわち小彎側では左胃動脈の最終前枝群のすぐ噴門側寄りの部位を，そして大彎側では左胃大網動脈の最終前分枝のすぐ噴門寄りの部位を確認し，両者を結ぶ線上で幽門側の約2/3の胃を切除する方法である（図63）．胃切除術後の抗潰瘍薬の投与は一般に必要ではないが，吻合部潰瘍の発生に注意が必要である（D 胃・十二指腸潰瘍，573頁参照）．

F．肥満に対する手術

欧米では，いわゆるmorbid obesity（病的肥満）に対する手術治療が増加しつつある．主な術式として，胃バンド留置手術，袖状胃切除術，胃バイパス手術，胆膵路変更術などがある．いずれも有効な減量効果を期待できるが，もともと重篤な肥満があるため合併症の頻度も少なくない．わが国では極度の肥満が少ないため，行われることはいまだ一般的ではない．

I 胃手術後障害

主な胃手術後障害について，その成因，病態生理および治療などについて概説する．

1．消化吸収障害

▶概念　胃手術後には各種栄養素の消化吸収障害が起こり，その結果低栄養状態が惹起されることが少なくない．障害が軽度であれば体重回復の遅延にとどまるが，高度になると体重減少，低蛋白血症，浮腫，貧血，血清コレステロールの低下，下痢，脂肪便などをきたす．栄養素でも蛋白の吸収障害に比べて脂肪の吸収障害が著明であることが多い．

▶成因，病態生理　胃切除術後の消化吸収障害には，残胃の大きさ，胃切除に伴う迷走神経切離術や消化管ホルモン分泌変動，胃内容急速排出など，胃内外の種々の要因が関与している（図64）．蛋白質の消化吸収に関しては，胃酸分泌の減少（無酸〜低酸）によるペプシノゲンの不活性化により，蛋白分解作用の低下が起こる．脂肪は，胃酸分泌の減少や，消化管ホルモンの分泌低下に基づく膵分泌機能低下により，消化吸収が障害される．また，迷走神経の肝枝の切離により，胆嚢機能の低下がもたらされる．さらに，迷走神経腹腔枝の切離により小腸粘膜の萎縮が生じるが，これが小腸からの吸収能力の低下の一因になる（図64）．消化吸収（栄養）障害は体重減少を指標とした場合，胃全摘術後においてもっとも顕著である．Billroth I法とBillroth II法の比較では，Billroth II法再建後に体重減少発生頻度がより高い．

図 64 消化吸収障害

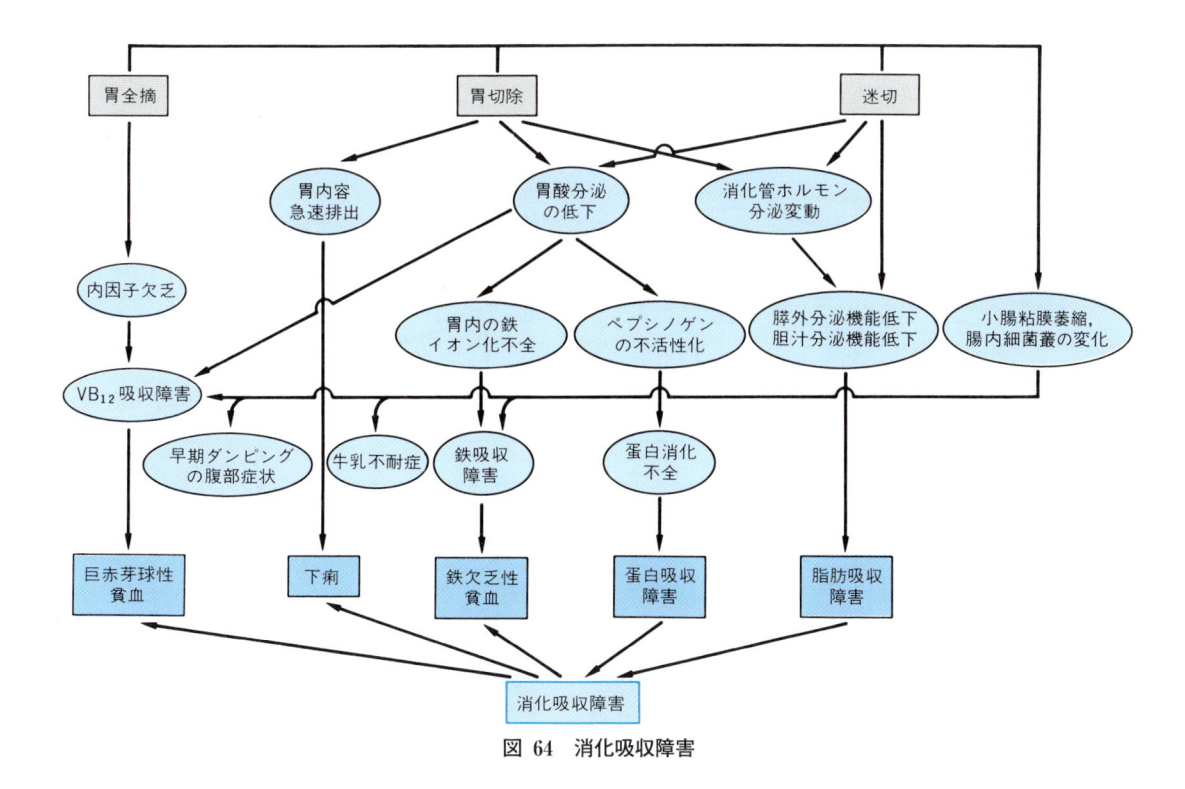

▶**治療** 栄養管理がもっとも大切であり，バランスのとれた高栄養価の食事，すなわち，高カロリー，高蛋白，低脂肪食を原則とし，同時に十分な消化酵素剤を投与する．胃切除に際して良性疾患では迷走神経の肝枝，腹腔枝を温存すべきである．

2．ダンピング症候群

▶**概念** 食事摂取後の30分以内に生じる早期ダンピング症候群と，食後2～3時間に発生する晩期ダンピング症候群とに分類されている．早期ダンピング症候群は，食後30分以内に冷汗，動悸，めまい，失神，顔面紅潮，顔面蒼白，全身倦怠感，嗜眠感，頭痛，頭重，胸内苦悶などのショック様の全身症状と，腹鳴，腹痛，下痢，吐気，嘔吐，腹部膨満，腹部不快感などの腹部症状の中のいくつかが惹起され45分間ほど持続するものをいう．全身症状が1項目以上あれば本症候群と診断する．晩期ダンピング症候群とは，胃切除後に糖質が胃から小腸に急速排出され，吸収が速やかなために食後短時間に高血糖が生じてインスリンの過剰分泌をきたすが，インスリン分泌はすぐには低下せずに遷延し胃切除後のために摂食量が少ないので，反対に低血糖症状をきたす病態で，症状は糖の摂取により消失する．晩期ダンピング症候群の発生頻度は5％以下と少ない．

①**成因，病態生理** 糖質に富む食物を大量に摂取したときに発症することが多い．未消化で高張の食物が上部空腸に急速に排出すると，血管より腸管内への水分移動による上部空腸の拡張，血管運動神経反射，腸蠕動亢進，末梢血管拡張により門脈領域の血流停滞をきたし循環血漿量の減少と脳血流減少がもたらされ，さらに，空腸粘膜刺激により体液性因子や消化管ホルモンが分泌される（図65）．その結果，種々多彩な症状が時間的位相のもとに発現する．残胃が小さいほどより発生しやすい傾向にある．

②**治療** 治療の基本原則は食事療法にある．食事の内容，摂食時間，回数などを詳細に分析して，本症候群が出現しやすい環境を把握することが大切である．高蛋白，高脂肪，低炭水化物の食事を原則とし，液体成分を減らし（dry diet），かつ1回の食事量を制限しながら1日に5～6回位頻回に食事を摂取するように指導する．薬物療法としては，抗セロトニン薬がよく試みられる．他に，

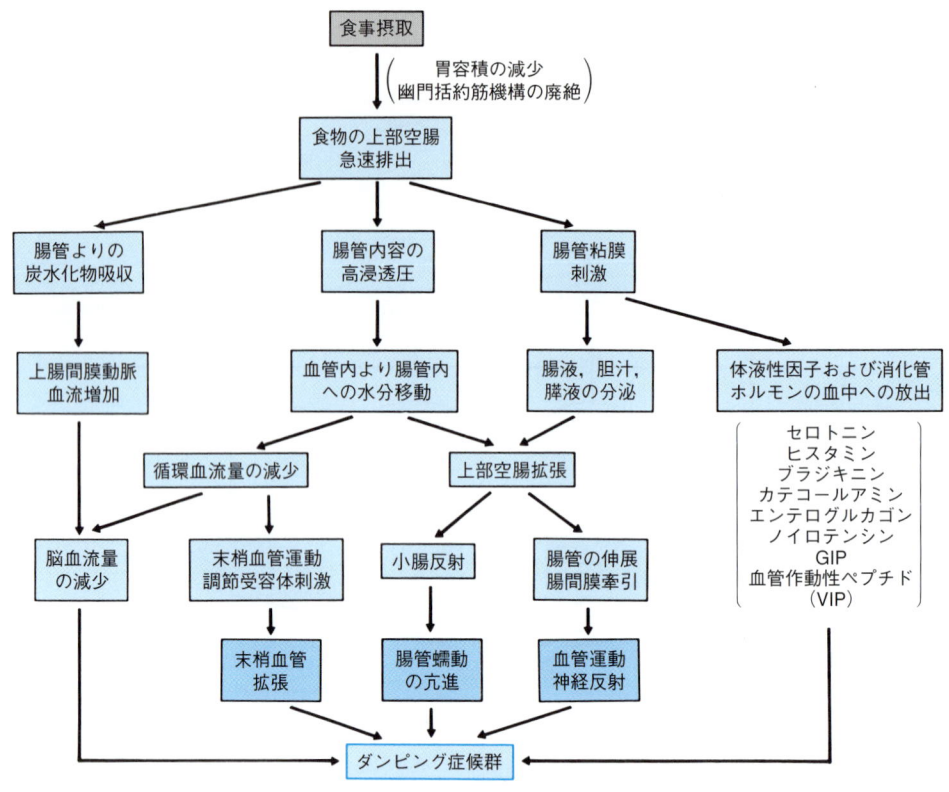

図 65 早期ダンピング症候群の発生機序

抗ヒスタミン薬，抗コリン薬，粘膜表面麻酔薬，自律神経遮断薬などが使用されることがある．

3. 貧　血

▶**概念**　胃切除術後の貧血には，鉄欠乏に起因する小球性低色素性貧血と，ビタミン B_{12} および内因子の欠乏による巨赤芽球性貧血の2種類がある．発生頻度は，胃の切除範囲や手術術式，術後の経過年数などにより異なる．胃切除後には，一般的に鉄欠乏性貧血の発生頻度が高率にみられ，術式別では胃全摘術後の発生頻度が高い．胃全摘術後の貧血は無胃性貧血として知られており，治療を行わないと，術後3～7年で，高色素性，大球性貧血，さらに巨赤芽球性貧血をきたす可能性が強い．

▶**成因，病態生理**　鉄が腸管から吸収されるためには，食物中に含まれる Fe^{2+} が，Fe^{3+} に還元される必要があるが，この過程に，胃液中の塩酸の存在が重要とされる．胃切除術後には胃酸分泌の著明な減少と胃貯留能の低下のために食物と塩酸の混和が不十分なまま急速に排出され，これが腸管からの鉄吸収障害へ直結する（図64）．また，鉄は主として十二指腸および上部小腸から吸収されるので，Billroth I 法吻合よりも Billroth II 法吻合の方が鉄欠乏性貧血の発生頻度が高くなる．一方，食物中のビタミン B_{12} は胃で胃酸やペプシンによって分解され，遊離型のビタミン B_{12} となる．ビタミン B_{12} の吸収には，胃酸，ペプシン，および壁細胞から分泌される内因子の存在が必須である．胃全摘術後には内因子の完全な欠落に加えて腸内細菌叢も増殖するために，ビタミン B_{12} の吸収障害が起き，ひいては巨赤芽球性貧血の発生へとつながる．胃全摘術後3～7年の間に，肝臓に貯蔵されていたビタミン B_{12} が枯渇するとともに，巨赤芽球性貧血が発生することになる．

▶**治療**　鉄欠乏性貧血に対しては鉄剤の経口投与を行う．鉄の吸収障害のある胃全摘術後では非経口投与を行う．Billroth II 法再建の場合も非経口投与が望ましい．一方，巨赤芽球性貧血に対してはビタミン B_{12} の経口的投与は無効で，非経口的に投与を行う必要がある．

4. 下痢

▶概念　胃手術後の下痢には，迷走神経切離や胃の切除範囲，さらには再建術式など種々の要因が関与しており，消化吸収障害に基づく下痢，早期ダンピング症候群に随伴する下痢や，胃手術後の牛乳不耐症による下痢などがある．

▶成因，病態生理　胃手術後の下痢発生の原因には，胃内容急速排出に基づく腸蠕動亢進（早期ダンピング症候群に付随する下痢と同じ機序），消化管ホルモン分泌変動，pancreaticocibal asynchrony（食物の上部空腸の通過と，胆汁・膵液分泌との間に時間的なずれが生じて，蛋白・脂肪の消化障害が起こる），低酸または無酸，小腸粘膜の萎縮，腸内細菌叢の変化，胆汁・膵液分泌障害などがある．下痢の症状や出現状況は多種多様である．胃切除術後の牛乳不耐症は二次性であり，腸内細菌叢の変化によりラクターゼ活性が低下することにより惹起される．この場合には，牛乳摂取後速やかに腹部膨満感，嘔気，腹鳴，腹痛をきたし，酸性臭のある水様性，時に，泡状下痢が起きる．

▶治療　食事療法としては，液状食事の制限，1回の食事量を減らして食事回数を増やすこと，遊離炭水化物や二糖類摂取の制限，線維成分の多い食事摂取などが推奨される．薬物療法には，抗痙攣剤，止痢剤，乳酸菌製剤，膵消化酵素剤などが用いられる．

5. 逆流性食道炎

総論20章，294頁参照．

6. 輸入脚症候群

総論20章，293頁参照．

7. 骨萎縮

▶概念　胃切除術後には，Caの吸収異常により骨代謝障害に基づく骨萎縮が高頻度に発生する．同年代の男性において，健常人，大腸切除患者，胃切除患者の腰椎の骨塩量を比較した成績では胃切除術後において骨塩量が著明な低下を示すこと

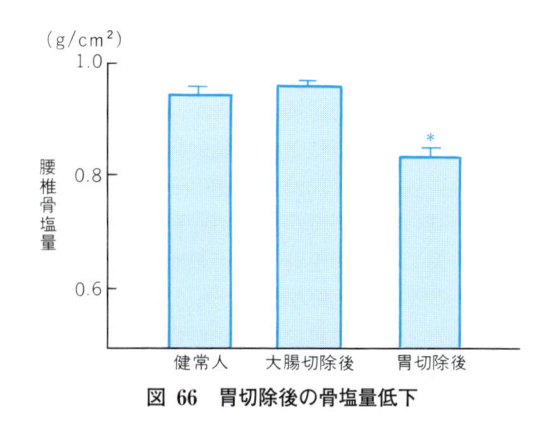

図66　胃切除後の骨塩量低下

がわかった（図66）．骨代謝障害の程度は胃切除範囲や再建術式により異なる．

▶成因，病態生理　胃切除後には食事摂取量が減少し，必然的にCa成分の摂取量が不足になりやすい．Ca塩は，アルカリ性では不溶性となり，酸性の場合に吸収が行われやすい．胃切除術により胃酸分泌は低下しCaの吸収障害をきたす．また胃切除後には小腸粘膜の萎縮や腸内細菌叢の変化のために，腸管の吸収能も低下する．脂肪の消化吸収障害に基づく脂肪性下痢の場合には小腸内に大量の遊離脂肪酸が生じ，Caと結合して不溶性のCa塩を作り，Caの吸収が妨げられる．ビタミンDは腸管からのCa吸収に重要な働きをするが，ビタミンDは脂溶性であり，脂肪性下痢の場合にはビタミンDの吸収も障害されるので，いっそうCaの吸収が妨げられる．Ca吸収の場に関しては，十二指腸と小腸上部空腸の果たす役割が大きいと考えられている．

▶治療　Ca含量の多い食事の摂取に努める．Ca摂取量がどうしても不足する場合にはCa製剤を用いることもある．Caの吸収にはビタミンDが必要であるので，骨塩量の低下の著しい場合にはビタミンDあるいはビスフォスフォネートなどを投与する．

8. 吻合部潰瘍

Ｄ　胃・十二指腸潰瘍，577頁参照．

9. 残胃の癌

▶概念　広義には胃切除術後の残胃に発生したす

べての癌を意味し，残胃再発癌も含まれる．一方，狭義には残胃という環境を背景として新たに発生した癌というふうに理解されるが，通常残胃の癌として問題になるのはこの狭義の癌である．ここでは狭義の残胃の癌について述べる．すなわち，初回手術時の疾患が良性で胃切除後の残胃に発生した癌，および初回手術時の疾患が胃癌である場合，もしくは不詳である場合でも，胃切除後10年以上経過してから残胃に発生した癌（非治癒切除術が明らかなものは除外する）である．

▶**成因，病態生理** 残胃の癌の発生機序や発生要因については不明の点が多く，一定の見解はみられない．一般に考えられている要因としては，胃切除による胃酸分泌の低下，胆汁，膵液の逆流，残胃断端への物理的・化学的刺激などがある．その中でも，胆汁や膵液の胃内への逆流，とくに胆汁酸の残胃粘膜に対する発癌促進作用が注目されている．さらに胃切除による酸分泌の低下および胆汁，膵液の逆流による胃内へのpHの上昇により，胃内細菌叢の増殖がもたらされるが，これが胆汁酸による発癌作用を促進するともいわれている．Billroth I法吻合よりもBillroth II法吻合において残胃の癌の発生率が高いが，これはBillroth II法吻合の方が，残胃粘膜が胆汁，膵液による直接刺激や逆流に曝される頻度が高いことによると考えられている．

▶**治療** 一般の胃癌と同様に，ガイドラインに準じて治療を行う．

10．胃切除後胆石

▶**概念** 胃切除術後には胆石が形成されやすいことが知られている．頻度は再建術式により異なる．

▶**成因，病態生理** 成因としては，まず胃切除の手術操作に基づく迷走神経肝枝の切離による胆嚢

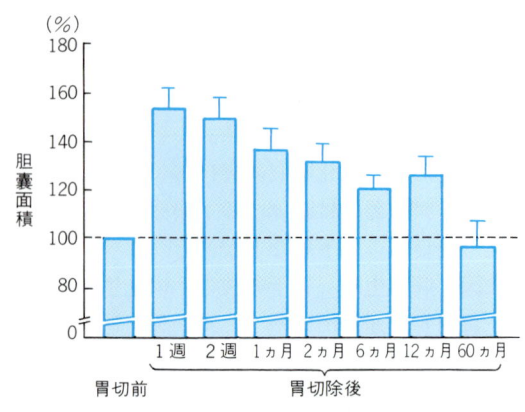

図 67 胃切除後における胆嚢面積の変化

機能の低下および胆汁組成の変化がある．早朝空腹時の胆嚢面積をエコーで観察計測しながら，胃切除前後における変化を調べると，空腹時の胆嚢面積は胃切除後1週目にはすでに胃切除前の1.5倍に腫脹し，その後も術後1年に至るまで1.2～1.4倍大の腫脹が続く（図67）．これは迷走神経肝枝の切離により胆嚢がatonicになったためであり，胆汁がうっ滞しやすい状態が惹起される．さらに，胃切除術後の幽門輪機能の欠落による食物の腸管への急速排出により，十二指腸や上部小腸に局在し，胆嚢収縮に重要な生理的役割を担う消化管ホルモンであるコレシストキニン（CCK）の分泌が異常になり，さらに，胆嚢が十分に収縮し得なくなる．胆汁組成の変化と，胆道感染や胆汁の腸肝循環の遅延などが加わって胆石が発生すると推察される．

▶**治療** エコーによる定期的な精査と経過観察が必要であるが，腹痛や胆嚢炎を生じる場合には胆嚢摘除術を行う．

また，迷走神経枝を切離するような胃癌の手術時には，予防的な胆嚢摘出をすすめる意見もある．

12 小腸および結腸

1. 小腸の構造と機能

A. 構　造

　小腸はTreitz靭帯部で十二指腸と境され，回盲弁（ileocecal valve，Bauhin弁）に至るまでの臓器であり，日本人成人で5〜7mの長さである．口側2/5を空腸（jejunum）が，肛門側3/5を回腸（ileum）が占めるが，明瞭な境界はない．空腸は左上腹部に，回腸は右下腹部および骨盤腔内に位置することが多い．

　小腸壁は粘膜，粘膜下層，固有筋層，漿膜からなる．小腸内腔は輪状ひだ（Kerckringひだ）が発達し，粘膜表面は長さ1mm前後の絨毛が突出し，その内腔面はさらに微細な多数の微絨毛があって，刷子縁と呼ばれる特殊な構造を作っている．そのため粘膜は広大な表面積を有する．絨毛表面は吸収を司る単層の円柱上皮でおおわれており，多数の杯細胞（goblet cell）も混じている．小腸粘膜内には多数のリンパ小節（lymph follicle）があり，空腸では孤立性に存在するが，回腸では楕円形に集合してPeyer板（Peyer patches）と呼ばれる．固有筋層は内側の輪状筋と外側の縦走筋とがあり，腸運動に関与する．

　小腸の血流は上腸間膜動脈（superior mesenteric artery；SMA）によって供給され，上腸間膜静脈（superior mesenteric vein）を経て門脈へ還流される．動静脈ともそれぞれ腸間膜内で相互に吻合して血管弓を形成している．リンパ管系は粘膜絨毛の中央リンパ管に始まり，壁を貫いて小腸間膜内のリンパ管に至り，腸リンパ本幹，乳び槽を経て胸管に入る．神経系では，粘膜下層にMeissner神経叢，縦走筋と輪状筋の間にAuerbach神経叢があり，前者は分泌吸収機能，後者は腸運動に関与している．小腸の運動は迷走神経刺激により促進され，交感神経刺激により抑制される．

B. 機　能

　小腸の最重要機能は消化・吸収であり，胆汁・膵液と密接な関連を持っている．また腸運動も消化吸収に関与する重要な因子である．

1）運　動

　腸運動には内容物を肛門側へ移動させるもの，消化吸収に有利な環境を提供するもの等があり，きわめて複雑であるが，基本的には縦走筋と輪状筋が関与する蠕動運動（peristalsis），主として縦走筋が関与する振り子運動（pendulation）と，輪状筋が関与する分節運動（segmentation）に分類される．蠕動運動は腸内容の肛門側への移動に関与し，後二者は内容物の混和に関与する．

2）消化吸収

　1日に5〜10lの水が小腸へ送られるが，その90％は小腸において主として受動輸送で吸収される．オリゴ糖や二糖類は小腸上皮の刷子縁に存在する膜結合糖分解酵素により単糖類に分解され，吸収される．蛋白質は小腸へはオリゴペプチドとして送られてくるが，オリゴペプチドのまま，あるいはやはり刷子縁に存在する蛋白分解酵素によりアミノ酸となって吸収される．吸収された糖・アミノ酸は門脈経路で肝臓に運ばれる．食物中の脂肪の大部分を占める中性脂肪は胆汁酸の界面活性効果により胃・十二指腸で十分混和され乳状となって小腸に送られてくるが，リパーゼによってグリセロールと脂肪酸に分解され，これらは胆汁酸と共にミセル（micelle）を形成し，単純拡散により上皮細胞に入る．ここで再合成された中性脂肪はカイロミクロン（chylomicron）となり絨毛のリンパ管に入り，胸管経由で大循環に流入する．脂肪の吸収に関与した胆汁酸は回腸で吸収されたのち門脈を経て肝臓へ運ばれ，再び胆汁中に分泌されて小腸内の脂肪吸収に関与する．これを**胆汁酸の腸肝循環**（enterohepatic circulation）という．

2. 結腸の構造と機能

A. 構　　造

結腸（colon）は回盲弁を介して回腸から連なり，盲腸（cecum），上行結腸（ascending colon），横行結腸（transverse colon），下行結腸（descending colon），S状結腸（sigmoid colon）からなり，直腸へと連続する．盲腸の後内側には虫垂（appendix of vermiformis）がある（図1）．結腸と直腸を併せて大腸と称する．結腸の長さは約1.5mである．結腸の縦走筋は3ヵ所で集中肥厚して3本の結腸ひも（tenia of colon）を形成している．これらは虫垂根部から始まり，直腸に達して縦走筋として扇状に広がって消失する．結腸の表面は分節状の隆起が連続して存在し，これを結腸膨起（haustra of colon）という．結腸には輪状ひだと絨毛はない．結腸の陰窩は小腸より長く，杯細胞に富んでいる．

結腸の右半分は上腸間膜動脈の分枝である回結腸動脈（ileocolic artery），右結腸動脈（right colic artery），中結腸動脈（middle colic artery）から血流を受け，左半分は下腸間膜動脈（inferior mesenteric artery；IMA）の分枝である左結腸動脈（left colic artery）とS状結腸動脈（sigmoid artery）から受けている（図1）．結腸の静脈血は，右半分は各動脈に沿う同名の静脈を経て上腸間膜静脈から門脈へ，左半分は同名の静脈から下腸間膜静脈，脾静脈を経て門脈へ還流される．リンパ流は，粘膜下および漿膜下に存在するリンパ叢を出た後，結腸壁在リンパ節，中間リンパ節，主リンパ節を経て乳び槽，胸管へと流れる．主リンパ節は，右半結腸では上腸間膜動脈根部，左半結腸では下腸間膜動脈根部に存在する．結腸でも小腸と同様，輪状筋と縦走筋の筋層間にAuerbach神経叢があり腸運動に関与する．

B. 機　　能

結腸の重要な機能として①水と電解質の吸収，②糞便の滞留と排泄の調節，③腸内細菌叢の維持，がある．

1）運　動

結腸の運動は小腸よりさらに複雑で，膨起往復

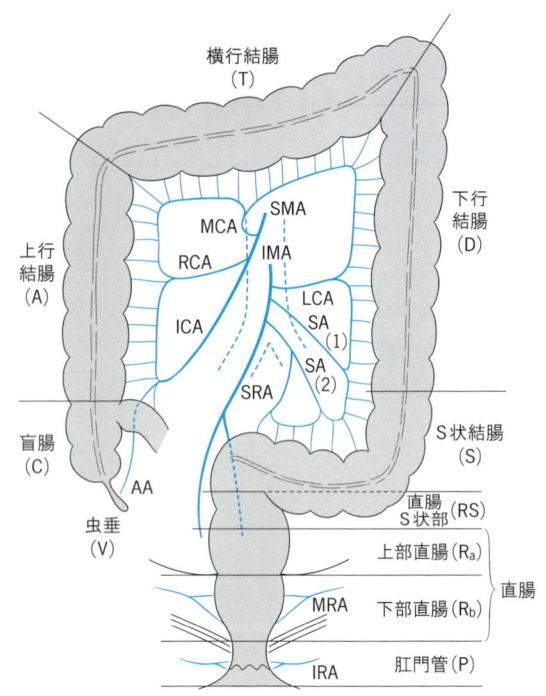

図1　大腸の区分と動脈分布
大腸の区分は大腸癌取扱い規約，第7版補訂版，2009による．
大腸の動脈分布：
SMA；上腸間膜動脈，MCA；中結腸動脈，RCA；右結腸動脈，ICA；回結腸動脈，AA；虫垂動脈
IMA；下腸間膜動脈，LCA；左結腸動脈，SA；S状結腸動脈，SRA；上直腸動脈
MRA；中直腸動脈，IRA；下直腸動脈

運動，分節推進運動，多膨起推進運動，蠕動運動の4種類があり，これらが複雑に絡み合って糞便の滞留と撹拌，肛門側への輸送が有機的に行われる．内容の移動は食物の種類，精神的因子，時刻等によっても左右されるが，盲腸からS状結腸に達するまでに15～20時間を要する．

2）吸　収

結腸に入る腸内容の量は1日1,500 ml程で，ここから90％の水と200 mEqのNaが吸収され，KとHCO$_3$が分泌されて加わる．吸収は上行～横行結腸で主として行われる．

3）腸内細菌

腸内には100種類にも及ぶ細菌が常在し，その大部分は*Bacteroides*をはじめとする嫌気性菌である．大腸菌（*E. coli*）や腸球菌（*Enterococcus fecalis*）などの好気性菌は1％以下である．食物線維は腸内細菌によって嫌気性解糖を受け，短鎖脂肪酸となってエネルギー源として利用される．

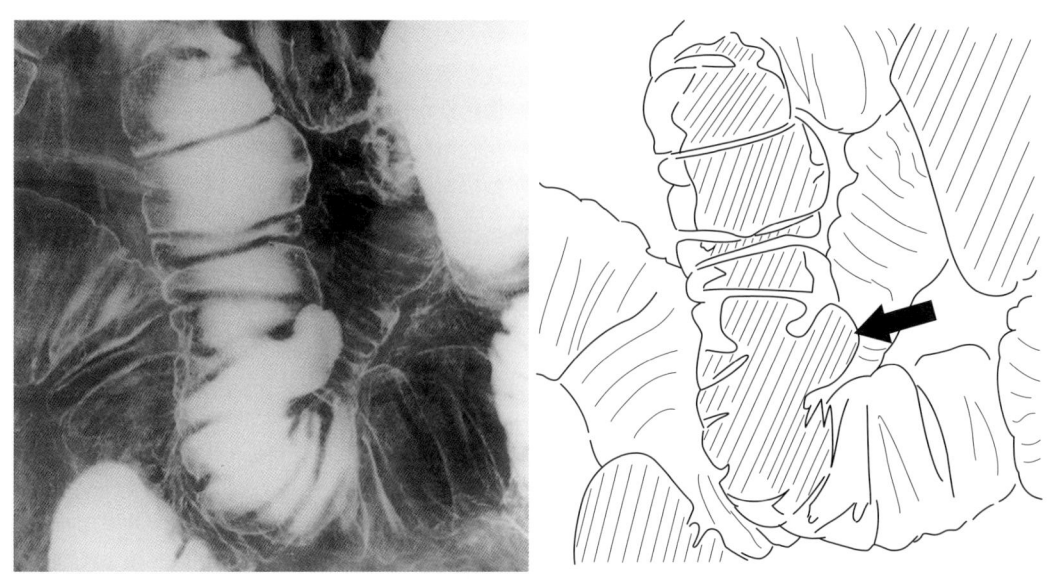

図 2 小腸二重造影
矢印の先に空腸憩室が写っている．

3．小腸検査法

A．画像検査

　一般に小腸の画像検査を行うことは少ない．しかし，小腸病変の多い疾患（Crohn病やPeutz-Jeghers症候群等）や小腸腫瘍・出血等が疑われる場合には実施される．口や肛門から遠いため，内視鏡による直接的な観察は日常的な検査としては行い難い．したがって造影剤を用いたX線検査が主流である．

1）造影X線検査
① 小腸造影検査
　ⓐ 経口法：経口的にバリウムを飲ませ，小腸内を通過する際に観察・撮影する方法である．小腸を拡張させ異常を検出しやすいよう，発泡剤を経口投与することもある．
　ⓑ ロングチューブ挿入法：鼻孔から食道，胃，十二指腸を経て空腸起始部までバルーンのついた長いチューブを挿入し，バルーンを膨らませて口側への逆流を防止した上で先端からバリウムを注入して，小腸造影を行うものである．空気を同時に注入することによって**二重造影**も可能で，経口法よりも鮮明な画像が得られる（図2）．
　② **血管造影検査**　大量の出血性病変や血流の豊富な腫瘍の場合，経皮的な大腿動脈等の穿刺による選択的上腸間膜動脈造影が診断確定に有用である．

2）小腸内視鏡検査
　① **ダブルバルーン小腸内視鏡**　近年は，内視鏡先端とそれをおおうオーバーチューブの先端に装着したバルーンを交互に膨らませしぼませる等の工夫によって，尺取虫のように内視鏡を進ませる手技が普及しつつある．口から食道・胃・十二指腸経由での挿入と，肛門から直腸・結腸・回盲弁経由での挿入によって小腸ほぼ全域の観察，生検等の検査が可能とされる．
　② **カプセル内視鏡**　ごく最近，超小型のカメラや無線装置を内蔵したカプセルを経口的に内服させ，カプセルが蠕動運動に乗って小腸内を運ばれる際に撮って送信してくる画像を観察する手技が普及しつつある．カプセルの嚥下時以外は患者に苦痛はなく小腸ほぼ全域の観察が可能ではあるが，画像の鮮明さや観察部位の随意性にはいまだ問題がある．

3）その他
　小腸の出血性病変の診断には，放射性同位元素テクネチウム-99m（^{99m}Tc）を用いたスキャニング（**消化管出血シンチグラム**）が有効なこともある（図3）．

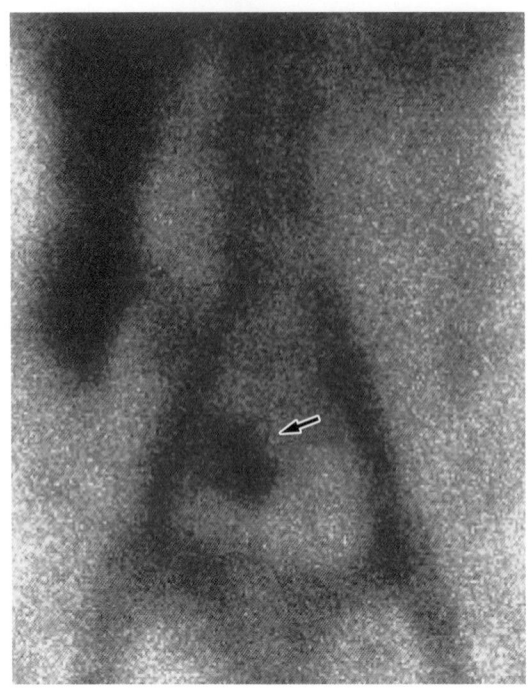

図3 ^{99m}Tc-スキャニング
Meckel憩室に^{99m}Tcの集積が認められる．

B. 機能検査

　小腸の機能検査として代表的なものには，消化吸収試験がある．Crohn病，短腸症候群等の小腸疾患の他，膵外分泌障害の際にも行われる．消化と吸収の障害を厳密に区別することは臨床的には困難であり，実際には吸収異常を検査するもので，病態に応じて糖，蛋白，脂肪，それぞれの吸収試験が行われる．

4．大腸検査法

　結腸と直腸は機能的ならびに構造的に連続しているため，両者の検査法に本質的な違いはない．したがって両者を併せて，大腸検査法として述べる．

A. 一般検査

1）便潜血検査

　ヘモグロビンの有するペルオキシダーゼ様作用を利用した非特異的血液検出法に代わり，ヒトヘモグロビンに対するモノクローナル抗体を用いた特異的な**免疫学的便潜血反応**が**大腸癌スクリーニング法**として用いられている．食事制限が不要で偽陽性が少なく，検出感度が高い．ただし上部消化管出血については，小腸においてヘモグロビンの抗原部分が消化され検出不能となる可能性があるため，この方法は不向きである．

2）虫卵検査

　近年は寄生虫が原因の消化器症状を訴える症例は少ないが，いまだ完全に駆逐されているわけではなく，とくに最近は開発途上国への旅行の増加，有機肥料の見直し等から，便の虫卵検査も忘れてはならない検査となっている．

3）細菌検査

　下痢をきたす疾患の診断に細菌検査は重要であり，便培養も併せて行う．また，**感染性腸疾患**と**非感染性腸疾患**（潰瘍性大腸炎，Crohn病，虚血性大腸炎等）との鑑別にも不可欠である．感染性腸疾患の起炎菌としては，病原性大腸菌（*E. coli*, O-157等），メチシリン耐性黄色ブドウ球菌（methicillin-resistant *Staphylococcus aureus*；MRSA），*Clostridium*, *Campylobacter*, *Yersinia*等があるが，アメーバや結核菌にも留意する．細菌検査はくり返し行うことが肝要であり，陽性の場合は診断的価値があるが，陰性の場合には必ずしも短絡的にその菌の存在を否定することはできないことに注意すべきである．特定の菌種（*Clostridium difficile*など）では菌体毒素の検出によって診断がなされる場合もある．

B. 直腸指診，直腸鏡検査

　示指による経肛門的な直腸内の診察（直腸指診）は，直腸腫瘍等の内腔の病変のみならず，便の性状・色調の確認，血液や粘液の存在の確認，直腸子宮窩（Douglas窩）や直腸膀胱窩に存在する病変の把握に有効であり，きわめて重要な検査である．直腸内腔のみの観察には，簡便な円筒型の硬性直腸鏡を用いる．直腸内容は結腸の疾患に関する重要な情報を含んでいるためきわめて重要である．

C. 注腸造影検査

　低残渣試験食と下剤投与による前処置の後，経

4．大腸検査法　619

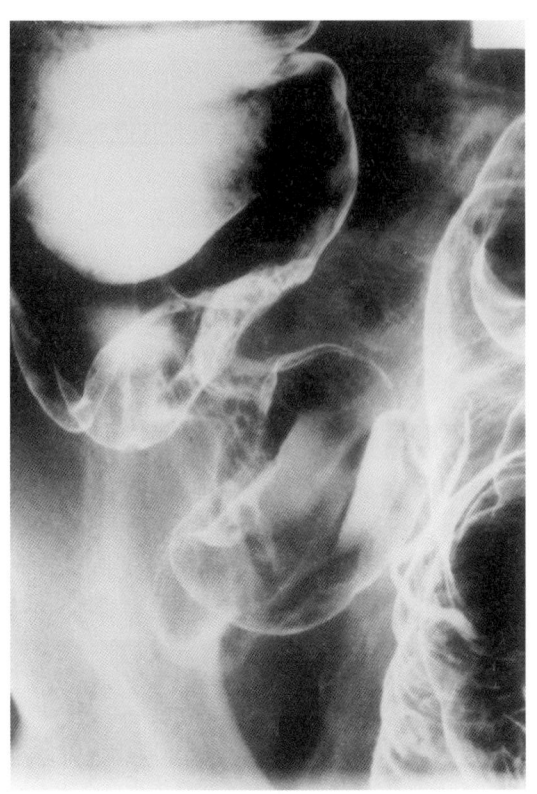

図 4　apple-core sign
進行大腸癌の典型像．盲腸～上行結腸に apple-core sign が認められる．

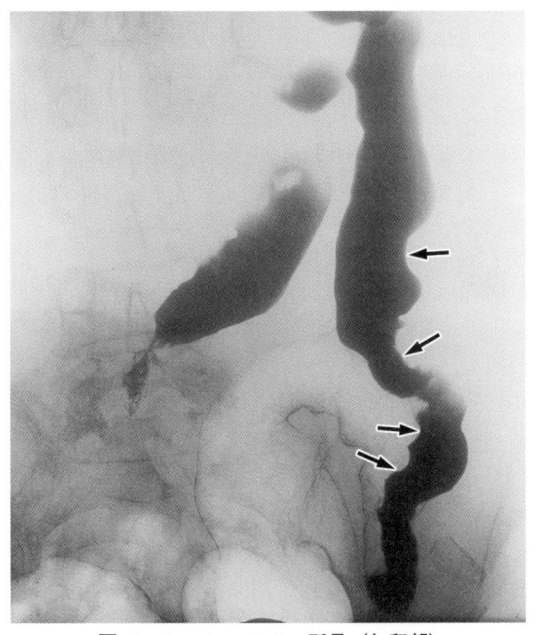

図 5　thumb printing 所見（矢印部）
虚血性大腸炎の典型的所見である．

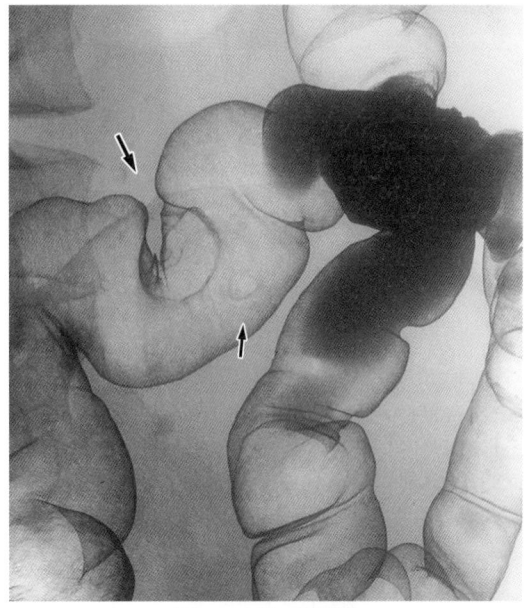

図 6　大腸二重造影
比較的早期の進行癌（大きい矢印）と隣接するポリープ（小さい矢印）が写っている．

肛門的にバリウムを注入し，大腸内腔の病変，大腸壁の変化，大腸の走行，外部からの圧迫等につき評価する．大腸癌の apple-core sign（図4），虚血性大腸炎の thumb printing（図5）は代表的な所見である．バリウムと共に空気を注入し二重造影を行うことによって，粘膜面の変化を詳細に捉えることもできる（図6）．大腸に強度の狭窄が予想される場合には，狭窄部より口側にバリウムが入り込んで固形化し腸閉塞の原因とならないよう，バリウムは避けて水溶性の造影剤を用いる．

D．大腸内視鏡検査

　グラスファイバー製の，柔軟性のある大腸ファイバースコープ（colonofiberscope）を用いる．診断的施行にとどまらず，止血や**内視鏡的ポリープ切除**（endoscopic polypectomy），**内視鏡的粘膜切除**（endoscopic mucosal resection；**EMR**）等の治療的な施行も行われる（表1）．内視鏡検査の利点は，直視下に病変を観察できるのみならず，生検用の検体の採取やその他の検体の採取が同時に行え，また時には治療も行える点である．ただし，癌に対して内視鏡的切除を行う場合には，癌の深達度が内視鏡的に切除可能な範囲を越えていない

表 1　大腸ファイバースコピーの適応

1．診断
　a．便潜血陽性例の検査
　b．注腸造影検査で指摘された病変部の確認
　c．血便・下痢などの症状を有する症例の検査
　d．生検採取による質的診断
2．病状の経過観察，治療効果の判定
　a．炎症性腸疾患
　b．癌などの新生物
3．手術術式，手術範囲，手術適応の決定
　a．炎症性腸疾患
　b．癌などの新生物
4．治療
　a．ポリペクトミー，EMR
　b．止血
　c．異物除去
5．追跡検査（surveillance）
　a．大腸癌術後症例の異時性多発癌や吻合部再発検査
　b．ポリープの発生およびその癌化
　c．潰瘍性大腸炎における癌化
6．腸管機能検査

こと，リンパ節転移の危険がないこと，などの条件が満たされた上での慎重な適応決定が望まれる．

A　腸の先天異常

腸の先天異常は胎児期における腸管の発育過程の異常により発生するもので，多くは乳幼児期に認められるが（小児外科の項参照），中には，成人となって初めて症状を呈したり，他疾患の精査中に発見されるものもある．

1．総腸間膜症 mesenterium commune

胎生期における腸回転の過程で上行結腸，下行結腸が後腹膜に固定されない状態で，極端な場合には小腸と全結腸が連続した1枚の腸間膜を有していることもある．一般にみられる形は上行結腸が固定されておらず，小腸と共通の腸間膜を有して大きな可動性を認める状態である．不定の腹部症状や便通異常を訴えることがあるが，腸軸捻等の重篤な合併症を併発しない限り，対症療法にとどめる．

2．その他

A．S状結腸過長症 sigma elongatum mobile

S状結腸とその腸間膜が先天性にとくに長く移動性が大きいため，便秘，腹部膨満，腹痛を呈する．また大腸軸捻の原因ともなる．内科的治療が有効でない場合，軸捻が解除されない場合にはS状結腸切除術を行う．

B．Meckel 憩室 Meckel diverticulum

回腸の先天性の**真性憩室**である．次項参照．

B　憩室性疾患

腸管壁の一部が管腔外に嚢状に突出したものを憩室（diverticulum）といい，壁の全層が突出したものを**真性憩室**，粘膜のみが突出したものを**仮性憩室**という．一般に無症状で経過することが多いが，時に炎症，出血などの合併症を呈する．

1．Meckel 憩室 Meckel diverticulum

ポイント
・卵黄腸管の遺残による回腸の**真性憩室**である．
・回盲弁から1m以内の回腸の腸間膜付着部対側に認められ，時に炎症や出血を合併する．

▶**病因**　胎生期の中腸は卵黄嚢と卵黄腸管で連絡しているが，卵黄腸管は通常は胎生第5週目には閉鎖し，消失する．これが一部生後まで遺残し嚢状に突出した形で残ったものがMeckel憩室である．消化管の先天奇形の中でもっとも多く，剖検例で0.2～3％の発生頻度である．

▶**構造，組織**　粘膜，筋層，漿膜の腸管壁の全層を有する**真性憩室**で，回盲弁から15～100 cmの回腸の，腸間膜付着部対側にみられる．大きさは，長さが1～5 cmのものが多い．憩室粘膜は通常は小腸粘膜であるが，胃粘膜の迷入がしばしばみられ，膵組織，十二指腸粘膜，大腸粘膜がみられることもある．

▶**病態, 症状** 本症特有の症状はなく通常は無症状で，造影X線検査時，手術時，剖検時等に偶然発見されることが多い．治療の対象となる病態には以下のものがある．

① **Meckel 憩室炎** 憩室内への腸内容の滞留が原因と考えられている．炎症が強度となれば腹膜刺激症状を呈するが，憩室が回腸末端部に近いと急性虫垂炎との鑑別が問題となる．

② **腸閉塞** 憩室の頂点と腹壁または腸間膜との間に残った索状物，慢性炎症による癒着，憩室が腸管腔へ嵌入して先進部となる腸重積，憩室のヘルニア嵌頓（Littre ヘルニア）等が腸閉塞の原因となる．

③ **出血** 出血は小児に多いが，成人にみられることもある．憩室内の迷入胃粘膜から分泌された胃液により近接した小腸粘膜に消化性潰瘍が発生することによる．潰瘍が穿孔し，汎発性腹膜炎となることもある．

▶**診断** 症状を伴う場合でも，本症が原因と診断することは困難なことが多い．憩室炎の場合には鑑別すべき疾患として急性虫垂炎があり，虫垂炎として開腹したものの虫垂に明確な炎症所見が認められない場合には，回腸末端から口側に 100 cm 程回腸を検索し，Meckel 憩室炎の存在を検索すべきである．胃の壁細胞に親和性のある物質を ^{99m}Tc と結合させ異所性胃粘膜の存在を検出する**胃粘膜スキャニング**や，同じく ^{99m}Tc を用いた**消化管出血スキャニング**が有効なことがある（図3）．

▶**治療** 合併症に対して開腹手術を受け本症と診断された場合には，憩室切除あるいは憩室を含めた小腸切除を行う．他疾患で開腹した際に偶然発見された憩室は，若年者では予防的な切除が推奨されるが，高齢者では放置してもよい．

2. その他の小腸憩室
diverticulum of the small intestine

まれなもので，頻度は小腸造影検査で 0.1～0.5%，剖検例で 0.006～1.3% と報告されている．空腸に多く，主として高齢者にみられる（図2参照）．筋層を欠く**仮性憩室**であり，蠕動亢進に伴う内圧の上昇，壁の脆弱な部分の関与等，結腸憩室と類似の機序で生じると考えられている．したがって後天性のものがほとんどである．大部分は無症状で，小腸造影X線検査で偶然発見されることがほとんどであるが，腸閉塞や憩室炎に伴う出血，穿孔等の合併症を認めた場合には外科的切除を行う．

3. 結腸憩室症
diverticular disease of the colon

> **ポイント**
> ・結腸に憩室（diverticulum of the colon）が多発した状態を結腸憩室症という．
> ・大多数は**仮性憩室**であり，右側型と左側型，全結腸型がある．
> ・わが国では右側型が多く欧米ではほとんどが左側型である．高齢者ではわが国でも左側型が増えてきている．
> ・憩室炎，穿孔，瘻孔，出血等の合併症を起こす．
> ・憩室炎に対する術式は右側型では誘導術が，左側型では切除術が原則である．

▶**頻度** わが国では近年増加傾向が指摘され，外来注腸造影検査症例の 20% 内外に発見されている．欧米では注腸造影検査症例の 30% 内外，剖検例の約 40% 程度に発見されるという．わが国では右側型が約 70% を占めるが，40 歳以下の若年者では右側型が 90% 以上と圧倒的に多く，加齢とともに左側型が増加する．一方，欧米では左側型が大部分を占める．真性憩室は先天性と考えられており，盲腸に認められることがあるが，きわめてまれである．

▶**病因** 左側結腸の憩室の成因としては，過剰な分節運動による腸管内圧の著しい上昇のため血管が固有筋層を貫通する腸管壁の中でも抵抗の弱い部分から粘膜が漿膜側へ突出する機序が考えられている．背景には加齢に伴う結腸壁弾性線維の脆弱化の存在も指摘されている．右側結腸憩室についても上行結腸の運動異常と内圧の上昇が指摘されているが，いまだ不明な点も多い．

▶**症状, 合併病態** 過半数の症例で無症状であるが，便秘，下痢，腹満，腹痛等の過敏性大腸症候群（irritable colon syndrome）に似た症状を伴うものもある．外科的治療の対象となる病態は，憩室からの**大量出血**，**憩室炎**の合併とそれに伴う穿

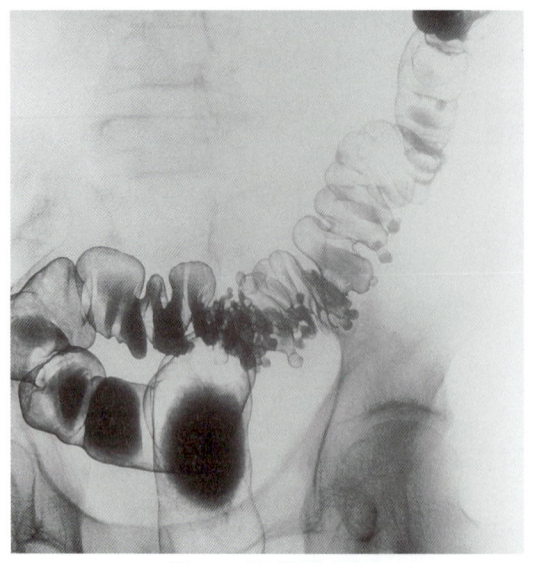

図 7　S状結腸憩室症
憩室は結腸壁からの突出像として描出される．

孔，憩室周囲炎，傍結腸膿瘍，他臓器との瘻孔形成等である．憩室炎やそれに伴う病態では炎症局所に自発痛と圧痛を認めるが，出血は腹痛を伴わないことが多い．穿孔例では汎発性腹膜炎となる．炎症を反復すると周囲臓器との癒着や瘢痕性の狭窄が生じ，とくに左側結腸憩室炎では通過障害を呈することが少なくない．**憩室炎**は全憩室症例の20％内外に認められるといわれる．

▶**診断**　憩室の存在を疑う場合には，注腸造影検査がもっとも有効である（図7）．ただし，憩室炎が存在している場合には水溶性の造影剤を用い，注入圧を加減しつつ慎重に行う．盲腸から上行結腸にかけての憩室炎は急性虫垂炎と類似した症状を呈し，鑑別診断はなかなかむずかしい．出血を伴う場合には大腸ファイバースコピーが第一選択で，その他に選択的動脈造影，出血シンチグラム等が試みられる．

▶**治療**　過敏性大腸症候群類似の症状を伴うものには高残渣食の摂取やマイナートランキライザー投与の他，整腸薬，緩下薬，止痢薬等を投与しての対象療法を行う．

①**右側憩室炎**は禁食，輸液，抗菌薬投与の保存的治療でほとんどが治癒するが，急性虫垂炎の診断で開腹の結果本症が診断された場合には，虫垂切除ののち局所にドレーンを挿入留置して閉腹する．穿孔による腹膜炎を呈している場合には病変部を含めた腸切除と腹腔内ドレナージを行う．

②**左側憩室炎**でも腹膜炎の所見が乏しい場合には保存的治療法を優先させるが，明らかな腹膜炎所見を認める場合にはドレナージのみではなく病巣部を含めた腸切除を行う．この際，腹膜炎所見が強度な場合には吻合部の縫合不全を回避するため一期的切除吻合術は避け，取りあえず第一期手術として炎症巣の切除と人工肛門造設とを行い（Hartmann 手術），病態の回復を待って消化管吻合を行う（第二期手術）という分割手術が推奨される．瘻孔形成，狭窄に対しても手術が選択される．

③出血は自然に止血することが少なくないが，出血が持続し大量となる場合には腸切除を行う．その際には術前の出血部位診断がきわめて重要であるが，出血部位が確定できない場合にはやむを得ず結腸全摘を行うこともある．

C　腸循環障害

腸管への血流の供給や腸管からの血液還流の障害により種々の程度の障害が腸管壁に生じる．急性のものと慢性のものがあるが，急性のものでは主幹血管閉塞の有無とその部位，血行障害の程度により，①腸間膜動脈閉塞症，②腸間膜静脈閉塞症，③非閉塞性腸梗塞症，④虚血性腸炎に大別される．③と④は主幹動脈に閉塞が認められないもので，③は壊死にまで陥った状態，④は可逆的な変化にとどまっている状態である．

1．上腸間膜動脈閉塞症 superior mesenteric artery occlusion（SMAO）

上腸間膜動脈の急性閉塞により，その流域の腸管に広範な虚血性の壊死をきたす病態である．急激に激烈な腹痛で発症する．動脈硬化や高血圧の既往を有する高齢者が多く，原因として，心臓由来の塞栓症，血栓症，血管炎，解離性大動脈瘤等があげられる．腸管が壊死に陥る前に診断して手術を行い，閉塞動脈の塞栓除去や血栓内膜除去を行うことが理想であるが，開腹時にはすでに壊死に陥っており，小腸および右半結腸の大量切除を余儀なくされ，**短腸症候群**（short gut syndrome）

となる場合が多い．下腸間膜動脈は流域が狭く，もともと血流が少なく，さらに側副血行が発達しているため，その閉塞によって循環障害が生じる頻度は少ない．

2．上腸間膜静脈閉塞症 superior mesenteric vein occlusion（SMVO）

ほとんどすべてが血栓症による．腸管はうっ血壊死を呈し，比較的早期から血性腹水の貯留を認める．門脈に近い主幹部に血栓があり，循環障害が可逆性の場合には血栓除去術が試みられるが，血行再建はほとんどの場合不可能で，腸切除が行われる．

3．非閉塞性腸梗塞症 non-occlusive mesenteric infarction（NOMI）

主幹動脈に閉塞性の病変がないにもかかわらず腸管に不可逆性の虚血性障害が生じる病態であり，腸間膜動脈末梢の灌流圧低下が本症の原因と考えられている．要因としては心拍出量の低下，末梢血管の狭窄，腸管内圧の上昇等があげられている．腸間膜末梢の循環障害の点で虚血性大腸炎と病因に共通性を認めるが，不可逆性の変化を呈している点が異なる．SMAOと同様に急激な強度の腹痛で発症する．本症は腸間膜末梢における循環障害であるため早期に手術が行われても血行再建術は不可能で，壊死腸管の切除を行う．

4．虚血性大腸炎 ischemic colitis

ポイント

・大腸の腸間膜末梢における循環障害によって発生する病態である．
・高齢者あるいは動脈硬化等の血管病変を有する患者に多く，左側結腸に好発する．
・一過性型と狭窄型に大別される．
・保存的治療が原則である．

▶**概念，病因，病態**　本症は1960年代に，大腸の虚血性病変で主要血管に明らかな閉塞がなく，しかも共通の臨床症状とX線所見を呈する疾患概念として認識された．本症は腸間膜末梢の循環障害により発症することから病因はNOMIと共通するが，壊死には至らない点でNOMIとは病態は明らかに異なる．壊死にまで進行するものは虚血性大腸炎の壊死型として分類された時期もあったが，現在はそれはNOMIとして区別され，本症は**一過性型**と**狭窄型**に大別される．腸管が壊死に

表2　炎症性腸疾患の比較

	Crohn病	潰瘍性大腸炎	腸型Behçet病	単純性潰瘍	腸結核	虚血性大腸炎
症状	腹痛，下痢，体重減少	腹痛，粘血便	腹痛，下血，全身症状	腹痛，腫瘤触知，下血	腹痛，体重減少	突発性の腹痛，血性下痢
好発年齢	若年	若年，50歳代	比較的若年	比較的若年	不定	高齢者
既往歴	痔瘻，急性虫垂炎		Behçet病		肺結核（ない場合も多い）	動脈硬化性疾患，心疾患
好発部位	回腸，大腸	直腸～全大腸	回盲部	回盲部	回盲部	左半結腸
連続性	skip，区域性	連続性あり				
潰瘍	縦走	不整形	抜き打ち，深掘れ	抜き打ち，深掘れ	輪状，帯状	縦走
炎症性ポリポーシス	まれ	著明	なし	なし	時にあり	なし
腸管短縮	あり	著明（鉛管状）	なし	なし	あり	時にあり
その他のX線所見	cobblestone，瘻孔	カフスボタン所見，スピクラ			萎縮瘢痕帯，憩室形成	thumb printing
痔瘻	頻発	時にあり	なし	なし	まれ	なし
組織学的所見	非乾酪性肉芽腫	陰窩膿瘍，杯細胞減少			乾酪性肉芽腫	
癌化	まれ	あり	なし	なし	なし	なし

▶症状　急性に発症する下腹部痛，鮮血便や鮮血を混じた下痢が特徴的である．腹部には圧痛を認めるが，腹膜刺激症状は軽度である．
▶診断　鮮血便を認め，注腸造影検査で特徴的な**母指圧痕像**（thumb printing）（図5）を認める．また大腸ファイバースコピーでは，粘膜面の発赤，浮腫，出血，さらには多発性のびらん，縦走潰瘍がみられる（表2）．
▶治療　禁食，輸液を中心とした保存的療法で症状は1週間以内に軽快しそのまま数週間で治癒することが多い．中には数ヵ月の後に狭窄型に移行するものがあるが，狭窄症状が高度なものには腸切除術を施行する．

5．腹部アンギナ abdominal angina

上腸間膜動脈の慢性閉塞による疾患である．食物摂取後に，消化吸収に必要な血流増加が得られない場合，腹痛発作を生じる．通常，上腸間膜動脈には腹腔動脈と下腸間膜動脈との間に側副血行路があり，上腸間膜動脈が慢性的に閉塞しても血流は保たれるが，側副路やこれらの2本に狭窄があると本症を発症する．基礎疾患として高血圧や動脈硬化を有する例が多い．症状は食後15～30分に起こる腹痛発作が特徴的で，下痢，便秘，腸閉塞症状等を伴うこともある．診断は選択的動脈造影で確定し，外科的治療としては閉塞部位の血行再建術が行われる．

D　腸管損傷

ポイント
・受傷機転により損傷の部位や程度，種類が決まるため，受傷の状況を正確に把握することが重要である．
・他臓器の損傷を伴うことが多く，その検索が必要である．

▶分類，成因
①**開放性損傷**　腹壁に，腹腔内に直接連続した開放創を伴うもので，刃物，銃弾，杭等の外傷による．

②**非開放性損傷**　腹壁に開放性の損傷を伴わないもので，交通事故（ハンドル外傷），墜落，スポーツ等による腹部打撲が原因となる．後腹膜に固定されていたり可動性が少ない空腸上部，回腸末端部，盲腸，上行結腸，下行結腸に損傷を受けやすい．
③**医原性損傷**　医療行為に伴って生じる腸管損傷であり，最近は大腸ファイバースコープを用いた内視鏡検査や内視鏡下治療，超音波誘導下穿刺術などの普及に伴い増加傾向にある．
▶病態　腸管壁の挫傷，腸管壁内出血，裂創，断裂，腸間膜損傷などがある．壁の挫傷や出血はその時点では穿孔を伴わなくとも，一定時間の経過後，二次的に穿孔を起こすことがある．腸間膜損傷でも血管の損傷に伴う出血の他，循環障害によって二次的に腸管壊死をきたすことがある．
▶症状　腸管の裂創や断裂では受傷直後から腹膜炎となり，強度の腹痛および圧痛，**筋性防御**（défence musculaire），**反跳圧痛**（rebound tenderness, **Blumberg徴候**）等の**腹膜刺激症状**を呈する．腸管壁の挫傷や壁内出血では症状が比較的軽度であるが，経過中に症状が悪化した場合には二次穿孔を疑う．腹腔内出血が起こった場合にも腹部膨満と共に腹膜刺激症状を呈する．
▶診断　正確な受傷機転の把握が重要で，バイタルサインと理学的所見の把握が不可欠である．所見が軽度でも，経時的にこれらを追跡する必要がある．血液検査により貧血，白血球増多，生化学所見を，胸・腹部単純X線検査で**腹腔内遊離ガス像**（free air）や後腹膜気腹像の有無を検索する．腹部超音波検査や腹部CT検査は腹腔内出血や遊離ガスの診断に有用である．刺創では予想以上に深部まで達していることがあり，注意を要する．
▶治療　消化管穿孔を認める場合には救急手術を行う．損傷部分が広ければ腸管切除を行うが，小範囲の穿孔では単なる縫合閉鎖が可能なこともある．腹腔内出血は少量ならば保存的に止血されるが，多量の場合，手術を行う．腸間膜損傷で腸管の循環障害が否定できない場合には腸切除も行う．

E　腸管内異物

ポイント
・自然排出されることが多いが，腸穿孔や腸閉塞，出血の原因となる危険がある場合には内視鏡的あるいは手術的に摘出する．

▶ **種類**
① **経口的に誤飲したもの**　小児でおもちゃ，硬貨，ボタン等．成人で魚骨，獣骨，義歯，薬剤包装用シート（PTP）等．
② **意図的なもの**　自殺企図，精神病，性的異常により，異物を飲み込んだり経肛門的に挿入することがある．
③ **消化管や消化器臓器内で発生したもの**　胃石，糞石，胆石，寄生虫塊などがある．

▶ **症状**　胃に達した異物の 90% 以上は 2〜3 日中には無症状のうちに糞便に混じって肛門から排泄される．しかし通過障害をきたしたり，穿孔や穿通をきたせば症状が出現する．通過障害では悪心，嘔吐，腹部膨満，腹痛等の腸閉塞症状を呈し，穿孔や穿通例では腹膜刺激症状を呈する．

▶ **診断**　正確な病歴聴取が重要である．X 線不透過性のものでは腹部単純 X 線撮影が簡便かつ有効である．大腸ファイバースコープは診断と同時に異物除去にも有用である．

▶ **治療**　腸閉塞や穿孔を合併すれば外科的に異物の摘出を行う．腸閉塞では腸を切開して取り出すのみでよいが，穿孔では腸切除が必要となることが多い．合併症がなければ X 線検査等で経過観察するだけでよい．ただ，同一箇所に数日以上とどまる場合には腸管壁の圧迫壊死による穿孔の危険もあるため，手術あるいは内視鏡的摘出が必要となる．手術的処置には，腸を切開せずに肛門側へ移動させて肛門から強制的に排泄させる方法もある．

F　炎症性腸疾患 inflammatory bowel disease (IBD)

腸管に炎症性変化をきたす疾患の総称であり，感染性のものと非感染性のもの，原因の明瞭なものと不明なものなど，多くの疾患が含まれる．

1．Crohn 病 Crohn disease

ポイント
・若年で発症し原因不明である．
・腹痛と下痢を主訴とする．
・消化管のあらゆる部位に起こり得るが，病変は非連続性，区域性を呈し，炎症は消化管壁の全層に及ぶ．
・縦走潰瘍，cobblestone appearance，非乾酪性肉芽腫を特徴とする．
・保存的治療が原則である．
・再発率が高い．

▶ **頻度**　1991 年の全国疫学調査によれば，年間発病率は人口 10 万人に対して 0.5，有病率は 6，患者数は約 10,000 人と推定されているが，近年は増加傾向にある．

▶ **患者背景，好発部位**　初発年齢は 10 代前半から 20 代後半の若年者に多く，性別では男性に多い．すべての消化管に起こり得るが食道，胃はまれで，空腸は少ない．わが国においては罹患部位は回腸から回盲部にかけてがもっとも多く約 60% を占める．罹患部位によって**小腸型**（20%），**大腸型**（32%），**小腸大腸型**（44%）に分けられ，小腸大腸型がもっとも多い．

▶ **病因**　本症の原因はいまだ不明である．感染の関与，免疫学的機序の関与，遺伝的素因の関与等が検討されている．

▶ **症状，病態**　腹痛，下痢，軽度の発熱，体重減少等を認める．病状が進行するに従い貧血，低蛋白血症が出現する．深い潰瘍や裂溝を形成し，それに伴って狭窄が強度となると腸閉塞症状を呈する．また消化管同士，あるいは尿路系や婦人科臓器との間に内瘻を形成することもある．さらに腹壁に腸瘻を形成したり，穿孔を生じて腹膜炎を合併することもある．大腸に病変を有するものでは難治性の痔瘻を主とする肛門病変を高率に合併する．

▶ **検査所見，鑑別診断**（表 2）
① **画像所見**　若年者の腹痛，下痢，微熱，体重減少，痔瘻等ではまず本症を疑って検査を行う．注腸造影検査が有用であり，**縦走潰瘍**，**cobblestone 像**，狭窄像などが**区域性**に**非連続性（skip lesion）**に認められる（図 8）．小腸造影検査でも，縦走潰瘍や狭窄像が認められる．大腸ファイバー

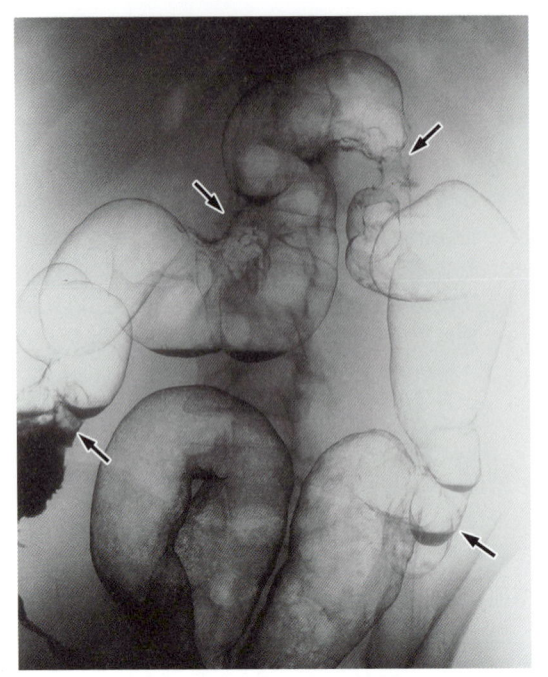

図8 大腸Crohn病の注腸造影
区域性病変が非連続性に認められる.

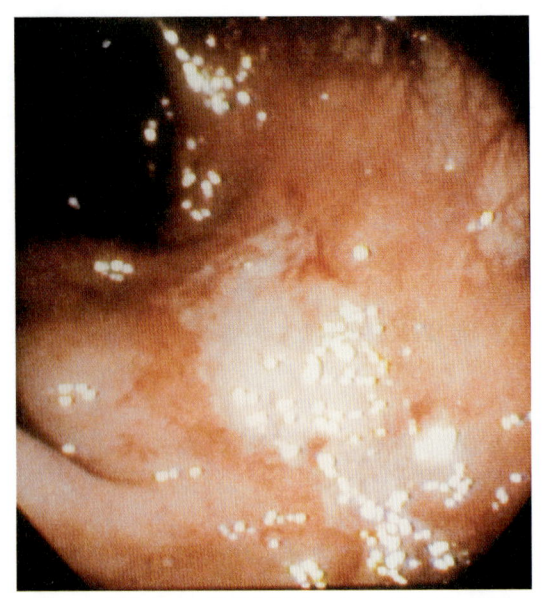

図9 大腸Crohn病の大腸ファイバースコピー所見
縦走性潰瘍が認められる.

スコピーでは**アフタ様潰瘍**（aphthoid ulcer），縦走潰瘍，cobblestone像を区域性に認める（図9）．

② **組織学的所見** 特徴的な所見として，全層性の炎症，**非乾酪性肉芽腫**，**裂溝や瘻孔**があげられる．非乾酪性肉芽腫は腸管壁のみならず，所属リンパ節にもしばしば認められる．

③ **鑑別診断** 鑑別すべき疾患としては，潰瘍性大腸炎，腸結核，単純性潰瘍，Behçet病などがあげられる（表2）．

▶**治療** 再発率が高率で，安易に手術を行うと短腸症候群に陥る危険性があるため，手術は可及的避けて内科的治療を原則とする．

① **内科的治療**

ⓐ **栄養療法**：もっとも基本的な治療法である．急性期には腸管の安静が必要で，経口摂取を禁じて**中心静脈栄養法**（total parenteral nutrition；TPN）を行う．長期の管理や在宅管理には，腸管への負担が少なく通過障害を起こしにくい**成分栄養剤**（elemental diet；ED）による**経腸栄養法**（enteral nutrition；EN）が選択される．

ⓑ **薬物療法**：**mesalazine**（5-aminosalicylic acid；5-ASA），salazosulfapyridine，**副腎皮質ホルモン**，**metronidazole**，**免疫抑制薬**等が投与されるが，著効例は少ない．この中で，mesalazineが繁用され，急性期には短期的な副腎皮質ホルモンの投与が有効なことが多い．また，炎症性サイトカインであるTNFに対する**抗TNF療法**が有効である．

② **外科的治療** 内科的治療が無効で，狭窄，内瘻形成，腸瘻形成，穿孔等の合併症を呈したり，副腎皮質ホルモンをはじめとする使用薬剤による副作用が高度に認められる場合には，外科的治療の適応となる．累積手術率は発症後5年で33%，10年で71%であり，累積再手術率も初回手術後5年で16～38%，10年で26～61%と高率である．術式は，合併症の原因部分の可及的小範囲の切除にとどめる．狭窄の場合には切除を避け，**狭窄形成術**（stricture plasty）も行われる．

▶**癌化の問題** 本症においては，健常人と比較して癌化のリスクが高いといわれる．しかし，潰瘍性大腸炎に比してその頻度は低い．

2．潰瘍性大腸炎 ulcerative colitis

ポイント

・比較的若年に発症し，原因不明である．
・粘血便と下痢便を主訴とする．
・炎症は直腸から口側へ連続的に生じ，粘膜と

表 3　潰瘍性大腸炎重症度分類

	重症	中等症	軽症
1．下　痢	6 回以上	中間重症と軽症との	4 回以下
2．顕血便	(#)		(+)〜(−)
3．発　熱	37.5℃ 以上		37.5℃ 未満
4．頻　脈	90/分以上		90/分未満
5．貧　血	Hb 10 g/dl 以下		Hb 10 g/dl 以上
6．血　沈	30 mm/時以上		正　常

・重症とは 1 および 2 の他に全身症状である 3 または 4 のいずれかを満たし，かつ 6 項目のうち 4 項目を満たすものとする．軽症は 6 項目すべてを満たすものとする．上記の重症と軽症との中間にあたるものを中等症とする．
・重症の中でもとくに症状が激しく重篤なものを激症とし，発症の経過により急性激症型と再燃激症型に分ける．
・激症型の診断基準は以下の 5 項目をすべて満たすものとする．
　① 重症基準を満たしている．
　② 15 回/日以上の血性下痢が続いている．
　③ 38℃以上の持続する高熱がある．
　④ 10,000/mm³ 以上の白血球増多がある．
　⑤ 強い腹痛がある．
（旧厚生省消化吸収障害調査研究班）

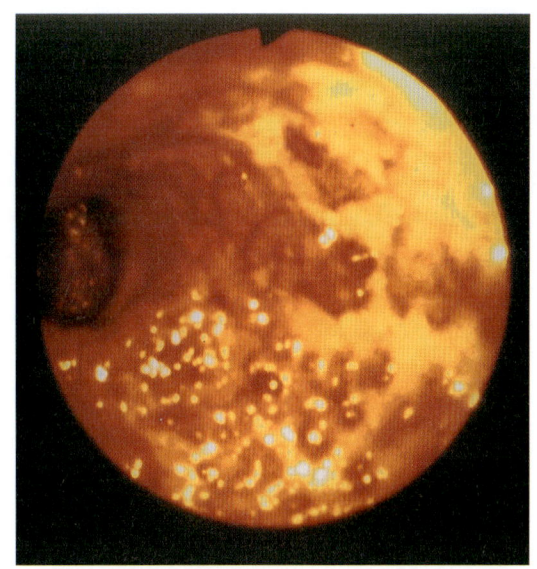

図 10　潰瘍性大腸炎の大腸ファイバースコピー所見
不整形の潰瘍，炎症性ポリポーシスがみられる．

粘膜下層にとどまることが多い．
・炎症性ポリポーシス，鉛管状所見，陰窩膿瘍を特徴とする．
・保存的治療を原則とするが，外科的治療の適応が拡大している．
・癌化が問題となる．

▶頻度　1991 年の全国疫学調査では，年間発病率は人口 10 万人に対して 2.0，有病率は 18，患者数は約 30,000 人と推定されている．Crohn 病と同様，最近は増加傾向にある．

▶患者背景，罹患部位　初発年齢は 20 代をピークとして 10 代前半から 30 代後半の若年者に多いが，50 代にも第二のピークがある．性差は認められない．大部分の症例で直腸から口側に向かい連続的に罹患範囲が広がっていくが，炎症は大腸に限局され，回腸へは及ばない．罹患範囲によって①全大腸炎型，②左側結腸炎型，③直腸炎型に分けられる．

▶病因　感染性，免疫的，遺伝的素因等が考えられているが，病因はいまだ不明である．

▶分類
① 臨床症状の程度により 1) 軽症型，2) 中等症型，3) 重症型に分けられ，重症型でとくに重篤なものは**激症型**とされ，発症の経過により急性激症型と再燃激症型に分けられる（表 3）．
② 臨床経過により 1) **再燃緩解型**，2) **慢性持続型**，3) **急性激症型**，4) **初回発作型**に分けられる．急性激症型は急性電撃型とも呼ばれ，激烈な症状で発症し，**中毒性巨大結腸症**（toxic megacolon），穿孔，敗血症などの合併症を伴いやすく，死亡率が高い．厳密な内科的治療下にありながら再燃を頻回にくり返したりそれが半年以上に及ぶものは難治性とされる．

▶症状，合併病態　大多数の症例で血便を認め，イチゴジャム状〜トマトケチャップ状の粘血便を特徴とする．病状の悪化に伴って下痢，腹痛，発熱を呈する．本症は元来，粘膜と粘膜下層の炎症であるが，病状の進行に伴って炎症がより深部に波及し，重症例では腹部に明確な圧痛を伴う．穿孔を伴えば汎発性腹膜炎を呈し，中毒性巨大結腸症とともに敗血症の原因となる．本症に特徴的な合併症として，原発性硬化性胆管炎，多発性関節炎，結節性紅斑，壊疽性膿皮症，強直性脊椎症，血栓性静脈炎などがあげられる．

▶検査所見，鑑別診断（表 2）
① **画像所見**　粘血便や下痢を主訴とする症例

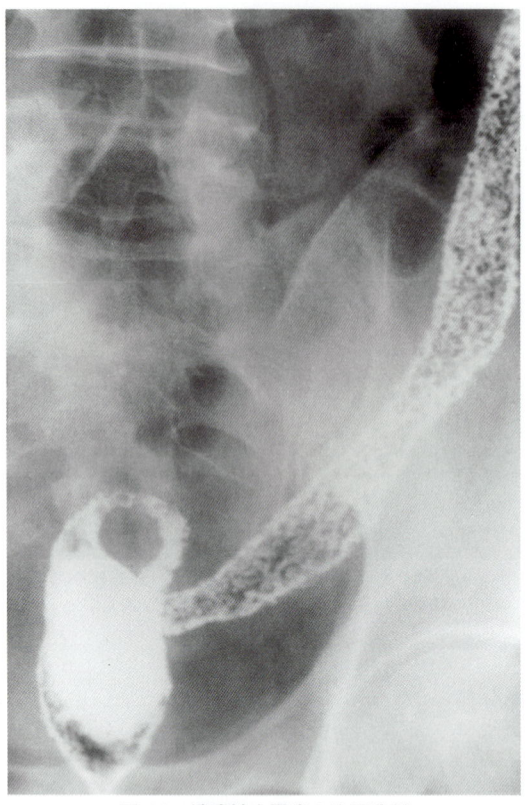

図 11 潰瘍性大腸炎の注腸造影
スピクラ，多発性小潰瘍，炎症性ポリポーシス，鉛管状所見などの典型的な所見が連続性に認められる．

③ **鑑別診断** 鑑別すべき疾患として，Crohn病，大腸結核やその他の細菌性大腸炎，薬剤性大腸炎などがあげられる．

▶**治療** 本症は内科的治療を原則とするが，難治例でのQOLの低下や癌化の問題から，近年は外科的治療の適応が広がりつつある．

① **内科的治療** 軽症ではmesalazine, salazosulfapyridineの経口投与が行われる．活動期には大腸の安静を得るため経口摂取を禁じ，栄養状態の改善を得るためTPNやENを行い，副腎皮質ホルモン，ACTH，免疫抑制薬等が用いられる．中等症以上では副腎皮質ホルモンの注腸投与，重症例ではその大量静注投与（prednisolone 60 mg内外）や罹患部分の栄養血管からの**動注療法**（prednisolone 10〜20 mg）も試みられる．また，重症例では，**白血球除去療法**が有効とされる．

② **外科的治療**
ⓐ 絶対的適応：**中毒性巨大結腸症**，穿孔，大出血，激症型で早期に改善しない例，癌化等があげられる．癌化以外は直接生死にかかわる病態で，救急手術として行われる．

ⓑ 相対的適応：難治例や，副腎皮質ホルモン等の内科的治療による重篤な副作用発現の恐れのある場合である．術式の進歩により術後も肛門からの排便が可能となってQOLが良好に保たれるため，最近では相対的適応による手術例が増加傾向にある．

ⓒ 術式：結腸全摘ないしは大腸全摘術が主に施行される．再建法としては自然肛門を温存し，J型の回腸嚢を直腸に吻合する術式（**J囊回腸直腸吻合 J pouch IRA**）や，肛門に吻合する術式（**J囊回腸肛門吻合 J pouch IAA**），肛門管に吻合する術式（**J囊回腸肛門管吻合 J pouch IACA**）が行われる（図12）．大腸全摘は本症の根治術式といえる．救急手術では肛門機能の温存よりも救命がまず優先され，回腸瘻造設術となることが多いが，可能な場合には救命後に肛門機能の温存を企図した再建を行う．

▶**癌化の問題** 本症の癌化率は欧米で3.6%，わが国で1.0%と報告されているが，近年わが国での癌化報告例が急増している．とくに全大腸炎型で10年以上の長期経過例で癌化のリスクが高い．大腸癌を合併した本症の大腸粘膜には**腫瘍性異型上皮**（dysplasia）が90%以上の高率に認められる

にはまず本症を念頭に検査を行う．大腸ファイバースコピーがもっとも有用な検査法で，粘膜の発赤，浮腫，びらん，潰瘍等のびまん性の炎症所見が直腸から口側に向かって連続性に認められる（図10）．注腸造影検査では正常粘膜レリーフ像の消失，スピクラ，多発性小潰瘍像，カフスボタン様潰瘍像を認める．また**炎症性ポリポーシス**が認められ，これには残存粘膜がポリープ状を呈するもの（**偽ポリポーシス** pseudopolyposis）と，粘膜がポリープ状に過剰再生したもの（**再生性ポリポーシス**）がある．腸管が萎縮した状態となると，**鉛管状所見**（lead pipe appearance）が認められる（図11）．

② **組織学的所見** 粘膜固有層のびまん性炎症で，杯細胞の減少，**陰窩膿瘍**（crypt abscess），多発性のびらん・潰瘍，Paneth細胞の出現，炎症性ポリープ等が病期によってさまざまに認められる．

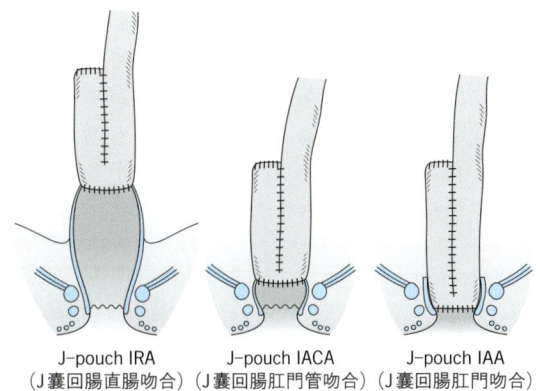

J-pouch IRA　　J-pouch IACA　　J-pouch IAA
（J嚢回腸直腸吻合）（J嚢回腸肛門管吻合）（J嚢回腸肛門吻合）

図 12　潰瘍性大腸炎における再建術式

ことから，dysplasia を指標とした**追跡検査**（surveillance）を定期的に行う必要がある．

3．腸型 Behçet 病
intestinal Behçet disease

ポイント
・Behçet 病の一分症で，腸の潰瘍性病変を伴う．
・潰瘍は回盲部に多く，原因は不明である．
・単純性潰瘍との鑑別が問題となる．

▶**病型，症状**　Behçet 病の主症状としては ① 口腔粘膜のアフタ性潰瘍，② 皮膚症状（結節性紅斑様皮疹等），③ 陰部潰瘍，④ 眼症状（虹彩毛様体炎，前房蓄膿性虹彩炎等）があげられ，これらのすべてが同時性あるいは異時性に出現する**完全型**と，必ずしもすべてがそろわない**不全型**とがある．副症状として，消化器症状の他，関節炎症状，神経系症状，血管系症状等がいろいろな組み合わせでみられる．腸型 Behçet 病は Behçet 病の一分症として腸に潰瘍性病変を伴うものであり，症状は腹痛が主で，発熱，下血，下痢，下腹部腫瘤等がみられる．Behçet 病の症状が先に認められる場合が多いが，腸管病変が他の症状に先行する場合には診断に難渋する．

▶**好発部位**　回盲部がもっとも多く，次いで小腸，結腸の順である．

▶**診断**　注腸造影検査，大腸ファイバースコピーにより潰瘍を認める．隆起した粘膜に囲まれた深掘れ潰瘍と，平坦な粘膜に囲まれた辺縁明瞭な浅い打ち抜き潰瘍（punched-out ulcer）が特徴的で，これらの所見は単純性潰瘍と酷似しており，潰瘍の所見から両者を鑑別することは困難である（表2）．組織学的には非特異性炎症を示し，本症に特異的なものはない．U1-Ⅳの潰瘍で潰瘍底の線維化，肉芽形成の著明なものは単純性潰瘍の組織像にきわめて類似している．したがって本症の診断には，Behçet 病の他の特有な症状の合併や既往が重要である．

▶**治療**　Behçet 病の全身症状を伴うものには副腎皮質ホルモンを用いる．穿孔例は絶対的手術適応であり，手術例の約半数を占める．腹痛と腹部腫瘤を伴うものは内科的治療で改善の可能性は少ないため，手術が奨められる．

▶**予後**　術後の再発率は約 25％ で，再発部位は回腸が多い．

4．単純性潰瘍 simple ulcer

ポイント
・原因不明の潰瘍性の腸疾患で，回盲部に好発する．

▶**年齢，性差**　30 歳代の比較的若年者に多く，3：1 で男性に多い．

▶**症状**　腹痛，腫瘤触知，発熱が多いが，下血や穿孔も少なくない．

▶**診断**　注腸造影検査，大腸ファイバースコピーにより潰瘍縁が明瞭な打ち抜き潰瘍がみられる．潰瘍の深さは U1-Ⅳ の場合が多い．鑑別診断として腸型 Behçet 病，Crohn 病，癌，腸結核などがあ

げられる（表2）．とくに腸病変が先行する腸型Behçet病との鑑別は不可能である．

▶**治療，予後**　症状の軽いものには対症的な保存的治療を行ってよいが，穿孔，大量出血を伴う場合や，保存的療法で症状の改善が得られない場合には回盲部切除を行う．吻合部に潰瘍が再発することも少なくない．

5．放射線照射性腸炎
radiation enterocolitis

ポイント
- 放射線照射療法時の照射野に発生する医原性の腸炎である．
- 早期障害と晩期障害がある．
- 狭窄，瘻孔形成には手術が必要となる．

▶**病因，分類，病態**　腹部や骨盤内臓器への放射線治療に続発し，照射野の腸管に発生する．障害の程度は個人の感受性，腸管の移動性の有無と照射線量によって規定される．60グレイ（Gy）以上の高線量で発生率が高い．照射中に生じる**早期障害**と，照射後数ヵ月以上経過して生じる**晩期障害**とがある．早期障害は放射線照射による粘膜を中心とした細胞増殖障害が主であり，粘膜の浮腫，発赤，びらんがみられる．晩期障害では潰瘍，狭窄，瘻孔形成などがみられ，その主体は小血管壁の障害による循環障害であり，粘膜の萎縮と粘膜下層以下の線維化が著明である．照射後10年以上経過して治療の対象となることがある．

▶**症状**
①　**早期障害**　腹痛，嘔気，嘔吐，下痢，下血などを呈する．
②　**晩期障害**　消化吸収障害による体重減少や下痢，下血がみられる．狭窄が進行すると腹痛，腹部膨満を呈し，さらに高度となると腸閉塞となる．その他，瘻孔形成の部位によってさまざまな症状を呈する．

▶**治療**　早期症状に対しては照射を中止し，禁食・中心静脈栄養管理，止痢薬等による対症療法を行う．晩期障害でも消化吸収障害には栄養管理を中心とした保存的治療を行うが，狭窄，瘻孔形成に対しては腸切除が適応となる．小腸では障害が広範囲で，切除の結果**短腸症候群**となることもある．一方，放射線障害による強度の癒着のため切除が不能で，病巣部の口側腸管と肛門側腸管とを吻合するバイパス手術や，口側腸管による人工肛門造設術が選択されることもある．

▶**予後**　照射後10年以上経過例では大腸癌発生の危険性（健常人の1.2〜8倍）が指摘されている．

6．細菌性腸炎

細菌による感染性腸炎で，腸結核の他，抗菌薬投与によって惹起される**腸内細菌叢**の**菌交代現象**の結果発生する腸炎（薬剤性大腸炎）もこの範疇に入る．

A．腸結核 intestinal tuberculosis

ポイント
- 潰瘍，粘膜萎縮，狭窄等の多彩な病状を呈する．
- 現在では，肺結核に合併した二次性腸結核よりも原発性腸結核が多い．
- 回盲部を好発部位とする．
- 糞便中の結核菌陽性率はきわめて低い．

▶**頻度**　開発途上国ではいまだ高頻度で臨床的に重要な疾患であるが，結核の激減したわが国では臨床的にほとんど遭遇しない疾患である．最近の正確な発生頻度は不明であるが，結核の精密統計が行われていた1970年代には，腸結核は人口10万人に対して0.35，患者数は約400人と推計されている．その後さらに減少したものと考えられるが，近年，高齢者やcompromised hostに結核の再増加が指摘され，今後臨床上の疾患として再浮上してくる可能性があるため，留意すべき疾患である．

▶**好発部位**　最好発部位は回盲部であり，次いで回腸，近位大腸である．

▶**症状**　活動性病変がある場合には腹痛，体重減少，発熱，易疲労感等が主症状であるが，治癒したものでは無症状で経過し，他の疾患に対する注腸造影検査等で偶然発見される．

▶**診断**　小腸二重造影で小腸の輪状潰瘍，帯状潰瘍，対称的な狭窄が認められ，注腸造影検査で変形，瘢痕帯，多発瘢痕を伴う萎縮帯，憩室形成等が認められる．大腸ファイバースコピーでは，輪

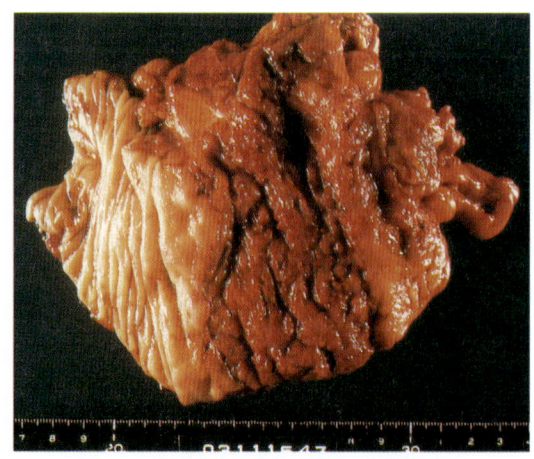

図 13　大腸結核の帯状病変部（切除標本）
横走する多発潰瘍と炎症性ポリープを認める．

状の潰瘍，狭窄，瘢痕化した萎縮粘膜等が認められるが，所見は多彩で，病期によっても異なる（図13）．生検検体中の**結核菌検出率**は10％以下であり，糞便中の結核菌陽性率もさらに低率で，診断的価値は少ない．ツベルクリン反応陽性率は80％以上であるものの診断の決め手とはならない．Crohn病との鑑別診断が問題となるが，画像診断上の特徴を参考とする（表2）．
▶**組織所見**　Langhans型巨細胞を伴う**乾酪性肉芽腫**が特徴的で，リンパ節にも高率に認められる．切除検体での結核菌検出率は生検検体より高率ではあるが，50％以下である．
▶**治療**　他の結核と同様，化学療法による内科的治療が原則である．streptomycin sulfate（SM），isonicotinic acid hydrazide（INH），rifampicin（RFP），ethambutol hydrochloride（EB）が用いられる．外科的治療は臨床症状に応じて適宜適応を考慮する．狭窄，瘻孔形成が手術適応の理由であることが多い．
▶**予後**　本症の予後は良好で，内科的治療で治癒するものが多い．

B．薬剤性大腸炎 drug-induced colitis

投与された抗菌薬が**腸内細菌叢**の**菌交代現象**をもたらす結果発症する急性炎症である．
1）MRSA腸炎 MRSA enterocolitis
ポイント
・メチシリン耐性黄色ブドウ球菌（methicillin-resistant *Staphylococcus aureus*；**MRSA**）による腸炎で，大量の下痢を特徴とする．
・主として術後に発症し，院内感染によることが多い．

▶**成因**　第三世代セフェム系薬剤を中心とする周術期の広範囲スペクトラムの抗菌薬投与により，菌交代現象の結果消化管内にMRSAが増殖し，発症する．MRSA患者や医療従事者を経由する院内感染が多い．
▶**症状，病態**　術後2～5日目に高熱，緑色の大量の下痢（1日2 lから6 lに及ぶ），白血球増多（時に減少）を伴って発症する．大量の下痢による脱水，細菌性ショック等により**多臓器障害症候群**（multiple organ dysfunction syndrome；MODS）へと進展することもある．また腸炎のみならず，術野，呼吸器，尿路，血液にもMRSAが検出され，全身感染の様相を呈すればきわめて重篤である．
▶**診断**　便培養でMRSAが検出されれば診断は確定するが，培養結果を待たずに便のグラム染色を行い，グラム陽性球菌が多数みられれば本症を強く疑い治療を開始する．大量の経鼻胃管からの排液も本症を疑う材料となる．
▶**治療**　投与していた抗菌薬を中止し，vancomycin（VCM）の経口投与を行う．大量の下痢に伴う脱水や電解質の補正も重要である．MRSA菌血症や他臓器の感染を伴っている場合には，VCMやその他のMRSAに抗菌力を有する薬剤の経静脈的投与を行う．

2）偽膜性大腸炎 pseudo-membranous colitis
水様性の下痢，腹痛，発熱，白血球増多を主症状とする．粘膜を斑状，隆起性の黄白色の偽膜がおおうという特徴的な所見を呈するため，この所見を認めれば本症と診断し得る．*Clostridium difficile*が検出されることが多いが，その同定には特殊な培地を要する．***Clostridium difficile*毒素**の検出も診断に有用である．治療は抗菌薬の中止と対症療法が第一選択で，それで症状の改善が得られない場合や重篤な場合にはVCMを経口投与する．

3）急性出血性大腸炎
acute hemorrhagic colitis
下血，血性下痢，腹痛が特徴的な症状で，合成

ペニシリンの服用中や服用後に発症することが多い．*Klebsiella oxytoca* が高頻度に検出されるが，これが原因菌であるかは不明である．虚血性大腸炎と類似の病態を呈するが，鑑別診断には抗生物質服用の有無が参考になる．治療法は抗生物質の服用中止と対症療法である．

G 急性虫垂炎

▶**概念** 急性虫垂炎は，何らかの機序によって虫垂の内腔の狭窄や閉塞が生じ，その結果虫垂粘膜の細菌感染による急性炎症が生じることが原因であると考えられている．炎症による虫垂壁の循環障害をきたし，時に虫垂壁の壊死によって穿孔をきたして腹膜炎へと進展する．急性虫垂炎は，救急的な手術を要する腹部疾患の中でもっとも頻度の高いものであり，腹部外科の領域では古くから外科修練の初期の段階で習得すべきものと考えられている．しかし，依然としてその正診率は必ずしも満足できるものではなく，また，治療に難渋する症例も少なからず経験する．

▶**頻度** 急性虫垂炎は頻度の高い疾患であり，とくに20～30歳代に多く，また，性別では男性に多い．小児や高齢者においては，重症化する傾向がある．欧米諸国では，急性虫垂炎の頻度が低下する傾向にあるとされており，その原因については食生活の変化などであろうと推測されているが明らかな原因は不明である．わが国では，正確な統計的根拠はないが，その発生頻度は変化がないようである．

▶**成因** 虫垂内腔の閉塞による細菌感染がその原因とされているが，閉塞の認められない症例もある．閉塞の原因としては，糞石や虫垂壁内の肥大したリンパ組織などがあげられている．まれに，果物の種や寄生虫などの異物が閉塞の原因となることもある．時に腫瘍による閉塞もあるがその頻度は低い．

▶**病態生理** 細菌感染による炎症が進行して虫垂内腔の圧が上昇すると循環障害をきたし，その結果虫垂壁が壊死に陥って穿孔する．炎症をきたした虫垂組織や膿瘍から検出される細菌は，*Bacteroides fragilis*，*Escherichia coli* などの腸内細菌である．炎症が進行するに従って終末回腸や大網が引き寄せられて癒着をきたし，穿孔をきたした場合でも遊離穿孔となることは少なく，周囲の組織が癒着して膿瘍形成をきたすことが多い．

▶**病型** わが国では，炎症の程度によって以下のような分類が一般的に用いられている．

①**カタル性虫垂炎** catarrhal appendicitis　炎症は粘膜にとどまり，漿膜側には発赤を認めるのみである．

②**蜂巣炎性虫垂炎** phlegmonous appendicitis　炎症が全層性に及びその結果虫垂は腫大をきたす．内腔には膿が充満し，漿膜表面には膿苔の付着をみる．

③**壊疽性虫垂炎** gangrenous appendicitis　虫垂壁の炎症のため循環障害をきたし虫垂壁が壊死に陥り黒色調となる．さらに進行すると穿孔をきたす．欧米ではわが国におけるこの分類が用いられることはなく，穿孔性か否かで分類されている．

▶**症状** 典型的な急性虫垂炎では，初期症状として心窩部痛，心窩部不快感，悪心，嘔吐などを訴える．腹痛に先行する悪心や食欲不振は必発の症状であり，このような症状をきたさない急性虫垂炎はまれである．上腹部症状が出現した後に右下腹痛を訴える．便秘を訴えることが多いが，ダグラス窩膿瘍をきたすと下痢を訴える．また，小児では下痢をきたすこともある．体温は，通常37℃台である．高熱をきたした場合は膿瘍形成や他疾患を疑う．

▶**身体所見**

①**圧痛**　教科書的には従来より，人名のついた圧痛点が示されているが，基本的には虫垂の位置によって圧痛点が異なるということである（図14）．McBurneyの圧痛点は，臍と上前腸骨棘を結んだ線上で外側1/3の点である．

②**腹膜刺激症状**　炎症が漿膜面に及ぶと何らかの腹膜刺激症状をきたすようになる．

ⓐBlumberg徴候（rebound tenderness，除圧痛）：圧痛のある部位を徐々に圧迫したのちに急に手を離した際に痛みを訴える徴候である．

ⓑ筋性防御（défense musculaire, muscle guarding）：局所の圧迫によって腹壁の筋肉に反射的な収縮が生じる徴候である．意識的な腹壁筋の収縮と区別しなければならない．前者では圧迫した側のみに収縮が生じるが，後者では両側性に収縮が生じることから鑑別される．

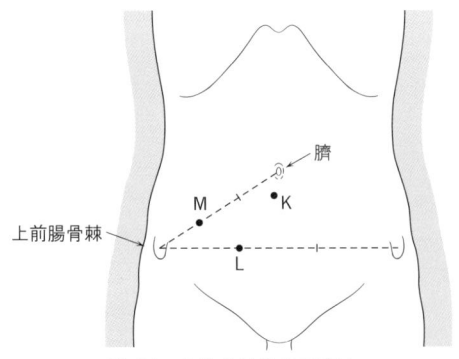

図 14　急性虫垂炎の圧痛点
M：McBurneyの圧痛点
　　臍と右上前腸骨棘を結ぶ線上の外側1/3の点
K：Kummellの圧痛点
　　臍の右下1～2cm
L：Lanzの圧痛点
　　左右上前腸骨棘を結ぶ線上の右1/3の点

③ その他の徴候
ⓐ Rovsing徴候：左下腹部を圧迫すると右下腹部に痛みを訴える徴候である．左結腸内の圧迫によって結腸内圧が高まり，その刺激が右側結腸に及ぶことによって炎症のある回盲部に痛みを生じるものと考えられている．

ⓑ Rosenstein徴候：左側臥位にて右下腹部を圧迫すると背臥位で圧迫したときより圧痛の程度が高度である徴候である．

ⓒ Psoas sign：左側臥位にて右大腿を背側に伸展させた際に痛みが増強する徴候であり，炎症が後腹膜に及んだ際に認められる徴候である．

▶検査所見
① 血液検査所見　白血球数が10,000～15,000/mm^3と中等度の増加をきたす．それ以上の白血球増多は穿孔-膿瘍形成を疑う．CRPの上昇も炎症の評価に有用である．

② 尿検査　尿管結石などの尿路系疾患との鑑別上必要である．

③ 腹部単純X線写真　右下腹部に小腸ガス像を認めることが多く，この所見が得られた場合には，急性虫垂炎による限局性の腹膜炎をきたしていることが考えられる．後腹膜膿瘍の際には，右のpsoas muscleの外縁が不明瞭となる．

④ 腹部超音波検査　腹部超音波検査は非侵襲的でありかつ簡便に施行でき，急性虫垂炎の診断-鑑別診断に有効であるので，できる限り施行した方がよい．超音波上虫垂の腫大が描出されれば，

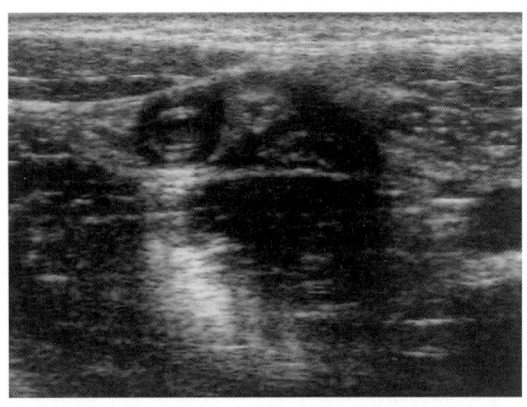

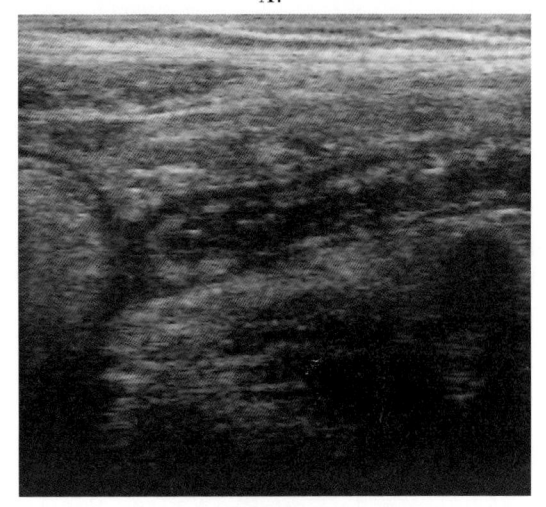

図 15　急性虫垂炎の超音波像

急性虫垂炎の診断が確実となる（図15）．また，限局された液体の貯留が描出されれば，腹水の存在や膿瘍形成などを疑う．結腸憩室炎，終末回腸の炎症性疾患，婦人科的疾患，腫瘍性病変などとの鑑別にも有用である．

⑤ CT検査　最近は，高精度のMDCTの導入により，以前と比較してCTの解像度は格段と向上し，虫垂炎の診断においてもCTは有用である．急性虫垂炎を疑った場合にCT検査が施行される頻度は，とくにわが国では上昇傾向にある．超音波検査のように検査を施行する医師の技量の問題がないことも利点である．急性虫垂炎の所見としては，虫垂の腫大や壁の肥厚などの所見，膿瘍形成などの所見が認められる．一方，CT検査には，コストや造影剤によるアレルギー反応，また，軽微であるが放射線被曝の問題がある．したがって，

虫垂炎を疑った場合にCT検査をルーチンに施行するか否かに関しては論議の多いところである．症状や所見が典型的でなく，他疾患を鑑別に考慮しなければならない場合にはとくにCT検査の適応があると考えられる．憩室炎や大腸癌との鑑別，また，婦人科疾患との鑑別にも有用である．

▶**特殊な虫垂炎**
① **小児の虫垂炎**　小児では症状の訴えが不明確であったり，正確な腹部所見をとることが困難であったりすることもあり，診断は成人例以上に困難であることが多い．また，進行が早く炎症が重症化してから手術される傾向があるので注意を要する．

② **高齢者の急性虫垂炎**　高齢者では，腹痛の訴えが軽く，また，圧痛や腹膜刺激症状などが不明確であったりする傾向がある．また，白血球増多が軽度であることなどもあり，炎症が高度となってから診断されることがある．術後の合併症などに注意する必要がある．

③ **妊娠中の虫垂炎**　腹痛や悪心などの症状は妊娠中に一般的にみられる症状である．このため，急性虫垂炎による症状が見逃されることがある．また，圧痛点が子宮が大きくなるに従って上方に移動する．妊娠5ヵ月では臍の高さ，8ヵ月では右上腹部に移動する（図16）．このような理由で，妊娠中の急性虫垂炎は診断が遅れる．穿孔をきたすと胎児死亡の原因となることもある．

▶**鑑別診断**　急性虫垂炎は，腹部の救急手術を必要とする疾患として従来からよく知られている疾患であるが，正診率は80％程度であり，鑑別診断を要する疾患として以下の疾患があげられる．

① **右側結腸憩室炎**　圧痛点がMcBurneyの圧痛点よりやや頭側である．超音波検査やCT検査にて右側結腸に炎症性腫瘤陰影を認める．抗生物質投与などによる保存的治療にて軽快することが多い．症状が軽快した後に，注腸造影を施行して憩室があることを確認する．

② **婦人科的疾患**　卵巣嚢腫の茎捻転，卵管炎，子宮内膜症，子宮外妊娠破裂，などがあげられる．

③ **回腸末端炎**　*Yersinia* その他の細菌感染による回腸炎．

④ **Crohn病**　Crohn病による終末回腸の炎症．この際には，下痢，貧血，体重減少，肛門病変な

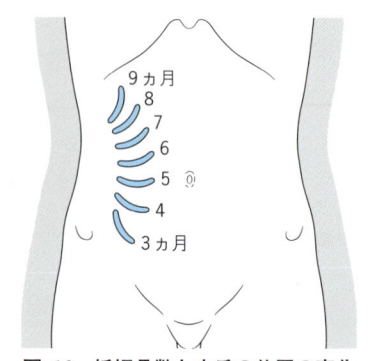

図16　妊娠月数と虫垂の位置の変化

どが認められることが多い．

⑤ **右尿管結石**　右腰部痛よりむしろ右下腹痛が主症状であることがあり，注意を要する．尿検査にて潜血が陽性である．

⑥ **右側大腸癌**　進行大腸癌で穿通をきたすと急性虫垂炎様の症状をきたすことがある．中-高齢者，貧血を認める症例などでは，大腸癌の存在の可能性を念頭に入れておく必要がある．超音波検査やCT検査で腫瘤陰影を描出することができる．

⑦ **十二指腸潰瘍穿孔**　まれではあるが上腹部症状が初発症状で次第に下腹部に痛みが進展するという症状経過を呈することがあり，急性虫垂炎との鑑別を要することがある．広範囲な腹膜刺激症状や，腹部単純X線写真における遊離ガス像などが鑑別上のポイントとなる．

⑧ **その他**　Meckel憩室炎，腸重積など．

急性虫垂炎の診断にて開腹し，その所見が認められない場合には，上記の鑑別診断上問題となる疾患を念頭に入れ，切開層から可能な限りの範囲で腸管，婦人科臓器その他の臓器の検索を行う．他疾患であるか，あるいは診断できない場合には，将来的なことを考え，一応虫垂切除を行うのが通例である．

▶**治療方針**　従来，急性虫垂炎と診断された場合には手術が選択されることが多かったが，最近では，急性虫垂炎に対してはまず抗生物質による治療を施行し，症状や検査所見が改善しない場合に手術を施行するという方針がとられる傾向がある．保存的治療で治癒した後の再発率は，およそ20〜30％程度と考えられている．したがって保存

的治療にて軽快した場合には，その後待機的に手術を行うか否かを患者さんと相談して決定することとなる．炎症が高度で虫垂周囲に炎症が波及して，炎症性の腫瘤を形成することがある（腫瘤形成性虫垂炎）．腫瘤形成がある状態で手術を施行すると，時に手術操作が困難で過大侵襲となる．したがって，腫瘤形成性虫垂炎の場合には，必要に応じて経皮的ドレナージを行い，抗生物質による保存的治療を施行する方針が取られることもある．保存的治療により軽快した場合には，待機的に虫垂切除を施行するか否かを検討する（delayed appendectomy）．

▶ 手術方法
① 切開法
ⓐ 交叉切開法（McBurney incision）：腹直筋より外側の右下腹部に斜めの切開をおき，外腹斜筋，内腹斜筋，腹横筋をそれぞれ筋線維の方向に分けて腹膜に達して開腹する．炎症が局所に限局されていると考えられる症例に施行される．
ⓑ 傍腹直筋切開（pararectal incision, Lennander incision）：腹直筋外縁付近に皮膚切開をおき，腹直筋の前鞘と後鞘を切開して開腹する．炎症が広範囲に及ぶ場合，膿瘍形成が疑われる場合に用いる．交叉切開より広い範囲に手術操作を行うことが可能である．
ⓒ その他：傍正中切開（paramedian incision），下腹部正中切開（lower midline incision）などがある（図17）．

② 虫垂切除
ⓐ 順行性虫垂切除術（normograde appendectomy）：虫垂先端部より虫垂根部に向かって虫垂間膜を切離し，根部にて虫垂を結紮切離する．
ⓑ 逆行性虫垂切除術（retrograde appendectomy）：虫垂先端部が露出できない場合には，虫垂根部をまず結紮切離して，根部から先端部に向かって虫垂間膜を切離する（図18）．

③ 断端の処理　通常盲腸壁に巾着縫合をかけて断端を埋没する．

④ 腹腔鏡下虫垂切除術
適応　腹腔鏡手術の発展に伴い，腹腔鏡による虫垂切除術の症例が増加している．利点としては，創が小さく美容的に良好，他疾患との鑑別が可能，術後の疼痛が軽い，入院期間が短い，などがある．一方，緊急的な状況での，腹腔鏡手術の機器の準

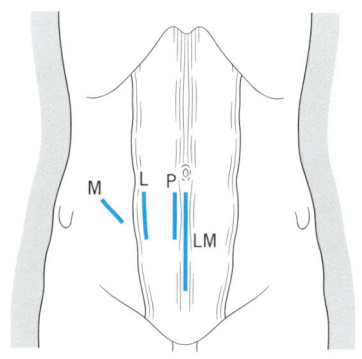

図17　急性虫垂炎手術の切開法
M：McBurney incision
L：Lennander incision
P：Paramedian incision
LM：Lower Median incision

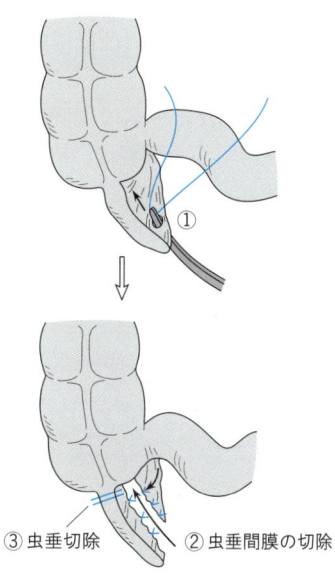

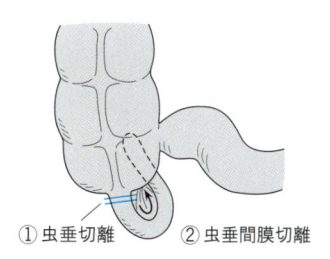

③虫垂切除　　②虫垂間膜の切除
A．順行性虫垂切除術

①虫垂切離　　②虫垂間膜切離
B．逆行性虫垂切除術
図18　虫垂切除術

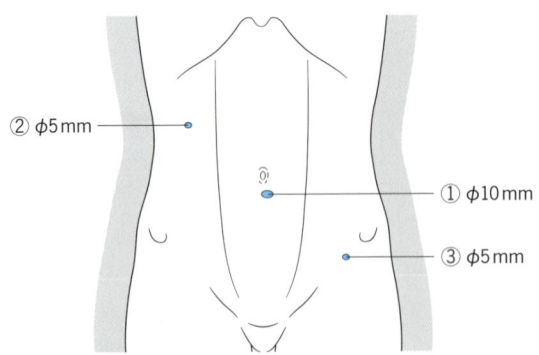

図 19 腹腔鏡下虫垂切除術における代表的なポートの位置

備および全身麻酔が必要，技術的修練をより必要とする，医療費の増加，などの問題点があげられる．また，穿孔あるいは膿瘍形成がある場合（腫瘤形成性虫垂炎を含めて）には積極的には推奨されない．

手術手技　代表的なポートの位置は，図に示す通りである（図 19）．虫垂間膜は，超音波凝固切開装置などで切離し，虫垂根部が露出されたら，結紮やエンドループなどで処理する．虫垂断端は埋没する必要はない．切除された虫垂は，手袋あるいはエンドキャッチなどを用いて，トロッカー内を通して体外に取り出す．

▶術後合併症

①**腹腔内膿瘍**　穿孔性虫垂炎で洗浄が不十分，あるいはドレナージが不十分であると，Douglas窩，小腸間，その他の部位に術後に膿瘍が生じることがある．超音波ガイド下あるいは CT ガイド下に穿刺ドレナージ，あるいは開腹ドレナージを要する．

②**腸瘻**　虫垂断端処理部が閉鎖せず，盲腸から腸内容が漏出して，腸管皮膚瘻を形成することがある．自然に閉鎖しない場合には，手術的に閉鎖あるいは腸管切除が必要となる．

③**創感染**　術中に膿による創部の汚染をきたすことによって生じる．汚染が強く疑われる場合には，手術時に創部にペンローズドレーンを留置しておく．

H　イレウス（腸閉塞）

▪ポイント▪

イレウスは，腹部外科領域ではしばしば経験する疾患である．イレウスには機械的イレウスと機能的イレウスがある．機械的イレウスは，さらに，単純性イレウスと絞扼性イレウスに分類されるが，とくに絞扼性イレウスはただちに手術を施行する必要があるので，迅速で正確な診断が要求される．

1．概　　念

イレウスとは，腸管内容の肛門側への通過が障害されることによって生じる病態を意味する．症状としては，腹部膨満，腹痛，嘔気，嘔吐，排ガスや排便の停止などを呈する．放置すると死亡することが多く，外科手術等の何らかの治療的処置が必要とされる．

2．イレウスの病因と分類

イレウスの分類には，異なった観点から種々の分類がなされている．基本的には，機械的イレウスと機能的イレウスに分類される．機械的イレウスは，腸間膜血管の血流障害の有無によって，単純性イレウスと絞扼性イレウスに分類される．また，イレウスの程度によって，完全イレウスと不完全イレウス（sub-ileus）に分類される．

欧米では，イレウス（ileus）というと機能的イレウス（麻痺性イレウス）を意味し，機械的イレウスには，bowel obstruction という言葉が使われている．

A．機械的イレウス

腸管の通過障害が機械的機序によって発生したものであり，その原因には以下のものがある．

1）先天異常

先天性十二指腸閉鎖，小腸閉鎖，鎖肛，腸回転異常（malrotation）などがあげられる．

2）腸管異物

胆石，糞石，食物（こんにゃく，柿など），寄生虫，誤飲された異物（義歯，硬貨）などがあげら

れる．胆石は，胆嚢炎によって胆嚢-十二指腸瘻が形成され，その瘻孔から大きな胆石が小腸内に逸脱し，多くの場合，回腸において腸管の閉塞をきたすものである．また，寄生虫によるものは，多数の寄生虫が集塊を形成して腸管内腔を閉塞することによって生じる．

3）腸管の器質的狭窄によるもの

開腹手術後の腸管癒着によって生じる腸管の屈曲や捻れにより腸管の通過障害をきたす．また，開腹手術後に生じる索状物の形成によって腸管が締められて通過障害をきたす．いわゆる術後癒着性イレウスと呼ばれる病態であり，機械的イレウスの中でもっとも頻度が高い．時に，腸間膜血流が障害されて絞扼性イレウスとなる．

癒着以外の器質的狭窄の原因としては，腫瘍による狭窄がその原因の多くを占める．とくに大腸癌によるものが多いが，小腸腫瘍によるイレウスもある．また，腸管の良性の狭窄によるイレウスとしては，Crohn病による炎症性-線維性狭窄，腸結核による瘢痕狭窄，腸管切除後の吻合部狭窄などがあげられる．

4）内ヘルニア，外ヘルニア（鼠径ヘルニア，大腿ヘルニア），腸捻転，腸重積症，など

これらの原因によって起こる腸閉塞の際には，腸間膜血流が傷害されて，絞扼性イレウスとなることが多い．腸重積症の原因としては，腫瘍によって先進部が形成されて腸重積となることが多い．

B．単純性イレウスと絞扼性イレウス

1）単純性イレウス

上記の種々の原因による機械的イレウスで，腸間膜血管の血流が障害されていない場合を単純性イレウスと呼ぶ．

2）絞扼性イレウス

複雑性イレウスとも呼ばれている．術後癒着性イレウス，内ヘルニアや外ヘルニアの嵌頓，腸捻転（小腸の捻転，S状結腸捻転など），腸重積症などにおいては，腸間膜の血流が障害され，腸管の虚血をきたすことがある．この際には，緊急的に手術を施行する必要があり，手術のタイミングを失すると死亡することがある．

イレウスの発症初期には腸間膜血流の障害がなくとも，経過とともに絞扼性イレウスに移行することもあるので，単純性イレウスであっても，注意を要する．

C．機能的イレウス

機械的な閉塞がなく，腸管の運動の異常によって腸管内容が停滞することによって発症する．麻痺性イレウスと痙攣性イレウスがあるが，後者はまれである．

1）麻痺性イレウス

腹膜炎の際には腸管の蠕動が停止し，麻痺性イレウスの状態となる．また，開腹手術後には一時的に腸管の蠕動が停止して，麻痺性イレウスとなるが，通常は3～4日で蠕動は自然に改善する．その他，腹部打撲，脊髄損傷，尿管結石や後腹膜血腫による反射性腸管麻痺，などがある．

2）痙攣性イレウス

重金属中毒，ヒステリーなどがその原因となるとされているが，まれな病態である．

3．病態生理

A．単純性イレウス（機械的イレウス）

腸管の閉塞をきたすと，閉塞部より口側の腸管に腸内容とガスが貯留して腸管が著明に拡張する．腹部は膨満し，腸管の蠕動は亢進する．腸内容がうっ滞することによって嘔吐をきたすこともしばしば認められる．腸閉塞部より口側に，胃液，膵液，胆汁を交えた腸液が大量に貯留する．このため，著しい脱水状態となり，血液は濃縮される．脱水に対して大量の輸液を行わないと，循環不全に陥り，さらに，腎前性の乏尿-無尿から急性腎不全に至ることもある．血液検査所見では，とくに上部小腸の閉塞の場合には，Na，Cl，Kなどの電解質の低下を認め，代謝性アルカローシスを認めることもある．ヘマトクリット値は上昇し，また，BUNやクレアチニンの上昇を認める．大腸の閉塞による場合には，このような脱水による異常は軽度である．

B．絞扼性イレウス

絞扼性イレウスでは，急速に悪化して腸管壁の虚血性壊死をきたし，血圧低下をきたしてショック状態となる．腸管壁の虚血性壊死によって透過性が亢進し，細菌や細菌の毒素が血中へ移行したり腹腔に漏出したりすることによって敗血症性ショックとなる．また，腸管壊死によって穿孔が起これば腹膜炎をきたして敗血症性ショックとなる．著しい脱水と血圧低下，代謝性アシドーシス，また，さらに進行すると，腎不全，呼吸不全，心不全など，多臓器障害をきたす．絞扼性イレウスの疑いがもたれた場合には緊急的に手術を施行しないと致命的となるので，的確な判断が必要とされる．

4．症状と診断

A．腹　痛

腹痛は通常間欠的である．閉塞部より口側の腸管の蠕動が亢進することによる疼痛である．腹痛が激烈であったり，持続性となった場合には，絞扼性イレウスを疑う．

B．腹部膨満，悪心，嘔吐

閉塞部位より口側に腸内容やガスが貯留することによって発症する．腹部膨満に伴って，悪心や嘔吐が認められる．

C．腹部所見

腹部膨満が認められる．単純性イレウスでは，蠕動不穏（visible peristalsis）を認めたり，聴診にて蠕動音の亢進，金属音（metallic sound）を聴取する．限局性の強い圧痛や筋性防御，腹壁緊張，Blumberg 徴候などの腹膜刺激症状を伴っている場合には，絞扼性イレウスを疑う．腹膜刺激症状が腹部全体に及んでいて腸管の蠕動が停止しているときには，腹膜炎による麻痺性イレウスを疑う．また，絞扼性イレウスで腸管穿孔をきたせば，同様の腹部所見を呈する．腫瘤を触知する場合には，腫瘍による閉塞や腸重積症を疑う．絞扼性イレウスの際には，血液検査所見，動脈血ガス分析などを施行する．

D．画像診断

1）腹部単純 X 線写真

小腸イレウスの際には，Kerckring ひだを伴った腸管ガス像を認める（図 20）．また，立位にて鏡面像（ニボー）の形成を認める（図 21）．大腸イレウスの際には，haustra coli を伴った大腸ガスを認める．図 22A は，直腸癌によるイレウス症例の腹部単純 X 線写真であり，図 22B は同症例の注腸造影で直腸 S 状部に閉塞を認める．絞扼性イレウスでは，ガス像を認めないことがある（無ガス性イレウス）ので，注意を要する．麻痺性イレウスの際には，大腸および小腸にびまん性にガス像を認める．

2）腹部超音波検査，腹部 CT 検査

癒着性イレウス以外のイレウスの診断に有用である（図 23）．腫瘤陰影，腸重積症の際の target sign，また，絞扼性イレウスの際には，超音波検査によって拡張した腸管の蠕動の消失，腹水の貯留などが認められる．単純性イレウスにおいても腹水が認められることがある．絞扼性イレウスを疑う場合には，超音波ガイドで腹水穿刺を行って腹水の性状が血性であるか否かを確認することもある．また，汎発性腹膜炎による麻痺性イレウスの場合には，広範囲に腹水を認め，腹水穿刺にて，膿性の腹水を認める．

5．治　療

A．癒着性イレウス

癒着性イレウスの治療方針を立てる際には，単純性イレウスか絞扼性イレウスかの判断を的確に施行することが重要である．単純性イレウスと絞扼性イレウスの鑑別点を表 4 に示した．絞扼性イレウスであれば，ただちに手術を施行する必要がある．

1）単純性イレウス

short tube（胃管）を挿入して減圧するが，症状の改善を認めないときには早めに long tube（イレウス管）に入れ替えて減圧する（図 24）．long

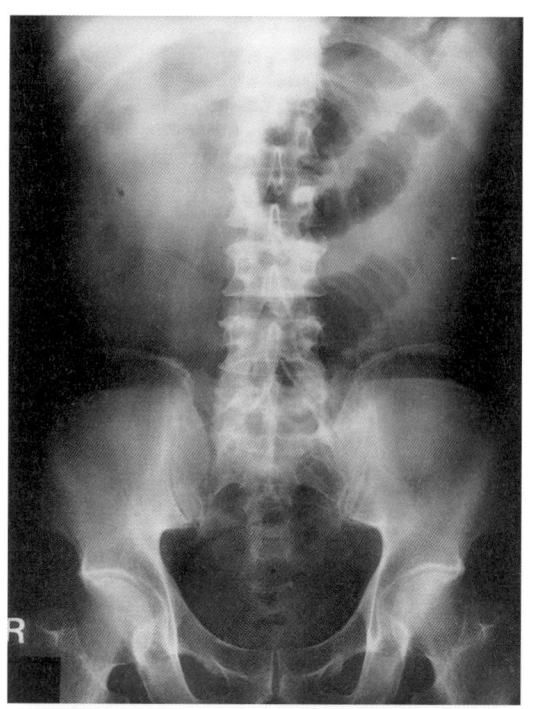

図 20　Kerckringひだを伴った腸管ガス像

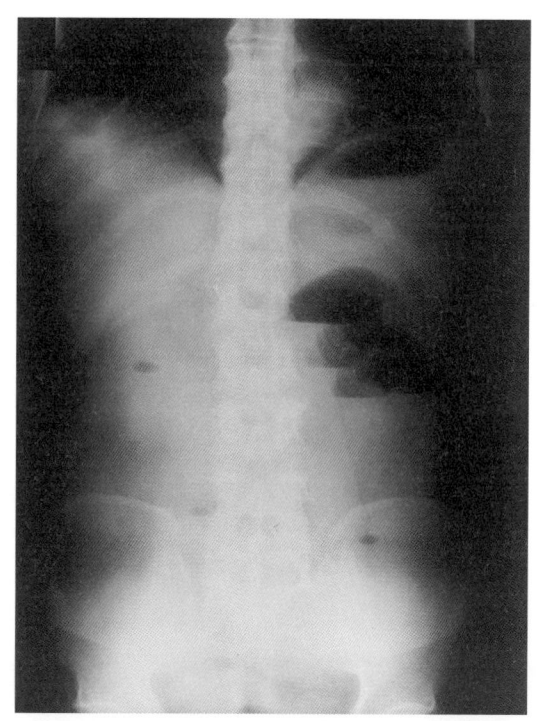

図 21　鏡面像

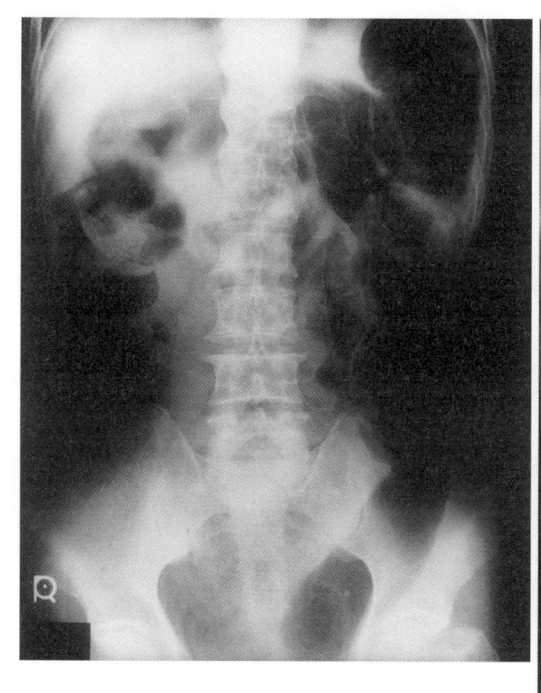

A. 腹部単純 X 線写真

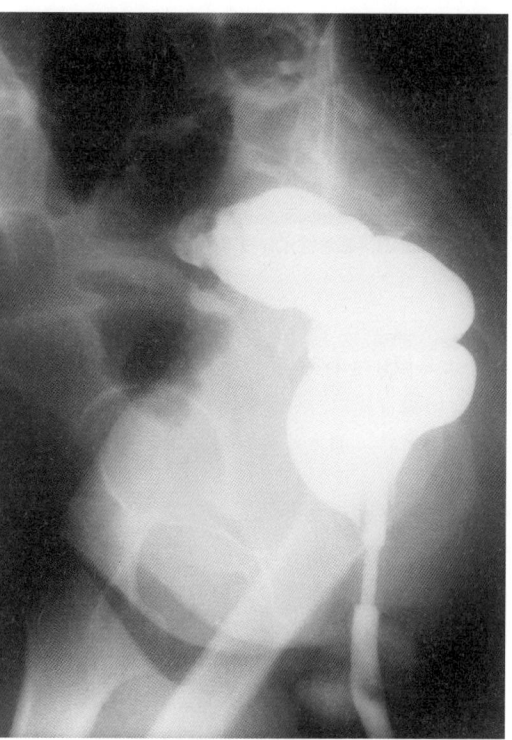

B. 注腸造影

図 22　直腸癌によるイレウス症例

表 4 単純性イレウスと複雑性イレウスの鑑別点

	単純性イレウス	絞扼性イレウス
腹痛	間歇的な腹痛 神経節遮断薬によって軽快	持続的な強い腹痛 神経節遮断薬で軽快せず 時に間欠的な腹痛が持続的となって絞扼性イレウスに移行する
腹部所見	腹部膨満,蠕動不穏 蠕動音亢進,金属音	腹部膨満 強い限局性圧痛 腹膜刺激症状 腸雑音の消失
腹部単純X線写真	小腸ガス像,ニボーの形成	小腸ガス像,ニボーの形成 時にガス像を認めない
超音波所見,CT所見	拡張小腸内の腸液の貯留 蠕動による腸液の移動(to and fro movement) Kerckring ひだの確認	拡張小腸内の腸液の貯留 蠕動の停止,Kerckring ひだの不明瞭化,腹水の貯留

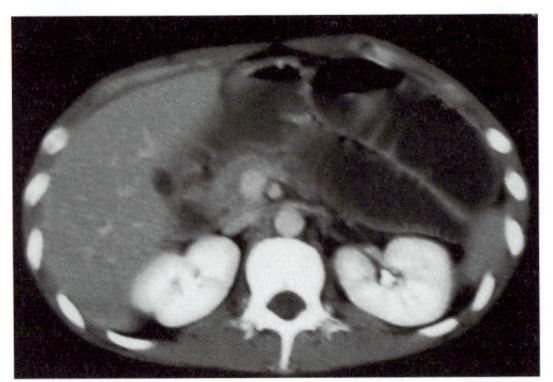

図 23 癒着性イレウスのCT像

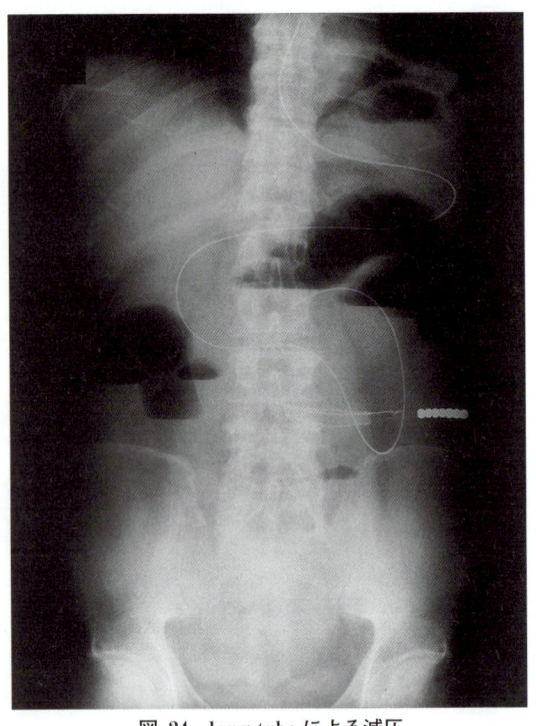

図 24 long tube による減圧

tubeによる減圧を行って4〜5日経過しても改善を認めない場合には,手術を施行する.手術では,癒着剝離かそれに加えて腸管切除が必要となることもある.

2) 絞扼性イレウス

ただちに開腹し,腸管の虚血の程度によって,絞扼を解除して腸管血流の回復の状態を観察し,回復が良好であれば腸管を切除せずに温存する.腸管壊死が明らかあるいは疑われれば,その部分の腸管の切除を施行する.敗血症性ショックに陥っている場合には,術前,術中,術後を通じて,ショックに対する治療,多臓器障害の予防や治療を施行する.

B. 腫瘍の閉塞によるイレウス

腫瘍の閉塞によるイレウスの中で,もっとも頻度が高いのは,大腸癌によるイレウスである.大腸癌による閉塞の際には,まず,閉塞部より口側

に人工肛門を造設して減圧した後，二期的に病変部の切除を施行するか，あるいは，一期的に切除吻合を施行する．また，最近では，肛門側より大腸内視鏡を用いて減圧チューブを挿入したり，あるいは，ステントを挿入し，減圧した後に一期的に切除吻合を施行する場合もある．

I 小腸腫瘍

ポイント

小腸腫瘍は消化管腫瘍の中ではまれな腫瘍である．上皮性腫瘍と非上皮性腫瘍があり，後者には，良性のものと悪性のものがある．小腸腫瘍の診断は胃や大腸の腫瘍と比較して困難である．小腸腫瘍の種類とその特徴を理解しておくことが重要である．

1．概　念

小腸腫瘍は，消化管腫瘍の中ではまれな腫瘍である．解剖学的には十二指腸も小腸の一部であるが，十二指腸には胆管と膵管が乳頭部に開口するという特殊な状態があるので，通常は，小腸腫瘍といった際には十二指腸は除外して論じられている．小腸においては，上皮性腫瘍の発生頻度が著明に低い理由は，腸内容の通過時間が短い，腸内細菌が少なく carcinogen の産生が少ない，などの理由が考えられる．小腸は，胃や大腸と異なり，内視鏡や X 線検査などによる腫瘍の存在診断および性状診断が困難な部位である．

2．頻　度

小腸腫瘍は，全消化管腫瘍の 3～6％を占めている．また，悪性腫瘍に限ると，消化管悪性腫瘍の中で小腸の悪性腫瘍が占める割合は，0.3～4.9％とされている．手術症例の検討では，小腸腫瘍のうち悪性腫瘍の頻度は，51～88％と報告されている．

一方，近年ダブルバルーン小腸内視鏡やカプセル内視鏡の登場により小腸腫瘍の発見の頻度は増えている．

3．分類と発生部位

小腸腫瘍を，上皮性，非上皮性，悪性，良性に分けて分類すると，表 5 のようになる．上皮性腫瘍では，腺癌が大部分を占めており，良性の腺腫はまれである．非上皮性腫瘍の中では，悪性リンパ腫，平滑筋腫瘍などが多く，その他はまれである．

A．悪性腫瘍

小腸の悪性腫瘍を頻度の高いものの順に列挙すると，悪性リンパ腫，腺癌，GIST，平滑筋肉腫，となる．八尾らの報告によると，それらの割合は，それぞれ 38％，34％，28％，である．悪性リンパ腫は回腸に多く，回盲弁から口側 40 cm 以内に 90％が存在する．悪性リンパ腫が回腸に多く発生する理由は，回腸にリンパ組織が多く存在するということと考えられている．腺癌，平滑筋肉腫は空腸に発生することが多い．小腸中央部にはいずれの腫瘍も発生することはまれである．欧米では，回腸にカルチノイドが発生することが多いとされており，回腸の悪性腫瘍の約 50％を占めている．

表 5　小腸腫瘍の分類

A．上皮性腫瘍
  1．良性—腺腫（adenoma）
  2．悪性—腺癌（adenocarcinoma）
B．内分泌腫瘍（endocrine cell tumors）
  1．内分泌癌（endocrine cell carcinoma）
  2．カルチノイド腫瘍（carcinoid tumor）
C．非上皮性腫瘍
  1．良性
    平滑筋腫（leiomyoma）
    脂肪腫（lipoma）
    血管腫（hemangioma）
    リンパ管腫（lymphangioma）
    神経原性腫瘍（neurogenic tumor）
  2．悪性
    平滑筋肉腫（leiomyosarcoma）
    悪性リンパ腫（malignant lymphoma）
  3．gastrointestinal stromal tumor（GIST）
D．腫瘍様病変
  1．過誤腫
    Peutz-Jeghers 症候群
    若年性ポリポーシス（juvenile polyposis）
  2．炎症性線維性ポリープ（inflammatory fibroid polyp）
  3．異所性膵（ectopic pancreas）

一方，小腸カルチノイドはわが国ではまれである．

B．良性腫瘍

良性腫瘍の内訳を発生頻度順に示すと，平滑筋腫，脂肪腫，血管腫，となる．平滑筋腫と平滑筋肉腫は，通常核分裂像を示す細胞の単位面積当たりの数で決定されるが，両者間に明確な線を引くことはできず，両者を区別する絶対的な基準はない．また，そのようにして良悪性を分類しても，必ずしも臨床像と一致しないことから，平滑筋腫と平滑筋肉腫を"leiomyogenic tumor"として一括することも提唱されている．

C．gastrointestinal stromal tumor (GIST)

従来平滑筋腫瘍と診断されてきたものの中には，平滑筋由来ではない間葉系由来の腫瘍が比較的多数存在することが近年明らかとなってきた．このような腫瘍はCajar介在細胞由来と考えられており，gastrointestinal stromal tumor (GIST)と呼ばれている．CD34, c-kitなどの特殊な免疫組織学的検索によって診断される．GISTでは良悪性の鑑別は難しく大きさや核分裂像で判断される．5 cm以上のもの，10/50 HPF以上の核分裂細胞数の腫瘍で悪性度が高い（高リスク）．

4．症　状

小腸腫瘍の症状としては，消化管出血による下血や貧血，通過障害や腸重積による腹痛，嘔吐，腹部膨満，また，腹部腫瘤触知，体重減少，などがあげられ，いずれをとっても，小腸腫瘍に特有な症状とはいえない．良性腫瘍の場合には症状をきたさないことが多く，手術時に偶然発見されることが多い．

5．検査所見

A．腹部単純X線写真

腸閉塞をきたしていれば，小腸腸閉塞の所見を呈する．すなわち，小腸内ガス像とニボーの形成を認める．

B．CT，腹部超音波検査

腫瘤の大きさや条件によっては，腸管内の腫瘤像として描出される．腸重積をきたしている場合には，target signなどの腸重積特有の所見を呈する．

C．小腸二重造影

十二指腸ゾンデを挿入して，ゾンデより造影剤を流して送気した後，神経節遮断薬を静注して腸管の蠕動を停止させて小腸の二重造影を行う．小腸の狭窄，腫瘤陰影などが描出される．

D．小腸内視鏡

近年の小腸内視鏡の発展は目ざましく，ダブルバルーン小腸内視鏡やカプセル内視鏡により，全小腸の内視鏡検査が可能となった．小腸内視鏡による小腸腫瘍の発見の頻度が増えている（図25）．

E．選択的血管造影

平滑筋腫瘍や血管腫などの血管に富んだ腫瘍の場合には，上腸間膜動脈からの血管造影によって，hypervascular tumorとして描出することができる．診断的な有用性はさほど高くない．

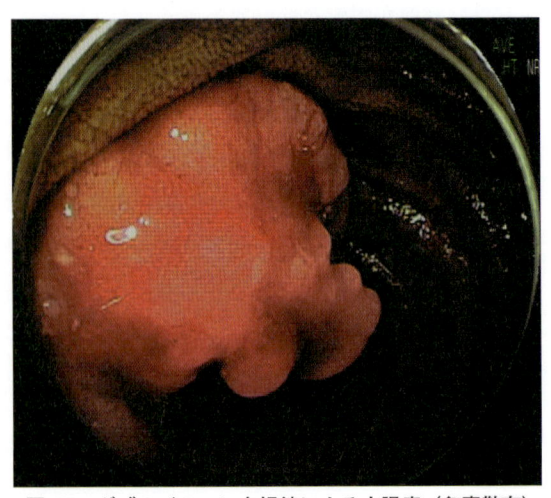

図25　ダブルバルーン内視鏡による小腸癌（色素散布）

6．小腸悪性腫瘍の特徴

A．小腸癌

　男性に多く，好発年齢は 40〜60 歳である．主として空腸に発生する．限局潰瘍型病変，ポリープ状に内腔に隆起した病変，びまん浸潤狭窄型病変として認められる．組織学的には，高分化腺癌が多い．進行した際の進展経路は，主として，リンパ節転移，血行性転移である．

B．平滑筋腫瘍，GIST

　肉眼的な病変の形態は，内腔への隆起性病変，壁外隆起性病変，また，壁内発育型とさまざまである．血管に富んだ腫瘍であることが多く，潰瘍形成を伴う場合には，大量の消化管出血をきたすこともある．血管造影にて hypervascular tumor として描出される．進行すると，腹膜播種，血行性転移，などをきたす．リンパ節転移の頻度は，比較的低い．

C．悪性リンパ腫

　男性に多く，好発年齢は 50〜60 歳である．90％は，回盲弁から 40 cm 以内の回腸に発生する．形態としては，a．動脈瘤型，b．狭窄型，c．ポリープ型，d．潰瘍型，に分類されている．腸重積をきたすこともある．また，潰瘍型では，穿孔によって腹膜炎をきたすこともある．大腸内視鏡検査において回盲弁を越えて回腸内にスコープを挿入することによって可能である場合もあり，その際には生検を行って組織学的に悪性リンパ腫の診断を下すことも可能である．組織学的には，ほとんどが B-cell 由来の悪性リンパ腫である．

7．治　　療

　小腸腫瘍においては，胃癌や大腸癌のような定型的な手術方法はない．良性腫瘍では，局所的な切除や，腸管の部分切除が施行される．悪性腫瘍であっても，平滑筋腫瘍や GIST の場合には，基本的には，リンパ節郭清は広範囲には必要ないと考えられる．イマチニブは KIT チロシンキナーゼの阻害薬であり，GIST の切除不能例や再発例，また，高悪性度（高リスク）の GIST の術後には，再発予防を目的としたイマチニブによる adjuvant 治療も施行されている．腺癌の場合には，リンパ節郭清を施行するが，大腸癌のような系統的な腸間膜リンパ節の郭清を行うと，腸管の大量切除となってしまうことから，リンパ節郭清は，比較的小範囲にとどめざるを得ない．悪性リンパ腫の場合には，まず化学療法を施行するか，あるいは，手術的切除に加えて，術後の化学療法を施行する．

J　小腸の手術（小腸切除）

ポイント
　小腸の切除は，小腸腫瘍，イレウス，炎症性腸疾患，などにおいて病変部腸管を切除するために施行される．ここでは，小腸切除の基本的な方法について述べる．

1．小腸切除の手技

A．切除範囲の決定

　病変の部位や広がりによって，小腸の切除範囲を決定する．通常，腸間膜血管の処理は扇状にデザインする（図 26）．通常扇状のデザインによって，腸管断端部の血流は温存されるが，腸間膜を光に透過させて血管の走行を確認して，吻合部腸管への血流が保たれることを確認する．小範囲切除の場合には，扇型の腸間膜切除ではなく，末梢にて腸間膜血管を処理する場合もある（図 27）．

B．腸間膜の切離

　扇状にデザインした腸間膜の中枢側より手術操作を開始する．まず，腸間膜の腹膜を切開したのち血管の処理に移る．ペアン鉗子あるいはケリー鉗子で血管を通過させ，切離する血管の両側に糸を通して結紮し，その後血管を切離する．このような操作をくり返して，腸管壁にいたり，腸管壁では腸間膜を約 1 cm にわたって切除して漿膜を露出する（図 28）．

C. 腸管の切離

両側の切除断端において腸間膜反対側から腸鉗子をかけ，切除側には直ペアンやリスター鉗子などをかけた後，腸管を切離して小腸の部分切除を施行する．

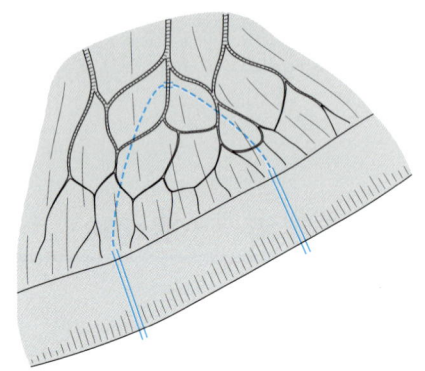

図 26　扇型の腸間膜の処理のデザイン

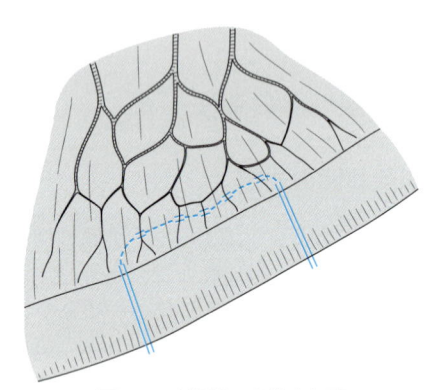

図 27　末梢側で血管を処理

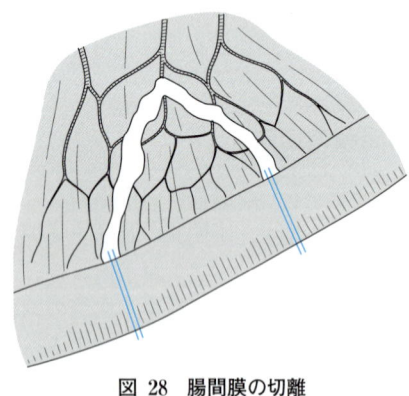

図 28　腸間膜の切離

D. 吻　合

腸管径が異なる場合でも，できる限り端々吻合にて吻合する．側端吻合や側々吻合を施行すると盲嚢症候群（後述）をきたすことがあるので注意を要する．まず，両側端の漿膜筋層縫合を施行して，その糸に小児用ペアンなどをかけて両側に牽引する．もっとも一般的な吻合方法は，全層連続縫合に漿膜筋層結節縫合を加えたものである（Albert-Lembert 吻合）．全層縫合は通常連続縫合で行う．内腔側から漿膜側に向かって針を通し，さらに吻合する体側の腸管壁の漿膜から粘膜側に向かって針を刺入する（図 29）．後壁の連続縫合が終了したら，一度糸をくぐらせてロックし，全壁の縫合を同様に行う．全周にわたって全層縫合が終了したら，全層縫合を開始したところの糸と結んで全層縫合を全周性に終了する．この時点で腸鉗子をはずす．その後，漿膜筋層縫合を結節にて全周性に行う（図 30）．これで，腸管の吻合が終了する．通常，全層縫合には吸収糸を，漿膜筋層縫合には絹糸が用いられる．

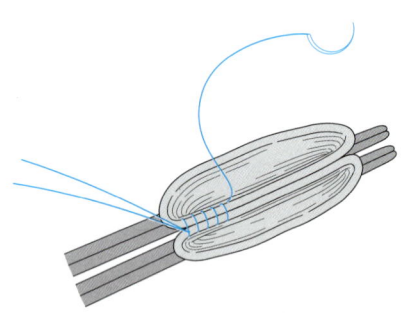

図 29　後壁の全層縫合

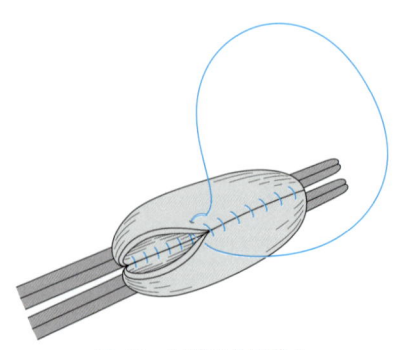

図 30　前壁の全層縫合

最近では，自動縫合器を用いた機能的端々吻合もしばしば行われている（図31）．

E．腸間膜の閉鎖

吻合終了後，腸間膜の欠損部を結節縫合にて行う．

腸管の吻合方法には，上記のような全層連続縫合にて行う，Albert-Lembert縫合が一般的であるが，腸管径が吻合両側端で異なる場合には，全層縫合を結節縫合で施行する場合もある．また，粘膜層と筋層を各々層別に縫合する層々縫合や，mattress縫合を応用したGambeeの一層縫合などがある．

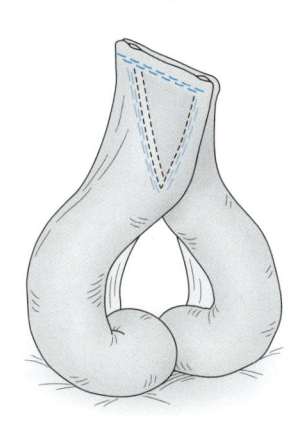

図31 自動縫合器による機能的端々吻合

K 盲管症候群 blind loop syndrome

ポイント

腸管吻合を施行する際，端側吻合あるいは側々吻合を施行すると，盲管が形成される．また，バイパス手術においても盲管が形成される．盲管内に腸内容がうっ滞すると，腸内細菌の異常増殖をきたし，そのために，脂肪性下痢やビタミンB_{12}欠乏症による貧血などをきたす．原因を除去する根本的な治療としては，再手術を行って，盲囊を切除する必要がある．

1．概　念

腸管吻合によって生じた盲管（blind loop），あるいは，バイパス手術などによって短絡された腸管に，細菌が異常増殖し，消化吸収障害をきたす病態である（図32）．中でもとくに蠕動の方向に形成された盲管は，腸内容のうっ滞が著明で盲管症候群をきたしやすい．盲管が短く囊状の場合には，盲囊（blind pouch）と呼ばれ，長い盲管と比較して盲管症候群をきたしにくい．

2．病態と症状

盲管内で腸内容がうっ滞し，そのために腸内細菌の異常増殖が起きる．とくに，*Bacteroides*などの嫌気性菌の増殖が問題となる．腸内細菌の異常増殖によって，脂肪性下痢やビタミンB_{12}の欠乏による大球性貧血，腹痛などをきたす．栄養障害によって体重減少が認められる．また，腸管運動

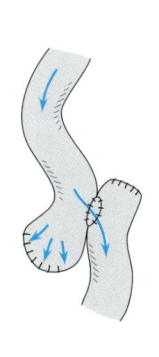

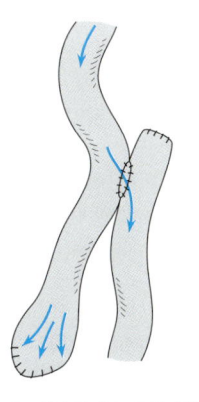

A．側々吻合による盲囊　　B．側々吻合により空置された盲管　　C．バイパス手術あるいは瘻孔形成による盲管　　D．Cul-de-sac

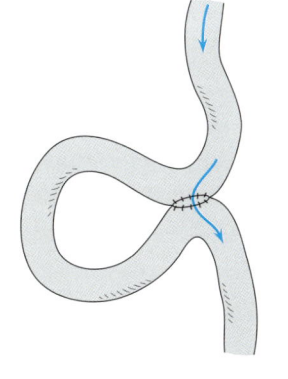

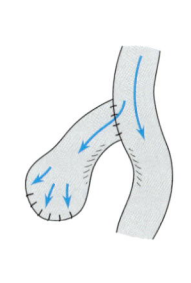

図32 盲管・盲囊の形態

の異常をきたし，そのために腹痛を訴えることもある．盲管や盲囊内に潰瘍形成をきたすこともあり，出血や穿孔の原因となる．外科手術によって生じた盲管のみならず，小腸の狭窄や小腸憩室によっても同様の病態を呈することがある．

盲管が形成されてから盲管症候群が発症するまでには数年間の期間が存在することが多い．また，盲管が存在するからといって必ずしも盲管症候群を発症するとは限らない．

3．診　断

上記のような症状と腸管手術の既往から本症の可能性を考える．盲管や短絡された腸管が存在するか否かは，小腸造影，注腸造影などを行って確認する．ビタミン B_{12} の欠乏の診断は，大球性あるいは巨赤芽球性貧血があることや，Schilling test によるビタミン B_{12} の吸収試験の結果によって診断する．また，脂肪性下痢の診断には，便中脂肪の検出や定量が施行される．

4．治　療

テトラサイクリン系薬，metronidazole，リンコマイシン系薬などの抗生物質投与がある程度有効である．一方，手術は根治的な治療法であり，全身状態が許せば，盲管を切除するか，あるいは，盲管を解消させるような腸吻合を施行する．

L　消化不良症候群，短腸症候群

ポイント

消化不良症候群には，小腸粘膜に一次的に生じた異常によって消化吸収障害が生じたものと，手術的に小腸が大量に切除され，短腸症候群となって消化吸収障害をきたしたものの両者がある．外科領域では，とくに後者が問題となり，経静脈，あるいは経腸栄養による栄養療法が必要となることが多い．

1．原発性消化不良症候群

小腸粘膜自体の組織的異常や代謝異常によって発症する消化吸収障害としては，celiac disease（わが国ではまれ），Cronkhite-Canada 症候群，Crohn 病，腸結核，などがあげられる．また，前項に述べた盲管症候群は，腸内細菌叢の異常によって生じるが，広い意味でこの範疇にはいると思われる．

2．続発性消化不良症候群

短腸症候群や，前項に述べた盲管症候群などが含まれる．ここでは，短腸症候群について述べる．

外科手術によって小腸が大量に切除される場合としては，腸間膜動脈，静脈の血栓や塞栓による小腸の広範囲な壊死，小腸捻転による腸管壊死，Crohn 病に対してくり返して小腸切除がなされた場合，などがあげられる．

小腸は約 1 m 残存していれば，消化吸収に関しては，最低限の機能が残存すると考えられているが，それ以下の長さとなると，経口摂取では，十分な栄養の吸収がなされない．その場合は，経中心静脈高カロリー輸液（intravenous hyper alimentation；IVH，あるいは total parenteral nutrition；TPN と呼ばれる），または，elemental diet；ED による経腸栄養を施行する必要がある．小腸が 30～50 cm 以上残存していれば，ED による経腸栄養の適応を考慮する．外科的治療としては，逆蠕動腸管の挿入などが試みられているが，一般的に施行されるに至っていない．

M　大腸ポリープ colonic polyp

ポイント

ポリープとは，組織学的診断に関わらず管腔に突出する限局性隆起性病変の臨床的総称であり，組織学的には良性・悪性の腫瘍性ポリープのほか，過形成性ポリープや炎症性ポリープなどの非腫瘍性病変が含まれる．ポリープは，実際の臨床の現場では良性の病変を指すことが多く，明らかに悪性のものはポリープとは呼ばない．ただし，肉眼的に良性のポリープにみえても，一部に癌が含まれるもの（腺腫内癌）やポリープ全体が癌である場合もあり，診断と治療において重要な疾患概念である．

表 6　大腸ポリープの肉眼的分類

無茎性（Is）	亜有茎性（Isp）	有茎性（Ip）	側方発育型腫瘍（LST）

分類

1）形態による分類

肉眼的な形態によって無茎性ポリープ（Is），亜有茎性ポリープ（Isp），有茎性ポリープ（Ip）に分類される（表6）．また大腸ポリープには，垂直方向よりも側方に這うように広く進展するタイプが存在し，**側方発育型腫瘍**（laterally spreading tumor；**LST**）と呼ばれる．LSTは良性腫瘍であることが大半であるが，時に癌が混在している場合もあり治療の対象となる．

2）組織学的分類

大腸ポリープは，腫瘍性病変と非腫瘍性病変に大別でき，全体の約8割が腫瘍性病変である（表7）．

① **腺腫** adenoma　腺腫は，異型を有する大腸上皮（腺管）の腫瘍性増殖であり，大腸ポリープの約8割を占める．腺腫はさまざまな程度の構造異型や細胞異型を示し，その異型度によって低異型度腺腫（low grade adenoma）と高異型度腺腫（high grade adenoma）に分けられる．また，腫瘍腺管の形態により，管状腺腫（tubular adenoma），管状絨毛腺腫（tubulovillous adenoma），絨毛腺腫（villous adenoma）に分けられ，頻度的には管状腺腫がもっとも多くみられる．最近では，過形成性ポリープに類似した鋸歯状構造を特徴とする鋸歯状腺腫（serrated adenoma）も明らかとなっている．大腸癌の一部は腺腫から発生するという説（adenoma-carcinoma sequence）があり，実際に腺腫の一部に癌が混在するもの（**腺腫内癌** carcinoma in adenoma）も存在する．

② **過形成性ポリープ** hyperplastic polyp　異型のない粘膜の過形成により生じる隆起性病変で，高齢者の直腸によくみられる．肉眼的には白色調で5mm以下の小さな扁平または半球状隆起を呈し，組織学的には，腺管腔が拡張して上皮が鋸歯状構造を呈するのが特徴である．癌化はしないと考えられてきたが，近年，癌の前駆病変となりうるSSA/P（sessile serrated adenoma/polyp）という疾患概念が導入された．SSA/Pは，平坦な広基性白色調ポリープで右側大腸に好発し，過形成性ポリープに比べて大きい特徴がある．組織像は過形成性ポリープに類似するが，陰窩の構造異常と上皮の増殖・成熟異常を伴う点が異なる．

表 7　大腸ポリープの組織学的分類

腫瘍性	悪性	腺癌
	良性	腺腫
非腫瘍性	過形成性	過形成性ポリープ SSA/P（sessile serrated adenoma/polyp）
	過誤腫性	若年性ポリープ Peutz-Jeghers型ポリープ
	炎症性	炎症性ポリープ
	その他	良性リンパ濾胞性ポリープ 肉芽腫性ポリープ 粘膜脱症候群

③ **炎症性ポリープ** inflammatory polyp　炎症や潰瘍に続発して単発性または多発性に発生する結節状のポリープで，表面は潰瘍化することや正常上皮や再生上皮でおおわれていることもある．原因として，潰瘍性大腸炎，Crohn病，腸結核，腸管Behçet，細菌性赤痢，アメーバ赤痢などの炎症性腸疾患がある．組織像はさまざまで，間質への炎症性細胞浸潤，腺管過形成，炎症性肉芽組織などを認める．

④ **過誤腫性ポリープ**　正常組織の異常な構成よりなる発育異常性の腫瘤と定義される．

　ⓐ 若年性ポリープ juvenile polyp　幼児・小児に好発するが，成人にもみられる．直腸およびS状結腸に多くみられ，肉眼的には有茎性で発赤調のことが多い．組織学的には，異型のない腺管が囊胞状に拡張し，間質が浮腫を呈することが特徴である．下血や腸重積の症状を呈した場合は治療の対象となる．

　ⓑ Peutz-Jeghers型ポリープ　有茎性で表面に複数の結節を形成し分葉状・八頭状となる．組織像は，Peutz-Jeghers症候群でみられる多発ポリープと同様に，樹枝状に増生した粘膜筋板が特徴で，これに沿って腺管の過形成を認める．皮膚色素沈着などの臨床症状を伴わずに，ポリープが単発で大腸に発生したものをPeutz-Jeghers型ポリープと呼ぶ．

⑤ **粘膜脱症候群** mucosal prolapse syndrome（MPS）　直腸下部にみられる発赤調の隆起性病変で，直腸の粘膜脱による血流障害や線維筋組織の異常が成因と考えられている．組織学的には腺管の過形成と平滑筋や線維組織の増生を認める．

▶**症状**　小さなポリープではほとんどが無症状であるが，大きいポリープでは表面からの出血や便通異常を認めることがある．

▶**診断**　ポリープは，注腸X線造影検査または大腸内視鏡検査で発見されることがほとんどである．注腸X線造影検査は，病変の部位や大きさが診断できるが質的診断は困難である．一方，大腸内視鏡検査では，ポリープの形態，表面性状，色調などを直接観察することができ，さらに組織診断のための生検および内視鏡切除が可能である．最近では，拡大視機能や特殊光機能を備えた内視鏡による検査にて，ポリープの質的診断能が向上している．ポリープには早期癌を含む場合もあるため，診断の際には，癌であるか否かの質的診断を行うだけでなく，内視鏡的治療が可能か否かを判断する必要がある．

▶**治療**　大腸ポリープのうち主に腫瘍性病変が治療の対象となる．良性腫瘍でも，症状のあるもの，また大きくて癌化の可能性があるものには治療が行われる．ポリープは主に内視鏡治療が可能である場合が多いが，大きくて内視鏡治療が困難な場合や，深達度が深いと予想される癌の場合は手術が選択される．内視鏡的切除法には，ホットバイオプシー，ポリペクトミーや**内視鏡的粘膜切除術**（endoscopic mucosal resection；EMR），最近では**内視鏡的粘膜下層剥離術**（endoscopic submucosal dissection；ESD）などの方法があり，ポリープの大きさや形態に応じて適切な方法が選択される（表8）．

表8　内視鏡を用いたポリープの切除法

ホットバイオプシー	鉗子でポリープを把持・挙上し，高周波電流を通電して焼灼・摘除する方法． ■小さくて，かつ，悪性の可能性の低いポリープに対して行われる．
ポリペクトミー	ポリープの基部にスネアをかけて通電し切除する方法． ■有茎性のポリープに対して行われる．
EMR	病変の粘膜下に生理食塩水を注入し，病変を浮かせた状態で，スネアをかけて通電し切除する方法． ■2cm以下のポリープに対して行われる．
ESD	病変周囲の粘膜を切開し，ナイフを用いて粘膜下層を直接剥離して切除する方法． ■LSTなどの腫瘍径の大きいポリープに対して行われる．

N 大腸ポリポーシス

大腸ポリポーシスとは，単にポリープが多発した状態ではなく疾患単位であり，遺伝性であることが多い．遺伝性疾患に関しては，Dr. Victor A. McKusick による Mendelian Inheritance in Man (MIM) で検討し，**Online Mendelian Inheritance in Man (OMIM)** に接続し最新の情報を得ることができる．

また，大腸ポリポーシスは，遺伝性大腸癌の原因疾患であるものが多い．

表 9　FAP の大腸外随伴病変

胃底腺ポリポーシス，胃腺腫，胃癌
十二指腸ポリポーシス，十二指腸乳頭部腺腫，乳頭部癌
小腸腺腫，小腸癌
頭蓋骨腫
顎骨腫，過剰歯，埋没歯
デスモイド
類上皮腫
甲状腺癌
先天性網膜色素上皮肥厚
肝芽腫
副腎腫瘍
脳腫瘍

1. 家族性大腸腺腫症 (MIM 175100) familial adenomatous polyposis (FAP)

家族性大腸腺腫症は，10 歳前後から消化管，とくに大腸に多数の腺腫が発生し，40 歳までで約半数の症例で進行大腸癌が合併し，生涯を通してみるとほぼ 100％に大腸癌が発生する常染色体優性遺伝疾患である．頻度は 1/17,000 人で，全大腸癌の 1％以下である．責任遺伝子は，5q21 に位置する **APC 遺伝子**であり，癌抑制遺伝子である．

大腸に腺腫が 5,000 個以上発生する密生型は，APC 遺伝子のうち codon1250-1464 germ line mutation と一致する．腺腫数が 100 個未満と少なく，腺腫が右側大腸優位に発生し，大腸癌の発生も前述の FAP と比較して約 15 年遅い特徴を持つ attenuated FAP (AFAP) は，codon78-157，312-412，1595-2843 に変異が存在する．このように FAP では遺伝子型-表現型相関が明らかになってきている．また，FAP の腸管外病変として臨床的に問題となるデスモイドは codon1444-1578 に変異がある．

FAP，AFAP では，表 9 に示すような大腸外随伴病変に注意が必要である．

さらに最近になり，AFAP のほかに，DNA 酸化修復酵素遺伝子である **MYH 遺伝子**変異を原因とした常染色体劣性遺伝の疾患があることが明らかになり，**MYH-associated polyposis (MAP)** と呼ばれている．

A. FAP の治療戦略

FAP の大腸癌累積罹患率をみると，40 歳を超えると 50％が大腸癌に罹患し，60 歳までに 90％が罹患する．したがって，大腸癌発生のリスクのある大腸を外科的に切除することは FAP の治療上，もっとも重要なことである．治療方針として，

① 大腸癌の根治的手術，ないし大腸癌の予防的治療
② 肛門機能温存手術，低侵襲手術
③ 手術後デスモイド腫瘍の発生予防，早期発見
④ 術後二次癌の予防，早期発見

である．

B. 手術の適応

予防的大腸切除を年齢的にいつ行うかが問題となる．

まず，年齢を問わず発見した段階ですぐ手術適応となるのは，次の場合である．

① 大腸癌が存在する場合
② 下痢，貧血，腹痛など FAP による明らかな臨床症状を認める場合
③ 腺腫が正常粘膜を覆うほど密生する症例（いわゆる密生型）
④ 25 歳以上の症例

上記以外の場合，一般的には手術は 15～20 歳の時期に行うのがよいと考えられる．

C. 手術術式

大腸に対しての切除術式として，大きく分けて四つの方法がある（表 10）．各手術法にはその長所と短所がある．

表 10　FAP 患者に対する大腸手術

手術術式	IRA	回腸瘻	IAA	IACA
摘出範囲	結腸全摘	大腸全摘	大腸全摘	大腸全摘
吻合部	回腸直腸吻合術	なし	回腸肛門吻合術	回腸肛門管吻合術
長所	手術が容易 排便機能が良好	大腸癌発生を完全に予防	大腸ポリープの残存がなく，直腸癌発生の可能性がない	IAA より良好な排便機能が期待される 手技が IRA より高度で，IAA より容易
短所	直腸が残存 直腸癌発生の可能性があり，厳重な定期的検査が必要	回腸瘻（人工肛門）	手術が複雑，高度 合併症が多い 排便機能が不安定	残存粘膜に発癌の可能性が残る

① 結腸全摘術＋回腸直腸吻合術（ileorectal anastomosis；IRA）

② 大腸全摘術＋回腸瘻（人工肛門）造設術

③ 大腸全摘術（restolative proctocolectomy；RPC）＋回腸肛門吻合術（ileoanal anastomosis；IAA）

④ RPC＋回腸肛門管吻合術（ileoanalcanal anastomosis；IACA）

大腸病変の状況，家系内の癌やデスモイドの発生状況，および患者の生活・社会状況などを総合的に判断して手術術式を決定する．腹腔内にもデスモイド発生のリスクがあるので，手術中は強い牽引や必要以上に広範囲な剥離を避け，愛護的な手技を心がける．回腸は回腸末端ぎりぎりで切離して，胆汁酸吸収障害を予防する．

D．予後・成績

腹壁や腹腔デスモイド腫瘍が術後 FAP 患者の約 8％に発生する．経過は自然消失するものから，巨大化し主要臓器に浸潤し死亡にいたる例もある．直腸が残存している場合は，定期的な直腸内視鏡検査が必要である．また，最近ではパウチ内の腺腫の報告例も認められるので，パウチ内の定期的観察も必要である．胃，十二指腸（とくに乳頭部近傍），甲状腺など全身臓器に対するサーベイランスが必要である．

付 1　Gardner 症候群（MIM 175100）

1953 年，Gardner らは大腸ポリポーシス，骨腫，軟部組織腫瘍を伴う常染色体優性遺伝形式を示す疾患群を報告し，**Gardner 症候群**（GS）と呼ばれてきた．FAP とは，独立した別の疾患であると考えられていたが，1991 年に *APC* 遺伝子が FAP の原因遺伝子として同定され，GS も同遺伝子変異が確認され，GS は FAP と同一の疾患群であり 1 亜型と位置づけされた．

付 2　Turcot 症候群（MIM 276300）

Turcot 症候群は大腸の多発性腺腫性ポリープに中枢神経系腫瘍を合併するものとして報告された．

現在では，大きく二つの疾患群として考えられている．

一つは，常染色体劣性遺伝形式で，その臨床学的特徴は FAP よりも若年で脳腫瘍（astrocytoma や glioblastoma などの glioma 系）あるいは大腸腺腫を発生すること，大腸腺腫の数は少ない（多くても 100 個まで）が，その大きさは 2〜3 cm 以上の大型であることが多い．皮膚に café-au-lait spots をみることが多い．MMR gene の *hMLH1* や *hPMS2* の変異を認める．

もう一つが，FAP に関連する疾患群で，常染色体優性遺伝形式で *APC* 遺伝子変異を認め，合併する中枢神経系腫瘍は，小児期に発症する medulloblastoma が多い．

2．Peutz-Jeghers 症候群
（MIM 175200）

Peutz-Jeghers 症候群（PJS）は口腔粘膜，口唇，鼻翼，指趾などに特有なメラニン色素斑，胃から大腸にわたる過誤腫性ポリポーシス，常染色体優性遺伝形式を示す疾患である．小児期から思春期にかけて小腸ポリープによる腸重積症で発症する例が多い．消化管癌，とくに大腸癌の発生に

注意する．また女性の場合，子宮頸部腺癌や卵巣腫瘍の合併も多くみられる．

PJSの原因遺伝子が19p13.3上の*STK11/LKB1*として特定された．

PJSの治療は，増大したポリープによる出血や腸重積の予防，また悪性化を防ぐ目的からポリープ摘除である．胃・大腸ポリープは内視鏡的切除を行う．腸重積を起こした場合は，手術的に小腸ポリープ切除を行う．小さなポリープをすべて切除しようとするのは，手技が煩雑となり実用的ではない．今後の手術の可能性を考え，なるべく漿膜の損傷を防ぎ，手術時間を少なくし癒着を防ぐようにする．小腸ポリープ切除法は，小開腹創による小腸触診法と小腸複数小切開による方法と最近では小腸内視鏡を使用する．

3．若年性ポリポーシス症候群
juvenile polyposis syndrome (JPS)
(MIM 174900)

若年性ポリポーシス症候群は消化管に過誤腫である若年性ポリープが多発する常染色体優性遺伝性疾患である．若年性ポリープは過誤腫に分類されるが，JPSは，消化管に腺腫あるいは癌を合併する場合がある．

JPSの診断基準として，下記の項目のいずれか一つを満たすことである．
　1．少なくとも3〜5個の若年性ポリープを大腸に認める．
　2．消化管に多発する若年性ポリープを認める．
　3．JPSの家族歴がある．

JPSの原因遺伝子は，TGF-βシグナル伝達系の*SMAD4*と*BMPR1A*が同定されている．

4．Cowden病またはmultiple hamartoma syndrome (MIM 158350)

全身臓器に3胚葉由来の過形成・過誤腫性病変を多発する常染色体優性遺伝形式を示す疾患である．皮膚・口腔粘膜に乳頭腫や角化性丘疹が多発するのが特徴で，また全消化管に種々の組織像からなる過誤腫性ポリープが発生する．甲状腺疾患，乳腺病変の合併も多く，甲状腺癌，乳癌，子宮体癌の発生も多い．原因遺伝子として10番染色体にある*PTEN*遺伝子が同定されている．

5．過形成性ポリポーシス
hyperplastic polyposis (HPP)

大腸全般にややサイズの大きい過形成性ポリープ (hyperplastic polyp；HP) が多発する病態をさす．HPPの定義は，BurtとJassにより下記のようになっている．

①S状結腸より口側に少なくとも5個以上のHPを認め，そのうち2個が直径10 mm以上である．
②S状結腸より口側にHP（数は問わない）を認め，第1度近親者にHPP患者がいる．
③大きさにかかわらず30個以上のHPが大腸全体に分布している．

HPPは，通常のHPよりはやや異型度の強いsessile serrated adenoma/polyp (SSA/P) 病変がみられる．このSSA/Pは，*BRAF*遺伝子変異の頻度が高く，MSIおよびCIMP陽性が多い．この病変が今までの一般的なHPとは違い，大腸癌の前癌病変である可能性が報告されている．

6．Cronkhite-Canada症候群
(MIM 175500)

消化管ポリポーシスに，皮膚色素沈着，脱毛，爪甲萎縮を伴う原因不明の非遺伝性の症候群である．

消化管ポリープは，ほとんど胃・大腸に好発し，小腸は低頻度であり，食道はきわめてまれである．ポリープの病理組織学的特徴は，腺管の嚢胞状拡張，粘膜固有層間質の浮腫，炎症細胞浸潤などを示し，若年性ポリープあるいは過形成ポリープに類似している．ポリープ自体は非腫瘍性であり，経過とともに縮小・消失することが多いが，胃・大腸において腺腫・癌の合併頻度は比較的高い．

臨床的には，下痢の頻度が高く，蛋白漏出のための低栄養状態や電解質異常がみられる症例もある．

O 結腸癌

ポイント
進行した結腸癌は，部位により種々の症状を呈する．癌が結腸および所属リンパ節に限局している場合は治癒切除率が高く，手術治療が第一選択となる．手術治療では，腹腔鏡手術の普及が進んでいる．また，近年，切除不能の進行例や再発例には分子標的治療薬が用いられ，予後の改善が期待されている．

▶**概念** 結腸癌とは，大腸癌のなかでも結腸，すなわち盲腸，上行結腸，横行結腸，下行結腸そしてS状結腸に発生する癌腫をいう．狭義には原発性に結腸に発生した癌腫をいい，続発性に発生した癌腫は除外する．

▶**疫学** 結腸癌は近年まで増加傾向を示していたが，最近では死亡率，罹患率いずれも男女ともやや減少に転じている．2004年の悪性腫瘍の罹患率のうち結腸癌は男性では4位，女性では3位であった．また2008年の悪性腫瘍による死亡数では，結腸癌は男性では4位，女性では3位であった（表11，12）．

▶**年齢，性別頻度** 50歳代から発生頻度が増加し，高齢になるほど罹患率は高くなる．男性にやや多く発生する．

▶**部位的頻度** S状結腸が最も多く（結腸癌の40〜50％），次いで上行結腸（約20％）が多い．最も頻度の少ない部位は下行結腸（5〜10％）である．

▶**病因** 結腸癌の多くは，腺腫（adenoma）が悪性化して癌（carcinoma）になるという adenoma-carcinoma sequence により発生する．これは，まず正常粘膜に腺腫が発生し，遺伝子の異常や変異と，食事など発癌関連環境の影響により腺腫の中に癌細胞が発生するという概念である．また，腺腫の時期を経ないで正常粘膜から直接癌細胞が発生するという機序もあり，*de novo*癌といわれる．

▶**症状** 結腸癌は早期の段階ではほとんど症状はない．進行結腸癌では，癌の部位によって症状が異なる．右側結腸癌，すなわち盲腸癌，上行結腸癌，横行結腸癌では大きくなった癌腫を腫瘤として触知したり，腹痛を自覚したりする．また，病巣からの慢性的な出血により貧血の症状を呈することもある．左側結腸癌，すなわち下行結腸癌，S状結腸癌では便秘，下痢といった便通の異常，さらには血便，粘血便，便柱の狭小化を認めることがある．高度進行例では，部位によらず腸管の狭窄による腸閉塞症状をきたす．

▶**検査所見**

① 便潜血反応

便中に混じった病巣からの出血を検出する．大腸癌検診に用いられ，陽性であれば注腸造影検査，大腸内視鏡検査を行う．

② 注腸造影検査

肛門から造影剤と空気を注入し大腸内腔の壁の

表11 部位別癌の罹患数（2004年）

	1位	2位	3位	4位	5位
男性	胃	肺	前立腺	結腸	肝臓
女性	乳房	胃	結腸	子宮	肺

（国立がん研究センターがん対策情報センターがん情報サービスより）

表12 部位別癌の死亡数（2008年）

	1位	2位	3位	4位	5位
男性	肺	胃	肝臓	結腸	膵臓
女性	肺	胃	結腸	膵臓	乳房

（国立がん研究センターがん対策情報センターがん情報サービスより）

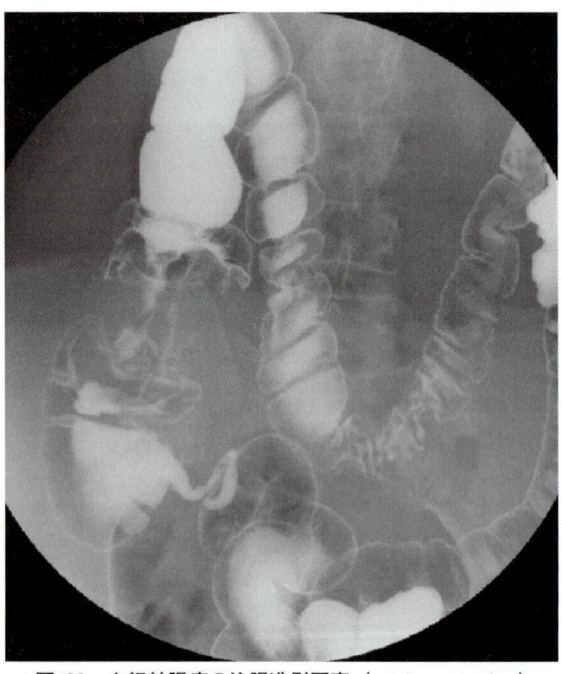

図33 上行結腸癌の注腸造影写真（apple-core sign）

不整を検出する．病変の部位，範囲の診断に優れるほか，壁不整の形態から深達度が推定できる．進行癌では，apple-core sign を呈する（図33）．

③ 大腸内視鏡検査

肛門から内視鏡を大腸内に挿入し，大腸内腔を直視下に観察する（図34）．病変の肉眼的形態の診断が可能で，さらには生検により病理学的な確定診断を行うことができることから，結腸癌の診断には重要な検査である．腺腫や早期癌の一部では内視鏡下に摘出することができる．

④ その他

腹部 CT は進行癌の壁深達度，周囲臓器との関係の評価，リンパ節転移の有無，肝転移の有無といった病期診断に大変有用である．

ほかに遠隔転移の有無を診断するための検査として，胸部 X 線検査，腹部超音波検査が有用である．

⑤ 血中腫瘍マーカー

結腸癌を含む大腸癌に比較的特異性があり，臨床でよく用いられる腫瘍マーカーに血清 CEA（carcinoembryonic antigen）と，血清 CA19-9（carbohydrate antigen 19-9）がある．いずれも治療後の経過観察や再発予測の指標の一つとして用いられるが，検診目的やスクリーニングには適さない．

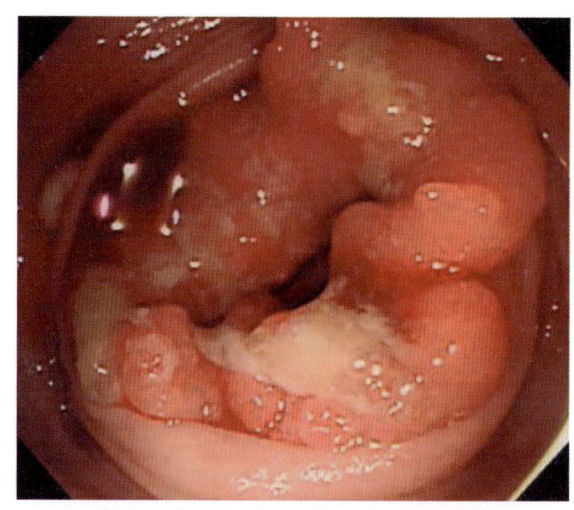

▶**診断** 注腸造影検査，大腸内視鏡検査により病変が確認され，生検にて癌細胞が同定されれば結腸癌の診断が確定する．肉眼型は，表在型，隆起腫瘤型，潰瘍限局型，潰瘍浸潤型，びまん浸潤型に分類される．壁深達度（図35），リンパ節転移の有無と個数，肝転移，腹膜転移，肝以外の遠隔転移といった因子を諸検査にて決定し，進行度（Stage）が診断される（図36）．

▶**治療** 結腸癌の治療には，主に**内視鏡治療，手術治療，化学療法**がある．

内視鏡治療の対象となるのは，リンパ節転移の可能性がなく，腫瘍が一括切除できる大きさと部位にある結腸癌である．具体的には粘膜内癌，粘膜下層への軽度浸潤癌で最大径が 2 cm 未満の結腸癌が対象となる．内視鏡治療後の摘出標本の病理検査所見により，追加治療として手術治療が行

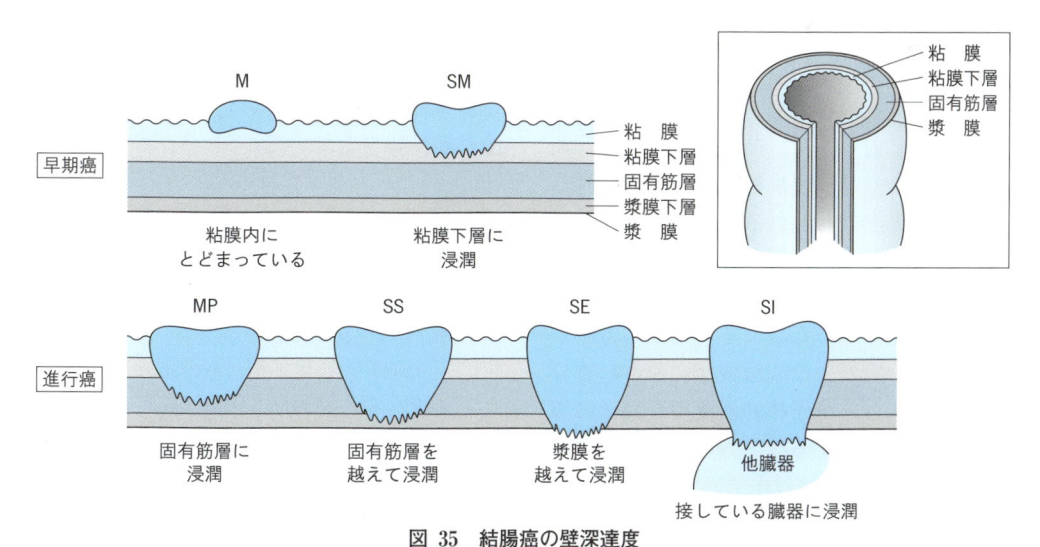

図 34　図33と同一症例の大腸内視鏡所見

図 35　結腸癌の壁深達度
（大腸癌研究会：ガイドラインサポートハンドブックより一部改変）

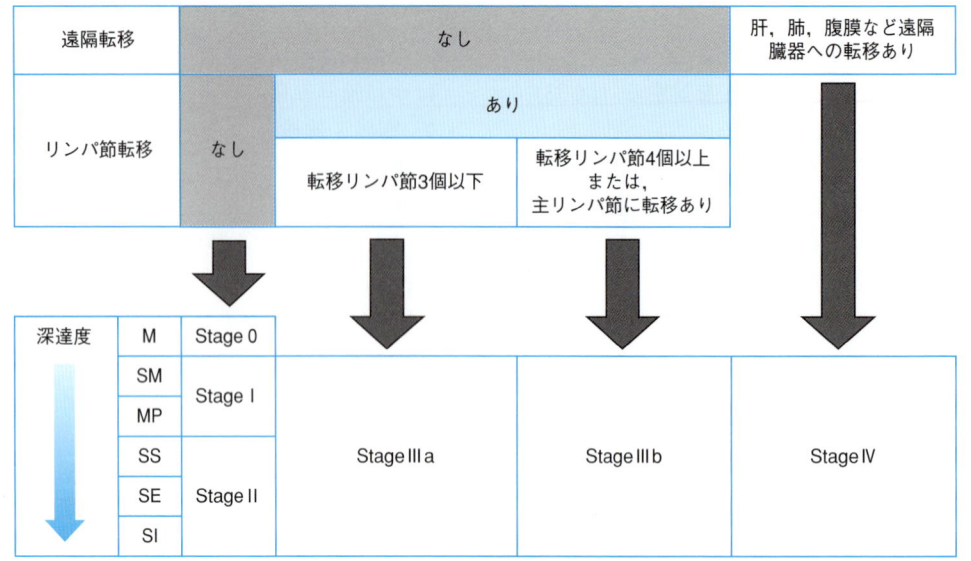

図 36 結腸癌の進行度

遠隔転移	なし	なし	なし	肝，肺，腹膜など遠隔臓器への転移あり
リンパ節転移	なし	あり（転移リンパ節3個以下）	あり（転移リンパ節4個以上または，主リンパ節に転移あり）	

深達度		
M	Stage 0	
SM	Stage I	
MP		
SS	Stage II	Stage IIIa / Stage IIIb / Stage IV
SE		
SI		

（大腸癌研究会編：大腸癌取扱い規約第7版補訂版，金原出版，2009より）

われることもある．

手術治療では，癌の存在する腸管と周囲のリンパ節を含めて切除する．癌の浸潤が周囲臓器に及んでいる際には，癌の遺残がないように合併切除を試みる．リンパ節の切除郭清範囲は，壁深達度や術前・術中のリンパ節転移の有無にて決定する．

手術には，開腹手術と**腹腔鏡下手術**がある．最近，腹腔鏡下手術の技術の進歩と普及により，開腹手術と同等の成績が得られていることから，進行癌に対しても腹腔鏡下手術が行われるようになった．

肝転移など，遠隔転移を有する症例に対しては，原発巣，転移巣ともに切除可能な場合には原発巣，転移巣ともに手術による切除を考慮する．

化学療法は，根治的な手術治療後にリンパ節転移を認めた症例に対しては，補助治療として行われ，また，切除不能な進行癌症例と再発症例に対しては主たる治療として行われる．フルオロウラシル系薬剤を中心に，効果増強を目的としてロイコボリンを併用する方法や，さらにイリノテカンやオキサリプラチンといった薬剤を併用する方法がある．また最近，血管新生や細胞増殖にかかわる分子を選択的に阻害する**分子標的治療薬**が臨床に導入され，これらを併用する投与方法が切除不能の進行癌症例と再発症例では標準治療となっている．

▶**予後** 結腸癌の全Stageの治癒切除率は78％と比較的高率である．5年生存率は，Stage Iで

表 13 結腸癌のStage別累積5年生存率

Stage	5年生存率（％）
0	94.8
I	90.6
II	83.6
IIIa	76.1
IIIb	62.1
IV	14.3

（大腸癌研究会編：大腸癌治療ガイドライン 医師用2010年版，金原出版，2010より）

91％である一方，遠隔転移のあるStage IVでは，14％である（表13）．今後は，Stage IV症例に対する分子標的治療薬を用いた化学療法による予後の改善が期待されている．

P 結腸の手術

ポイント

結腸において手術治療の対象となる代表的な疾患には，結腸癌と炎症性腸疾患がある．

1．結腸癌の手術

内視鏡治療の適応からはずれた早期結腸癌や，

リンパ節転移の可能性のある進行結腸癌では，手術により病変のある腸管切除と必要な範囲の**リンパ節郭清**が行われる．

定型的な術式には，回盲部切除術，結腸部分切除術，結腸右半切除術，結腸左半切除術，Ｓ状結腸切除術があり，結腸癌の部位により術式が選択される．

基本的な腸管切除の範囲は，癌から口側，肛門側にそれぞれ 10 cm とし，リンパ節郭清の範囲は，術前診断した壁深達度や，リンパ節転移の有無により D1 から D3 まで 3 段階に分類されている（図 37）．

腹腔への到達法により，開腹手術，**腹腔鏡手術**に分類される．結腸癌に対する腹腔鏡手術は，近年技術の改良と工夫によりリンパ節郭清を含む手術操作が安全にかつ開腹手術と同等に行えるようになり，普及が進んでいる．結腸切除後は，腸管吻合による消化管再建が行われる．吻合の形態により，端々吻合，側端吻合，端側吻合，側々吻合，機能的端々吻合といった吻合法があり，また吻合の手段によっても手縫い吻合，器械吻合に分けられる．結腸の手術においては，腹腔鏡手術の際に**器械**による**機能的端々吻合**がよく用いられていたが，近年では開腹手術においても同吻合法が選択されることが多くなった．機能的端々吻合とは，解剖学的には側々吻合だが，経過とともに機能的にも形状的にも端々吻合と同様の所見となる吻合法である（図 38）．

器械吻合の特徴は，吻合時間の短縮と術者の技量に依らない安定した吻合が可能であることである．

定型的な術式のほかに，結腸癌や直腸癌による腸閉塞に対し一時的な**人工肛門造設術**が行われることがある．癌による高度な狭窄で腸閉塞をきたし，口側の腸管の状態が悪く吻合に適していない場合や，全身状態が悪いなどの理由で癌部の切除術が行えない場合に，癌による閉塞の部位により，横行結腸やＳ状結腸に人工肛門が造設される．癌病変部を切除して，人工肛門を造設する術式をハルトマン手術という（図 39）．

図 37 結腸癌の切除範囲とリンパ節郭清
（大腸癌研究会：ガイドラインサポートハンドブックより一部改変）

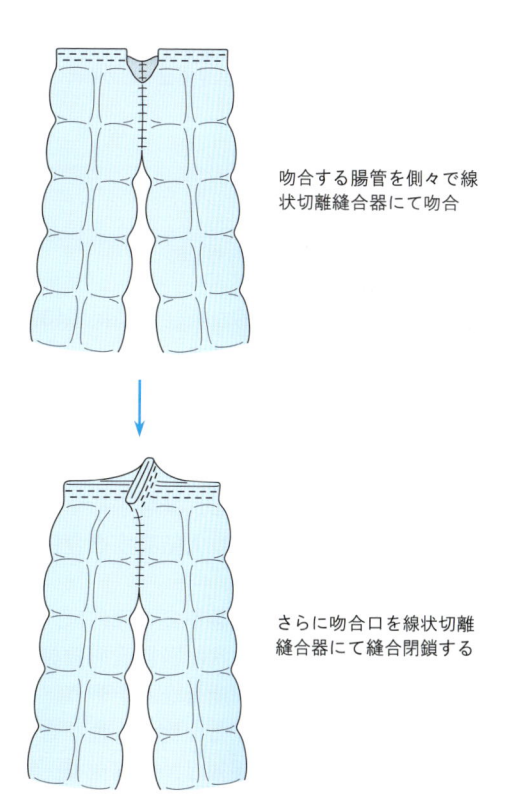

図 38 機能的端々吻合

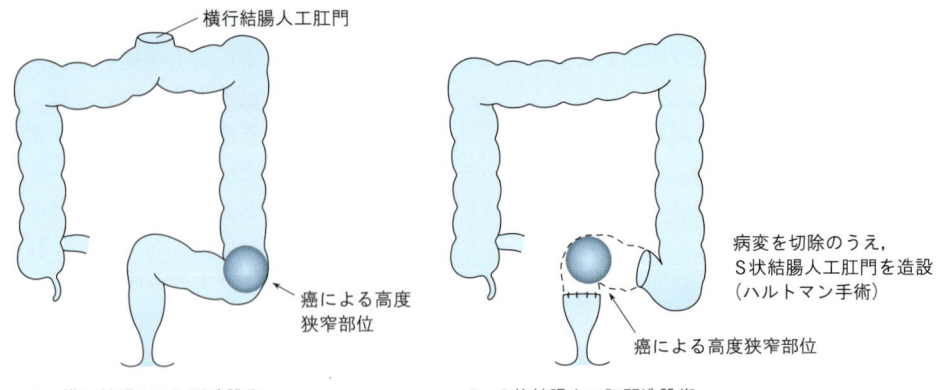

図 39　人工肛門
A. 横行結腸人工肛門造設術
B. S状結腸人工肛門造設術

図 40　潰瘍性大腸炎に対する手術
A. 結腸亜全摘，回腸人工肛門，S状結腸粘液瘻造設術
中毒性巨大結腸症などの際に行われる 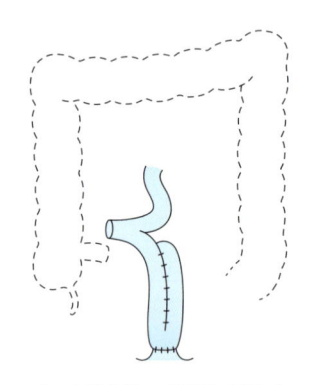
B. 大腸全摘，回腸囊肛門吻合，回腸人工肛門造設術

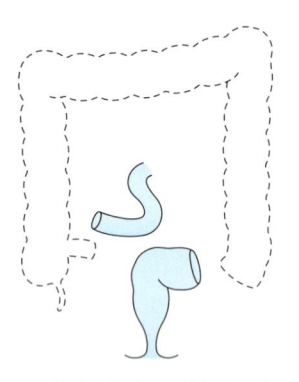

2．炎症性腸疾患の手術

手術が必要となる代表的な炎症性腸疾患には，潰瘍性大腸炎，Crohn病がある．

1．潰瘍性大腸炎

大量ステロイド投与による治療中や，潰瘍多発例では，穿孔，出血をきたし，緊急手術を要することがある．また，中毒性巨大結腸症を合併した際にも緊急手術が行われる．

これら緊急手術で全身状態不良の際には，結腸亜全摘＋回腸人工肛門＋S状結腸粘液瘻造設術を行い，安定後に回腸囊肛門吻合などを行う．

また，内科治療に抵抗する症例や，癌を合併した症例でも手術を行う．手術は，大腸全摘，回腸囊肛門吻合術に一時的回腸人工肛門を造設する術式が標準的である（図40）．

2．Crohn病

Crohn病の手術適応は，穿孔，腹腔内膿瘍，瘻孔，狭窄などを合併した症例である．本疾患は再発性，難治性であるため，穿孔，瘻孔，狭窄などをきたしている病変部位の小範囲切除にとどめ，できるだけ腸管を温存する．広範囲の腸管に狭窄が多発する例には，大量腸切除を回避し狭窄形成術を行う．

3．その他

その他，穿孔を伴う憩室症や，虚血性大腸炎などが手術治療の対象となる．

13 直腸および肛門

1．構造と機能

A．直　腸 rectum

　解剖学的には腸間膜を失った第2仙椎下縁の高さ以下であるが，外科的には直腸S状部を含み岬角の高さより恥骨直腸筋付着部上縁までとする．大腸癌取扱い規約（第7版）により以下のように定められている．

1) **直腸S状部**（rectosigmoid；RS）
岬角の高さより第2仙椎下縁の高さまで
2) **上部直腸**（upper rectum, above the peritoneal reflection；Ra）
第2仙椎下縁の高さより腹膜反転部まで
3) **下部直腸**（lower rectum, below the peritoneal reflection；Rb）

腹膜反転部より恥骨直腸筋付着部上縁まで（図1A，B）．腹膜反転部は注腸造影上 middle Houston valve のくびれの位置に相当し，内視鏡では，Kohlrausch 皺襞の位置に相当する．

　腹膜反転部以下の下部直腸は漿膜を欠如し，隣接臓器とは外膜で境されている．直腸の前方（12時方向）は男性では膀胱，精囊，前立腺，尿道と，女性では子宮，腟と接し，後方（6時方向）は仙骨に接している．

　直腸の動脈は3本あり，上直腸動脈（superior rectal artery），中直腸動脈（middle rectal artery），下直腸動脈（inferior rectal artery）である．主たる動脈は上直腸動脈で，腹部大動脈から直接分岐する下腸間膜動脈が左結腸動脈を分岐した後，この動脈となる．中直腸動脈は内腸骨動脈より分岐し，内腸骨動脈の末梢が内陰部動脈さらに下直腸動脈となる（図2）．

　静脈は，動脈と同名の血管がある．上直腸静脈は下腸間膜静脈に合流して門脈に流入し，中および下直腸静脈は内腸骨静脈を経て下大静脈に流入する．直腸癌の転移を考えるうえで，門脈系は肝転移に関係し，下大静脈系は肺転移に関係する．

　リンパ系は，上直腸動脈に沿って下腸間膜動脈根部に流れる上方経路，中直腸動脈に沿って閉鎖孔，内腸骨動脈領域に流れる側方経路，会陰部皮下より鼠径部へ流れる下方経路の3系路に分けられる（図3）．

　腹膜反転部を境として，リンパの流れが異なる．すなわち腹膜反転部より上部に位置する直腸S状部や上部直腸のリンパ流は上方経路に流れ，腹膜反転部より下部に位置する下部直腸は上方向と側方向に流れる．最下部に位置する肛門管のリンパ流は上方向，側方向に加えて，鼠径部へと流れる下方経路をとる．

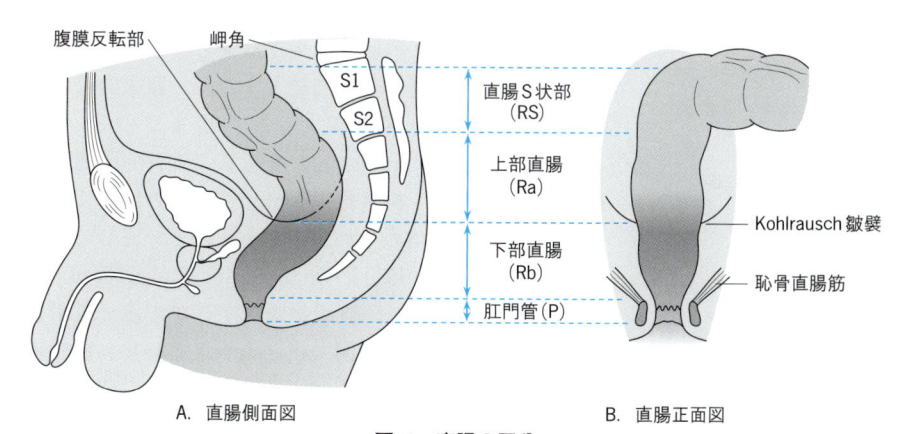

図1　直腸の区分
（馬場正三ほか：消化器外科 20(7)：973, 1999 より改変）

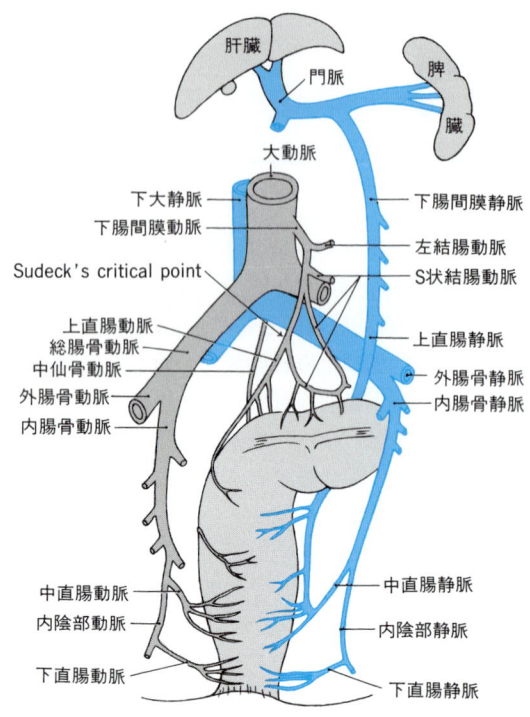

図 2 直腸，肛門管の血管系
(小平 正ほか：現代外科学大系 37 巻，直腸，肛門，中山書店，1971)

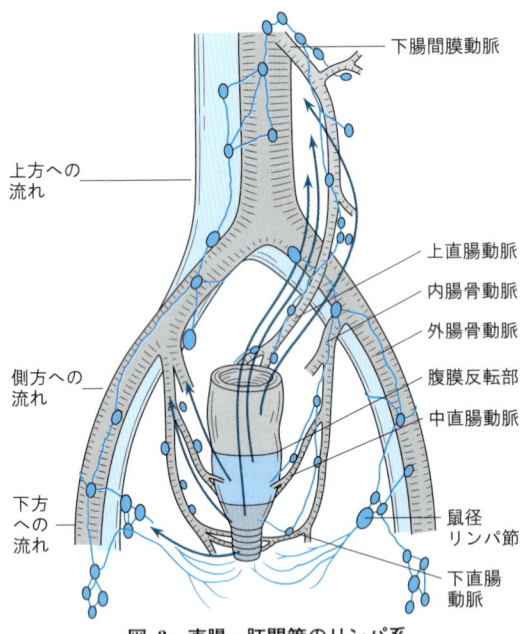

図 3 直腸・肛門管のリンパ系
上方，側方，下方の 3 方向がある．
(今 充ほか：新外科学大系，直腸・肛門の外科 I，24 巻 A，中山書店，p.14，1991)

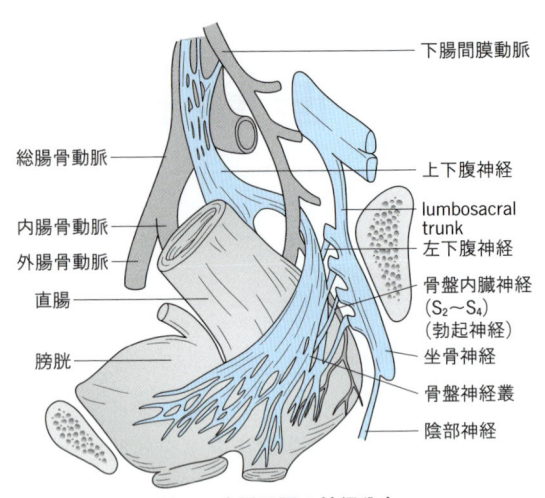

図 4 直腸周囲の神経分布
(武藤徹一郎：消化器外科 **20**(7)：965，1997)

リンパの流れは直腸・肛門癌のリンパ節郭清を理論的に考える意味で重要である．

神経は交感神経（上下腹神経，仙骨内臓神経）および副交感神経（骨盤内臓神経）によって支配されている．上下腹神経，仙骨内臓神経（不定数の細枝にすぎない）と骨盤内臓神経（勃起神経）は骨盤神経叢を形成し，ここから細かい神経が直腸や膀胱に分枝している（図 4）．直腸癌手術の際に，これらの神経を損傷すると排尿障害や性機能障害が発生する．最近では癌の根治性を考慮しながら，これらの神経を温存する自律神経温存手術が行われている．

B. 肛 門 anus

解剖学的には歯状線（内胚葉と外胚葉の境界に相当し，これより口側は移行上皮ないし円柱上皮，肛門側は扁平上皮からなる）から肛門縁までを解剖学的肛門管とするが，臨床的には恥骨直腸筋付着部上縁より肛門縁までの 3～4 cm の管状部（anal canal）を指し，外科的肛門管と称する．

歯状線（dentate line）の口側には数条の皺襞が認められ，隆起と凹みを形成している．隆起の部分は肛門柱（columus analis, C. of Morgani）と呼ばれ，直腸静脈叢が存在する（図 5）．凹みの部分を肛門洞（anal sinus）といい，歯状線の部分で肛門陰窩（anal crypt）となる．この肛門陰窩に肛門腺（anal gland）が開口する．痔瘻の発生機序を考える上で重要である．

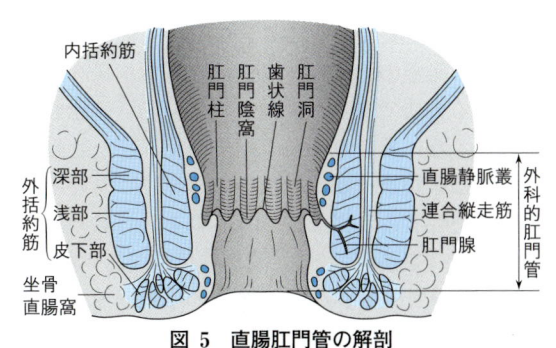

図 5 直腸肛門管の解剖
(岩垂純一:消化器外科 20(7):1019, 1997 より改変)

肛門には排便機能を司る内・外肛門括約筋（internal & external anal sphincter muscle）がある．内肛門括約筋は平滑筋で，直腸の輪状筋が肥大したものである．不随意筋であるが弾性線維が豊富に存在するため，排便のないときは収縮している．直腸内圧が上昇すると，排便反射が起こって便意をもよおし弛緩して排便を促す．外肛門括約筋は横紋筋で随意筋であるため，排便運動を意図的に停止させ，排便を我慢することができる．この筋は皮下，浅部および深部の 3 部より構成され，内・外肛門括約筋間には，直腸の縦走筋から続く線維状の連合縦走線維が皮膚に付着する．

肛門挙筋（anal levator muscle）は，直腸を取り巻くように存在し，骨盤隔膜を形成する．直腸に近い内側から恥骨直腸筋（puborectal m.），恥骨尾骨筋（pubococcygeal m.），腸骨尾骨筋（iliococcygeal m.）によって構成される（図 6）．このうち直腸を U 字型に取り巻く恥骨直腸筋は，内・外肛門括約筋と共に排便機能に大きな役割を有する．

肛門の動脈は上直腸動脈の最終枝と，中直腸動脈および下直腸動脈である．これらが互に交通しながら分布する．このうち上直腸動脈はまず左右の 2 枝に分岐し，右枝はさらに前後に分岐して肛門管の 7 時と 11 時に流入する．左枝は 3 時に流入する．

静脈は直腸下部より肛門管部で粘膜下，腸壁外に豊富な静脈網で交通し直腸静脈叢（plexus venosus rectalis）を形成する．歯状線上方の粘膜下に内直腸静脈叢と下方の皮下に外直腸静脈叢を形成する．内直腸静脈叢の領域は動静脈吻合が豊富で，3 時，7 時，11 時は痔核の発生部位として重要である．肛門の静脈は門脈と下大静脈に還流する．

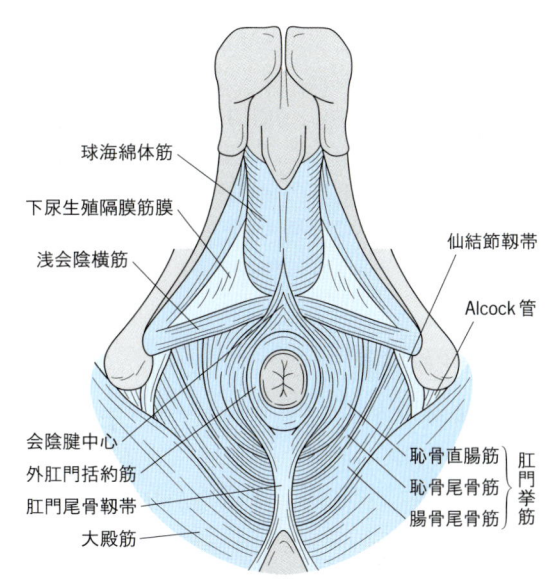

図 6 外肛門括約筋および肛門挙筋
(大矢正俊ほか:手術 53(9):1227, 1999)

肛門のリンパ系は直腸と同じで上方，側方，下方のリンパ流がある．

肛門の神経は歯状線より口側は骨盤神経叢が，下方は内陰部神経が支配している．歯状線より口側は知覚神経がないため痛みなどを感じないが，肛門側は高度に分化した種々の知覚神経が存在し痛みや種々の刺激を感ずる．

C．機　　能

直腸内に腸内容が送り込まれ直腸壁の伸展が起こると，刺激が大脳に伝えられ，便意をもよおす．同時に仙髄部の排便中枢にも伝達され，内括約筋，肛門挙筋の弛緩を生じるが，反対に外肛門括約筋が収縮して排便は自制される．排便準備が完了すると，腹圧上昇と共に外肛門括約筋の意識的な弛緩が起こり排便運動が起こる．また，肛門管では知覚神経によって内容物の分別が行われ，気体であれば適当な場所での放屁となり，固体，液体であれば排便あるいは自制の選択が行われる．

2．診断法（検査法）

A．直腸指診 digital examination

すべての検査の前に必ず行う．Sims の体位（左

側臥位で右脚と膝を屈曲させる）とし，まず視診にて肛門の形状，変形，内・外痔核，瘻孔，腫脹などの有無を観察する．次に指嚢を右手の示指にはめるかゴム手袋をして，キシロカインゼリー，オリーブ油を塗布し肛門を触診する．次いで肛門内にゆっくりと示指を挿入し，直腸・肛門の解剖を頭に描きながら丁寧に触診する．

B．内視鏡検査

大腸粘膜を直接肉眼的に観察することによって，病変を診断し治療することができる．異常所見があれば，生検鉗子にて生検を行うことができる．

1）肛門鏡検査 proctoscopy

肛門管，直腸下部の病変を観察できる．
体位は Sims の体位．へら型，Hirschman 型，Strange 型など各種の肛門鏡がある．

2）直腸鏡検査 romanoscopy

直腸鏡は長さ 25～30 cm の硬性の筒状のもので，光源と直腸内に送気する装置がある．前処置は検査前にグリセリン浣腸を行い直腸内を空虚にしておく．

3）大腸ファイバースコープ colonofiberscopy

硬性直腸鏡は屈曲させることができないが，ファイバースコープは細くて軟らかく自由に屈曲させることができる．大腸粘膜の微細な病変を診断できるだけでなく，生検，ポリペクトミー（polypectomy），内視鏡的粘膜切除術（endoscopic mucosal resection；EMR），内視鏡的粘膜下層剝離術（endoscopic submucosal dissection；ESD），内視鏡的止血術などの治療も可能である．

インジゴカルミンなどで色素散布することにより，病変をさらに明確にできる．

また，内視鏡超音波検査（endoscopic ultrasonography；EUS）は腸管の層構造を描出できるので早期癌におけるきめ細かい深達度診断や粘膜下腫瘍の診断が可能であり，さらに壁在リンパ節転移の診断にも有用である．

C．注腸 X 線造影検査 bariumenema

経肛門的にバリウムを注入した後，空気を送入し（二重造影法：double-contrast barium enema），大腸粘膜にバリウムを付着させ粘膜の微細構造や大腸壁の伸展性，隆起・陥凹性病変などを検査する方法である．直腸 S 状部は腸管の屈曲が著しく，互に重なりあっているため，また骨盤内の直腸は圧迫操作が不可能なためバリウムの移動に工夫を要する．撮影はバリウムを入れ始めるときは透視台を頭低位とし，順次体位を左右側臥位，立位，腹臥位，背臥位とし空気の量を調節する．体位を幾度も回転させ，十分バリウムを大腸粘膜に付着させた後，腸管同士が重ならないように正面，第 1・第 2 斜位および側臥位などで撮影する．apple core sign は 2 型大腸癌の典型像として重要である．

D．腹部超音波検査法 ultrasonography

低侵襲で簡便であり，禁忌となる疾患はない．進行癌では pseudokidney sign（腸管内腔の低エコー像と，肥厚した腸壁の低エコー像が腎に似た像を呈す）を示す．

肝転移では bull's eye pattern（ハローを伴う低エコー像），時に腫瘍内石灰化が観察される．腸閉塞をきたしている大腸癌では keyboard sign（小腸 Kerckring 皺襞が腸内の貯留液像に突出する）が認められる．

E．CT（computed tomography），MRI（magnetic resonance imaging）

肝・肺転移，腫瘍の深達度診断，リンパ節転移の診断が可能で，術前の病期診断に有用である．造影剤を使用すると血管性病変との鑑別が可能である．

F．PET（positron emission tomography）

癌細胞が多くのブドウ糖を取り込む性質を利用して，放射性同位元素を標識したブドウ糖を注射し，PET カメラで感知し，画像化して診断する方法．全身を一度に撮影するので癌の転移や再発の部位を同定できる．

G. 腫瘍マーカー

大腸癌では CEA と CA19-9 が重要である．治療効果の判定，転移，再発の発見，予後の指標として有用である．大腸癌患者の術前での CEA 陽性率は 30～60％であり，病期が進むにつれて，陽性率が高くなる．

H. 便潜血検査

大腸癌のスクリーニングとして大腸癌検診に用いられている．大腸癌発見率は 0.15％であり，このうち早期大腸癌は 58.9％である（平成 4 年度大腸集検全国集計）．

I. 直腸肛門内圧検査

内肛門括約筋や外肛門括約筋などの機能を測定し，術前・術後の直腸肛門機能を評価する．一般的に低位前方切除術後は低値であるが，徐々に回復することが多い．

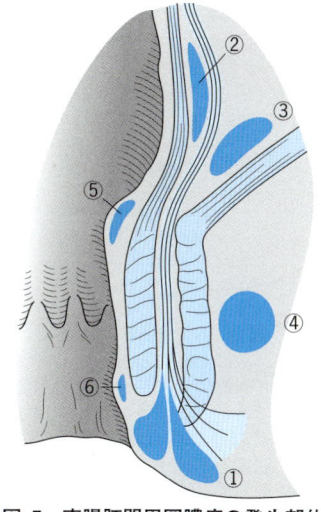

図 7 直腸肛門周囲膿瘍の発生部位
① 低位筋間膿瘍　④ 坐骨直腸窩膿瘍
② 高位筋間膿瘍　⑤ 粘膜下膿瘍
③ 骨盤直腸窩膿瘍　⑥ 皮下膿瘍
（竹林　浩：外科 Mook No18，金原出版，p.125，1982）

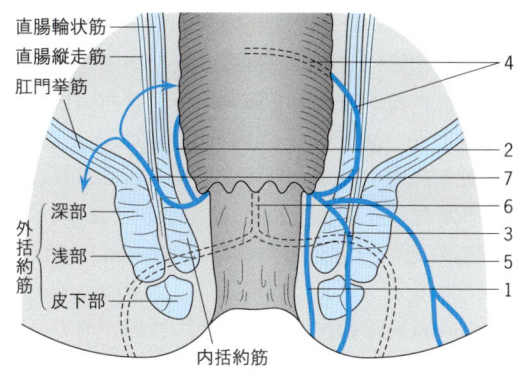

図 8 痔瘻の分類
1…皮下痔瘻　　　5…坐骨直腸窩痔瘻
2…粘膜下痔瘻　　6…馬蹄型痔瘻
3…低位筋間痔瘻　7…骨盤直腸窩痔瘻
4…高位筋間痔瘻
（副島　謙：外科 Mook No18，金原出版，p.132，1982）

A 肛門疾患

1. 直腸，肛門周囲膿瘍および痔瘻
perirectal (perianal) abscess, anal fistula

ポイント

直腸，肛門周囲膿瘍と痔瘻は根本的には同一疾患で，病期の異なる状態である．発生は肛門陰窩より細菌が侵入して括約筋間の肛門腺が感染し（cryptoglandular infection），小膿瘍を形成することによる．この炎症が粘膜下，固有筋層間，皮下などに波及し，直腸肛門周囲に膿瘍を形成する．痔瘻はこの膿瘍が自壊するか切開されて，直腸肛門と交通する瘻管が形成されたものである．膿瘍や痔瘻の形成される部位によって分類される．

外科療法が最適で，根治術は切開排膿後に痔瘻として二期的手術を行うことが多い．

▶頻度　低位筋間膿瘍（痔瘻）がもっとも多く，次いで坐骨直腸窩膿瘍（痔瘻）が多い（図 7，8）．男性に多い．

▶症状，診断，鑑別　肛門痛としばしば発熱を伴う．肛門周囲の発赤，腫脹，圧痛を認め，しばしば自潰排膿がみられる．低位筋間膿瘍では波動性のある疼痛を伴う腫脹を証明できる．鑑別するものには殿部の癤（せつ），化膿性粉瘤や骨盤腔内の化膿性炎症などがある．

痔瘻では肛門周囲の皮膚に瘻孔（二次口（孔）といい，これに対して肛門陰窩は一次口（孔）あるいは原発口という）があり，ここから排膿がみられる．時には発赤した肉芽組織を形成し，分泌物のため下着の汚染や搔痒感がみられる．経過の

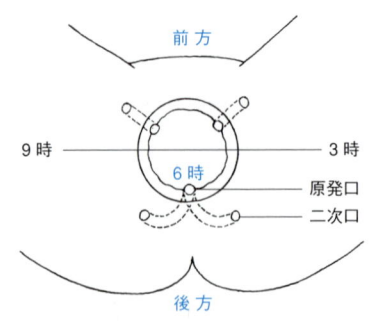

図 9 Goodsall の法則
痔瘻の二次口が肛門前方にあるときは瘻管は直線的に走り，その部の陰窩が原発口であることが多い．二次口が後方の場合は，瘻管は後正中線上に向かって屈曲して走り，6時の陰窩が原発口であることが多い．

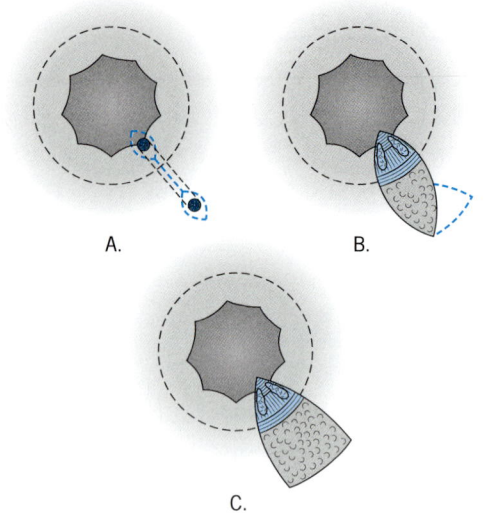

図 10 瘻孔切開開放手術（低位筋間痔瘻）
A：瘻孔の完全開放，瘻管壁切除
B：側方への補助切開，皮膚切除
C：外方が広いドレナージ創
（小平 進：新外科学大系，直腸・肛門の外科 I，24巻 A，中山書店，p.242, 1991）

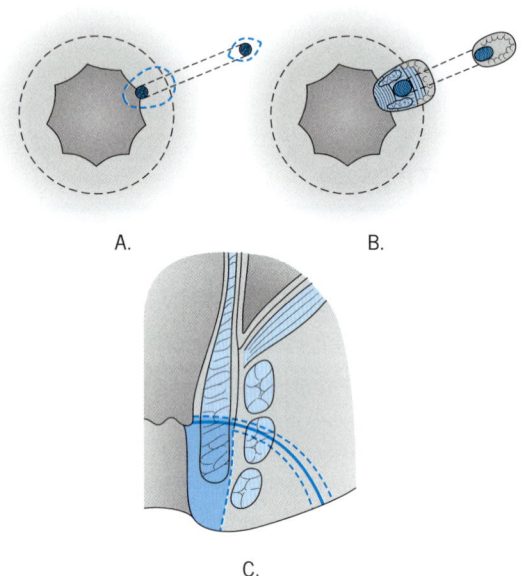

図 11 括約筋温存術式（くりぬき法）
A：原発口を含めて内肛門括約筋下部を切除
B：外口より瘻を原発口に向かって剝離，摘出
C：切離・切除部の範囲
（小平 進：新外科学大系，直腸・肛門の外科 I，24巻 A，中山書店，p.243, 1991）

長いものでは，時に二次口は瘢痕閉鎖し，瘻管を索状に触知することがある．20年以上の長期経過例では痔瘻癌が発生することがあり注意を要する．

診断は視診にて肛門周囲の二次口の確認と肛門指診や肛門鏡で原発口を確認する．原発口は指診では小さな硬結を触れ，圧痛を認めることがある．高位筋間痔瘻では，直腸壁をらせん状に取り巻いた索状の瘻管を触れ，直腸は狭窄を起こしている．

瘻管の走行や原発口の診断に Goodsall の法則が参考になる（図9）．すなわち，肛門を3時と9時を結ぶ横線で前後に分けると二次口が前方（腹側）にあれば，瘻管は通常直線的に肛門に向かって走るが，二次口が後方（背側）にあれば瘻管は屈曲して走行し，後方正中部（6時）の肛門陰窩に原発口を有することが多い．乳幼児の痔瘻は瘻管は直線的に走行し，成人とは異なる．

鑑別すべきものには，毛巣洞，殿部化膿性粉瘤，膿皮症，Crohn病や癌による瘻孔などがある．

▶**治療** 膿瘍は切開排膿する．切開排膿後に瘻管を形成することが多く，痔瘻としての二期的根治術を行う．痔瘻の治療の基本は原発口（肛門陰窩の部）および，原発巣（肛門腺の部）の処理が不可欠である．術式は開放術式（lay open method，全瘻管を切開して開放する方法）（図10）があるが，括約筋を切開するので肛門の変形や機能障害をきたす欠点がある．最近では瘻管摘出（coring-out）などの肛門括約筋温存術が採用され（図11），機能温存がなされている．坐骨直腸窩痔瘻の典型である馬蹄型痔瘻（horse shoe fistula）には Hanley 法，Goligher 法やその変法などの術式がある（図12）．

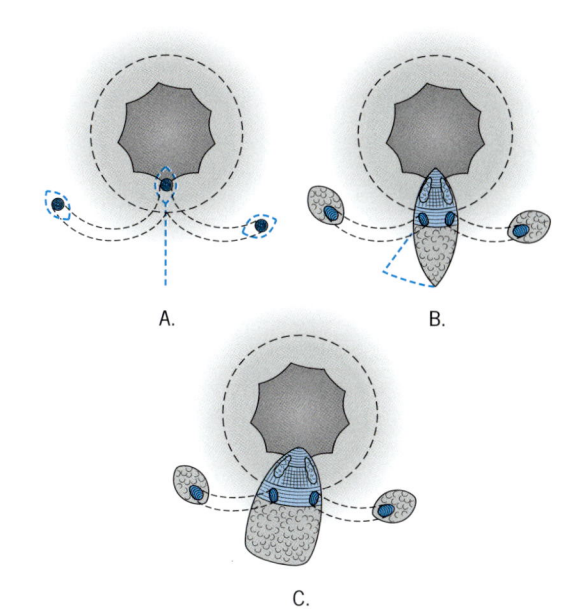

図 12　坐骨直腸窩痔瘻（馬蹄型痔瘻）の手術
A：後方の正中切開を行い，原発口を開放，原発口近くの瘻管も開放，または切除
B：側方へ補助切開，皮膚切除，二次口切除
C：残存瘻管は搔爬，または摘出
(小平　進：新外科学大系，直腸・肛門の外科Ⅰ，24巻A，中山書店，p. 245, 1991)

2．痔　核 hemorrhoid

ポイント

　内痔核と外痔核がある．内痔核（internal hemorrhoid）は歯状線の口側において円柱上皮におおわれている粘膜下の上直腸静脈叢が静脈瘤様に膨隆変化したものである．外痔核（external hemorrhoid）は歯状線より肛門側で肛門皮膚におおわれている部分に発生し，下直腸静脈叢の領域に相当する．両静脈叢はしばしば血管吻合がみられ，内痔核と外痔核が連続した内外痔核を生じることが多い．
　発生要因は，上直腸静脈叢の門脈血と下大静脈系の静脈血の還流障害によると考えられ，怒責によるうっ血や妊娠，腹水，長時間の坐業などによる腹腔内圧の上昇などが原因と考えられている．
　好発部位は，3時，7時，11時である．Goligher 分類の3度〜4度が手術の対象で，結紮切除術が一般的である．

▶**頻度**　肛門疾患の中でもっとも頻度が高い．
▶**誘因，好発部位，症状**　慢性便秘，怒責排便の習慣，長時間の坐業などが，女性では妊娠が誘因となる．
　内痔核の発生部位は，歯状線より口側で上直腸動脈の末梢枝が分布する左側方（3時），右側前方（11時），右側後方（7時）の3ヵ所に多く（図13），これらを主痔核という．これ以外のものを副痔核という．
　外痔核は肛門部皮下の静脈の拡張，皮膚のたるみがみられ，多くは内痔核と合併する．
　内痔核の症状は初期は出血が多く，しだいに脱出する．脱出して嵌頓すれば疼痛をきたし，放置すれば血行障害により壊死をきたす．血栓性外痔核は肛門部皮下に膨隆し，疼痛が主症状である．
▶**診断，鑑別診断**　指診にて膨隆した粘膜を触れるが，肛門鏡検査のほうが確実である．肛門鏡検査は3ヵ所の好発部位をまず検索し，痔核の大きさ，表面の性状，脱出の程度などをみる．痔核の程度を1度〜4度に分類（Goligher の分類）する．
・第1度：内痔核の粘膜は発赤，怒張し，出血のみを認めるもの
・第2度：排便時に肛門外に脱出するが，排便後は自然に肛門内に還納するもの
・第3度：排便時に肛門外に脱出し，自然還納されないが，用手的に肛門内に還納されるもの
・第4度：常時脱出した状態で，肛門内に還納不可能なもの
　鑑別すべき疾患は，下血をきたす疾患が対象となるが，とくに直腸癌は内痔核の出血とまぎらわしいことがあり，また痔核とともに直腸癌が合併していることもあるので注意を要する．
▶**治療**　保存的治療は，1度〜2度のものが対象で，毎日の規則正しい排便と肛門部の清潔が大切である．洋式便器を使用し，温水洗浄便座などを併用するとよい．出血，腫脹した痔核に対しては，坐薬，軟膏，消炎薬を投与する．嵌頓痔核は肛門内に還納後，同様の処方で治療するか手術的治療を考慮する．手術は通常3度〜4度の脱出をきたし，日常生活に支障をきたす内痔核に行われる．基本術式は結紮切除術（動脈を結紮し痔核を切除する方法 ligature and excision）であるが，創を開放する Milligan-Morgan 法は術後の疼痛が長びき創傷治癒が遷延するという欠点がある．創を一期的に閉鎖する semiclosure 法や complete closure 法が一般的である（図14）．最近では，自動縫合器を用いて，痔核の血流遮断を行い，痔核の

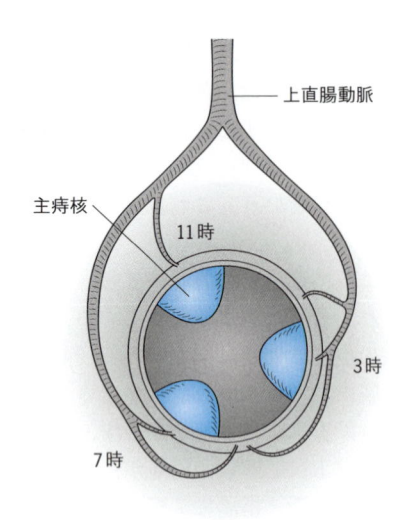

図 13 痔核の好発部位
3時，7時，11時に好発する．

図 14 痔核の手術
A Milligan-Morgan法 B. semiclosure法 C. complete closure法
(森田博義ほか：外科治療 80(3)：29, 295, 1999)

自然退縮をはかる PPH 法（procedure for prolapse and hemorrhoid）が普及している．また，特殊な薬物を痔核内に注入し，痔核を退化・退縮させるジオン注療法もあるが再発率が切除するよりも高いといわれている．

3．裂肛（痔裂）anal fissure

ポイント

肛門上皮に生じた裂創（傷）および潰瘍性病変を裂肛（anal fissure）という．

好発部位は後方（6時）に多く，慢性化した肛門潰瘍では肥大乳頭，見張り疣（sentinel tag）を伴うことが多く，これらを裂肛の三主徴という．

急性期のものは保存的治療でよいが，慢性の経過をとる潰瘍は外科的療法の対象となる．

▶頻度　肛門疾患の約 10％にみられる．
▶年齢，性，好発部位，症状　多くは若年，中年にみられるが，乳児の離乳期にも発生する．性差ははっきりしない．好発部位は 8 割が後壁でもっとも多く，側壁はほとんど皆無である．後壁は男女共におかされるが，前壁は女性のみといわれる．

症状は排便後の持続する疼痛が特徴で，少量の出血がみられる．
▶診断，鑑別診断　急性期のものでは肛門粘膜の裂創と出血がみられる．慢性肛門潰瘍は裂肛の三主徴がみられる．

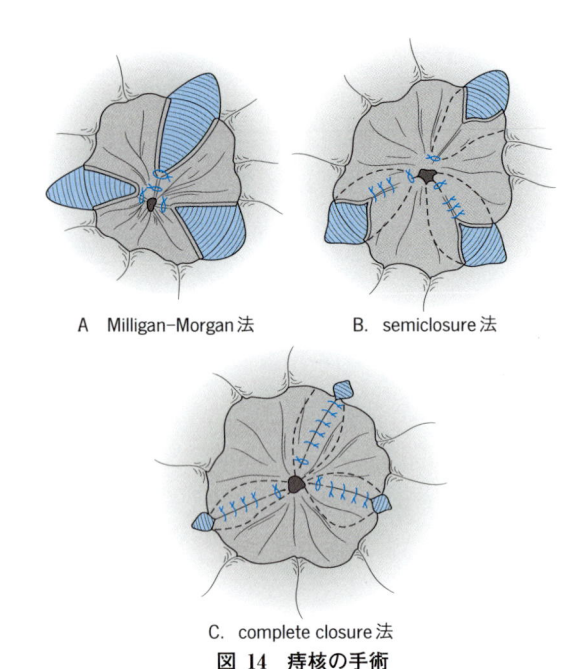

鑑別診断は潰瘍性大腸炎，Crohn 病，結核，梅毒，Behçet 病や直腸肛門部の悪性腫瘍に付随する肛門部の潰瘍性病変などが必要である．
▶治療　急性期の表在性裂肛は保存的療法でよいが，慢性肛門潰瘍は外科的療法がよい．

①保存的療法　排便の調節と排便後の疼痛緩和を目的とし，局麻剤含有の軟膏坐薬の塗布や，肛門拡張（stretching）を行う．

②外科的療法

ⓐ内括約筋切開術 internal sphincterotomy：内括約筋を後方で切開して肛門を拡張する．内括約筋の攣縮や瘢痕性収縮が改善され，疼痛除去に効果がある．

ⓑ有茎皮膚弁移植術 sliding skin graft：潰瘍（裂肛）を肥大乳頭，見張り疣とともに切除した後，その創の両外側縁に沿って長方形の皮膚切開を加えて皮膚弁を作成し，この皮膚弁を肛門粘膜の方向に sliding させて肛門粘膜と縫合する（図 15）．

4．毛巣洞 pilonidal sinus

ポイント

仙骨下部の正中線上に深い瘻孔を形成する．瘻孔内部は洞状となり，化膿による発赤，腫脹，排膿を認める．

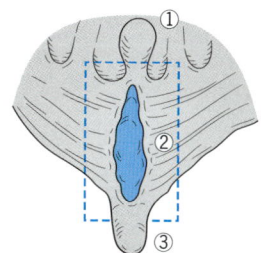

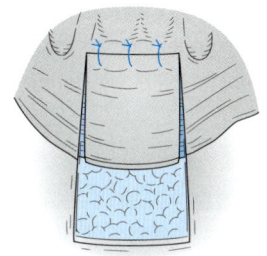

A．①肥大乳頭，②潰瘍，③見張り疣を切除する
B．皮膚弁を肛門内にslidingさせながら肛門粘膜に縫合する

図 15　裂肛の手術

治療は外科的療法を行う．

▶**発生原因**　胎生期の脊髄管の遺残組織より発生するという先天性説と，摩擦などの外的要因によって殿部の毛髪が皮下に押し込まれて囊胞を形成し，感染によって瘻を生ずるという後天性説がある．

▶**頻度**　毛深い白人に多いとされているが，わが国においては2,000〜3,000人に1人との報告がある．第2次世界大戦中ジープに搭乗する青年兵士に多発したことからjeep diseaseともいわれた．

▶**年齢，性，好発部位，症状**　年齢は20歳代の青年期に多発し，男女比は3〜4：1で男性に多いといわれている．

好発部位は仙尾骨部の正中線上，肛門後方数cmの皮膚に小凹窩を認めることがある．

症状は発赤，腫脹，疼痛などの炎症所見を認めるが，排膿後は慢性の経過をとる．

▶**診断，鑑別診断**　仙骨下部に瘻孔が存在し，排膿または感染により疼痛，腫脹を認める．しばしば開口部から毛根のない毛髪を確認できる．

鑑別診断は痔瘻，癤（せつ），膿皮症との鑑別が重要である．

▶**治療**　病巣を完全に切除するには外科的治療以外にない．

①**造袋法** marsupialization method　瘻管を全長にわたって切開し，瘻管の内壁を搔爬後，管壁と皮膚縁とを縫合する．

②**切除一次閉鎖法** excision & primary closure suture method（図16）　瘻管や洞を含めて病巣を完全に切除し，創を縫合閉鎖する．

5．直 腸 脱 rectal prolapse

■ポイント■

直腸全層が全周性に肛門外へ脱出するものをいう．脱出直腸は同心円状の輪状溝を呈するのが特徴．便秘などの排便異常を伴っていたものに多い．成因としては，直腸上部に起こる腸重積が重要視されている．

完成された直腸脱の病態としては，骨盤底筋群などの支持組織の弱体化，直腸間膜の過長，直腸走行の直線化（直腸は通常後方に屈曲している），肛門括約筋の弛緩，深いDouglas窩などがあげられる．手術法はこれらの病態の改善を目的としたものが多い．

▶**頻度，年齢，性**　50〜70歳代の高齢者に多い．

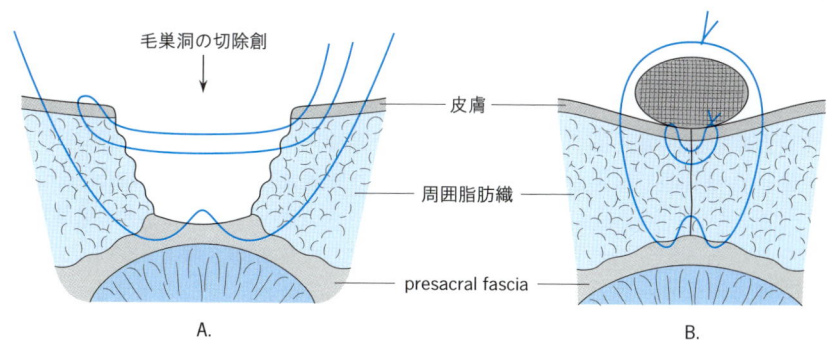

図 16　毛巣洞の手術（一次閉鎖法）
A：深部は，皮膚，脂肪組織，fasciaを含めて深く縫合し十分に寄せる．浅部は，皮膚をマットレス縫合する．
B：皮膚縫合の後，ガーゼを枕状に当て，その上で外側の縫合糸を結ぶ．
(Goligher JC：Pilonidal Sinus. In：Surgery of Anus, Rectum and Colon, 5th ed. pp221-235, Ballicre Tindall, London, 1984をもとに作画)

とくに女性では出産による骨盤底の支持組織が弱体化した経産婦に頻度が高い．また，排便異常の多い精神病患者にも頻度が高い．

▶**症状，診断，鑑別診断** 全周性の直腸が同心円状に肛門外へ脱出している．初期は排便時のみであるが，次第に座位や起立時，歩行時などの軽い腹圧亢進のみでも脱出するようになる．長い間脱出がくり返されると肛門括約筋の弛緩を生じ，著しい場合はこぶしを挿入できる．脱出した腸管は用手的に容易に還納できる．鑑別すべきものとして肛門脱があるが，直腸脱では脱出部粘膜は同心円状に多くの皺襞がある．これに対して，肛門脱は高度の内痔核が半球状に高度に脱出したものである．

▶**治療** 幼少児の場合は便通の調整・脱出腸管の還納などの保存的治療をまず行う．

成人の場合は手術以外に根治の可能性はない．経肛門・経会陰的に行われる手術法としては脱出した腸管粘膜を同心円状に縫縮するGant-三輪法，脱出腸管の粘膜のみを切除し筋層を縫縮するRehn-Delorme法，脱出腸管全層を切除するMikulicz法などがある．開腹術式としては，直腸を挙上し固定する方法としてテフロンメッシュを用いたRipstein法や，前方切除によって直腸を切除するなど多くの術式が行われているが，最近では小開腹による腹腔鏡を用いた低侵襲手術が考案されている．

B 腫 瘍

1. 上皮性良性腫瘍
epithelial benign tumor

大腸の上皮性良性腫瘍は組織学的に腺腫であるものをいう．腺腫以外のものでは過形成性ポリープ，若年性ポリープ，Peutz-Jeghers型ポリープ，炎症性ポリープなどがあるが，これらは腫瘍性病変ではないので非腫瘍性ポリープといわれる．

A．腺 腫 adenoma

▶**ポイント**
腺腫は悪性化のポテンシャルを有し，しばしば腺腫内に癌組織を有することがある（cancer in adenoma, focal cancer）．とくに，絨毛腺腫（villous adenoma）は直腸に好発し，癌の共存が高率にみられる．

▶**頻度** 腺腫は大腸ポリープの約70～80％を占め，S状結腸と直腸に多い．

純粋な絨毛腺腫はわが国ではきわめて少なく，直腸が好発部位である．

▶**年齢，症状** 50～70歳代にやや多い．小さい場合は無症状のことが多いが，大きくなると下血をきたす．絨毛腺腫は下血や大量の粘液を分泌し，低カリウム血症，心電図異常をきたすことがある．まれに脱水のためショック症状をきたすこともある．

▶**診断** 注腸造影で透亮像を，茎や表面に陥凹の存在するものではMexican hat sign，target signなどを呈する．内視鏡検査は色素散布を併用すると，腫瘍の形，大きさ，癌化の判定に有用である．確定診断は病理組織学的検索が必要であるが，腫瘍を全割して検索する．

▶**肉眼形態** 腺腫は有茎性または無茎性の小腫瘍で，表面の色調は赤っぽく，表面の性状は平滑，凹凸不整などさまざまである．一般に2cm以上のもの，表面が凹凸不整，陥凹を呈するものに癌化がみられる．

絨毛腺腫は広基性で大きいものが多く，時に数cm以上となる．表面は絨毛状（ビロード状）を呈し，癌組織の併存することが多い．

▶**組織像** 組織学的に腺管腺腫（tubular adenoma），絨毛腺腫（villous adenoma），腺管絨毛腺腫（tubulovillous adenoma）に分類される（図17A）．

絨毛腺腫は粘膜筋板の直上から腺管が乳頭状に増殖している．小腸の絨毛に類似する．

腺腫内の一部に癌化した部分がみられることがあり腺腫内癌（cancer in adenoma, focal cancer）という（図17B）．また逆に腺腫成分がわずかで，癌化した部分が大勢を占めることがある（cancer with adenoma）．この事実から，多くの大腸癌は腺腫より発生するといわれている（adenoma-carcinoma sequence）が，最近では，腺腫を経由せずに正常粘膜から発生する大腸癌（*de novo* cancer）が増加している．

▶**治療** 腺腫を含めたポリープについて述べる．

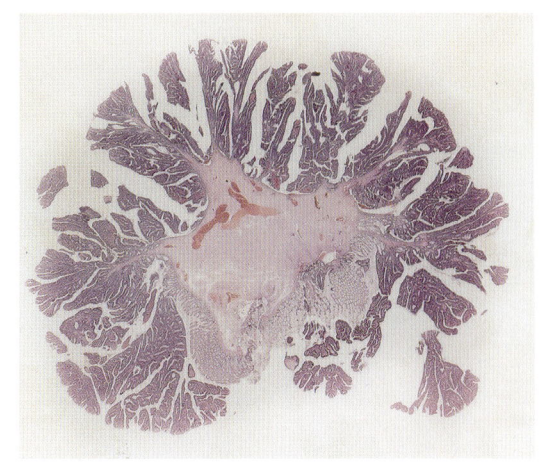

A. tubulovillous adenoma
ポリープの左半側は tubular pattern，右半側は villous pattern を示す．

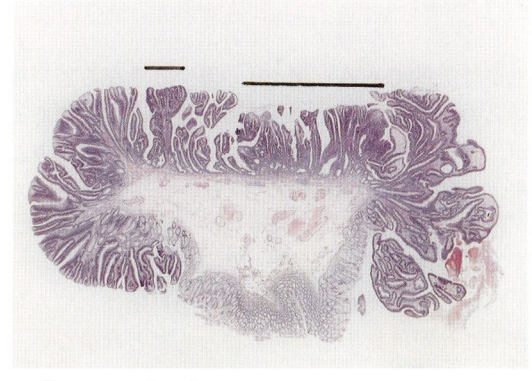

B. cancer in adenoma
ポリープは腺腫成分が大部分を占めているが，中央部が一部癌化している（横線の部分）．

図 17 腺腫の組織像（ポリペクトミー標本）

腫瘍の占居部位，大きさ，形態，癌化の程度などによって術式が異なる．

① **内視鏡的ポリペクトミー** endoscopic polypectomy　通常 2 cm 未満，多くは 1 cm 前後のポリープに対して施行される．大腸ファイバーを挿入し，その鉗子口よりスネアーを出して通電してポリープを摘除する．

② **EMR**（endoscopic mucosal resection）　2 cm 以上あるいは扁平なポリープに対して施行される．ポリープが扁平な場合には，①の通常の方法では困難であるので，ファイバー下にポリープの粘膜下層に生理食塩水を注入してポリープを隆起させ，その後①の方法を施行する．

③ **ESD**（endoscopic submucosal dissection）　②が困難な場合，ファイバー下に粘膜下層を電気メスで剝離して切除する方法．

④ **LAC**（laparoscopic assisted colectomy）　①②③が困難な場合，腹腔鏡を用いて大腸を遊離受動する．その後，腹壁に小切開を加え遊離した大腸を腹壁外に出して，ポリープの存在する部分を腸切除する．大きく開腹しないので低侵襲で手術が可能なことに利点がある．

⑤ **経肛門的切除術**　直腸のポリープに対する切除方法である．直腸鏡を肛門より挿入し，直視下にポリープを切除する方法である．その他，括約筋を切開し直腸を観音開きにする経括約筋的切除術や仙骨側の後方よりアプローチする経仙骨的切除術もある．

⑥ **TEM**（transanal endoscopic microsurgery）　肛門縁から離れた直腸ポリープ（Ra, RS）に対して Buess らによって開発された特殊な直腸鏡を用いて切除する方法である．

B．非腫瘍性ポリープ

腫瘍ではないが，良性のポリープとして述べる．組織学的に腺腫以外の組織像を呈するものには過形成性ポリープ，若年性ポリープ，Peutz-Jeghers ポリープ，炎症性ポリープなどがある．

1）過形成性ポリープ

組織学的に確認されないものを含めると大腸ではもっとも多い．

成因ははっきりしないが，高齢者に多発する．

肉眼的には半球状の扁平な小隆起（通常 5 mm 以下）で，表面は平滑で白っぽい．

組織学的には腺管の延長・拡張を伴い，鋸歯状を呈す．

臨床的に問題はなく治療の対象となることはほとんどない．

2）若年性ポリープ

好発年齢は 4〜5 歳であるが，成人にもみられることがある．下部大腸〜直腸に好発し，単発のことがほとんどである．

下血がもっとも多く，頭部が自然に脱落し肛門より脱出をみることもある．

肉眼的には有茎性のポリープで，表面は発赤が強く，びらんを形成することが多い．

組織学的には粘膜筋板を欠如した豊富な間質と疎な腺管よりなり，腺管の囊胞状拡張がみられる．

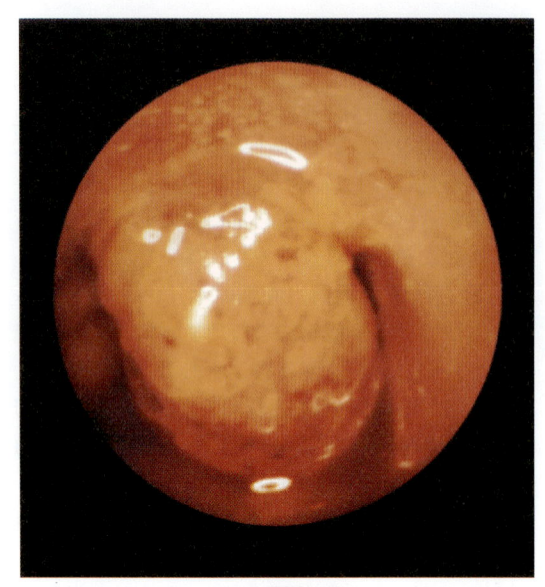

A. 内視鏡所見
表面凹凸不整の亜有茎性のポリープ．一部びらん，出血がみられる．

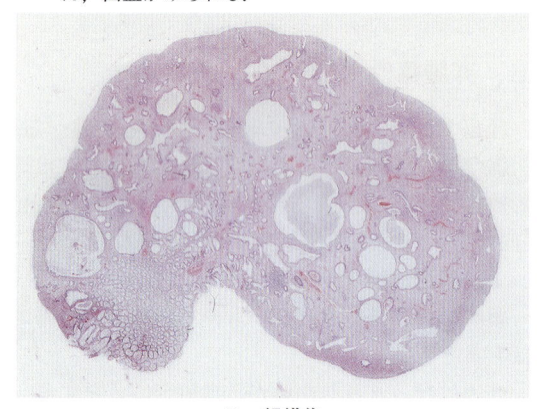

B. 組織像
浮腫状の間質と嚢胞状に拡張した腺管がみられる．

図18 若年性ポリープ

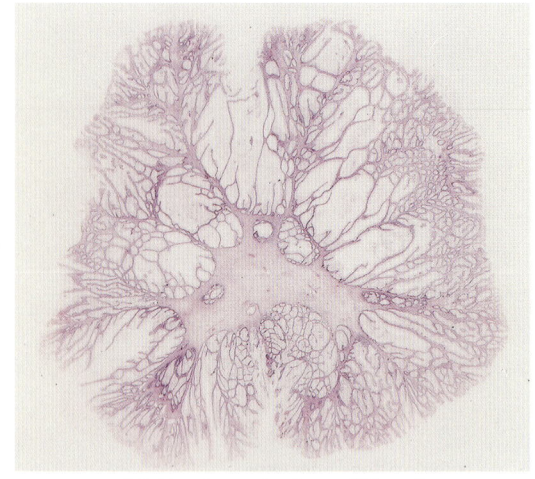

図19 Peutz-Jeghers ポリープ
粘膜筋板の樹枝状増生と腺管の過形成を示す増生がみられる．

このため retention polyp とも呼ばれる（図18A，B）．悪性化はしない．
治療は内視鏡的に切除する．

3）Peutz-Jeghers ポリープ

Mendel の優性遺伝性疾患である．小腸に多発するが大腸にもみられる．口唇，口頬，指趾に色素沈着を伴うことが特徴的で Peutz-Jeghers 症候群といわれる．まれに癌化することがある．Peutz-Jeghers 症候群の患者は消化管以外，とくに卵巣の granuloma cell tumor，その他乳腺，子宮頸部にも腫瘍が発生しやすいといわれる．
組織学的には粘膜筋板の樹枝状増生と腺管の増生が特徴的である（図19）．増生は単なる過形成で真の腫瘍性増殖ではないというのが定説であるが，一部の病理学者は腫瘍性の増殖であるとみなすようになっている．
治療は内視鏡的に切除する．

4）炎症性ポリープ

潰瘍性大腸炎などの炎症性疾患に随伴してみられ，これだけで治療の対象になることは少ない．

2. 非上皮性良性腫瘍
non-epithelial benign tumor

ポイント
種類は多いがいずれもまれな疾患であり，偶然発見されることが多い．その中でも脂肪腫（lipoma）と平滑筋腫（leiomyoma）が多い．

A. 脂肪腫 lipoma

大腸の非上皮性腫瘍の中でもっとも多い．粘膜下層の脂肪組織より発生し，一部は漿膜下にみられる．
▶**症状** 小さいものは無症状であるが，腫瘍が大きくなると，腸重積による腸閉塞症状をきたす．
▶**肉眼形態** 表面は正常粘膜におおわれて平滑なことが多いが，びらんを生じることもある．ふつう単発で広基性であるが，有茎性もみられる．
▶**組織像** 成熟した脂肪組織の増殖をみる（図

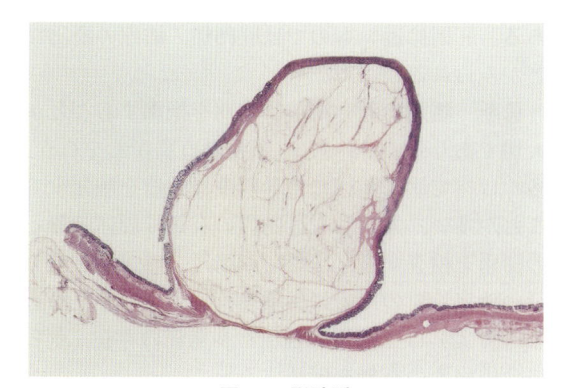

図 20　脂肪腫
粘膜下層の脂肪組織より発生した脂肪腫．腫瘍は腸管内腔に突出し，成熟した脂肪細胞の増生がみられる．

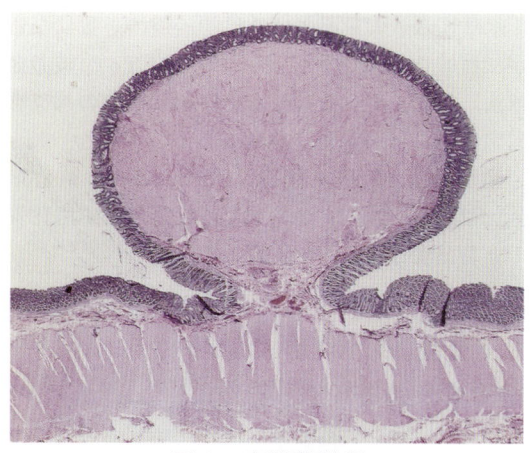

図 21　直腸平滑筋腫
粘膜筋板より発生した平滑筋腫．分化のよい平滑筋細胞の増生がみられる．

20)．悪性化はきわめてまれである．

▶**診断**　注腸造影で表面平滑な腫瘤として描出される．内視鏡では正常粘膜におおわれたやや黄色味を帯びた腫瘤を確認し，生検鉗子で押すと表面がくぼむ．

▶**治療**　有茎性のものでは内視鏡的に切除する．脂肪は電気の不良導体であり広基性で大きいものでは凝固が不十分なため，出血などの合併症をみることがあり適応は慎重にすべきである．

B．平滑筋腫 leiomyoma

消化管の平滑筋腫は胃にもっとも多く大腸にはまれである．腸管内腔へ発育するもの，腸管外に発育するもの，その両方の性格を示すものとがある．結腸よりも直腸に好発する．

平滑筋肉腫（leiomyosarcoma）との鑑別はむずかしい．

▶**症状**　小さいうちは無症状であるが大きくなると狭窄症状を呈し，潰瘍を形成すると出血をきたす．直腸では肛門痛，便秘などを呈する．

▶**診断**　注腸造影では透亮像として描出される．内視鏡では他の粘膜下腫瘍と同じく，正常粘膜におおわれた平滑な隆起で，表面に潰瘍形成を伴うことがある．生検鉗子で押してもくぼまない．直腸では指診にて硬い腫瘤として触知する．

▶**組織像**　腸管の筋層より発生することが多いが，粘膜筋板よりも発生する（図21）．異型性のない紡錘形をした平滑筋細胞が錯綜して増殖する．核は柵状（palisading pattern）に並び，悪性ではしばしば核分裂像をみる．しかし，筋腫と肉腫の鑑別はしばしば困難で，組織学的に悪性の腫瘍が臨床的には良性のふるまいをしたり，その逆のこともある．確実にいえることは転移をきたすものが悪性ということだけであり，臨床的な判断が重要である．

▶**治療**　大きい平滑筋腫では腫瘍核出術や腸管切除術が施行される．

その他の非上皮性腫瘍として，リンパ管腫（lymphangioma），血管腫（hemangioma），良性リンパ濾胞性ポリープ（benign lymphoid polyp），神経鞘腫（neurilemoma），神経線維腫（neurofibroma）などがある．

C．リンパ管腫 lymphangioma

大腸のリンパ管腫はきわめてまれである．
表面は平滑で正常粘膜におおわれており，多くは広基性の腫瘤である．脂肪腫と類似のX線像を呈する．大きくなれば外科的治療の対象になる．

D．血管腫 hemangioma

血管奇形あるいは過誤腫と考えられており，何の前ぶれもなく突然大量出血をきたす可能性がある．海綿状血管腫（cavernous hemangioma）と毛細血管性血管腫（capillary hemangioma）に大別される．家族歴や皮膚病変は本症の存在を疑うことができ，X線的に病巣内の石灰化像は本症を強

く示唆する．大量出血は外科的治療の対象になるが，血管造影やシンチグラフィ（^{99m}Tc標識赤血球法）などにより血管奇形を確認し出血の部位を同定することが重要である．

▶**鑑別診断** 動静脈奇形（arteriovenous malformation；AVM）などの大量出血をきたす消化管の血管病変との鑑別が重要である．

E．良性リンパ濾胞性ポリープ
benign lymphoid polyp

成熟したリンパ濾胞が増殖し，ポリープ状に隆起したものである．下部大腸に好発し，正常粘膜におおわれ，大きさは1cm以下がほとんどである．無症状で偶然発見されることが多いが，時に肛門出血，大きくなると腫瘤脱出をきたす．組織像は成熟したリンパ濾胞を形成し，明瞭な胚中心を有する．

3．上皮性悪性腫瘍
epithelial malignant tumor

A．癌 cancer

ポイント

直腸癌（rectal cancer）は全大腸癌の約半数を占める．結腸癌と同様に腺腫より発生するものと（adenoma-carcinoma sequence 説），腺腫と関係なく発生するもの（de novo 説）とがある．Stage（病期）の把握，リンパ流の理解，術後機能障害についての知識が重要である．再発は肝転移と局所再発が多い．5年生存率は60～70％である．

▶**年齢，性，症状** 40歳代より発生頻度が高くなり，男女とも60歳代にピークがある．

わが国の高齢化社会を反映し，70～80歳にも多くみられる．男性にやや多い．

早期のものでは症状はないが，検診などで便潜血反応が陽性になることがある．進行すると出血で気づかれることが多く（70％），便秘，排便困難，排便頻数，残便感，裏急後重（tenesmus），便柱狭小化などの便通異常や腹痛などの腸閉塞症状などをきたす．前立腺，精嚢，膀胱，尿管などに浸潤がある場合には排尿障害，血尿などをみることがある．肛門に近いものでは肛門痛，腫瘤の脱出などがみられる．

▶**診断，鑑別診断** 術前に病期を把握することが大切であり，まずもっとも簡便な直腸指診を行う．多くは指で届く範囲に境界明瞭な腫瘤を触知することが多い．大きさや可動性の有無で周囲臓器との関係を検査する．次いで直腸鏡，内視鏡検査を行い確定診断のために生検を行う．逆行性注腸造影（図22）は主病巣の描出と多発癌の存在，さらに合併病変の有無を確認する．

遠隔転移や隣接する他臓器浸潤の診断には超音波検査，CT検査（図23），MRI検査，PET検査などが有用である．生化学的な補助診断として種々の腫瘍マーカーがあるが，このうちCEA（carcinoembryonic antigen）値の異常高値は肝転移，肺転移，骨転移などの遠隔転移を疑う（図24）．

鑑別診断は下血をきたす直腸肛門疾患との鑑別が必要である．

▶**肉眼形態** 0型（表在型），1型（腫瘤型），2型（限局潰瘍型），3型（浸潤潰瘍型），4型（びまん浸潤型），5型（特殊型）に分類される（図25）．1型～4型は胃癌のBorrmann分類に相当する．このうち直腸癌では限局潰瘍型がもっとも多く注腸造影ではapple core signを呈する．

▶**病理組織** 腺癌がもっとも多く約80％を占める．分化の程度により高分化，中分化，低分化腺癌に分類されるが，高分化腺癌が半数以上を占める（図26）．その他粘液癌（約10％），印環細胞癌，未分化癌などがある．歯状線近傍より発生する肛門管癌では腺癌の他に扁平上皮癌，類基底細胞癌などの上皮性悪性腫瘍の他，悪性黒色腫，平滑筋肉腫などの非上皮性悪性腫瘍も発生する．

▶**直腸癌のリンパ節転移の経路** リンパ流には上方，側方，下方の3方向があるので，癌の占居部位によって転移の様相が異なる．①上部直腸癌（RS, Ra）：上方転移，②下部直腸癌（Rb）：上方，側方転移，③肛門（管）癌（P）：上方，側方，下方転移．

上方向転移の頻度がもっとも高率である．側方転移や下方転移の頻度は低率（10～20％）であるが，上方転移があると高率となる．

例外もあるが，多くの大腸癌では，腫瘍近傍の腸管傍リンパ節に転移をきたし（この転移が約半数を占める），漸次中間リンパ節，主リンパ節へと

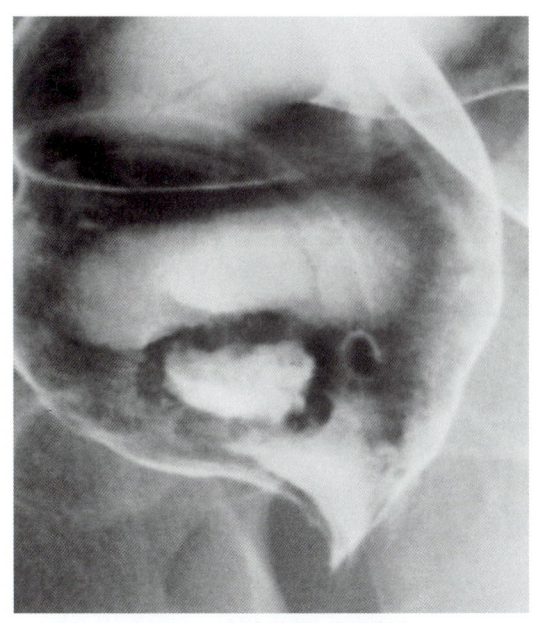

図 22　下部直腸癌の注腸造影
下部直腸にバリウムの貯留した限局潰瘍型（2型）の直腸癌がみられる．

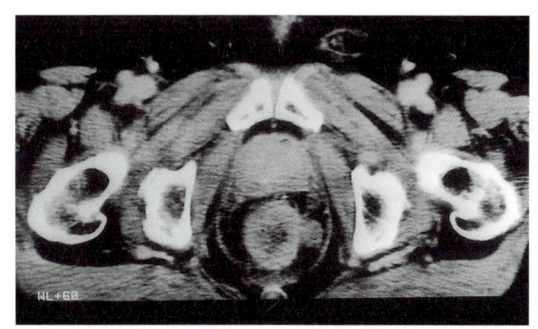

A．前立腺への浸潤はないが，傍直腸リンパ節に転移がみられる

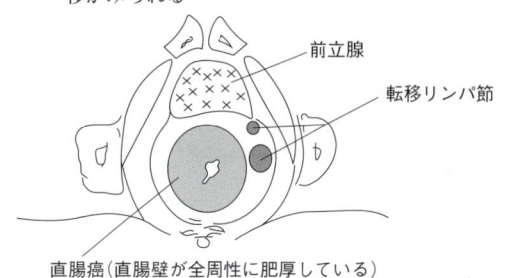

B．
図 23　下部直腸癌の骨盤内 CT 像

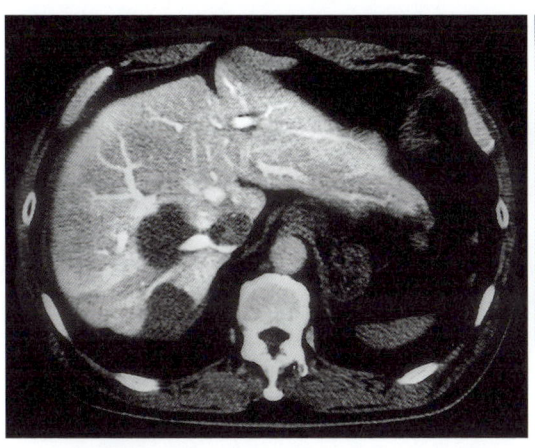

A．肝転移（enhanced CT）
　右葉に enhance 効果のない low density area がみられる．

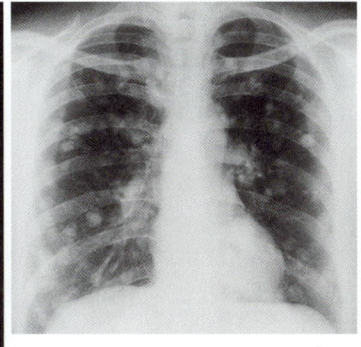

B．肺転移（胸部 X 線撮影）
　両葉に多数の小結節陰影がみられる．

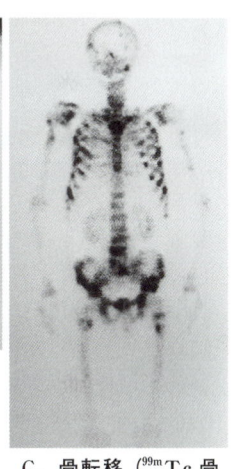

C．骨転移（^{99m}Tc 骨シンチ）
　頭部，肩甲骨，肋骨腰椎，骨盤にテクネシウムの異常集積がみられる．

図 24　遠隔転移

転移が広がる．また，癌の深達度が深くなるほどリンパ節転移の頻度が高率となる．M 癌ではリンパ節転移は起こらない．SM 癌では 10～15％，MP 癌では約 30％前後，SS～SE（A）癌では約 50％にリンパ節転移がみられる．

　占居部位や深達度によるリンパ流を理解することにより，リンパ節郭清の範囲が明確になり，後述する病期を考慮することによって治療方針（術式）が決定される．

▶遠隔転移　肝への転移がもっとも多く（初回手術の 15％前後，根治術後の 10～20％に肝転移がみられる），次いで肺転移が多い．進行したもので

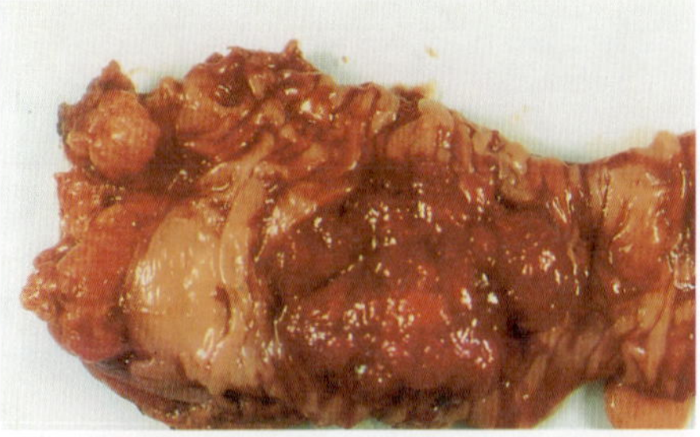

A. 1型（腫瘤型）

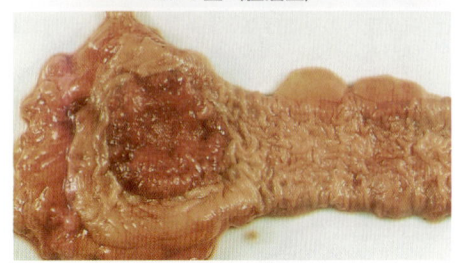

B. 2型（限局潰瘍型）

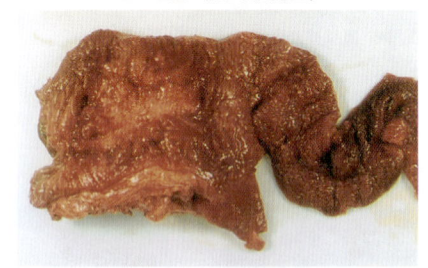

C. 3型（浸潤潰瘍型）

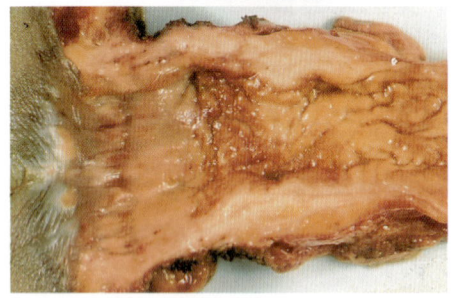

D. 4型（びまん浸潤型）
図25 直腸癌の肉眼形態

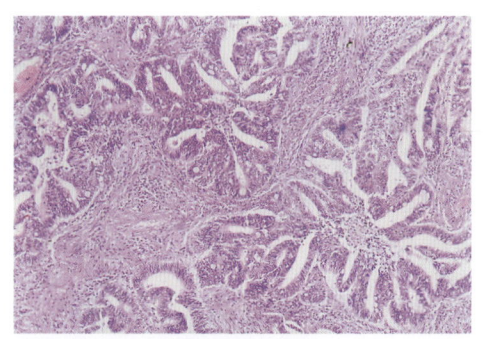

A. 高分化腺癌

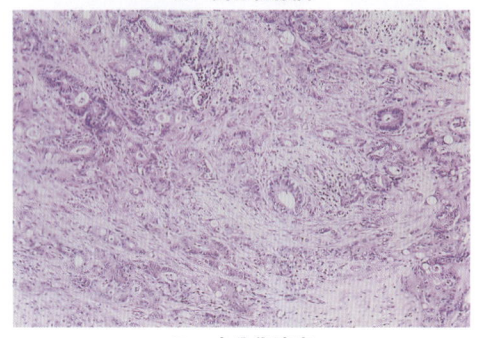

B. 中分化腺癌

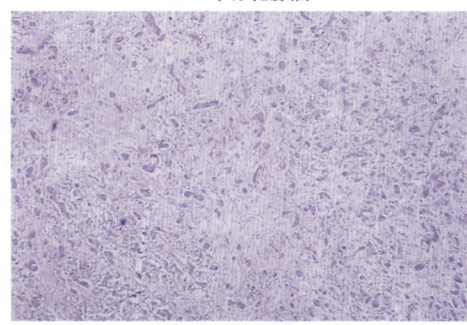

C. 低分化腺癌

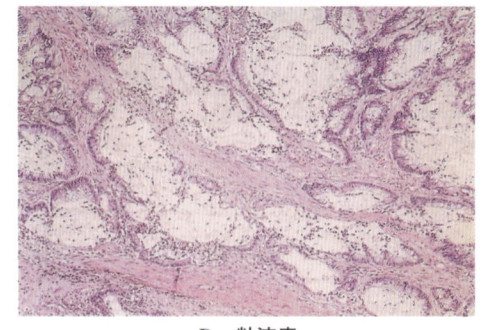

D. 粘液癌
図26 病理組織像

は骨，脳，副腎への転移もみられる．
▶**病期分類** 術前に正確な診断をし病期を把握することにより治療方針（術式）を決定することができる．また最終的な病理診断をし，病期を決定することにより予後を推測することが可能である．

① **早期癌，進行癌** リンパ節転移の有無は問わず，癌の浸潤が粘膜または粘膜下層までのもの（M，SM）を早期癌とし，固有筋層以下に及ぶものを進行癌という．

② **Dukes分類**
Dukes A：癌腫が腸壁内に限局し，リンパ節転移のないもの．

Dukes B：癌腫が腸壁を貫いて浸潤するが，リンパ節転移のないもの．

Dukes C：リンパ節転移のあるもの．

③ **大腸癌取扱い規約（第7版）による分類**

Stage 0：癌が粘膜固有層にとどまるもの．

Stage Ⅰ：癌の浸潤が粘膜下層まで，あるいは固有筋層まで浸潤しているが，リンパ節転移のないもの．

Stage Ⅱ：癌の浸潤が固有筋層を越えているが，リンパ節転移のないもの．

Stage Ⅲa：腸管傍リンパ節，中間リンパ節転移の個数が3個以下のもの．

Stage Ⅲb：リンパ節転移の個数が4個以上，あるいは主リンパ節，側方リンパ節に転移が認められるもの．

Stage Ⅳ：腹膜播種や肝・肺などの遠隔臓器に転移が認められるもの．

頻度はリンパ節転移のない Dukes B や Stage Ⅱ が約30～40％，リンパ節転移のある Dukes C や Stage Ⅲ が約50％前後であり，早期癌は依然として少ない．5年生存率は早期癌で90％以上，リンパ節転移のないものでは約80％，リンパ節転移のあるものでは60％前後であるが，側方転移のあるものでは局所再発率が高く，5年生存率は施設により異なるが20～40％程度と低率である．例外的ではあるが，上方転移のない側方単独転移例では5年生存率は70～80％と良好である．直腸癌の治療成績を向上させるためには，局所再発の克服と肝，肺転移などの遠隔転移に対する集学治療が重要である．

▶ **治療** 手術療法が第一である．早期癌では手術のみで根治術が可能である．進行癌でも80～85％は治癒切除が可能であるが，術後の再発を予防するために化学療法，放射線療法（術前）などの補助療法を加えることもある．最近，新規抗癌薬である FOLFOX，FOLFIRI などの使用が増加している．肝あるいは肺転移を伴う場合には原発巣を切除後，肝・肺切除が可能であれば可及的に切除を行うことが多い．部分切除～葉切除まで肝・肺切除の術式は多彩であり，肝動注療法やマイクロ波凝固療法（microwave coagulation therapy；MCT）なども併用される．

手術術式は腫瘍の占居部位や深達度を考慮することによって高位前方切除術（high anterior resection），低位前方切除術（low anterior resection），超低位前方切除術（ultra low anterior resection），腹会陰式直腸切断術（abdominoperineal resection, Miles' 手術）が選択され，合理的なリンパ節郭清が行われる．膀胱，前立腺，精嚢への高度な浸潤例では骨盤内臓器全摘術（total pelvic exenteration）が施行される．早期癌の場合はリンパ節転移が少ないことから内視鏡的切除，経肛門的切除（transanal endoscopic microsurgery；TEM を含む），経括約筋的切除，経仙骨的切除などのリンパ節郭清を伴わない局所切除が行われることが多い．局所切除をした後，病理学的検索を詳細に行い，リンパ管侵襲，簇出（budding）などのリンパ節転移の危険性があれば，リンパ節郭清を伴った根治術が必要である．

▶ **術後後遺症** 1980年頃までは直腸癌の術後には自律神経損傷による術後後遺症を発生することが多かった．つまりリンパ節郭清の際に，根治性を追求した結果，上下腹神経，骨盤神経叢を犠牲にしたことによる排尿障害（排尿困難，尿漏），性機能障害（射精障害，勃起障害），排便障害（便秘，頻便，残便感，便失禁）などが発生した．最近では機能障害を回避するために，自律神経温存術やJ型結腸嚢肛門（管）吻合などの機能温存を重視した術式が考案されている．

▶ **術後再発** 結腸癌と同様に肝転移が多いが，血流の関係から下部直腸癌では肺転移も多い．また，結腸癌と異なり下部直腸癌の局所再発が多い．

治癒切除後にCEAなどの腫瘍マーカーが上昇する場合には胸部X線，腹部超音波，CT検査，PET検査などを行い再発巣を早期にみつけ治療方針を立てる．外科的治療の適応となれば積極的に切除する姿勢が大切である．

B．カルチノイド carcinoid

ポイント

消化管の内分泌細胞より発生する上皮性腫瘍であるが，粘膜下層から深層へ発育する傾向があり，粘膜下腫瘍の形態をとる．

臨床的には癌よりも悪性度は低いといわれ，組織学的にも癌と異なる形態学的特徴がある．悪性度は腫瘍の大きさと深達度に影響される．

▶頻度　消化管カルチノイドの部位別発生頻度はわが国では，直腸（36％），胃（27％），十二指腸（15％）の順に多いが，欧米では虫垂，直腸，小腸の順になっている．

▶好発部位，症状　直腸カルチノイドは肛門縁より4〜10 cmの部に発生するものが多い．

症状は無症状のことが多く，偶然発見される場合が多い．カルチノイド症候群（顔面紅潮：flushing，下痢，喘息様発作など）は直腸ではまれである．

▶肉眼形態　小さなものは粘膜下腫瘍様の隆起性病変で，表面は平滑で正常粘膜でおおわれている．リポイド物質を含有するため黄色調を呈する．進行するとびらん，中心陥凹，潰瘍を形成し2〜3型様の形態を呈す．

▶診断　直腸指診にて"コリッ"とした硬い小結節として触れる．注腸X線検査ではほぼ円形の境界明瞭な透亮像として描出される（図27A，B）．直腸鏡や内視鏡検査では表面平滑な半球状の粘膜下腫瘍様の隆起性病変で，黄色調を呈す．大きさは1 cm以下のものが多い．

確定診断は特徴的な組織形態で決定される．

▶組織像　曽我は組織学的にA型：充実性，結節状構造，B型：索状，リボン状構造（図28A），C型：管腔状，腺房状，ロゼット様構造，D型：低分化，未分化（図28B），混合型：種々の構造が混在，の5型に分類した．

A型，B型は典型的（古典的）カルチノイドといわれ，特徴的な組織形態で診断は容易である．C型，D型は非典型的カルチノイドといわれ，特殊染色あるいは電顕学的検査で診断がつく．特殊染色法の代表的なものに銀染色反応があり，Masson-Fontana法で陽性を示す銀還元型，Grimelius法で陽性を示す銀好性型（図28C），反応陰性型に分類される．電顕学的には腫瘍細胞内に神経内分泌顆粒（neurosecretory granule）が豊富に認められる（図28D）．

直腸カルチノイドは混合型が多くGrimelius陽性反応を示すものが多い．

▶悪性度　腫瘍の大きさと深達度およびリンパ節転移との間には密接な関係がある．大きさが1 cm未満の場合には悪性度は低く転移を起こすことはまれである．2 cmを超えると固有筋層への浸潤，リンパ節転移の頻度が高くなり，肝転移を

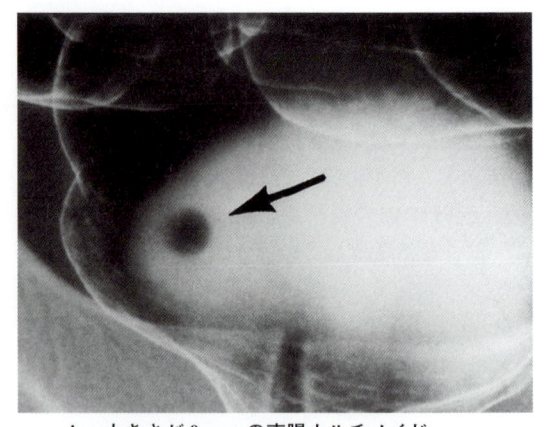

A. 大きさが9 mmの直腸カルチノイド
ポリープ状隆起が円形の透亮像として描出

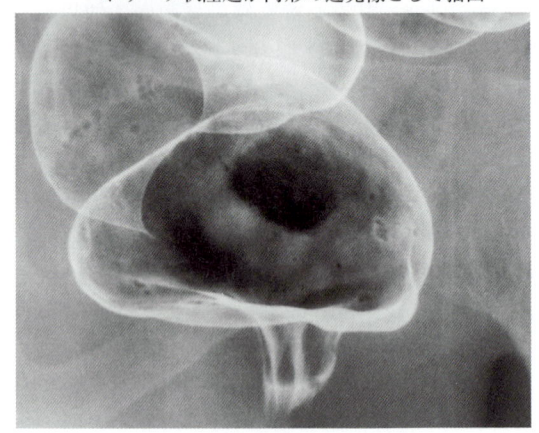

B. 大きさが16 mmの直腸カルチノイド
この症例は深達度a_2でリンパ節転移，肝転移を伴っていた．（図29，A，B，C，D）

図27　直腸カルチノイドの注腸造影

きたすこともある．

▶治療　大きさと深達度を考慮して術式を決定する．

①1 cm未満のもの　リンパ節転移や肝転移はきわめてまれであることから，経肛門的局所切除やTEMなどの局所切除で十分である．この際，腫瘍は粘膜下層に浸潤しているので，筋層を一部含めるように深く切除する．

②1〜2 cm未満のもの　リンパ節転移率は約20％であるので，少なくとも腸管傍リンパ節郭清を伴った根治術（D1）が必要であるという意見と，局所切除でよいとする意見がある．筆者の考えでは，局所切除をした後，病理学的検索を詳細に行い，リンパ節転移の危険性（リンパ管侵襲などの危険因子の存在）があれば，根治術をすることにしている．

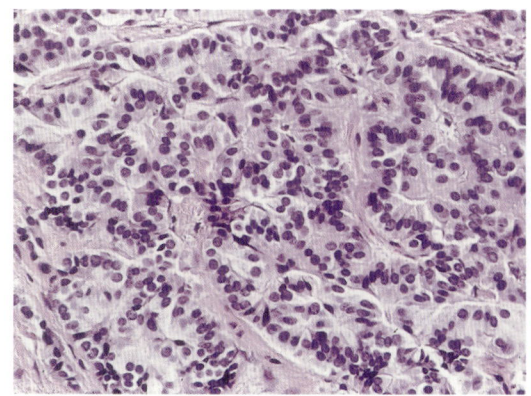

A．B型：リボン状配列を示す．
B．D型：肺の小細胞癌に類似する未分化な細胞の増生がみられる．矢印はリンパ管侵襲． 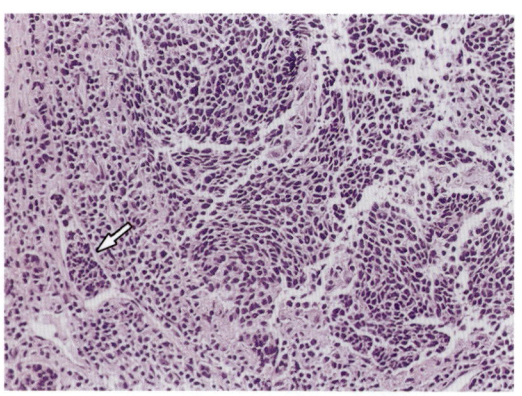
C．グリメリウス染色陽性で胞体が褐色に染まる． 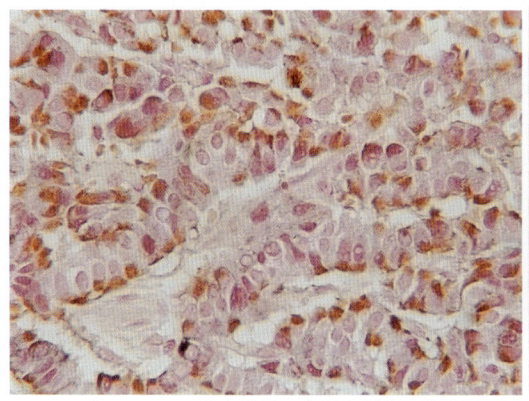
D．電子顕微鏡では，胞体内に，大きさが200nm前後の多数の内分泌顆粒がみられる． 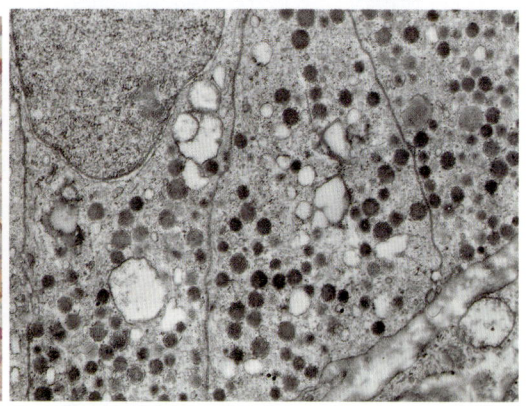

図28 直腸カルチノイドの組織像，電顕像

③2cm以上あるいは筋層浸潤のあるもの　D2以上の根治術が必要である（図27B，図29A，B，C，D）．

▶予後　1cm未満のものはほとんど再発もなく予後は良好である．肝転移をきたしたものでは通常の癌と同様であるか，逆に有効な抗癌薬がないため予後がわるいとする報告もある．

C．肛門部の特殊な癌

ポイント

直腸と肛門の境界部は直腸の円柱上皮と皮膚の扁平上皮の移行部であり，歯状線部で種々の上皮（円柱上皮，移行上皮，重層扁平上皮）が入り組んでいる．また，肛門腺や皮脂腺も存在するので，多くの種類の癌が発生する．

1）扁平上皮癌 squamous cell carcinoma

直腸癌の2～3％で比較的まれである．

肉眼像はポリープ型あるいは潰瘍形成型である．初期病変は肛門乳頭，痔核，肛門コンジローマ，痔瘻などと鑑別が困難なことがあるので注意を要する．組織像は分化のよいものから低いものまでさまざまである．治療は化学放射線療法，腹会陰式直腸切断術を含めた外科的切除がなされる．

2）類基底細胞癌 basaloid carcinoma

肛門管上部の transitional（cloacogenic）zone より発生するまれな疾患である．肉眼像は潰瘍形成型が多く，ポリープ型もある．肉眼的には扁平上皮癌や直腸腺癌との鑑別はむずかしい．

組織像は多角形ないし紡錘形細胞が充実性に癌胞巣を形成し，一部では柵状配列を示す．

治療は腹会陰式切断術がなされる．

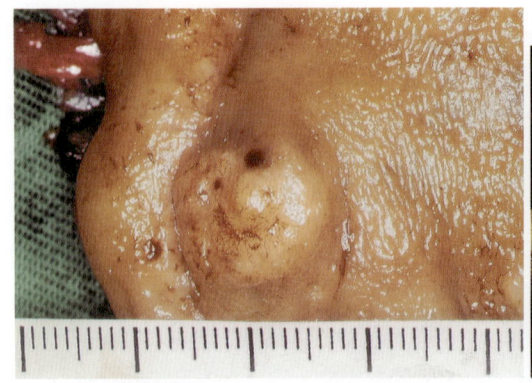

A. 切除標本　表面平滑な隆起性病変である．
B. 腫瘍割面像　腫瘍は筋層を越えて壁外まで浸潤している．

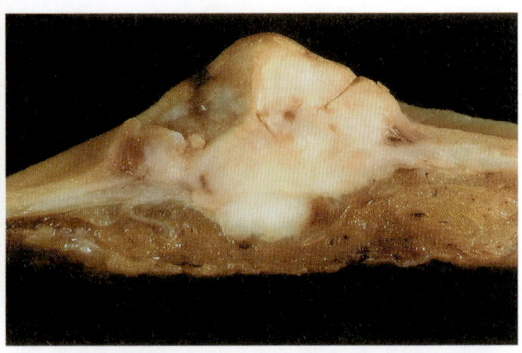

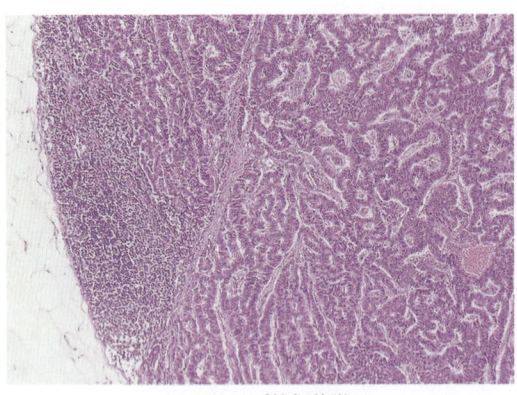

C. リンパ節転移巣
D. 肝転移巣

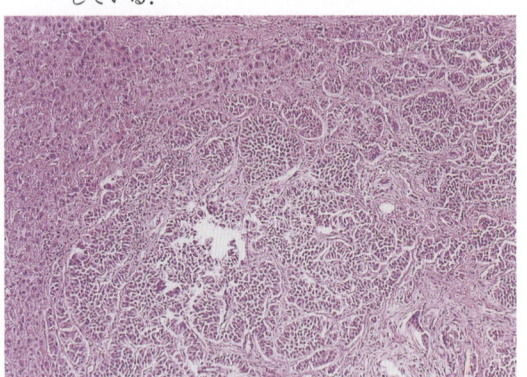

図 29　転移性直腸カルチノイド（図 27B の症例）

3）肛門腺由来の癌 cancer originated from anal gland

肛門腺は粘液を産生し，歯状線で肛門管に開口する．肛門腺は深部にあるため，この部より癌が発生すると深部に浸潤しやすい．

肛門腺の上皮を置換しながら肛門管の粘膜に浸潤する．このため肉眼的には平坦な粘膜下腫瘍様隆起としてこの疾患が疑われる．組織学的には高分化な粘液産生性の腺癌が多いが，印環細胞癌もみられる．印環細胞が肛門部皮膚に浸潤してPagetoid 病変を呈することもある．Pagetoid 病変をみたら，深部に肛門腺由来の癌が存在することもあるので注意を要する．肛門腺由来か否かを証明することは非常にむずかしいといわれている．治療は腹会陰式切断術がなされる．

4）痔瘻癌 cancer originated from anal fistula

痔瘻が長期間（平均 20 年）存在し炎症をくり返していると，瘻孔から癌が発生することがある．肛門腺由来の癌と同様に痔瘻と癌の因果関係を証明することはむずかしい．組織学的には粘液産生癌が多い．

治療は腹会陰式直腸切断術がなされる．

4．非上皮性悪性腫瘍 non-epithelial malignant tumor

A．悪性リンパ腫 malignant lymphoma

▶ポイント

原発性または全身性リンパ腫の部分症として全消化管に発生する．回盲弁より 30 cm 以内の回腸から盲腸にもっとも多く，直腸にもみられる．

▶**肉眼形態**　動脈瘤型，拘縮型，潰瘍形成型，ポリープ型の 4 型に分類される．

▶**診断**　注腸 X 線では粘膜下腫瘍の特徴を備えており，腸管壁の伸展性が比較的良好で柔らかい

などの所見があるが，癌との鑑別はむずかしい．確定診断は生検による．

▶治療　原発性のものでは癌に準じた根治術を施行する．全身性リンパ腫の部分症として発生した場合には，化学療法中に腸管穿孔などの合併症を予防する目的で腸切除を施行することが多い．

B. 悪性黒色腫 malignant melanoma

ポイント

肛門管の歯状線近傍（直腸肛門移行部）の基底細胞より発生し，悪性度がきわめて高く予後不良である．

▶頻度　消化管原発の全悪性黒色腫の0.4〜5%といわれ，直腸原発のものは直腸肛門部悪性腫瘍全体の0.2〜2%にすぎず，きわめてまれである．

▶年齢，性，好発部位，症状　60歳代に多くみられ，わが国ではやや女性に多い（1.8倍）．直腸肛門移行部，下部直腸に発生することが多い．

症状は肛門出血がもっとも多く，肛門部腫瘤，（脱出），肛門部痛，便通異常などがある．

▶肉眼形態　腫瘤型，隆起型，ポリープ型などの隆起性病変で，潰瘍形成は少ない．

腫瘍の色調は黒色〜黒褐色を示す melanotic type のものが大部分である（図30A）．無色素性の amelanotic type では灰白色あるいは周囲粘膜と同様の色調（淡紅色）を示すことが多いが，一

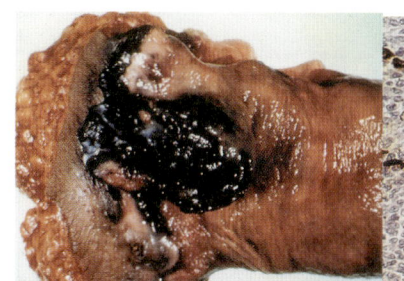

A．肉眼形態
腫瘍は肛内部に発生し黒色の腫瘤を形成している．

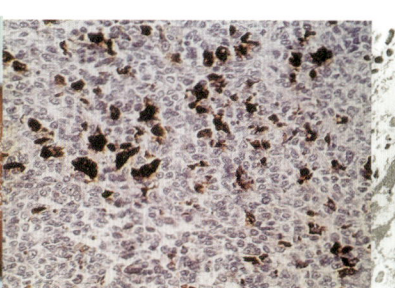

B．組織像（H-E染色）
多形性を示す腫瘍細胞が密に増生し，メラニン色素顆粒がみられる．

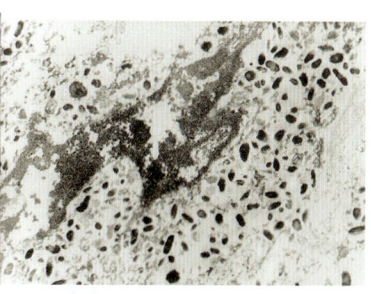

C．電顕像
腫瘍細胞の胞体内に多数のメラニン顆粒がみられる．

図30　直腸悪性黒色腫

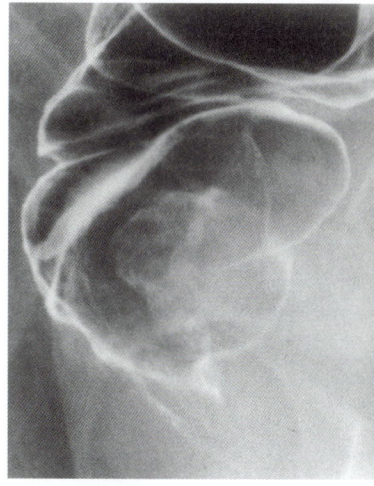

A．注腸造影
腫瘍は粘膜下腫瘍の形態をとり，直腸壁外より直腸を圧排している．

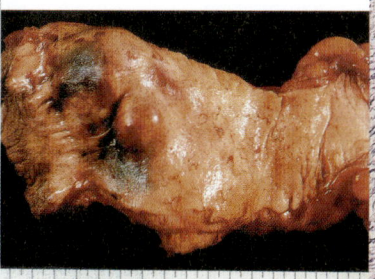

B．肉眼形態
粘膜面には異常はなく，直腸壁外に腫瘍を形成している．

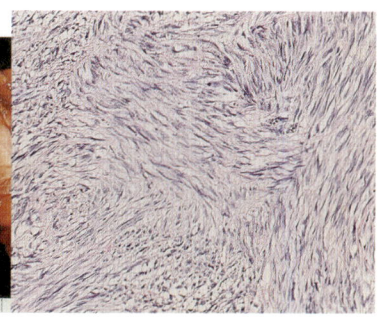

C．組織像
紡錘形の細胞が錯走しながら密に増生している．核分裂像もみられる．

図31　直腸平滑筋肉腫

部では黒色を示すこともある．

▶**術前診断**　直腸肛門部に黒色調の腫瘍を認めたならば本症の存在を念頭におくべきである．安易な生検は転移を促進するので注意しなければならない．メラニン色素の証明にメラニン染色やDOPA（dioxyphenylalanin）反応があるが，S-100蛋白やHMB-45などの免疫組織化学的検索はamelanotic typeの診断や未分化癌との鑑別にきわめて有用である．メラニン尿も診断の一助となる．

鑑別すべきものとして扁平上皮癌，類基底細胞癌，未分化癌，カルチノイド，内痔核，血栓性外痔核などがある．

▶**組織像**　紡錘形，立方形，類円形などの多形性に富む大型の腫瘍細胞が髄様，充実胞巣状に増殖する．核分裂が著明でN/C比は大きく核小体も明瞭である．胞体内には粗大なメラニン色素顆粒が多くみられる場合と（図30B）メラニン色素顆粒を欠く場合もある．

電顕像では多数のメラニン顆粒を有するメラノサイトが証明される（図30C）．

▶**治療，予後**　腹会陰式直腸切断術が行われることが多いが，鼠径リンパ節郭清は議論が多い．外科療法に加えてDAV療法（DTIC，ACNU，vincristine）やPepleomycinを加えたDAVP療法などの化学療法や，BCG，OK-432（ピシバニール），PSK（クレスチン）などの非特異的免疫療法などが併用されているが，有効例は少ない．

予後は不良であり，5年生存率は約20％とされている．広範囲な血行性転移，リンパ行性転移を起こして死亡することが多い．

C．平滑筋肉腫 leiomyosarcoma

ポイント

下部直腸に発生し，大きく発育してから診断されることが多い．平滑筋腫との鑑別は臨床的にも組織学的にもむずかしく，良悪性は浸潤や転移の有無などで決定される．

リンパ節転移は少なく，肝，肺，脾などの血行性転移が多い．切除例の5年生存率は20〜30％といわれる．

▶**頻度**　消化管に発生する平滑筋腫瘍の中では胃，小腸がもっとも多く次いで直腸，結腸である．大腸では約8割が直腸に発生し，直腸腫瘍に対する比率は0.08〜0.1％である．

▶**年齢，性，好発部位，症状**　50〜60歳代に多く，男女比は1.5：1で男性にやや多い．肛門縁より5〜6cmの下部直腸に発生することが多い．出血，血便，肛門痛，便通異常が多く，その他腫瘤触知，排尿困難などもある．

▶**診断，鑑別診断**　約9割は直腸指診で弾性硬の腫瘤を触知する．直腸鏡で腫瘍に潰瘍形成を認めれば本症を疑う．確定診断は生検によるが，粘膜下腫瘍であるので穿刺生検やboring biopsy（ボーリング）などにより深部の組織を採取することが大切である．

平滑筋腫や他の粘膜下腫瘍との鑑別が必要である．

▶**肉眼形態**　正常粘膜におおわれた球形の粘膜下腫瘍の形態をとる．しばしば腫瘍の頂部に潰瘍を形成し出血する（図31A，B）．割面は境界明瞭な充実性の灰白色の腫瘍で，中心壊死を示すことがある．

▶**組織像**　類円形の核を有する好酸性の長紡錘型細胞が束状に錯走する．悪性度の強いものでは細胞異型，核分裂像がみられ，後者は悪性度の重要な指標である（図31C）．

最近では核DNA量の解析，PCNAなども悪性度判定に試みられている．

▶**治療，予後**　直腸癌に準じた手術を行う．放射線療法，化学療法は無効である．

肝，脾，肺への血行性転移が圧倒的に多いが，リンパ節転移や局所再発もみられることがある．5年生存率は20〜30％である．

C　術前・術後管理

1．大腸疾患

A．術前管理

1）全身状態の把握

大腸癌の場合には高齢者が多く，心疾患，呼吸器疾患，高血圧，糖尿病などの合併症を有している場合が多い．貧血，水分・電解質異常などもま

れではなく，イレウスや腹膜炎を合併していることもあるので十分注意をしておく．

2）腸管の処置

腸内容が貯留している場合には，手術操作が困難，術後腸管運動の回復遅延，術後縫合不全などの原因となるので，術前に腸内容を十分排除しておくことが大腸手術においては基本的でもっとも大切なことである．

腸管の狭窄がない場合には，入院時より低残渣食とし，緩下剤を与える．手術前日に mechanical cleaning（機械的清掃法といわれ，水電解質バランスに影響しないポリエチレングリコールを主成分とするニフレック（経口腸管洗浄液）が汎用される）を行い腸内容を完全に排除する．chemical cleaning（preparation）は腸内細菌を抑制する目的で非吸収性広域抗生物質を経口投与する薬物的清掃法であるが，MRSA 感染を助長することがあるため現在ではほとんど施行されていない．

腸管の狭窄が強い場合には，絶食とし，完全静脈栄養（total parenteral nutrition；TPN）にて管理する．小腸ガスが増加し，イレウスをきたした場合には鼻腔よりイレウス管（long tube）を挿入して腸管の減圧をはかる．イレウスが改善しない場合には狭窄部の口側結腸に人工肛門を一次的に造設し，二期的手術を行うことがある．

3）ストーマ・サイト・マーキング stoma site marking

人工肛門造設を必要とする患者の場合は造設部位のマーキングやパッチテストが必要である．

4）インフォームド・コンセント informed consent

直腸肛門癌の手術においてはストーマの必要性だけでなく，術後に発生し得る排尿障害，性機能障害，排便障害について十分に説明する．いたずらに不安を与える説明は慎まなければならないが，信頼性を得るインフォームド・コンセントは治療に対する患者の協力が得られ，術後の社会復帰が容易となる．癌の告知に関しては，告知の方法の相違など議論の多いところであるが，最近では告知をしている施設が多い．

B．術中管理

麻酔医による呼吸・循環，輸液管理を行う．術後感染予防のため，手術開始より抗生物質を投与する．手術は丁寧に行い，無益な出血を避ける．止血を十分に行い，手術終了時にはドレーンを挿入する．

C．術後管理

術直後には他の外科手術と同様に，バイタルサインをチェックする．術前に合併症を有する場合には頻回に心肺機能，尿量，尿糖などをチェックする．ドレーンが挿入されてある場合には滲出液の性状，出血に注意する．術後の感染症予防のために，抗生物質を3～4日投与する．毎日，腸蠕動や排ガスの有無をチェックし，飲水，経口食を開始する．ほとんどの症例は合併症なく経過するが，術後縫合不全を発症した場合には，腹膜炎の有無や，ガストログラフィンによる注腸造影で leakage や膿瘍腔の大きさなどを確認する．腹膜炎や major leakage の場合には一時的な人工肛門を回腸や横行結腸に造設する．minor leakage の場合には絶飲食とし，TPN 管理にて保存的に治療をすれば治癒することが多い．術後3～5日以内の術後早期の縫合不全は major leakage であることが多い．

また術後イレウスを発症した場合には絶飲食とし，long（or short）tube を挿入して腸管の減圧を行う．詳細はイレウスの治療に準ずる．

自律神経切除（郭清による犠牲）による種々の機能障害が起こることがある．

排尿障害（腹圧性排尿，排尿時間の延長，尿漏，自力排尿不可）に対しては膀胱訓練と残尿量測定を行い，残尿量が 100 ml 以上であれば，自己導尿法を指導する．

性機能障害（勃起不能，射精不能）をきたすこともある．深刻なのは骨盤神経叢損傷による勃起不能である．器質的障害であるので永久的に機能障害が残る．最近では，自律神経温存術が施行されるため，このような機能障害は激減している．

排便障害は残存直腸がほとんどない場合には，頻便，便秘，残便感などの症状をきたす．術後早期には排便回数が1日15～20回もの頻便傾向となり，患者を苦しめることがあるが，術後数ヵ月～1年位経過すると5～6回以内に落ち着くのでむやみに緩下剤を投与することは避けたほうがよ

い．

2．肛門疾患

肛門疾患の場合にも術前に腸内容を十分排除しておくことが大切である．術後は疼痛管理と創の清潔処置が大切である．

A．術前処置

① 術前日は夕食後禁食として下剤投与する．
② 手術日は起床後に浣腸を行う．

B．術中処置

① 尿留置カテーテルを挿入する．
② 硬膜外麻酔，腰椎麻酔，サドルブロック
③ 十分な止血と鎮痛剤坐薬を肛門内に挿入する．
④ 難治性痔瘻などで術後の創感染を回避するために一時的に人工肛門を造設することがある．

C．術後処置

① 疼痛：術中の硬膜外麻酔を使用するか，鎮痛薬を投与する．
② 創感染の防止：抗生物質，消炎薬を投与する．
③ 手術翌日より食事を開始する．
④ 坐浴による創部の清拭，温水洗浄便座による洗浄を指導する．

D 手　術

1．低位前方切除術
low anterior resection（LAR）

ポイント

経腹的に直腸を切除し，腹膜反転部より肛門側で結腸と残存直腸を吻合する．
適応は内・外肛門括約筋および肛門挙筋に癌の浸潤がないこと，腫瘍下線より2cm以上肛門側で直腸切除が可能なものである．
リンパ節の郭清は上方向，必要に応じて（下部直腸癌や肛門癌の一部は側方リンパ節へ転移をきたすことがある）側方向郭清を行う．
腫瘍の占居部位：直腸S状部（RS），上部直腸（Ra）の癌に主として行われていたが，吻合手技の進歩と直腸癌に対する病理組織学的知見によって腫瘍より肛門側の腸管は長く切除する必要のないことが判明し（肛門側切離線は2cmで十分とされるが，進行度によっては1cmでよいこともある），下部直腸（Rb）症例にも積極的に行われるようになった．

A．手術手技（図32，33）

1）開腹操作

体位は載石位で行う．中下腹部正中線で開腹し，腫瘍の深達度，肝転移，リンパ節転移，腹膜播種，卵巣転移の有無などを確認する．

2）上方リンパ節郭清

S状結腸，下行結腸を左側腹膜より剝離し，後腹膜腔に達する．精巣（卵巣）動静脈，尿管を確認し，この剝離層を保持しながら大動脈前面〜腎前面を剝離し，脾結腸靱帯を切離するとS状結腸，下行結腸が十分に遊離される．S状結腸間膜を大動脈の右縁に沿って，十二指腸の水平脚まで切離すると，下腸間膜根部が露出されるので，この根部を結紮・切離する．次いで下腸間膜静脈，左結腸動脈を結紮切離し，S状結腸間膜をS状・下行結腸境界部まで剝離する．この部位でS状結腸と下行結腸を離断する．この操作によって下腸間膜動脈根部リンパ節，上直腸動脈リンパ節，S状結腸リンパ節がおのずとenblocに郭清される．癌の進行度によっては，下腸間膜動脈は温存されることもある．

3）骨盤腔内の操作

大動脈前面の剝離層を仙骨前面まで延長し，この層を保ちながら，直腸後壁と仙骨前面の間の粗な結合織を電気メスにて剝離し，骨盤隔膜（肛門挙筋付着部）に達する．直腸前壁は腹膜反転部のやや膀胱側で腹膜を左右に横切開するとDenonvilliers筋膜の前葉に達し，精囊を露出する．通常の低位前方切除ではここまでの剝離でよいが，腫瘍の位置がさらに下部の場合には，剝離を進め直腸と前立腺の間を十分剝離する．直腸の前後壁を十分剝離した後，直腸の側壁を骨盤壁に沿って，自律神経を外側に圧排しながら剝離する．側方靱

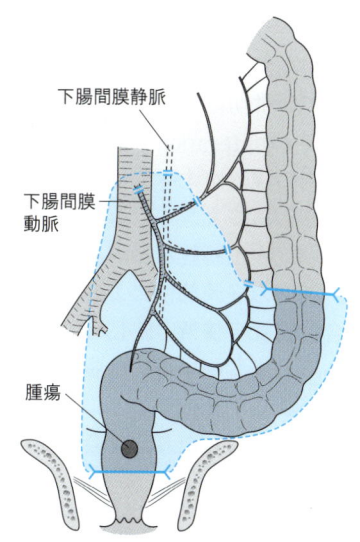

A．低位前方切除術
下腸間膜動脈を根部で切離．下腸間膜静脈を切離し，左結腸動脈，第1S状結腸動脈を幹部で切離した後，下行結腸を切除する．直腸は腫瘍より約2cm肛門側で切除する．

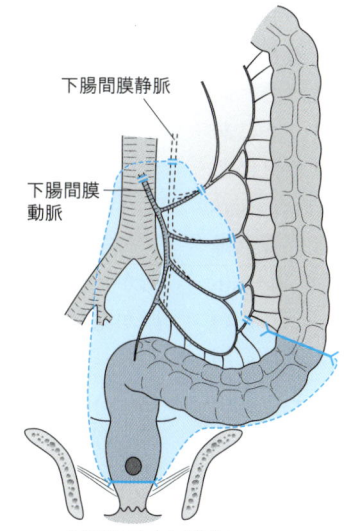

B．超低位前方切除術
S状結腸をやや長めに残すと吻合部に緊張がかからない．

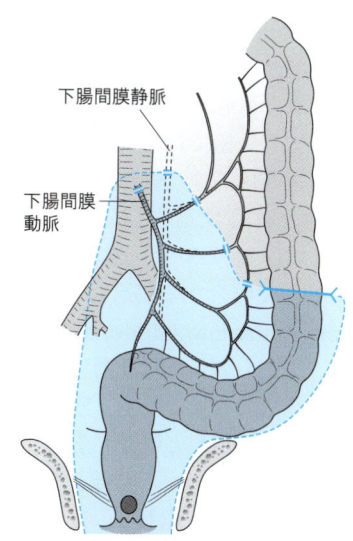

C．腹会陰式直腸切除術
肛内挙筋を骨盤壁に沿って切離する．

図 32　各術式の切除範囲

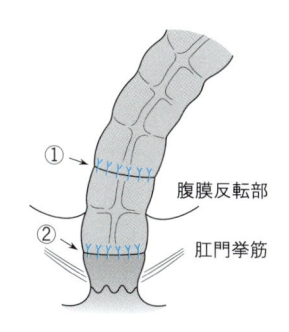

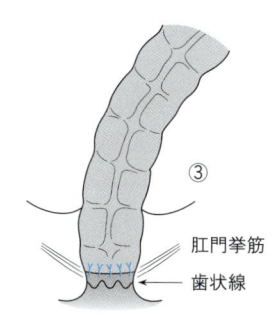

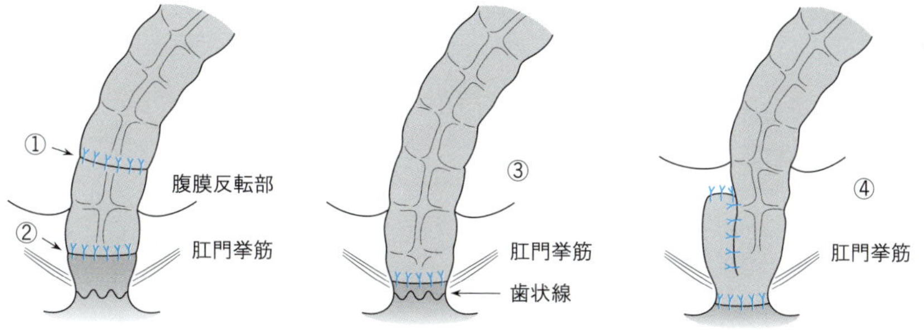

A．前方切除術
B．超低位前方切除術

図 33　前方切除術における吻合法

①：高位前方切除術
　（吻合部が腹膜反転部より口側にある）
②：低位前方切除術
　（吻合部が腹膜反転部より肛内側にある）
③：結腸肛内管吻合（ストレート吻合）
　（吻合部が肛内挙筋付着部上縁にある）
④：J型結腸嚢肛門吻合
　（吻合部が歯状線上にある）

帯，中直腸動脈がこの操作で切離されると，直腸は完全に遊離された状態となる．

4）直腸の切離

進行癌では腫瘍下縁より少なくとも2cm以上肛門側でTA55などのstaplerで直腸を切除する．早期癌では，この限りではない．

5）側方リンパ節郭清

欧米では側方リンパ節郭清に関しては否定的であるが，わが国では下部直腸癌や肛門管癌の予後に貢献することが知られており，直腸，肛門管のリンパ流を考慮した（図3参照）合理的なリンパ節郭清が施行されている．つまり腫瘍の占居部位や壁在性（全周性か右側または左側寄りかなど），深達度，組織型などを考慮し，両側あるいは片側（腫瘍と同側）の側方リンパ節郭清が施行される．早期癌や筋層にとどまるMP癌などでは郭清の必要性がない場合もあり得る．

6）結腸直腸吻合

結腸断端と直腸断端を吻合する．吻合は最近ではほとんどの施設で器械吻合器（double stapler

technique；DST）が頻繁に用いられ，この方法によって，きわめて肛門に近い癌でも肛門温存が可能となり直腸癌手術は飛躍的な進歩を遂げた．低位前方切除術では吻合部は腹膜反転部より下にある（図33A ②）．吻合部が腹膜反転部より上にある場合は高位前方切除術（high anterior resection；HAR）という（図33A ①）．また肛門管上縁や肛門で吻合する場合は超低位前方切除術（super or ultra low anterior resection；S-LAR）という．これらの術式は肛門温存術式あるいは括約筋温存術式ともいわれる．吻合法にはストレートに肛門管（肛門）と吻合する場合（図33B ③）とL字型に側端吻合する場合とがある．最近では生理的排便機能を考慮して，S状結腸にてJ型の嚢状結腸を作製し，これを新直腸（neorectum）として肛門に吻合するJ型結腸嚢肛門（管）吻合術（J-pouch colo-anal (canal) anastomosis）が行われることも多い（図33B ④）．

2. 直腸切断術 abdomino-perineal resection of the rectum（APR；Miles' operation）

ポイント

開腹操作で直腸を剥離した後，会陰部からの操作で肛門と肛門括約筋，肛門挙筋を含めて直腸を摘出する術式である．永久的人工肛門の造設が必要となる．

適応は肛門温存術が不可能な下部直腸癌や肛門管癌に対して主として行われる．

リンパ節郭清については上方向郭清は必須であるが，側方向郭清は症例を選択して行われる．鼠径リンパ節郭清は転移の疑われる場合にのみ行われる．

A. 手術手技 （図32C）

腹腔内操作は低位前方切除術と同じである．直腸を骨盤隔膜まで十分に剥離した後，会陰操作に移る．会陰部から肛門を含めて直腸周囲の組織，肛門挙筋を切離すると，腹腔内で遊離した直腸が摘出される．次にS状結腸切離断端を腹膜外経路（extra peritoneal）に左下側腹壁に引き出し，人工肛門を造設する．

リンパ節郭清についても低位前方切除術と何ら変わるところはない．鼠径部リンパ節郭清は転移が疑わしい場合のみに行うことが多い．子宮，前立腺，膀胱，腟などの周囲臓器に浸潤がみられる場合は，それを含めて合併切除するか，骨盤内臓器全摘術（total pelvic exenteration；TPE）を行う．この場合，骨盤内の臓器をすべて摘出してしまうので手術侵襲はきわめて大きく，適応は慎重にしなければならない．人工膀胱などの尿路変更術が必要であるが，腫瘍の浸潤部位によっては肛門が温存される場合（膀胱全摘術＋S-LARなど）とされない場合がある．後者の場合には腹部の左右に人工肛門と人工膀胱を併せ持つことになるので，両ストーマの管理に苦労したり，社会復帰が遅れたりすることがある．

3. 自律神経温存術 nerve preserving operation

ポイント

自律神経損傷による排尿障害，性機能障害を回避する目的で施行される．根治性と相反するものであり，適応を誤ると骨盤内再発などの危険性がある．

A. 歴 史

一昔前までは，癌の根治性が重要視され徹底的なリンパ節郭清が主流を占めた．この際，大動脈前面や内腸骨動静脈は完全に血管床が露出され（aortopelvic lymph node dissection），そのため自律神経も切除せざるを得なかった．この徹底的な郭清によって直腸癌患者の予後は飛躍的に向上したが，延命効果とともに，排尿障害，性機能障害などの深刻な後遺症をもたらし，新たな疾患を背負わせることになった．その反省から，直腸癌に対する手術適応について多くの議論がなされた．1980年頃より自律神経温存術が始められ，長年の試行錯誤を経て，現在では根治性を損なわない合理的な術式が考案されている．この術式により直腸癌の術後機能障害は激減した．世界に誇れる日本独特の術式である．

B. 手術手技

自律神経損傷は上方リンパ節郭清の際に大動脈

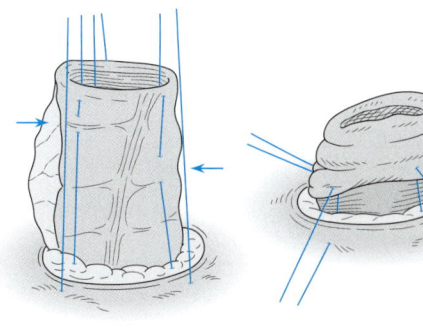

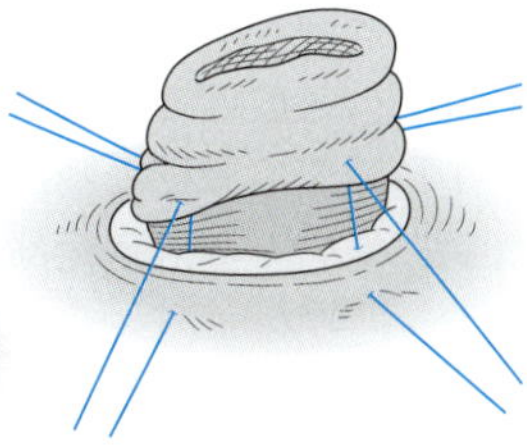

A. 尾側がより突出するように漿腹筋層縫合に段をつける．
B. 外翻したストーマを作製する．
C. 尾側(a)が高くなったストーマ 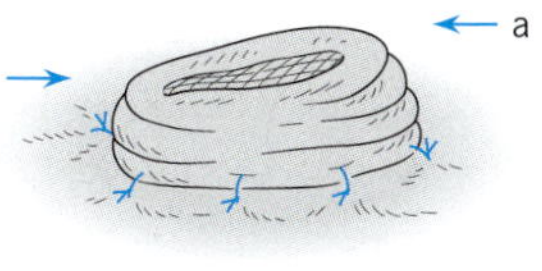

図 34 単孔式人工肛門
(磯本浩晴ほか：手術 45(10)：1491，1991)

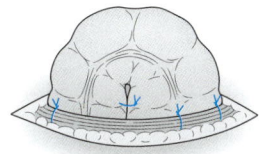

A. 筋膜に結腸を固定する．
B. 肛門側結腸に横切開をいれる． 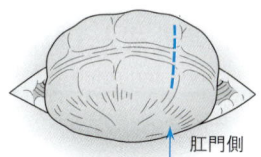
C. 突出したストーマができる． 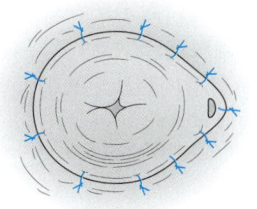

図 35 双孔式人工肛門
(磯本浩晴ほか：手術 45(10)：1493，1991)

前面を走る上下腹神経の損傷や，側方郭清の際に側方靱帯と内腸骨血管の間にある骨盤神経叢の損傷によって生じる．したがって，大動脈前面を後腹膜下筋膜の前面で剥離すると，その背側に上下腹神経が走行しているのを確認できるので容易に温存できる．この層を仙骨前面まで延長し，同時に上下腹神経を左右に圧排しながら直腸を骨盤壁から剥離すると，骨盤神経叢も温存される．直腸前面〜側面にかけての剥離において neurovascular bundle（神経血管束）を損傷すると膀胱枝，前立腺枝を損傷する可能性があるので注意を要する．神経に直接浸潤がある場合には神経温存は当然のことながら適応外となる．

欠点としては，骨盤神経叢と内腸骨血管の間に存在するリンパ節郭清が不十分になり，神経の近傍に転移した癌細胞が存在する場合には，この部位より再発の危険性が残る．その存在を術前に診断することは困難であるが，最近では CT，MRI，PET などの画像診断や分子生物学的診断などから種々の工夫や努力がなされている．

4．人工肛門 artificial anus, colostomy

ポイント

腸内容を意図的に腹壁外に排泄させるために腸を腹壁外に開口させたものを人工肛門という．

術前には必ずストーマの必要性，管理法などについてインフォームド・コンセントを得，ストーマ・サイト・マーキングの手順に従ってその位置を決めておく．

A．インフォームド・コンセント informed consent

疾患の病態を説明し，ストーマの必要性，合併症，管理法，費用などについて十分説明を行い，ストーマを納得して受容できるようにする．

B．ストーマ・サイト・マーキング stoma site marking

ストーマを受容できるようになれば，造設位置を決める．人工肛門には装具を装着して管理するので，装具が容易に貼れて，はずれにくい場所を選ぶことが原則である．臥位で腹部のもっとも膨隆しているところ（moutaintop）が適当で，座位や正座でも腹壁瘢痕や腸骨稜，肋骨弓に当たらないことがポイントである．

C. 単孔式人工肛門造設術
single barreled colostomy

　腸内容を永久的に体外に排泄するために造設される（permanent colostomy）．大腸を切断し口側端を経後腹膜的に腹壁外に引き出し，その口側断端を開口して皮膚に固定する（図34）．左側結腸で臍下部の左側腹壁に作製する場合が多い．①直腸切断術，②骨盤内臓器全摘術，③Hartman手術の場合に造設される．

D. 双孔式人工肛門造設術
double barreled colostomy

　一時的に腸内容を排泄させるために病変部より口側に造設される（一時的人工肛門 temporary colostomy）．原因が除去されれば閉鎖を行う．
　腸管をループ状に経腹膜的に腹壁外に引き出して腹壁に固定し，ループの頂上部を切開し開口して皮膚に固定する（図35）．横行結腸やS状結腸は腸間膜を有し，体外に誘導しやすいため用いられることが多い．また最近では，便臭がなく閉鎖も容易ということで，回腸を用いる場合も多い．
　以下の目的のときに造設される．

1）腸管の減圧と腸内容の排除
　腸閉塞のとき，病変部より口側の腸管で造設する．

2）吻合部の安静
　大腸全摘術などで回腸肛門吻合の安静をはかるために，吻合部より口側の回腸で造設する．

3）便の流れを変更
　肛門温存術などで縫合不全あるいはその可能性があるとき，便の流れを変更する目的で吻合部より口側に造設する．

4）創感染の予防
　難治性痔瘻の術後．

5）姑息的手術
　遠位側に切除不能の癌腫が存在する場合（多くは永久的である）．

14　肝臓，胆道系および膵臓

1．構造と機能

A．肝の構造

　肝は赤褐色で軟らかく，表面は薄い被膜で包まれ重量は 1,300〜1,600 g（成人），体重の約 2%．総肝血液量 $875\pm127\ ml/分/m^2$．

　① **位置**　上腹部の右横隔膜穹窿部の直下に位置し，頭側面は横隔膜に背側面は下大静脈に密着し，間膜（図1）で固定されている．肝・十二指腸間膜の中を肝動脈，門脈，胆管が走行している．

　② **脈管系**　肝流入血管は肝動脈と門脈であり，胆管も共に伴走して結合織性の膜（Glisson 鞘）に包まれて，規則正しく分岐している（Glisson 系脈管群）．流入血液の 70% が門脈，30% が肝動脈である．後者のバリエーションが多い（図2）．流入血液は肝小葉内の類洞を流れ，中心静脈を経て肝静脈から下大静脈に入る．右・中・左肝静脈は横隔膜直下で下大静脈に合流，また肝後面で下大静脈に流入する細く，短い 8〜10 本の短肝静脈がある．

　③ **胆管系**　肝細胞間の毛細胆管が細胆管を経て，Glisson 鞘内の小葉間胆管に注ぎ，隔壁胆管から次第に太くなり肝外胆道系へと移行する．

　④ **組織**　肝細胞は周辺に Glisson 鞘，中心に中心静脈が存在しその間に放射状に肝細胞索が並んでおり，その索間が類洞である．これらが肝小葉である．

　⑤ **肝区域**　外科的肝区域では下大静脈と胆嚢を結ぶ Cantlie 線が左右両葉の境界である．Glis-

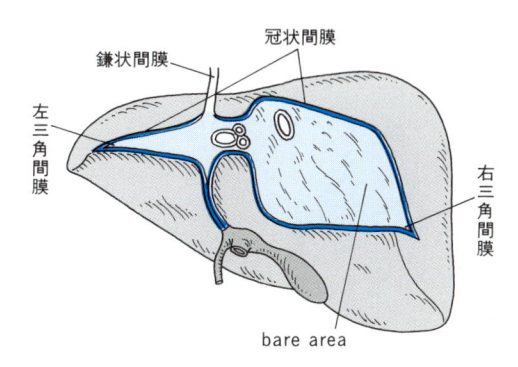

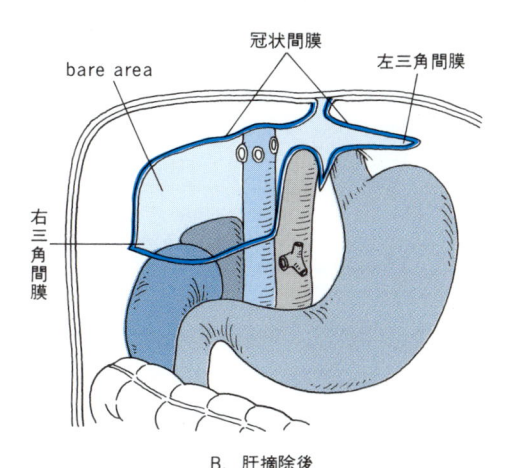

図1　肝の解剖

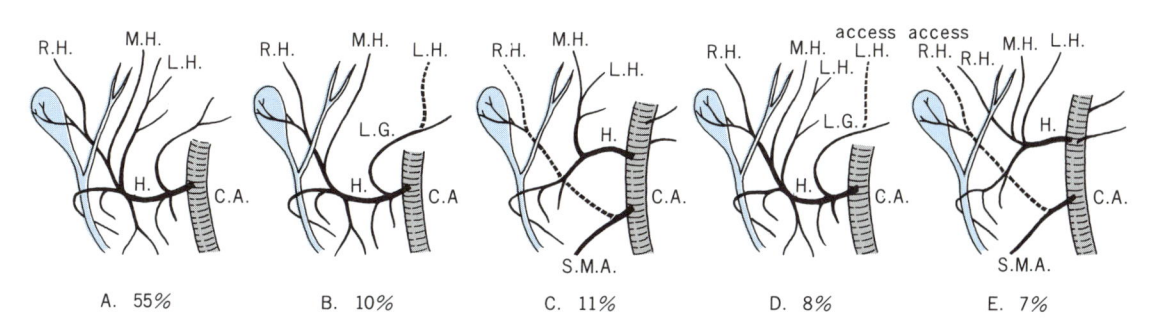

図2　肝動脈のバリエーション（Michel の分類）
（McDermott, W. V. Jr.：Surgery of the liver and portal circulation, Lea & Febiger, 1974）

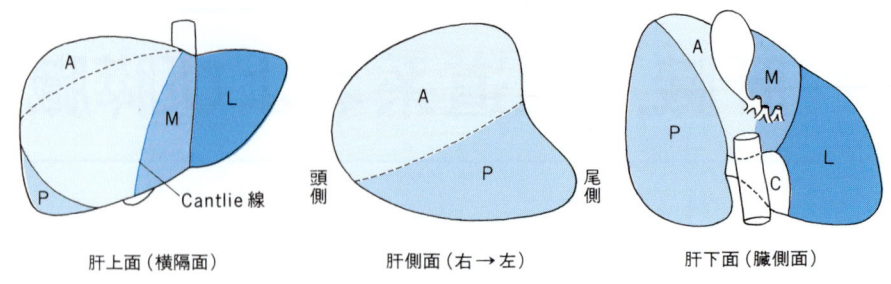

A. 原発性肝癌取扱い規約の肝区域（1992）
L：lateral segment 外側区域　M：medial segment 内側区域　A：anterior segment 前区域　P：posterior segment 後区域　C：caudate lobe 尾状葉

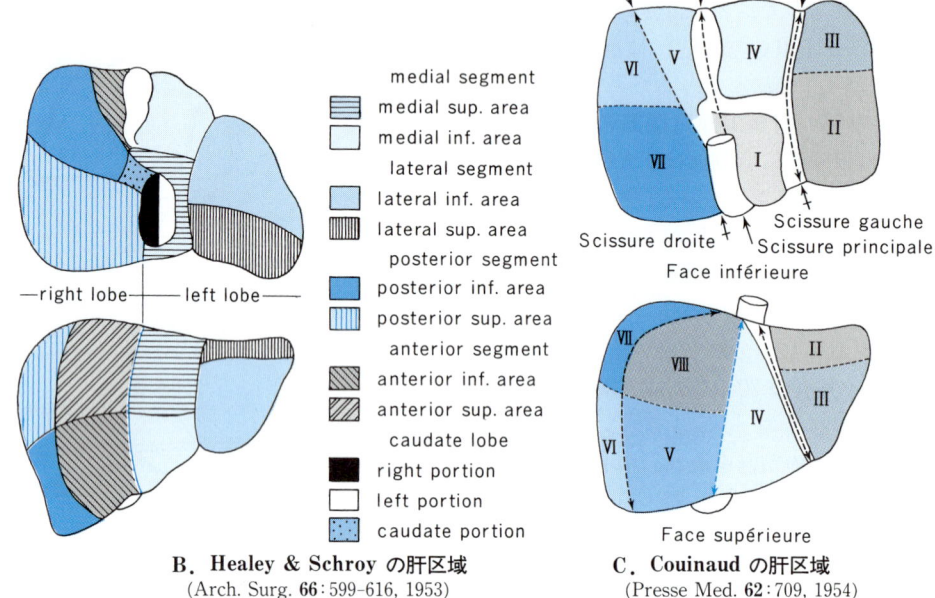

B. Healey & Schroy の肝区域
(Arch. Surg. 66：599-616, 1953)

C. Couinaud の肝区域
(Presse Med. 62：709, 1954)

図 3　肝区域

son 系脈管の中でも，門脈の走行がもっとも変異が少なく，門脈の走行に従って区域が分けられている．肝右葉は前上区域，前下区域，後上区域，後下区域，肝左葉は内上区域，内下区域，外上区域，外下区域に分けられ，尾状葉は独立した区域として扱う（Healey & Schroy, 1953）．segment（亜区域）を主体とした Couinaud（1954）の分類が最近では広く用いられている（図3）．

B．胆道の構造

① 胆嚢の解剖と位置　西洋ナシ様の外観を呈し，約7cm，横径3cm，容量30〜45ml，底部（fundus），体部（corpus），漏斗部（infundibulum または Hartmann pouch），頸部（collum），胆嚢管（cystic duct）から成る．胆嚢は肝右葉下面で，体部は胆嚢窩（肝床）に付着固定し，胆嚢壁は粘膜（ひだに富み，1層の円柱上皮），筋層，漿膜（胆嚢窩部を除く）の3層より成る．

ⓐ Rokitansky-Aschoff 洞　微小の管腔は筋層を越え外表に向かい入りこむ．胆嚢炎に伴って増生し，内腔に胆石を認めたり，胆嚢炎や胆嚢穿孔の原因の一つとなる．

ⓑ Luschka 管　胆嚢外膜にみられる腺管構造で，胆嚢窩部で肝内胆管とは交通があるが胆嚢内腔とは交通はない（図4）．

② 胆管　肝外に出た左右の肝管は肝門部で合流して総肝管となる．胆嚢管と合流する部を3管合流部と呼び，これより十二指腸乳頭部までが総胆管である．総胆管の長さは約5〜9cm，直径0.5〜0.8cm である．

③ 十二指腸乳頭部（papilla of Vater）　総胆管

の十二指腸開口部の乳頭状突起で，膨大部を形成しこの部分に主膵管が開口している．**Oddi 筋**は，①膨大部括約筋，②総胆管括約筋，③膵管括約筋の三つより成り，胆汁，膵液の排出の調節をしている．

④ 胆道系の血管

ⓐ 胆嚢の血管

ⅰ) 胆嚢動脈：右肝動脈よりの分岐が一番多い（走行異常多し）．また **Calot の三角**の中に胆嚢動脈は80％存在する（図5）．

ⅱ) 胆嚢静脈：胆嚢壁の毛細管静脈叢は吻合して一部は直接肝実質内に入るが，大部分は合流して胆嚢静脈となり，門脈に流入するという説と門脈系へは流入しないで肝血行中に入るという説がある．

ⓑ 胆管の血管　動静脈ともほぼ同じで，胃十二指腸動脈，後上膵十二指腸動脈，固有肝動脈，胆嚢動脈との間に動脈叢を形成する．

⑤ 胆道系のリンパ系

胆嚢のリンパは主に胆嚢頸部のリンパ節を介して総胆管沿いのリンパ節に入る．胆管上部のものは肝門部リンパ節，胆管下部のものは膵頭部リンパ節や上腸間膜動脈根部のリンパ節に入る．

⑥ 胆道の神経系

肝外胆道系の主な神経は肝神経叢で，腹腔神経節由来の交感神経叢と迷走神経より成る．

C．肝の機能（図6）

① 糖質代謝

門脈からの糖類のグリコーゲン生合成，肝でのグリコーゲン分解による血中への糖放出機能により血糖の調節を行う．グリコーゲンの合成または分解過程にはインスリン，グルカゴン，成長ホルモン，エピネフリンなど種々の内分泌因子が関与している．

② 蛋白代謝

経口的に摂取された蛋白質は腸管内でアミノ酸に分解・吸収され門脈を経て肝に

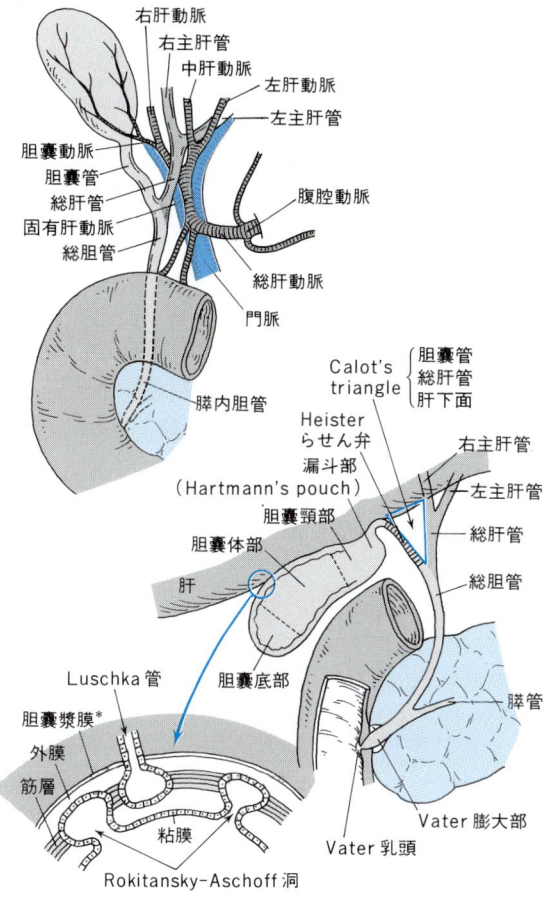

図4　胆道系の解剖
*胆嚢の肝付着面には胆嚢粘膜は存在しない．

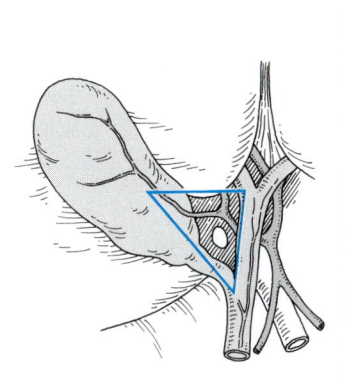

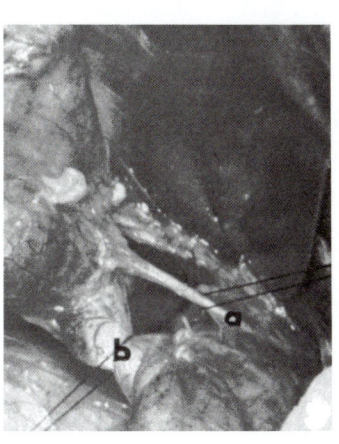

図5　総肝管，胆嚢管（b），肝下面（胆嚢動脈：a）より成る三角形（Calotの三角）

図6 肝の機能

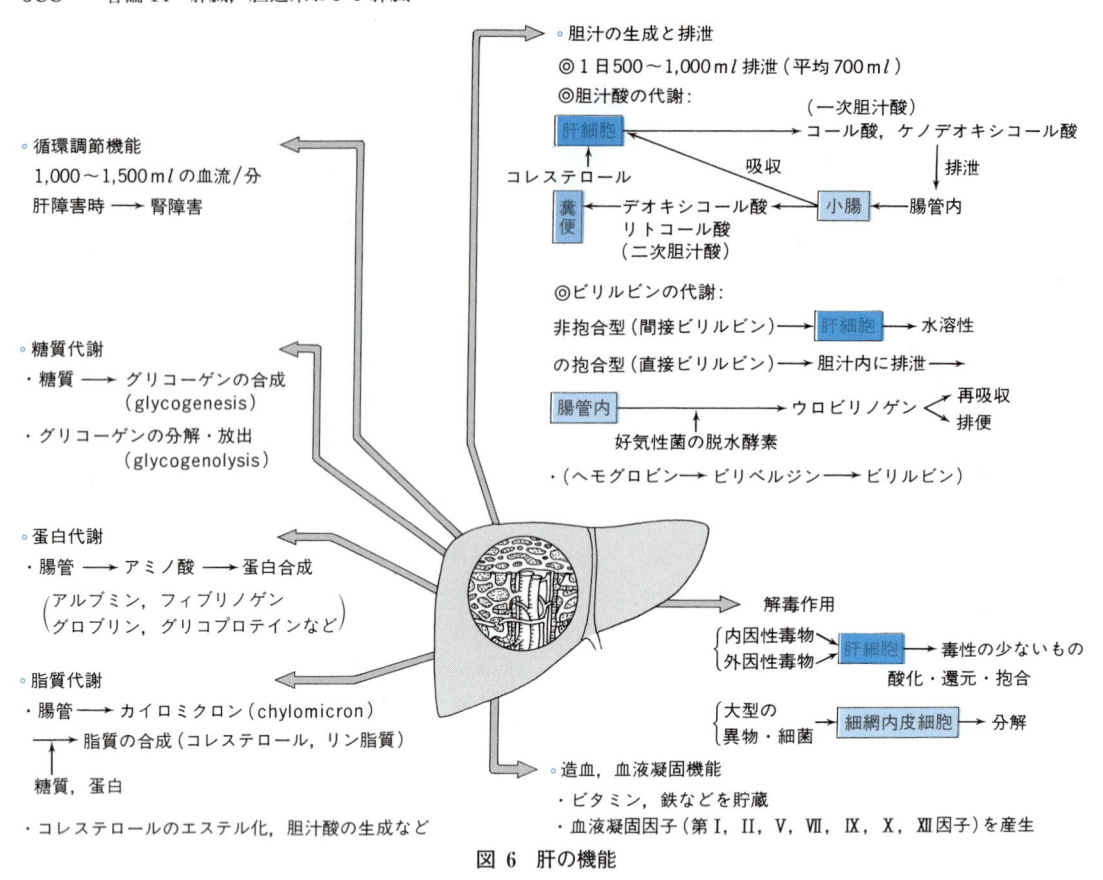

循環調節機能
1,000～1,500 ml の血流/分
肝障害時 → 腎障害

糖質代謝
・糖質 → グリコーゲンの合成（glycogenesis）
・グリコーゲンの分解・放出（glycogenolysis）

蛋白代謝
・腸管 → アミノ酸 → 蛋白合成
（アルブミン, フィブリノゲン, グロブリン, グリコプロテインなど）

脂質代謝
・腸管 → カイロミクロン（chylomicron）
糖質, 蛋白 → 脂質の合成（コレステロール, リン脂質）
・コレステロールのエステル化, 胆汁酸の生成など

胆汁の生成と排泄
◎1日500～1,000ml 排泄（平均700ml）
◎胆汁酸の代謝：
コレステロール → 肝細胞 → コール酸, ケノデオキシコール酸（一次胆汁酸）
小腸 → 腸管内 排泄、吸収
糞便 ← デオキシコール酸, リトコール酸（二次胆汁酸）

◎ビリルビンの代謝：
非抱合型（間接ビリルビン）→ 肝細胞 → 水溶性の抱合型（直接ビリルビン）→ 胆汁内に排泄 →
腸管内 → ウロビリノゲン → 再吸収・排便
好気性菌の脱水酵素
・（ヘモグロビン → ビリベルジン → ビリルビン）

解毒作用
内因性毒物／外因性毒物 → 肝細胞 → 毒性の少ないもの
酸化・還元・抱合
大型の異物・細菌 → 細網内皮細胞 → 分解

造血, 血液凝固機能
・ビタミン, 鉄などを貯蔵
・血液凝固因子（第 I, II, V, VII, IX, X, XII 因子）を産生

入り蛋白質に再合成される．肝組織内の蛋白質や下記の血清蛋白の大部分は肝により合成される．血清アルブミン，フィブリノゲンのすべて，α-グロブリンの大部分とβ-グロブリンの約半分，プロトロンビン，第V，VII，IX，X因子，セルロプラスミン，フェリチンなども肝で合成される．

③**脂質代謝** 摂取された脂質は，腸管内で消化酵素や胆汁酸の作用により分解され，カイロミクロンとなり経胸管性に血中に入る．蛋白質や糖質からもリン脂質やコレステロール等が合成される．コレステロールの一部はエステルとなり，リポ蛋白の形で血中に放出され，また大部分は胆汁酸に変換されるが，コレステロールそのものとして胆汁になり腸管に排泄される．

④**胆汁の生成と代謝** 正常人の肝胆汁分泌量は1日平均700ml（500～1,000ml）である．胆汁酸やビリルビンが胆汁成分として肝細胞から毛細胆管内に分泌される．肝胆汁分泌促進因子は，血液増加，迷走神経刺激，高蛋白・高脂肪食，胆汁酸塩，セクレチン，ヒスタミン，インスリンなどがある．また胆汁分泌抑制因子としては交感神経刺激，高張ブドウ糖などがある．

ⓐ**胆汁酸代謝** コレステロールからコール酸とケノデオキシコール酸が合成され，それぞれタウリンとグリシンに抱合され，一次抱合型胆汁酸として胆汁に排泄される．腸管内に排泄される胆汁酸（1日20～30g）は細菌の作用で遊離型二次胆汁酸となる．二次胆汁酸のうちデオキシコール酸は結腸から再吸収されて肝に移送，再び胆汁中に排泄される（**肝腸循環**）．

ⓑ**ビリルビン代謝** ヘモグロビン崩壊の最終産物であるビリルビンは1日約300mg生成され，血中でアルブミンと結合する．この非水溶性のビリルビンが間接ビリルビン（非抱合型ビリルビン）で，肝細胞に取り込まれてグルクロン酸を抱合し，水溶性ビリルビン（抱合型ビリルビン）として胆汁中に排泄される．ビリルビンは腸管に排泄されたあと腸内細菌によりウロビリノゲンへ還元され，さらにウロビリンへと転換される．前者の大部分は小腸から吸収され，門脈を介して肝

図7 胆道系の機能

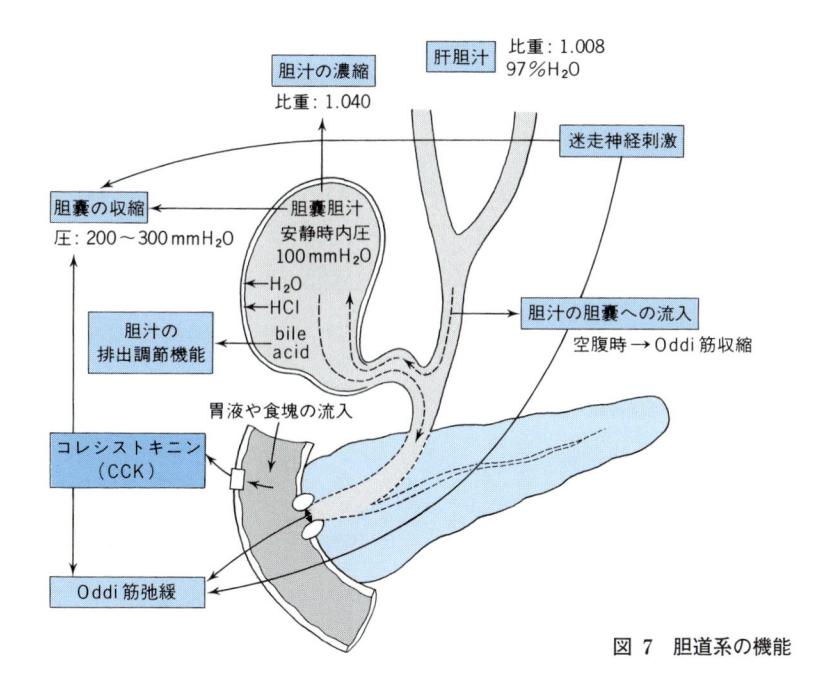

臓に入り再び抱合型ビリルビンとなる（**肝腸循環**）.

⑤ **解毒作用** 肝は内因性物質や薬物などの外因性物質の不活物質を水溶性物質に変えて，胆汁や尿中に排泄させる．また酸化・還元により物質を不活性化する解毒機構もある．

D. 胆嚢・胆管の機能（図7）

肝外胆道系の主な機能は胆汁の運搬，濃縮，十二指腸への排出である．肝から分泌された胆汁は胆嚢管を経て胆嚢に流入し，ここで貯留・濃縮される．食物が十二指腸へ到達すると消化管ホルモン（コレシストキニン）が放出され，コレシストキニンによって胆嚢が収縮し，胆汁は総胆管からVater乳頭を経て十二指腸へ排出される．

① **胆汁分泌** 胆汁分泌量は約700 ml/日（500～1,000 ml）．胆嚢胆汁が分泌されるときには200～300 mmH$_2$O（安静時内圧100 mmH$_2$O）に達する．胆汁分泌は迷走神経刺激で増加，交感神経刺激で減少する．胆汁分泌促進因子としてはサリチル酸，ヒスタミン，インスリン，コレシストキニン，セクレチン等がある．胆汁の排出は肝からの分泌圧，胆嚢運動，Oddi筋による末端部抵抗，十二指腸運動などの総合的かつ複雑なメカニズムによる．

E. 膵臓の構造と機能

1. 膵の構造

① **大きさと位置** 膵（成人）は長さ平均15 cm，幅平均3 cm，厚さ平均2 cm，重さ60～100 g，淡黄色の実質臓器，後腹膜臓器で，第Ⅱ腰椎の高さで脊柱を横切り，外科解剖学上，頭部（鉤状突起を含む），体部，尾部に分ける．

② **膵管** 主膵管（Wirsung duct. main pancreatic duct），副膵管（Santorini duct. accessory pancreatic duct）があり，主膵管は膵尾部から頭部へ向けて膵内を走行し，総胆管と合流して十二指腸乳頭に開口する．副膵管は主膵管よりも細い．

ⓐ 膵の発生 発生学的に腹側原基（ventral bud）と背側原基（dorsal bud）から成り，前者は総胆管と共に十二指腸の背側を移動し，膵体部の主体を形成する（図8）．

③ **膵の組織** 外分泌腺は腺房（腺房細胞と腺房中心細胞）と導管系に分けられ，内分泌腺の集合体はLangerhans島（islet of Langerhans）で，一般に膵尾部に多い．原形質内に好酸性顆粒を持つA細胞（グルカゴン分泌），好塩基性顆粒を持つB細胞（インスリン分泌）があり，A細胞は膵尾部に多く，B細胞は膵全般に広く分布し，ラ島全細胞の60～90％を占める．Mallory-Azan染色で青染する小顆粒を持つ細胞で，ラ島の末梢部にみら

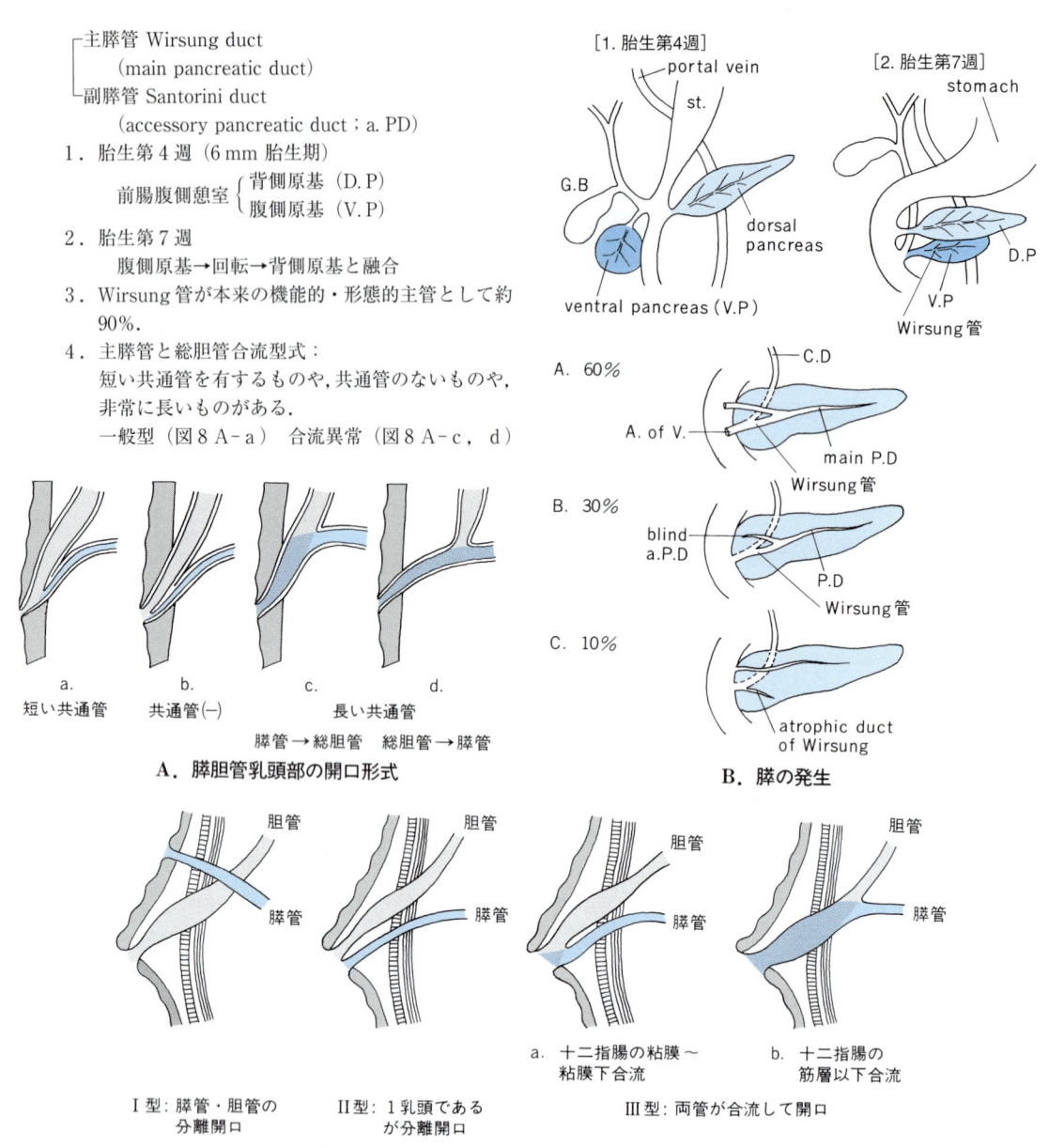

- 主膵管 Wirsung duct
  　(main pancreatic duct)
- 副膵管 Santorini duct
  　(accessory pancreatic duct；a. PD)

1. 胎生第4週（6 mm 胎生期）
   　前腸腹側憩室 { 背側原基（D.P）
   　　　　　　　　腹側原基（V.P）
2. 胎生第7週
   　腹側原基→回転→背側原基と融合
3. Wirsung 管が本来の機能的・形態的主管として約 90％.
4. 主膵管と総胆管合流型式：
   短い共通管を有するものや，共通管のないものや，非常に長いものがある.
   一般型（図8 A-a）　合流異常（図8 A-c，d）

a. 短い共通管　b. 共通管(−)　c. 長い共通管　d. 膵管→総胆管　総胆管→膵管

A．膵胆管乳頭部の開口形式

[1. 胎生第4週]　[2. 胎生第7週]

A. 60％
B. 30％
C. 10％

B．膵の発生

Ⅰ型：膵管・胆管の分離開口　Ⅱ型：1乳頭であるが分離開口　Ⅲ型：両管が合流して開口
　　　　　　　　　　　　　　　　　　　　　　　　　　　　　a. 十二指腸の粘膜〜粘膜下合流　b. 十二指腸の筋層以下合流

C．日本人膵胆管乳頭部の開口形式と合流異常（須田耕一；日本臨牀，1980）

図8　膵管（pancreatic duct；PD）

れるD細胞（ソマトスタチン分泌）と，ラ島の中でもっとも小さい顆粒を有し，膵鉤部にみられるPP細胞（pancreatic polypeptide 産生？）がある.

④膵の脈管

ⓐ動脈　膵頭部は胃十二指腸動脈および上腸間膜動脈から，膵体尾部は腹腔動脈，上腸間膜動脈，総肝動脈，脾動脈から直接の分枝を受ける（図9）.

ⓑ静脈　ほぼ同名の静脈により門脈に注ぐ.

ⓒリンパ系　膵上部は主に腹腔動脈領域のリンパ系へ入り，膵下部は主に上腸間膜動脈に沿うリンパ節に入る（図10）.

ⓓ神経系　大小内臓神経および腹腔神経節由来の交感神経と迷走神経より成る．交感神経は血管の拡張と疼痛に関係し，迷走神経は内外分泌を支配する.

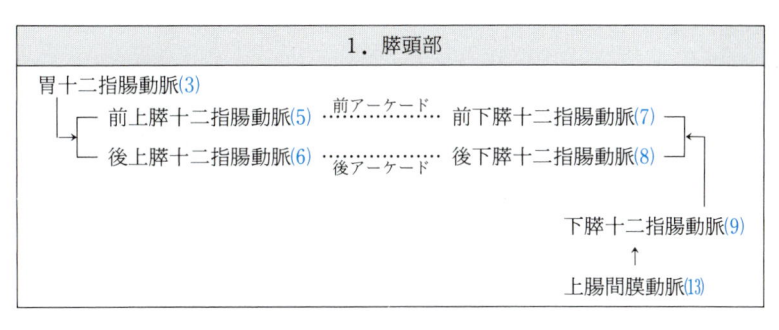

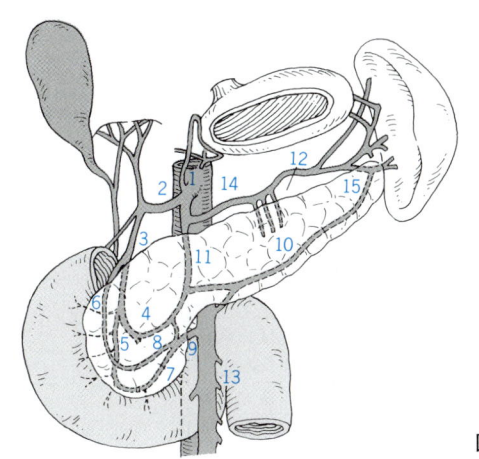

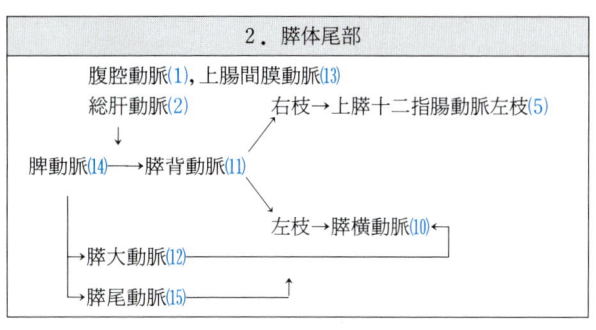

```
                    1. 膵頭部
  胃十二指腸動脈(3)
      ┌─ 前上膵十二指腸動脈(5) ····前アーケード···· 前下膵十二指腸動脈(7)
      └─ 後上膵十二指腸動脈(6) ····後アーケード···· 後下膵十二指腸動脈(8)
                                          下膵十二指腸動脈(9)
                                          上腸間膜動脈(13)
```

```
                    2. 膵体尾部
  腹腔動脈(1),上腸間膜動脈(13)
  総肝動脈(2)          右枝→上膵十二指腸動脈左枝(5)
  脾動脈(14)→膵背動脈(11)
                      左枝→膵横動脈(10)
      →膵大動脈(12)
      →膵尾動脈(15)
```

図 9 膵臓への動脈分布

2. 膵の機能（図 11）

　膵液分泌量は 1 日 1,000〜1,500 ml, 無色透明, 無臭, pH 7.0〜8.0 アルカリ性, 低粘稠性, 重炭酸を大量に含む. 重炭酸塩は胃酸を中和し, 十二指腸内で消化酵素が作用しやすくする. 膵液の消化酵素は, ① 蛋白分解酵素（トリプシノゲン, キモトリプシノゲン, エラスターゼ）, ② 脂肪消化酵素（リパーゼ, ホスホリパーゼ A）, ③ 炭水化物消化酵素（アミラーゼ）などがある. 血中のアミラーゼは膵以外の唾液腺からも生成される.

① 膵液分泌の機序
　ⓐ 脳相　視覚, 味覚, 嗅覚等の迷走神経刺激.
　ⓑ 胃相　食事におけるガストリン放出とガストリンによる膵酵素分泌の直接刺激, 次に胃体部拡張による膵外分泌亢進（vago-vagal reflex を介した直接の神経刺激）.
　ⓒ 腸相　ⅰ) 膵分泌を刺激：**セクレチン, CCK**（コレシストキニン）, ⅱ) 膵分泌の抑制：交感神経系, 高張グルコースの経口投与などがある.

② 膵内分泌
　膵内分泌は Langerhans 島内で行われるが, 膵組織全体では 1〜2% と推定. 約 20% が **A (α) 細胞, グルカゴン**の産生, 約 80% を占める **B (β) 細胞**はインスリンの生合成と分泌, また **D 細胞**は少ないが, ソマトスタチンの生合成と分泌を行う.

2. 肝・胆道系および膵疾患の臨床症状, 検査法

1. 臨床症状
　これらの疾患では黄疸, 腹部腫瘤, 上腹部痛, 発熱などを訴えることが多く, 鑑別診断が大切である.

2. 検査法（図 12）

1) ルチーン検査
　① 一般血液検査（白血球数, Hct, Hb）
　② 血液生化学検査（一般肝機能および腎機能検査）
　③ 胸部・腹部単純 X 線撮影
　④ 一般尿検査（糖, 蛋白, ウロビリン, ウロビリノゲンなど）

2) 特殊検査
　① **腹部超音波検査**　本検査はまったく無侵襲

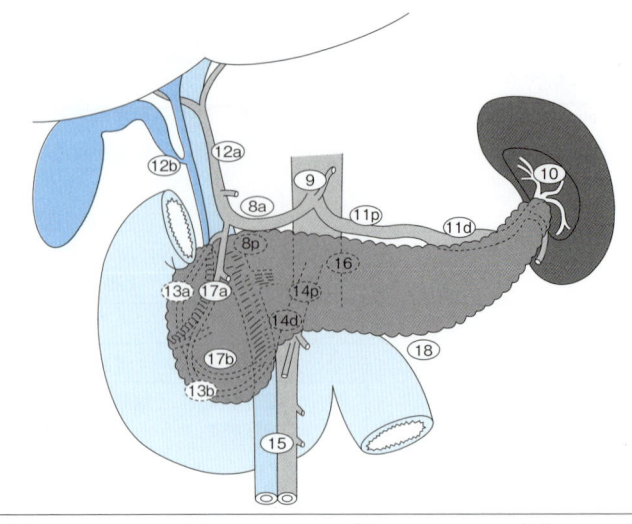

番号	名称	番号	名称
1	右噴門リンパ節	13a	上膵頭後部リンパ節
2	左噴門リンパ節	13b	下膵頭後部リンパ節
3	小弯リンパ節	14p	上腸間膜動脈近位リンパ節
4	大弯リンパ節	14d	上腸間膜動脈遠位リンパ節
5	幽門上リンパ節	15	中結腸動脈周囲リンパ節
6	幽門下リンパ節	16a1	大動脈周囲リンパ節 a1
7	左胃動脈幹リンパ節	16a2	大動脈周囲リンパ節 a2
8a	総肝動脈幹前上部リンパ節	16b1	大動脈周囲リンパ節 b1
8p	総肝動脈幹後部リンパ節	16b2	大動脈周囲リンパ節 b2
9	腹腔動脈周囲リンパ節	17a	上膵頭前部リンパ節
10	脾門リンパ節	17b	下膵頭前部リンパ節
11p	脾動脈幹近位リンパ節	18	下膵リンパ節
11d	脾動脈幹遠位リンパ節		
12a	肝動脈リンパ節		
12p	門脈リンパ節		
12b	胆管リンパ節		

図 10 膵臓に関連したリンパ節分類
(日本膵臓学会編：膵癌取扱い規約第6版,金原出版,2009)

で,超音波が生体を通過して得られる反射または反響を接触複合走査法,メカニカルセクタ走査法,リニア電子走査法にてキャッチする方法である.肝・胆・膵疾患のスクリーニング,黄疸の鑑別,腹部腫瘤の鑑別にリニア式 US は非常に有用である.胆石症の診断率はきわめて高く,結石が存在すると strong echo（結石の表面で強い反射）が生じ,そのため acoustic shadow（音響陰影）を生ずる.

② **CT** コンピュータを用いた X 線断層撮影法で,ヨード剤を静・動注し enhance することにより鮮明な画像が得られ,鑑別診断に役立っている.点滴静注 CT,急速静注 CT,dynamic CT,angio CT 等が用いられている.

最近,X 線管球が一定方向に連続回転する中でテーブルが一定の速度で移動することにより,患者の身体をらせん状にスキャンし,連続的にデータを採取することにより三次元 CT 画像が得られるヘリカルスキャン（らせん）CT が出現し,肝血管腫,肝囊胞,肝転移,胆囊腫瘍,膵囊胞,膵腫瘍,慢性膵炎などの診断に有用である.さらに,高速らせん CT により,三次元 (3D)-CT 再構成が容易となり,胆道系を抽出する 3D-CT cholangiography が臨床に応用されている.利点は,胆囊管の走行や総胆管への合流形態,肝内胆管などの胆管解剖の情報が非侵襲的に得られることである.

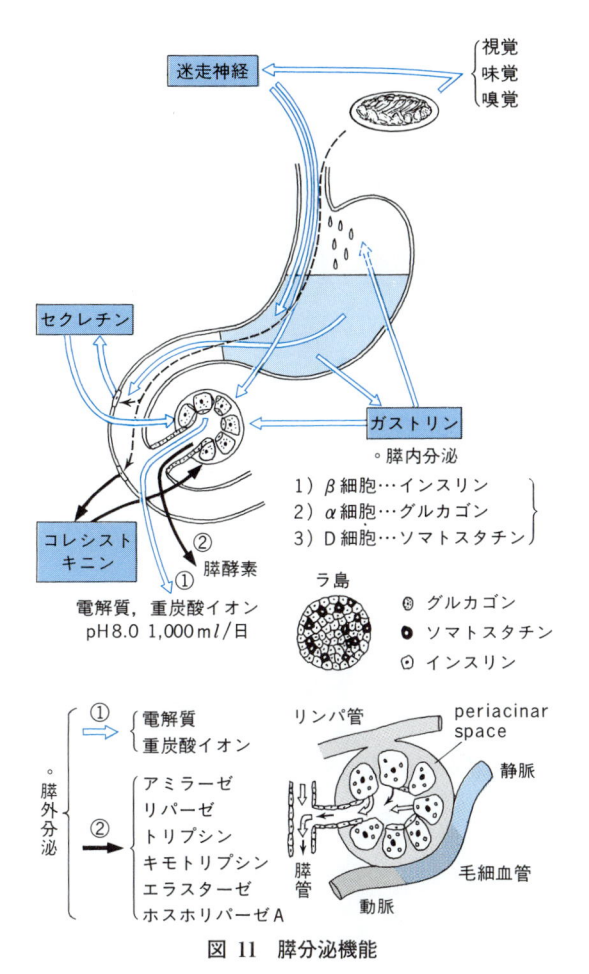

③ **MRI（magnetic resonance imaging）** 磁気を用いた断層撮影で T_1 強調画像と T_2 強調画像の両者から，肝腫瘍，肝血管腫，膵嚢胞，膵腫瘍などの診断に用いられている．最近非侵襲下のMRCP 検査が出現した．

④ **消化管透視：低緊張性十二指腸造影法** 十二指腸を薬物により低緊張の状態にして，造影剤による充満像，二重造影する方法で，膵頭部癌，Vater 乳頭部癌，慢性膵炎の診断に有用である．

⑤ **胆道造影法**(脚注)

ⓐ 経口胆道造影法 Telepaque などの造影剤を内服すると 12〜14 時間後に胆嚢がもっとも鮮明に造影される．

ⓑ 経静脈性胆道造影法 50% Biligrafin 40 ml を 5%ブドウ糖 250 ml に薄め，1〜2 時間かけて点滴注入するので drip infusion cholecystocholangiography（DIC）ともいう．

ⓒ 経皮経肝胆道造影（percutaneous transhepatic cholangiography；**PTC**） 肝障害や胆道閉塞症例の鑑別診断のために，経皮経肝性に胆道造影を行い肝内外の胆道系の形態をチェックすると共に，黄疸が高度の場合には PTC ドレナージ（PTCD）として利用できる．

脚注：経口・経静脈性胆道造影の際，血清総ビリルビン値 3 mg/dl 以上では胆嚢が造影されないことが多い．

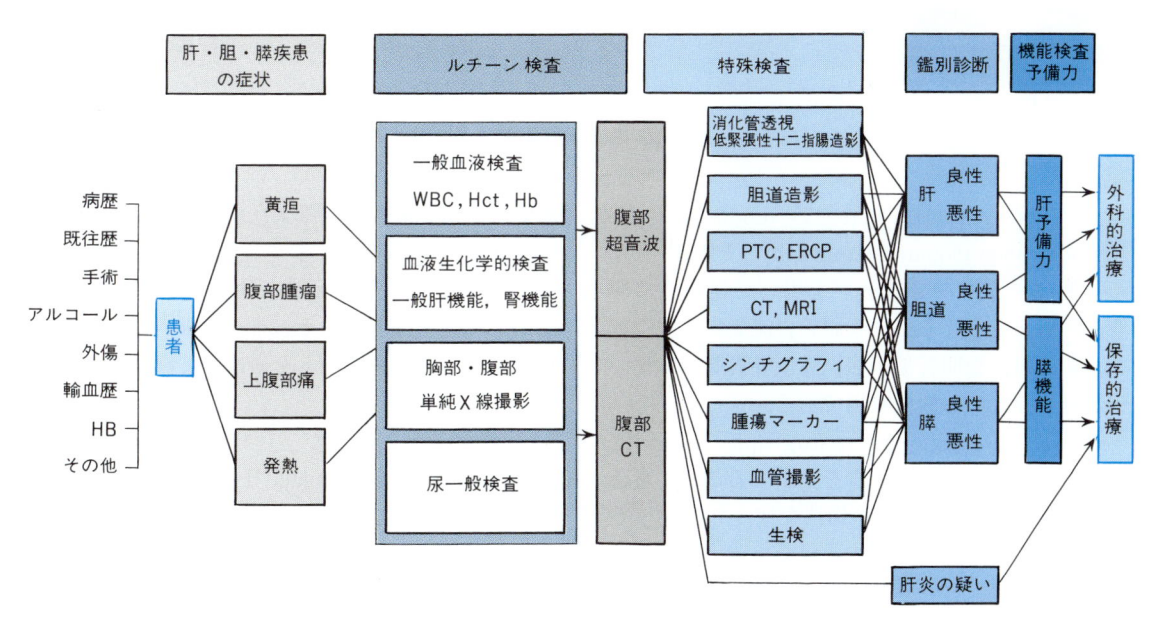

図 11 膵分泌機能

図 12 肝・胆・膵疾患における臨床症状と検査

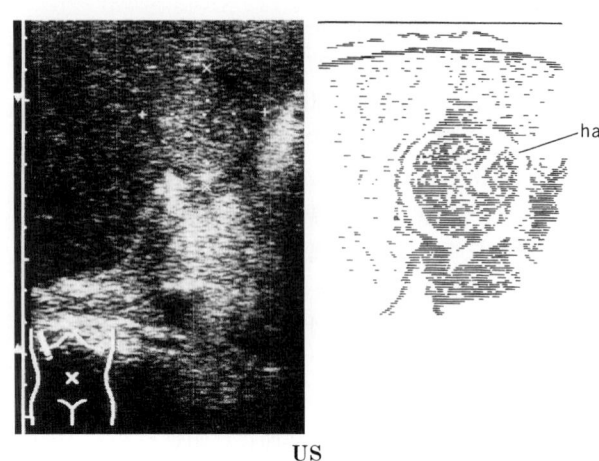

US
haloを伴い，内部エコーは mosaic pattern を示しまた，後方エコーの増強を認める．

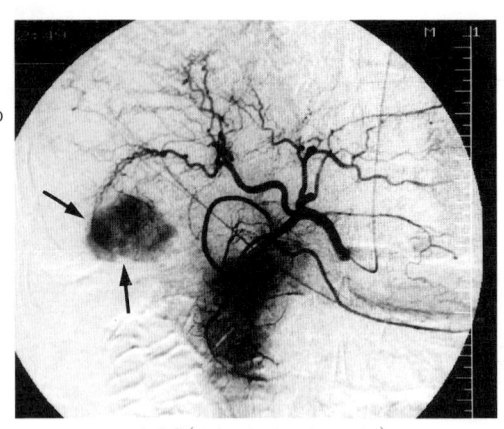

AAG(abdominal angiography)
S_5に hypervascular mass を認める（矢印）．

A．肝細胞癌
図 13　画像診断

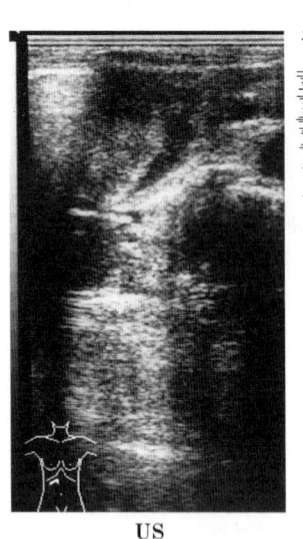

内部エコー：不均一な echoic mass を認める

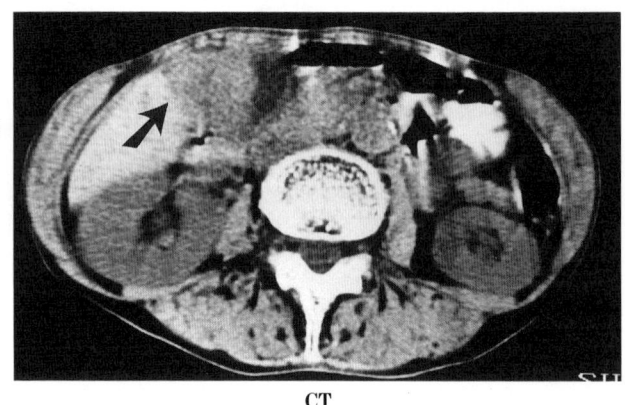

US

CT
胆嚢壁の肥厚および胆嚢床を中心とした肝浸潤を伴う大きな腫瘤（↑）を認める．

図 13 B．胆嚢癌

ⓓ 内視鏡的逆行性膵胆管造影（endoscopic retrograde cholangiopancreatography；**ERCP**）　十二指腸ファイバースコープを用いて逆行性に胆管，膵管を造影する．膵管胆管合流異常，胆道狭窄，胆道癌，総胆管拡張症，膵仮性囊胞，膵癌，慢性膵炎などの診断に有用である．

ⓔ MR cholangiopancreatography（MRCP）　近年，MRIで胆道系・膵管を描出することが可能となった．すなわち高速撮影法を使って heavy T_2 強調画像にて胆汁や膵液の水成分を強調し，三次元再構成画像法の一つである MIP（maximum intensity projection）法を組み合わせて胆道系と膵管を三次元表示できるようになった．

ⓕ 胆道シンチグラフィ

⑤ **シンチグラフィ**　ラジオアイソトープを薬品の形で静脈注射し，そのγ線を捉えて各臓器の位置や形や大きさ，働きを撮影して診断に役立てている．

ⓐ 肝シンチグラフィ　① 肝実質細胞に摂取されるもの：^{131}I-rose bengal, ^{131}I-BSP, ^{99m}Tc-HIDA, ② 肝網内系細胞に貪食されるもの：^{99m}Tc-Colloid, ^{198}Au-Colloid がある．

ⓑ 胆道シンチグラフィ　^{99m}Tc-HIDA, ^{99m}Tc-PMI を用いて胆道への排泄状況や，胆囊，胆管の

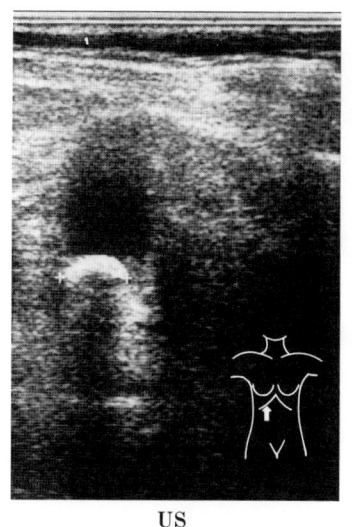

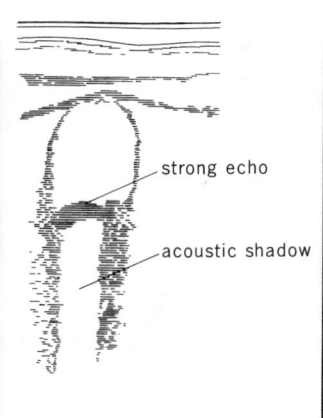

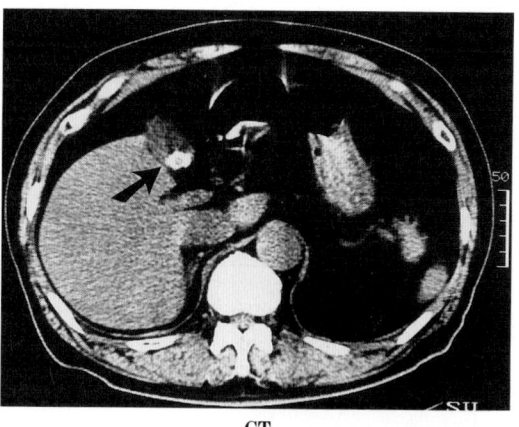

CT
胆嚢内に high density (↑) の胆石結石を認める．

図 13 C．胆石

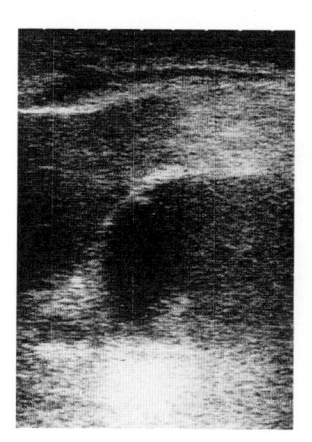

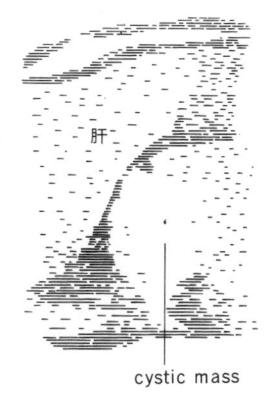

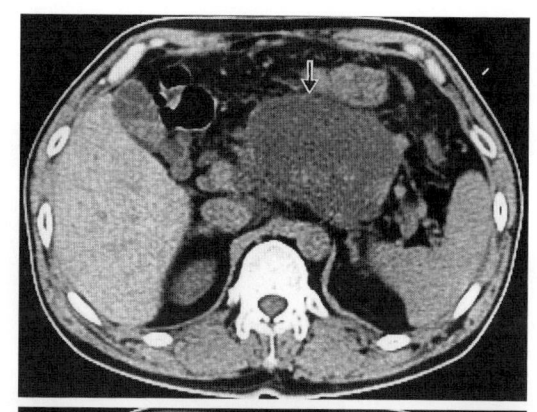

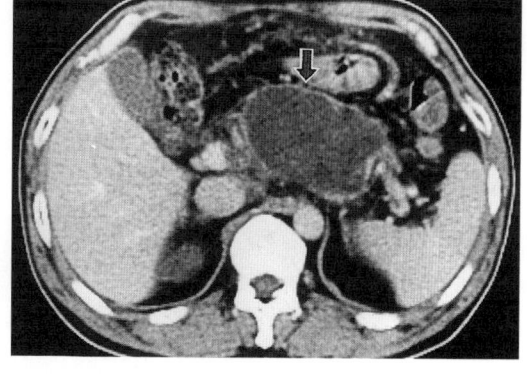

1. 単純 CT　膵頭部に大きな cystic mass 像 (↓) を認める．
2. contrast CT　造影 CT にて嚢胞壁が濃染され (↓)，膵仮性嚢胞と診断された．
   図 13 D．膵仮性嚢胞

形態を観察する（米国では急性胆嚢炎の診断にHIDA 検査は不可欠）．

ⓒ 膵シンチグラフィ　^{75}Se-selenomethionine が用いられている．

ⓓ ガリウムシンチグラフィ　^{67}Ga-citrate は特異的に腫瘍組織内に取り込まれるので，鑑別診断に有用である．

⑥ 腫瘍マーカー

ⓐ CEA（carcinoembryonic antigen）　1965 年 Gold らにより，結腸癌と胎児結腸粘膜に存在する共通抗原として発見された癌胎児性蛋白の一つである．大腸癌，胃癌，膵癌，転移性肝癌で高値

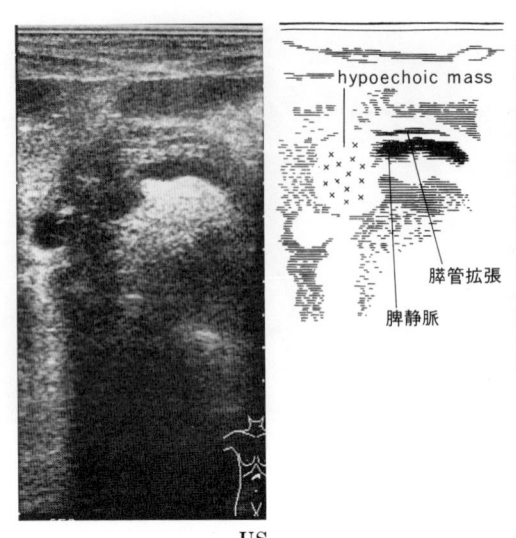

US
膵頭部に腫瘤像が hypoechoic mass として認められる．また膵体尾部の主膵管の拡張を認める．

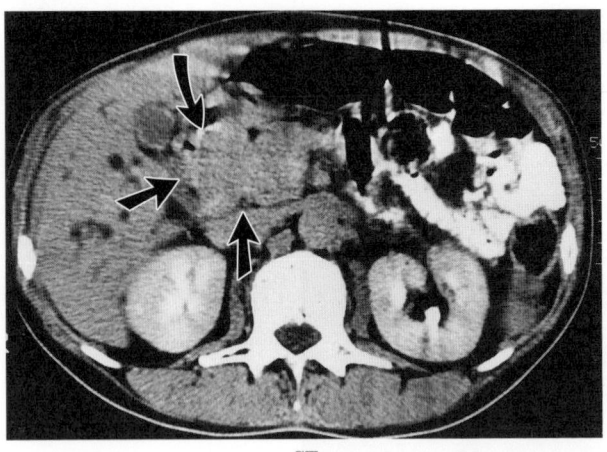

CT
膵頭部の腫大，輪郭の不整，内部のまだら，脂肪織の消失を認める（↑）．

図 13 E．膵癌

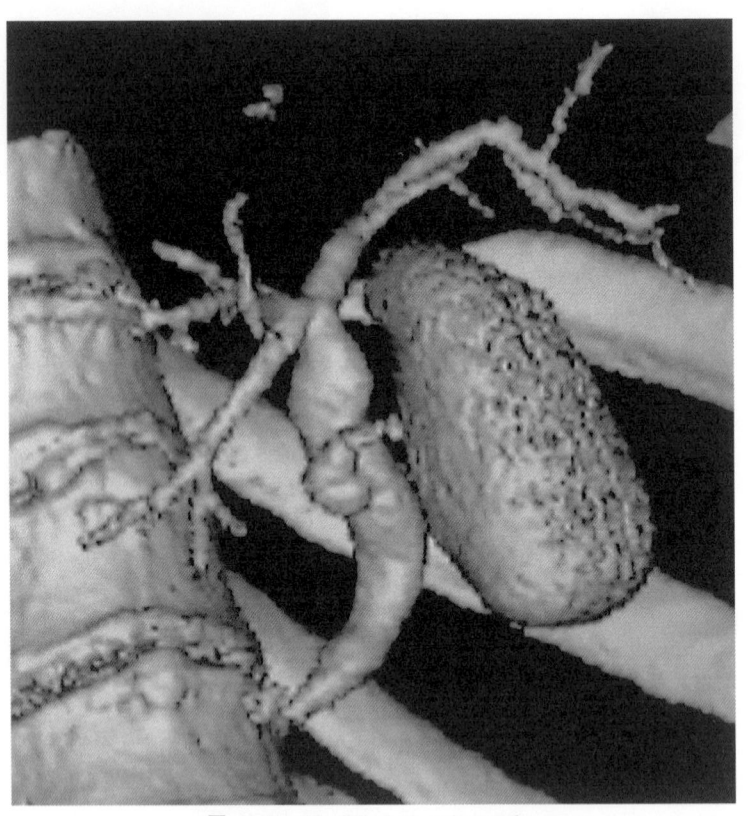

図 13 F．3D-CT cholangiography
胆嚢管の走行や総胆管への合流形態，肝内胆管などが描出されている．

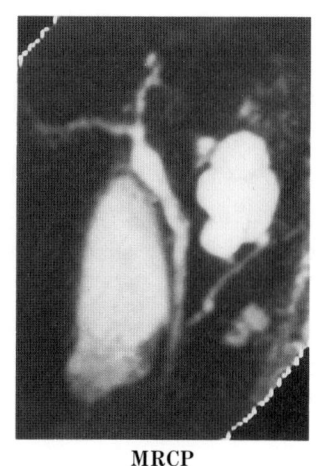

MRCP
図 13 G. 膵管内乳頭腺腫（分枝型）

を示す．

ⓑ CA19-9　1979 年 Koprowski らがヒト大腸癌培養細胞株 SW1116 とマウスに免疫作成したモノクローナル抗体の腫瘍マーカーで，膵癌，胆道癌，肝内胆管細胞癌で高値を示す．

ⓒ AFP（α-フェトプロテイン）　1960 年 Abelev が胎生期血清と肝細胞癌患者血清中に α-フェトプロテインの存在を発見して以来，肝細胞癌の腫瘍マーカーとして有用で広く用いられている．

ⓓ DUPAN-2　1982 年 Metzgar らがヒト膵腺癌培養細胞を免疫原として作製したモノクローナル抗体で，膵癌の腫瘍マーカーとして用いられている．

⑦ **血管撮影**

ⓐ 選択的腹腔動脈造影　Seldinger 法により上腕動脈または大腿動脈よりカテーテルを経皮的に入れ，腹腔動脈，上腸間膜動脈，さらに肝動脈，胃十二指腸動脈など選択的に挿入し，造影剤を急速に注入し動脈相，毛細管相，静脈相と連続的に撮影する．

ⓑ 門脈造影　上記動脈撮影の際，とくに上腸間膜動脈造影時に prostaglandin などの薬物を用いると鮮明に門脈系が描出される．最近では経皮経肝門脈造影により，よりいっそう鮮明な像が得られ，門脈閉塞の部位，門脈体循環副血行路の範囲，膵癌，インスリノーマなどの診断に有用である．

ⓒ 肝静脈造影　経皮的に尺骨皮静脈，内頸静脈，大腿静脈よりカテーテルを挿入し下大静脈と各肝静脈を造影する．肝限局性疾患の存在，下大静脈閉塞部，Budd-Chiari 症候群の診断に有用．また本法により肝静脈圧，肝血流量の測定を行う．

⑧ **超音波内視鏡** endoscopic ultrasonography（EUS）　1981 年ごろより開発が始まり，通常の内視鏡に超音波プローブが装着されたタイプが確立された．消化管壁を通しての粘膜下腫瘍，病変の壁深達度，進展度診断に有用である．さらに細径高周波プローブの開発により内視鏡的に管腔内超音波検査 (intraductal ultrasonography；IDUS) を用いて，膵管や胆管の病変の診断，また PTCD チューブ瘻孔を通して膵，胆道系の診断に有用である．

⑨ **生検**

ⓐ 肝生検　経皮経肝性と腹腔鏡下に肝生検を行う場合がある．

ⓑ 膵針生検　経皮的に膵腫瘍の針生検を行うことがある．

3．機能検査からみた予備能と重症度の評価

A．肝予備力

1．一般肝機能検査

一般的な肝機能検査から予備能や重症度を判定することはむずかしい．血清アルブミン，A/G 比，血清総ビリルビン，GOT，GPT，LDH，ALP，コリンエステラーゼ，総コレステロールなどをまず測定し，肝の状態を把握することが大切である．

2．Child-Pugh の分類（総論 20 章　表 9，280 頁参照）

古くから用いられてきた criteria の一つで，現在も広く用いられている．Child-Pugh の分類は血清アルブミン，血清総ビリルビン，腹水，栄養，意識障害をそれぞれ ABC の 3 段階に分け，A 群は予後良好，C 群は予後不良とされている．

3．ヒアルロン酸（HA）

ヒアルロン酸は N-アセチルグルコサミンと D-グルクロン酸が交互に結合した酸性ムコ多糖体．慢性非活動性肝炎＜慢性活動性肝炎＜代償性肝硬変＜非代償性肝硬変＜肝細胞癌合併肝硬変の順に有意な高値を示す．組織学的な肝線維化度の評価とも高い相関性がある．また，ヒアルロン酸

は類洞内皮細胞機能を鋭敏に反映するとされており，臨床の場では肝予備力の一つとして用いられている．一方，諸外国では移植肝の primary non-function などの推定にも用いられている．

4．負荷試験

肝の予備能を検査するのに，一般肝機能検査のみならず種々の負荷試験が行われている．

①色素排泄試験　色素負荷試験として以前は bromsulphthalein（BSP）が用いられていたが，現在では indocyanine green（ICG）が主として用いられている．

ⓐ ICG 停滞率（R_{15}）　早朝安静空腹時に採血後，ICG 色素 0.5 mg/体重（kg）を静脈内に投与．安静臥位，正確に 15 分後反対側の肘静脈から採血する．正常値 0～10%．

ⓑ ICG 血漿消失率（K-ICG）　早朝安静空腹時に採血後，ICG 0.5 mg/体重（kg）を静注し，投与後 5，10，15 分に反対側の肘静脈から採血．正常値は 0.182±0.043．

ⓒ ICG 最大除去率（R_{max}）　ICG の負荷量を最大とし血流因子を除外して，肝に ICG レセプターを想定し，レセプターを酵素，ICG を基質と仮定し Michaelis-Menten の解析式と Lineweaver-Burk の逆数プロットにより算出される．正常は 2.40±0.38 mg/kg/分で切除限界は 0.2～0.4 mg/kg/分とされ，定量的予備力の指標として重視されてきたが，R_{15} や K-ICG と解離する場合があり，ICG 投与量が実際は理論値より少ないことから現在では用いられていない．

②糖代謝からみた負荷試験

ⓐ 経口ブドウ糖負荷試験　糖負荷後の血糖曲線が肝ミトコンドリアを中心とした複雑な代謝過程を反映し，とくに糖負荷試験では，肝でのエネルギー産生，消費のバランスを示す energy charge や肝のミトコンドリアの ATP 産生能の状態を示し肝機能予備能を判定する検査の一つとして用いられている．OGTT の 2 時間値が 60 分，90 分値よりも低く回復傾向を示す parabolic 型（P 型）と，2 時間値も血糖値が増加し直線上に増加するものを linear 型（L 型）に分け，P 型に比し L 型は術後合併症が多く死亡率が高く予後不良，つまり肝予備能低下と判定している．

ⓑ グルカゴン負荷試験　グルカゴンによる血糖上昇反応は肝グリコーゲン量からみた肝予備能を反映するものである．最近グルカゴンが主に肝の細胞膜のアデニルシクラーゼを活性化する事実を応用している．

ⓒ ガラクトース負荷試験　ガラクトースは本来血中になく，負荷されるとインスリンの作用なく約 70% が肝で代謝されブドウ糖に転換されるため，肝予備能の検査とされている．

ⓓ フルクトース負荷試験　血中のフルクトースの約 50～80% が肝で摂取，処理される．その処理能力の程度により肝実質障害を判定しようとする検査である．

ⓔ L-アラニン負荷試験　糖原性アミノ酸である L-アラニンを負荷して糖代謝調節因子の動態を観察して肝予備力を評価する．

③薬物負荷試験　肝で特異的に代謝される薬物を負荷し，肝疾患の病態を把握しようとするもの．

ⓐ アミノピリン呼気テスト（ABT）　ABT は 1975 年 Hepner と Vesell がアルコール性肝疾患での病態評価における有用性を報告．アミノピリンは主として肝で代謝され，尿中排泄はごくわずかである．[^{14}C] アミノピリン経口投与 2 時間後の呼気中 $^{14}CO_2$ 排泄量の測定は肝機能を反映するとされている．

ⓑ アンチピリン負荷試験　アンチピリンは短時間で体内各臓器の水分に均等に分布し，血清蛋白とはほとんど結合せず，肝血流量の影響を受けず，肝細胞のマイクロゾーム分画の P-450 を中心とした薬物酸化酵素系によって，特異的に代謝されることを利用して判定しようとしている．

5．アシアロシンチ（^{99m}Tc-GSA）

肝細胞膜表面のアシアロ糖蛋白レセプターに特異的に結合する GSA（galactosyl human serum albumin）を用いたシンチで，投与 15 分後の心臓への集積に対する肝臓への集積率（LHL_{15}）と血中消失率（HH_{15}）で肝予備力を評価する．最近注目されており，LHL_{15} が 0.9 以下で術後合併症の発生が多いとされている．また GSA の spect（single photon emission CT）画像を用いて術前に予定肝切除術式の機能的切除率をコンピュータを用いて計算でき，とくに経皮経肝的門脈塞栓術（PTPE）後の肝再生の判定に有用である．

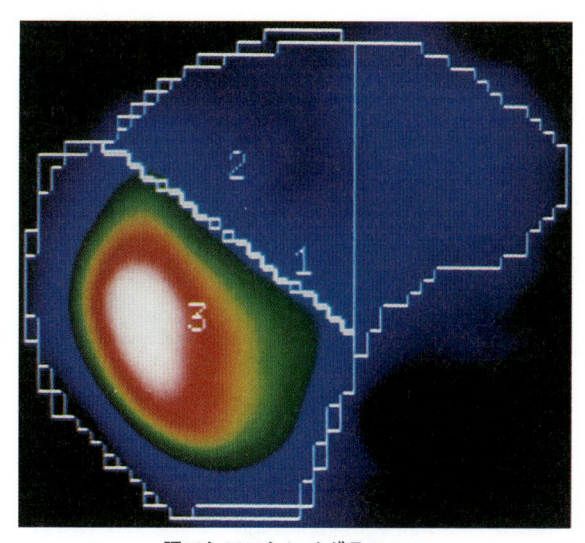

肝アシアロシンチグラフィー
図 13 H．肝癌
S_4 肝癌 $\phi 8\,cm$　左葉切除が可能．

B．肝予備力の総合判定

1．多施設での機能的評価

わが国 19 施設で，肝硬変または肝障害合併例に対する肝切除または食道静脈瘤手術の術前リスク判定に用いている検査項目をみると，血清総ビリルビン値，K-ICG が 10 施設（52.6％），血清アルブミン値と PT が 9 施設（47.4％），ICG-R_{max} と R_{15} は 8 施設（42.1％），腹水が 7 施設（36.8％）で，その他 GOT，HPT，OGTT の順であった．

2．重症度判定

施設によって種々さまざまの検査を行い，重症度判定も異なる．肝硬変合併例で肝切除を行う際の術前重症度判定としては，OGTT で P 型，血清アルブミン 3.0 g/dl 以上，血清総ビリルビン 2.0 mg/dl 以下，Ch-E 0.5Δph 以上，ICG-R_{15} 30％以下，HPT 50％以上，PT 60％以上が少なくとも必要である．最近は ICG-R_{15}，アシアロシンチが主として用いられている．ICG-R_{15} 20％以下，アシアロシンチ LHL$_{15}$ 0.9 以上なら，肝切除や major surgery が安全に施行できる．

C．膵機能検査からみた予備能と重症度

慢性膵炎，糖尿病，膵切除後の残存膵などにおいて，CT などの形態学的所見ならびに膵内外分泌機能検査成績より，膵の予備能や重症度を判定する．

1．膵外分泌機能検査法

① **セクレチン試験**　セクレチンを静注して，膵の外分泌細胞を刺激し，十二指腸に流出した膵液，胆汁液を含む十二指腸液を吸引採取し，その液量，最高重炭酸塩濃度，アミラーゼ総分泌量を検索し，外分泌機能を知ろうとする．

② **PFD 試験**　経口的に N-benzoyl-L-tyrosyl-p-aminobenzoic acid（BT・PABA）を投与し，尿中に排泄された PABA を測定して回収率を求める．この検査は簡便で臨床的によく使われる．

③ **糞便中キモトリプシン活性の測定**　糞便中キモトリプシン活性が膵外分泌機能障害の評価に有用である．

2．膵内分泌機能検査法

① **経口的ブドウ糖負荷試験**
② **静脈内ブドウ糖負荷試験**
③ **インスリンおよびグルカゴンの測定**　空腹時ブドウ糖負荷試験時のインスリン，グルカゴンを測定し，ΣIRI，ΣIRG を求める．
④ **トルブタミド負荷試験**　トルブタミドは膵 β 細胞を刺激してインスリンの分泌を促進する作用がある．本法は低血糖誘発の危険がある．
⑤ **アルギニン負荷試験**　アルギニンはインスリン，グルカゴンの分泌を促進する作用があり，膵 α，β 細胞機能が検索できる．

A　肝 liver

I．肝の奇形 anomalies

肝の形態異常と位置異常があり，鑑別診断する上で念頭におく必要がある．

1．形態異常 malformation

① **多分葉肝**　肝が多数の分葉に分かれている状態で，Cantlie 線上で分かれるものや胎生期の病的な裂溝によって分かれるものなどがある．

②発育異常肝　肝右葉または肝左葉の高度の萎縮によって他葉が代償性に肥大するものである．肝の萎縮は胎生期の肝の血流障害や後天的には肝内結石などによる胆管閉塞や肝血流障害により起こる．肝右葉が下方に舌状に延長したものは，Riedel葉という．

2. 位置異常 malposition

①**肝転移** inversion　肝全体が正中線より左側に位置しているものである．

②**肝下垂** ptosis　肝を固定する間膜の弛緩により肝が下垂するもので，内臓下垂症の一分症としてみられる．

③**肝挙上** elevation　横隔膜ヘルニアや腹部腫瘍により肝が上方に挙上しているものである．

④**逆位肝** transposition　肝の位置が左右逆転しているもので，内臓逆位症にみられる．

II. 肝外傷 hepatic injuries

ポイント

　肝外傷は重篤な疾患であり，緊急の処置を要することが多い．わが国では交通災害による鈍的外傷が多く，ほとんどは非開放性損傷であり，診断は受傷機転，臨床像，画像診断などによるが，治療は迅速を要する．肝損傷の程度に応じて，保存的治療によるもの，緊急手術を行うものなどがある．

▶**頻度**　わが国では近年，交通災害による肝損傷は増加傾向にある．欧米では，銃創や刺創などの鋭的損傷による開放性損傷が80％を占めるのに対して，わが国では鈍的外傷による非開放性損傷が75〜93％を占める．

▶**分類**　肝外傷の損傷形態を肝被膜損傷の有無，創の深さにより，日本外傷学会はI〜III型に分類している．I型は被膜下損傷（subcapsular injury）で，肝被膜の連続性が保たれているものをいう．I型はさらにa. 被膜下血腫（subcapsular hematoma），b. 実質内血腫（intraparenchymal hematoma）に分けられる．II型は表在性損傷（superficial injury）で3cm以内の深さの損傷をいう．III型は深在性損傷（deep injury）で3cm以

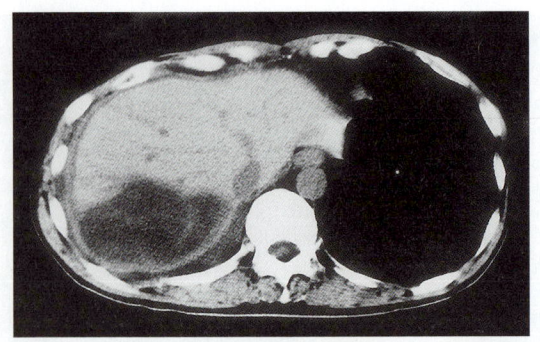

図14　肝損傷CT像
肝右葉後区域のIIIb型肝損傷を示す．

上の深さに達している損傷をいい，IIIa型単純深在性損傷（simple deep injury）とIIIb型複雑深在性損傷（complex deep injury）に分かれる．IIIa型は損傷の形態が単純で組織の挫滅や壊死組織が少ないもので，IIIb型は組織の挫滅や壊死組織が広範に及ぶものをいう．

▶**診断**　全身状態が不安定な場合は，診断の前に救急蘇生を行う．輸液路を確保し，輸液，輸血を開始し，同時に腹部超音波検査，腹部CT検査で腹腔内出血の有無を確かめる．超音波検査で肝の挫傷，裂傷，血腫は低エコーレベルとして描出される．腹部造影CTでは肝の挫傷，裂傷，血腫は低吸収域，持続する出血は高吸収域となる（図14）．腹腔内出血があり循環動態が不安定ならば直ちに緊急手術を行う．

▶**治療**

①**循環不全対策**　輸液，輸血により循環動態の改善をはかる．腹腔内出血が確認され循環不全が改善されない場合には，緊急手術を行う．

②**保存的治療**　循環動態が安定しており，超音波検査やCT検査の結果，肝損傷がI型被膜下損傷，II型表在性損傷にとどまる場合すなわち血腫が肝被膜下あるいは肝内にみられても腹腔内の出血量が500mlを超えない場合はベッド上安静とし，輸液，中心静脈栄養を行う．動脈性の出血の疑われる場合は血管造影を行い，出血部位を確認し動脈塞栓術（TAE）を行う．

③**手術療法**　II型の表在性損傷であっても超音波検査，CT検査で病態を経時的に観察し，肝内の血腫の増大，破裂，膿瘍形成，感染，出血量の増加などがみられる場合には，開腹術の適応となる．動脈性の出血が動脈塞栓術で止血できない

ときも開腹術の適応である．Ⅲ型の深在性損傷で500 m*l* 以上の腹腔内出血がみられる場合は，太い血管の損傷や肝内胆管の損傷を伴うので開腹手術を行う．Ⅲa 型の肝損傷では，創縁内の露出血管や胆管の結紮縫合や肝縫合，肝切除を行う．Ⅲb 型では肝切除が基本術式であるが，切除により十分な肝予備能が得られない場合には，動脈塞栓術（TAE）による止血を行うのがよい．

▶予後　刺創や銃創による開放性肝損傷は創が比較的限局しているため，非開放性損傷より予後は良好であり，開放性損傷の死亡率は約 10％である．交通事故などによる肝損傷は，半数以上が多臓器の合併損傷を伴っており，Ⅲ型の死亡率は約 30％である．

Ⅲ．肝膿瘍 liver abscess

肝膿瘍はその原因により細菌性肝膿瘍（pyogenic liver abscess）とアメーバ性肝膿瘍（amebic liver abscess）に大別される．

1．細菌性肝膿瘍
pyogenic liver abscess

ポイント

細菌性肝膿瘍はまれな疾患であるが，肝胆道系の疾患に合併する肝管炎を契機に発症することが多い．発熱，右季肋部痛，肝腫大が特徴的な症状で，超音波検査，CT 検査で診断する．治療は超音波ガイド下に膿瘍のドレナージを行う．胆管炎に続発する肝膿瘍に対しては，経皮経肝胆管ドレナージ（PTCD）や内視鏡的逆行性胆管ドレナージ（ERBD）により胆管のドレナージを速やかに行う．

▶頻度　細菌性肝膿瘍は，剖検例の 0.8〜1.4％にみられるきわめてまれな疾患である．わが国では細菌性肝膿瘍が 88％，アメーバ性肝膿瘍が 12％にみられる．

▶病因　細菌性肝膿瘍の感染経路は表 1 のように分けられる．

経胆道性感染が原因としてもっとも多く 70〜75％を占めるが，胆管結石や癌などによる胆道の閉塞がきっかけとなることが多い．門脈性や動脈性の肝膿瘍は，血行性の細菌感染で起こるが抗生

表 1　細菌性肝膿瘍の分類

胆管炎性
胆石症，急性化膿性胆管炎，胆囊炎，胆道癌
門脈性
虫垂炎，腸炎，憩室炎など
動脈性
心外膜炎などによる敗血症
直達性
胆囊炎，腸管穿孔，横隔膜下膿瘍など
外傷性
交通事故による肝外傷など
原因不明

物質の普及した現在あまりみられなくなった．最近では交通事故による肝外傷に伴うものや，肝動脈内抗癌薬注入用のリザーバー感染によるもの，肝動脈塞栓術に伴う肝の虚血が原因となるもの，肝腫瘍の治療目的のエタノール注入療法やマイクロウェーブ凝固療法の肝壊死層などが肝膿瘍の原因としてあげられる．

起炎菌は 2/3 がグラム陰性菌で大腸菌 *Escherichia coli* がもっとも多く，その他 *Klebsiella*, *Proteus*, *Enterobactor*, *Bacteroides* などがみられる．

▶臨床所見　発熱，上腹部痛，食欲不振が主な症状で他に肝腫大，全身倦怠感，嘔気，嘔吐などがみられる．発熱は 40℃前後に及ぶ弛張熱または間欠熱で悪寒戦慄を伴う．肝膿瘍が横隔膜に及ぶと胸水の貯留がみられる．

▶診断　血液検査では白血球の増加，核の左方移動，CRP の上昇がみられる．GOP，GPT，ビリルビン，アルカリホスファターゼ，γ-GTP の上昇のみられることが多い．しかし，いずれも肝膿瘍に特徴的な所見ではなく，診断には超音波検査，CT 検査などの画像診断が重要である．

超音波検査では不規則な内部エコーを伴う囊胞状の像がみられる．壊死組織のみられる場合には半充実性の像（semisolid echo pattern）がみられる．

CT 検査では，境界明瞭な類円形の SOL として描出され，内部の density は，囊胞状のもの，囊胞と充実性腫瘍の間を示し周辺が濃染されることが多い（図 15）．

動脈造影の動脈相では，動脈の伸展圧排がみられ，通常無血管領域として描出される．毛細管相

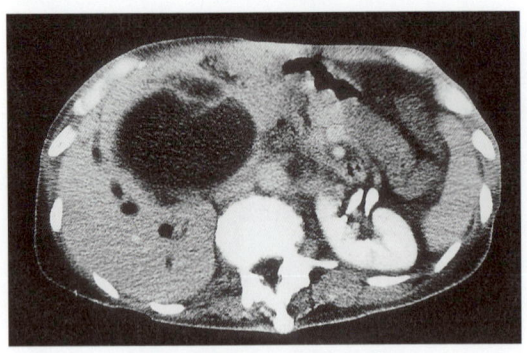

図 15　肝膿瘍の造影CT像
隔壁，周囲被膜が不明瞭にみえる．

では，膿瘍壁の血管陰影の増加がみられることが多い．

肝シンチグラムでは，^{99m}Tc では cold area として，^{67}Ga-citrate では hot area として描出される．

▶**治療**　化学療法とドレナージが基本的な治療法である．

①**排膿ドレナージ**　孤立性または数個の大きな膿瘍に対しては超音波誘導下に経皮経肝的に膿瘍を穿刺し，カテーテルを留置排膿する．

経皮経肝ドレナージが不可能な場合には開腹により肝膿瘍を切開しドレーンを留置し排膿を行う．

胆管炎性肝膿瘍の場合には，上記のドレナージに加え，経皮経肝胆管ドレナージ（PTCD）または内視鏡的逆行性胆管ドレナージ（ERBD）を行う．とくに多発性肝膿瘍を形成している場合には有効である．

②**化学療法**　肝膿瘍に対しては，ドレナージに加えて起炎菌に感受性のある抗生物質の投与を行う．とくに多発性肝膿瘍に対しては強力な化学療法を行う．肝動脈性肝膿瘍で多発性の場合は，化学療法が唯一の方法である．

▶**予後**　ドレナージが奏効し，化学療法が有効な場合は，治癒する．しかし，多発性肝膿瘍で化学療法が無効な場合は，予後が不良で約半数は死亡する．

2．アメーバ性肝膿瘍
amebic liver abscess

▶**ポイント**

熱帯，亜熱帯で，経口感染し，赤痢アメーバが腸から門脈を介して肝に到達し，膿瘍を形成する．大きな単発性の膿瘍で，赤褐色のチョコレート状の液体（anchovy sauce 様）を含有する．発熱と上腹部痛がみられ，間接赤血球凝集反応や吸引した膿瘍の性状により診断する．治療は，抗アメーバ薬（metronidazole）の投与を行う．薬剤が無効のときは穿刺排膿を行う．予後は細菌性肝膿瘍より良好である（表2）．

▶**頻度**　アメーバ赤痢患者の 3～8％ にみられ，30～50 歳の男性に多い．熱帯・亜熱帯を旅行中に感染することが多い．

▶**病因**　赤痢アメーバ *Entamoeba histolytica* の感染による．口から入った赤痢アメーバの嚢子が腸管を通過するうちに栄養型を放出し，大腸粘膜を侵し，アメーバ赤痢が発生する．赤痢アメーバは大腸粘膜に潰瘍を形成すると門脈内に侵入し，

表 2　肝膿瘍の鑑別

	細菌性肝膿瘍	アメーバ性肝膿瘍
原　因	細菌	赤痢アメーバ
症　状	高度の発熱	中等度の発熱
	右季肋部痛	右季肋部痛
	肝腫大	肝腫大，下痢
診　断	画像診断	海外渡航歴
	単発	画像診断
	多発性	単発
膿瘍内容	黄白色	赤褐色
血清反応	なし	間接赤血球凝集反応
治　療	抗生物質	metronidazole
	ドレナージ	ドレナージ
予　後	多発性は不良	良好

表 3　肝囊胞の分類

1. **先天性**
   a．孤立性
   b．多発性
2. **後天性**
   a．外傷性
   b．炎症性
   c．腫瘍性

肝に達し膿瘍を形成する．肝右葉に単発でみられ，内容は肝の壊死組織と血液を混じてチョコレート色を呈するため，chocolate sauce, anchovy sauce 様といわれる．膿瘍中の赤痢アメーバの検出率は約 20% である．

▶ **臨床所見** 細菌性肝膿瘍に較べると，全身状態は良好で症状も軽度である．発熱と右季肋部痛，肝腫大，下痢が特徴的な所見であるが，発熱は，細菌性肝膿瘍のように高くない．

▶ **診断** 血液検査では中等度の白血球数の増加に加え好酸球数の増加がみられる．超音波検査，CT 検査で肝に膿瘍が明瞭に描出される．細菌性肝膿瘍との鑑別は，熱帯，亜熱帯地方への旅行の有無を聞くとともに膿瘍の試験穿刺による．膿瘍がチョコレート様であればまずアメーバ赤痢と診断する．糞便中のアメーバの検出（約 50%）や間接赤血球凝集反応（IAA）で陽性反応がみられれば診断上有用である．

▶ **治療**

① **抗アメーバ薬の投与** metronidazole の投与が有効である．

② **穿刺排膿** 抗アメーバ薬の投与によっても疼痛，発熱が軽快しないもの，混合感染の可能性のあるものや巨大な膿瘍に対しては排膿を行う．超音波ガイド下に経皮経肝ドレナージを行う．

▶ **予後** アメーバ性肝膿瘍の予後は細菌性肝膿瘍より良好である．抗アメーバ薬の有効な場合には死亡することはほとんどないが，無効な場合や合併症を起こすと 20～30% が死亡する．

Ⅳ．肝嚢胞 liver cyst

▌ ポイント ▌

肝嚢胞には先天性のものと後天性のものがあり，先天性のものは胎生期に遺残した胆管上皮からできたもので，後天性のものは外傷，炎症，腫瘍などが原因となってできたものである（表 3）．外科的には，嚢胞内容，孤立性か多発性かなどが問題となる．

治療法としては内溶液を吸引後エタノール注入を行ったり，腹腔鏡下に開窓術を行う．

▶ **病理** 孤立性肝嚢胞 solitary cyst には単房性のものと多房性のものがあり，肝右葉の表面近くに発生することが多い．内容は漿液性で，徐々に大きくなる．多発性の囊胞肝 diffuse polycystic disease は常染色体優性遺伝によるもので肝全体に蜂巣状の囊胞がみられ，多くは腎臓，膵臓，脾臓にも囊胞の合併がみられる．とくに腎嚢胞の合併は肝嚢胞の約半数にみられる．

組織学的には内膜は上皮，外膜は結合織からなる．囊胞内容は，無色，または茶褐色の漿液性の液で満たされている．

▶ **症状** 多くは無症状であるが，大きくなると上腹部の膨隆，圧迫感，不快感などの症状があり，肝内胆管の圧迫により黄疸がみられることがある．嚢胞に感染がみられると発熱，疼痛，白血球増多など肝膿瘍に類似の症状がみられる．

▶ **診断** 超音波検査や CT 検査で偶然発見されることが多い．超音波検査では，単発のものは円形または類円形，多発性のものは蜂巣状で内部は低エコー像として描出される．CT 像では，境界明瞭な低吸収域として描出され，壁も平滑である（図 16，17A, B）．

MRI では T1 強調像で低信号，T2 強調像で高信号を示す．

肝動脈造影では，肝内血管の圧排像と無血管域を認める．

▶ **治療** 無症状のものは経過観察でよいが腹部膨満，腹痛，黄疸などの症状がみられる場合や嚢胞の大きさが 10 cm 以上ある場合，感染や出血のみられる場合や，悪性の疑いのある場合などには治療を行う．

治療法としては，まず超音波ガイド下に経皮経肝的に穿刺を行い，嚢胞液を吸引する．胆管系との交通がなければカテーテルを挿入し，エタノー

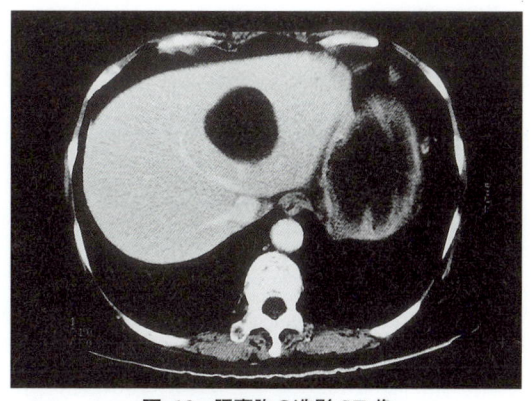

図 16 肝嚢胞の造影 CT 像
境界明瞭な低吸収域である．

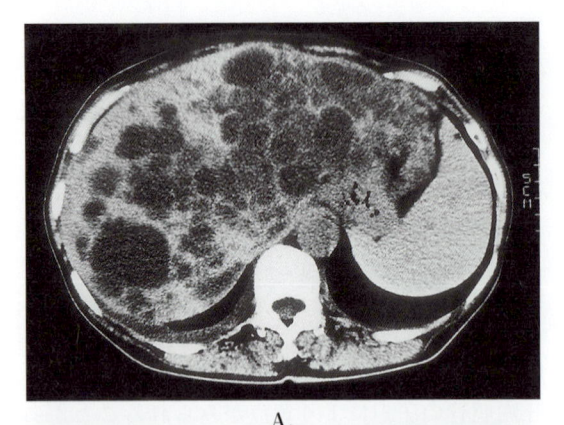

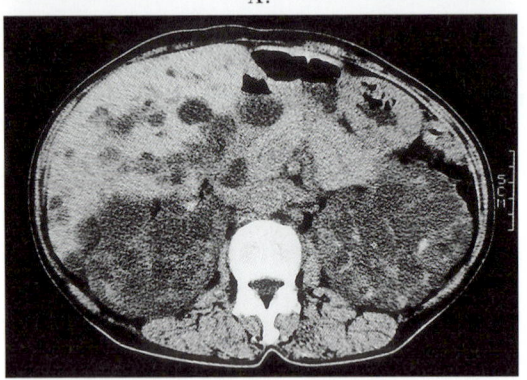

図 17　多発性嚢胞肝の CT 像
A. 肝，B. 腎に多発性の嚢胞がみられる．

図 18　肝包虫症
A. 肝右葉の広範な病変，B. 造影 CT では嚢胞中心部の低吸収域，周囲の不均一な高吸収域を示す．

ルを注入し，嚢胞上皮の固定脱落をはかる．
　巨大な嚢胞でエタノールによる効果がみられない場合には腹腔鏡下あるいは開腹下に嚢胞開窓術を行う．胆管と交通のある場合や癌との鑑別の困難な場合には肝切除を行う．
　▶**予後**　孤立性のものの予後は良好であるが多発性の嚢胞肝は，腎嚢胞の合併により腎不全となることがある．

V.　肝寄生虫　parasitic diseases of the liver

1.　肝包虫症　echinococcosis of the liver, hepatic hydatid disease

ポイント
　単包条虫（*Echinococcus granulosus*）による単房性肝虫症と，多包条虫（*Echinococcus multilocularis*）による多房性肝包虫症があり，肝内で嚢胞をつくり，肝腫瘤として発見される．

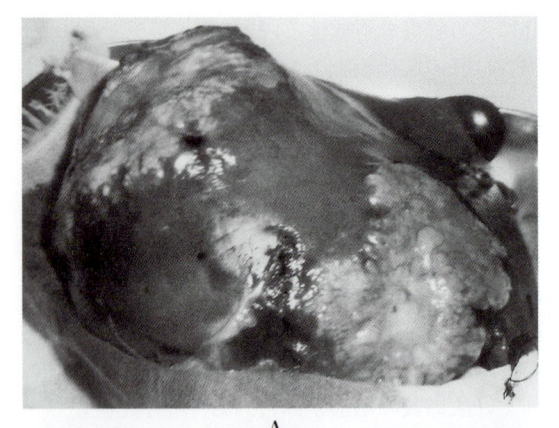

治療は病巣を含めた肝切除術を行うが，切除不能の場合は，開窓術により内容をドレナージする．

▶**病因**　イヌやキツネの糞便中に含まれる単包条虫や多包条虫の虫卵で汚染された野菜などを食べることによって感染する．ヒトの体内に入った虫卵は小腸で孵化し，仔虫となり腸壁を破り門脈に侵入し，肝に病巣をつくる．主に北海道で散発的にみられる．

▶**病理**　肝に嚢胞を形成し，外層は角皮層，内層は胚細胞からなる胚層から形成され，充実性，灰黄色の腫瘍を形成する（図 18A）．大きくなると中心部は壊死になり嚢胞液で満たされる．病巣の周囲には，肉芽形成がみられ，肺，脳に転移を起こすことがある．

▶**症状**　肝腫大を自覚して発見されることが多

い．肝表面は凹凸不整で硬い．腫瘍が大きくなると右季肋部痛がみられ，囊胞の破裂や胆管との交通によって発熱が起こる．腫瘍が大きくなり胆管を圧迫すると黄疸が出現し，門脈，肝静脈を圧迫すると，腹水，脾腫がみられる．

▶診断　腹部単純X線で石灰化像がみられる．肝包虫症の多発地域での居住歴があれば本症を疑う．皮内反応であるCasoni反応は約70％に陽性である．このほかに血清学的診断法として補体結合反応，免疫電気泳動法などがある．CT検査では囊胞に一致した低吸収域および不均一な周囲の高吸収域を呈す（図18B）．超音波検査では，内部はlowまたは不均一なエコー像で周囲がhighエコー像を示す．肝動脈造影では主要血管の圧排と無血管域が特徴的所見である．試験的穿刺は，囊胞内容液によるアナフィラキシーショックを誘発することがあるため，行ってはならない．

▶治療　囊胞を含めて肝切除術を行う．腫瘍が大きく，切除不能の場合は，臨床症状の軽減を目的として開窓術（marsupialization）を行う．囊胞を穿刺し，内容を吸引したのち囊胞壁と腹膜，または胸膜を縫合し内溶液が腹腔内や胸腔内に漏れないようにし，皮膚と囊胞壁を広く切開し，開窓する．

2．日本住血吸虫症
schistosomiasis japonica

ポイント

日本住血吸虫が門脈や上腹間膜静脈に寄生，産卵し，虫卵や虫体が肝内の門脈枝を閉塞することによって発症する．門脈炎から肝線維化を起こし，門脈圧亢進症をきたす．

▶病因　日本住血吸虫の幼虫は中間宿主である宮入貝に入り，セルカリアとなる．水中に浮遊するセルカリアが人体の皮膚を介して体内に入り，静脈，リンパ管から門脈内に侵入し寄生し，成虫となり産卵する．虫卵や虫体が肝内門脈枝を閉塞すると門脈圧亢進症を起こし，脾腫，肝硬変をきたす．

▶症状　発熱，肝腫大，粘血便がみられ，慢性期になると肝線維症，肝硬変，門脈圧亢進症による脾腫，食道静脈瘤がみられる．

▶診断　上記症状に加え，粘血便中の虫卵の証明，補体結合反応による．

▶治療　praziquantelの内服を行う．食道静脈瘤に対しては内視鏡的硬化療法などを行う．

3．その他

A．肝吸虫症 clonorchiasis

肝ジストマともいわれ，肝吸虫 *Clonorchis sinensis* が胆道内に寄生し発症する．成虫による胆管閉塞により，発熱，右季肋部痛，黄疸を呈し，やがて肝線維症から肝硬変に至る．胆石を発生することもある．治療法としては，駆虫療法に加え，胆管閉塞，食道静脈瘤には適切な治療を行う．

Ⅵ．肝良性腫瘍

ポイント

肝の良性腫瘍には，肝細胞由来の肝細胞腺腫，限局性結節性過形成，胆管由来の肝内胆管腺腫，肝内胆管囊胞腺腫，過誤腫，血管由来の肝血管腫，小児性血管内皮腫などがある．

1．肝細胞腺腫 liver cell adenoma, hepatocellular adenoma

▶病理　20～40歳の女性に多く，経口避妊薬を長期服用していたものに発生率が高いとされている．

右葉に多く発生し，1 cm以下のものから小児頭大のものまである．肉眼的には，黄色ないしは淡褐色の境界鮮明な線維性被膜を有する腫瘍で孤立性のものが多い．組織学的には，腫瘍細胞は索状配列を示し，胆管，中心静脈，門脈は認められない．

▶臨床症状　通常，無症状で超音波検査などで偶然発見されるが，大きい場合は，上腹部痛，腫瘤触知，周囲臓器への圧迫症状，腫瘍内出血などがみられる．

▶診断　超音波検査で均一な高エコー像，CTでは均一な低吸収域，造影CTでは濃染像として描出される．肝細胞癌は，超音波検査やCTで不均一な像を呈することが多いが鑑別はむずかしい．

血管造影では，腫瘍の中心に向かう新生血管像，腫瘍濃染像を示す．肝細胞癌との鑑別には超音波ガイド下の生検が必要である．

▶治療　腫瘍が小さい場合は経過観察するが，増大傾向を示す場合や高分化型肝細胞癌との鑑別診断がむずかしい場合あるいは5cmを越える場合は，悪性化の可能性もあるため肝切除を行う．

2. 限局性結節性過形成
focal nodular hyperplasia（FNH）

▶病理　20〜40歳代の女性に多く，肝細胞腺腫と同様に経口避妊薬の長期服用者に多いとされている．

肝右葉に多く，単発性で5cm以下のものが多い．肉眼的には淡褐色で境界鮮明であるが腫瘍性被膜はない．腫瘍は線維性隔壁で結節状に分かれている．中心に線維性の瘢痕がみられる．

▶臨床症状　無症状で超音波検査などで偶然発見される．

▶診断　超音波検査では中心に高エコー像を有する低エコー像で辺縁は不整である．単純CTではやや低濃度に描出され，造影CTでは，腫瘍の濃染像がみられる（図19A）．MRI検査では，T1強調像で低信号，T2強調像で高信号を示す（図19B, C）．血管造影では，腫瘍中心に向かって血管が車軸状（spoke-wheel appearance）にみられ，静脈相では濃染像を示す．肝細胞癌との鑑別には生検が必要である．

▶治療　腫瘍径の小さいものは経過観察とするが，大きい場合や肝細胞癌との鑑別がむずかしい場合は外科的切除を行う．

3. 肝血管腫 hemangioma of the liver

▶病理　肝血管腫は中胚葉由来で海綿状血管腫（cavernous hemangioma of the liver），毛細血管性血管腫（capillary hemangioma），内皮性血管腫（hemangioendothelioma）に分けられるが，ほとんどは海綿状血管腫である．海綿状血管腫は30〜50歳の成人女性に多く，肉眼的には暗赤色で海綿状の柔らかい部分と肉状硬の硬い部分からなる．

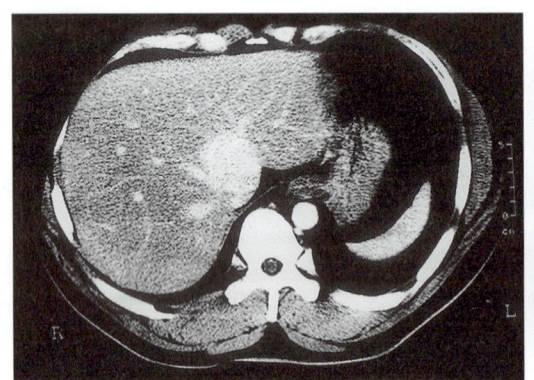

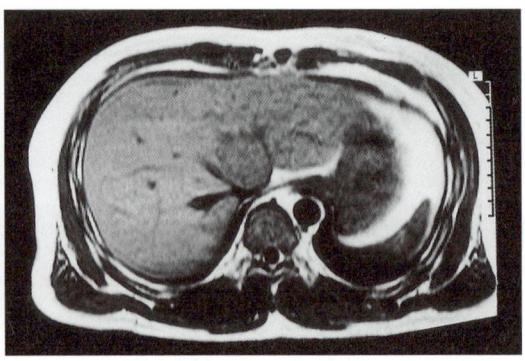

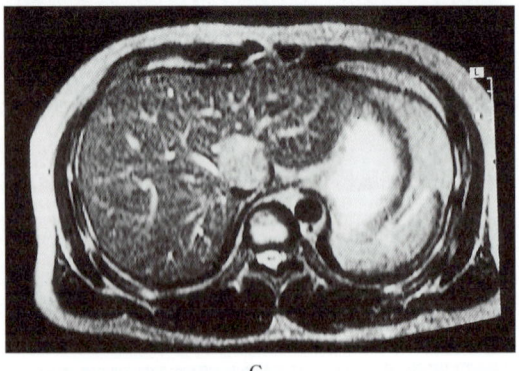

図19　限局性結節性過形成
A．造影CT像，B．MRI, T1強調像，C．MRI, T2強調像

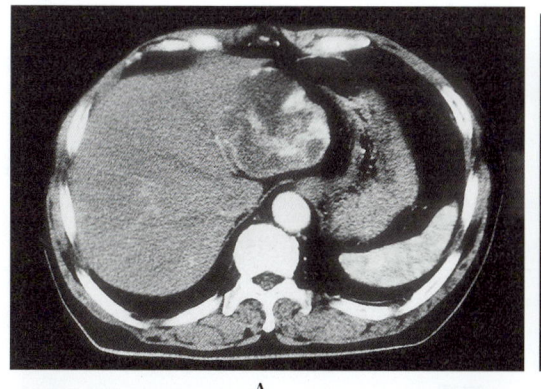

図 20 肝血管腫（肝左葉）
A. 造影CT像, B. MRI, T1強調像, C. MRI, T2強調像

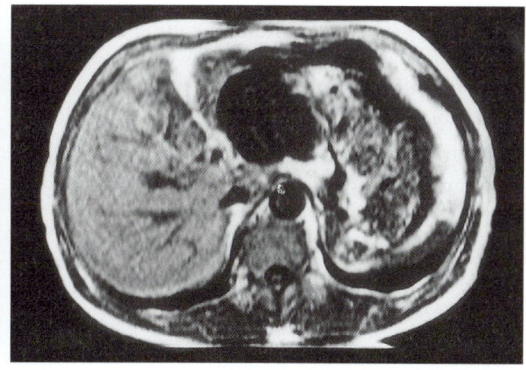

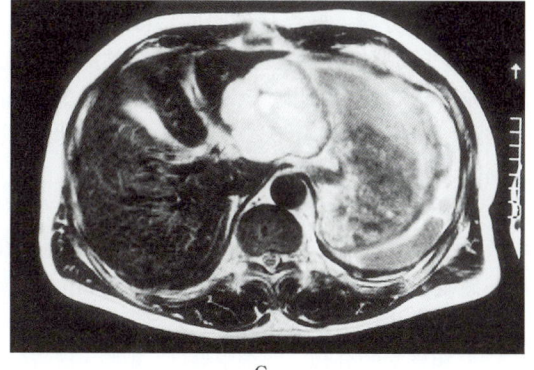

内皮細胞からなる隔壁によって分けられた多数の拡大した血管腔には血液が充満している．

腫瘍は2cm以下のものが多いが，時には右葉全体に及ぶものまである．

▶**臨床症状** ほとんどは無症状であるが，大きくなると圧迫による上腹部痛，消化器症状などが起こる．巨大なものは血小板減少，凝固線溶系の異常による血栓症からDICを起こすことがあり，Kasabach-Merritt症候群という．

▶**診断** 大きさが4cm以下の場合は腫瘍全体が高エコー像を呈するが，4cm以上では腫瘍の辺縁が高エコーを，中心部がやや低エコーを示す場合や，高エコーと低エコーが混在する場合などがある．

CT検査では低吸収域として描出されるが，造影CTでは腫瘍周辺像が濃染され，次第に内部が染まる（図20A）．

MRI検査ではT1強調像で低信号，T2強調像で高信号が明瞭に描出される（図20B, C）．

血管造影では，造影剤が血管腫に停滞する綿花様陰影（cotton wool-like pooling）がみられる．造影剤の停滞は20〜30秒後までみられる．

▶**治療** 小さい血管腫は，経過観察でよい．5cm以上の大きいものや血液凝固障害を起こすKasabach-Merritt症候群を呈するものは外科的切除を行う．

Ⅶ. 肝悪性腫瘍

肝悪性腫瘍には上皮性腫瘍として原発性肝癌，転移性肝癌，非上皮性腫瘍として原発性肝肉腫，悪性血管内皮腫などがある．

1. 原発性肝癌 primary hepatoma

原発性肝癌は肝細胞癌，胆管細胞癌，肝細胞癌と胆管細胞癌の混合型，肝芽腫，嚢胞腺癌などがある．

A. 肝細胞癌 hepatocellular carcinoma（HCC）

ポイント

肝細胞癌は，肝癌の 90％以上を占める．日本人の肝細胞癌の発癌には B 型または C 型肝炎ウイルスの感染が関与し，85％が肝硬変を伴っている．

治療法としては，肝切除術，肝動脈塞栓術，エタノール注入療法，microwave 凝固療法，ラジオ波焼灼療法などがある．

▶疫学　肝癌の死亡率は，わが国を含めたアジアで高く，北ヨーロッパ，米国で低い．わが国では毎年，男 23,000 人，女 11,000 人が肝癌で死亡している．50〜65 歳にピークがある．全悪性新生物による死亡率のうち肝癌は，男では肺癌，胃癌に次いで 3 位，女では胃癌，肺癌，大腸癌に次いで 4 位である．肝癌の罹患率は，1975 年から増加しはじめ，1990 年頃まで一直線の増加傾向を示したが，以後はほぼ横ばいで経過している．

▶病因　B 型肝炎ウイルス（HBV），C 型肝炎ウイルス（HCV）のほか穀物のカビである *Aspergillus flavus* が産生するアフラトキシンやアゾ色素などが原因とされているが，もっとも多いのは HBV，HCV である．わが国の肝細胞癌においては HBs 抗原の陽性率は 12.7％，HCV 抗体の陽性率は 76％である．HBV 感染の年次推移はほぼ横ばいであるのに対し，HCV は増加傾向にある．HBV は 1964 年に Blumberg によって発見されて以来，輸血等のスクリーニングが行われるようになり，B 型肝炎の増加に歯止めがかかったが，HCV は非 A，非 B 肝炎として扱われ，1989 年に HCV 抗体検査ができるまで輸血後肝炎の主体をなしてきた．HBV，HCV とも感染により，多くは慢性肝炎から肝硬変を経て肝癌への経過を辿る．HCV では輸血後 20 年で 30％が肝硬変になり 6％が肝細胞癌になる．

一方，HBV は，HBe 抗原より HBe 抗体へのセロコンバージョンにより自然治癒するものが多く，HBV キャリアで肝硬変に進展するのは，2〜3％であり，肝癌になるのは 1％以下である．

▶病理

① **肉眼分類**　肝癌は肉眼的には結節型，塊状型，びまん型に分類される（図 21）．結節型は癌部と非癌部の境界が明瞭で，単結節型，単結節周囲増殖型，多結節癒合型に分類される．塊状型は，癌部と非癌部の境界が不明瞭で 1 区域以上を占める大型のものが多い．びまん型は，肝臓全体が無数の小さい結節により置換されたもので肉眼的に肝硬変と鑑別するのが困難である．2 cm 以下の単発の肝癌を最小肝癌という．

② **組織学的分類**　肝細胞癌は，細胞・構造異型より高分化，中分化，低分化さらには未分化癌に分類される．表 4 に肝細胞癌の分化度と組織学的特徴を示す．

組織構造からは索状型，偽腺管型，充実型，硬化型に分けられる．索状型がもっとも多い．

わが国の肝細胞癌の肝硬変との合併は 72％にみられ，慢性肝炎や肝線維症を含めると 90％を占める．逆に肝硬変が肝癌を合併する頻度は 40％である．

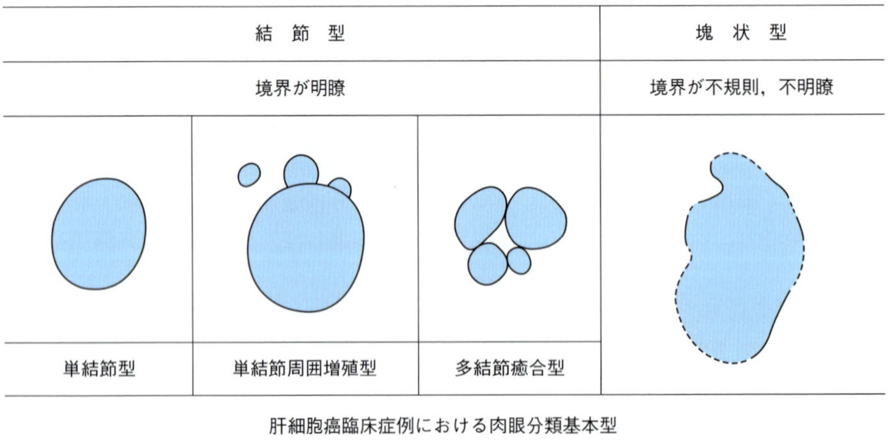

結 節 型	塊 状 型
境界が明瞭	境界が不規則，不明瞭
単結節型　単結節周囲増殖型　多結節癒合型	

肝細胞癌臨床症例における肉眼分類基本型

図 21　肝癌の分類
（日本肝癌研究会編：原発性肝癌取扱い規約第 5 版補訂版，金原出版，2009）

表 4　肝細胞癌の分化度と組織学的特徴

分化度 Edmondson分類* 腫瘍細胞の性状	高分化型 Ⅰ型	中分化型 Ⅱ型	低分化型 Ⅲ型	未分化癌 Ⅳ型
配　列	細索状 小さな偽腺管	細←中索状→大 偽腺管	索状構造不明瞭化〜 充実型	充実型〜髄様
細胞密度	小————————中————————————大			
細胞形質好酸性顆粒	明瞭————————————————→不明瞭			
細胞形質好酸性顆粒の量	豊富————————————————→少,貧			
細胞の接着性	♯	♯	＋	(±〜)−
巨細胞	−	＋	♯	(±〜)−
脂肪化	高頻度	±	±	−
胆汁産生	±	♯	＋〜	−

−，±，＋，♯，♯はいずれも程度を示す．矢印はそれぞれの方向への性状の変化を示す．
*Edmondson Ⅱ型のうち，索状構造の幅が細いものは高分化型，Ⅲ型のうち，索状構造が明瞭で多形性が比較的軽微なものは中分化型，Ⅳ型のうち，不明瞭ながら索状構造がうかがえるものは低分化型と解釈されるため，各分化度と Edmondson 分類の間には若干のズレがある．

表 5　肉眼的進行程度の分類

肉眼的進行度（Stage）は，各項目別にその患者の進行度値を求め，そのうちのもっとも高い数値をあてる．肉眼的進行程度を次の四つの Stage に分類する．

Stage＼因子	T 因子	N 因子	M 因子
Ⅰ	T 1	N 0	M 0
Ⅱ	T 2	N 0	M 0
Ⅲ	T 3	N 0	M 0
	T 1-3	N 1	M 0
Ⅳ-A	T 4	N 0-1	M 0
Ⅳ-B	T 1-4	N 0-1	M 1

T 因子：癌腫の「大きさ」，「単発または複数」，「血管侵襲」の3項目によって規定される．複数の癌腫は多中心性癌腫であっても肝内転移癌腫であってもよい．
　T 1：単発した直径2cm以下の癌腫で血管侵襲を伴わない
　T 2：単発した直径2cm以下の癌腫であるが血管侵襲を伴う
　　　：1葉に限局した最大腫瘍の直径が2cm以下の多発性癌腫
　　　：単発した直径2cmを超える癌腫であるが血管侵襲を伴わない
　T 3：単発した直径2cmを超える癌腫で血管侵襲を伴う
　　　：1葉に限局した直径2cmを超える多発性癌腫
　T 4：1葉以上を占拠する多発性癌腫
　　　：門脈または肝静脈の一次分枝の血管侵襲を伴う
N 因子：
　N 0：第1群リンパ節に転移が認められない
　N 1：第1群以上のリンパ節に転移が認められる
M 因子：
　M 0：遠隔転移が認められない
　M 1：遠隔転移が認められる

（日本肝癌研究会編：原発性肝癌取扱い規約第5版補訂版，金原出版，2009）

表 6　肝細胞癌患者の臨床病期 (clinical stage)

臨床所見，血液生化学所見により 3 期に分類する．各項目別にその患者の状態を判定して進行度を求め，そのうち 2 項目以上が該当した stage をとる．

臨床病期 項　目	Ⅰ	Ⅱ	Ⅲ
腹　水	な　い	治療効果がある	治療効果が少ない
血清ビリルビン値 (mg/dl)	2.0 未満	2.0〜3.0	3.0 超
血清アルブミン値 (g/dl)	3.5 超	3.0〜3.5	3.0 未満
ICG R_{15} (％)	15 未満	15〜40	40 超
プロトロンビン活性値 (％)	80 超	50〜80	50 未満

(日本肝癌研究会編：原発性肝癌取扱い規約第 5 版補訂版，金原出版，2009)

▶診断

①**肉眼的進行程度**　肉眼的進行程度 (stage) は癌腫の「大きさ」，「数」，「血管侵襲」，「リンパ節転移」，「遠隔転移」によって表 5 のように規定される．

②**臨床病期**　肝癌の予後は，癌部に加え非癌部の状態，とくに肝硬変の進行程度に左右される．臨床所見，血液生化学所見により表 6 のように分類される．

▶**症状**　全身倦怠感，易疲労感，食欲不振，腹部膨満感，腹痛などがみられることが多いが，これらは併存する肝硬変症や慢性肝炎によるものである．肝硬変が進むと黄疸，腹水，クモ状血管腫，食道静脈瘤などがみられるようになる．腫瘍が大きくなると，腫瘤を触知したり，腫瘍の破裂による腹腔内出血がみられることもある．

▶**血液生化学検査**　併存する肝硬変により脾機能亢進がみられると，貧血，白血球，血小板数の減少がみられる．GOT，GPT の上昇，GOT/GPT＞3，ALP の上昇，LDH の上昇，血清ビリルビン上昇，血清アルブミン低下，ICG 値の上昇，プロトロンビン値の低下などがみられる．

▶**腫瘍マーカー**　α フェトプロティン (AFP) は 67％の症例で上昇する．肝硬変症でも AFP は上昇するが 400 ng/ml 以上になることはない．PIVKA Ⅱ (protein induced by vitamin K absence or antagonist Ⅱ) は肝細胞癌 (HCC) の 60％で陽性である．肝細胞癌で AFP と PIVKA Ⅱ のいずれかが陽性となるのは 80％である．

▶**肝炎ウイルス**　肝癌の 70％が C 型肝炎ウイルス (HCV) 陽性で，20％が B 型肝炎ウイルス (HBV) 陽性，HCV，HBV ともに陽性が 3％である．

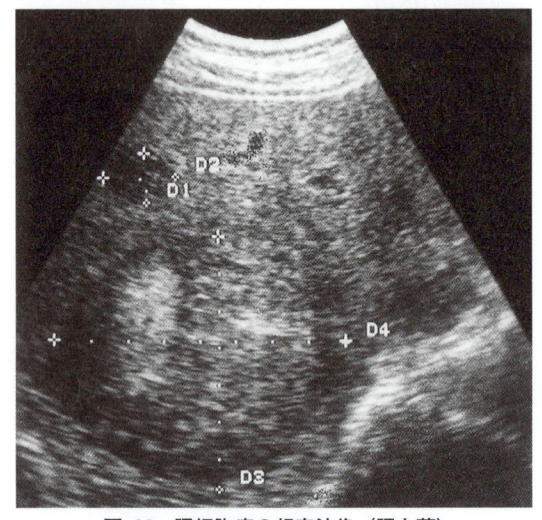

図 22　肝細胞癌の超音波像 (肝右葉)
内部はモザイク様を示す．

▶**危険因子**　肝癌の危険因子としては，肝炎ウイルス陽性，50 歳以上で肝硬変，慢性肝炎がみられ，血小板が少なく，AFP が高値を示すなどがあげられる．

▶**画像診断**

①**超音波検査**　1 cm 以上の肝癌の描出ができる．内部がモザイク様で辺縁に薄いハローを示すことが多い (図 22)．カラードプラによる腫瘍内血流を測定すると，肝癌では異常高速血流の存在がみられる．

②**CT 検査**　単純 CT 検査で周囲より低吸収域として描出されることが多い．腫瘍が等吸収域として描出される場合でも，周囲被膜や内部に不整な低吸収域が描出される．造影 CT ではヘリカル CT，ダイナミック CT により，動脈優位相で多血ならば肝癌，乏血なら境界病変である (図 23)．血管腫よりは薄く造影される．油性造影剤のリピオ

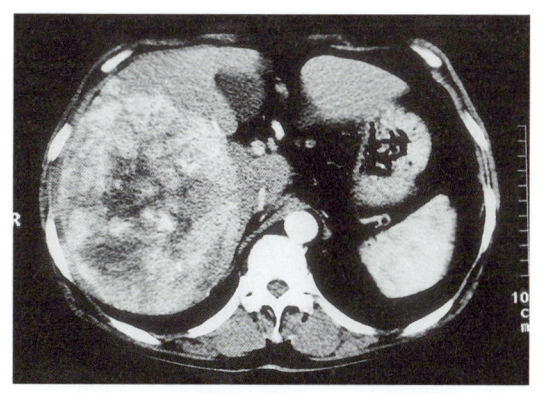

図 23 肝細胞癌の造影 CT 像（肝右葉）
動脈優位相

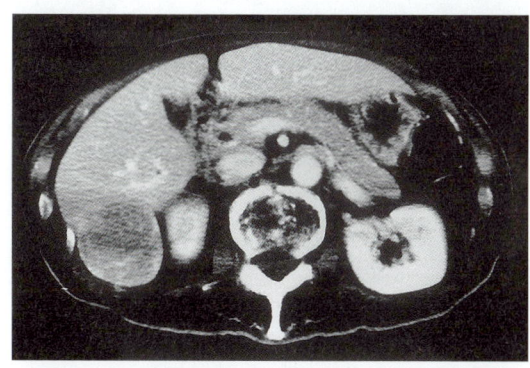

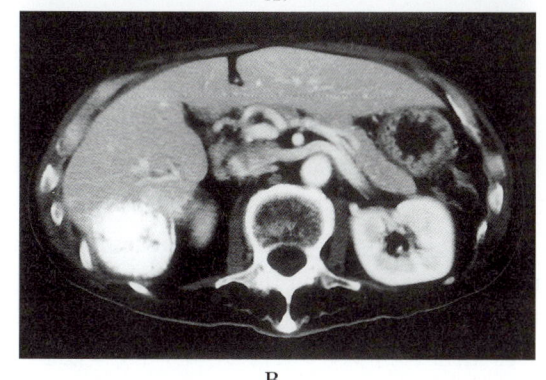

図 24 肝細胞癌，リピオドール CT 像（肝右葉）
A. S₆S₇領域の肝癌 CT，B. リピオドール投与 2 週後

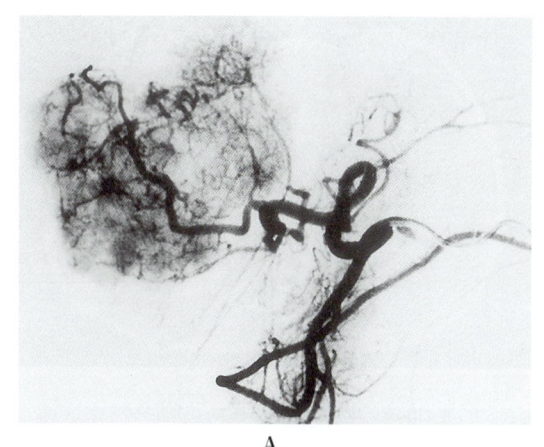

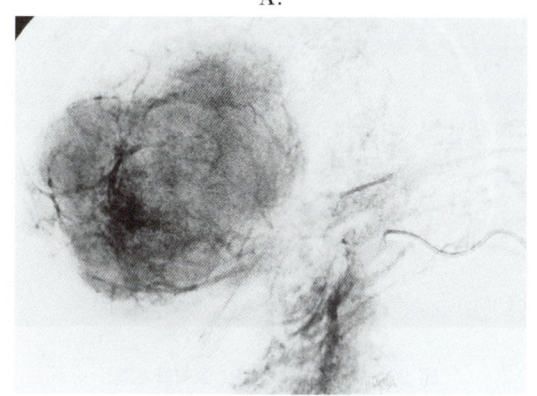

図 25 肝細胞癌の動脈造影
A. 動脈相，B. 毛細血管相（右肝動脈）

ドールを肝動脈内に注入し，2～3 週間後に CT をとると肝癌は高吸収域として描出できる．リピオドールは非癌部では Kupffer 細胞によって代謝されるが，腫瘍部では停滞する．とくに小肝癌の診断には，リピオドール CT が有用である（図 24）．

③ **血管造影** 肝細胞癌は動脈相で hypervascular な像として描出される（図 25）．動脈，門脈 shunt がある場合には肝内門脈枝が造影される．毛細血管相では腫瘍の濃染像（tumor stain）がみられる．

門脈造影では，門脈内腫瘍閉塞があれば，陰影欠損として描出される．

④ **MRI 検査** 肝細胞癌では，T1 強調像では低信号のものから高信号のものまであるが，T2 強調像では高信号を示す．血管腫も T2 強調像で著明な高信号を示す（図 26A，B）．dynamic CT の動脈優位相で大動脈と等吸収の強い濃染性を示せば，血管腫と診断する．

▶**針生検** 腺腫か，限局性結節性過形成か肝硬変の再生結節かを画像上鑑別することはむずかしいため超音波ガイド下に組織を採取し，組織学的に診断する．

▶**治療** 肝細胞癌に対する治療法としては肝切除術，経皮的エタノール注入療法（PEIT），マイクロ波凝固療法（MCT），ラジオ波焼灼療法（RFA），肝動脈塞栓療法（TAE），抗癌薬肝動脈内注入療

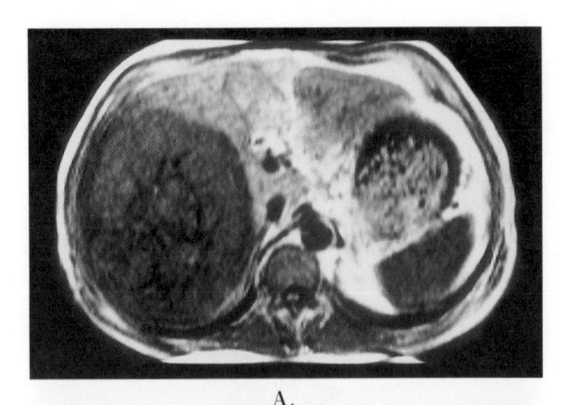

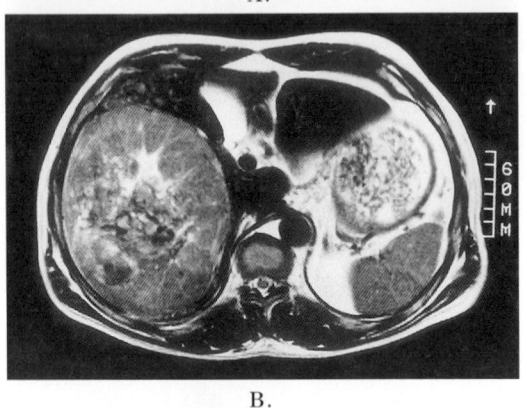

図26 肝細胞癌のMRI像（肝右葉）
A. T1強調像, B. T2強調像

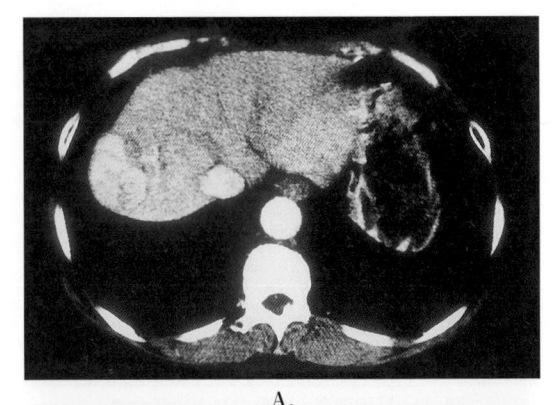

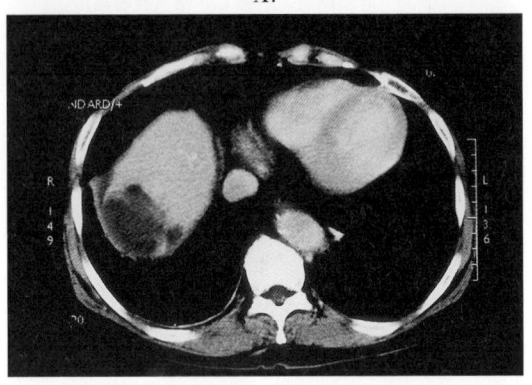

図27 肝細胞癌に対するPEIT（肝右葉）
A. PEIT前, B. PEIT後

法などがある．

① **肝切除術** 臨床病期Ⅰ，Ⅱの症例でⅢは適応とならない．臨床病期の項目のうち，肝切除範囲を決定する上で，もっとも重要な因子はICG-R15値すなわちICGの15分値である．ICG15が9％以下の場合は肝予備能は正常であり，肝右葉切除，または3区域切除が可能である．ICG15が10～19％の場合は右前区域切除，右後区域切除，左葉切除，中央2区域切除などが可能である．ICG15 20～29％の場合は，要区域切除またはCouinaudの一区域切除までできる．ICG15 30～39％では部分切除，ICG15 40％以上では核出術にとどめる．

肝細胞癌の多くは肝硬変を伴っているため，切除範囲は制限される場合が多く，亜区域切除や部分切除となる場合が多い．

② **切除術以外の方法** 術前の臨床病期でⅢを示すもの，全身状態の不良なものや高齢者あるいは肝両葉に複数の腫瘍がある場合，再発肝癌などに対してはPEITやMCT，TAEなどが適応となる．

ⓐ 経皮的エタノール注入療法 percutaneous ethanol injection therapy（PEIT）：肝腫瘍の大きさが3cm以下で3個以内の症例が適応となる．超音波ガイド下に病変に針を挿入し，純エタノールを注入し，腫瘍を壊死させる（図27A，B）．

ⓑ 経皮的マイクロ波凝固療法 percutaneous microwave coagulation therapy（PMCT）：経皮的に超音波ガイド下に腫瘍に電極を挿入し，240±50MHz（電子レンジと同じ）のマイクロ波を照射し，腫瘍を熱凝固する方法である．PMCTの成績はPEITより良好とされている．

ⓒ ラジオ波焼灼療法 radiofrequency ablation（RFA）：経皮的に腫瘍に電極針を挿入し，ラジオ波で誘電加熱を引き起こし腫瘍を熱凝固させる．腫瘍の大きさが3cm以下で3個以内が適応となる．

ⓓ 塞栓療法 transcatheteric arterial embolization（TAE）：肝細胞癌の栄養血管が動脈であり非癌部の栄養血管は門脈であることを利用して，腫瘍の支配動脈をゼラチンスポンジやゲルフォーム

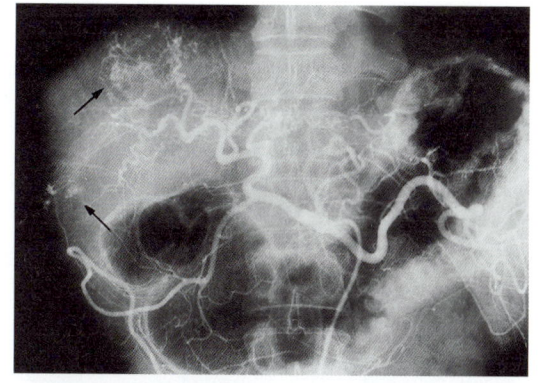

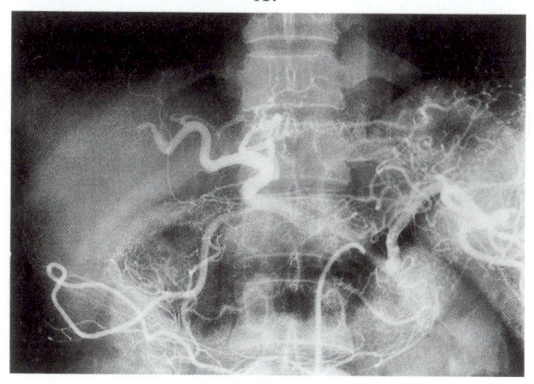

図28 肝硬変合併肝癌に対するTAE（右肝動脈）
A. 肝癌（矢印），B. TAE後腫瘍血管は消失している．

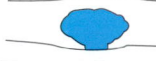

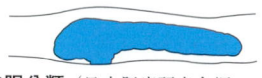

図29 胆管細胞癌の肉眼分類（日本肝癌研究会編：原発性肝癌取扱い規約第5版補訂版，金原出版，2009）
Ⅰ：腫瘤形成型．境界明瞭な腫瘤を肝実質内に形成する．
Ⅱ：胆管浸潤型．胆管の長軸に沿って進展して，しばしば胆管周囲の血管・結合組織に浸潤する．
Ⅲ：胆管内発育型．胆管腔内へ向かって乳頭状の発育を示す（a）．乳頭状発育がさらに進展して腫瘍栓状となることもある（b）．

を用いて塞栓する方法である（図28A，B）．
PMCT，RFAやPEITよりも治療成績は劣るが，腫瘍径が3cm以上のものや肝両葉にまたがる多発例などはTAEの適応となる．

▶予後　肝細胞癌に対する各種治療法の予後は，肝切除例が5年生存率53％，PMCTが5年生存率50〜70％，RFAが5年生存率60〜70％，PEITが5年生存率50〜60％，TAEが5年生存率30〜40％でRFAやPMCTなどの局所療法の予後はTAEより良好とされている．しかし，長期的には肝切除術の予後がもっとも良好である．肝細胞癌は背景にHBV，HCVがあり，60％以上は3年以内に再発する．これらの再発例に対してはPMCTやPEITを組み合わせた治療法を行うのがよい．

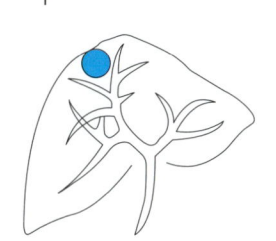

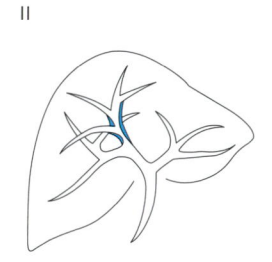

B．胆管細胞癌
cholangio cellular carcinoma（CCC）

■ポイント

　肝内胆管から発生した癌で原発性肝癌の3％にみられる．肝細胞癌と異なり，ウイルス性の慢性肝疾患を伴うことは少なく，リンパ節転移を起こす．CEA，CA19-9が高値を示すがAFPは正常値のことが多い．治療の原則は肝切除である．

▶疫学　東南アジアに多発し，原因として肝吸虫症があげられる．男：女＝1.6：1で，やや男に多く平均年齢は男64歳，女65歳である．
▶病理　肉眼的には白色の充実性の硬い腫瘍で明らかな被膜の形成はない．周囲肝組織との境界は明瞭で，肝表面に癌臍がみられる．肉眼分類では，腫瘤形成型（mass forming type），胆管浸潤型（periductal infiltrating type），胆管内発育型（intraductal growth type）に分けられる（図29）．組織学的には，胆管上皮由来の管状腺癌や乳頭状腺癌が多く，間質結合織に富み，粘液産生がみられ

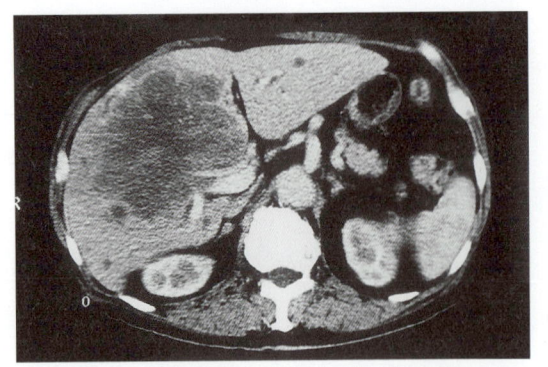

図30 胆管細胞癌の造影CT像（肝右葉）

る．リンパ管浸潤，神経浸潤がみられ，肝外リンパ節転移を起こすが，血行性転移は少ない．肝硬変の合併は少ない．

▶**症状** かなり大きくなるまで症状に乏しい．腹痛，発熱，黄疸，肝腫大，腹部膨満，体重減少などがみられる場合は，腫瘍が肝門部近くまで浸潤し，高度なリンパ節転移がある．

▶**診断** 肝硬変の合併が少ないため，血小板減少などはみられない．アルカリホスファターゼあるいは γ-GTP の上昇がみられる．

　CEA や CA19-9 が高値を示すものが多いが，AFP の上昇はみられない．肝内胆管の閉塞により胆道感染を起こすと白血球数，CRP の上昇および血液中に *E. coli*, *K. pneumoniae*, *S. fecalis* などが同定される．

▶**画像診断**

　① 超音波検査　3 cm 以下の小さいものでは境界明瞭な類円形の低エコー像として描出される．大きい腫瘍では不規則に周囲に浸潤するため境界が不鮮明となり，等エコー，高エコー，混合エコーなどを呈する．

　② CT 検査　単純 CT では 3 cm 以下の小さい腫瘍は類円形の低吸収域として描出される．造影 CT では，腫瘤形成型は動脈優位相では腫瘍周囲は濃染像を呈し，内部は低濃度を示す．腫瘍が大きい場合には辺縁は不整形を示し，腫瘍中心部は壊死により低濃度となる（図30）．胆管浸潤型は，腫瘍全体が均一に濃染される．

　③ MRI 検査　MRI では腫瘍内部は T1 強調像で低信号，T2 強調像で高信号を示す（図31A, B）．

　④ 血管造影　腫瘍は乏血性で腫瘍が 3 cm 以下の小さい場合には所見のないことが多い．大きく

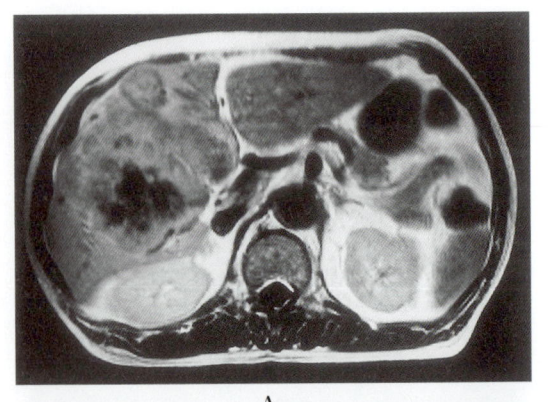

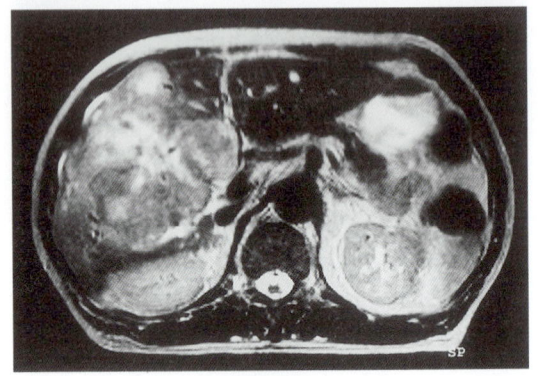

図31 胆管細胞癌の MRI 像
A．T1 強調像，B．T2 強調像

なると肝動脈分枝の偏位，管径不整，閉塞がみられる．

▶**治療** 肝切除術を行う．その際，切除断端に癌の遺残のないように広範な切除が必要である．高率にリンパ節転移を起こすためリンパ節郭清を併せて行う．

▶**予後** 5年生存率は5％以下できわめて予後がわるい．

C．混合型肝癌
mixed type, cholangiohepatoma

　同一腫瘍内に肝細胞癌と胆管細胞癌の両者が併存するもので，原発性肝癌の1〜2％を占める．

D．肝芽腫 hepatoblastoma

　新生児期から幼児期にみられる肝癌で，肝硬変を合併しない．肝芽腫は AFP 高値例が多く，90％

が 200 ng/ml 以上を示す．切除率は高く約 80%
で，遠隔成績も 1 年生存率 61%，3 年生存率 52%，
5 年生存率 44% と他の原発性肝癌に比べて良好で
ある．

2．転移性肝癌 metastatic liver cancer

ポイント

　肝の悪性腫瘍の中でもっとも頻度が高い．経門脈性，経動脈性，リンパ行性，直接浸潤があり，多くは多発性である．原発巣が根治切除可能でほかに転移がなく肝転移巣の切除が可能なら手術適応となる．

▶**病態**　経門脈性転移の頻度は高く，胃癌，大腸癌，胆道癌，膵癌などの消化器癌に多い．経動脈性の転移は，肺癌，乳癌，子宮癌，腎癌など静脈血が肝を介さない場合にみられる．リンパ行性転移は，胆嚢癌，肺癌，乳癌などにみられる．直接浸潤は胆道癌，胃癌，結腸癌など肝に隣接した臓器から連続的に起こる．

▶**病理**　原発巣と類似した組織像を示す．胃癌，大腸癌などの腺癌からの肝転移は，白色～黄白色を呈す．ほとんどの肝転移は，肝両葉に多発性にみられるが，大腸癌は他の癌に比較すると孤立性または右葉や左葉に限局してみられることが多い．

▶**症状**　肝転移巣が小さいときは，無症状であるが大きくなると全身倦怠感，食欲不振，腹部膨満感，右季肋部痛，肝腫大，黄疸，腹水，体重減少などがみられるようになる．これらは癌細胞による正常肝細胞の減少，胆管閉塞による肝機能障害による．

▶**検査所見**　転移巣が大きくなると，貧血に加えアルカリホスファターゼ値，LDH の上昇，GOT，GPT 値の上昇などの肝機能障害がみられる．消化器癌の転移では CEA や CA19-9 などの腫瘍マーカーの上昇がみられる．

▶**画像診断**

①**超音波検査**　腫瘍が大きい場合は，辺縁が低エコー，中心が高エコー（bull's eye sign）（図 32）を示す．小さく多発性のものは等～高エコーを示す．

②**CT 検査**　腫瘍は低吸収域として描出される．造影 CT ではより低吸収像が明瞭に描出され

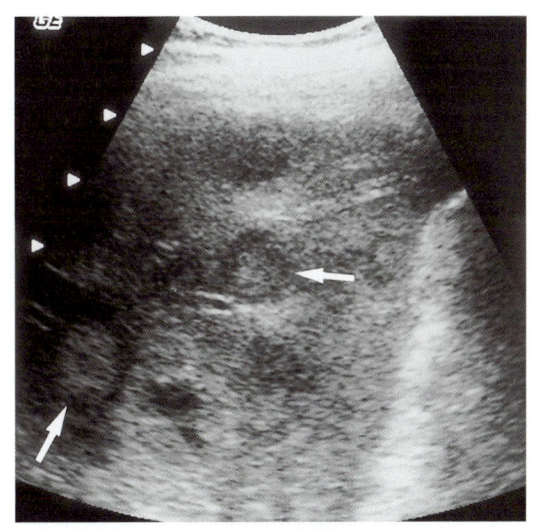

図 32　結腸癌の転移性肝癌の超音波像
bull's eye sign を示す．

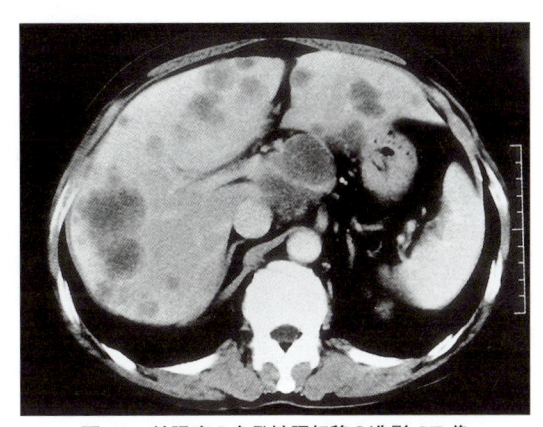

図 33　結腸癌の多発性肝転移の造影 CT 像

る（図 33）．辺縁がやや enhance されることもある．

③**MRI 検査**　T1 強調像で低信号，T2 強調像で高信号を示すことが多い．

④**血管造影**　消化器癌による転移性肝癌の多くは hypovascular で腫瘍の周囲がやや hypervascular に染まる．vascularity が低いものではまったく染まらず，圧排のみが認められることもある．インスリノーマやガストリノーマなどの内分泌腫瘍の肝転移は，hypervascular になり腫瘍濃染像を示す．

▶**治療**

①**肝切除術**　転移性肝癌の手術適応は，1）原発巣が完全に切除され，2）肝以外に転移がないか

あるいはあっても肝外転移巣の根治切除が可能，3) 肝転移巣が，一葉に限局しているか，両葉にまたがっていても，治癒切除が可能，4) 肝予備能が十分にある，場合である．ICG値が10％以下の場合は，肝葉切除または肝区域切除を行う．

② 経皮経肝エタノール注入療法 PEIT　経皮的にエコーガイド下にエタノールを注入する方法であり，肝切除の適応とならない場合や複数の転移がみられる場合に行う．

③ 経皮経肝マイクロウェーブ凝固療法 PMCT　経皮的にエコーガイド下にマイクロウェーブで腫瘍を凝固壊死させる方法であり，適応はPEITに準ず．

④ ラジオ波焼灼療法 RFA　経皮的に高周波による熱で癌を死滅させる方法で適応はPEITに準ず．

⑤ 肝動脈内抗癌薬注入療法　肝動脈内にカテーテルを留置し，抗癌薬を注入する方法である．持続的注入療法，間欠的注入療法がある．カテーテルの留置方法には，経皮的，選択的に動脈内に留置する方法や消化器癌の開腹手術時に胃十二指腸動脈内に留置する方法などがある．

⑥ 肝動脈塞栓療法 TAE　消化器癌による転移性肝癌はhypovascularなためあまり効果は期待できないが，内分泌腫瘍などhypervascularな腫瘍では，奏効することもある．

⑦ その他　全身性の抗癌薬投与，免疫療法など

があるが効果はあまり期待できない．

▶予後　転移性肝癌は放置するとほとんどが1年以内に死亡するが，肝切除術により治癒切除が行われると20％以上の5年生存率が得られる．

VIII. 劇症肝炎 fulminant hepatitis

ポイント

劇症肝炎とは，広範な肝細胞壊死による肝機能障害が原因となって意識障害を起こす疾患で，予後がきわめて不良である．原因としてはウイルス性肝炎がもっとも多く，他に薬剤性のものがある．

▶病因　急性肝炎の1〜2％に発生し，肝炎ウイルスによるものが90％以上を占め，とくにHBVによるものが多い．他に全身麻酔薬のハロセン（halothane），その他の薬剤によるものがある．

病理学的には肝は広範な肝細胞壊死をきたし，肝萎縮がみられる．

▶臨床症状　食欲不振，悪心，嘔吐，全身倦怠感，黄疸，発熱，腹部膨満感などがみられる．肝萎縮による肝濁音界の縮小，消失がみられ，腹水，全身の浮腫がみられる．その他肝性口臭，出血傾向，呼吸促進，乏尿，精神症状がみられる．精神症状は最初性格の変化となって現れ，次第に異常行動から昏睡に至る．表7は，昏睡度分類を示すが，

表7　昏睡度分類

昏睡度	精神症状	参考事項
I	睡眠-覚醒リズムの逆転 多幸気分，時に抑うつ状態 だらしなく，気にとめない態度	retrospectiveにしか判定できない場合が多い
II	指南力（時，場所）障害，物をとり違える（confusion） 異常行動（例：お金を蒔く，化粧品をゴミ箱に捨てるなど） 時に傾眠状態（普通の呼びかけで開眼し会話ができる） 無礼な言動があったりするが，医師の指示に従う態度をみせる	興奮状態がない 尿・便失禁がない 羽ばたき振戦あり
III	しばしば興奮状態または譫妄状態を伴い，反抗的態度をみせる 嗜眠状態（ほとんど眠っている） 外的刺激で開眼しうるが，医師の指示には従わない，または従えない（簡単な命令には応じえる）	羽ばたき振戦あり 指南力は高度に障害（患者の協力がえられる場合）
IV	昏睡（完全な意識の消失） 痛み刺激に反応する	刺激に対して払いのける動作，顔をしかめるなどがみられる
V	深昏睡 痛み刺激にもまったく反応しない	

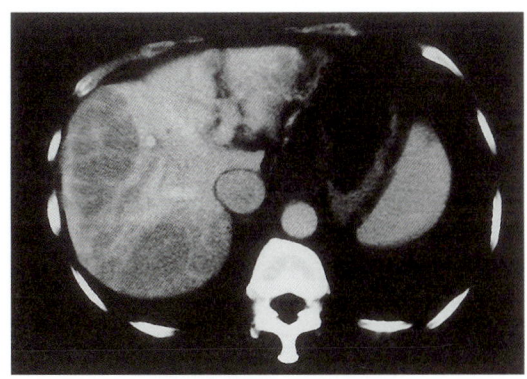

図 34 劇症肝炎のCT像
肝右葉の広範な壊死がみられる．

表 8 劇症肝炎の診断基準

> 劇症肝炎とは肝炎のうち症状発現後8週間以内に高度の肝機能障害に基づいて肝性昏睡Ⅱ度以上の脳症をきたし，プロトロンビン時間40%以下を示すものとする．そのうちには発病後10日以内に脳症が発現する急性型とそれ以後に発現する亜急性型がある．

注：急性型には fulminant hepatitis（Lucké & Malloy, 1946）が含まれ，亜急性型には亜急性肝炎（日本消化器病学会 1969）の一部が含まれる．

急速に進行するものが多く，Ⅲ度以上になると救命率は30%以下である．

▶検査所見　GOT，GPT値が初期には著明に上昇するが，病状の進行とともに低下し，逆に血清ビリルビン値が著明に上昇する．血清アルブミン，総蛋白の低下，コリンエステラーゼの低下，LDHの高値がみられる．プロトロンビン時間は低下し，40%以下になると肝不全と診断する．アミノ酸のうちメチオニンが著明に増加する．CT検査，超音波検査では肝の萎縮と広範な壊死が描出される（図34）．

診断は臨床症状，検査所見から診断基準（表8）によって行う．

▶治療　肝に対する治療に加え全身管理，合併症対策を行う．

▶肝不全対策

① ラクツロースの経口投与，抗生物質投与による消化管清浄化を行う．

② ステロイド投与により肝障害，脳浮腫を抑制する．

③ グルカゴン，インスリン療法（GI療法）により肝再生を促進する．

④ 血漿交換，血液吸着療法により，肝への有害物質を除去する．

▶全身管理・合併症対策

① 栄養，電解質管理：輸液，ビタミン補給を行う．

② 感染対策：広範囲スペクトルの抗生物質投与を行う．

③ 出血対策：制酸剤による消化管出血の予防，ヘパリン，FOY，フサンなどによるDICの予防

を行う．

④ 呼吸不全，脳浮腫，腎不全対策：O₂吸入，人工透析などを行う．

▶肝移植

脳死肝移植や生体肝移植によって救命率は著明に向上している．

Ⅸ．亜急性肝炎 subacute hepatitis

▶ポイント

亜急性肝炎は中年女性に好発し，肝炎発症から2〜3週間後より肝不全の症状が出現し，死亡もしくは壊死後性肝硬変へと進展する予後不良の疾患である．肝は亜広範性壊死の所見を呈する．劇症肝炎亜急性型と重複する要素も多く，治療も劇症肝炎に準ずる．

▶定義　日本消化器病学会での定義を表9に示す．

▶頻度，病因　中年女性に好発し，ウイルス性肝炎の4.4%が亜急性肝炎であったという．組織学的に肝には亜広範性壊死と残存肝細胞の再生がみられる．

表 9 亜急性肝炎の定義

> 亜急性肝炎とは急性肝炎の症状が2〜3週間程度続き，次第に精神神経症状，腹水，高度の黄疸，消化管出血などの症状が現れ，しばしば死の転帰をたどる予後の悪い病態であり，この際病理形態学的には亜急性肝萎縮を意識して診断する．原因としてはウイルス性肝炎および一部の薬物による肝炎が考えられるが，中毒性肝障害は除外する．さらに上記の概念の周辺には多くの病像のあることを認め，本疾患の病因究明と共にこれら病像の取り扱いについての研究を期待する．さらに病名そのものについてもなお問題があり，今後の検討を待つ．

▶**臨床所見** 自覚症状は劇症肝炎に類似する．肝性昏睡は劇症肝炎では必発であるが，亜急性肝炎では認めないこともある．腹水はほぼ全例に認める．
▶**検査成績** 劇症肝炎に準ずる．血液凝固因子も低下するが劇症肝炎に比べ軽い．
▶**治療** 劇症肝炎に準ずる．
▶**予後** 死亡率20～65％である．壊死後性肝硬変へ移行する頻度は高い．

1．肝腎症候群 hepatorenal syndrome

▶**ポイント**
　肝腎症候群とは肝硬変の非代償期や劇症肝炎など重症肝疾患に伴った機能的腎不全と定義される．通常，組織学的に特異な異常所見を認めず，乏尿，尿中Na濃度の減少（UNa＜10 mEq/l）と血清クレアチニン，BUNの増加がみられる．鑑別すべきものは循環血液量の減少に由来する腎前性腎不全，ショックに伴う急性尿細管壊死や糸球体腎炎などの器質性腎性腎不全である．

▶**発生機序** 1932年Helwigらが閉塞性黄疸例に対する胆道手術後に発生した腎不全に対しliver-kidney syndromeという言葉を用いたのが最初である．本疾患の本態は，腎皮質血管の攣縮により腎皮質部が虚血に陥り，**糸球体機能不全**となることである．腎動脈造影では腎皮質外層の小葉間動脈の攣縮や造影欠損がみられる．また^{133}Xeの消退曲線から，本症では髄質の血流量は保たれているが，皮質外層の血流量が減少していることが証明されている．本症に罹患した患者の腎を移植すると腎機能が正常化すること，逆に肝腎症候群を有する患者に肝移植を行うと腎不全が回復することが，本症が可逆的機能不全であることの根拠とされる．腎皮質血管攣縮の機序は，有効循環血液量や腎血液量の減少，および血管作動性物質の代謝障害の2点に要約される．前者は重症肝疾患例における有効循環血液量や腎血流量の減少に対応して交感神経系の亢進，レニン-アンギオテンシン系の亢進が生じ，反応性に腎皮質動脈が攣縮すると考えられる．また，後者は腎の血管作動性物質すなわちレニン-アンギオテンシン-アルドステロン系，カリクレイン-キニン系，プロスタグラ

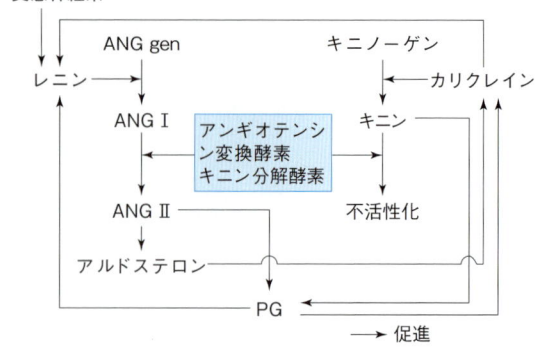

図35 腎血管作動因子間の相互関係
（Reineckらによる）

ンジン系，エンドトキシンなどが高度の肝障害のため肝で代謝されず，これらの動的平衡が崩れて腎皮質血管が攣縮すると解釈される．図35にこれら血管作動因子間の相互関係を示す．

▶**臨床所見** 肝硬変非代償期に利尿薬の過剰投与，腹水穿刺，消化管出血などを契機として発生することが多く，その頻度は肝硬変の10％程度とされている．また，高度の閉塞性黄疸例の術後にも5％前後の頻度で発症する．乏尿に始まり，利尿薬に抵抗性の浮腫が進行し，悪心，嘔吐，意識障害を伴うことが多い．また肝障害の程度に伴い黄疸，出血傾向，腹水，低蛋白血症などがみられる．

▶**検査成績** 尿量の減少（500 ml/日以下）と尿中Na濃度の低下（10 mEq/l以下）が特徴的である．尿蛋白や血尿をみることは少ない．血清クレアチニン，BUNは共に増加するが，血液透析の適応（血清クレアチニン10 mg/dl以上，BUN 100 mg/dl以上またはBUNの上昇が1日30 mg/dl以上）となるほど高値にはならない．水分貯留に伴い血中Naも低下するが，125 mEq/lを下まわる症例は予後不良である．腎血漿流量（renal plasma flow；RPF）や糸球体濾過値（glomerular filtration rate；GFR）は著明に減少するが，濾過率（filtration fruction；FF．FF＝GFR/RPF）は正常か，やや低下するのが特徴である．肝硬変の末期でエンドトキシン血症がみられる症例や特発性細菌性腹膜炎の生じた症例に本症が発生しやすいとの報告がある．この場合，腹水穿刺によりグラム陰性桿菌や連鎖球菌が証明されることが多い．

▶**発生の予防** 水電解質バランスを適正に保つこ

と，そのために発熱，下痢などによる脱水に注意し，腹水，浮腫に対する利尿薬の使用は1日の体重減少を500g以下に抑え，少しずつ段階的に治療する．難治性腹水に対する腹水穿刺は1l以下とする．消化管出血に対しては早期にH_2-受容体拮抗薬を投与する．肝硬変や高度黄疸例の手術に際しては，halothaneによる麻酔は避け，手術時間も最小限にする．エンドトキシン血症合併例ではlactuloseの経口または注腸投与と非吸収性抗生物質（polymyxin Bなど）の経口投与を行う．

▶**治療** 血液，血漿，アルブミン製剤を輸注し，循環血液量の適正化をはかり，GFRの増大に努める．また腎血管拡張作用を持つdopamine，prostaglandinを投与する．

2. 肝性脳症 hepatic encephalopathy

ポイント

肝性脳症は劇症肝炎や肝硬変などの重症肝疾患に伴って発生する意識障害を主徴とする精神神経症状である．

劇症肝炎にみられる急性型と肝硬変にみられる慢性型とがあり，慢性型ではグリア細胞の核が大きくなりAlzheimer II 型グリアになる．記銘力低下から深い昏睡まで種々の程度の意識障害を認める．鑑別診断には，低血糖，尿毒症など他の代謝性脳症や頭部外傷，脳血管障害などの頭蓋内病変がある．

▶**分類** 肝性脳症は急性型と慢性型に分類される．両者は病態生理，検査成績，治療法と予後において若干異なる．

① **急性肝不全に伴う急性型** 劇症肝炎，妊娠性急性脂肪肝，Reye 症候群などでみられるもので，**肝実質障害**が強く，Leberzerfall と称される．

② **慢性肝疾患に伴う慢性型** 肝硬変，肝癌などで**門脈-大循環短絡**に基づいて発症する．Leberausfall とも称され，さらに次の2型に分類される．

ⓐ慢性再発型　アンモニアなどの中毒物質が，門脈-大循環短絡のために血中に増加し脳症を呈する．肝機能異常が比較的軽度で経過が長く，予後は比較的良好である．

ⓑ末期型（中間型）　肝硬変末期に，黄疸，腹水，腎不全などの肝不全の1症状として生ずる脳症である．前述の急性型と慢性再発型の中間に位置し，acute on chronic ともいわれている．門脈-大循環短絡と肝実質障害とが種々の程度で混在する．

▶**発生機序** 肝性脳症の発生機序として，肝性因子と中毒性因子の二つが関与している．

① **肝性因子** 肝では脳の機能維持に必要な諸物質が生成されており，重症肝疾患，とくに急性肝不全ではこれらが欠乏するため脳症を起こすと考えられている．ブドウ糖，ヌクレオチド（シチジン，ウリジン），セロトニン，5-ヒドロキシトリプトファン，L-ドーパなどがある．

② **中毒性因子** 腸管などで生成された中毒物質が，門脈-大循環短絡や肝実質障害のため肝で代謝されずに血中に増加し脳症を起こす．肝硬変に伴う脳症の主因とみられる．

アンモニア，低級脂肪酸，メルカプタン類，トリプトファン，メチオニン，アミン（ピペリジン，ジメチルアミン，オクトパミン），γ-アミノ酪酸（GABA）などがある．

さらに肝性脳症の増強因子として，呼吸性アルカローシス，低カリウム血症，低酸素血症，低血糖，低ナトリウム血症などがある．とくにアルカローシスでは，$NH_4^+ \rightleftarrows NH_3 + H^+$の反応は右に傾きやすく，$NH_3$が増加する．$NH_3$は$NH_4^+$よりも細胞内に取り込まれやすく，脳症を起こしやすい．図36にアンモニア代謝のシェーマを示す．

▶**臨床所見**

① **精神神経症状** 肝性脳症の重症度は，劇症肝炎の項で表7に示した．

発症は睡眠障害，多幸症，感情鈍麻などに始まるが，昏睡度 I 度で気付くことは少ない．

② **羽ばたき振戦 flapping tremor** 腕を前に伸ばし指を拡げさせると，中指骨関節と手関節が不随意的に屈曲運動をくり返すもので，鳥の羽ばたきに似ている．また，肝性昏睡の末期には除脳硬直，痙攣などが出現する．

③ **肝性口臭** 甘味のある糞臭の呼気で，腸管より吸収されたメルカプタン類が肝で代謝されず血中に入り，呼気に出るものである．

▶**検査成績** 劇症肝炎では血清ビリルビン値の増加，プロトロンビン時間の延長，血清アルブミン値の低下，血漿総アミノ酸の増加が著しい．しかし血中アンモニアの増加は中等度にとどまり300 $\mu g/dl$ を超えるものは少ない．肝硬変に伴う肝性

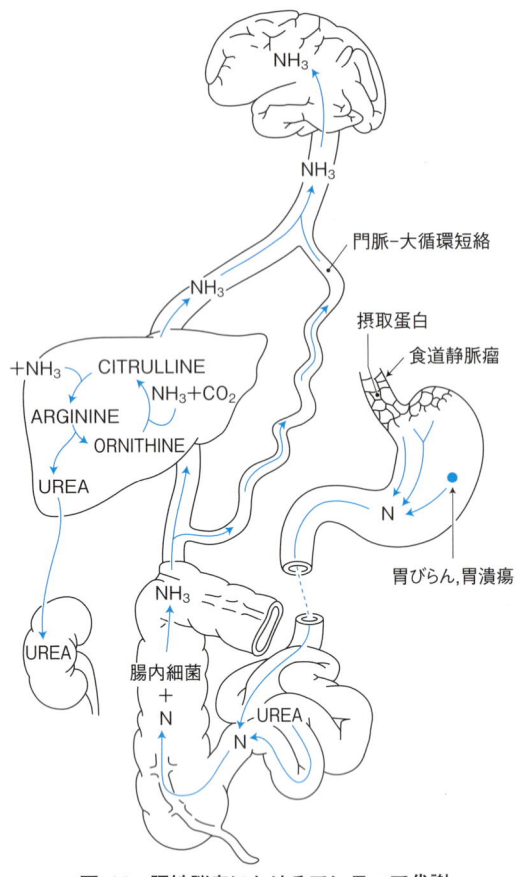

図 36 肝性脳症におけるアンモニア代謝

図 37 3相波
陰性・陽性・陰性，または陽性・陰性・陽性の3相より成る．持続期間は1相，2相，3相の順で長くなり，振幅は第2相がもっとも大きい．

表 10 肝性昏睡の誘発因子

1．過剰な蛋白摂取
2．便秘
3．消化管出血
4．利尿薬の過剰投与
　　低K性アルカローシスを誘発し，腎尿細管上皮細胞のアンモニア産生を高める．
5．鎮静薬投与

脳症のうち慢性再発型では，黄疸，出血傾向，低蛋白血症が明らかでない症例もある．しかし末期型ではこれらの肝不全徴候を呈する．一般に肝硬変では血中アンモニア濃度は 300 μg/dl 以上となることがしばしばある．低級脂肪酸も血中で増加する．また分枝鎖アミノ酸は低下し，芳香族アミノ酸は増加するため，**血漿モル比**（バリン＋ロイシン＋イソロイシン/フェニルアラニン＋チロシン）が低下する．このため脳の神経伝達物質産生に異常をきたし脳症の1因となっている．

脳波は昏睡度に比例して異常となり，左右対称性の**びまん性徐波化**と**3相波**が特徴的である（図37）．

知能検査として計算力，書字，数唱試験などが繁用されているが，定量的なものとして光や音刺激に対する反応時間，記号追跡検査などが有用である．

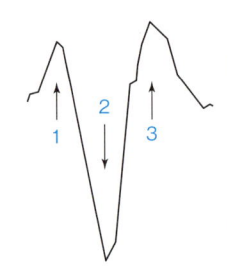

▶治療

①**全身管理**　糖質を主としたエネルギーとビタミンの補給，低カリウム血症，アルカローシスの是正，酸素吸入などの呼吸管理，H_2-受容体拮抗薬，新鮮凍結血漿の投与などを行う．

②**急性肝不全に伴う昏睡に対する治療**　肝細胞壊死の進行を阻止し，かつ肝再生を促し，肝機能が改善するまで生命を維持することを目的として，ステロイド，GI療法，特殊アミノ酸製剤，血液浄化療法などが試みられている．

③**肝硬変に伴う昏睡に対する治療**　まず肝性昏睡を誘発する諸因子を除くことが必要である（表10）．さらに，アンモニアなど血中に増加した中毒物質を除去する必要がある．これは脳症の改善に役立つと共に，肝に対する代謝負荷を軽減する効果もある．

ⓐLactulose　腸管内pHを下げて酸性にすることにより，腸内細菌叢を変えアンモニアの腸管での生成，吸収を抑制する．経口的にあるいは胃内チューブより lactulose を 60～90 ml/日投与する．または lactulose を2倍希釈し 300～500 ml で1日数回注腸・洗腸する．

ⓑ抗生物質　大腸菌の発育を抑制するために非吸収性の抗生物質を投与する．kanamycin 2～4 g/日，polymyxin B 300～600万単位/日，clindamycin 900 mg/日．

ⓒ特殊アミノ酸製剤　分枝鎖アミノ酸を主体と

する特殊アミノ酸製剤（Aminoleban）を 500〜1,000 ml/日投与する．

　ⓓ肝移植　Starzl らによれば，肝硬変は肝移植術のよい適応であるとされる．

▶予後　肝硬変に伴う肝性脳症のうち慢性再発型の予後は比較的良好で，初回の昏睡では覚醒率 90％以上，生存期間 1〜9 年である．しかし，脳症をくり返すうちに黄疸，腹水が出現し，やがて肝不全や消化管出血にて死亡する．末期型では覚醒率も 50％以下であり，予後はきわめて不良である．

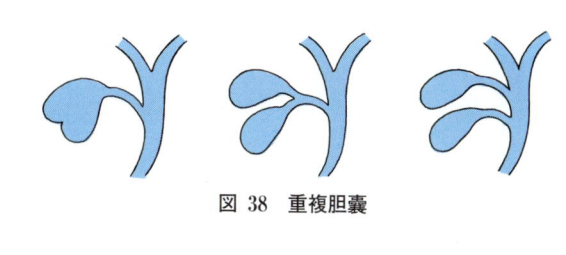

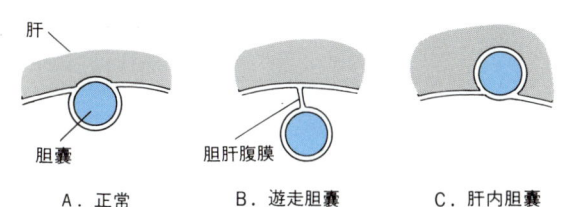

図 38　重複胆囊

図 39　胆囊と肝床との位置関係（横断図）
A．正常　B．遊走胆囊　C．肝内胆囊

B　胆　囊 gallbladder

1．胆囊奇形 anomalies

ポイント
　胆囊奇形には数，位置，形態の異常などが含まれるが，これのみで外科治療の対象となるものは少なく，多くはこれに合併疾患が加わると，手術の対象となる．

A．無形成 aplasia

先天性に胆囊が欠如しているもので，剖検では 0.013〜0.155％にみられる．60％に心血管系，消化器系，泌尿生殖器系，中枢神経系などの奇形を合併する．

慢性胆囊炎によって高度に萎縮した胆囊と鑑別する必要がある．

B．多発胆囊 duplication, triplication

重複胆囊（duplication of the gallbladder）は 0.02％にみられる．外観は単一にみえても内腔が中隔により二分されているものから，個々の胆囊管が胆管に流入するタイプまで，いろいろな段階のものがみられる（図 38）．まれに三重複もある．

C．位置異常

1．遊走胆囊

胆囊のほぼ全面が腹膜により被覆され，**胆囊間膜**（mesocyst）を介して肝下面より下垂しているものを遊走胆囊という．正常胆囊は体部と頸部の上面が肝床に結合織性に固定されているが，胆囊が肝下面にどの程度固定されているかにより 3 段階（A：正常，肝床の広いもの，B：遊走胆囊，C：肝内胆囊）に分ける（図 39）．

画像診断のコツは，体位の変換による**胆囊像の異常な移動**である．臨床的に重要なのは，胆囊間膜が大きく胆囊が自在に位置を変える型で，右季肋部の鈍痛，時には激痛を訴える．中には**胆囊捻転症**（torsion of gallbladder）を起こし，急性腹症として開腹術を必要とすることがある．

2．肝内胆囊

胆囊全体が完全に**肝実質に埋没**されているものをいう．造影では，正常より高い位置で肝と重なった胆囊を認める．胆囊に可動性がないこと，胆汁うっ滞をきたしやすいことから，胆石が発生しやすい．

肝に埋没しているので，胆囊摘出術はかなり困難である．

3．左側胆囊

肝左葉の鎌状間膜より左側に位置しているものをいう．**内臓錯位症**の 1 分症でもある（図 40）．

D．屈折胆囊

胆囊奇形の中でもっとも頻度が高い．とくに胆囊体部と頸部の間に"くびれ"があるものを**砂時

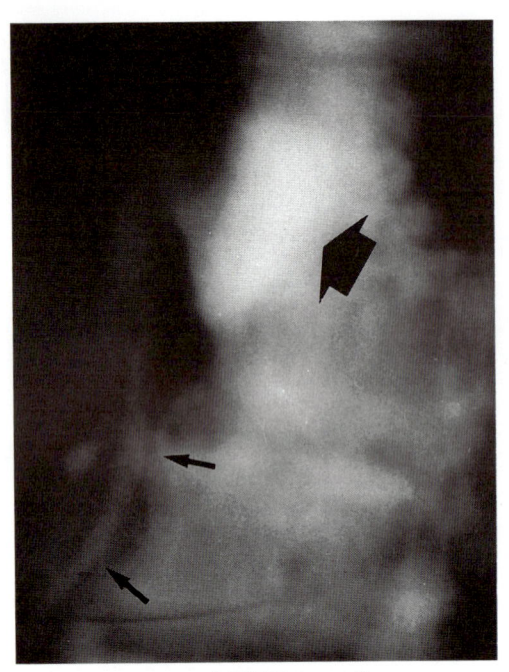

図40 左側胆嚢のDIC像
胆嚢（大矢印）と，その右側に総胆管（小矢印）が造影されている．

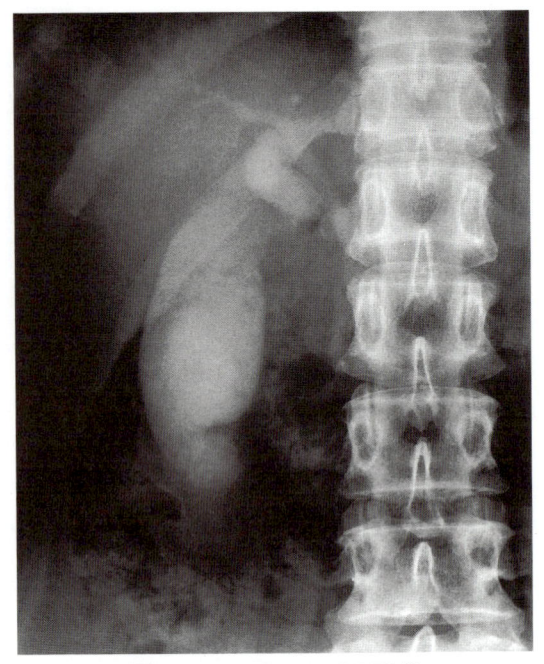

図41 phrygian capのDIC像
胆嚢底の先端にくびれがみられる．

計様胆嚢（hourglass gallbladder），胆嚢底部先端の"くびれ"を示すものを古代アジアのフリジア人が着用していた帽子の形に類似していることから，**フリジア人帽様胆嚢**（phrygian cap）と呼ぶ（図41）．これらは単独では臨床症状は発現しない．先天性または後天性に生じた胆嚢内腔の限局性拡張として**胆嚢憩室**（diverticulum of gallbladder）がある．これは穿孔の可能性がある．

その他，胆嚢に異所性に胃粘膜，膵，または肝組織や腸上皮が迷入していることがある．

2. 先天性胆道拡張症
congenital choledochal dilatation,
congenital choledochal cyst

▷ポイント
　欧米人に比べアジア人，とくに日本人に好発し，幼小児期に発症することが多い．腹痛，黄疸，腹部腫瘤の触知を三主徴とする．病因として膵胆管合流異常が指摘されている．胆道癌発生との関係が指摘されているので，その治療は拡張胆管をできるだけ切除し，胆道再建術を行う．

もっとも重要なのは**拡張胆管の癌化**であり，膵胆管合流異常による膵液の胆管内逆流が関係している．すなわち，膵液中のホスホリパーゼ A_2 が胆汁中レシチンをリゾレシチンに変えて胆管上皮に慢性炎症を起こし，これから生じる上皮の剥離や再生が発癌につながると考えられる（図42, 43）．その**発癌率は成人例の10%**といわれ，一般の胆道癌の発生頻度0.012〜0.5%と比べ，明らかに高率である．

▶診断　血液検査は間欠期には特異所見に乏しい．肝機能検査でALPの上昇をみることがある．

①**X線検査**　腹部単純撮影にて，高度の胆管拡張例では右上腹部にmass shadowとして均一な陰影を認めることがある．上部消化管造影では，胃十二指腸が拡張した胆管によって圧排されている像を認めることがある（図44）．

排泄性胆道造影とCTを併用（DIC-CT）すれば，囊胞状に拡張した胆管像が得られる．

ERCPでは，形態のみならず膵胆管合流異常の有無を検索することに意義がある（図42, 45）．

②**超音波検査**　最近では，胎児の時点で発見されることもある．**肝門部に連続した嚢胞像**として描出され（図46），内部にdebrisや胆石を認める

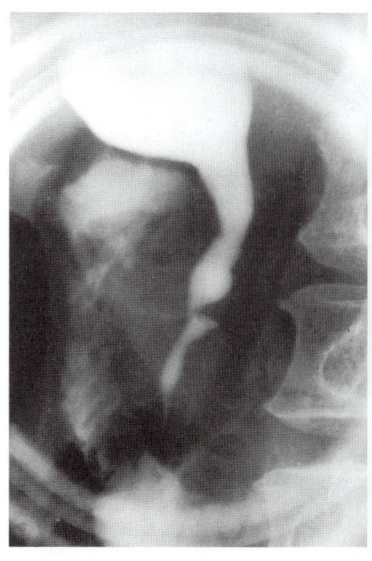

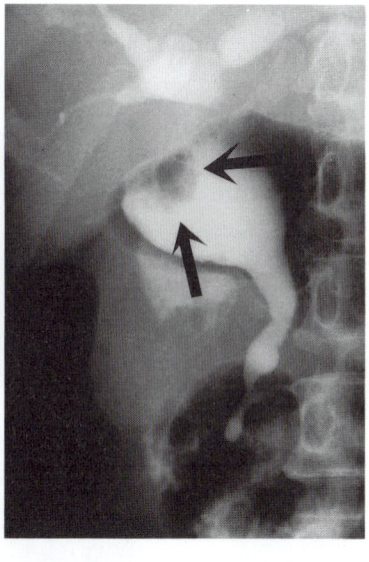

図 42 先天性胆道拡張症における膵・胆管合流異常と胆管壁の癌化（45歳 女性の ERCP 像）
胆管が膵管に合流し（左），胆管には矢印のごとく filling defect を認める（右）．

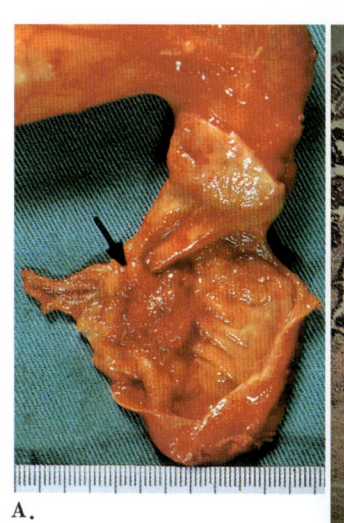

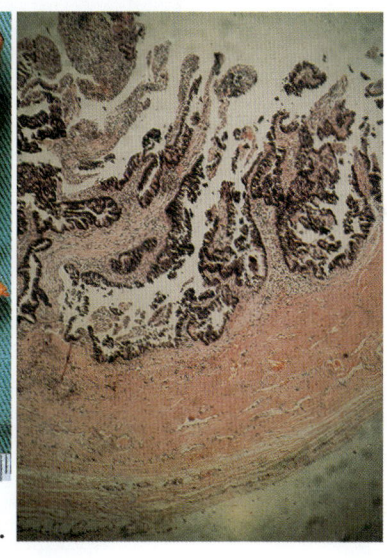

図 43 図 42 の症例の切除標本（A）とその病理組織像（B）（H-E 染色 ×23）
胆管壁に隆起性病変（矢印）をみる．組織学的には乳頭腺癌で，漿膜下層へは浸潤していない．

こともある．この囊胞像が肝内胆管または胆囊に連続していることを確認すれば，診断は比較的容易である．とくに成人例では胆管壁を詳細に観察し，癌合併の有無を確かめる必要がある．

③ **CT** 超音波検査と同じくその形態と癌合併を読み取る．3D 処理画像が有用である．

④ **胆道シンチグラフィ** 存在診断のみならず，胆汁の胆管内におけるうっ滞の程度を時間的な経緯から把握できる（図 47）．

⑤ **MRCP** ERCP が不可能な小児などで，拡張胆管と膵胆管合流異常を同時に描出できる．

▶ **治療** 囊腫状や紡錘状に拡張した胆管をできるだけ切除し，不可能なら，肝切除を考慮する．胆管空腸吻合 Roux-en-Y 術，胆管十二指腸有茎空腸間置術，胆管十二指腸端側吻合術などの**胆道再建術**を行う．後 2 者が術後に胆汁が十二指腸に流入するという点で，より生理的な再建術式である（図 48）．術後は，肝管空腸吻合部狭窄による胆管炎の再燃と肝内結石に注意してフォローする．

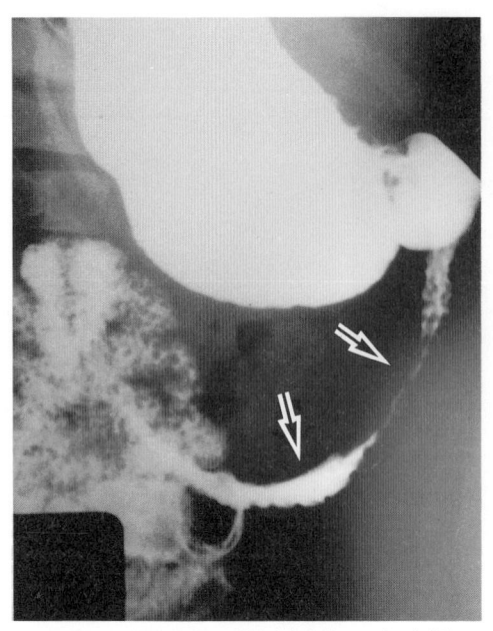

図44 上部消化管X線像(腹臥位．3歳 女児).
拡張胆管による胃，十二指腸の被圧排像（矢印）をみる．

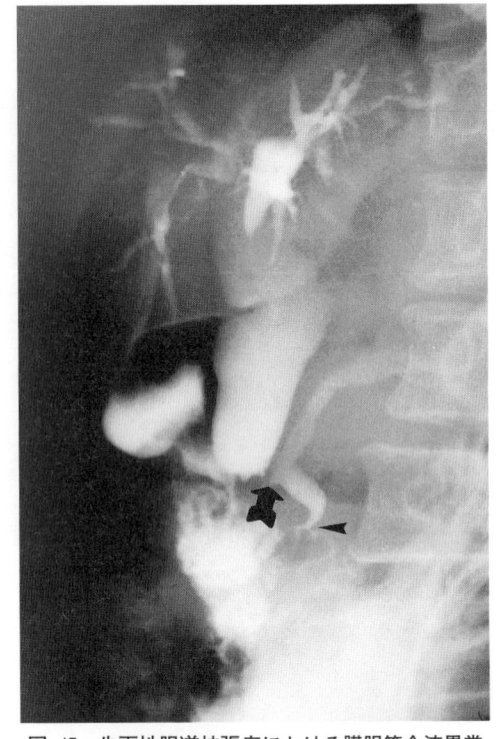

図45 先天性胆道拡張症における膵胆管合流異常
大矢印の部が合流部，小矢印の部が膵管の十二指腸開口部を示す．

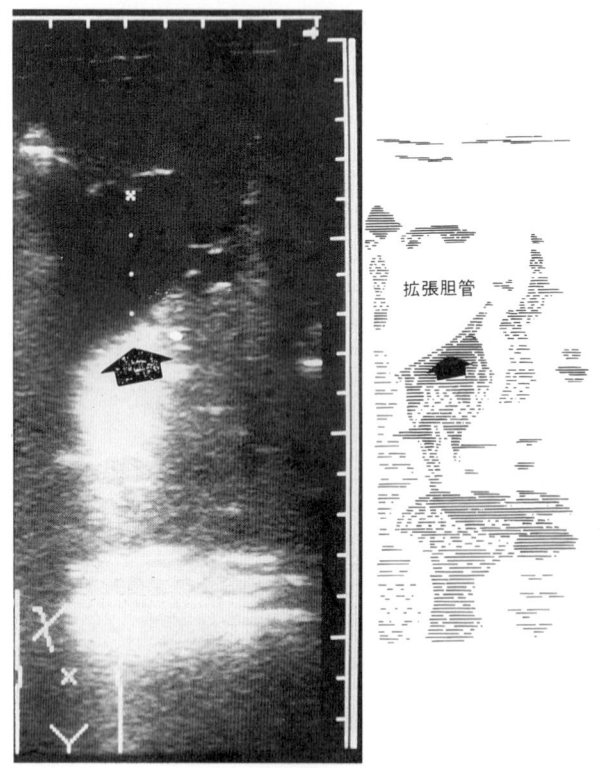

図46 超音波像（4歳 男児）
囊胞（矢印）に独特な特徴ある像を示す．最大径は3.9 cm.

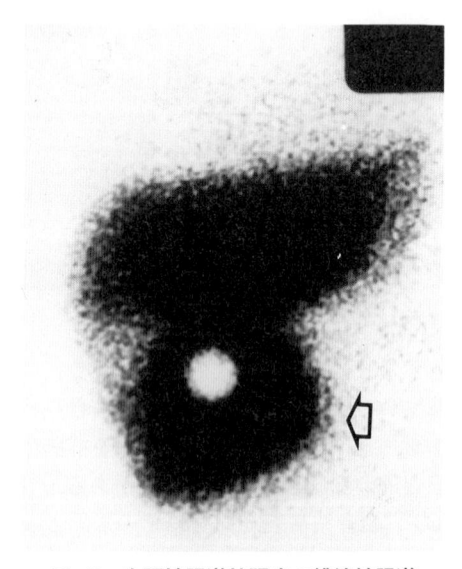

図47 先天性胆道拡張症の排泄性胆道シンチグラム（6歳 女児）
肝に続く hot area として認められる（矢印）．中央の丸印は腹壁上から触知する腫瘤のマーカー．

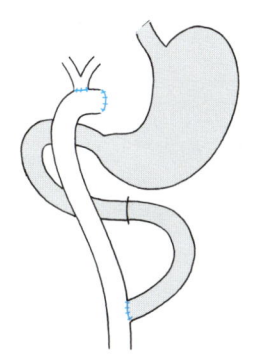

A. 胆管空腸吻合Roux-en-Y術　　B. 胆管十二指腸有茎空腸間置術　　C. 胆管十二指腸端側吻合術

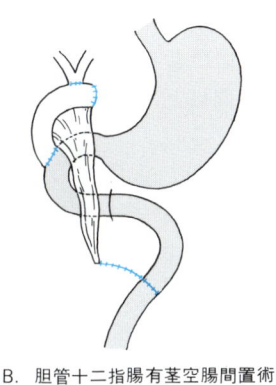

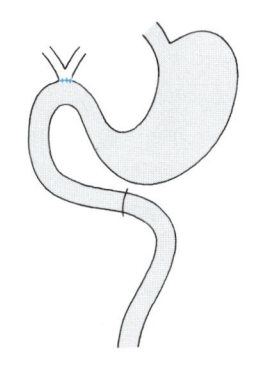

図48　代表的な胆道再建術

3. 先天性胆道閉鎖症
congenital biliary atresia (CBA)

ポイント

新生児・乳幼児肝炎による黄疸との鑑別が重要である．すなわち，生理的黄疸と思っていたものが急速に黄疸が強くなり，かつ持続するときには，まず第一に先天性胆道閉鎖症を考えて早期診断，早期手術を行うことが治療成績を向上させる．

▶診断　不可逆性の肝臓の瘢痕化が始まる生後2ヵ月になる前に診断をつけなければならない．

① **便色調カラーカード**　灰白色便に早期に気付く．

② **超音波検査**　肝門部の線維組織塊，胆嚢の萎縮，哺乳による収縮がないことを確認する．

③ **尿中硫酸抱合型胆汁酸（USBA）測定**

④ **肝生検**　にて確定する．

▶治療　肝内胆管は生後2～3ヵ月は開存しているので，生後30日以内に肝門部空腸吻合術（葛西手術）を行えば，自己肝で10年生存率は約50%である．しかし，自己肝での長期生存は難しい．葛西手術6ヵ月以内に黄疸が消失せず，憎悪する場合は，適合するドナーがいれば，肝移植を準備する．診断が遅れた生後4ヵ月児では，葛西手術よりも一期的肝移植を推奨する．2歳までに生体部分肝移植を行う．

わが国で行われた小児の生体部分肝移植4,000例における5年生存率は84.9%，15年生存率でも79.1%と，欧米の脳死肝移植の5年生存率65～75%に比べても，優れている．

4. 胆嚢・胆管系の損傷

ポイント

鈍的腹部外傷による胆道系の損傷はまれであるが，損傷部位は固定された状態にある膵上縁の胆管でもっとも頻度が高い．むしろ，腹腔鏡下胆嚢摘出術の注意すべき偶発症として胆管損傷がある．

▶頻度　鈍的腹部外傷による胆嚢・胆管系損傷の頻度は腹部外傷の0.2～0.8%とされている．損傷部位別の頻度は総胆管，総肝管の順であるが，多くは周囲臓器の**合併損傷**を伴っており，単純損傷はまれである．腹腔鏡下胆嚢摘出術に伴う胆管損傷は，なお0.3～0.69%みられる．

▶原因　ハンドル外傷が原因となったものがもっとも多く，次いで重量物の下敷きや腹部の殴打による．発生機序としては，

① 胆嚢胆汁を急速に胆管内へ押出すような外力が胆嚢に加わって胆道内圧が上昇すること，

② 総胆管が脊椎と腹壁に加わる外力に挟まれて圧迫，伸展されること，

の二つが考えられる．したがって，総胆管損傷は膵入口部の固定された位置で発生することが多い．一方，手術に伴う胆管損傷には，Calot三角の剥離不十分で，総胆管を胆嚢管と誤認して切断したり，電気メスの熱傷によるものがある．

▶診断　外傷の場合，周囲臓器の合併損傷を伴っているので，開腹術の適応となる．しかし，胆道

系の単純損傷では腹部症状が軽いので，診断が困難なことがある．一般には外傷後3日目以降に黄疸や腹部膨満が出現するが，まれには2週間以上経過した後に，初めて腹部症状が出現してくるのもある．

診断方法は腹腔穿刺がもっとも有用で，**穿刺液に胆汁が混在**すれば確定する．内視鏡的経鼻胆汁ドレナージ（ENBD）チューブよりの造影が診断と治療を兼ねて有用である．

しかし，受傷直後に開腹した場合には，肝，十二指腸，または膵の損傷を合併していることを見逃す危険性がある．十二指腸周囲の後腹膜や肝十二指腸間膜内に胆汁の漏出や血腫を認めたときには，胆道系を十二分に精査する必要がある．その際は，術中胆道造影を行って損傷部を確認し治療方針を決定する．

▶**治療** 手術術式としては，
① 損傷部の単純縫合閉鎖
② Tチューブを損傷部に留置するのみ
③ 総胆管端々吻合後にTチューブ挿入も施行
④ 総胆管十二指腸吻合術
⑤ 総胆管空腸吻合（Roux-en-Y）術
⑥ 胆管十二指腸有茎空腸間置術を行う．

十二指腸や膵の損傷を合併する場合には膵頭十二指腸切除術も必要となる．

5．良性胆道狭窄
benign biliary stricture

▶**ポイント**

術後狭窄，炎症性胆管炎，慢性膵炎，Mirizzi症候群が原因となる．胆嚢摘出術時の胆管損傷に起因して発生することがもっとも多い．放置すると，胆管炎，肝膿瘍，肝硬変を発生するので，早期に再手術が必要となる．狭窄部位によりステント留置で経過観察を行ってもよい．肝外胆管狭窄では胆管空腸吻合 Roux-en-Y 術の適応となる．

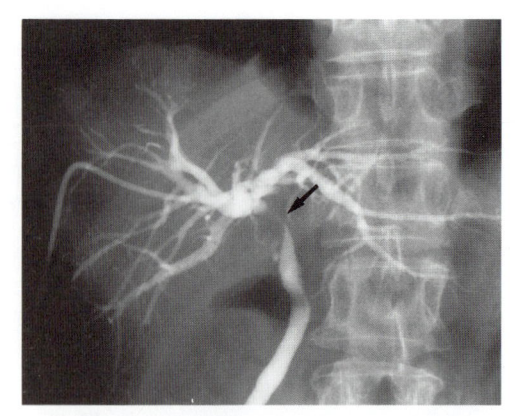

図49 Mirizzi 症候群の PTCD チューブ造影像
肝門部胆管に右方よりの圧排，狭窄を認める（矢印）．

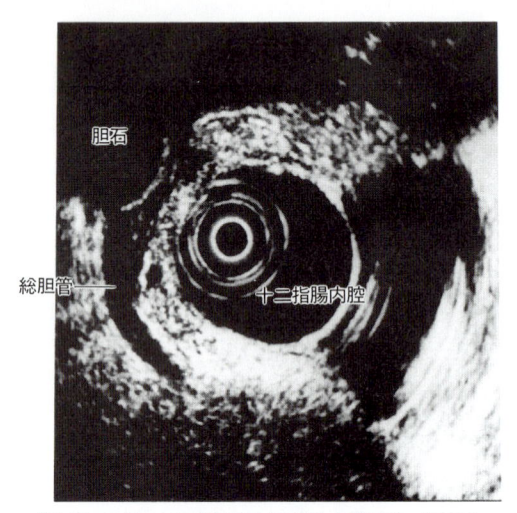

図50 Mirizzi 症候群の超音波内視鏡像（EUS）
胆嚢頸部に胆石の嵌頓とそれによる総肝管の圧迫狭窄像が描出されている．

▶**原因** 良性胆道狭窄の原因は，術後狭窄，炎症性胆管炎，胆管周囲臓器による圧迫などがある．欧米では90％が術後狭窄に起因するが，わが国では炎症性胆管炎によるものが20〜60％も占める．

① **術後狭窄**は手術時，とくに胆嚢摘出術の際に胆管を損傷した後に発生し，大部分は Calot 三角部における手術操作の誤りに起因する．

胆道損傷以外でも，不適当な胆管ドレナージ，癒着による胆管屈曲などによっても胆管狭窄が発生することがあり，また胆道再建術としての胆管消化管吻合部の狭窄もある．

② 炎症性胆管炎は欧米では少ないが，わが国ではしばしばみられ，下部胆管や乳頭部の狭窄をきたす．このほか**原発性硬化性胆管炎**も原因疾患の一つに数えられる．

③ 周囲臓器からの圧迫による胆管狭窄としては Mirizzi 症候群（図49, 50）や慢性膵炎による下部胆管の圧迫などがある．

▶**症状** 手術により誤って総胆管を結紮またはクリップをかけてしまった場合の完全胆管閉塞例で

は，術後 48 時間以内に黄疸が発生する．しかし，不完全狭窄例では黄疸の出現が遅く，たとえ発生しても軽い．むしろ胆管炎に起因する上腹部痛と発熱が主症状となる．

▶診断　総胆管の完全閉塞例では術直後より黄疸が発生するので診断は容易である．不完全狭窄例では肝機能検査で ALP, LAP が上昇するが，血清ビリルビン値は正常かまたは軽度上昇にとどまる．したがって，胆管炎症状を繰り返し胆道狭窄が疑われる症例では，**経皮経肝胆道造影**（PTC）により胆管の狭窄部を確認する必要がある．

▶治療　胆道狭窄が起こると上部胆管が拡張し，胆管炎，肝膿瘍，肝硬変を発生して予後不良となり，胆汁ドレナージが不十分なら死亡することもある．したがって，できるだけ早期に再手術を行う．

治療法は狭窄の部位によって異なる．乳頭部狭窄は内視鏡的乳頭括約筋切開術またはステント挿入術を行う．肝外胆管狭窄は狭窄部を切除して端々吻合を行うのが理想ではあるが，実際上は，緊張がかかることなく吻合することは不可能な場合が多い．したがって，一般には**胆管消化管吻合**による再建術式として，胆管空腸吻合 Roux-en-Y 術が行われている．

6．胆囊炎 cholecystitis

ポイント

胆囊炎のほとんどが胆石を合併し，いわゆる無石胆囊炎は急性胆囊炎の 10％以下である．

疼痛など腹部症状と典型的な理学所見により診断は容易であるが，確実には超音波検査により，胆囊の腫大と壁の肥厚，胆囊壁内の sonolucent layer があれば急性胆囊炎とする．慢性胆囊炎では壁内浸潤型胆囊癌との鑑別が重要である．

治療は早期手術で胆囊を切除することであるが，超高齢者など一時的に保存的治療する場合は組織内移行の優れた抗菌薬の投与に加えて，超音波誘導下に経皮経肝胆囊ドレナージも有用である．

▶成因　胆囊炎のほとんどが中高年層に発生し，90％以上は胆石を合併する．胆石を有しないいわゆる"**無石胆囊炎**"は急性胆囊炎の 10％以下である．

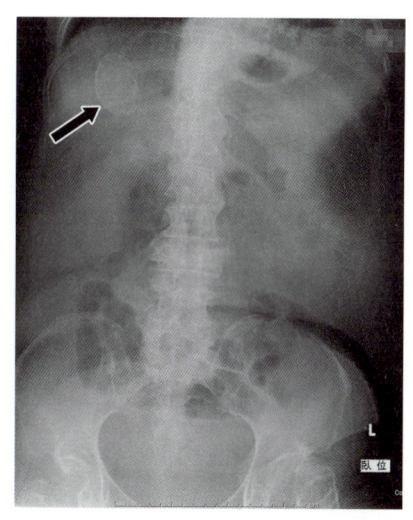

図 51　磁器様胆囊の腹部単純 X 線写真
胆囊壁の肥厚と壁全体の石灰化がリング状にみられる．

成因として，① 胆汁うっ滞による細菌感染，② 胆汁成分の異常，③ 膵液の逆流，④ 胆石による物理的刺激が考えられる．

感染経路としては，胆管上行性，門脈血行性があり，起炎菌はほとんどが**腸内細菌**由来で，*E. coli* と *Klebsiella* の組み合わせがもっとも多い．

▶病理　急性胆囊炎は化膿性胆囊炎と壊疽性胆囊炎とがあるが，特殊なものとしてガス産生菌（*Clostridium perfringens, E. coli, Anaerobic streptococci* など）による**気腫性胆囊炎**（emphysematous cholecystitis）がある．

硬くて大きいコレステロール胆石を合併するものは粘膜の荒廃が著しく，胆囊壁は肥厚し，中には全層が結合織に置換され，いわゆる"**萎縮胆囊**（contracted gallbladder）"となる．また，まれに瘢痕化した壁内に石灰沈着をきたし，**磁器様胆囊**（porcelain gallbladder）（図 51）となる．特殊なものとして**チフス菌性胆囊炎**がある．

▶症状　急性胆囊炎は上腹部の激痛を初発症状とし，悪寒・戦慄，高熱を伴う．疼痛は呼吸時に増強し，胆石発作よりも持続性で，圧痛も心窩部から右季肋部に強い．悪心，嘔吐を伴うことが多く，軽い黄疸を認める．時に腫大した胆囊を触知する．

慢性胆囊炎は，心窩部ないし右季肋部の鈍痛，不快感，圧痛などを訴える．胆石を合併する場合には，脂肪摂取や過食後に強い症状をきたす．

▶診断　自覚症状や理学所見から，急性胆嚢炎と診断することは比較的容易である．急性胆嚢炎の超音波上の所見としては，胆嚢の腫大，**胆嚢壁の肥厚**，胆嚢輪郭の不鮮明化，肥厚した胆嚢壁内の **sonolucent layer** が特徴である．さらに，胆嚢内腔に音響効果を伴わないびまん性の無定型エコー debris もみる．

慢性胆嚢炎の鑑別診断でも，超音波検査の役割は大きい．ほとんどが**胆嚢結石を合併**し，胆嚢壁は肥厚，壁エコーは強いが，厚さも強さもほぼ均一である．肝との境界も明瞭である．炎症をくり返した場合は壁の肥厚は不規則となり，内面も不鮮明となるため，"**壁内浸潤型胆嚢癌**"との鑑別が問題となる．癌の場合は，壁の厚さ，強さ共に著しく不均一で，内腔も不鮮明となる．逆に，胆嚢壁の3層構造は進行胆嚢癌ではあまりみられない所見であるので，胆嚢炎といえる．

▶治療　急性胆嚢炎の外科治療の方針としては，緊急手術，早期手術，待機手術があり，いまだ論議の的となっている．保存的に経過をみる場合は，絶食のうえ，胆嚢組織内移行の優れた抗菌薬の投与，**超音波誘導下経皮経肝胆嚢ドレナージ（PTGBD）**または胆嚢吸引穿刺法（PTGBA）が有用である．

原則的には胆嚢結石症の治療と異ならない．

7．胆石症 cholelithiasis

ポイント

右季肋部痛，発熱，黄疸は胆石の三主徴とされるが，最近，人間ドックなどで超音波検査やCTにて無症状胆石が発見されることが多く，手術の適応があるか否かという疑問が提起されている．胆石の診断は超音波のもっとも得意とするところで，胆嚢結石の検出率は90％以上である．術中，摘出直後に必ず主な胆石の割面をよく観察し，それぞれの胆石に適した手術方針を決める．

▶病態　わが国の旧厚生省肝内結石症調査研究班による肝内結石症の病型分類は，胆石の所在部位により，肝内型（I）と肝内外型（IE）とに区別し，さらに肝左葉型（L），右葉型（R），両葉型（LR）に細分され，より多く胆石が存在する部位にアンダーラインを引いて，合計6型に分類する．

心弁置換術後の28〜40％に胆石を生じる．**胃切除（迷走神経切離）術後**，Crohn病や，malabsorption syndrome，回腸切除症例などで行った回腸瘻，回腸切除，回腸バイパス術などの術後，または完全静脈栄養中に胆石が生じた場合は，医原性胆石症ともいう．

胃切除から胆石が発見されるまでの期間は比較的短く，術後3年以内に発生しており，術後定期的に超音波検査により観察すれば，意外に早期に形成されることがわかる．そのほか，**先天性溶血性貧血**，肝硬変など他疾患に合併する胆石がある．無症状のことが多い．赤血球の破壊による高ビリルビン血症，胆嚢の機能障害とりわけ収縮不全，あるいは胆汁酸の吸収不全による．現在わが国で用いられている胆石の分類法を表11に示した．図52〜56に掲げた各胆石の摘出標本でそれぞれの特徴を把握されたい．

胆石症と胆嚢癌の関係もかなり重要である．**胆嚢癌における胆石合併率は65〜90％**であるが，逆に無症状胆石患者における胆嚢癌の発生頻度は1〜15％，平均4.5％であった．

▶症状　**右季肋部痛，発熱，黄疸**は胆石の三主徴とされる．このほか，心窩部痛，背部痛，悪心，嘔吐を呈してくる．その**疼痛は激烈**で，**脂肪に富んだ食事**摂取2〜3時間後，過労時，精神的緊張の強いとき，**就寝後**に起こりやすい．

▶診断　疼痛の詳細を問診すれば，胆石症を疑うことはさほど困難でない．発作の既往があれば，画像診断により胆石の所在が指摘されているかどうかも聴取する．

①超音波検査　胆石の診断は超音波検査がもっとも得意とし，胆嚢結石の検出率は90％以上である．経時的に観察して胆嚢の収縮能の診断もできる．これにより急性胆嚢炎の合併，完全静脈栄養時や外傷後の絶食中の胆石発生，**胆石溶解療法**の効果判定など，胆石関連病変の経過観察に最適の検査法である．

ⓐ胆嚢結石の診断　strong echoとその後方に生ずる acoustic shadow があればよい（図57）．さらに胆石の質的診断もかなりできる．

しかし，①腹壁の厚い例，②高齢者など体位変換や呼吸がうまくできない例，③胆嚢が萎縮したり，胆嚢管あるいは胆嚢頸部での嵌頓胆石例では，胆嚢が描出できないことがあり，④下部胆管では

表 11 胆石の分類

| コレステロール胆石　cholesterol gallstone
| 純コレステロール石　pure cholesterol stone
| 混成石　combination stone
| 混合石　mixed stone
| 色素胆石　pigment gallstone
| 黒色石　black stone
| ビリルビンカルシウム石　calcium bilirubinate stone
| まれな胆石　rare gallstone
| 炭酸カルシウム石　calcium carbonate stone
| 脂肪酸カルシウム石　fatty acid calcium stone
| 他の混成石　other combination stone
| その他の胆石　miscellaneous stone

(日本消化器病学会胆石症検討委員会，1984)

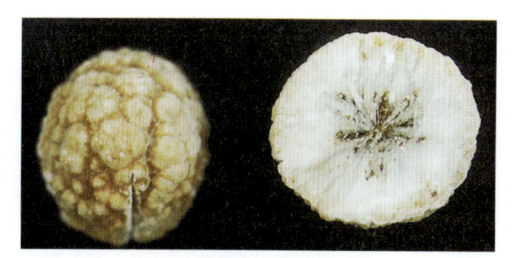

図 52　純コレステロール石

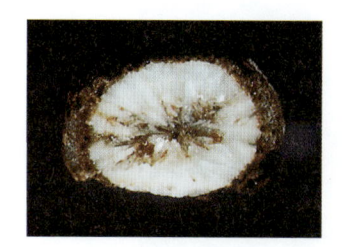

図 53　混成石

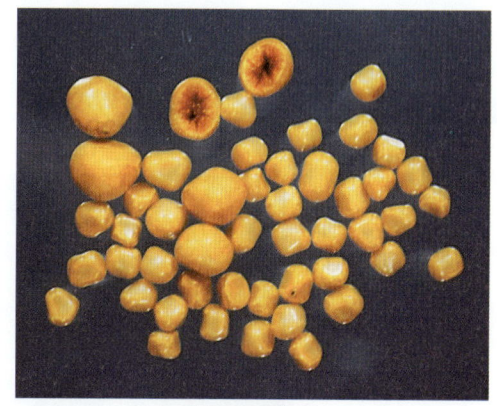

図 54　混合石

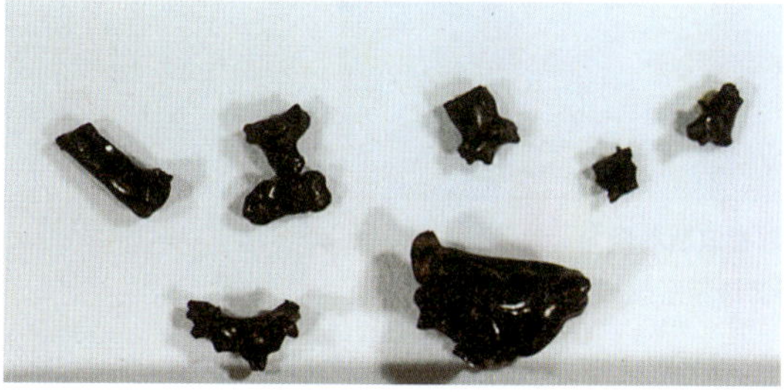

図 55　黒色石

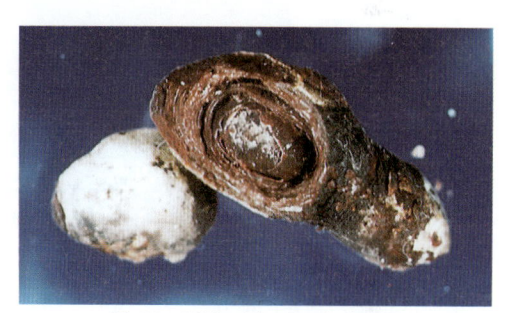

図 56　ビリルビンカルシウム石

腸管ガスによるエコーは胆石と紛らわしく誤診の原因となること，⑤上腹部手術の既往がある場合にも描出は困難，などの問題がある．

ⓑ肝内結石の診断　PTCやERCが結石による閉塞部を超えて胆管を造影できないのに対して，胆道閉塞の有無にかかわらず，肝内胆管の全貌を描出することができ，末梢型の肝内結石も診断が可能となった．

超音波誘導下の胆管の選択的穿刺が安全かつ正確に施行でき，**超音波誘導下経皮経肝胆汁ドレナージ（PTCD）**が胆道系検査を兼ねた治療の基本的手技として確立した．

ⓒ術中超音波検査　術中に直視下に行う超音波検査は鮮明な画像診断が得られるので，肝の切開部位や切石部位，肝切除や切離面を決定するのに有用である．総胆管結石に対する術中超音波も，胆道末端に近く存在する小結石が明瞭に描出され，その描出能は術中胆管造影をしのぐ．

ⓓ超音波内視鏡検査（EUS）　正常の胆囊壁も3層構造として描出されるほか，胆石の種類や部位についてもより鮮明な画像診断が得られる．

ⓔ管腔内超音波検査法（IDUS）　ERCP下に胆管に細長い管状の超音波プローブを入れる方法で，総胆管結石の診断に優れている．

②ERC，PTC　適切な付加手術を行うために

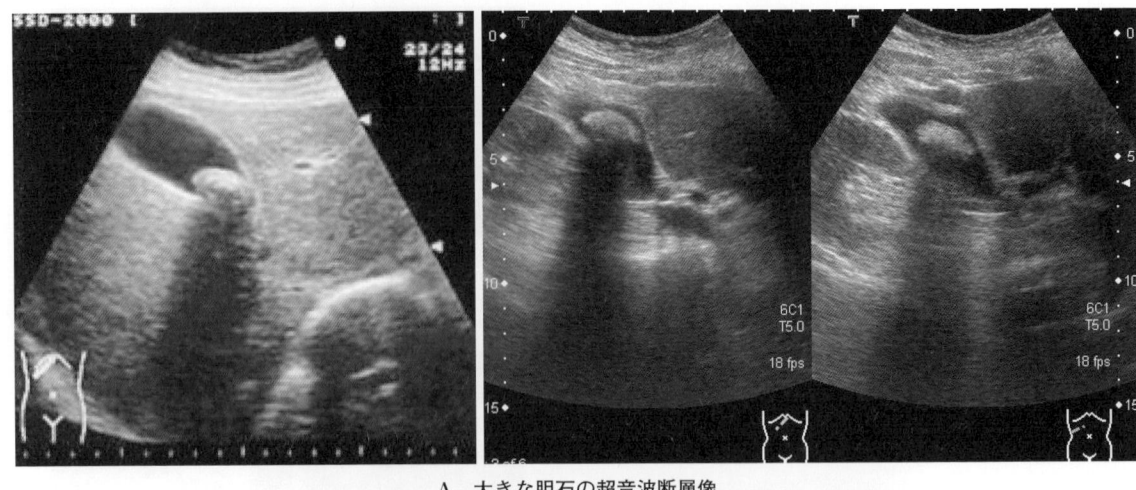

A. 大きな胆石の超音波断層像

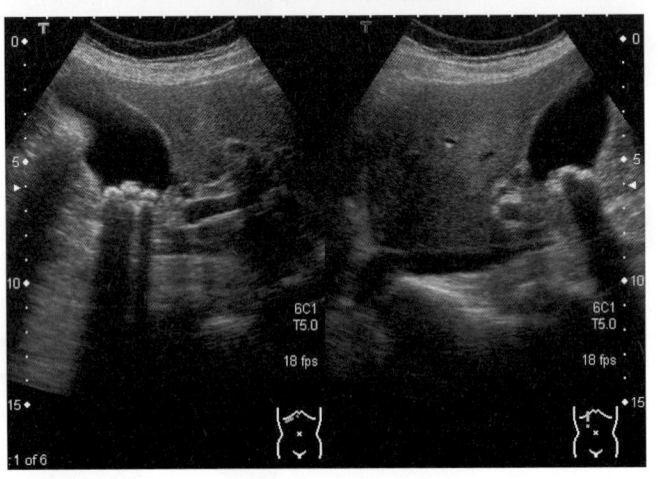

B. 小さな胆石の超音波断層像

図 57　胆石の超音波断層像

は，術前に正確な結石の所在部位と個数と胆管拡張の程度，さらに胆嚢管の描出の有無や走向異常の存在を知ることがもっとも大切であり，診断能の高い ERC や PTC など直接胆管造影がよい．

しかし，合併症も皆無ではなく，ERC は胆管に挿管不能の症例があったり，検査後の重篤な膵炎併発が時にみられる．総胆管結石と診断する前に胆管内の気泡を体位変換により鑑別しなければならない．

③ **術中胆管造影**　ドレナージチューブの正確な位置関係や，胆石の遺残の有無を検索する．

④ **胆道鏡**　直視下に結石の有無を診断するには確実であり，結石の疑いが少しでもあれば躊躇なく総胆管を切開し，術中胆道内視鏡を実施すべきである．また，PTC 後，そのルートを利用し，経皮経肝的に胆道内視鏡（PTCS）を挿入し，ERC では造影されていなかった胆管が切石後に見出される．

⑤ **CT**　いわゆる "Mercedes-Benz" sign または crow foot sign と呼ばれる胆石内ガス像から，CT では胆汁と isodense な胆石をガス像だけで診断できることもある．しかも，胆嚢壁の肥厚，変形，萎縮などが描出され，胆嚢水腫，磁器様胆嚢，**石灰化胆汁**などと診断でき，嵌頓している胆石の部位も推定しうる．胆嚢癌の合併も，胆嚢壁の局所的な腫瘤形成として発見される例が多い．

胆道造影剤併用 CT（DIC-CT）を行えば，contrast enhance された胆嚢内に CT 値の低い結石を認める．非嵌頓胆嚢結石は 100％描出可能，総胆管結石も 93％ と良好な診断率を示す．

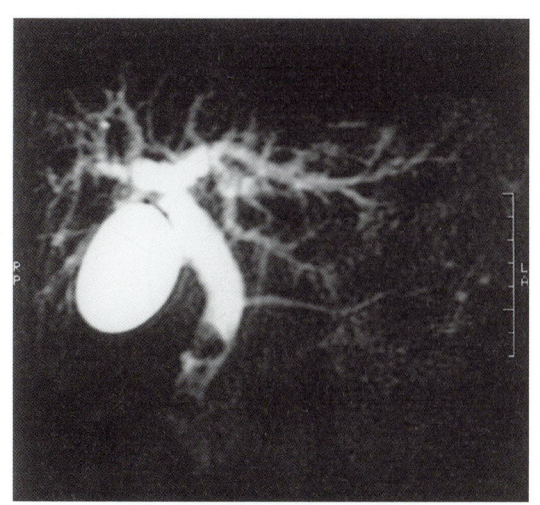

図 58　総胆管結石症の MRCP 像
総胆管下部に結石による欠損像がみられる.

直接造影でも，結石の充満している胆管は造影されないため肝内結石を見逃すが，CT により明瞭な胆石像として描出される．同時に肝萎縮も判読できる．しかし，**肝内に石灰巣を検出したからといって，肝実質内のものか肝内結石かは鑑別困難である**．

⑥**MRCP**　直接造影を行わなくても，胆道系や膵管が描出される（図58）．胆囊結石の存在診断や胆囊管の描出が可能である．

それぞれの検査スケジュールの問題もあり，並行して検査予定を組んで早くできるものから施行する．

▶**治療**

①**手術の時期**　緊急手術，早期手術，待機手術に分ける．**胆囊穿孔，胆囊蓄膿**，胆汁性腹膜炎の徴候が明らかなときは，緊急手術の適応である．しかし，肝障害，脱水など予備能力の低下した状態下で，炎症や浮腫が著明なときに施行されるので，その死亡率は 1～5％ もある．発作後しばらく保存的治療を行い，炎症の消退を待ってから手術を行う待機手術が安全である．

②**手術適応と術式の選択**　胆囊結石，総胆管結石には，①腹腔鏡下胆囊摘出術，②開腹胆囊摘出術，③内・外胆汁瘻造設術，④胆管切開術を行う．

すべての胆囊結石症が**腹腔鏡下胆囊摘出術**の適応であるが，癌を合併する疑いがある場合や妊婦には禁忌である．また，Mirizzi 症候群，肝硬変などで出血傾向のある場合は準禁忌である．

総胆管結石合併例にも腹腔鏡下に治療できるが，内視鏡的乳頭括約筋切開術（EST）または内視鏡的バルーン拡張（EPBD）後に切石して，腹腔鏡下に胆囊摘出する場合が多い．

ビリルビンカルシウム石は胆汁うっ滞があれば胆道系のいずれでも形成されるので，**再発防止**の意味から積極的に胆管消化管吻合術が施行されてきた．それでも再発は 6％ 以上認められ，乳頭部閉鎖不全を思わせるものが存在し，乳頭形成術のみでは防止しえない．T チューブのみで経過をみると再発は 10％ 以上ある．

肝内結石症の治療にあたり重要なのは術前に病型を正確に判定することである．術前・術後に経皮経肝胆道内視鏡（PTCS）を介して電気水圧衝撃波結石破砕術（EHL）を行い，できる限り完全結石摘出を目指す．外科治療の基本は結石の除去と胆汁うっ滞の解除であり，肝切除術または胆管ドレナージ術の併用を行う．肝内結石症の手術術式としては，

ⓐ肝切除術（肝内胆管狭窄型）　肝内胆管に狭窄や囊腫状拡張のあるもの，**肝膿瘍，肝萎縮**などの肝病変を有するものが絶対適応となる．両葉型の場合には，肝膿瘍，肝萎縮の高度な病変のある方を切除し，遺残肝内胆管と挙上した空腸を吻合して結石の自然落下による消失を待つ．

ⓑ胆道再建術（切石法も含め，上・下部胆管狭窄全般の術式）　肝門部空腸吻合術が適応となる．

8．胆管炎，急性閉塞性化膿性胆管炎
cholangitis, acute obstructive suppurative cholangitis

▶**ポイント**

総胆管の結石嵌頓，あるいは胆道系悪性腫瘍や胆管の良性狭窄などにより胆汁うっ滞と細菌感染をきたした状態をいう．急性閉塞性化膿性胆管炎は，胆管内で増殖した細菌のエンドトキシンが血中へ逆流して，エンドトキシン血症を招来した状態であり，意識障害，ショック症状を呈し，胆汁ドレナージ効果が不十分なら予後不良な疾患である．胆管炎のもっとも重篤な病型である．

▶**病因**　単に細菌感染のみでは発生せず（胆汁に 10^5/ml 以上の細菌がいても無症状のこともあ

表12 胆道系への細菌侵入経路

1. 胆管上行性感染
   　腸内細菌→十二指腸→胆道
2. 血行性感染
   a. 遠隔病巣感染
   　　遠隔病巣→┌肝動脈→肝┐→胆道
   　　　　　　　└胆嚢動脈　┘
   b. 腸管門脈路感染
   　　腸内細菌→腸管壁→門脈→肝→胆道

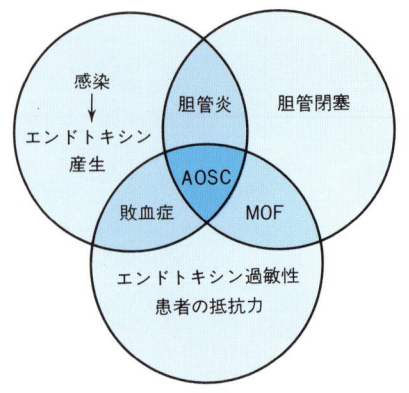

図59 急性閉塞性化膿性胆管炎（AOSC）の発症条件

る），胆汁うっ滞，40 mmHg 以上の**胆管内圧の上昇**など胆汁流出障害因子が加わって，初めて発生する．つまり，急性胆管炎は，ほとんど総胆管結石，肝内結石，術後胆道狭窄，良性・悪性腫瘍など**胆汁うっ滞**を伴う疾患を基礎として発生する．起炎菌はグラム陰性桿菌の *E. coli*, *Klebsiella* とグラム陽性球菌の *Enterococcus* が依然として多い．*Pseudomonas* に代表される弱毒菌や *Bacteroides* などの嫌気性菌も少なくない．嫌気性菌はそのほとんどが好気性菌との**複数菌感染**である．

胆道への細菌の侵入経路は，胆汁がうっ滞したところに，わが国では腸内細菌が十二指腸から総胆管内へ逆行性に侵入し，胆管または胆嚢で炎症を生じるという**胆管上行性（逆行性）感染**がもっとも多いと考えられてきたが，欧米ではヒトの門脈血中に多種の腸内細菌が証明されることや，健常人の胆嚢胆汁中からも細菌が検出されることより，胆汁中の菌の流出障害により感染が発症するとする**門脈血行性感染説**が有力である（表12）．

▶**症状**　胆管胆汁の細菌や**エンドトキシン**，二次的に生じた毒性の強い遊離胆汁酸などが，胆汁のうっ滞した胆管の内圧を上昇させ，肝臓の網内系バリアーを越えて血中に流入し，種々の臨床症状を呈する．

胆道閉塞の程度と感染胆汁の性状とで病態の重症度が規定されることから，まず閉塞の有無を区別する．胆管内圧を減圧しない限りほとんど死亡していた重篤なものは，**急性閉塞性化膿性胆管炎**（acute obstructive suppurative cholangitis）と呼び，これが生じる条件は図59のように考えられている．

過労あるいは脂肪食の後に悪寒・戦慄を伴う発熱で始まる．総胆管結石が胆道を閉塞したときに疼痛が出現し，心窩部から背部，さらに右肩甲部に放散する．24～36時間内に黄疸が出現する．このような右上腹部痛，発熱および黄疸は**Charcot 三徴**という．胆汁うっ滞が持続すると臨床症状は急に進展し，精神錯乱や嗜眠傾向などの中枢神経障害やショック状態となる．Charcot 三徴に中枢神経障害，ショック状態の加わったものを**Reynolds 五徴**という．

このほか，胆管炎から門脈周囲炎や肝膿瘍をきたしたり，膵炎を併発し膵壊死を招くこともある．

▶**診断**　急性胆管炎は，ビリルビンカルシウム石の例，胆管狭窄例や，胆汁が汚染されやすい状況下の胆道悪性腫瘍の例にみられるが，単純な急性胆管炎と急性閉塞性化膿性胆管炎とでは予後が著しく異なるので，必ず鑑別しなければならない．Charcot 三徴は急性胆管炎では33～69％に認められ，急性閉塞性化膿性胆管炎では50～70％にみられる．上腹部の筋性防御，胆嚢触知は，急性胆管炎では15％であるが，急性閉塞性化膿性胆管炎では60～65％に認められる．ショック状態や中枢神経障害は急性閉塞性化膿性胆管炎に特異的であるが，画像診断の進歩により最近では発見が早いので，10％未満である．

検査成績では，ALP，γ-GTP などの肝機能障害，白血球数増加は両者に認める．そのほか，急性閉塞性化膿性胆管炎では腎機能障害や出血傾向が37～56％認められ，しばしば血中にエンドトキシンが検出される．

超音波検査やCTでは総胆管および肝内胆管の拡張，胆石や胆管閉塞，肝膿瘍などを認める．

▶**治療**　まず，局所所見や，黄疸，発熱，白血球数，BUN を参考にして，感染胆汁の治療薬として胆汁移行の良好な抗菌薬を投与する．

保存的療法では改善せず，急性閉塞性化膿性胆

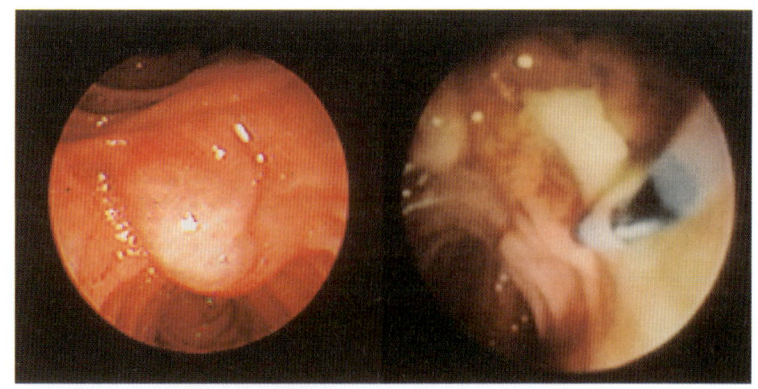

図60 急性閉塞性化膿性胆管炎のERCP像
腫大したVater乳頭と挿管による膿汁の流出

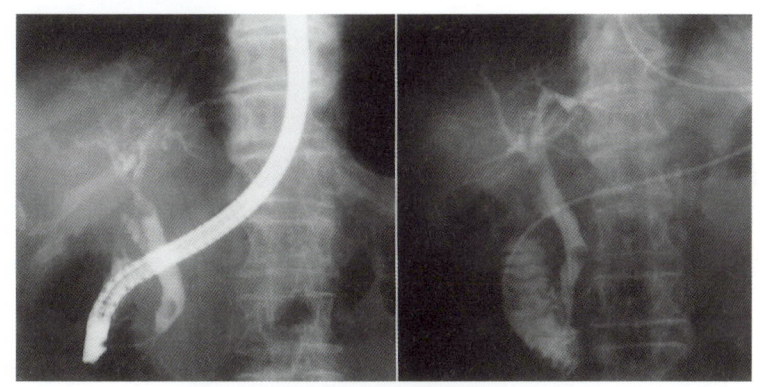

図61 急性閉塞性化膿性胆管炎のERCP像
総胆管下部に結石による透亮像がみられる．
ENBDチューブを挿入後の胆管像である．

管炎への移行が疑われる場合や，高度黄疸があるけれども早期手術が無理な場合には，まず**減黄術**を行う．その際，胆管炎併発例におけるPTCDは，PTC操作によって胆道内圧を高めてcholangio-venous refluxを促進させ，病態を悪化させることがあるので，胆管造影を省略して，超音波誘導下でカテーテルを肝内胆管に挿入するか，内視鏡を用いて**十二指腸乳頭括約筋切開術（EST）**またはそのまま嵌頓結石を突上げてチューブを挿入する**内視鏡的経鼻胆汁ドレナージ（ENBD）**（図60，61）を行う．

PTCDやENBDのチューブが挿入できても濃厚な**膿性胆汁**のため，有効な減圧・誘導が得られない場合には，緊急開腹手術により総胆管内の感染胆汁の排除とその後のための**Tチューブ挿入**を行う．

急性胆管炎に対する一期的手術は，発症後比較的早期には行うことができるが，急性閉塞性化膿性胆管炎になってしまっていると，一期的手術を避け，まず胆道減圧・減黄を行った後に，二期的に手術を行う．その間，エンドトキシンによるショック例には，エンドトキシン吸着，持続血液濾過透析を行う．

9．原発性硬化性胆管炎
primary sclerosing cholangitis（PSC）

▶**病因** 原発性硬化性胆管炎は肝内外胆管の線維性狭窄を生じる進行性の慢性炎症性疾患である．わが国の患者数は1,200人と推定されている．

その原因として，数種類の自己抗体の出現，およびHLA-B8，HLA-DR3を有するものに発生率が高く，自己免疫説が有力である．しかし，わが国では20歳代と60歳代にピークがあり，男性が

70％と多く，他の自己免疫疾患と異なっている．

37％は潰瘍性大腸炎を伴っていることや，①胆道系手術の既往がないこと，②胆石がないこと，③肝外胆管のびまん性変化であることを参考にする．

▶**症状** 本症の7～50％はまったく無症状であるが，症状を呈するものでは体重減少（35～80％），**黄疸**（25～75％），**全身瘙痒感**（10～70％），右季肋部ないし心窩部痛（75％），全身倦怠感，発熱などである．次第に進行性の閉塞性黄疸を呈するが，初期ではむしろ間欠的黄疸である．

▶**診断**

①**血液検査** 症状がまったくない症例でも，ALPは症例の88％で上昇しているのでスクリーニングとして重要である．血清胆汁酸値も上昇している．好酸球増多が39％で，蛋白分画はIgMが上昇することがある．抗平滑筋抗体および抗核抗体は36％が陽性である．

②**胆道造影** ERCPが診断の決め手となる．PTCは肝内胆管周囲の線維化のために不成功に終わることが多い．肝内・肝外胆管の限局性の狭窄と正常部が交互に現れる**多巣性狭窄**（multifocal stricture）が特徴である（図62）．また，肝内胆管の細枝が狭窄する **pruned tree appearance** も特徴である．

③**MRCP** 非侵襲的で反復して経過を観察できる利点がある．3D画像処理もできる．これらの変化は肝内および肝外胆管ともに変化が現れるが，20％は肝外胆管のみに病変が限局する．術中所見で初めて確認できる例もある．10～15％の患者は胆管癌に進行するので，浸潤型胆管癌と限局型の本症との術前鑑別は不可能であり，術中凍結切片による病理診断が必要になる．

原発性胆汁性肝硬変（primary biliary cirrhosis；**PBC**）と鑑別診断する必要がある．PBCは中年の女性に好発し，かつ抗ミトコンドリア抗体が陽性であり，画像上，大きな胆管には病変が及んでいないことから鑑別できる．

▶**治療**

①**内科的治療** ステロイドは，手術を行わない症例またはTチューブドレナージ後に用いる．高用量（900～1200 mg/日）のウルソデオキシコール酸は黄疸による瘙痒感を軽減するのに有効であるのみならず，肝機能を改善する．

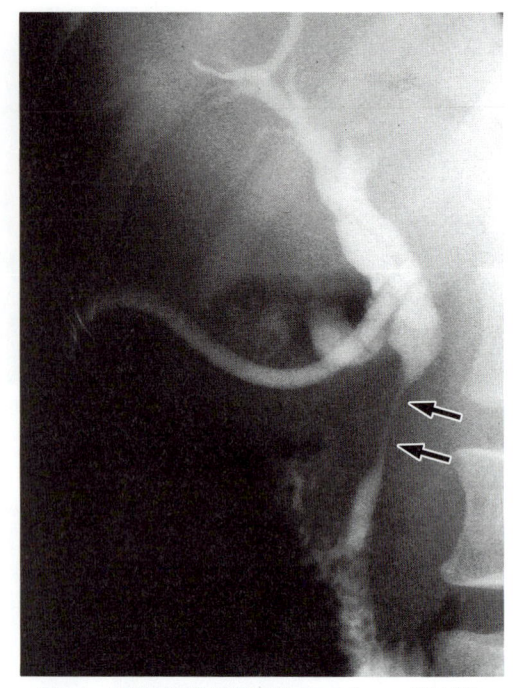

図62 原発性硬化性胆管炎のTチューブ造影像
中下部胆管に狭窄像を認める（矢印）．膵頭十二指腸切除術を施行し，術後の組織学的検索にてprimary sclerosing cholangitisと判明した．

②**外科治療** 病変部が切除可能な場合は積極的に切除を試みるが，Tチューブドレナージがもっとも一般的である．肝移植が余命を改善する唯一の治療法である．

PSC, PBCを含む自己免疫性肝疾患に対する生体部分肝移植では，術後に服用する免疫抑制薬により免疫の過剰反応も抑えられ，予後がよく5年生存率は80％である．

▶**予後** 胆管狭窄の程度と，随伴する胆道感染，および二次性胆汁性肝硬変の合併が予後を決定する．確定診断されてからも12年も経過し得る例もある．限局型は予後がよい．

10．乳頭炎，乳頭部狭窄 papillitis

▶**頻度** 乳頭部狭窄は，Vater乳頭部領域の炎症性狭窄によって，胆汁または膵液の排泄が障害される病態をいう．原因不明のため病理所見が一定せず，その診断基準に定説がない現状では，乳頭部狭窄と**乳頭炎**（papillitis）とは同義語として使用される．最近では，乳頭括約筋機能障害（sphincter of Oddi dysfunction；SOD）と総称する．

胆道手術例の10〜30％に乳頭狭窄が指摘されている．
▶**病理** 病理学的所見は多様で，細胞浸潤，腺異常，筋肥大，粘膜増生などである．胆石症，膵炎，胆管結石における総胆管切開術などの関係が推測されている．すなわち，

① 現在胆石を保有しているか，かつて胆石症のため手術を受けた既往があるものが多い．総胆管結石症の50％に乳頭の炎症が証明されているが，乳頭部狭窄のために胆管結石を生じたのか，総胆管結石のために乳頭炎をきたしたのか，判別できない．

② 乳頭部狭窄例に**膵炎**の既往を認めることが多い．

③ 総胆管切開術の術中，乳頭を金属ブジーなどで機械的に開大することで上皮損傷が起こり，これが原因で乳頭狭窄が起こるとの考えがある．

経口内視鏡または経皮経肝胆道内視鏡（PTCS）による検査でも，その切片採取が表層に限られるため，胆管および膵管の炎症の有無は評価できず，組織学的炎症と症状との関係は明らかでない．

▶**症状** 腹痛の頻度は高く，30分以上続く心窩部および右季肋部痛を訴える．年1回以上と間欠的なものが多いが，持続することもある．37〜39℃の発熱，血清アミラーゼ・リパーゼの上昇，肝機能検査値の異常を示すことが多い．とくに総胆管結石を合併する際や，乳頭炎を証明できるときには異常値を示す．

▶**診断**
① **胆管造影** **遺残結石**を除外するために，DIC-CTまたはMRCPを行う．というのは，ERCPでは膵管および胆管へカニューレの挿入がしばしば困難であるからである．膵管造影に成功した場合には，Vater乳頭部の膵管狭窄像と，それにより上流の膵管拡張を認めるか，造影剤の排泄遅延を認める．また，胆管造影で総胆管の拡張と造影剤の排泄遅延，乳頭部の蠕動欠如を認める．しかし，胆囊摘出術後は，再発結石や胆管結石がなくても，総胆管が拡張していることに注意する．

② **内視鏡的乳頭括約筋内圧測定** 40 mmHg以上の異常高値は，胆道ジスキネジアと診断する．

鑑別すべき疾患として，**乳頭部近傍の十二指腸憩室**により乳頭部狭窄に似た病態を示す**Lemmel症候群**がある．内視鏡施行時に乳頭部付近に憩室を認めることで鑑別できる．低緊張性十二指腸造影で大きな憩室を再確認する．

③ **手術所見** 最近は消息子（ゾンデ）を用いて乳頭部を通過させ，**Oddi括約筋の機能**を検索する方法は行わない．術中胆道造影または**胆道内圧測定**にて，総胆管の拡張と造影剤の排泄遅延，生理食塩水の乳頭通過圧の上昇を指標にする．

▶**治療** 胆管拡張および膵管拡張により臨床症状が生じると考えて，それぞれの**ドレナージ**が治療の中心となる．

内視鏡的乳頭括約筋切開術（EST）を行う．経十二指腸的括約筋形成術はもはや行われない．総胆管十二指腸側々吻合術，総胆管空腸端側吻合術を行っても，膵管拡張に対しては何ら効果はない．

11. 胆囊良性腫瘍
benign tumor of the gallbladder

ポイント
日常よくみつかるのはコレステロールポリープである．5 mm以下の表面が細顆粒状で細長い茎を有し，多発性のことが多く，桑実状・点状高エコーを呈する．コレステロールポリープと診断が確定すれば，経過観察する．腫瘍性病変では腺腫が多い．腺腫も10 mmを超えることはあまりないが，良・悪性の鑑別が問題となる長径が10 mm以上のものや短期間に増大するものは，胆囊摘出術を行う．

▶**頻度** 超音波検査の普及により，胆囊癌以外の**胆囊隆起性病変**がみつかることが多くなった．非腫瘍性のコレステロールポリープと，腫瘍では腺腫が多い．pseudotumorとしては，胆囊腺筋腫症（adenomyomatosis）などの過形成や，炎症性腫瘍，異所性迷入組織がある．

▶**病理** コレステロールポリープは5 mm以下の大きさで，表面が細顆粒状の細長い茎を有する形を呈し，**多発性**のことが多い．柔らかく，胆囊壁から外れやすい（図63）．ポリープの組織はfoamy histiocytesの粘膜固有層への集簇であり，正常の胆囊上皮におおわれている．

腺腫も大きさが10 mmを超えることはあまりなく，腺腫はpapillaryとnon-papillaryがあり，papillary adenomaでは表面ビロード状，non-papillary adenomaでは平滑で丸い（図64）．

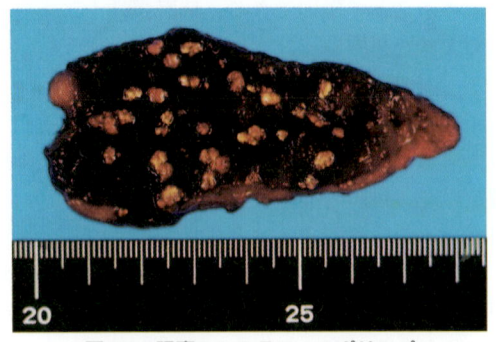

図 63　胆嚢コレステロールポリープ
長径 5 mm 前後の，黄色，表面細顆粒状のポリープが多発している．

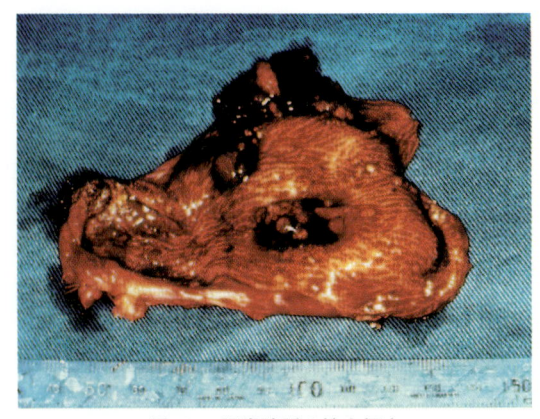

図 64　胆嚢腺腫の摘出標本

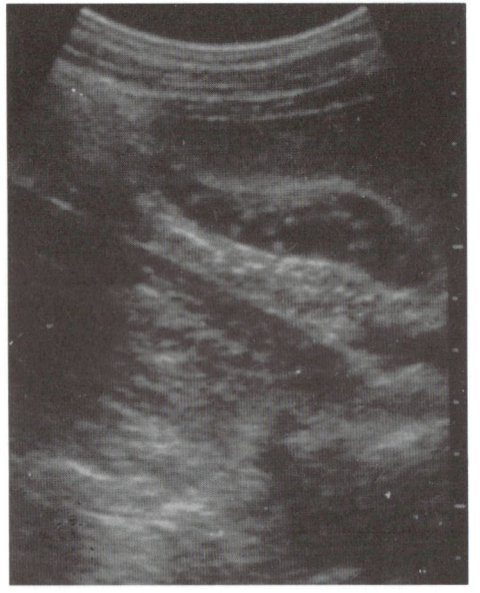

図 65　胆嚢コレステロールポリープの超音波像
胆嚢内腔に多発性のやや輝度の高い小隆起性病変を認める．

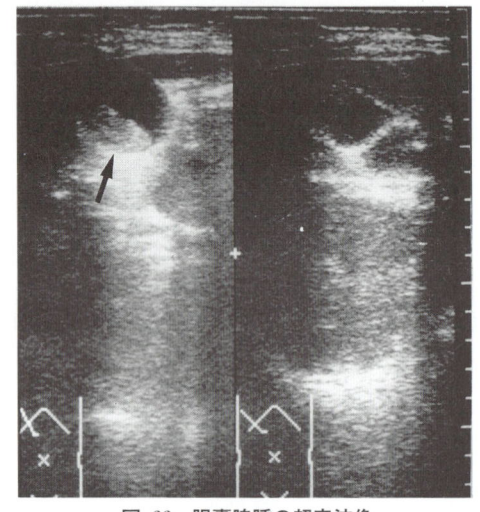

図 66　胆嚢腺腫の超音波像
音響陰影を伴わない丸みを帯びた実質性のエコー像として描出される（矢印）．

▶**診断**　超音波検査では，コレステロールポリープは桑実状・点状（金平糖状）**高エコー**を呈するので，診断が容易である（図 65）．胆嚢腺腫は音響陰影を伴わない丸みを帯びた実質性のエコー像として描出される（図 66）．しかし，腺腫に特異的な像ではないため，大きさが 10 mm を超えたらむしろ胆嚢癌を念頭において，超音波誘導下の経皮経肝胆嚢穿刺による胆嚢二重造影や吸引細胞診，経皮経肝胆嚢鏡（PTCCS）を試みる．しかし，組織学的に carcinoma in adenoma と診断される症例では，術前診断はほとんど不可能である．

超音波検査で明瞭な音響陰影を伴わない無構造の色素胆石や，**胆泥**（debris）とも鑑別を要する．小さな胆石は，体位変換による移動を確認することで鑑別できるが，胆石を合併している場合には，一方のみでないことに注意する．

また，胆泥で移動性のないものは腺腫様エコー像を呈するため，これも念頭におかないと診断を誤る．造影 CT にて胆泥は enhance されないので区別できる．胆嚢腺筋腫症も超音波では胆嚢隆起性病変として捉えられることがある．

▶**治療**　コレステロールポリープは経過観察する．腺腫では，良・悪性の鑑別が問題となる**長径 10 mm 以上**のもの，短時間に増大傾向を示すものは手術を行う．とくに無茎性のものは悪性の可能性も高いので手術を考慮する．摘出した胆嚢を術

12. 胆嚢癌 gallbladder cancer

ポイント

胆嚢癌は高齢の女性に発生しやすい．胆嚢癌は40～75％が胆石を合併しており，胆石症や胆嚢炎との鑑別が肝要である．進行性胆嚢癌の予後はきわめて不良である．StageⅡの5年生存率は64～85％と比較的良好であり，早期発見と拡大手術の両面からの努力が治療成績の向上につながる．

▶**頻度** 胆嚢癌の頻度は全剖検例の0.2～0.6％であり，胆道系手術に対する割合は1～4％である．胆嚢癌の65～90％に**胆石を合併**しており，胆石による発癌が問題となる．60歳代に多く，**女性**が男性の2～4倍多い．一般にコレステロール胆石の比率が高い．

▶**病理** 胆嚢癌の大部分は**腺癌**であるが，未分化癌，扁平上皮癌や癌肉腫もある（図67）．

胆嚢癌の進展経路は，胆嚢壁内粘膜から粘膜下，漿膜へと進むほか，1/3は胆嚢肝床部へ直接浸潤し，肝内に進展するか，胆嚢静脈を介して肝へ転移する．また，総胆管，膵十二指腸近傍へも浸潤する．

リンパ行性転移も起こりやすく，①傍胆管リンパ節，固有肝動脈周囲リンパ節から総胆管動脈リンパ節へと進む方向と，②上下膵リンパ節，腸間膜根部リンパ節から腹腔動脈周囲リンパ節へと進む方向がある．

▶**症状** 腹痛，黄疸，発熱，体重減少などを訴えるが，いずれも特異的なものではなく，胆石症や**胆嚢炎**との鑑別が困難なことが多い．

▶**診断** 超音波の普及により，**胆嚢隆起性病変**の発見される機会が多くなり（図68），これにて疑いがもたれる症例には**超音波内視鏡にて確認**（図69）のうえ，積極的に直接胆道造影（図70），CT，MRCPの3D画像処理といった立体的な画像診断法を行い，さらに経皮経肝胆嚢穿刺による吸引細胞診も行うなど，術前診断に努める．しかし，術中や胆嚢摘出後に，胆嚢を開いて病変に気づいて**迅速凍結切片による病理組織診断**を行って初めて診断のつくことも少なくない．

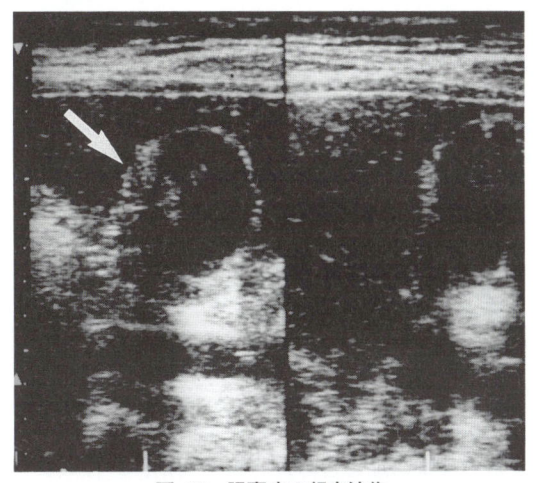

図 68 胆嚢癌の超音波像
胆嚢内腔に結節状，表面凹凸不整の隆起性病変がみられる（矢印）．

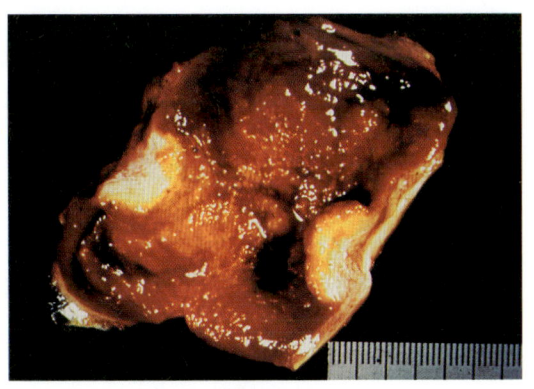

図 67 胆嚢癌の摘出標本

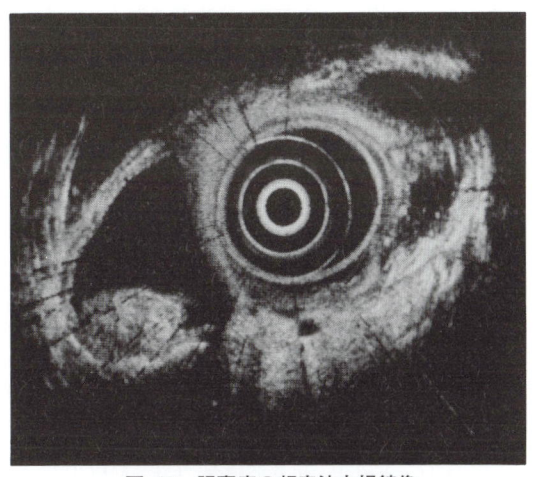

図 69 胆嚢癌の超音波内視鏡像
明らかに胆嚢壁の浸潤の程度がわかる．

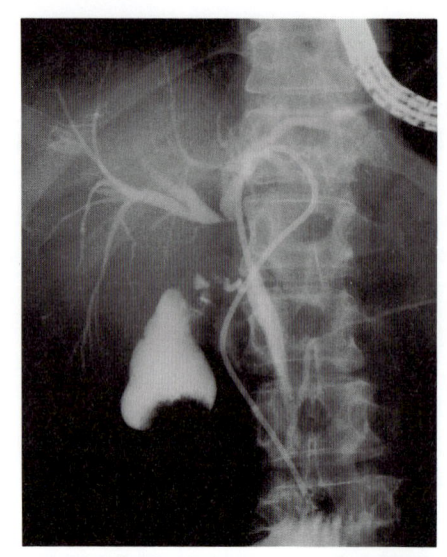

図 70 胆嚢癌の PTCD チューブからの造影像

▶**治療** 胆嚢癌の進展度に応じて切除範囲を決定する必要がある．すなわち，
① 原発巣の深達度
② 胆嚢床を介する肝への浸潤
③ 所属リンパ節転移の有無
④ 肝十二指腸間膜浸潤
⑤ 肝以外の隣接臓器への浸潤を判断し，根治度の高い手術を行う．

手術術式は，① 単純胆嚢摘出術，② **胆嚢床部肝実質の楔状切除を含めた胆嚢摘出術**，③ 拡大肝右葉切除術，および ④ 胆管合併切除術，⑤ 膵頭十二指腸切除術のほか，⑥ 門脈合併切除，⑦ **肝膵同時切除（HPD）**，⑧ 結腸合併切除を行うことがある．切除不能例には内外胆汁瘻造設術を行う．

▶**予後** 切除後の 5 年生存率は，Stage Ⅰ（79～91％），Stage Ⅱ（64～85％）に比較して，Stage Ⅲ（40～65％），Stage Ⅳ（8～25％）とまだまだ予後不良である．

早期の胆嚢癌でも腹腔鏡下胆嚢摘出術時に胆嚢から胆汁が漏れた場合には，腹膜播種など再発率が 27％，ポート挿入部再発が 11～16％ある．

13. 胆管癌 cholangiocarcinoma

ポイント
PTC，ERCP，超音波検査，CT，MRCP による画像診断の進歩と共に，最近では治癒切除率が向上し，予後不良とされていた肝門部胆管癌に対しても遠隔成績が少しずつ向上している．

▶**定義** 胆道癌取扱い規約（第 5 版抜粋）による肝外胆道を区分し，左右肝管，上部・中部・下部胆管に原発する癌腫を胆管癌とする（図71）．
▶**頻度** 日本病理剖検輯報第 45 輯によると，胆管癌は剖検例の 1.2％であった．男性に多く，60～80 歳代に好発する．
▶**病理** 肉眼的にみて，限局性で硬い結節型が多い．大多数が分化型腺癌であるが，扁平上皮癌も 1～2％ある．

左右肝管またはその合流部原発の**肝門部胆管癌**を Klatskin tumor と呼ぶこともある．

膵内胆管癌は肝転移も少なく，リンパ節転移率も低い．
▶**症状** 黄疸（90％）と疼痛が主な症状であるが，特有なものではない．下部胆管癌では Courvoisier 徴候を認めるものもあるが，頻度は高くない．
▶**診断** 早期胆管癌の診断のためには**超音波内視鏡**を駆使する（図72）．とくに，ERC または経皮経肝胆道内視鏡（PTCS）や管腔内超音波検査法（IDUS）が有用である．

黄疸のない症例では，胆管炎による発熱，胆道系酵素の上昇，腫瘍マーカーとして **CEA**（40～70％），**CA19-9**（50～79％）や **CA125**（50％）の上昇を参考にするが，その診断率は低い．PET は遠隔転移の有無の確認には有用である．

閉塞性黄疸を示す例では CT（できれば MDCT）や MRCP の 3D 画像処理が有用である．PTC による胆道造影像が U 字型，V 字型を示すのが特徴である．その際得られた胆汁細胞診も参照とする．ERCP との"挟み打ち造影"により，病巣部位と浸潤の範囲を把握する（図73）．確定診断率を高める意味では，**経皮経肝胆道内視鏡（PTCS）**による生検も必要であり，進展状態を把握するうえでは超音波内視鏡も有用である．
▶**治療** 胆管癌の手術術式はその主な占拠部位により異なる．

① **肝門部胆管癌**では，大規模な肝切除を行うので，術前に切除肝の門脈枝を塞栓し，残存予定肝の容積を大きくする処置を行う（術前門脈塞栓術）．

② **上部胆管癌**では，胆管切除に加えて，肝門部

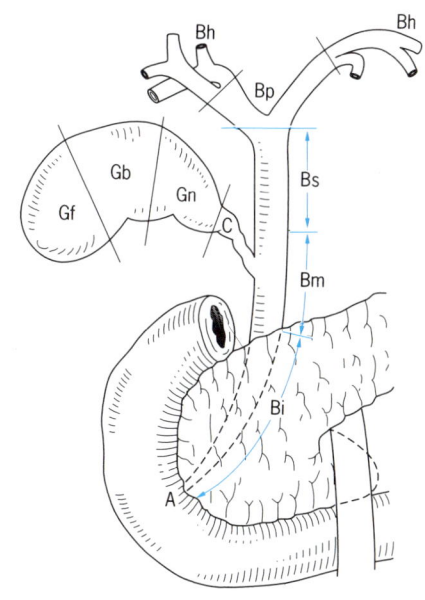

A. 肝外胆道系の区分

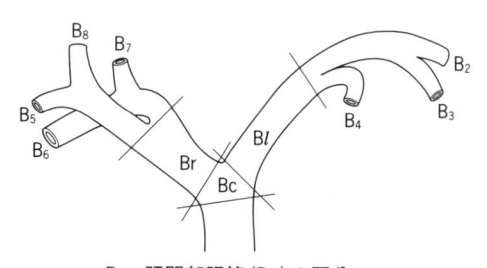

B. 肝門部胆管（Bp）の区分

図71 胆道癌取扱い規約による解剖区分

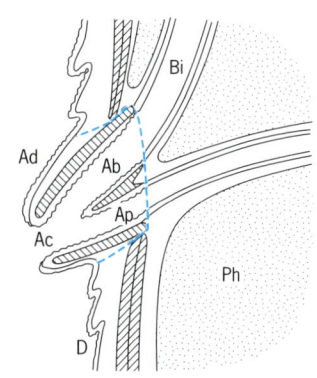

C. 乳頭部（A）の範囲および区分

表13 日本胆道外科研究会分類

胆管癌の肉眼的進行度					
	H_0　P_0　$M(-)$				H_1, P_1以上 または $M(+)$
	N_0	N_1	N_2	N_3	N_4
T_1	I				
T_2		II		IVa	IVb
T_3			III		
T_4					

T_1：S_0　$Hinf_0$　$Panc_0$　PV_0　A_0
T_2：S_1　$Hinf_1$　$Panc_1$　PV_0　A_0
T_3：S_2　$Hinf_2$　$Panc_2$　PV_1　A_1
T_4：S_3　$Hinf_3$　$Panc_3$　$PV_{2,3}$　$A_{2,3}$

　S, P, H, P, N は胃癌進行度分類と同じである．
　Hinf：肉眼的肝への浸潤，1～3は程度を表わす．
　Panc：肉眼的膵臓浸潤
　PV：門脈系への浸潤
　A：動脈系への浸潤

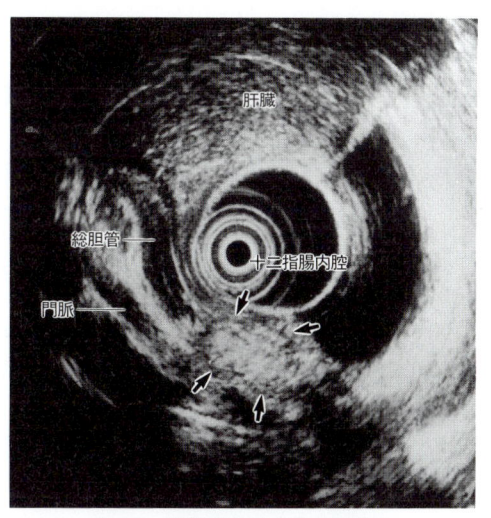

図72 胆管癌の超音波内視鏡像
胆管壁（矢印）の腫瘍が胆管を閉塞し，それより肝側の胆管の拡張を認める．

切除または肝左葉切除あるいは肝右葉切除が必要である．さらに尾状葉切除も必要となることが少なくない．

③ **中部胆管癌**では，**肝門部肝切除と膵頭十二指腸切除術を併せ行う**ことで，根治性が高まることを期待されたが，術後合併症に耐えられない症例が少なくない．できれば門脈や肝動脈も合併切除を行って *en bloc* に切除することが望ましい（図74）．とくに中・上部胆管癌の予後はきわめて不良なため，放射線療法や化学療法などの集学的治療も必要である．

④ **下部胆管癌**では**膵頭十二指腸切除術**が基本である（図75）．

切除不能例に対する手術としては，減黄術として胆管空腸吻合術などバイパス術がある．肝門部胆管との吻合が不可能な場合の肝内胆管チューブ外瘻術（Soupault法）の減黄効果は期待するほど

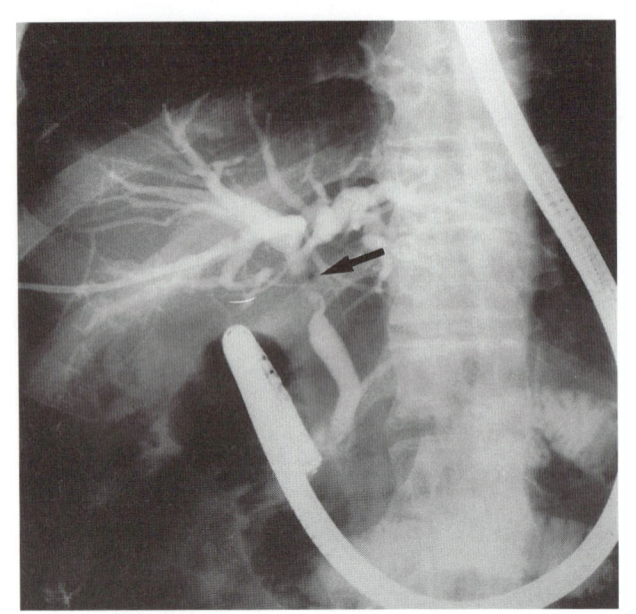

図73 肝門部胆管癌の（PTCDチューブとERCPによる挟み打ち造影）
矢印のところに陰影欠損を認める．

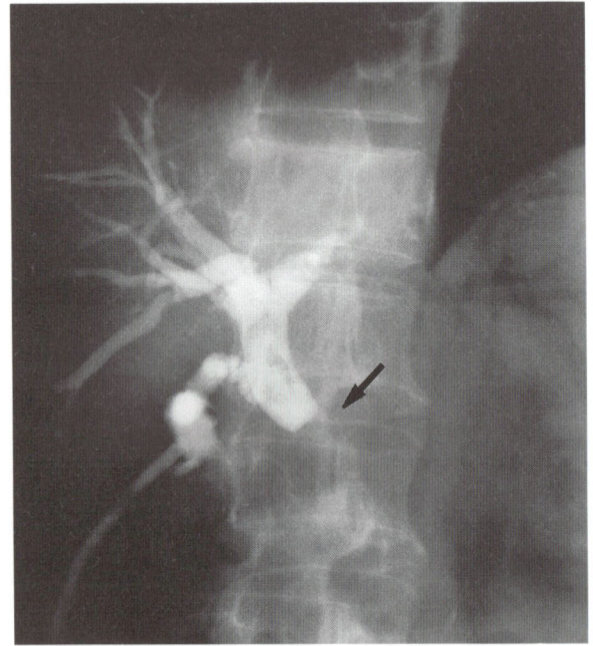

図74 中部胆管癌のX線像（胆嚢外瘻よりの造影）
矢印のところで完全閉塞を呈する．

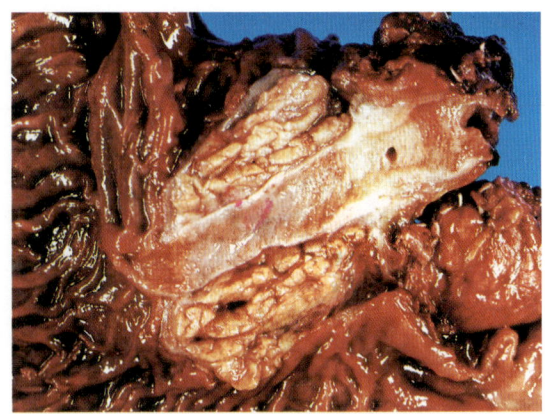

図75 胆管癌の摘出標本

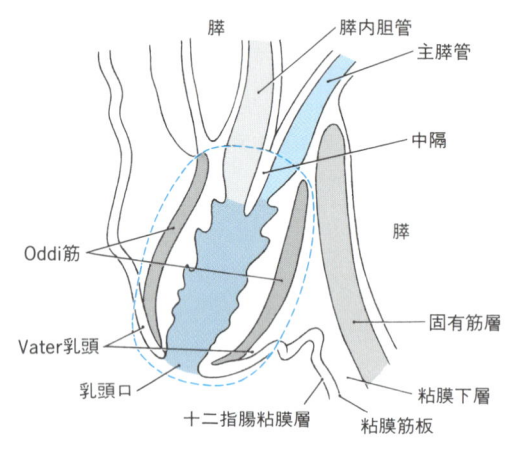

図76 点線の内の領域＝膨大部（乳頭部）

ではない．
　内視鏡的には乳頭部より閉塞部の上下にステントを留置する**内視鏡的逆行性胆管ドレナージ（ERBD）**が行われる．
　▶**予後**　肝門部胆管癌切除後の5年生存率は20〜40％である．中・下部胆管癌の膵頭十二指腸切除後の5年生存率も20〜40％である．

14. 十二指腸乳頭部癌（膨大部癌）
cancer of the ampulla

▶**ポイント**

　十二指腸乳頭部癌は膵頭部癌より症状の発現が早く，胆石症や胆嚢・胆管炎症状を呈して始まる．一般の胆管癌と異なり，早期癌も診断されている．しかし，リンパ節転移が切除例の60％にも認められたので，リンパ節郭清も含めた膵頭十二指腸切除術を行う．予後は，リンパ節転移がない症例では5年生存率が50％以上である．

▶**定義**　膨大部は複雑な解剖学的位置関係から，定義が一定しておらず，膨大部，乳頭部，乳頭膨

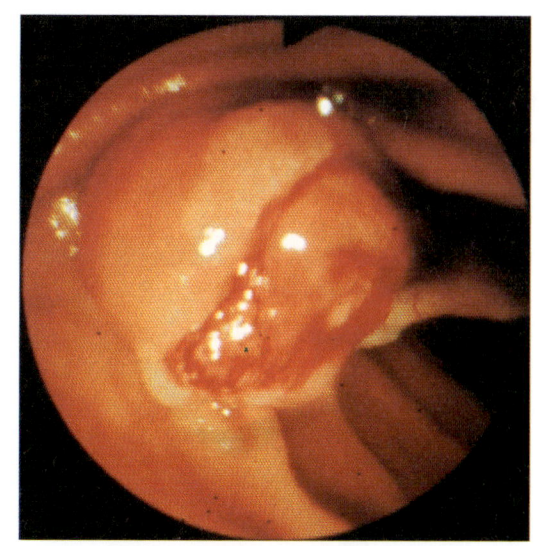

図77 乳頭部癌の十二指腸内視鏡像

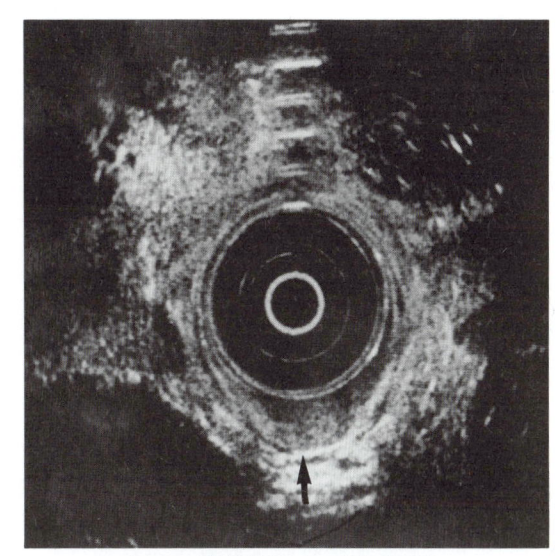

図79 乳頭部癌の超音波内視鏡像
矢印に十二指腸粘膜面に突出した腫瘤を認める.

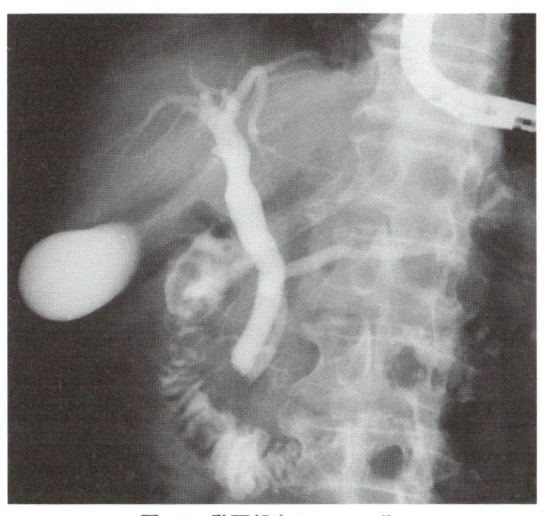

図78 乳頭部癌のERCP像

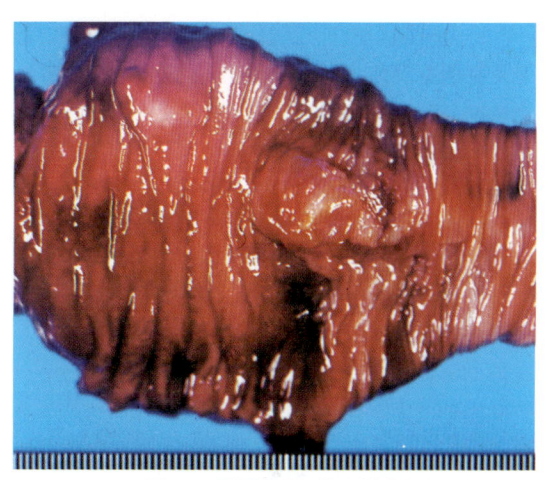

図80 乳頭部癌の摘出標本

大部などと呼ばれている.厳密には共通管部を指すが,共通管を形成しない例もあるため,乳頭粘膜を含めて胆管・膵管が十二指腸に開口するまでの部分で,かつ十二指腸壁内のOddi筋で囲まれた領域と定義されている(図76).

▶病理 十二指腸粘膜面からの観察により,肉眼的形態は腫瘤型(十二指腸側に腫瘤の認められる露出腫瘤型と,認められない非露出腫瘤型がある),腫瘤潰瘍型(腫瘤が主体である),潰瘍腫瘤型,潰瘍型に分類する.

95%は腺癌で,膵頭部癌より高分化型で,乳頭腺癌の占める割合が高い.

十二指腸乳頭部腺腫は前癌病変と考えられ,家族性大腸腺腫症に合併することもある.

潰瘍型は浸潤が強いため,腫瘤型より腫瘍が大きい.胆管浸潤に差を認めないが,膵浸潤やリンパ管浸潤は潰瘍型に強い.組織学的に静脈浸潤よりリンパ管浸潤を示すことが多いのは,膵頭部癌と変わりはない.

▶症状 症状なしに十二指腸乳頭部癌と診断される例が上部消化管内視鏡検査のルーチン化により多くなった.60歳代がもっとも多い.

臨床症状は,胆管および膵管が十二指腸開口部で圧排,閉塞されるために起こるもので,黄疸,上腹部痛,発熱である.**全身瘙痒感**も伴う.初期には腫瘍による間欠的な不完全閉塞による黄疸の

動揺が30%の例に認められる．したがって，初診時に胆石症や胆嚢炎，胆管炎と診断されることが少なくないので，注意する．

▶診断　血液検査では，潰瘍型で出血による鉄欠乏性貧血を呈する．しかし，CA19-9など腫瘍マーカーは特異的とはいえない．

十二指腸内視鏡検査で，乳頭の腫大や浮腫を伴う発赤を認め（図77），とくに**内視鏡下の生検**による組織検査を行うことが必須である．

ERCPやPTCでは，胆管・膵管の全域にわたる拡張を認める．胆管・膵管末梢への浸潤による壁不整像も認めることはあるが（図78），膨大部そのものの変化はわかりにくいことが多い．

腹部血管造影が，拡大撮影を行えば，腫瘍による圧排像，上腸間膜静脈や肝動脈の分枝に encasement を認めることもあるが，早期癌ではまれである．

CT，MRCPでは，胆管のみならず全膵管にわたる拡張を認める．腫瘍は low density であり，造影剤を服用させてから右側臥位で十二指腸を充満すると，うまく描出できる．

最近の MDCT では 3D 画像を作成できるので，腫瘍と胆管や血管などとの位置関係や浸潤の有無を診断できる．

超音波内視鏡検査（EUS）が，消化管ガスの影響も少なく，周辺のリンパ節腫大，腫瘍の胆管や膵浸潤の程度を知るうえで有用である（図79）．管腔内超音波検査法（IDUS）は膵管・胆管への進展の診断，膵浸潤，十二指腸浸潤の診断に優れているが，それでも 80～90% の正診率である．

胆管へ浸潤を伴う十二指腸乳頭部癌と，黄疸を伴う小さい膵頭部癌，下部胆管癌の鑑別は困難である．

▶治療　膵癌や下部胆管癌の切除率が 50% 以下と低いのに対し，十二指腸乳頭部癌の切除率は 90% と高い（図80）．

腫瘍型の生検で，腺腫と診断しても切除標本で腺腫内癌も珍しくないため，腺腫も切除対象となる．内視鏡的乳頭切除術または十二指腸部分切除などの縮小手術でよい．

内視鏡による肉眼型や潰瘍型のときは進行癌が多く縮小手術の対象とならないため，切除可否のみの診断でよい．また，腹部血管造影にて encasement を認める例や膵・胆管浸潤の著しい例は切除不能のことが多い．

根治手術は**リンパ節郭清**を含めた**膵頭十二指腸切除術**である．根治不可能な例には，①胆管空腸吻合術，②PTCD，③PTCDチューブの内瘻化，④内視鏡的ステント挿入による減黄術が必要である．

▶予後　切除時すでにリンパ節転移のある例が 60% 近くもあり，それらの 5 年生存率は 10～20% である．しかし，リンパ節転移のない症例では 5 年生存率が 50% 以上であり，膵頭癌に比べて，予後はかなりよい．

C　膵　　臓

I．膵の奇形

1．輪状膵 annular pancreas

ポイント
輪状膵は十二指腸を膵組織が輪状に取り囲む発生異常であり，新生児例と成人例が多い．

▶概念　胎生期の膵原基の発育異常により，膵組織が十二指腸を輪状に取り囲む先天性の奇形である．

▶疫学　剖検では 0.02%，ERCP（endoscopic retrograde cholangiopancreatography）では 0.07～0.1% の頻度である．欧米での 266 例，わが国での 184 例の集計によると，男女比は 3：2 で，成人 210 例，小児 37 例，新生児 203 例である．

▶病因　膵臓は胎生の初期には背側膵原基と腹側膵原基に分かれている．十二指腸の回転の時期に腹側膵原基は総胆管と共に右回転し十二指腸後壁に移動して背側膵原基と癒合する．この結果，背側膵原基から膵頭上部と体尾部が，腹側膵原基から膵頭下部と鉤部が形成される．腹側膵原基の主導管と背側膵原基の主導管から主膵管が，背側膵原基の主導管の近位部から副膵管が形成される（図81）．

輪状膵の成因は諸説があるが，腹側膵原基の発生異常説（Lecco, Baldwin）が有力である．

▶症状　新生児では十二指腸の閉塞症状がみられ，頻回な嘔吐や腹部膨満を認める．成人では上

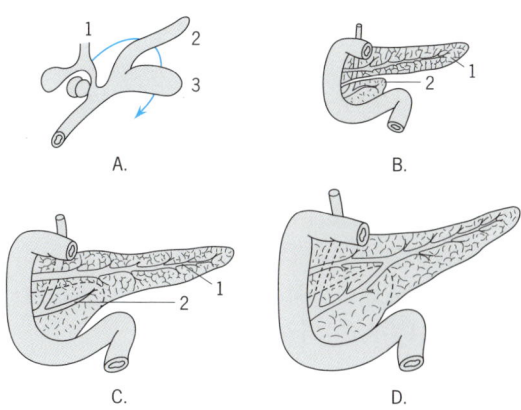

図 81　膵の発生
A. 1：腹側膵原基右葉は総胆管とともに矢印の方向へ回転．2：原始腸，3：背側膵原基．
B. 1：背側膵原基，2：腹側膵原基．
C. 両膵原基癒合，1：背側膵管，2：腹側膵管．
D. 背側・腹側膵管癒合．

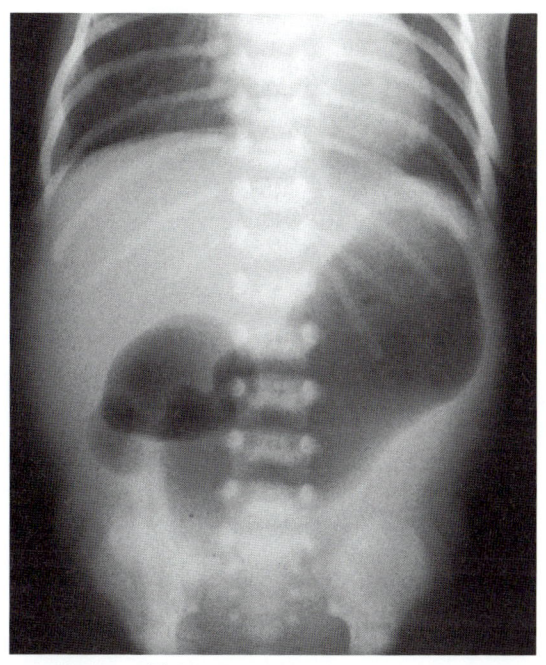

図 82　Double bubble sign
（佐竹克介：NEW 外科学，第2版，出月康夫ほか編，南江堂，p.652, 1997）

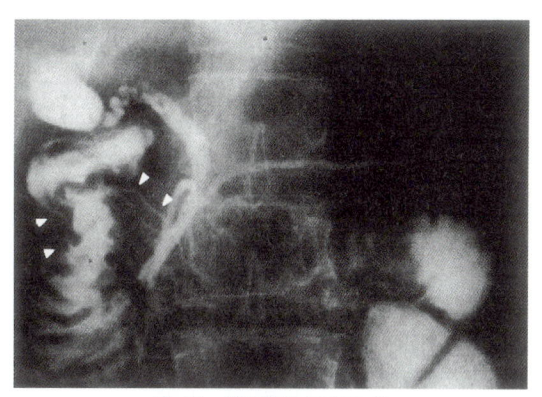

図 83　輪状膵の ERCP 像

腹部痛，悪心，嘔吐がみられる．輪状膵の3大合併症として，消化性潰瘍，胆石，膵炎がある．
▶ **検査所見**　一般検査成績には特徴的なものはない．
▶ **診断**　新生児では腹部単純 X 線撮影で double bubble sign（図82）が出現する．成人では ERCP で輪状部膵管が造影されれば診断が確定する（図83）．

▶ **治療**　輪状膵の位置，十二指腸狭窄の程度，合併症などにより決定する．無症状であれば治療の必要はない．軽度の上腹部不快感や消化性潰瘍等は内科的治療を行う．狭窄症状が強い場合などに外科的治療が選択され，胃空腸吻合術などのバイパス手術が施行される．

2．迷入膵 aberrant pancreas

ポイント
　本来の膵臓と離れて膵組織が存在するもので，偶然発見され無症状であることが多い．

▶ **概念**　本来の膵臓とは解剖学的にも血行的にも非連続性に膵組織が存在するものをいう．異所膵（ectopic pancreas），副膵（accessory pancreas）とも呼ばれる．
　「疫学」剖検例の0.37〜1.87％にみられる．男女比はほぼ2：1．30歳代から50歳代に多い．胃，十二指腸，空腸に多く，胃では約8割が幽門前庭部に発生し，胃粘膜下腫瘍の14.4％を占める．
▶ **病因**　発生過程における形成異常説が有力であるが，定説はない．
▶ **病態生理**　組織分類には Heinrich の分類があり，Ⅰ型：正常膵と同様の組織構造，Ⅱ型：Ⅰ型でラ島を欠くもの，Ⅲ型：膵導管組織のみからなる，に分けられ，Ⅱ型が約半数である．
▶ **症状**　ほとんどの症例は無症状である．まれに出血や囊胞形成，癌化の報告がある．
▶ **検査所見**　胃粘膜下腫瘍として発見される場合があり，bridging fold や中心陥凹を伴う場合がある．

▶診断　偶然発見されることがほとんどである．
▶治療　出血，幽門狭窄などの合併症を起こした場合や，平滑筋肉腫などとの鑑別が困難な場合にのみ手術が施行される．

3．膵管非癒合（分離膵）
pancreas divisum

ポイント
腹側膵管と背側膵管の癒合がまったくみられないか不完全な状態で，膵炎を伴うことがある．

▶概念　膵の発生過程において腹側膵管と背側膵管の癒合不全である．腹側膵管と背側膵管がまったく交通のない場合を完全非癒合，わずかに交通している場合は膵管不完全癒合と呼ばれる．
▶疫学　欧米では4～6％，わが国では1％前後と，欧米に多い．発症は幼少期発症と成人発症に分かれる．わが国では男性にやや多いが，欧米では女性に多い．
▶症状　上腹部痛を伴うことが多い．急性膵炎を約10％，慢性膵炎を約15％に伴う．腹側膵管，背側膵管それぞれに限局して膵炎を起こすことがあり，背側膵炎が多い．
▶検査所見　高アミラーゼ血症や膵外分泌機能低下を伴うことがある．
▶診断　膵管造影により診断される．MRCP (magnetic resonance cholangiopancreatography) でも診断あるいは疑診が可能である（図84）．
▶治療　副乳頭の切開ないしは乳頭形成術が内視鏡的または手術的に行われる．

4．膵・胆管合流異常
pancreato-biliary maljunction

ポイント
膵管と胆管が十二指腸壁外で合流する先天奇形で，胆道系に高頻度に発癌する．

▶概念　膵・胆管合流異常とは，解剖学的に膵管と胆管が十二指腸壁外で合流する先天性の奇形である（図85）．
▶疫学　ERCP施行症例の1.5％にみられ，女性，東洋人に多い．
▶病因　正常な発生過程における胆管と膵管の合流が起こらず，腹側膵の膵管と総胆管が異常合流すると考えられるが，その詳細な機序は不明である．また，これに附随した総胆管の囊胞状拡張の有無が重要である．
▶病態生理　機能的にOddi括約筋の作用が合流

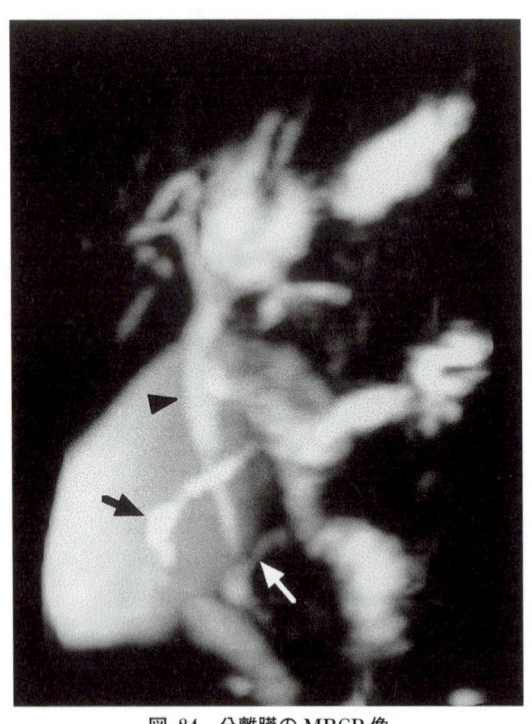

図84　分離膵のMRCP像
白矢印：腹側膵管，黒矢印：背側膵管，黒三角：総胆管

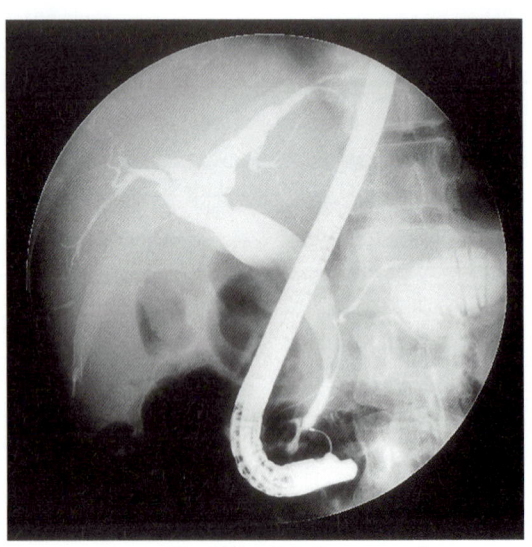

図85　膵・胆管合流異常のERCP像

部に及ばないため，膵液と胆汁が混入，逆流し，さまざまな病態を引き起こす．合流異常症例の胆道粘膜は前癌状態にあり，30～50％が癌化することが知られている．
▶症状　総胆管嚢腫を伴うものでは腹部腫瘤，腹痛，黄疸が三徴といわれるが，腹痛がもっとも多く，約80％にみられる．
▶検査所見　ERCPでの膵管胆管の走行確認により確診される．合流形式は，総胆管が主膵管に合流する胆管合流型，主膵管が総胆管に合流する膵管合流型，その他の複雑な合流の三つに分類されている．
▶診断　X線学的（ERCPなど）または解剖学的（手術，剖検など）診断で確診とする．補助診断として，胆汁中のアミラーゼ高値と，肝外胆管拡張があげられる．
▶治療　胆管拡張例には，分流手術として囊腫胆管切除，肝管空腸吻合が行われる．胆管非拡張例では，胆囊癌を合併する率が高く，胆囊摘出術を行う．また，胆道癌合併例には，それぞれの癌に対する根治術式を施行する．

II. 膵損傷 pancreatic injury

▶ポイント

　腹部外傷全体の5～15％を占める．開放（穿通）性と非開放性損傷があるが，わが国では交通事故などによる非開放性損傷が多い．80％以上の症例が腹部臓器の合併損傷を有する．膵損傷の診断は困難な場合が少なくなく，上腹部外傷に対しては常に膵損傷を念頭に置く．治療法の選択には主膵管損傷の有無を確認することが重要である．

▶発生頻度，機序　膵損傷は腹部外傷の5～15％を占めるが，わが国の膵損傷は強い鈍的外力による非開放性損傷が約90％を占め，交通事故によるハンドル外傷がもっとも多い．一方，米国の報告では60％以上が銃創や刺創などの開放（穿通）性損傷でありわが国の発生原因とは異なる．膵は第1-2腰椎の高さの後腹膜腔に存在し，ハンドル外傷などの強い鈍的外力が加わると腰椎との間で圧挫され破裂や損傷が生ずる．膵周囲には種々の腹腔内臓器が近接し腹部の大血管が走行しているため，膵単独損傷よりも腹部多臓器損傷を合併する

表14　膵損傷の分類

I型	挫傷	Contusion
II型	裂傷	Laceration
III型	膵管損傷	Ductal injury
a．	膵体・尾部	Distal
b．	膵頭部	Proximal

Appendix：膵損傷は血管損傷などをしばしば合併するが，十二指腸に限り記載する．表現（D）

（日本外傷学会膵損傷分類委員会：日本外傷学会膵損傷分類．日外傷会誌 11：30，1997）

例が多い．腹部合併損傷臓器としては，肝，脾，十二指腸，大血管，腸間膜，腎の順に多いが，約半数の症例で胃，十二指腸などの消化管損傷を合併している．
▶分類　損傷程度により種々の分類が用いられているが，膵管損傷の程度により重症度が決定される．わが国では表14に示す分類があり，I型（挫傷）とは膵損傷は軽症で膵被膜（後腹膜）の連続性が保たれて直接に腹腔に膵液の漏出のないものをいう．II型（裂傷）とは，膵実質の損傷はさまざまであるが主膵管損傷を伴わないもの，III型（膵管損傷）a型とは膵体，尾部（distal）の主膵管損傷，b型とは膵頭部（proximal）の主膵管損傷，副膵管損傷，膵内胆管損傷のいずれかを伴うものをいい，重症度はIIIb＞IIIa＞II＞Iである．
▶症状，診断　膵損傷の症状は腹痛，とくに上腹部痛がもっとも多く，次いで圧痛，悪心・嘔吐，発熱，ショック症状などがある．しかし，非開放性損傷の場合，重大な膵損傷があっても受傷直後は症状に乏しい場合があり，受傷数日後に上腹部痛やショック症状を呈する例もある．膵損傷のショック発現機序は受傷直後は出血性ショックがもっとも多いが，外傷性急性膵炎によるショックや腹膜炎や敗血症による敗血症ショックもある．
　検査所見では白血球増多や貧血などがあるが，血清アミラーゼ値の上昇がもっとも重要である．しかし，受傷直後に血清アミラーゼ値が上昇しない例もあり，持続的な上腹部痛を訴える腹部外傷の場合，経時的な測定が重要である．
　腹部単純X線検査では特有の所見はなく，上腹部ガス像の貯留，十二指腸loopの拡大，腸腰筋陰影の消失などと共に急性膵炎の際に出現することが知られているsentinel loop signやcolon cut-off signが出現することがある．CTや超音波検査

法は膵損傷の診断に有用であり，とくにCTは他の画像診断に比べ優れている．逆行性膵管造影 (endoscopic retrograde pancreatography；ERP) により膵管損傷の程度を判定することが可能である．また，実質損傷や膵断裂がある場合，腹腔動脈造影により膵内動脈の途絶や閉塞と共に膵外への造影剤の漏出を認めることがある．

膵損傷では一度の検査では診断がつかないことがあり，腹部所見の変化やくり返しの検査から総合的に判断する．

▶治療　開放（穿通）性損傷はすべてが手術適応となる．非開放性損傷では臨床症状や各種画像診断により手術の必要性を検討する．

　1）保存的治療

主膵管損傷がないⅠ型（挫傷）損傷で多臓器損傷があっても軽度で開腹する必要のないものが適応となり，急性膵炎の治療に準ずる．

　2）外科的治療

術式は主膵管損傷の有無，損傷部位，膵実質損傷の程度，多臓器合併損傷の有無により決定する．また，主膵管損傷の程度が不明な場合は術中膵管造影を行う．膵損傷の治療原則は第1に出血のコントロール，第2に十二指腸損傷などによる腹腔内汚染のコントロール，最後が膵損傷部の処置である．

①**主膵管損傷のない場合**　Ⅰ型（挫傷）損傷の場合，開腹後，損傷が軽度な場合，経過観察は可能であるが，必要に応じてドレナージを行う．Ⅱ型（裂傷）損傷の場合，壊死挫滅組織の除去を行った後，膵縫合あるいはドレナージを行う．

②**主膵管損傷がある場合**　適切な処置がとられない場合，致命的になることが多く，損傷部位により術式が異なる．

ⓐ膵体尾部：Ⅲa型にあたり膵尾部の場合は膵尾部切除を行う．膵体部の場合は図86に示す膵を温存することも可能であり，受傷より経過時間が短く，尾側膵の変化が少ない場合に尾側膵温存術式が選択可能である．しかし，それ以外の場合には膵体尾部切除が安全である．

ⓑ膵頭部：Ⅲb型にあたり膵内胆管や十二指腸乳頭部に損傷がなければ膵管再建（縫合）が可能であると報告されている．一方，膵内胆管損傷や乳頭部損傷あるいは高度な十二指腸挫滅を伴う場合，膵頭十二指腸切除を選択する．

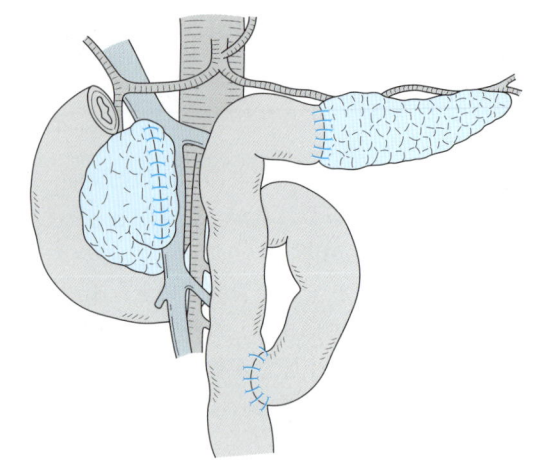

図86　膵体部損傷の再建術式
(Letton & Wilson, 1959)

▶**合併症，予後**　膵損傷の死亡率は7.5〜20％であり，ショックを認めたものでは死亡率がさらに高くなる．合併症は30〜50％に発生し，診断の遅れにより合併症頻度が高くなる．早期には出血，急性膵炎，腹膜炎などを合併し，晩期には膵仮性囊胞，膵周囲膿瘍，膵液瘻をきたすことがある．

Ⅲ．膵　　炎 pancreatitis

膵臓の炎症性疾患である膵炎は，一般的に急性膵炎と慢性膵炎に区別されている．両者の関連性に関してはさまざまな意見があり，もっとも問題となるのは急性膵炎が慢性膵炎に移行するかという点である．しかし原則的には両者は別の臨床単位であり，急性膵炎は膵の急激な自己消化を本態とする急性炎症で，原因が除かれれば形態的，機能的に正常化し慢性化することは少ない．一方，慢性膵炎は膵の実質細胞の持続的脱落と膵の線維化を特徴とし，膵内外分泌機能低下が進行性に起こることで特徴づけられる．

1．急性膵炎 acute pancreatitis

▶ポイント

本態は膵内での消化酵素の活性化による膵の自己消化（autodigestion）であり，活性化した膵酵素の膵外への逸脱により，血清や尿中膵酵素値が上昇する．軽症から重症まできわめて多彩な臨床像を呈するが，重症例では病変は膵に

とどまらず発症早期から遠隔重要臓器に重篤な障害をきたし，致死的転帰をとることがある．

▶**疫学** 剖検例の 0.4～1.3％にみられ，わが国では年間 14,500 例の発症が推計されておりそのうち約 10％が重症である．発症年齢，性別は成因によって特徴的分布を示し，アルコール性膵炎は 30～50 歳代の男性に，胆石性膵炎は 60～70 歳代の女性に多い．

▶**概念** 急性膵炎は急激に発症する上腹部痛・背部痛と，血中・尿中などへの膵酵素の逸脱を特徴とする疾患で，絶食のみで軽快する軽症から，集中治療を行っても数日のうち死亡する重症まで多彩な病態を呈する腹部急性疾患である．

▶**病態，成因** その本態は，本来は十二指腸に分泌されてはじめて活性化されるべき膵酵素が，何らかの原因で膵内で活性化された結果生じた膵の自己消化である．この膵酵素の活性化過程ではトリプシノゲンからトリプシンへの活性化が中心的役割を果たしている（図87）．成因としては，アルコール摂取がもっとも多く，ついで胆石症があげられるが，原因不明の急性膵炎も少なからず存在する（表15）．また，ERCP 後にも膵炎が発症することがある．さらに，特殊な成因として，脂質異常症や副甲状腺機能亢進症，ステロイドや免疫抑制薬などの薬物投与，ムンプスウイルス感染などが報告されている．

膵酵素の膵内活性化機序としては，輸入脚症候群における十二指腸液の膵管内逆流や，胆石の乳頭嵌頓や十二指腸乳頭狭窄に伴う胆汁の膵管内流入があげられる．とくに胆石性膵炎では，胆石の乳頭嵌頓により胆汁が共通管を通って膵管内に逆流する Opie の共通管説（common channel theory）が広く支持されている（図88）．しかし，もっとも頻度の高いアルコール性膵炎の発症機序は確定していない．

膵の変化は浮腫，出血，壊死に分類されるが，重症では活性化された消化酵素や二次的に産生された毒性物質が血中や腹腔内に逸脱し，全身障害をきたすことが特徴である．全身の末梢血管の透過性が亢進する結果，組織浮腫と血管内脱水（hypovolemia）をきたし，重症例では，肺・肝・腎などの遠隔重要臓器に早期から障害が引き起こされ，免疫系や凝固系の障害や，重症感染症や

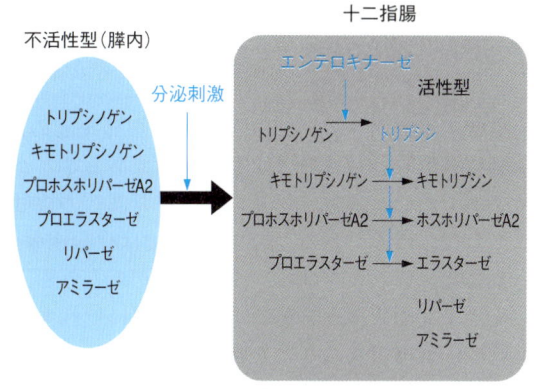

図87 膵酵素の活性化機構

表15 急性膵炎の成因

アルコール	35％
胆石性	20％
特発性（原因不明）	25％
その他	ERCP 後，薬物性など
特殊な膵炎	ウイルス感染：耳下腺炎（mumps） 副甲状腺機能亢進症：高 Ca 血症による膵分泌亢進 高脂質血症：遊離脂肪酸による膵障害 術後膵炎

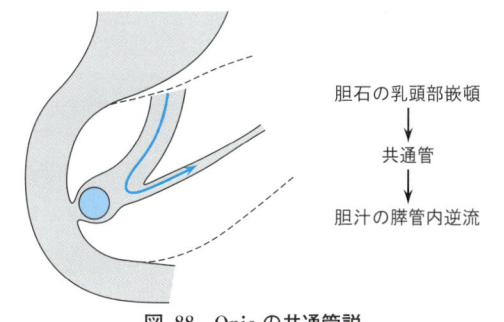

図88 Opie の共通管説

DIC とともに，しばしば多臓器不全を合併する．さらに，発症早期を乗り切っても，膵および膵周囲後腹膜，腸間膜などの壊死部に腸内細菌移行（bacterial translocation）から感染を生じ，敗血症を併発することが問題となっている．臓器不全などをきたす重症例は全症例中の約 10％で，その死亡率が約 30％に達することから，重症急性膵炎は 1991 年より厚生省（当時）の難病指定を受けている．現在では ICU 管理の普及に伴い早期合併症による死亡率は低下してきたものの，臓器障害合

併例では依然として死亡率が高く，早期に重症度判定を行い重症度に合わせた治療を速やかかつ強力に開始することが肝要である．

▶**症状，検査所見** 約90％の症例に腹痛を認め，急激に発症し急速に増悪する持続痛であることが特徴的である．嘔気・嘔吐，発熱，背部への放散痛もしばしばみられる．また重症例では呼吸困難，意識障害，ショック症状，出血傾向がみられる．

発症早期の腹部理学的所見は，疼痛に比較すると比較的軽度であることが特徴的で，これは膵が後腹膜に位置するためである．心窩部に圧痛を認め，病状の進行に伴い腹膜刺激症状，筋性防御が明らかとなってくる．また，炎症の波及による麻痺性イレウスから鼓腸を呈する．さらに，心窩部に膵とともに大網，横行結腸などの周辺臓器が一塊となって腫瘤として触知する．重症例では高率に胸水，腹水の貯留を認め，出血傾向を示す．とりわけ，腹腔内および後腹膜への出血が腹壁に反映した結果，腹壁皮下に出血斑がみられることがあり，とくに臍周囲のものを Cullen 徴候，側腹部のものを Grey-Turner 徴候といい，予後不良の指標とされる．

▶**画像診断** 胸腹部単純 X 線撮影，US，CT が行われる．膵の病変の診断には，US，CT が用いられるが，膵周辺の消化管ガスの増多のため US では膵の全貌描出が困難であり，CT がもっとも有用である．

胸部単純 X 線像では左横隔膜挙上，胸水，左肺下葉無気肺がみられることがあり，重症例ではさらに肺野全体のすりガラス状陰影がみられ，ARDS の所見を呈する．腹部単純 X 線像では麻痺性イレウスによる腸管ガス増多が特徴的である．さらに，特徴的腹部単純 X 線写真上の腸管ガス像として sentinel loop sign（図89），colon cut-off sign（図90）が知られている．前者は，膵の部位に一致して小腸ガス像がみられることであり，後者は右横行結腸以降のガス像が途切れて左半横行結腸から脾彎曲に結腸ガス像を認めないことをいう．US では，膵全体の腫大，内部エコーレベルの低下，内部エコーの不均一，膵周囲の液体貯留を認める．さらに，腹水，胸水の有無とその貯留の程度をベッドサイドで判定できる．CT は，膵の変化と共に膵外への炎症の波及をも判定できるもっとも有用な補助診断であり，確定診断とともに重症度判定においても重要である．さらに，造

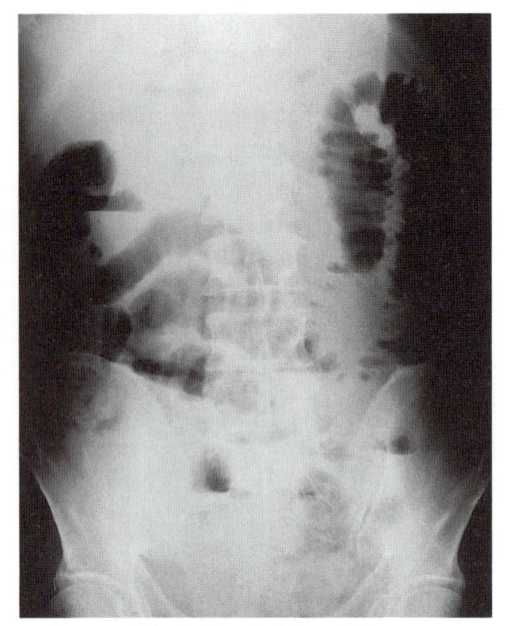

図89 Sentinel loop 徴候
（佐竹克介：NEW 外科学，第2版，出月康夫ほか編，南江堂，p.658, 1997）

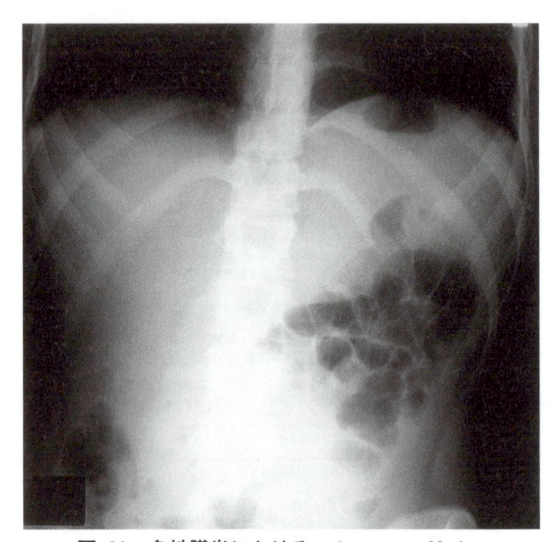

図90 急性膵炎における colon cut-off sign

影 CT を行えば膵の血流の変化から膵壊死の程度を判定できる．膵の異常所見としては，膵の腫大，膵の内部不均一がさまざまな程度にみられ，膵外の変化としては後腹膜の脂肪組織，とくに腎周囲，結腸間膜根部への炎症の波及が判定可能である．

▶**臨床検査所見** 発症初期の血液濃縮（hemoconcentration）によるヘマトクリットの上昇と輸液後のヘマトクリットの低下，全身の炎症反応としての白血球増加，CRP などの急性相反応物質の

増加がみられる．また，膵からの逸脱を反映して，血中，尿中，腹水中の膵酵素が上昇することが特徴的で，アミラーゼ（とくに膵型アミラーゼ），リパーゼ，エラスターゼなどが増加する．また，重症度に比例して血中 Ca が低下することも知られており，膵から逸脱したリパーゼによって脂肪組織が鹸化される際に消費されると考えられている．また，耐糖能低下による高血糖，腎障害による血中 BUN，クレアチニンの上昇，肝障害による血中 GOT，GPT，LDH の上昇，さらに，血液凝固能異常を示す出血・凝固時間の延長，PT，APTT の延長，FDP の増加などがみられる．ただし，注意すべき点は，膵酵素，とくにアミラーゼの逸脱は発症後 4～5 日で重症度にかかわらず正常化することが多く必ずしも重症度と相関しないこと，アミラーゼが腎から排泄されるために，血中アミラーゼ値の上昇が腎機能の低下により強調されることである．

▶ **診断，重症度判定**　急性膵炎の診断は表 16 の診断基準にしたがって行う．本疾患と鑑別すべき疾患としては，いわゆる急性腹症と分類される腹部救急疾患があげられるがとくにイレウス，急性上腸間膜動脈閉塞症などでは血中アミラーゼの上昇もみられ，CT などで膵に形態的異常があるかが鑑別点となる．さらに，慢性膵炎代償期にみられる膵酵素逸脱を伴う急性腹痛発作は慢性膵炎急性増悪と称し，臨床的には急性膵炎として治療する．急性膵炎と診断した時点でただちに重症度判定を行う．厚生労働省難治性膵疾患に関する調査研究班により作成された重症度判定基準は九つの予後因子（表 17）からなる．それに加えて造影 CT による造影 CT（表 18）Grade がある．

① 予後因子が 3 点以上，または ② 造影 CT Grade 2 以上の場合は重症とする．

▶ **治療**　重症急性膵炎の早期には大量輸液と全身的な集中治療が主体となり，必要に応じて特殊治療を行う．また，免疫不全状態から感染や出血などが主体となる後期には，膵膿瘍，腹腔内膿瘍，感染性膵壊死などの感染性の合併症に伴う敗血症の防止が最大の治療目標である．

表 16　急性膵炎の診断基準

1．上腹部に急性腹痛発作と圧痛がある．
2．血中または尿中に膵酵素の上昇がある．
3．超音波，CT または MRI で膵に急性膵炎に伴う異常所見がある．

上記 3 項目中 2 項目以上を満たし，他の膵疾患および急性腹症を除外したものを急性膵炎と診断する．ただし，慢性膵炎の急性増悪は急性膵炎に含める．
注：膵酵素は膵特異性の高いもの（膵アミラーゼ，リパーゼなど）を測定することが望ましい．

（厚生労働省難治性膵疾患に関する調査研究班，2008）

表 17　急性膵炎の重症度判定基準

① Base Excess≦−3 mEq/l，またはショック（収縮期血圧≦80 mmHg）
② PaO$_2$≦60 mmHg（room air），または呼吸不全（人工呼吸管理が必要）
③ BUN≧40 mg/dl（or Cr≧2 mg/dl），または乏尿（輸液後も 1 日尿量が 400 ml 以下）
④ LDH≧基準値上限の 2 倍
⑤ 血小板数≦10 万/mm^3
⑥ 総 Ca≦7.5 mg/dl
⑦ CRP≧15 mg/dl
⑧ SIRS 診断基準＊における陽性項目数≧3
⑨ 年齢≧70 歳

＊SIRS 診断基準項目：(1)体温＞38℃ または＜36℃，(2)脈拍＞90 回/分，(3)呼吸数＞20 回/分または PaCO$_2$＜32 mmHg，(4)白血球数＞12,000/mm^3 か＜4,000 mm^3 または 10％幼若球出現

（厚生労働省難治性膵疾患に関する調査研究班，2008）

表 18　造影 CT Grade

① 炎症の膵外進展度
　前腎傍腔　0 点
　結腸間膜根部　1 点
　腎下極以遠　2 点
② 膵の造影不良域　膵を便宜的に三つの区域（膵頭部，膵体部，膵尾部）に分け判定する．
　各区域に限局している場合，または膵の周辺のみの場合　0 点
　二つの区域にかかる場合　1 点
　二つの区域全体を占める，またはそれ以上の場合　2 点
① ＋ ②　合計スコア
　1 点以下　Grade 1
　2 点　Grade 2
　3 点以上　Grade 3

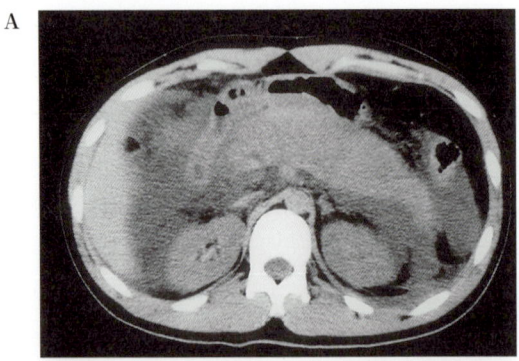

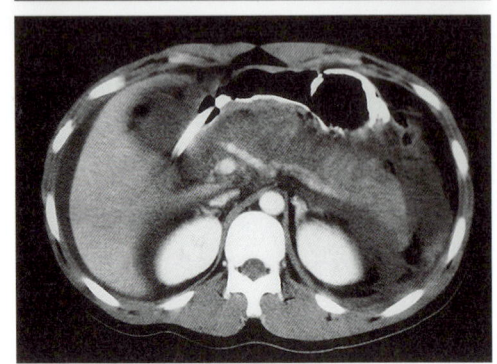

図 91 重症急性膵炎の CT 像
A：単純 CT，B：造影 CT

1）早期の治療方針
① 基本的治療
ⓐ 膵外分泌の抑制：絶飲・絶食，経鼻胃管の留置による胃内容の持続吸引や H_2 受容体阻害薬投与を行い，膵外分泌の安静をはかる．

ⓑ 疼痛対策：疼痛によるストレス除去の目的で，十分な除痛を行う．

ⓒ 輸液・電解質補正：まず発症早期には大量の浸出液貯留や出血による血管内脱水に対して積極的に輸液を行い，臓器虚血，ショック，腎不全への悪循環を断ち切る．血管内脱水が補正された時点で血液検査を施行し，貧血，低蛋白血症，電解質異常の補正を行い，さらに高カロリー輸液（TPN）を追加して栄養補給を行う．

ⓓ 抗酵素製剤投与：蛋白分解酵素阻害薬や抗ホスホリパーゼ製剤（CDP コリン）などの投与を行う．

ⓔ 抗生物質の投与：膵壊死部や後腹膜壊死部の感染予防のため広域スペクトラムの抗生物質を投与する．

ⓕ 呼吸管理：急性膵炎では発症早期から潜在的呼吸障害の存在することが多く，PaO_2 を維持するように酸素投与を行うが，著明な PaO_2 の低下が認められれば気管内挿管を行って人工呼吸器による呼吸管理を行う．

② **特殊療法** 特殊療法には，遠隔臓器障害対策としての血液浄化療法である腹膜灌流，持続血液濾過透析（continuous hemodiafiltration；CHDF）や血漿交換（plasma exchange；PE）などがある．保存的集中治療を行っても重要臓器障害の発現を認める場合には，血液浄化療法が適応となる．腹水が認められる症例では腹膜灌流が施行されることが多い．

③ **胆石性膵炎に対する胆道ドレナージ** 成因が明らかに胆石によるものに対しては，早期の胆道ドレナージが有効である．胆道ドレナージの方法としては，手術によるものの他に，経皮経肝胆嚢ドレナージ（percutaneous transhepatic gall-bladder-drainage；PTGB-D）や，内視鏡的経鼻胆道ドレナージ（endoscopic naso-biliary drainage；ENBD）が選択される．

2）後期の治療方針
後期合併症としては，腹腔内膿瘍，膵膿瘍，感染性膵壊死による重症感染症（敗血症），膵仮性嚢胞，消化管出血，腹腔内出血がある．後期合併症の検索のため 1，2 回/週ごとに US，CT を行う．発熱や白血球数増多，CRP 上昇などにも注意する．さらに感染の確定診断に CT または US 下穿刺吸引細菌培養検査が必要な場合もある．

① **外科治療の選択** 後期合併症である膵膿瘍，後腹膜膿瘍に対してはドレナージ術が，感染性膵壊死にはドレナージのみではなく感染を伴う壊死組織を選択的に除去する壊死部切除が推奨されており，壊死範囲が広汎な場合，創を開放のままとして術後も適宜，創の débridement を行う open drainage を併施する．

② **出血に対する対策** 消化管出血，腹腔内出血は，その原因が膵仮性嚢胞や膵膿瘍によることが多く，大量出血に対しては，transarterial embolization（TAE）などによる止血術や外科的止血術が行われる．

▶**予後** 上述した治療法を駆使しても，重症急性膵炎の死亡率は 25～30% である．とくに近年では，早期死亡は減少しているものの，感染から敗血症で死亡する後期死亡に対する対策の確立が急務となっている．これに反して，長期予後はおおむね良好で，内外分泌障害が遷延することは少な

く，多くとも 20% 以下であると推定されている．

2．慢性膵炎 chronic pancreatitis

▶**ポイント**

慢性膵炎は，膵の線維化，実質の脱落を生じ，臨床的には頑固な上腹部痛を呈し，やがては膵内外分泌機能の低下をきたす不可逆性・難治性の疾患である．

▶**成因，頻度，発症機序** 40歳代の成人に多く，男女比は全体で4:1，アルコール性で33:1である．本症の成因はアルコール性が54%ともっとも多く，特発性35%，胆道性8%，その他が5%である．発症機序としては，細膵管内の蛋白栓（protein plug）の形成→細膵管の閉塞と細膵管上皮の損傷→上流膵管の内圧上昇→上流域の膵実質の破壊と線維化という学説が一般的である．

▶**病理** 肉眼的には膵の限局性またはびまん性の硬化を認め，一般に膵は肥大または萎縮する．膵管の拡張する例も多く，またその拡張も多くのところに相対的狭窄部を有し（数珠状拡張），chain of lakes の所見を呈する．膵管内に多数の結石をみることもある．この結石は炭酸カルシウムを主成分とする．病理組織学的には膵に不規則な線維化，細胞浸潤，実質の脱落，肉芽組織などの慢性変化を生じる．

▶**症状** 上腹部痛を認める．心窩部痛がもっとも多く，持続性で，背部へ放散，脂肪食や飲酒で増悪し，仰臥位よりも座位（chest-knee position）で軽減する．食欲不振，全身倦怠感，体重減少，腹部膨満感，下痢，膵性糖尿病による口渇・多尿，黄疸などの症状がみられる．リパーゼ分泌が正常の1/10以下に低下すれば脂肪便をきたすが，わが国では少ない．

▶**理学的所見** 上腹部に一致して圧痛や抵抗を認める．

▶**診断** 診断には慢性膵炎臨床診断基準（厚生労働省難治性膵疾患に関する調査研究班，日本膵臓学会，日本消化器病学会，2009）（表19）を用いる．

1）生化学的検査

血清アミラーゼ（P型），リパーゼおよびエラスターゼ-1の上昇（代償期）あるいは低下（非代償期）がある．

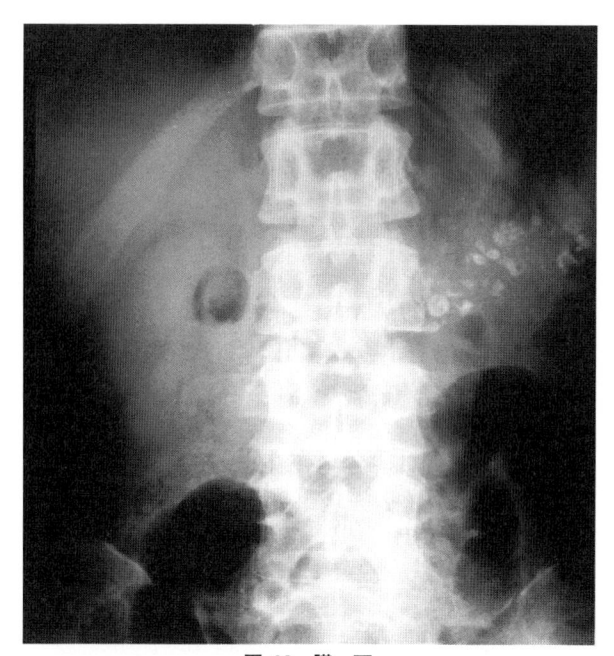

図92 膵石
(佐竹克介：NEW 外科学，第2版，出月康夫ほか編，南江堂，p.663, 1997)

2）画像診断

①**腹部単純 X 線** 膵に一致して石灰化を認める．アルコール性膵炎では，高率に膵石（図92）を合併する．

②**US・CT** 膵石灰化，膵内粗大高エコー，膵管の不整拡張，膵の変形，膵嚢胞あるいは膵腫大が認められる．

③**ERCP** 分枝膵管の不整拡張，主膵管の不整拡張，非陽性膵石，蛋白栓が認められる．

④**血管造影** 慢性膵炎に特異的な所見はないが，膵癌との鑑別診断に必要である．

3）膵外分泌機能検査

セクレチン試験，BT-PABA 試験，糞便中キモトリプシン活性において機能の低下が認められる．

①**セクレチン試験** 膵の外分泌細胞を刺激して，膵液・胆汁を含む十二指腸液を採取し，膵液量，重炭酸塩濃度，膵酵素分泌量を測定する．重炭酸塩濃度は膵線維化をよく反映し，3因子の中でもっとも信頼性が高く，慢性膵炎で低下することが多い．

②**PFD 試験 pancreatic functioning diagnostant test（BT-PABA 試験）** 経口投与された合成ペプチド BT-PABA は，膵のキモトリプシンにより特異的に加水分解され，PABA が遊離して

表 19 慢性膵炎の臨床診断基準

慢性膵炎の診断項目
- ①特徴的な画像所見
- ②特徴的な組織所見
- ③反復する上腹部痛発作
- ④血中または尿中膵酵素値の異常
- ⑤膵外分泌障害
- ⑥1日80g以上（純エタノール換算）の持続する飲酒歴

慢性膵炎確診：a，bのいずれかが認められる．
　a．①または②の確診所見．
　b．①または②の準確診所見と，③④⑤のうち2項目以上．

慢性膵炎準確診：
　①または②の準確診所見が認められる．

早期慢性膵炎：
　③〜⑥のいずれか2項目以上と早期慢性膵炎の画像所見が認められる．

注1．①，②のいずれも認めず，③〜⑥のいずれかのみ2項目以上有する症例のうち，他の疾患が否定されるものを慢性膵炎疑診例とする．疑診例には3ヵ月以内にEUSを含む画像診断を行うことが望ましい．
注2．③または④の1項目のみ有し早期慢性膵炎の画像所見を示す症例のうち，他の疾患が否定されるものは早期慢性膵炎の疑いがあり，注意深い経過観察が必要である．
付記．早期慢性膵炎の実態については，長期予後を追跡する必要がある．

慢性膵炎の診断項目
①特徴的な画像所見
　確診所見：以下のいずれかが認められる．
　　a．膵管内の結石．
　　b．膵全体に分布する複数ないしびまん性の石灰化．
　　c．ERCP像で，膵全体に見られる主膵管の不整な拡張と不均等に分布する不均一[*1]かつ不規則[*2]な分枝膵管の拡張．
　　d．ERCP像で，主膵管が膵石，蛋白栓などで閉塞または狭窄している時は，乳頭側の主膵管と分枝膵管の不規則な拡張．
　準確診所見：以下のいずれかが認められる．
　　a．MRCPにおいて，主膵管の不整な拡張と共に膵全体に不均一に分布する分枝膵管の不規則な拡張．
　　b．ERCP像において，膵全体に分布するびまん性の分枝膵管の不規則な拡張，主膵管のみの不整な拡張，蛋白栓のいずれか．
　　c．CTにおいて，主膵管の不規則なびまん性の拡張と共に膵辺縁か不規則な凹凸を示す膵の明らかな変形．
　　d．US（EUS）において，膵内の結石または蛋白栓と思われる高エコーまたは膵管の不整な拡張を伴う辺縁か不規則な凹凸を示す膵の明らかな変形．

②特徴的な組織所見
　確診所見：膵実質の脱落と線維化が観察される．膵線維化は主に小葉間に観察され，小葉が結節状，いわゆる硬変様をなす．
　準確診所見：膵実質が脱落し，線維化が小葉間または小葉間・小葉内に観察される．

③血中または尿中膵酵素値の異常
　以下のいずれかが認められる．
　　a．血中膵酵素[*3]が連続して複数回にわたり正常範囲を超えて上昇あるいは正常下限未満に低下．
　　b．尿中膵酵素が連続して複数回にわたり正常範囲を超えて上昇．

④膵外分泌障害
　BT-PABA試験で明らかな低下[*4]を複数回認める．

早期慢性膵炎の画像所見
a，bのいずれかが認められる．
　a．以下に示すEUS所見7項目のうち，(1)〜(4)のいずれかを含む2項目以上が認められる．
　　(1) 蜂巣状分葉エコー（Lobularity, honeycombing type）
　　(2) 不連続な分葉エコー（Nonhoneycombing lobularity）
　　(3) 点状高エコー（Hyperechoic foci；non-shadowing）
　　(4) 索状高エコー（Stranding）
　　(5) 囊胞（Cysts）
　　(6) 分枝膵管拡張（Dilated side branches）
　　(7) 膵管辺縁高エコー（Hyperechoic MPD margin）
　b．ERCP像で，3本以上の分枝膵管に不規則な拡張が認められる．

解説1．USまたはCTによって描出される①膵囊胞，②膵腫瘤ないし腫大，および，③膵管拡張（内腔が2mmを超え，不整拡張以外）は膵病変の検出指標として重要である．しかし，慢性膵炎の診断指標としては特異性が劣る．したがって，①②③の所見を認めた場合には画像検査を中心とした各種検査により確定診断に努める．
解説2．[*1]"不均一"とは，部位により所見の程度に差があることをいう．
　　　　[*2]"不規則"とは，膵管径や膵管壁の平滑な連続性が失われていることをいう．
　　　　[*3]"血中膵酵素"の測定には，膵アミラーゼ，リパーゼ，エラスターゼ1など膵特異性の高いものを用いる．
　　　　[*4]"BT-PABA試験（PFD試験）における尿中PABA排泄率の低下"とは，6時間排泄率70%以下をいう．
解説3．MRCPについては，
　　　1) 磁場強度1.0テスラ（T）以上，傾斜磁場強度15mT/m以上，シングルショット高速SE法で撮像する．
　　　2) 上記条件を満足できないときは，背景信号を経口陰性造影剤の服用で抑制し，膵管の描出のため呼吸同期撮像を行う．

（厚生労働省難治性膵疾患に関する調査研究班，日本膵臓学会，日本消化器病学会，2009）

小腸から吸収され，肝で抱合をうけた後，腎から尿中に排泄される．尿中PABA排泄率は，膵キモトリプシン活性を反映し，膵外分泌機能低下により排泄率は低下する．

③ **便中キモトリプシン測定**　便中に排泄されたキモトリプシン量が，膵機能を反映する．

4）膵内分泌機能検査

非代償期ではブドウ糖負荷試験で糖尿病型を示す．

5）鑑別診断

① **膵癌**　US・CTで腫瘤像，ERCPで主膵管の途絶が認められれば膵癌を疑う．超音波内視鏡，選択的血管造影，ERCP下brushing細胞診，US下膵針生検などにより鑑別する．また，慢性膵炎に合併して炎症性腫瘤を形成することがあり，腫瘤形成性膵炎といわれる．膵癌との鑑別が困難な場合があり，問題となっている．

② **膵嚢胞腺腫・膵嚢胞腺癌**　腫瘍性嚢胞では慢性膵炎に伴う仮性・貯留性嚢胞と異なり多胞性で，内腔に乳頭状隆起をみる．

③ **粘液産生膵腫瘍**　ERCPにて主乳頭の腫大・開口部開大，粘液の排出や主膵管の拡張，膵管内乳頭状隆起，分枝の嚢胞状拡張，粘液の貯留などの所見を認める．

▶ **臨床経過**　発症早期から数年におよぶ腹痛が臨床像の主体を占め，膵内外分泌機能が十分に保たれている時期を代償期と呼んでいる．代償期は急性膵炎と同じ病態を示す急性再燃時と，腹痛をはじめとする諸症状が持続またはくり返して生じるが比較的軽度である間欠期に分けられる．膵内外分泌機能が荒廃し，消化吸収不良や糖尿病が出現する時期を非代償期と呼び，この時期になると腹痛は軽減・消失する．代償期から非代償期に移行する時期は，両時期の病態が混在し，主として腹痛の軽減傾向と耐糖能の低下傾向がみられ，移行期と呼ばれている（図93）．

▶ **治療**

1）代償期

① **急性再燃時**

ⓐ **内科的治療**：急性膵炎に準じた保存的治療を行う．

ⓑ **外科的治療**：感染，合併症などに対する手術を行う．

② **間欠期**　疼痛などの症状の改善，急性再燃の

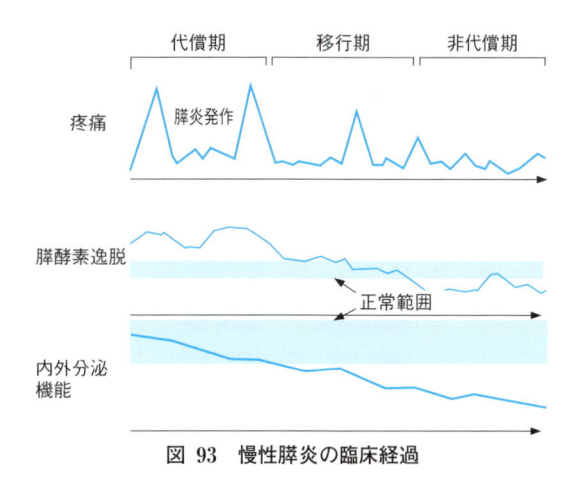

図93　慢性膵炎の臨床経過

予防，合併症の治療および慢性膵炎の成因を除去し，慢性膵炎の進展を阻止することが基本方針となる．

ⓐ **内科的治療**：生活指導（絶対に禁酒させる），食事療法（脂肪摂取制限）が必要となる．禁酒がいかに守られるかが予後を左右するといってよい．疼痛に対する薬物療法には，主に鎮痛・鎮痙薬，トリプシンインヒビター，H_2受容体拮抗薬などが用いられてきたが，最近は消化酵素薬，CCK受容体拮抗薬，ソマトスタチン誘導体などが応用され始められている．最近では，膵石とくに，主膵管の膵石に対する治療として，内視鏡的に除去する方法，体外衝撃波（extracorporeal shock wave lithotripsy；ESWL）や膵管鏡下レーザーにより膵石を破砕除去する方法が行われている．

ⓑ **外科的治療**：適応は，① 急性再燃の反復，② 制御困難な腹痛，③ 膵嚢胞，膵膿瘍，膵瘻などの合併，④ 胆道疾患（胆石，膵胆管合流異常，胆道拡張症），⑤ 胆道狭窄，とくに黄疸や胆道感染を反復発症する場合，⑥ 局所的門脈圧亢進症，消化管出血，消化管通過障害，⑦ 膵癌の疑い，などである．手術術式としては膵に対する直接手術と間接手術に大別される．直接手術としては膵管減圧術と膵切除術がある（表20，図94）．嚢胞を形成している場合は，嚢胞消化管吻合術が行われる．間接手術としては消化管手術，胆道手術，神経切除術（膵頭神経叢切除術，内臓神経切除術，腹腔神経節切除術）などがある．主膵管が拡張している場合には膵管空腸側々吻合術などの膵管減圧術が，主膵管の拡張がなく病変が限局している場合や膵仮性嚢胞の合併あるいは膵癌の疑いのある場

表 20　慢性膵炎の手術術式

慢性膵炎の疼痛と進行に対する手術
　膵管減圧手術
　　膵管空腸側々吻合術（Puestow, Partington）
　　膵尾側膵管空腸吻合術（DuVal）
　　乳頭括約筋形成術兼膵管開口部形成術
　膵切除術
　　膵全摘
　　膵頭切除膵部分切除膵頭十二指腸切除術（pancreaticoduodenectomy；PD）
　　全胃幽門輪温存膵頭十二指腸切除術（pyrolus preserving pancreaticoduodenectomy；PPPD）
　自律神経系に対する手術
　　膵頭神経叢切除術
　　腹腔神経切除術
　　左内臓神経切除術

合併症に対する手術
　仮性囊胞に対して
　　外瘻造設術
　　囊胞消化管吻合術（囊胞腎吻合，囊胞小腸吻合）
　　囊胞切除術
　閉塞性黄疸に対して
　　総胆管空腸吻合術など

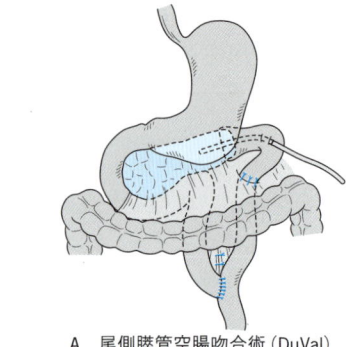

A．尾側膵管空腸吻合術（DuVal）

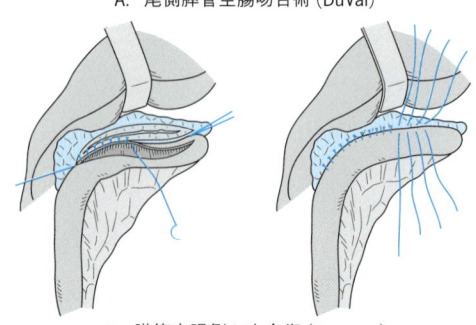

B．膵管空腸側々吻合術（Puestow）

図 94　慢性膵炎の手術術式（膵管減圧術）

合には膵頭十二指腸切除術や膵尾側切除術などの膵切除術が選択される．慢性膵炎症例の外科的治療後の経過を検討すると，耐糖能障害が予後に有意な影響を与えることが判明しており，外科的治療にあたっては，術後膵内外分泌機能が低下することを考慮し，可能な限り膵機能が温存される術式を選択するべきである．

2）非代償期

消化吸収不良および糖代謝障害が主病態となるので，膵機能荒廃に対する対策が中心となる．

①**膵外分泌不全**　脂質の消化吸収障害がもっとも起こりやすい．消化吸収機能の補助として，Sudan Ⅲ染色や Van de Kammer 法で評価した便中脂肪量を指標として，膵消化酵素製剤の大量補充療法が行われる．

②**膵性糖尿病**　食事療法，経口血糖降下薬の効果が乏しく，しばしばインスリンが必要となる．グルカゴンの分泌も低下しているため低血糖を起こしやすい．

Ⅳ．膵囊胞 pancreatic cyst

膵囊胞とは，膵実質内または膵外にさまざまな大きさの腔を持つ境界明瞭な囊状物で，囊胞内腔の上皮の有無により真性囊胞と仮性囊胞に大別される．多くは，内腔上皮を持たない仮性囊胞で真性囊胞は 10〜20％である．

1．真性囊胞 true cyst

ポイント

膵囊胞のうち，囊胞内腔に上皮を持つものをいい，先天性囊胞と後天性囊胞に大別される．そのうち臨床的に問題となるのは，腫瘍性囊胞を含めた後者である．

A．先天性囊胞 congenital cyst

類皮囊胞（dermoid cyst）や単純性囊胞（simple cyst）などが含まれるが，いずれもまれな疾患である．

B. 腫瘍性膵嚢胞

▶**概念** 腫瘍性膵嚢胞は真性嚢胞に属し，下記の疾患があげられる．いずれも比較的症状に乏しく，大きくなると腹部腫瘤触知や圧迫症状を呈する．

1．漿液性嚢胞腺腫・腺癌

▶**特徴** 小嚢胞が集簇し，上皮はグリコーゲン豊富な扁平ないしは立方細胞よりなり，腺房中心細胞由来と考えられる．PAS陽性細顆粒を有し，中心部には時にstellate scarや石灰化を認める．高齢者の膵頭体部に多く，近年悪性例も報告されている．

▶**画像診断**

①**US** 一般に蜂巣状のエコー像を呈するが，分解能がわるいと充実性腫瘤として描出されることもある．

②**CT** 内部に不規則な網状構造を有する腫瘍で，造影CTにて腫瘍周囲に濃染をみる（図95）．時に石灰化を伴う．

③**MRI** T1強調画像では辺縁が不明瞭でやや低信号域の腫瘤像，T2強調画像ではモザイク状の高信号域の腫瘤像で辺縁が分葉状構造を呈する．

④**ERCP** 腫瘍による膵管の偏位・圧排・狭窄像を認めることがある．

⑤**血管造影** 血管に乏しい腫瘍であり，所見のないことも多い．

▶**治療** 多くは良性であり，腫瘤部を含めた膵切除が選択される．

2．粘液性嚢胞腺腫・腺癌

▶**特徴** 比較的大きな多房性または単房性嚢胞で厚い線維性被膜を有し，粘液産生能を持つ円柱上皮からなる．内腔の一部に乳頭状病変を伴い，しばしば悪性化する．中年女性に多く，膵体尾部に好発する．

▶**画像診断**

①**US** 比較的大きな低エコー像を呈し，内部に隔壁や壁在結節・乳頭状病変を認める（図96）．

②**CT** 一般には大きな単房または多房性の低吸収性病巣を示すが，嚢胞内の粘液・出血・壊死などにより不規則な像を呈することがある．また，造影にて乳頭状病変が増強される．大きい乳頭状病変や，不規則な造影を呈する場合は悪性を疑う

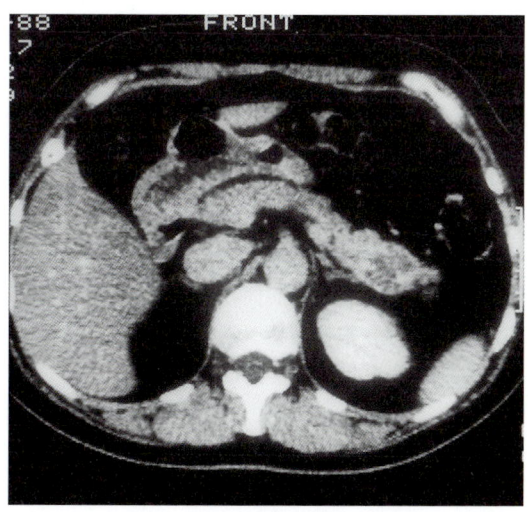

図95 漿液性嚢胞腺腫のCT像

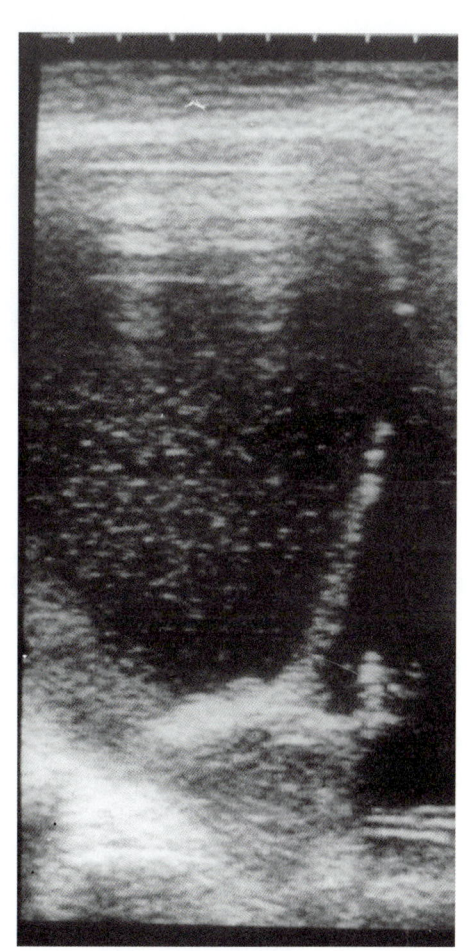

図96 粘液性嚢胞腺腫のUS像

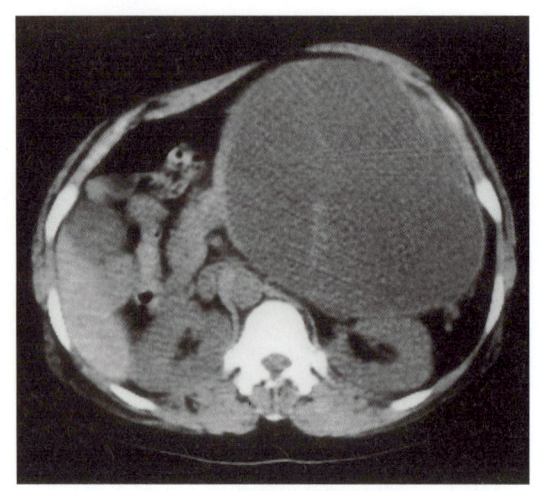

図 97 粘液性嚢胞腺腫の CT 像

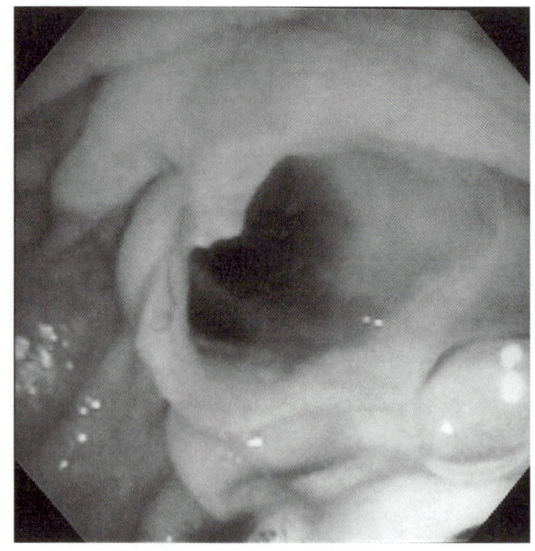

図 99 IPMN の乳頭像
乳頭の開口と粘液排出を認める.

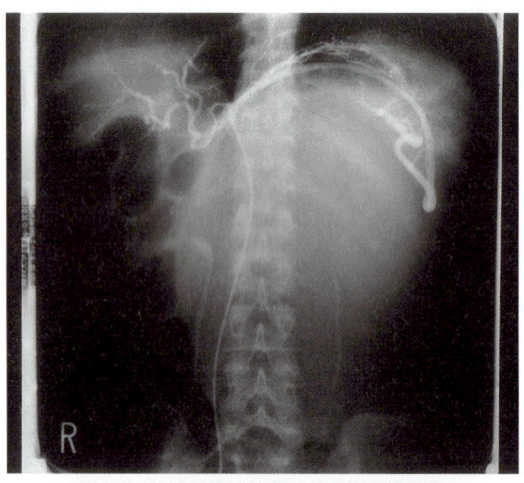

図 98 粘液性嚢胞腺腫の腹腔動脈造影像

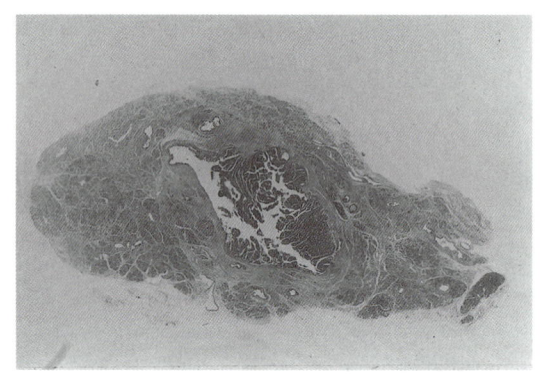

図 100 IPMN の顕微鏡像（膵管内乳頭状病変）

（図 97）.
　③**MRI**　T1 強調画像では低信号域を示し，内腔に高信号域の隔壁や乳頭像を認める. T2 強調画像では高信号域の腫瘤像を示し，被膜が低信号域なリング像として描出される.
　④**ERCP**　嚢胞による主膵管の圧排をしばしば認めるが，嚢胞との交通は一般にはみられない.
　⑤**血管造影**　嚢胞部に血管構築はみられず，大きくなると圧排所見を呈する. 腫瘍部は増大すると血管に富む所見を示す（図 98）.
▶**治療**　外科的切除が第一選択である. 腺腫の場合は，嚢胞核出術などの縮小手術も考慮される. しかし，癌が疑われれば膵臓癌に準じた手術術式が選択される.

3. 粘液産生膵腫瘍：膵管内乳頭粘液性腫瘍
Intraductal papillary mucinous neoplasm of the pancreas（IPMN）

▶**概念**　大橋らが 1980 年に粘液産生膵癌として報告したのが最初で，腫瘍の産生する粘液が膵管内に充満して膵管が拡張し，乳頭の腫大・開口，粘液の排出を認める臨床的疾患概念である（図 99）. 高齢男性の膵頭部に好発する. しばしば粘液性嚢胞腺腫・腺癌との異同が問題となる. 病理学的には膵管内乳頭状病変（過形成・腺腫・腺癌）である（図 100）.
▶**画像診断**
　①**US**　著明な膵管の拡張を認める. 時に膵管内乳頭状病変が描出される（図 101）.
　また，超音波内視鏡（endoscopic US；EUS）や

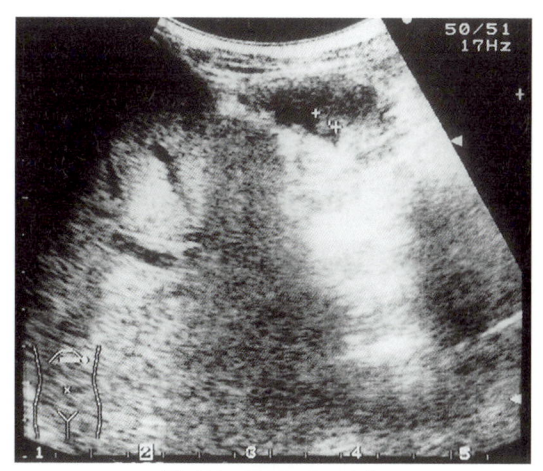

図 101　IPMN の US 像

管腔内超音波検査（intraductal US；IDUS）により乳頭状病変の描出能が向上している.
　②CT　膵管の著明な囊胞状拡張を認める.
　③MRI/MRCP（magnetic resonance imaging/magnetic resonance cholangiopancreatography）粘液による影響が少なく，ERCP では困難であった粘液像と乳頭像との鑑別が可能である.
　④ERCP　膵管の著明な拡張と透亮像を認める（図 102）．乳頭観察像での乳頭の腫大・開口，粘液の排出が特徴的である.
　⑤経口的膵管鏡　膵管上皮の顆粒状粘膜・イクラ状所見などがみられる.
　⑥血管造影　一般に所見に乏しい.
▶治療　過形成と考えられる場合は経過観察される場合が多い．囊胞の大きさ（一般的に直径 3 cm 以上），急速な増大傾向，内腔の乳頭状構造などから悪性化が疑われれば膵切除を行う．癌化しても浸潤癌でなければ予後良好であるが，浸潤を伴うと通常の膵管癌と同じく予後は不良である.

4．Solid-pseudopapillary neoplasm
▶概念　1987 年に Klöppel らにより初めて報告された腫瘍で，充実性腫瘍部と囊胞性部分が腫瘍内に混在する．囊胞部は腫瘍内の退行変性と考えられ，厳密には腫瘍性囊胞ではない．病理学的には，厚い被膜・液化を伴う壊死・中心部のコレステロール結晶・辺縁部の石灰化を認める．若年女性（主に 30 歳以下）の膵尾部に多く，一般には予後良好であるが，まれに悪性例が報告されている.

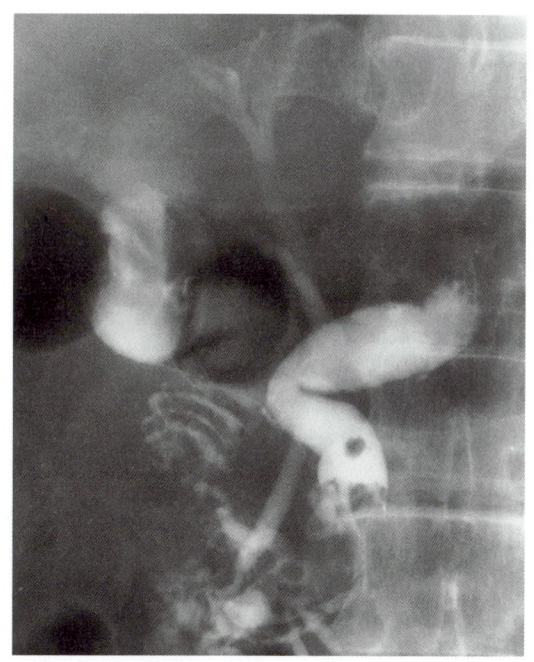

図 102　IPMN の ERCP 像

▶画像診断
　①US　囊胞部の低エコー像と腫瘍部の比較的高エコーな像が混在する.
　②CT　囊胞部の低吸収域と腫瘍部の高吸収域が混在する．時に，石灰化像を伴うが明瞭な隔壁像はない．充実性腫瘍部は，小さな変性壊死のためにまだらに造影される.
　③MRI　T1 強調画像で周囲被膜は低信号域，内部の変性壊死は高信号域として描出される.
　④ERCP　大きくなると膵管の圧排所見を呈する.
　⑤血管造影　血管に乏しい腫瘍であり所見に乏しい．大きくなると圧排所見を呈する.
▶治療　悪性例も報告されており，外科的切除が第一選択となる.

5．その他
　まれなものとして，lymphoepithelial cyst や splenic epidermoid cyst があげられる．また，膵内分泌腫瘍，膵腺房細胞癌，膵芽腫，膵平滑筋肉腫も solid-pseudopapillary neoplasm と同様に腫瘍部壊死などにより偽囊胞性病変を伴うことがある.

C. 膵仮性囊胞 pancreatic pseudocyst

ポイント

膵炎や外傷による膵組織の壊死や出血部位に破綻した膵管から膵液が漏出したり，慢性膵炎や膵癌による膵管狭窄のためうっ滞した膵液が組織減弱部から漏出して形成される．囊胞壁に上皮の被覆がなく線維性結合組織から成る．一般に単房性で，囊胞内容は融解した壊死膵組織や血液の混じった膵液からなり，アミラーゼ濃度が高い．

▶**成因** 膵炎が多く，次いで外傷によるものが多い．

▶**症状** 原疾患の症状を伴うが，上腹部痛や腹部腫瘤を呈する．膵周囲の消化管や総胆管に圧排をきたすと，嘔気・嘔吐や黄疸を認める．囊胞内に出血すれば強い腹痛をきたす．

▶**合併症** 囊胞内出血，囊胞の消化管穿破や腹腔内破裂，あるいは囊胞感染による膿瘍形成などがある．また，仮性動脈瘤を併発することもある．発熱や腹痛が出現したら合併症に注意する．

▶**検査所見** 血清や尿アミラーゼなどの膵酵素が上昇する．膵炎回復期にも膵酵素の高値が遷延する．

▶**画像診断**
① **胸部単純X線像** 膵性胸水を伴うことがある．
② **US** 低エコーレベルを示す．
③ **CT** 低吸収域として描出される．囊胞壁がはっきりと形成されると造影CTで壁の造影効果が認められる．
④ **MRI** T1強調で低信号，T2強調で高信号となるが，囊胞内出血があればT1で高信号となる．
⑤ **ERCP** 囊胞と膵管の交通の有無の判定が可能である．
⑥ **血管造影** 仮性動脈瘤の有無が診断可能である．

▶**診断** 急性膵炎の経過において，回復期にも持続する腹部の鈍痛や遷延する膵酵素の高値は，仮性囊胞の形成を示唆する．囊胞の存在診断はUSやCTにより容易である．

▶**治療** 保存的治療と外科的治療がある．急性膵炎や膵外傷による仮性囊胞は20～30%が自然消失するので原則として保存的治療を行う．一般に径5cm以上の大きな囊胞では合併症併発の危険が大きく，自然消失も少ない．囊胞ドレナージは主膵管との交通がないものや，交通があっても主膵管の十二指腸側に閉塞や狭窄がないものに有効であり，USガイド下に経皮的ドレナージを行う．また，疼痛とともに急速に囊胞が増大する場合や囊胞感染をきたした場合にも経皮的ドレナージを行う．6週間以上経過し囊胞壁が器質化して消退傾向が認められないときは外科的治療が行われる．

外科的治療には消化管との内瘻術（胃，空腸，十二指腸との吻合）と膵切除がある．囊胞胃吻合術は胃に接した囊胞に施行されるが，近年，超音波内視鏡下に胃内腔からの穿刺ドレナージも行われている．膵切除は膵尾部で切除が容易な囊胞に対して行う．慢性膵炎に併発した仮性囊胞では慢性膵炎そのものに対する適切な術式を選択する．

V. 膵腫瘍

1. 膵 癌 pancreatic cancer

ポイント

膵癌には浸潤性膵管癌のほか，囊胞腺癌，膵管内乳頭腺癌，腺房細胞癌などが含まれる．約80%を占める浸潤性膵管癌（狭義の膵癌）は，腹部臓器の悪性腫瘍の中でももっとも予後不良の疾患である．高齢男性に多く，膵頭部に多く発生する（60%）．症状は腹痛，背部痛，食思不振，体重減少などで，膵頭部癌では黄疸で発症することが多い．

膵体尾部癌では，急激に悪化する糖尿病が発見の契機になることもあるが，黄疸が出ないことが多いため，診断の遅れから予後はさらに不良である．いくつかの腫瘍マーカーの上昇とUS, CT, ERCP, MRCP, 血管造影などが診断の手法であるが，最近 *K-ras* 遺伝子変異が90%と高率に検出されることがわかり，診断技術への応用が期待される．治療は外科的切除以外有効なものは少ないが，切除率が低く，全体の3年生存率は10%以下である．

▶**概念，疫学** 膵腫瘍の組織型分類（表21）では，上皮性腫瘍，非上皮性腫瘍に大別され，上皮性腫瘍の中に浸潤性膵管癌（乳頭腺癌，管状腺癌，腺扁平上皮癌，粘液癌，退形成性膵管癌など），囊胞

表 21　膵腫瘍の組織型分類（日本膵臓学会）

［1］上皮性腫瘍
　A．外分泌腫瘍
　　1．漿液性嚢胞腫瘍
　　　a）漿液性嚢胞腺腫
　　　b）漿液性嚢胞腺癌
　　2．粘液性嚢胞腫瘍
　　　a）粘液性嚢胞腺腫
　　　b）粘液性嚢胞腺癌
　　　　ⅰ）非浸潤
　　　　ⅱ）微少浸潤
　　　　ⅲ）浸潤
　　3．膵管内乳頭粘液性腫瘍
　　　a）膵管内乳頭粘液性腺腫
　　　b）膵管内乳頭粘液性腺癌
　　　　ⅰ）非浸潤
　　　　ⅱ）微少浸潤
　　　　ⅲ）浸潤
　　　c）その他
　　　　膵管内管状腫瘍等
　　4．異型上皮および上皮内癌
　　5．浸潤性膵管癌
　　　a）乳頭腺癌
　　　b）管状腺癌
　　　　ⅰ）高分化型
　　　　ⅱ）中分化型
　　　c）低分化型
　　　d）腺扁平上皮癌
　　　e）粘液癌
　　　f）退形成癌
　　　　ⅰ）巨細胞型
　　　　ⅱ）破骨細胞様巨細胞型
　　　　ⅲ）多形細胞型
　　　　ⅳ）紡錘細胞型
　　　g）その他
　　6．腺房細胞腫瘍
　　　a）腺房細胞腫
　　　b）腺房細胞腺癌
　B．内分泌腫瘍
　　1．高分化内分泌腫瘍
　　2．高分化内分泌癌
　　3．低分化内分泌癌
　C．併存腫瘍
　D．分化方向の不明な上皮性腫瘍
　　1．Solid-pseudopapillary neoplasm
　　2．膵芽腫
　　3．未分化癌
　E．分類不能
　F．その他
［2］非上皮性腫瘍

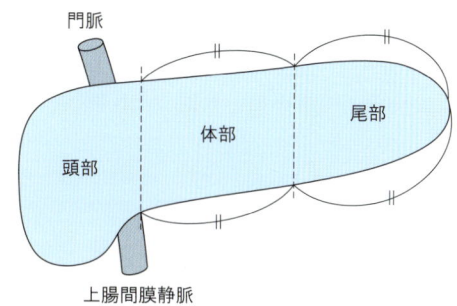

図 103　膵臓の解剖学的区分

腺癌（漿液性嚢胞腺癌，粘液性嚢胞腺癌），膵管内乳頭腺癌，腺房細胞癌などが含まれる．このうち浸潤性膵管癌が約 80％を占めるので，浸潤性膵管癌は膵癌，膵管腺癌（ductal adenocarcinoma），膵管細胞癌（duct cell carcinoma）と同義的に使われている．

　膵癌の発生率は先進諸国に高く，また都市部に高い．人口 100,000 人に対して 10 人前後である．男性に多く（63％），80％以上の患者が 60〜80 歳と高齢者である．発生部位は膵頭部（Ph）64％，膵体部（Pb）11％，膵尾部（Pt）4％，複数の部位にわたるもの 21％である（図 103）．

▶**病因**　危険因子（risk factors）としては喫煙，飲酒，動物性脂肪過摂取，コーヒー，放射線被曝，慢性膵炎，糖尿病，胃切除術などがあげられる．最近，膵癌の発生に DNA 異常の関与が明らかになっており，膵癌細胞では遺伝子異常として約 90％に *K-ras* 遺伝子の点突然変異，約 50％に *p53* 遺伝子の変異などが報告されている．また遺伝子解析の進歩により，前癌病変として膵管上皮の過形成，異形成の関連性が注目されている．

▶**病態生理**　膵癌は腹部臓器の悪性腫瘍の中でももっとも生物学的悪性度が高い．また早期では特異的な症状がないこと，および解剖学的条件から早期診断がむずかしく，診断時の腫瘍径が 2 cm 以下の症例はきわめてまれで，平均腫瘍径は 4〜5 cm である．したがって，診断時には多くが進行膵癌症例（表 22）であり，肝転移（多発例が多い）や肺などへの遠隔転移，腹膜播種，広範なリンパ節転移や後腹膜神経浸潤を伴っており，切除不能となることが多い．また膵の近傍には上腸間膜動静脈，門脈，腹腔動脈，総肝動脈など主要血管が走行している（図 104）．主幹動脈への直接浸潤は，

表 22　膵癌進行度分類

	M 0			M 1
	N 0	N 1	N 2	N 3
Tis	0			
T 1	I	II	III	
T 2	II	III	III	
T 3	III	III	IVa	IVb
T 4	IVa			

T 1：S 0, RP 0, PV 0, A 0, DU 0, および CH 0, 1 のもの.
T 1a：腫瘍最大径が 2 cm 未満のもの.
T 1b：腫瘍最大径が 2 cm 以上のもの.
T 2：腫瘍径に関係なく S 1, RP 1, PV 1, A 1, DU 1, 2, 3, および CH 2, 3 を一つあるいはそれ以上あるもの.
T 3：腫瘍径に関係なく S 2, 3, RP 2, 3, および A 2, 3, を一つあるいはそれ以上あるもの.
S：膵前方被膜浸潤, RP：後腹膜組織浸潤, CH：遠位胆管浸潤, DU：十二指腸壁浸潤, PV：門脈系浸潤, A：動脈浸潤, PL：神経浸潤, N：リンパ節転移, P：腹膜転移, H：肝転移, M：遠隔転移（N 3 以上は M 1 とする）.
（日本膵臓学会編：膵癌取扱い規約第 6 版, 金原出版, 2009）

たとえ合併切除を行っても一般的に予後の改善にはつながらない．最近は上腸間膜静脈や門脈の合併切除を行うことで，膵癌の切除率はやや上昇したが，それでも他臓器の悪性腫瘍に比べると低い（2.6～51%）．

発生部位別にみると，膵体尾部癌では一般的に黄疸が出ないので，膵頭部癌よりさらに診断が遅れ，予後はきわめて不良である．また膵鉤部の癌では早期から上腸間膜動静脈へ直接浸潤するため，切除不能症例が多く，やはり予後はきわめて不良である．

▶症状，徴候

① **膵頭部癌**　初診時の症状は食思不振，体重減少，心窩部や上腹部の腹痛，閉塞性黄疸などである．背部痛は約 25% にみられ，腫瘍の後腹膜進展を示唆する．腫瘍は約 20% の症例で触知され，これらには切除不能症例が多い．閉塞性黄疸に伴い，約半数に圧痛のない腫大した胆嚢が触知され，これを Courvoisier 徴候という．随伴性の急性膵炎発作が膵癌診断の契機になることもある．

② **膵体尾部癌**　食思不振，体重減少，腹痛など症状は非特異的であるが，腹痛は時に発作的に強く，患者は胸膝位をとり疼痛を軽減しようとする特徴がある．総胆管とは距離があるため，閉塞性黄疸は 10% 以下で，ほとんどがリンパ節転移，肝転移などによる胆管狭窄が原因である．背部痛や腫瘍触知はやはり予後不良の膵体尾部癌の特徴である．25% の症例で急激に発症し悪化する糖尿病が膵癌診断に先行する．

▶検査所見，診断

① **血液，生化学的検査**　症例によっては，随伴性膵炎による白血球，膵酵素（アミラーゼ，リパーゼ，エラスターゼ 1，PSTI）の上昇，胆道狭窄や閉塞によるビリルビンや肝胆道系酵素（GOT, GPT, γ-GTP, アルカリホスファターゼ, LAP）の上昇，耐糖能低下による空腹時血糖の上昇がみられるが，いずれも膵癌特有のマーカーではない．腫瘍マーカーは CA19-9，CEA などが用いられる．CA19-9 は 80% 前後の膵癌症例に陽性を示すが，明らかな上昇は進行膵癌症例でみられ，逆に軽度の上昇は慢性膵炎や胆管炎でもみられる．CEA は感受性，特異性ともに低い．その他，DUPAN-2，SPAN-1，KMO-1 などがあるが，いずれも早期診断に問題がある．

② **膵液，十二指腸液検査**　細胞診の陽性率は 30～50% である．また K-ras 遺伝子の点突然変異の検出が報告されているが，いまだ一般的ではない．

▶画像診断

① **US（図 105）**　スクリーニングとしても用いられる．腫瘍は低エコーレベルを示す像として描出され，門脈や上腸間膜動脈への直接浸潤，肝転移，リンパ節転移や腹膜播種（腹水）の有無をある程度正確に診断できる．また間接所見として，総胆管や尾側主膵管の拡張が描出される．

② **CT（図 106A，B，C）**　腫瘍は周囲膵実質に比べ低吸収域として描出される．種々の方法で造影（enhanced CT, dynamic CT, angio CT）することで，血流の乏しい膵癌はより明瞭に描出でき，また周囲の血管との関係を把握するのにも有用である．US と同様に肝転移，リンパ節転移や腹水の存在，総胆管や尾側主膵管の拡張が描出される．

③ **ERCP（図 107A，B）**　十二指腸内視鏡で乳頭部を観察し，続いて乳頭部より逆行性に胆管，膵管を造影する検査である．ある程度侵襲を伴うためスクリーニングには適さないが，小膵癌の診断にはもっとも有用である．主膵管，二次膵管の不整，狭窄や途絶，尾側膵管の拡張，総胆管の不

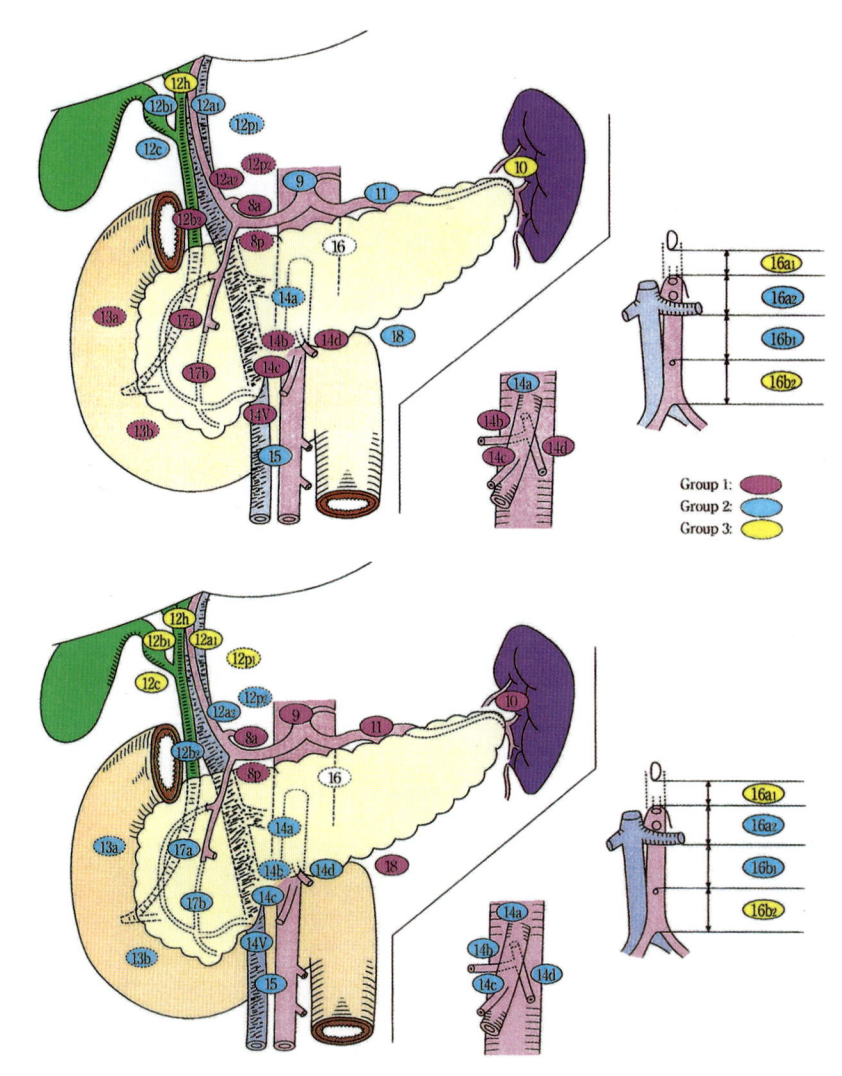

図 104　膵のリンパ節支配
（日本膵臓学会編：膵癌取扱い規約，金原出版，1996）

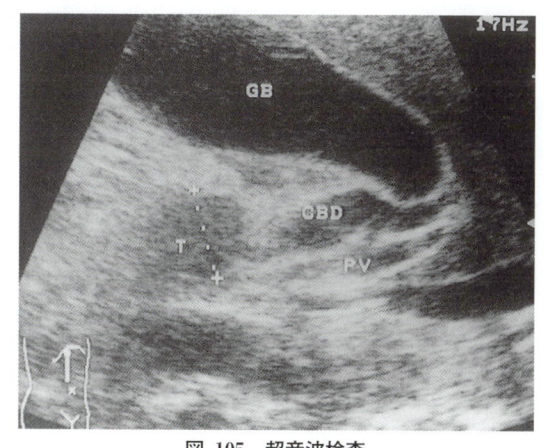

図 105　超音波検査
低エコーレベルの腫瘍像（T）と総胆管（CBD）と門脈（PV）への浸潤がみられる．GB：胆嚢

整，狭窄，閉塞が所見である．

④磁気共鳴胆道膵管造影（MRCP）（図108）　MRIをコンピュータ画像処理にて主膵管，総胆管を描出したもので，最近は画質も向上してきている．得られる所見はERCPと共通する部分が多いが，ERCPに比べ侵襲がまったくないこと，閉塞部より末梢の脈管情報が得られることなどの長所がある．

⑤経皮経肝胆道造影（percutaneous transhepatic cholangiography；PTC）　超音波ガイド下で経皮経肝的に肝内胆管を穿刺し，胆道系を造影するもので，膵癌の直接浸潤やリンパ節転移による総胆管の不整，狭窄，閉塞所見をみる．同時に

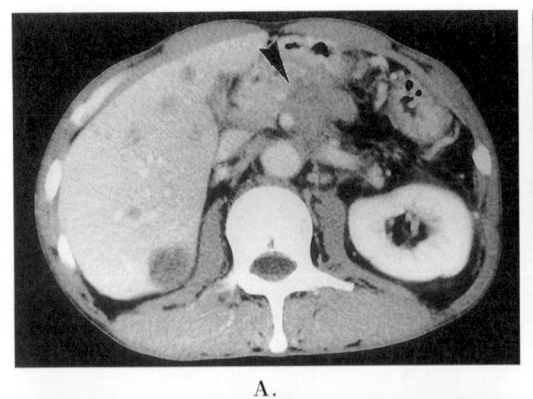

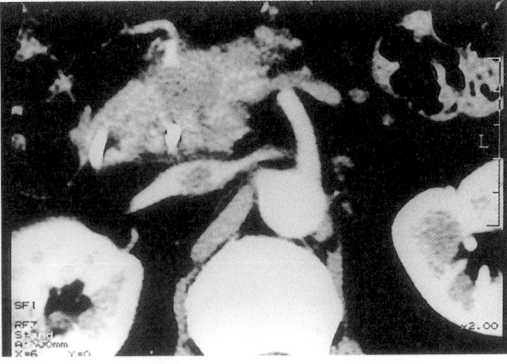

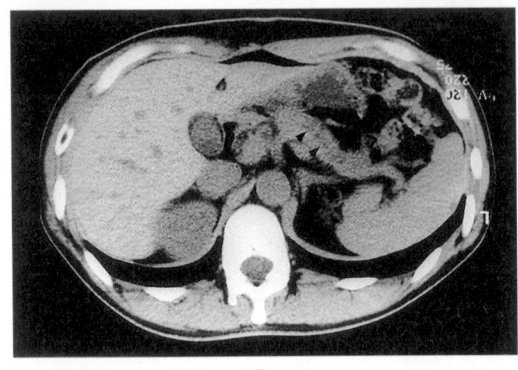

図 106　A. 造影 CT：膵癌は膵頭体部に低吸収域（矢印）として描出され，多発肝転移も認める．
　　　　B. angio CT：膵周囲の血管が明瞭に描出されている．
　　　　C. 単純 CT にて尾側主膵管の拡張を認める（矢印）．

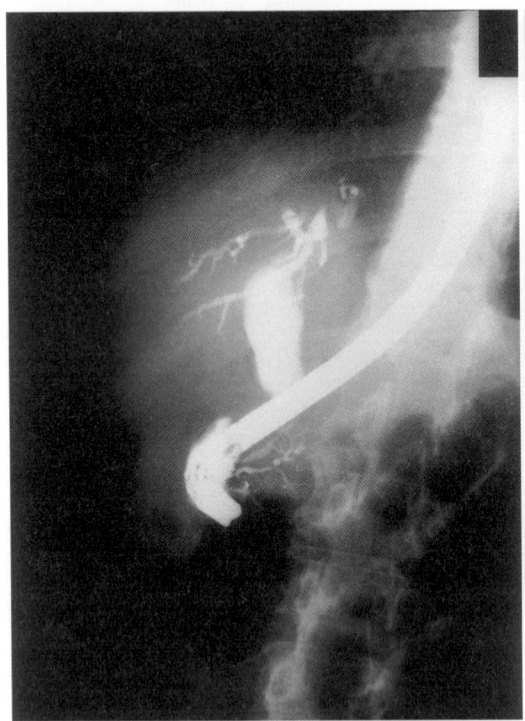

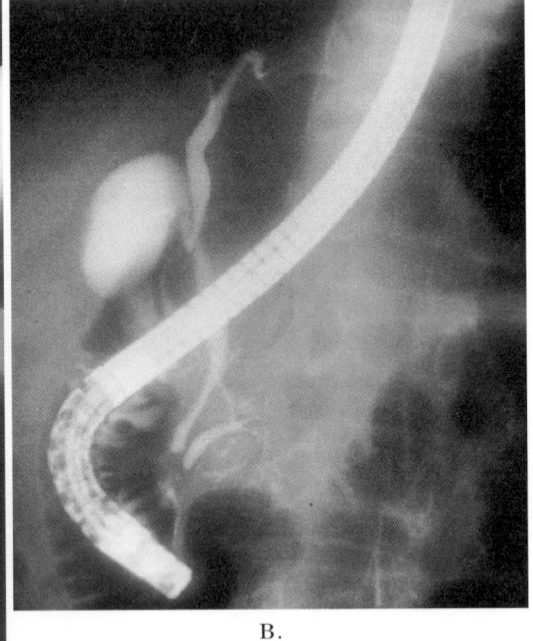

図 107　A. 膵癌の ERCP 像．下部胆管の膵頭部での狭窄と，肝側の著しい拡張．膵体尾部膵管は描出されていない．
　　　　B. 膵癌の ERCP 像．下部胆管の不整狭窄と主膵管の途絶．

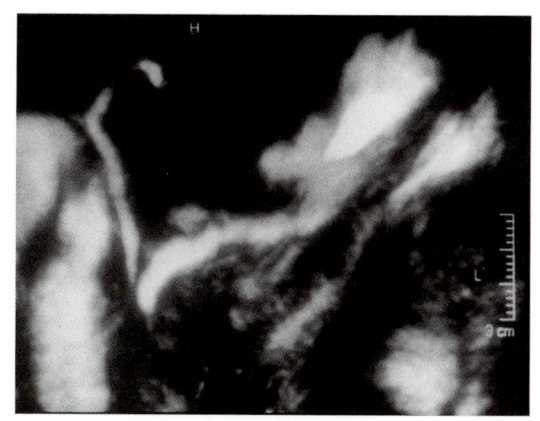

図 108　膵癌の MRCP 像
図107Bと同症例．主膵管途絶部の末梢側の尾側主膵管まで描出される．

閉塞性黄疸に対する黄疸軽減（減黄）処置として経皮経肝胆道ドレナージ（percutaneous transhepatic cholangio-drainage；PTCD）を行う場合もある．

⑥ **血管造影 angiography**（図109A，B）　腹腔動脈，総肝動脈，胃十二指腸動脈，脾動脈，上腸間膜動脈などを造影し，動脈の不整像（irregularity），不整狭窄像（encasement）や静脈相での上腸間膜静脈，門脈の変化をみる．部位診断や質的診断よりむしろ切除の可能性や門脈合併切除の必要性についての情報を得る意味合いが強い．

⑦ **超音波内視鏡検査**（endoscopic ultrasonography；EUS），**膵管内超音波検査**（intraductal ultrasonography；IDUS），**術中超音波検査**（intraoperative ultrasonography；IOUS）いずれもより詳細な膵実質の観察が可能で，EUSやIDUSはとくに小膵癌，微小膵癌，膵管内乳頭腺癌の局在診断，質的診断，浸潤度診断を目的に行われる．IOUSは微小肝転移の検索や膵切除範囲決定に有用である．

⑧ **生検**（biopsy）　経皮的，腹腔鏡下あるいは術中に質的診断を目的に行われる．癌細胞散布（cancer cell seeding）の可能性があり，一般的ではない．

⑨ **腹腔鏡検査**（laparoscopic staging）　最近いくつかの報告があるがまだ一般的ではない．膵癌の局所進展度や肝転移，腹膜播種を正確に診断し，手術不能症例に対する無駄な開腹手術を回避する目的で行われる．

▶**鑑別診断**　膵頭部癌と下部胆管癌との鑑別は総

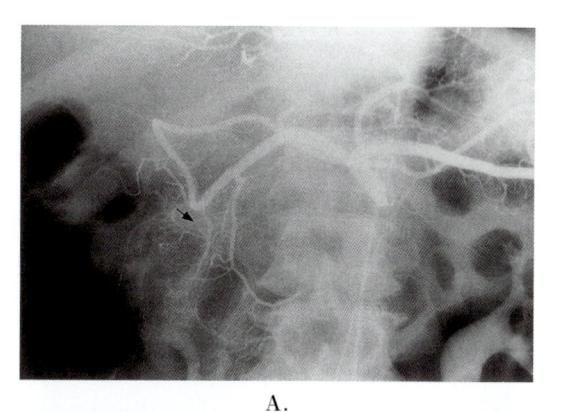

図 109
A．膵癌の腹腔動脈造影（動脈相）．胃十二指腸動脈の不整狭窄像（矢印）を認める．
B．膵癌の上腸間膜動脈造影（静脈相）．上腸間膜静脈から門脈にかけて狭窄を認める（矢印）．

胆管の造影所見によりある程度可能であるが，進行癌では鑑別不能な症例もある．膵頭部の腫瘤形成型慢性膵炎は膵頭部癌との鑑別が極めて困難で，病理組織学的診断以外に鑑別できない場合もある．

▶**治療**　治療は外科的切除が第一選択である．膵癌患者の多くは，黄疸，低栄養状態や耐糖能異常の背景があるため，術前にそれらを可及的に改善，補正しておく．

▶**膵切除術**　膵癌の占居部位により複数の術式が存在する．膵頭部癌に対しては膵頭十二指腸切除術（pancreaticoduodenectomy；PD）（図110），膵体尾部癌には膵体尾部切除術（distal pancreatectomy；DP）が行われる．また腫瘍の範囲に応じて膵全摘術（total pancreatectomy；TP）が選択される．最近では膵癌に対しても quality of life

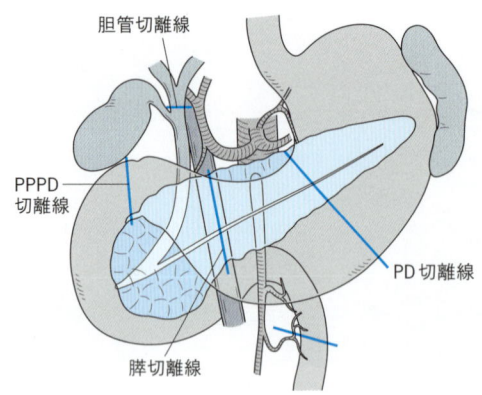

図110 膵頭十二指腸切除術（PD）および全胃幽門輪温存膵頭十二指腸切除術（PPPD）の切除範囲

（QOL）を重視して，全胃幽門輪温存膵頭十二指腸切除術（pyrolus preserving pancreaticoduodenectomy；PPPD）（図110）が行われている．しかし膵癌では根治の可能性を考えると，逆に拡大手術を重視すべきである．たとえ小膵癌でも広範なリンパ節郭清や上腸間膜動脈周囲の神経叢郭清は必要である．また前述したように門脈合併切除の意義はほぼ確立された．一方，上腸間膜動脈や総肝動脈の合併切除の成績はいまだ不良で，予後の改善には至っていない．なお，膵頭十二指腸切除術後の基本的な再建法を図111に示した．

▶**姑息手術** 切除不能膵癌症例に対して，以下の手術が行われる場合がある．

① **胆道バイパス手術** 閉塞性黄疸に対して，総胆管空腸吻合術や胆嚢空腸吻合術が行われる．

② **消化管バイパス手術** 上部消化管の狭窄，閉塞に対して胃空腸吻合術が行われる．

▶**集学的治療** 現状では有効性は少ない．外科的治療との組み合わせで，ある程度は有効と考えられる．

① **化学療法** 現在標準的に使用されているものはゲムシタビンやS-1である．またゲムシタビンと分子標的治療薬のエルロチニブの有用性も示されている．しかしながら奏効率は30%ほどである．

② **放射線療法** 術前，術中照射の有用性に関する報告があるが，局所制御には有効でも予後の改善にはつながらないことが多く，術後照射の有効性も否定的である．

③ **その他** 最近の分子生物学，免疫学の進歩により，新しい癌免疫療法や癌ワクチンの開発などの研究が進んでいる．膵癌の領域でもこのような免疫療法や遺伝子治療の研究は盛んに行われている．

▶**予後** きわめて不良で，報告により異なるが，非切除例の平均余命は3〜7ヵ月，切除例の生存率は1年40%，3年15%，5年10%である．全例の生存率は1年30%，3年10%以下である．しかし，stageⅠ症例（4〜7%）や腫瘍径2cm以下の症例（10〜13%）では5年生存率が各々50%，45%と比較的高く，また腫瘍径1cm以下の切除例では累積5年生存率100%との報告もある．早期診断の重要性が示唆される．

2．膵内分泌系腫瘍 islet cell tumor

islet cell tumorは一般の内分泌腫瘍と同様に機能性と非機能性腫瘍に分けられる．非機能性腫瘍では，ホルモン産生に伴う症状は出現せず，腫瘍増大に伴う閉塞性黄疸，腹部腫瘤が主な症状となる．以下に代表的な機能性腫瘍について述べる．

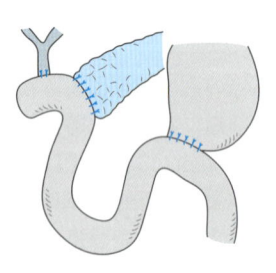

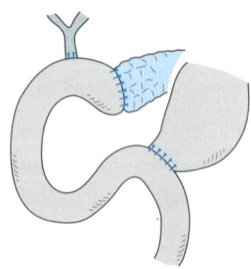

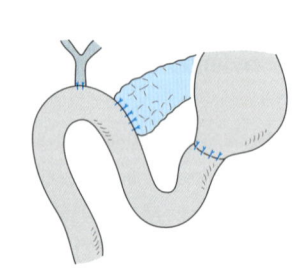

A. Whipple法　　B. Child法　　C. 今永法
図111 膵頭十二指腸切除術後の再建法

A. インスリノーマ insulinoma

▶**概念** 腫瘍からインスリンが自律的に分泌され，その結果，低血糖症状がみられる．

▶**疫学** 膵内分泌腫瘍の代表的なもので，年齢分布は19〜70歳で40〜50歳代に多く，男女比はやや女性に多い．

▶**症状** Whippleの三徴がある．すなわち，① 空腹時の定型的低血糖発作の出現，② 空腹時血糖値が50 mg/d*l* 以下であること，③ ブドウ糖投与で症状が速やかに回復することである．その他，低血糖による意識障害，記憶障害などからてんかんや精神疾患として治療を受けている患者も少なくない．

▶**診断**

① **インスリン分泌動態**

ⓐ 空腹時血糖，血中IRI値：臨床症状として低血糖症状が発現するため，小腫瘍の時期に診断が可能である．診断にあたって，空腹時血糖，IRI値の測定，各種のインスリン分泌刺激試験が行われる．空腹時血糖は40〜50 mg/d*l* とされるが，頻回の測定が必要である．IRI値も変動がみられる．空腹時血糖やIRI値単独では診断が困難なため，IRI値/血糖値0.3以上，IRI×100/血糖値－30が200以上が診断の指標とされる．

ⓑ インスリン分泌刺激試験：トルブタマイド試験，グルカゴン試験，ロイシン試験がある．トルブタマイド試験の陽性率が一番高い．わが国の集計報告ではその陽性率は絶食試験（100%），血糖値に対する相対濃度も含む空腹時IRI濃度測定（89%），トルブタマイド試験（82%）などである．

② **局在診断** 治療にあたって腫瘍の部位，個数などを知ることが重要である．

③ **血管造影** 血管に富む腫瘍でhypervascularな像を呈する（図112）．本法の診断率は60〜70%で診断価値は高い．また，選択的動脈内カルシウム注入法の正診率が高く，採用されることが増えている．

④ **超音波検査（US）** 低エコーレベルを示す腫瘍で辺縁は整である（図113）．術中US検査も存在診断に有用である．

▶**病理所見** 発生部位は体尾部に多い．腫瘍の大きさは5 mm〜3 cmが多く，90%は良性で単発性である．

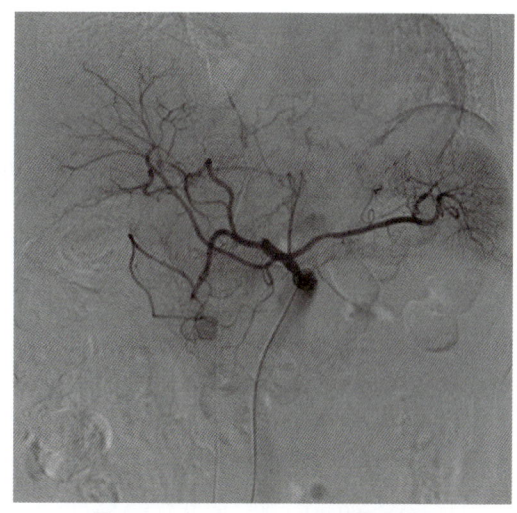

図112 インスリノーマの血管造影像

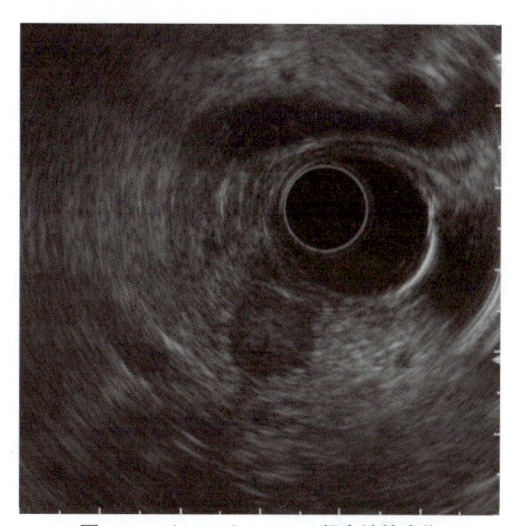

図113 インスリノーマの超音波検査像

▶**治療** 外科的に切除する．良性の場合は腫瘍核出術でよいが，悪性を疑う場合は，膵癌に準じた術式を選択する．

▶**予後** 比較的良好である．

B. Zollinger-Ellison症候群

▶**概念** 1955年ZollingerとEllisonによって報告された ① 胃液過剰分泌，② 難治性，再発性潰瘍，③ 膵島非β細胞腫を三徴とする症候群である．ガストリンが腫瘍から産生され，胃酸過剰分泌が起こり潰瘍が発生する．したがって，ガスト

リノーマ（gastrinoma）とも呼ばれる．

▶症状　胃酸過剰分泌により起こる消化性潰瘍の症状と，一部の症例では頑固な水様性下痢，脂肪性下痢がみられる．潰瘍による疼痛は74%にみられ，そのうち16%に潰瘍穿孔がみられている．その他，下血，吐血も20%程度の頻度で出現する．下痢の成因は大量の胃液分泌とそれによる膵消化酵素の不活性化，および過酸による小腸運動亢進などである．

▶診断　診断基準として，①夜間胃液分泌量>1,000 ml/24時，②夜間酸分泌量>100 mEq/12時，③基礎胃液分泌量>100 ml/時，④基礎酸分泌量（BAO）>15または20 mEq/時，⑤最高酸分泌量（MAO）>60 mEq/時，⑥BAO/MAO>0.6，⑦基礎酸濃度（BAC）/最高酸濃度（MAC）>0.6があげられているが，このうち数項目を満たす例では本症を考える．また，強力な内科的治療にもかかわらず難治性の潰瘍症例や，消化性潰瘍の術後初期に吻合部潰瘍をきたし，吐血，穿孔を生ずる症例等では本症を疑う．空腹時血中ガストリン値が500 pg/ml以上のときには本症の可能性が高い．空腹時血中ガストリン測定で確診困難な場合，負荷試験を行う．負荷試験としてセクレチン，グルカゴン，Ca各負荷試験がある．セクレチン，グルカゴンは通常ガストリン分泌抑制作用を有するが，本症では逆に血中ガストリン値を上昇させる．

▶画像診断　局在診断および転移巣の検索にシンチグラム，US，CT，血管造影法が用いられる．腫瘍の造影率は50～60%で，hypervascularity，血管圧排像などの所見がある．血管造影時に選択的動脈内セクレチン注入法を併用すると局在診断の精度が向上する．

▶病理　わが国では多発性のものが多い（65%）．また，幽門前庭部や十二指腸など異所性にも存在し，肝転移をきたすことも多い．

▶治療　ガストリン産生腫瘍を完全摘出する．しかし，多くは多発性で，悪性例も多く，腫瘍の完全摘出が困難な場合には，胃全摘術が推奨されている．切除不能の場合，プロトンポンプ阻害薬，H$_2$-blocker，streptozotocinも使用される．

C．WDHA症候群

▶概念　膵島細胞腫瘍により水様性下痢（watery diarrhea），低カリウム血症（hypokalemia），無酸症（achlorhydria）を主徴とする病態である．vasoactive intestinal polypeptide（VIP）により引き起こされ，VIPomaとも呼ばれる．

▶発生機序　VIPは著明な血管拡張作用，胃分泌抑制作用，膵重炭酸塩分泌促進，腸の水分電解質の基礎分泌促進作用などを有している．本病態はVIPの過剰分泌による．

▶症状，診断　①1日1l以上の水様性下痢の持続，②低カリウム血症，③胃酸分泌低下，④高カルシウム血症，⑤耐糖能異常の症状があれば診断できる．また，VIPの血管拡張作用による皮膚紅潮を認めることがある．血中VIPの高値（500 pg/ml以上）があれば確診できる．局在診断は画像診断で行われるが，他の膵内分泌系腫瘍と同様である．

▶病理　約半数がすでに転移を有する悪性腫瘍である．本病態は膵島細胞腫瘍のみならず，膵島過形成や小児においては神経芽腫，神経節腫によっても起こる．発生部位は膵体尾部に多い．

▶治療　腫瘍切除（切除率30%）で，切除不能例にはstreptozotocinを投与する．水様性下痢に対しては，ソマトスタチン誘導体が著効を示す．

D．グルカゴノーマ glucagonoma

▶概念　膵島α細胞由来のグルカゴン産生腫瘍からの過剰のグルカゴンの分泌によって，肝グリコーゲンの分解ならびにアミノ酸からの糖新生が亢進し，糖尿病，低アミノ酸血症をきたし，特異な皮膚病変を伴う．年齢分布は10～70歳代に分布するが，30歳以上の女性に多い．

▶症状　グルカゴンの作用が特有な症状を出さないため，非機能性腫瘍とされる場合もあるが，糖尿病，低アミノ酸血症，皮膚病変，舌炎，口内炎，体重減少などをきたす．皮膚病変は特異的で，壊死性移動性紅斑（necrolytic migratory erythema）と呼ばれる．

▶診断　低アミノ酸血症と空腹時血中グルカゴン1,000 pg/ml以上があれば診断できる．局在は画像診断による．

▶病理　形態学的に膵島のα細胞に類似する．腫瘍は一般に大きく（平均型 5.0 cm），転移を有する症例は 64％を占め，肝転移がもっとも多い．発生部位は体尾部に多い．
▶治療　腫瘍摘出．根治切除不能例には streptozotocin 等を投与する．

E．ソマトスタチノーマ somatostatinoma

▶概念　ソマトスタチンの過剰分泌により糖尿病，胆道疾患，下痢，胃液分泌低下などを起こす．
▶発生機序　ソマトスタチンは膵島のδ細胞より分泌され，成長ホルモン，甲状腺刺激ホルモン，インスリン，グルカゴン，セクレチン，CCK-PZ 等の各種ホルモン分泌を抑制する．腫瘍からのソマトスタチンの過剰分泌によりこれらホルモン分泌が抑制され，種々の病態を生ずる．
▶症状，診断　三徴候として，① 糖尿病，② 下痢，③ 胆石がみられる．血中ソマトスタチンが高値であれば確診できる．局在部位は頭部に多い．年齢分布は 50 歳代が多い．悪性の頻度が高く（80〜90％），肝，膵周囲リンパ節，骨などへの転移例が多い．
▶治療　腫瘍摘出．補助療法として 5-FU 等の投与とともに streptozotocin も有効性は高い．

F．pancreatic polypeptide tumor

α細胞やδ細胞に類似した膵島細胞から分泌されるペプチドで，WDHA 症候群に似た臨床症状を呈す．

G．multiple endocrine adenomatosis (MEA)

膵島細胞腫は時に上皮小体，下垂体，副腎などに，同時または異時的に腺腫が発生し，MEA と呼ばれる．家族性に発症する傾向が強く（常染色体優性），各年齢層にみられる．また，腺腫の発生した各臓器の機能異常がみられる．

胃，腸，膵にみられる内分泌細胞はアミンを取り込み，脱カルボキシル化する共通性格を有するため，amine precursor uptake and decarboxylation の頭文字をとり Apudoma と呼ぶ．

gastrinoma（Zollinger-Ellison 症候群）には約 13％に下垂体，甲状腺，副腎などに腺腫が合併し，MEA が存在する．

D　手　術

I．肝臓，胆道系，膵臓の手術

肝・胆・膵の手術は多くの良・悪性疾患を対象として，多くの種類の手術が行われており，同一疾患であってもその病態の変化により，手術法もまた変わってくる．

1．肝切除術 hepatectomy

A．対象疾患

肝切除の対象となるもっとも代表的な疾患は**原発性肝癌**（primary hepatic cancer）である．**肝細胞癌**（hepatocellular carcinoma）の方が**胆管細胞癌**（cholangiocellular carcinoma）よりも頻度が高い．肝の良性疾患としては**血管腫**（hemangioma）が多く，他に**腺腫**（adenoma），**限局性結節性過形成**（focal nodular hyperplasia）などがある．**嚢胞腺癌**（cystadenocarcinoma）と**嚢胞腺腫**（cystadenoma）は鑑別困難なことが多い．胆道疾患で肝切除の対象となるのは**胆嚢癌**（gallbladder carcinoma）と**肝門部胆管癌**（carcinoma of the hepatic hilus）が多い．胆道良性疾患で肝切除の対象となるものには**肝内結石症**（intrahepatic stone）がある．他の消化器癌の肝転移巣，すなわち**転移性肝癌**（metastatic liver cancer），ことに大腸癌の肝転移に対しては最近肝切除が積極的に行われ，治療成績も向上してきている．この他，肝切除の対象となるまれな疾患としては**エキノコックス肝嚢胞**（hydatid cyst of the liver）がある．

肝切除の手術適応を決定する際に問題となるのは，まず腫瘍が単発性か多発性かであり，多発性の場合でも肝切除の対象になることがあるので，疾患ごとに適応を慎重に検討することが大切である．次に問題となるのは肝機能である．とくに肝硬変合併肝癌の手術適応は慎重に決定しなければならない．肝予備力の低下している患者に肝の広範切除を行うと，**肝不全**（hepatic failure）で死亡

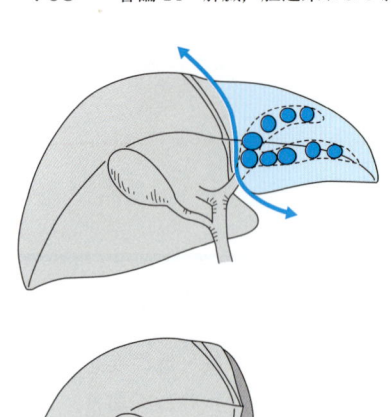

図 114　肝外側区域切除術
肝鎌状間膜の左外側のみを切除する．肝内結石症に対してよく行われる．

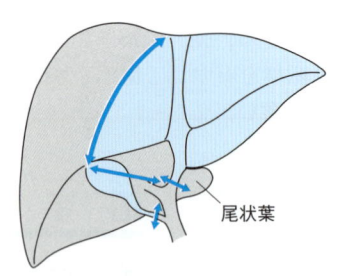

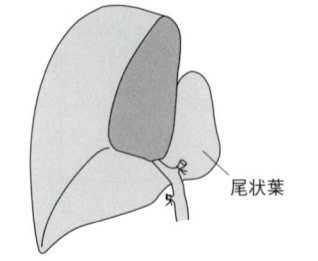

図 115　肝左葉切除術
Cantlie 線の左半分（肝左葉）を切除する．尾状葉は切除しなくてもよい．

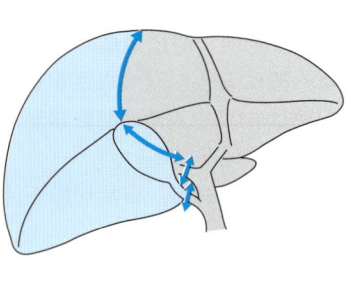

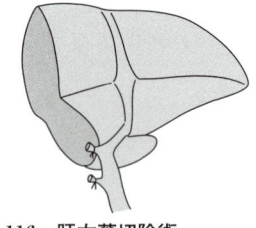

図 116　肝右葉切除術
Cantlie 線の右半分（肝右葉）を切除する．

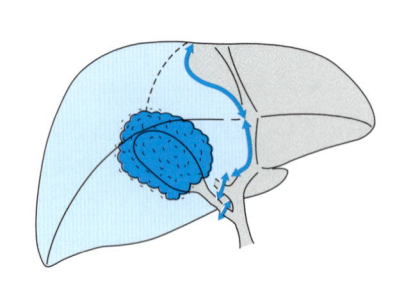

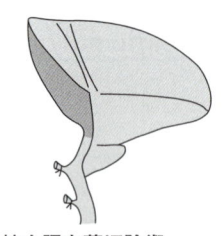

図 117　拡大肝右葉切除術
胆嚢癌に対して，肝右葉と共に内側区域の一部をも含めて切除している．

することがある．この他，肝切除の場合には，他の消化器手術の場合よりも心・肺・腎機能検査を厳重に行う必要がある．

B．手術術式

　肝の切除法は肝の解剖，とくに肝区域に従って行われる．肝は下大静脈と胆嚢とを結ぶ線すなわち **Cantlie 線**（Cantlie line）によって右葉と左葉に分けられる．右葉はさらに前区域（anterior section）と後区域（posterior section）に，左葉は肝鎌状間膜（falciform ligament）によって内側区域（medial section）と外側区域（lateral section）とに分けられる（図3，686頁参照）．

　各区域ごとに切除する方法を**肝区域切除術**（hepatic segmentectomy）といい，肝鎌状間膜の左外側を切除するのを**外側区域切除術**（lateral sectionectomy）という．もっとも侵襲の少ない肝区域切除術式である（図114）．

　Cantlie 線を境にして左半分を切除する方法を**肝左葉切除術**（left hepatectomy．図115）といい，右半分を切除する方法を**肝右葉切除術**（right hepatectomy．図116）という．

　右側からの肝切除であるが，肝右葉切除の際の肝切離線である Cantlie 線を越えて，内側区域の一部を含めて切除する方法を**拡大肝右葉切除術**（extended right hepatectomy）といい，胆嚢癌，原発性肝癌などに対して行われることが多い（図117）．

　肝右葉と共に内側区域を含めて，鎌状間膜より右側の肝をすべて切除する術式を**肝右三区域切除**（right hepatic trisectionectomy）という（図118）．肝切除術の中ではもっとも広範な切除術式である．

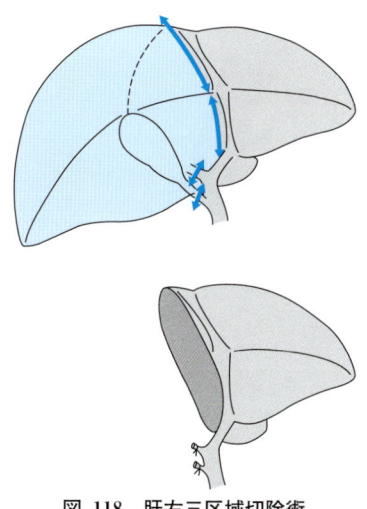

図 118 肝右三区域切除術
外側区域のみを残して，鎌状間膜の右側をすべて切除する術式．

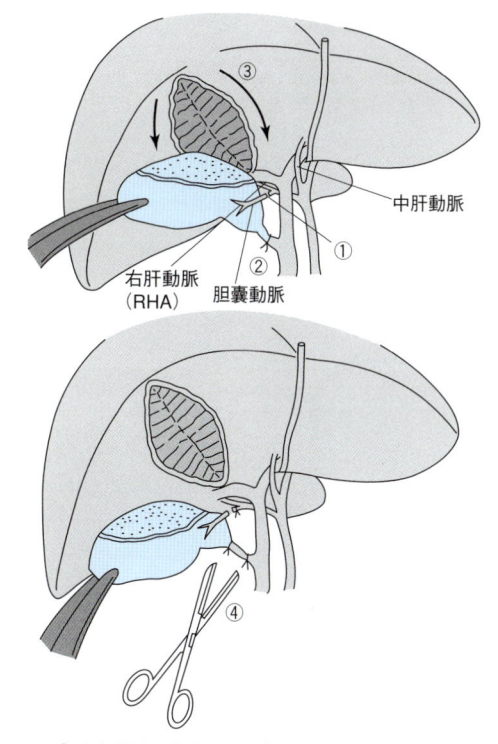

①胆嚢動脈の結紮切断　②胆嚢管の結紮
③胆嚢床の剥離　④胆嚢管の切断
図 119 底部からの胆嚢摘除術

C．術前・術中・術後管理

　肝切除を必要とする患者は術前より肝機能障害を伴うことが多い．貧血，低蛋白血症，血液凝固機能障害などは，必要に応じて輸血，アルブミン製剤，ビタミンKなどを投与しておくことが大切である．

　術中に予期しない大量出血をきたしたり，低血圧状態が続いたりすると，術後に重篤な肝障害を招くことがあるので，術中は経時的に中心静脈圧を測定し，大量出血に対しても緊急に急速輸血，輸液が行えるような輸液路を確保しておくことが大切である．

　術後管理上重要な点は，肝切離面に挿入したドレーンからの出血の有無，横隔膜下へ挿入したドレーンからの排液の状態を注意深く観察することである．また大量肝切除の場合には術後の低蛋白血症を伴うことがあるため，アルブミン製剤の投与，経腸栄養などを含めた栄養管理が大切である．

2．胆嚢摘出術 cholecystectomy

　胆嚢摘出術の対象となる疾患の大部分は胆石症および胆嚢炎であり，まれに早期胆嚢癌に対しても行われる．最近では大部分の症例で腹腔鏡下胆嚢摘出術（laparoscopic cholecystectomy）（15. 腹腔鏡下手術，参照）が行われるが，ここでは開腹術の際の手技について述べる．

▶**手術手技**　胆嚢底部から頸部に向かって胆嚢を胆嚢床から剥離する方法（図119）と，反対に，先に胆嚢管を切離した後に胆嚢頸部から底部に向かって剥離する方法とがある（図120）．いずれの方法の場合でも，胆石症の場合は総胆管結石の有無を確認する目的で胆嚢管を切離する前に，胆嚢管に細いカテーテルを挿入して術中胆道造影を行う（図121）．遺残結石の有無を精査することは胆石症手術できわめて重要である．

　胆嚢炎が高度の場合は胆管損傷などの予期せぬ合併症を起こさぬよう，細心の注意が必要である．

▶**術後**　肝下部へ挿入したドレーンからの排液の性状に注意し，出血，胆汁漏出などがないかどうか観察する．

3．総胆管切開術 choledochotomy

　総胆管切開術は**総胆管結石症**（choledocholithiasis）に対して行われ，あるいは術中胆管内精

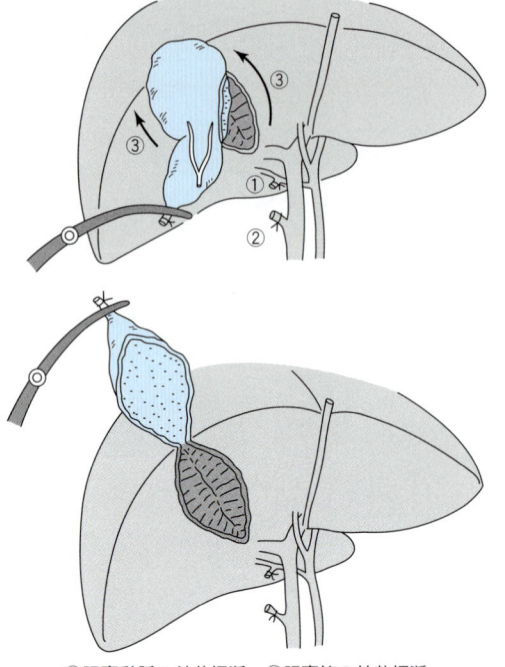

①胆嚢動脈の結紮切断　②胆嚢管の結紮切断
③胆嚢床の剥離
図 120　頸部からの胆嚢摘除術

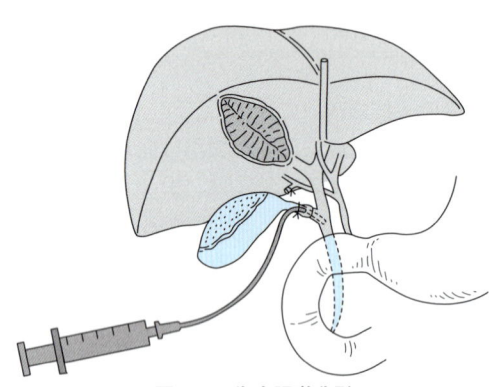

図 121　術中胆道造影
胆嚢管から総胆管に細いカテーテルを挿入してから造影剤を注入する．

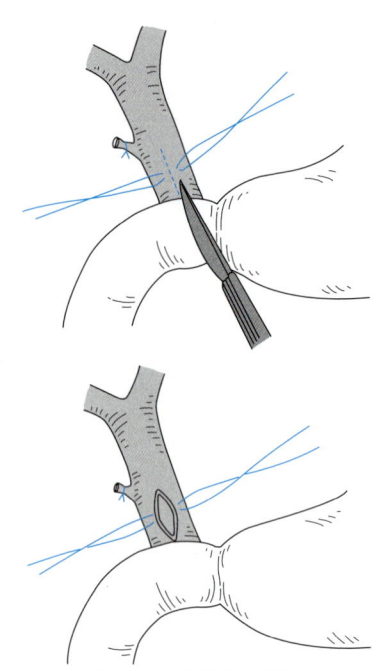

図 122　総胆管切開術
総胆管前壁にかけた2本の支持糸の間をメスで縦切開する．

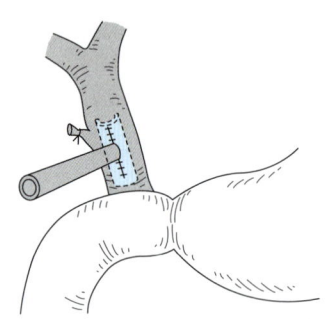

図 123　Tチューブドレナージ
総胆管切開口よりT字型のドレーンを挿入し，総胆管は吸収性縫合糸で縫合する．

査が必要な場合にも行われる．

▶**手術手技**　胆嚢を摘除した後に**総胆管**（common bile duct）の前壁に支持糸を2本かけ，その間をメスで縦切開する（図122）．胆管内胆汁は無菌的に採取して細菌検査を行う．胆道鋭匙，胆道バルーンカテーテルなどによる切石，**術中胆道鏡検査**（intraoperative choledochoscopy），生検などが終了したらTチューブドレナージ（T-tube drainage，図123）を行い，総胆管切開口は吸収性縫合糸で縫合閉鎖する．

▶**術後**　Tチューブドレーンの周囲あるいは肝下面のドレーンから胆汁の漏出がないかどうか観察する．Tチューブからの胆汁排泄が多い場合には体液のバランスがくずれないように輸液を行うことが大切である．

4．乳頭形成術 papilloplasty

経十二指腸的乳頭括約筋形成術（transduodenal sphincteroplasty）あるいは乳頭形成術は乳頭

狭窄を伴う総胆管結石症に対して行われる．乳頭部に異常を伴わない胆嚢から落下した総胆管結石に対しては乳頭形成術は行わず，切石後にはTチューブドレナージを行うだけでよい．乳頭部嵌頓結石の場合には，時に総胆管切開口からの切石が不可能で，乳頭形成術を行わないと切石ができない場合がある．

▶**手術手技** まず総胆管切開口から乳頭部を越えて十二指腸まで挿入したゾンデを十二指腸壁外から触れ，これを頼りに乳頭部の位置を確認し，この対側の十二指腸壁を縦切開あるいは斜切開する．ゾンデに沿って乳頭開口部から総胆管に細い鉗子を挿入し，乳頭前壁を11時方向を中心として逆V字形に切除する．切除縁は膵管開口部を損傷しないように気をつけながら結節縫合し，止血を確認する．この場合，切開口から総胆管内腔が十分に観察できないといけない．十二指腸切開部は狭窄が起こらないように注意しながら結節縫合で閉鎖する．乳頭形成術の際には必ずTチューブドレナージを行って，乳頭部の浮腫が消失するまでの間，胆道減圧を行う（図124）．

▶**術後** 出血と縫合不全に対して注意を払い，Tチューブドレーンからの胆汁の性状あるいはドレーンからの排液に血液，腸液，胆汁の混入がないかどうか観察する．

5．総胆管空腸吻合術，総胆管十二指腸吻合術

A．総胆管空腸吻合術
choledochojejunostomy

著明な胆管拡張を伴う総胆管結石症に対する**下部胆道付加手術**として行われる一方，膵頭部癌，下部胆管癌などにより下部胆管の閉塞した悪性閉塞性黄疸症例に対する胆道バイパス手術として行われる．

▶**手術手技** まず総胆管を膵の上縁で切離し，乳頭側断端を縫合閉塞する．次にTreitz靱帯より15〜20cmのところで空腸を切離し，その肛側空腸を横行結腸の背側（結腸後）かあるいは腹側（結腸前）を通して挙上し，総胆管の肝側断端と空腸とを端側吻合（end-to-side anastomosis）する．最後に胆管空腸吻合部から約40cm肛側の空腸側壁と最初に切離した口側空腸端とを空腸空腸端側吻合を行って終了する．このようなY字形にした空腸脚を作製して行う吻合法を**Roux-en-Y吻合**と呼ぶ（図125）．

▶**術後** 吻合部の縫合不全に注意を払い，留置したドレーンから胆汁，腸液の混入した排液の有無を観察する必要がある．

図124 乳頭形成術
乳頭部の前壁の11時方向を逆V字形に切除し，切除縁を結節縫合する．CBD：総胆管，MPD：主膵管

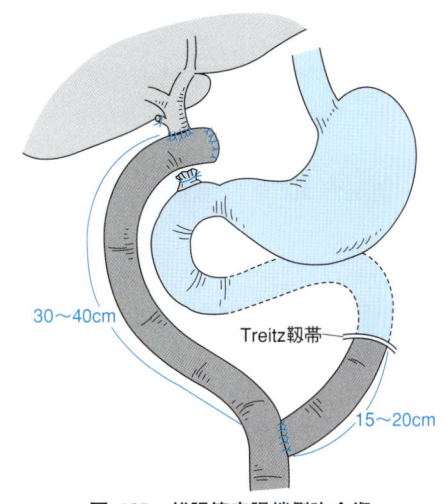

図125 総胆管空腸端側吻合術
Roux-en-Y吻合により，総胆管断端と空腸側壁との間の端側吻合を行う．

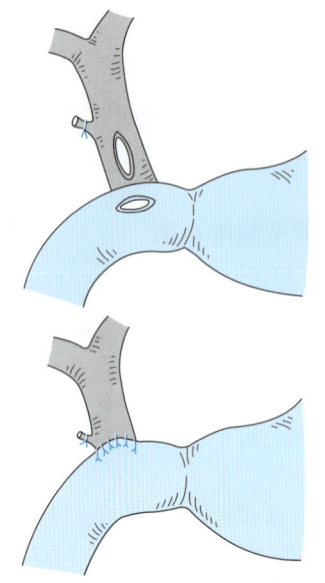

図 126 総胆管十二指腸側々吻合術

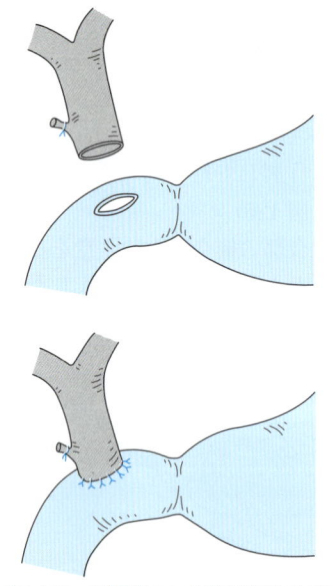

図 127 総胆管十二指腸端側吻合術

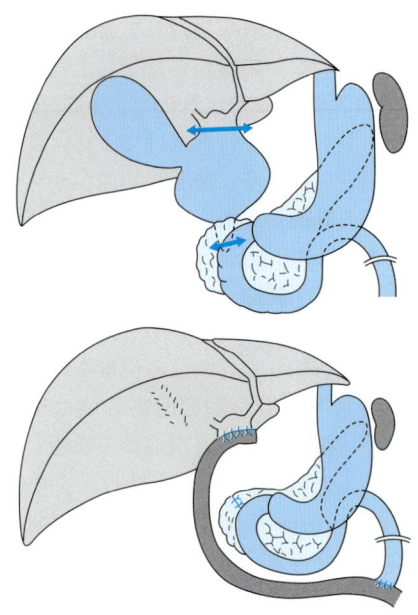

図 128 先天性胆道拡張症に対する拡張胆管切除，総肝管空腸吻合術

B．総胆管十二指腸吻合術
choledochoduodenostomy

　総胆管結石症で乳頭部機能に異常を認める場合，あるいは慢性膵炎により下部胆管狭窄が認められるような場合に行われる．かつては総胆管十二指腸側々吻合術（図126）が行われたが，吻合部より乳頭側の総胆管内に食物残渣が貯留して胆管炎を併発するなどの合併症が多いために，最近では総胆管を切離して端側吻合（図127）を行うことが多い．

　手術後には総胆管空腸吻合と同様の管理が必要である．

6．胆道再建術 biliary reconstruction

　胆道再建術は胆管切除後に胆汁を消化管に誘導するために胆管と消化管とを吻合する手術法のことであり，胃，十二指腸，空腸との吻合が行われるが，胆管空腸吻合術が行われることがもっとも多い．

　先天性胆道拡張症（congenital biliary dilatation），**上中部胆管癌**（upper and middle bile duct carcinoma）の際の**胆管切除術**（bile duct resection），あるいは後述する**膵頭十二指腸切除術**（pancreatoduodenectomy）の際に行われることが多い．先天性胆道拡張症の場合には左右肝管合流部付近まで拡張胆管を切除し，**総肝管空腸吻合術**（hepaticojejunostomy．図128）を行う．上中部胆管癌の場合には，左右肝管まで胆管を切除し，左右肝管空腸吻合術（図129）を行う．

　手術の要点は肝門部付近の胆管切除の際に肝動脈，門脈などを損傷しないように注意することで

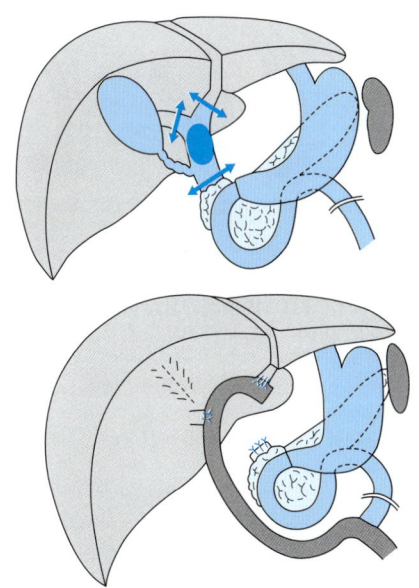

図 129　上部胆管癌に対する上中部胆管切除，左右肝管空腸吻合術

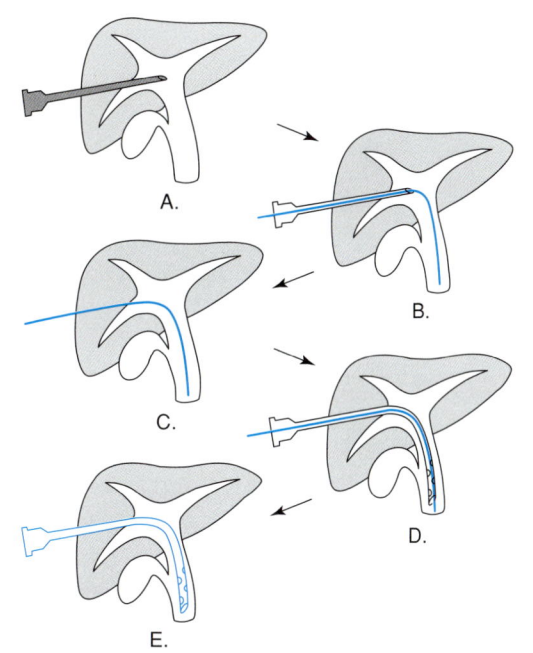

図 130　側胸式経皮経肝胆管ドレナージ
A. PTC　B. ガイドワイヤの挿入　C. 穿刺針の抜去　D. ドレナージカテーテルの挿入　E. ガイドワイヤの抜去とカテーテルの固定

ある．術後管理は総胆管空腸吻合術に準じて行う．

7．胆道減圧術 biliary decompression

胆道減圧術は胆石症，膵・胆道癌により肝外胆管が閉塞し，**閉塞性黄疸**を発症した場合に行う手術法であり，**胆管炎**（cholangitis）を併発している時には緊急に行う必要がある．緊急の場合には超音波誘導下か，X線透視下に**経皮経肝胆管ドレナージ**（percutaneous transhepatic biliary drainage；PTBD）を行う．PTBDの方法は，右側胸部から**経皮経肝胆道造影**（percutaneous transhepatic cholangiography；PTC）を行ってから，そのままガイドワイヤを使用してドレナージチューブを胆管内に留置する側胸式（図130）と，PTCの後，前腹壁から別のドレナージ針で胆管穿刺を行ってからドレナージチューブを挿入固定する影像下直達式（図131）とがある．最近では超音波診断装置を利用したエコーガイドによるPTBDが行われることが多い．PTBDは局所麻酔下に行われるが，術中術後管理では，胆汁漏出，出血にもっとも注意を払う必要がある．

一方，下部胆管癌，乳頭部癌，膵頭部癌などによる下部胆管閉塞の場合で，肝内胆管の拡張がなくPTBDを行うのが困難な場合には，経皮経肝胆嚢ドレナージ（percutaneous transhepatic gallbladder drainage；PTGBD）（図132）を行うことがある．

閉塞性黄疸の場合，術前から脱水，貧血，低蛋

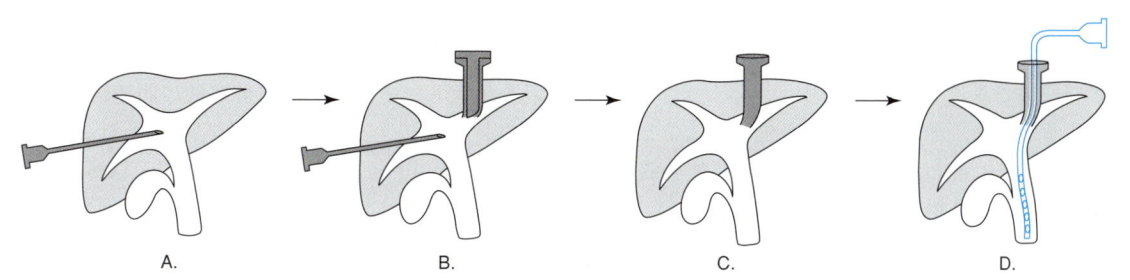

図 131　経皮的経肝胆管ドレナージ──影像下直達式
A. PTC　B. ドレナージ針の挿入　C. 内筒針の抜去と外筒の留置　D. ドレナージ用内筒チューブの挿入

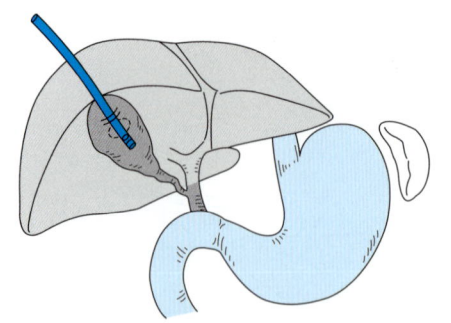

図 132 経皮経肝胆嚢ドレナージ
下部胆管閉塞の場合に行われる．

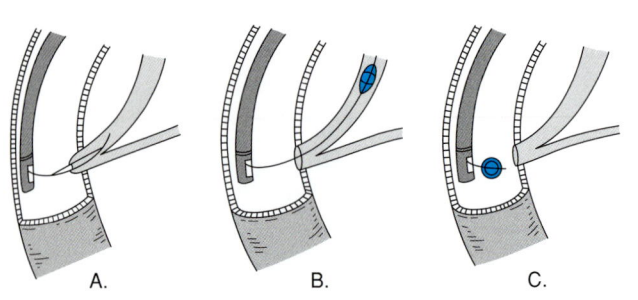

図 133 内視鏡的乳頭切開術
A．乳頭切開用ナイフを胆管内に留置し，高周波電流で乳頭を切開する．
B．バスケットカテーテルを胆管内に挿入し，X 線透視下に結石を把持する．
C．結石を胆管内から十二指腸へ引き出し，経口的に摘出する．

白血症，肝機能障害を合併していることが多いため，術前，術中，術後を通じてこれらの異常所見を補正するため，輸液，輸血，アルブミン製剤などの投与が必要となることが多い．とくに PTBD など胆汁外瘻術を行った場合には，胆汁排液量を毎日測定して，脱水に陥ることのないよう，必要ならば補液量を増加しなければならない．

8．内視鏡的手術 endoscopic surgery

胆道外科領域における内視鏡的手術の代表的なものとしては，**内視鏡的乳頭切開術**（endoscopic papillotomy；EPT または endoscopic sphincterotomy；EST）と胆道鏡的切石術（choledochoscopic lithotomy）とがある．共に胆管内遺残結石を非観血的に摘出することを目的として開発された**内視鏡的切石術**（endoscopic lithotomy）である．

A．内視鏡的乳頭切開術（図 133）

十二指腸ファイバースコープを使用して，**内視鏡的逆行性膵胆管造影（ERCP）**を行うのと同様の手技で，胆管内に乳頭切開用のナイフを挿入し，高周波電流で乳頭部を切開する．十分に大きな切開口が得られたら，次にバスケットカテーテルを胆管内に挿入し，X 線透視下に結石を把持，摘出する方法である．

乳頭切開部からの出血，胆管炎，穿孔などの合併症の発生が疑われた時には，緊急に観血的治療法が必要となる場合がある．

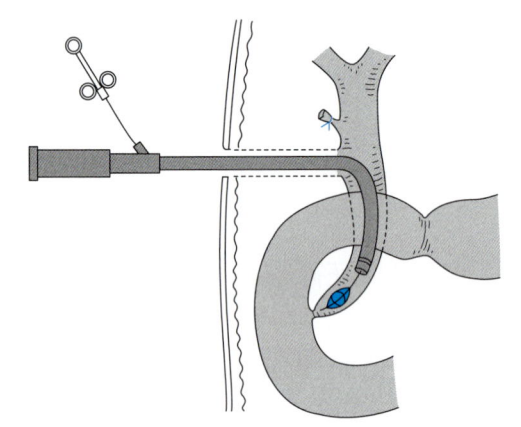

図 134 T チューブ瘻孔からの胆道鏡的切石術

B．胆道鏡的切石術

胆道鏡的切石術は，胆汁外瘻の瘻孔を通して胆道鏡を胆管内へ挿入し，胆道鏡の直視下にバスケットカテーテルで胆管内結石を把持摘出する方法である．T チューブ瘻孔からの胆道鏡的切石術（図 134）が代表的である．このほか，空腸瘻を併設した胆管空腸吻合術が行われた遺残肝内結石症に対しては，空腸瘻を通して肝内まで胆道鏡を挿入して切石を行う（図 135）．その他，PTBD の瘻孔を拡大してそこから経皮経肝的に胆道鏡的切石術を行う方法すなわち経皮経肝胆道鏡（percutaneous transhepatic cholangioscopy；PTCS）による切石術がよく行われている（図 136）．

内視鏡的切石術の開発により，遺残胆管結石症の非観血的な治療が可能となり，胆石症の治療成績が著しく向上した．砕石用の鉗子を用いて結石

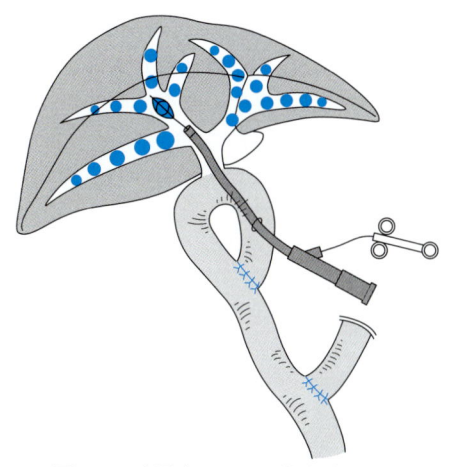

図135 空腸瘻からの胆道鏡的切除術

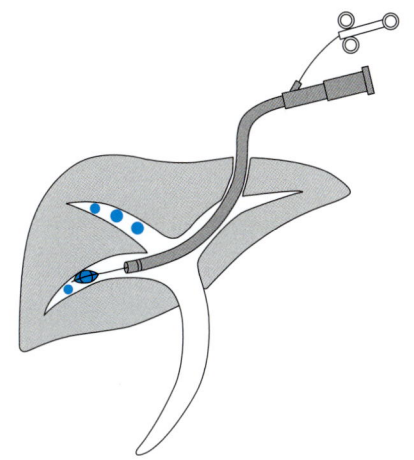

図136 経皮経肝胆道鏡的切石術
PTBDの瘻孔から胆道鏡を挿入して切石を行う．

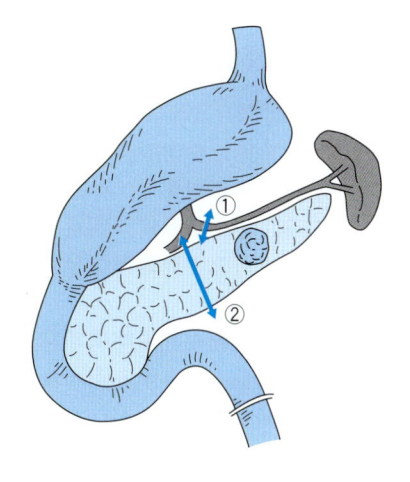

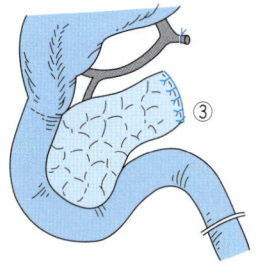

① 脾動脈の結紮切断 ② 膵切断
③ 膵断端の縫合閉鎖
図137 膵体尾部切除術

を破砕し，これをバスケット鉗子で捕えて摘出していたが，レーザーを用いて内視鏡下に胆石を照射破砕したり，電気水圧砕石器（electrohydraulic lithotriptor；EHL）を用いて胆石を破砕することにより，治療期間を短縮することができるようになった．

9．膵切除術 pancreatectomy

膵切除術は大きく分けると楔状に一部を切除する**楔状切除術**（wedge resection），膵の体部から尾側を切除する**膵体尾部切除術**（distal pancreatectomy），頭側を切除する**膵頭十二指腸切除術**（pancreatoduodenectomy），膵をすべて摘出する**膵全摘術**（total pancreatectomy）とがある．

膵切除の適応となる疾患は膵の良・悪性を含めた腫瘍の他に，一部の慢性膵炎，膵囊胞などである．

楔状切除術は膵生検の際にも行われるが，膵良性腫瘍，とくに**膵島腫**（islet cell tumor）の核出術の際に行われる．膵実質を一部切除した後の縫合は，主膵管に平行方向に縫合糸を通すことが原則である．

膵体尾部切除術は，膵体部，膵尾部の良・悪性腫瘍，膵尾部の仮性囊胞，脾静脈閉塞による局所性門脈圧亢進症を伴う慢性膵炎に行われる．脾動脈，脾静脈の結紮切離の後，膵を切離し，尾側膵を脾と共に摘出する．膵断端は縫合閉鎖する（図137）．本術式は胃癌に対する胃全摘術の際に合併切除法として行われることもある．

術後は左横隔膜下や膵切離面に留置したドレーンの排液の状態に注意し，とくに膵断端からの膵液漏出あるいは壊死物質の排出が認められたら，排液がきれいになるまでドレーンを抜かないようにする．

10. 膵頭十二指腸切除術
pancreatoduodenectomy

膵頭十二指腸切除術は膵切除術の中でもっとも高度な技術を要する手術であり，膵頭部癌，下部胆管癌，乳頭部癌，十二指腸癌，膵頭部あるいは十二指腸へ浸潤した胃癌や胆嚢癌などに対して行われる．

近年では，下部胆管癌や乳頭部癌に対しては，胃と十二指腸の起始部を温存する**幽門輪温存膵頭十二指腸切除術**（図138,139）が行われることが多い．

▶**手術手技** まず胃を通常の広範囲切除の際の切除線で切離し，次に膵を門脈の前面か左縁で切離してから，膵頭部を門脈から剝離する．次に空腸を起始部付近で切離した後，膵頭部と十二指腸を上腸間膜動脈より切離し，最後に胆嚢を肝床部より剝離した後総肝管を切離して，胃，十二指腸，膵，胆嚢，総胆管を一塊として摘出する（図140）．切除後の再建法には多くの種類があるが，代表的な方法としては膵空腸端々吻合，胆管空腸吻合，胃空腸吻合の順で行われるChild法と，胆管，膵，胃の順で吻合されるWhipple法，胃，膵，胆管の順で吻合されるCattell法とがある（図141）．

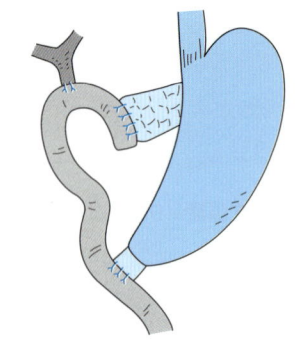

図 139 幽門輪温存膵頭十二指腸切除術の再建法
（Child式に準ずる）

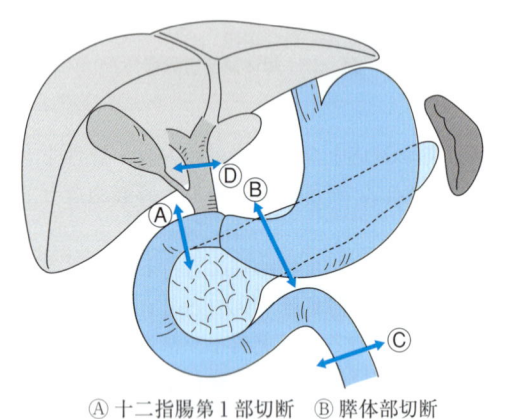

Ⓐ 十二指腸第1部切断　Ⓑ 膵体部切断
Ⓒ 空腸切断　Ⓓ 胆嚢摘出，総肝管切断
図 138 幽門輪温存膵頭十二指腸切除術の切除法

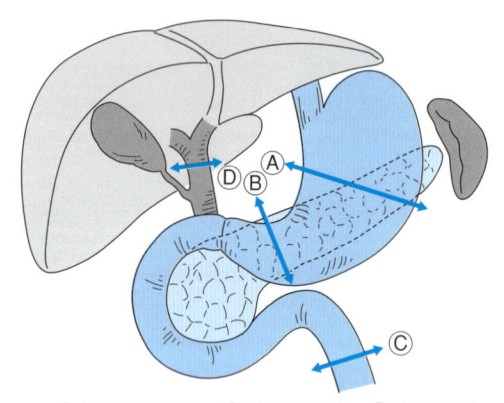

Ⓐ 胃広範囲切除　Ⓑ 膵体部切断　Ⓒ 空腸切断
Ⓓ 胆嚢摘出，総肝管切断
図 140 膵頭十二指腸切除術の切除法

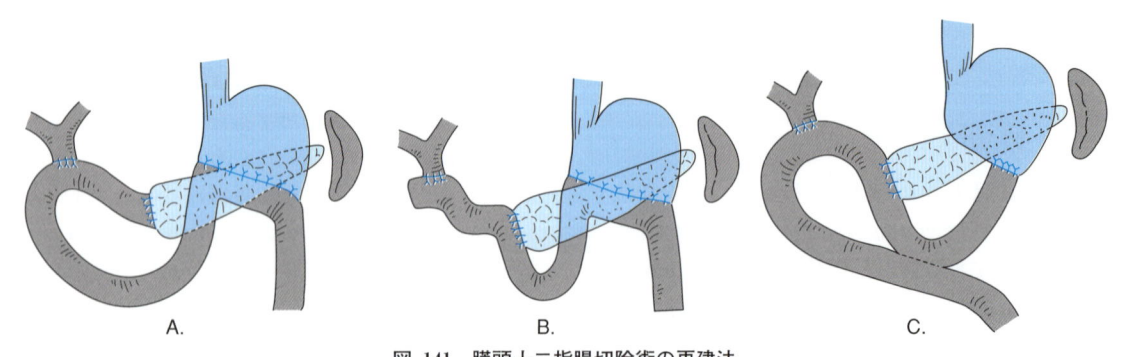

A.　　　　　B.　　　　　C.
図 141 膵頭十二指腸切除術の再建法
A. Child式（膵→胆→胃）　B. Whipple式（胆→膵→胃）　C. Cattell式（胃→膵→胆）

本術式の対象となる疾患では，手術前から閉塞性黄疸，貧血，低蛋白血症に陥っていることが多いので，術前，術中，術後の栄養管理には注意を払い，**中心静脈栄養法**〔intravenous hyperalimentation；**IVH．高カロリー輸液**（total parenteral nutrition；**TPN**）とも呼ぶ〕で管理を行う．手術に際しては膵頭部と門脈，上腸間膜動脈との剝離がもっともむずかしい．膵腸吻合部の縫合不全は致命的となることがある．

11. 膵全摘術 total pancreatectomy

膵全摘術は膵全体癌，膵内多発癌，膵頭部から膵体尾部側への癌進展の範囲が不明瞭な場合などに行われる．

▶**手術手技**　胃を亜全摘し，膵，十二指腸は脾と共に全摘する．胆囊，胆管，空腸の切除方法は膵頭十二指腸切除術と同様である．もっとも縫合不全の危険性の高い膵腸吻合がないため，手術術式自体は膵頭十二指腸切除術よりも容易である．再建法も胆管空腸吻合と胃空腸吻合のみとなる（図142）．場合によっては胃切除は行わず，幽門輪温存術式も採用される．この場合は，胃空腸吻合のかわりに十二指腸空腸吻合となる．

▶**術後**　本手術後の最大の問題点は膵内外分泌機能の完全欠落による消化吸収機能障害と糖尿病の発生である．このため，手術当日からIVHによる糖尿病管理が必要で，経口摂取が開始されると通常の消化管手術の場合の約2〜3倍量の消化酵素薬の服用とインスリンの注射とが必要である．

12. 膵管減圧術，膵管空腸吻合術
decompression of the pancreatic duct, pancreaticojejunostomy

膵管減圧術は乳頭部狭窄や膵石による主膵管閉塞を伴う**慢性膵炎**に対する手術法であり，主膵管を切開して空腸と吻合する**膵管空腸吻合術**（pancreaticojejunostomy）が中心となる．

乳頭部膵管狭窄と膵尾部に限局した高度の慢性膵炎，膵囊胞の合併などが認められる場合には，膵尾部切除のみでは不十分なため，膵管減圧の目的で膵尾部切断端と空腸との端々吻合を行う．これを **DuVal手術**と呼ぶ（図143）．膵管減圧の効

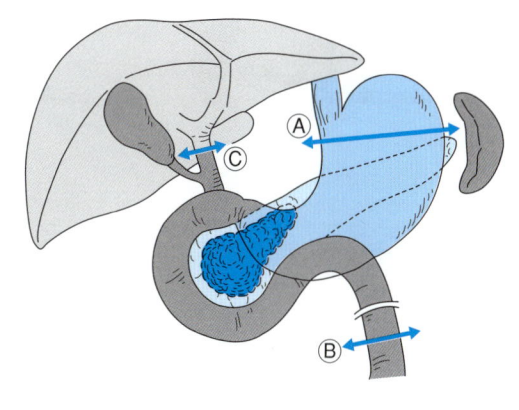

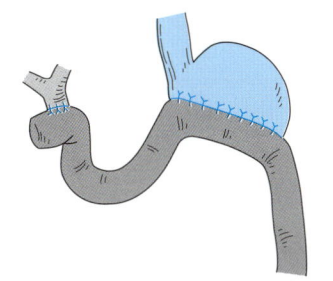

Ⓐ 胃亜全摘　Ⓑ 空腸切断　Ⓒ 総肝管切断，胆管空腸吻合，胃空腸吻合を行って再建する．
図142　膵全摘術

果が不十分な場合があるので適応決定に注意する必要がある．

膵尾部に高度の病変を伴い，かつ膵管内に結石を多数認める症例はDuVal手術の適応とはならない．この場合には膵尾側切除の後，主膵管を頭部まで広範囲に切開し，主膵管内結石をすべて摘出した後，膵管減圧の目的でRoux-en-Y式に挙上した空腸脚と切開した主膵管との側々吻合を行う．これを**Puestow手術**と呼ぶ（図144）．

膵島の多い膵尾部を切除すると，もともと耐糖能の低下している慢性膵炎患者では高度の糖尿病がみられることがあり，膵切除の適応決定は慎重でなければならない．膵尾側切除を行わず，主膵管を広範囲に切開した後主膵管内結石を摘出し，主膵管と空腸との側々吻合を行うものを**Partington手術**という（図145）．

膵管空腸側々吻合術は手術侵襲が比較的軽く，良好な膵管減圧効果を得ることができるため，慢性膵炎に対する代表的な手術法となっている．

慢性膵炎患者は術前から膵内外分泌機能が低下しているために，低蛋白血症，糖尿病を合併していることがあるので，IVHによる術前・術中・術

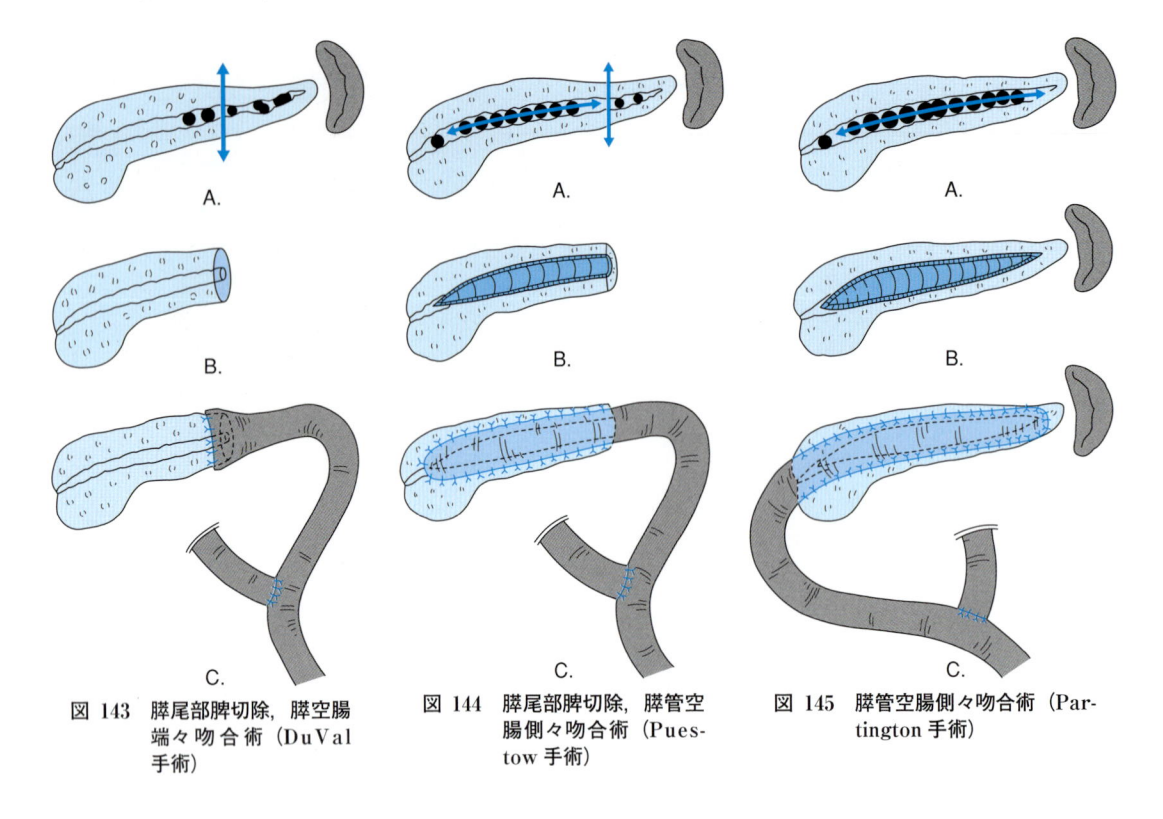

図143 膵尾部脾切除，膵空腸端々吻合術（DuVal手術）

図144 膵尾部脾切除，膵管空腸側々吻合術（Puestow手術）

図145 膵管空腸側々吻合術（Partington手術）

後管理が大切である．慢性膵炎の場合，膵が硬化しているため，膵管空腸吻合部の縫合不全率は低い．

13. 急性膵炎に対する手術

急性膵炎に対する手術療法は，保存的療法に無反応であったり，他の急性腹症との鑑別が困難な場合に行われる．また保存的療法を続けた後に膵内，膵周囲に膿瘍形成を認めたり，膵性腹水，仮性囊胞が遷延した場合は手術療法の適応となる．

急性膵炎の重症例では腎不全，呼吸循環不全，ショック，**播種性血管内凝固**（disseminated intravascular coagulation；DIC）などを併発し，**多臓器不全**（multiple organ failure；MOF）に陥っていることもあり，集中治療室において，循環動態を補正しながら高カロリー輸液を行い，膵酵素阻害薬，時には抗生物質などを投与するなど全身管理が必要となる．

手術療法としては，膵内および膵周囲に形成された膿瘍に感染が生じた際に，壊死部切除術（necrosectomy），オープンドレナージなどが行われる．また胆石の乳頭開口部への嵌頓によるいわゆる胆石膵炎の場合には，緊急的に内視鏡的乳頭切開術（EPT）（8. A参照）を行って嵌頓結石を摘出する．

仮性囊胞（**pseudocyst**）が形成され，消退しない場合には，超音波誘導下の経皮的ドレナージあるいは観血的に**外瘻造設術**（**external drainage**）を行うことが多い．**内瘻術**（**internal drainage**）の方法としては，最近では，超音波内視鏡（Endoscopic ultrasonography；EUS）の技術を使ってEUS下に内視鏡的経胃的ドレナージ（Endoscopic transgastric drainage）をすることが多くなった．

14. 膵頭神経叢切離術
pancreatic neuronectomy

慢性膵炎の場合，持続する頑固な疼痛が手術適応となることが多い．膵管空腸吻合術などの膵管減圧術の適応となるほどの膵管拡張を示さない症例に対しては，**膵頭神経叢切離術**（図146）を行う．膵頭部の神経支配は膵頭神経叢第Ⅰ部から腹腔神経叢を経て腹腔神経節へ至るものと，膵頭神経叢第Ⅱ部から上腸間膜動脈神経叢を経て腹腔神

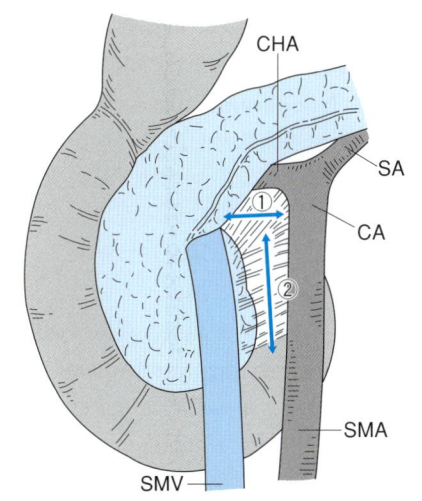

①神頭神経叢第Ⅰ部　②膵頭神経叢第Ⅱ部
CHA：総肝動脈　SA：脾動脈　CA：腹腔動脈
SMA：上腸間膜動脈　SMV：上腸間膜動脈
図146　膵頭神経叢切離術

経節へ至るものとがあるため，膵頭神経叢は第Ⅰ部，第Ⅱ部ともに切離する．

膵体尾部の神経支配は異なるため，膵頭神経叢切離術で効果が認められなければ左右両側の**腹腔神経節切除術**（celiac ganglionectomy）を行うことがある．

疼痛の消失と共に慢性膵炎の最大の原因である飲酒を再開する患者もいるので，手術患者の長期にわたる生活管理が大切である．

15. 腹腔鏡下手術
laparoscopic surgery

内視鏡機器とその付属器具の改良・開発と手術技術の発達により，さまざまな肝臓・胆道・膵臓疾患に対して内視鏡下手術が行われるようになってきた．通常の開腹手術と異なり，小切開（8〜10mm）でなおかつ，高解像度の内視鏡画像をテレビモニターをみながら行うので，手術侵襲がきわめて小さく，痛みが少なく，早期退院ができるなどのメリットがある一方，高周波電源（電気メス）を使用した切開剥離操作により，予想外の合併症が併発したりするので注意が必要である．一方，肝臓外科・膵臓外科手術手技の進歩に合わせて，腹腔鏡下手術に必要な器具も次々と開発され，肝・胆・膵外科のあらゆる領域に腹腔鏡下手術が

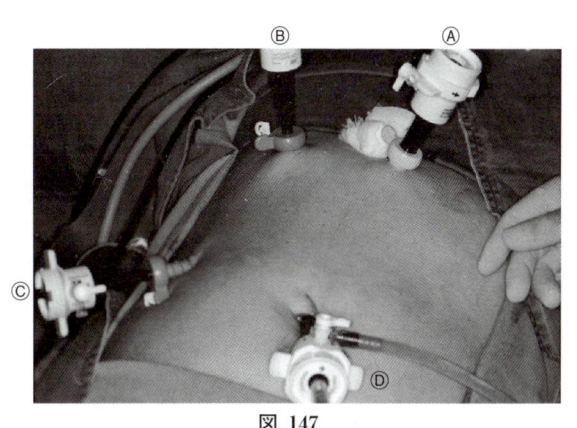

図147
ⒶⒷⒸ 心窩部・右季肋下部・側腹部の鉗子挿入用トロッカー
Ⓓ 臍下部の腹腔鏡挿入トロッカー

行われている．

A. 腹腔鏡下胆嚢摘出術
laparoscopic cholecystectomy（LC）

腹腔鏡下手術のうちでもっとも一般的で基本的な手術である．心窩部，右李肋下部と右側腹部に小切開を加えて，把持や切開に使う鉗子挿入用のトロッカーを装着し，臍下部には腹腔鏡挿入用のトロッカーを装着する．炭酸ガスを注入して気腹を行い，腹腔鏡画面をテレビモニターで観察しながら，各種の鉗子を用いて臓器を牽引したり，電気メスで切開したり，クリップを使って止血したりする（図147）．気腹を行わずに腹壁を吊り上げて視野を確保する方法もある．通常の開腹手術と同様の手順で，①胆嚢動脈へクリップをかけて切離，②胆嚢を肝臓から剥離，③胆嚢管にクリップをかけてから切離をして，最後に小切開口から胆嚢を体外に摘出する．総胆管結石を合併している場合には，胆嚢管切離の前に胆嚢管を切開して，そこへの細径の胆道鏡を総胆管へ挿入して切石を行う方法と，胆管を縦切開して（図122, 770頁参照），胆道鏡を挿入して切石する方法とがある（8. B, 図134, 774頁参照）．その他の方法としては，まずEPT（8. A, 図133, 774頁参照）を行って，総胆管結石を摘出後にLCを行う方法もある．

B. 腹腔鏡下肝切除術
laparoscopic hepatectomy

肝表面に近い肝細胞癌や転移性肝癌に対する肝部分切除（partial hepatectomy），肝左外側区域切除（left lateral sectionectomy）が難易度の低い肝切除術式として適応となってきたが，肝癌に対する肝右葉切除（right hepatectomy）や生体肝移植手術（living donor liver transplantation）の際のドナー手術として，肝左葉切除や肝右葉切除が腹腔鏡下に行われることもある．

C. 腹腔鏡下膵切除術
laparoscopic pancreatectomy

尾側膵切除（distal pancreatectomy）が適応となることが多いが，膵頭十二指腸切除（pancreatoduodenectomy）も腹腔鏡下に行われるようになってきた．

16. 局所凝固療法 local ablation therapy

肝細胞癌に対して，超音波観察下に細径穿刺針を用いて経皮経肝的に無水アルコールを注入する方法を経皮的エタノール注入法（percutaneous ethanol injection；PEI）という．腫瘍を脱水・固定して壊死に至らす効果があり，高度の肝硬度患者に行われる．腫瘍が硬い転移性肝癌などに対しては，マイクロ波凝固療法（microwave coagulation therapy；MCT）とかラジオ波焼灼療法（radiofrequency ablation；RFA）という熱凝固法が行われる．超音波ガイド下に経皮的に行われたり，腹腔鏡下に行われたり，開腹下あるいは開胸下に経横隔膜的に行われたりする．低侵襲で高い局所治療効果がある．

II．手術の合併症

1．肝臓手術の合併症

肝臓手術の際には手術中に予期せぬ大出血をきたすことがあるため，急速輸血を行うための血管確保と頻回に出血量，輸血量を計測する必要がある．

手術後には肝切離面からの出血，胆汁漏出を認めることがある．これらが腹腔内に貯留すると**横隔膜下膿瘍（subphrenic abscess）**を発生する原因となるため，手術後数日間は肝切離面，横隔膜下へ陰圧の閉鎖式ドレーンを挿入した方がよい．肝の大量切除後，あるいは肝硬変などの障害肝に対して肝切除が行われた場合には術後，急性胃十二指腸潰瘍の発生および出血，そのほか高ビリルビン血症，高アンモニア血症，凝固機能低下，意識障害を示す**肝不全（hepatic failure）**に陥り死に至ることがある．手術前の正確な肝予備力の評価，手術術式の検討，手術適応などを厳重に検討したうえで肝切除は行われなければならない．

2．胆道系手術の合併症

胆道系手術の術中合併症の代表的なものは，胆嚢摘出術の際の術中胆管損傷と胆管内結石遺残である．前者は胆嚢炎などで胆嚢周囲，肝十二指腸間膜周辺の炎症，癒着が高度な場合に局所解剖が不明確となり，胆管損傷，胆管結紮などの偶発症が発生する．後者は術中胆道造影，術中胆道鏡検査を行えば防止できる．

術後に発生する合併症としては，胆嚢床剥離部からの出血，胆汁漏出あるいは総胆管切開縫合部からの胆汁漏出，胆管消化管吻合部の縫合不全が代表的であり，遷延して**胆汁瘻（bile fistula）**を形成することがある．大部分は肝床部へ留置したドレーンからの排液の状態を観察していれば早期に発見できる．ドレナージが不良の場合は**肝下部膿瘍**，右横隔膜下膿瘍を形成することがある．

これらのほか，胆嚢摘除後に以前の症状が持続したり，術後に新たな症状が出現するものを**胆嚢摘除後症候群（postcholecystectomy syndrome）**，あるいは胆摘後遺症というが，その病態はまだ不明な点がある．また乳頭形成術後には膵管損傷に起因する**術後膵炎（postoperative pancreatitis）**が発生することがある．

3．膵頭十二指腸切除の合併症

膵臓手術の中でもっともむずかしい手術であるため手術後合併症の頻度も高く，死に至ることもある．代表的なものは膵空腸吻合部の縫合不全で

あり，ひとたび発生すると膵液瘻あるいは大出血をきたして死亡することがある．吻合部周辺に挿入したドレーンを持続吸引として，膵液，腸内容物を徹底的に体外に誘導し，IVH 管理で縫合不全部の自然治癒を待つ．胆管空腸吻合部にも縫合不全が発生することがある．ドレーンの持続吸引により胆汁瘻を形成することなく治癒することが多いが，吻合部狭窄を残すこともある．

4．膵臓手術の合併症

膵頭十二指腸切除以外の膵臓手術の際には膵切除断端からの膵液の漏出により**膵液瘻**（pancreatic fistula）を形成したり，膵断端部が壊死に陥り，膿瘍を形成することがあるので，このような場合にはドレーンからの排液の状態が改善するまでドレーンを抜去してはならない．膵全摘後は胃空腸吻合部に縫合不全が発生することがある．

膵の代謝面での合併症としては，術前，術後を通じて膵の内分泌機能低下を伴う患者では，IVHによる管理中にブドウ糖，インスリンの使用量が不適正な場合には重大な合併症が起こることがある．インスリンが不足した場合，高血糖のための高浸透圧性利尿が原因の脱水状態に陥り，最悪の場合は**高浸透圧性非ケトン性昏睡**（hyperosmolar nonketotic coma）に陥ることがある．反対に膵全摘術後には**低血糖ショック**（hypoglycemic shock）に陥り死に至ることもあるので，継時的に血糖，尿糖，尿ケトン体などを測定する必要がある．

膵の外分泌機能面での合併症としては，術前から外分泌機能低下のある慢性膵炎に対する膵切除術後に機能低下が増悪したり，あるいは膵全摘術後にはまったく外分泌機能がなくなるため，**消化吸収障害**（malabsorption）に陥る．食事療法ならびに消化酵素薬の服用が必要となる．

15 脾, 門脈

A 脾臓 spleen

ポイント

- 脾臓の重量は90〜120gで被膜，脾柱，細網組織より成り，細網組織は赤脾髄と白脾髄で成り立っている．
- 脾臓の機能としては血球の破壊，免疫応答，造血作用がある．
- 脾臓の腫瘍としては脾血管腫がもっとも多い．
- 脾摘の適応となる疾患として溶血性貧血，特発性血小板減少性紫斑病，脾破裂，脾腫瘍などがある．また特発性門脈圧亢進症などで脾腫による症状を伴う場合にも適応される．
- 脾摘出後の後遺症としてとくに幼小児期の重症感染症，門脈系血栓症，発熱などがある．

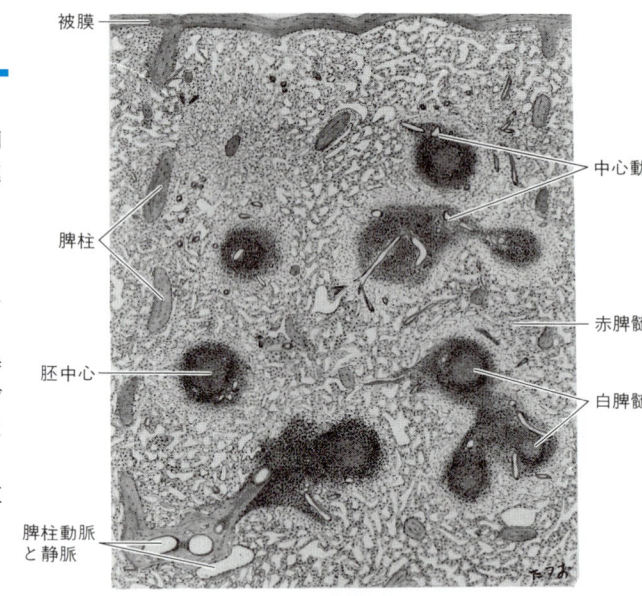

図1 ヒトの脾臓の弱拡大像
(牛木辰男：入門組織学，南江堂，1989)

（被膜，脾柱，胚中心，脾柱動脈と静脈，中心動，赤脾髄，白脾髄）

1. 構造と機能

A. 構造

脾臓は胃の左上側方にあって，ほぼ長楕円形を成し，成人では90〜120gである．胃，横隔膜，結腸，腎との間に間膜およびヒダを形成し固定されている．被膜，脾柱，細網組織より成り，細網組織はリンパ組織から成る白脾髄と，脾索および静脈洞から成る赤脾髄で成り立っている（図1）．脾動脈は大膵動脈，脾上極動脈，膵尾動脈，脾下極動脈，左胃大網動脈を分枝し脾門部に至る．脾門部では種々の分枝型をとって終末枝に分かれる．静脈系の分布も2〜3の分画に分かれている．

B. 機能

脾臓の生理的機能としては，もっぱら**赤脾髄**で行われる血液プールおよび血球，とくに赤血球の捕獲あるいは破壊と，**白脾髄**を中心とする生体免疫反応への関与がある．脾血流量は200〜300 m*l*/分と考えられ，脾腫を伴う疾患では増加する．

① **造血作用** 胎児では脾臓が重要な髄外造血機能を持つが，成人では骨髄が広範に障害を受けた場合にのみ造血機能を示す．

② **血球の破壊** 赤血球は成人では約120日の寿命で脾に捕獲され崩壊する．また変形能が低下した赤血球（遺伝性球状赤血球症など）も脾で捕獲処理される．

③ **免疫応答** 脾臓は抗体産生に与る重要なリンパ組織であり，とくに粒子状抗原に対する抗体産生の役割は大きく，幼児期に脾摘を受けた場合の感染症に対する抵抗性の減弱は明らかである．また一種の自己免疫疾患と考えられる特発性血小板減少性紫斑病（ITP）に対する治療法として脾摘が行われるのは，自己血小板に対する抗体産生を抑制するためである．

2. 検査法

正常な脾臓は触知できないが，疾患によっては右下腹部に至るほどの巨大脾腫を触れることがあ

る．表在性で肋骨弓との間に手指が挿入できないことで他の腫瘍と鑑別する．腹部単純X線撮影，消化管バリウム検査などが役立つこともあるが，近年，**超音波検査（US）**，CTが普及し，とくにUSは簡便かつ速やかに施行できるので，外来また緊急時にも有用である．CTは脾腫の程度のみならず嚢胞，膿瘍，梗塞，血腫などの診断も可能である．これらに比べ血管造影はやや侵襲的ではあるが，肝病変との関連をみるほか，動脈瘤，梗塞，腫瘍などの確定診断に有用である．門脈圧亢進症の診断にもほぼ必須の検査法といえる．

3．先天異常

A．遊走脾 wandering spleen

脾を固定する靱帯の欠落によるものがほとんどで，女性に多く，内臓下垂症の一部として発見されることもある．
▶**治療** 臨床的には捻転による急性あるいは慢性の腹部症状によって診断されることが多く，無症状でも発見次第，脾摘を行ったほうがよい．

B．副 脾 accessory spleen

本来の脾臓の他に腹腔内に認められる1～数個の脾結節を副脾と呼ぶが，直径1cm以内のものが多い．副脾が発見される頻度は10～20％であるが，脾門部に多く，大網，膵尾部周囲などにもある．図2に1例を示した．
▶**治療** 副脾は機能的に本来の脾臓と同等と考えられるので，脾摘を治療目的とする疾患では副脾を遺残させないよう注意が必要である．

C．無脾症 asplenia

脾の先天性欠損できわめてまれであるが，他の奇形，とくに複雑心奇形，腸回転異常などを伴うので治療上問題となる．重症感染症を引き起こす例が多く，予後不良である．

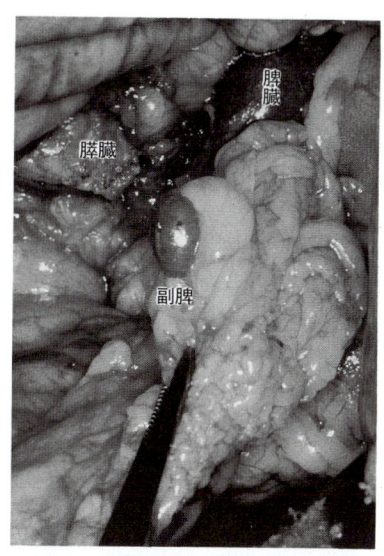

図2 膵尾部下縁に認められた副脾
組織学的に本来の脾臓ときわめて類似した像を示した．

4．脾破裂，脾損傷
splenic rupture, splenic injury

交通事故などによる上腹部打撲によって損傷を受けやすい臓器の一つが脾臓である．損傷の程度によって，被膜下損傷にとどまるものから大出血をきたす脾破裂に至るものまでさまざまである．出血に伴う**ショック症状**に加え，**左肩への放散痛**（Kehr症候）が特徴である．

脾破裂が起こっても症状がごく軽微であったり，受傷直後にみられた症状が軽快し再びショック，放散痛が明らかとなる場合がある．このような特徴的な時間経過はlatent periodといわれており，脾破裂が比較的軽度で被膜下血腫にとどまるもの，あるいは一時的止血によるものと考えられている．このような受傷後48時間以上経過した後に症状が明らかになってくるものは遅発性破裂（delayed rupture）と呼ばれ，脾破裂の15～30％に起こるとされ注意が必要である．
▶**診断** 腹部単純撮影，腹腔穿刺も有効であるが，CT検査は手術の適応を判断するうえでも有効である．
▶**治療** 他の合併損傷の治療とも並行して適切な治療法が選択されるが，小児ではできるだけ脾を温存する努力がなされている．腹部所見，血液検査結果などを参考にして保存的治療が可能か否か

を見きわめることも大事である．

5．脾嚢胞 splenic cysts

まれな疾患で，仮性嚢胞が真性嚢胞の約4倍である．近年，US，CTなどの普及に伴って，無症状で経過していた例が発見されやすくなってきた．真性嚢胞の多くは，上皮嚢胞で10歳代に多く，仮性嚢胞は外傷による二次性病変である．
▶治療　嚢胞が次第に大きさを増し，症状が出現するようになると脾摘の適応となる．

6．脾膿瘍 splenic abscess

まれな病態で糖尿病，結核などの慢性消耗性疾患，感染性単核症，溶血性貧血などに起こりうる．多くは脾外の感染巣からの全身撒布の一環として認められるものである．非特異的な感染症状を示しつつ，さまざまな経過をたどるが，左季肋部痛が突然出現するのが特徴である．敗血症を引き起こし，適切な処置がとられない限り致死的である．
▶治療　脾臓にのみ膿瘍が形成された場合には脾摘の効果が大きい．脾膿瘍が破裂した場合の予後は不良であり，脾切開，ドレナージの効果もよくない．図3に1例を示した．

7．感染性脾腫 inflammatory splenomegaly

全身感染症に伴う脾腫がしばしば認められる．これは脾臓が細菌，ウイルスなどの病原体に反応した結果と考えられ，赤脾髄の細胞増生が特徴的である．脾の割面は暗赤色で，好中球の他，貪食細胞が多数認められる．身体各所の感染巣から敗血症を引き起こした例にみられることが多いが，基礎疾患として白血病，癌，糖尿病，ステロイド長期使用者などがあげられる．感染症状，脾腫のほか感染局所の所見，血液培養などから診断するが，点状出血がみられ血小板の減少を伴う場合にはDIC症候群の発現を考慮して対策を立てる．敗血症に伴うものの他にEBウイルス感染症である伝染性単核球症（infectious mononucleosis），マラリア，サルコイドーシス，梅毒などにみられる脾腫も同様の機序によるものである．

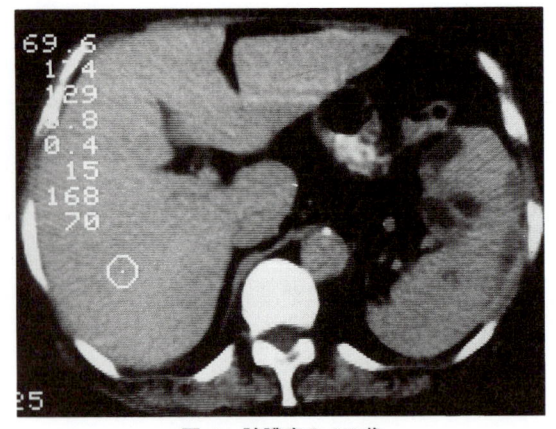

図 3　脾膿瘍のCT像
糖尿病，脾嚢胞の経過中に形成された多発性脾膿瘍であるが，準緊急的脾摘によって救命できた．

▶治療　全身化学療法によって症状が軽快するに従って脾腫も消退するので，脾摘は行わない．

8．脾血管腫 hemangioma of the spleen

脾臓原発の腫瘍はまれであり（全腫瘍例中の0.6％），悪性リンパ腫を除けば多くは血管系に由来する良・悪性腫瘍である．血管腫（hemangioma）はもっとも頻度が高いが，発育が遅く無症状のことが多い．診断法としてはCTが有効で，内部構造の不均一性，enhanceによる血管成分の多様性が特徴的である．また選択的血管造影も良・悪性の鑑別法として重要である．腫瘍は単発のものと多発性のものがあり，スポンジ様あるいは蜂巣状で内腔に凝血をみる．
▶治療　破裂の危険，あるいは悪性腫瘍との鑑別が困難なこともあり，脾摘の適応となる．

悪性腫瘍化したものが血管肉腫（hemangiosarcoma）であり，腫瘍の増大による圧迫症状が強く，CT，血管造影によって確診される．このほかリンパ管腫（lymphangioma），過誤腫（hamartoma）などがある．いずれも次第に大きくなり脾摘の適応である．図4に脾血管腫の1例を示した．

9．脾動脈瘤 splenic artery aneurysm

脾動脈瘤の破裂は膵炎，術後感染症，妊娠，動脈硬化症を原因としてまれにみられる．破裂部位は大網内，腹腔内，膵管内，十二指腸内腔など原

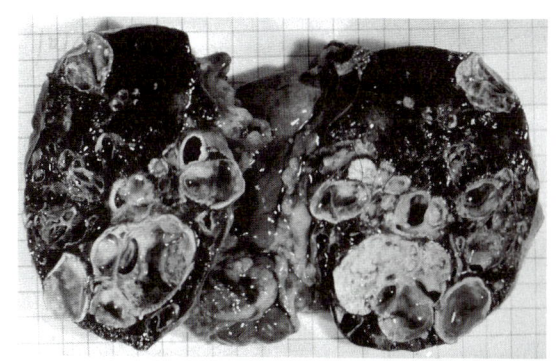

図4 脾血管腫の肉眼所見
多発性の囊腫性病変を示したが組織学的に悪性変化はなかった．

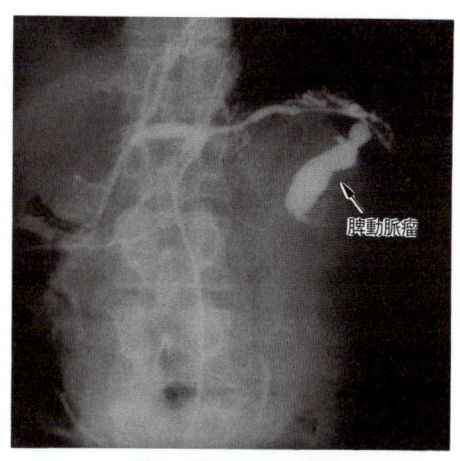

図5 脾動脈瘤の破裂
慢性膵炎の経過中に形成された脾動脈瘤が破裂し膵管内へ多量の出血をきたした．カテーテル塞栓術によって止血した．

因，病態によってさまざまであるが，この疾患を疑って緊急血管造影を行うことが大事である．図5に1例を示した．
▶治療　無症状で発見された場合にも手術が望ましい．妊娠可能年代の女性や動脈硬化の強い例では破裂の危険性が高い．

10. 溶血性貧血 hemolytic anemia

溶血性貧血を起こす代表的疾患は**遺伝性球状赤血球症（hereditary spherocytosis）**である．これは常染色体優性遺伝による赤血球膜異常を原因とするもので，先天性溶血性貧血の70%を占める．先天性の膜異常のため球状化した赤血球は脾索，静脈洞を通過することができず脾内に停滞し，細網内皮系細胞に捕獲され崩壊するものと考えられる．
▶症状　貧血，黄疸，脾腫の三徴候を有し，1/3の症例に胆石の合併をみる．末梢血液所見が特徴的でよく整った球状の小赤血球（micro spherocyte）を認める．また自己溶血試験の著明な亢進，間接ビリルビン値の上昇などをみる．Coombs試験は陰性である．治療としては脾摘がほぼ100%有効であるが，副脾を遺残させない注意が必要である．

後天性溶血性貧血としては，特発性自己免疫性溶血性貧血（idiopathic autoimmune hemolytic anemia）がある．これは抗赤血球自己抗体に由来し，20歳代の女性に多く，貧血が高度である．末梢血液像では赤血球の形態異常，大小不同を呈し，Coombs試験陽性であることが特徴である．
▶治療　ステロイド治療を第一選択とするが，不反応例，再発例には脾摘が行われる．

11. 特発性血小板減少性紫斑病
idiopathic thrombocytopenic purpura（ITP）

ITPには，小児にみられ突然発症し，1～2ヵ月以内に自然治癒する急性型と，成人女性に多く数年ないし10年以上の経過をとる慢性型とがある．急性型は感染に伴って形成された抗原抗体複合物が血小板に付着して血小板数を減少させるものと推測されているが，慢性型の原因は不明である．臨床的には点状出血，月経過多などの出血傾向を認め，出血時間の延長，毛細血管抵抗性の減弱（Rumpel-Leede試験陽性），血小板寿命の短縮をみる．末梢血液像では血小板数の著明な減少をみるが，赤血球数，白血球数は正常なことが多い．
▶治療　急性型は自然寛解し予後良好であるが，慢性型にはまずステロイド治療を第一選択とし，不反応例，再燃例には脾摘を行う．脾摘例の70～90%に効果がみられ，永続寛解率は50～80%と報告されている．

12. 特発性門脈圧亢進症
idiopathic portal hypertension（IPH）

古くはBanti病と呼ばれた疾患群に対し，わが国を中心にIPHとして概念がまとめられつつあ

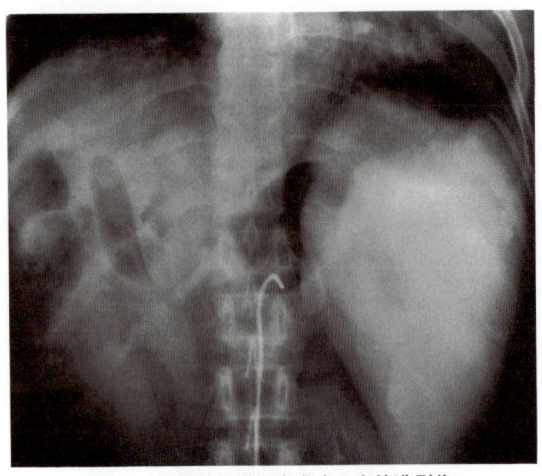

図6 特発性門脈圧亢進症の血管造影像
脾臓が著明に腫大し脾機能亢進症状を示した.

る. IPH 診断の手引によれば「脾腫, 貧血, 門脈圧亢進を示し, しかも原因となるべき肝硬変, 肝外門脈・肝静脈閉塞, 血液疾患, 寄生虫症, 肉芽腫性肝疾患, 先天性肝線維症などを証明し得ない疾患をいう」と定義されている. 中年女性に多く, 血小板数の減少がみられ, 白血球数, 赤血球数も減少するが (**汎血球減少症**), 肝機能は正常ないしは軽度障害にとどまる. 脾腫の程度は肝硬変症に比べ高度である. 60〜80%に食道・胃静脈瘤がみられ, 吐血率は30〜40%である. 血管造影の動脈相では脾動脈が太く屈曲, 蛇行しているのが特徴で, 肝動脈は相対的に細く造影される. 図6に典型例の脾動脈造影門脈相を示した. 肝はやや萎縮し, 表面には軽度の凹凸がみられる. 組織学的には肝細胞の退行性変化に加え, Glisson 鞘の結合織増加, リンパ球浸潤が認められ, 肝線維症の所見を呈する.

▶治療　食道静脈瘤出血に対する適切な治療が行われれば比較的予後良好である. したがって適応があれば内視鏡硬化療法あるいは手術による食道静脈瘤治療を積極的に行うべきである. 脾腫に伴う脾機能亢進症に対する脾摘の適応例は少ない.

13. 巨脾性肝硬変症
liver cirrhosis with splenomegaly

肝硬変症の約半数に種々の程度の脾腫をみる. 一般に代償性肝硬変症に脾腫を認めることが多く, 肝障害は中等度ないし高度で, 脾腫の程度と共に血小板数減少, 白血球数減少などの脾機能亢進症がみられるようになる.

▶治療　食道静脈瘤破裂の危険があればその対策が必要であるが, 脾摘のみの適応はきわめて少ない.

14. 脾摘出術 splenectomy

A. 適　応

外傷性脾破裂, 血管肉腫などの脾腫瘍, 脾膿瘍, 脾動脈瘤, 遊走脾などの多くは脾摘の適応である. 一方, 血液疾患の中では**先天性溶血性貧血 (遺伝性赤血球症)** が脾摘の絶対適応である. 一方, 特発性自己免疫性溶血性貧血, 特発性血小板減少性紫斑病などでは, 第1選択治療法としてのステロイド治療無反応例や再燃例に適応され, 併用治療が行われる. 特発性門脈圧亢進症の中で, 巨脾による圧迫症状, 脾梗塞を伴うもの, 汎血球減少による臨床症状のみられるものには脾摘が有効である. しかし, 食道静脈瘤や腹水を伴う場合にはそれに対する治療が優先する. 巨脾性肝硬変症では血小板減少による出血傾向のある場合に脾摘が考慮されるが, 多くは食道静脈瘤に対する治療が主体となる. この他, 慢性骨髄性白血病, Hodgkin 病の一部に適応されることがある (表1).

B. 脾摘出術 splenectomy

脾の腫大がない場合には容易に行えるが, 巨脾でしかも門脈圧亢進症に伴う側副血行路が発達している場合には注意して操作を進める必要がある. 脾周囲の間膜, ヒダを良視野の下に処理したうえで順序よく血管系を処理して, 出血を最小限に抑えることが大事である. ITP など巨脾を呈さない場合には, 腹腔鏡下に脾摘出術が行われるが,

表1　脾摘出術の適応

1. 外傷性脾破裂, 脾腫瘍, 脾膿瘍, 脾動脈瘤, 遊走脾
2. 先天性溶血性貧血, 特発性自己免疫性溶血性貧血, 特発性血小板減少性紫斑病
3. 特発性門脈圧亢進症で脾腫に伴う臨床症状のみられるもの
4. 巨脾性肝硬変症, 慢性骨髄性白血病, Hodgkin 病の一部

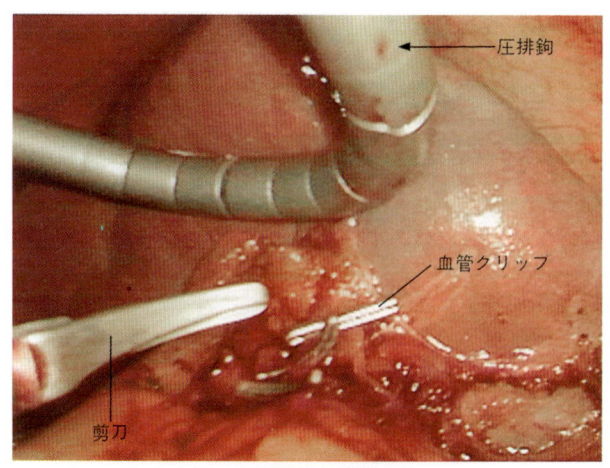

図7 腹腔鏡下脾摘出術
腹腔鏡下に順次，血管を処理した上で，採取袋に入れ，細切して取り出す．

比較的安全に施行可能である（図7）．外傷による脾損傷に対し，とくに幼児では感染抵抗性の減弱が問題となるので，脾の部分切除あるいは脾縫合術が行われることがある．

C．合併症，後遺症

脾摘を要した疾患の違いによって術後の合併症の頻度は異なるが，8〜15％の死亡率をみている．

1．脾摘後の感染症，とくに敗血症

小児では免疫反応が未熟で，脾摘後に重篤な感染症を引き起こすことがある．成人ではステロイド使用例，悪性リンパ腫などが感染をきたしやすく，その予後は不良である．

2．脾摘後血栓症

脾摘後には急激な血小板数の増加，血小板粘着能の亢進がみられるが，それに起因すると思われる血栓性静脈炎や門脈血栓が起こりやすい．血小板数が80〜100万以上となり，FDPが増加した場合にはheparinの予防投与も行われる．

3．脾摘後の発熱

門脈圧亢進症の治療に際し脾摘を行うと，術後1ヵ月くらい続く原因不明の発熱をみることがある．いわゆるsplenic feverといわれ，抗生物質には反応せず，aspirinが奏効する．脾静脈など門脈系の血栓性静脈炎が原因とみられている．

4．術後出血

脾摘の適応となる疾患は血液疾患，門脈圧亢進症など凝固線溶系に異常をきたしているものが多く，また長期ステロイド治療や抗腫瘍性薬物を長期使用している例もあり，術後出血に注意する必要がある．

5．膵損傷，横隔膜下膿瘍

脾門処理に際し膵尾部を損傷することがあり，また外傷時に同時損傷されていることがあるので，脾摘後のドレナージは慎重に行う必要がある．膵，胃，横行結腸損傷後にはしばしば横隔膜下膿瘍を発生する．

15．IVRによる脾動脈塞栓術
embolization of splenic artery

特発性門脈圧亢進症などに伴う高度の脾機能亢進症への対処法として，あるいは食道・胃静脈瘤治療の一環として脾動脈塞栓術が選択されることがある．また脾動脈瘤破裂にはもっとも有効な治療法である（図5）．

B　門　脈

1．構造と機能

門脈（Vena porta hepatis, portal vein）は胃，小腸，大腸，膵臓および脾臓の静脈血を集めて肝臓に運ぶ静脈である．**門脈系**（portal venous system）はこれらの臓器の毛細管相に始まり，次第に合流して肝門部でいったん1本の門脈幹を形成した後肝臓に入り，再び分枝をくり返して肝小葉の**類洞**（sinusoid）に門脈血を分配供給する．この毛細管相に始まり，類洞に終わる特殊な構造は，消化管における吸収機能と肝臓における代謝・合成・解毒機能との連携をはかるうえで合目的的なものといえよう．門脈血は通常の末梢静脈血よりも酸素分圧が高く，また腸管から吸収された種々の成分を含むなど，末梢静脈血とは多くの相異点がある．また門脈系には静脈弁がないので，

門脈圧が上昇すると容易に血流のうっ滞や逆流が起こる．

2. 門脈圧亢進症 portal hypertension

ポイント

門脈圧亢進症は，肝硬変症，特発性門脈圧亢進症，肝外門脈閉塞症（先天性門脈異常など），日本住血吸虫症，Budd-Chiari 症候群などにおいてみられる．門脈圧亢進症の結果みられる食道・胃静脈瘤からの出血，脾腫，肝性昏睡，腹水などが治療の対象となるが，外科的に問題となるのは主として静脈瘤出血である．静脈瘤出血の治療法には，手術治療，内視鏡的硬化療法，内視鏡的静脈瘤結紮術，経頸静脈的肝内肝静脈門脈シャント術（transjugular intrahepatic portasystemic shunt；TIPS）バルーンタンポナーデ法，薬物治療法などがあるが，治療の時期，患者の年齢や病態，背景疾患の種類や病期，側副血行路の発達状況などを勘案して，個々の患者にもっとも適切な治療法を選択することが重要である．

表 2 門脈圧亢進症の成因と原因疾患

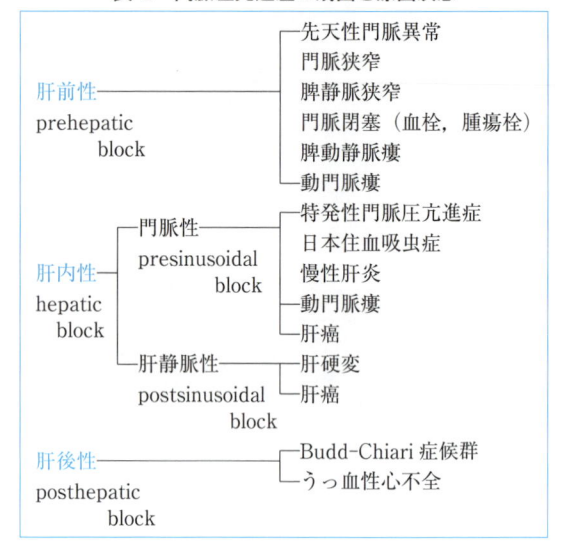

肝前性 prehepatic block		先天性門脈異常 門脈狭窄 脾静脈狭窄 門脈閉塞（血栓，腫瘍栓） 脾動静脈瘻 動門脈瘻
肝内性 hepatic block	門脈性 presinusoidal block	特発性門脈圧亢進症 日本住血吸虫症 慢性肝炎 動門脈瘻 肝癌
	肝静脈性 postsinusoidal block	肝硬変 肝癌
肝後性 posthepatic block		Budd-Chiari 症候群 うっ血性心不全

正常の門脈圧（門脈本幹の圧 portal venous pressure）は 8〜13 cmH$_2$O 程度であるが，門脈系の何らかの血行動態の異常によって門脈圧が 25 cmH$_2$O を超える場合に，門脈圧亢進症（portal hypertension）と定義する．25 cmH$_2$O 以上の門脈圧の亢進状態が長期間持続すると，臨床的に食道・胃静脈瘤などの側副血行路が出現し，脾腫，脾機能亢進，腹水などがみられるようになる．外科的には，①胃・食道静脈瘤，②脾腫，脾機能亢進，③腹水などが治療の対象となることがある．

▶**成因，原因疾患** 門脈圧亢進状態は，①門脈系血流の増加，②門脈系流路における血流抵抗の増大によって惹起される．

門脈圧亢進の原因がどの部位に生ずるかによって，①**肝前性（prehepatic）**，②**肝内性（hepatic）**，③**肝後性（posthepatic）**に分ける．肝内ではさらに**門脈性（presinusoidal）**と**肝静脈性（postsinusoidal）**とに分ける．いろいろな分類法があるが，この分類法がわかりやすく，わが国ではもっとも一般的である．

門脈圧亢進の原因疾患としてわが国でもっとも多いのは肝硬変症であるが，次いで特発性門脈圧亢進症（idiopathic portal hypertension；IPH，Banti 症候群），肝外門脈閉塞症（先天性門脈異常）などが多い．以前は日本住血吸虫症による門脈圧亢進症がみられたが，中間宿主（宮入貝）の駆除対策が進められた結果，わが国では新たな患者の発生はまれである．

Budd-Chiari 症候群，肝動脈門脈瘻，脾動静脈瘻，慢性肝炎，肝癌（門脈腫瘍栓，肝静脈浸潤など）などでも門脈圧亢進状態が出現する（表 2）．

わが国の門脈圧亢進症患者の約 95％は肝硬変症によるものであるが，ウイルス肝炎に続発するものがその 80％を占め，最近はこれに肝癌を合併するものが増加しており，注目されている．欧米に多いアルコール性肝硬変はわが国でも最近増加傾向がみられ，20％弱を占めるに至っている．

▶**病態** 門脈圧亢進症の病態は門脈圧亢進の原因，血流異常の生ずる部位，背景疾患などによって異なるが，門脈系の血行動態の異常が原因となって全身的，局所的にいろいろな病態が惹起される．たとえば肝硬変症では，心拍出量の増加，循環血液量の増加，末梢血管抵抗の減少，肺内 A-V シャントの増加，肝内 A-V シャントの出現などから全身の**循環亢進状態（hyperdynamic state）**がみられることが古くから知られており，またく**も状血管腫（vascular spider）**，**手掌紅斑（erythema palmaris）**，などの皮膚血管の異常が出現する．さらに門脈圧の亢進は胃・食道静脈瘤，脾腫，脾機能亢進，腹水，肝性昏睡（猪瀬型肝脳

表 3 門脈圧亢進症における側副血行路

求肝性側副血行路	1. 左胃静脈→肝胃間膜静脈叢→肝内門脈左枝
	2. 右胃静脈→肝十二指腸間膜静脈叢→肝内門脈枝
	3. 上腸間膜静脈枝→肝内門脈枝（肝と小腸の癒着による）
遠肝性側副血行路	4. 左胃静脈→胃噴門部静脈瘤→食道静脈瘤→奇静脈→上大静脈 　　　　　　　　　　　　　　　　　　↘半奇静脈↗
	5. 脾門部静脈→短胃静脈→胃噴門部静脈瘤→食道静脈瘤→奇静脈→上大静脈 　　　　　　　　　　　　　　　　　　　　　　↘半奇静脈↗
	6. 脾静脈→無名静脈（後胃静脈）→胃噴門部静脈瘤→ 　食道静脈瘤→奇静脈→上大静脈 　↘半奇静脈↗
	7. 左胃静脈→左横隔膜下静脈→食道静脈瘤
	8. 短胃静脈→右横隔膜下静脈→食道静脈瘤
	9. 肝鎌状靱帯静脈→横隔膜下静脈→食道静脈瘤
	10. 左胃静脈→左横隔膜下静脈→下大静脈
	11. 脾門部静脈→左腎静脈→下大静脈 　　　　　↘左副腎静脈↗
	12. 脾門部静脈→左精索静脈（左卵巣静脈）→左外腸骨静脈→下大静脈
	13. 肝静脈管→腹壁静脈（Caput medusae）→上・下大静脈系
	14. 下腸間膜静脈→直腸静脈叢→腸骨静脈→下大静脈
	15. 上腸間膜静脈（十二指腸間膜静脈）→後腹膜静脈→下大静脈

症）などの原因となる．

A．門脈圧亢進と側副血行路（食道・胃静脈瘤）

門脈系の静脈には逆流を防止する静脈弁がないので，門脈圧が上昇すると門脈血はうっ滞して容易に逆流し，肝臓をバイパスして下大静脈系，上大静脈系の静脈と交通し，側副血行路を形成する．門脈血はこの新たな側副血行路を通って流れるようになる（**遠肝性側副血行路**）（図8）．このような門脈系-大静脈系の側副血行路（遠肝性側副血行路）は腹腔内，腹壁，後腹膜の各所に生ずるが，一方，先天性門脈異常や肝外門脈血栓症などのように，肝前性の原因で門脈圧が亢進し肝内には閉塞機転がない場合には，閉塞した肝外門脈をバイパスして肝内門脈と直接交通する**求肝性側副血行路**も肝十二指腸間膜内に同時に形成される（**海綿状血管腫 cavernous transformation**）（表3）．

このような遠肝性側副血行路，求肝性側副血行路の中で外科治療上重要なのは，食道・胃静脈瘤を形成する，①左胃静脈系，②短胃静脈系，③後胃静脈（無名静脈）系を介するもので，門脈圧亢進患者の約50％にこれらの系路の側副血行路の発達による食道・胃静脈瘤がみられる．静脈瘤破裂による大量出血は致死的となることが多いの

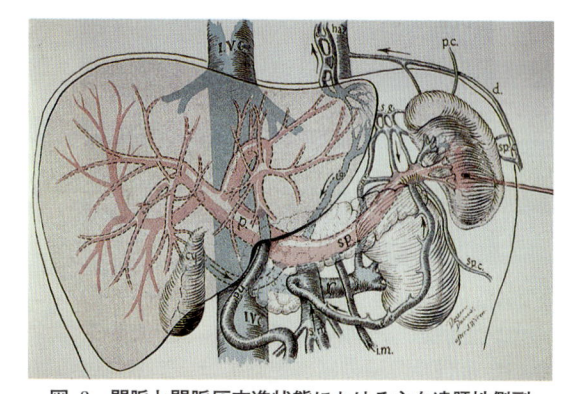

図8 門脈と門脈圧亢進状態における主な遠肝性側副血行路

で，発赤所見を伴う著明な静脈瘤がみられる場合には治療が必要である．

また，まれに大きな遠肝性側副血行路が原因で肝血流量が著明に減少して**肝性脳症（猪瀬型肝脳症）**をきたすことがあるが，この場合も外科的治療の対象となることがある．

付　異所性静脈瘤 ectopic varices

門脈圧亢進症では食道，胃静脈瘤がみられることが多いが，それ以外の門脈系側副血行路に静脈瘤がみられることがある．これは異所性静脈瘤と呼ばれるが，比較的多くみられるのは十二指腸，結腸，直腸，消化管吻合部などに生ずるものであ

る．まれに破裂して出血することがある．硬化療法で治療されることが多い．

B．出血性胃病変
portal hypertensive gastropathy

門脈圧亢進時の門脈系血流異常，肝循環異常は消化管粘膜にも種々の病的変化をもたらす．肝硬変症では胃炎，胃粘膜びらん，胃十二指腸潰瘍の発生が多いことが知られている．胃粘膜の攻撃因子の増加，防御因子の低下がその原因とされている．下部食道，胃噴門部には局所的な循環亢進状態（hyperdynamic state）が生じているが，出血性胃粘膜病変との関連が注目されている．門脈圧亢進時にみられる上部消化管出血の原因としては静脈瘤破裂がもっとも多いが，出血原因の約30％は出血性胃病変である．したがって，門脈圧亢進患者で出血がみられた場合には**緊急内視鏡検査**を行って出血部位，出血原因を確かめることが大切で，出血部位，原因によって適切な止血手段を選ぶことが重要である．

C．脾腫，脾機能亢進
splenomegaly, hypersplenism

門脈圧亢進症では脾腫や脾機能亢進がみられることが多いが，その病態の詳細については未解明な点が多い．脾腫の原因としては，門脈圧の上昇による血流のうっ滞，脾動脈血流量の増加などが考えられるが，特発性門脈圧亢進症では脾腫，脾機能亢進が主要な徴候であり，自己免疫の関与も推測されている．

脾機能亢進の症状としては**脾腫，汎血球減少**（貧血，白血球減少，血小板減少）がみられるが，骨髄像でも赤芽球系の成熟抑制がみられることが多い．血小板減少は血液凝固障害の原因となり，血小板数が3万以下の場合には出血傾向が発現することがある．

門脈圧亢進症における脾腫や脾機能亢進は特発性門脈圧亢進症，先天性門脈異常などの場合に著明であるが，肝硬変症でも約50％に脾腫がみられる（巨脾性肝硬変）．門脈圧亢進の程度と，脾腫の大きさ，脾機能亢進の程度とは直接的な相関はなく，また食道静脈瘤の有無や程度とも直接的な関連はない．

脾機能亢進は脾摘によって改善されるので，脾腫による周囲臓器の圧迫症状や，脾機能亢進が著しい場合（白血球数2,000以下，血小板数3万以下）には脾摘の適応がある．しかし6歳以下の幼小児の場合には，脾摘後に免疫不全による重症感染症の発生をみることがあるので，脾摘は避ける方がよい．最近では脾機能亢進の改善の目的でIVRで脾動脈の部分的塞栓術も行われているが，疼痛，発熱などの合併症が起こることがある．その効果は一時的である．

D．腹　水 ascites

腹水の成因には門脈圧亢進の他に，血漿膠質浸透圧の低下（アルブミン減少），肝内外のリンパ系異常，水分，Na代謝異常，内分泌系の異常など，種々の因子が関与している．門脈圧亢進の成因と関連して重要なのは**肝類洞後性の閉塞機転（postsinusoidal block）**であり，したがって肝硬変症やBudd-Chiari症候群で腹水がみられることが多い．Na摂取の制限，アルブミン投与，利尿薬投与などで改善される場合が多い．腹水の外科的治療法としては門脈-下大静脈側々吻合術が有効であるが術後肝性脳症の発生が多く最近は行われていない．

E．肝性脳症（肝性昏睡）
hepatic encephalopathy（hepatic coma）

肝性脳症の発生機序としては，①肝細胞機能の重篤な障害（肝硬変症末期患者）および，②著明な側副血行路が形成され，門脈血が肝臓をバイパスして流れるために門脈血中の有毒物質が血液中に増加する場合（猪瀬型肝脳症），とがある．肝性脳症を誘発する因子としては，アンモニア，メルカプタン，低級脂肪酸，アミン，アミノ酸（芳香族アミノ酸の増加と分枝鎖アミノ酸の減少），エンドトキシンなどがあげられている．非代償期の肝硬変症の肝性脳症の治療は困難であるが，軽症の場合には，腸管非吸収性の抗生物質投与（neomycin, kanamycin），腸管内清掃（下剤投与，洗腸, lactulose投与），特殊組成アミノ酸（分枝鎖アミノ酸）の点滴投与などが有効である．分枝鎖ア

ミノ酸（BCAA）製剤としてBCAA顆粒製剤やBCAA高含有経腸栄養剤が開発されており，これらの投与が有効なことがある．外科的には結腸切除，結腸バイパス手術などが行われたことがある．猪瀬型肝性脳症にはシャント閉鎖術が有効であるが，巨大シャントの閉鎖による門脈圧亢進の増悪には注意が必要である．

付　門脈圧減圧手術後肝性脳症

静脈瘤治療の目的で門脈系-下大静脈系血管吻合術が行われることがある．圧の高い門脈系の血流が圧の低い下大静脈系へと流出するために肝血流量が減少し，肝機能が増悪して術後に脳症が高率に発生するようになる．静脈瘤は改善されるが，肝機能障害が増悪して肝性脳症，肝性昏睡が頻発するため患者の予後の改善がみられないことが明らかにされたため，わが国では門脈減圧手術は現在はほとんど行われていない．

F. Cruveilhier-Baumgarten 症候群

側副血行路の一つとして臍部を中心とした腹壁に著明な静脈怒張が出現し（**caput medusae**），静脈性の血管雑音を聴取したり，thrillを触れることがある．肝内門脈左枝-臍傍静脈-腹壁静脈の経路を経る側副血行路の発達によるものである．先天性門脈形成不全，肝萎縮を伴うものはCruveilhier-Baumgarten 病と呼んで，肝硬変などの後天性の疾患にみられるものと区別している．

G. 門脈圧亢進症の徴候と診断

診断は門脈圧を測定することによって確定するが，その存在の有無は病歴，臨床症状，身体所見などからも推測することができる．門脈圧亢進の結果生ずる側副血行路の形成（腹壁静脈の怒張，食道・胃静脈瘤），脾腫，脾機能亢進，腹水などがみられれば臨床的に診断することが可能である．

① **病歴：飲酒歴**　肝炎の既往，輸血歴，吐・下血の有無，腹水，出血傾向などについて詳細に聴取する．

② **主要徴候**　吐・下血，貧血，心悸亢進，易疲労感，腹部膨満，浮腫，腹水，脾腫，肝腫大，意識障害などに注意する．

③ **身体所見**　貧血，黄疸，手掌紅斑，くも状血

表4　Childによる肝障害の重症度分類

	A群	B群	C群
血清ビリルビン (mg/dl)	<2.0	2.0〜3.0	3.0<
血清アルブミン (g/dl)	3.5<	3.0〜3.5	3.0>
腹水	なし	治療で消失	治療でも消失せず
神経症状	なし	軽度	昏睡
栄養状態	良	可	不良

(Child, C. G., 1964)

表5　Child-Pugh 分類：点数が多くなるほど肝機能が悪い

	1点	2点	3点
総ビリルビン値 (mg/dl)	1-2	2-3	>3
血清アルブミン (g/dl)	>3.5	2.8-3.5	<2.8
腹水の程度	なし	軽度	中等度
肝性脳症の程度	なし	1-2	3-4
プロトロンビン時間 (%)	>70	40-70	<40

*Child 分類（Child A；5-6点　Child B；7-9点　Child C；10-15点）

管腫，女性化乳房，皮膚着色，出血斑，肝・脾腫，腹壁静脈怒張（caput medusae），臍部の血管雑音（Cruveilhier-Baumgarten 症候群），腹水，浮腫，痔核，神経症状（意識障害，感覚異常，羽ばたき振戦），肝性口臭（fetor hepatis）などに注意する．

H. 検査法

1. 一般的な検査

脾機能亢進の有無や肝機能障害の程度を知るうえに重要である．これらは治療方針の決定，治療法の選択に大きな影響を及ぼす．

貧血，血小板減少，白血球減少の有無，骨髄像を調べる．肝機能検査では血清総蛋白，血清アルブミン，血清ビリルビン，GOT，GPT，γ-GTP，血清コレステロール，コリンエステラーゼ，血清膠質反応，血漿アンモニアなどが重要であり，ICG負荷試験（ICG-R_{15}，K-ICG），アミノピリン負荷試験や，血液凝固機能検査（プロトロンビン時間，ヘパプラスチンテスト，出血時間，凝固時間），血糖負荷試験なども重要である．

表6 食道・胃静脈瘤内視鏡所見記載基準（1994年）

食道胃静脈瘤内視鏡所見は，占居部位，形態，基本色調，発赤所見，出血所見，粘膜所見の六つの因子により記載する．

1）占居部位 Location［L］
 Ls ：上部食道まで認める静脈瘤
 Lm ：中部食道に及ぶ静脈瘤
 Li ：下部食道に限局した静脈瘤
 Lg ：胃静脈瘤はLg-cとLg-fに細分する
 Lg-c：噴門輪に近接する静脈瘤
 Lg-f：噴門輪より離れて孤在する静脈瘤

2）形態 Form［F］
 F_0：静脈瘤として認められないもの
 F_1：直線的な細い静脈瘤
 F_2：連珠状の中等度の静脈瘤
 F_3：結節状あるいは腫瘤状で太い静脈瘤

3）基本色調 Fundamental color［C］
 Cw：白色静脈瘤
 Cb：青色静脈瘤
 附記事項：血栓化静脈瘤はCw-Th, Cb-Thと附記する

4）発赤所見 Red color sign［RC］
発赤所見とは，ミミズ腫れ様所見 red wale marking［RWM］, cherry-red spot 様所見 cherry-red spot［CRS］, 血マメ様発赤所見 hematocystic spot［HCS］の三つを指す．
 RC（－） ：発赤所見をまったく認めないもの
 RC（＋） ：限局性に少数認めるもの
 RC（＋＋） ：（＋）と（＋＋＋）の間
 RC（＋＋＋）：全周性に多数認めるもの
 附記事項　1：telangiectasia［TE］の有無を（＋）（－）で附記する
     2：RWM, CRS HCSは，RCの後に附記する
     3：F_0であっても発赤所見が認められるものは，RCとして記載する

5）出血所見 Bleeding sign
 出血中の所見
  噴出性出血 spurting bleeding
  にじみ出る出血 oozing bleeding
 止血後の所見
  赤色栓 red plug
  白色栓 white plug

6）粘膜所見 Mucosal findings
 びらん erosion［E］
 潰瘍 ulcer［Ul］
 瘢痕 scar［S］

肝硬変症における肝障害程度を示すものとしては，臨床症状と血清アルブミン，血清ビリルビンを指標とするChild分類が広く普及している（表4）．また血液凝固機能検査の指標を加えたChild-Pugh分類も用いられている（表5）．

2．上部消化管内視鏡検査

食道・胃内視鏡検査は門脈圧亢進症の診断に重要である．とくに吐血，下血のみられる患者では不可欠の検査である．食道静脈瘤，胃静脈瘤，潰瘍病変，出血性胃炎，食道炎などの有無について検査する．静脈瘤は門脈圧亢進の徴候として重要である．わが国では日本門脈圧亢進症学会による食道・胃静脈瘤内視鏡所見記載基準がある（表6）．門脈圧亢進症患者ではその約半数に静脈瘤がみられるが，肝硬変症では**潰瘍性病変，出血性胃炎**などが合併していることも多い．門脈圧亢進症患者

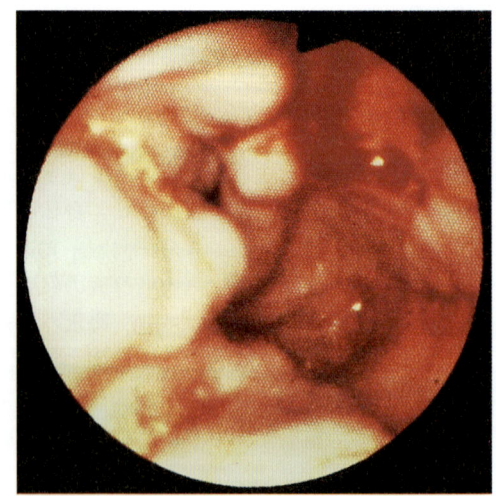

図9 食道静脈瘤出血（内視鏡所見）

図 10　食道静脈瘤
（X線バリウム造影法）

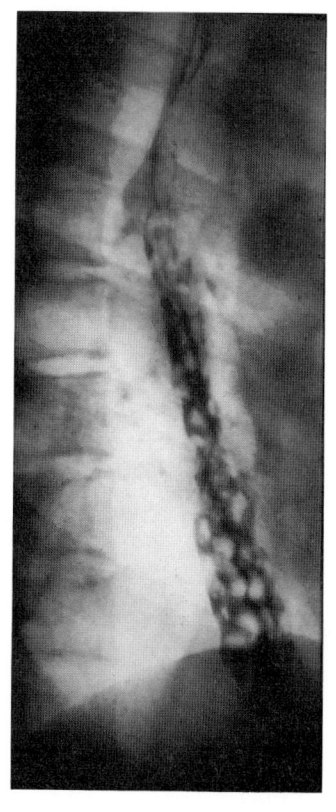

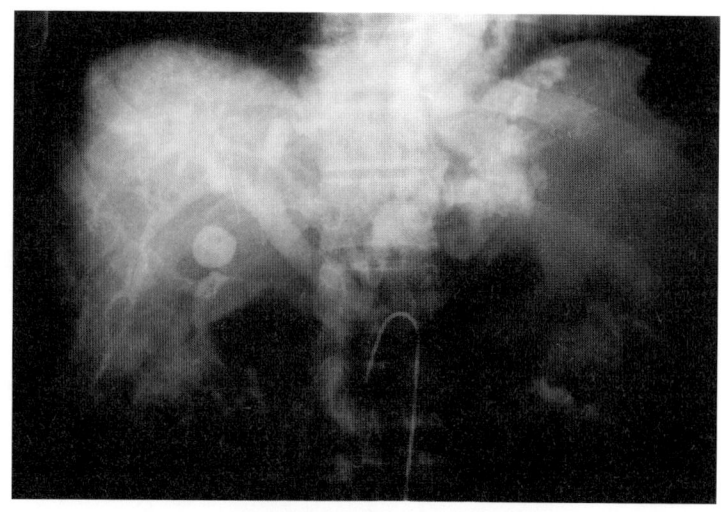

図 11　選択的動脈造影法による門脈造影像

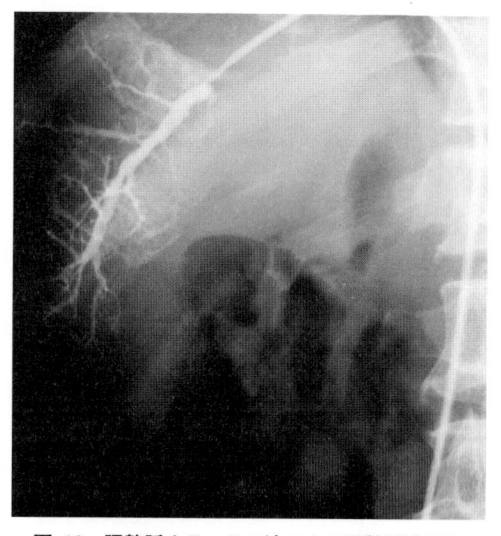

図 12　肝静脈カテーテル法による肝静脈造影像

で吐血や下血がみられた場合には，緊急内視鏡検査によって出血原因と出血部位を確認し（図9），適切な止血処置をとることが大切である．

3．上部消化管X線造影検査

X線バリウム造影検査はスクリーニング検査として有用である．食道静脈瘤ではバリウム造影で pearl string sign などの特徴的な所見がみられる（図10）．

4．門脈圧測定法

直接的測定法としては，①術中門脈圧測定法，②経皮経肝的門脈圧測定法，③脾内圧測定法，④経臍傍静脈的門脈圧測定法，⑤経直腸静脈的門脈圧測定法などがあり，間接的測定法としては，①閉塞肝静脈圧測定法，②直腸毛細管内圧測定法などがある．最近では内視鏡的静脈瘤内圧測定も行われている．

5．門脈造影法

肝内外の門脈系の形態や門脈系血行動態を調べるために行われる．

①**経動脈性門脈造影法**　Seldinger法により腹腔動脈あるいは上腸間膜動脈までカテーテルを挿入して動脈造影を行い，その静脈相で門脈系の造影像を得る方法である．動脈相から毛細管相を経て門脈系が造影されるので，もっとも生理的な状態で門脈系が造影されるため肝臓や側副血行路の血行動態を知るうえに役立つ（図11）．

②**術中門脈造影法**　開腹して上腸間膜静脈の末梢にカテーテルを挿入して造影剤を注入し門脈造影を行う．

③**経皮経肝的門脈造影法**　エコーガイド下に経皮経肝的に肝内門脈枝を穿刺してカテーテルを

表7 食道静脈瘤出血の主な治療法

保存的治療法	手術的治療法	
バルーンタンポナーデ法 　薬物治療 　　vasopressin 投与末梢静脈内 　　　　　　　　　　上腸間膜動脈内 　　propranolol 投与 　内視鏡的硬化療法　　静脈瘤内 　　　　　　　　　　静脈瘤周囲 　内視鏡的静脈瘤結紮術 　食道静脈瘤塞栓術　　経皮経肝 　　　　　　　　　　経上腸間膜静脈 　　　　　　　　　　経腎静脈 　TIPS	シャント手術 　門脈下大静脈吻合 　　門脈下大静脈端側吻合 　　門脈下大静脈側々吻合 　　門脈下大静脈二重吻合 　　門脈下大静脈H型吻合 　　門脈下大静脈端側吻合＋門脈動脈化 　脾腎静脈吻合 　　標準型脾腎静脈吻合 　　中心性脾腎静脈吻合 　　調節性脾腎静脈吻合 　　遠位脾腎静脈吻合（選択的減圧） 　上腸間膜静脈下大静脈吻合 　　標準型上腸間膜静脈下大静脈吻合 　　上腸間膜静脈下大静脈端側吻合 　　上腸間膜静脈下大静脈H型吻合 　左胃静脈下大静脈吻合（選択的減圧）	直達手術 　経食道的静脈瘤結紮 　血行遮断 　　腹部食道胃上部血行遮断 　　Hassab 手術 　食道・胃離断 　　経胸的単純食道離断 　　経胸的食道離断 　　経腹的食道離断 　　経胸・経腹的食道離断 　　胃噴門離断 　食道・胃切除 　　胃上部切除 　　経胸的食道噴門切除 　　胸部食道切除 　　胃全摘術

挿入し，逆行性に門脈本幹までカテーテルを進めて造影剤を注入する．造影剤が逆行性に圧入されるので必ずしも生理的な血行動態が反映されないが，局所的に鮮明な像を得ることができる．

　④ **経脾門脈造影法**　脾臓を直接に穿刺して脾実質内に急速に造影剤を注入すると，脾静脈から流出して門脈系が造影される．その他に経臍傍静脈性門脈造影法，経直腸静脈性門脈造影法などがあるが一般的ではない．また，経肝静脈的に逆行性門脈造影も行われることがある．

6．肝静脈カテーテル法

　上肢の尺側皮静脈または大腿静脈を穿刺してカテーテルを挿入し，上または下大静脈を経て肝静脈に逆行性にカテーテルを進める．肝静脈圧，閉塞肝静脈圧を測定し，また造影剤を注入して肝静脈造影，肝実質造影，逆行性門脈造影などを行う．肝の形態学的診断や肝循環動態を知るうえで大切な検査である（図12）．

7．肝，門脈超音波検査法

　超音波機器の進歩により，肝門脈系のエコー診断は急激に進歩している．形態学的な診断のみならず，エコードプラ法などを用いて門脈血行動態を測定することが可能である．

8．その他

　肝脾シンチグラフィ，腹部CTスキャン，NMR，

表8　食道静脈瘤出血時の治療

```
緊急止血 ─┬ 1．薬物治療（vasopressin）
          ├ 2．バルーンタンポナーデ法
          ├ 3．内視鏡的硬化療法
          ├ 4．内視鏡的静脈瘤結紮術
          └ 5．塞栓術

手術治療 ─┬ 1．直達手術
          ├ 2．選択的シャント手術
          └ 3．？

保存的療法 ┬ 1．内視鏡的硬化療法
           ├ 2．内視鏡的静脈瘤結紮術
           ├ 3．塞栓術
           └ 4．TIPS
```

静脈瘤内圧測定，静脈瘤造影，組織血流測定（肝，胃粘膜など）も行われている．

I．治 療 法

1．食道・胃静脈瘤の治療

　食道・胃静脈瘤治療の目的は，出血の止血ならびに予防である．治療法としては薬物治療，手術治療，内視鏡的硬化療法，内視鏡的静脈瘤結紮術，TIPS，逆行性静脈瘤塞栓術などがあり，また出血に対する緊急止血法としては**バルーンタンポナーデ法**も行われることがある（表7，8）．

1）薬物治療

　vasopressin, propranolol, somatostatin などには門脈圧降下作用がある．vasopressinは古くから出血時の緊急止血のために使用されており，静

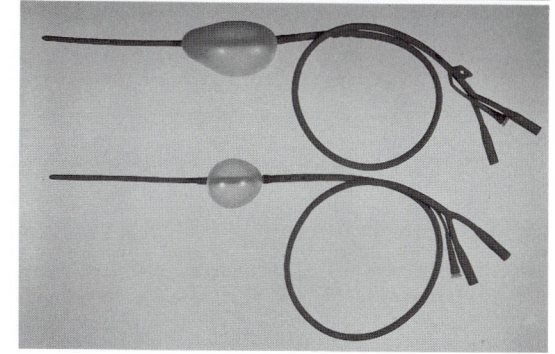

A. ダブルバルーンチューブ
　Sengstaken-Blakemore チューブ
　Idezuki チューブ(透明チューブ)
B. シングルバルーンチューブ
　Linton チューブ
　Nachlas チューブ

図 13　緊急止血に用いられるバルーンタンポナーデチューブ

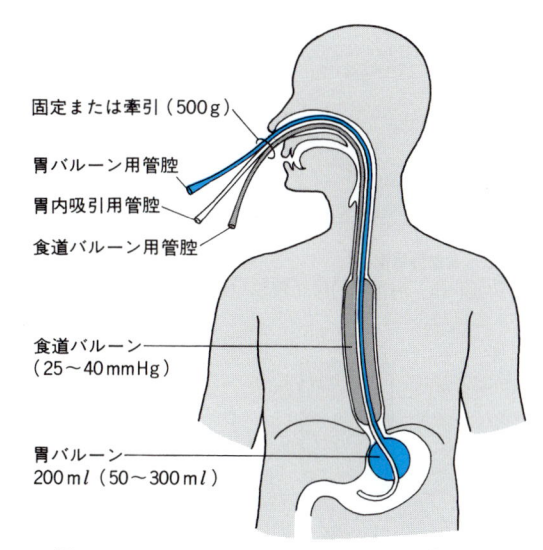

図 14　Sengstaken-Blakemore チューブによる食道静脈瘤出血の圧迫止血

脈内あるいは上腸間膜動脈内に持続的に注入すると上腸間膜動脈領域の細動脈が収縮して門脈血流が減少するために門脈圧は約 25% 低下する．出血時には 70% の症例で止血が可能であるが，効果は一時的であり，また乏尿，心拍出量減少，腸管蠕動亢進などの副作用がみられることがある．propranolol，somatostatin などにも門脈圧降下作用があり，その出血予防効果が注目されている．

2）バルーンタンポナーデ法

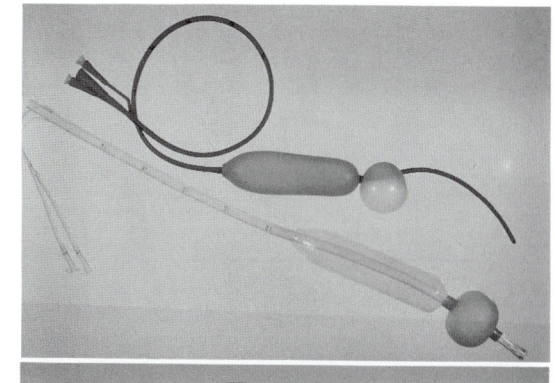

下部食道および胃噴門部をバルーンで圧迫し，物理的に静脈瘤局所の血流を減少させて止血する方法で，緊急止血法としては簡便で確実である．食道バルーンと胃バルーンの 2 個のバルーンを使用するもの（Sengstaken-Blakemore チューブ，Minnesota チューブ，Idezuki チューブ：透明で細径内視鏡を利用して出血点と圧迫止血の確認が可能）と，胃バルーンのみのもの（Linton チューブ，Nachlas チューブ）がある（図 13）．出血時の緊急止血の成功率は 70～95% 程度であるが，効果は一時的で，この方法で緊急止血した後に手術治療や内視鏡的治療法を追加する必要がある．バルーンチューブ使用による合併症として，粘膜の過度の圧迫による粘膜壊死，出血，食道破裂，嚥下性肺炎，バルーンの位置のずれによる窒息なども報告されているので，バルーンタンポナーデ法施行中の患者は ICU において管理する（図 14）．

3）内視鏡的硬化療法

内視鏡下に特殊な穿刺針を用いて静脈瘤を直接に穿刺し，硬化剤（ethanolamine oleate など）を静脈瘤内に注入して静脈瘤を血栓化する方法（**静脈瘤内注入法**，図 15）と，静脈瘤周囲の粘膜下に硬化剤（aethoxysklerol, sodium morrhuate）を注入して組織の瘢痕化により静脈瘤を消失させる方法（**静脈瘤周囲注入法**）とがある．いずれの方法も手術治療と比べると侵襲が小さく，出血時の緊急止血にも有用である．手術治療と比べると効果は一時的で静脈瘤の再発が起こりやすく永続的な効果は期待しにくいので，反復して実施することが重要である．合併症としては穿刺部よりの出血，潰瘍形成，食道穿孔，縦隔炎，門脈塞栓，肺塞栓，腎不全などに注意する必要がある．胃穹窿部に存在する静脈瘤に対しては硬化療法は技術的に困難な場合がある．

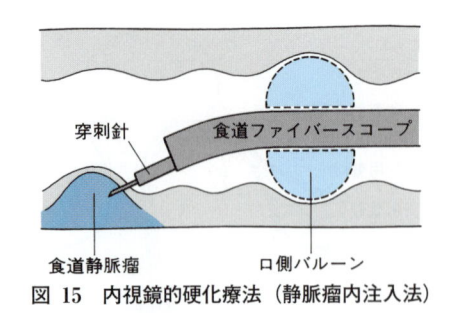

図 15 内視鏡的硬化療法（静脈瘤内注入法）

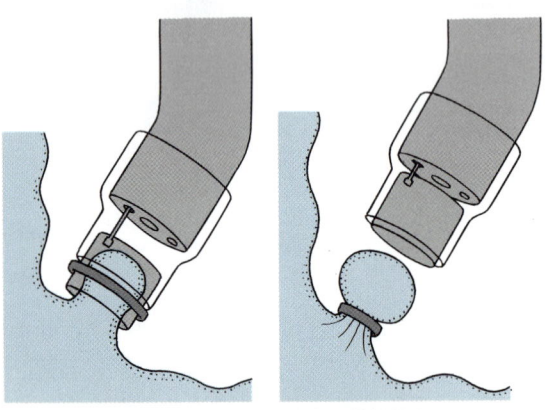

図 16 内視鏡的食道静脈瘤結紮術

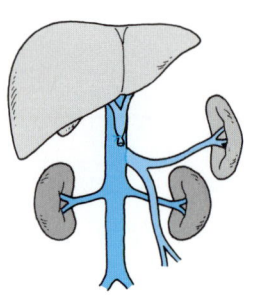

A. 門脈下大静脈端側吻合術（Eck, N. V., 1877）
B. 門脈下大静脈側側吻合術（Longmire, W. P., 1950）
C. 脾腎静脈吻合術（Linton, R. R. ら, 1947）
D. 上腸間膜静脈下大静脈吻合術（Clatworthy, H. W. ら, 1955）
E. 上腸間膜静脈下大静脈H型吻合術（Drapanas, T., 1972）

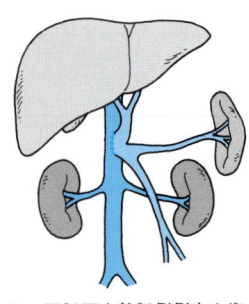

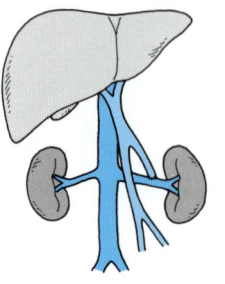

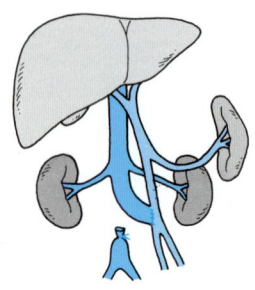

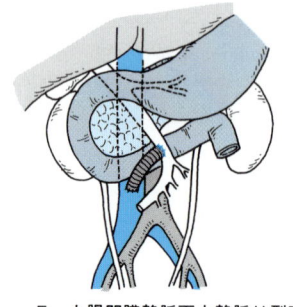

図 17 門脈減圧手術

4）内視鏡的食道静脈瘤結紮術 endoscopic variceal ligation

経内視鏡的に特殊な結紮器を使って，静脈瘤にゴムバンドをかけて静脈瘤を結紮し，壊死に陥らせて脱落させる方法である．簡便で容易な方法として広く普及している．緊急止血法としても優れているが，効果は一時的である．くり返し実施することによって効果を持続させることも可能である．内視鏡的硬化療法と併用されることが多い（図16）．

5）経皮経肝的静脈瘤塞栓法

エコーガイド下に経皮経肝的に肝内門脈を穿刺し，門脈にカテーテルを逆行性に挿入し，カテーテル先をさらに左胃静脈あるいは脾静脈内まで進めて塞栓物質（金属コイル，スポンゼルなど）を静脈瘤に向かう側副血行路に注入し塞栓する方法である．出血時の緊急止血法として試みられることがあるが，永続的な効果は期待できない．

6）脾動脈塞栓療法 transarterial embolisation（TAE）

Seldinger 法により脾動脈に選択的にカテーテルを挿入して塞栓物質を注入し，脾臓の部分的梗塞を起こさせる方法である．脾腫の縮小と脾機能亢進の改善が一時的にみられるが，静脈瘤出血に対する効果はほとんど期待できない．

7）手術的治療法

食道・胃静脈瘤の治療を目的とした手術法として非常に多数のものが考案されている．門脈減圧手術，静脈瘤直達手術，選択的シャント手術，側副血行路増生手術などに大別できる．わが国では静脈瘤直達手術と選択的シャント手術が広く行われていたが，内視鏡的硬化療法，内視鏡的静脈瘤結紮術が普及した結果，手術治療は減少する傾向にある．

①**門脈減圧手術**　門脈系と下大静脈系の静脈

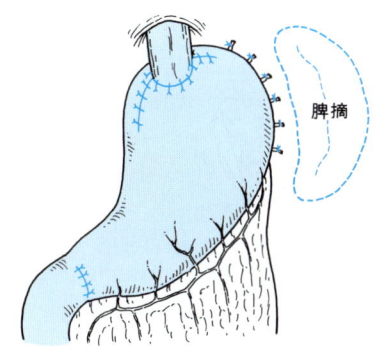

図 18　経腹的胃上部切除術

との間に血管吻合により短絡路（シャント）を作成し，門脈系の血液を直接に下大静脈に流して門脈を減圧し，静脈瘤圧を下降させる方法である．門脈下大静脈吻合術（**端側吻合**：Eck 手術，側々吻合），近位脾腎静脈吻合術，上腸間膜静脈下大静脈吻合術（**側端吻合**，人工血管による H 字吻合）など多数の術式があるが（図 17），本来肝臓に流れるべき門脈血が直接に下大静脈に流れるため，肝血流量が減少して肝不全が増悪したり，術後肝性脳症が高頻度に発生する．この手術は 1960 年代前半ごろまで盛んに行われたが，最近わが国ではほとんど実施されていない．

② **食道静脈瘤直接手術**　静脈瘤への血流を遮断し，あるいは静脈瘤存在部位を切除するもので，これにも多数の術式がある．わが国では門脈減圧手術に代わって 1960 年後半から食道離断術，胃上部切除術（図 18）などが行われるようになった．わが国では**食道離断術**がもっとも広く普及しているが，内視鏡的治療法が普及したため最近はほとんど行われていない．

■**食道離断術**

開胸または開腹下に食道を下端でいったん離断した後に再吻合する．同時に下部食道と胃上部の広汎な血行遮断を行う術式である．経胸法，経胸経腹法（東大第二外科法，杉浦法），経腹法がある．左胃静脈系，短胃静脈系，後胃静脈系などの静脈瘤の形成に関与するすべての側副血行路が遮断され，さらに食道離断によって壁内を静脈瘤に向かう血流も遮断されるため静脈瘤が消失する．脾臓も同時に摘出するので脾機能亢進も消失する．

経胸経腹法（東大第二外科法）ではもっとも広汎な血行遮断が可能で静脈瘤に対する効果が優れているが，手術侵襲が大きいので肝機能障害の軽

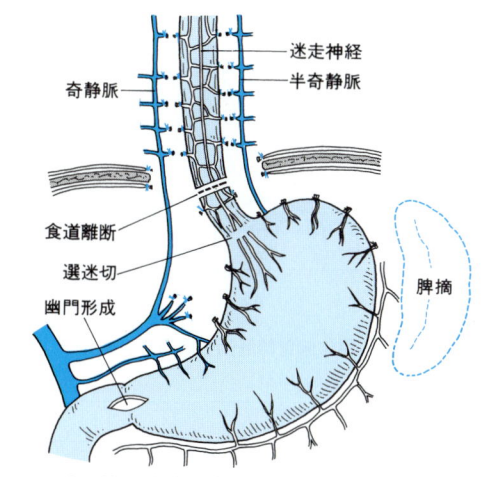

図 19　東大第二外科法（Sugiura procedure）による経胸経腹的食道離断術
食道離断，傍食道血行遮断，脾摘，胃周囲血管郭清，幽門形成をあわせて行う．

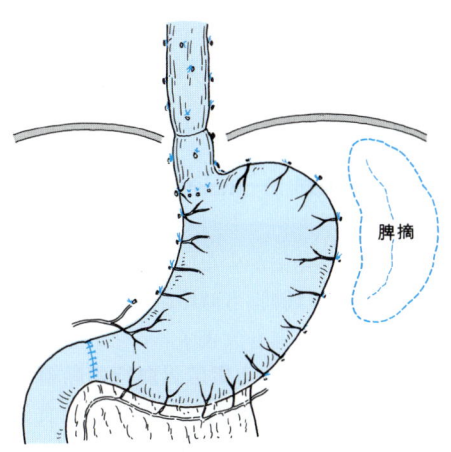

図 20　経腹的食道離断術

度な患者が適応となる（図 19）．経腹的食道離断術では自動吻合器（EEA；end to end anastomosis）の使用も可能である（図 20）．

③ **選択的シャント手術**　食道・胃静脈瘤に関係する側副血行路を選択的に減圧して食道・胃静脈出血を防止し，それ以外の門脈領域の血流はそのまま肝臓を通って流れるようにして，できるだけ肝血流を減少させないように工夫した術式である．**遠位脾腎静脈吻合術（Warren）**（図 21）と**左胃静脈下大静脈吻合術（井口）**があるが，前者が広く普及している．門脈減圧手術と比べると肝不

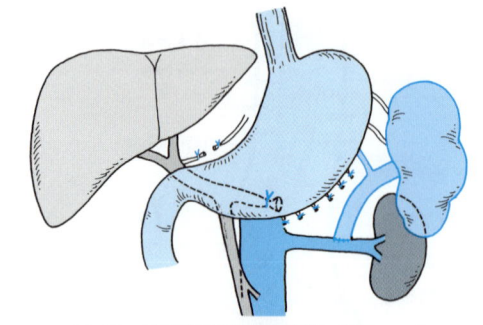

図 21 遠位脾腎静脈吻合術（Warren）

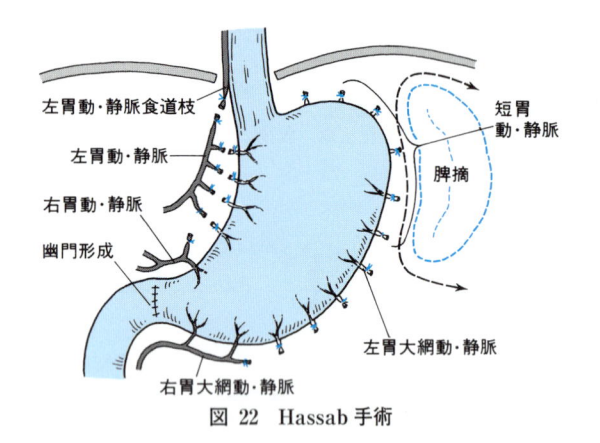

図 22 Hassab 手術

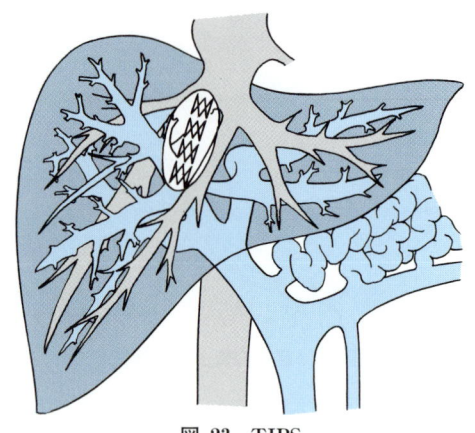

図 23 TIPS

全，肝性脳症の発生が少ない利点がある．遠位脾腎静脈吻合術では脾臓も減圧されるので，脾腫も軽減し，脾機能亢進も改善することが多い．

　④ **胃静脈瘤に対する胃広汎血行遮断術（Hassab 手術）**　胃静脈瘤破裂による出血は食道静脈瘤破裂による出血よりも頻度は少ないが，硬化療法などでは止血が困難なことが多い．食道静脈瘤がみられず胃静脈瘤のみの場合には，**胃の広汎血行遮断（Hassab 手術）**が有効である（図22）．

　8）経頸静脈的肝内肝静脈門脈シャント術　transjugular intrahepatic portasystemic shunt（TIPS）

　interventional radiology の技法を用いて，経頸静脈的にアプローチして，肝内の肝静脈-門脈間に金属メッシュでできたステントを留置して肝実質内に門脈下大静脈系シャントを作る方法である．門脈減圧手術の一つであるが，シャントの大きさを調節できる利点がある．手術と比べると生体侵襲は小さいが，金属メッシュを使ったシャントなので血栓形成で塞まることがある（図23）．

▶**食道・胃静脈瘤出血に対する治療法の適応と選択**　ここに述べたように静脈瘤出血に対する治療法は非常に多い．したがってそのいずれを選択するかについては，それぞれの治療法の長所と短所を知り，それぞれの患者の状況に応じて治療法を選択する必要がある．

　① **緊急止血法**　静脈瘤破裂による大量出血患者では，失血による循環不全（ショック）の治療と同時に，出血部位を緊急内視鏡検査で確め，迅速に止血処置を講ずる必要がある．vasopressin の点滴静注法，バルーンタンポナーデ法による圧迫止血，内視鏡的硬化療法，内視鏡的結紮術，TIPS などによる緊急止血をまず行う．以前は止血のために緊急手術も行われたが，肝機能障害の強い患者では手術死亡率も高く，緊急手術はなるべく避ける方がよい．前述の保存的止血法でもほとんどの場合に少なくとも一時的には止血が可能である．

　② **待期的止血法**　保存的な止血法は出血時の緊急止血には有効であるが，止血効果は一時的で永続的な効果は期待できない．いったんこれらの治療法で止血した後に，待期的にさらに治療が必要である．患者の年齢，原疾患，肝障害の程度，臨床症状，脾機能亢進の有無，静脈瘤の部位と程度，合併疾患，側副血行路の発達様式，肝癌の合併の有無などの種々の因子を考慮して治療法を決定するが，年齢の若い肝機能障害が軽いものでは永続的な効果が期待できる手術治療を，また高齢者や肝障害の強いものでは侵襲が小さい内視鏡的硬化療法や内視鏡的結紮術が実施されることが多い．

　③ **予防的治療について**　出血をしたことがな

い静脈瘤に対する治療は欧米ではほとんど行われていない．わが国では内視鏡検査で発赤所見がみられる静脈瘤は出血する危険性が高いと考えられており，このような静脈瘤に対して主として内視鏡的硬化療法や結紮術による予防的治療が行われている．

▶**治療成績，予後** 薬物治療やバルーンタンポナーデ法による止血効果は一時的であり，緊急止血法として用いられている．内視鏡的硬化療法や内視鏡的結紮術も効果は一時的で静脈瘤の再発が多いが，頻回に反復して実施することによって静脈瘤を消失させ効果の持続をはかることができる．手術治療はもっとも持続的な効果が期待できる治療法であるが，長期予後をみると直達手術でも20％程度に静脈瘤の再発がみられる．肝不全の強い患者や肝癌を合併している患者ではいずれの治療法によっても出血の再発が多く，予後は不良である．最近では手術治療後に静脈瘤が再発した場合には**硬化療法による追加治療**が行われており，このような併用療法によって，静脈瘤破裂によって死亡する患者は減少している．

欧米では食道静脈瘤の根本療法として**肝移植**が試みられているが，わが国では肝臓移植は非代償性の肝疾患を伴うものに限って実施されている．

2．脾腫，脾機能亢進の治療

脾腫，脾機能亢進の治療として，脾摘，脾動脈塞栓術が行われている．脾摘除術は脾機能亢進の根治療法となりうるが，一方，免疫機能の低下に対する配慮が必要である．脾機能亢進の治療法として脾動脈塞栓術も行われるが，その効果は一時的である．6歳以下の幼小児では，脾摘によって感染に対する免疫能が低下するので，脾摘は行わない方がよい．

3．腹水の治療

門脈圧亢進症における腹水の治療は，その原因疾患によって異なる．腹水の成因には種々の因子が関与しているが，治療の主体は利尿薬などの薬物治療，水分・電解質管理などの**内科的治療**である．内科的治療が無効な難治性腹水に対して，逆流防止弁を備えた腹腔-静脈シャント（LeVeenシャント，Denverシャント）の造設が有効な場合がある（図24）．以前，肝硬変症の腹水に対して門脈下大静脈側々吻合が行われたことがあるが，腹水は軽減するが肝血流量が減少して肝不全が増悪するため，現在は行われていない．Budd-Chiari症候群に対して，欧米では肝移植が行われている．

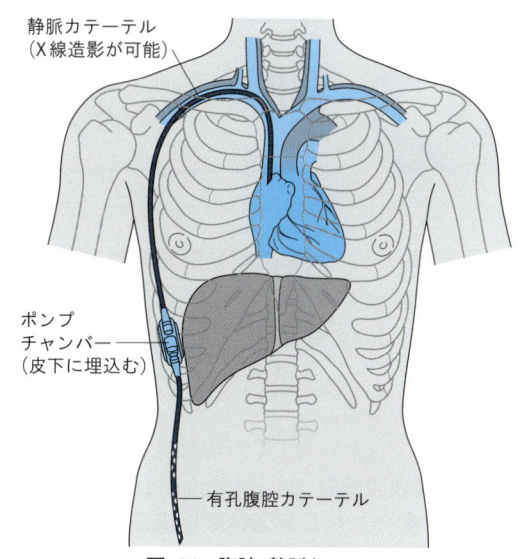

図24 腹腔-静脈シャント

4．肝性昏睡の治療

肝障害が進行したり，肝外に巨大な側副血行路が形成されて肝血流量が減少すると，肝性昏睡（猪瀬型肝脳症）に陥る．肝性昏睡物質としてはアンモニア，アミン類，低級脂肪酸，芳香族アミノ酸など種々のものがあげられているが，肝臓の解毒機能の低下により，これらの物質の血中濃度が増加することが原因とされている．治療法としては，**腸管内清掃**（下剤投与，lactulose投与），肉類の摂取の制限などの他，**特殊アミノ酸組成液**（分枝鎖アミノ酸が多く芳香族アミノ酸の少ないもの）**の投与**が行われる．結腸切除術や回腸直腸吻合術も行われたことがあるが，現在では行われていない．猪瀬型肝脳症では巨大側副血行路の遮断が有効なことがある．

16 副腎

副腎腫瘍の外科的適応は①**副腎悪性腫瘍**（原発癌，他臓器癌の転移性腫瘍），②**内分泌活性副腎腫瘍**〔**Cushing 症候群**（preclinical Cushing syndrome を含む），アルドステロン分泌腫瘍，褐色細胞腫〕である．

他の目的で行われた CT 等の画像検査で見いだされる**副腎偶発腫瘍**（incidentaloma）では，上記の①**副腎癌**，②**内分泌活性副腎腫瘍**を診断して手術適応とし，非機能性良性副腎腫瘍を手術適応から除外する．副腎偶発腫瘍が見いだされる頻度が高いので，手術適応を正しく診断することが大切である．

手術方法としては，開創手術と腹腔鏡下手術があり，適切に使い分ける必要がある．手術方法によりアプローチや手術手技が異なり，必要な副腎局所解剖学も異なって理解される．

1. 構造と機能

A. 副腎の解剖

副腎は左右に存在し，腎臓上極の上部内側の後腹膜（腎周囲腔）に存在する．重量は約 4g で，明るい黄色である．右は三角形，左は人の字型であり，周囲には腎周囲脂肪組織が存在する．

右副腎は，内側は下大静脈に接して，短い副腎静脈で下大静脈とつながる．下方は右副腎動静脈，外側下方は脂肪組織を介して腎臓と接する．上方には肝臓と横隔膜が存在する．後方は横隔膜脚，前方は腎筋膜・腹膜があるが，腹腔内からアプローチをする場合には腹膜の前方外側に肝臓がおおうように存在し，下大静脈に接する前方には十二指腸がある．

左副腎は，内側は腹部大動脈，下方は左腎動静脈，下外側には左腎上極，上部（頭側）は腎筋膜におおわれ，横隔膜がある．横隔膜の前で腎筋膜を突き抜けると胃噴門の後側・脾門部に出る．胃由来腫瘍が左副腎腫瘍に，また大きな左副腎腫瘍が胃由来腫瘍と誤認される原因となる．前方は腎筋膜と腹膜におおわれるが，その前方には膵臓が位置する（図1）．

副腎動脈：左右とも多数の細い動脈によって血液が供給され，主幹動脈はない．左右の副腎動脈はともに，頭側は左右の下横隔動脈，内側は腹部大動脈，尾側と下外側は腎動脈・腎被膜動脈からの細い多数の動脈（30〜50 本）によって血液供給される．副腎動脈は細いので結紮することなく電気凝固などの方法で切断可能である（図2）．

副腎静脈：副腎静脈は動脈と異なり，左右とも主幹になる副腎静脈が存在する．右副腎静脈は通

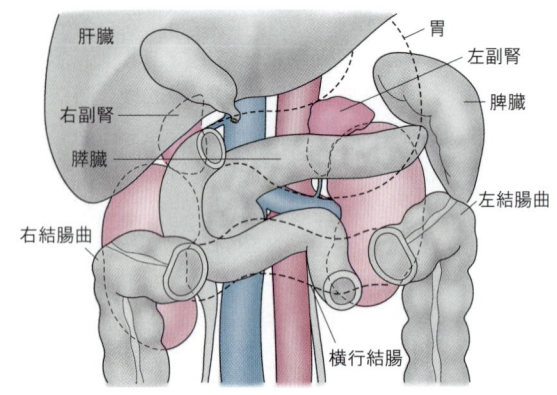

図 1 副腎と周囲臓器

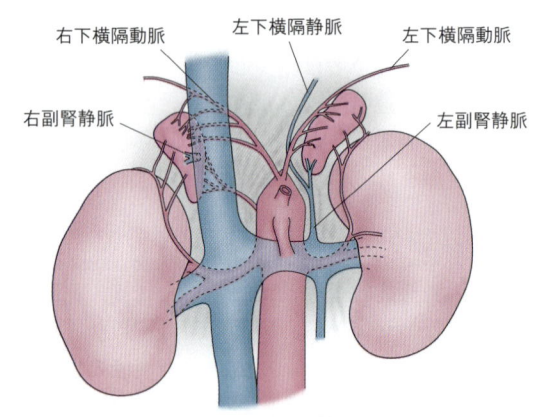

図 2 副腎動静脈

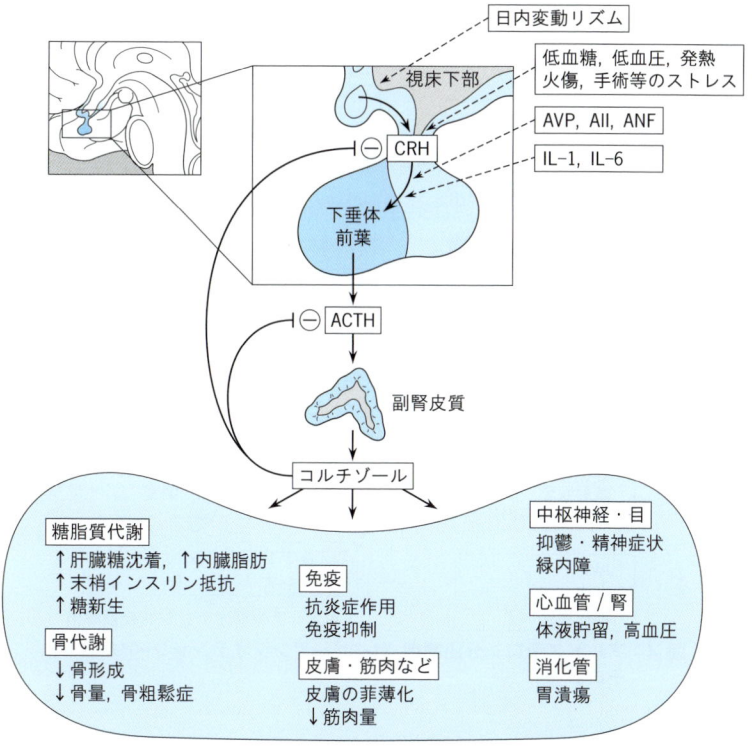

図 3 コルチゾール分泌制御（視床下部-下垂体-副腎 軸）

常 1 本であるが 2〜3 本のこともある．右副腎静脈上縁より約 50 mm（30〜64 mm）頭側で，太さは約 4 mm（3〜6 mm），長さは約 6 mm と短い．下大静脈後面に 45〜60 度の角度を持って流入する．肝臓 segment 4 からの短肝静脈は右副腎静脈に近接して頭側前方にあり，約 10％では共通幹を形成する．左副腎静脈は下大静脈左側外縁より平均 26 mm（18〜42 mm）の位置で腎静脈にほぼ直角に注ぎ込む．太さは約 5 mm（3〜8 mm），長さは約 27 mm（14〜39 mm）ある．大きな腫瘍では，左副腎静脈が 2 本以上存在することはまれでない．下横隔静脈に注ぎ込む副腎静脈が頭側に存在し，腎静脈に注ぎ込む副腎静脈と副腎外でつながっているパターンがもっとも多い（約 80％）が種々のバリアントが存在する（図 2）．

B. 副腎ホルモンの機能

ヒトの副腎皮質は三層構造で，外側の球状帯からは鉱質コルチコイド（**アルドステロン**），中間のもっとも幅の広い束状帯より糖質コルチコイド（**コルチゾール**），内側の網状帯からは副腎アンドロゲン（おもに dehydroepiandrosterone-sulfate；DHEA sulfate）が分泌される．

副腎髄質は副腎中央に位置し，重量の 10％を占める．副腎髄質は胎生期の神経堤（neural crest）に由来する．ドーパミン，ノルアドレナリン，アドレナリンを産生するが，これらのカテコールアミンは脳や交感神経でも産生される．

1．糖質コルチコイド：視床下部-下垂体-副腎軸（図 3）

糖質コルチコイドとしての**コルチゾール**は副腎皮質束状帯で生合成・分泌される．ACTH（adrenocorticotropin）は副腎皮質に作用して糖質コルチコイドの生合成と分泌を刺激する．ACTH は下垂体前葉で，その前駆体 prooptime-lano-cortin（POMC）から合成される．POMC の合成は多くの因子によって制御されている．主たるものは **corticotropin-releasing hormone（CRH）** と arginine vasopressin（AVP）である．その他に日内変動のリズム，ストレス，サイトカイン，コルチゾール自身による抑制（フィードバック）がある．CRH は視床下部の傍室神経で産生さ

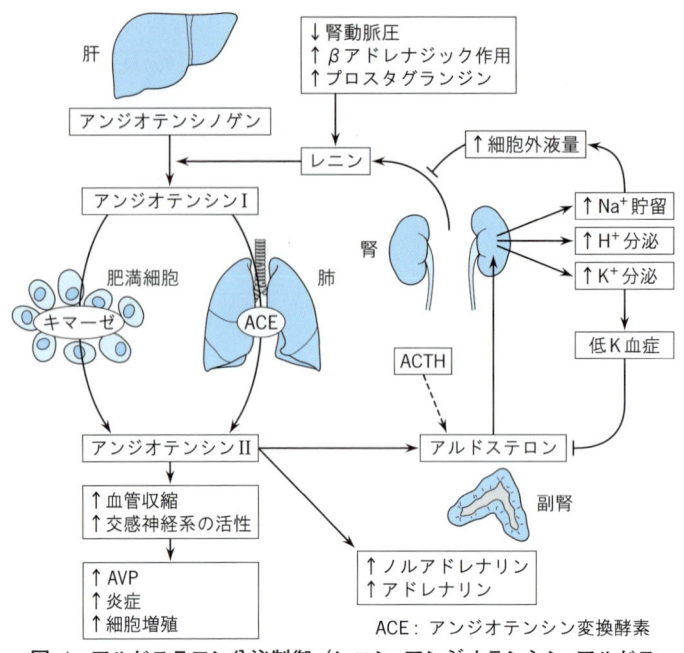

図 4 アルドステロン分泌制御（レニン-アンジオテンシン-アルドステロン 軸）

ACE：アンジオテンシン変換酵素

れ，視床下部門脈で下垂体に至り POMC 産生を刺激する．AVP やストレス，サイトカインは CRH の ACTH 産生刺激作用を高める．

糖質コルチコイドの作用は糖質コルチコイド受容体（GR）を介して行われる．糖質コルチコイドと GR によって制御される遺伝子・蛋白は多数知られている．ここでは糖質コルチコイドの作用を臨床面から図 3 下部分に要約した．

2．鉱質コルチコイド：レニン-アンジオテンシン-アルドステロン軸（RAA axis）（図 4）

アルドステロンは，アンジオテンシンⅡ，カリウム，**ACTH** の刺激によって副腎皮質球状帯から分泌される．ドーパミン，心房性ナトリウム利尿ペプチド（ANP），ヘパリンはアルドステロン分泌を抑制する．**レニン**は傍糸球体装置で産生される．レニン産生は　① 遠位尿細管に負荷される NaCl 量（マクラデンサが感知），② 糸球体輸入細動脈圧（＝腎灌流圧）（傍糸球体細胞が感知），③ 立位負荷（交感神経システムが感知），④ 液性成分（アンジオテンシンⅡ，カリウム，ANP 等）の影響によって支配されている．腎灌流圧低下，または尿細管内の Na 負荷の低下（腎動脈狭窄，出血，食塩摂取制限）によってレニン分泌は高まる．レニン分泌は腎灌流圧上昇（高血圧）また高 Na 食によって抑制される．低 K 血症によってレニン分泌は上昇し，高 K 血症によってレニン分泌は減少する．循環血液中に放出されるレニン量が RAA axis の律速因子である．

レニンによってアンジオテンシノゲンはアンジオテンシンⅠに変換され，さらにアンジオテンシン変換酵素（angiotensin converting enzyme；ACE）によって**アンジオテンシンⅡ**となる．アンジオテンシンⅡは副腎皮質ではアルドステロンの産生を刺激し，髄質ではノルアドレナリン，アドレナリンの産生を刺激する．アンジオテンシンⅡのこれ以外の作用として，血管平滑筋収縮（高血圧），交感神経系を刺激，抗利尿ホルモン分泌の促進等がある．

アルドステロンの genomic 作用として，腎皮質集合管における Na^+ の再吸収と K^+ の排泄，および集合管における H^+ 分泌の増加による体液の増加（血圧上昇）と血漿カリウム低下，アルカローシスがある．アルドステロンの nongenomic 作用として，心臓・血管・腎糸球体基底膜における繊維化，コラーゲン沈着，炎症などがひき起こされる．これらの作用は食塩摂取で高まる．

3．副腎アンドロゲン

副腎皮質の網状帯からは副腎アンドロゲン（主として DHEA）が産生される．正常状態では，テストステロンやエストロンのほとんどは性腺で産生され，副腎では少量しか産生されない．副腎でのアンドロゲン産生は性腺刺激ホルモンではなく ACTH によって産生刺激される．胎児期や成長期において性ホルモンは男女の性分化にとって重要であり，酵素異常などによる副腎アンドロゲンの過剰産生は性分化とその発達の異常をきたす．

4．カテコールアミン

交感神経では，チロシンからドーパ，ドパミンを経てノルアドレナリンが合成されるのに対し，副腎髄質ではさらにノルアドレナリンから**アドレナリン**を合成することが特徴である．副腎髄質にはアドレナリンを合成する酵素（PMNT）が多く，またアドレナリンを合成するには糖質コルチコイドを大量に必要とするので，アドレナリン合成は副腎髄質に限局される．カテコールアミンの作用は，α 受容体刺激作用として血管収縮，腸管運動低下，インスリン分泌低下があり，β 受容体刺激として血管拡張，心筋収縮力増強，心拍数増加，気管支拡張，肝での解糖・脂肪分解，レニン分泌増加などが起こる．

2．外科的副腎疾患とその診断

A．Cushing 症候群 Cushing syndrome

Cushing 症候群の定義は，原因のいかんによらず**高コルチゾール症**（hypercortisolism）によってもたらされる徴候・症候が存在する状態をさすが，妊娠などのコルチゾール過剰状態（表1）は Cushing 症候群には含めない．Cushing 症候群の臨床所見を表2に示した．

もっとも多い Cushing 症候群の原因は，合成されたコルチコステロイドが外因性に投与された場合であり，内因性のコルチゾール過剰の原因はすべて副腎でのコルチゾール産生増加による．副腎コルチゾール産生増加は，**ACTH 依存性**（約80%）と**非依存性**（約20%）とに別れる．原因別の頻度を表3に示した．原因が脳下垂体腺腫による場合を Cushing 病といい，もっとも頻度が高い．

図5に2008年米国内分泌学会の Cushing 症候群診断アルゴリズムを示した．このアルゴリズムは，Cushing 症候群を疑う臨床症状・徴候が前提となっている．Cushing 症候群と診断された場合に，ACTH を測定し，抑制されていれば副腎に由来する Cushing 症候群と診断され，画像検査で副腎腫瘍が確認されれば副腎摘除術の適応となる．

表1　Cushing 症候群以外で高コルチゾール症を伴う状態

1．Cushing 症候群のいくつかの臨床像を伴う可能性があるもの
妊娠
鬱や他の精神疾患
アルコール依存症
糖質コルチコイド抵抗性
病的肥満
不十分な管理状態の糖尿病
2．Cushing 症候群の臨床像を持たないもの
肉体的ストレス（入院，手術，痛み）
栄養失調，神経性拒食症
長期にわたる過激な運動
視床下部性無月経
コルチゾール結合グロブリン（CBG）の過剰（血清コルチゾールは上昇するが尿中は正常）

（Nieman LK, Biller BMK, Findling JW, et al.：J Clin Endocrinol Metab. 93：1526-1540, 2008）

表2　Cushing 症候群の臨床所見

全身
中心性肥満 central obesity
近位筋力低下（細い四肢）proximal myopathy
水牛様脂肪沈着 buffalo hump
高血圧，頭痛
精神症状
月経異常，性欲減退，勃起不全，腎結石
皮膚
伸展性皮膚線状（幅の広い紫色）wide purple striae
皮下出血斑（血管壁の脆弱化による自発的出現）
赤ら顔の満月様顔貌
にきび acne，色素沈着 hyperpigmentation
男性型多毛 hirsutism
皮膚真菌感染
検査所見
低カリウム性アルカローシス
耐糖能異常，糖尿病
骨量低下，多尿
白血球増多

表 3　Cushing 症候群病因別相対的頻度

診断	頻度(%)
ACTH 依存性 Cushing 症候群	
Cushing 病	68
異所性 ACTH 症候群	12
異所性 CRH 症候群	<1
ACTH 非依存性 Cushing 症候群	
副腎腺腫	10
副腎癌	8
微小結節性過形成 micronodular hyperplasia	1
粗大結節性過形成 macronodular hyperplasia	<1
偽-Cushing 症候群	
抑鬱	1
アルコール中毒	<1

(Orth DN.：N Engl J Med. **332**：791-803, 2011)

図 5　Cushing 症候群の診断アルゴリズム（その 1）
(Nieman LK, Biller BMK, Findling JW, et al.：J Clin Endocrinol Metab. **93**：1526-1540, 2008)

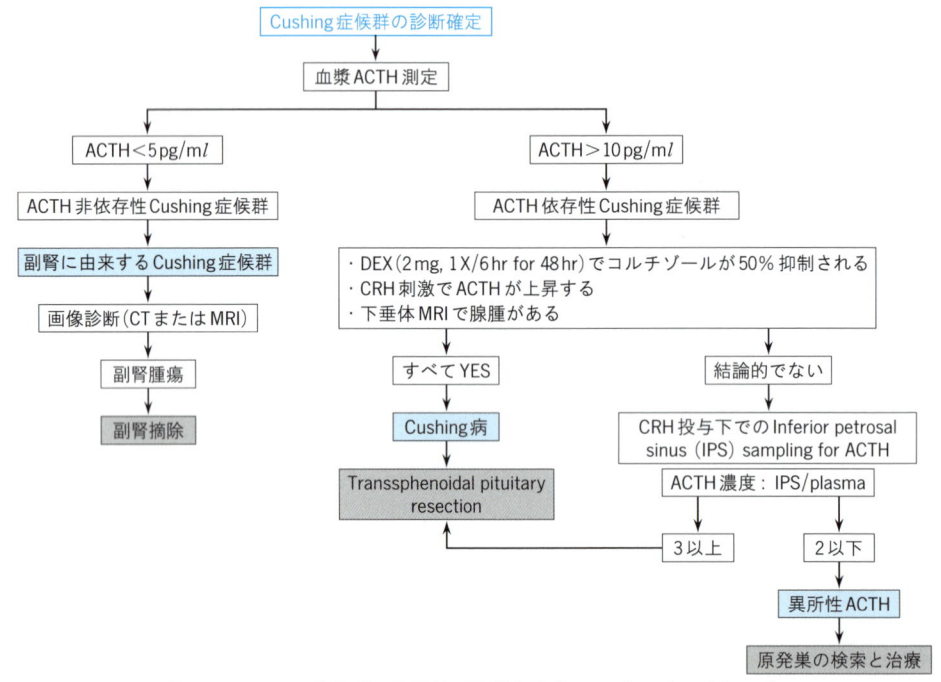

図 6　Cushing 症候群の原因鑑別診断と治療アルゴリズム（その 2）
(Nieman LK, Biller BMK, Findling JW, et al.：J Clin Endocrinol Metab. **93**：1526-1540, 2008)

ACTH が高値（10 pg/ml 以上）であれば Cushing 病か異所性 ACTH 産生腫瘍（肺癌がもっとも多い）を鑑別診断する（図 6）．

B．subclinical Cushing syndrome (subclinical hypercortisolism；SH)

副腎偶発腫瘍の場合に SH と診断するために

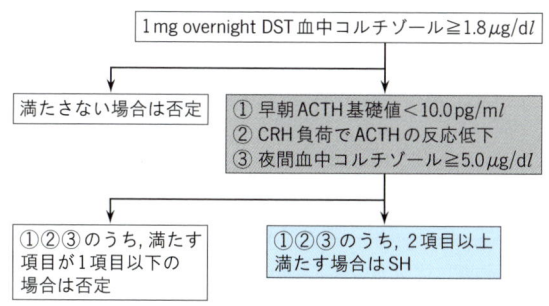

```
┌─────────────────────────────────┐
│ 1mg overnight DST 血中コルチゾール≧1.8μg/dl │
└─────────────────────────────────┘
       │
   ┌───┴────┐
   ↓        ↓
┌────────┐  ┌──────────────────────┐
│満たさない│  │① 早朝ACTH基礎値＜10.0pg/ml│
│場合は否定│  │② CRH負荷でACTHの反応低下 │
└────────┘  │③ 夜間血中コルチゾール≧5.0μg/dl│
            └──────────────────────┘
                    │
            ┌───────┴────────┐
            ↓                ↓
   ┌──────────────┐  ┌──────────────┐
   │①②③のうち，満たす│  │①②③のうち，2項目以上│
   │項目が1項目以下の│  │満たす場合はSH   │
   │場合は否定     │  └──────────────┘
   └──────────────┘
```

図7 subclinical Cushing 症候群（SH）の診断基準（試案）
DST：dexamethasone suppression test
CRH：corticotropin-releasing hormone
（高柳涼一，明比祐子，柳瀬敏彦：医学のあゆみ 232：887-919, 2010）

表4 原発性アルドステロン症の頻度が高いグループ

1. Joint National Commission Stage 2（＞160-179/100-109 mmHg），Stage 3（＞180/110 mmHg）の高血圧症患者
2. 治療抵抗性高血圧症患者
3. 高血圧があり，自然に発症したか，利尿薬に誘発される低K血症を伴う患者
4. 高血圧があり，偶発副腎腫瘍がある患者
5. 若年発症高血圧，または若年（40歳未満）発症脳血管障害の家系がある高血圧症患者
6. 1等親以内に原発性アルドステロン症患者がいる高血圧症患者

(Funder JW, Carey RM, Fardella C, et al.：J Clin Endocrinol Metab. 93：3266-3281, 2008)

は，Cushing 症候群に特有な身体所見（表2）の欠如が要件となる．あれば，普通の Cushing 症候群として検査や治療を進めることとなる．ただし，高血圧，全身肥満，耐糖能異常は SH の除外診断項目としない．すなわち SH の定義は，autonomous（自律的）なコルチゾール分泌があるが，hypercortisolism の症状と徴候がない（高血圧などはあっても可）患者を指す．SH の診断アルゴリズムは学会としては出ていないが，試案として発表されているので図7に示した．要点は，副腎偶発腫瘍が見いだされた患者で Cushing 症候群の症状はないが，コルチゾールはやや高値，デキサメサゾンでコルチゾールは 1.8μg/dl 以下に抑制を受けず，ACTH が軽度抑制されている状態ということができる．SH と診断されれば副腎摘除の適応となる．

C. 原発性アルドステロン症

原発性アルドステロン症の原因には大きく分けて，副腎腺腫による APA（aldosterone-producing adenoma，約70％）と両側副腎過形成による IHA（ideopathic hyperaldosteronism，約30％）に分かれる．それ以外に，片側過形成や癌，糖質コルチコイドで抑制を受けるアルドステロン症等が少数存在する．

1. 従来の原発性アルドステロン症

従来の原発性アルドステロン症は，高血圧，低カリウム血症，代謝性アルカローシス，高アルドステロン症，血漿レニン活性抑制（ラシックスや立位負荷によってもレニン活性が抑制されている）があり，CT で副腎腫瘍が認められれば原発性アルドステロン症と診断されてきた．原発性アルドステロン症が高血圧患者に占める頻度は1％以下であるとされていた．

2. 高血圧患者の中に比較的高い頻度で存在する原発性アルドステロン症

通常の高血圧患者の中に約10％の頻度で原発性アルドステロン患者がいることが報告されている．すなわち，明らかな低カリウム血症や副腎腫瘍を伴わない原発性アルドステロン症が診断されるようになってきている．高血圧患者に対してアルドステロン/レニン比を用いてスクリーニングを行うことが提唱されている．表4に原発性アルドステロン症の頻度が高いグループを示した．日本内分泌学会が示した原発性アルドステロン症診断アルゴリズムを図8に示す．

3. 診断と治療の要点

① アルドステロン/レニン比（ARR）によるスクリーニング　PAC（plasma aldosterone concentration（ng/ml））と PRA（plasma renin activity（ng/ml/hr））および ARR によるスクリーニング．

30分間安静臥位での採血．ARR が 200 以上なら詳細な検査に進む．PRA の代わりに活性レニン濃度（active renin concentration；ARC）を用いた場合には PAC/ARC＞40 でスクリーニング

```
高血圧症例全例
├─ 未治療高血圧症例
└─ 降圧薬服用中症例 → 薬物治療の変更
      ↓
   PAC/PRA同時測定
      ↓
   PAC/PRA比＞200
      ↓
   ┌──────────┼──────────┐
カプトプリル負荷試験  フロセミド立体負荷試験  生理食塩水負荷試験
PAC/PRA比＞200      PRA＜2           PAC＞60
   └──────────┼──────────┘
          確定診断
             ↓
          副腎部CT撮影
             ↓
   ┌─────────────┐
手術療法を希望      薬物療法を希望
   ↓
副腎静脈採血
   ↓
┌─────┴─────┐
片側病変    両側病変
↓          ↓
病側副腎摘除  薬物療法
```

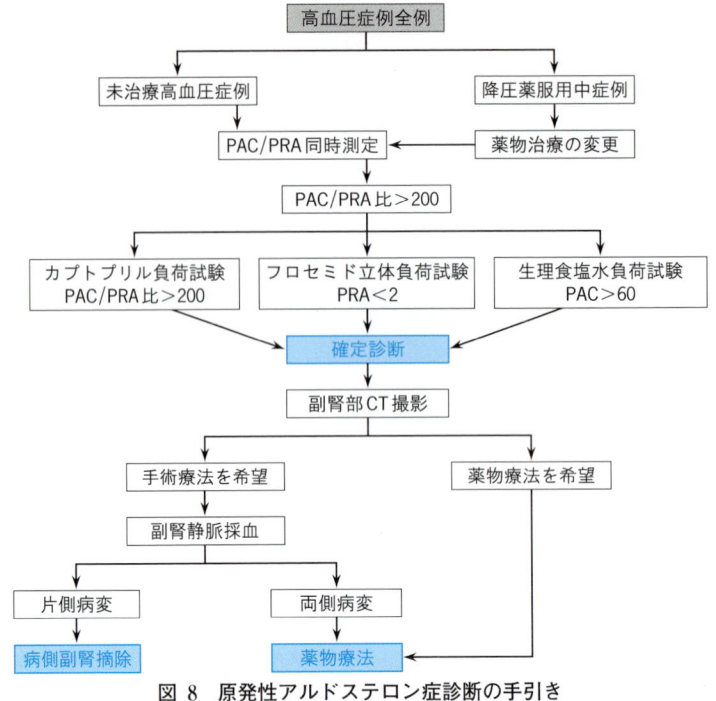

図8 原発性アルドステロン症診断の手引き
（日本内分泌学会2011年ホームページより改変）

陽性となる．

米国教科書のスクリーニング陽性は早朝起床前採血でPAC＞150 pg/ml，PRA＜1.0 ng/ml/hr，PAC/PRA＞200の三条件としている．

②**確定診断**　カプトプリル負荷試験，フロセミド立位負荷試験，生理食塩水負荷試験の内，二つの検査を行う．二つとも陽性であれば，確定診断となる．

③**治療**　原発性アルドステロン症が確定し，かつ患者が手術を希望する場合に，APA（手術適応）かIHA（薬物治療適応）かの鑑別診断を副腎静脈採血（AVS）で行う．熟練した放射線科医によるAVSが必要である．AVSでアルドステロンの片側性分泌が証明されればAPAとして腹腔鏡下副腎摘除の適応となる．両側副腎から分泌されている場合にはIHAとしてアルドステロン受容体拮抗薬の適応となる．患者が手術を希望しない場合には，AVSは行わずアルドステロン受容体拮抗薬の適応となる．

D．褐色細胞腫

褐色細胞腫はカテコールアミンを分泌する副腎髄質のクロマフィン細胞（クロム親和性細胞）から発生する．副腎外からも褐色細胞腫が発生し傍神経節腫（**パラガングリオーマ**）と呼ばれる．パラガングリオーマは交感神経節に由来し，頸部，縦隔，腹部，骨盤，**Zuckerkandl器官**（Organ of Zuckerkandl，下腸間膜動脈近傍の腹部大動脈両外側にクロマフィン細胞が集積する器官）に発生する．副腎外褐色細胞腫であるパラガングリオーマはPMNT酵素が欠如するので，主としてノルアドレナリンを分泌し，アドレナリンは分泌しない．

臨床的には高血圧（hypertension），頭痛（headache），発汗過多（hyperhidrosis），高血糖（hyperglycemia），代謝亢進（hypermetabolism）（5H）があるが，患者によって症状は変化に富む．高血圧は持続性（50％），突発性（30％），ないもの（20％）に分かれる．その他の症状として動悸・頻脈，不安発作，振戦，胸部・腹部痛，嘔気・嘔吐などがある．「**褐色細胞腫の10％の原則**」は両

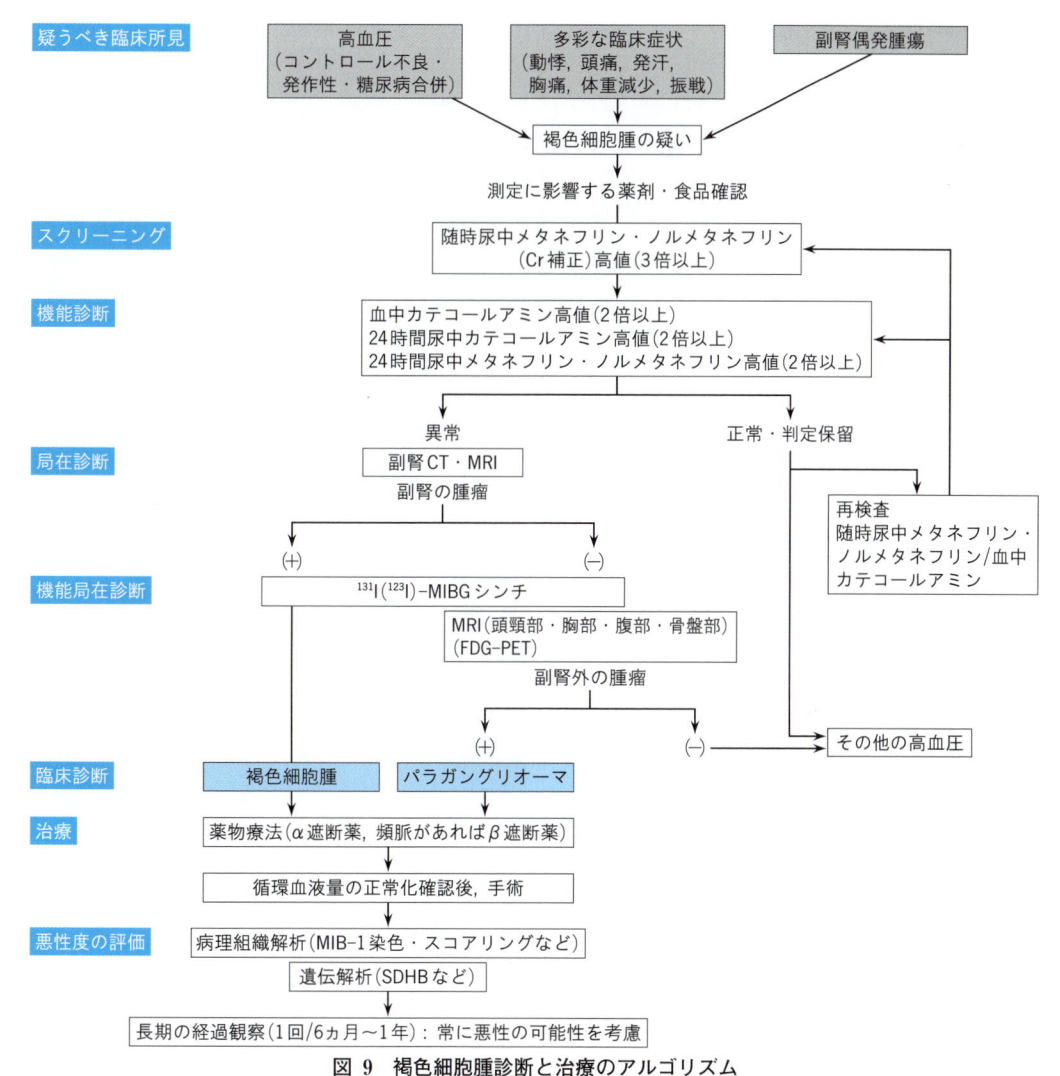

図 9 褐色細胞腫診断と治療のアルゴリズム

(方波見卓行, 松井智也, 大森慎太郎ほか:日本臨牀 69:505-510, 2011 を基に改変)

側発生, 副腎外発生, 家族性発生, 悪性, 小児の発生頻度がいずれも 10％ であることを指す.

診断について「褐色細胞腫の実態調査と診療指針の作成」研究班が発表したアルゴリズム(案)を改変したものを図 9 に示した. 原案には誘発試験(クロニディン抑制試験, グルカゴン負荷試験)が記載されているが, 誘発試験はかつて使用されたが, カテコールアミンが正常な患者では誘発試験で診断される患者はいないこと, クロニディン抑制試験では低血圧を誘発し, グルカゴン負荷試験では危険な高血圧をひき起こすので最近では使用されない.

画像診断では CT と MRI が性質診断に利用できる. CT attenuation value (簡便に Hounsfield units ; HU で表される) は内分泌活性副腎腫瘍では, 褐色細胞腫がもっとも高い. 褐色細胞腫 35.9±9.8 HU, Cushing 症候群腺腫 27.6±1.2 HU, アルドステロン分泌腺腫 1.8±9.8 HU という報告がある. MRI では正常副腎は肝臓とほぼ同じ低信号であるが, T2 強調で褐色細胞腫は肝臓の 3 倍以上の高信号を呈するのが特徴である(図 10).

[131]I-metaiodobenzylguanidine (^{131}I-MIBG) はクロム親和性組織に集積し, 褐色細胞腫に取り込まれる. 褐色細胞腫に対する ^{131}I-MIBG 検査の感度は 77〜87％, 特異度は 96〜100％ である. CT や MRI 等で検出できない褐色細胞腫の局在診

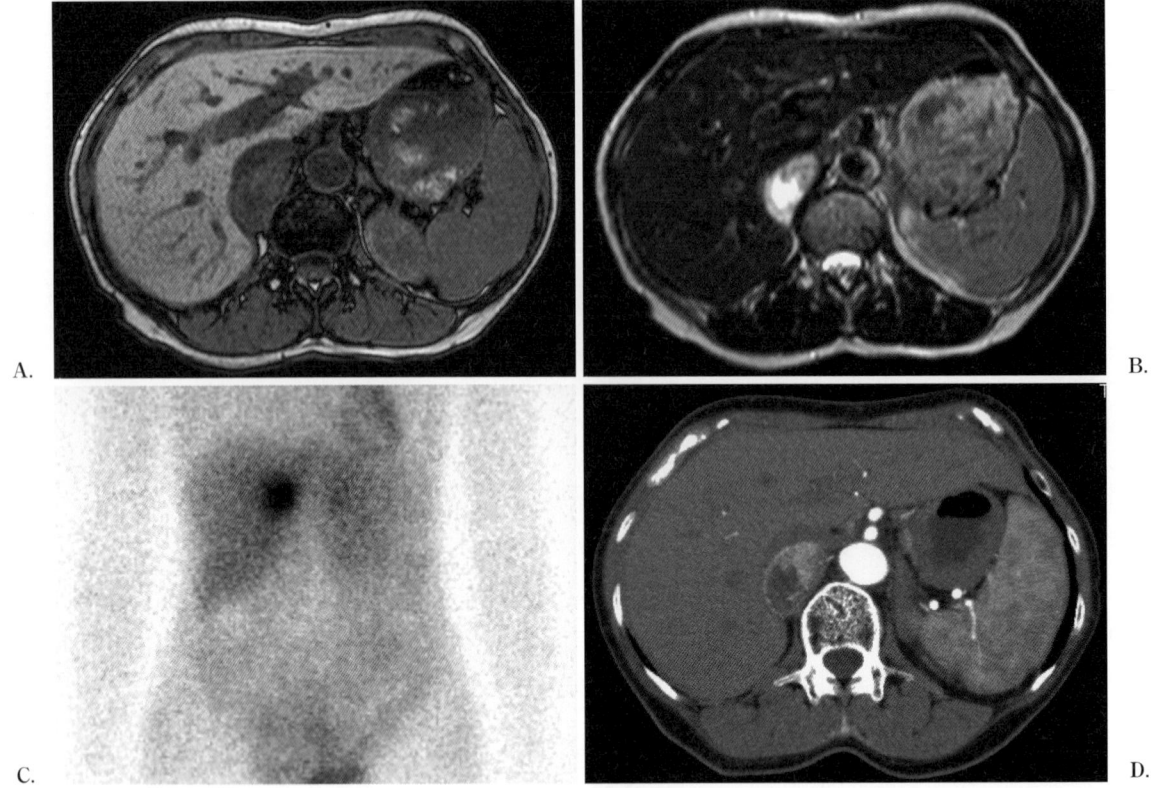

A．MRI，T1強調で low intensity
B．MRI，T2強調で high intensity
C．^{131}I-MIBG scintiscan で取り込み
D．CT では HU 値が副腎腺腫と比して高い

図 10　褐色細胞腫の MRI 像

に有用である．

　手術適応になれば，術前に循環血液量を測定し，減少している場合にはα阻害薬を投与する．その後，再測定して正常範囲にあることを確認する．α阻害薬投与で頻脈になった場合にはβ阻害薬を同時に投与する．メトクロプラミド，グルカゴン，三環系抗鬱薬，造影剤，運動，麻酔導入，腹部圧迫などでカテコールアミン分泌が誘発され，発作が起きるので注意を要する．

1．悪性褐色細胞腫

　散発性褐色細胞腫の 10～20％は悪性褐色細胞腫である．多くの良性褐色細胞腫は副腎被膜に浸潤し，副腎内血管内にさえ浸潤する．細胞の多形性（cellular pleomorphism），核分裂像，核小体異形性では悪性と良性の区別がつかない．隣接臓器への浸潤，リンパ節転移，遠隔転移等があれば悪性褐色細胞腫と診断される．男性よりも女性で3倍頻度が高く，再発は術後 5～10 年後に多いが，20 年後にも再発する．悪性を予測する臨床因子は見いだされていない．

　治療は手術による切除，放射線照射，化学療法，^{131}I-MIBG による治療などがある．

2．褐色細胞腫における遺伝子異常（表5）

　褐色細胞腫の 15～20％は遺伝性疾患（胚細胞変異）であり，他の症候を有する疾患に合併する．主たるものに**多発性内分泌腺腫症 2 型**（multiple endocrine neoplasia type 2；MEN2），**von Hippel-Lindau（VHL）病**，**von Recklinghausen病**，**家族性傍神経節腫瘍**（1～4 型）等がある．その他，結節性硬化症にも褐色細胞腫を伴う．

1）多発性内分泌腺腫症 2 型（MEN2）

　常染色体優性遺伝形式をとる．MEN2 では甲状

表 5 胚細胞変異を伴った褐色細胞腫

症候群	多発性内分泌腺腫症 2A 型 & 2B 型（multiple endocrine neoplasia type 2A & type 2B）	von Hippel-Lindau 病（von Hippel-Lindau syndrome type 1）	von Recklinghausen 病（neurofibromatosis type 1）	家族性傍神経節腫瘍 1～4 型，（familial paraganglioma/type 1, 2, 3, 4）
遺伝子	*RET*	*VHL*	*NF1*	*SDHD*（I），*SDHAF2*（II），*SDHC*（III），*SDHB*（IV）
略名	MEN2A & MEN2B	VHL	NF-1	FP
蛋白	RET	VHL	neurofibromin	SDH D subunit, flavination cofactor, SDH C subunit, SDH B subunit
主発生部位	副腎（両側）	副腎，副腎外	副腎，副腎外	頭蓋底，頸部
悪性頻度	3%	5%	11%	50%（SDH B）
随伴疾患	甲状腺髄様癌（ほとんどの患者）副甲状腺機能亢進症	網膜血管腫 中枢神経系の血管芽腫 両側腎臓嚢胞・腫瘍 膵臓嚢胞・腫瘍	多発性カフェオレ斑 神経線維腫 神経膠腫	頸動脈小体腫瘍 傍神経節腫瘍

（Young Jr. WF.：Endocrine Hypertension. in Williams Textbook of Endocrinology, 12th. Ed., Melmed S, Polonsky KS, Larsen PR, et al. eds., Elsevier Saunders, Philadelphia, pp. 545-577, 2011）
（藤枝憲二：先天性副腎皮質過形成症，先天性副腎酵素異常症．新臨床内科学，第 9 版．高久史麿，尾形悦郎，黒川清ほか監修，医学書院，p.819，2009）

腺髄様癌（ほとんどすべての患者）と褐色細胞腫（30～40%）を伴う．MEN2A では副甲状腺機能亢進症，MEN2B では副甲状腺亢進症は伴わず ganglioneuromatosis などを伴う．両側例などでは腫瘍のみを摘除し，副腎皮質を温存する選択肢を考慮する．片側腫瘍手術後の対側副腎腫瘍が 5 年後に発生するのは約 33% との報告がある．なお，MEN1 では下垂体腺腫，原発性副甲状腺機能亢進症，膵島細胞腫瘍，等を伴う常染色体優性遺伝疾患であるが，非常にまれにしか褐色細胞腫を合併しない．

2）von Hippel-Lindau 病

常染色体優性遺伝形式をとる．両側腎臓の嚢胞と癌，脊髄・小脳血管芽腫，網膜血管腫，膵臓嚢腺腫（cystoadenoma）等を伴う．

3）von Recklinghausen 神経線維腫症

常染色体優性遺伝形式をとる．神経線維腫症，皮膚のカフェオレ斑，等を伴う．5～10% に褐色細胞腫を伴うが，褐色細胞腫に von Recklinghausen 病を伴うのは 1% 以下である．

E．偶発腫瘍 incidentaloma（図 11）

1）副腎偶発腫瘍が見いだされる頻度

剖検で見いだされる副腎腺腫頻度は約 2.1%，健康診断目的で行われる超音波検査で 0.1%，CT や MRI では非内分泌的疾患患者で約 0.4%，癌患者で 4.3% である．剖検で見いだされる頻度は 30 歳以下では 1% だが，年齢とともに増し 70 歳以上では 7% になる．罹患率に男女差はない．

2）偶発腫瘍の病理

約 70% が非機能性（内分泌非活性）腺腫，内分泌学的な症状を有しない患者の 5～10% が subclinical hypercortisolism（SH）との報告がある．悪性腫瘍の既往のない患者の画像検査で偶然見いだされた 1804 例では副腎原発性悪性腫瘍 1.9%，転移性悪性腫瘍 0.7%，非機能性良性腫瘍 88.1%，SH 6.4%，褐色細胞腫 3.1%，アルドステロン症 0.6% であった．副腎原発悪性腫瘍 4.5%，転移性悪性腫瘍 2.0～2.5% という報告もあるが，外科的手術症例統計では癌の疑いが手術適応となるので，癌の頻度が高くなる．

3）偶発腫瘍の経過観察結果（自然史）

当初非機能性，あるいは良性と判断された副腎腫瘍（対象患者合計 1410 人，平均観察期間 3.2 年）

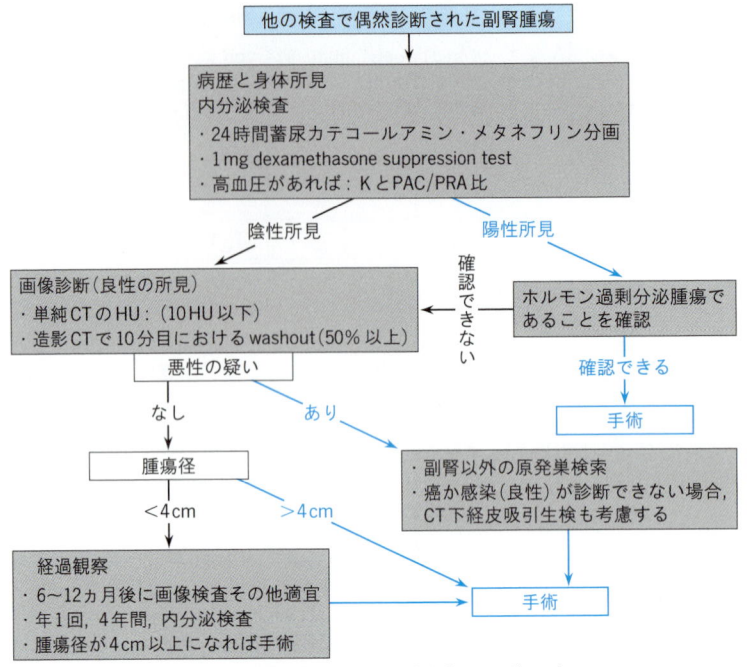

図 11 副腎偶発腫瘍の診断治療アルゴリズム
(Mansmann G, Lau J, Balk E, et al.：Endocrine Reviews. 25：309-340, 2004)

表 6 副腎腫瘍の画像特徴

	サイズ	形態	均質性	CT (HU)	10分での造影剤消失率	MRI T2強調で肝臓との比較	成長速度
副腎皮質腺腫 　原発性アルドステロン症 　Cushing 症候群 　プレ Cushing 症候群	<2〜3 cm >2〜3 cm <2〜3 cm	球形〜楕円形 辺縁平滑	均質	<10 HU	>50%	等信号	遅い
副腎皮質癌	>4 cm	辺縁不整で不明瞭	不均質	>10 HU	<50%	高信号	早い
褐色細胞腫	>3 cm	球形〜楕円形 辺縁平滑	不均質,囊胞を伴うこととあり	>10 HU	<50%	高信号	1 cm/年
転移性癌	種々	種々 辺縁が不明瞭	不均質	>10 HU	<50%	高信号	種々

(Young Jr. WF.：Endocrine Hypertension. in Williams Textbook of Endocrinology, 12th. Ed., Melmed S, Polonsky KS, Larsen PR, et al. eds., Elsevier Saunders, Philadelphia, pp. 545-577, 2011)

では，腫瘍サイズ増大を認めたもの14％（不変85％），悪性がはっきりしたもの0％（文献によっては1.6％），機能性に変化した腫瘍0％（文献によっては2.7％）であった．1年間で1 cm以上大きくなるのは5〜25％であるが，4 cmを超えると手術適応とする．

4）悪性腫瘍の診断と治療

副腎皮質癌は腫瘍の大きさと関連している．皮質癌である可能性は4 cm以下の腫瘍では2％，4.1〜6 cmでは6％，6 cm以上では25％である．非造影のCTで10 HU以下，辺縁がスムース，均一な内部構造で，造影CTで10分目の造影剤消

失率が50%を超え，腫瘍サイズが4cm以下であれば良性と判断できる．4〜6cm以上の副腎腫瘍は悪性の可能性が高いので手術適応を考慮する．各種副腎腫瘍の画像上の特徴を表6にまとめた．

CTガイド下のfine-needle吸引細胞診の適応は明確ではないが，重篤な合併症（気胸，血胸，出血，感染など）があり偽陰性率が高いので，適応は慎重に判断する必要がある．褐色細胞腫では高血圧発作の可能性があり禁忌である．

以上を診療アルゴリズムとして図11にまとめた．

3．副腎摘除術

副腎摘除術にはいくつかの方法が行われてきた．開創手術には大きく分けて①経腹膜前方到達法，②後腹膜後方到達法，③後腹膜側方（腰部斜切開）到達法，④経胸経腹（thoracoabdominal）到達法がある．腹腔鏡下副腎摘除術には大別して経腹的到達法と後腹膜的到達法に分けられる．現在では副腎腫瘍の多くは腹腔鏡で行われるようになっているので，開創手術は大きな腫瘍（>10cm）や悪性が疑われる腫瘍が適応となり，②と③の開創する後腹膜到達法の適応は限られてきた．現在における手術法選択の原則を表7に示した．

1．経腹膜前方到達法（開創）
transperitoneal anterior approach

開創による前方からの副腎への到達法は悪性腫瘍が疑われる比較的大きな副腎腫瘍，大きな褐色細胞腫やパラガングリオーマ等が適応となる．皮膚切開には種々の切開線が行われているが，図12に示した第11肋骨先端を切除する肋骨弓下のhalf chevron皮膚切開が術野の展開に優れている．この皮膚切開の長所は①正中を超える腫瘍の場合にはさらに切開線を延長しchevron切開にできる．②頭側に進展する腫瘍の場合には，胸骨切開を追加するメルセデス切開（Mercedes incision）とすることが可能．③第11肋骨を切除しているので，外側からの視野展開が良い．右側腫瘍で下大静脈との剝離が肝静脈のレベルで必要であれば，第10肋骨あるいはそれよりも頭側の肋骨先端を切除して経胸到達法（thoracoabdominal approach）とすることも可能である．

体位は30度患側を挙上した半側臥位とし，肋骨弓と腸骨陵上縁の間でジャックナイフ型に手術テーブルを折り曲げて患側を軽く伸展する（図12）．

左側であれば，下行結腸外側のToldt白線に沿って壁側腹膜を切開し，さらに上方に切開線を進め脾結腸靱帯の切断を行い，下行結腸と横行結腸をともに内側足方に圧排できる．さらに脾臓外側の腹膜も腎筋膜とともに切開し，膵臓・脾臓を腎筋膜（Gerota fascia）に付けて，後腹膜腔（腎周

表7 副腎摘除術：手術法の選択

腫瘍の性状	手術法
腫瘍径6cm以下	腹腔鏡手術
悪性が疑われる副腎腫瘍 腫瘍径10cm以上	開腹による経腹膜的前方到達法
10〜15cm以上または周辺臓器に浸潤する腫瘍	開胸腹による経腹膜的前方到達法
局所浸潤腫瘍 リンパ節転移を伴う腫瘍 大きな副腎癌 近傍臓器の手術後，炎症による癒着	腹腔鏡手術禁忌

手術法選択の原則を表にしているが，患者条件，術者の技術，経験など種々の条件を考慮に入れて手術法を選択する必要がある．

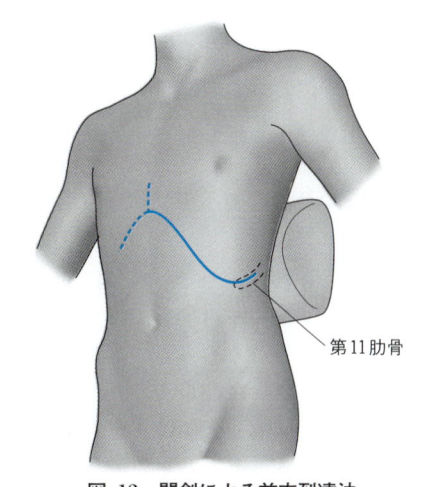

図12 開創による前方到達法
第11肋骨先端を切除する（half）chevron incision.

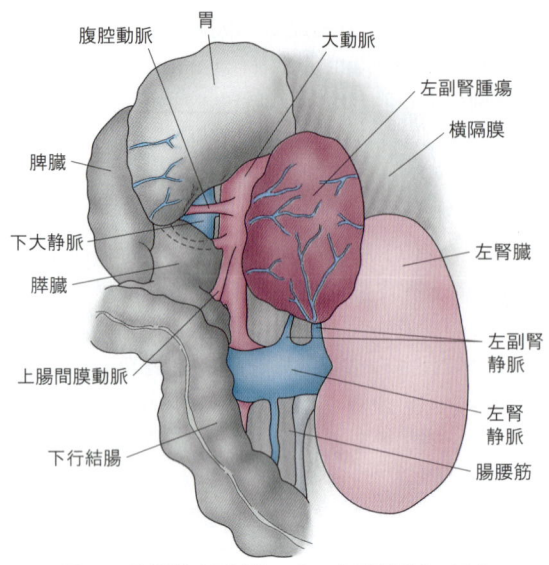

図 13 開創前方到達法による左副腎腫瘍の露出

囲腔) から剥離し右内側に翻転する．腎筋膜を膵臓側に付けることにより膵臓損傷のリスクを少なくすることができる．膵臓・脾臓を翻転することで胃も同時に翻転され，左副腎腫瘍を前方から術野に入れることができる．褐色細胞腫であれば，左結腸曲を剥離した時点で腎筋膜を切開して腎周囲腔に入り腎静脈を露出し，その上縁に副腎静脈を確認して結紮切断する．手術早期に副腎から流出する静脈を切断することにより，カテコールアミン・サージを避け以降の手術操作による血圧変動を少なくすることができる (図 13)．

右側であれば，上行結腸外縁の腹膜を切開し，右結腸曲靱帯を切断することで上行結腸と横行結腸を左内側・足方に翻転する．右三角靱帯を切開し肝臓右葉を横隔膜から剥離し，前内側に翻転する．下大静脈を露出し，肝静脈に注意しながら，下大静脈の後外側面を足方に向かって慎重に剥離する．右副腎を前方外側からアプローチできる．右副腎静脈は下大静脈の 45〜60 度後面へ流入し，長さは平均 6 mm と短いので，場合によって下大静脈側にサティンスキー鉗子をかけて，下大静脈側を縫合して閉じることも必要である．右副腎静脈の近傍 (通常頭側) には短肝静脈が流入しているので注意する．腫瘍が大きければ左右とも副腎静脈が複数存在することもあるので注意が必要である．

2．腹腔鏡下副腎摘除術-後腹膜到達法
laparoscopic adrenalectomy-retroperitoneal approach (図 14)

比較的小さな副腎腫瘍 (アルドステロン症や Cushing 症候群の副腎腺腫) が適応である．副腎静脈の処理を剥離に先立って行えないため，褐色細胞腫などは適応ではない．患側を上にする側臥位とし，肋骨弓と腸骨陵の間で軽くジャックナイフをかけ，患側を伸展する．

後腋窩線上で腸骨陵よりやや頭側に 2 cm の皮膚切開を置き (図 14 の A)，筋層を分けて，腹横筋膜と腎筋膜の間 (傍腎周囲腔 pararenal space) に入る．指を挿入して腹膜外腔拡張バルーンを入れるスペースを作成する．腹膜外腔拡張バルーンをスペースに挿入し，0 度の内視鏡で観察しながら 500〜1000 ml の空気をバルーンに注入し拡張する．腹膜外腔拡張バルーンを抜去しトロッカーを挿入する．

内視鏡を挿入し，10 mmHg で気腹を行う．後腋窩線上の肋骨弓に近い位置 (図 14 の B) の内部の腹膜が腹横筋膜から剥離されていることを確認して，第 2 のトロッカーを挿入する．剥離された腹膜の折れ返し部分を確認し，折れ返し部分が前腋窩線より前になるようさらに鉗子で剥離を進める．腹膜を十分剥離できたら，肋骨弓下と腸骨陵上縁より頭側の後腹膜腔にトロッカーを挿入し手術を進める．

左副腎では腹膜をかぶっていない腎筋膜 (Gerota fascia) を縦に切開し，背側から腎周囲腔に入る．腎臓表面を上極内側から腎静脈に向かって剥離を進め，腎静脈を確認して副腎静脈を露出する．副腎静脈にクリップをかけてを切断した後，副腎を周囲組織から剥離して摘除する．

右副腎では左副腎と同じように腎筋膜を切開して腎周囲腔に入り，腎上極を剥離する．腎上極の頭内側に副腎を確認し周囲から剥離を進める．下大静脈を確認し下大静脈と副腎の間を頭側に向かって剥離を進め，副腎静脈を露出しクリップをかけて切断する．

3．腹腔鏡下副腎摘除術-経腹膜到達法
laparoscopic adrenalectomy-transperitoneal approach (図 15)

経腹膜的到達法は後腹膜到達法に比べて，術野

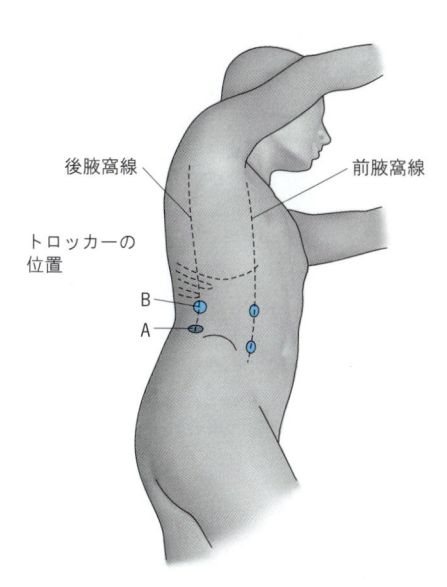

図 14　腹腔鏡下副腎摘除術-後腹膜到達法

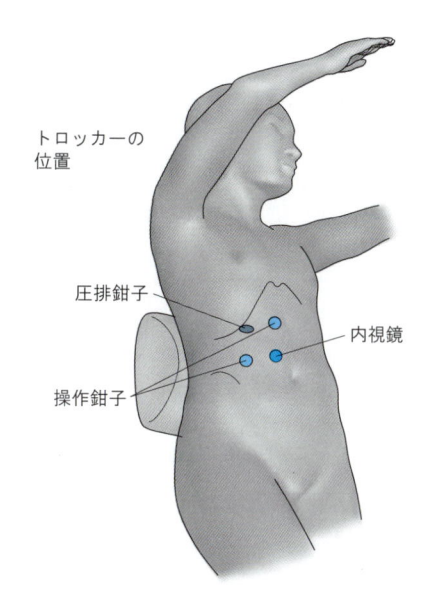

図 15　腹腔鏡下副腎摘除術-経腹膜到達法

が広く，解剖学的位置関係の認識が確実にでき，比較的大きな副腎腫瘍にも適応できるので，腹腔鏡下副腎摘除術の基本的方法といえる．トロッカーの位置は術者の好みによって差があるが，一般的に左右の操作鉗子の中央やや後方に内視鏡用トロッカーを置くこと，内視鏡は対象臓器を約45度の角度で俯瞰する位置に置くと手術操作が容易になる．内視鏡のトロッカーの位置が対象臓器から離れすぎると視野線が水平近くになり，介在する臓器に視野を妨げられる．また対象臓器直上近くに内視鏡がくると，対象臓器背面の手術操作が困難になる．術後の整容目的で内視鏡を臍部に置くことも理由があるが，視野角がやや水平近くになり介在臓器に術野を妨げられ易い．以上の点を考慮して，一般的だと考えられるトロッカーの位置を図15に示した．左側でも，ほぼ対称な位置でよい．

患側を約30度上にした仰臥位～半側臥位とし，患部をやや挙上するジャックナイフをかける．まず，内視鏡用トロッカーは open laparoscopy 法で直視下に切開して挿入する．

1）右副腎の比較的小さな腫瘍の場合

肝右葉を圧排鉗子（スネーク鉗子）で挙上し，肝結腸間膜を横切開すると腎筋膜におおわれた右副腎が認識できる．副腎の剝離手順には種々の方法があるが，以下の方法はその一つである．

副腎前面で腎筋膜を切開し副腎前面を腎筋膜から剝離する．その過程で下大静脈が露出するので，下大静脈前面を下方に剝離し，右腎静脈を同定する．腎静脈上縁より1 cmほど頭側で副腎周囲の脂肪組織を鉗子ですくい上げ切断し，背側にある腸腰筋に至る．腸腰筋と副腎周囲脂肪組織の間に鉗子を挿入し，徐々に頭側に向かって剝離を進める．具体的には挿入した鉗子を挙上すると，左側は腎臓につながる脂肪組織，右側は下大静脈につながる脂肪組織がテント状に挙上される．その脂肪組織を超音波凝固切開メスなどで切断して行く．左側（副腎外側）の腎臓との間は比較的安全に剝離切断できるが，右側には副腎動脈（大動脈・腎動脈から分枝）が含まれており，また下大静脈に近いため注意を要する．常に下大静脈の血管壁を確認しながら剝離を行う必要がある．副腎動脈は細いので電気メスや超音波凝固メスで対処可能である．副腎内側（右側）の剝離では右副腎静脈に注意する．右副腎静脈は腎静脈上縁から平均約5 cm（3～6.5 cm）頭側で，下大静脈後面に45～60度の角度で流入するので，注意しながら剝離を進め右副腎静脈を見いだす．副腎静脈を同定したら，副腎静脈を剝離して周囲組織を取り除く（skeletonize）．下大静脈側に2本，副腎側に1本

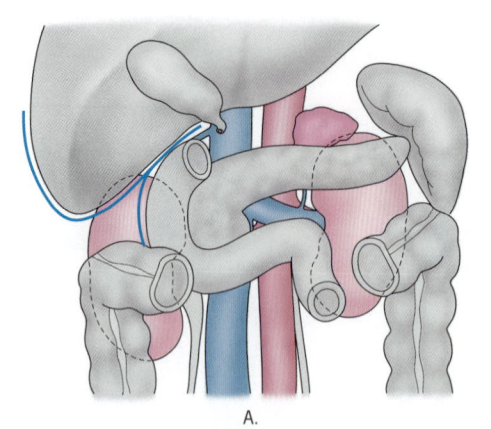

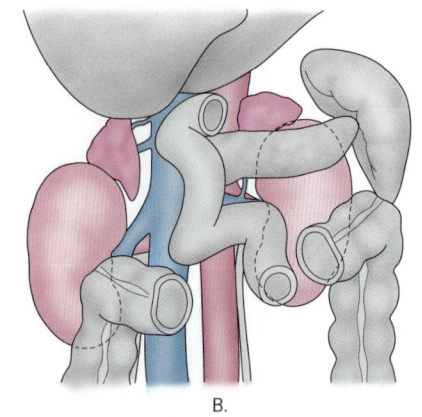

図 16 腹腔鏡下副腎摘除術−経腹膜的到達法（比較的大きな右副腎の場合）
（東原英二：No.3 腹腔鏡下副腎摘除術. VISUAL LECTURE 新・泌尿器科手術手技, 大島博幸, 吉田修, 熊澤淨一, 三木誠監修, インターメディカ, 1993）

クリップ（血管用ロック機能付きクリップ）をかけて切断する．副腎静脈が切断されたら，短肝静脈，まれにある複数の副腎静脈に注意しながら，副腎を周囲組織から剝離切断する．頭側には下横隔静脈に流入する副腎静脈もあるので，凝固切開が必要である．

2）右副腎の比較的大きな腫瘍の場合（図16）

比較的大きな Cushing 症候群や褐色細胞腫では肝臓背面に腫瘍が伸展している．そのような場合には，体位を45度程度の半側臥位として，肝結腸間膜を横切開した後，肝臓右外側から三角靱帯を切開していき肝臓を横隔膜から剝離し内側に反転する．肝臓は自重で内側に受動していくので剝離は比較的容易である．副腎腫瘍が露出されたら，肝臓と副腎腫瘍の間を剝離していくと，肝臓はさらに内側に離れていく．下大静脈が露出されるので，下大静脈前面を足方に腎静脈まで剝離する．その後は前節「比較的小さな腫瘍の場合」に準じて，副腎の足方を剝離し腫瘍を腎臓と下大静脈から剝離し，副腎静脈の同定に進む．大きな副腎腫瘍では下大静脈との間の副腎静脈が複数のことがあるので注意を要する．

3）左副腎の比較的小さな腫瘍の場合

腹腔に入れば，下行結腸の外側で Toldt 白線に沿って壁側腹膜を，左結腸曲から腎下極のレベルまで切開する．下行結腸を内側に向かって腎筋膜から剝離する．剝離を進めて左腎静脈を確認したら，腎筋膜を切開し腎周囲腔に入る．腎周囲腔に入れば左腎静脈を確認し，その前面頭側をある程度剝離する．左腎静脈の頭側で，副腎周囲の脂肪組織の前面と腎筋膜の間の剝離を進めていく．ある程度剝離したら，腎静脈上縁に左副腎静脈を同定し，周囲の脂肪組織から剝離して中枢側に2本，副腎側に1本ロック機能付きクリップをかけて切断する．副腎周囲の脂肪組織と副腎を一塊として周囲組織から剝離を進める．前面は腎筋膜で，その前面には膵臓が位置するが，腎筋膜の中で剝離を進める限り膵臓損傷の可能性は少ない．左側（中央側）は大動脈との間，右側（外側）は腎上極と腎周囲脂肪組織であるが，いずれも凝固切開が可能である．後面は腸腰筋で凝固せずに剝離が可能である．頭側に下横隔静脈があるので，太い場合にはクリップが必要である．

4）左副腎の比較的大きな腫瘍の場合（図17）

比較的大きな Cushing 症候群や褐色細胞腫の場合では，「左副腎の比較的小さな腫瘍の場合」と同じく下行結腸を腎筋膜から剝離するが，脾結腸靱帯を切断し，横行結腸も下行結腸と共に腎筋膜から剝離し，それらを内側下方に翻転し，腎筋膜前面を広く露出する．腎静脈のレベルで腎筋膜を切開し，腎周囲腔に入り，腎筋膜の切開線を腎上極のレベルで外側に伸展し，脾臓と膵臓を腎筋膜に乗せた状態で内側（術者からみて左側）に翻転受動する．脾臓と膵臓を内側に受動する過程では，腫瘍と腎筋膜の間の剝離が必要である．腎筋膜の切開線は，腫瘍と腎筋膜の間の剝離が進行するに

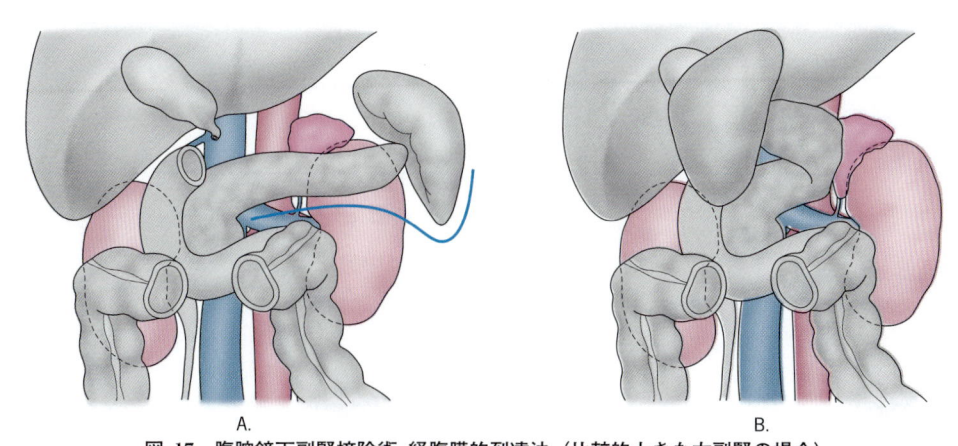

図 17　腹腔鏡下副腎摘除術-経腹膜的到達法（比較的大きな左副腎の場合）
(東原英二：No.3 腹腔鏡下副腎摘除術．VISUAL LECTURE 新・泌尿器科手術手技，大島博幸，吉田修，熊澤淨一，三木誠監修，インターメディカ，1993)

従い，膵臓・脾臓の外縁を回るように上方にも伸ばす．そうすることで，開創手術の図13で示したのとほぼ同じ術野が得られる．その後，副腎静脈にクリップをかけて切断する．褐色細胞腫であれば，剥離過程早期に副腎静脈を切断する．内側，後面の剥離は比較的容易に凝固切開で行える．

17 急性腹症

1. 概念（定義）

　急性腹症（acute abdomen）の概念は医学の発展とともに変遷し，施設によっても解釈の相違があるが，一般的には「腹痛を主症状とし，短時間に重症化する可能性があり手術もしくは手術に準じた緊急処置の必要性が考慮される腹腔内の疾患」と定義される．従来の急性腹症の概念には，「まず手術の適応を決定して開腹し，その結果診断がつく」という意味合いが含まれていたが，そこには，診断機器が未発達で手術が治療のみならず最終診断の手段であったという背景がある．診断方法の進歩と手術以外の治療法の選択肢の増加により，開腹前に診断がつき，治療も始まるなど，従来の急性腹症の概念は薄れつつある．最近では，腹部外傷や腹痛の少ない閉塞性黄疸，消化管出血を急性腹症に含める成書もみられる．

　「手術もしくは手術に準じた緊急処置が実際に必要な腹腔内の疾患」を外科的急性腹症と定義する場合もあるが，内科的治療が望ましい内科的急性腹症でも痛みの程度の強いものは診断が確定するまでは急性腹症として扱われる．また，痛みに対する感受性には個体差があること，ヒステリーによる急性腹症様症状にも留意する必要がある．

　急性腹症の診断と治療では，複数科にまたがる知識，豊富な診断技術・治療手段，これらが迅速，的確に運用されるシステムが要求される．

2. 病因

　腹痛の病因は，腹部の実質臓器・血管の破裂，血管閉塞，消化管穿孔，炎症性疾患，消化管閉塞，結石などである．腹痛は**体性痛**，**内臓痛**に大別されるが，前者は壁側・臓側腹膜，横隔膜，腸間膜，およびこれらに分布する神経への物理的，化学的刺激で起こり，後者は管腔臓器の平滑筋攣縮（機能的）・過度の充満拡張，実質臓器の被膜の伸展，酸素欠乏により起こる．外科的急性腹症では痛みの場所が一定し持続的，かつ強烈であるのに対し，内科的急性腹症は，痛みが強烈であっても痛みの場所が一定せず周期的に反復するか，痛みの場所が一定であっても痛みは強烈ではないことが多い．また，内臓の異常が皮膚の痛覚神経伝導路に伝達されて起こる関連痛（虫垂炎初期の上腹部痛など），腹部以外の疾患により訴えられる腹痛もある．

3. 疫学（頻度）

　表1に病因別，発症頻度別に腹痛をきたす症病名を示し，外科的急性腹症を呈する疾患に●を付した．

4. 病態生理

　外科的急性腹症は，管腔臓器穿孔，炎症，感染などに起因する限局性腹膜炎，汎発性腹膜炎，および管腔臓器の閉塞，血管閉塞などに起因する循環障害が病態の主体である．後者においても時間の経過により腸管壁透過性亢進，壊死などをきたし腹膜炎を合併する．

　腹膜炎では局所に遊走した単球，腹腔内マクロファージから炎症性サイトカイン TNFα，IL-1β が産生される．重症腹膜炎ではこれらのサイトカインの産生，血中への遊離が増加し全身状態にも影響を及ぼす．感染がない場合には**全身性炎症反応症候群**（SIRS；systemic inflammatory response syndrome），感染を合併する場合には sepsis を呈する（総論8章，表8，図10を参照）．サイトカイン自体には組織傷害性はないが，TNFα，IL-1β の刺激により単球，マクロファージ，好中球などで産生されるサイトカイン IL-8 が好中球を活性化し，好中球より遊離される活性酸素，エラスターゼなどが組織傷害に関与する．炎症性サイトカインや活性化好中球は，凝固線溶系，補体系の活性化，DIC（disseminated intra-

表1 腹痛の原因傷病（●は外科的急性腹症）

病因	緊急性	よくみられるもの	ときどきみられるもの	まれなもの
破裂 （出血性ショック）	分単位	●外傷性実質臓器損傷	●子宮外妊娠 ●大動脈瘤破裂 ●解離性大動脈瘤 ●外傷性中〜大血管損傷	●肝動脈瘤・脾動脈瘤破裂 ●肝癌破裂
血管閉塞	分〜時間単位	●絞扼性イレウス ●ヘルニア嵌頓	●腸重積 ●S状結腸軸捻転 ●卵巣嚢腫茎捻転	●腸間膜動脈閉塞 　（血栓，塞栓） ●大網塞栓・捻転 （●）腎梗塞，脾梗塞
消化管穿孔・破裂	時間単位	●胃潰瘍穿孔 ●十二指腸潰瘍穿孔 ●大腸穿孔（悪性腫瘍，憩室，特発性） ●外傷性消化管穿孔・破裂	●小腸穿孔	（●）膀胱破裂
炎症	半日単位	急性胃粘膜障害 急性胃腸炎 胃潰瘍 十二指腸潰瘍 （●）急性胆嚢炎 急性膵炎 ●急性虫垂炎 腸間膜リンパ節炎 大腸憩室炎 膀胱炎 月経痛，排卵痛 付属器炎	胃アニサキス症 ●急性閉塞性化膿性胆管炎 急性肝炎 肝膿瘍 ●急性壊死性膵炎 潰瘍性大腸炎 過敏性大腸炎 虚血性大腸炎 腎盂腎炎 骨盤内炎症性疾患 子宮内膜症 ●卵巣嚢腫破裂 食中毒	Meckel憩室炎 原発性腹膜炎 （TB，肺炎球菌など）
消化管の閉塞		閉塞性イレウス 麻痺性イレウス 便秘		
結石		尿路結石症 胆石症，総胆管結石症	腎結石	
腹部以外の疾患 （腹壁）			帯状疱疹	腹直筋血腫
（胸部）		心筋梗塞 狭心症	食道炎 心嚢炎 肺炎，胸膜炎 横隔膜胸膜炎	肺梗塞
（その他）		尿閉	糖尿病性腹痛 尿毒症 高脂血症 膠原病 ヒステリー	Schönlein-Henoch紫斑病 副甲状腺機能亢進症 急性ポルフィリン血症 急性鉛中毒，メタノール中毒 急性副腎不全，脊髄癆

vascular coagulation），微小循環障害，アポトーシス，傷害組織・傷害臓器の再構築などにも関係し，急性循環不全や**多臓器障害**（**MODS**；multiple organ dysfunction syndrome）の発症に関係する．また，免疫系の障害は**代償性抗炎症反応症候群**（**CARS**；compensatory anti-inflammatory response syndrome）を誘導し，腹膜炎の増悪，BT（bacterial translocation），遠隔部位での新たな感染症の併発などを介し病態の増悪に関係すると考えられている．

5．鑑別診断の進め方

急性腹症の診断のポイントは，必ずしも原疾患を明らかにすることではなく，患者の病態を把握し，病態を改善させるための適切な治療を選択することである．とはいえ，原疾患が明らかになれば治療の効率化につながる．とくに最近は，手術以外の治療法の選択肢が豊富になり，より低侵襲な治療が指向されるが，そのためには原疾患の診断が条件となる．鑑別診断は，問診（主訴，症状，現病歴，既往歴），理学的所見，検査（血液・尿検査，生理学的検査）などにて疑診し，画像診断，内視鏡検査などで確診する．一方，全身状態が重篤な症例では，診断に時間を割く余裕もなく開腹して初めて正しい診断名が得られることもある．

A．問　診

問診内容より考慮される診断名を表2に示した．女性では必ず妊娠の有無を確認する．また，手術，その他の治療のため，内科的基礎疾患（高血圧，心疾患，糖尿病，アレルギーなど）の他，手術・麻酔歴についても問診する．

B．腹痛の部位

傷病臓器の存在部位に痛みを訴える場合が多いが，放散痛，関連痛，初発痛などにも留意する必要がある（表3）．

C．腹部理学的所見

1）視　診

①**腹部の膨隆**　腹水，腹腔内出血，鼓腸，急性胃拡張，肥満．

腹部膨隆の質的診断は触診など他の理学的所見も参考にする．膨隆するほどの腹水は肝硬変に起因することが多い．腹痛は腹水による腹膜の伸展によるほか肺炎球菌，溶血性連鎖球菌などの血行感染による**原発性細菌性腹膜炎**による可能性がある．腹腔内出血は外傷以外では肝癌の破裂，子宮外妊娠，腹部大動脈瘤破裂などに起因し，ショックを伴う．鼓腸の原因としてはイレウスが多い．

②**腹壁静脈の怒張**　肝硬変，門脈圧亢進．

③**皮下出血**　Grey-Turner 徴候，Cullen 徴候．

出血性膵炎の際，側腹部（Grey-Turner 徴候）や臍部周辺（Cullen 徴候）の皮膚が暗赤色，黄褐色に変色する．

④**腹部手術痕**　イレウス

⑤**その他**　ヘルニアの存在はイレウスを，拍動性腫瘤は腹部大動脈瘤を念頭に置く．

2）聴　診

①**金属性，有響性腸雑音**　機械的イレウス．拡張腸管内のガスと液体の動きによる雑音．

②**腸雑音の減弱または消失**　麻痺性イレウス．腸自体の炎症，汎発性腹膜炎では腸の動きは抑制され腸雑音は消失する．

③**血管雑音**　腹部動脈瘤，腹部大動脈解離

3）打　診

①**腹痛の増強**　進行した腹膜炎ではちょっとした打診により腹痛は増強する（knock pain）．尿路系結石では CVA（costovertebral angle）tenderness が特徴的．

②**鼓腸音**　ガスで拡張した腸管は tympanic な響きを呈する．

③**肺肝境界消失**　管腔臓器の穿孔では腹腔内遊離ガスにより仰臥位での肝濁音界が消失する．

4）触　診

両膝を曲げさせ，腹筋の緊張をとって診察することが肝要である．疼痛部位より離れた部位から触診する．

①**圧　痛**　痛みの病巣からの求心性神経細胞の圧迫による興奮，刺激の加重により生じる．内臓痛に体性痛が加わる．多くは疾患の部位に一致

表 2 問診により考慮される診断名

年齢,性	小児	腸重積症
	高齢者	ヘルニア嵌頓,癌によるイレウス・穿孔,虚血性腸炎
	女性	子宮外妊娠,卵巣嚢腫茎捻転
発症様式	突発性	穿孔,イレウス,腸間膜血管閉塞,腸軸捻転
		卵巣嚢腫茎捻転,子宮外妊娠,大動脈瘤破裂
痛みの様式	間欠的	イレウス,結石
	持続的	血管閉塞,穿孔,炎症性疾患
	初発痛(関連痛)	急性虫垂炎時の心窩部痛
	放散痛(関連痛)	胆石(右肩,右背部),尿管結石(下腹部,尿道,大腿),膵炎(背部,胸部,肩),脾梗塞(左肩,Kehr's sign),閉鎖孔ヘルニア(H-R 徴候*)
	疝痛発作	結石,イレウス,血行障害,急性ポルフィリン症,急性鉛中毒
	背部叩打の痛み	腹部大動脈瘤破裂
	体位変換不能	消化管穿孔(汎発性腹膜炎)などの重篤例
	右腰をかがめる歩行	急性虫垂炎
	鎮痛薬に抵抗	急性膵炎,進行癌
随伴症状	嘔気・嘔吐	内臓痛性疼痛,イレウス,腹膜炎
	38.5℃以上の発熱	汎発性腹膜炎,膿瘍形成,腸管壊死,尿路系の感染症
	黄疸	総胆管結石,胆石発作,肝炎
	下痢	大腸炎,食中毒,骨盤腹膜炎
	脂肪下痢便	膵疾患
	タール便	上部消化管の潰瘍
	粘血便	腸重積
	新鮮血便	潰瘍性大腸炎
	便秘	イレウス
	血尿	腎・尿路系結石
	頻尿,尿混濁	膀胱炎
	貧血,ショック	子宮外妊娠,大動脈瘤・肝動脈瘤・脾動脈瘤破裂,肝癌破裂
誘因	過食・食後	胃潰瘍,過敏性大腸炎
	空腹	十二指腸潰瘍(摂食により軽減)
	大量アルコール	膵炎
	ステロイドホルモン・非ステロイド系抗炎症薬	穿孔性腹膜炎,腹腔内膿瘍
	バルビツレート系薬剤	急性ポルフィリン症
	避妊ピルの使用	血栓症
	脳外科手術,頭部外傷	胃潰瘍
	胸腹部外傷	穿孔・破裂,出血,血腫
既往歴	胃・十二指腸潰瘍	穿孔性腹膜炎
	胆石症	疼痛発作,急性胆嚢炎,急性化膿性胆管炎,肝膿瘍,胆石イレウス,急性膵炎
	尿管結石	疼痛発作
	膵石症	慢性膵炎急性増悪
	大腸憩室症	憩室炎,穿孔性腹膜炎,腹腔内膿瘍
	消化管ポリープ	腸重積
	心弁膜疾患,心房細動	腸間膜動脈塞栓症
	動脈硬化症	虚血性大腸炎,腸間膜動脈血栓症
	開腹手術	イレウス
	Behçet病・膠原病・悪性リンパ腫	穿孔性腹膜炎,腹腔内膿瘍
	糖尿病・尿毒症	内科的急性腹症

*Howship-Romberg 徴候;閉鎖神経圧迫症状;大腿内側から下腿にかけて放散する疼痛・しびれ感

表 3 腹痛の部位　　　　　　　　(穿：穿孔時，初：初発時，◎：主部位)

	心窩部	右上	左上	臍部	右下	中下	左下	背部	全体		心窩部	右上	左上	臍部	右下	中下	左下	背部	全体
食道炎	○									虚血性腸炎							○		
急性胃炎	◎		○							腸間膜血管閉塞					○				○
胃潰瘍	◎								穿	S状結腸軸捻転							○		
十二指腸潰瘍	○	◎			○				穿	ヘルニア嵌頓				○	○		○		
胆石[※1], 総胆管結石		◎								イレウス	○			○					○
総胆管嚢腫, 胆管炎		◎								過敏性大腸炎									○
急性胆嚢炎	初	◎			○				穿	大動脈瘤破裂								◎	○
肝炎・肝腫大		○								感染性腹膜炎[※2]									○
肝膿瘍, 肝癌破裂		○								（結核性, 肺炎球菌性）									
横隔膜下膿瘍		○								腎盂腎炎									
急性膵炎	○		○	◎	○			◎	○	尿管結石									
脾梗塞・脾破裂			○							腎結石, 腎梗塞									
脾腫大, 遊走脾			○							膀胱拡張（尿閉）						○			
急性虫垂炎	初			初	◎	○	○		穿	子宮外妊娠					○		○		
腸間膜リンパ節炎				○	○	○				卵巣嚢腫茎捻転, 破裂					○		○		
急性腸炎					○	○				急性付属器炎					○		○		
限局性腸炎					○	○			穿	月経痛						○			
潰瘍性大腸炎					○				穿	骨盤腹膜炎					○		○		
Meckel 憩室炎					○	○			穿	心筋梗塞, 心不全	○								
大腸憩室炎					○		○		穿	狭心症, 心嚢炎	◎	○	○						
腸重積				○	○					肺炎, 胸膜炎		○	○						
										帯状疱疹		○	○						
										急性鉛中毒	○								○

[※1]胆石では右肩への放散痛　　[※2]疼痛は軽く，腹膜刺激症状も軽度

以上のほか腹痛部の不定である疾患として，血液疾患に起因するもの（異常ヘモグロビン：細動脈閉塞，白血病：出血・潰瘍・穿孔，悪性リンパ腫：潰瘍・穿孔），Schönlein-Henoch 紫斑病（出血），糖尿病性ケトアシドーシス，副甲状腺機能亢進症（高カルシウム血症），急性副腎不全，急性ポルフィリン症，尿毒症，膠原病（SLE，結節性動脈周囲炎，関節リウマチ）などがある．

(篠澤洋太郎：症候からみた初期治療─腹痛．救急レジデントマニュアル，第4版，医学書院，pp.150-151, 2009)

する．最強点を検索することが大切である．急性虫垂炎における McBurney 点，Lanz 点（各論12章，図14，633頁参照），Rovsing 徴候（手掌を左下腹部に当て，下行結腸内容を逆流させるように横行結腸へ圧迫した際，虫垂部に疼痛を感じる），Rosenstein 徴候（左側腹部で股および膝関節を軽く曲げると McBurney 点，Lanz 点の圧痛が増強される），急性胆嚢炎における Murphy's sign（右季肋部を手で圧迫すると深吸気時に肝が下降し胆嚢が触れ疼痛を感じ吸気を止める）は診断上有用である．

② **腹膜刺激症状**　腹膜刺激症状は腹膜炎の存在を意味し，開腹手術を決定するもっとも重要な所見である．体液の腹膜刺激性は胃液，腸液，膵液，胆汁，尿，血液の順に強い．

筋性防御（muscular defence）は壁側腹膜刺激による体性痛．炎症が腹壁腹膜に波及すると腹壁筋肉の反射性緊張亢進が起こり筋肉を抵抗として触知する．強くなると筋肉は硬直性痙攣を起こし硬く触れる（muscle rigidity）．乳幼児，老人では筋肉が少なく把握しにくいため筋性防御がないからといって腹膜炎を否定すべきではない．

反跳性疼痛（Blumberg 徴候，rebound tenderness）は手でゆっくりと腹部を圧迫した後，手を急に離したときに局所に感じる痛み．壁側腹膜，内臓漿膜の急激な伸展収縮による体性痛と内臓痛．

内閉鎖筋試験（obutulator muscle test）は仰臥位で，右下肢を股および膝関節で90°屈曲させ，検者の右手で足くびを持ち，左手で大腿部を内転および外転させ，右下腹部に起こる疼痛の有無を調べる．陽性では内閉鎖筋付近に炎症が及んでい

ることを示す.

腸腰筋試験(iliopsoas test)は仰臥位の患者の大腿を持ち上げ,検者の手を患者の膝の上に置いて押さえ,患者の股関節屈曲運動に抗するようにするか,左側臥位で右下肢をまっすぐ伸ばし股関節部で背側に強く引っ張る.いずれの方法でも右下腹部に疼痛を感じれば陽性である.虫垂が盲腸後面にあって後腹膜に密接し,その炎症性変化のために腸腰筋が緊張をきたした場合などが考えられる.

踵おろし衝撃試験(heel drop test)は立位可能な患者につま先立ちさせ,一気に踵を落として体に衝撃を与える検査で,腹膜炎の存在部位に痛みが響く.歩行時の腹部の痛みも腹膜炎を示唆する所見である.

③ **腹部膨隆** 腹水,腹腔内出血は量がそれほど多くない場合には波動として感知されるが,多い場合には硬く触れ,打診でも鈍な音として感じる.

④ **腫瘤触知** 癌腫,腹部大動脈瘤.

5)直腸指診

腹膜炎では直腸深部前壁に圧痛がある.虫垂炎では右側に優位の圧痛がある.Douglas窩膿瘍では直腸深部前壁に熱感,圧痛,波動を感じ,肛門括約筋は弛緩する.

指についた便の性状を観察することにより,消化管内腔の状態を推察する(出血,粘血便など).

外科的急性腹症に類似した病態を呈する周辺疾患(心臓血管系疾患,胸部疾患など)で腹痛が主訴とされる場合には腹部の理学的所見が乏しい場合が多い.

D. 検　査

1)血液・尿検査

血算は貧血,炎症などの基本的なスクリーニングであり,とくに白血球数はSIRSの指標にもなっている.白血球数は病態の進行により増加するが,1万/mm³を超える場合には,他の所見をふまえ手術を考慮する.しかし,病態の進行によりかえって白血球数が低下することもある.

生化学検査では傷病臓器特異性を持つアミラーゼAMY(膵炎),ビリルビン・ALP(GPT)・γ-GTP(胆石,総胆管結石),ALT・AST(GOT)(肝炎,肝損傷),AST・LDH・CK(心筋梗塞)などの上昇は診断に有用である.CRPは炎症のマーカーであるが上昇は遅れる.

尿検査は血尿,沈渣の赤血球(尿路結石・腎腫瘍),尿混濁,沈渣の白血球(腎盂腎炎・膀胱炎)などが泌尿器系疾患の鑑別に有用である.尿アミラーゼ[アミラーゼクリアランス=(尿AMY×血清Cr)/血清AMY×尿Cr)≧4%]は膵炎の診断に有用である.また,妊娠可能年齢女性の下腹部痛では,妊娠反応を調べる.原因不明の腹痛ではポルフィリン症を疑い尿中ポルフィリンをチェックする.

2)生理学的検査

心電図は,とくに心窩部痛の場合の心筋梗塞の鑑別に必要である(心電図所見に乏しい心筋梗塞も少なくないことにも留意).

血液ガスは,絞扼性イレウス,腸間膜動脈閉塞などによる臓器阻血を反映する乳酸アシドーシスのチェックに有用である.

3)画像診断

① **腹部単純X線写真** 背臥位正面撮影を基本とし,横隔膜から恥骨結合までが含まれることが望ましい.イレウスや消化管穿孔が疑われる場合は左側臥位正面像や立位正面像を追加する.ただし,腹腔内遊離ガスの検出には立位胸部単純X線写真やCTの方が感度が高い.

さまざまな画像診断が発達した今もなおその価値は高く,読影にあたっては系統的な読影法に心がけ,目立ちやすいガス像を最後にみる.表4に,急性腹症を疑ったときの腹部単純X線写真の読影法を記した.本書に掲載されている各傷病の単純X線写真も参照されたい(膵石;751頁 図92,横隔膜下遊離ガス;各論11章,576頁 図19,小腸拡張・ニボー;639頁 図21,sentinel loop;各論14章,748頁 図89,colon cut off sign;748頁 図90).腸管はそれ自体の炎症によっても,また周囲の炎症の波及により麻痺性イレウスを呈するが,sentinel loop, colon cut off sign, step ladder signは後者の機序により出現する.絞扼性イレウス症例のstring of beads sign, step ladder sign(図1)は貯留消化液の増加とともに,腸管壁の透過性亢進・吸収力低下により増加した液体量がガス量を凌駕した状態であり,さらに進行するとpseudotumor signとなる.S状結腸軸捻転症例のcoffee beans signを図2に,直腸穿孔症例にみられ

表 4 腹部単純 X 線写真読影のポイントと急性腹症およびその周辺疾患にみられる所見

ポイント	所見	考慮すべき疾患
●金属濃度の異常		
1）異常石灰化	結石像	胆石，尿管結石，胆石イレウス 膵石（慢性膵炎）
	虫垂石	虫垂炎
	骨盤内石灰像	卵巣囊腫茎捻転
	大動脈石灰化（動脈硬化）	大動脈瘤，腸間膜血管閉塞症
2）異物	消化管内異物	消化管穿孔
●水濃度の異常		
1）腹腔内液体貯留	dog's ears sign	腹腔内出血
2）腰筋，腎，肝角，脾角辺縁異常	renal halo sign，肝角徴候など	急性膵炎，腎周囲血腫
3）異常軟部腫瘤影	pseudotumor sign	絞扼性イレウス
●ガス濃度の異常		
1）異常ガスの存在		
腹腔内	横隔膜下遊離ガス（立位）	消化管穿孔
	air dome sign，など*（背臥位）	
腹腔外	後腹膜腔気腫	消化管（十二指腸，上・下行結腸，直腸）の後腹膜への穿孔
2）消化管ガスパターンの異常		
異常小腸ガス	小腸拡張	イレウス
	鏡面形成像（ニボー）	イレウス
	oblique string of beads sign	絞扼性イレウス
限局孤立性ガス拡張像	sentinel loop	虫垂炎，急性膵炎など
	colon cut off sign	急性膵炎など
	coffee beans sign	S状結腸軸捻転
多発性ガス拡張像	（麻痺性イレウス）	汎発性腹膜炎
ガスの消失	gasless abdomen	絞扼性イレウス
	直腸内ガス消失	イレウス
3）消化管ガスの圧排，偏位	（右上腹部）	胆囊拡張（急性胆囊炎）
	（骨盤）	膀胱拡張（尿閉）
4）消化管壁の異常		
壁肥厚，壁不整	thumbprints	上腸管膜動脈閉塞症，SLE Schönlein-Henoch 紫斑病
腸管壁内ガス	腸管囊状気腫	腸管壊死
5）実質臓器内ガス	門脈内ガス	腸管虚血
6）胆囊，胆管，腎盂，尿管，膀胱などの管腔内ガス	胆管内ガス	胆囊瘻，気腫性胆囊炎
	膀胱内ガス	気腫性膀胱炎

*double wall sign（腸管の内外壁が明確に描出される），foot ball sign（肝鎌状靱帯の描出），perihepatic gas

た後腹膜気腫像を図3に示す．

② **腹部エコー**　診断のみならず治療でもその有用性はますます高まり，急性腹症には必要不可欠の機器となった．従来，実質臓器の傷病，大血管の病変，腹腔内出血，遊離ガス，胆囊炎，総胆管結石，虫垂炎（633頁 図15），進行癌，腸重積症などの疾患の診断に用いられてきたが，近年はその解像度の進歩，カラードプラの併用などにより，イレウス（原因や絞扼の有無など）や潰瘍・炎症性病変，上腸管膜動脈閉塞症などの診断も行われるようになった．胃アニサキス症なども胃粘膜の肥厚をエコーで捉えることにより疑診可能である．しかし，画像の視野が狭いこと，死角となる部位があること，腸管ガス，肥満による情報量の減少などの欠点も有する．

③ **腹部CT**　単純X線撮影前に施行される場合もある．読影の際に念頭におくべきことは基本的には単純X線と同じであるが，より詳細な解剖学的変化，傷病範囲の把握が可能である．たとえば，消化管の場合，拡張の程度，腸管壁や腸間

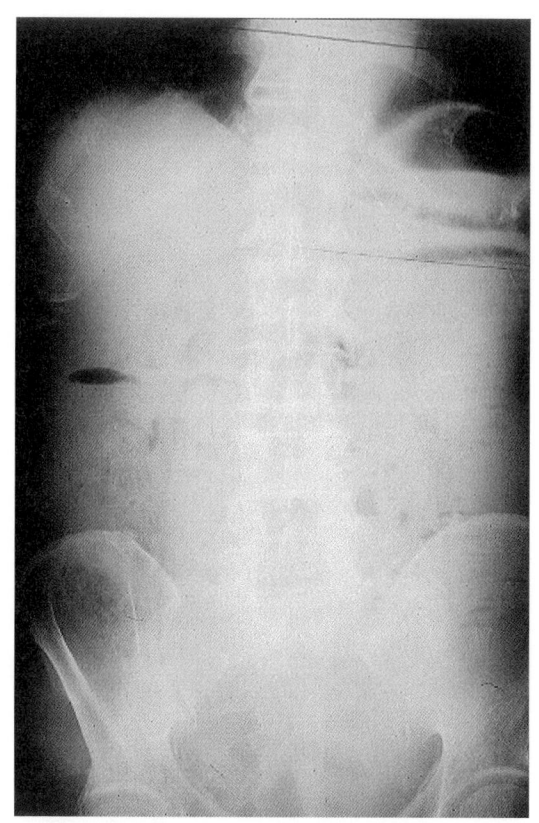

図1 絞扼性イレウス症例の string of beads sign（中央横に蛇行），step ladder sign
（左側腹壁寄りに縦に蛇行，全体的に gasless abdomen）

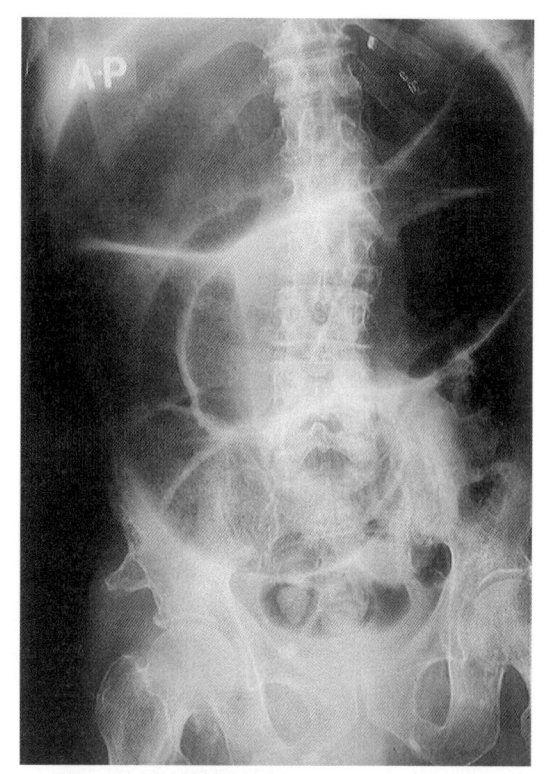

図2 S状結腸軸捻転症例の coffee beans sign

膜の状態（浮腫，毛羽立ち像，脂肪組織濃度の上昇など）の観察が可能である．造影CTは単純CTに比し情報量が多く，結石など特殊な場合を除き腎障害や造影剤アレルギーに注意しながらも積極的に行う価値がある．

重症急性膵炎のCT像は750頁 図91を参照されたい．腸管虚血症例の**門脈内ガス**を図4に示した．

④ **MRI** 急性腹症にMRIが first choice となる傷病は少ない．すでに診断がつき，治療方針決定の際に病変の進展などを立体的に把握するために施行される．MRCP（MR cholangiopancreatography）で胆道・膵管の観察，HASTE（half-Fourier acquisition single-short turbo spin-echo）MRIで消化管全体の冠状断の観察，MR urography での尿路系の観察などの他，非侵襲的血管造影 MRA（MR angiography）に応用されている．

⑤ **注腸造影** 大腸イレウスを呈するが診断がつかない場合や，大腸癌，S状結腸軸捻転，腸重積症の鑑別に，ガストログラフィンなど水溶性造影剤による注腸造影が用いられる．

⑥ **血管造影** CTなど他の画像診断の発達により，診断より **IVR（interventional radiology）** としての治療面での重要性が増してきた．出血性病変に対する塞栓術 TAE（transcatheter arterial embolization）や血栓性病変に対する血栓溶解療法などがあり，診断に引き続き行いうる有効な治療手段である．上腸間膜動脈塞栓症例の血管造影像を図5に示した．

⑦ **核医学検査** Meckel憩室（$^{99m}TcO_4^-$ 胃粘膜シンチグラフィにより異所性胃粘膜を描出する）や消化管出血（^{99m}Tc コロイド，^{99m}Tc 標識赤血球）の診断に用いられることがある．0.05〜0.35 ml/分の出血が診断可能であり動脈造影（0.5〜3 ml/分の出血が診断可能）より優れている．

4）内視鏡検査

吐下血を伴うなどの消化器内腔に病変の首座を有する疾患の鑑別，治療に必須である．従来は，上部消化管穿孔に対しては適応外とされてきた

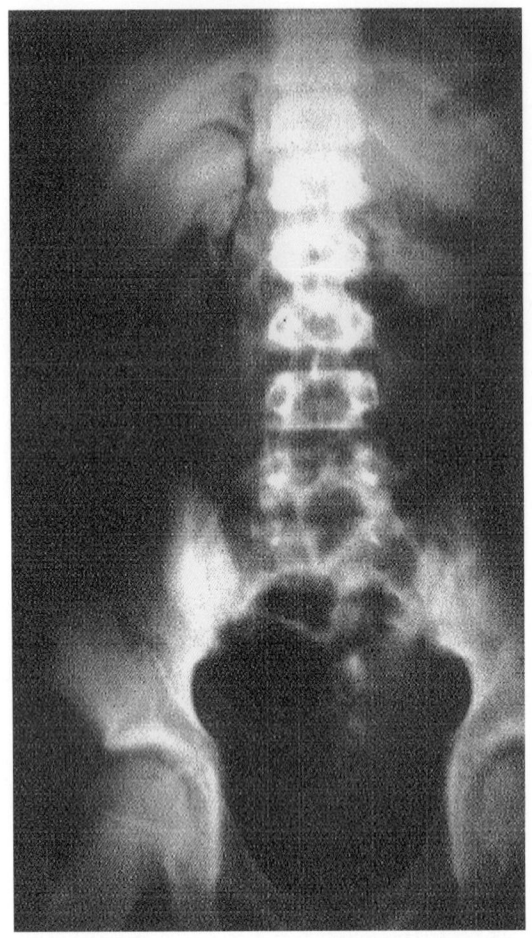

図3　直腸穿孔症例にみられた後腹膜気腫像（右腎周囲）

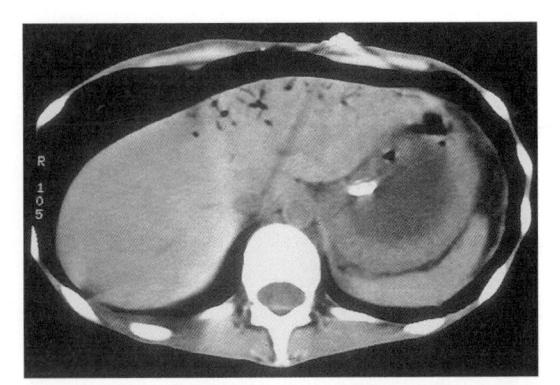

図4　腸管虚血症例の肝内門脈内ガス

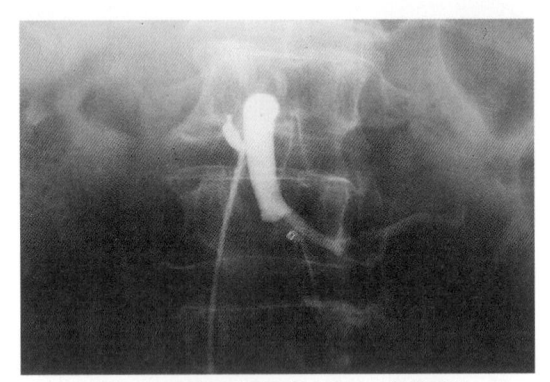

図5　上腸間膜動脈血栓症例の血管造影像

が，近年は適応症例であれば積極的に施行される傾向にある．

5）その他

腹腔内の病変が疑われるが診断困難な場合や外傷性消化管損傷が疑われる場合では，腹腔鏡，診断的腹腔洗浄法（diagnostic peritoneal lavage；DPL）が有用である．

6．治療方針の選択

腹痛の診断でもっとも重要なことは治療方針の決定であり，全身状態の把握，開腹適応の決定が疾患名の診断に優先する場合もある．

A．全身状態の把握

バイタルサイン（意識状態，体温，呼吸数，脈拍，血圧）が重要である．血液生化学検査（Hb，血小板，凝固系，BUN，クレアチニン，電解質，血糖値），尿糖・尿ケトン・尿蛋白，心電図，血液ガス（末梢循環不全，低酸素血症，ケトアシドーシス）は，原疾患の診断のみならず全身状態の把握に有用である．また，胸部の聴診による呼吸状態の評価や外頸静脈の視診による循環動態の評価なども大切である．ショック状態であれば，乳酸リンゲル液などの細胞外液補充液の急速輸液などの循環管理を行う必要がある．抗菌薬全身投与とともに SIRS, MODS であれば抗炎症性メディエーター対策，DIC 対策として**プロテアーゼインヒビター**などの持続投与，人工呼吸，血液浄化などの障害臓器補助が必須となる．

B. 腹部理学的所見の診断上重要なポイントと治療方針の選択

1) 開腹手術（手術に準じる治療法も含む）の絶対適応（緊急性順）

① **出血性ショックを伴う疾患（外傷性実質臓器破裂，大動脈瘤破裂，子宮外妊娠，肝癌破裂など）** 分単位での緊急性がある．輸血の準備とともにショック時間を少なくすべく急速輸液（重篤例ではパンピング）を施行する．肝癌破裂では選択的動脈血管造影手技による塞栓療法が第一選択である．子宮外妊娠破裂で緊急性が少ない場合には腹腔鏡下手術も行われる．

② **血管閉塞（腸間膜動脈閉塞など）** 時間単位での緊急性がある．血管閉塞では腹痛は突発的で強烈．初期では腹膜刺激症状は明らかではない．血栓による閉塞では最初に選択的動脈血管造影手技による血栓溶解療法（urokinase など）が行われる場合もある．塞栓の場合では Fogarty カテーテルによる血栓塞栓摘出術や代用血管による再建が行われる場合もある．また，阻血腸管の切除を余儀なくされるため，全身状態が許されれば，短腸症候群の回避を目的に，血栓溶解療法，血栓塞栓摘出術により腸管温存をはかり，12～24時間後の阻血腸管を切除することも行われる．

③ **血管閉塞を伴う消化管閉塞（絞扼性イレウス，卵巣嚢腫軸捻転など）** 分～時間単位での緊急性がある．自発痛は強烈，初期では腹膜刺激症状は明らかではない．

④ **管腔臓器の穿孔による汎発性腹膜炎（十二指腸潰瘍穿孔，大腸癌穿孔など）** 時間単位での緊急性がある．腹痛は突発的であることが多い．腹膜刺激症状が腹部全体にみられる．全身性炎症反応が高度．十二指腸潰瘍穿孔で汎発性腹膜炎の所見がなく全身炎症性反応の強くない場合には保存的に治療可能な場合もあるが，常に手術を念頭に置く必要がある．

⑤ **急性炎症性疾患の病期の進行したもの（急性虫垂炎，急性胆嚢炎など）** 腹痛はゆっくり増強する（漸増痛）．腹膜刺激症状が局所に認められ，全身性炎症反応も高度．半日単位での緊急性であるが，診断がつき次第治療を開始すべきである．急性閉塞性胆嚢炎では緊急処置として経皮的経肝胆嚢ドレナージ（PTGBD；percutaneous transhepatic gallbladder drainage）が行われる場合が多い．

2) 手術に準じた緊急処置

① **腹部エコー** 腹腔内膿瘍や胆道ドレナージの際に活用されてきたが，腸重積症に対する超音波下整復術も行われており，従来の透視下整復にとって替わるものとなろう．

② **内視鏡** 内視鏡検査に引き続き治療としての処置が可能であることも多く，食道静脈瘤，胃十二指腸潰瘍出血に対する止血，アニサキス症の虫体摘出（572頁 図15参照），急性胆管炎に対する胆道ドレナージ（内視鏡的逆行性胆管ドレナージ ERBD；endoscopic retrograde biliary drainage），S状結腸軸捻転の捻転解除，左側結腸癌による大腸イレウスに対するステント留置による減圧などが施行される．

③ **interventional radiology** 選択的動脈血管造影手技による上腸間膜動脈血栓症などの阻血性疾患において血栓溶解薬，血管拡張薬の動脈内持続投与などが行われる．重症急性膵炎においては，蛋白分解酵素阻害薬，抗菌薬の動脈（腹腔動脈など）内持続投与が積極的に行われるようになった．

肝癌破裂，骨盤骨折などによる出血性ショックでは選択的動脈血管造影手技による塞栓療法が第一に選択される．

3) 保存的治療

緊急開腹手術を要しない腹痛に対しては保存的治療が選択されるが，外科的急性腹症である可能性も考慮しつつ，原疾患の確診に努める．絶飲食，安静などの基本的な処置を行い，高度な腹痛に対しては，体性痛，内臓痛を鑑別し，体性痛には鎮痛薬（pentazocine 15 mg），内臓痛には鎮痙薬（臭化ブチルスコポラミン 10 mg）を使用する．疼痛管理により交感神経亢進症状および腹壁の緊張などが除去されて理学的所見も取りやすくなる．診断が確定しないうちに鎮痛薬を投与すべきでないという考え方もあるが，抗コリン薬やオピオイドの投与は，その後の診断・治療に影響しないと考えられる．

機械的イレウスであれば，胃管もしくはイレウス管を留置する．感染性炎症性疾患では抗菌薬を併用するが，原疾患が推定できればスペクトラムを絞った empiric therapy が可能である．

18 腹壁，臍および後腹膜

1. 構造と機能

A. 腹　壁（図1）

　腹壁は腹部の皮膚，皮下脂肪組織，筋膜，筋，腹膜前脂肪組織と体壁腹膜で構成され，腹腔内臓器の保護と呼吸・発声・排便など生理的に重要な役割を果たしている．筋は腹直筋，内・外腹斜筋，腹横筋で，腹直筋は正中で**白線**（linea alba）を形成する．神経支配は第7～12肋間神経と第1腰神経である．動脈は肋間動脈，上腹壁動脈，外腸骨動脈に由来する．腹壁の静脈は門脈圧亢進時に遠肝性側副血行路となる．

B. 腹　膜

　前腹壁後面から後腹壁前面まで全腹腔と腹腔内臓器をおおう薄い膜で，全体表面積に等しい．吸収と滲出作用がきわめて大である．痛覚を有し感染防御作用，癒着作用（炎症の限局化をはかるが，イレウスの原因となることもある）を併せ持つ．

C. 後腹膜

　後腹膜腔と同義語として使用される．後腹膜には腹部大動脈，下大静脈，膵臓，十二指腸，腎臓，副腎，尿管などのほか，神経，リンパ節およびリンパ管，精巣あるいは卵巣動静脈などが含まれる．解剖学的に障害物がなく，疎性結合織より成るため病変が拡がりやすい．

図1　腹壁の区分

A 先天異常

A. 腹壁の先天異常

　腹直筋離開，先天性腹筋欠損症，腹壁破裂など（各論20章　小児外科 882頁参照）．

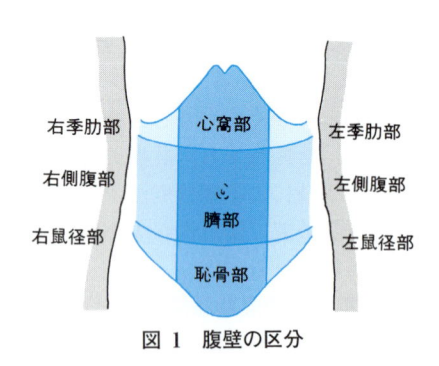

B. 臍の先天異常

　臍帯ヘルニア，臍ヘルニア，臍腸管の閉鎖不全など（小児外科の項参照）．

C. 腹膜の先天異常

　Jackson膜は壁側腹膜と上行結腸内縁の間の膜様物，Payer膜は脾あるいは肝結腸曲部の横行結腸と，下行あるいは上行結腸間の膜様物で，共に便秘の原因となることがまれにある．

B 損傷，異物

A. 開放性損傷

　刺創，切創，裂創，銃創などで，内臓損傷の有無を確認することが重要である．

B. 非開放性損傷

　挫傷とそれに伴う血腫，皮下剝離，筋亀裂や断裂などで，内臓損傷も合併する．

C. 異　物

　弾丸，伏針，手術創の縫合糸，ガーゼなど．

C 炎　症

1．腹壁の炎症 inflammatory diseases

A．急性炎症

癤（せつ），癰（よう），蜂巣炎，化膿性筋炎などの他，手術創の感染や腹腔内の炎症が波及することもある．新生児の臍炎はときに敗血症に移行し致命的となる．

治療は一般に安静，冷却，抗生物質投与を行い，膿瘍に対しては切開，排膿をはかる．

B．慢性炎症

1．結　核

多くは続発性で特徴的な冷膿瘍を形成する．病変の掻把と抗結核薬の投与を行う．

2．放線菌症

回盲部の放線菌症の波及による場合が多い．腹壁は板状硬となり，菌塊ドルーゼ（druse）を含む膿瘍を形成し時に瘻孔を作る．癌浸潤との鑑別が必要である．治療はヨードカリ内服，penicillin，tetracycline の内服と放射線照射が有効である．

C．炎症性腫瘤

1．Schloffer 腫瘤 Schloffer tumor

結紮糸など異物の慢性刺激による炎症性反応性の結合織腫瘤で，開腹術後数ヵ月から数年して手術瘢痕部に形成される．症状はほとんどなく，デスモイドとの鑑別は困難である．

2．Mondor 病

腋窩，乳房のあたりから上腹部にかけて静脈あるいはリンパ管由来で発症する腫瘤で発赤，圧痛を伴う．中年の女性にみられ，自然消退することが多いので外科治療を必要としない．

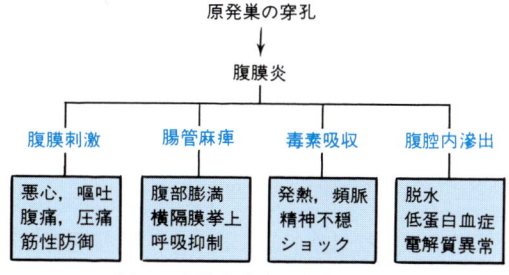

図2　急性腹膜炎の病態と症状

2．急性腹膜炎 acute peritonitis

ポイント

虫垂炎，卵管炎などの腹腔内臓器の炎症に続発するものが大部分で，白血球増多，発熱，腹痛，**腹膜刺激症状，腹壁緊張**などを呈する．胆石症，急性膵炎，イレウス，腹腔内出血，婦人科・泌尿器科疾患と鑑別を要す．全身管理，抗生物質の投与，早期の開腹・ドレナージを行う．

▶**原因，分類**

① **無菌性** aseptic と **細菌性（化膿性）** bacterial　起炎菌としては *E. coli*，*Clostridia*，*Klebsiella* など．

② **原発性** primary と **続発性** secondary　原発性はまれであり，ほとんどが腹腔内臓器や腹壁の炎症から続発する．急性虫垂炎，女性付属器炎などの日常ありふれた疾患に続発するものが多く，次いで消化管の穿孔，術後の縫合不全，胆嚢炎などがあげられる．胆汁流出によるものは**胆汁性腹膜炎（bile peritonitis）**という．

③ **限局性** local，localized と **汎発性（びまん性）** diffuse

▶**病態，症状**　図2参照．

▶**診断**　理学所見，とくに腹痛の性質，圧痛，**Blumberg 徴候，筋性防御（défence musculaire）**を確認する．白血球数，腹部単純 X 線撮影も重要である．

鑑別すべき疾患には，胆石症，急性膵炎，イレウス，腹腔内出血，婦人科・泌尿器科疾患などがあげられる．理学所見に加え，腹部単純 X 線像（異常石灰化像，ガス像，腸管麻痺の有無など）やアミラーゼなどの生化学検査，腹腔穿刺などで鑑別可能である．

▶治療　全身状態の改善，抗生物質投与等による保存的療法，または早期開腹によるドレナージが必要である．

3．慢性腹膜炎 chronic peritonitis

大部分は結核性腹膜炎によるが，結核患者の減少と共に減ってきている．

湿性（腹水型）と乾性（癒着型）がある．症状はきわめて慢性に経過し，腹痛，発熱（微熱が多い），栄養障害，全身倦怠感などである．腹水は蛋白量が多く，結核菌は証明できないことが多い．

治療は抗結核薬の投与で，癒着による障害には開腹手術が必要となることがある．

4．腹腔内膿瘍 intraabdominal abscess

▶ポイント
解剖学的陥凹部や原疾患の周囲に形成される膿瘍で，単純X線，CT，エコーなどで診断はむずかしくない．抗生物質投与と開腹あるいはエコーガイド下穿刺によるドレナージを行う．

汎発性腹膜炎（panperitonitis）後の合併症として，あるいは病勢の強さや解剖学的条件などにより，腹腔内の炎症が限局性にとどまる場合に生じた膿瘍である．

▶発生部位
① 汎発性腹膜炎の治癒過程で腹腔内の解剖学的陥凹部に液が貯留して形成される場合：左右横隔膜下，右肝下部，左右腸骨窩，Douglas窩および腸管，腸管膜間など

② 原疾患の周囲に形成される場合：虫垂，胆嚢，卵管などの炎症の周囲や胃腸吻合部膿瘍など（図3）．

▶症状　一般に急性の症状はとらず，発熱，白血球増多，腹膜刺激による腹痛や嘔吐，時に有痛性の腫瘤を触れる．イレウス症状を伴うことも少なくない．開腹手術後，順調な経過にあったものが脈拍増多，発熱（弛張熱）をきたし悪化するときは，腹腔内膿瘍の存在を疑う．

▶診断　理学所見と腹部単純X線像，CT，エコーが有用である．Douglas窩膿瘍では，直腸腟指診によるDouglas窩の圧痛，波動，硬結などを認め，

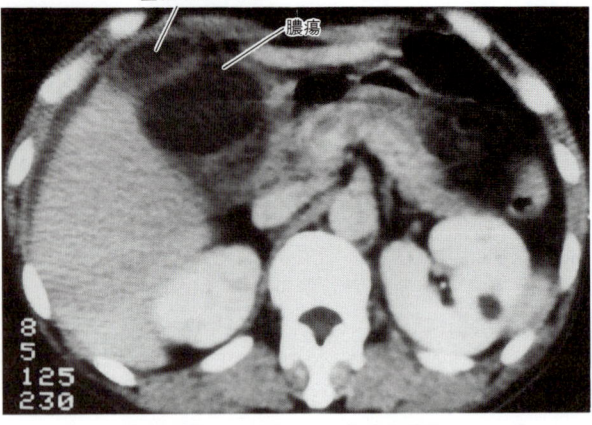

図3　慢性胆嚢炎に続発した胆嚢周囲膿瘍のCT像

穿刺により膿を証明する．横隔膜下膿瘍では胸部X線像で患側の横隔膜の挙上や胸水の貯留を認める．

▶治療　抗生物質の投与とドレナージを要する．開腹してドレナージを置くか，Douglas窩膿瘍では経肛門的経腟的に切開排膿する．最近ではエコーガイド下で経皮的に穿刺し，ドレナージチューブを置くこともある．

5．大網の炎症性腫瘤（Braun腫瘤）

手術時の大網の収束結紮部や各種異物を中心として，大網が包埋した炎症肉芽腫をBraun腫瘤と呼ぶ．腫瘤触知と軽度圧痛を認め，悪性腫瘍との鑑別が困難な場合は外科的切除が必要となる．

6．非特異性後腹膜線維症
nonspecific retroperitoneal fibrosis

後腹膜に線維化を起こす非特異性非化膿性疾患で，原因は不明であるが，全身性の非特異性線維化症（特発性縦隔線維症，Riedel甲状腺腫，硬化性胆管炎）の1分症ともいわれている．後腹膜腔に厚い白い線維化が生じ，漸次進行し，横隔膜を越えて両側性に縦隔まで達することもある．中高年の男性に多い．

▶症状　腰椎部痛，悪心，下痢などの消化器症状，尿管や静脈の閉塞症状がみられる．

▶治療　副腎皮質ホルモン，抗生物質投与，放射線照射などの保存的療法が主であるが，尿管や静

脈の閉塞症状（水腎症，下腿浮腫など）を呈する場合は外科的治療を要する．

D 腫　瘍

1．腹壁腫瘍 tumor of abdominal wall

A．良性腫瘍

脂肪腫，血管腫，神経線維症，デスモイドがある．

■**デスモイド（desmoid）類腱腫**
　家族性大腸腺腫症手術後に好発し，腹腔内デスモイドと腹壁デスモイドに分けることができ臨床像はかなり異なる．女性の場合，分娩1年以内の発生が多く，手術瘢痕から発生する．小さいときは無症状である．良性だが浸潤性で再発が多く，とくに腹腔内デスモイドでは主幹血管を巻き込み摘出が困難な場合がある．外科治療としては，完全な摘出が必要である．

B．悪性腫瘍

肉腫や皮膚の類上皮癌がある．臍部には癌性腹膜炎に続発した転移性腫瘍が認められる．

2．腹膜腫瘍 peritoneal tumor

A．原発性腫瘍

きわめてまれに良性あるいは悪性の中皮腫がある．悪性のものは腹水や転移を生じ予後不良である．

B．続発性腫瘍

胃・結腸などの癌による播種性転移がほとんどであり，Douglas窩転移をとくにSchnitzler転移と呼ぶ．腹水中に癌細胞が証明され癌性腹膜炎になれば，根治的治療の手段はない．

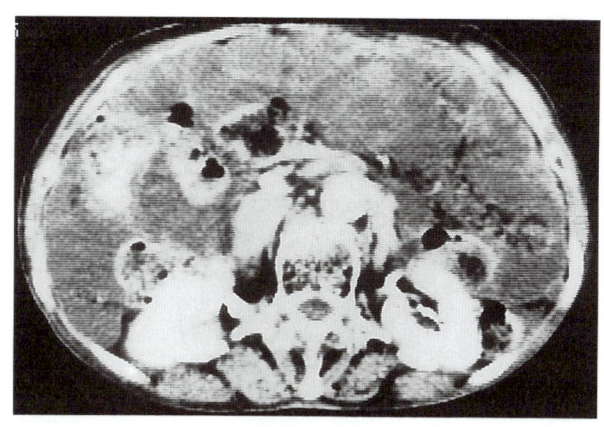

図4　腹膜偽粘液腫のCT像
腹腔内を占居する粘液が低吸収域として抽出される．

C．腹膜偽粘液腫 pseudomyxoma peritonei

卵巣または虫垂の粘液嚢腫（mucocele）の破裂により，腹腔内に播種，着床した粘液産生細胞が原因で，粘液性またはゼラチンを含む嚢胞性腫瘤がびまん性に発生し腹腔内を充満する．40〜60歳の女性にみられるが，比較的まれである．
▶**症状**　不定の消化器症状，体重減少，悪液質などで，穿刺あるいは開腹による粘液の証明により診断される．
▶**治療**　原発巣を含めた完全摘出であるが困難で，温熱療法や抗癌薬投与も試みられるが再発をくり返し予後不良である（図4）．

3．腸間膜腫瘍 mesenteric tumor

原発性腫瘍として脂肪腫，線維腫，まれに悪性脂肪肉腫がみられ，嚢胞としては腫瘍性のリンパ管腫，貯留性嚢腫，寄生虫嚢腫および重複腸管がある．続発性腫瘍としては癌の腹膜播種による転移性腫瘍が多い．
▶**症状**　大きくなると腸管の圧迫症状をきたす．
▶**治療**　腫瘍の単独切除が困難なときは腸管も合併切除する．

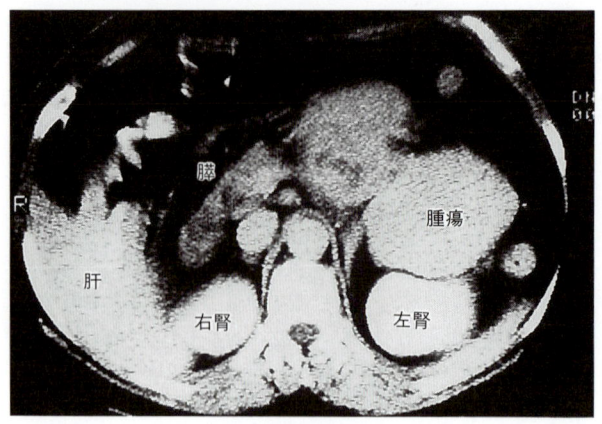

図 5 後腹膜平滑筋肉腫の CT 像

図 6 腹腔穿刺部位
linea alba：両腹直筋が合わさる中央の線
半月状線：腹直筋外縁に沿う線

4．後腹膜腫瘍 retroperitoneal tumor

ポイント

悪性が 80％ を占め，中でも悪性リンパ腫が多い．これ以外の肉腫ではしばしば巨大となる．40〜50 歳代に多いが 10 歳代以下にもみられる．症状は静脈などの圧迫症状，体重減少，腰背部痛，腹痛，腫瘤触知などで完全摘出を行うが，再発も多い．悪性リンパ腫では抗癌薬投与，放射線照射も有効である．

▶ **発生** 膵臓，腎臓，副腎などの臓器とは無関係に発生した腫瘍をいい，中胚葉性，リンパ組織由来の腫瘍が主である．

▶ **病理** 大部分は悪性（80％）で悪性リンパ腫がもっとも多く，他に線維肉腫，脂肪肉腫，平滑筋肉腫などがあるが，リンパ組織由来のものを除く肉腫はしばしば膨張性に発育し，巨大となる．

良性のものには嚢腫，奇形腫，脂肪腫，線維腫，平滑筋腫等がある．

▶ **年齢** 40〜50 歳代にもっとも多いが 10 歳代以下の小児にもみられる．

▶ **症状** 良性腫瘍では腫瘤触知と圧迫症状が主で，悪性腫瘍ではさらに腹痛や腰背部痛，全身倦怠感，体重減少等がみられ，巨大になると下大静脈，神経の圧迫症状が加わる．

▶ **診断** 腹腔内および後腹膜臓器の腫瘍との鑑別を要する．単純 X 線撮影，CT，エコー，腎盂造影，消化管造影，血管造影等が有用である（図 5）．

▶ **治療** 良性のものは大きなものでも摘出可能であるが，悪性のものは完全摘出が困難なことが多く，再発も多い．悪性リンパ腫には放射線照射，抗癌薬が有用である．

付 1 ▶ 腹腔穿刺

適応 診断，治療あるいは両者を目的として行う．

① 対象となる疾患
　ⓐ 腹水を生じる疾患
　ⓑ 腹腔内出血（腹部外傷，肝癌の破裂，子宮外妊娠破裂など）
　ⓒ 腹腔内限局性膿瘍：エコーガイド下穿刺が行われる．
② 試験（診断）的穿刺：腹腔内貯留液の有無および性状の確認．
③ 治療的穿刺：腹水の排除，膿瘍のドレナージ，抗癌薬の注入など．

禁忌と注意点 腸管癒着の疑われる手術創周囲，腸管拡張の著明なとき，妊娠子宮・肝脾腫等にも注意を要する．

穿刺部位（図 6） 通常，臍と左前腸骨棘を結ぶ線（Monro-Richter 線）あるいは右前腸骨棘を結ぶ線の外 1/3 の点を穿刺する．腹部外傷時には，左右上腹部を穿刺することもある．

合併症 腸管損傷，大量腹水排除後のショック，感染，穿刺部の出血・血腫など．

付 2 ▶ 腹腔鏡

比較的少ない侵襲で腹腔内を直接観察できるため，診断の困難な肝疾患を主とした腹部疾患や婦人科疾患などの診断に有用である．

肝臓や時には膵臓などの生検が直視下で施行でき，また最近では腹腔鏡下のエコー検査や手術胆摘，（肝癌に対するマイクロ波凝固療法，（早期）悪性腫瘍に対する臓器（胃，腸）切除術）なども行われている．

19 ヘルニア

1. 定 義

 生物学的あるいは病的に存在する裂隙や欠損部より，臓器や組織が脱出する状態をヘルニア (hernia) という．

2. 病 態

 ヘルニアは ① 門 (orifice)，② 内容 (contents)，③ 嚢 (sac)，④ 被膜 (covering) より構成されている．嚢を欠く場合も広義にはヘルニアに含めるが，狭義では脱 (prolapse)，あるいは偽ヘルニア (false hernia) として真性ヘルニア (true hernia) とは区別している．

 ヘルニア門はヘルニアの入口となる裂隙や組織の欠損部で，生理的には血管や神経が貫いている部位で，病的には腹壁の欠損部や抵抗減弱部位である．

 ヘルニア内容は脱出する臓器や組織で，移動性に富む小腸や大網であることが多い．

 ヘルニア内容が簡単に戻る状態を**還納性ヘルニア (reducible hernia)**，戻らなくなった状態を**非還納性ヘルニア (irreducible hernia)** という．非還納性ヘルニアを**嵌頓ヘルニア (incarcerated hernia)** と混同して使われているふしがあるが，嵌頓ヘルニアとは非還納性ヘルニアのうち，ヘルニア内容に循環障害をきたしている可能性のある場合をさしている．

 ヘルニア内容として，腸管壁の一部が陥入しているものを Richter hernia (図1)，Meckel 憩室が陥入しているものを Littre hernia と称し，特殊なタイプである．

 ヘルニア嚢はヘルニア内容を包んでいるものであり，壁側腹膜であることが多い．ヘルニア嚢につづいて，卵管や盲腸などの臓器そのものがヘルニア嚢の一部を形成することがあり，このような場合を**滑脱ヘルニア (sliding hernia)** という (図2)．

 ヘルニア被膜は，ヘルニア嚢をおおって皮膚との間にある組織で，皮下組織，腱膜，筋肉，筋膜，腹膜前脂肪組織などであるが，ヘルニアの発生部位によって，その構成は異なってくる．

3. 分 類

 ヘルニアは大きく二つに分類される．外ヘルニア (external hernia) と内ヘルニア (internal hernia) とである．前者は腹腔内臓器が壁側腹膜に包まれて腹腔外に脱出しているものであり，後者は腹腔内の窩，陥凹等に臓器が嵌入している状

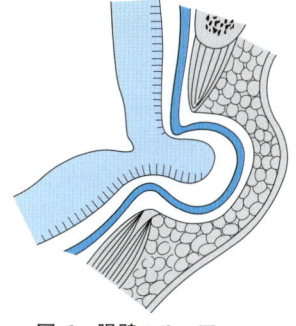

図1 腸壁ヘルニア (Richter hernia)
(岩渕 眞：NEW 外科学，第2版，出月康夫ほか編，南江堂，p.723, 1997)

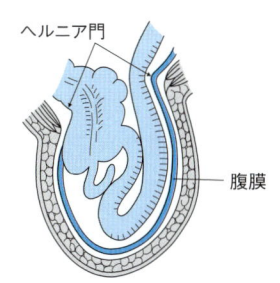

図2 滑脱ヘルニア (盲腸, 上行結腸の一部)
(岩渕 眞：NEW 外科学，第2版，出月康夫ほか編，南江堂，p.723, 1997)

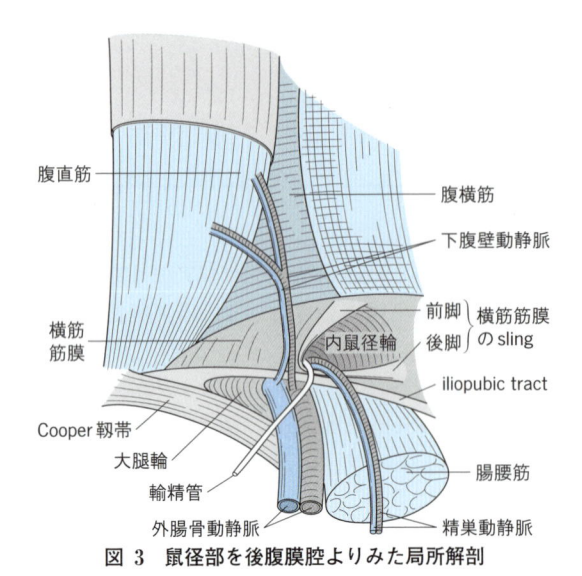

図 3 鼠径部を後腹膜腔よりみた局所解剖

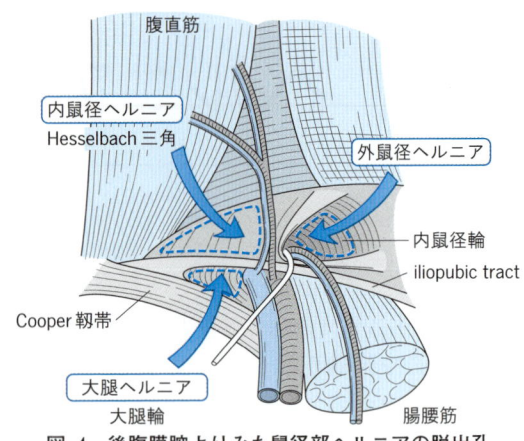

図 4 後腹膜腔よりみた鼠径部ヘルニアの脱出孔

態である．

A．外ヘルニア

① **鼠径部ヘルニア**　鼠径ヘルニア〔外（間接）鼠径ヘルニア，内（直接）鼠径ヘルニア〕，大腿ヘルニア
② **腹壁ヘルニア**　正中腹壁（白線）ヘルニア，外側腹壁（半月状線）ヘルニア，腹壁瘢痕ヘルニア，腰ヘルニア
③ **臍部ヘルニア**　臍帯ヘルニア，臍ヘルニア
④ **骨盤部ヘルニア**　閉鎖孔ヘルニア，坐骨ヘルニア，会陰ヘルニア

B．内ヘルニア

① **腹膜窩ヘルニア**　十二指腸空腸窩（傍十二指腸窩）ヘルニア，盲腸窩ヘルニア，横行結腸間膜窩ヘルニア，S状結腸間膜窩ヘルニア，網嚢孔ヘルニア，膀胱周囲ヘルニア
② **異常裂孔ヘルニア**　腸間膜裂孔ヘルニア，大網および小網の異常裂孔ヘルニア，広間膜異常裂孔ヘルニア

A　鼠径ヘルニア inguinal hernia

ポイント

鼠径靱帯（ligamentum inguinale, Pouparti靱帯）の頭側の鼠径部の抵抗減弱部より発生するヘルニアで，外鼠径ヘルニアと内鼠径ヘルニアとがあり，外鼠径ヘルニアが圧倒的に多い．

小児では生理的抵抗減弱部である**腹膜鞘状突起**の開存がヘルニアの病因であるため，ヘルニア囊の**高位結紮**が手術のポイントである．
一方，成人では病的な腹壁の抵抗減弱部のあることがヘルニアの原因であるため，ヘルニア囊の高位結紮と，減弱部の修復が必要となる．
鼠径ヘルニアの手術にあたっては，正しい局所解剖を熟知することが大切であることは言うまでもない（図3，図4）．鼠径部で体表から触知し得る解剖学的指標として，上前腸骨棘と恥骨結節が重要となる．鼠径靱帯はこの両者の間に張られている．鼠径管は腹腔側の内鼠径輪から，皮下の外鼠径輪に向かい筒状になった径路で四つの壁から形成されているが，前壁は外腹斜筋腱膜，後壁は横筋筋膜，上縁は内腹斜筋，下縁は鼠径靱帯である．この溝の中を精索および神経が走っており，伴走してヘルニア囊が存在する．内鼠径輪の位置を体表から推測すると，鼠径靱帯のほぼ中央にあたり，外鼠径輪は恥骨結節の上外側にある．これら指標は皮膚切開の位置を決めたり，ヘルニアの診断上重要な silk sign を確認する際にポイントとなる（図5）．

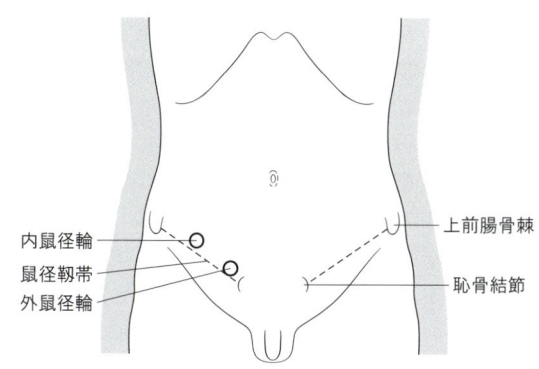

図5 体表から触知できるヘルニアの解剖学的指標

1. 外鼠径ヘルニア external (lateral, indirect) inguinal hernia

▶**定義** 小腸や大網などの腹腔内臓器が，内鼠径輪を通り鼠径管内にとどまるか，さらには外鼠径輪より出て皮下に脱出する状態をいう．

▶**頻度** 鼠径ヘルニアのうち，小児では99.7%，成人では68%が外鼠径ヘルニアである．小児の外鼠径ヘルニアの発生頻度は出生の3〜10%と報告により幅がある．未熟児ではその頻度はさらに高く，35%に達する．部位別では右60%，左25%，両側15%である．右側の頻度が高いのは，左に比し右の精巣の下降が遅れ，腹膜鞘状突起の閉鎖も遅れるためである．

▶**病因** 胎生3ヵ月時，精巣は後腹膜腔で腎の下極に位置するが，精巣の尾側に付着する精巣導帯に導かれ，胎生7ヵ月頃内鼠径輪より鼠径管を通り胎生9ヵ月には陰嚢内に下降する．精巣が内鼠径輪を通る際，腹膜を鼠径管内に引き込み腹膜鞘状突起が形成される．出生前後に腹膜鞘状突起は自然に閉鎖し，遺残物が肉様膜として精巣に付着して残る．小児においては，腹膜鞘状突起の開存が本疾患の成因である．

女児では，**Nuck管**が鼠径管を通って大陰唇に付着するが，その際，腹膜が鼠径管に引き込まれ，腹膜鞘状突起となる．

▶**病態** 腹膜鞘状突起の開存の程度により種々な病態を呈する（図6）．

①腹膜鞘状突起が全長にわたり開存している（陰嚢型ヘルニア scrotal type hernia）．

②腹膜鞘状突起の尾側が閉じ，口側が開存している（鼠径ヘルニア inguinal type hernia）．

③腹膜鞘状突起の口側が狭くなっており，尾側

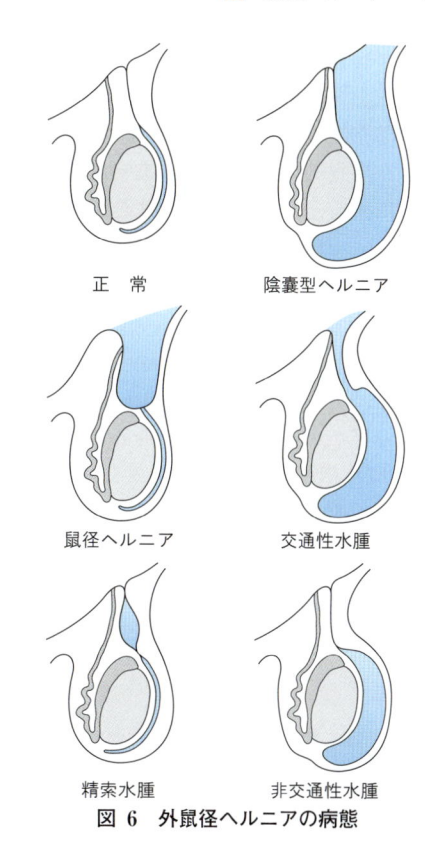

図6 外鼠径ヘルニアの病態

が開存し，内容が腹水である（交通性水腫 communicating hydrocele）．

④腹膜鞘状突起の口側がきわめて狭く，精索あるいはNuck管に水腫を形成している（精索水腫，Nuck水腫 hydrocele of cord）．

⑤腹膜鞘状突起の口側が閉じており，肉様膜部に水腫のあるもの（非交通性水腫 distal patency noncommunicating hydrocele）．

▶**症状** オムツ交換時や入浴時に鼠径部の膨隆で異常に気づくことが多い．啼泣時や力んだときに膨隆が著しく，機嫌がよくなると消失することを確認している場合もある．歩くようになった子供では，朝起きたときは鼠径部が平坦だが，夕方遊びから帰ると膨れており，膨れた部を圧迫するとグル音とともに腫瘤が小さくなる．鼠径部の膨隆が頻回であれば，比較的早く外来を受診するが，膨隆が頻回でなく患児も何も訴えない場合は，親に危機感もなく外来受診が遅れることもある．むしろ，水腫などで，常時腫瘤が消失しない場合の方が早く外来を受診する．

女児では，鼠径部に可動性のある硬い腫瘤を触

れることがあり，これは卵巣が脱出したもので，水腫と同様患児の機嫌はよい．

成人では立位で腹圧のかかった際に鼠径部の膨隆があり，自覚的には同部に不快感がある．仰臥位で安静にすると，これら症状はおさまる．

▶**診断** 自宅で鼠径部の膨隆を確認して来院するわけであるが，来院時には膨隆を認めないことが多い．したがって，診断は silk sign や pumping test によることになる．恥骨上縁の外鼠径輪に一致する部を，手指で鼠径管に直角に左右に動かすと，ヘルニアがある場合はヘルニア嚢がこすれて絹の手ざわり様に感じる．これを silk sign という．silk sign を会得するにはかなりの経験を要するが，左右の外鼠径輪を比較して触れてみるとわかりやすい．pumping test とは，患児に腹圧をかけさせ，鼠径部の膨隆を確認して診断する方法である．

▶**鑑別診断**

① **陰嚢水腫，精索水腫** 表面平滑で，緊満あるいは波動性のある無痛性の腫瘤である．水腫の診断法として透光性があげられるが，乳児では腸管壁も薄いため，非還納性ヘルニアでも透光性を認めるので注意を要する．

交通性水腫では，腫瘤をゆっくり圧迫すると内容が腹腔に戻り，腫瘤が縮小する．鼠径ヘルニアと同じ手術を行う．

非交通性水腫では，生後6ヵ月から1年で自然消失する可能性があるので，発症後6ヵ月くらいは経過観察する．消失しない場合は鼠径ヘルニアと同じ手術を行う．

② **リンパ節炎** オムツかぶれを合併していたり，腫瘤表面に発赤や浮腫があることが多く，全身状態はよい．リンパ節は鼠径管外であり，嵌頓ヘルニアとの鑑別に超音波検査が有用である．

③ **精巣捻転** 陰嚢に有痛性の発赤，腫脹が認められ，全身状態はよい．炎症との鑑別が問題で，捻転の診断がつけば緊急手術となる．

④ **Nuck 水腫** 卵巣の脱出した非還納性ヘルニアとの鑑別が大切で，超音波検査が有用である．

⑤ **腫瘍** 精巣の良性・悪性の奇形腫やリンパ管腫，血管腫などもある．

⑥ **精索静脈瘤** 起立時に蛇行した結節状の細長い腫瘤が認められ，臥位で消失する．

▶**治療** 小児では鼠径ヘルニアの約10％に非還納性ヘルニアを合併する．とくに乳児ではその合併率が高く30％に及ぶ．発症後12時間以内の非還納性ヘルニアでは局所の炎症所見や腹膜刺激症状がなければ徒手整復を行う．嵌頓ヘルニアになってから緊急手術を行った場合の術後合併症（創感染，再発，輸精管損傷等）発生率は20％で，予定手術での術後合併率1.5％に比しはるかに高い．したがって，小児の鼠径ヘルニアではできるだけ早期の予定手術を計画し，嵌頓ヘルニアになる危険性を避ける方針が一般的である．

手術時期に関しては手術を行う施設の乳児麻酔や手術経験，看護体系などを考慮すべきであるとともに，自然治癒に至る例も考慮し，専門施設では生後3ヵ月以降を目安としていることが多い．

ヘルニアバンドの使用については，治癒率が非常に低い，皮膚炎や皮膚・皮下組織の圧迫壊死を起こす，精巣や卵巣の萎縮をきたす，ヘルニア嵌頓時に危険である，長期装着がむずかしいなどの理由から使用しない．

▶**手術**

1）小児鼠径ヘルニアの手術

基本方針は，①不必要な部分をいじらない（癒着，瘢痕形成による合併症の防止），②精索転移は行わない（しめ過ぎによる精巣萎縮の防止）を念頭におく．

皮膚切開は皮膚割線である supra pubic line に一致した横切開で行う．ヘルニア嚢の高位結紮（腹膜前脂肪組織の位置あるいは下腹壁動静脈が確認できる直上で，ヘルニア嚢を結紮，切断する）が主体で，鼠径管の補強を行うことはほとんど必要ない．

① **Mitchell-Banks 法**（図7） 鼠径管に操作を加えることなく，外鼠径輪の部でヘルニア嚢から精巣動静脈，輸精管を剥離し，ヘルニア嚢を引き上げつつ高位結紮を行う．鼠径管の距離の短い，幼児までが対象となる術式である．

② **Potts 法**（図8） 鼠径管の一部を開き，内鼠径輪に近い部位でヘルニア嚢を剥離し，高位結紮を行う．鼠径管は開いた部位のみ縫合閉鎖する．

③ **Lucas-Championniére 法**（図9） 外鼠径輪より内鼠径輪へ向かい鼠径管を開き，Potts 法同様のヘルニア嚢の処理をする．開いた部位の鼠径管を縫合閉鎖する．

④ **Ferguson 法**（図10） Lucas-Championniére法と同様に鼠径管を開放し，ヘルニア嚢を高位結紮した後，鼠径管前壁を補強する．原法と変法とがあり，原法は内腹斜筋を鼠径靱帯に縫合し，さらにその上に外腹斜筋腱膜どうしを縫合する．変法では内腹斜筋と外腹斜筋腱膜内側縁を鼠径靱帯に縫合し，その上に外腹斜筋腱膜外側縁を外腹斜筋腱膜内側に縫合して前壁補強する．

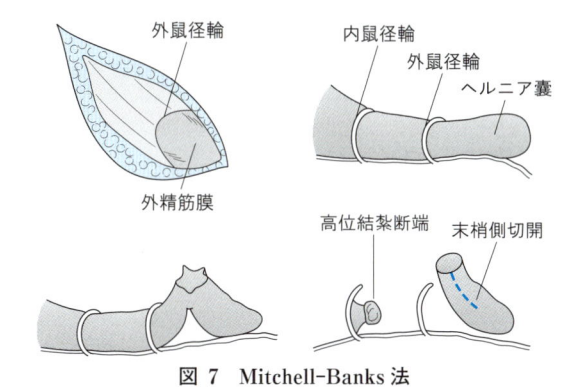

2）成人の鼠径ヘルニアの手術

ヘルニア嚢の高位結紮の後，脆弱となった鼠径管を補強するのが手術の基本となる．

①**Bassini法**（図11） 従来成人にはもっともよく行われた術式である．鼠径管を開放後，ヘルニア嚢を高位結紮し，精索を挙上しつつ内腹斜筋，腹横筋，横筋筋膜を鼠径靱帯に縫合し鼠径管後壁を補強する．その上に精索を転移し，前壁は外腹斜筋腱膜内縁，外縁を縫合し閉鎖する．

本法は術後愁訴も強く，より生理的機能を温存した術式にとって代わられつつある．

②**Marcy法**（図12） ヘルニア門，すなわちヘルニア発生源の閉鎖に主眼をおいた術式である．ヘルニア嚢の高位結紮後，内鼠径輪を形成する横筋筋膜を縫合し，精索をしめつけない程度に縫縮する．

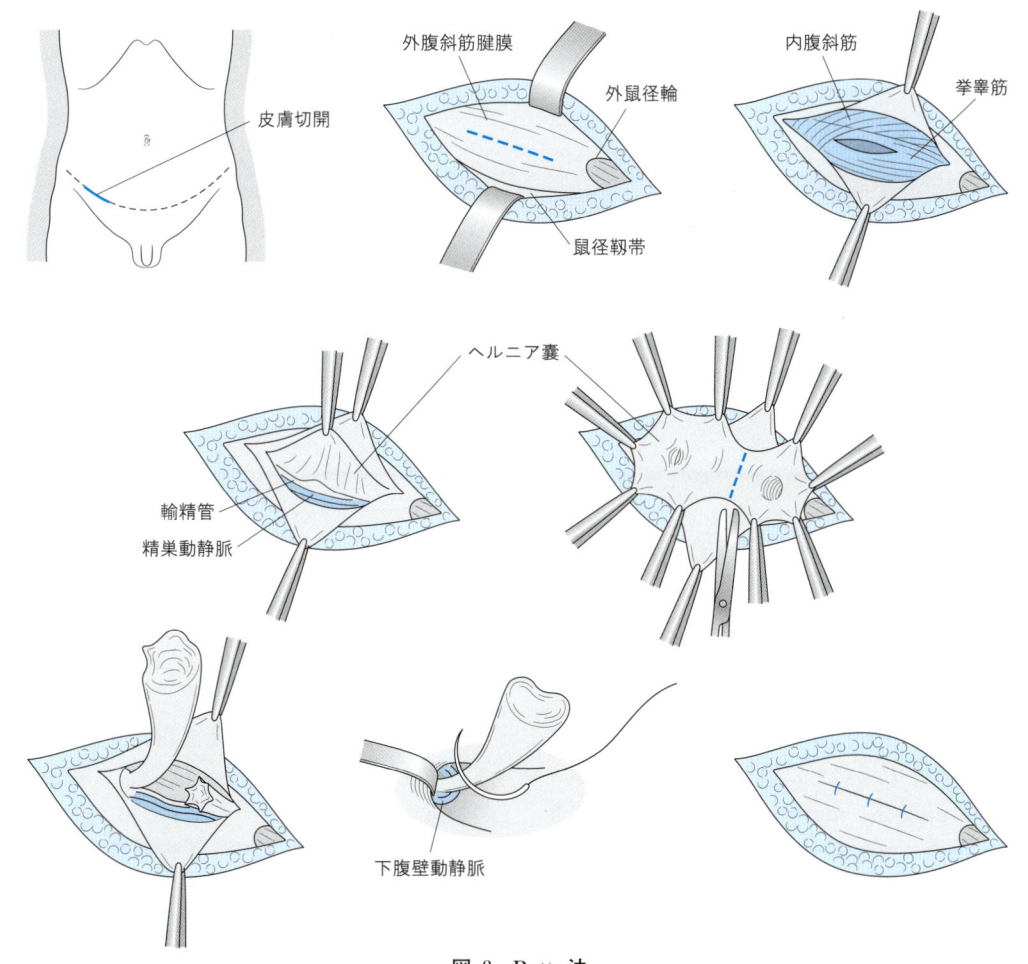

図7 Mitchell-Banks法

図8 Potts法

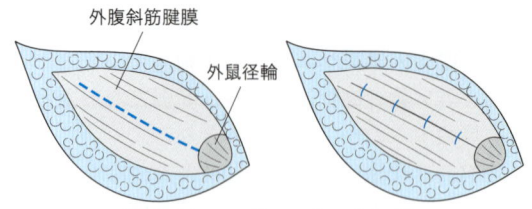

図 9　Lucas-Championniére 法

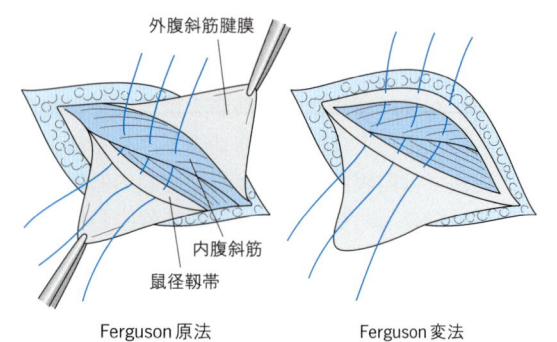

図 10　Ferguson 法
Ferguson 原法　　　Ferguson 変法

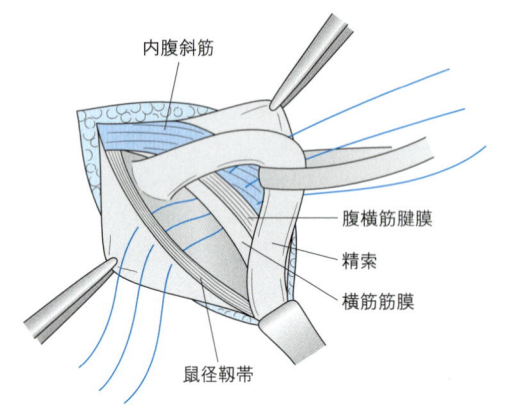

図 11　Bassini 法（原法）

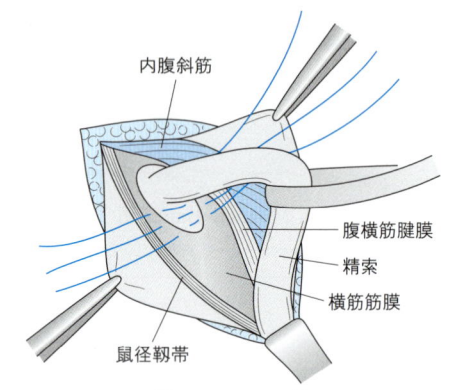

図 12　Marcy 法

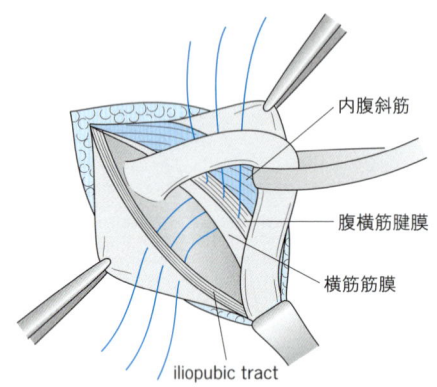

図 13　iliopubic tract repair

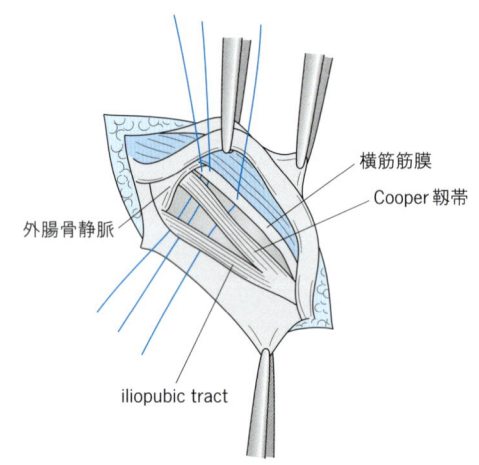

図 14　McVay 法

③ **iliopubic tract repair**（図 13）　iliopubic tract は鼠径管後壁の最外側にあり，横筋筋膜が肥厚した線維性組織で鼠径靱帯に平行している．本法は鼠径管後壁を補強するため，腹横筋腱膜をiliopubic tract に縫合する．内鼠径輪が大きく開大していたり，横筋筋膜が脆弱で，内鼠径ヘルニア発生が危惧される場合には本法が用いられる．

④ **mesh plug 法，mesh patch 法**　ヘルニア嚢の高位結紮後，polypropylene の mesh を用いて後壁補強を行うもので，再発ヘルニア等に有用である．

⑤ **McVay 法**（図 14）　鼠径管後壁の補強として，腹横筋腱膜，横筋筋膜を iliopubic tract よりさらに後方に位置する Cooper 靱帯に縫合するものである．

⑥ **腹腔鏡下手術**　鏡視下手術の普及に伴い，ヘルニアにも応用されるようになった．腹腔側からヘルニア嚢を処理し，人工膜（mesh）によりヘルニア門を閉鎖するものである．

3）女児の鼠径ヘルニアの手術

ヘルニア内容が卵巣である場合が多い．無理な徒手整復は，卵巣，卵管の損傷をきたしやすく，できるだけ早期の予定手術を組む．多くの場合卵管の滑脱部の手前でヘルニア囊を結紮，切断するので不十分な手術に終わるが，ほとんど再発はない．時に滑脱がひどく，ヘルニア囊の内側からタバコ縫合を行うことがある．

4）対側ヘルニアの手術

片側の鼠径ヘルニアの手術後に対側の鼠径ヘルニアの出現する頻度は10～15％と報告されている．一方，近年の腹腔鏡による検索では，対側の腹膜鞘状突起の開存率は40～56％と高い．したがって，腹膜鞘状突起が開存しても実際にヘルニアが発症するとはかぎらない．これは，鼠径ヘルニア発生に対する生理的防御機構の存在で説明される．すなわち，内鼠径輪を腹腔側で形成する横筋筋膜のslingは，腹圧上昇時に収縮し内鼠径輪を腹腔側より閉鎖する弁の作用をする．このshutter actionがヘルニアの発生を防いでいる．したがって，むやみに対側ヘルニアの手術を行う必要はない．

2．内鼠径ヘルニア internal（medial, direct）inguinal hernia

▶定義　内腹斜筋・腹横筋下縁（上方），鼠径靱帯（下方），下腹壁動・静脈（外方）で囲まれた鼠径管後壁のHesselbach三角から外鼠径輪に脱出するヘルニア．

▶頻度　成人では鼠径ヘルニアの10％前後を占め，とくに高齢者に多い．小児ではきわめてまれで，ほとんどが外鼠径ヘルニア術後に発生したとの報告である点が小児の特徴である．

▶病因　Hesselbach三角は横筋筋膜だけでおおわれているにすぎず抵抗減弱部位であるが，横筋筋膜には腹横筋腱膜からの腱膜線維が網目状に混入しており，腹圧に抵抗している．腱膜線維の混入や分布の仕方には個人差があり，分布の疎な人や，部分的に少ない場合には，腹圧に対する抵抗が弱く，ヘルニアが発生する．当然のことながら，小児の外鼠径ヘルニアで精索を探す際に，鼠径管後壁にあたる横筋筋膜の線維に損傷を与えれば後壁の抵抗が弱くなりヘルニアが発生する可能性がある．

▶症状，診断　鼠径部の膨隆は外鼠径ヘルニアより内上方で，それ程大きくなく，しかも陰嚢内には下降しない．小児では，外鼠径ヘルニアの手術既往がある場合には，再発を考えると同時に，本症も念頭におくことが大切である．

▶治療　ヘルニア囊の処理と鼠径管後壁の補強を行うことが手術の目的である．ヘルニア囊の頸部が広基性である場合は頸部でタバコ縫合し，ヘルニア囊を腹腔内に内翻する．頸部が細い場合はヘルニア囊を結紮切除する．後壁の補強はiliopubic tract repair法による．小児では，横筋筋膜が伸びきっていることは少なく，横筋筋膜を縫い縮めるのみでよい．

B　大腿ヘルニア

▶定義　大腿輪から腹腔内臓器が大腿管を通過し，鼠径靱帯の直下にある大腿卵円窩から脱出するヘルニア．

▶頻度　成人では女性で右側に多い．嵌頓を合併しやすい．小児では成人での特徴はあてはまらず，性差，左右差はない．

▶病因　iliopubic tract，Cooper靱帯，大腿静脈で囲まれた大腿管の腹側の入口が大腿輪で，ヘルニア門となる．大腿輪が広い場合にヘルニアが発生する．McVayはiliopubic tractのCooper靱帯への扇状の付着状態が少ない場合には大腿輪が大きくなり，ヘルニアが発生しやすいと述べている．

▶症状，診断　外鼠径ヘルニアよりは下側方部が膨隆した皮下腫瘤では本症を疑う．

▶治療　ヘルニア囊の処理と大腿輪の縫縮が主体となる．鼠径管後壁の横筋筋膜を開き，ヘルニア囊の頸部を確認し，囊の剥離を大腿管内に進めた後，大腿部から囊底部を腹腔側に圧迫し，囊を転移させる．ヘルニア囊を頸部で貫通結紮する．その後，McVay法による大腿輪縫縮と鼠径管後壁閉鎖を同時に行う．

C 腹壁ヘルニア

1. 正中腹壁（白線）ヘルニア
epigastric hernia

▶**定義** 臍部以外の腹壁正中線上に発生するヘルニアで，一般には臍部より上方に発生する．
▶**頻度** 0.5～10％と報告に幅がある．しかし，症状のない本症も多数あるものと思われる．
▶**病因** 白線は左右腹直筋の境界部で，外腹斜筋，内腹斜筋，腹横筋の各筋膜が癒合したもので，臍より上部は 1.5～2.5 cm と幅広いが，臍下では狭い線状を成している．筋膜の脆弱性に起因するヘルニアである．
▶**症状，診断** 多くの場合，臍上部で白線上の無痛性の皮下小腫瘤を訴える．腹圧をかけた際に腫瘤が大きくなれば診断は容易である．筋膜の欠損は数 mm から数 cm と幅があり，皮下腫瘤はエンドウ豆大から手拳大に及ぶ．
▶**治療** 6歳以下の小児の先天性の本症は自然治癒することが多い．成人では痛みなどの症状がある場合やヘルニア門が 1.5 cm 以上の場合に手術の適応となる．手術はヘルニア内容の脂肪織の切除と，筋膜欠損部の閉鎖である．多発性の白線ヘルニアが 20％程あるので，手術時注意を要する．

2. 外側腹壁（半月状線）ヘルニア
spigelian hernia

▶**定義** 腹直筋の外側の半月状線に一致したヘルニアで，臍部より下方に多く発生する．
▶**頻度** きわめて少ない．高齢者に多く，性差はない．小児では男児に圧倒的に多い．
▶**病因** 多くは肥満であった人が，急激にやせた際に起こりやすい．とくに半月線を形成する腹直筋に接する内腹斜筋の脂肪織の消耗により筋肉内に間隙が生じ，腹圧の上昇が加わると本症が発生する．
▶**症状，診断** ほとんどが小さなヘルニアで，欠損孔部は 1～2 cm が多い．ヘルニアの膨隆が外腹斜筋腱膜でおおわれていてわかりづらいことが多く，局所の痛みや違和感を訴える．本症状は咳や立位で増強し，臥位で消失する．
▶**治療** 外腹斜筋腱膜を開き，半月線上のヘルニ

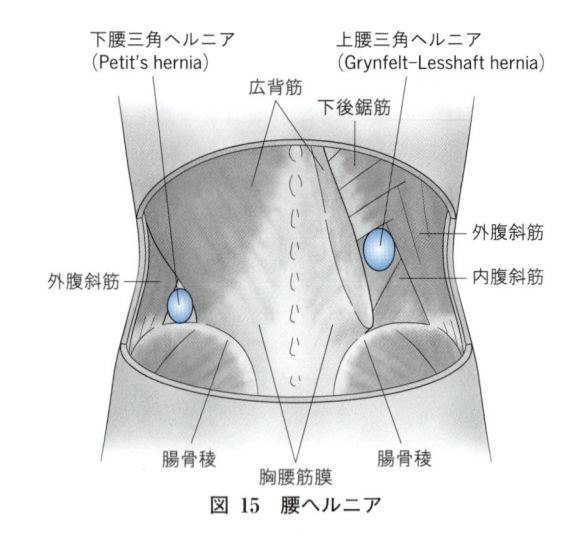

図 15 腰ヘルニア

アを確認後，囊の閉鎖と腹横筋および内腹斜筋で欠損孔を閉じる．

3. 腰ヘルニア lumbar hernia

▶**定義** 腰部の脆弱部より発生するヘルニア．
▶**頻度** きわめてまれ．乳児では，他に筋肉，肋骨，腸骨，脊椎などの発育不全を伴っていることが多い．成人では外傷後に発生することが多く，2/3 は男性である．
▶**病因** 先天性と，外傷や膿瘍などの後に出現する後天性のものがある．腰部には**上腰三角**（superior lumbar triangle, Grynfelt-Lesshaft triangle）と**下腰三角**（inferior lumbar triangle, Petit triangle）の2ヵ所の脆弱部があり，ここより突出する（図15）．
▶**症状，診断** 腰部の痛みを伴った腫瘤で気づくことになる．腫瘤が還納可能であれば診断に迷うことはない．
▶**治療** 発症後，日が経つにつれ欠損孔が大きくなり，修復がむずかしくなるので，診断後できるだけ早期に手術を行う．乳児では，症状がゆるせば，発育を待ち生後6ヵ月後の手術が最適である．

4. 腹壁瘢痕ヘルニア
incisional hernia

▶**定義** 腹部手術の手術創に一致して起こるヘルニア．

- ▶**頻度** 腹部手術の0.5〜13.9%に発生すると報告されている．創哆開のあった患者では35〜50%の割合で発生する．
- ▶**病因** 肥満患者の手術，縦切開による開腹，創感染，ステロイドの併用，術後肺合併症の併発などが成因となる．
- ▶**症状，診断** 手術創の近くが膨隆することで気づかれ，痛みや不快感を訴える．
- ▶**治療** 嚢を閉じ，健常な筋膜どうしによる縫合閉鎖を行う．しかも，できれば横縫合による閉鎖が望ましい．

D 臍部ヘルニア

1．臍帯ヘルニア omphalocele

小児外科の章で述べられているので，ここでは省略する．

2．臍ヘルニア umbilical hernia

小児外科の章で述べられているので，ここでは省略する．

E 骨盤部ヘルニア

1．閉鎖孔ヘルニア obturator hernia

- ▶**定義** 閉鎖孔をおおう硬い靱帯様の閉鎖膜には閉鎖動・静脈，神経が通る小孔があり，この小孔を門として閉鎖管内に進入したヘルニア．
- ▶**頻度** まれ．やせた高齢の女子に多い．
- ▶**病因** 閉鎖管は豊富な腹膜前脂肪織で占められている．しかし，やせた人では脂肪織が乏しく，閉鎖管入口部が明瞭となり，抵抗減弱部となる．
- ▶**症状，診断** 閉鎖神経刺激症状としての大腿内側の疼痛（Howship-Romberg徴候）と，ヘルニアが非還納性になることにより生ずる腸閉塞症状を伴う．術前診断される例はまれで，腸閉塞による緊急開腹で診断されることが多い．
- ▶**治療** 腸閉塞症状を有する場合は開腹手術により，ヘルニア門を恥骨骨膜，腹膜とで閉鎖膜縁に縫合し閉鎖する．術前に確診の得られた例では，鼠径管を開く腹膜外到達法による手術も行われる．

2．坐骨ヘルニア sciatic hernia

- ▶**定義** 大坐骨孔あるいは小坐骨孔を通って発生したヘルニア．
- ▶**頻度** きわめてまれ．ほとんど成人で性差なし．
- ▶**病因** 先天的には梨状筋あるいは骨盤骨の発育異常が原因である．後天的には頑固な便秘や殿部の腫瘍などによる外圧で梨状筋がひき伸ばされ抵抗減弱部ができる．
- ▶**症状，診断** 殿部に一致して内容の還納できる腫瘤を触れ，腹圧で増大，臥位で消失する．坐骨神経の圧迫症状として下肢の背面痛を訴えることもある．
- ▶**治療** 腸閉塞を伴う場合は，経腹的に手術を行う．確診のついた例では殿部からのアプローチで手術をする．

3．会陰ヘルニア perineal hernia

- ▶**定義** 会陰を形成する筋肉と筋膜の間から発生するヘルニア．
- ▶**頻度** きわめてまれ．40〜60歳代の女性に多い．
- ▶**病因** Douglas窩のような骨盤内の深い陥凹と，会陰を形成する筋肉の異常間隙が原因となる．誘因としては，骨盤内の炎症，分娩外傷，肥満などがある．前方型と後方型があり，前方型は陰唇ヘルニアともいわれ女性にのみ発生する．後方型は直腸と坐骨結節との間に発生し，男女どちらにも起こり得る．
- ▶**症状，診断** 会陰部の腫瘤性膨隆で，直腸診あるいは経腟診で，腫瘤が骨盤内と通じていることを確認し，内容を腹腔内に納め得れば確定診断となる．
- ▶**治療** 手術法としては経腹的と経会陰的アプローチがある．

F 内ヘルニア internal hernia

十二指腸空腸窩ヘルニアと腸間膜裂孔ヘルニアが圧倒的に多い．

1．十二指腸空腸窩（傍十二指腸窩）ヘルニア paraduodenal hernia

▶定義　十二指腸周辺には九つの窩があり，従来はそれらの窩への腹圧上昇に伴った腸管の嵌入状態と定義されていたが，近年は腸回転に伴う腹膜の発達異常で mesocolic hernia と考えられている．

▶頻度　内ヘルニアの 20% を占め，左が右より多く，男性に多い．

▶病因　腸管の回転，固定という胎生期の発生過程の異常と関連している．右傍十二指腸ヘルニアは，空腸ループが 90° 回転でとどまっている間に，結腸は正常に回転・固定して小腸を包み込んでしまった状態である．この際ヘルニア嚢には上腸間膜動脈からの分枝が流入することになる．一方，左傍十二指腸ヘルニアは，腸管が 270° 回転を終了した後に，左結腸間膜基部に陥入したもので，ヘルニア門に沿い下結腸間膜静脈や左結腸間膜動脈の分枝が位置する．

▶症状，診断　腸閉塞症状を呈する．時に一塊となった腸管を腫瘤として触れる．

▶治療　腸閉塞およびヘルニアの治療を行う．手術によりヘルニア内容を引き出し，ヘルニア門を閉鎖する．その際，ヘルニア門に沿って走行する血管を損傷しないように注意する．

2．腸間膜裂孔ヘルニア mesenteric hernia

▶定義　小腸間膜あるいは結腸間膜の異常裂孔への腸管の嵌入である．

▶頻度　内ヘルニアの 30～40% を占め，小児に多く，性差はない．

▶病因　先天性では腸間膜の発育障害や，腸間膜の血管発育異常などが推定され，異常裂孔は回腸終末部腸間膜に発生することが多い．後天性としては外傷や炎症などが誘因となる．

▶症状，診断　腸閉塞症状で発生する．裂孔の小さい例が多く，絞扼度が高い．腹部立位単純 X 線写真では，鏡面像を欠く無ガス野の所見が特徴的である．急性腹症として開腹し診断されることが多い．

▶治療　腸閉塞の治療法に準じた術前準備の後，早急の手術により絞扼解除し，必要に応じ腸切除，裂孔の閉鎖を行う．

20 小児外科

1. 専門領域としての小児外科

　小児外科学の専門性は，15歳以下の小児期における外科疾患の**年齢特異性**に対して，専門的な知識，技術および発想が求められるがゆえに，確立されてきた．

　すなわち，① 新生児期および乳児期における生理学的変化と発達に伴う全身管理の複雑さ，② 先天性疾患を外科的なアプローチで治療する特殊性，③ 治療開始後の患者の人生が成人に比して長期間に及ぶために，肉体的，精神的発育に配慮した治療プランや，quality of life に対する視点を要求されることが，小児外科が独立した専門領域として認められるに至った理由である．

　従来，これら患者の年齢特異性は，新生児期を中心に研究され，また議論されてきた．しかし，近年における**胎児診断**，とくに胎児超音波検査やMRIの進歩によって，多くの先天異常が出生前に診断可能となった．その結果，小児外科の対象となる個々の疾患にも胎児期に遡った究明が，要求される時代になっている．"The fetus as a patient" という発想は小児外科においても常識となってきたといっても過言ではない．残念ながら，現段階では，出生前に診断が下されたことで，患児の治療成績が改善したか否かについては明確な評価はなされていない．個々の疾患によっては，出生前診断がただちに生命予後の向上につながらないとする報告もある．しかしながら，出生前診断が，母児のスクリーニングから**母体搬送**といった，産科および小児科の異常発見による人工妊娠中絶の是非といった新たな問題を提起したことは特筆される．

　このように出生前診断により新しい視点がもたらされたが，それにより新生児期や乳児期の特異的な生理学的変化を理解する重要性が低下したわけではない．"The child is not a little man" という言葉で象徴的に表現されるように，新生児の生理学的変化は，出生直後より呼吸器，循環器をはじめとして多臓器にわたって進行する．しかし，その調節機能は未熟であるため，生体に加わる侵襲や突然の変化に対して適応困難なことも少なくない．とくに未熟児では，成熟児に比べて抵抗力が弱く，低体温，低酸素，低血糖，脱水，循環血液量減少，アシドーシスなどの重篤な状態に陥りやすい．外科的疾患を有する新生児の管理においては，これらの生理学的特徴に配慮し，手術に先立って可能な限り患児の全身状態を安定させることが小児外科における治療への第一歩であり，術後管理の重要性と共に銘記されるべきであろう．

2. 母児の搬送，病歴聴取と診察

　新生児の外科的疾患を扱う施設は限られており，先天異常による外科的疾患では，患児をより高次の医療機関へ緊急で搬送することも多い．しかし，このような新生児搬送は，患児にとって強いストレスであるため，搬送中に患児の全身状態が悪化する危険性も高い．小児外科領域においても，腹壁破裂などの腹壁異常の際の低体温，上部消化管閉鎖による誤嚥による呼吸障害，消化管穿孔などに伴うショック状態などが知られている．一方，前項で述べたように，出生前診断の進歩に伴い，母児のスクリーニングが広く実施されるようになり，その結果，母体あるいは胎児に異常を認めた場合には，両者の安全をはかるため，適切な時期に周産期センターなどの医療機関へ母体を搬送することの必要性が認識されるようになった．**母体搬送**は，新生児搬送に比して，① 適切な分娩様式，分娩時期が決定できる，② 出生直後より専門医による集中治療が開始できるなどの利点がある．

　患児および母体の搬送の際には，前医からの情報提供が非常に重要であり，十分な情報が円滑に伝えられた場合には専門家の視点に立った病歴を把握することも可能である．しかし，一般的に小児外科における病歴の聴取は，成人と比べ困難で，

経験を要する．新生児はもちろん，乳幼児でも自覚症状の訴えには多くを期待できないため，患児の表情・動作などから所見を得ること，および母親，家族の協力を得て病歴を把握することが非常に大切である．この際，家族歴，妊娠および分娩経過，出生以後の発育についても詳細に聴取しておく．

また，患児の診察においても，病歴聴取と同じ理由から，他覚的所見が中心となる．以下，新生児を中心に診察のポイントを示す．

▶**全身所見** 顔貌（苦悶状，無欲状），呼吸（呼吸困難，咳嗽発作，呼吸の様式），脈拍（頻脈，徐脈），体温，皮膚の状態（色調，乾燥度，浮腫，発疹，緊張度），四肢の緊張度．

▶**局所所見** 頭部（大泉門開大，頭蓋骨縫合），顔部（眼球結膜，眼瞼結膜，口唇の色調，舌，口腔粘膜），頸部（リンパ節腫大，胸鎖乳突筋），胸部（胸壁の状態，胸部陥凹，呼吸音，心雑音），腹部（膨隆，臍部の異常，腫瘤，波動，肝胆腫），会陰部（性器・尿道・肛門異常），仙尾部（腫瘤，瘻孔），四肢（変形，関節の運動，知覚，反射）．

詳しくは主要症候の項で述べるが，小児内科疾患と同様，小児外科疾患においても，それぞれの症状および徴候が，出生後のどの時期に出現したかが重要な診断のポイントとなることはいうまでもない．

3．主要症候と病態

小児外科領域においては患者自身の訴えを正確に得ることは困難であり，症状から病態を推測せざるを得ない場合が多い．とくに新生児では診断の遅延が予後を左右することもまれではなく慎重な観察が必要である．

A．呼吸障害

新生児期には気道が狭小なため鼻閉や舌根沈下などの単純な原因でも呼吸障害が起こり得る．チアノーゼを呈する場合は緊急の処置を要する．新生児期の呼吸障害の原因としては**気道閉塞性疾患**（気管狭窄，気管軟化症，口腔内腫瘤，頸部腫瘤など）と肺自体に原因がある疾患（横隔膜ヘルニア，嚢胞性肺疾患，肺炎など），胸水，気胸や腹部膨満による圧迫，ショックなどがあげられる．幼児の急性の呼吸障害では気道異物を念頭におき検索をすすめるべきである．

B．嘔吐

乳幼児では胃から食道の逆流防止機構が未熟で逆流が起こりやすいが緊急の処置を要することは少なく，病的な嘔吐とは区別されるべきであり，嘔吐のしかたや性状などに関する詳細な問診や実際の観察が重要である．新生児期に嘔吐をきたす疾患は緊急処置を要することが多く，とくに**消化管の穿孔や壊死**を伴う病態では数時間の診断遅延により生命予後が左右される場合もあり，頻回あるいは大量の嘔吐は決して見過ごしてはならない．後述する腹部膨満は嘔吐をきたす外科的疾患に随伴することが多いが，嘔吐により減圧された上部消化管閉鎖や，**腸回転異常症に伴う中腸軸捻転**では顕著でないこともしばしば経験されるので，嘔吐のある新生児の診察にあたっては腹部所見のみでなく，患児の機嫌や全身状態も慎重に観察すべきである．幼児期以降では腹部の自発痛や圧痛の有無を参考にして，外科的疾患を見逃さないように注意する．原則として食道から十二指腸 Vater 乳頭の間の閉塞では非胆汁性嘔吐が，それより肛門側の閉塞では胆汁性嘔吐がみられる．

C．腹部膨満

小児において腹部膨満をきたす疾患は数多い．器質的または機能的な消化管閉塞，消化管穿孔による気腹，腹水，腹部腫瘤などが原因となる．新生時期にはいずれにしても迅速な判断を要する．幼児期以降に緊急を要するのは腹膜炎を合併している場合で，発熱や自発痛，圧痛，腹膜刺激症状の有無を確認する必要がある．

D．消化管出血（吐血・下血）

小児では，特殊な既往（薬剤の副作用，肝疾患など）がない限り，消化性潰瘍や静脈瘤が発生し出血源となることは成人に比し少なく，先天的あるいは後天的な血液凝固異常や血小板の異常による出血傾向をまず除外すべきである．小児外科的

疾患としては，新生時期であれば，対応が遅れれば致死的となる危険がある**中腸軸捻転**や**壊死性腸炎**をまず懸念する．乳幼児期以降では**腸重積**や**Meckel憩室**，**消化管重複症**，**ポリープ**などが出血源として考えやすい．当然のことながら大量の出血を認める場合や消化管の壊死が予測される病態では迅速な診断を要する．

E．黄　疸

新生児期には胎児ヘモグロビンが分解され生理的黄疸となり，通常1〜2週間で消退するが，これを過ぎても黄疸が持続する場合は遷延性黄疸といわれ，精査を要する．外科的には**胆道閉鎖症と胆道拡張症**が重要である．胆道拡張症は画像所見から比較的容易に診断できるが，胆道閉鎖症は乳児肝炎との類似点が多く，鑑別に肝生検や胆道造影を要する場合もある．

F．排便異常

Hirschsprung病では新生児期の胎便排泄遅延がほぼ全例で認められ，指診の際に肛門から指を引き抜くとガスとともに便が噴出する．Hirschsprung病や**肛門奇形**が幼児期まで慢性便秘として看過されている例もある．

4．検　査

A．理学的検査

視診，触診，聴診，神経・筋反射，身長，体重など．

B．放射線検査

1）単純X線撮影

とくに新生時期には有力な情報をもたらす検査である．囊胞性肺疾患，横隔膜異常（横隔膜ヘルニアでは胸腔内腸管ガス像），消化管閉鎖（食道閉鎖症；盲端でカテーテルが反転する **coil up sign**，Gross C，D，E型では胃泡が観察され得る．十二指腸閉鎖；**double bubble sign**，高位空腸閉鎖；**triple bubble sign**），消化管穿孔（遊離ガスが大量の場合 **saddle bag sign**，**football sign**），直腸肛門奇形（倒立位撮影の消化管ガス到達部による高位診断）など，単純X線撮影のみで正確な診断や病態把握にきわめて有用な所見が得られる疾患も少なくない．その他，気胸，胸水，腹水，異常石灰化像の有無なども重要な所見である．

2）消化管造影

消化管の閉塞，狭窄，形態異常，走行異常の有無の確認に有用である．

① **上部消化管造影**　食道閉鎖症では前述した単純X線撮影の所見で病型の推測が可能であり，誤嚥性肺炎の恐れもあるため通常造影検査は行わない．上部消化管造影が有用な疾患としては食道の狭窄や静脈瘤，胃軸捻転，胃食道逆流症，肥厚性幽門狭窄症，腸回転異常症などがあげられる．

② **下部消化管造影**　直腸肛門奇形の病型診断，Hirschsprung病の **caliber change**，腸重積症の蟹爪状陰影，消化管閉鎖の **micro colon** の描出にしばしば用いられる．腸回転異常症でも回盲部の位置確認に有用である．

3）その他の造影法

気道系疾患には気管支造影，肝・胆道疾患には経静脈性あるいは経皮経肝胆道造影（PTC），内視鏡的逆行性胆道膵管造影（ERCP）を，泌尿器疾患には腎盂・尿管造影，膀胱造影を行う．血管造影は主に腫瘍性病変や肺疾患の発生部位，流出入血管の確認に用いられる．

4）CT

検査時間が飛躍的に短縮され，空間分解能も良好で，小児でもしばしば行われる検査である．実質臓器や腫瘍性病変の描出に優れている．三次元的な画像構築が可能になり，有用性はさらに高まっている．

C．シンチグラフィ

ラジオアイソトープの標的臓器への集積状態を観察する．核種により集積臓器が異なり，甲状腺，肺，肝，胆道，腎，骨，腫瘍などの選択的描出が可能である．小児外科領域に特有の疾患では胆道閉鎖症，**Meckel憩室**，**神経芽細胞腫**などの診断に有用である．

D. 超音波

消化管ガスが多い場合などには良好な画像を得ることはむずかしいが，患児に苦痛を与えず簡便であるという利点をもつ．肝胆道系，膵，腎などの実質臓器の疾患や腫瘍性病変の診断に有用であるほか，肥厚性幽門狭窄症，胃食道逆流症，腸重積症など消化管の異常の描出にも用いられる．

E. MRI

放射線被曝がなく組織の分解能も高いという利点をもつがCTや超音波に比べ検査時間が長いことは否めず，鎮静しても呼吸数の多い乳幼児では成人に比し良好な画像を得ることはむずかしい．任意の断面を観察できるので，手術の際の参考として有用である．

F. 内視鏡

新生児にも使用可能な製品も市販されており，診断手段としての有用性に加え，異物除去，ポリペクトミー，静脈瘤硬化療法などの治療手段としても有用性を発揮している．

G. 腹腔鏡，胸腔鏡

通常の開腹・開胸手技に比し，はるかに低い侵襲で腹腔内および胸腔内の観察が可能であり，臓器や腫瘍などの生検にも利用できる．

H. 消化管内圧測定

食道内圧検査の対象となる疾患としては食道アカラシア，食道狭窄症，胃食道逆流症などがあげられる．**直腸肛門内圧検査**はHirschsprung病の診断や直腸肛門奇形の術後の機能評価に用いられる．

I. pHモニタリング

胃食道逆流症の診断の際に，食道内にセンサーを留置し，胃酸の逆流による食道内のpH低下の回数，持続時間などを継続的に測定し，重症度の指標とするための検査である．

J. 生化学的検査

一般血液検査，血液生化学・酵素学的検査，尿検査，肝・腎機能検査，内分泌機能検査など．

K. その他の血液検査

凝固能，血沈および血清学的検査，動脈血ガス，免疫・アレルギー検査，細菌・ウイルス学的検査など．

5. 呼吸管理

小児の胸部は未発達で脆弱であり，肋骨の走行も水平位に近く，このため呼吸運動は主として横隔膜の上下運動により行われる．また，口腔内容に比して舌が大きいことや喉頭付近の解剖学的構造から気道は狭く，気道抵抗は成人に比して著しく高い．1回換気量は少なく，有効な換気は呼吸数の増加によって補われている．正常安静時の呼吸数は新生児40～60/分，乳幼児30～40/分，学童20～30/分である．体重当たりの酸素消費量が高いことも小児の呼吸の特徴である．したがって，気道の狭窄のみならず横隔膜の運動障害となる腹部膨満，循環不全あるいは低体温などのさまざまな原因で容易に呼吸不全に陥る．小児の呼吸管理のポイントは，呼吸障害の徴候を早期に発見し，適切なモニター下において，酸素投与さらには人工呼吸を行いながら，患児を安定した状態に維持することにある．

A. 呼吸障害の徴候と原因

一般的な呼吸障害の徴候としては，**頻呼吸，浅呼吸，鼻翼呼吸，陥没呼吸，喘鳴，呻吟，チアノーゼ，頻脈および四肢の冷感**などがある．これに対して，頭蓋内出血や高度の低酸素血症，低体温などにより呼吸中枢自体が抑制された場合には，呼吸数はむしろ減少する．したがって，これらの徴候に十分な注意を払うことが必要である．

小児外科領域で呼吸障害をきたす原因としては，次のようなものが問題となる．

① **気道閉塞** 気管・気管支狭窄（声門下狭窄，気管軟化症など），気道異物，頸部リンパ管腫など．
② **肺疾患** 呼吸促迫症候群（RDS），胎便吸引症候群（MAS），嚢胞性肺疾患（CCAMなど）など．
③ **腹部疾患** 腹壁異常（臍帯ヘルニア，腹壁破裂），消化管穿孔，腹部腫瘤など．
④ **横隔膜異常** 横隔膜ヘルニア，横隔膜弛緩症．
⑤ **心疾患**
⑥ **その他** 気胸・胸膜腔の異常など．

B．呼吸管理に必要な検査ならびにモニタリング

① 血液ガス分析 pH，PaO_2，$PaCO_2$，HCO_3，Base Excess（BE）．
② 心電図
③ 体温
④ 血圧 動脈圧，中心静脈圧など．
⑤ 経皮モニター 酸素飽和度（SpO_2），経皮酸素・炭酸ガス分圧など．

C．呼吸障害の治療

呼吸障害の原因は前述のごとく種々であり，その原因を探究すると共に，以下に示す適切な処置と共に，体温の維持，輸液ならびに酸・塩基平衡の補正，胃管挿入などによる腹部減圧を行う．

1）気道の確保

肩に枕を入れ，頭部を後屈し頸部を伸展させ上気道の閉塞を軽減する．さらに，鼻咽頭・口腔内吸引を行い分泌物を除去する．

2）酸素投与

低酸素血症を予防する目的にて酸素投与を行う．患児の年齢に応じて保育器，ヘッドボックス，酸素テント，鼻カニューラなどを使用する．しかし，未熟児に対しては未熟児網膜症に注意しなければならず，$PaO_2>100$ mmHg以上は危険といわれている．また，酸素投与の適応がなくなったならば，ただちに投与を中止することが大切である．

3）人工呼吸

上記処置においても改善しない場合には，気管内挿管を行い人工呼吸が必要となる．

① **小児における一般的な人工呼吸開始基準**
ⓐ 無呼吸
ⓑ 気道内出血，分泌物増加による換気不全
ⓒ 肺活量が1回換気量の2倍以下
ⓓ ショック状態
ⓔ 動脈血液ガス分析：pH＜7.200，$PaCO_2>60$ mmHg，$PaO_2<50$ mmHg

② **人工呼吸の実際** 小児の人工呼吸に際しては，肺胞が虚脱しやすく無気肺を発生しやすいこと，呼吸補助筋の発達がわるいため呼吸仕事量の急激な増加に耐えられないこと，などを理解しておかねばならない．現在小児に用いている主な人工呼吸器は，従圧式，タイムサイクル，連続流方式で，間欠的強制呼吸（intermittent mandatory ventilation；IMV）と呼気終末陽圧（positive end-expiratory pressure；PEEP）が可能なタイプである．一般的に肺に問題のない場合はPEEPとIMVのみで十分である．

呼吸不全が改善したならば，人工呼吸からなるべく早く離脱（weaning）するが，これは段階的に行う．まずIMV＋PEEPから酸素濃度（FiO_2），人工呼吸回数（IMD）を少しずつ落としていき，$FiO_2<0.4$，PEEP＝2〜3 mmHgで安定した血液ガスを維持できれば気管内チューブを抜去する．

③ **特殊な人工呼吸** 最近では**高頻度換気（high frequency ventilation；HFV）**が重症の呼吸障害に用いられ効果をあげている．代表的なものは **high frequency oscillator（HFO）** で，毎分900回前後の振動でガスを出し入れして換気を行う方法である．先天性横隔膜ヘルニア（congenital diaphragmatic hernia；CDH）や新生児遷延性肺高血圧症（persistent pulmonary hypertension of the newborn；PPHN）などがよい適応となる．

さらに，PPHNを伴ったCDHやPPHNの症例に対し，肺動脈のみ選択的に拡張させる方法として，**一酸化窒素（NO）吸入療法**が導入され，人工呼吸とくにHFOと併用されている．しかし，NOは現在のところ医療用ガスとしての認可を受けておらず，わが国でも慎重に臨床の場で用いられている．

また，重症呼吸障害時に換気機能をそのまま肩代わりする方法として**膜型人工肺（extracorporeal membrane oxygenation；ECMO）**があり，小児外科領域においてはHFOやNOを用いても改

善しない重症のCDHやPPHNの患児に対して適応となっている．

6．感　染

小児外科領域でもっとも重要な感染症は，主に術前術後管理における細菌感染症であり，成人に比べて急速な経過をとることが多い．小児の感染症一般に関しては，他の成書を参考にしていただき，本章では小児外科疾患における細菌感染症を中心に述べる．

A．小児の特殊性

1）新生児の感染防御機構

新生児では細胞性免疫，液性免疫共に成人に比べて未熟であると考えられている．細胞性免疫では多核白血球貪食能，オプソニン活性，マクロファージ機能などの低下があげられ，液性免疫ではIgA，IgMおよび各種補体系の生成が少ない．粘膜の表面に分布しているIgAが低下することで，気道や消化管の粘膜より細菌の侵入が容易となる．なお，グラム陰性桿菌特異抗体が多く含まれているIgMが低下することで，本来は弱毒菌であるグラム陰性桿菌による感染も多くみられる．また，血液脳関門が未熟なため髄膜炎を発症しやすいことも特徴である．

2）体内水分量および代謝速度と抗生物質

小児においては，細胞外液量の占める割合が成人に比べて多いこと，水分摂取量が多いこと，細胞外液の代謝速度が速いことなどの特徴があり，体重当たりの抗生物質の必要量は成人に比べ一般的には多くなる．一方では，腎の糸球体濾過値および有効腎血流量は成人に比べて少なく，また肝の酵素系も新生児期には未熟である．したがって，小児の代謝の特殊性と患児の状態とを十分に考慮した上で，抗生物質を投与する必要がある．

3）敗血症

小児では感染症に対する初期治療の誤りや遅れによって，容易に敗血症に陥る．原因疾患としては外科手術に起因するもの，腹膜炎や上気道感染のほか，高カロリー輸液のためのカテーテル感染も少なくない．全身状態の悪化とともに，DICの所見，すなわち血小板数，フィブリノゲンの低下，FDP（あるいはD-dimer）の増加は重要である．抗生物質多剤併用投与，γグロブリン投与，エンドトキシンやヒスタミン，セロトニンといった血管作動物質やエンドトキシンなどの有害物質の除去を目的とした**交換輸血**，循環動態の維持を目的としたドーパミンなどの薬剤投与，呼吸管理，輸液管理などによる治療が必要である．

B．各種疾患にみられる感染症

1）腹膜炎

小児外科においてもっとも多くみられる病態である．原因疾患としては，新生児消化管穿孔（胃破裂，壊死性腸炎など），穿孔性虫垂炎，術後腹膜炎，外傷などがある．とくに新生児期のものはきわめて予後がわるく，早期に敗血症性ショックへ移行し，死亡することも少なくない．原因菌はグラム陰性桿菌で，エンドトキシンが証明される．外科手術における原疾患の治療に加え，敗血症に陥っている場合には前述のような対応が必要となる．

2）呼吸器感染症

種々の小児外科手術における合併症として起こりうるが，とくに胸部の外科手術に合併する頻度が高い．代表的疾患としては先天性食道閉鎖症があげられる．唾液の誤嚥，気管食道瘻を通じての胃内容の気管への逆流が，肺炎の原因となる．また，反復性肺炎の原因として胃食道逆流現象（gastro-esophageal reflux：GER）も重要である．GERは食道閉鎖症や横隔膜ヘルニアの術後合併症としても起こりうるので，注意が必要である．

3）肝胆道系感染症

代表的なものは胆道閉鎖症術後に併発する上行性胆管炎である．原因は腸内細菌が肝門部より肝内胆管へ侵入するためと考えられており，グラム陰性桿菌が起炎菌であることが多い．上行性胆管炎はそれ自体が重篤な病態になりうるばかりでなく，胆道閉鎖症の長期予後にも影響を与えるため，胆汁内移行性のよい抗生物質による早期治療が重要である．

4）泌尿器系感染症

小児の尿路感染症の原因としては，尿路奇形，膀胱尿管逆流，神経因性膀胱，鎖肛に伴う直腸尿路瘻などがあり，尿停滞を契機に発症することが

7. 体　液

小児は身体の水分比率が高く，さらにその出納が多いことから，成人に比べて容易にそのバランスが崩れてしまう．そのため，病態に応じて厳密な体液・電解質管理が必要となる．したがって体液・電解質の分布，出納を正しく理解することがその第一歩である．

A. 水分分布

体液は細胞膜を境に細胞内液，細胞外液の2種類に分かれる．細胞外液はさらに血漿と組織間液から成っており，新生児，乳児でのその割合は，成人と大きく異なっている．新生児では体重当りの水分比率が大きく，とくに組織間液が多い．この比率は1歳近くになって成人の比率にほぼ等しくなる．細胞外液の主要なイオンは Na^+, Cl^- であり，細胞内液の主要なイオンは K^+, HPO_4^{2-} および Mg^{2+} で，蛋白質も血漿に比べて多くなっている．

B. 体液の出納

小児の水分出納が多いのは細胞外液比率が多いことによる．新生児での1日水分排泄量は細胞外液の約1/2近くであるのに対し，成人では1/7であり，年齢が進むにつれて成人に近づいてくる．小児の**不感蒸泄**の約2/3は皮膚からの汗であり1/3が肺から排泄される．不感蒸泄量は新生児20〜30 ml/kg/日，幼児30 ml/kg/日であり，体温上昇によって増加する．

小児の腎機能は出生後に急激に発達する．生後7日以内では**糸球体濾過率**，濃縮力，希釈力ともに，成人の30〜50%であるが，希釈力は急速に発達し，約2週目には成人と同様のレベルまで発達する．一方，糸球体濾過率，濃縮力の発達には時間がかかり，成人のレベルまで達するのに6〜12ヵ月を要する．

C. 水，電解質異常

1) 脱水症

脱水症は水分摂取の不足，体液の異常喪失，不適切な輸液補正により発症する．**高張性脱水**は水分喪失量が電解質喪失量に比べて多量であるときに起こり，**低張性脱水**は発汗，嘔吐，下痢などで電解質を含む大量の浸出液の喪失によって惹起される．小児外科領域でしばしばみられる脱水症の原因としては，肥厚性幽門狭窄症，腸閉塞症，下痢，腹膜炎，術後の体液喪失などがあげられる．新生児・乳児では脱水による症状を自ら訴えることがなく，また，1日の体液出納が多いため，急激に全身状態を悪化させることが多い．したがって身体所見を注意深く観察し，脱水症と判断すれば素早く適切な処置を行わなければならない．脱水症の理学所見は①皮膚の乾燥，②皮膚のturgorの低下，③尿量減少，④口腔，舌の乾燥，⑤大泉門陥凹などであり，血圧の低下，頻脈，発熱，痙攣などは中等度以上の脱水の際に出現する．また，中心静脈圧の低下，尿比重の上昇，BUNの上昇，血清浸透圧の上昇なども重要な所見である．

2) 水中毒

水分の過剰投与により，血清浸透圧が下がりすぎた状態を水中毒という．電解質濃度の低い輸液を大量に行ったときに起こる．嘔吐，意識障害，痙攣を起こし，さらに肺水腫をきたすと重篤となる．

3) 電解質異常

小児では体内の電解質貯蔵量，許容量が少ないため，容易に電解質異常が惹起される．

① **低ナトリウム血症**　消化液，とくに膵液，胆汁，小腸液の喪失（下痢）により生じることが多い．嘔気，嘔吐，脱力，頻脈などがみられる．

② **高ナトリウム血症**　急速に進んだ脱水症，腎臓からの排泄障害などにより起こる．乏尿，皮膚，口腔の乾燥，意識障害がみられ，重症の場合には肺浮腫，心不全を呈する．

③ **低カリウム血症**　摂取量の不足，嘔吐，下痢などによる大量の消化液の喪失をきたしたときに生じる．筋緊張低下，呼吸困難，腸管運動麻痺などがみられる．

④ **高カリウム血症** 腎機能障害，K大量投与，アシドーシスなどで起こる．筋肉の弛緩性麻痺，知覚障害などがみられ，心筋障害に至ると不整脈，時に心停止をきたすため，心電図上テント状T波，PRの延長，P波の低下などの所見に注意を要する．

⑤ **低カルシウム血症** 腎不全，ビタミンD欠乏，膵炎などでみられる．また，クエン酸加輸血をくり返して行うと，クエン酸がCaと結合してCaの低下をきたす．腱反射の亢進，骨格筋の痙攣などを呈する．欠乏状態が長期間継続すると骨の発育障害や疲労骨折を起こす．心電図上はQT波の延長がみられる．

⑥ **高カルシウム血症** ビタミンD過剰摂取，骨腫瘍，Caの大量摂取などでみられる．筋緊張低下，昏迷，言語障害，骨痛，期外収縮をきたし，また，心電図上はQT間隔の短縮がみられる．

⑦ **低マグネシウム血症** 長期の下痢，不十分な経口摂取が続いたときに起こる．知覚障害，意識低下，痙攣などを呈する．

⑧ **高マグネシウム血症** 腎不全，Mg大量投与などでみられる．筋力減退，意識障害をきたす．心電図上はPRおよびQRSの延長がみられる．

⑨ **低クロール血症** 幽門狭窄症などで長期間胃液を嘔吐したときなどにみられる．代謝性アルカローシスを呈する．

⑩ **高クロール血症** 生理食塩水の大量投与，結腸導管を利用した尿路変更術後などにみられる．代謝性アシドーシスを呈する．

⑪ **低リン血症** 経静脈栄養時の不十分なP投与によって起こる．ことに低栄養時から回復時にはPの需要が高まり欠乏状態に陥りやすい．意識障害および痙攣をきたす．

⑫ **高リン血症** 過剰なP投与，腎不全時に起こる．Ca低下を惹起しテタニーをきたすことがある．

4）酸・塩基平衡

生体では細胞代謝を正常に保ち維持していくために酸・塩基平衡が一定に保たれている．pHは通常7.35〜7.45の範囲であり，これ以上をアルカローシス，これ以下をアシドーシスと呼ぶ．pHを一定に保つための調節機構としては重炭酸塩，リン酸塩，蛋白などの緩衝系と，肺と腎臓からの過剰塩基，酸の排泄による生理的機構の二つが存在する．酸・塩基平衡の異常は呼吸と代謝によって起こり，代謝性アシドーシスは末梢循環不全，ケトーシス，呼吸性アシドーシスは換気障害，代謝性アルカローシスは胃液喪失，呼吸性アルカローシスは過剰換気などで惹起される．代謝性アシドーシスは末梢循環低下時にしばしばみられ，原因病態の治療はもとより，ただちに炭酸水素ナトリウム（$NaHCO_3$）を投与し補正をはかる．また，酸・塩基平衡が血清と細胞内カリウムの平衡状態にも影響を与えるため，アシドーシスでは高カリウム血症に，アルカローシスでは低カリウム血症になる傾向がある．

D．輸液療法

輸液療法は水分，電解質，栄養を投与することにより生体の恒常性を維持させ，さらには病態を改善させるためのものである．小児の場合はとくに体内の許容量が限られているため，輸液の失敗は重篤な病態を引き起こす危険性があり，十分な注意が必要である．過去には皮下輸液，腹腔内輸液，骨髄内輸液などが行われたこともあるが，現在の輸液はほとんど経静脈的に行われ，四肢あるいは頭皮の静脈内に留置針を穿刺する．金属針を直接穿刺して留置する方法の他，外筒がポリエチレン製の穿刺針で外筒のみを留置する方法や，皮膚を切開して静脈を露出させチューブを直接挿入するcut down法などがある．さらに，長期間の栄養管理が必要な場合には，太い中心静脈にカテーテルを留置する**中心静脈輸液**（IVH）などがある．

実際に輸液を行う際には，まず，病歴の把握が重要である．水分摂取状態，嘔吐，下痢，体重減少，排尿などについて聴取する．さらに理学所見，血液，尿所見に基づいて体内の水分，電解質バランスを推定し，輸液内容を決定する．患児の状態により初期輸液，補修輸液，維持輸液に大別される．

1）初期輸液（緊急輸液）

体液の欠乏を改善するために細胞外液に近い組成の輸液を行い，血圧維持，尿量維持を得るために行う．一般的には乳酸加リンゲルを投与するが，新生児，乳児などでは10％糖液：生理食塩水＝1：1または1：2のものを投与する．排尿が得られる

まではカリウムの投与は控える．さらに，ショック状態ではデキストラン，プラズマネートなどの血漿増量剤を併用し末梢循環改善をはかる．輸液投与量は 10～30 ml/kg/時ほどとし，尿量が 1 ml/kg/時以上を目標に 3～4 時間以内を原則とする．

2）補修輸液

初期輸液によって利尿がついた後，水分・電解質バランスの補修を目的に行う．補修輸液は維持輸液に水，電解質欠乏量の 1/3～1/2 を加え，さらに現在の異常喪失量を加えたものを 1 日から 2 日で投与する．

① 水分欠乏量の算定の簡便法
　欠乏量 ＝｜発病前の体重(kg) － 現在の体重(kg)｜× 体水分量(%) × 1000 ml

② Na 欠乏量の算定
　欠乏量 ＝｜発病前の体重(kg) × 細胞外液(%) × 140(mEq/l)｜－｜現在の体重(kg) × 細胞外液(%) × 現在の血清 Na 濃度｜

3）維持輸液

維持輸液は各年齢の正常な生体活動に必要な水分量と電解質量を補うものである．各年齢の必要水分量は表 1 に示す．必要電解質量は病態によって多少異なるが，Na, Cl：2～3 mEq/kg/日，K：1～2 mEq/kg/日ほどとされている．

4）特殊病態における輸液

① **肥厚性幽門狭窄**　頻回の胃液の嘔吐により脱水および低 Cl 血症を呈することが多い．通常は低張性脱水であり水分と Na，Cl の補充を中心に行う．**代謝性アルカローシス**である場合には乳酸の添加されている輸液は好ましくない．

② **穿孔性腹膜炎**　新生児特発性胃破裂などでは，穿孔性腹膜炎による敗血症から急激なショック状態に陥ることがしばしばみられ，早急な輸液管理が必要となる．穿孔性腹膜炎ではいわゆる third space への水分の移行，つまり組織間液の増加とそれに伴う機能的細胞外液の減少が起こる．したがって細胞外液と血漿増量剤を合わせて 20～30 ml/kg/時で急速輸液すると共に，循環呼吸管理，腹腔内洗浄を行わなければならない．各種モニターにて全身状態を把握するとともに，尿量が 1 ml/kg/時以上得られるように調整していく．

③ **臍帯ヘルニア**　臍帯ヘルニアや腹壁破裂では腸管が外気にさらされることから**体温の喪失**が著しく，加えて脱出臓器からの多量の不感蒸泄が起こる．インキュベーター内で保温，保湿と感染予防につとめると共に，尿量，血圧などをモニターしながら 10% 糖液：生理食塩水＝1：1 液などを 10～30 ml/kg/時ほど輸液する．

④ **熱傷**　体表面積 10% 以上の熱傷は輸液療法の対象となる．熱傷第 1 期は機能的細胞外液の喪失が著明であり，乳酸加リンゲル液の大量投与と新鮮凍結血漿の投与が有効とされている．

表 1　各年齢の必要水分量

	必要水分量（ml/kg/日）
新生児　　　（0～7 日）	40～80
新生児，乳児（7 日～1 歳）	90～120
幼児　　　　（1～3 歳）	80～100
幼児　　　　（3～6 歳）	70～90
学童　　　　（6～12 歳）	50～70
思春期　　　（12 歳～）	40～60

8．栄　　養

外科手術を要する小児はすでに何らかの消耗状態にあるといえ，さらに手術侵襲が加わることにより一時的に病態は増悪するといってよいだろう．もちろん，手術によって病態が安定し，正しい輸液，栄養管理がなされれば患児は回復に向かう．しかし，適切な栄養管理がなされなかった場合，手術前からの消耗に加え，手術侵襲による体蛋白の崩壊，エネルギー喪失が起こり，免疫不全，易感染，多臓器不全といった悪循環をたどることになる．とくに小児では体蛋白が成人に比べて少なく，貯蔵エネルギーも少ないことから，この傾向は顕著となる．したがって，患児の術前後の栄養管理は，治療上，きわめて重要である．

A．栄養評価

蛋白栄養障害（protein energy malnutrition；**PEM**）では生体の活力が低下するのみならず，免疫力，創傷治癒力が低下する．さらに障害が進むと浮腫，腹水などが出現し，循環不全や臓器不全を併発する．とくに小児においては身体発育が遅延し，脳などの重要臓器の発育にも悪影響を与え

る．したがって患児の栄養状態を，正確に把握するために栄養評価が重要となる．栄養評価には身体的評価と科学的評価がある．

1．身体的評価

年齢当たりの身長は**慢性栄養障害**（stunting）を，体重-身長比は**急性栄養障害**（wasting）をよく反映する．また頭囲，胸囲なども重要な指標となり，上腕三頭筋部皮下脂肪厚は貯蔵脂肪の指標として用いられる．

2．生化学的指標

血清アルブミンは体蛋白合成の指標として用いられており，2.8〜3.5 g/dl では中等度栄養障害，2.8 g/dl 以下では重症栄養障害と考えられる（新生児では通常低値なので，これには当てはまらない）．さらに，トランスフェリン，レチノール結合蛋白などの代謝速度の速い蛋白質は，より最近の蛋白合成能を反映すると考えられる．また微量元素やビタミンも正常な代謝を維持するために重要であり，測定する必要がある．

B．栄養療法

1．栄養必要量

学童以上の栄養管理は成人と大きな違いはないが，乳幼児以下では成人に比べ非常に複雑であるといえる．それは体格の小ささ，成長の早さ，各種臓器の未熟性に基づくためであり，成人に比して多くのエネルギーを要する．また，体温1℃の上昇に対し12％のエネルギー付加が必要であり，外科的侵襲に対しては20〜30％，敗血症では40〜50％，慢性成長障害には50〜100％のエネルギー付加が必要といわれている．各年齢の推定エネルギー必要量を表2に示す．

2．栄養投与法

栄養投与法には経腸栄養と経静脈栄養があり，栄養状態の評価をもとに，食事摂取状況によって選択されなければならない．

1）経腸栄養

経腸栄養は経口栄養と経管栄養に大別され，経管栄養はさらに経鼻胃管栄養と経胃瘻栄養，経腸瘻栄養に分けられる．新生児・乳児では母乳栄養，

表2　各年齢のエネルギー必要量

年齢（歳）	エネルギー（kcal/kg/日）	蛋白質（g/kg/日）
0〜1	90〜120	2.0〜3.5
1〜7	75〜90	2.0〜2.5
7〜12	60〜75	2.0
12〜18	30〜60	1.5

人工乳栄養，混合栄養のいずれかを行うが，人工乳も主に母乳の組成を基礎にして製造されている．各種病態においては特殊調整粉乳（治療乳）が考案されており，たとえば，乳糖不耐症に対する乳糖除去乳，腎不全に対する低 Na 乳などがある．また，栄養維持に必要な成分だけで作られた**成分栄養剤**（elemental diet；ED）も考案されている．ED は低残渣であり，消化の必要がないため，腸管の負担が軽減され，食餌アレルギー，乳児下痢症，短腸症候群，消化管手術前後，消化吸収障害に対して用いられることが多い．ED の禁忌としては急性消化管出血，高度な炎症性腸疾患，腸管の通過障害などがあげられる．

2）高カロリー輸液

栄養管理が必要であるが，輸液や経口栄養での栄養補給が不十分な場合，あるいは経口栄養が病態の治療に悪影響をもたらす場合には中心静脈栄養法が行われる．TPN（total parenteral nutrition），IVH（intravenous hyperalimentation）あるいは高カロリー輸液と呼ばれ，外科患者の栄養管理に必要欠くべからざるものである．

①**適応疾患**　消化管外瘻，炎症性腸疾患（Crohn 病，潰瘍性大腸炎など），短腸症候群，腸閉塞，消化管出血，膵炎，悪性腫瘍（化学療法，放射線療法との併用），新生児外科疾患（先天性腸閉鎖，腹壁破裂など），未熟児

②**中心静脈カテーテルの留置方法**　この栄養法では高濃度の糖質とアミノ酸が投与されるため血管障害が生じやすく，カテーテル先端はできるだけ血流量の多い上大静脈内右心房近くに留置されていなければならない．カテーテルとしてはシリコン製のものが抗血栓性，柔軟性などで優れている．また，皮下埋め込み式 port や double lumen（二つ以上の管腔を持つチューブ）などは，長期に本法を行う場合や在宅静脈栄養法（home parenteral nutrition）などに用いられる．さらに末梢静脈より細径カテーテル（PI cath®）を挿入

する方法もある．

③**カテーテル挿入法**　カテーテル挿入法としては，①外頸静脈などより直視下に静脈切開（cut down）を行いカテーテルを挿入するもの，②四肢の静脈にintrafusorを用いて極細のPIカテーテルを挿入する方法，③鎖骨下静脈などに直接穿刺する方法などがある．cut down法は同じ静脈を二度使用することができなくなってしまうものの，直視下で安全に挿入できるため新生児，乳児に通常行われる．PI cath®を使用する方法は未熟児，新生児に頻用されているが，カテーテル破損が多く長期間の使用がむずかしい．また，中心静脈まで到達しないこともあるため投与エネルギーは制限される．一般に多く用いられている方法が直接穿刺法であり，幼児以上で行われる．くり返し同じ静脈を使用できる上，熟練すれば短時間での挿入が可能である一方，穿刺に伴う合併症の可能性もあるため十分な注意が必要である．挿入後はただちにX線検査を行い気胸などの合併症がないことを確認するとともに，カテーテル先端の位置確認を行う．カテーテルの先端が中心静脈に達していないと静脈炎や静脈塞栓の原因になりうる．また右心房内にまで入ってしまうと不整脈，血栓症の原因となりうるので，ただちに位置の補正を行う．

④**カテーテル挿入による合併症**　穿刺に伴う合併症として，①気胸，②動脈穿刺，血胸，皮下血腫，③上腕神経叢，横隔膜神経損傷，④カテーテル切断，⑤乳び胸，⑥空気塞栓などがある．

⑤**輸液の組成**　糖質，アミノ酸，脂質の三大栄養素と電解質，ビタミン，微量元素を病態に合わせてバランスよく配合する．必要熱量はその年齢に応じて算定されるべきであるが，患児の置かれている環境，病態に応じて加減する．一般的な栄養素配合比率は，糖質：アミノ酸：脂質＝3〜4：1：1であり，**エネルギー/窒素比（cal/N比）**は180〜250ほどである．エネルギー投与量は年齢によって異なり，また，感染，発熱，術後早期などではエネルギーを付加する（表3）．

ⓐ**糖質**：グルコースは安全に投与できる唯一の糖質であるが，未熟児などではglucose-6-phosphataseをはじめとした糖代謝に関与する酵素の未熟性があるため，時に高血糖をきたすので注意を要する．いずれの年齢においても0.3g/kg/時

表3　普通労作における栄養所要量

年（月）齢	エネルギー（kcal）
0月〜	120/kg
2月〜	110/kg
6月〜	100/kg
1歳〜	1000
2歳〜	1250
3歳〜	1350
4歳〜	1500
5歳〜	1600
6歳〜	1800
9歳〜	2100
12歳〜	2500

1975年改定「日本人の栄養所要量と解説」国民栄養振興会（編）より抜粋

くらいから開始し1〜2日間隔で増加させるのが安全である．高濃度の糖液が大量に輸液されると**高浸透圧利尿，高浸透圧性非ケトン性脱水**や昏睡を起こす可能性がある．

ⓑ**アミノ酸**：体蛋白合成の盛んな新生児期，乳児期には体重当たりの必要量が多く，未熟児では1.0〜1.5g/kg/日，成熟児では1.5〜2.9g/kg/日，乳児期2.0〜3.0g/kg/日が一応の投与量である．しかし，肝内のphenylalanin hydroxylase，tyrosine transaminaseなどの蛋白代謝酵素の活性が低いため高フェニルアラニン血症，高チロシン血症をきたし，肝障害，脳障害を発生させる危険性がある．また酸性アミノ酸の大量投与で視床下部の神経破壊が発生することも知られている．アミノ酸製剤による他の合併症としては，①アミノ酸imbalance，②**アミノ酸toxicity**；脳障害，肝機能障害，発育障害，皮膚障害，③代謝性アシドーシス，④高アンモニア血症などがある．

ⓒ**脂質**：脂質は単位重量当たりのエネルギーが糖質の2倍以上であり，エネルギー源としては効率がよい．また，小児では7日以上脂肪を投与しないことで容易に**必須脂肪酸欠乏**をきたすことが知られている．大豆油を卵黄レシチンで乳化した脂肪乳剤が広く用いられており，投与量は，必須脂肪酸欠乏の予防を目的とした場合には総投与エネルギーの1〜4％，エネルギー供給を目的とした場合は総投与エネルギーの15％ほどが妥当と考えられる．しかし，新生児・未熟児では脂肪酸酸化のためのlipoprotein lipase活性が低く，さらに，carnitineの合成能も低いため外因性脂肪の処

理能力が未熟であり，投与には慎重を要する．合併症としては，①脂肪乳剤の網内系への沈着と免疫能の低下，②ビリルビン抱合の障害，③高脂血症（脂質異常症），④肺胞ガス交換能の低下，⑤血小板凝集能の低下などがあり，新生児核黄疸，肝機能障害，敗血症などの患児には控えるべきである．

ⓓ **ビタミン**：小児においては体内蓄積量が少なく，静脈栄養が長期化した場合や栄養障害の著しい場合には容易に欠乏症状をきたす．小児への投与量は一定の見解がないが，各種総合ビタミン製剤が投与されている．また，脂溶性ビタミンは過剰投与によって中毒症状を引き起こすことがあるので注意を要する．

ⓔ **電解質**：電解質投与に際しては維持輸液に用いられる Na，K，Cl だけでなく，細胞内液として重要な Ca，Mg，P が必要となる．とくに小児においては骨の発育に必要な Ca，P のバランスのとれた投与が必要となる．

ⓕ **微量元素**：経口摂取ではほとんど起こらないとされていた微量元素欠乏症が，長期静脈栄養ではみられることが知られている．微量元素は体内に 1 mg/kg 以下存在するものを称するが，とくに，Fe，Zn，Cu，Mn，I，Se，Cr などが必須とされている．Zn 欠乏では皮疹，脱毛，下痢，Cu 欠乏では貧血，白血球減少，また，Mn 欠乏では発育障害などが知られている．

⑥ 長期中心静脈栄養の代謝に関係した合併症
小児外科患児の場合基礎疾患がある上に体内の許容量が少ないため，たとえ不適切な高カロリー輸液を行っていなくても患児の状態によってはさまざまな代謝上の問題が発生する可能性がある．とくに近年注目されていることは，腸管内に生息する細菌が多臓器に移行する **bacterial translocation**（BT）である．経口栄養が行えないと腸管粘膜の萎縮が起こり粘膜バリアが脆弱化すると同時に，腸内細菌叢の過増殖やバランスの変化が起こることが BT の原因と考えられている．小児外科患児では外科侵襲や基礎疾患による全身免疫能の低下も潜在するため，重症感染症へと進行することが少なからずみられる．また，肝障害も重要な問題であり，とくに新生児・未熟児に対する過剰な糖質，アミノ酸投与は肝細胞障害や肝内胆汁うっ滞を引き起こすことになるため，十分なモニ

タリングが必要である．肝障害を予防する方法として，高濃度の糖質・アミノ酸液と脂肪乳剤を数時間ごとに交互に投与する，**cyclic TPN** なども試みられ，良好な成績が報告されている．その他の合併症としては，高血糖，電解質異常，代謝性アシドーシス，必須脂肪酸欠乏，ビタミン欠乏，ビタミン過剰症，微量元素欠乏症などがあげられる．

A 頸部疾患

1．正中頸嚢胞および瘻
midline cervical cyst and fistula

ポイント
- 正中頸嚢胞（瘻）は甲状舌管の遺残より発生する．
- 舌骨を中心とした部位にみられることが多い．
- 手術にあたっては舌骨の中央部を含めて切除しなければ再発することが多い．

▶**発生** 甲状舌管の遺残より発生するため，**甲状舌管嚢胞（瘻）**〔thyroglossal duct（fistula）〕ともいわれる．甲状腺原基ははじめ第 1，2 鰓弓の間で正中線上から下方に突出し，後に舌盲孔となるところに付着しているが，原基の下降時に付着部との間に甲状舌管を形成し，これが舌骨により上下に分けられ，正常なら消失するが，これが遺残し嚢胞や瘻孔を形成する．

▶**症状** 正中頸嚢胞はほとんど小児期に発症するが，成人での発症もみられる．しかし新生児期に発見されることは少なく，患児は 2〜10 歳が多い．ほとんどが無症状に経過し，頸部の正中で舌骨を中心とした部位に腫瘤がみられることにより気づかれる（図1）．すべての正中頸嚢胞の腫瘤が正中で舌骨の周囲とは限らず，正中以外の発生が 1％，舌骨周囲以外に 20％ みられる．腫瘤は必ずしも増大はせず時には消退するようにみえる場合もあるが，そのような例でも多くの場合は出現，消退をくり返す．表面は平滑で，境界明瞭，皮膚との癒着はなく，波動を証明することがある．時に感染を伴い，発赤，腫脹，疼痛などの症状をきたす．瘻孔のある例では排出液がみられ，その存在は明

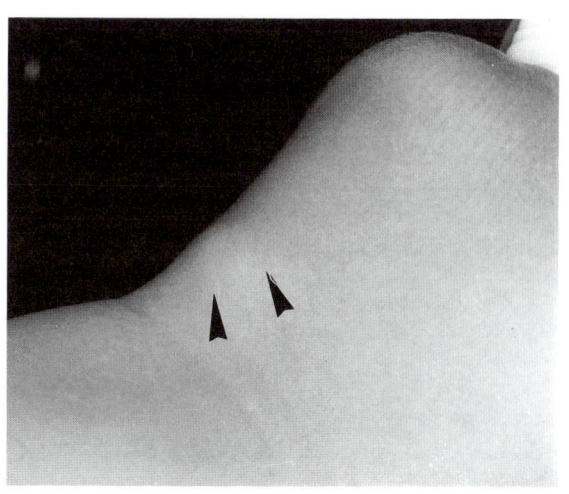

図1　正中頸嚢胞
頸部の正中舌骨部に腫瘤が認められる.

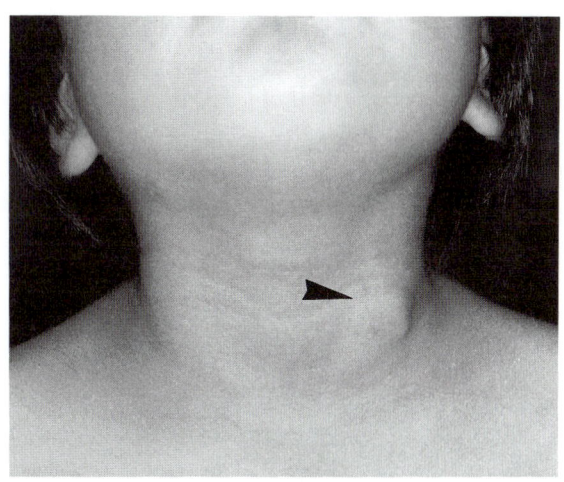

図2　側頸嚢胞
左胸鎖乳突筋前方に腫瘤が認められる.

瞭である.
▶**診断**　診断は発生部位，症状などで多くの場合困難ではないが，頸部で腫瘤を主症状とする疾患には多くのものがあるので，除外する必要がある．嚢胞形成のみられるものではX線検査のほか超音波診断が行われるが，穿刺をすることは，本疾患ではしばしば感染を伴っており舌盲孔との連絡が残っている例もあることから，むしろ行うべきではない.
▶**治療，予後**　本症では**手術が唯一の治療法**であるが，腫瘤が小さい場合や，幼少の場合にはしばしば経過を観察されることがある．しかし，悪性化の例が報告されていること，感染例が比較的多く自然治癒が期待できないことから，発見次第手術することが望ましい．感染を伴っている場合には切開などで感染を治してから手術を施行する．手術に際しては甲状舌管の遺残部が舌骨の間や下を通過しているので，舌骨中央部を必ず切除しなければ再発する可能性が高い．舌盲孔部まで確認し，完全に切除する．切除後の予後は良好である.

2．側頸嚢胞および瘻
lateral cervical cyst and fistula

ポイント
側頸嚢胞および瘻は鰓裂または鰓弓より発生するため，鰓原性嚢胞および瘻（branchial cyst and fistula）ともいわれる.

第2鰓裂（弓）の遺残によるものがもっとも多い.

発生する鰓裂（弓）により複雑な走行をとるので，治療に際しては解剖学的な位置関係を十分に調べる必要がある（第3，4鰓裂由来のものは次項で詳述する）.

▶**発生，走行**　胎児期早期に頸部に5対の鰓弓と4対の鰓裂が形成されるが，これが融合消失する過程に異常が生じて形成される．もっとも発生の多い第2鰓裂性のものは，第1鰓裂性のものの5～6倍の発生がみられる．第1鰓裂性の側頸瘻の走行は顎下腺部の開口部，または皮下の嚢腫から始まり，顎二腹筋後腹表層と胸鎖乳突筋の前縁に沿って上行し，耳下腺下部を通り，顔面神経と交差し，外耳道軟骨部に達する．第2鰓裂性の側頸瘻の走行は胸鎖乳突筋の鎖骨側付着部のやや上部から始まり，広頸筋を貫通し，舌骨大角部で内側に向かい顎二腹筋下方から咽頭方向に向かい，茎突舌骨筋と交差し，口蓋扁桃上窩付近に達する.
▶**症状，診断**　ほとんどの例が胸鎖乳突筋の部分に腫瘤を触知して来院する（図2）．両側にみられることがあり，約10％を占める．家族性の発生も報告されている．瘻孔のみられる例も上述した走行に沿ってみられるので診断はそれほど困難ではない．第1鰓裂性のものでは，耳漏を主訴として来院する例や中耳炎様の症状をきたす場合もある.
▶**治療，予後**　治療法としては手術以外はないが，

手術に際しては的確な診断と解剖学的な走行の理解が必要である．そのためには瘻孔のあるものでは造影を施行し，囊胞状のものでは超音波などでその走行を知り，また術中には色素を用いたり，造影を行い完全に摘出する必要がある．感染を伴う場合には切開を行い，感染を治してから手術を施行する．予後は良好である．

3．（先天性）梨状窩瘻
piriform sinus fistula

ポイント
第3あるいは第4鰓裂（咽頭囊）由来の先天性の瘻孔でほとんどが左側であり，急性化膿性甲状腺炎の原因とされている．

▶発生，走行　第3あるいは第4鰓裂（咽頭囊）由来の梨状窩瘻は下咽頭梨状窩から発生する先天性奇形で，梨状窩から下降し，甲状腺軟骨下端外側の下咽頭収縮筋を貫いて甲状腺上極の近傍に達する瘻管である．これまでの報告のほとんどが左側であるが右側例や両側例もみられる．性差はない．発症年齢は10歳未満例が7割強を占める．

▶症状，診断　側頸部の発赤，腫脹，疼痛で気づかれることが多く，その他，咽頭痛，呼吸困難やチアノーゼがみられることがあり，化膿性甲状腺炎と診断され本症の存在が疑われる場合もある．診断には食道造影（咽頭造影），内視鏡検査が行われ，瘻孔の造影や入口部の確認，色素注入による色素の溢出部の確認などが行われる．

▶治療　手術的に瘻孔を摘出する．術中に梨状窩を確認することは困難なため術前に内視鏡で入口部を確認し，色素を注入したりガイドワイヤーや細いカテーテルを挿入して摘出手術を行う．予後は良好であるが長期間経過後に再発する例もみられ，1，2項で述べた頸瘻（囊胞）に比し長期間の経過観察が必要である．

表4　肺囊胞性疾患の分類（熊谷）

A．気管支性肺囊胞 bronchogenic cyst
　1．孤立性 solitary
　2．多発性 multiple
　　隔離性肺囊胞（sequestration cyst を含む）
　3．囊胞性気管支拡張症 cystic bronchiectasis
　　（蜂窩肺 honey comb lung を含む）
B．肺胞性肺囊胞症 alveolar cyst
　1．肋膜下囊胞 bleb
　2．気腫性囊胞 bulla, pneumatocele

B　肺・胸膜疾患

1．先天性肺囊胞 congenital cyst lung

ポイント
肺囊胞性疾患には種々のものがありその分類法も多いが，先天性では気管支性肺囊胞（bronchogenic cyst）が主なものである．

発症が青年期であっても，囊胞壁の構造が気管支性のものであれば先天性である．

主として感染により発症するが急激に膨張して緊張性肺囊胞となる場合もある．

発見次第，手術を施行する．

▶発生，頻度　肺は胎生28日前後に肺芽が形成され，後に間葉部から alveolar wall，胸膜，筋層，軟骨などが形成されて16週頃にほぼ完成するが，このころの管腔はほとんどが粘液により満たされている．その後，20週頃に recanalization が起き，また肺胞は28週頃から増加する．この過程において末梢気管支や肺胞付近の気管支に障害が起きれば，閉塞に伴う囊胞の形成がみられる．

本症は2,500ないし6,000人に1人の割合でみられ，最近ではその報告例が増加している．

▶分類　肺囊胞性疾患は種々に分類されているが，表4の熊谷の分類が多く用いられている．先天性肺囊胞はこのうち気管支性肺囊胞症を指しているが，特殊な型として cystic adenomatoid malformation があるが，これについては次項で詳述する．

▶症状，診断　発症時期は一定しておらず，新生児期に急激に発症するものから検診にて初めて指摘されるものまである．症状は**呼吸困難**を主とするものと，**呼吸器感染症状**を主とするものがある．呼吸困難は，囊胞が急速に増大し気管支に check-

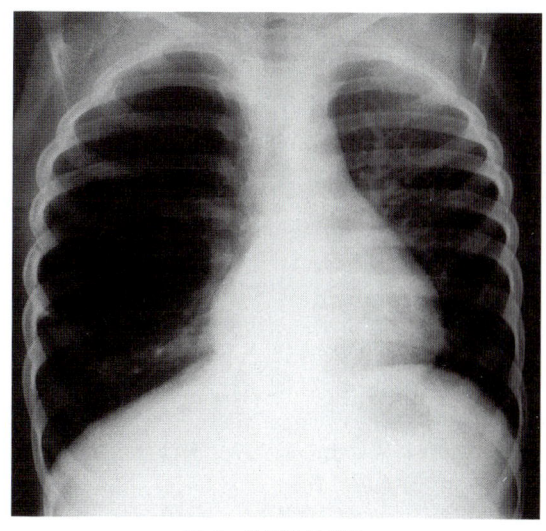

図3　先天性肺嚢胞
右中肺野に透亮像が認められる．

valve 状態を起こし緊張性嚢胞となるために起こり，努力性呼吸，チアノーゼ，過呼吸などがみられる．感染症の場合は咳嗽，発熱，胸痛がみられ，これに関連して嘔吐，肋膜炎症状，血痰がみられる．

診断上もっとも重要なものは胸部 X 線撮影であり，単純撮影で透亮像を認める（図3）．大きさは種々で下葉に多い．緊張性嚢胞では横隔膜の下方への圧迫，心陰影の偏位，対側への嚢胞の herniation を認める．気管支造影では気管支が透亮像を取り囲んだり，気管支の切断像がみられる．

▶**治療，予後**　手術の絶対的適応である．本症で保存的療法を行った報告はあるがほとんど死亡している．緊張性嚢胞や多発性のものでは急速に悪化し死亡することがあるので緊急手術の対象になるが，その他の場合でも診断がつき次第手術をすべきである．手術は，嚢胞切除では再発がみられ，肺葉切除が望ましい．一側の肺切除が必要な場合もある．切除後の予後は良好であるが，気付かずに経過した例で悪性化の報告例がある．

2．先天性囊胞状腺腫様増殖
congenital cystic adenomatoid malformation（CCAM）

▶**ポイント**
出生直後から呼吸困難をきたす肺嚢胞性疾患の一つである．胸部 X 線撮影や CT，MRI で診断が可能で，組織学的にも特徴のある疾患である．肺葉切除や区域切除が必要である．

▶**発生，病理**　先天性肺囊胞性疾患の一つで，発生学的には肺芽の分化成熟がある段階で停止したため生じた奇形である．一つの肺葉全体にみられるが一側肺全体にみられたり両側肺にみられることもある．出生前に診断される例もあり，またほとんど新生児期に発症するため新生児の肺嚢胞＝CCAM とする報告もみられる．組織学的には立方上皮，線毛上皮でおおわれた種々の大きさの囊胞がみられ，嚢胞壁の腺腫様増殖，気管支軟骨や腺の欠如，炎症所見の欠如などがみられる．

▶**症状，診断**　出生直後から呼吸困難をきたし，X 線写真で大小の囊胞や実質性腫瘤がみられ，縦隔の圧迫像がみられる．横隔膜ヘルニアとの鑑別が必要な場合もある．新生児期に無症状な例もまれにみられるが，次第に呼吸器症状が出現する．胸部 X 線撮影のほか CT や MRI 検査も部位の同定，気管支との交通の有無，他疾患との鑑別上必要である．

▶**治療**　手術の絶対的適応である．診断がつき次第手術を施行する．囊胞切除や縫縮では再発の危険があり，肺葉切除か区域切除を行う．

3．肺分画症 sequestration of lung

▶**ポイント**
肺の発生過程において異常を生じ，正常の肺葉以外に副肺が形成され，正常な肺組織とは別に異常な動脈により栄養されているもので，肺葉内または肺葉外にみられる．
肺葉内肺分画症はほとんどが下葉にみられる．
もっとも重要な検査法は大血管造影である．

▶**発生頻度**　発生頻度は報告者により差があるが，0.25～1.7％となっている．男女比では 2～3：1 で男に多い．とくに肺葉外のものでは男に 4～5 倍みられる．年齢では，肺葉内の例ではほとんどが 2 歳以上であるのに対し，肺葉外では乳児以下，とくに新生児期に多い．

▶**症状**　本症は臨床的に 3 期に分けられている．

第1期は異常動脈を伴うのみで無自覚の時期，第2期は肺分画症を形成しているがほとんど無自覚の時期，第3期は気管支からの2次感染を反復し気管支拡張の所見を示す時期，である．感染による症状は，咳，喀痰，発熱，胸痛などで，反復する気管支肺炎の症状を示す．肺葉外のものは，気道との交通はなく無機能肺で囊胞を形成することが多い．また横隔膜疾患と関連のある場合が多く，これらの症状を呈することがある．いずれにしても肺分画症に特有な症状はない．

▶**治療，予後** 治療は**手術的に摘出**する以外はない．肺葉内の場合には肺葉切除，肺葉外の場合にはその部分の摘出が行われる．囊胞形成例では囊胞のみ摘出する方法も行われている．いずれにせよ異常動脈の存在を念頭において剥離をすすめ，摘出する必要がある．摘出後の予後は良好である．

各論6章 394頁参照．

4．肺葉性気腫
emphysema of the pulmonary lobe

ポイント

新生児期および乳児期の特有な疾患で，肺葉に限局する肺気腫を指す．
気管支軟骨の欠損または形成不全によるものがもっとも多い．
X線検査がもっとも重要である．

▶**発生，病理** 先天性，あるいは後天性の何らかの原因により肺葉気管支の不完全閉塞をきたし，末梢側が気腫状に膨張することにより発生する．原因としてはいろいろなものがあるが，気管支軟骨の欠損または形成不全がもっとも多い．急速に進展したものでは肺胞の過膨張をみるのみで，さらに肺胞壁の弾力線維の断裂や肺胞の消失などをきたす．生後4～6ヵ月で発症し，男児には女児の2倍みられる．罹患肺葉はほとんどが上葉か中葉で下葉はまれである．

▶**症状，診断** 臨床的にはほとんど無症状で，咳，喘鳴等が主体の**軽症型**，生後1，2日のうちに発症し，咳，喘鳴，呼吸困難をきたし，数週以内に手術が必要な**重症型**，出生直後から呼吸困難をきたし，数時間の内に死亡する**劇症型**がある．診断には胸部X線撮影がもっとも重要である．一側肺葉の透過性の増大があり，中に肺紋理がみられる．

▶**治療，予後** 重症型や劇症型では緊急手術の対象である．手術は罹患肺葉切除を行う．手術を施行し得た例の予後は比較的良好である．

5．気　胸 pneumothorax

ポイント

肺囊胞や，bulla，bleb などが破れたり，外傷により，肺実質の損傷をきたして発生する．
肋膜疾患の症状（咳，呼吸困難，頻脈など）を示す．
弁状機構による緊張性気胸はただちにドレナージが必要である．

▶**原因** 先に述べた先天性肺囊胞や，後天性疾患である bulla，bleb が特発的に胸腔に向かって破裂して起こるが，外傷により肋骨骨折をきたし，肺実質を損傷して起こることもある．外傷の場合はたいてい血気胸となる．

▶**治療，予後** 程度により治療法は異なる．つまり，大部分の例は安静のみで肺の再膨張が起こる軽症例であるが，胸腔穿刺が必要な例，持続ドレナージが必要な例，これらの方法でも効果がなく手術にて穿孔部（損傷部）の修復を必要とする例などがある．最近では内視鏡的手術法が主流をなしている．

各論5章 378頁参照．

6．膿　胸 empyema

ポイント

胸腔内に膿が存在する状態を膿胸という．
乳幼児に多くみられるのはブドウ球菌性肺炎の合併として起こる場合である．
ドレナージと抗生物質の併用がもっとも効果ある治療法である．

▶**原因** 本症の原因として肺疾患の合併症として起こるものがあり，とくにブドウ球菌性肺炎の後に起こるものが多い．その他，外傷によるもの（胸部手術後に発生するものを含む），他の化膿巣から波及するものなどがある．また慢性的な経過をとるものに結核性膿胸がある．

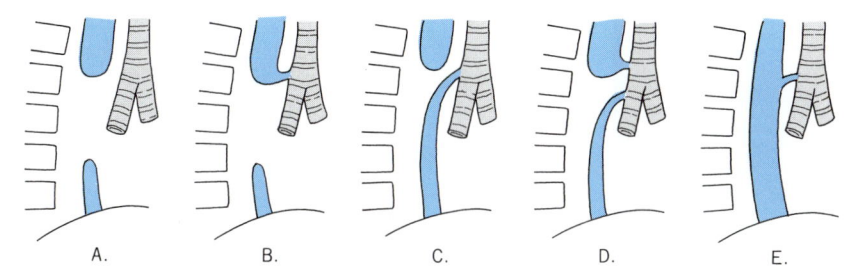

図 4 先天性食道閉鎖症の各型（Gross）

▶**症状** 多くの場合，原因疾患による症状がみられ，それに伴い膿胸の症状が出てくる．症状としては悪寒，発熱，全身倦怠感などがみられ，白血球数の増加がみられる．膿瘍が急速に増大すると，呼吸音の減弱，呼吸困難をきたすようになる．膿の嚥下による胃腸症状もみられる．症状が進行し**敗血症**となりショック状態となることがある．

▶**治療** 早期の**持続ドレナージ**と**抗生物質**の併用が必要である．時に洗浄や抗生物質の注入を行う．これらの方法で改善しない場合は手術を行うが，手術としては肋骨を切除して圧迫する方法，中に何かを埋める充填法，膿瘍壁を除去する剝皮術などがある．炎症所見の強い場合は剝皮術はかなり困難である．

各論5章 382頁参照．

C 食道疾患

1. 食道閉鎖症 atresia of esophagus

▶**ポイント**

Gross C 型食道閉鎖症がもっとも多い．
流涎，呼吸困難，チアノーゼが主症状である．
直腸肛門奇形，骨の異常，心奇形など合併奇形が多い．
治療法は1期根治手術または多期分割手術が行われるが，分割手術では胃瘻造設，TEF（気管食道瘻）切離をまず行い，後に食道食道吻合を行う．
術後の合併症としては，吻合部狭窄，縫合不全，気管-食道瘻再開通，食道-胃逆流現象などがみられる．

▶**頻度，型** 本症の発生は1,000 ないし 4,000 の出生に1例みられる．本症にはいろいろな型があり分類法もいろいろあるが，Gross の分類がもっとも普遍的である．Gross は図4のように五つの型に分類した．もっとも多い型がC型で，上部食道が盲端に終わり下部食道が気管と交通（気管-食道瘻という）している型で，80〜90％を占めている．次に多いのがA型で，上下とも盲端に終わっているもの（約10％），さらにE型が続いている．

▶**症状，診断** もっとも多いC型について述べると，食道が閉塞しているために唾液が口角より絶えず流れ（流涎），発作性のチアノーゼ，呼吸困難がみられる．肺炎を合併することが多い．腹部は気管-食道瘻を通じて呼吸のたびに胃内に空気が入り込むために膨満する．一方，A型では空気がまったく胃の中に入らないので腹部は陥凹し，スリムである．本症の診断は，通常細い Nélaton カテーテルを食道内に挿入し，先端が coil-up するのを確認（X線などで）することで確実である（図5）．本症には合併奇形が非常に多い．椎骨異常，直腸-肛門奇形，心奇形などがしばしばみられ，これらの症状が優位の場合には本症に気付くのが遅れる場合があり，肺炎をはじめとする合併症が起こる率が高い．

▶**治療，術後合併症** 本症の治療方針は，型のみならず，合併症（肺炎など），合併奇形（心奇形，直腸-肛門奇形など）の存在や，生下時体重などを総合して決められる（Waterston のリスク分類が有名）．これにより，1期根治手術を施行するか分割手術を施行するかを判断する．A型では通常分割手術が行われる．

1期根治手術は通常胸膜外到達法で行う．これは術後の呼吸管理が容易となり，合併症が発生した場合も致命的ではないなど有利な点が多いためである．気管-食道瘻を切離し上下食道を吻合する．分割手術は，通常，胃瘻を造設し気管-食道瘻

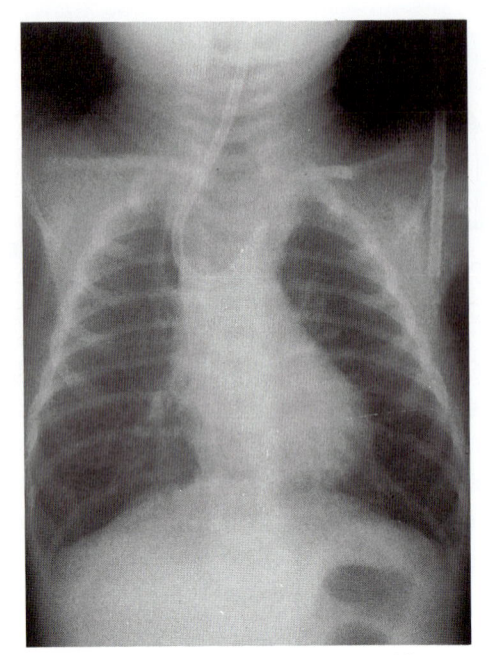

図 5　先天性食道閉鎖症（Gross C 型）
細い Nélaton カテーテルを入れると先端が coil-up する．

の切離を第1次手術として行うが，気管-食道瘻の切離と同様の効果を示す下部食道 banding や taping またはバルーンによる閉鎖なども行われる．一般状態が改善したのち根治手術を施行する．他の消化管奇形や心臓奇形が合併した例では総合して判断し，順次手術を施行する．A 型や，C 型でも上下盲端間の距離が離れている場合には延長術や，胃，小腸，結腸などを用いた再建がなされる．

　術後合併症としては肺炎や無気肺などのほか，本症手術後の特有なものとして，吻合部の縫合不全，気管-食道瘻の再開通，吻合部の狭窄，胃-食道逆流現象などがみられる．これらのほとんどが何らかの治療を要するもので注意を要する．治療成績は合併奇形にもよるが非常に向上している．

2．先天性食道狭窄症
congenital stenosis of esophagus

ポイント
　先天性食道狭窄症の成因（型）としては，気管軟骨原基迷入（型），筋性線維性肥厚（型），および膜様狭窄（型）の三つがあげられる．症状は食事内容がミルクから半流動食，固形食と変わるにつれ出現する．治療法としては，拡張術をまず行い，効果のない例や合併症のみられる例に対しては手術を行う．

▶**成因**　本症の成因としては，気管軟骨原基迷入，筋性線維性肥厚，および膜様狭窄の三つがあげられている．気管軟骨原基迷入は，胎生初期に，前腸から肺原基が分離する際，肺原基の一部（気管軟骨原基）が前腸壁に迷入遺残したものである．前腸が，食道や胃に分かれる際に急激に延長するために迷入部は食道下部にくる．これら三つの成因による食道狭窄症の頻度はおよそ 10：10：1 である．

▶**症状，診断**　症状としては嘔吐が主なもので，乳児であれば吐乳がみられる．嘔吐は食事の種類に関係があり，ミルクのうちは嘔吐しない例が多いが，半流動食，固形食となるに従い嘔吐の頻度が高くなる．年長児になると嚥下障害を訴える．狭窄の状態が続くと栄養障害をきたしたり，肺炎をくり返すようになる．診断は食道造影がもっとも確実である．造影では，食道が著明に拡張し，食物残渣がみられ，拡張した食道の下部が急激に狭窄となっているもの（**abrupt narrowing**）と，徐々に細くなっているもの（**taper narrowing**）の二つのタイプがみられる（図6）．本症と鑑別すべきものに後天性の食道狭窄症，他の食道疾患に伴うものがあり，既往歴，食道鏡，食道内圧検査，食道下部 pH 検査などを施行して鑑別する．

▶**治療，予後**　本症の治療法としては**食道拡張術（食道ブジー）**および**手術**がある．拡張術のためには種々な dilator が工夫されており，狭窄の程度や症状により，太さや，施行回数を決定し，ときどき X 線透視下に拡張の度合いを確めながらすすめてゆく．拡張術により症状が軽減する症例もあるが，拡張の効果が得られないもの，食道の拡張が著しいもの，嘔吐が頻回に起こり肺炎をくり返すものでは手術を施行する．手術は，狭窄部切除，食道食道端々吻合が一般的であるが，下部食道括約機構を障害しないよう注意すべきである．切除標本の病理学的検査により成因を確認することが大切である．本症の予後は良好である．

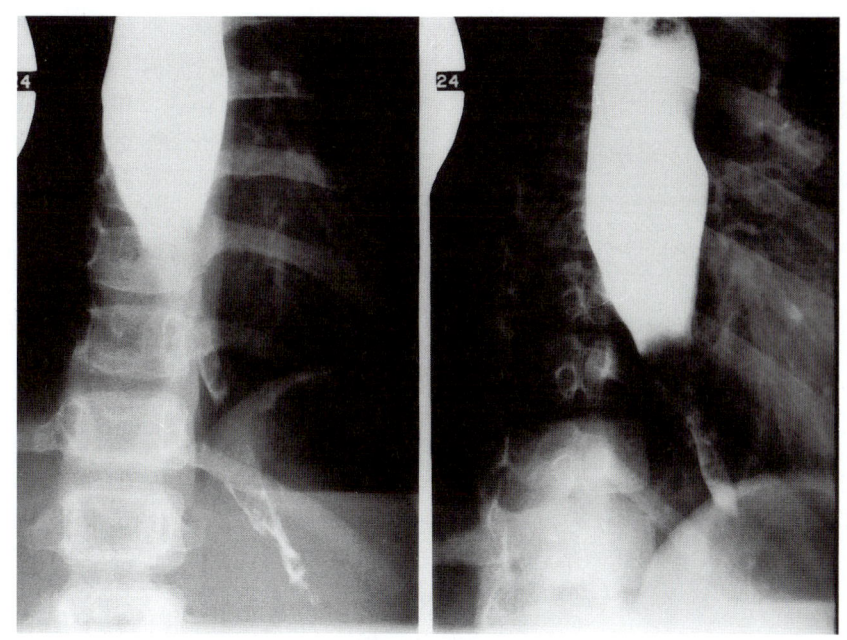

図6 先天性食道狭窄症
taper narrowing 症例．上部の拡張と右図では残渣物が陰影としてみられる．

D 横隔膜疾患

1．胸腹膜裂孔ヘルニア
Bochdalek hernia

▶**ポイント**

先天性横隔膜ヘルニアの中ではもっとも頻度が高く，呼吸困難，チアノーゼを主訴とし，急激な経過をたどる．

左側に多く，患側胸部での腸雑音の聴取，縦隔の対側への偏位，腹部の陥凹，胸部の膨隆（樽状胸）などがみられ，単純X線撮影にて診断し得る．

まず呼吸管理を行い，手術的に腹腔内臓器を整復し，孔を閉鎖する．

▶**発生，病態生理** 横隔膜は横中隔と胸腹膜皺襞が融合してできるが，そこに少量の筋組織も入り込む．融合の際に左右の胸腹裂孔と呼ばれる胸腔と腹腔との交通部を残すが，胎生2ヵ月頃には完全に閉鎖される．この過程の途中に障害が発生して種々な横隔膜ヘルニアができる．もっとも多いのが胸腹裂孔が閉鎖されないで残って発生すると考えられているもので，Bochdalekヘルニア，後外側横隔膜ヘルニア，胸腹膜裂孔ヘルニアなどと呼ばれる．大部分はヘルニア囊を欠きヘルニア門の大きさも種々みられるが，この孔を通して，胃，小腸，大腸，脾，肝臓などが胸腔内へ脱出する．左側が多く，4〜8：1といわれる．患側肺は萎縮し形成不全であることが多い．生後早期であるほど重症度が高く，肺機能不全の他に**PFC**（persistent fetal circulation syndrome．胎児循環症候群）がみられ予後不良である．PFCは動脈管を通して右左シャントの胎児循環となる状態を指し，**低酸素血症**となりおそれられている．

▶**症状，診断** 多くは出生直後から呼吸困難，チアノーゼをきたす．胸部が膨隆し（樽状胸），腹部は陥凹状で，聴診で患側胸部で腸雑音が聴取され，心音が偏位する．症状から本症を疑うことは容易であるが，しばしば生後数日あるいは1ヵ月以上してから発症する例があり，呼吸障害，チアノーゼのある例をみたら胸部X線撮影をすべきである．X線撮影により患側胸部に腸管ガス像がみられ，心陰影の偏位がみられる（図7）．ヘルニア囊を有する例では横隔膜弛緩症（後述）との鑑別が困難な場合がある．

▶**治療，予後** 手術以外に救命し得る方法はない．従来最緊急手術をすべきと考えられていたが，PFCの問題もあり，最近では待期手術を勧める報

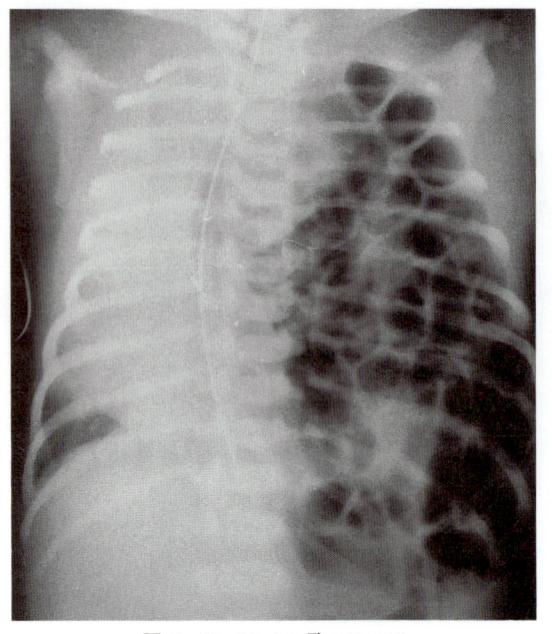

図7 Bochdalek孔ヘルニア
左胸腔内に腸管ガス像がみられ，心陰影が右に偏位，食道に入れたカテーテルが右に偏位している．

告も多い．手術は脱出臓器の還納，ヘルニア囊があれば切除，ヘルニア門の閉鎖などを行うが，しばしば腸回転異常を伴い，異常靱帯の切離や虫垂切除も行われる．生後早期発症の成績はあまりよくないが，生後24時間以上の発症例では今日ではほとんどが生存する．最近では最重症例に対し体外循環（ECMO）を用いた管理も行われている．なお，最近は出生前診断も可能となり，欧米では胎児手術も行われるようになったが普遍的ではない．

2. 食道裂孔ヘルニア hiatal hernia および食道胃逆流症 gastroesophageal reflux disease（GERD）

ポイント

滑脱型，傍食道型，混合型の3型がある．
嘔吐，貧血，発育障害，くり返す気管支肺炎などを主な症状とする．
検査法としては，上部消化管造影，24時間pHモニタリング，食道内圧検査，食道内視鏡（生検）などがある．

▶**発生，病態** 小児の食道裂孔ヘルニアは先天的な食道裂孔部の弛緩，開大，虚弱に基づくとされている．食道裂孔を形成する重要なものは**裂孔脚**（diaphragmatic crus）と**横隔膜食道靱帯**（phrenoesophageal ligament）である．本症ではこれらの成分の菲薄なことが示されている．しかし，本症の本体は形態学的な異常よりも食道-胃接合部の機能障害による逆流防止機能の障害に基づくものであることがわかってきた．食道と胃の接合部には下部食道括約筋と呼ばれる括約機構があり，とくに閉鎖機能が関係している．この障害で酸度の高い胃液が食道内に逆流し，種々の症状を引き起こす．この逆流という病態生理を重視し，**食道胃逆流症（GERD）**として呼ばれることが多い．重症心身障害児にもGERDがみられることがあり，嘔吐例では本症の存在を疑って精査をすべきである．

▶**症状，診断** 本症の主症状は嘔吐（吐乳）である．吐物は非胆汁性であるが，嘔吐が頻回になるとコーヒー残渣様となる．発育遅延，栄養障害，くり返す気管支炎，貧血をきたすようになる．はじめは単なる溢乳として扱われる場合もある．この状態が放置されると食道炎を起こし，さらに進行すると器質的狭窄をきたす．

本症の診断法としては，まず上部消化管造影にてGERDの存在（食道と胃の角度His角の鈍化，造影剤の食道内への逆流）またはヘルニアの有無を調べる．ヘルニアの型としては滑脱型，傍食道型，混合型があるが（図8，9）新生児例ではこのような形態を示さず，His角の鈍化のみで透視時に逆流を証明し得るだけの場合も多い．24時間食道pHモニタリングは，直接食道内への胃液の逆流を証明できるので重要な検査である．食道内圧検査は先に述べた括約機構の障害を証明できる．下部食道括約筋の圧とその長さ（昇圧帯）の低下，2層性が特徴とされている．食道内視鏡は，食道-胃接合部の位置，食道炎の証明（生検），潰瘍あるいは狭窄の存在などについて知ることができる．

▶**治療** 保存的療法と手術的療法がある．保存的療法はsemi-upright positionに置き，濃いミルク（18％）を少量，頻回に投与する方法であり，少なくとも3週間は続ける．薬物（bethanechol）投与も併用される場合がある．新生児や乳児期早期の軽症のGERD例はこの保存的療法で改善するが，それ以上の例ではほとんど改善をみない．手術的

A. 滑脱型　　　B. 傍食道型　　　C. 混合型

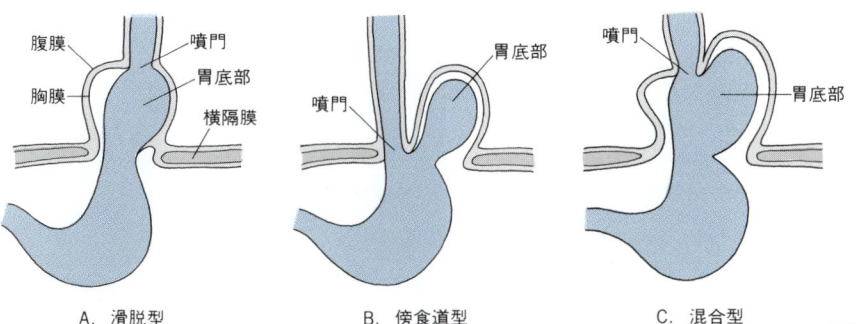

図 8　食道裂孔ヘルニアの型

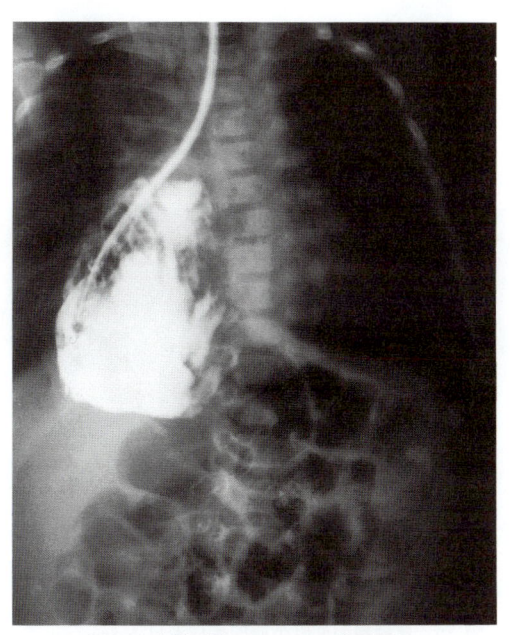

図 9　食道裂孔ヘルニアの造影所見
胃が up-side-down となり胸部に持ち上げられている．

療法は保存的療法で改善しない例，食道狭窄のある例，明らかなヘルニアがあり症状の反復や進行性の徴候を示すものなどに施行される．手術の基本は，食道裂孔の食道後方での縫縮，His 角形成のための fundoplication（Nissen 手術），下部食道の裂孔および横隔膜食道靱帯への固定，その他噴門部の固定などである．最近は逆流症に対しては内視鏡下に Nissen 手術を行うことが一般的となったが，脱出部分が大きい食道裂孔ヘルニアに対しては開腹手術が必要である．手技が不確実であるとまれに再発をみるが，予後は良好である．

3．横隔膜弛緩症
relaxation of diaphragm

ポイント

横隔膜弛緩症は，横隔膜の筋性形成不全，菲薄性などにより横隔膜が伸展したものである．
他の奇形を合併することが多い．
治療の目的は呼吸管理にあり，症状のないものでは保存的療法がなされる．

▶**成因**　横隔膜弛緩症は，横隔膜の筋性形成不全や菲薄性などのため横隔膜が伸展し，腹圧により横隔膜が胸腔側へ押し上げられた状態を指す．分娩外傷や，手術などの外傷による横隔膜神経麻痺も同様な状態となるが弛緩症とはいわない．先天性横隔膜弛緩症では他の合併奇形を合併することが多い．肺や肋骨，腹部内臓の奇形などがみられる．弛緩は一側の横隔膜全体に起こるものと部分的に起こるものがある．一側のものは左側に多い．

▶**症状，診断**　挙上の程度により症状は異なる．まったく症状のない例が多いが，挙上が高度となると呼吸器症状や消化器症状が出現する．呼吸促進，チアノーゼ，呼吸困難，食欲不振，胸やけ，発育不良などがみられる．診断は胸部 X 線像でなされるが，Bochdalek ヘルニアのヘルニア囊を有する例との鑑別が困難な例もある（図 10）．X 線透視下では奇異呼吸がみられる例もある．

▶**治療**　新生児期に急激な呼吸器症状を示したり，それ以後でも肺炎などの呼吸器疾患をくり返すものは手術の適応である．それ以外の例では絶えず X 線撮影で観察しながら経過をみるのみでよい．奇異呼吸のみられる例でも呼吸器症状のない場合は経過観察される．手術は横隔膜の縫縮が

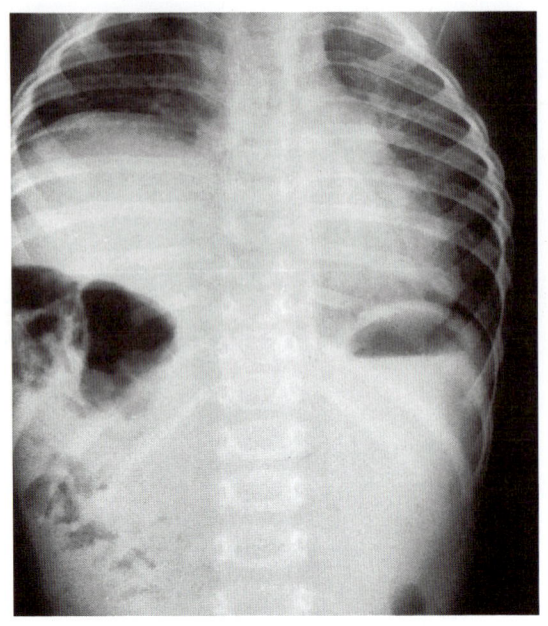

図 10　横隔膜弛緩症
右横隔膜の著明な挙上がみられる．

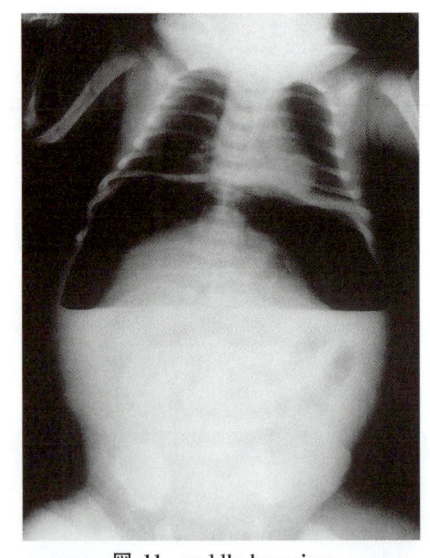

図 11　saddle bag sign

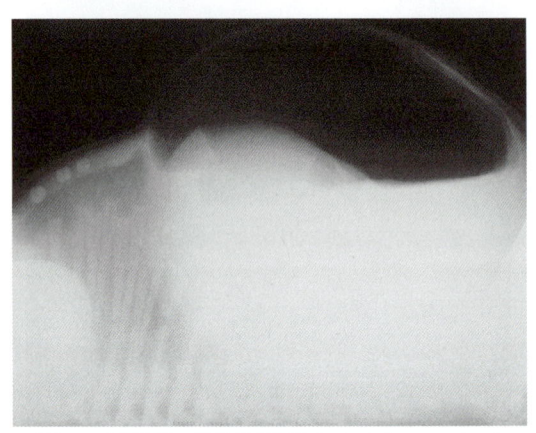

図 12　胃破裂の仰臥位側面像における free air の証明

なされる．分娩外傷や，心臓手術などの後にみられる横隔神経損傷による弛緩状態の場合も，呼吸に問題のある場合は横隔膜縫縮や重層法が施行される．計画的，かつ適切な治療によれば本症の予後は良好である．

E　胃疾患

1．新生児胃破裂（胃穿孔）neonatal gastric rupture（gastric perforation）

▶**病因，病態，頻度**　新生児腹膜炎の原因疾患としてもっとも代表的疾患で新生児消化管穿孔の54〜72％を占めるといわれていたが，周産期管理の進歩に伴い減少傾向にある．未熟児や人工栄養児に発生しやすい．

胃破裂は胃筋層の脆弱性，胃内圧の上昇，胃の血流障害などが原因で大彎側に認められる．多くの破裂症例が周産期の hypoxic episode を経験している．一方，胃穿孔は小彎側に多くみられ，punched out の形態を呈し消化性潰瘍が原因のことが多い．

▶**症状**　生後 2〜3 日頃よりミルクの飲みがわるく，活動性が弱くなり，突然，腹部膨満，嘔吐，呼吸困難を呈し，汎発性腹膜炎のために乏尿となり急速にショック状態へと移行する．さらに敗血症から disseminating intravascular coagulation syndrome（DIC）をきたす．

▶**診断**　腹部単純 X 線像で立位にて横隔膜下の大量の free air を認める saddle bag sign（図 11）が特徴的で，仰臥位では football sign を呈する．なお free air の証明は保育器内では立位の撮影が困難なため，仰臥位での側面像が便利な場合もある（図 12）．

▶**治療，予後**　呼吸障害，ショックに対する治療を行い，手術は利尿を確認後行う．手術は胃破裂では破裂部縫合閉鎖，腹腔内洗浄ドレナージを行

う．一方，胃穿孔では状態が安定していれば，穿孔部の縫合閉鎖を行うが，不安定な状態では腹腔内洗浄ドレナージのみを行う場合もある．術後も抗ショック治療，敗血症に対して交換輸血やECMOなどを必要とする場合もある．

予後は敗血症からエンドトキシンショックに至る例は不良である．

2．肥厚性幽門狭窄症
hypertrophic pyloric stenosis

▶**病因，頻度** 胃の幽門部の筋層（とくに輪走筋）の肥厚が原因で，胃からの排泄不良をきたす疾患．

頻度は人種差があり白人で300～800人に1人，日本人では2,000人に1人程度．男児に多く（女児の4～5倍）第1子に多い．親が本症のときは子の7%に発症．同胞や多胎における発症率は高く，低出生体重児に少ない．

▶**症状** 生後2～3週に始まる非胆汁性嘔吐．初期は溢乳の形で出現し，徐々に噴水状となり，血液を混じることもある．病悩期間が長いと脱水，低栄養，体重減少がみられ，胃液喪失のため低K性低Cl性アルカローシスになる．

▶**診断**

① **視診** 胃蠕動亢進
② **触診** 右上腹部にオリーブ状の腫瘤を触知．
③ **腹部単純X線像** 胃泡の著明な拡大と小腸・結腸のガス像の欠如
④ **腹部超音波検査** 右上腹部に幽門部の腫瘤像を検出．横断像で肥厚した筋層がリング状に描出される（doughnut's sign：図13）．診断基準は幽門の長さ15 mm以上，筋層の厚さ4 mm以上である．
⑤ **上部消化管造影** string sign, umbrella (mushroom) sign, beak sign, tits, double tractなどの特徴的所見がある．造影は必ずしも必要ないが他の嘔吐をきたす疾患との鑑別のために有用な場合がある．

▶**治療**

① **輸液療法** 本症の病態は大量の胃液の嘔吐により血清Cl値は低くなり，代償性にHCO₃が増加して低Cl性代謝性アルカローシスとなる．一方，アルカローシスが存在すると血清のKが細胞内へ移行するほか，腎からの排泄が増加し，そ

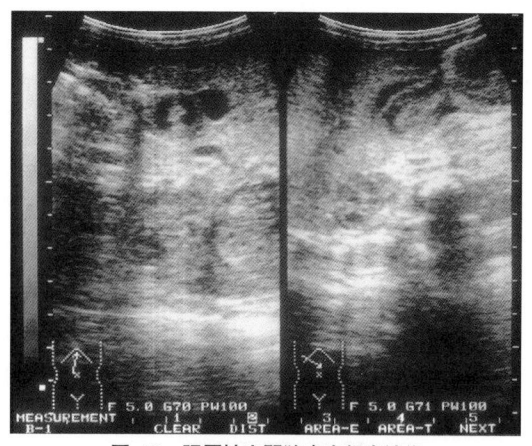

図13 肥厚性幽門狭窄症超音波像
左：横断像（doughnut's sign），右：縦断像

の結果，低K性低Cl性アルカローシスとなる．さらにこのようなアルカローシスの状態では呼吸中枢を抑制してPCO₂を上昇させてpHの上昇を押さえようとする呼吸代償機転が働いて呼吸は浅くなる．

一方，長期にわたって飢餓状態におかれた重症例では，体内の脂肪や蛋白の異化作用が生じ，その結果ケトン体の蓄積が起こり代謝性アシドーシスの因子も加わってくる．

臨床的には患児を重症度から3群に分ける．第1群は軽度の脱水のみで電解質や酸・塩基平衡の乱れがないもの，第2群は脱水と体重減少が明らかでHCO₃ 26～35 mEq/l，低Cl性アルカローシスを示すもの，第3群は重症の脱水，電解質異常，飢餓を伴うもので，HCO₃ 35 mEq/l以上，低Cl血症，低K血症，貧血を呈する．

入院後，生理食塩水：5%グルコース液1:1を150～200 ml/時で3～4時間投与し，利尿の確認とアルカローシスの程度を調べる．このアルカローシスの程度によって次の輸液組成と投与量を考慮する．

② **手術法** 幽門筋切開術（Ramstedt pyloromyotomy）を行う．肥厚した幽門部を創外に出し筋層を切開する（図14）．皮膚切開は従来の右上腹部横切開と臍部弧状切開（Bianchi法）があり，後者のほうが美容的には優れる．また最近では腹腔鏡を用いて，肥厚した幽門筋を切開する手術も行われることがある．

③ **アトロピン療法** アトロピン内服または静注療法があるが効果は不確実である．手術がきわ

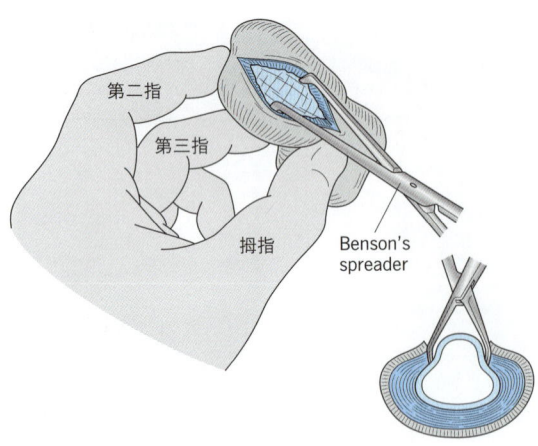

図14 幽門筋切開術

めて有効で入院期間も短いので治療の第一選択である．
▶予後　術後24時間までは胃蠕動亢進が続くため，24時間後から経口開始し2～3日で通常量の哺乳となる．

3. 幽門閉鎖症 pyloric atresia

▶病因，病型，頻度　先天的に幽門部の器質的閉鎖を有するまれな疾患で，60万～100万出生に1例で，腸閉鎖全体の1％以下である．性差はないが半数以上は低出生体重児である．家族発生も認められ，表皮水疱症との合併例を常染色体劣性遺伝の epidermolysis bullosa pyloric atresia syndrome と位置づける考え方もある．
　病型は閉鎖部位により幽門型と前庭部型に，閉鎖様式により膜様閉鎖と離断型閉鎖に分けられ，幽門型の膜様閉鎖がもっとも多い．
▶症状，診断　母親に羊水過多がみられ低出生体重児が多い．生直後より無胆汁性嘔吐，上腹部膨満がみられる．腹部単純X線像にて single bubble sign 像を呈する．
▶治療，予後　膜様型であればその直上で縦切開，膜切除，横縫合．離断型は胃十二指腸吻合を行う．他の消化管奇形を合併する場合や先天性皮膚疾患を合併する症例は予後がわるい．

4. 胃軸捻転症 volvulus of the stomach

▶病因，頻度，分類　胃固定靱帯の未熟性および固定不全により胃が生理的範囲を超えて異常に回転する．回転軸により短軸捻転（腸間膜軸性捻転）と長軸捻転（臓器軸性捻転）に分類される．また臨床経過により急性型と慢性型に分類される．多くは新生児，乳児に発症する．
▶症状，診断
　①急性型　腹痛，上腹部膨満さらにショック症状を呈するが小児にはまれである．
　②慢性型　嘔吐，腹痛，腹部膨満を主症状とし，幼児以上では食思不振，体重増加不良，栄養障害などがみられる．
　上部消化管造影にて，短軸捻転では胃底部が幽門部よりも低く，大彎が小彎より高い位置にあり，食道と大彎が交差しいわゆる逆α像を呈する．長軸捻転では胃底部の低下はないが大彎側が小彎側より高い位置にある，upside-down stomach 像を呈する．
▶治療　保存的に食事療法（少量頻回哺乳）と姿勢療法（上体挙上，右側臥位，腹臥位）にて症状の改善をみることが多い．
　保存的療法無効例や急性型には胃底部を横隔膜下面に固定する胃底部固定法や胃の小彎側前壁を腹壁に固定する胃前方固定法などの手術を行う．
　また，最近では腹腔鏡下での胃前方固定術も行われている．

5. 胃・十二指腸潰瘍 gastric ulcer, duodenal ulcer

▶病因，病態，分類　身体的・精神的ストレスにより攻撃因子（胃酸やペプシン）が粘膜の防御因子を凌駕したときに発生する．
　新生児・乳幼児期の潰瘍は急性潰瘍で胃に好発する．新生児では低酸素血症，循環障害やストレスが原因と考えられ，乳幼児期にも共通するが中枢神経系疾患のほか敗血症や熱傷などによるショックも原因となる．
　学童期以上は精神的ストレスやピロリ菌感染が原因の慢性潰瘍が多く，十二指腸に好発する．
　年齢に関係ない共通因子として手術ストレスや消炎鎮痛薬，ステロイドなどの薬剤が原因のものがある．
　5歳までは胃潰瘍が多く，それ以後は十二指腸潰瘍が多くなる．新生児・乳幼児では性差はない

が，学童期以上では男女比が4：1と男児に好発する．

▶症状，診断　新生児期では吐下血や穿孔で発症．新生児メレナの原因として重要である．

乳幼児期では嘔吐，食欲不振，吐・下血，臍周囲の腹痛などで，学童期以上では空腹時心窩部痛，貧血などで発症することが多い．

診断は上部消化管造影や内視鏡検査にて行う．

▶治療，予後　保存的療法が原則で，新生児・乳幼児の出血では安静，絶食，薬物療法（粘膜保護剤，制酸剤，H_2-blocker）やエタノール局注を行う．穿孔例は手術適応となり穿孔部縫合閉鎖を行う．穿孔例以外は手術例が極端に少なくなっている．手術が必要な場合でも臓器保存，機能温存に留意し術式を選択する．

学童期以上では原因となるストレスの除去，精神的庇護が重要である．

予後は新生児・乳幼児の潰瘍は急性潰瘍であり治癒しやすく再発も少ない．学童期以上では治癒傾向は高いが慢性化しやすく，再発率が高い．また，ピロリ菌感染例では除菌療法が必要である．

F　腸疾患

1．先天性十二指腸閉塞症
congenital duodenal obstruction

▶病因，病態　先天性に十二指腸閉塞症状を呈する疾患は，完全な閉塞を閉鎖（atresia），不完全な閉塞を示す場合を狭窄（stenosis）という．十二指腸の閉塞原因には内因性十二指腸閉鎖症（十二指腸閉鎖，狭窄症）と外因性閉塞症（輪状膵，腸回転異常，上腸間膜動脈性十二指腸閉塞症，十二指腸前門脈症）がある．

先天性腸閉鎖の病因は①Tandlerの腸管再開通障害説と②血行障害説があり．前者は腸管の発生過程（胎生8〜10週）での障害で遺伝的要素の強いもので，後者は腸管が完成された後に腸重積，腸捻転，腸間膜血管の閉塞などの偶発事故により二次的に腸閉鎖が発生するもので，前者は膜様閉鎖，後者は索状や離断型閉鎖の病因と考えられている．

十二指腸閉鎖は遺伝的因子が強く，合併奇形の頻度が高く膜様閉鎖が多い．部位はsecond portionに好発し，膜様物にはピンホール様の孔や総胆管が開口していることがある．

輪状膵は十二指腸下行脚を膵組織が輪状に取り巻いた状態で，十二指腸閉塞の30〜50％に輪状膵が認められる．輪状膵の成因はLeccoの説が支持されている．すなわち膵臓は十二指腸の腹側，背側に別々に存在する膵原基が癒合して形成されるが，胎生6週に腹側原基が十二指腸の回転と共に右へまわり，背側原基に融合する際に，腹側原基の一部が十二指腸へ固定されたままとなり，それが発育して膵を取り囲むようになり，輪状膵が発症すると考えられている．従来外からの機械的圧迫による狭窄が本症の閉塞の原因と考えられてきたが，輪状膵とともに内因性の閉鎖や狭窄を伴う場合も多いことから，輪状膵を閉塞の外因性原因というよりも十二指腸の発生異常に伴う形成異常と考え，内因性の閉塞の範疇に入れる場合もある．

▶頻度　6,000〜10,000出生に1人で，性差はない．

▶病型　①膜様閉鎖，②索状型，③完全離断型，④狭窄，⑤windsock型，⑥輪状膵に分類される（図15）．

▶合併奇形　本症は空・回腸閉鎖に比して合併奇形を有する率が高く60〜70％とされている．とくにDown症候群の発生率が30％と高く，その他に心奇形，先天性食道閉鎖症，直腸・肛門奇形，心血管奇形，尿路奇形などの合併が多い．低出生体重児が約半数にみられる．

▶症状，診断　出生前に母体が羊水過多を呈することが多く，出生前胎児超音波検査にて拡張した胃や十二指腸が嚢胞状に描出され，出生前診断される例が多い．

出生後は24時間以内に始まる嘔吐（胆汁性のことが多い），上腹部膨満，脱水，黄疸などがみられる．腹部単純X線像にてdouble bubble signを認める．注腸像ではmicrocolonを認める場合が多い．

▶治療，予後　嘔吐による脱水や誤嚥性肺炎などの合併症に対する術前管理が大切であるが，最近は出生前診断例が多く，嘔吐による合併症の頻度は減少している．保温，輸液，胃管挿入を行い，心奇形などの合併奇形の評価を行い全身状態を安定させてから手術を行う．本症は胃の減圧を行っ

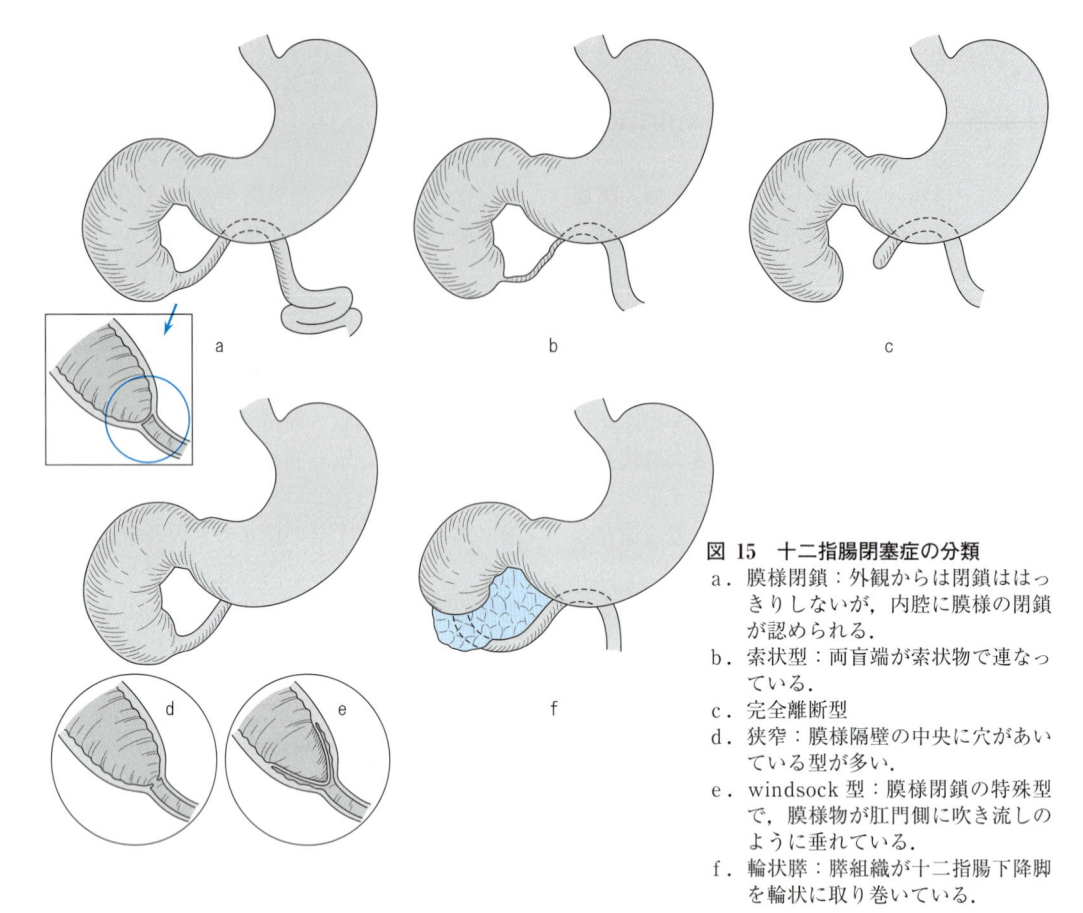

図 15 十二指腸閉塞症の分類
a．膜様閉鎖：外観からは閉鎖ははっきりしないが，内腔に膜様の閉鎖が認められる．
b．索状型：両盲端が索状物で連なっている．
c．完全離断型
d．狭窄：膜様隔壁の中央に穴があいている型が多い．
e．windsock 型：膜様閉鎖の特殊型で，膜様物が肛門側に吹き流しのように垂れている．
f．輪状膵：膵組織が十二指腸下降脚を輪状に取り巻いている．

ていれば穿孔の危険性はなく，ある程度待機手術が可能である．

手術は膜様閉鎖には十二指腸縦切開，膜様物切除，横縫合を行う．離断型にはダイヤモンド吻合を行う．いずれも総胆管の開口部を確認して損傷しないように十分に注意する．

予後は合併奇形の重症度による．十二指腸閉鎖自体の予後は良好である．

2．先天性小腸閉鎖症，狭窄症
congenital intestinal atresia, stenosis

▶**病因** 病因は十二指腸閉鎖の項で述べたように，胎生期後期の血行障害によるものが多く，切除標本に胎生期の腸重積の名残のポリープが遠位腸管にみられることが多い．

▶**病型** Louw の分類の基本3型であるⅠ型：膜様型，Ⅱ型：索状型，Ⅲa型：離断型に，特殊型Ⅲb：apple peel 型とⅣ型：多発型を加えた分類がよく用いられる（図16）が，Ⅱ型，Ⅲ型が多い．

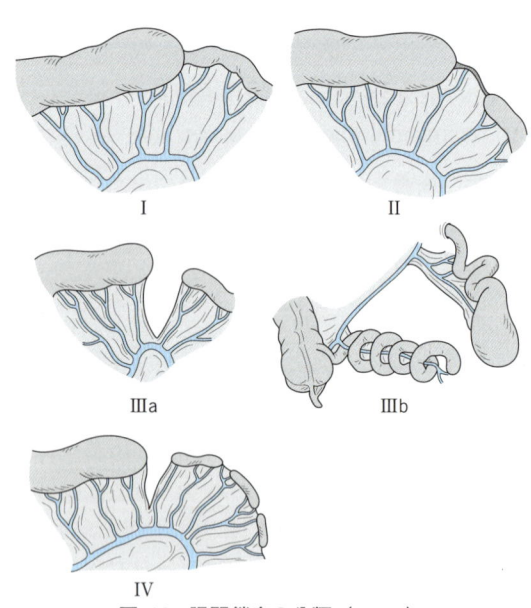

図 16 腸閉鎖症の分類（Louw）

▶**頻度** わが国では5,000〜10,000出生に1人とされるが，欧米では1,500〜3,000出生に1人とされている．

▶**症状，診断** 母体の羊水過多が約25%にみられ，胎児超音波検査で拡張した近位腸管が描出されることにより出生前診断の頻度が上昇してきた．

出生後1〜2日目に胆汁性嘔吐にて発症し，腹部膨満がみられる．胎便の自然排泄は生後24時間以内にみられることは少なく，胎便は灰白色であったり淡緑色を呈する．高間接ビリルビン血症を呈することが多い．

診断は腹部単純X線像にて多発鏡面像を認める．閉鎖の部位により鏡面像の数や位置が異なる．triple bubbleを呈する場合は空腸起始部閉鎖，左上腹部に限局した数個の鏡面像がみられた場合は空腸閉鎖，腹部全体に大小多くの鏡面像を認めた場合は回腸閉鎖が疑われる．注腸造影ではmicrocolonを呈する．ただし胎生後期に閉塞機転が起こった場合はmicrocolonを呈しない場合もある．

鑑別診断として全結腸型のHirschsprung病，Hirschsprung病類縁疾患，メコニウムイレウス，メコニウム病などあげられる．

▶**治療，予後** 保温，輸液，胃内容の吸引を行い，全身状態を安定させ手術を行う．胃管での消化管の減圧は下部腸管の閉鎖になるほど困難となり，このような場合は穿孔の危険性があるため緊急手術を行う．手術は腹部横切開または臍部弧状切開にて開腹し，拡張した口側腸管を切除し端側または端背吻合を行う．

予後は良好であるが，Ⅲ型やⅣ型で残存小腸が少なく短腸症候群になると長期静脈栄養や小腸移植が必要となる場合もある．

3．メコニウムイレウス meconium ileus，メコニウム病 meconium disease，胎便栓症候群 meconium plug syndrome

▶**病因，概念** 胎便が粘稠なために起こる腸閉塞症で，全身の外分泌腺の分泌異常をきたす膵嚢胞性線維症（cystic fibrosis）別名mucovicidosisに伴って起こるものをメコニウムイレウスと呼び，mucovicidosisを伴わず同様な症状を呈するものをメコニウム病と呼ぶ．これら2者は回腸終末部に堅い胎便塊が貯留し回腸にcaliber changeを認

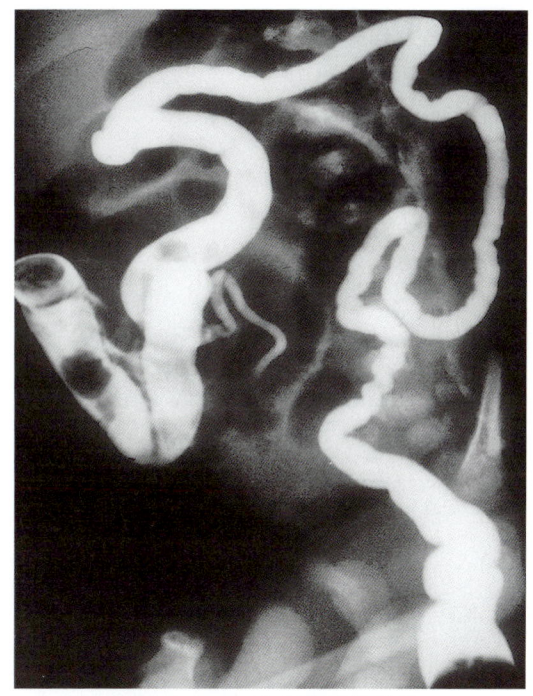

図17　メコニウム病の注腸造影
結腸はmicrocolonを呈し，回腸終末部にsoap bubble陰影を認める．

め，手術を必要とする．一方，粘稠胎便による閉塞が軽度で浣腸などの保存的療法で軽快するものを胎便栓症候群（meconium plug syndrome）と呼んでいる．

メコニウムイレウスは常染色体劣性遺伝で白人に多く，日本人にはまれである．メコニウム病は低出生体重児に発症するものと成熟児に発症するものがあり，腸管の神経節細胞の未熟性との関係が示唆されている．

▶**症状，診断** 出生後胎便排泄がみられず，胆汁性嘔吐，腹部膨満などの腸閉塞症状をきたす．

注腸造影にてmicrocolonを呈し，回腸終末部にsoap bubble状の胎便塊がみられる（図17）．

メコニウムイレウスでは汗の電解質検査でNa，Cl濃度が60 mEq/l以上と高く，胎便中のアルブミン濃度は高値を示す．

▶**治療，予後** 2倍のガストログラフィンの浣腸で胎便を溶かし排出させる．保存的療法で改善しない場合は回腸瘻を造設し胎便を排泄させ経口摂取可能な状態にする．メコニウム病では神経節細胞の成熟を確認してから腸瘻閉鎖する．

cystic fibrosisの予後は不良で肺合併症で死亡

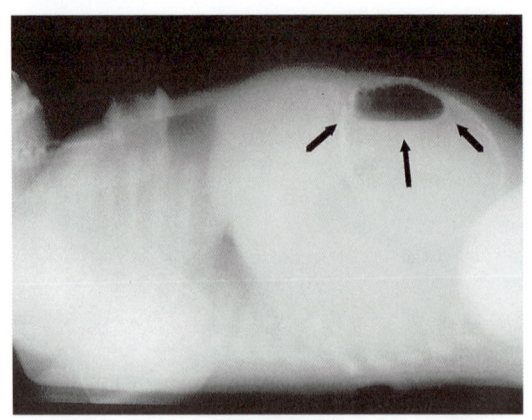

図 18　囊胞型胎便性腹膜炎の腹部単純 X 線像
石灰化を伴う囊胞の中に鏡面像（矢印）を認める．いわゆる gas within cyst の像．囊胞と消化管穿孔部との交通を意味している．

することが多い．cystic fibrosis 非合併例は予後良好である．

4．胎便性腹膜炎 meconium peritonitis

▶**病因，病型**　胎生期に胎児の消化管穿孔などが原因で胎便が腹腔内に漏出して起こる無菌的・化学的腹膜炎．

病型は ① 汎発型 generalized type：胎便が腹腔内に充満する型，② 囊胞型 cystic type：腸間膜や大網に胎便が包まれ囊胞様所見を呈する型，③ 線維性癒着型 fibroadhesive type：腸管の線維性癒着が著しい型，の3型に分類される．

▶**症状，診断**　出生前の胎児超音波検査で腹水，腹腔内石灰化，囊胞形成などの所見で診断される機会が多くなった．

出生後は腹部膨満や膨隆，胆汁性嘔吐などが契機で発見され，出生後も穿孔部が開存する場合は腹部膨満が漸次増強する．穿孔部が閉鎖した場合は消化管の閉塞を合併せず無症状で経過する場合もある．

腹部単純 X 線像で囊胞壁や腹腔内の石灰化が特徴で，囊胞と穿孔部が交通している場合は gas within cyst の像がみられる（図18）．腹膜鞘状突起の開存により陰囊内に石灰化がみられることもある．

▶**治療，予後**　手術の適応となるのは消化管の通過障害があるもの，腸内容の漏出が持続しているものなどである．手術法はまず腸瘻造設や囊胞のドレナージを行い，腸管吻合は二期的に行う．

出生前診断率の上昇，的確な術前術後管理の進歩と共に予後は著しく改善している．

5．腸重積症 intussusception

▶**病因，頻度**　腸管の一部が腸間膜を伴って蠕動方向に隣接した肛門側腸管の中に嵌入することによって発生するイレウス状態で，放置すると血行障害のため腸管壊死・穿孔をきたす．病因は特発性のものと器質的病変が先進部となる場合の2通りがある．特発性では腸間膜リンパ節や回盲弁や回腸終末部リンパ濾胞などの腫大が引き金になると考えられており，器質的病変が先進部となる場合は，Meckel憩室，ポリープ，血管腫，消化管重複症，異所性膵，Henoch-Shönlein purpura に伴う血腫などがあげられる．

発生頻度は1,000人に2〜4人で，男児に多い（男女比は2〜3:1）．年齢は大部分（80〜90%）が2歳未満で，とくに4〜10ヵ月の離乳期の乳児に好発する．2歳以上の症例や再発をくり返す症例では器質的病変が先進部になっていることがあるので注意が必要．

▶**病型**　嵌入腸管の部位により次のように分類される．

① 回腸結腸（ileo-colic）型
＊回腸盲腸型（回盲弁が先進部で虫垂と共に嵌入する）を区別する場合もある．
② 回腸回腸結腸（ileo-ileo-colic）型
③ 小腸小腸（ileo-ileo）型
④ 結腸結腸（colo-colic）型

特発性腸重積の先進部は回盲弁から30cm以内の回腸がほとんどで，回腸結腸型が大部分であるが，ときどき回腸回腸結腸型の場合があるので整復の際に注意を要する．小腸小腸型は小腸の器質的病変が先進部になっていることが多い．

▶**症状，診断**　腹痛，嘔吐，血便が3主徴で，腹痛は突然起こり間欠的である．嘔吐は初期は腹膜刺激症状による食物残渣や胃液，後期のものはイレウスによる胆汁性嘔吐となる．血便はイチゴゼリー状の粘血便が特徴であり，後期に認めることが多い．

診断は特徴的な臨床症状に加え触診にて右下腹部の空虚感（Dance 徴候），先進部に一致して右

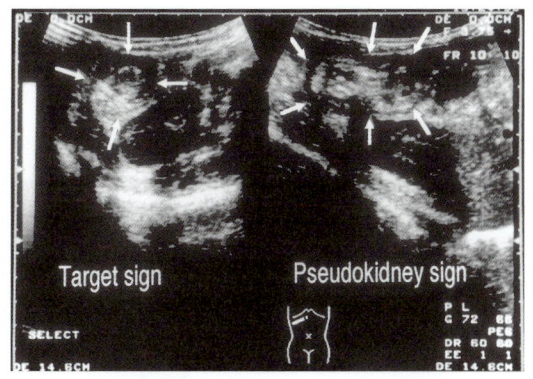

図 19 腸重積症の超音波像
左：横断像　　右：縦断像

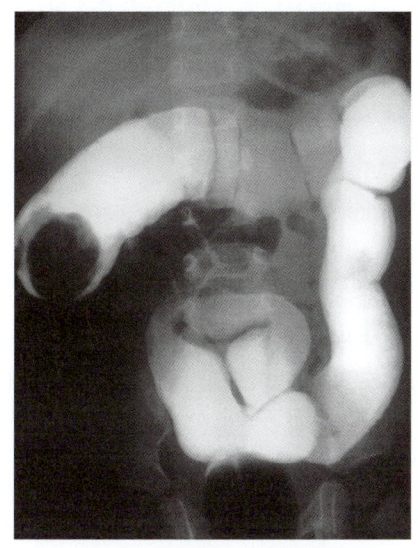

図 20 腸重積症の注腸造影

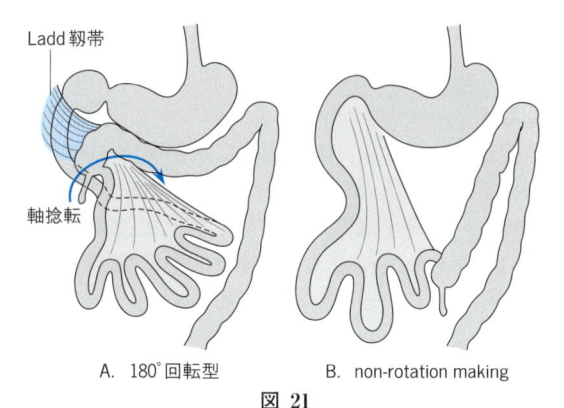

図 21
A. 180°回転型腸回転異常症．Ladd 靱帯による十二指腸閉塞と腸間膜が集約しているため軸捻転が発生する．B. non-rotation making．

上腹部にソーセージ様腫瘤が触知される．画像所見では腹部超音波検査にて腫瘤触知部位に一致して，横断面で target sign，縦断面で pseudokidney sign がみられる（図19）．注腸造影は蟹爪状（図20），円形，スプリングコイル状などと表現される陰影欠損が先進部にみられる．

▶治療，予後

① 非観血的整復法　透視下に造影剤または空気を用いて先進部に圧をかけて整復する方法で，確定診断をかねて行われる．80〜90％の症例はこの非観血的整復法により整復される．注腸造影検査からそのまま整復に移行する場合，造影剤は水で6倍に希釈したガストログラフィンを用いる（浸透圧が体液とほぼ等張でかつ比重も1に近い）．設定したイリリガートルの液面の高さは80 cm より始め，120 cm までの高さで整復を行う．先進部を確認後，静水圧（または空気圧）をかけて嵌入腸管を押し戻し，回盲弁を超えて回腸が約100 cm 程度流入すれば整復できたと判断する．

② 観血的整復　非観血的整復が不成功な場合，腹膜炎症状がある場合，全身状態不良例，発症後48時間以上経過している場合などが適応となる．右側腹部横切開にて開腹し重積腸管先進部を肛門側より口側に押し戻すようにして整復する（Hutchinson 手技）．再発防止のために回腸結腸固定を行う場合もある．腸管穿孔や壊死を伴う場合は腸切除が必要となる．

再発率は非観血的整復で5〜15％，観血的整復で3.5％以下とされている．

6．腸回転異常症 malrotation

▶病因，病型，病態　胎生6週頃に中腸（十二指腸，小腸，大腸の一部）は臍帯内に一度脱出し，体腔外で発育した後に，胎生10週までに上腸間膜動脈を中心として回転しながら腹腔内に環納固定される．この過程が障害されたものが本症で，種々のタイプが報告されているが，臨床的に問題となるのは180°回転型と呼ばれるもので，Treitz 靱帯，腸間膜根の形成がなく，回盲部が右上腹部に位置する（図21A）．十二指腸が下方に走行するため，Ladd 靱帯と呼ばれる回盲部より側腹部にのびる腹膜が十二指腸を圧迫することがあるほかに，重篤な合併症として腸間膜根部が扇の要のように一点に集約しているため，小腸全域と大腸

の一部を含んだ中腸軸捻転が突然発生する．診断の遅れが広範な小腸壊死をきたし，短腸症候群を惹起する．

▶症状，診断　十二指腸閉塞症状が発生する場合は生下時より認められるが，中腸軸捻転は突然に発症し，生後1週間以内が約半数，生後1ヵ月までには約80%が発症する．残りは学童期にかけ散発的に発症し，新生児期は胆汁性嘔吐と血便が主症状であるのに対し，年長児ではくり返す嘔吐と疝痛様腹痛で発症するものが多く，軸捻転と自然整復を反復している結果と考えられている．女児に比べて男児に2倍多く発生する．

診断においては，それまで元気であった新生児が突然嘔吐と血便をきたし，末梢冷感，チアノーゼ，不活発などの全身状態の悪化を認めた場合には，まず本症を念頭に置くことが重要である．絞扼性イレウスの所見として，腹部X線ではgassless abdomenが，超音波検査にて腸内容の停滞を伴った腸管拡張像と腹水貯留が認められる．カラードプラ超音波を用いれば，腸間膜動脈を中心として腸間膜静脈と腸間膜が時計軸方向に回転しているwhirl-loop signを認めることができ，その診断特異性は高い．注腸造影にて回盲部が右上腹部に位置し，上部消化管造影で十二指腸の走行異常があれば診断が確定する．

▶治療　早期診断に基づく早期手術が原則で，軸捻転を整復後，軸捻転防止のため腸間膜根部を左右に開大させ，小腸が腹腔の右側に大腸が左側に位置するようnon-rotation makingを行う（図21B）．また，腸管のviabilityがはっきりしない場合でも，絞扼部が広範囲にわたる本症では一期的絞扼部腸管切除は避け，腹部にドレーンを留置後いったん閉腹し，48時間後に再開腹し，はっきりと壊死に陥った腸管のみを切除し，腸管の温存に努めることが重要である．

7．消化管重複症
duplication of the alimentary tract

▶病因，病理，病態　先天性の消化管奇形で，平滑筋層と消化管粘膜を有し，消化管の一部に密着して存在する．異所性胃・膵組織が25%に存在する．消化管のどの部位にも発生するが，形態的に嚢腫状のものは腸管との交通がなく食道や小腸に多く，管状のものは腸管との交通を有することが多く回腸や結腸などの下部消化管に多い．小児期，とくに1歳未満の発症が約半数を占める．細長い構造物で腹腔に連続しながら胸腔内嚢胞の形態をとることもあり注意を要する．

▶症状，診断　嚢腫状のものは腸管圧迫によるイレウスや軸捻転が多く，回盲部に発生したものは腸重積の原因となる．管状のものは無症状で経過することが多い．術前診断は困難なことが多いが，腹腔内嚢胞として出生前診断されることもある．超音波やCTなどの画像検査では，消化管の壁構造をみつけることが重要である．

▶治療　正常腸管の腸間膜側に存在するため隣接する腸管を含めて切除する．長い管状のものは全切除が困難で，粘膜抜去や隔壁切除が施行される．

8．Meckel憩室
Meckel diverticulum

▶病因，病態　胎生期の臍腸管（卵黄腸管ともいう）の遺残で，腸管重複症と異なり腸間膜の反対側に発生する．欧米のテキストでは"law of two"として，発生頻度が2%，回盲弁より2フィート以内に多く発生し，長さが2インチ以内である特徴をまとめている．真性憩室の場合もあれば，臍部へのびた索状物を有するものや，臍瘻や嚢腫の形態をとる場合もある．憩室内に異所性組織を合併することが多い．

▶症状　多彩な症状を発生させ，異所性組織のない場合は，腸重積，憩室炎，憩室の茎捻転，Littreヘルニア（Meckel憩室が嵌頓ヘルニアの内容）の原因となり，Meckel憩室に付随した索状物がある場合は，内ヘルニアやイレウスなどをきたす．胃粘膜や膵組織を有する場合は，潰瘍形成，出血，穿孔などで発症することがある．わが国ではイレウスの発生頻度が消化管出血より多いが，欧米では逆の頻度となっている．

▶診断，治療　胃粘膜を有する場合は胃粘膜シンチグラフィが有用であるが，陰性の場合は小腸造影が有用である．治療は，憩室の楔状切除で十分であり，他の手術で偶発的に発見された場合でも，切除が原則である．

9. 壊死性腸炎
necrotizing enterocolitis（NEC）

▶病因，病態，病理　NECは，低出生体重児に好発し，出生体重が低いほど発生頻度が高い．欧米に比べわが国では少ないが，わが国のNICUにおける発生頻度は全入院患者の0.3%で，このうち出生体重が1,000～1,499gの極小低出生体重児では1.1%，1,000g未満の超低出生体重児では2.9%とされている．NECは，*E. coli*，*Klebsiella*，*Enterobacter*などのグラム陰性桿菌や*Clostridium*などの嫌気性菌が起炎菌となり，エンドトキシンの作用も加わって重症の腸炎が惹起されるもので，腸管壁の凝固壊死，炎症性変化，出血，気腫像が特徴的である．

低出生体重児や早産児に発生しやすい原因として，腸管とその免疫機構が未熟なためと考えられ，出生体重が2,000g以上の新生児では，周産期の異常（遷延化した胎盤剥離，絨毛膜炎，呼吸障害，先天性心疾患，低血糖，交換輸血）を合併し，腸管虚血のエピソードを有するものがほとんどである．

90%の症例で発症前にすでに授乳がなされており，哺乳量の多いものほど発症が早い．未熟児用調整粉乳は，エネルギーが母乳より高めに設定され栄養効果はよい反面，浸透圧が高いことによる粘膜障害の危険性がある．母乳は，人工乳にはないリンパ球などの細胞成分やIgG，IgAなどの感染防御因子を有し，NECを発症した場合でも母乳栄養のものは重症化しにくいことが報告されている．

▶症状，診断　平均診断時日齢は7生日で，通常生後3週以内に発症する．胎便排泄遅延はなく，腹部膨満が初発症状となり，下痢，下血，胆汁性嘔吐，急激な全身状態の悪化をきたし，敗血症性ショック，腹膜炎，DICへと移行してゆく．腹部X線所見としては腸管拡張像で始まり，特徴的な腸管壁ガス像や門脈内ガス像が認められるようになり，最終的には消化管穿孔による気腹像が出現する．

▶治療　まず内科的治療として，感受性のある抗生物質の投与，断乳，経鼻胃管による消化管減圧を行う．外科的治療は30～50%の症例に必要で，気腹像，腹部の発赤，持続する腸管拡張，消化管狭窄などが手術適応となる．治療法は，壊死腸管の切除ならびに人工肛門造設を行う．術前より全身状態がきわめてわるい場合や超低出生体重児の場合は，局所麻酔下に腹腔内のドレナージのみを行う．

10. 腸管ポリープ intestinal polyp

A. 若年性ポリープ juvenile polyp

腫瘍性病変ではなく血管に富んだ豊富な基質と分泌腺の囊胞状拡張を特徴とする貯留性囊胞で，小児に特徴的である．

直径1～3cm，孤在性の表面平滑なポリープで，明瞭な茎を有する．結腸からS状結腸に好発するため，新鮮な下血で発症し，直腸診で触診できることも多い．

経肛門的切除もしくは内視鏡的に摘出する．自然脱落例が多いのも特徴である．

B. Peutz-Jeghers症候群

口唇，口腔粘膜，手足のメラニン色素沈着を特徴とし，消化管のどの部位にもポリープが発生する．優性遺伝する．

ポリープは過誤腫と呼ばれるタイプで，表面に凹凸があり，ポリープ粘膜は発生部位に存在する腸管粘膜成分が不規則に配列し，粘膜筋板がポリープ内に樹脂状に入り込んだ所見が特徴的である．

出血と腸重積をきたす．腸管温存よりは内視鏡的切除が望ましいが，必ずしも有茎性でなく，鶏卵大の巨大なポリープにも成長するため，開腹腸切開が必要な場合もある（図22）．定期的な内視鏡検査と早期の内視鏡切除が発症防止に重要である．

C. 家族性ポリポーシス familial polyposis

優性遺伝し，大腸全域に小さな有茎性ポリープが発生する．組織学的には腺腫性ポリープである．出血，下痢などで発症し，放置すれば100%癌化する．ポリープの癌化は思春期頃より認められ，根治的治療としては全結腸切除，腹会陰式直腸切

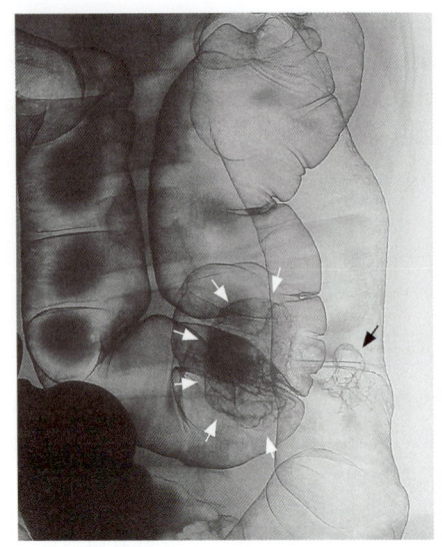

図 22 Peutz-Jeghers 症候群症例の大腸ポリープ
注腸造影にて横行結腸に 6×4 cm の巨大ポリープ（白矢印）と下行結腸に有茎性の小ポリープ（黒矢印）を認める．

除，回腸瘻造設が必要であるが，小児においては侵襲が大きく，直腸を温存し回腸結腸吻合を行い，直腸ポリープを内視鏡的に観察をする方法もとられている．

11. 急性虫垂炎 acute appendicitis

▶**病因，病態** 本症は小児の急性腹症の原因としてまず念頭におくべき疾患で，小児の特徴として，① 発生頻度は年長児に高く，2 歳以下，とくに新生児ではまれである，② 訴えが不確実で症状を捉えにくいため，診断が遅れる場合が多い，③ 解剖学的に虫垂壁が薄く大網の発育も未熟なため，早期に穿孔をきたし腹膜炎へと移行しやすいことがあげられる．発生原因としては，虫垂リンパ濾胞の腫大や糞石，また腸炎などにより虫垂内腔の閉塞起点が発生し，内圧の上昇が粘膜面の血行障害をきたし，細菌の進入を容易にすると考えられている．

▶**症状** 腹痛，発熱，嘔吐が 3 主徴であるが，腸管麻痺による便秘，骨盤腔への炎症波及による下痢などの便通異常も認められる．腹痛は経過と共に右下腹部に限局してくるが，発症早期は臍周囲や心窩部または腹部全体に認められ特異性に乏しい．嘔吐は腹痛と前後して出現し，腸管麻痺が存在する場合は胆汁性嘔吐となる．発熱は年長児では 37℃ 台の微熱が多いが，年少児や腹膜炎を併発した場合は容易に 38℃ 台の高熱に達する．

▶**診断** 症状と経過，腹部所見，血液検査を中心に行う．年少児では腹部所見を正確に把握することは困難な場合が多く，腹部 X 線にて回盲部周辺にガス像が限局している場合や，超音波検査で腹水貯留，腫大した虫垂様構造物が認められる場合は，虫垂炎の可能性が高い．腹膜炎の有無の判断には，片足飛びをさせ回盲部に痛みが波及するか否か，年長児であれば直腸診を行い，指先で回盲部領域を圧したときに圧痛があるかなどが判断材料となる．

▶**治療** 小児では脱水の補正を術前に行っておく．手術は全身麻酔が原則で，開腹による手術，もしくは腹腔鏡下での手術が行われる．開腹法では，皮膚切開は横切開とし，後の開腹に至る手順は交叉切開法と同じである．穿孔例では，横切開を内側に拡張し，腹直筋を横切開することにより十分な術野を得ることができる．虫垂切除後，膿瘍形成の認められるものでは，腹腔内を 2〜3 l の生理的食塩水で洗浄し，ドレーンを留置し手術を終了する．小児では，先端部が後腹膜に接している場合は，後腹膜部に膿瘍を形成していることがあり注意を要する．また，虫垂周囲の炎症が高度で虫垂全体が展開できない場合は，ドレーンのみを留置して閉創し，いったん炎症を治め 2〜3 ヵ月後に，delayed appendectomy を行う．

12. Hirschsprung 病（腸管無神経節症）Hirschsprung disease (intestinal aganglionosis)

▶**病因，病態，頻度** 腸管の壁内神経節細胞が先天的に欠如する病気．病変の範囲が肛門から連続的に存在するのが特徴である．

胎生 6〜12 週に消化管における神経節細胞の cranio-caudal migration が迷走神経に伴われて食道から胃，十二指腸，小腸，大腸と順次起こるのが，何らかの原因で途中で障害されるために，そこより肛門側腸管の神経節細胞が欠如すると考えられている．家族発生が約 3% にみられ，病変の範囲が長いほど家族発生率が高く，遺伝病の要素もある．最近，本症の原因遺伝子として RET 遺

伝子，endothelin receptor B（EDNRB）遺伝子，endothelin-3（EDN-3）遺伝子などが注目されている．これらは家族性のみならず単発性でもみられるが，本症全例が遺伝子の異常で説明できるわけではない．しかしEDNRB遺伝子やEDN-3遺伝子のノックアウトマウスではHirschsprung病と色素異常を合併した病像を呈しており，神経提の分化にこれらの遺伝子が関与していることは明らかである．

病態は病変部（無神経節腸管）の蠕動欠如と肛門管のアカラシアが特徴である．無神経節腸管の蠕動が欠如するメカニズムとしては非アドレナリン作動性抑制神経の欠如であり，その伝達物質としてのVIPやnitric oxideの関与が注目されてきた．また腸管のペースメーカー細胞であるc-kit陽性細胞の欠如も指摘されている．

発生率は5,000出生に1例で，男女比は男児に3～4倍多く，成熟児に多い．合併奇形は比較的少ないが，その中ではDown症候群と心奇形が多く6～7％にみられる．

▶**分類** 病変の長さにより次のように分類される．

① **短域型**（short segment aganglionosis） 直腸・S状結腸に限局（約80％）．

② **長域型**（long segment aganglionosis） S状結腸を越えるが全結腸に達しない（約10％）．

③ **全結腸型**（total colonic aganglionosis） 全結腸に及ぶ（約5％）．

④ **小腸型** 結腸を越え小腸に及ぶ（5％）．

⑤ **ultrashort aganglionosis** 注腸で狭小部が認められずmegarectumを呈するもの．

▶**症状** 腹部膨満，嘔吐，胎便排泄遅延を3主徴とし新生児期に発症するものが多いが，頑固な便秘や下痢を主訴として乳幼児期や学童期に診断される場合もある．重症腸炎や穿孔を合併することもある．

▶**診断**

① **腹部単純X線像** 腹部全体に拡張した腸管ガス像がみられるが骨盤内のガス像は欠如．

② **注腸造影** 無神経節腸管は狭小化するため，肛門から連続的に狭小部が存在し，正常神経節腸管は拡張する，いわゆるキャリバーチェンジの像を呈する（図23）．

③ **直腸肛門内圧検査** 本症では直腸肛門反射

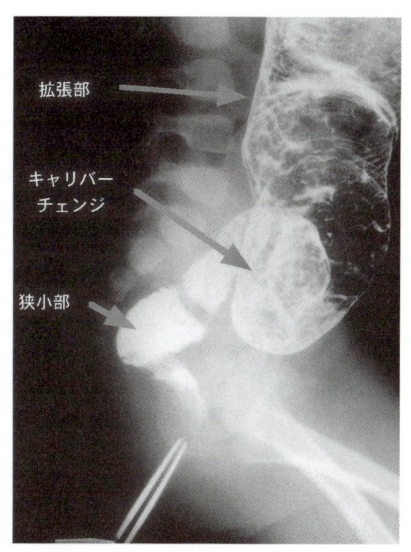

図23 Hirschsprung病の注腸造影

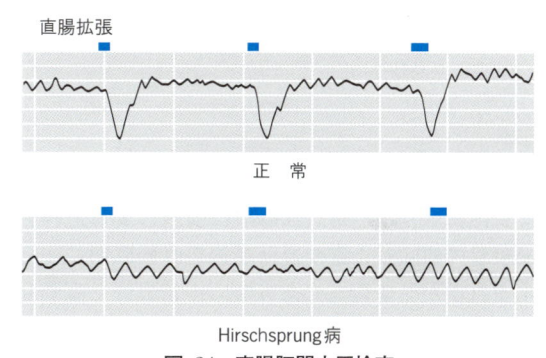

図24 直腸肛門内圧検査
Hirschsprung病では直腸肛門反射が欠如する．

（直腸を刺激すると肛門管が弛緩する反射）が欠如する（図24）．肛門管のアカラシアを利用した検査

④ **直腸粘膜生検** 直腸粘膜を採取しアセチルコリンエステラーゼ染色を行う．本症では粘膜筋板および固有層に陽性神経線維の増生がみられる（図25）．

鑑別診断はHirschsprung病類縁疾患（hypoganglionosis, immaturity of ganglia, hypogenesis of gangliaなど），甲状腺機能低下症などである．

▶**治療**

① **保存的治療** 根治手術まで浣腸，排気，腸洗浄，肛門ブジーなどで排便を促し体重増加をはかる．

② **人工肛門造設** 保存的治療が無効な場合，腸炎をくり返す場合などはいったん人工肛門を造設

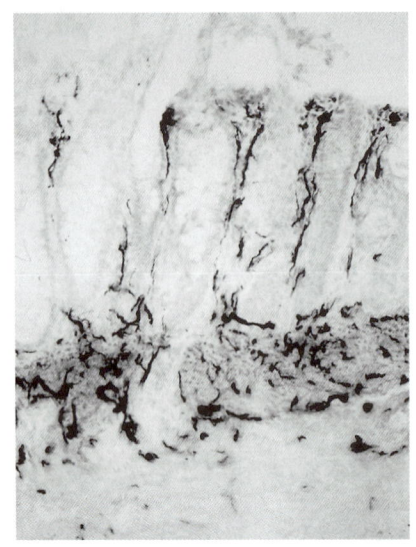

図 25 アセチルコリンエステラーゼ染色
粘膜筋板および固有層にアセチルコリンエステラーゼ陽性神経線維の増生がみられる．

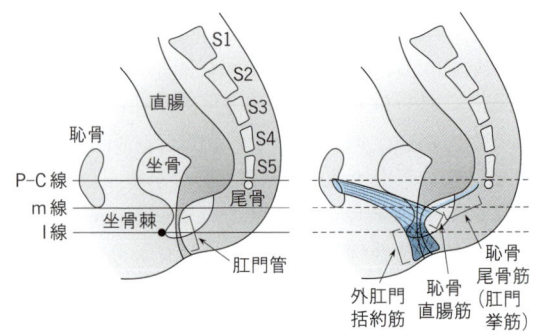

図 26
A．直腸の走行と鎖肛病型診断基準線との関連．
B．直腸と括約筋群の関連．

する．

③ **根治手術** 原則として体重6kg，3カ月以上で根治術を行う．術式は以前は開腹による無神経節腸管の切除と正常神経節腸管を直腸肛門に吻合する方法が標準術式であった．正常腸管と直腸肛門に吻合する方法としてSwenson法（rectosigmoidectomy），Duhamel法（retrorectal pull-through），Soave法（endorectal pull-through）が三大術式と呼ばれている．わが国ではDuhamel変法のZ型吻合術がもっとも多く行われていた．現在は短域型では経肛門的に無神経節腸管の粘膜抜去を行い，正常神経節腸管をひき出すSoave変法が主流となっている．

全結腸型や小腸型では術後の水分吸収をよくするため結腸パッチを付加する場合がある（Martin法：左結腸パッチ，Boley法，木村法：右結腸パッチ）．

また，長域型以上の無神経節腸管が長いタイプでは腹腔鏡補助下根治術式が行われており，腹部の術創も小さく経口摂取も早期に開始できる術式として従来の開腹根治手術にとって代わろうとしている．

▶ **予後** 生命予後は良好であり，死亡例は心奇形合併例や無神経節領域が極端に長く正常神経節の小腸の長さが75cmに満たない例などである．術後の排便機能は経年的に良好となり，長期予後も良好である．

G 直腸・肛門疾患

1．直腸肛門奇形（鎖肛）anorectal malformation（imperforate anus）

▶ **病因，疫学** 直腸肛門は，胎生4〜12週の間に後腸下端より複雑な過程を経て形成される．本症は，この過程の発生異常で，肛門部が膜様組織でおおわれているものから直腸・肛門部を欠損するものまでその重篤度は症例により大きく異なる．

発生頻度は5,000の出生に1例とされ，男女比は1.5と男児に多い．40％に尿路系，骨格筋，心奇形，消化器奇形の合併症を伴っている．

▶ **分類** 正常の直腸肛門部と肛門挙筋群との関係は図26Aに示す如くで，仙骨前面に沿って骨盤腔に入った直腸は肛門挙筋のハンモックに沿って前下方に進み，恥骨直腸筋のループにより前方に牽引された後，鋭角的に後下方に向きを変え外肛門括約筋を貫いて肛門部へ開口する（図26B）．

1970年にStephens & Smithは，括約筋群の重要性に注目し，恥骨直腸筋と直腸盲端との位置関係で高位，中間位，低位に分類する基本病型分類を発表した．

① **高位型** 高位型は，直腸が恥骨直腸筋ループより手前に終わるもの．

② **中間位型** 中間位型は直腸の一部が恥骨直

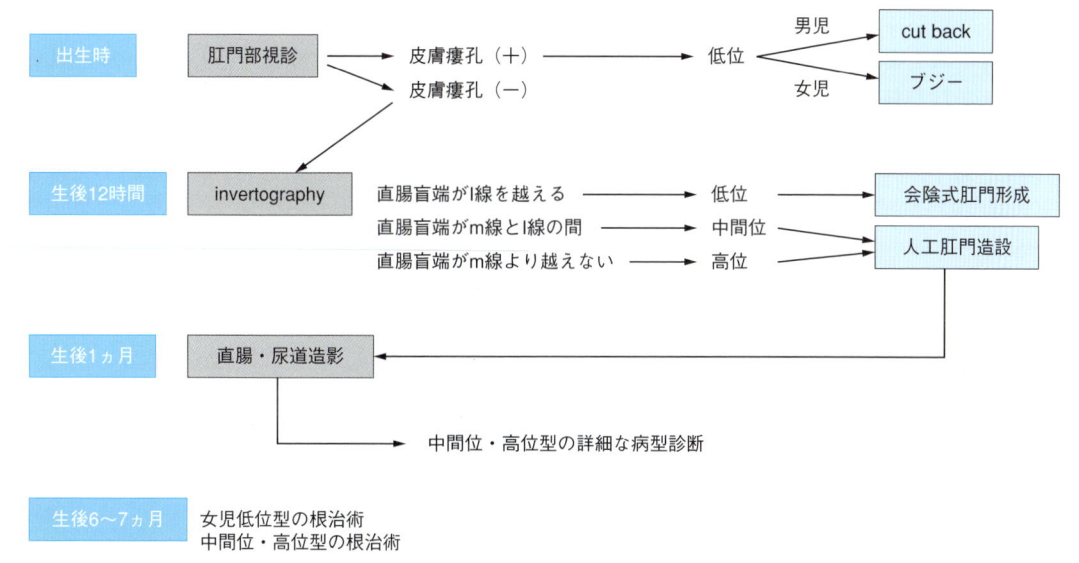

```
出生時        肛門部視診 → 皮膚瘻孔（＋） ─────→         男児 → cut back
                        皮膚瘻孔（－）          低位
                                                        女児 → ブジー

生後12時間    invertography   直腸盲端がI線を越える ─────→ 低位 → 会陰式肛門形成
                             直腸盲端がm線とI線の間 ────→ 中間位
                             直腸盲端がm線より越えない ──→ 高位 → 人工肛門造設

生後1ヵ月     直腸・尿道造影
                    └─ 中間位・高位型の詳細な病型診断

生後6～7ヵ月  女児低位型の根治術
             中間位・高位型の根治術
```

図 27 鎖肛診断手順

腸筋ループ内に入っているもの．

③ **低位型** 低位型は恥骨直腸筋を完全に貫いているもの．

この分類は重篤度とよく相関し，治療法の選択や術後排便機能評価においても有用なため，広く用いられている．

▶ **病型診断** 病型診断には，肛門部視診，皮膚瘻孔造影，倒立位撮影（invertography），尿道造影を組み合わせ，図 27 に示すような手順に沿って行われる．invertography は，生後嚥下した空気が直腸盲端部に達する必要があり，通常生後 12 時間以降に行われる（図 28）．基本病型診断は，図 26A に示す P-C 線，m 線，I 線の基準線を用いて，直腸盲端が m 線より高い場合は高位，m 線と I 線の中間に位置する場合を中間位，I 線を越えている場合を低位としている．

皮膚瘻を有しない中間位・高位では，生後 1 ヵ月頃に人工肛門よりの直腸造影と尿道造影を組み合わせ，詳しい病型診断を行う．中間位・高位では，MR を用いた括約筋群機能評価が術前に必要である．

▶ **治療** 新生児期に必要なことは，正しい基本病型診断とそれに基づいた治療方針の決定である．男児低位型では，新生児期に根治術を行うが，女児低位型ではブジーによる排便管理を行い，乳児期後期に根治術を施行する．中間位・高位型では，まず人工肛門を造設し，乳児時後期に根治術を行

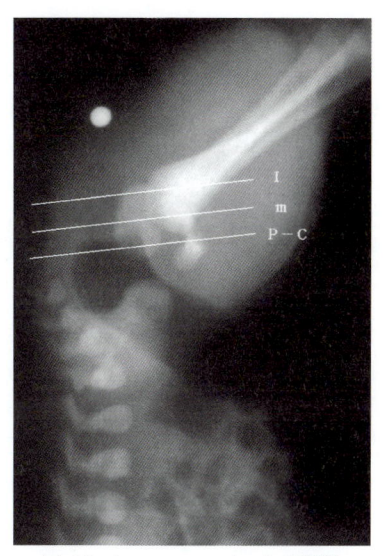

図 28 invertography と病型診断基準線
直腸盲端ガス像は m 線と P-C 線の間に位置し，高位型の所見．

う．人工肛門閉鎖は，肛門形成部のブジーが終了する根治術後 1～2 ヵ月の段階で行う．

根治手術の要点は，括約筋群（恥骨直腸筋ならびに外肛門括約筋）と直腸との位置関係を正しく修復することにあり，病型別根治術の要点は次の如くである．

① **低位型** 低位型では，直腸盲端は恥骨直腸筋を通過しており，外肛門括約筋との関係を修復す

ればよい．男児では，新生児期に肛門部をおおっている皮膚組織を瘻孔より切開し肛門形成を行う cut back 法が行われ，女児ではブジーにて排便管理を行いながら 4～6ヵ月時に瘻孔を周囲組織より剥離し，肛門部に授動する anal transplantation（Potts 法）が行われる．また，最近は後に述べる PSARP の縮小手術もよく用いられている．

② 中間位型　中間位型では，直腸盲端が一部しか恥骨直腸筋を貫いていないため，恥骨直腸筋を確認し，そのループを完全に通す操作が必要となる．仙骨部アプローチと会陰部アプローチに大別できる．

仙骨部アプローチは，Stephens & Smith 法と呼ばれ，仙尾関節部を横方向に開き，肛門挙筋群の上方より骨盤腔内に入り，直腸盲端部を処理後，肛門挙筋群を最内側までたどることにより恥骨直腸筋を同定し，直腸をプルスルーする．

posterior sagittal anorectoplasty（PSARP）は，尾骨を含むようにして肛門形成予定部まで皮膚縦切開を加え，神経刺激装置を用いて正中部で筋群の切開を進め，直腸に至る．瘻孔を処理後筋群との位置関係を回復するように直腸を配置し，筋層を順次閉鎖してゆく方法である．筋群を直視下に確認できることと良好な視野が確保できる利点は大きく，現在広く用いられている．

③ 高位型　高位型では，瘻孔処理と引き下ろす直腸の授動のために開腹操作が必要な場合が多い．腹部操作を中心とした根治術式もあるが，瘻孔処理後は中間位術式に移行することもでき，手術法の variation は多い．また，侵襲の少ない方法として鏡視下手術も近年行われている．

2．痔瘻，裂肛

A．乳児痔瘻 fistula in ano

▶疫学　乳児痔瘻は，比較的日常遭遇することが多く，しかも根治までに日数を要する疾患である．男児の乳児期発症例がほとんどで，瘻孔は単一が多いものの 2 割程度が複数の瘻孔を有している．瘻孔の走行は直線的で，歯状線レベルに開口し，成人のような深在性で瘻孔が複雑な分岐を示すものはきわめてまれである．開口部は，3 時と 9 時方向がほとんどである．

▶病態　乳児痔瘻は，歯状線部の Morgagni crypt が深いためと考えられており，その部の陰窩炎が発生原因とされている．また，肛門部の狭窄所見を有する症例も多い．乳児痔瘻は，陰窩が加齢と共に浅くなるため，1 歳以降の発生はまれである．治療にあたっては，このような乳児期の先天性要因が原因となっていることを認識し，乳児期ではきわめて再発をきたしやすいことを認識しなければならない．

▶治療　治療は，肛門周囲膿瘍をきたしたものでは，まず切開排膿を加え，1 日に数回，母親による膿瘍部の洗浄と絞り込みを行う．いったん落ちついたかにみえる創部でも，母指と示指にて優しく絞ると少量の膿瘍が滲みだしてくることが多い．絞り込むことにより，瘻孔内での膿貯留を防止し，感染の波及を抑えることができる．このような方法で数ヵ月管理しておくと，通常は皮下の索状物を形成し軽快する．また最近では，十全大補湯や排膿散及湯を用いた保存的治療を勧める報告も多い．肛門狭窄の認められる例では，指ブジーも同時に指導する．

保存的治療にても炎症が再燃する場合や，肛門部と皮膚との瘻孔が完成されたものでは，瘻管切開術を施行する．有溝ゾンデを瘻孔に挿入し，瘻管を切開開放する．瘻管部の不良肉芽を除去し，あとの処置は膿瘍切開術後と同様に行う．

B．裂肛 anal fissure

硬便による肛門上皮の裂傷である．新鮮な血便にて気付かれることが多く，病歴をよく聴取すれば，硬便の表面に付着するタイプの血便であることがわかる．肛門部を展開すると裂創を発見することができる．陳旧性のものでは skin tag と呼ばれる皮膚突起を伴っている．

緩下剤を用い便性を改善することと，肛門狭窄を有するものではブジーが有効である．

3．肛門粘膜脱 anal mucosal prolape，肛門直腸脱 prolapse of anorectum

肛門粘膜脱は，肛門より粘膜のみの脱出で，肛門直腸脱は直腸全層の脱出である．脱出粘膜皺襞の走行により両者の鑑別ができ，中心より放射線

状にのびるのが前者で，後者では同心円状に配列し，脱出の程度も高度である．

小児では便秘が原因となって排便時の腹圧上昇や，硬便による機械的刺激が原因となっていることが多い．緩下剤による排便習慣の改善が必要で，通常は保存的に軽快する．

常習性になったものや，用指的に還納が必要になったものが外科治療の適応となる．小児に関してはできるだけ侵襲の少ない手術法を選択すべきで，脱出粘膜を絞り染めの要領で絞りこんでゆくGanz-三輪法がよく用いられる．

病型		総数	術後黄疸消失	術後胆管炎
Ⅰ型	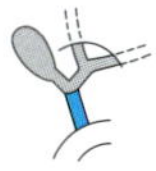	92	67 (73%)	41 (45%)
Ⅰ cyst	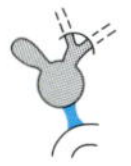	181	149 (82%)	66 (36%)
Ⅱ型	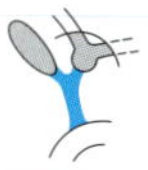	50	35 (70%)	18 (36%)
Ⅲ型	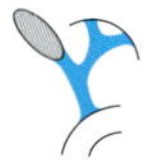	1978	1167 (59%)	769 (39%)

図 29　胆道閉鎖症の病型とその術後成績
（日本胆道閉鎖症研究会・胆道閉鎖症全国登録報告．日小外会誌 46：284-295, 2010）

H 肝・胆道・膵・脾疾患

1．胆道閉鎖症 biliary atresia

ポイント

新生児・乳児早期に黄疸，灰白色便，肝腫大で発症する外科的黄疸疾患である．成因はいまだ不明であるが，肝外胆管は完全に閉塞し，生後90日以内に根治手術を行わないと予後は不良である．診断は症状，理学的所見，血液検査，各種画像診断を用いて総合的に行われるが，確定診断が得られない場合は開腹（あるいは腹腔鏡下）胆道造影を行う．手術治療は，肝門空腸吻合術（葛西手術）が基本であり，70％以上の症例で術後早期の減黄が得られるが，術後上行性胆管炎などを反復すると肝の線維化，肝硬変，門脈圧亢進症を続発し，最終的に肝移植が必要となる．

▶**頻度，病因**　およそ10,000出生に1人程度の発生頻度と考えられている．アジア系の民族にやや多い．全数が把握されているわけではないが，日本胆道閉鎖症研究会で世界最大規模の症例登録が行われており，2008年までの20年間で2,323名の症例が集計されている．女児に明らかに多くその比率はおよそ1：2である．病因としては，一度形成された胆道系が，炎症などによって損傷を受けるとの説が有力で，これまでにウイルス感染，血行障害，代謝障害，母子間の免疫障害など多くの説があるが，内臓逆位，多脾症，十二指腸前門脈などの合併奇形を伴う症例もあり，一部の症例は先天的な要因（形成異常）も考えられている．

▶**病型**　吻合可能型と吻合不能型に大きく分類されるが，術中の肉眼的所見，術中胆道造影所見により，さらに詳細な分類が行われる（図29）．Ⅰ型は閉塞部位が総胆管にあるもので，前述の集計で273例（12％）をしめるが，このうちとくに閉塞部位より肝臓側の胆管が嚢胞状に拡張したものをⅠcyst型と呼称する．Ⅱ型は，閉塞部位が肝管レベルのもの，Ⅲ型は肝門部で閉塞がみられるものであり，合わせて吻合不能型に分類する．Ⅱ型は非常に少なく，本症の大半はⅢ型である．

▶**症状，診断**　三主徴は，黄疸，灰白色便，肝腫大である．黄疸は新生児期の黄疸が遷延し，徐々に増強する．灰白色便は重要な所見ではあるが，必ずしも出生直後から発現するわけではない．当初黄色便で始まり徐々に薄くなっていく場合もしばしばみられる．胆汁排泄障害のため脂溶性ビタミンであるビタミンKの吸収ができず，出血傾向が始まり頭蓋内出血で発症することもある．確定診断のため，各種血液検査に加えて，腹部超音波検査，胆道シンチグラム，十二指腸液検査などが行われるが，必ずしも確定診断ができるとは限らず，いたずらに診断に時間をかけるより，開腹（あるいは腹腔鏡下）胆道造影に踏み切る必要がある（図30）．鑑別診断としては，さまざまな内科的肝疾患があげられるが，胆汁排泄がほぼ止まる疾患として新生児肝炎，Alagille症候群が重要である．

▶**治療，予後**　手術によって十分な量の胆汁排泄が獲得でき，かつ術後のさまざまな合併症を克服

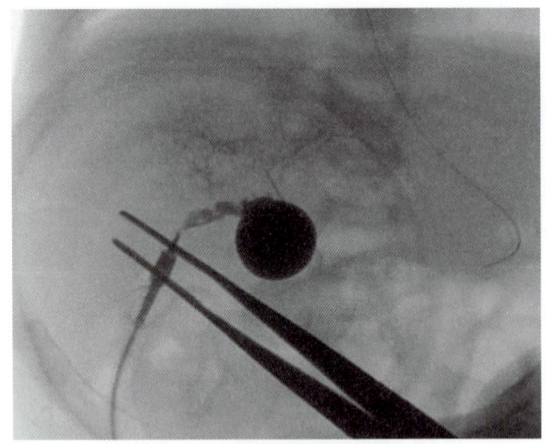

図 30　I cyst 型の術中胆道造影所見
肝門部の大きな囊胞から非常に細い肝管が描出され，雲母型に拡がる微小肝内胆管が造影される．Ⅲ型では，肝内胆管はほとんど描出されない．

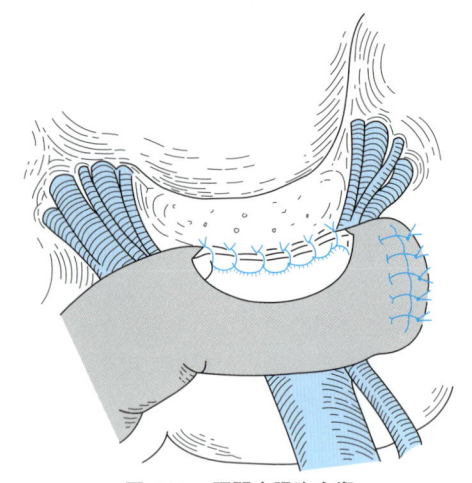

図 31A　肝門空腸吻合術
肝門部の結合織は切除され，同部に縫着された空腸脚が，肝門部の微小胆管から排泄される胆汁を受け止める．

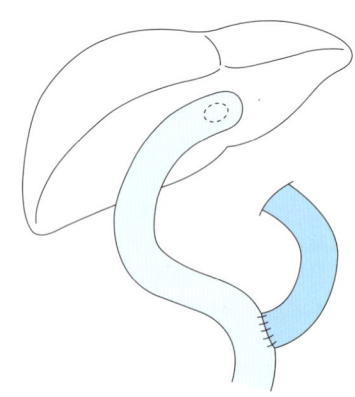

図 31B　肝門空腸吻合術の再建法
葛西手術原法の Roux-en-Y 再建術を示す．上行性胆管炎を予防するための複雑な再建法，空腸脚の途中に消化管内容の逆流を予防するための弁を作成する方法など各種の再建術が考案されたが，最近では将来の肝移植術のために単純な再建法を選択することが多い．

できれば，ほぼ正常の成長発育ならびに生活が期待できる．肝門部の閉塞胆管を適切な部位で切除し，肝門部に空腸を吻合する肝門部空腸吻合術（**葛西手術**）が標準術式である（図 31A, B）．一般に，手術時期が生後 90 日以内の成績が優れており，その際の同手術による減黄率は手術後早期には 70％以上となった．しかしながら手術時期が遅いと，仮に十分な胆汁排泄が得られても肝の線維化は進行しているため，門脈圧亢進症などの晩期合併症を併発することが多い．

本症の予後を決める要因はさまざまであるが，もっとも配慮せねばならない合併症は術後上行性胆管炎である．術後管理として通常の開腹手術後の管理に加え，胆汁流出量を増加させ上行性胆管炎を予防するために，利胆剤（ウルソデオキシコール酸などの胆汁酸製剤）やステロイド剤，抗生物質などを十分量投与する必要がある．この胆管炎は，退院後にも発症することがあり，外来管理中も発熱，黄疸，白色便，肝機能異常などが生じた場合には，早急に抗生物質などの投与を行う．長期予後の正確なデータはないが，一般に約 4 分の 1 の症例の晩期予後はきわめて良好で，日常生活に制限や支障が無く，将来的な妊娠・出産なども可能である．また約 4 分の 1 の症例は術後早期より減黄が得られず，乳児期・幼児早期に肝移植が必要となる．残る症例は，肝機能障害が持続し少しずつ肝の線維化が進行していくが，学校生活などは軽い制限のみで対応できる．これら症例は，門脈圧亢進症の増悪（食道静脈瘤，脾機能亢進症など）や肝硬変症の進行などの程度に合わせ，それぞれ幼児期，学童期，思春期以降などに肝移植が必要となる場合があり，自己肝で成人を迎えることができる症例は本症の約 2 分の 1 である．

2．先天性胆道拡張症
congenital biliary dilatation

ポイント
総胆管を含む胆道の先天的な拡張を特徴とす

る疾患で，膵・胆管合流異常による膵酵素の胆道内逆流で生じる胆道壁の障害がもっとも多い病因と考えられている．囊腫型の拡張，管状型の拡張とに分けられ，肝内胆管に拡張が及ぶこともある．女児に多く，将来の発癌を防ぐためにも拡張胆管の切除が不可欠である．

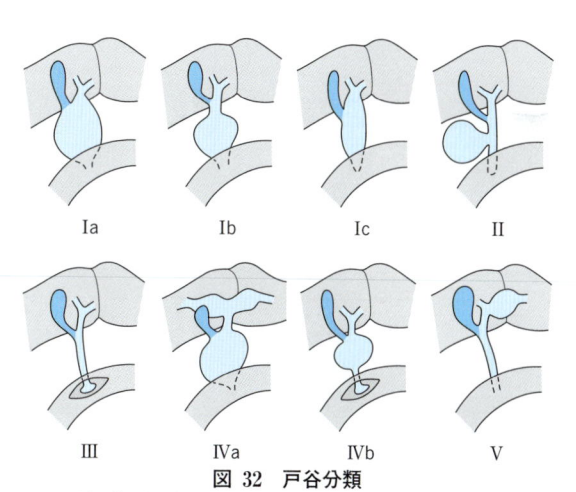

図 32　戸谷分類
Ⅰ型：普遍型（Ia：囊腫型拡張，Ib：分節型（局在型）拡張，Ic：管状型拡張）．Ⅱ型：憩室型拡張．Ⅲ型：十二指腸内胆管拡張．Ⅳa型：肝内・肝外多発性囊腫．Ⅳb型：肝外多発性囊腫．Ⅴ型：肝内胆管囊腫
（岡田　正編：系統小児外科学，第2版，永井書店，p.613，2005）

▶ **頻度，病因**　およそ10,000出生に1人程度の発生頻度と考えられているが，成人になってから発症する例もみられることから，正確な頻度は不明である．胆道閉鎖症と同様，女児に明らかに多くその比率はおよそ1：3～4である．病因としては，胆管下部の先天的な狭窄，胆管壁自体の脆弱性なども可能性としてはあり得るが，多くの症例で**膵・胆管合流異常**を合併することから，この合流異常のために膵液が胆管内に逆流し，胆管上皮・胆道壁を傷害して胆道の拡張を起こすとされている．膵・胆管合流異常は，膵管と胆管が十二指腸壁外で合流する先天的な奇形であり，膵管・胆管の合流部が異常に長く（**共通管**と呼称される），乳頭括約筋が共通管部分を締め付けるため，その上流にある合流異常部で膵液・胆汁がそれぞれの管内へ迷入・混合しさまざまな症状を発症する病態である．成人期まで放置されると高率に胆囊癌などを発病するといわれている．

▶ **病型**　胆道の拡張形態によりさまざまな病型分類があるが，わが国では**戸谷分類**（図32）がもっともよく使用される．その多くはⅠ型とⅣ型である（図33）．他に肝外胆管の形態学的分類として，Alonso-Lejの分類（図34）も有名である．

▶ **症状，診断**　三主徴は，腹痛，黄疸，腹部腫瘤であるが，最近ではこの三主徴がそろう症例は少ない．

その他，嘔吐，発熱なども観察される．一般には，腹痛を主訴として来院し，腹部超音波検査で拡張胆管がみつけられて診断される症例が多い．囊腫型の胆道拡張症の場合は胆道拡張に伴う胆管炎系の症状が多くみられ，管状型の場合には膵炎で発症することが多い．画像診断としては，腹部超音波検査，CT，胆道シンチグラフィーなどがまず行われ，確定診断のためのERCP（endoscopic retrograde cholangiopancreatography），MRCP（magnetic resonance cholangiopancreatography）が追加される．共通管の詳細な情報や蛋白栓の確認にはERCPが不可欠であるが，全身麻酔を必要とすること，小児では難易度が高いこと，施行後に膵炎を発症する危惧が高いこと，などより最近ではMRCPで代用され，詳細な検討は手術中の術中胆道造影で確定されることも多い．また胎児診断の発達により，母体超音波検査で上腹部囊胞として疑われ，出生後に無症状のまま各種検査が実施されることが多くなった．

▶ **治療，予後**　胆道閉鎖症と異なり，発症の時期もさまざまであることより，手術は確定診断が得られれば可及的早期に行われる．乳児早期の囊腫型で胆汁うっ滞が持続した症例では，時に肝の線維化が進み準緊急手術が行われることもあるが，一般に胆管炎症状，膵炎症状が落ち着いたところで手術を行うことが望ましい．手術は，胆囊・拡張胆管切除，肝管空腸吻合術（Roux-en-Y再建）が行われるが（図35），肝内胆管の狭窄などを有する症例では術後の胆汁うっ滞予防を目的に狭窄部肝管形成が追加されることもある．従前行われていた，拡張胆管と小腸間に内瘻を作成する囊腫空腸（十二指腸）吻合術は，胆管炎，胆道結石の発生を予防できないばかりか将来の癌化の危険もあり現在は緊急避難以外には実施してはならない．

長期的な合併症としては，肝内胆汁うっ滞・肝内結石症に十分注意する必要がある．戸谷Ⅳ型の

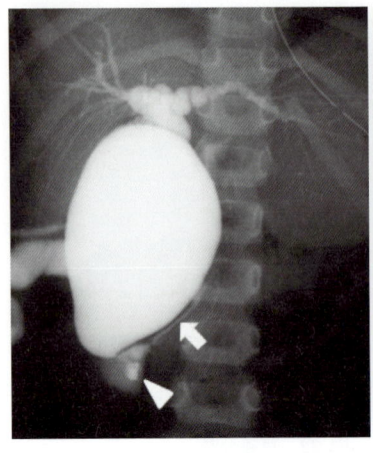

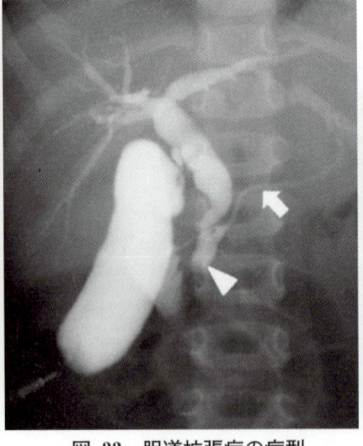

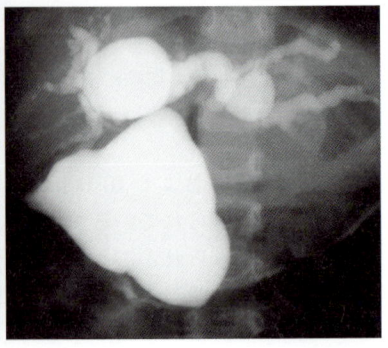

図 33　胆道拡張症の病型
左のような嚢腫型拡張の症例（戸谷分類Ⅰa）では、細い膵管に胆管が合流する形態をとる．中央のような管状型拡張（戸谷分類Ⅰc）では胆管に膵管が合流し，かつ共通管部分も少し拡張がみられ，この部に蛋白栓がみられることが多い．戸谷分類Ⅳa型は，右図のようにⅠa型に肝内胆管拡張（結節状）を伴うものをいう．大部分の先天性胆道拡張症は，この3型のどれかに該当することが多い．（矢印：膵管，矢頭：共通管）

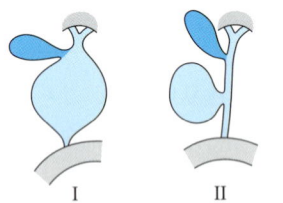

図 34　Alonso-Lej 分類
Ⅰ型：総胆管拡張，Ⅱ型：総胆管憩室，Ⅲ型：十二指腸内胆管拡張（choledochocele）
（岡田　正編：系統小児外科学，第2版，永井書店，p.612, 2005）

場合，ならびに肝管空腸吻合の吻合部狭窄が発生した場合などに生じやすい．また，本症の胆管癌発生率は有意に高いことが明らかになっている．病変部胆管を切除されていても膵液に長期間曝露された肝内胆管に発癌が生じない保証はなく，長期間の経過観察は不可欠である．

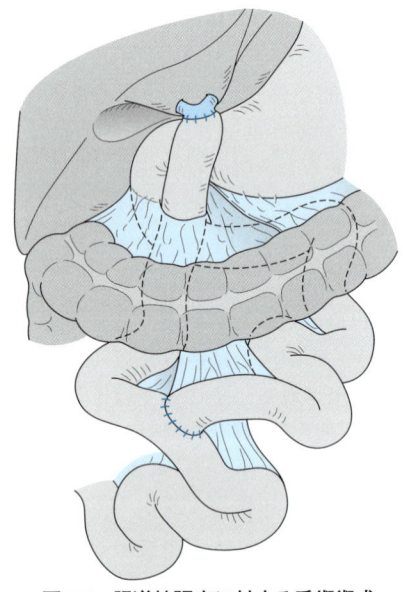

図 35　胆道拡張症に対する手術術式
胆嚢・拡張した胆管を切除し，Roux-en Y 型に肝管空腸吻合を行う．共通管を膵管としてのみ使用することになり，胆汁・膵液が混じらなくなる．
(Ziegler MM et al (ed.)：Operative Pediatric Surgery. McGraw-Hill Companies, 2003)

3．門脈圧亢進症 portal hypertension

ポイント
肝門部門脈がさまざまな原因で閉塞することによる肝前性門脈圧亢進症が多くを占めるが，基本的な病態は成人の門脈圧亢進症と同じである．最近では，胆道閉鎖症の自己肝の長期生存例が増加し，肝硬変症に伴う肝内性門脈圧亢進症も増加しつつある．胃・食道静脈瘤ならびに脾機能亢進症として発症する．保存的治療，外科治療が適宜選択される．

▶**頻度，病因**　通常の門脈圧は，$5\sim15\,\mathrm{cmH_2O}$であるが，小児においてもさまざまな原因で門脈圧が亢進することがある．小児に特有の発生病因として，頻度は決して高くないものの，新生児期の臍炎，敗血症，臍静脈カテーテル留置後の門脈炎

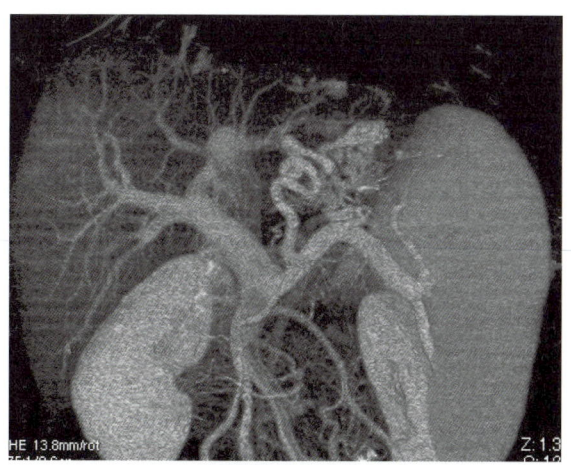

図36 胃食道静脈瘤，脾腫の3DCT像
血流の増えた胃冠静脈ならびに脾腫が著明である．
(菅野健太郎ら編：消化器疾患最新の治療2009-2010．南江堂，p.109，2009)

などを契機とした，門脈本幹の血栓閉塞による**肝前性門脈圧亢進症**があげられる．求肝性の側副血行路が発達し，肝門部に海綿状血管腫様変化（**cavernous transformation**）が観察される．最近では，胆道閉鎖症の治療成績が向上した結果，自己肝で長期生存する症例が増加し，長期間の胆汁うっ滞を原因とする肝線維症，肝硬変症から生じる肝内性門脈圧亢進症も増えつつある．

▶**症状，診断** 門脈圧の亢進により，門脈-大静脈系との間に遠肝性側副血行路が形成されるが，臨床上もっとも問題となる側副血行路は，**胃食道静脈瘤**（図36）である．この静脈瘤が破裂すると大量の吐下血がみられ，時には致死的である．また門脈圧亢進により脾腫が形成され，その結果，**脾機能亢進症**が発現する．すべての血球成分が減少するが，とくに血小板の減少がもっとも問題となる．

▶**治療** 肝への門脈血流を直接増加させ門脈圧を下げる根本的な治療法はなく，胃食道静脈瘤，脾機能亢進症に対する対症療法が中心となる．胃食道静脈瘤の突然の出血に対しては，バルーンタンポナーデ法を行い，バゾプレッシンなどの門脈血流を減少させる薬剤を投与して一時止血を試みる．止血後，全身麻酔下に**内視鏡的静脈瘤結紮術**（endoscopic variceal ligation；EVL）あるいはエトキシスクレロールやエタノールアミンオリエートを内視鏡的に直接静脈瘤に注入する**硬化療法**（endoscopic injection sclerotherapy；EIC）を行

い，定期的に観察するとともに再出血予防のためH_2ブロッカーやPPIの投与を行う．脾機能亢進症に対しては，従前は脾摘術が行われたが，免疫学的な諸問題から極力脾温存が試みられ，interventional radiology（IVR）による**部分的脾動脈塞栓術**（partial splenic embolization；PSE）が行われることが多い．門脈圧を直接下げるために，さまざまな門脈-大静脈間シャント術も行われるが，高アンモニア血症，肺高血圧症，肺動静脈瘻などが晩期合併症として指摘されており，その適応は慎重でなければならない．

4．脾摘術が必要になる疾患

▎ポイント
　脾摘術後に重症感染症（overwhelming sepsis）の危険の高い小児（とくに5歳以下）では，脾摘はできる限り避けるべきであるが，遺伝性球状赤血球症や特発性血小板減少性紫斑病などでは，内科的治療法が奏功しない場合に脾摘術が行われる．最近では，低侵襲の腹腔鏡下脾摘術が小児においても標準術式である．

▶**適応疾患** 頻度はそれほど多くないものの，脾摘術が適応になる疾患は多い．**遺伝性球状赤血球症**（hereditary spherocytosis；HS）は，常染色体性優性遺伝の疾患であり，黄疸，脾腫を伴うことが多い．時に溶血発作を起こし，著明な貧血を見ることもある．胆石を伴うことも多く，その場合は同時に胆嚢摘出術が行われる．**特発性血小板減少性紫斑病**（idiopathic thrombocytopenic purpura；ITP）は自己免疫疾患に位置づけられているが，副腎皮質ステロイドやγグロブリン製剤などによる内科的治療が日常行われる．内科的療法に抵抗性の血小板数7〜8万以下が手術適応となる．その他の適応疾患として，脾外傷（最近では極力保存的治療が行われる），脾嚢胞（真性と仮性に分類される），まれではあるが脾原発性腫瘍などがある．

脾摘後の重症感染症（とくに莢膜を有する肺炎球菌，髄膜炎菌感染症）を防ぐため，脾摘前のワクチン接種，術後のペニシリン系抗菌薬の投与などが推奨されている．

I 腹壁疾患

1. 臍帯ヘルニア omphalocele

ポイント

腹壁の形成不全のため，腹腔内臓器が羊膜に包まれたまま腹壁から脱出して出生する疾患で，脱出臓器を腹腔内へ完納するためにさまざまな工夫が行われる．狭小な腹腔内への臓器の還納は，腹腔内圧を上昇させ，呼吸障害，静脈還流障害，腎不全などを併発しやすい．出生前診断の進歩により重症の臍帯ヘルニアに対しても治療の適応が拡がり，また合併奇形も多いため全体の手術死亡率は増悪傾向にある．

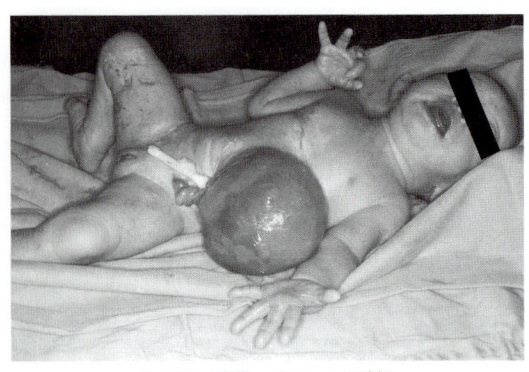

図37 臍帯ヘルニアの外観
出生直後の臍帯ヘルニアで，脱出臓器は多くの場合腸管と肝臓である．臍帯はヘルニア嚢のやや尾側に付着していることが多い．

▶**頻度，病因** 5年に一度の日本小児外科学会のアンケート調査（日本小児外科学会学術先進医療検討委員会：我が国の新生児外科の現況―2008年新生児外科全国集計―. 日小外会誌 46：101-114, 2010）などの結果，おおよそ5,000〜7,000出生に1例前後の発症と考えられている．胎生初期に臍帯内にある中腸をはじめとする腹腔内臓器が，在胎8〜10週頃に腹腔内へ還納されていくが，その過程に障害がある場合あるいは腹壁の形成異常のために臍帯部分が完全に閉鎖されない場合に，臓器がそのまま臍帯内に残ることで発症するといわれている．実際に在胎20週頃に腹部超音波検査で発見された症例では，その後の腹腔内への臓器の還納はみられない．

▶**病型** もっとも頻度が高いのは臍部型臍帯ヘルニアで（図37），腸管以外にも肝の脱出を伴っていることが多い．臍帯内に部分的に小腸が脱出する臍帯内臍帯ヘルニア（hernia into the umbilical cord）は，容易に腹腔内へ臓器を還納できるが，染色体異常や消化管奇形を合併していることが多いため，注意が必要である．臍部から上腹部にかけて腹壁の欠損がみられる臍上部型臍帯ヘルニアは，胸骨形成異常，横隔膜部分欠損，心奇形などの他の形成異常を伴うことが多く（Cantrell五徴）予後不良である．臍部から下腹部にかけて腹壁欠損がある臍下部型臍帯ヘルニアの多くは，**膀胱外反**や鎖肛などを合併することが多く，生命的な予後は良好であるが，排泄障害などの機能異常を残すことが多い．

▶**症状，診断** 出生前に腹部超音波検査やMRIなどで診断がついていることが多く（全体の70%以上），小児外科併設施設への母体搬送，帝王切開術による分娩など，その後の治療を安全・確実に行うための便宜がはかられる（図38, 39）．**出生前診断**がついておらず経腟分娩で娩出された場合であっても肉眼的に診断は容易であり，専門施設にただちに搬送されねばならない．

▶**治療，予後** 小さな臍帯ヘルニア（腸管のみが嚢内にみられるもの）の多くは，一期的腹壁閉鎖術が可能である．大きな臍帯ヘルニアでは，強引な一期的腹壁閉鎖は腹腔内圧の上昇をまねき，循環不全，腎不全，呼吸不全などで死に至る．従前より歴史的に多くの二期的閉鎖術が考案されてきたが（図40），共通する考え方は，感染を生じさせないこと，腹腔容積を徐々に増大させ腹腔内圧の急激な上昇を防ぐこと，につきる．最近では一時的に人工布などでサイロを作成し，消化管の減圧をはかりつつ少しずつ絞り込みながら，約1週間前後で二期的腹壁閉鎖に持ち込む方法が主流である（腹壁破裂の項参照）．臍帯ヘルニアは合併奇形（心奇形，泌尿生殖器奇形，腸閉鎖症などの消化管奇形，Beckwith-Wiedemann症候群など）を伴うことが多く，この奇形のために生命予後や排泄などの機能予後が左右されることも多い．

2. 腹壁破裂 gastroschisis

ポイント

臍帯ヘルニアと異なり，羊膜に被覆されずに消化管が腹壁外に脱出する疾患である．腹腔容

Ⅰ 腹壁疾患　883

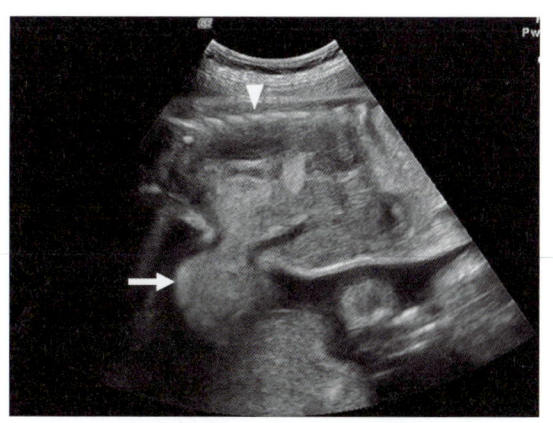

図38　臍帯ヘルニアの出生前診断
胎児の超音波像を示す．もっとも腹壁に近い部位が胎児の脊椎（矢頭），中央やや左側，羊水中にみられる塊が臍帯ヘルニア嚢内の腸管（矢印）．頭側に太い臍静脈がみられる．

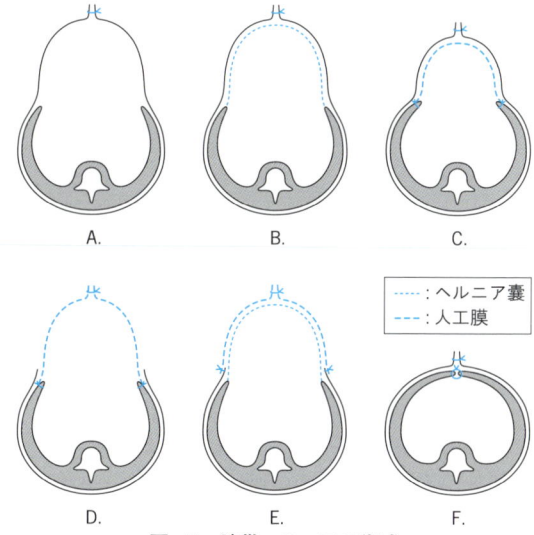

図40　臍帯ヘルニアの術式
A．**Ladd法**　ヘルニア嚢を切除して皮膚でおおう．
B．**Gross法**　ヘルニア嚢を温存してその上を皮膚でおおう．
C．**Schuster法**　ヘルニア嚢を切除し，筋層欠損部を人工膜でおおい，皮膚でおおう．
D．**Allen-Wrenn法**　ヘルニア嚢を切除して，人工膜の筒をつくり，少しずつ縫縮してゆく．
E．**中條法**　ヘルニア嚢を温存してその上を人工膜でおおい，少しずつ縫縮してゆく．
F．**一期的閉鎖法**　初回手術でヘルニア嚢を切除し筋層を縫合する．いずれの術式でも最終的にはこの形にして治療が終わる．

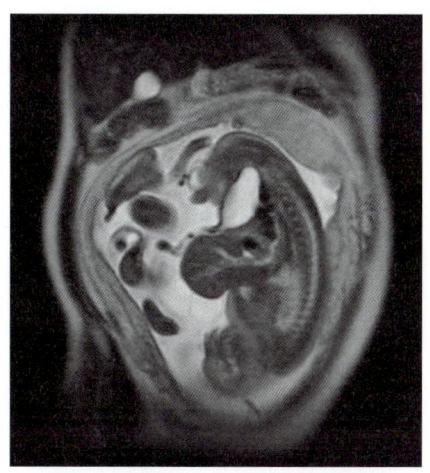

図39　臍帯ヘルニアの出生前診断
胎児のMRI像を示す．図38と同様，臍部から突出する塊がヘルニア嚢内の消化管である．

積は臍帯ヘルニアより大きいことが多く一期的腹壁閉鎖も可能である．合併奇形は臍帯ヘルニアより少ないが，腹壁破裂部が小さいため脱出腸管の血流が阻害されやすく，脱出腸管の腸閉鎖症がしばしばみられる．

▶**頻度，病因**　5年に一度の日本小児外科学会のアンケート調査などの結果，臍帯ヘルニアよりやや少ないと考えられている．おおよそ10,000出生に1例前後と思われる．腹壁筋の発生障害，臍静脈の異常，小さな臍帯ヘルニアの破裂などがその病因としてあげられているが，確定していない．

▶**病型**　ほぼすべての症例で，臍帯の付着部近くの右腹壁に破裂がみられ，その間にわずかであるが正常皮膚が観察されることが多い．羊水中に浮遊していた腸管には，浮腫，漿膜・筋層の肥厚，膿苔の付着などが観察される．脱出腸管は短小化し，時に腸閉鎖がみられる．

▶**症状，診断**　臍帯ヘルニアと同様，腹部超音波検査などによる出生前の診断がついていることが多い．臍帯ヘルニアと異なり，羊水中に拡張した消化管が浮遊する．出生前に小児外科併設施設へ母体搬送する．**出生前診断**がついておらず経腟分娩で娩出された場合であっても肉眼的に診断は容易であるが，消化管が露出しているため脱水，低体温，感染などが生じやすく，可及的早期に専門施設へ搬送すべきである．

▶**治療，予後**　臍帯ヘルニアと異なり，腹腔容積は比較的大きく，無理をすれば（消化管の減圧と腹壁の用手的拡張など）一期的閉鎖は可能である．

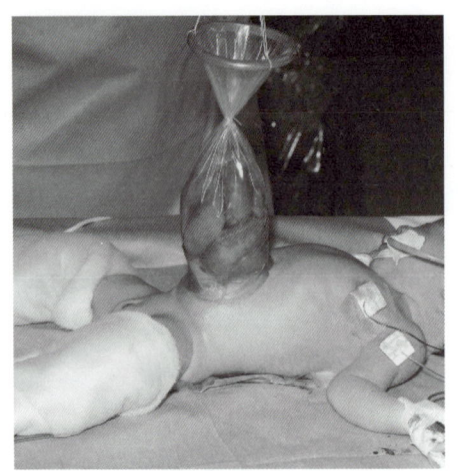

図 41　腹壁破裂に対する初回治療
サイロにて脱出腸管を被覆し，少しずつ腹腔内へ還納していく．

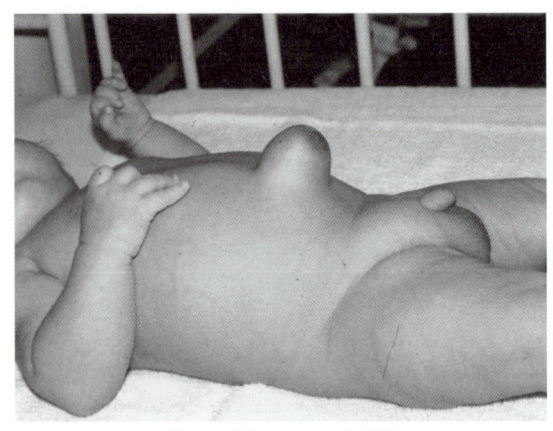

図 42　臍ヘルニアの外観

最近では，臍帯ヘルニアと同様の二期的閉鎖術の方が児に対する侵襲が軽いと考えられ，大きな臍帯ヘルニアの治療と同様，サイロにて脱出腸管を一時的に被覆し（図41），脱水や低体温などを補正しつつ少しずつ脱出腸管を腹腔内に還納する．腸閉鎖症を合併している場合には，初回手術時に腸管吻合を行い，感染対策を講じながら同様に時間をかけて腹壁を修復する．合併奇形は臍帯ヘルニアより少なく短小腸にならない限り予後は良好である．

3．臍ヘルニア umbilical hernia

ポイント
臍帯脱落後に生じるヘルニアで頻度は高いが，2歳頃までに自然治癒する症例が多い．

▶頻度，病因　新生児から乳児早期には20％前後でみられるといわれているが，その程度がさまざまであること，手術にいたる症例が比較的少ないことなどより，正確な発生数は定かでない．生後の臍帯の脱落に引き続き横筋筋膜で腹壁は閉鎖されるが，その過程で障害が生じると発生するといわれている．

▶症状，診断　臍帯脱落後，生後1〜2週で臍部の膨隆が始まり，腹圧の上昇に伴い膨隆は増大し，生後2〜3カ月で最大となる（図42）．その後，徐々に膨隆は小さくなり生後6カ月〜2歳頃までに自然治癒することが多い．臍ヘルニアは治癒しても皮膚の余剰のために変形した臍が残ったり，臍部皮膚が肥厚したりする（臍突出）と治療が必要になることもある．

▶治療，予後　約90％の症例は自然治癒するが，2歳を超えてもヘルニアが残存する場合は手術を考慮する．乳児期の臍部圧迫による保存的治療は，皮膚炎を起こしにくい絆創膏などの開発，小児外科医による適確な**圧迫法**の開発などにより，最近では推奨される治療となってきている．圧迫法により早期の治癒，ならびに変形の少ない治癒が期待されている．

4．臍腸管遺残（卵黄腸管遺残） omphalomesenteric duct remnant

ポイント
遺残の形態によりさまざまな症状を呈する．腹壁につながっている症例では，時に絞扼性イレウスを起こすことがあり，要注意である．

▶病因，診断，治療　胎児期に卵黄嚢と腸管を連絡している臍腸管の残存を原因とする．残存の形態によりさまざまな病型に分けられ（図43），発症時期・症状なども病型によって異なる．Meckel憩室も本来発生学的には本症に含まれるが，病態が異なるため別個に扱われることが多い．治療の原則は遺残腸管の切除ならびに本症から惹起される個々の病態の治療である．

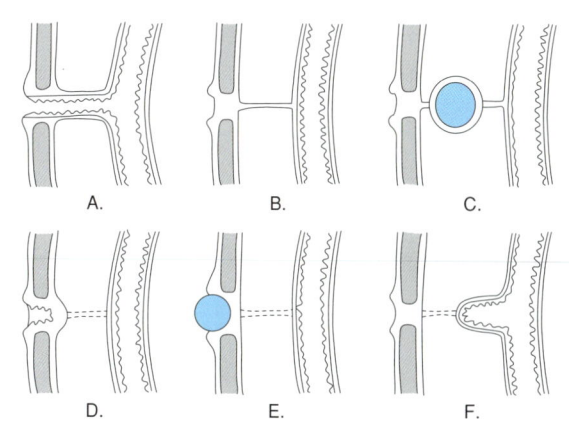

図43 臍腸管遺残の各種病型と症状など
A. **臍腸管瘻** 臍帯脱落後の新生児期に臍部から腸内容が流出することで発症する．臍部からくり抜く早期の切除が必要である．
B. **臍腸管索** 内腔のない結合織のみで腹壁とつながる．イレウスで発症する．
C. **臍腸管嚢胞** 嚢胞の腫大・感染など臍部の痛みで発症する．摘出が必要である．
D. **臍腸管洞** 臍部の変形のみで症状がなければ放置で構わない．
E. **臍部肉芽腫** 臍腸管の粘膜などが臍部に遺残すると臍部で炎症を生じる．焼灼で治癒しないときは切除する．
F. **Meckel憩室** 別項参照

5．尿膜管遺残 urachal remnant

ポイント

遺残の形態によりさまざまな症状を呈し，病型によって治療が異なる．臍腸管遺残よりやや頻度は高い．

▶**病因，診断，治療** 胎児期に**尿膜管**は膀胱と連続した臓器として臍帯内に存在するが，この尿膜管の遺残が本症の原因である．残存の形態によりさまざまな病型に分けられ，発症時期なども病型によって異なる．尿膜管瘻は，臍帯脱落後より臍から尿が流出することによって診断される．早期の手術が必要である．もっとも頻度が高い病型は，尿膜管嚢腫であり臍下部の腫脹や疼痛で発症する．局所所見ならびに超音波検査で容易に診断できる．成人に達してから発病することもある．

臍下部を弧状に切開し，白線を開いて嚢腫を摘出する．腹腔外組織であるが炎症のため開腹になることが多い．

6．小児の鼠径ヘルニア

ポイント

小児の鼠径ヘルニアのほとんどは外鼠径ヘルニアである．胎生期における生理的腹膜鞘状突起が出生後も遺残し，腹腔内臓器が脱出することによって発症する．自然治癒もみられるが，ヘルニア嚢の高位結紮術が適応となることが多い．

▶**病因** 胎生期の**腹膜鞘状突起**が出生後も閉鎖せず鼠径管内に遺残し（腹膜鞘状突起開存），ここに腹腔内臓器が脱出したものが，小児の鼠径ヘルニアである．腹膜鞘状突起は，出生後しばらくの間も閉鎖が進行するため，脱出頻度が少ない場合は自然治癒もありえる．それゆえ，低出生体重児には多い．

▶**症状，診断** 啼泣時や排便時など，腹圧が上昇したときに鼠径部が膨隆する．ヘルニア脱出臓器は男女とも腸管が多いが，女児とくに乳児早期の女児では卵巣が脱出することも多い（**卵巣滑脱ヘルニア**）．腸管の場合は内鼠径輪に向かって外側頭側へ膨隆を圧すると，腹腔内へ還納される．卵巣の場合は還納できないことも多く，無理な還納は卵巣の内出血などを起こすため早期に手術を行う．脱出臓器が容易に還納できない場合を非還納性ヘルニア，さらに脱出臓器に循環障害が生じた場合を**嵌頓ヘルニア**と呼び，ともに早期の外科的治療あるいは緊急手術を必要とする．嵌頓ヘルニアは乳児期に多い．診断の補助として超音波検査が時に有用である．来院時に鼠径部が膨隆している場合は診断は容易であるが，腹圧をかけても膨隆がみられない場合は，慎重な触診によってsilk signを確認するが，客観性に乏しく誤診もみられることより，膨隆が確認できない場合には手術を実施してはならない．まれにしか脱出しない症例では，保護者に膨隆時の写真撮影をさせることにより，診断率が上昇する．

▶**治療** ヘルニア嚢の**高位結紮**（Potts法）が標準術式である．成人と異なり腹壁の補強は不要である．片側のヘルニアの場合には，術後の対側ヘルニアが約10％にみられる．腹膜鞘状突起の開存が確認できない限り，対側の予防的手術は行ってはならない．最近では，腹腔鏡下ヘルニア根治術

が増加しつつある．対側の腹膜鞘状突起開存を確認できる利点を有しているが，腹膜鞘状突起開存率は同手術の普及によっておおよそ20〜40%と報告されており，開存症例の半数以上は将来的にも鼠径ヘルニアを発症しないことから，ヘルニアを発症したことのない腹膜鞘状突起開存に対する過大な手術侵襲には異論もあげられている．

7．精索水瘤と精巣水瘤
hydrocele funiculi & hydrocele testis

ポイント

胎生期の腹膜鞘状突起が出生後も遺残し，その突起内に腹水が貯留すると水瘤と呼ばれる．突起の近位端に水瘤が生じた場合は精索水瘤，突起全体に腹水が貯留し精巣周囲が水瘤でおおわれる場合が精巣水瘤である．

▶**症状，診断** 鼠径部あるいは陰嚢が腫大する．圧痛などの自覚症状はない．水瘤が緊満している場合は硬く触知され，固形腫瘍との鑑別のため超音波検査を行う必要がある．陰嚢が大きく腫大している場合は透光性（transillumination）がみられ診断は容易であるが，精巣の存在を確認しなければならない．水瘤をゆっくり圧した際に水瘤が縮小する場合は，交通性精索・精巣水瘤と診断される．診断のための穿刺は行ってはならない．

▶**治療** 乳児期の水瘤は自然治癒することが多いため，経過観察を行う．2歳以上になっても水瘤が縮小しないときは，手術適応と考える．手術術式は鼠径ヘルニアに準ずる．

8．停留精巣 undescended testis

ポイント

泌尿生殖器の先天異常の中でもっとも頻度が高い．精巣が生殖器として働くためには，陰嚢まで下降することが必要であり，程度に応じて1歳前後から手術が行われる．

▶**病因** 精巣は腎近傍の後腹膜腔で形成され，胎生期に下降が始まり最終的には陰嚢内に固定される．この精巣の下降中に何らかの異常が生じると，精巣の下降が停止し停留精巣となる．精巣そのも

のに異常がある場合と精巣導帯の付着部位（正常の場合は陰嚢底部）の異常によって精巣の下降の誘導に支障をきたす場合の両者が考えられている．新生児における停留精巣の頻度は3〜4%であるが，低出生体重児では高頻度にみられる．1歳前後の頻度は約1%といわれている．

▶**症状，診断** 陰嚢内に精巣が触知できない場合に本症が疑われるが，精巣挙筋（挙睾筋）の反射が強いために精巣が陰嚢上部，鼠径管内に挙上させられている場合は，**移動精巣**として扱われる．陰嚢内に引き下ろした際に，しばらく陰嚢内にとどまれば移動精巣である．移動精巣は乳児期〜幼児期にもっともよく観察される．鼠径管内に精巣がみられない**非触知精巣**の場合は，超音波検査やMRIで精巣を検索する．

▶**治療** 1歳前後までは精巣が徐々に下降するので経過観察を行う．手術時期は1歳過ぎが理想的であり，鼠径管内〜外鼠径輪近辺の精巣は鼠径部切開で精巣固定が行われる．非触知精巣の場合も従来は鼠径部切開で検索を行っていたが，最近では腹腔鏡による検索ならびに引き続いての腹腔鏡下精巣固定術が標準化しつつある．精巣固定の目的は，精巣機能の温存（ホルモン産生能と妊孕性の確保）であり，停留精巣のまま放置されると精巣萎縮，発癌の原因になると考えられている．また，停留精巣は後述の精巣捻転の発症頻度が高いため，遅くとも2歳までに手術を実施すべきである．胎生期の精巣下降中に精巣捻転が生じると精巣は萎縮消失する（vanishing testis）．両側停留精巣の場合は，思春期過ぎまでの経過観察は不可欠である．

9．急性陰嚢症 acute scrotum

ポイント

陰嚢の腫脹，激しい痛みを伴う症候病名であり，精巣捻転，精巣上体垂捻転，精巣垂捻転などが含まれる．精巣捻転は精巣温存のための緊急手術が必要である．

▶**症状，治療** 精巣捻転は，精巣の捻転に伴い精巣血管も捻転するため，急激に陰嚢の腫脹と激しい痛みで発症する．放置すると精巣上体・精巣のうっ血と壊死が生じ精巣萎縮につながる．好発時

期は新生児期と思春期であり，新生児期は鞘膜外捻転，思春期は鞘膜内捻転が多い．打撲などの外傷，移動精巣や停留精巣に伴って生じやすいといわれているが，通常明らかな誘因は不明である．超音波検査などで血流を確認するが，精巣捻転が否定できない急性陰囊症の場合は緊急手術を行う必要がある．精巣上体垂，精巣垂はWolff管，Müller管の遺残組織で，捻転を生じた際には同様に陰囊の急激な腫脹と疼痛が生じる．軽症の精巣捻転との鑑別診断が必要である．

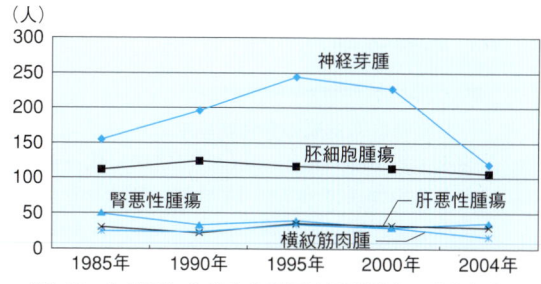

図44 わが国における小児悪性固形腫瘍の発生頻度

J 小児腫瘍

1．小児固形腫瘍総論

ポイント

小児腫瘍は成人の悪性腫瘍に比し頻度は非常に少なく，腫瘍の性格，発生臓器，予後などはまったく異なる．その頻度は年間で1,200〜1,500例前後であり，白血病，交感神経系腫瘍，悪性リンパ腫，脳腫瘍，網膜芽腫などの頻度が高い．小児の悪性腫瘍のほとんどは大量化学療法による治療が中心となりつつあり，外科医の役割は治療開始時の生検，化学療法で縮小した腫瘍摘出，化学療法支援のための中心静脈ラインの確保などに限られつつある．

▶**小児がんの発生**　小児外科で扱う固形腫瘍は管腔臓器からでは無く，そのほとんどは実質臓器が原発である．その内訳は神経芽腫が圧倒的に多く，腎芽腫，肝芽腫，悪性奇形腫（胚細胞腫瘍の一部），横紋筋肉腫などが比較的多く集計されている（図44）．腫瘍により好発年齢があり，発症年齢によって予後が異なることも多い．成人の腫瘍に比し発育速度が速く，指数関数的に増殖する．

近年の分子生物学の進歩により，成人癌と同様小児悪性腫瘍のほぼすべてが遺伝子異常の疾患と理解されてきている．すなわち，**癌遺伝子**（oncogene）の増幅，転座，点突然変異などと，**癌抑制遺伝子**（tumor suppressor gene）の不活化が関与している．小児がんの一部は胎児期から存在することが知られており，また生後の環境因子による影響をほとんど受ける前の早期に発生することなどから，発癌と関係する遺伝子の変化を先天的に有しているものと考えられている．

▶**診断**　小児，とくに幼児以下の場合は，自ら症状を訴えることがないため，両親が入浴時やおむつ交換時などに腹部の異常に気づき来院することが多く，早期発見は困難である．他覚症状としては，貧血，発熱，不機嫌などの症状で小児科を中心とした他の診療科を経て小児外科に至ることがほとんどである．それゆえ進行癌が多い．

直接触診できる腫瘍の場合は，その大きさ，位置，固さなどからおおよその診断を下すことは可能である．画像診断としては，単純X線写真に加え，超音波検査，CT，MRI，RI検査などが実施される．腫瘍の一部には，病勢を表す腫瘍マーカーが存在する．化学療法の有効性，経過観察時の再発の有無の検討などにきわめて有用である．

▶**治療**　小児がんは腫瘍の発育速度は速いが，適切な化学療法剤に対しても感受性が高く，初診時に摘出不可能な大きな原発腫瘍や遠隔転移を有する例であっても，成人の悪性腫瘍に比し治療成績は良好である．一般に，病期Ⅰ〜Ⅱは外科的切除が優先される．病期Ⅲ〜Ⅳの場合は，治療を開始するにあたって，腫瘍の正確な病理診断，予後を決める生物学的予後因子の検索が不可欠である．まず外科的な腫瘍生検が行われ，その結果をもとに化学療法，外科的摘出，放射線治療，各種支持療法などを組み合わせた集学的治療の治療計画が立てられる．

小児は腫瘍の治療後も成長と発達を遂げねばならない．それゆえ，予後良好な腫瘍に対しては，化学療法や放射線療法を極力軽減した縮小治療を，予後不良な腫瘍に対しては，造血幹細胞移植も含めた強力な大量化学療法などが行われる．長期間にわたる多大な侵襲を与える治療であり，患児・両親の精神的ケアを含めた配慮が望まれる．

2. 神経芽腫 neuroblastoma

ポイント

交感神経系由来の悪性腫瘍でカテコラミン代謝をする functioning tumor で尿中に代謝産物としての腫瘍マーカー（VMA，HVA）を排泄する．小児固形悪性腫瘍の中でもっとも頻度が高い．生物学的に異なる2群に大きく分類される．予後因子として発症時年齢，癌遺伝子 MYCN の増幅，腫瘍染色体の ploidy，神経成長因子受容体 trkA 発現などがあげられる．一部の乳児神経芽腫は自然退縮することもある．原発部位は副腎髄質と交感神経幹，好発転移臓器は，骨，骨髄，リンパ節である．

表5 神経芽腫の国際病理分類（International Neuroblastoma Pathology Classification：INPC）

INPC 分類
Neuroblastoma（NB）：神経芽腫 　Undifferentiated 　Poorly differentiated 　Differentiating Ganglioneuroblastoma（GNB）：神経節芽腫 　Intermixed 　Nodular Ganglioneuroma（GN）：神経節腫 　Maturing 　Mature

一般に，neuroblastoma すべて，ganglioneuroblastoma nodular の予後が悪い．

▶**発生，病態** neural crest 由来の細胞（クロム親和細胞）から発生するため，副腎髄質，交感神経幹（頸部，縦隔，後腹膜，骨盤腔内）が原発部位となる．腫瘍の一部は時間とともに分化する性質を有し，良性の神経節腫を含めて神経芽腫群腫瘍として総称される．カテコラミン代謝を行うため，尿中にその代謝産物である VMA（vanillylmanderic acid）と HVA（homovanillic acid）が排泄され重要な腫瘍マーカーとなる．2004年まではこの尿中腫瘍マーカーを用いた生後6ヵ月乳児の神経芽腫マススクリーニングが実施されていたため，図44に示すように多くの乳児神経芽腫が診断されたが，その大部分が予後良好腫瘍であり，神経芽腫全体の治療成績を改善していないと結論されたため中止され，現在ではごく一部の地域で1歳以上になってからのスクリーニングが実施されているに過ぎない．

予後因子として，発症時年齢，癌遺伝子 MYCN の増幅，腫瘍染色体の ploidy，神経成長因子受容体 trkA 発現などがあげられる．神経芽腫の一部は胎児期に超音波検査で発見されることもあり，その腫瘍を摘出せずに経過観察すると，自然退縮して消失する場合や増殖せず神経節腫に分化する場合などもみられることから，1歳未満の症例は予後良好として取り扱われる．これらの腫瘍を早期に摘出するとその大半は，病理学的には神経芽腫，癌遺伝子 MYCN の増幅無し，腫瘍染色体は aneuploidy，trkA 発現は高発現である．これらの腫瘍は骨髄転移などを有していても予後は良好である．一方，1歳半以上で発症した症例の多くは

表6 国際病期分類（International Neuroblastoma Staging System：INSS）

病期	定義
Stage 1	原発部位に限局した腫瘍で肉眼的完全切除されたもの．
Stage 2a	限局性の腫瘍で肉眼的不完全切除．腫瘍に接していない同側のリンパ節転移無し．
Stage 2b	限局性の腫瘍で完全または不完全切除．腫瘍に接していない同側のリンパ節転移あり．
Stage 3	切除不能の片側性腫瘍が正中線を超えたもの，あるいは片側性腫瘍で対側のリンパ節転移があるもの．
Stage 4	原発腫瘍の進展範囲は問わず，遠隔リンパ節，骨などの遠隔転移を認めるもの（ただし病期4Sを除く）．
Stage 4S	限局性の原発腫瘍（病期1, 2a, 2b）で転移巣が骨髄，肝，皮膚に限局したもの．年齢は1歳未満に限る．

進行癌が多く，前述の予後不良因子（MYCN 高増幅，腫瘍染色体 diploidy，trkA 低発現）のいくつかを有していることが多い．年長児の神経芽腫は，診断時にリンパ節転移，骨転移を有していることがほとんどである．最近使用されている国際病理分類（International Neuroblastoma Pathology Classification；INPC），ならびに国際病期分類（International Neuroblastoma Staging System；INSS）を表5, 6に記す．原発腫瘍が小さく，骨髄・肝・皮膚転移に限った遠隔転移がみられる乳児神経芽腫の病期4S症例は，新生児期のびまん性の肝転移による呼吸不全を通り越せればそのほとんどが自然治癒する．

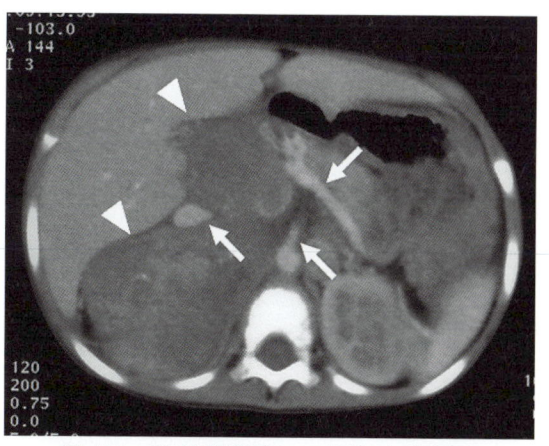

図 45A　進行神経芽腫のCT画像（2歳女児）
右副腎原発の神経芽腫（矢頭）であり内部は不均一，大血管（矢印，左より下大静脈，上腸間膜動脈，門脈）を巻き込んでいて全摘術は不可能と考えられた．

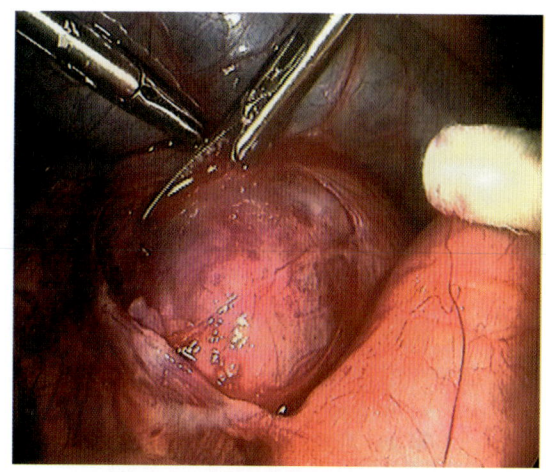

図 45B　同症例の腹腔鏡下腫瘍生検
止血のため気腹圧を15 mmHgに上げ，剪刀で直接生検する．

▶**症状，診断**　腹部，頸部原発の場合は腫瘤が触知される．遠隔転移による症状も含め，貧血，食欲不振，不機嫌，四肢痛（骨転移による），下半身麻痺・直腸膀胱障害（脊椎管内への腫瘍進展による）などがみられる．

腫瘍マーカーとしては，前述のVMA, HVAが特徴的であるが，血清 neuron specific enolase (NSE) が高値を示すことが多い．画像診断としては，超音波検査，CT, MRIで充実性腫瘍で内部構造不均一，一部微細石灰化，大血管を巻き込んだ巨大腫瘍として描出されることが多い（図45A）．転移巣の診断にRI検査が有用である．骨転位の検索は^{99m}Tc-MDP骨シンチ検査が有用である．小児では骨成長部にもRIが取り込まれるので診断には注意が必要である．またカテコラミン代謝が行われる部位に特異的に集積する^{123}I-MIBGシンチグラフィーも，神経芽腫の進展，治療効果の判定などに有用である．

▶**治療**　病期1, 2の腫瘍は外科的摘出が可能なことが多いため，腫瘍生検を兼ねた腫瘍摘出術を行う．腫瘍の予後因子を解析した後，必要であれば化学療法などを追加する．乳児期の病期4S，乳児早期の限局性腫瘍の場合は，自然治癒や分化を期待して外科的治療を行わずに経過観察してもよい．

病期3, 4の進行神経芽腫の場合は，まず予後因子を確定し治療計画を立てるための腫瘍生検を行う．最近では術後化学療法を早期より開始できる低侵襲の内視鏡手術下の生検術も普及してきた（図45B）．一般には，4〜6クールの強力な化学療法（サイクロフォスファマイド，アドリアマイシン，シスプラチンなどを使用）を行い，腫瘍が縮小し遠隔転移巣がコントロールできた時点で外科的摘出に踏み切るが，場合によっては術前に幹細胞移植を含めた大量化学療法を行う場合もある．

▶**予後**　1歳未満症例の長期予後は良好で，病期4を除けば90％以上の5年生存率である．病期4も80％以上が生存する．

年長児例の進行神経芽腫の予後は，集学的治療の進歩により徐々に改善されつつあるが，いまだ不良である．MYCN増幅例は2年生存率の向上が50％近くに達したが，長期的には30％前後であり，今後のさらなる臨床研究が期待される．

3. Wilms腫瘍（腎芽腫）
Wilms tumor (nephroblastoma)

ポイント

小児腎腫瘍の大半を占める腫瘍で，ほとんどが5歳以下で発症する．集学的治療の進歩により，予後は良好である．泌尿生殖器系の合併奇形を有する症例，症候群としての先天異常を伴う症例などもみられ，11番染色体異常が知られている．両側発生例（病期V）が約5％にみられる．

▶**発生，病態**　後腎芽組織由来のnephrogenic

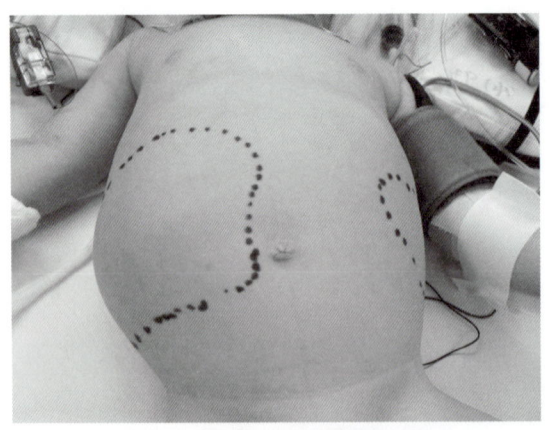

図 46 両側性 Wilms 腫瘍の外観
腹部膨満とともに、両側腎に腫瘍を触知する.

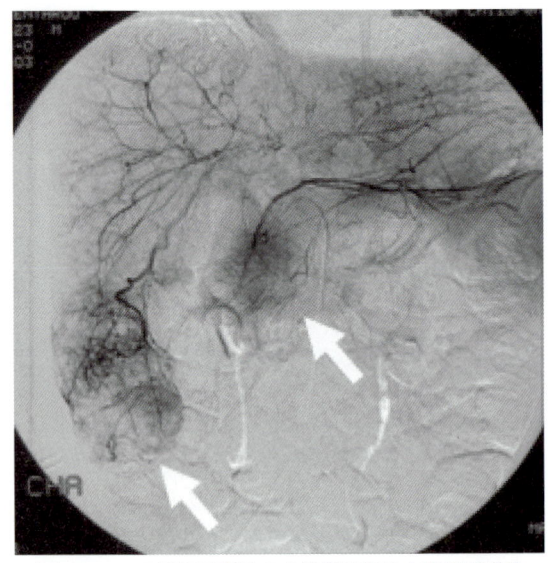

図 47 APC 遺伝子陽性の多発肝芽腫の血管造影所見
血流の豊富な数個の腫瘍陰影がみられる（矢印）.

rest が悪性化したものと考えられており，発生に左右差はなく，時に両側例がみられる．ほとんどの症例は5歳以下で発症し，6歳以上の腎腫瘍では成人と同様の**腎細胞癌**も考えねばならない．尿道下裂や停留精巣などの泌尿生殖器奇形を伴いやすいばかりでなく，**WAGR症候群**（無虹彩症，泌尿生殖器奇形，精神発達遅滞などを伴う11p13領域の**WT1遺伝子**の欠失による症候群），Denys-Drash症候群（仮性半陰陽，糸球体性腎機能障害などを伴う症候群），Beckwith-Wiedemann症候群（臓器肥大，巨舌，臍帯ヘルニアなどを合併する11p15.5領域のWT2遺伝子欠失を伴う症候群）などが知られている．組織分類は複雑であるが，一部の病理型を除いてその予後は良好である．

▶**症状，診断** 腹部腫瘤の触知，血尿などで発病する（図46）．神経芽腫に比し表面は平滑で，正中線を越えることは少ない．有効な腫瘍マーカーが存在しないため，診断は画像診断，とくに CT，MRI で確定される．肺や肝に転移しやすい．

▶**治療，予後** 米国のグループスタディである NWTS（National Wilms Tumor Study）の成果で，治療成績は非常に向上した．わが国でも JWiTS（Japan Wilms Tumor Study Group）が組織され，アクチノマイシン，ビンクリスチンを主たる化学療法剤とした治療は非常に有用であり，遠隔転移を有している病期4を含めても，組織学的に Favorable histology の場合は90％近い5年生存率である．

4. 小児肝悪性腫瘍
pediatric liver tumors

▶**ポイント**
幼児期までの肝悪性腫瘍の大半は肝芽腫（hepatoblastoma）であり，年長児になると成人同様の肝細胞癌（hepatocellular carcinoma）がみられる．腫瘍マーカーとしてα-フェトプロテイン（AFP）が重要であり，全摘出できた場合の予後は良好である．

▶**発生，病態** 低出生体重児に発生頻度が高く，新生児期の酸素投与が原因の一つとして考えられている．多くは孤立性であるが，家族性大腸ポリポーシスに関与する adenomatous polyposis coli（APC）遺伝子陽性の肝芽腫は多発性で予後不良である（図47）．

▶**症状，診断** 腹部腫瘤の触知，腹部膨満が主たる症状であるが，時に腫瘍が破裂し急激な全身状態の悪化，ショック状態で搬送されてくることもある（図48A，B）．各種画像診断ならびに AFP の高値で確定診断されるが，肝芽腫と肝細胞癌は少なくとも生検を行わない限り確定はできない．

▶**治療，予後** 腫瘍の大きさと占拠部位で治療法が決定される．小児肝悪性腫瘍の根治のためには，腫瘍の完全摘出が不可欠である．治療開始前に，

なってきた．

5．奇形腫群腫瘍（胚細胞腫瘍）
teratomas（germ cell tumor）

ポイント
主な発生部位は性腺と体の中心線上である．成熟奇形腫，未熟奇形腫の治療は外科的摘出術，悪性奇形腫の場合は化学療法などを併用した集学的治療が行われる．悪性奇形腫の割合は全体の奇形腫のうち約25%であり，もっとも多い卵黄嚢癌ではAFPが腫瘍マーカーである．

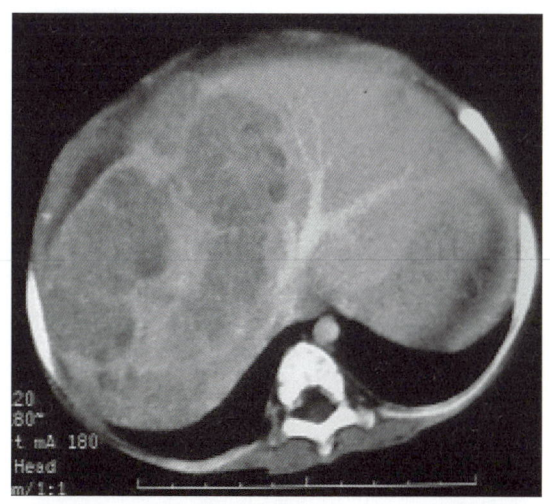

図48A　ショック状態で搬送されてきた肝芽腫の破裂症例
右季肋に巨大な腫瘍を認める．PRETEXT Ⅲに相当する．肝動脈塞栓術がinterventional radiologyとして実施されたが止血に至らず，開腹止血が緊急で実施された．

▶発生，病態　性腺のみならず，頭蓋内から仙尾部までの体の正中線近傍で発生する．胎生期のgerm cellの遺残から発生し，三胚葉成分が混在した腫瘍が特徴である．腫瘍の成熟度により，成熟奇形腫，未熟奇形腫，悪性奇形腫に分けられ性腺外腫瘍は乳幼児に，性腺腫瘍は年長児に多い．全体の約1/4が悪性である．

▶診断，治療　発生部位，腫瘍の大きさ，病期により症状はさまざまである．卵黄嚢癌の場合はAFPが，絨毛癌系の場合はβ-HCGがよい腫瘍マーカーである．成熟・未熟奇形腫は骨・軟骨などの中胚葉組織，神経組織，消化管，皮膚など三胚葉成分をすべて有していることが多く，嚢胞成分が大半を占めることが多い．主たる疾患について概略する．

① 仙尾部奇形腫　胎児診断される症例が増えつつあり，新生児期の本腫瘍は大半が成熟〜未熟奇形腫である．骨盤腔内への進展状況によりAltman Ⅰ〜Ⅳ型に分類される（図49）．腫瘍本体の大部分は嚢胞であるが一部に充実組織を認め，新生児期早期に尾骨合併切除が行われる．年長児の本症は骨盤腔内を占拠し，多くは悪性奇形腫である．

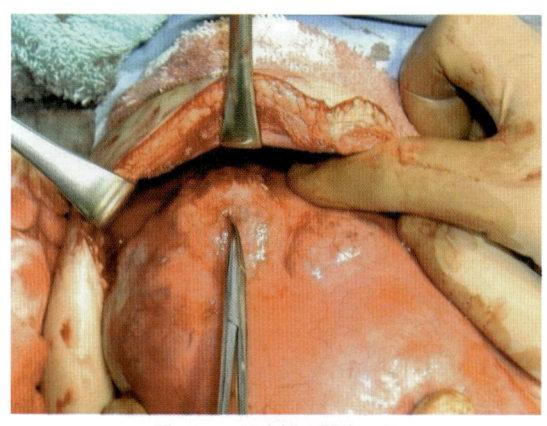

図48B　同症例の開腹所見
鉗子の先端が出血部位．

連続して腫瘍が存在していない正常肝区域数によるPRETEXT（Pre-Treatment Extent of Disease）により病期が決定され治療方針が決められる．PRETEXTのT4は全葉にわたる進展状況であり，アドリアマイシン，シスプラチンを主とした術前化学療法で残存正常肝区域が得られない場合は，肝移植を併用した全肝切除が適応になる．門脈本幹や下大静脈に浸潤がある場合も転移巣がコントロールできている場合は肝移植の適応である．3葉を占拠するT3の場合も術前化学療法を実施した場合の成績がよく，診断後ただちに肝切除術が行われる症例はT1，T2に限られるようになっ

② 縦隔奇形腫　前縦隔（胸腺）原発であり，年齢にかかわらず発生する．良性腫瘍が多く，大部分は胸部X線写真撮影時に偶然発見される．年長児では悪性奇形腫のこともあり，化学療法を併用した完全摘出術が根治のためには不可欠である．

③ 後腹膜奇形腫　大部分は乳児期に発症し，主たる症状は腹部膨満・腹部腫瘤触知である．ほと

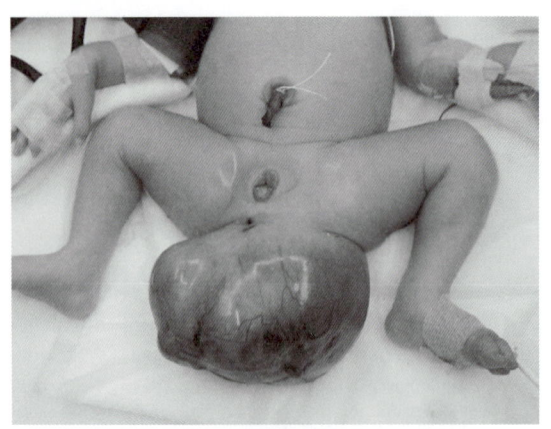

図 49　新生児期の仙尾部奇形腫
一部のみ骨盤腔内に入り込み，Altman II 型と診断された．

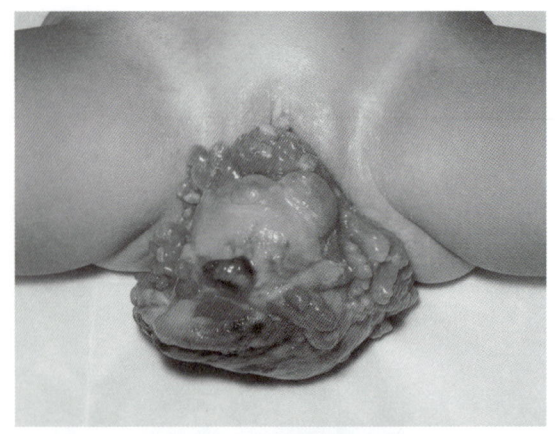

図 50　膣原発横紋筋肉腫
体外へブドウ状に発育することからブドウ状肉腫と呼ばれる．胎児型の病理型で化学療法に対する感受性もよく，予後良好である．

んどは良性腫瘍であり，嚢胞成分，骨などの成分が主体である．

④ **精巣奇形腫**　乳児期および思春期の二相性の発生をみる．悪性腫瘍としては卵黄嚢癌が主たる病理型であり，精巣の全摘術，場合によっては後腹膜リンパ節郭清を必要とする．病期 I の場合は高位除睾術でよいが，AFP の推移を慎重に観察する．

⑤ **卵巣奇形腫**　好発年齢は学童から思春期であり，小児卵巣腫瘍の約半数を占める．大部分は良性奇形腫であるが，未熟奇形腫の場合は嚢胞成分を腹腔内にこぼすと，グリア細胞の腹膜播種を起こし（gliomatosis peritonei），時に化学療法を必要とする．悪性腫瘍の場合は，卵黄嚢癌，胎児性癌，未分化胚腫，およびその混合型など多岐にわたり，各種腫瘍マーカーの推移を観察しつつ，摘出術および化学療法が実施される．

6．横紋筋肉腫 rhabdomyosarcoma

▶**ポイント**
軟部組織の小児悪性腫瘍の大半を占める．頭頸部（眼窩，鼻咽腔など），骨盤腔（膀胱，膣，前立腺など），四肢・体幹などが好発部位であり，乳幼児では，胎児型の病理で骨盤腔の発生が多い．年長児では胞巣型，多形型の病理で四肢に多い．集学的治療を要し，胞巣型および転移を有する進行症例の予後は不良である．

▶**発生，診断，治療**　あらゆる部位の間葉系組織から発生し，必ずしも横紋筋組織を発生母地としない．病理型，発生部位，病期によって症状，治療法ならびにその予後はさまざまである（図 50）．従来は手術による全摘が不可欠とされたため，児の成長や発達に支障をきたしたが，集学的治療の進歩により機能温存手術が可能となってきた．米国の Intergroup Rhabdomyosarcoma Study（IRS）の成果により，予後良好部位・不良部位ならびに病理型，病期から治療プロトコールが詳細に定められ，その治療成績は向上しつつある．

7．血管腫とリンパ管腫 hemangioma & lymphangioma

▶**ポイント**
ともに良性腫瘍であるが，発生部位・大きさにより呼吸障害や消化器症状を起こし緊急的な治療が必要となる．新生児期の巨大な血管腫は腫瘍内で凝固反応が促進し，血小板の急激な消費を惹起するため（Kasabach-Merritt 症候群），緊急処置が必要である．

▶**診断，治療**　全身のどこにでも発生するが，その多くは肉眼的に診断可能である．時に両疾患が混在することもある．腫瘍というより先天奇形と考えた方がよい場合が多く，発生部位と大きさ，病理によりさまざまな治療が行われる（図 51）．一部の本症は自然治癒することもあり，症状が軽

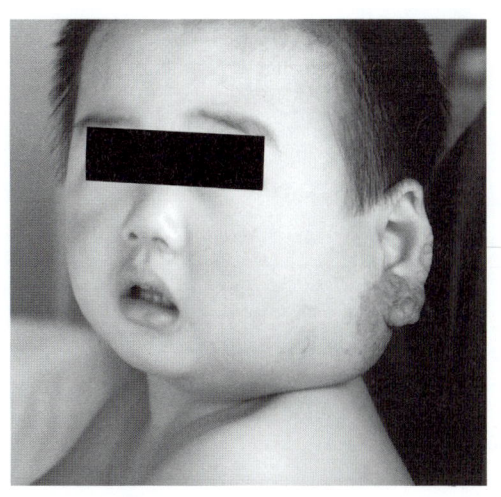

図 51　耳下腺部原発血管腫
比較的多い発生部位であり，時に動静脈瘻などを有していることもある．ステロイド局注や塞栓術が行われる．

微な場合は決して治療を急いではならない．血管腫は，ステロイド局注，ステロイド全身投与，インターフェロン局注，血管塞栓術，外科的摘出術などが行われる．リンパ管腫はOK-432局所注入による硬化療法，外科的摘出が行われる．腹腔内にリンパ管腫が発生した場合は，嚢胞が形成されることが多く（**大網嚢腫**，**腸間膜嚢腫**など），摘出手術が必要になる．乳糜腹水を伴うことも多く，時に難治性である．

K　外傷と異物

1．分娩外傷 birth injury

分娩時の産道による圧迫，鉗子分娩時の損傷，分娩介助者の牽引などによる新生児期の外傷をいい，頭蓋内出血，骨折，腕神経叢・横隔神経の引き抜きなどによる神経麻痺，実質臓器の破裂による内臓出血などさまざまである．時に重篤で，さまざまな外科的治療が必要になることがある．

2．被虐待児症候群 battered child syndrome, child abuse

児童虐待防止法により，発見した際には（疑いの場合も含む）通報の義務がある．外傷性の身体的虐待，ネグレクト，心理的虐待，性的虐待などに分類される．小児期に虐待を受けた被虐待体験者は虐待の加害者になりやすい傾向がある．身体のあちらこちらに，新旧混在する皮膚症状（やけど，打撲痕など）が見られる場合には，被虐待児であることを強く疑い，四肢のX線撮影，CTなどで骨折痕，慢性硬膜外血腫などを検索する．わが国でも指数的に増加傾向にあり，患児の治療はもちろん加害者からの隔離と通報が不可欠である．地域・行政を中心とした予防策がもっとも重要であるが，低出生体重児や長期入院患児の退院後などに発生しやすいことなどより，医療従事者も患児と家族の緊密な接触などの配慮を忘れてはならない．

3．腹部外傷 abdominal injury

交通事故，スポーツ，転落などが原因となる．頭部外傷を含め多発外傷を伴うことも多く，診断時には他部位の外傷にも十分留意する．超音波検査，CTが早期診断には重要で，出血による血圧低下，**消化管穿孔**による腹膜炎の発生などの理学的所見に留意しつつ，腹水の貯留，気腹像，実質臓器の断裂像など検索を進める．**腹腔内出血**は全身状態が安定していればその多くは保存的治療で対応可能である．外科的治療を行う前に血管塞栓術なども必要に応じて試みる．消化管穿孔が強く疑われる場合は，外科的修復術を行い，穿孔部縫合閉鎖，腹腔内洗浄・ドレナージなどを行う．急性期を過ぎてからの症状として，膵管損傷に伴う**外傷性仮性膵嚢胞**，**十二指腸壁内血腫**による通過障害，腎外傷後の**尿嚢腫**（urinoma）などがみられることもあり，経過観察を慎重に行う．

4．熱　傷 burn

小児では加熱された液体による熱傷がほとんどであり，皮膚が薄いため皮膚の深部にまで熱傷が達しやすく，熱傷深度の診断は注意が必要である．また，成人と体表面積の割合が異なるため，重症度診断も慎重に行う．体表面積の10％を超える熱傷は入院させ，輸液，抗生物質の投与，局所治療など適切な治療を行わねばならない．

5．気道・消化管異物 foreign bodies

小児は好奇心が旺盛なため，口に入るものは何でも飲み込むと考えるべきである．精神発達遅滞がない場合は，生後6ヵ月頃より3歳頃までが対象年齢である．食べ物でないものを消化管に飲み込んだ場合を**誤飲**，液体や固形物が気道に入った場合を**誤嚥**と呼ぶ．

1．消化管異物（誤飲）

日常よく遭遇する緊急疾患である．固形異物としては硬貨がもっとも多く，ついでボタン電池，針や釘などの鋭利な金属異物が続く．タバコ，医薬品，洗剤や化粧品などの誤飲もあり，乳幼児の手の届く範囲に，小児の口に入るものを置かない，という予防がもっとも重要である．胃内にまで到達した異物は，鋭利なもの以外はそのまま便とともに排泄されることが多い．積極的に摘除が必要な異物には以下のものがある．

① 食道にとどまる異物，とくにリチウム電池は早期に食道穿孔を起こすので緊急対応が必要である．硬貨が圧倒的に多い（図52）．透視下にバルーンカテーテルで摘除，あるいは全身麻酔下の内視鏡的摘除が行われる．

② 胃内にとどまっている，まだ使用可能なボタン電池．大半のボタン電池はフェライト磁石を装着した経鼻胃管で透視下に摘除が可能である．

③ 鋭利な異物でも自然排泄が期待できるが，穿通する可能性もあるため慎重な経過観察が必要である．腹膜炎症状が出現した場合は，開腹あるいは腹腔鏡下に摘出する．

2．気道異物（誤嚥）

消化管異物に比し，生命に危険を及ぼすこともある．また診断・治療も比較的難しい．児が口にものを入れている時に驚いたり泣いたりして，息を吸い込んだ際に気道異物となる．異物のほとんどは食べ物，とくに**豆類**（ピーナッツ）が多い．本症を予防するために，医療者としては，外来診察前に必ず口の中が空虚であることを確認しなければならない．

多くの気道異物は，気管支レベルにとどまる．チェックバルブ機構が働くため，患側の呼気が不能となり患側肺は過膨張になる．深吸気時・呼気

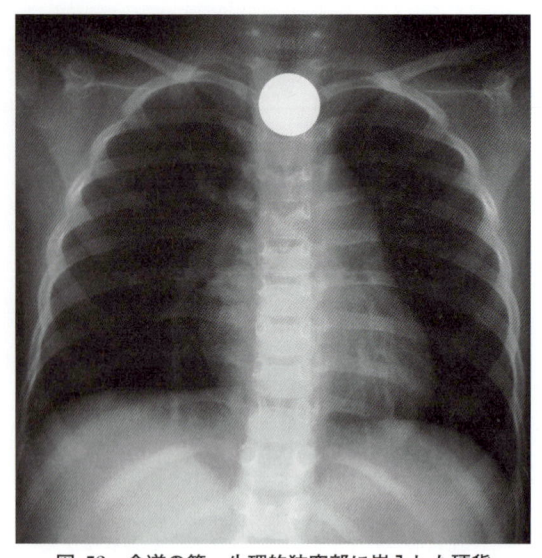

図52 食道の第一生理的狭窄部に嵌入した硬貨
時間が経過していたため，内視鏡下に摘出した．

時の単純X線写真（図53）ならびに肺血流シンチグラフィで異物の部位はおおよそ推定できる．全身麻酔下に気管支内視鏡下に摘出する．時間の経過したものは，時に肺切除が必要になることもある．

L　小児外科における内視鏡手術

1．総　　論

小児外科領域では，1990年代初頭に内視鏡手術の導入が始まり，その適応疾患を積極的に拡大してきた．小児用の十分な器材が欠如する中で，非常に多くの小児固有の疾患に対してその適応を拡げ多くの術式が開発されてきたが，体格の小さな新生児・乳児領域において難易度の高い内視鏡手術を実施するためには，器具の開発などはいまだ不十分である．日本内視鏡外科学会の集計では，2007年までの18年間で約14,000件の小児腹腔鏡手術が実施されたが，そのうち鼠径ヘルニア手術と虫垂切除術が約半数を占める．同様に胸腔鏡手術は約3,500例が集計され，気胸手術と漏斗胸手術が同様に約半数を占めた．小児外科領域で対象となる術式は多岐にわたるが，個々の手術症例が少ないのが特徴であり，術式の標準化が困難で，習熟に時間がかかる．新生児・乳児期に実施され

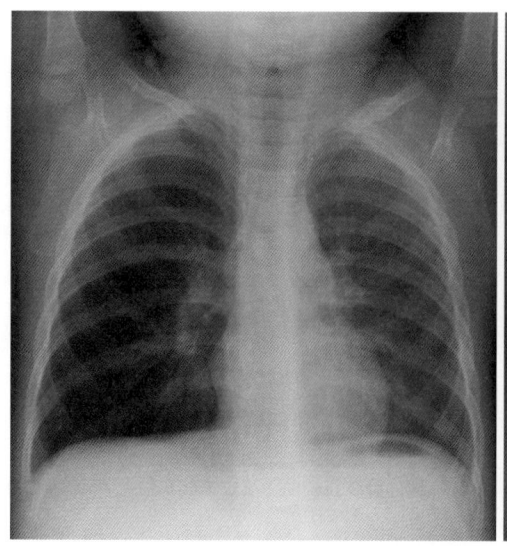

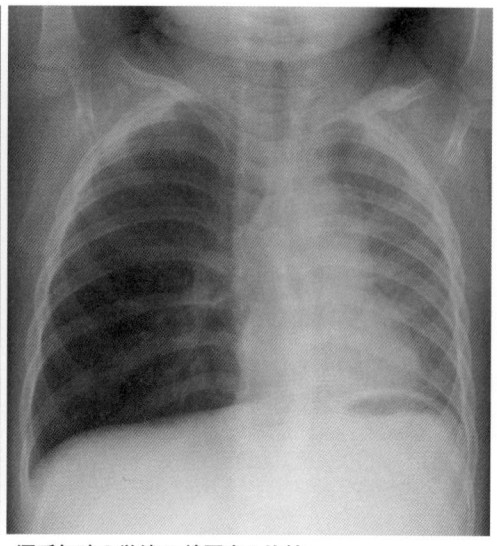

図 53 右気管支異物の深吸気時・深呼気時の単純 X 線写真の比較
吸気時に一見正常にみえる胸部写真（左）であるが，呼気時（右）に患側は過膨張となり，健側の横隔膜のみが挙上する．縦隔の健側へのシフトもみられる．

る術式は，腹腔鏡手術では肥厚性幽門狭窄症に対する幽門筋切開術（Ramstedt 手術），高位鎖肛に対する**補助下腹会陰式造肛術**，Hirschsprung 病に対する **endorectal pull-through**，横隔膜ヘルニア根治術などであり，各年代にほぼ均等に分布する術式は，**噴門形成術**（摂食不良児に対する胃瘻造設術併施を含む），腫瘍などの生検術，摘出術などである．一方，胸腔鏡手術で，新生児・乳児領域に特有の手術は，食道閉鎖症に対する**気管食道瘻切離・食道吻合術**や横隔膜挙上症に対する**横隔膜縫縮術**などごく一部の手術に限られる．新生児・乳児領域ではいまだ限られた疾患においてのみ内視鏡手術が実施されているが，これら幼若乳児においても内視鏡手術はやはり低侵襲である．一方で術中合併症もやはり新生児・乳児領域の手術で発生しやすい．本項では，今後の発展が期待される術式も含め，新生児・乳児の内視鏡手術についてまとめる．

2．腹腔鏡手術各論
pediatric laparoscopy

第1ポートの挿入は，術式にかかわらずほとんどの症例で，臍下部弧状切開による open technique で挿入する．腹腔内から何らかの臓器や検体を取り出す必要のない手術では，体格に合わせて 3 mm ポート，5 mm ポートを適宜選択する．気腹圧はポート挿入時のみ 10〜12 mmHg に設定するが，ポート挿入後は新生児では 5 mmHg，幼児では 8〜10 mmHg まで減圧する．

1．幽門筋切開術
laparoscopic pyloromyotomy

肥厚性幽門狭窄症に対する腹腔鏡手術は，肥厚した幽門への到達法が異なるのみで，手術の概念は従来の開腹術（Ramstedt 手術）と同様である．術者は患児の足元に立ち，2本の 3 mm ワーキングポートを上腹部に挿入する．肥厚した幽門部の小彎側（avascular area）が術野の正面になるよう幽門部を脱転し，切開用ナイフで約 15 mm にわたる漿膜筋層切開をおき，先端が鈍な筋層切開用鉗子で幽門筋切開を完結する（図 54）．手術時間は当初 50 分前後必要であるが，8 例以上経験すると 30 分前後で実施できるようになる（図 55）．本手術は，幽門部を体外に脱転しないため幽門部の浮腫が軽く，ほぼ全例で術後 3 時間からの経口摂取再開が可能である．

2．噴門形成術 laparoscopic fundoplication
食道裂孔ヘルニアや胃食道逆流症の症例が適応となる．食道裂孔の縫縮の仕方，wrapping の方法，腹部食道や胃底部の固定法などの違いにより

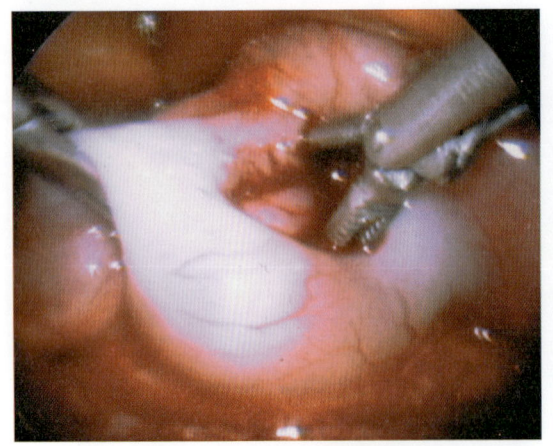

図 54　腹腔鏡下幽門筋切開術
肥厚した幽門筋を長軸方向に鈍的に切開する．

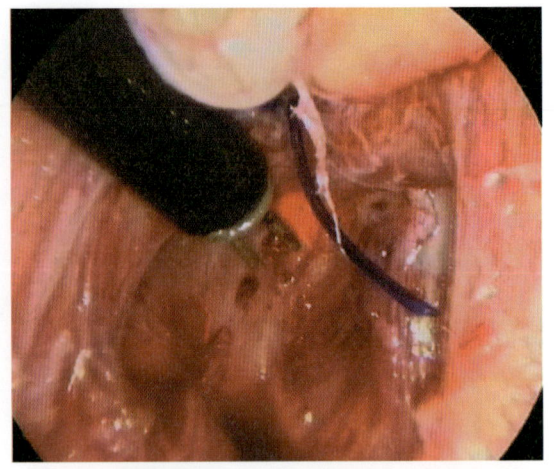

図 56　腹腔鏡補助下高位鎖肛根治術時の骨盤底筋群の術中所見
筋刺激装置で未熟な恥骨直腸筋を同定している（手前の縫合糸は直腸尿道瘻の切離部分）．

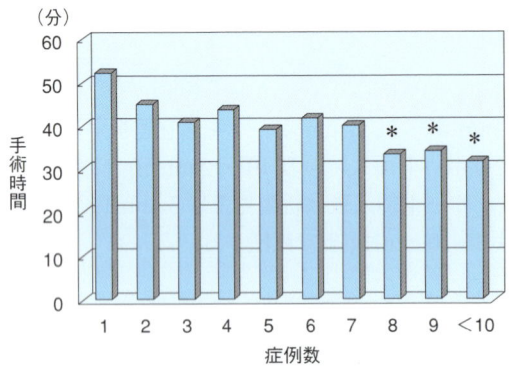

図 55　腹腔鏡下幽門筋切開術のラーニングカーブ
基本的な成人腹腔鏡手術の基礎を身につけた外科医が約8例経験すると，有意に手術時間は短縮する（*は初回手術時間と有意差あり）．

さまざまな術式が存在するが，精神運動発達遅滞児においても再発が少なく，かつ術式としてもっとも容易なNissen法（食道裂孔をややゆるめに縫縮し，胃底部を用いて腹部食道の全周に短いwrappingを行う術式）が小児では好んで実施される．症例の大半を占める**精神運動発達遅滞児**においては，摂食障害を有していることが多いため，同時に**胃瘻**が造設されることが多い．合併症としては，術中の食道穿孔，胃穿孔，術後の腹部膨満（gas-broat syndrome），迷走神経損傷による胃内容の排泄遅延などがあげられる．術中消化管穿孔に関しては，新生児・乳児の体格の小さな症例で頻度が高い．

3．腹腔鏡補助下高位鎖肛根治術
　　　laparoscopy-assisted anorectoplasty

Georgesonらが画期的な高位鎖肛根治術として報告し，実施する施設が増加しつつある．直腸と泌尿生殖器系との瘻孔の切離が容易なこと，骨盤底の未熟な括約筋群が明確に判断できること（図56），直腸の引き下ろしが容易なこと，括約筋群の周囲を剝離する必要がないため術中のdenervationを防げることなどが大きな利点である．さらに安全で確実な手術を実施するため，腹腔鏡下に使用できる筋刺激装置の開発や尿道や膣後壁の正確な位置を同定するための術中細経ファイバースコープを用いた位置確認などの工夫が行われている．まだ歴史が浅く，将来の**直腸肛門機能**が評価されていないため発展途上の術式であるが，括約筋群の損傷が少なく神経支配なども温存されるため，良好な肛門機能が期待されている．

4．Hirschsprung病根治術
　　　laparoscopic endorectal pull-through

腸壁神経節細胞が欠如しnarrow segmentを呈している大腸を，腹腔鏡下に血管処理を行い，経肛門的にpull-throughし切除・吻合する術式である．1993年にGeorgesonらが開始し報告した．まず腹腔鏡下に腸管壁の生検を行い，術中迅速診断で切除範囲を同定する．ついで切除予定腸管の腸間膜を超音波凝固切開装置や電気メスで切離し

切除腸管を肛門から引き出し切除する．切除・吻合は従来の開腹術と同様に，Duhamel 法，Swenson 法，Soave 法など各種の術式が腹腔鏡用に改良されているが，Soave-伝田法に準じた endorectal pull-through がもっとも多く実施されている．最近では，narrow segment の比較的短い本症に対して，腹腔鏡を用いずすべての操作を経肛門的に行う術式もあるが，引き下ろし腸管の捻転などを予防するため腹腔鏡下に行う方が合併症は少ない．

5．腫瘍生検術 laparoscopic tumor biopsy

小児の進行癌は一般に術前化学療法を行い，腫瘍を縮小させた後に外科的切除が行われる．この集学的治療，とくに術前化学療法のプロトコールを決定するには，腫瘍の病理組織診断や生物学的特徴を治療開始時に確認することが不可欠である．術後早期からの化学療法開始に向けては生検術そのものが低侵襲であることが望ましく，腹腔鏡下（腫瘍の部位によっては胸腔鏡下）腫瘍生検術が実施される．標本の熱損傷をさけるため，また可及的に大きな標本を採取するためには，生検は電気メスなどを用いない方が望ましく，直接剪刀で腫瘍を切開する（神経芽腫の項参照）．切開時に気腹圧を一時的に 12～15 mmHg まで上昇させることで，生検部位からの出血を少なくすることが可能である．標本採取後は，生検部表面にフィブリン糊を塗布し終了する．気腹圧を上昇させても大きな静脈などを損傷しない限りガス塞栓の可能性は低い．

6．腫瘍摘出術 laparoscopic tumor excision

乳児期の神経芽腫マススクリーニングが廃止されたため，以前より症例数が減少したものの，乳幼児における早期悪性腫瘍，小さな各種良性腫瘍などに対しては，腹腔鏡下腫瘍摘出術は低侵襲であり推奨される術式である．成人の悪性腫瘍では，ポート挿入部の局所再発が問題となることがあるが，小児では悪性腫瘍摘出術後に化学療法が行われること，一部の腫瘍は限りなく良性腫瘍に近い病態を示すことなどの理由により，術後の局所再発の報告はきわめてまれである．神経芽腫では，その病期により治療法が異なるため，腫瘍本体の摘出に加えて，少なくとも近隣のリンパ節のサンプリングが必要である．また比較的狭い範囲であればリンパ節郭清も十分可能であり，超音波凝固切開装置などの発展により，今後症例数は増加するものと思われる．

7．横隔膜ヘルニア根治術 laparoscopic repair of congenital diaphragmatic hernia

乳児期に感冒や消化管の通過障害などで偶然発見される Bochdalek 孔ヘルニアや Morgagni 孔ヘルニアが腹腔鏡手術の適応となる．頻度は比較的まれではあるが，横隔膜欠損部の単純な縫合閉鎖のみで完結する手術であり，3 mm ポートで可能である．還納した腹腔内臓器を右下腹部に誘導するために 3 本目のワーキングポートを挿入する必要が時に生じる．持針器を挿入するポートを可及的に左上側腹部に設置することで，縫合は容易となる．現時点では，新生児期に呼吸障害を呈する症例に対して本術式を実施している施設は少ないが，従来の開腹術後には比較的高率に術後癒着性イレウスを発症する疾患であることより，今後適応症例は増加するものと思われる．最近では，胸腔鏡下でも実施される．

8．その他の腹腔鏡手術

閉塞性黄疸に対する**診断的腹腔鏡手術**（胆道造影と肝生検）も新生児・早期乳児に対して有用な術式である．術前検査でほぼ確実に胆道閉鎖症が疑われた場合は，手術開始時より小開腹で検査を行う方が，時間等の節約からも有用であるが，乳児肝炎や他の内科的・家族的閉塞性黄疸が強く疑われる場合には，術後の治療を妨げないためにも腹腔鏡手術で実施することが望ましい．

最近では腸閉鎖症に対しても**腹腔鏡（補助）下腸閉鎖症根治術**が行われつつある．十二指腸閉鎖症は腹腔鏡下にダイアモンド吻合を実施することが可能である．一方，空腸閉鎖症や回腸閉鎖症は，多発閉鎖の確認が必要であること，小腸が固定されていないことなどの理由で，腹腔内で吻合するよりポート創（一般に臍部）から腸閉鎖部を引き出し，腹腔外で吻合する方が容易である．

腸回転異常症に対しても，**腹腔鏡下 Ladd 手術**は可能である．欧米では多くの施設で施行されているが，腹腔内全体を十分観察できないこと，中腸軸捻転を有している場合の軸捻転解除が比較的困難であること，中腸軸捻転のため全身状態の悪

い症例が少なからず存在すること，などの理由により，わが国では標準化には至っていない．

小児に対しての他の術式としては，Meckel憩室に対する憩室切除術，仙尾部奇形種に対する腹腔鏡補助下摘出術，卵巣嚢腫に対する開窓術，胃軸捻転症に対する胃固定術，などがあげられる．それほど頻度の高い疾患ではなく，腹腔鏡手術の術式が完全に確立しているわけではないが，日常さまざまな疾患に対して積極的に腹腔鏡手術を継続していれば，これらまれな疾患に対しても比較的容易に対応できる．

3．胸腔鏡手術各論
pediatric thoracoscopy

新生児・乳児における胸腔鏡手術をもっとも妨げている要因は，術中の呼吸管理である．小さな体格の小児では，市販されている**分離肺換気**用の気管内挿管チューブの使用は不可能である．1歳（内径4.5 mmの気管内挿管チューブの挿入が可能）以上であれば，市販のバルーンブロッカーを用いた分離肺換気が可能であるが，それ以下の乳児では，片肺挿管による呼吸管理あるいは炭酸ガスを用いた**陽圧気胸**による術野の確保などの工夫が不可欠である．

1．食道閉鎖症に対する気管食道瘻切離・食道吻合術 thoracoscopic repair of tracheoesophageal fistula

成熟児で重篤な合併奇形を有していない**C型食道閉鎖症**が適応となり，多くは日齢0～1日で実施される．ほぼ腹臥位に近い体位で3～4本のポートを挿入する．術野の確保は4～5 mmHgの炭酸ガスによる陽圧気胸で容易に得ることができる．気管食道瘻を結紮すると術中の呼吸管理が容易になる．上部食道盲端を剝離後，食道端々吻合を実施するが，体腔内・体腔外いずれの結紮でも良い（図57）．縫合糸は5-0あるいは6-0の吸収糸を用いるが最初の1針は，下部食道が裂けやすいので注意が必要である．4～5針の後壁縫合後，経鼻胃管を通過させ，前壁をさらに3～4針縫合する．本手術の縫合には小児内視鏡手術の中でも最も複雑で高い技術を要するため，十分な経験を積んだ小児内視鏡外科医でなければ実施すべきではない．

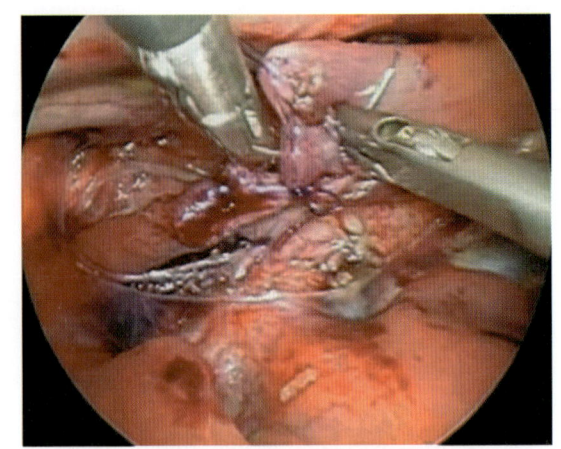

図57 胸腔鏡下食道閉鎖症根治術の術中写真
上下食道盲端を6-0吸収糸にて縫合中である．左鉗子の尾側に見られる直径約4 mmの下部食道と吻合する．

2．横隔膜挙上症に対する横隔膜縫縮術
thoracoscopic plication of diaphragma

先天性横隔膜挙上症や分娩外傷による**横隔膜弛緩症**，心臓外科手術後の**横隔神経麻痺**などのうち，保存的治療で軽快しない場合（長期にわたる人工呼吸を要するもの）に適応になる．また乳児期に偶然発見された横隔膜挙上症のうち，反復性の肺炎や**奇異呼吸**を呈する症例も対象である．陽圧気胸下に横隔膜を非吸収糸で縫縮する．両側性の場合も同時に一期的に手術を行うが，術中の換気不全が生じやすいため，麻酔科医の協力が不可欠である．

3．その他の胸腔鏡手術

肺生検，気管支原性嚢胞などの摘出術，肺切除術，縦隔腫瘍摘出術などが乳幼児の特徴的な胸腔鏡手術である．年長児の肺生検は，感染症や腫瘍の転移が疑われる場合に実施されることが多いが，新生児・乳児の肺生検は，先天性心疾患に伴う肺高血圧症などのびまん性の疾患で行われることがほとんどであり，生検部位が自由に選択できることから手術手技は容易である．また，新生児期から症状を呈するCCAMに対する肺葉切除術も胸腔鏡下に実施可能であるが，自動縫合器が使用できないため，ベッセルシーリングシステムなどを駆使し，麻酔医の協力の下に陽圧気胸下に完全胸腔鏡手術で実施する．

参考書籍，雑誌

書　籍

1. Sabiston Textbook of Surgery：The Biological Basis of Modern Surgical Practice. 18th ed.
   Townsend, C. M. Jr（ed.）
   Saunders, U. S. A.
   Christopher の "Textbook of Surgery" を引き継いだもので，世界中でもっとも広く読まれている外科学の教科書である．

2. Schwartz's Principles of Surgery. 9th ed.
   Brunicardi, F. C., Andersen, D. K., Billiar, T. R., Dunn, D. L., Hunter, J. G., Matthews, J. B. and Pollock, R. E.
   McGraw-Hill, U. S. A.
   Sabiston の "Textbook of Surgery" に次いでアメリカでは広く読まれている．

3. Current Surgical Diagnosis and Treatment. 12th ed.
   Doherty, Gerard M.
   McGraw-Hill, U. S. A.
   前2者と比較するとややダイジェスト的である．

4. Maingot's Abdominal Operations. 11th ed.
   Zinner, Michael J., Ashley, Stanley W.（eds.）
   McGraw-Hill, U. S. A.
   アメリカの一般外科手術書としては代表的なものの一つである．

5. Zollinger's Atlas of Surgical Operations. 9th ed.
   Zollinger, R. M., Jr.
   Ellison, E. C.
   McGraw-Hill, U. S. A.
   外科レジデントにとっての手術入門書として広く読まれている標準的な手術書である．

6. Basic Science Review for Surgeons.
   Simmons, Richard L.
   Steed, David L.
   Saunders, U. S. A
   外科学の背景にある病態を細胞生物学，生理学，生化学的な面からわかりやすく解説してある．アメリカでは医学生，外科レジデントの必読書の一つである．

雑　誌

I．国内雑誌

1. 日本外科学会雑誌
   日本外科学会，月刊．
   日本外科学会の機関誌で，わが国の外科を代表する外科学の情報誌である．

2. 日本臨床外科医学会雑誌
   日本臨床外科医学会，月刊．
   臨床研究，症例報告が主で，実験的な研究報告は掲載されていない．日本臨床外科医学会の機関誌である．

3. 日本小児外科学会雑誌
   日本小児外科学会，年7回．
   小児外科学会の機関誌．原著論文，症例報告が主である．

4. 日本胸部外科学会雑誌
   日本胸部外科学会，月刊．
   わが国の胸部外科の専門誌．心，肺，食道，縦隔などの研究論文と，症例報告が掲載されている．1998年より英文誌 General Thoracic and Cardiovascular Surgery となった．

5. 日本消化器外科学会雑誌
   日本消化器外科学会，月刊．
   消化管外科領域の基礎研究，臨床研究に関する原著論文と症例報告が主である．

   以下は，商業月刊誌である．各誌，トピックスについての特集形式の編集がなされており，学生にとっても役立つものが多い．

6. 臨床雑誌 外科　南江堂，月刊．
7. 臨床外科　医学書院，月刊．
8. 外科治療　永井書店，月刊．
9. 手術　金原出版，月刊．
10. 消化器外科　へるす出版，月刊．
11. 小児外科　東京医学社，月刊．
12. 胸部外科　南江堂，月刊．
13. JSES（日本内視鏡外科学会誌）医学書院．隔月刊．

II．外国雑誌

1. **Annals of Surgery**
   Lippincott, U.S.A.
   世界中でもっとも広く読まれている外科専門誌．
2. **American Journal of Surgery**
   Elsevier, U.S.A.
   Annals of Surgery に次いで広く読まれている．
3. **Surgery**
   Mosby, U.S.A.
   Annals of Surgery, American Journal of Surgery とならんでアメリカの代表的な外科専門誌．
4. **Joural of American College of Surgeons**
   アメリカ外科学会の機関誌．
5. **Archives of Surgery**
   American Medical Association, U.S.A.
   アメリカ医師会の発行で，症例報告が多い．
6. **European Journal of Surgery**
   Taylor & Francis, U.K.
   ヨーロッパを代表する外科専門誌．
7. **British Journal of Surgery**
   John Wiley & Sons, U.S.A.
   イギリスを代表する外科専門誌．
8. **World Journal of Surgery**
   Springer Verlag, U.S.A.
   万国外科学会の機関誌だが，外国誌で外科のトピックスの特集を組んでいるのはこの雑誌だけ．
9. **Surgery Today**
   Springer, Tokyo.
   日本外科学会の英文機関誌．
10. **Journal of Pediatric Surgery**
    Saunders, U.S.A.
    もっとも権威のある小児外科の専門誌である．
11. **Journal of Thoracic and Cardiovascular Surgery**
    Mosby, U.S.A.
    心臓外科，胸部外科の雑誌としてはもっとも権威がある．
12. **Annals of Thoracic Surgery**
    Elsevier, U.S.A.
    Journal of Thoracic and Cardiovascular Surgery に次いで広く読まれている胸部外科専門誌．
13. **Cardiovascular Surgery**
    Elsevier, U.K.
    国際心臓血管外科学会の機関誌．

略 語 表

〔A〕

AAA	abdominal aortic aneurysm	腹部大動脈瘤
AAE	annuloaortic ectasia	大動脈弁輪拡張症
ACD	acid-citrate-dextrose 液	
ACE	angiotensin converting enzyme	アンジオテンシン変換酵素
ACS	American College of Surgeon	アメリカ外科学会
ACTH	adrenocorticotropic hormone	副腎皮質刺激ホルモン
ADH	antidiuretic hormone	抗利尿ホルモン
ADL	activities of daily life	日常生活動作
AFI	auto fluorescence imaging	自家蛍光内視鏡
AFP	α-fetoprotein	α-フェトプロテイン
AGML	acute gastric mucosal lesion	急性胃粘膜病変
AHA	American Heart Association	
AHCPR	Agency for Health Care Policy and Research	
AIDS	acquired immunodeficiency syndrome	後天性免疫不全症候群
AIHA	autoimmune hemolytic anemia	自己免疫性溶血性貧血
AIIR	Airborne Infection Isolation Room	空気感染隔離室
ALS	advanced life support	二次救命処置
AMC	arm muscle circumference	上腕筋囲
AMI	acute myocardial infarction	急性心筋梗塞
APC	antigen presenting cells	抗原提示細胞
APC	argon plasma coagulation	アルゴンプラズマ凝固止血法
API	ankle pressure index	足関節/上肢血圧
APTT	activated partial thromboplastin time	活性化部分トロンボプラスチン時間
AR	aortic regurgitation	大動脈弁閉鎖不全症
AS	aortic stenosis	大動脈弁狭窄症
ASD	atrial septal defect	心房中隔欠損症
ASO	arterio sclerosis obliterans	閉塞性動脈硬化症
ATA	atomosphere absolute	絶対気圧
ATN	acute tubular necrosis	急性尿細管壊死
AVM	arteriovenous malformation	動静脈奇形
AVP	arginine vasopressin	アルギニンバソプレシン
AZP	azathioprine	アザチオプリン

〔B〕

BAC	bronchioalveolar carcinoma	気管支肺胞上皮癌
BALT	bronchus associated lymphoid tissue	気管付属リンパ組
BAO	basal acid output	基礎分泌量
BAS	balloon atrioseptostomy	バルーン心房中隔裂開術
BCAA	branched chain amino acids	分枝鎖アミノ酸
BCC	basal cell carcinoma	基底細胞癌
BCM	biochemical modulation	生化学的修飾
BE	base excess	塩基過剰
BEE	basal energy expenditure	基礎熱量消費量
BLS	basic life support	一次救命処置
BMS	bare metal stent	ベアメタルステント
BPI	bactericidal/permeability increasing protein	殺菌性透過性増強蛋白質
BRM	biological response modifier	生物学的応答修飾法
BSI	body substance isolation	生体物質隔離
BSP	bromsulphaltin	ブロムスルファレイン
BUN	blood urea nitrogen	尿素窒素

〔C〕

CABG	coronary artery bypass grafting	冠状動脈バイパス手術
CAD	coronary artery disease	冠状動脈疾患
CAPD	continuous ambulatory PD	連続携帯式腹膜透析
CARS	compensatory anti-inflammatory response syndrome	代償性抗炎症反応症候群
CAVH	continuous arterio-venous hemofiltration	連続血液濾過
CBA	congenital biliary atresia	先天性胆道閉鎖症
CCAM	congenital cystic adenomatoid malformation	先天性嚢胞状腺腫様増殖
CCC	cholangio cellular carcinoma	胆管細胞癌
CCM	congestive cardiomyopathy	うっ血型心筋症
CD	compact disc	コンパクトディスク
CDC	Centers for Disease Control and Prevention	米国疾病管理予防センター
CDH	congenital diaphragmatic hernia	先天性横隔膜ヘルニア
CEA	carcinoembryonic antigen	胎児性癌抗原
CF	cystic pulmanary fibrosis	嚢腫性肺線維症
CHDF	continuous hemodiafiltration	持続血液濾過透析
CHF	continuous hemofiltration	持続血液濾過
CI	cardiac index	心係数

CLDM	clindamycin　クリンダマイシン		支炎
CMC	closed mitral commissurotomy　非直視下交連切開術	DPL	diagnostic peritoneal lavage　診断的腹腔洗浄法
CMV	cytomegalo virus　サイトメガロウイルス	DSA	digital subtraction angiography　デジタル透視血管造影法
CNR	Calcineurin　カルシニューリン	DST	donor specific blood transfusion　ドナー血輸血
c-*onc*	cellular oncogene　細胞性癌遺伝子	DST	double stapler technique　器械吻合器
COPD	chronic obstructive pulmonary disease　慢性閉塞性肺疾患	DVD	double vessel disease　2枝病変
corrected TGA	corrected transposition of great arteries　修正大血管転位症		〔E〕
CP	cyclophosphamide　シクロフォスファミド	EB	epidermal burn　Ⅰ度熱傷
CPAP	continuous positive airway pressure　持続性気道陽圧呼吸	EB	ethambutol hydrochloride　エタンブトール塩酸塩
CPD	citrate-phosphate-dextrose 液	ECD	endocardial cushion defect　心内膜床欠損症
CPPV	continuous positive pressure ventilation　持続的陽圧呼吸	ECG	electrocardiogram　心電図
CPR	cardiopulmonary resuscitation　心肺蘇生法	ECMO	extracorporeal membrane oxygenation　膜型人工肺
CR	complete remission　完全寛解	ECUM	extracorporeal ultrafiltration method　限外濾過法
CRC	concentrated red cells　赤血球濃厚液	ED	elemental diet　成分栄養剤
CRF	corticotropin-releasing hormone factor　副腎皮質刺激ホルモン放出因子	EDV	end diastolic volume　拡張終期容量
CRH	corticotropin-releasing hormone　副腎皮質刺激ホルモン	EF	ejection fraction　駆出率
CRP	C-reactive protein　C反応性蛋白質	EGF	epidermal growth factor　上皮増殖因子
CsA	cyclosporin A　シクロスポリンA	EHL	electrohydraulic lithotriptor　電気水圧砕石器
CT	computed tomography　コンピュータ断層撮影	EIC	endoscopic injection sclerotherapy　食道静脈瘤硬化療法
CTL	cytotoxic T lymphocyte　細胞傷害性Tリンパ球	EMF	endomyocardial fibrosis　心内膜心筋線維症
CUSA	cavitron ultrasonicsurgical aspirator　超音波吸引装置	EMI	electromagnetic interference　電磁障害
CVP	central venous pressure　中心静脈圧	EMR	endoscopic mucosal resection　内視鏡的粘膜切除術
CX	circumflex branch　回旋枝	EMT	epithelial mesenchymal transition　上皮間葉転換
	〔D〕	EN	enteral nutrition　経腸栄養法
DB	deep burn　Ⅲ度熱傷	ENBD	endoscopic naso-biliary drainage　内視鏡的経鼻胆道ドレナージ
DCA	directional coronary atherectomy　方向性冠状動脈粥腫切除術	EO	eosinophil　好酸球
DCIS	ductal carcinoma *in situ*　非浸潤性乳管癌	EO	ethylene oxide　酸化エチレン
DCM	dilated cardiomyopathy　拡張型心筋症	EPT	endoscopic papillotomy　内視鏡的乳頭切開術
DDB	deep dermal burn　深Ⅱ度熱傷	ERBD	endoscopic retrograde biliary drainage　内視鏡的逆行性胆管ドレナージ
DDR	diastolic descent rate　拡張期弁後退速度	ERCP	endoscopic retrograde cholangiopancreatography　内視鏡的逆行性膵胆管造影
DDS	drug delivery system　ドラッグデリバリーシステム	ERP	endocardial resection procedure　心内膜切除術
DHEA sulfate	dehydroepiandrosterone-sulfate　硫酸デヒドロエピアンドロステロン	ERV	expiratory reserve volume　予備呼気量
DIC	disseminated intravascular coagulation　播種性血管内凝固症候群	ESD	endoscopic submucosal dissection　内視鏡的粘膜下層剥離術
DIC	drip infusion cholecystocholangiography　経静脈性胆道造影法	ESP	evoked spinal cord potentials　脊髄誘発電位
DNCB	2,4-dinitrochlorobenzene　ジニトロクロロベンゼン	EST	endoscopic sphincterotomy　内視鏡的乳頭切開術
DOA	dopamin　ドーパミン	ESV	end systolic volume　収縮終期容量
DOB	dobutamin　ドブタミン	ESWL	external shock wave lithotripter　体外衝撃波胆石破壊装置
DORV	double outlet of right ventricle　両大血管右室起始症	EtO	ethylene oxide　酸化エチレン
DP	distal pancreatectomy　膵体尾部切除術		
DPB	diffuse panbronchiolitis　びまん性汎細気管		

EUS	endoscopic ultrasonography 超音波内視鏡検査法	HCM	hypertrophic cardiomyopathy 肥大型心筋症
EVL	endoscopic variceal ligation 内視鏡的静脈瘤結紮術	HCV	hepatitis C virus C型肝炎ウイルス
		HD	hemodialysis 血液透析
	〔F〕	HDF	hemodiafiltration 血液透析濾過
		HEV	high endothelial venule 高内皮細静脈
FDP	fibrinogen and fibrin degradation products フィブリン分解産物	HF	hemofiltration 血液濾過
f-ECF	functional extracellular fluid 機能的細胞外液量	HFJV	high frequency jet ventilator 高頻度ジェット換気
FF	filtration fruction 濾過率	HFO	high frequency oscillator 高頻度振動
FFP	fresh frozen plasma 新鮮凍結血漿	HFV	high frequency ventilation 高頻度換気
FGF	fibroblast growth factor 線維芽細胞増殖因子	HGF	hepatocyte growth factor 肝細胞増殖因子
FNA	fine needle aspiration cytology 穿刺吸引細胞診	HIV	human immunodeficiency virus ヒト免疫不全ウイルス
FNH	focal nodular hyperplasia 限局性結節性過形成	HLA	human leukocyte antigen ヒト白血球抗原
FPC	familial polyposis coli 家族性大腸腺腫症	HLA typing	human leukocyte antigen typing ヒト白血球抗原試験
FPI	fluororescence polarization immunoassay 蛍光偏光イムノアッセイ	HLHS	hypoplastic left heart syndrome 左心低形成症候群
FRC	functional residual capacity 機能的残気量	HNCM	hypertrophic nonobstructive cardiomyopathy 肥大型非閉塞性心筋症
	〔G〕	HNPCC	hereditary nonpolyposis colorectal cancer 遺伝性非ポリポーシス性大腸癌
GALT	gut-associated lymphoid tissue 消化管関連リンパ組織	HOCM	hypertrophic obstructive cardiomyopathy 肥大型閉塞性心筋症
GCS	Glasgow coma scale グラスゴー・コーマ・スケール	HPP	hyper plastic polyposis 過形成性ポリポーシス
GEA	gastroepiploic artery 胃大網動脈	HPZ	lower esophageal high pressure zone 下部食道高圧帯
GER	gastroesophageal reflux 食道胃逆流現象	HR	heart rate 心拍数
GFR	glomerular filtration rate 糸球体濾過値	HS	harmonic scalpel ハーモニックスカルペル
GH	growth hormone 成長ホルモン	HS	hereditary spherocytosis 遺伝性球状赤血球症
GIP	gastric inhibitory polypeptide 胃抑制ペプチド	HSCT	hematio-poietic stem cell transplant 同種造血幹細胞移植
GIST	gastrointestinal stromal tumor 消化管間葉性腫瘍	HTC	homozygous typing cell ホモ接合性タイピング細胞
GM	gentamicin ゲンタマイシン	HVA	homovanillic acid ホモバニリン酸
GRF	growth hormone-releasing hormone factor 成長ホルモン放出因子	HVG	host versus graft 宿主対移植片
GSA	galactosyl human serum albumin ガラクトシルヒト血清アルブミン		〔I〕
GVH	graft versus host 移植片対宿主	IAA	ileoanal anastomosis 回腸肛門吻合術
GVHR	graft versus host reaction 移植片対宿主反応	IABP	intraaortic balloon pumping 大動脈内バルーンパンピング
GVL	graft versus leukemia 移植片対白血病	IACA	ileoanalcanal anastomosis 回腸肛門管吻合術
	〔H〕	IBD	inflammatory bowel disease 炎症性腸疾患
HAI	healthcare-associated infection 医療関連感染	IC	immune complex 免疫複合体
		IC	inspiratory capacity 最大吸気量
HAR	high anterior resection 高位前方切除術	ICD	infection control doctor 感染制御専門医師
HASTE	half-Fourier acquisition single-short turbo spin-echo	ICG	indocyanine green インドシアニングリーン
		ICM	ischemic cardio-myopathy 虚血性心筋症
HBIG	hepatitis B immune globulin 抗HBsヒト免疫グロブリン	ICN	infection control nurse 院内感染制御看護師
HBV	B型肝炎ウイルス	IDDM	insulin dependent diabetes mellitus インスリン依存型糖尿病
HCC	hepatocellular carcinoma 肝細胞癌		
HCG	human chorionic gonadotropine 絨毛性性腺刺激ホルモン	IDUS	intraductal ultrasonography 管腔内超音波検査

IE	infective endocarditis 感染性心内膜炎			腹腔鏡補助下遠位側胃切除術
IEA	inferior epigastric artery 下腹壁動脈		LAK	lymphokine activated killer cell リンホカイン活性化キラー細胞
IEE	image-enhanced endoscopy 画像強調内視鏡		LAR	low anterior resection 低位前方切除術
Ig	immunoglobulin 免疫グロブリン		LASER	light amplication by stimulated emission of radiation レーザー
IGF-I	insulin-like growth factor-I インスリン様増殖因子-I		LBP	LPS binding protein リポ多糖結合蛋白
IHD	ischemic heart disease 虚血性心疾患		LC	laparoscopic cholecystectomy 腹腔鏡下胆嚢摘出術
IHSS	idiopathic hypertrophic subaortic stenosis 特発性肥大性大動脈弁下狭窄症		LCA	left coronary artery 左冠状動脈
IL	interleukin インターロイキン		LCM	lincomycin リンコマイシン
IMR	ischemic mitral regurgitation 虚血性僧帽弁閉鎖不全		LCNEC	large cell neuroendocrine carcinoma 大細胞神経内分泌癌
IMV	intermittent mandatory ventilation 間欠的強制呼吸		LCS	laparosonic coagulating shears
			LCX	left circumflex artery 左回旋枝
INF	interferron インターフェロン		LD	lymphocyte-defined 抗原
INH	isoniazid イソニアジド		LDPS	lyophillized porcine skin 凍結乾燥豚皮
INH	isonicotinic acid hydrazide イソニコチン酸ヒドラジド		LES	lower esophageal sphincter 下部食道括約筋
INPC	International Neuroblastoma Pathology Classification 国際病理分類		LGL	large granular lymphocyte 大顆粒リンパ球
INSS	International Neuroblastoma Staging System 国際病期分類		LMD	left main disease 左冠状動脈主幹部病変
			LMT	left main trunk 左冠状動脈主幹部
IOUS	intraoperative ultrasonography 術中超音波検査		LOH	loss of heterozygosity 染色体の欠失
			LOS	low cardiac output syndrome 低心拍出量症候群
IPD	intermittent PD 間欠的腹膜透析			
IPF	interstitial pulmonary fibrosis 間質性肺線維症		LPRC	leucocyte poor red cells 白血球除去赤血球
			LPS	lipopolysaccharide リポポリサッカライド
IPH	idiopathic portal hypertension 特発性門脈圧亢進症		LT	leukotriene ロイコトリエン
			LVAD	left ventricular assist device 左心補助人工心臓
IPMN	intraductal papillary mucinous neoplasm of the pancreas 膵管内乳頭粘液性腫瘍		LVFWR	left ventricular free wall rupture 左室自由壁破裂
IPPB	intermittent positive pressure breathing 間欠式陽圧呼吸		LVG	left ventriculography 左室造影
IPPV	intermittent positive pressure ventilation 間欠的陽圧換気		LVSWI	left ventricular stroke work index 左室1回仕事係数
Ir 遺伝子	immune response gene 免疫応答遺伝子			〔M〕
IRA	ileorectal anastomosis 回腸直腸吻合術			
IRV	insupiratory reserve volume 予備吸気量		MAC	membrane attack complex 膜侵襲複合体
ITA	internal thoracic artery 内胸動脈		MAGE	melanoma antigen gene 黒色腫抗原遺伝子
ITP	idiopathic thrombocytopenic purpura 特発性血小板減少性紫斑病		MALT	mucosa-associated lymphoid tissue 粘膜関連リンパ組織
IVH	intravenous hyperalimentation 経中心静脈栄養法		MAO	maximal acid output 最高酸分泌量
			MAP	mean arterial pressure 平均動脈圧
IVR	interventional radiology インターベンショナル・ラジオロジー		MAP	mitral annuloplasty 僧帽弁輪形成術
			MCT	medium chain triglyceride 中鎖脂肪
	〔J〕		MCT	microwave coagulation therapy マイクロ波凝固療法
JCS	Japan coma scale 日本昏睡尺度			
	〔K〕		MDF	myocardial depressant factor 心筋抑制因子
KGF	keratinocyte growth factor 線維芽細胞成長因子		MDR	multi-drug resistance gene 多剤耐性遺伝子
KM	kanamycin カナマイシン		MEA	multiple endocrine adenomatosis 多発性内分泌腫瘍
	〔L〕		MEN	multiple endocrine neoplasia 多発性内分泌腺腫症
LAD	left anterior descending artery 左前下行枝		MFH	malignant fibrous histiocytoma 悪性線維性組織球腫
LADG	laproscopically assisted distal gastrectomy			

MHC	major histocompatibility gene complex　主要組織適合遺伝子複合体		OM	obtuse marginal branch　鈍縁枝
MIC	minimum inhibitory concentration　最少発育阻止濃度		OMC	open mitral commissurotomy　直視下交連切開術
MIP	maximum intensity projection　最大値投影		OPCAB	off-pump CABG　オプキャブ
ML	malignant lymphoma　悪性リンパ腫		OS	opening snap　僧帽弁開放音
MLR	mixed lymphocyte culture reaction　リンパ球混合培養反応			〔P〕
MMF	maximal mid-expiratory flow　中間呼気流速		PA	plasma adsorption　選択的血漿成分吸着法
			PAB	pulmonary artery banding　肺動脈絞扼術
MMF	mycophenolate mofetil　ミコフェノール酸モフェチル		PAE	postantibiotic effect
			PAF	paroxyomal atrial fibrillation　発作性心房細動
MMPs	matrix metalloproteinases　金属プロテアーゼ（メタロプロテナーゼ）		PAF	platelet activating factor　血小板活性因子
MNMS	myonephropathic metabolic syndrome　圧挫症候群		PAK	pancreas transplantation after kidney
Mφ	macrophage　マクロファージ		PAL	pyothorax-associated lymphoma　膿胸関連リンパ腫
MODS	multiple organ dysfunction syndrome　多臓器不全症候群		PAO	peak acid output　最大酸分泌量
MOF	multiple organ failure　多臓器不全		PAPVC	partial anomalous pulmonary venous connection　部分肺静脈還流異常症
MPAP	mean pulmonary artery pressure　平均肺動脈圧		PBC	primary biliary cirrhosis　原発性胆汁性肝硬変
MPS	mucosal prolapse syndrome　粘膜脱症候群		PBI	Prognostic Burn Index　熱傷予後指数
MR	mitral regurgitation　僧帽弁閉鎖不全症		PC	platelet concentrate　濃厚血小板
MRCP	MR cholangiopancreatography　磁気共鳴胆道膵管画像		PCI	percutaneous coronary intervention　経皮的冠状動脈形成術
MRI	magnetic resonance imaging　磁気共鳴映像		PCPS	percutaneoas cardiopulmonary support　経皮的心肺補助法
MRSA	methicillin-resistant *Staphylococcus aureus*　メチシリン耐性黄色ブドウ球菌		PCR	polymerase chain reaction　ポリメラーゼ連鎖反応
MS	mitral stenosis　僧帽弁狭窄症		PCWP	pulmonary capillary wedge pressure　肺動脈楔入圧
MSBOS	maximum surgical blood order schedule　最大手術血液準備量		PD	pancreaticoduodenectomy　膵頭十二指腸切除術
mTOR	mammalian target of rapamycin		PD	peritoneal dialysis　腹膜透析
MV	mechanical ventilation　機械的な呼吸補助		PD	posterior descending artery　後下行枝
MVPS	mitral valve prolapse syndrome　僧帽弁逸脱症候群		PDGF	platelet-derived growth factor　血小板由来増殖因子
MW	molecular weight　分子量		PDT	percutaneous dilational tracheostomy　経皮的気管切開
	〔N〕		PDT	photodynamic therapy　光治療
NA	noradrenalin　ノルアドレナリン		PE	plasma exchange　血漿交換
NALT	nasopharyngeal-associated lymphoid tissue　鼻咽頭関連リンパ組織		PEEP	positive end-expiratory pressure　呼気終末陽圧
NBI	narrow band imaging　狭帯域光観察		PEG	percutaneous endoscopic gastrostomy　経皮的内視鏡下胃瘻造設術
NIDDM	noninsulin dependent diabetes mellitus　インスリン非依存型糖尿病		PEIT	percutaneous ethanol injection therapy　経皮的エタノール注入療法
NK	natural killer 細胞		PEM	protein energy malnutrition　蛋白栄養障害
NOMI	non-occlusive mesenteric infarction　非閉塞性腸梗塞症		PET	positoron emission tomography　ポジトロンエミッショントモグラフィ
NOTES	natural orifice translumenal endoscopic surgery		PFC	persistent fetal circulation syndrome　胎児循環症候群
NSAID	non-steroidal antiinflammatory drugs　非ステロイド性抗炎症薬		PFO	patent foramen ovale　卵円孔開存
NSGCT	non-seminomatous germ cell tumor　非セミノーマ性胚細胞性腫瘍		PHP	primary hyperparathyroidism　原発性上皮小体機能亢進症
NWTS	National Wilms' Tumor Study		PICC	peripherally-inserted central catheter　末梢穿刺型中心静脈カテーテル
	〔O〕			
ODT	occlusive dressing technique　密封療法			

PIVKA-II	protein induced by vitamin K absence or antagonist-II	PTH	parathyroid hormone, parathormone　副甲状腺ホルモン（上皮小体ホルモン，パラソルモン）
PL	postero-lateral branch　後側壁枝		
PLT	primed lymphocyte typing　感作リンパ球混合培養反応	PTH	post-transfusion hepatitis　輸血後肝炎
		PVR	pulmonary vascular resistance　肺血管抵抗
PMCT	percutaneous microwave coagulation therapy　経皮的マイクロ波凝固療法	**〔Q〕**	
		QOL	quality of life　生活の質
PMN	polymorphonuclear leucocyte　多核球	**〔R〕**	
PNET	primitive neuroectodermal tumor　原始神経外胚葉腫瘍	RA	radial artery　橈骨動脈
		RA	rheumatic arthritis　関節リウマチ
PNI	prognostic nutritional index　予後推定栄養指数	Ra	upper rectum, above the peritoneal reflection　上部直腸
PNP	purine nucleoside phosphorylase　プリンヌクレオシドホスホリラーゼ	RAP	right atrial pressure　右房圧
		Rb	lower rectum, below the peritoneal reflection　下部直腸
POMR	problem oriented medical record　問題志向型診療録	RCA	right coronary artery　右冠状動脈
POS	problem oriented system　問題志向型診療システム	RCM	restrictive cardiomyopathy　拘束型心筋症
		RCT	randomized controlled trial　前向き無作為試験
PPA	pure pulmonary atresia　純型肺動脈閉鎖症		
PPD	purified protein derivative of tuberculin　精製ツベルクリン蛋白質	REE	resting energy expenditure　安静時熱量消費量
PPH	primary pulmonary hypertension　原発性肺高血圧症	RER	DNA replication error　DNA 複製エラー
		RFA	radiofrequency ablation　ラジオ波焼灼療法
PPHN	persistent pulmonary hypertension of the newborn　新生児遷延性肺高血圧症	RFP	rifampicin　リファンピシン
		RHP	renal hyperparathyroidism　腎性上皮小体機能亢進症
PPI	proton-pomp inhibitor　プロトンポンプ阻害薬	RIA	radioimmunoassay　ラジオイムノアッセイ
PPPD	pyrolus preserving pancreaticoduodenectomy　全胃幽門輪温存膵頭十二指腸切除術	RIND	reversible ischemic neurological deficits　可逆性神経脱落
PRA	panel reactive antibody　パネル反応性抗体	RLH	reactive lymphoid hyperplasia　反応性リンパ組織増生症
PSC	primary sclerosing cholangitis　原発性硬化性胆管炎	ROS	reactive oxygen species　活性酸素種
PSE	partial splenic embolization　部分的脾動脈塞栓療法	RPF	renal plasma flow　腎血漿流量
		RS	rectosigmoid　直腸 S 状部
PSE	部分的脾動脈塞栓療法	RSTL	relaxed skin tension line　最小皮膚緊張線
PSTI	pancreatic secretory trypsin inhibitor　膵分泌性トリプシンインヒビター	RTP	Rapid turnover protein　短半減期蛋白質
PT	prothrombin time　プロトロンビン時間	RV	residual volume　残気量
PTA	percutaneous transluminal angioplasty　経皮的血管形成拡張術	RVSWI	right ventricular stroke work index　右室 1 回仕事係数
PTA	plasma thromboplastin antecedent　血漿トロンボプラスチン前駆物質	**〔S〕**	
		SAL	sterility assurance level　無菌性保証レベル
PTBD	percutaneous transhepatic bile drainage　経皮経肝的胆管ドレナージ	SAM	systolic anterior movement 現象
		SCC	squamous cell carcinoma　有棘細胞癌
PTC	percutaneous transhepatic cholangiography　経皮経肝胆道造影	SCID	severe combined mmunodeficiency　重症複合免疫不全症
PTCA	percutaneous transluminal coronary angioplasty　経皮的冠状動脈形成術	SD	serologically defined 抗原
		SDB	superficial dermal burn　浅 II 度熱傷
PTCD	percutaneous transhepatic cholangial drainage　経皮経肝的胆管ドレナージ	SEP	somatosensory evoked potentials　体性感覚誘発電位
PTCR	percutaneous transluminal coronary revascularization　経皮的冠状動脈血栓溶解療法	SH	subclinical Cushing syndrome（subclinical hypercortisolism）　サブクリニカルクッシング症候群
PTCS	percutaneous transhepatic cholangioscopy　経皮経肝胆囊鏡		
PTGB-D	precutaneous transhepatic gallbladder-drainage　経皮経肝胆囊ドレナージ	SIADH	syndrome of inappropriate secretion of antiuretic hormone　抗利尿ホルモン分泌異常症候群
PT-GVHD	post-transfusion graft versus host disease　輸血後移植片対宿主病		

略語	英語	日本語
SIRS	systemic inflammatory response syndrome	全身性炎症反応症候群
S-LAR	super or ultra low anterior resection	超低位前方切除術
SLE	systemic lupus erythematodes	全身性エリテマトーデス
SM	streptomycin sulfate	ストレプトマイシン硫酸塩
SMA	arteriomesenteric occlusion of the duodenum	上腸間膜動脈性十二指腸閉塞症
SMVO	superior mesenteric vein occlusion	上腸間膜静脈閉塞症
SOL	space occupying lesion	占拠性病変
SPE	Streptococcal pyrogenic exotoxin	連鎖球菌発熱性外毒素
SPECT	single photon emission computed tomography	シングルフォトン・エミッション・コンピュータ断層撮像
SPK	simultaneous pancreaskidney transplantation	膵腎同時移植
SPV	selective proximal vagotomy	選近迷切
SSS	sick sinus syndrome	洞不全症候群
STD	sexually transmitted disease	性感染症
SUV	standardized uptake value	
SV	selective vagotomy	選迷切
SV	single ventricle	単心室
SVC	superior vena cava	上大静脈
SVD	single vessel disease	1枝病変
SVG	saphenous vein graft	大伏在静脈
SVR	systemic vascular resistance	体血管抵抗

〔T〕

略語	英語	日本語
T & S	type and screen	
T$_3$	triiodothyronine	トリヨードサイロニン
T$_4$	thyroxine	サイロキシン
TA	tricuspid atresia	三尖弁閉鎖症
TAA	tumor associated antigen	腫瘍関連抗原
TAE	transcatheteric arterial embolization	肝動脈塞栓療法
TAH	total artificial heart	全人工心臓
TAO	thromboangiitis obliterans	閉塞性血栓血管炎
TAPVC	total anomalous pulmonary venous connection	総肺静脈還流異常症
TBG	thyroxine binding globulin	サイロキシン結合グロブリン
TBII	TSH binding inhibitory immunoglobulin	甲状腺刺激ホルモン結合阻害免疫グロブリン
TCR	T cell recepter	T細胞レセプター
TDF	thoracic duct drainage	胸管瘻
Tg	thyroglobulin	サイログロブリン
TGF-α	transforming growth factor	トランスフォーミング増殖因子
Th		ヘルパーT細胞
TIA	transient ischemic attack	一過性虚血性発作
TIL	tumor-infiltrating lymphocyte	腫瘍浸潤リンパ球
TIMPs	tissue inhibitor of metalloproteinases	メタロプロテナーゼインヒビター
TIPS	transjugular intrahepatic porta systemic shunt	経頸静脈的肝内肝静脈門脈シャント術
TLC	total lung capacity	全肺気量
TLC	total lymphocyte count	総リンパ球数
TLI	total lymphoid tissue irradiation	全身リンパ節照射療法
TLR	Toll like receptor	Toll様レセプター
TNF	tumor necrosis factor	腫瘍壊死因子
TP	total pancreatectomy	膵全摘術
t-PA	tissuetype plasminogen activator	組織型プラスミノゲンアクチベーター
TPE	total pelvic exenteration	骨盤内臓器全摘術
TPN	total parenteral nutrition	中心静脈栄養法
TPO	anti-thyroid peroxidase	抗甲状腺ペルオキシダーゼ抗体
TR	tricuspid regurgitation	三尖弁閉鎖不全症
TRAb	TSH receptor antibody	甲状腺刺激ホルモン受容体抗体
TRALI	transfusion related acute lung injury	輸血関連急性肺障害
Treg	regulatory T cell	制御性T細胞
TRH	thyrotropin releasing hormone	甲状腺刺激ホルモン分泌ホルモン
Ts		サプレッサーT細胞
TSAb	thyroid stimulating antibody	甲状腺刺激抗体
TSF	triceps skin fold	三頭筋部皮厚
TSH	thyroid-stimulating hormone	甲状腺刺激ホルモン
TSLS	toxic shock like syndrome	トキシックショック様症候群
TSS	toxic shock syndrome	トキシックショック症候群
TSST-1	toxic shock syndrome toxin-1	トキシックショック症候群毒素1
TV	tidal volume	1回換気量
TV	Truncal vagotomy	幹迷切
TVD	triple vessel disease	3枝病変

〔U〕

略語	英語	日本語
UICC	Union Internationale Contre le Cancer	
UP	universal precautions	普遍の予防策
UW	University of Wisconsin液	

〔V〕

略語	英語	日本語
VAD	ventricular assist device	補助人工心臓
VATS	video-assisted thoracic surgery	胸腔鏡下手術
VC	vital capacity	肺活量
VEGF	vascular endothelial growth factor	血管内皮細胞増殖因子
VMA	vanillylmanderic acid	バニリルマンデリック酸
v-onc	viral oncogene	ウイルス由来の癌遺伝子
VRE	vancomycin resistant Enterococci	バンコマイシン耐性腸球菌

VSD	ventricular septal defect　心室中隔欠損症	vWF	von Willebrand 因子
VSR	ventricular septal rupture　心室中隔破裂		
VT	ventricular tachycardia　心室頻拍		〔W〕
VVR	vasovagal reflex　血管迷走神経反射	WRC	washed red cells　洗浄赤血球

和文索引

あ

アイソトープ療法　342
アカラシア　539
亜急性炎症　111
亜急性肝炎　717
亜急性甲状腺炎　344
悪液質　154
悪性褐色細胞腫　808
悪性胸膜中皮腫　384
悪性血管内皮腫　707
悪性黒子黒色腫　306
悪性黒色腫　305,338,677
悪性腫瘍　140,173
　——の治療　157
悪性線維性組織球腫　307
悪性貧血　609
悪性葉状腫瘍　373
悪性リンパ腫　349,350,352,373,416,598,641,676
アクリノール　18
顎　323
アシアロシンチ　698
アシドーシス　97
アシネトバクター　116
アジュバント療法　158
アスベスト　384
アスペルギルス症　397
アセチル CoA　55
アセチルコリン　97
アセチルコリンエステラーゼ染色　873
圧外傷　279
圧出型憩室　539
圧痛　818
圧迫止血法　33
アテローマ　330
アドレナリン　53,803
アトロピン療法　863
アナフィラキシーショック　76,95
アニオンギャップ　238,239
アニサキス　572
アフェレーシス　199
アフラトキシン　708
アポクリン汗腺　300
アポトーシス　135
アミノ酸　851
アミノピリン呼気テスト　698
アミラーゼクリアランス　821
アメーバ性肝膿瘍　701,702
L-アラニン負荷試験　698
アルカリ　94
アルギニン負荷試験　699
アルゴンダイレーザー　208
アルゴンプラズマ凝固止血法　213

アルゴンレーザー　208
アルゴンレーザー止血法　213
アルドステロン　53,54,802
アルドステロン/レニン比　805
アルブミン　250
アルブミン製剤　261
アレルギー　138
アロマターゼ阻害薬　372
アンカバードメタリックステント　219
アンジオテンシンⅡ　802
アンジオテンシン変換酵素　802
安静狭心症　478
安静時熱量消費量　248
アンチトロンビンⅢ　63
アンチピリン負荷試験　698
安定狭心症　478

い

胃　562
　——周辺のリンパ節番号　589
　——の異物　571
　——の化学的損傷（腐蝕）　571
胃 MALT　576
胃 X 線造影　564
胃アニサキス　572
胃炎　571
胃潰瘍　573
胃潰瘍診療ガイドライン　573
胃角　562
医学的緊急度　175,176
胃下垂　569
異化相　57
胃癌　582
　——と H. pylori 感染　577
　——の管理　600
　——の浸潤　585
　——の転移　585
易感染患者　22
胃癌治療ガイドライン　602
胃癌取扱い規約　583,602
胃局所切除術　604
胃空腸吻合術　607
異型狭心症　478
胃憩室　568
異型上皮過形成　363
異形成　140
異形成巣　581
異型乳管上皮過形成　364
医原性損傷　624
医原性胆石症　728
胃広汎血行遮断術　798
胃固定術　569
胃軸捻転症　569,864
医師憲章　6

異種移植　190
胃・十二指腸潰瘍　864
胃・十二指腸損傷　570
維持輸液　849
異種抗原　190
胃手術後障害　610
胃腫瘍　580
異常環境下　55
移植コーディネーター　169,170
移植後感染症　173
移植後糖尿病　173
胃食道逆流症　844
胃食道静脈瘤　881
移植ネットワーク　169
移植片（グラフト）　163
移植片対宿主反応　68
移植片対宿主病　188,280
移植免疫　135
移植免疫反応　163
異所性静脈瘤　789
異所性膵　868
石綿　384
胃生検　568
胃切除後胆石　614
胃切除術後貧血　612
胃切除術式　603
胃穿孔　862
胃全摘術　592,603
イソプロパノール　18
胃大網動脈　484
イチゴ状血管腫　329
一次救命処置　308
一次口　661
一次止血　61
一次処理　20
一次性☞原発性
一次性ショック　92
一次線溶　57
一次治癒（一期癒合）　87,93,283
一時的人工肛門　684
一次肺結核　396
一次縫合　93
Ⅰ度凍傷（紅斑性凍傷）　107
Ⅰ度熱傷　100
胃腸管出血　106
一過性高血圧　431
一過性脳虚血障害　513
一過性皮膚通過菌　20
一期的腹壁閉鎖術　882
一酸化窒素吸入療法　845
1 枝病変　478
一般肝機能検査　697
胃底腺ポリープ　581
遺伝子再編成　143
遺伝子診断　64,155
遺伝子増幅　143

遺伝子治療　64, 161
遺伝性癌　144
遺伝性球状赤血球症　785, 881
遺伝性非ポリポーシス性大腸癌　146
移動精管　886
胃内視鏡検査　564
胃粘膜下腫瘍　608
胃粘膜スキャニング　621
猪瀬型肝脳症　789
医の倫理　7
胃分泌　563
胃弁　540
いぼ　303
胃蜂巣炎　571
イマチニブ　643
医療関連感染　25
医療用器材　20
胃リンパ腫　608
イレウス　293, 636
イレウス管　825
胃瘻　283, 556
陰窩膿瘍　628
印環細胞癌　584
インジゴカルミンの散布　585
インスリノーマ　715, 765
インスリン　53, 262
インスリン拮抗ホルモン　53
インターベンション治療　481
咽頭食道憩室　539
咽頭梨状窩内瘻　343
インドメタシン投与　436
イントロデューサー法　215
院内感染　22, 120
　　——対策　122
陰嚢水腫（精果水瘤）　834, 886
インフォームド・コンセント　6, 7, 10, 175, 253, 599
インフォームド・デシジョン　6

う

ウイルス由来の癌遺伝子　142
植込み型除細動器　499
右冠状動脈　421
右脚ブロック　440
右結腸動脈　616
右鎖骨下動脈起始異常　434
右室二腔症　452
右心　201
右心室　420
右心室流出路再建術　453
右心室流出路の狭窄　448, 450
右心房　420
右側憩室炎　622
右側結腸憩室炎　634
右大動脈弓　450, 451
打ち抜き潰瘍　629
うっ滞性乳腺炎　362
ウラ試験　66
ウレアーゼ活性　576

え

エアウェイ　271
エアレーション（空気置換）　16
エアレーター　16
永久的人工肛門　682

衛生的手洗い　24
栄養管理　282
栄養状態の評価　253
栄養診断の意義　246
栄養必要量　850
栄養評価　245
　　——の指標　246
栄養療法　240
　　——の適応　245, 246, 251
栄養瘻造設術　556
会陰ヘルニア　839
腋窩-大腿動脈バイパス術　512
腋窩切開　391
腋窩リンパ節　360
エキシマダイレーザー　208
液性免疫　123
液体窒素　205
エキノコックス肝嚢胞　767
エクスパンダブルメタリックステント　215
えくぼ症状　11, 360, 368
エクリン汗腺　300
壊死　100
壊死性降下性急性縦隔炎　408
壊死性縦隔炎　376
壊死性腸炎　871
壊死組織除去（切除）　87, 104, 778
エストロゲン受容体　372
壊疽性虫垂炎　632
エタノール　18
エタノール局注法　211
エトキシスクレロール静脈瘤内注入療法　213
エナメル上皮腫　336
エネルギー基質の酸化率（利用率）　247
エネルギー代謝　55
遠位脾腎静脈吻合術　797
遠隔医療　209
塩化ベンザルコニウム　18
鉛管状所見　628
遠肝性側副血行路　789
塩基性線維芽細胞増殖因子　149
塩基余剰　238
嚥下障害　434, 550
嚥下性弛緩波の欠如　540
炎症　108
炎症性サイトカイン　79, 110, 127
炎症性腫瘤　827
炎症性腸疾患　625
　　——の手術　656
炎症性乳癌　368
炎症性ポリープ　648, 668
炎症性ポリポーシス　628
炎症性メディエーター　53, 267
炎症反応　53, 82
エンテロバクター　117
エンドトキシン　74, 118, 732, 846
エンドトキシン吸着カラム　80

お

横隔膜　386
横隔膜下膿瘍　288, 780, 828
横隔膜挙上症　898
横隔膜固定術　388
横隔膜弛緩症　388, 845, 861

横隔膜上憩室　539
横隔膜食道靭帯　860
横隔膜ヘルニア　386, 845, 846
横隔膜ヘルニア根治術　897
横隔膜縫縮術　898
横隔膜麻痺　388
横行結腸　616
黄色ブドウ球菌　114
黄疸　56, 843, 877
嘔吐　842
往復雑音　439
横紋筋肉腫　892
横紋筋融解　519
オートクレーブ　15
オートニックス　31
オキシドール　18
男結び（本結び，水夫結び）　35
オプソニン　113
オプソニン作用　113
オモテ試験　66
オレイン酸エタノールアミン静脈瘤内注入療法　213
音響陰影　692
温熱療法　208

か

ガーゼ　33
外因系凝固機序　61
外因系線溶機序　62
外因子　537
外因性感染　22
外因性発熱物質　109
外因性閉塞症　865
回帰性頻拍　497
開胸生検　405
回結腸動脈　616
外肛門括約筋　659
外固定　378
回収式自己血輸血　70
外出血　59
外傷性横隔膜ヘルニア　388
外傷性仮性膵嚢胞　893
改正臓器移植法　182
開窓術　336, 384
開創前方到達法　812
外側区域切除術　768
外鼠径ヘルニア　833
回腸　615
回腸末端炎　634
ガイドライン　26
灰白色便　877
回復期（重症熱傷）　97
開腹手術　825
外ヘルニア　831
解剖学的肛門管　658
開放術式　662
開放性肝損傷　701
開放性損傷　91, 531
開放療法　103
海綿状血管腫　303, 329, 669, 706, 789
海綿状血管腫様変化　881
潰瘍　301
潰瘍性大腸炎　626, 656
　　——重症度分類　627
解離性動脈瘤　525, 526
外瘻造設術　778

和文索引

火炎熱傷　97
下顎挙上法　309
下顎骨　332
下顎枝矢状分割法　335
下顎前突症　334
化学的損傷　94
化学的劣化　193
化学滅菌薬　17
化学療法　158
胃癌　592
食道癌　557
腸結核　631
踵おろし衝撃試験　821
柿胃石　571
顎　323
核医学検査　391
顎下腺　333
角化嚢胞性歯原性腫瘍　336
顎関節　333
顎関節強直症　334
顎関節症　339
拡散障害　236
核出術　775
郭清　157
拡大肝右葉切除術　768
拡大胸腺摘出術　412, 418
拡大手術　157
拡大上行大動脈置換術　510
拡張型心筋症　175, 489
拡張期弁後退速度　466
拡張期雷鳴音　466
拡張胆管の癌化　722
獲得免疫反応　163
角針（正三角形針）　40
顎変形症　333
角膜移植手術　189
隔離　24
隔離予防策　25
過形成　356
過形成性ポリープ　581, 647, 651, 667
過形成性ポリポーシス　651
下行結腸　616
下行大動脈瘤　505
過誤腫性ポリープ　648
過誤腫性ポリポーシス　650
火災熱傷　97
下肢圧迫帯　223
下肢静脈瘤　532
下静脈洞欠損　439
過剰輸血　69
ガス壊疽　93, 118, 120
ガス交換機能　390
ガス透過膜　194
ガストリノーマ　609, 715, 765
ガストリン細胞　563
仮性憩室　620, 621
仮性左室瘤　485
仮性動脈瘤　504, 531
仮性嚢胞　778
画像強調内視鏡　564
画像診断　155
家族性癌　144
家族性腺腫性ポリポーシス　583
家族性大腸腺腫症　146, 649
家族性乳癌　146
家族性副甲状腺機能亢進症　354
家族性ポリポーシス　871

家族歴　8
下腿潰瘍　301
下大静脈閉塞症　516
カタル性虫垂炎　632
下腸間膜動脈　616, 657
褐色細胞腫　259, 415, 806
　　──における遺伝子異常　808
　　──の10％の原則　806
　　──の5H　806
活性酸素　79, 114
割創　92
滑脱ヘルニア　831
渇中枢　230
活動因子　247
カットグート（腸線）　40
合併切除　607
括約筋群　875
カテーテル感染　75
カテーテルに起因する合併症　242
カテーテル閉鎖術　440
カテコールアミン　52, 265, 803
蟹爪状，円形，スプリングコイル状など
　と表現される陰影欠損　869
化膿性甲状腺炎　854
化膿性心膜炎　487
カバードエクスパンダブルメタリックス
　テント　219
カバードメタリックステント　219
過敏性大腸症候群　621
カフェ・オ・レ斑　330
下部高圧帯　537
下部食道括約筋　537
下部食道逆流防止機構　537
カプセル内視鏡　617, 642
下部胆管癌　739
下部胆道付加手術　771
カプトプリル負荷試験　806
カプノグラフィー　313
下方経路　657
下腰三角　838
カラードプラ法　439
ガラクトース負荷試験　698
カリウム　232
ガリウムシンチグラフィ　695
顆粒球　128
顆粒球コロニー刺激因子　110
顆粒細胞腫　547
顆粒層　299
カルシウム　234
カルチノイド　593, 673
カルチノイド腫瘍　401, 593
カルバペネム系薬剤　286
仮肋　374
肝　685, 687, 699
　　──の位置異常　700
　　──の奇形　699
肝悪性腫瘍　707
肝移植　182, 725, 734, 799, 878
　　──適応疾患　182
癌遺伝子　142, 148, 887, 888
癌遺伝子活性化機構　143
肝右三区域切除　768
肝右葉切除術　768
肝炎ウイルス　710
癌化　628
肝外傷　700
癌家系症候群　144

肝芽腫　714
肝下垂　700
肝下部膿瘍　780
眼窩壁骨折　328
肝鎌状間膜　768
肝癌　23
　　──の予後　710
肝管空腸吻合術　879
癌幹細胞仮説　150
癌幹細胞マーカー　151
換気-血流比不均等　236
換気-血流分布異常　296
換気機能　390
肝寄生虫　704
換気不全　236
眼球　10
肝吸虫（症）　705
環境消毒　21
肝挙上　700
肝区域切除術　768
管腔内超音波検査法　729, 742
肝血管腫　706
間欠性跛行　14, 520
観血的　5
観血的整復　869
癌原遺伝子　142
眼瞼下垂　323
肝硬変　23, 56, 261
癌告知　7
感作　166
幹細胞　150
肝細胞癌　708, 767
肝細胞腺腫　705
肝細胞増殖因子　148
肝左外側区域切除　780
肝左葉切除術　768
鉗子　28, 222
肝ジストマ　705
カンジダ症　397
間質液　228
間質系腫瘍（十二指腸）　598
間質性肺気腫　409
癌腫　140
肝腫大　877
肝障害　292
管状型　879
緩衝作用　238
管状切除　392
管状腺癌　584
冠状動脈　421
冠状動脈撮影法　424
冠状動脈疾患　476
冠状動脈造影検査　480
冠状動脈内ステント　482
肝静脈カテーテル法　794
肝静脈造影　697
冠静脈洞部欠損　439
肝腎症候群　718
肝シンチグラフィ　694
肝膵同時切除　738
癌性胸膜炎　401
肝生検　697
肝性口臭　719
肝性昏睡　790, 799
癌性心嚢炎　402
肝性脳症　56, 719, 789, 790
癌性リンパ管炎　152, 401

関節円板　333
肝切除術　715,767
間接赤血球凝集反応　703
間接的止血法　34
間接熱量測定法　247
感染　112
感染期（重症熱傷）　97
感染経路別予防策　26
感染症専門医　24
完全静脈栄養　241,283,679
完全人工心臓　202
感染性心内膜炎　439,447,476
感染性腸疾患　618
感染性脾腫　784
肝前性門脈圧亢進症　881
完全大血管転位症　454
感染対策委員会　24
感染対策マニュアル　24
感染防御機能　114
完全房室ブロック　448
感染力価　23
肝腸循環　688
貫通結紮　33
肝転移　700
肝動脈塞栓療法　711,716
肝動脈内抗癌薬注入療法　716
肝動脈のバリエーション　685
冠動脈バイパス術　259
癌特異抗原　137
嵌頓ヘルニア　831,885
肝内結石症　731,767
肝内胆嚢　721
乾熱滅菌　16
還納時グル音　13
還納性ヘルニア　831
肝囊胞　226,703
肝膿瘍　701
肝不全　767,780
肝部分切除　780
貫壁性心筋梗塞　478
癌ペプチド療法　137
癌放射　402
肝包虫症　704
陥没性呼吸　435
顔面　323
　──の筋肉　323
　──の血管　324
　──の発生　325
顔面骨　323
顔面骨折　328
顔面神経　323
顔面神経麻痺　323
顔面熱傷　105
顔面裂　326
肝門部空腸吻合術（葛西手術）　725,878
肝門部胆管癌　738,767
肝，門脈超音波検査法　794
癌抑制遺伝子　144,887
肝予備力　697
　──の総合判定　699
乾酪性肉芽腫　631
肝良性腫瘍　705
眼輪筋　323
肝類洞後性の閉塞機転　790
冠攣縮性狭心症　477,478
関連痛　816

き

偽-Cushing 症候群　804
奇異呼吸　394
既往歴　8
機械的イレウス　13,636
機械的止血法　211
機械的人工膵臓　200
機械的損傷　91,541
機械的補助循環　179
機械的劣化　193
機械弁　198
気管　389
気管-食道瘻　857
気管カニューレ抜去困難症　43
気管・気管支狭窄　845
気管・気管支形成術　392
気管狭窄　842
気管支拡張症　395
気管支性肺囊胞症　854
気管支動脈　389
気管支囊胞　392,416
気管支ファイバースコープ　402
気管食道瘻　846
気管食道瘻形成　43
気管食道瘻切離・食道吻合術　898
気管切開　42,279
気管内挿管　278,312
気管軟化症　842
気管軟骨原基迷入　858
気管関連リンパ組織　124
気胸　378,856
木靴型　451
奇形腫群腫瘍　413,891
器質の狭心症　478
基質分解酵素　152,154
希釈式自己血輸血　70
気腫性胆囊炎　727
気腫性肺囊胞　392
気腫像　871
傷　91
偽性心室頻拍　497
偽性低 Na 血症　232
基礎データ　9
基礎熱量消費量　247
キチン膜　105
偽痛風発作　359
吃逆（しゃっくり）　294
基底細胞癌　305,331
基底層　299
気道異物　311,845,894
気道確保　105,271,309
気道周囲膿瘍　43
気道熱傷　97,105
気道閉塞　353
機能温存（手術）　5,892
機能性胃腸症　572
機能性イレウス　636
機能的細胞外液　229,231
機能的残気量　283,296
機能的端々吻合　645
気腹器　222
気腹法　220
偽ポリポーシス　628
偽膜性大腸炎　631
偽膜性腸炎　118

木村法（右結腸パッチ）　874
逆位肝　700
逆隔離　24
逆性石けん　18
逆流性食道炎　294,387,543
逆流防止機構　537
逆行性心停止法　426
逆行性虫垂切除術　635
キャリバーチェンジ　873
吸引細胞診　49
求肝性側副血行路　789
救急医療体制　315
救急患者　315
救急診療の手順　316
救急治療　308
救急薬　315
球後部潰瘍　575
吸収性縫合糸　40
急性胃炎　571
急性胃拡張　106,568
急性胃粘膜病変　571,578
急性陰囊症　886
急性栄養障害　850
急性炎症　111
急性化膿性甲状腺炎　343
急性化膿性乳腺炎　362
急性拒絶反応　163,172
急性血液透析　199
急性縦隔炎　408
急性出血性大腸炎　631
急性心筋梗塞　478,479
急性心不全　258
急性腎不全　107,281
急性膵炎　746,778
急性相蛋白　110
急性胆管炎　732
急性虫垂炎　632,872
急性動脈血栓症　517,518,519
急性動脈閉塞症　517
急性乳腺炎　362
急性尿細管壊死　106,172
急性膿胸　383
急性白血病　96
急性腹症　816
急性腹膜炎　827
急性閉塞性化膿性胆管炎　731,732
急性リンパ性白血病　96
牛乳不耐症　613
9 の法則　98,99
弓部大動脈瘤　505
胸囲結核　376
胸郭形成術　392
胸郭動揺　378
胸郭の変形　11
胸管結紮術　381
胸管損傷　353
胸管ドレナージ　169
胸筋合併（定型的）乳房切除術　372
胸筋間リンパ節　360,367
胸腔鏡下手術（胸腔鏡手術）　226,391,394,404,405
胸腔鏡下搔爬洗浄術　384
胸腔ドレナージ　394
狂犬病　95
凝固異常　69
胸腔鏡下肺切除術　226
胸腔鏡下肺囊胞縫縮術　226

凝固止血　34
胸骨圧迫　308, 309
胸骨横切開開胸法　182
胸骨角　374
胸骨下甲状腺腫　416
胸骨後食裂孔ヘルニア　387
胸骨正中切開　391, 425
胸骨傍リンパ節　360
狭窄形成術　626
狭窄後拡張　470
狭窄部　536
胸水　381
胸腺　123
胸腺癌　412
胸腺腫　411
胸腺摘出術　418
胸腺嚢胞　417
胸中部食道憩室　539
共通肺静脈　444
共通房室弁口遺残　444
胸部X線写真　423
胸部外傷　377
胸腹部大動脈瘤　504, 506
胸腹膜裂孔ヘルニア　387, 859
胸部大動脈瘤　504, 526
胸壁　374
　　──の炎症　376
　　──の奇形　375
　　──の腫瘍　376
胸壁穿通性膿胸　383
莢膜　114
胸膜　374
胸膜炎　382
胸膜陥入像　402
胸膜腫瘍　384
胸膜肺切除　392
胸膜肺全摘術　384
胸膜プラーク　384, 385
業務感染　22
鏡面像（ニボー）　638
胸肋三角　386
局所凝固療法　780
局所再発　897
局所性門脈圧亢進症　775
局所冷却法　427
虚血性心疾患　259, 476, 477
虚血性僧帽弁閉鎖不全　485
虚血性大腸炎　623
虚血性腸炎　622
鋸歯状腺腫　647
拒絶反応　172, 187
巨大食道症　540
巨大肺嚢胞　393
巨脾性肝硬変症　786
近位尿細管空胞変性　168
銀還元型カルチノイド　674
緊急処置　825
銀好性型　674
菌交代現象　275
菌交代症　22, 118
均質膜　194
筋腫　140
筋性防御　12, 624, 632, 820, 827
近赤外線分光法　521
緊張性気胸　379, 394
筋皮弁　46

く

区域性　625
空気感染　20
空置的胃空腸吻合　607
空腸　615
空腸間置法　605, 607
空腸瘻　556
偶発腫瘍　809
クエン酸中毒　69
駆出性クリック音　449
駆出性雑音　470
口すぼめ呼吸　260
屈折胆囊　721
くも状血管腫　788
くも膜下出血　257
グリコーゲン　55
クリック（心音図）　467
クリップアプライヤー　223
クリップ法　211, 214
クリニカル・パス　10, 256, 600
クリプトコッカス症　398
グル音　13
グルカゴノーマ　766
グルカゴン，インスリン療法　717
グルカゴン負荷試験　698, 807
グルコン酸クロルヘキシジン　18
クレアチニンクリアランス試験　262
クローナル・エボルーション仮説　150
クロール　233
クロニディン抑制試験　807
クロム親和(性)細胞　806, 888

け

経過記録　9
経カテーテル的血栓溶解療法　519
経管栄養法　243, 283
経肝胆道造影　843
経胸腹到達法　811
経頸静脈的肝内肝静脈門脈シャント術　798
経口栄養法　240
経口血糖降下薬　262
経口胆道造影法　693
経口避妊薬　706
経口ブドウ糖負荷試験　698
憩室炎　622
憩室性疾患　620
経十二指腸の胆管結石摘出法　217
経十二指腸の乳頭括約筋形成術　770
経静脈栄養法　283
経静脈性胆道造影法　693
形成外科の手技　38
形成外科の縫合法　40
経中心静脈高カロリー輸液　240
経腸栄養剤
　　──の種類と特徴　244
　　──の調製投与方法　245
　　──の適応疾患・病態　244
経腸栄養法　240, 272, 283, 626, 850
　　──の合併症　245
　　──の適応と禁忌　244
系統別レビュー　9
頸動脈疾患　513

経動脈性門脈造影法　793
頸動脈瘤　526
経皮経肝エタノール注入療法　716
経皮経管冠動脈形成術　259
経皮経肝胆管ドレナージ　219, 702, 773
経皮経肝胆道鏡　730, 774
経皮経肝胆道造影　693, 761, 773
経皮経肝胆囊ドレナージ　750, 773
経皮経肝的静脈瘤塞栓法　796
経皮経肝の胆道鏡下結石摘出術　217
経皮経肝の門脈造影法　793
経皮経肝マイクロウェーブ凝固療法　716
経皮的エタノール注入療法　711, 780
経皮的気管切開　43
経皮的血管形成拡張術　515
経皮的血管形成術　502
経皮的内視鏡下胃瘻造設術　215
経脾門脈造影法　794
頸部　10, 323
経腹の食道離断術　797
経腹膜前方到達法　811
頸部リンパ管腫　845
頸部リンパ節　324
痙攣性イレウス　637
外科栄養法　240
外科的肛門管　658
外科的根治切除　589
外科的侵襲　52
外科的糖尿病　55
外科的病原微生物　17
外科療法　342
激症型壊死性筋膜炎　115
劇症肝炎　716
血圧低下　72
血液ガス　235
血液型判定　66
血液凝固因子　59
血液心停止法　427
血液生化学検査　250
血液製剤　65
血液成分製剤　65
血液透析　198
血液嚢胞　302
血液培養　276
血液ポンプ　193
血液濾過　198
結核　24, 120, 827
結核菌　115, 396
結核性胸膜炎　397
結核性心膜炎　487
血管　501
血管奇形　329
血管結紮　33
血管遮断法　502
血管腫　303, 329, 548, 669, 868, 892
血管新生　149
血管心臓撮影　424
血管性雑音　11
血管造影　763
血管透過性亢進　108
血管内ステント　196
血管内治療　522
血管内皮細胞増殖因子　148
血管壁異常　60
血管縫合　37

血管輪　433
血管類洞　463
血管露出法　502
血胸　380
月経随伴性気胸　379,394
月経前症候群　363
血行再建後症候群　519
血行再建術　503
血行障害　301
血行性転移　152
結紮　35
結紮糸　35
結紮止血　33
結紮切除術　663
血漿　228
血漿重炭酸イオン濃度　237
血漿製剤　66
楔状切除　392,775
血小板機能異常　60
血小板製剤　66
血小板無力症　60
血小板由来増殖因子　148
血漿分離交換法　199
血漿モル比　720
血清Caスクリーニング　357
血清浸透圧　229
血性乳頭分泌　362
結節腫　302
結節状悪性黒色腫　306
血栓摘除術　503,533
血栓内膜摘除術　503
血栓溶解（融解）療法　482,519,823
血中腫瘍マーカー　653
結腸　616
　――の手術　654
結腸癌　652,654
結腸憩室症　621
血糖日内変動（ターゲス）　262
血友病　59
　――A　64
　――B　64
ケトアシドーシス　243
外道　5
ゲノムの不安定性　147
ケミカルメディエーター　108
ケモカイン　132
下痢　613
ケロイド　93,303
牽引型性憩室　539
減黄術　733
嫌気性菌　93,94,117
限局潰瘍型　670
限局性結節性過形成　706,711
腱索短縮術　469
原疾患の評価　253
研修制度　4
懸垂療法　103
減張縫合　46
原発性悪性胸壁腫瘍　376
原発性アルドステロン症　805,806
原発性肝癌　707
原発性肝肉腫　707
原発性硬化性胆管炎　726,733
原発性甲状腺機能低下症　343
原発性細菌性腹膜炎　818
原発性消化不良症候群　646
原発性静脈瘤　532

原発性心臓腫瘍　494
原発性胆汁性肝硬変　734
原発性副甲状腺機能亢進　354
原発性腹膜腫瘍　829
原発性免疫不全症　138
原発性良性胸壁腫瘍　377
原発性リンパ浮腫　534
現病歴　9
減量手術　607

こ

コア針生検　369
鉤　30
抗HBsヒト免疫グロブリン　23
高圧酸素療法　206
高圧蒸気滅菌　15
抗アメーバ薬　703
高位　874
高位筋間痔瘻　662
高位結紮　832,885
高位前方切除術　673
口咽頭エアウェイ　311
抗エストロゲン薬　372
好塩基球　128
抗炎症性サイトカイン　110
高温洗浄処理　21
口蓋裂　326
光学視管　222
硬化性壊死性縦隔炎　383
硬化性縦隔炎　409
口渇　230
高K血症　69,232,233,848
硬化療法　532,799,881
高Ca血症　234,369,373,848
高Ca血症クリーゼ　355
高カロリー輸液　240,241,777
硬癌　367
交感神経　658
交感神経-副腎髄質系　53
抗癌薬肝動脈内注入療法　711
抗凝固療法　64,259
抗菌性素材　24
抗菌薬
　――の分類　285
　――の予防的投与　274
抗菌薬療法　122
口腔　323
口腔癌　337
口腔内腫瘍　842
高Cl血症　234,848
攻撃因子　573
高血圧症　259
高血圧性脳内出血　256
高血糖反応　282
抗原提示細胞　124,164
抗甲状腺薬　262
　――療法　342
高コルチゾール症　803
交叉感染　22
　――対策　24
　――予防　20
交叉切開法　635
交叉適合試験　67
好酸球　128
鉱質コルチコイド　801,802
膠質浸透圧　229

後縦隔　408
高周波スネア法　214
高周波電流凝固止血法　212
高周波メス　202
拘縮　84
後出血　359
咬傷　94
恒常性　264
甲状舌管　852
甲状腺　10,340
甲状腺悪性腫瘍　348
甲状腺癌　96
甲状腺機能亢進症　341
甲状腺機能障害　262
甲状腺機能低下症　343
甲状腺クリーゼ　262,342
甲状腺刺激ホルモン　340
甲状腺自己抗体検査　341
甲状腺疾患　340
甲状腺手術　352
甲状腺部分切除　348
甲状腺片葉切除　347
甲状腺ホルモン測定検査　341
甲状腺I摂取率測定　341
甲状腺良性腫瘍　346
口唇・口蓋裂　326,333
高浸透圧性非ケトン性（糖尿病様）昏睡
　241,243,781
高浸透圧性非ケトン性脳症　229
口唇裂　326
高水準消毒薬　18
合成糸　40
合成人工血管　195
抗セロトニン薬　522
拘束型心筋症　489
梗塞後狭心症　479
拘束性換気障害　390
拘束性肺疾患　260
後側方開胸法　425
後側方切開　391
後側方ヘルニア　387
抗体　128
好中球　128
好中球エラスターゼ阻害薬　80
好中球減少　110
高張Na・エピネフリン液局注療法
　212
交通静脈　532
交通性　886
後天性動静脈瘻　530
後天性免疫不全症候群　138
後天性免疫不全状態　103
喉頭浮腫　359
抗毒素血清　94
抗トロンビン薬　522
高Na血症　231,847
紅斑　100
広範囲幽門側胃切除術　610
紅板症　338
後負荷　422
後腹膜　826
後腹膜気腫像　822
後腹膜腫瘍　830
高分化腺癌　670
硬膜外カテーテル　271
高Mg血症　235,848
肛門　658

和文索引

肛門括約筋温存術　662
肛門奇形　843
肛門鏡検査　660
肛門挙筋　659
肛門疾患　661, 680
肛門周囲膿瘍　876
肛門腺由来の癌　676
肛門直腸脱　876
肛門粘膜脱　876
絞扼性イレウス　637, 640, 821
抗利尿ホルモン　230, 264
高P血症　235, 848
高齢者　295
交連部縫縮　469
誤嚥　543
呼気終末陽圧　278
呼吸音　11
呼吸器感染　287
呼吸器系合併症　289
呼吸障害　842
呼吸性アシドーシス　238, 282
呼吸性アルカローシス　238, 282
呼吸促迫症候群　845
黒色石　729
告知　7
姑息手術　157
骨萎縮　613
骨髄　123
骨髄移植　96, 165, 187
骨髄バンク　189
骨代謝障害　613
骨軟骨腫　377
骨盤神経叢　658, 683
骨盤内臓器全摘術　673, 682
骨盤部ヘルニア　839
固定のⅡ音分裂　440
固定レート型　195
5の法則　98, 99
コラーゲン合成機序　83
コラーゲン増殖　83
コラーゲン膜　105
孤立性肝嚢胞　703
孤立性線維性腫瘍　385
コリンエステラーゼ　97
コルチゾール　53, 803
コレステロールポリープ　735
混合型肝癌　714
混合腫瘍　330
根治手術　157
根治放射線照射（食道癌）　557
コンピューター断層撮影　390

さ

サーベイランス網　24
サーモグラフィ　501
再吸収　101
細菌性肝膿瘍　701, 703
細菌性腸炎　630
サイクリン　148
再建術式（胃切除後）　605
鰓原性嚢胞　853
再構成型皮膚　105
最小皮膚緊張線　32
左胃静脈下大静脈吻合術　797
鰓性器官　325
臍先天異常　826

臍帯血幹細胞移植　189
最大手術血液準備量　69
臍帯ヘルニア　839, 849, 882
臍腸管遺残　884
臍腸管瘻　885
サイトカイン　53, 78, 84, 110, 131, 267, 816
サイトカインネットワーク　53, 267
臍突出　884
サイトメガロウイルス　169, 188
再燃緩解型　627
臍部圧迫　884
臍部弧状切開　863
臍ヘルニア　839, 884
細胞外液　228, 847
細胞外基質　152
細胞周期　148
細胞診　155, 565
細胞性癌遺伝子　142
細胞性免疫　123
細胞接着分子　130
再膨脹性肺水腫　379
細胞内液　228, 847
細胞内脱水　230
サイロキシン　340
サイログロブリン　340
左冠状動脈　421
左冠状動脈移植術　465
左冠状動脈主幹部病変　478
左冠状動脈肺動脈異常起始症　464
左冠状動脈肺動脈起始　464
左結腸パッチ　874
鎖骨下静脈穿刺　45
鎖骨下動脈フラップ術　431
鎖骨上リンパ節　360
坐骨直腸窩膿瘍　661
坐骨ヘルニア　839
左室駆出率　481
左室自由壁破裂　485
左室造影検査　481
左室破裂　479
左室瘤・虚血性心筋症　486
左心　201
左心室　420
左心低形成症候群　429
左心バイパス法　427
左心房　420
挫創　92
左側憩室炎　622
左側胆嚢　721
擦過創　92
左動脈管（靱帯）を伴った右側大動脈弓　434
左副腎腫瘍　812
左右肝管空腸吻合術　772
砂粒小体　349
サリン　97
酸　94
残胃炎　605
残胃癌　605, 613
酸・塩基平衡　238
酸・塩基平衡異常　282
酸化エチレンガス滅菌　16
三角巾　51
散在性甲状腺炎　345
三次元腹腔鏡　227

三次治癒　93
3枝病変　478
三心房症　442
三尖弁　420
三尖弁置換術　474
三尖弁閉鎖不全症　473
三尖弁輪形成術　474
3相波　720
酸素消費量　247
酸素飽和度　236, 237
サンドスタチン®　381
Ⅲ度凍傷（壊死性凍傷）　107
Ⅲ度熱傷　100
サンプドレーン　49
残留毒性　17

し

次亜塩素酸ナトリウム　21
シーソー運動　463
シート型ドレーン　48
ジープ病　302
自家移植　104
耳介の異常　325
痔核　663
自家骨髄移植　188
歯牙腫　335
耳下腺　323
耳下腺悪性腫瘍　332
耳下腺腫瘍　330
磁気共鳴胆道膵管造影　761
色素散布法　585
色素沈着　12, 668
色素内視鏡検査　564
色素排泄試験　698
糸球体機能不全　718
糸球体腫瘍　304
磁器様胆嚢　727
シグナルトランスダクション　84
シクロスポリン　178, 180
──A　136
止血　60
止血鉗子　29
止血クリップ　34
止血材　34
止血法　33
歯原性腫瘍　335
自己拡張型ステント　197
自己感染　22
自己決定権　6
自己血輸血　69, 256, 272
自己免疫疾患　139
自己免疫性溶血性貧血　139
自殺遺伝子治療　161
四肢静脈疾患　532
脂質　851
脂質代謝　55, 688
──異常　297
刺傷　94, 95
視床下部　264
視床下部-下垂体-副腎軸　801
持針器　29, 40
市井感染　22
自然気胸　379, 393
死戦期呼吸　309
自然抗体　190
自然肛門温存　628

自然治癒　884
自然免疫反応　163
刺創　91
持続血液濾過　81
死体肝移植　182
死体腎移植　170
肢端紅痛症　525
肢端紫藍症　525
膝窩動脈塞栓症　518
膝窩動脈捕捉症候群　523
実質性出血　59
自動体外式除細動器　308,310
自動吻合器　38,797
自動縫合器　38,223
脂肪　55
脂肪腫　304,330,548,668
脂肪性下痢　613
脂肪塞栓症　291
脂肪肉腫　307
社会歴　8
斜角筋前リンパ節生検　403
若年性ポリープ　648,651,667,871
若年性ポリポーシス症候群　651
射創　92
シャント　236
従圧式人工呼吸器　278
縦隔　408
縦隔炎　408
縦隔気腫　408,409,541
縦隔腫瘍　410
縦隔ドレナージ　408
縦隔内甲状腺腫　416
縦隔内囊胞　416
縦隔リンパ節肥大　416
シューカバー　23
充実腺管癌　367
収縮性心膜炎　488
周術期管理　21
重症感染症　72
重症筋無力症　139,410,411,418
重症熱傷　56
修正大血管転位症　458
縦走潰瘍　625
集束結紮　33
十二指腸　563
十二指腸潰瘍　575
十二指腸カルチノイド　598
十二指腸癌　597
十二指腸空腸窩（傍十二指腸窩）ヘルニア　840
十二指腸憩室　568
十二指腸腫瘍　597
十二指腸腺腫　597
十二指腸乳頭括約筋切開　733
十二指腸乳頭部　686
十二指腸乳頭部癌　740
十二指腸部分切除　742
十二指腸壁内血腫　893
重複大動脈弓　434
重複胆囊　721
従量式人工呼吸器　278
縮窄解除術後症候群　432
粥腫塞栓　517
縮小手術　157
主細胞　563
手指消毒法　20
手術後の回復過程　57

手術時手指消毒　20
手術時手洗い　21,25
手術所見の記載　10
手術侵襲　264
手術創感染　285
手術直後の疼痛管理　270
手術瘢痕　12
手掌紅斑　788
樹状細胞　127
手掌法　98
主膵管　689
主訴　9
出血　59
出血傾向　59
出血性胃病変　790
出血性ショック　60,75,77
出血性素因　59
術後黄疸　292
術後肝機能異常　279
術後肝障害　279
術後感染　285
術後感染症　27,273
術後感染性合併症　285
術後管理　264
術後急性胃拡張　294
術後急性腎不全　292
術後狭窄　726
術後呼吸管理　278
術後耳下腺炎　287
術後腎機能異常　281
術後膵炎　780
術後創感染　285
術後胆嚢鏡下結石摘出術　218
術後肺炎　274
術後肺合併症　278
術後放射線照射（食道癌）　557
術後補助化学療法　607
術後無気肺　297,398
術後輸液管理　272
出生前診断　882,883
術前化学療法　607
術前胆道鏡下結石摘出法　217
術前ドナー血輸血　168
術前評価　253
術前放射線照射（食道癌）　557
術前補助化学療法　607
術前門脈塞栓術　738
術中胆管損傷　780
術中胆道鏡下結石摘出術　218
術中胆道鏡検査　770
術中胆道造影　726,769
術中門脈造影法　793
術中輸液　271
術中輸血　271
腫瘍　140
　——の進行程度　141
　——の診断　154
腫瘍壊死因子　54,267
腫瘍関連抗原　136
腫瘍血管新生　149
腫瘍随伴症候群　385
腫瘍性異型上皮　628
腫瘍生検　889,897
腫瘍性膵囊胞　755
腫瘍切除術　371
腫瘍染色体　888

腫瘍増殖　147
主要組織適合遺伝子複合体　128
主要組織適合抗原　123,164
腫瘍摘出術　897
腫瘍マーカー　154,155,599,695
腫瘍ワクチン　161
腫瘤型　529
腫瘤形成性虫垂炎　635
純型肺動脈閉鎖症　452
循環維持機構　54
循環系合併症　291
循環亢進状態　788
順行性心停止法　426
順行性虫垂切除術　635
純コレステロール石　729
漿液性囊胞腺腫・腺癌　755
傷害因子　247
障害臓器補助　824
小下顎症　334
消化管異物（誤飲）　894
消化管合併症　106
消化管関連リンパ組織　112
消化管重複症　843,868,870
消化管出血　823,842
　——シンチグラム　617
　——スキャニング　621
消化管囊胞　418
消化管吻合　37
消化管閉鎖　842
消化吸収障害　781
消化性潰瘍　576
消化態栄養剤　240,242,243
上下腹神経　683
消化不良症候群　646
蒸気熱傷　97
上行脚の切痕　470
上行・弓部大動脈低形成　429
上行結腸　616
上行性胆管炎　846,878
上行大動脈瘤　505
上喉頭神経外枝麻痺　353
常在菌　20
小細胞癌　401,593
小耳症　325
晶質液心停止法　427
上縦隔　408
上静脈洞欠損　439
上大静脈-右肺動脈の吻合　461
上大静脈症候群　409,411,504,515
上中部胆管癌　772
小腸　615
小腸悪性腫瘍　643
小腸悪性リンパ腫　643
小腸移植　184
小腸癌　643
上腸間膜静脈閉塞症　623
上腸間膜動脈　615
上腸間膜動脈神経叢　778
上腸間膜動脈性十二指腸閉塞症　569
上腸間膜動脈閉塞症　622
小腸腫瘍　641
小腸切除　643
消毒（法）　15,17
消毒水準　17
消毒薬　17
小児肝悪性腫瘍　890
小児外科　841

小児腫瘍　887	食道嚢胞　418	人工材料　192
小児鼠径ヘルニア　834,885	食道破裂　580	人工心臓　201
小児の呼吸　844	食道表在癌の深達度亜分類　552	人工腎臓　198
小児の腎機能　847	食道ブジー　858	人工心肺　426
上皮間葉転換　151	食道閉鎖症　846,857,898	──装置　193
上皮性悪性腫瘍　670	食道離断術　797	人工膵臓　200
上皮性腫瘍　581	食道良性腫瘍　546	腎後性　281
上皮増殖因子　148	食道裂孔　386	人工臓器　5,192
上皮内伸展　549	食道裂孔ヘルニア　386,860	人工肺　194
上皮嚢腫　330	植皮　45,88,104	人工被覆材　105
上皮の再生　83	除細動　310,313	人工弁　198,476
上部消化管X線造影検査　793	除細動器　205	人工膀胱　682
上部消化管内視鏡検査　792	助産婦様手位　234	心雑音　448
上部胆管癌　738	女性化乳房症　364,373	診察法　10
上方経路　657	ショック　72	審査腹腔鏡　585,599
情報ドレーン　48	──による肝障害　292	心室-大動脈不一致連結　454
上方リンパ節郭清　680	ショック期（重症熱傷）　97	心室位血流転換術　456
静脈栄養法　240	ショックスコア　73	腎疾患　262
静脈炎　120	ショック体位（仰臥位頭部低位）　76	心室細動　107,313
静脈還流量の低下　98	ショック離脱期　97,101	心室中隔欠損症　446
静脈疾患　502	徐脈頻脈症候群　495	心室中隔作成術　448
静脈性潰瘍　532	自律神経温存術　658,673,682	心室中隔破裂　484
静脈性出血　59	痔瘻　876	心室デマンドペーシング　496
静脈切開　42	痔瘻癌　662,676	心室頻拍　498
静脈造影　502	脂漏性角化症　330	侵襲　5,52
静脈内血液停滞　533	心移植　174,490	滲出性心膜炎　487
静脈抜去術　532	腎移植　170	滲出破壊相　82
静脈瘤周囲注入法　795	心音　11	浸潤　151,152
静脈瘤内注入法　795	心外膜マッピング　498	腎障害　292
小葉過形成　363	腎芽腫　889	真性憩室　620,621
上腰三角　838	心機能曲線　422	心静止　314
上腕筋肉周囲　248	心胸郭比　423	新生児胃破裂　862
上腕三等筋部皮下脂肪厚　248	心筋梗塞　291,477	新生児テタニー　355
上腕周囲　248	──の合併症　484	真性動脈瘤　504
初回発作型　627	心筋梗塞後症候群　487	真性嚢胞　754
初期計画　9	心筋疾患　489	腎性副甲状腺機能亢進症　358
初期輸液　848	心筋シンチグラフィ　424	新生物　140
職業感染　22	心筋保護法　426	振戦　446
褥瘡　301	腎筋膜　811	腎前性　281
食道　536,844	神経-内分泌系反応　264	新鮮凍結血漿　66,262
食道悪性腫瘍　548	神経因性膀胱　281,846	心臓　420
食道圧迫像　435	神経芽（細胞）腫　843,888	心臓核医学検査法　424
食道胃逆流症　860	神経系腫瘍　305	心臓カテーテル（検査）法　424,440
食道・胃静脈瘤硬化療法　213	神経原性腫瘍　414	心臓挫傷　500
食道胃静止内圧測定　538	神経原性ショック　76	心臓十字　420
食道胃接合部癌　602	神経細胞　298	心臓腫瘍　493
食道異物　543	神経鞘腫　305	心臓損傷　500
食道胃吻合　606	心係数　271,422	心臓超音波検査　271,279
食道運動機能検査　538	神経線維腫（症）　305,415	心臓粘液腫　493
食道炎　543	神経伝達物質　298	心臓破裂　500
食道潰瘍　543	神経内分泌顆粒　674	迅速PTH測定法　357
食道拡張術　858	神経内分泌腫瘍　609	身体計測　248
食道癌　548	腎血管性高血圧　514	深達度　602
──の治療　553	腎結石　355	診断的腹腔洗浄法　824
──の肉眼分類　549	腎血流量　297	心タンポナーデ型　500
食道癌取扱い規約　552	心原性ショック　75,77	心電図　423
食道鏡　537	──の治療　481	伸展皮弁　47
食道狭窄症　844	進行型食道癌のX線型　551	浸透圧　229
食道筋無力症　540	人工肝臓　199	浸透圧受容体　230
食道憩室　418,539	進行癌の症状　584	浸透圧調節系　230
食道色素法　537	人工血液　200	浸透圧利尿薬　281
食道疾患研究会の分類　544	人工血管　195	深度性II度熱傷（深II度熱傷）　100
食道静脈瘤直接手術　797	人工肛門　682,683	深度（熱傷）　99
食道内圧検査　538	──造設術　655	心内膜下梗塞　478
食道内ステント挿入術　556	人工呼吸　309,845	心内膜床欠損症　439,444
食道肉腫　561	人工呼吸器　278	心内膜切除術　499
食道粘膜癌内視鏡像　538	──からの離脱　279	心内膜線維弾性症　428

和文索引

心内膜マッピング　498
心肺移植　179
心肺蘇生法　308
心拍出量　271, 422
真皮縫合法　40
深部血栓性静脈炎　291
深部静脈血栓症　533
心不全　258
腎不全　56, 106
心房位心流転換術　458
心房化心室　461
心房細動　499
心房心室順次ペーシング　496
心房中隔欠損症　439
心房中隔裂開術　429
心房デマンドペーシング　496
心房同期型心室デマンドペーシング　496
心膜　420
心膜憩室　417
心膜疾患　487
心膜囊胞　417
真肋　374

す

膵（臓）　689, 742
　　——の奇形　742
　　——の機能　691
　　——の発生　689
　　——の脈管　690
膵移植　185
膵液分泌の機序　691
膵液瘻　781
膵炎　746
膵外分泌機能検査　699, 751
膵外分泌不全　754
膵仮性囊胞　758
膵管　689
膵癌　758
膵管空腸吻合術　777
膵管減圧術　777
膵管内超音波検査　763
膵管内乳頭粘液性腫瘍　756
膵管非癒合　744
膵機能検査からみた予備能　699
膵酵素の活性化過程　747
膵腫瘍　758
　　——の組織型分類　758
膵シンチグラフィ　695
膵腎同時移植　186
膵性糖尿病　754
膵石　751
膵切除術　763, 775
膵全摘術　282, 763, 775, 777
膵臓☞膵
膵損傷　745
膵体尾部切除術　763, 775
膵・胆管合流異常　690, 722, 723, 724, 744, 879
垂直静脈　443
膵島腫　775
膵頭十二指腸切除術　763, 772, 775, 776
膵頭神経叢切離術　778
膵頭神経叢第Ⅰ部　778
膵頭神経叢第Ⅱ部　778

膵内分泌　691
膵内分泌機能検査法　699
膵内分泌系腫瘍　764
膵囊胞　754
膵針生検　697
水分欠乏量　77
水分・電解質代謝　54
水疱　100
髄様癌　348, 350, 351, 352
皺襞　32
スーパー抗原　119
スキルス胃癌　585
スコア化　72
スダンⅢ　381
ステロイド長期投与　263
ステロイド投与　717
ステロイド大量衝撃投与　172
ステロイド補充投与　263
ステントグラフト　197
　　——内挿法　529
ステント留置　215, 825
ストーマ・サイト・マーキング　679, 683
ストレス　295
ストレスホルモン　52
砂時計様胆囊　721
スナネズミ　577
スパイロメトリー　260
スプレー凝固　202

せ

生化学的指標（血清蛋白）　250
生活像　8
性機能障害　673, 679, 682
制御性T細胞　166
生検　49, 155, 362
生検組織診　155
精索静脈瘤　834
精索水腫（精索水瘤）　834, 886
成熟相　83
精神運動発達遅滞　896
精神障害　292
精神神経症状　719
成人鼠径ヘルニア　835
精神的ストレス　864
精巣水腫（陰囊水腫）　834, 886
精巣捻転　834, 886
生体肝移植　182, 780
生体小腸移植　185
生体腎移植　170
生体反応　264
生体物質隔離　25
生体部分肝移植　725
生体部分肺移植　181
生体弁　198
生体包帯　105
正中頸囊胞　325, 852
成長ホルモン　264
生物学的予後因子　887
成分栄養剤　242, 626
成分栄養法　240, 242
生理食塩水負荷試験　806
生理的狭窄部　543
赤芽球癆　410, 411
脊髄誘発電位　506
赤沈亢進　110

赤脾髄　782
赤痢アメーバ　702
セクレチン　691
セクレチン試験　699, 751
せつ（癤）　119, 300
舌　332
石灰化上皮腫　330
石灰化胆汁　730
切開生検　362
切開法　32
舌下腺　333
赤血球製剤　65
赤血球濃厚液　65, 272
舌甲状腺腫　343
鑷子（ピンセット）　28, 39
せつ腫症　300
接触感染　20, 122
接触熱傷　97
切除生検　362
切創　91
接着分子　79, 153, 154
セラチア　117
セルカリア　705
線維化　83
線維芽細胞増殖因子　148
線維芽細胞の増殖　83
線維化性縦隔炎　409
線維筋性異形成　513
線維腫　140, 304, 548
線維性骨異形成　377
線維腺腫　365
線維素溶解（線溶）　61
遷延性一次治癒　87
腺癌　400, 641, 737
　　——の合併　545
前癌病変　140, 305, 338, 580
全血液CPD　65
穿孔性腹膜炎　849
潜在性心室副伝導路　498
穿刺吸引細胞診　351, 361, 369
穿刺生検　596
腺腫　140, 346, 356, 581, 647, 735
前縦隔　408
腺腫内癌　647
腺腫様甲状腺腫　346
洗浄　19
洗浄消毒装置　21
洗浄赤血球　66
染色体異常　96
全人工心臓　201
全身照射　168
全身状態の把握（評価）　253, 824
全身性炎症反応症候群　54, 78, 110, 816
全身のふるえ　271
全層植皮　46
前側方開胸法　426
前側方切開　391
選択的血漿成分吸着法　199
選択的シャント手術　797
選択的腹腔動脈造影　697
浅達性Ⅱ度熱傷（浅Ⅱ度熱傷）　100
センチネルリンパ節（見張りリンパ節）　371
穿通枝　532
先天性冠状動脈瘻　463
先天性十二指腸閉塞症　865

先天性小腸狭窄症　866
先天性小腸閉鎖症　866
先天性食道狭窄症　858
先天性食道閉鎖症　846
先天性心疾患　427
先天性大動脈狭窄症　427
先天性胆道拡張症　722, 772, 878
先天性胆道閉鎖症　725
先天性動静脈瘻　529
先天性囊胞　754
先天性囊胞状腺腫様増殖　855
先天性肺囊胞　854
先天性梨状窩瘻　854
先天性瘻孔　325
剪刀　40
蠕動運動　615
全脳死　169
前負荷　422
腺扁平上皮癌　401
喘鳴　434
線溶　61
腺様囊胞癌　401

そ

創　91
　──の汚染度　274
創医者　3
創縁受動法　46
創外感染　285
創外連続縫合　36
総肝管空腸吻合術　772
臓器移植　163
早期癌　552
臓器機能の評価　253
早期興奮症候群　497
早期障害　630
早期診断　155
臓器の虚血-再灌流　81
早期離床　278, 283
造血幹細胞移植　96, 187
双孔式人工肛門造設術　684
創痕　38
創傷　91
　──の収縮　84
　──の処置　87
創傷治癒　82
　──の遅延・障害因子　86
増殖因子　148
増殖期　83
層々吻合法　37
総胆管　770
総胆管空腸吻合術　771
総胆管結石症　769
総胆管十二指腸側々吻合術　772
総胆管十二指腸吻合術　772
総胆管切開術　769
総腸間膜症　620
総腸骨動脈塞栓症　518
総動脈幹　437
総動脈幹症　437
総肺静脈還流異常症　443
僧帽弁　420
僧帽弁逸脱症候群　467
僧帽弁開放音　466
僧帽弁拡張制限　466
僧帽弁顔貌　465

僧帽弁逆流　445
僧帽弁狭窄症　465
僧帽弁形成術　469
僧帽弁前尖裂隙　445
僧帽弁置換術　466
僧帽弁閉鎖　429
僧帽弁閉鎖不全　465, 466, 479
僧帽弁輪形成術　469
総リンパ球数　250
ゾーニング　21
ソーワー危険域　377
足関節血圧　501
側頸囊胞　325, 853
即時型過敏症　76
促進型拒絶反応　172
塞栓摘除術　503, 518
側々吻合　37
続発性気胸　379
続発性甲状腺機能低下症　343
続発性消化不良症候群　646
続発性静脈瘤　533
続発性心臓腫瘍　495
続発性副甲状腺機能亢進症　358
続発性腹膜腫瘍　829
続発性免疫不全症　138
続発性リンパ浮腫　534
側副血行路　430
側方経路　657
側方発育型腫瘍　647
側方リンパ節郭清　681
鼠径靱帯　832
鼠径ヘルニア　13, 226, 832
組織移植コーディネーター　170
組織診　155
組織適合性　164
組織熱凝固法　212
組織のアノキシア　72
組織の浮腫　98
咀嚼筋　323
ソノサージ　31
ソマトスタチノーマ　767
ソマトスタチン　575, 691
蹲踞位　450
損傷　91

た

第1・第2鰓弓症候群　325
体位変換　278, 283
退院時要約　10
体液　228, 847
体温調節機能　299
体外循環　193
体外循環法　426
体外衝撃波　753
体外衝撃波結石破砕法　208
体腔鏡を用いた食道切除・再建術　555
大血管の転位　454
太鼓バチ指（趾）　460
大細胞癌　401
第3区分の浮腫　272
胎児循環症候群　859
胎児診断　841
代謝拮抗薬　168
代謝上の合併症　242
代謝性アシドーシス　55, 73, 238, 239,

282, 848
代謝性アルカローシス　238, 282
代償作用　238
代償性抗炎症反応症候群　818
大静脈孔　386
大静脈疾患　515
大静脈症候群　402
体性感覚誘発電位　506
耐性菌　275
体性痛　816
対側ヘルニアの手術　837
大腿動脈塞栓症　518
大腿ヘルニア　837
大腸型 Crohn 病　625
大腸癌スクリーニング法　618
大腸癌取扱い規約　673
大腸菌　116
大腸疾患　678
大腸上皮性良性腫瘍　666
大腸腺腫　666
大腸内視鏡検査　619, 653
大腸非腫瘍性ポリープ　667
大腸非上皮性良性腫瘍　668
大腸ファイバースコープ　660
大腸ポリープ　646
大腸ポリポーシス　648
耐糖能異常　297
大動脈右室騎乗　449
大動脈炎症症候群　511
大動脈解離　507, 526
大動脈-下大静脈瘻　506
大動脈弓離断症　432
大動脈鞍状塞栓　518
大動脈周囲リンパ節の郭清　591
大動脈縮窄症　430
　──管後型　430
　──管前型　430
　──成人型　430
　──乳児型　430
大動脈造影　505
大動脈短絡疾患　435
大動脈中隔欠損症　436
大動脈内バルーンパンピング　427, 481
大動脈二尖弁　427, 431
大動脈弁　421
大動脈弁逸脱　447
大動脈弁下狭窄　427
大動脈弁狭窄症　469
大動脈弁上狭窄　427
大動脈弁性狭窄　427
大動脈弁置換術　470
大動脈弁閉鎖　429
大動脈弁閉鎖不全（症）　447, 470
大動脈瘤　503
大動脈裂孔　386
体肺動脈側副血行　454
体肺動脈短絡手術　448, 453, 456, 459
胎便吸引症候群　845
胎便性腹膜炎　868
胎便栓症候群　867
大網充填　576, 610
大網囊腫　893
大網の炎症性腫瘤　828
ダイヤモンド吻合　866
代用血管移植術　503
代用皮膚　104

和文索引

ダイレクトクロスマッチテスト　166
唾液腺　333
唾液瘻　327
多核巨細胞　344
タキサン系薬　372
タクロリムス　178
多形性腺腫　330
多孔質膜　194
多剤耐性遺伝子　161
　──治療　161
多臓器不全（多臓器障害）　62, 98, 818
多臓器不全症候群　81
多巣性狭窄　734
多段階発癌　147
脱水　230
脱水症　847
多発癌巣　549
多発性内分泌腫瘍症1型　609
多発性内分泌腫瘍症2型　348, 808
多発腺腫　356
多発胆嚢　721
ダブルバルーン小腸内視鏡　617, 642
多分葉肝　699
多包条虫　704
多房性肝包虫症　704
打撲傷　92
多毛症　168
単一形腺腫　330
単一結節縫合　36
単一埋没縫合　36
胆管炎性肝膿瘍　702
胆管癌　738
胆管空腸吻合術　772
胆管細胞癌　713, 767
胆管消化管吻合　727
胆管ステント留置　218, 219
胆管切除術　772
胆管損傷　725
胆管内圧の上昇　732
胆管内結石遺残　780
胆管の血管　687
単球　127
単孔式人工肛門造設術　684
炭酸ガスレーザー　207
男子乳癌　373
胆汁酸代謝　688
胆汁性嘔吐　842, 867
胆汁性腹膜炎　827
胆汁ドレナージ法　218, 219
胆汁の生成と代謝　688
胆汁分泌　689
胆汁瘻　780
単純性胃炎　571
単純性イレウス　637
単純性潰瘍　629
単純性血管腫　329
単純閉鎖術　226
短小腸　884
単心室　448
単心房症　446
胆石症　728
胆石の分類　729
胆石溶解療法　728
端側吻合　37
端々吻合　37
短腸症候群　622, 646
胆道拡張症　843

胆道鏡的切石術　774
胆道系感染　287
胆道減圧術　773
胆道再建術　723, 772
胆道シンチグラフィ　694
胆道膵管造影　843
胆道ドレナージ　750
胆道内圧測定　735
胆道の構造　686
胆道ファイバースコープ　217
胆道閉鎖症　843, 877
　術後──　846
胆嚢　686, 689, 721
　──の血管　687
胆嚢炎　727
胆嚢癌　737, 767
胆嚢奇形　721
胆嚢吸引穿刺法　728
胆嚢憩室　722
胆嚢腺筋腫症　735
胆嚢穿孔　731
胆嚢摘出術　769
胆嚢摘除後症候群　780
胆嚢捻転症　721
胆嚢無形成　721
胆嚢隆起性病変　735
胆嚢良性腫瘍　735
蛋白栄養障害　849
蛋白質　55
蛋白質（窒素）必要量　249
蛋白節約作用　55
蛋白代謝　55, 687
蛋白分解酵素阻害薬　64, 80
ダンピング症候群　611
単包条虫　704
単房性肝包虫症　704
タンポナーデ　48

ち

チアノーゼ　437, 448
チアノーゼ発作　450
チェックバルブ機構　894
遅延一次縫合　93, 94
知覚神経　659
恥骨直腸筋　659
窒素平衡　246, 248
　──に関する基礎的知識　249
窒素量の算定法　245
遅脈　428
中隔欠損閉鎖　445
中隔穿孔　479
中間位　874
中空糸外部灌流型　194
中結腸動脈　616
中縦隔　408
中心静脈　317
中心静脈圧　74, 271
中心静脈栄養　241, 272, 283, 626, 777
中心静脈穿刺　44
中心静脈輸液　848
中水準消毒薬　18
虫垂切除　635
注腸X線造影検査　660
中腸軸捻転　843
注腸造影検査　618, 652
中毒性巨大結腸症　627, 628

チューブ型ドレーン　48
中部胆管癌　739
中葉症候群　396
治癒遅延因子　86
超音波吸引装置　31, 206
超音波凝固切開装置　31, 204
超音波検査　361, 710
超音波振動　204
超音波切開凝固装置　223
超音波ドプラ法　501
超音波内視鏡　697
超音波内視鏡検査　564, 742
超音波メス　206
超音波誘導下経皮経肝胆汁ドレナージ　729
超音波誘導下経皮経肝胆嚢ドレナージ　728
腸回転異常症　842, 869
腸型 Behçet 病　629
腸管関連リンパ組織　124
腸肝循環　615
腸管損傷　624
腸管内異物　625, 636
腸管内清掃　799
腸管の蠕動不穏　12
腸管ポリープ　871
腸間膜腫瘍　829
腸間膜静脈閉塞症　622
腸間膜動脈疾患　514
腸間膜動脈閉塞症　622
腸間膜嚢腫　893
腸間膜裂孔ヘルニア　840
腸管無神経節症　873
超急性拒絶反応　163, 172, 190
腸結核　630
腸重積（症）　843, 844, 868
腸循環障害　622
腸上皮化生　573
聴診三角　374
超低位前方切除術　673, 682
腸閉鎖　883
腸閉塞　636
跳躍徴候　11
腸瘻　283
腸瘻造設術　242
直視下交連切開術　466
直接縫縮法　46
直腸　616, 657
直腸鏡検査　618, 660
直腸肛門奇形（鎖肛）　874
直腸肛門機能　896
直腸肛門内圧検査　844
直腸指診　618, 659, 821
直腸診　14
直腸切断術　682
直腸脱　665
直腸尿路瘻　846
貯血式自己血輸血　70
治療的ドレーン　48
陳旧性心筋梗塞　478
鎮痙薬　825
鎮痛薬　825

つ

追跡検査　629
対麻痺　431

和文索引 921

通過菌　20

て

手洗い　20
低位筋間膿瘍　661
低位前方切除術　673,680
低栄養　56
帝王切開術　882
低温熱傷　97
低温滅菌　16
低 K 血症　232,233,847
低 K 性低 Cl 性アルカローシス　863
低 Ca 血症　234,848
低緊張性十二指腸造影　564,693
低 Cl 血症　234,848
低 Cl 性アルカローシス　600,863
低血糖　385
低血糖ショック　781
低酸素血症　236,278
低酸素発作　460
低侵襲心臓手術　440
低心拍出量症候群　448
低水準消毒薬　18
低体温症　69
低体温法　426
低電圧凝固装置　31
低 Na 血症　54,232,847
低分子化合物　159
低 Mg 血症　235,848
停留精巣　886
低 P 血症　235,848
手および関節部の熱傷　106
デスモイド　376,649,650
デスモイド類腱腫　829
テタニー　234
鉄欠乏性貧血　612
手袋　20,23,25
デブリドマン　19,93,94,95
デマンド型ペースメーカ　195
テレメディシン　209
転移　151
　　──のメカニズム　153
転移性悪性胸壁腫瘍　377
転移性肝癌　707,715
転移性胸膜腫瘍　385
転移性肺腫瘍　405
転移性皮膚癌　305
電解質　852
電解質異常　847
電気ショック　313
電気水圧砕石器　775
電気標　107
電気メス（高周波メス）　30,202
電撃傷　107
電磁波　204
点突然変異　143
天然濃厚流動食　242,243
デンバーシャント　382
点墨　600
電紋　107
電離放射線　157
電流斑　107

と

頭蓋顔面外科　327
頭蓋骨早期癒合症　327
同化相　57
凍結手術　205
洞結節　421
橈骨動脈　484
糖質　851
糖質コルチコイド（コルチゾール）　264,801
糖質代謝　687
同種異系移植　104
同種移植　163
凍傷　106
島状皮弁　46
動静脈奇形　329
動静脈瘻　529,531
同所性移植　163
同所性心移植　174
透析（療法）　170,199
糖代謝　55
糖尿病　56,262
　　──の術後管理　281
糖尿病性昏睡　229
糖尿病性腎症　185
橙皮様皮膚　368
糖負荷試験　262
頭部後屈あご先挙上法　309
洞不全症候群　495
動脈管　429
　　──の閉鎖　433
動脈幹　464
動脈管依存性疾患　452
動脈管開存症　435
動脈血行障害　501
動脈血酸素分圧　236,278
動脈血二酸化炭素（炭酸ガス）分圧　235,278
動脈スイッチ手術　456
動脈性出血　59
動脈造影　501
動脈塞栓症　517
動脈損傷　530
動脈瘤　501,525
動脈瘤様骨嚢腫　377
倒立位撮影　875
トキシックショック症候群　119
トキシックショック様症候群　119
特異性食道炎　543
特異の付着　112
毒ガス　96
特殊アミノ酸組成液　799
特徴的な組織形態　674
特発性血気胸　379
特発性血小板減少性紫斑病　60,139,785,881
特発性縦隔気腫　409
特発性食道拡張症　540
特発性食道破裂　408,541
特発性心筋症　489
特発性心膜炎　487
特発性門脈圧亢進症　785
戸谷分類　879
ドナー（提供者）　163,171
　　──の適応基準　175
ドナーコーディネーター　170
ドナー心　491
ドプラ流速波形　521
トラスツズマブ　372
トランスジェニックブタ　190
トリアージ　316
トリグリセリド　381
トリヨードサイロニン　340
努力性呼出曲線　296
トルイジンブルー染色法　538
トルブタミド負荷試験　699
ドレーン　48
ドレーン留置　285
ドレナージ　48,122,276
トロッカー　221

な

ナイーブ T 細胞　127,133
内因系凝固機序　61
内因系線溶機序　62
内因子　537,612
内因性エンドトキシン　103
内因性カテコールアミン　53
内因性感染　22
内因性十二指腸閉鎖症　865
内因性発熱物質　109
内括約筋切開術　664
内胸動脈　484
内頸静脈穿刺　44
内肛門括約筋　659
内固定　378
内痔核発生部位　663
内視鏡下手術　5,220
内視鏡下生検　742
内視鏡検査　155,537
内視鏡超音波検査法（診断法）　538,547
内視鏡治療　211
内視鏡的胃瘻造設術　242
内視鏡的逆行性膵胆管造影　694,774
内視鏡的逆行性胆管ドレナージ　219,740
内視鏡的狭窄解除術　216
内視鏡的経胃のドレナージ　778
内視鏡的経鼻膵管ドレナージ　219
内視鏡的経鼻胆汁ドレナージ　726,733
内視鏡的経鼻胆道ドレナージ　750
内視鏡的硬化療法　795
内視鏡的止血　573,579
内視鏡的静脈瘤結紮術　881
内視鏡的食道・胃静脈瘤結紮法　214
内視鏡的食道静脈瘤結紮術　796
内視鏡的切除　586,587
内視鏡的切石術　774
内視鏡的超音波検査　551
内視鏡的乳頭括約筋切開術　217,735
内視鏡的乳頭括約筋内圧測定　735
内視鏡的乳頭切開術　217,774
内視鏡的乳頭切除術　742
内視鏡的粘膜下層剥離術　216,559,648
内視鏡的粘膜切除術　214,216,558,559,582,602,619,648
内視鏡的ポリープ切除　619
内出血　59
内臓痛　816
内鼠径ヘルニア　837
内腸骨動脈　657
内皮性血管腫　706

内分泌腫瘍　593
内分泌療法　159
内ヘルニア　831, 840
内瘻術　778
ナトリウム　231
難治性感染症　297

に

二期的閉鎖術　882
肉芽形成　82
肉芽組織　83
肉腫　140
二酸化炭素産生量　247
二次救命処置　308, 311
二次血栓　61
二次口　661
二次孔心房中隔欠損症　439
二次除菌　577
二次性⇨続発性
二次性ショック　92
二次線溶　62
二次治癒　87, 93, 283
二次肺結核　396
2枝病変　478
二重造影像　537
二重造影法　585
24時間連続pH測定法　539, 544
二相性感染　114
日常的手洗い　24
2チャンネル法　558, 559
ニッチ　150
II度凍傷（水疱性凍傷）　107
II度熱傷　100
日本住血吸虫（症）　705
日本臓器移植ネットワーク　169
乳癌　366
乳管拡張症　362
乳管過形成　363
乳癌検診　360
乳管（腺葉）区分切除術　366
乳管造影法　361
乳管内視鏡検査　361
乳管内乳頭腫　366
乳管乳頭腫症　363
乳児痔瘻　876
乳腺　360
乳腺脂肪壊死　363
乳腺症　363
乳腺肉腫　373
乳腺嚢胞　363
乳腺膿瘍　362
乳腺良性腫瘍　365
乳頭　332
乳頭炎　734
乳頭括約筋機能障害　734
乳頭癌　348, 349, 351, 352
乳頭筋機能不全　464, 485
乳頭筋断裂　485
乳頭形成術　770
乳頭腫　546
乳頭状腺癌　584
乳頭腺管癌　367
乳頭部近傍の十二指腸憩室　735
乳び胸　381, 535
乳び尿　535
乳び腹水　535

乳房円状部分切除術　371
乳房温存手術　371
乳房切除術　372
乳房扇状部分切除術　371
乳房痛　364
乳房の左右対称性　11
ニューモシスチス肺炎　188, 398
ニューヨーク心臓協会（NYHA）の分類　258
尿中硫酸抱合型胆汁酸（USBA）測定　725
尿毒症性心膜炎　487
尿嚢腫　893
尿膜管遺残　885
尿膜管嚢腫　885
尿量減少　72
尿路感染　288
尿路変更　682
認知症　298
認定専門医制度　4

ね

熱傷　97, 849, 893
　　——の合併症　106
熱傷ショック　97, 98
熱傷創感染　103
熱湯熱傷　97
熱メス　32, 205
粘液癌　584
粘液産生膵腫瘍　756
粘液産生性の腺癌　676
粘液水腫性昏睡　262
粘液性嚢胞腺腫・腺癌　755
粘液嚢腫　829
粘着マット　21
捻転解除　825
粘表皮癌　401
粘膜下層剥離術　582, 602
粘膜関連リンパ組織　112, 124
粘膜筋板の樹枝状増生　668
粘膜脱症候群　648

の

脳下垂体前葉　264
脳幹死　169
膿胸　287, 382, 856
膿胸関連リンパ腫　384
脳血管障害　291
濃厚血小板　66
濃厚血小板HLA　66
脳死　169
　　——の判定　169
脳死臓器移植法　182
脳死ドナー　171
脳死肺移植　181
嚢腫　
嚢腫型先天性胆道拡張症　879
嚢腫状リンパ管腫　329
嚢状動脈瘤　525
嚢胞　301, 325
嚢胞開窓術　704
嚢胞肝　703
嚢胞状中膜壊死　504
嚢胞状に拡張した胆管像　722
嚢胞性肺疾患　392, 845

嚢胞内乳頭腫　366
ノカルディア症　398
ノルアドレナリン　53, 803

は

%体重変化　249
%通常体重　248, 249
%理想体重　248, 249
ハーモニックスカルペル　31, 204
肺　389
肺移植　180
肺うっ血像（スリガラス様）　444
肺壊疽　395
肺炎桿菌　117
肺過誤腫　398
肺合併症　106, 278
肺化膿症　395
肺癌　400
　　——の組織分類　399
肺換気血流シンチグラム　406
肺肝境界消失　818
肺吸虫症（肺ジストマ症）　380, 398
肺区域　389
肺区域切除　392
肺結核症　261, 396
肺血管造影　406
肺血管閉塞性病変　438
敗血症　56, 78
敗血症性ショック　76, 78
肺高血圧クリーゼ　444
肺高血圧症　435, 445, 447
胚細胞（性）腫瘍　413, 891
肺循環機能　390
肺静脈　389
肺静脈-左房形成術　444
肺真菌症　397
肺水腫　98, 290
胚性幹細胞　150
肺全摘　392
倍増時間　149
肺側胸膜　374
肺塞栓症　406, 534
バイタルサイン　270
胚中心　124
肺動静脈瘻　399
肺動脈　389
肺動脈圧　271
肺動脈狭窄症　448
肺動脈絞扼術　445, 448, 456, 459, 461
肺動脈楔入圧　271
肺動脈塞栓症　290
肺動脈内トンネル作製術　465
肺動脈閉鎖症　452
肺動脈弁　420
肺動脈弁欠損　450
肺動脈弁切開術　453
排尿障害　293, 673, 679, 682
肺膿瘍　395
肺剥皮術　384, 392
バイパス手術　556
肺部分切除　392
ハイブリッド型人工肝　199
ハイブリッド型人工膵臓　200
肺分画症　394, 855
排便機能　659
排便障害（排便異常）　679, 843

肺胞性囊胞　392
肺包虫症（エキノコックス症）　398
バイポーラー型（双極式）電気メス　30, 202
ハイムリック法　311
肺葉　389
肺葉外分画症　395
肺葉性（肺）気腫　393, 856
肺葉切除　392
肺葉内分画症　395
培養皮膚　105
培養皮膚移植　46
肺 Langerhans 細胞組織球症　379
肺良性腫瘍　398
パウチ　607
破壊性甲状腺炎　346
白線ヘルニア　838
拍動性血腫　531
白内障　173
白板症　338
白脾髄　782
挟み打ち造影　738
はさみ（剪刀）　28
橋本病　345
播種　152
播種性血管内凝固症候群　60, 62
破傷風　93, 94, 118, 120
破傷風菌　120
パターナリズム　5, 7
破綻性出血　59
バチ状指　451
発育異常肝　700
発癌　142
発癌母地　545
バッグ・バルブ・マスク　311
白血球除去赤血球　66
白血球増多　109
発症後診断　156
発症前診断　155
ハッソントロッカー　222
発熱　109
発熱性反応　67
馬蹄型痔瘻　662
鳩胸　375
華岡青洲　3
羽ばたき振戦　719
ハプトグロビン　107
パラガングリオーマ　806
針刺し事故　23
針生検　49, 361
バルーン拡張型ステント　197
バルーン心房中隔裂開術　456, 459
バルーンタンポナーデ法　794, 795
バルーン肺動脈弁形成術　449
パルスオキシメータ　278
ハルトマン手術　655
ハロセン　716
反回神経麻痺　353, 359
晩期障害　630
晩期ダンピング症候群　611
半月状線ヘルニア　838
バンコマイシン耐性腸球菌　115
瘢痕　93
瘢痕期　83
瘢痕ケロイド　89
半消化態栄養剤　242, 243
板状硬　12

反対咬合　334
反跳圧痛（反跳性疼痛）　624, 820
反跳脈　436, 437
ハンドル外傷　500, 725
汎発性線維性骨炎　355
汎発性腹膜炎　12, 828

ひ

ヒアルロン酸　697
ヒートプローブ凝固止血法　213
鼻咽頭エアウェイ　311
非開胸食道抜去術　554
非開放性損傷　92, 531, 701
日帰り手術　220
皮下および縦隔気腫　43
皮下出血　92
皮下組織　299
光治療　208
非観血的　4
非観血的整復法　869
非感染性腸疾患　618
非還納性ヘルニア　831
非乾酪性肉芽腫　625, 626
脾機能亢進（症）　790, 881
非機能性副甲状腺囊腫　358
非機能的細胞外液　98, 229, 231
被虐待児症候群　893
非吸収性縫合糸　40
脾血管腫　784
肥厚性幽門狭窄（症）　844, 849, 863
微細石灰化像　368
非歯原性腫瘍　336
脾腫　790
非腫瘤型　529
微小循環の障害　578
非上皮性悪性腫瘍　676
非触知精巣　886
非侵襲的血管造影　823
非浸潤性小葉癌　367
非浸潤性乳管癌　367
ヒスタミン H2 受容体拮抗薬　609
非ステロイド系抗炎症薬　573
ヒストアクリルの静脈瘤内注入療法　214
ビスフォスフォネート製剤　373
脾臓　124, 782
脾臓摘出☞脾摘
尾側膵切除　780
脾損傷　783
肥大型心筋症　489
　　──非閉塞性　489
　　──閉塞性　489
肥大性骨関節症　402
ビタミン　852
　　──B₁₂　612
　　──D　613
非胆汁性嘔吐　842
非直視下交連切開術　466
非直視下弁切開術　448
必要エネルギー測定法　247
必要エネルギー量　245
必要蛋白質（窒素）量測定法　248
非定型的乳房切除術　372
脾摘（出術）　169, 591, 786
脾摘後感染症　787
脾摘後血栓症　787

脾摘後発熱　787
脾動脈塞栓療法　796
脾動脈瘤　784
非特異性後腹膜線維症　828
非特異性食道炎　543
非特異的付着　112
ヒト血漿ハプトグロビン　106
脾囊胞　784
脾膿瘍　784
脾破裂　783
皮膚　299
皮膚移植　189
皮膚癌　305
皮膚蒼白と冷汗　72
皮膚遅延型過敏反応（皮内反応）　251
皮膚軟部組織損傷　327
皮膚縫合　36
皮膚縫合器（ステイプラー）　40
非閉塞性腸梗塞症　622, 623
皮弁　46
非乏尿性腎不全　98
非ポリポーシス遺伝性大腸癌の家系　583
被膜下損傷　700
飛沫感染　20
びまん性甲状腺炎　345
びまん性徐波化　720
病院感染　21
病期　141
病期分類　141
表在拡大性悪性黒色腫　306
表在型食道癌の X 線型　551
表在癌　552
表在性損傷　700
標準的セットアップ（腹腔鏡下胆摘術）　223
標準予防策　26, 122
表情筋　323
瘭疽（ひょうそ）　300
病的反射　14
病的副甲状腺の部位診断　356
皮様囊腫　330
表皮内癌　305
日和見感染　22, 169
平織り　195
微量元素　852
ビリルビンカルシウム石　729
ビリルビン代謝　688
非連続性　625
ピンホール　20
頻脈　73

ふ

不安定狭心症　477, 478
不安～無関心状態　72
部位（熱傷）　99
フィラリア症　535
負荷試験　698
不感蒸泄　272
不完全型　444
不規則抗体の検出　67
腹会陰式直腸切断術　673
腹腔鏡　830
腹腔鏡下胃食道逆流症手術　225
腹腔鏡下胃切除術　225, 604
腹腔鏡下肝切除術　780

腹腔鏡下手術　541,779,836
腹腔鏡下膵切除術　780
腹腔鏡下精巣固定術　886
腹腔鏡下大腸切除術　225
腹腔鏡下胆嚢摘出術　224,731,769,779
腹腔鏡下虫垂切除術　635
腹腔鏡下脾臓摘出術　226
腹腔鏡下副腎摘除術　811
　　──経腹膜到達法　812,813
　　──後腹膜到達法　812,813
腹腔鏡下ヘルニア手術　226
腹腔鏡補助下胃切除　605
腹腔鏡補助下遠位側胃切除術　225
腹腔鏡補助下結腸切除術　226
腹腔鏡補助下高位鎖肛根治術　896
腹腔-静脈シャント　799
腹腔神経節　778
腹腔神経節切除術　779
腹腔神経叢　778
腹腔穿刺　726,830
腹腔動脈疾患　514
腹腔内感染　288
腹腔内出血　893
腹腔内膿瘍　636,828
腹腔内遊離ガス　624,821
副交感神経　658
副甲状腺　354
副甲状腺機能低下症　353,359
副甲状腺疾患　354
副甲状腺嚢腫　359
副甲状腺ホルモン　354
複合膜　194
副子固定法　51
副腎　800
副腎アンドロゲン　803
副腎偶発腫瘍　800,809
副腎腫瘍の画像特徴　810
副腎静脈　800
副腎摘除術　811
副腎動脈　800
副腎皮質刺激ホルモン　264
副腎皮質ステロイド　167
副腎ホルモン　801
腹水　790
　　──の有無　13
副膵管　689
腹痛部位　818
副脾　783
腹部アンギナ　624
腹部外傷　893
腹部全体の緊張亢進　12
腹部全体の膨満　12
腹部大動脈分岐部閉塞症　512
腹部大動脈瘤　506,526
腹部単純X線写真　821
腹部超音波検査　585,660,691
腹部膨満　842
腹部理学的所見　818,825
腹壁　826
　　──の炎症　827
　　──の緊張亢進　12
　　──の先天異常　826
腹壁異常　845
腹壁腫瘍　829
腹壁静脈怒張　12
腹壁吊り上げ法　220

腹壁破裂　882
腹壁瘢痕ヘルニア　838
腹壁ヘルニア　838
腹膜　826
　　──の先天異常　826
腹膜炎　816
腹膜偽粘液腫　829
腹膜刺激症状　632,820
腹膜腫瘍　829
腹膜鞘状突起　832,885
腹膜透析　198
腹膜播種　584
ブジー　540
腐蝕性胃炎　571
腐蝕性食道炎　542
不整脈　259,291,479
不整脈原性右室異形成症　498
不足血液量　77
物理化学的劣化　193
物理的損傷　94
ブドウ球菌　115
ブドウ糖非発酵グラム陰性桿菌　117
部分的脾動脈塞栓術　881
部分肺静脈還流異常症　441
普遍的予防策　25
浮遊肋　374
ブラ　393
フラスコ型　540
プラズマ滅菌　17
プラトーテスト　360,368
フリジア人帽様胆嚢　722
ブリッジ　179
5-フルオロウラシル　158
フルクトース負荷試験　698
ブル法（プッシュ法）　215
フルンケル（面疔）　328
ブレブ　392
ブローアウト骨折　328
プロゲステロン受容体　372
プロスタグランジンE_1　429,431,433,453,460
プロスタグランジンE_2　460
フロセミド立位負荷試験　806
プロタミン　426
プロテアーゼインヒビター　824
プロトンポンプ阻害薬　573,609
分界　104
分界溝　420
吻合可能型　877
吻合部潰瘍　577
吻合不能型　877
分子標的治療薬　158,160,654
分節胃切除術　604
分層植皮（中間層植皮）　45
分泌型IgA　112
分娩外傷　893
噴霧　21
噴門　562
噴門形成術　895
噴門痙攣症　540
噴門側胃切除後再建法　606
噴門側胃切除術　603
分離性チアノーゼ　431,433
分離肺換気　226,898
粉瘤　301,330

へ

平滑筋腫　546,643,669
平滑筋肉腫　641,678
米国外科学会　外傷委員会による患者の選択基準　99
米国疾病管理予防センター　25
閉鎖孔ヘルニア　839
閉鎖式陰圧ドレナージ　49
閉鎖療法　103
閉塞性黄疸　773
閉塞性換気障害　390
閉塞性血栓血管炎　519,520
閉塞性動脈硬化症　520
閉塞性脳血管障害　257
閉塞性肺血管病変　435
閉塞性肺疾患　260
ペーシング　495
ペースメーカ　195,495
ベースン　20
壁細胞　563
壁深達度　552
壁側胸膜　374
壁内浸潤型胆嚢癌　728
壁内転移巣　550
ペクタスバー　375
ヘパリン　63,426
ヘパリン加新鮮血液　65
ペプシノゲン　563
ペプシノゲン法　583
ヘモグロビン酸素解離曲線　237
ヘモグロビン尿　106
ヘラ形の針　40
ヘルニア　831
ヘルパーT細胞　124,133
弁開放制限　470
弁形成術　532
便潜血検査（反応）　618,652
片側小顔面症（第1・第2鰓弓症候群）　333
便中キモトリプシン測定　753
弁付きグラフト　505
片肺移植　181
扁平上皮癌　337,400,675
弁輪拡大手術　428

ほ

防御因子　573
防御反応　52
膀胱外反　882
縫合（三次治癒）　285
縫合糸　35,40
縫合止血　34
縫合糸痕　39,327
縫合針　29,40
縫合操作　88
膀胱ドレナージ法　186
膀胱尿管逆流　846
縫合不全　288,293
縫合法　35
房室結節　421
房室ブロック　495
房室弁奇形　460
房室弁形成術　445
放射線潰瘍　95

放射線化学療法（胃癌）　593
放射線感受性　158
放射線障害　95
放射線照射　168
放射線照射性腸炎　630
放射線治療　158
放射線滅菌　17
放射線療法　157
　　食道癌の――　557
放射能被曝　95
傍神経節腫　806
紡錘型アラカシア　540
紡錘状動脈瘤　525
放線菌症（アクチノミセス症）　398，827
蜂巣炎　119，300
蜂巣炎性虫垂炎　632
包帯法　50
乏尿　73
乏尿性急性腎不全　520
傍腹直筋切開　635
ポートサイト再発　225
ポートワイン血管腫　303，329
保護メガネ　23
母指圧痕像　624
補修輸液　849
補助化学療法（胃癌）　592
補助循環　200
補助人工心臓　201，202
補助療法　158
保存治療　533
保存的郭清術　352
補体　133
補体活性化　113
母体超音波検査　879
母体搬送　841，882
補体抑制分子　191
ボタン電池　894
母斑症　330
ポビドンヨード　18
ポビドンヨードガーグル液　22
ポビドンヨードゲル　22
匍匐性甲状腺炎　344
ホメオスタシス　52，57，264
ポリープ　843，868
ポリグラクチン910　40
ポリグリコール酸　40
ポリディオキサノン系　40
ポリビニールアルコール　40
ポリペクトミー　648
ホルモン療法　159

ま

マーキングクリップ　600
マイクロサージャリー　41
マイクロターゼ　32
マイクロ波凝固装置　32
マイクロ波凝固法　213，711，780
マイクロ波メス　204
巻軸包帯　50
膜型人工肺　194，845
マグネシウム　234
マクロファージ　127
麻酔　255
マスク　23
マスクホールド　311

マスタードガス　97
末梢気道の閉塞　296
末梢血幹細胞移植　188
末梢静脈栄養　240
末梢穿刺型中心静脈カテーテル　44
末梢動脈疾患　517
末梢動脈瘤　526
末端部黒子型悪性黒色腫　306
マットレス縫合　36
マトリックス代謝　84
麻痺性イレウス　13，106，636，637
マムシ　94
丸針　40
慢性胃炎　572
慢性萎縮性胃炎　573
慢性栄養障害　850
慢性炎症　111
慢性拒絶反応　163，173
慢性甲状腺炎　345
慢性持続型潰瘍性大腸炎　627
慢性縦隔炎　409
慢性静脈還流不全症候群　533
慢性腎不全　262
慢性膵炎　751
慢性透析患者の術前管理　262
慢性動脈閉塞　520
慢性乳腺炎　362
慢性膿胸　383
慢性表層性胃炎　572
慢性腹膜炎　828
マンモグラフィ　361
マンモトーム　362

み

ミオグロビン結晶　520
ミオグロビン尿　107
ミキサー食　240
ミコフェノール酸モフェチル　178
未熟児動脈管開存症　436
水欠乏型脱水　230
水中毒　230，847
水負荷テスト　106
ミスマッチ修復遺伝子異常　146
未分化癌　348，349，352
耳　10
脈なし病　511
脈拍の頻数微弱　72
味蕾　332

む

無胃性貧血　612
無気肺　289，296
無菌室　188
無菌性骨壊死　173
無菌性保証レベル　15
無菌法　15
ムコール症　398
無作為試験　483
無症候性保菌者　23
無症状胆石　728
無神経節腸管　873
無石胆嚢炎　727
無痛性甲状腺炎　345
無脾症　783
ムピロシン　22

無脈性心室頻拍　314
無脈性電気活動　314

め

迷走神経　563
迷入甲状腺腫　416
迷入膵　743
メコニウムイレウス　867
メコニウム病　867
メコリール反応陽性　540
メス　28
メチオニン　717
メチシリン耐性黄色ブドウ球菌　115，274
滅菌不全　16
滅菌法　15
メモリーT細胞　125，133
メラニン色素　871
メラノサイト　305
メリヤス編み　195
免疫　123
免疫遺伝子治療　161
免疫学的寛容　166
免疫学的便潜血反応　618
免疫グロブリン　127
免疫原性疾患　137
免疫能　250
免疫不全症候群　137
免疫抑制薬　136，167，172，187
免疫抑制療法　136
免疫療法　161
綿花様陰影　707

も

盲管症候群　645
毛細血管性血管腫　669，706
網状うっ血青斑　525
毛巣洞　302，664
盲腸　616
盲嚢症候群　293
毛髪胃石　571
網膜芽細胞腫　144
モスキート鉗子　29
モノクローナル抗体医薬　158
モノポーラー（単極式）電気メス　30，202
問診　818
問診法　8
問題リスト　9
モンドール病　363
門脈　787
門脈圧減圧手術後肝性脳症　791
門脈圧亢進症　788，878，880
門脈圧測定法　793
門脈合併切除　738
門脈系　787
門脈血行性感染説　732
門脈減圧手術　796
門脈造影　697，793
門脈腸管ドレナージ法　187
門脈内ガス　823
門脈内腫瘍閉塞　711

や

薬剤散布止血法　213
薬剤性大腸炎　630, 631
薬剤噴霧止血法　213
薬物局注止血法　211, 214
薬物性肝障害　292
薬物負荷試験　698
山田-福富の分類　580

ゆ

有棘細胞癌　305, 331
有棘層　299
有茎植皮　104
有茎皮弁　46
有茎皮（膚）弁移植　46, 189, 664
疣贅　303
優性遺伝　871
優性遺伝性疾患　668
優性癌遺伝子　143
遊走胆嚢　721
遊走脾　783
誘導性多能性幹細胞　150
幽門　562
幽門温存胃切除術　604
幽門筋切開術　863, 895
幽門側胃切除後再建法　591, 605
幽門側胃切除術　603
幽門閉鎖症　864
幽門保存胃切除　592
幽門輪温存膵頭十二指腸切除術　776
遊離植皮　104
遊離皮膚移植　189
遊離皮弁　46
遊離皮弁植皮　104
輸液経路　315
輸血　65
　　──の実施　67
　　──の副作用　67
輸血後移植片対宿主病　68
輸血後肝炎　68, 292
癒着性イレウス　638
癒着剥離術　226
輸入脚症候群　293, 605

よ

癰（よう）　119, 300
陽圧気胸　898
溶血性反応　67
溶血性貧血　785
用手予備洗浄　21
葉状腫瘍　365
羊水過多　867
妖精様顔貌　428
容積脈波計　501
腰ヘルニア　838
容量受容体　230

容量調節系　230
腰肋三角　386
ヨード染色法（ルゴール染色法）　537
ヨードチンキ　18
杙創　92
予後推定栄養指数　251
予備能（ホメオスタシスの効率）　57
予防衣　23
予防的ドレーン　48

ら

ラウス肉腫ウイルス　142
ラジオ波手術装置　32
ラジオ波焼灼療法　711, 716, 780
ラ島移植　185, 187
ラリンゲアルマスク・エアウェイ　312
卵円窩　420
卵円窩欠損　439
卵円孔開存　439
卵円孔早期閉鎖　429
卵黄腸管　620
卵黄嚢癌　891
卵巣滑脱ヘルニア　885

り

リガシュアー　31
力価　23
リキャップ　23
裏急後重　670
リソゾーム顆粒　114
リチウム電池　894
利尿期　98
理髪師　3
リピオドールCT　711
リポポリサッカライド　118
隆起性皮膚線維肉腫　307
流注膿瘍　120
両心バイパス法　427
両心補助　201
良性腫瘍　140
良性胆道狭窄　726
良性リンパ濾胞性ポリープ　670
両側肺動脈バンディング術　430
両大血管右室起始症　459
両肺移植　181
緑内障　173
緑膿菌　22, 116, 117
輪郭線　32
輪状甲状間膜穿刺・切開　43
輪状膵　742, 865
輪状ひだ　615
臨床病期　280
リンパ管炎　119
リンパ管疾患　534
リンパ管腫　303, 329, 548, 669, 892
リンパ管損傷　535

リンパ管やリンパ節と静脈との吻合法　534
リンパ球　123
リンパ球混合免疫反応　166
リンパ行性転移　152
リンパ腫　576
リンパ節　124
リンパ節炎　119, 328
リンパ節郭清　604, 655
リンパ節転移度　552, 553, 602
リンパ洞　124
リンパ浮腫　534
リンパ脈管筋腫症　379
リンパ漏　535

る

類基底細胞癌　675
類洞　787
類皮嚢胞　302
類表（上）皮嚢胞　301
ループ利尿薬　281

れ

冷却心停止法　426
冷凍メス　32
レーザー　207
レーザー内視鏡　207
レーザーメス　32, 207
レート応答型ペースメーカ　496
レジオネラ　22
レシピエント　163, 170
レシピエントコーディネーター　170
レシピエント心　491
裂肛　664, 876
　　──の三主徴　664
裂孔脚　860
裂創　92
レトロウイルス　190
レニン-アンジオテンシン-アルドステロン軸　802
連合弁膜症　474
連続性（血管）雑音　439, 530
連続埋没縫合　36
連続マットレス縫合　36

ろ

老化　295
瘻管摘出　662
労作狭心症　478, 479
漏出性出血　59
漏斗胸　375
濾過滅菌　17
ロゼット様構造　593
肋骨侵食像　431
濾胞癌　348, 349, 352
ロボティクス　209
ロングチューブ挿入法　617

欧文索引

A

α受容体刺激作用　803
α-fetoprotein（AFP）　413
A型胃炎　593
A（α）細胞　691
AAA（abdominal aortic aneurysm）　506
abdominal angina　624
abdominal aortic aneurysm（AAA）　506
abdominal injury　893
abdomino-perineal resection　673
abdomino-perineal resection of the rectum（APR）　682
aberrant mediastinal goiter　416
aberrant pancreas　743
ABO血液型不適合　166
　──間での移植　173
ABO式血液型　66
abrupt narrowing　858
AC（arm circumference）　248
accessory spleen　783
ACD（acid-citrate-dextrose）　65
ACE（angiotensin converting enzyme）　802
ACE阻害薬　175
achalasia　539
acoustic shadow　692,728
acquired immune response　163
acquired immunodeficiency syndrome（AIDS）　138
acrocyanosis　525
ACTH　264,801,803
ACTH依存性Cushing症候群　804
ACTH刺激試験　263
ACTH非依存性Cushing症候群　804
actinomycosis　398
activities of daily life（ADL）　256
acute abdomen　816
acute appendicitis　872
acute arterial obstruction　517
acute arterial thrombosis　518
acute corrosive gastritis　571
acute gastric dilatation　294,568
acute gastric mucosal lesion（AGML）　571,578
acute gastritis　571
acute hemorrhagic colitis　631
acute mastitis　362
acute mediastinitis　408
acute obstructive suppurative cholangitis　731,732
acute pancreatitis　746
acute peritonitis　827

acute purulent mastitis　362
acute scrotum　887
acute suppurative thyroiditis　343
Adams-Stokes症候群　495
adenocarcinoma　400
adenoid cystic carcinoma　401
adenoma　140,346,647,666
adenoma-carcinoma sequence　147,652,666,670
adenomatous goiter　346
adenomyomatosis　735
adenosquamous carcinoma　401
ADH（antidiuretic hormone）　53,54,230,264
ADL（activities of daily life）　256,298
adult type　464
advanced life support（ALS）　308
AED（automated external defibrillator）　206,308,310
afferent loop syndrome　293
AFP（α-fetoprotein）　413,697,710,890,891
afterload　422
AGML（acute gastric mucosal lesion）　571,578
AHA（American Heart Association）　308
AHA分類　481
AIDS（acquired immunodeficiency syndrome）　68,95,138
AIDSウイルス（HIV）　22
airway　309
Alagille症候群　877
Albert-Lembert吻合（法）　37,644
aldosterone-producing adenoma（APA）　805
Allenテスト　501
allergy　138
Allison Johnstone's anomaly　545
allograft　104
ALS（advanced life support）　308,311
Altman Ⅰ～Ⅳ型　891
alveolar cyst　392
Ambroise Paré　3
AMC（arm muscle circumference）　248
amebic liver abscess　702
amelanotic type　677
ameloblastoma　336
anacrotic notch　470
anal fissure　664,876
anal levator muscle　659
anal mucosal prolape　876
anal transplantation（Potts法）　876
anaphylactic shock　76

aneurysm　525
aneurysmal bone cyst　377
angiocardiography　424
angiotensin converting enzyme（ACE）　802
angulus　562
anisakis　572
Ankle Brachial Pressure Index（ABPI）　521
ankle pressure　501
ankle pressure index（API）　501
annular pancreas　742
anomalies　721
anomalous origin of the left coronary artery from the pulmonary artery　464
anorectal malformation（imperforate anus）　874
anterior mediastinum　408
anterolateral thoracotomy　391,426
antidiuretic hormone（ADH）　230
antigen presenting cell（APC）　124,164
antiseptics　17
anus　658
aortic aneurysm　503
aortic dissection　507
aortic hiatus　386
aortic regurgitation（AR）　470
aortic septal defect　436
aortic stenosis（AS）　469
aortic valve　421
aortic valve replacement　470
aortitis syndrome　511
aorto-caval fistula　506
aortopelvic lymph node dissection　682
APA（aldosterone-producing adenoma）　805
APC（antigen presenting cell）　124
APC（argon plasma coagulation）　213
APC遺伝子　144,146,649,650
Apert症候群　327
API（ankle pressure index）　501
aplasia　721
apple-core sign　619,653,660,670
apple peel型　866
AR（aortic regurgitation）　470
arginine vasopressin（AVP）　801
argon plasma coagulation（APC）　213
arm circumference（AC）　248
arm muscle circumference（AMC）　248
arrhythmia　291

arrhythmogenic right ventricular dysplasia 498
"art" and "science" of surgery 5
arterial embolism 517
arterial switch operation 456
arteriomesenteric occlusion of the duodenum 569
arteriosclerosis obliterans (ASO) 520
arteriovenous fistula 529
arteriovenous malformation 329
artificial anus 683
Artzの基準 99,100
AS (aortic stenosis) 469
asanguin 4
ascending colon 616
ascites 790
ASD (atrial septal defect) 439
asepsis, aseptic technique 15
ASO (arteriosclerosis obliterans) 520
aspergillosis 397
asplenia 783
assisted circulation 200
Asystole 314
atelectasis 289
atheroembolism 517
atheroma 301,330
Atraumatic 38
atresia of esophagus 857
atrial fibrillation 499
atrial septal defect (ASD) 439
atrialized ventricle 461
atrioventricular block 495
atrioventricular node 421
attenuated FAP (AFAP) 649
atypical ductal hyperplasia 364
atypical epithelial hyperplasia 363
Auerbach 神経叢 540
Austin Flint 雑音 472
autlogus blood transfusion 69
autograft 104
autoimmune disease 139
automated external defibrillator (AED) 206,308
autosuture 38
autotransfusion 69
AVP (arginine vasopressin) 801
axillary thoracotomy 391

B

β遮断薬 175
β受容体刺激 803
β-HCG 891
B型肝炎 68
B型肝炎ウイルス 22,708
B (β) 細胞 127,691
bacterial translocation (BT) 102,119,241,852
Bacteroides fragilis group 118
balance study 229
balloon atrioseptostomy (BAS) 429,456
balloon pulmonary valvuloplasty 449
BALT (bronchus associated lymphoid tissue) 124

bandage 50
Barber surgeon 3
bariumenema 660
Barlow 病 467
barotrauma 279
Barrett 食道 544,545
Barrett 食道潰瘍 544
BAS (balloon atrioseptostomy) 429,457,459
basal cell carcinoma (BCC) 305,331
basal energy expenditure (BEE) 247
basaloid carcinoma 675
base excess (BE) 238,282
Basedow 病 342
basic life support (BLS) 308
basophils 128
Bassini 法 835
battered child syndrome 893
Baxter 法 (Parkland 公式) 101,102
BCC (basal cell carcinoma) 331
BCM (biochemical modulation) 159
beak sign 863
BE (base excess) 238,282
Beckwith-Wiedemann 症候群 882
BEE (basal energy expenditure) 247
benign biliary stricture 726
benign lymphoid polyp 670
benign tumor of the gallbladder 735
benign tumor of the lung 398
Bentall 手術 505
bFGF 149
BIA (bioelectorical impedance analysis) 251
Bianchi 法 863
Bi-Caval 法 178
bilateral en bloc-transplantation 181
bilateral sequential lung transplantation 181
bile duct resection 772
bile fistula 780
bile peritonitis 827
biliary atresia 877
biliary decompression 773
biliary reconstruction 772
billiary tract infection 287
Billroth 601
——Ⅰ法 591,605
——Ⅱ法 592,605
biochemical modulation (BCM) 159
bioelectorical impedance analysis (BIA) 251
biological dressings 105
biopsy 49,565
birth injury 893
Blalock-Hanlon 手術 456
Blalock-Taussig 短絡術 452,456,461
Bland-White-Garland (BWG) 症候群 464
bleb 392,856
bleeding 59
blind loop syndrome 293,645
Blocker 99
blood cardioplegia 427
blood components 65

blood cyst 302
blood group test 66
blood transfusion 65
blow-out 型 485
blowout fracture 328
BLS (basic life support) 308
blue toe syndrome 517
Blumberg 徴候 13,624,632,820,827
BMI (body mass index) 249
BMPR1A 651
board like rigidity 12
Bochdalek hernia 387,859,897
Bochdalek 孔 386
body substance isolation (BSI) 25
Boerhaave 症候群 408,409
Boley 法 874
bone marrow 123
Borchard の三徴 569
Borrmann 分類 583
bounding pulse 436,437
Bourneville-Pringle 母斑症 330
bowel obstruction 636
Bowen 病 305
box-like 型 444
bradycardia-tachycardia syndrome 495
BRAF 遺伝子 651
brain death 169
Braun 腫瘤 828
BRCA1 遺伝子 146,369
BRCA2 遺伝子 146,369
breast abscess 362
breast cancer 366
breast conserving surgery 371
breast cyst 363
breast sarcoma 373
breathing 309
bridging folds 596
BRM (biological response modifier) 161
BRM 療法 137
Brockenbrough 現象 492
Brock 手術 449,452
bronchiectasis 395
bronchogenic cyst 392,416
bronchus associated lymphoid tissue (BALT) 124
Brunner 腺腫 597
BT (bacterial translocation) 852
Budd-Chiari 症候群 516
Buerger テスト 501
Buerger 病 519,520
bulla 393,856
bull's eye 480,660,715
buried suture 36
burn 97,893
burn index 99
burn wound sepsis 103
BVAD 201

C

C型肝炎 68
C型肝炎ウイルス 22,708
c-kit 遺伝子 607
c-onc (cellular oncogene) 142
C-reactive protein (CRP) 109

CA15-3　369
CA19-9　653, 661, 697
Ca 吸収　613
Ca 吸収障害　613
CABG　259
CAD（coronary artery disease）　476
café au lait spot　330, 650
CAG（coronary angiography）　480
calcifying epithelioma　330
Cag A　576
Calcineurin（CNR）阻害薬　167
caliber change　843
caloric homeostasis　55
Calot の三角　687, 726
cancer family syndrome　144
cancer of the ampulla　740
cancer originated from anal fistula　676
cancer originated from anal gland　676
candidiasis　397
Cantlie 線（Cantlie line）　685, 768
Cantrell 五徴　882
CAPD（continuous ambulatory PD）　199
capillary hemangioma　669, 706
caput medusae　791
carbuncle　119, 300
carcinoembryonic antigen（CEA）　653
carcinoid　673
carcinoid tumors　401
carcinoma　140
carcinoma in adenoma　647
carcinoma of the hepatic hilus　767
cardia　562
cardiac catheterization　424
cardiac contusion　500
cardiac function curve　422
cardiac index（CI）　271, 422
cardiac injury　500
cardiac myxoma　493
cardiac output（CO）　271, 422
cardiac rupture　500
cardiogenic shock　75
cardiopulmonary bypass　426
cardiopulmonary resuscitation（CPR）　308
cardioversion　205
Carey-Coombs 雑音　465, 467
Carpentier　474
Carpentier ring　469
Carpentier 法　461, 463
CARS（compensatory anti-inflammatory response syndrome）　818
Casoni 反応　705
Castleman リンパ腫　416
catarrhal appendicitis　632
cavernous hemangioma　303, 329, 669
cavernous hemangioma of the liver　706
cavernous transformation　789, 881
CAVH（continuous arterio-venous hemofiltration）　198
cavitron ultrasonic surgical aspirator（CUSA）　31, 206

CBA（congenital biliary atresia）　725
CCAM（congenital cystic adenomatoid malformation）　855
CCC（cholangio cellular carcinoma）　713
CD11/CD18　130
CD14　79
CD28　130
CD40　131
CD40L　131
CD44　131
CD62L　131
CD80/CD86　130
CDC（Centers for Disease Control and Prevention）　25
CDDP（cis-diamminedichloro-platinum）　558
CEA（carcinoembryonic antigen）　369, 653, 661, 670, 695
cecum　616
celiac ganglionectomy　779
Cell Saver　71
cellular oncogene（c-onc）　142
Centers for Disease Control and Prevention（CDC）　25
central venous pressure（CVP）　74, 271
Charcot 三徴　287, 732
Charles 手術　534
CHDF（continuous hemodiafiltration）　81, 198
chemical injury　94
chemical sterilants　17
chest compression　309
chest injury　377
chest radiography　423
chest wall　374
CHF（continuous hemofiltration）　81, 198
chief complaint　9
child abuse　893
Child 分類　261, 280
Child-Pugh 分類　280, 697
cholangio cellular carcinoma（CCC）　713
cholangiography
　　3D-CT──　696
cholangio hepatoma　714
cholangiocarcinoma　738
cholangiocellular carcinoma　767
cholecystectomy　769
cholecystitis　727
choledochoduodenostomy　772
choledochojejunostomy　771
choledocholithiasis　769
choledochoscopic lithotomy　774
choledochotomy　769
cholelithiasis　728
chronic arterial occlusion　520
chronic atrophic gastritis　573
chronic empyema thoracis　383
chronic gastritis　572
chronic mastitis　362
chronic mediastinitis　409
chronic pancreatitis　751
chronic peritonitis　828
chronic superficial gastritis　572

chronic thyroiditis　345
Chvostek 徴候　234
chylothorax　381, 535
chylous ascites　535
chyluria　535
CI（cardiac index）　271
Ciclosporin（CsA）　167
cilostazol　522
cis-platin　557
citrate toxicity　69
clamps　28
clamshell incision　181
cleft lip　326
cleft lip and palate　326
clinical path　10
clonorchiasis　705
Clonorchis sinensis　705
closed mitral commissurotomy（CMC）　466
Clostridium
　　──difficile　118, 631
　　──perfingens　118
　　──tetani　118
CMC（closed mitral commissurotomy）　466
CO（cardiac output）　271
coagulating shears（CS）　204
coagulation defects　69
coarctation of the aorta　430
　　──adult type　430
　　──infantile type　430
　　──postductal type　430
　　──preductal type　430
cobblestone　625
cobblestone appearance　625
coffee beans sign　821
coil up sign　843
coil-up　857
coin lesion　398
cold cardioplegia　426
cold, clammy and pale skin　72
colloid osmotic pressure　229
colon　616
colon cut-off sign　748
colon preparation　252
colonic polyp　646
colonofiberscopy　660
colostomy　683
combined valvular disease　474
common bile duct　770
common channel theory　747
common wart　303
compensatory anti-inflammatory response syndrome（CARS）　818
complement　133
complement-dependent cytotoxicity assay　166
complete transposition of great arteries　454
composite graft　505
compound membrane　194
compronized host　22
computed tomography（CT）　390
concentrated red cells（CRC）　65
concordant 異種移植　190
congenital aortic stenosis　427
congenital biliary atresia（CBA）　725

congenital biliary dilatation　772,878
congenital choledochal dilatation　722
congenital coronary artery fistula　463
congenital cyst　754
congenital cyst lung　854
congenital cystic adenomatoid malformation（CCAM）　855
congenital duodenal obstruction　865
congenital intestinal atresia　866
congenital intestinal stenosis　866
congenital stenosis of esophagus　858
constrictive pericarditis　488
continuous ambulatory PD（CAPD）　199
continuous arterio-venous hemofiltration（CAVH）　198
continuous buried suture　36
continuous hemodiafiltration（CHDF）　81,198
continuous hemofiltration（CHF）　81,198
continuous mattress suture　36
continuous murmur　439
contraction　84
control of hemorrhage　33
contused wound　92
Cooper 剪刀　28
Cooper 提乳靱帯　360,368
cor triatriatum　442
core needle biopsy　49,361
coronary angiography（CAG）　424,480
coronary artery　421
coronary artery disease（CAD）　476
coronary sinus defect　439
coronary steal 現象　463
corrected transposition of great arteries　458
Corrigan 脈　472
corrosive esophagitis　542
corticotropin-releasing hormone（factor）〔CRH（F）〕　801
cotton wool-like pooling　707
Couinaud の分類　686
Courvoisier 徴候　13,738
Cowden 病　651
CPR（cardiopulmonary resuscitation）　308
cranio-caudal migration　872
craniofacial surgery　327
CRC（concentrated red cells）　65
creeping thyroiditis　344
CRF（corticotropin releasing factor）　264
CRH（F）〔corticotropin-releasing hormone（factor）〕　801
criptococcosis　398
Crohn 病　625,634,656
Cronkhite-Canada 症候群　651
cross matching test　67
Crouzon 病　327
CRP（C-reactive protein）　109
crush syndrome　93
Cruveilhier-Baumgarten 症候群　13,791
crux cordis　420

cryosurgery　205
crypt abscess　628
crystalloid cardioplegia　427
CSF　131
CT（computed tomography）　361,390,585
CT attenuation value　807
CTL（cytotoxic T lymphocyte）　124
CTL 療法　137
curative operation　157
Curling ulcer　98,106,578
Curreri の公式　102
CUSA（cavitron ultrasonic surgical aspirator）　31,206
Cushing 症候群　803
Cushing 病　804
Cushing ulcer　578
cut back 法　876
cut off sign　569
cut wound　92
CVA tenderness　818
CVP（central venous pressure）　74,271
cyclic TPN　852
cyst　301,547
cystic fibrosis　867
cystic hygroma　329
cystic medial necrosis　504
cytology　565
cytotoxic T lymphocyte（CTL）　124
Czerny-Lembert 法　37

D

D 細胞　691
D1 郭清　604
D1＋郭清　604
D2 郭清　604
D-dimer　846
Darling 分類　443
data base　9
day surgery　220
DB（deep burn）　100
DC shock　205
DCF 療法　558
DCM（dilated cardiomyopathy）　489
DDB（deep dermal burn）　100
DDD ペースメーカ　496
DDR（diastolic descent rate）　466
de novo cancer　666
de novo 説　670
de Quervain thyroiditis　344
DeBakey 分類　508,526
débridement　87,93,104
decortication　392
decubitus　301
deep burn（DB）　100
deep dermal burn（DDB）　100
deep vein thrombophlebitis　291
deep vein thrombosis　533
défence musculaire　12,624,632,827
defibrillation　205
Delaney 分類　523
delayed appendectomy　635
delayed primary closure　93
delayed primary healing　87
dendritic cell　127

dense membrane　194
Denver シャント　799
dermatofibrosarcoma protuberance　307
dermoid cyst　302
dermostitch　40
descending colon　616
descending necrotizing mediastinitis　408
desmoid　829
DeVega 法　474
DHEA　801,803
diabetic coma　229
diagnostic peritoneal lavage（DPL）　824
diamond type　470
diaphragm　386
diaphragmatic hernia　386
diastolic descent rate（DDR）　466
diastolic rumble　466
DIC（disseminated intravascular coagulation）　60,62,63,73,862
DIC-CT　730
differential cyanosis　431,433
diffuse polycystic disease　703
diffusion　390
DiGeorge 症候群　433
digital examination　659
dilated cardiomyopathy（DCM）　489
dimpling sign　11,360,368
dip and plateau　489
direct aortic reimplantation　465
direct recognition　165
discharge summary　10
discordant ventriculo-arterial connection　454
discordant 異種移植　190
discrete type stenosis　428
disinfectants　17
dissecting aneurysm　525
dissemination　152
distal pancreatectomy（DP）　763,775,780
diverticular disease of the colon　621
diverticulum of gallbladder　722
DNA replication error（RER）　147
Domagk　3
dominant oncogene　143
doming　466,470
DORV（double outlet of right ventricle）　459
Doty 手術　429
double aortic arch　434
double barreled colostomy　684
double bubble sign　569,843,865
double density　466
double outlet of right ventricle（DORV）　459
double stapler technique（DST）　681
double switch 手術　459
double tract　606,863
double vessel disease（DVD）　478
doubling time　149
doughnut's sign　863
Douglas 窩膿瘍　288,828
Down 症候群　444,865
DP（distal pancreatectomy）　763

DPL（diagnostic peritoneal lavage）824
drain　48
drainage　48
drug-induced colitis　631
dry wound healing　89
DSA 法　501
duct papillomatosis　363
ductal carcinoma *in situ*（DCIS）367
ductal hyperplasia　363
ductal shock　430
Duhamel 法　874
dumbbell type　415
duodenal diverticulum　568
duodenal ulcer　575,864
DUPAN-2　697
Duplex scanning　521
duplication　721
duplication of the alimentary tract　870
duplication of the gallbladder　721
Duran ring 縫着　469
Duroziez 徴候　472
DuVal 手術　777
DVD（double vessel disease）478
DVI　496
dysplasia　140,581,628

E

EB（epidermal burn）100
Ebstein anomaly　461
ECD（endocardial cushon defect）439,444
Echinococcus
　――*granulosus*　704
　――*multilocularis*　704
echinococcosis of the liver　704
ECMO（extracorporeal membrane oxygenation）427,846,860
ectopic varices　789
ECUM（extracorporeal ultrafiltration method）198
ED（elemental diet）242
Edwards と Burchell の分類　460
EEMR 法　559
EF（ejection fraction）481
effusive pericarditis　487
EGF（epidermal growth factor）148
EHL（electrohydraulic lithotriptor）775
Ehlers-Danlos 症候群　525
EIC（endoscopic injection sclerotherapy）881
eight-of-figure 像　444
Eisenmenger 症候群　436,446,447
ejection fraction（EF）481
ejection murmur　470
electric injury　107
electrocardiography　423
electrohydraulic lithotriptor（EHL）775
elemental diet（ED）240,242,626,850
Ellis-van Creveld 症候群　446
embolectomy　503
embryonic stem cell（ES 細胞）150

emphysema of the pulmonary lobe　856
emphysematous cholecystitis　727
emphysematous cyst　392
empyema　856
empyema thoracis　382
EMR（endoscopic mucosal resection）216,559,587,602,619
EMRC 法　559
EMT（epithelial mesenchymal transition）151
ENBD　726,733
endocardial cushon defect（ECD）439,444
endocardial fibroelastosis　428
endocardial mapping　498
endocardial resection procedure（ERP）499
endogenous infection　22
endorectal pull-through　897
endoscopic injection sclerotherapy（EIC）881
endoscopic lithotomy　774
endoscopic mucosal resection（EMR）216,559,587,602,619,648
endoscopic papillotomy（EPT）774
endoscopic polypectomy　619
endoscopic retrograde cholangiopancreatography（ERCP）694
endoscopic submucosal dissection（ESD）559,587,602,648
endoscopic transgastric drainage　778
endoscopic ultrasonography（EUS）538,564,585,697
endoscopic variceal ligation（EVL）796,881
endoscopy　564
endothelin receptor B（EDNRB）遺伝子　872
endothelin-3（EDN-3）遺伝子　873
endovascular intervention　522
ENPD　219
EnSeal　31
Entamoeba histolytica　702
enteral nutrition（EN）283,626
Enterobacter　117
enterogenic cyst　418
enterohepatic circulation　615
eosinophils　128
epicardial mapping　498
epidermal burn（EB）100
epidermal cyst　330
epidermal growth factor（EGF）148
epidermal inclusion cyst　301
epidermolysis bullosa pyloric atresia syndrome　864
epigastric hernia　838
epiphrenic diverticulum　539
epithelial benign tumor　666
epithelial malignant tumor　670
epithelial mesenchymal transition（EMT）151
EPT（endoscopic papillotomy）774
ePTFE　196
ERBD　219,740
ERCP（endoscopic retrograde cholan-

giopancreatography）694,774,843,879
erythema palmaris　788
erythromeralgia　525
ES 細胞（embryonic stem cell）150
ESBL（extended broad-spectrum β-lactamase）116
Escherichia coli　116
ESD（endoscopic submucosal dissection）216,559,587,602
Esmarch の止血帯　35
esophageal carcinoma　548
esophageal cyst　418
esophageal diverticulum　418,539
esophageal foreign body　543
esophageal hiatus　386
esophageal ulcer　543
esophagitis　543
ESP（evoked spinal cord potentials）506
EST（endoscopic sphincterotomy）217,733
ESWL（extracorporeal shock wave lithotripsy）208,753
ethylene oxide　16
EUS（endoscopic ultrasonography）538,564,585,697,742
Evans-Brook 法（公式）101,102
eventration of diaphragm　388
EVL（endoscopic variceal ligation）796,881
evoked spinal cord potentials（ESP）506
Ewing 肉腫　377
excisional biopsy　362
excoriation　92
exogenous infection　22
extended broad-spectrum β-lactamase（ESBL）116
extended right hepatectomy　768
external bleeding　59
external continuous suture　36
external drainage　778
external hernia　831
external inguinal hernia　833
extraanatomical bypass　513
extracellular fluid　228
extracorporeal circulation　193
extracorporeal membrane oxygenation（ECMO）427,845
extracorporeal shock wave lithotripsy（ESWL）208,753
extracorporeal ultrafiltration method（ECUM）198
extrasanguin　4,5
extrinsic factor　537
exudative or destructive phase　82

F

facial cleft　326
facies mitralis　465
falciform ligament　768
Fallot 四徴症　449
false aneurysm　504
familial adenomatous polyposis（FAP）649

familial cancer 144
familial polyposis 871
familial polyposis coli (FPC) 146
family history 8
FAP (familial adenomatous polyposis) 649
FAP 療法 558
fat embolism 291
fat necrosis 363
FDP 846
Fe-Na テスト 106
Ferguson 法 834
fever reactions 67
FFP (fresh frozen plasma) 66
FGF (fibroblast growth factor) 148
fibroadenoma 365
fibroblast 83
fibroblast growth factor (FGF) 148
fibrocystic disease 363
fibroma 140, 304, 548
fibromuscular dysplasia 513
fibrosing mediastinitis 409
fibrous dysplasia 377
fine needle aspiration biopsy cytology 49, 361
fire burn 97
fistula in ano 876
fixation 50
Fizgerald 分類 526
FK-506 136, 167
flail chest 378
flame burn 97
flap 46
Fleming 3
Fletcher 分類 608
FNA 369
FNH (focal nodular hyperplasia) 706
focal nodular hyperplasia (FNH) 706
Fogarty カテーテル 518
Fontaine 分類 521
Fontan 手術 429, 448, 460, 461
football sign 843, 862
foramen venae cavae 386
forceps 28
Forrester 分類 77
Forrest の分類 579
fossa ovalis 420
fossa ovalis defect 439
Fowler 位 283
FP 療法 558
FPC (familial polyposis coli) 146
free air 862
free flap 46
fresh frozen plasma (FFP) 66
frostbite 106
fruncle 119
5-FU 158
fulminant hepatitis 716
functional dyspepsia 572
functional residual capacity (FRC) 283
funnel chest 375
furuncle 300, 328
furunculosis 300

G

G-CSF 110
gallbladder 721
gallbladder cancer 737
gallbladder carcinoma 767
GALT (gut-associated lymphoid tissue) 112, 124
Gambee 法 37
ganglion 302
gangrenous appendicitis 632
Ganz-三輪法 877
Gardner 症候群 650
gas gangrene 120
gas-broat syndrome 896
gassless abdomen 870
gastric diverticulum 568
gastric perforation 862
gastric phlegmon 571
gastric ptosis 569
gastric ulcer 573, 864
gastric volvulus 569
gastrin cell 563
gastrinoma 766
gastritis 571
gastroesophageal reflux disease (GERD) 860
gastroesophageal reflux (GER) 538
gastrointestinal stromal tumor (GIST) 595, 642
gastropexy 569
gastroschisis 882
GCS (Glasgow coma scale) 317
gene amplification 143
gene rearrangement 143
general hypothermia 426
GER 誘発試験 538
GERD (gastroesophageal reflux disease) 860
germ cell tumor 413, 891
germinal center 124
Gerota's fascia 811
GH (growth hormone) 264
GI 療法 717
giant bulla 393
Girard 法 540
GIST (gastrointestinal stromal tumor) 595, 607, 641, 643
Glasgow coma scale (GCS) 317, 318
Glenn 手術 429, 461
gliomatosis peritonei 892
glioma 系 650
glomus tumor 304
glucagonoma 766
Goldsmith の大網利用法 534
Goligher の分類 663
Goodsall の法則 662
goose neck sign 445
graft disease 484
graft versus host disease (GVHD) 68, 188
graft versus host reaction (GVHR) 68, 166
grafting 503
Graham Steell 雑音 446
granular cell tumor 547

granulation tissue 83
granulocyte 128
Greenwold I 型 452
Greenwold II 型 452
Gross の分類 857
Grynfelt-Lesshaft triangle 838
gunshot wound 92
gut-associated lymphoid tissue (GALT) 112, 124
GVHD (graft versus host disease) 68, 188, 230
GVHR (graft versus host reaction) 68, 166
gynecomastia 365

H

H_2 ブロッカー 573
H-*ras* 143
Haken 30
halothane 716
Halothane 肝炎 292
Handley の lymphoangioplasty 534
Hardy 手術 (法) 461, 463
harmonic scalpel (HS) 204
Harris-Benedict の公式 102, 247
Hassab 手術 798
HBIG (hepatitis B immune globulin) 23
HBV 22, 713
HCC (hepatocellular carcinoma) 708
HCG-β 413
HCM (hypertrophic cardiomyopathy) 489
HCO_3^- 237
HCV 22, 713
HD (hemodialysis) 198
HDF (hemodiafiltration) 198
healthcare-associated infection (HAI) 25
heart block 495
heart lung machine 193
heat chemosensitization 208
heat radiosensitization 208
heel drop test 821
Hegar 型持針器 29, 40
Heimlich 法 311
Helicobacter pylori 572, 576, 581, 594
── 感染 582
── 除菌 576, 577, 595
Heller-Dor 法 540
Heller 法 540
hemangioendothelioma 706
hemangioma 303, 548, 669, 892
hemangioma of the liver 706
hemangioma of the spleen 784
hemangioma simplex 329
hematogenous metastasis 152
hemifacial microsomia 333, 334
hemodiafiltration (HDF) 198
hemodialysis (HD) 198
hemofiltration (HF) 198
hemolytic anemia 785
hemolytic reactions 67
hemophilia 59
hemorrhagic diathesis 59

hemorrhoid 663
hemostasis 33, 60
hemothorax 380
Henderson-Hasselbalch の式 238
Henoch-Schönlein purpura 868
heparin 426
heparinized fresh whole blood 65
hepatectomy 767
hepatic coma 790
hepatic encephalopathy 719, 790
hepatic failure 767, 780
hepatic injuries 700
hepatic segmentectomy 768
hepaticojejunostomy 772
hepatitis B immune globulin (HBIG) 23
hepato-jugular reflux 474
hepatoblastoma 714
hepatocellular carcinoma (HCC) 708, 767
hepatocyte growth factor (HGF) 148
hepatorenal syndrome 718
Hepp & Jourdan 法 37
Her2 遺伝子 592
hereditary cancer 144
hereditary nonpolyposis colorectal cancer (HNPCC) 146
hereditary spherocytosis (HS) 785, 881
Hesselbach 三角 837
HF (hemofiltration) 198
HFO (high frequency oscillator) 845
HFV (high frequency ventilation) 845
HGF (hepatocyte growth factor) 148
hiatal hernia 386, 860
hiccupping 294
high anterior resection 673
high frequency oscillator (HFO) 845
high frequency ventilation (HFV) 845
high grade dysplasia 582
high pressure zone (HPZ) 537
Hippocrates 3
Hirschsprung 病 843, 872
　──根治術 896
　──類縁疾患 873
His 角 537
histocompatibility 164
history of present illness 9
HIV (human immunodeficiency virus) 22, 138
HLA (human leukocyte antigen) 128, 164
HLHS (hypoplastic left heart syndrome) 429
HLS 輸液 101, 102
hMLH1 650
HNCM (hypertrophic nonobstructive cardiomyopathy) 489
HNPCC (hereditary nonpolyposis colorectal cancer) 146
HOCM (hypertrophic obstructive cardiomyopathy) 489
Hodgkin 病 416

Holt-Oram 症候群 441
Homans 徴候 502
homeostasis 52, 264
homovanillic acid (HVA) 888
Horner 症候群 353, 402, 410, 504
horse shoe fistula 662
host-parasite relationship 112
host-parasite-drug relationship 112
host versus graft response 166
Hounsfield units (HU) 807
hourglass gallbladder 722
HP (hyperplastic polyp) 651
HPD 738
hPMS2 650
HPP (hyperplastic polyposis) 651
HPZ 537
HS (harmonic scalpel) 204
HS (hereditary spherocytosis) 881
Hugh-Jones 分類 260
human leukocyte antigen (HLA) 128, 164
Hutchinson 手技 869
HVA (homovanillic acid) 888
hydatid cyst of the liver 767
hydrocele funiculi 886
hydrocele testis 886
hygienic handwashing 24
hyperacute rejection 190
hypercalcemic crisis 355
hypercyanotic attacks 450
hyperdynamic state (warm shock) 76, 98, 788
hyperkalemia 69
hyperosmolar nonketotic coma 781
hyperplastic polyp (HP) 581, 647, 651
hyperplastic polyposis (HPP) 651
hypersplenism 790
hyperthermia 208
hyperthyroidism 341
hypertrophic cardiomyopathy (HCM) 489
hypertrophic nonobstructive cardiomyopathy (HNCM) 489
hypertrophic obstructive cardiomyopathy (HOCM) 489
hypertrophic pyloric stenosis 863
hypodynamic state (cold shock) 76
hypoganglionosis 873
hypogenesis of ganglia 873
hypoglycemic shock 781
hypoplastic left heart syndrome (HLHS) 429
hypothermia 69
hypothyroidism 343
hypotonic duodenography 564
hypovolemia 98
hypovolemic shock 57, 75
hypoxemia 236

I

I 線 875
^{131}I-MIBG 807
^{123}I-MIBG シンチグラフィー 889
IAA 703
IABP (intraaortic balloon pumping) 200, 427, 481
IBD (inflammatory bowel disease) 625
% IBW (% ideal body weight) 248
ICD (infection control doctor) 24
ICG 血漿消失率 (K-ICG) 698
ICG 最大除去率 (R_{max}) 698
ICG 停滞率 (R_{15}) 698
ICM (ischemic cardio-myopathy) 486
ICN (infection control nurse) 24
ICU 管理の適応 270
% ideal body weight (% IBW) 248
ideopathic hyperaldosteronism (IHA) 805
Idezuki チューブ 795
idiopathic cardiomyopathy 489
idiopathic mediastinal emphysema 409
idiopathic portal hypertension (IPH) 785
idiopathic rupture of the esophagus 541
idiopathic thrombocytopenic purpura (ITP) 60, 785, 881
IDUS 729, 742
IEE (image-enhanced endoscopy) 564
IFNγ 131
IgA 846
IHA (ideopathic hyperaldosteronism) 805
IL-1 131, 267
IL-2 131
IL-3 131
IL-4 132
IL-5 132
IL-6 132, 267
IL-8 267
IL-10 132
ileocolic artery 616
ileum 615
iliopubic tract repair 836
image-enhanced endoscopy (IEE) 564
imatinib 597, 608
immaturity of ganglia 873
immunity 123
immunocompromised host 103
immunodeficiency 137
immunoglobulin (Ig) 127
immunological gene therapy 161
impalement wound 92
IMR (ischemic mitral regurgitation) 485
IMV (intermittent mandatory ventilation) 845
incarcerated hernia 831
incidentaloma 800, 809
incised wound 91
incision 32
incisional and excisional biopsy 49
incisional biopsy 362
incisional hernia 838
incisura 562
indirect calorimetry 247
indirect recognition 165

induced pluripotent stem cell（iPS 細胞） 150
infantile type　464
infection control doctor（ICD）　24
infection control nurse（ICN）　24
infective endocarditis　476
inferior mesenteric artery（IMA） 616
inferior sinus venosus defect　439
inflammatory bowel disease（IBD） 625
inflammatory breast carcinoma　368
inflammatory diseases　827
inflammatory polyp　648
inflammatory splenomegaly　784
informed consent　7, 10
inguinal hernia　832
inhalation injury　97
initial plan　9
innate immune response　163
insensible loss　272
insulinoma　765
interavenous hyperalimentation（IVH） 850
intermittent mandatory ventilation （IMV）　845
intermittent PD（IPD）　198
internal bleeding　59
internal drainage　778
internal hernia　831, 840
internal inguinal hernia　837
internal sphincterotomy　664
interrution of the aortic arch　432
interstitial fluid　228
interstitial pulmonary emphysema 409
interventional radiology（IVR）　823, 825
intestinal aganglionosis　872
intestinal angina　514
intestinal Behçet disease　629
intestinal metaplasia　573
intestinal polyp　871
intestinal tuberculosis　630
intra peritoneal infection　288
intraabdominal abscess　828
intraaortic balloon pumping（IABP） 200, 427, 481
intracellular fluid　228
intracystic papilloma　366
intraductal papillary mucinous neoplasm of the pancreas（IPMN） 756
intraductal papilloma　366
intraductal ultrasonography（IDUS） 763
intraepidermal carcinoma　305
intrahepatic stone　767
intraoperative choledochoscopy　770
intrapulmonary tunnel　465
intravenous hyperalimentation（IVH） 241, 283, 777
intrinsic factor　537
intussusception　868
invasion　151
invertography　875
IPD（intermittent PD）　198

IPH（idiopathic portal hypertension） 785
IPMN（intraductal papillary mucinous neoplasm of the pancreas）　756
iPS 細胞（induced pluripotent stem cell） 150
irreducible hernia　831
irritable colon syndrome　621
ischemic cardio-myopathy（ICM） 486
ischemic colitis　623
ischemic heart disease（IHD）　477
ischemic mitral regurgitation（IMR） 485
island flap　46
islet cell tumor　764, 775
islet of Langerhans　689
ITA　484
ITP（idiopathic thrombocytopenic purpura）　60, 785, 882
IVH（intravenous hyperalimentation） 240, 241, 272, 283, 777, 848, 850
IVH 感染　289
IVR（interventional radiology）　823

J

J 型結腸嚢肛門（管）吻合術　682
J 嚢回腸肛門管吻合　628
J 嚢回腸肛門吻合　628
J 嚢回腸直腸吻合　628
J pouch IAA　628
J pouch IACA　628
J pouch IRA　628
J-pouch colo-anal（canal）anastomosis 682
Jackson 膜　826
Japan coma scale（JCS）　317
Jatene 手術　454
JCS（Japan coma scale）　317
jeep disease　302
jejunum　615
Jekler-Lhotka 法　540
Joseph Lister　3
juvenile polyp　648, 871
juvenile polyposis syndrome（JPS） 651

K

K-ras　143
Kartagener 症候群　395
Kasabach-Merritt 症候群　329, 707, 892
Kay 法　469, 474
Kelly 鉗子　29
keloid　303
Kent 束　497
keratocystic odontogenic tumor　336
Kerckring ひだ（襞）　288, 615, 638
Kerley B line　466
keyboard sign　660
Kirklin 分類　446
Klatskin tumor　738
Klebsiella pneumoniae　117
Klippel-Trenaunay 症候群　533
knife　28

knitted　195
Kocher 鉗子　29
Kohlrausch 皺襞　657
Kondoleon の筋膜広範囲切除法　534
König 徴候　364
Konno 法　428, 429, 470
Krukenberg 腫瘍　152

L

L-アラニン負荷試験　698
lacerated wound　92
Ladd 靱帯　869
LAD（left anterior descending artery） 478
LADG（laproscopically assisted distal gastrectomy）　225
LAK（lymphokine activated killer） 161
LAK 療法　137
LAM（lymphangioleiomyomatosis） 380
Lambert-Eaton 症候群　402
Landsteiner　3
Langerhans cell histiocytosis（LCH） 379
Langerhans 島　689
Langer の皮膚割線　32
Langhans 型巨細胞　631
laparoscopic adrenalectomy-retroperitoneal approach　812
laparoscopic cholecystectomy（LC） 779
laparoscopic fundoplication　895
laparoscopic hepatectomy　780
laparoscopic pancreatectomy　780
laparoscopic pyloromyotomy　895
laparoscopic repair of congenital diaphragmatic hernia　897
laparoscopic surgery　779
laparoscopic tumor biopsy　897
laparoscopic tumor excision　897
laparoscopy-assisted anorectoplasty 896
laparosonic coagulating shears（LCS） 204
laproscopically assisted distal gastrectomy（LADG）　225
large cell carcinoma　401
LAR（low anterior resection）　680
Larrey 孔　386
Larrey ヘルニア　387
laser　207
laser angioplasty　208
laser welding　208
Latarjet の神経枝　563
lateral cervical cyst　325, 853
lateral sectionectomy　768
laterally spreading tumor（LST） 647
Lauren 分類　584
law of two　870
LC（laparoscopic cholecystectomy） 779
LCA（left coronary artery）　478
LCH（Langerhans cell histiocytosis） 380

LCX（left circumflex artery） 478
LDH 369
Le Fort I 型骨切り術 335
Le Fort 型の骨折 328
lead pipe appearance 628
left anterior descending artery（LAD） 478
left atrium 420
left circumflex artery（LCX） 478
left coronary artery（LCA） 478
left heart bypass 427
left hepatectomy 768
left lateral sectionectomy 780
left main disease（LMD） 478
left main trunk（LMT） 478
left ventricle 420
left ventricular aneurysm 486
left ventricular assist device（LVAD） 427
left ventricular free wall rupture（LVFWR） 485
left ventriculography（LVG） 481
leiomyoma 546,669
leiomyosarcoma 678
Lembert 法 37
Lemmel 症候群 568,735
Lennander's incision 635
Leriche 症候群 512
LES（lower esophageal sphincter） 537
leucocyte poor red cells（LPRC） 66
LeVeen シャント 799
Li-Fraumeni 症候群 145
LigaSure 31
Linton チューブ 795
lipoma 304,330,548,668
liposarcoma 307
Littre ヘルニア 621,831,870
liver 699
liver abscess 701
liver cell adenoma 705
liver cirrhosis with splenomegaly 786
liver cyst 703
living donor liver transplantation 780
LMD（left main disease） 478
LMT（left main trunk） 478
lobar emphysema 393
lobe 389
lobectomy 392
lobular carcinoma in situ 367
lobular hyperplasia 363
local ablation therapy 780
LOH（loss of heterozygosity） 144
long（or short）tube 679
loop suture, interrupted suture 36
LOS（low cardiac output syndrome） 448
Los Angeles 分類 544
loss of heterozygosity（LOH） 144
Louw の分類 866
low anterior resection（LAR） 673,680
low blood pressure 72
low cardiac output syndrome（LOS） 448

low grade dysplasia 582
lower esophageal high pressure zone 537
lower esophageal sphincter（LES） 537
Lower-Shumway 法 178
LPRC（leucocyte poor red cells） 66
LPS（lipopolysaccharide） 79,118
LST（laterally spreading tumor） 647
Lucas-Championniére 法 834
lumbar hernia 838
Lund-Browder の法則 98,99
lung abscess 395
lung cancer 400
Luschka 管 686
Lutembacher 症候群 440
LVAD（left ventricular assist device） 201,427
LVFWR（left ventricular free wall rupture） 485
LVG（left ventriculography） 481
lymph node 124
lymph sinus 124
lymphadenitis 119,328
lymphangioleiomyomatosis（LAM） 379
lymphangioma 303,329,548,669,892
lymphangitis 119
lymphangitis carcinomatosa 152,401
lymphatic metastasis 152
lymphedema 534
lymphleakage 535
lymphokine activated killer（LAK） 161

M

m 線 875
macrophage 127
Major Aorto-Pulmonary Collateral Artery（MAPCA） 454
major histocompatibility complex（MHC） 128,164
major leakage 679
malabsorption 781
malignant fibrous histiocytoma（MFH） 307
malignant lymphoma 373,416,676
malignant melanoma 305,677
malignant mesothelioma 384
malignant phyllodes tumor 373
Mallory-Weiss 症候群 579
malrotation 869
MALT（mucosa-associated lymphoid tissue） 112,124,576,594
MALT リンパ腫 594,609
mammary duct ectasia 362
mammography 361
manometry 538
Manouguian 法 428,470
Marcy 法 835
Marfan 症候群 504,525
Martin 法 874
mastectomy 372
Master 2 階段負荷試験 479

mastodynia 364
Mathew 式持針器 29
mattress suture 36
maximum barrier precaution 44
maximum surgical blood order schedule（MSBOS） 69
Mayo 剪刀 28
Maze 手術 499
McBurney incision 635
MCT（microwave coagulation therapy） 780
McVay 法 836
MDR（multi-drug resistance gene） 161
ME 機器 202
MEA（multiple endocrine adenomatosis） 767
mechanical and anatomical theory 152
mechanical cleaning 679
mechanical injury 91,541
Meckel 憩室 620,843,868,870,884
Meckel 憩室炎 621
meconium disease 867
meconium ileus 867
meconium peritonitis 868
meconium plug syndrome 867
median arcuate ligament syndrome 514
median cervical cyst 325
median sternotomy 391,425
mediastinal cyst 416
mediastinal emphysema 409
mediastinal goiter 416
mediastinal lymph node hyperplasia 416
mediastinal tumor 410
mediastinitis 408
mediastinum 408
medulloblastoma 650
melanotic type 677
MEN 1 型 354,356,593,609
MEN 2 型 348,354,808
Mendelian Inheritance in Man（MIM） 649
Mercedes-Benz sign 730
Merseburg の三徴候 342
mesenteric hernia 840
mesenteric tumor 829
mesenterium commune 620
mesh plug 法 836
metalic sound 13
metastasis 151
metastatic liver cancer 715
metastatic lung tumor 405
methicillin resistant S. aureus 115
methylmercaptoimidazole 342
Metzenbaum 剪刀 28
MFH（malignant fibrous histiocytoma） 307
MHC（major histocompatibility complex） 125,128,164
MHC antigen 123,128
Michel の分類 685
microcalcification 368
microcolon 843,865
microdochectomy 366

microporous membrane 194
microsatellite instability 147
microsurgery 41
microwave coagulation therapy（MCT） 780
MICS（minimally invasive cardiac surgery） 440
MIDCAB（minimally invasive direct coronary artery bypass） 483
middle colic artery 616
middle lobe syndrome 396
middle mediastinum 408
midline cervical cyst and fistula 852
Mikulicz のタンポン 33, 48
minimally invasive cardiac surgery（MICS） 440
minimally invasive surgery 220
minor leakage 679
Mirizzi 症候群 726
Mitchell-Banks 法 834
mitral annuloplasty 469
mitral cleft 445
mitral regurgitation（MR） 445, 466
mitral stenosis（MS） 465
mitral valve 420
mitral valve prolapse syndrome（MVPS） 467
mitral valve replacement 466
mitral valvoplasty 469
mixed lymphocytes reaction（MLR） 166
mixed tumor 330
MLR（mixed lymphocytes reaction） 166
MMP（matrix metalloprotease） 152
MNMS（myonephropathic metabolic syndrome） 517, 519
modified neck dissection 352, 353
modified radical mastectomy 372
MODS（multiple organ dysfunction syndrome） 81, 818
MOF（multiple organ failure） 557
moist wound healing 89
molecular targeting drug 158
Mondor 病 363, 827
monocyte 127
monomorphic adenoma 330
Monro-Richter 線 830
moon face 448
Moore 57
――による4相の回復過程 264
morbid obesity 610
Morgagni 孔 386, 876
Morgagni 孔ヘルニア 387, 897
MPS（mucosal prolapse syndrome） 648
MR（mitral regurgitation） 445, 466
MRCP（magnetic resonance cholangiopancreatography） 694, 731, 761, 879
MRI（magnetic resonance imaging） 361, 693
MRSA 22, 274
MRSA 腸炎 285, 288, 631
MS（mitral stenosis） 465
MSBOS（maximum surgical blood order schedule） 69

mTOR 阻害薬 168
mucocele 829
mucoepidermoid carcinoma 401
mucosa-associated lymphoid tissue（MALT） 112, 124, 576, 594
mucosal prolapse syndrome（MPS） 648
multi-drug resistance gene（MDR） 161
multifocal stricture 734
multiple endocrine adenomatosis（MEA） 767
multiple endocrine neoplasia 348
multiple hamartoma syndrome 651
multiple organ dysfunction syndrome（MODS） 81, 818
multiple organ failure（MOF） 62
multistep carcinogenesis 147
muscular defence 820
Musset 徴候 472
Mustard 法 458
MVPS（mitral valve prolapse syndrome） 467
myasthenia gravis 410, 418
myc 142
MYH 遺伝子 649
MYH-associated polyposis（MAP） 649
myocardial infarction 291
myoma 140
myonephropathic metabolic syndrome（MNMS） 519

N

N-95 24
N-balance 246, 248
n-f-ECF（nonfunctional extracellular fluid） 98
N-*ras* 143
Na 欠乏型脱水 230
Na 欠乏量 77
Nachlas チューブ 795
Nacleri θ の V-sign 541
natural orifice translumenal endoscopic surgery（NOTES） 227
NBI（narrow band imaging） 538, 585
NBI 内視鏡検査 538
Nd-Yag レーザー止血法 207, 213
NEC（necrotizing enterocolitis） 871
necrosectomy 778
necrotizing enterocolitis（NEC） 871
needle holder 29
needles 29
neonatal gastric rupture 862
neoplasm 140
nephroblastoma 889
nerve preserving operation 682
NET 609
neural tumor 305
neuroblastoma 888
neurofibroma 305
neurogenic shock 76
neurogenic tumor 414
neurosecretory granule 674
neurovascular bundle 683

neutrophiles 128
Nicks 法 428
Nicoladoni-Branham sign 530
Nissen 手術 225, 387, 861, 896
nitrogen-balance 246, 248
NK 細胞 126
NKT 細胞 126
nocardiosis 398
NOMI（non-occlusive mesenteric infarction） 623
non-Hodgkin リンパ腫 416, 594
non-epithelial benign tumor 668
non-epithelial malignant tumor 676
non-occlusive mesenteric infarction（NOMI） 623
nonfunctional extracellular fluid（n-f-ECF） 98
nonfunctioning parathyroid cyst 358
nonspecific retroperitoneal fibrosis 828
nonsteroidal anti-inflammatory drugs（NSAIDs） 573
normograde appendectomy 635
Norwood 手術 429
NOTES（natural orifice translumenal endoscopic surgery） 227
NSE 889
Nuck 管 833
Nuck 水腫 834
nuclear cardiology 424
Nuss 法 375
NWTS（National Wilms Tumor Study） 890
NYHA（New York Heart Association） 259

O

obturator hernia 839
Obwegeser-Dal Pont 法 335
odontoma 335
off-pump CABG 483
75 g OGTT 262
OHP（oxygenation under hyperbaric pressure） 207
oliguria 72
OMC（open mitral commissurotomy） 466
omental cake 585
omphalocele 839, 882
omphalomesenteric duct remnant 884
oncogene 142, 887
one and one half ventricular repair 454
oozing 型 485
open lung biopsy 405
open mitral commissurotomy（OMC） 466
open surgical biopsy 362
opening snap（OS） 466
Opie の共通管説 747
opportunistic infection 169
orthograde cardioplegia 426
OS（opening snap） 466
Osler 結節 476
osmoreceptor 230

osmotic pressure　229
Osserman 分類　418
osteitis fibrosa cystica generalizata　355
ostium secundum defect　439
overtransfusion　69
oxygenation under hyperbaric pressure (OHP)　207

P

p53　145
p53 遺伝子　145
P-C 線　875
PA (plasma adsorption)　199
PAB (pulmonary artery banding)　445, 448, 457, 459, 461
pacemaker　495
PaCO$_2$　235, 278
PAD (public access defibrillation)　310
Pagetoid 病変　676
Paget 病　305
painless thyroiditis　345
PAK (pancreas transplantation after kidney)　186
PAL (pyothorax-associated lymphoma)　384
palisading pattern　669
palliative operation　157
panaritium　300
Pancoast 腫瘍　402
pancreas divisum　744
pancreas transplantation after kidney (PAK)　185
pancreatectomy　775
pancreatic cancer　758
pancreatic cyst　754
pancreatic fistula　781
pancreatic injury　745
pancreatic neuronectomy　778
pancreatic polypeptide tumor　767
pancreatic pseudocyst　758
pancreaticoduodenectomy (PD)　763
pancreaticojejunostomy　777
pancreatitis　746
pancreato-biliary maljunction　744
pancreatoduodenectomy　772, 775, 776
panperitonitis　828
PaO$_2$　236, 278
PAP (pulmonary artery pressure)　271
papilla of Vater　686
papilloma　546
papilloplasty　770
papillotubular carcinoma　367
PAPVC (partial anomalous pulmonary venous connection)　441
paraduodenal hernia　840
paragonimiasis　398
paragonimus　380
paralysis of diaphragm　388
pararectal incision　635
parasitic diseases of the liver　704
parathyroid hormone, parathormone (PTH)　354

parenteral nutrition　283
Parkes-Weber 症候群　530
partial anomalous pulmonary venous connection (PAPVC)　441
partial hepatectomy　780
partial resection　392
partial splenic embolization (PSE)　881
Partington 手術　777
past medical history　8
patent ductus arteriosus　435
patent foramen ovale (PFO)　439
paternalism　7
Paterson-Brown Kelly 症候群　545
patient profile　8
Payer 膜　826
PBC (primary biliary cirrhosis)　734
PBI (prognostic burn index)　99
PC (platelet concentrate)　66
PCI (percutaneous coronary intervention)　481
PCPS (percutaneous cardiopulmonary support)　427
PCR (polymerase chain reaction)　155
PCWP (pulmonary capillary wedge pressure)　271
PDGF (platelet-derived growth factor)　148
PD (pancreaticoduodenectomy)　763
PD (peritoneal dialysis)　198
PDT (percutaneous dilational tracheostomy)　43
PDT (photodynamic therapy)　208
PEA　314
Péan 鉗子　29
pearl string sign　793
peau d'orange　368
pediatric liver tumors　890
pedicle flap　46
PEEP (positive end-expiratory pressure)　278, 845
PEG　215, 242
PEI (percutaneous ethanol injection)　780
PEIT　713, 716
PEJ　242
pepsinogen　563
percutaneous cardiopulmonary support (PCPS)　427
percutaneous coronary intervention (PCI)　481
percutaneous dilational tracheostomy (PDT)　43
percutaneous ethanol injection (PEI)　780
percutaneous transhepatic biliary drainage (PTBD)　773
percutaneous transhepatic cholangiography (PTC)　693, 761, 773
percutaneous transhepatic cholangioscopy (PTCS)　774
percutaneous transhepatic qallbladder drainage (PTGBD)　773
percutaneous transluminal angioplasty (PTA)　196, 502, 515
percutaneous transluminal coronary

angioplasty (PTCA)　196
perfusion　390
pericardial cyst　417
pericardial diverticulum　417
pericarditis carcinomatosa　402
pericardium　420
perineal hernia　839
peripherally-inserted central catheter (PICC)　44
peristalsis　615
peritoneal dialysis (PD)　198
peritoneal tumor　829
permanent colostomy　684
persistent fetal circulation syndrome (PFC)　859
persistent pulmonary hypertension of the newborn (PPHN)　845
Perthes 試験　502, 532
PET　391, 424
PET-CT 検査　552
Petit's triangle　838
Peutz-Jeghers 型ポリープ　648, 668
Peutz-Jeghers 症候群　330, 583, 650, 668, 871
Peyer 板　615
PFC (persistent fetal circulation syndrome)　859
PFD 試験　699, 751
PFO (patent foramen ovale)　439
PGE$_1$　522
pH　237
phacomatosis　330
pharmacological nutrition　252
phase of wound maturation　83
pheochromocytoma　415
phlebitis　120
phlegmasia cerulea dolens　533
phlegmon　119, 300
phlegmonous appendicitis　632
photodynamic therapy (PDT)　208
PHP (primary hyperparathyroidism)　354
phrygian cap gallbladder　722
phycomycosis　398
phyllodes tumor　366
physical injury　94
physician　3
PI cath®　850
PICC (peripherally-inserted central catheter)　44
Pierre Robin 症候群　326, 333
pigeon chest　375
pilonidal sinus　302, 664
piriform sinus fistula　854
pistol shot 音　472
PIVKA Ⅱ　710
plain old balloon angioplasty (POBA)　481
plasma　228
plasma adsorption (PA)　199
plasma products　66
plasmapheresis (PP)　199
plastic operation of the skin　45
plateau test　360, 368
platelet concentrate (PC)　66
platelet products　66

platelet-derived growth factor（PDGF） 148
pleomorphic adenoma 330
plethysmography 501
pleura 374
pleural effusion 381
pleural indentation 402
pleurisy 381
pleuritis carcinomatosa 401
ploidy 888
Plummer-Vinson 症候群 545
Plummer 病 342
PMCT 713, 716
PMNT 803
pneumatocele 393
Pneumocystis pneumonia 398
pneumomediastinum 409
pneumonectomy 392
pneumothorax 378, 393, 856
PNI（prognostic nutritional index） 251
POBA（plain old balloon angioplasty） 481
point mutation 143
Poland 症候群 376
POMC（prooptimelano-cortin） 801
POMR（problem oriented medical record） 9
porcelain gallbladder 727
portal hypertension 788, 880
portal hypertensive gastropathy 790
portal venous system 787
portwine hemangioma 303
positive end-expiratory pressure（PEEP） 278, 845
POSSUM 257
post operative wound infection 285
post-transfusion hepatitis（PTH） 68
postcholecystectomy syndrome 780
postcoarctectomy syndrome 432
posterior mediastinum 408
posterior sagittal anorectoplasty（PSARP） 876
posterolateral thoracotomy 391, 425
postoperative infection of salivary glands 287
postoperative pancreatitis 780
postoperative pyothorax 287
postsinusoidal block 790
poststenotic dilatation 431, 470
Potts 吻合術（Potts 法） 452, 834
PP（plasmapheresis） 199
PPD（protein purified derivative） 251
PPHN（persistent pulmonary hypertension of the newborn） 845
PPI 606
praziquantel 705
precancerous lesions 338
preexitation syndrome 497
preload 422
premenstrual syndrome 363
pressure limited 278
PRETEXT（pre-treatment extent of disease） 891
primary biliary cirrhosis（PBC） 734
primary closure 93

primary healing 87
primary hemostasis 61
primary hepatoma 707
primary hyperparathyroidism（PHP） 354
primary sclerosing cholangitis（PSC） 733
primary shock 92
Pringle 病 330
problem list 9
problem oriented medical record（POMR） 9
problem oriented system（POS） 9
proctoscopy 660
prognostic nutritional index（PNI） 251
progress note 9
prolapse of anorectum 876
proliferative or fibroplastic phase 83
prooptimelano-cortin（POMC） 801
propylthiouracil（PTU） 342
prosthetic valve 476
protamine 426
protein energy malnutrition（PEM） 849
protein purified derivative（PPD） 251
protein sparing effect 55
proto-oncogene 142
protodiastolic gallop 467
proton-pump inhibitor（PPI） 573
PSARP（posterior sagittal anorectoplasty） 876
PSC（primary sclerosing cholangitis） 733
PSE（partial splenic embolization） 881
pseudo-membranous colitis 631
pseudo-ventricular tachycardia 497
pseudocyst 778
pseudokidney sign 660, 869
Pseudomonas aeruginosa 117
pseudomyxoma peritonei 829
pseudopolyposis 628
Psoas sign 633
PTA（percutaneous transluminal angioplasty） 196, 515
PTBD（percutaneous transhepatic biliary drainage） 219, 773
PTC（percutaneous transhepatic cholangiography） 693, 761, 773, 843
PTCA（percutaneous transluminal coronary angioplasty） 196, 259, 481
PTCD 729
PTCR（percutaneous transluminal coronary revascularization） 482
PTCS（percutaneous transhepatic cholangioscopy） 730, 774
PTEN 遺伝子 651
PTGBA 728
PTGBD（percutaneous transhepatic qallbladder drainage） 728, 773
PTH（parathyroid hormone, parathormone） 354, 358
PTH（post-transfusion hepatitis） 68
public access defibrillation（PAD） 310

puborectal muscle 659
Puestow 手術 777
pulmonary arteriovenous 399
pulmonary artery 389
pulmonary artery banding（PAB） 445, 456
pulmonary artery pressure（PAP） 271
pulmonary atelectasis 398
pulmonary atresia 452
pulmonary capillary wedge pressure（PCWP） 271
pulmonary edema 290
pulmonary embolism 290, 406
pulmonary gangrene 395
pulmonary hamartoma 398
pulmonary hydatid disease 398
pulmonary hypertension 447
pulmonary mycosis 397
pulmonary sequestration 394
pulmonary stenosis 448
pulmonary suppuration 395
pulmonary tuberculosis 396
pulmonary vein 389
pulmonic valve 420
pulsus tardus 428
punched-out ulcer 629
puncture of the central venous vein 44
pure pulmonary atresia（PPA） 452
pure red cell aplasia 410
pyloric atresia 864
pylorus 562
pyogenic liver abscess 701
pyothorax 382
pyothorax-associated lymphoma（PAL） 384

Q

QOL（quality of life） 298, 841
Quackery 3
Quincke 徴候 472

R

radiation enterocolitis 630
radiation injury 95
radiofrequency ablation（RFA） 780
Ramstedt 手術 863, 895
randomized controlled trial（RCT） 483
raphe 427
rapid turnover protein（RTP） 250
ras 142
Rastelli 手術 437, 438, 454, 456
Rastelli 分類 444
Raynaud 症候群 524
Raynaud 病 524
Rb 遺伝子 144
Rb 蛋白 148
RCA（right coronary artery） 478
R-CHOP 療法 595
RCM（restrictive cardiomyopathy） 489
RCT（randomized controlled trial） 483

rebound tenderness 624,632
％ recent weight change（％WC）249
reciprocating tachycardia 497
rectal prolapse 665
rectum 657
red cell products 65
reducible hernia 831
REE（resting energy expenditure）248
reexpansion plumonary edema 379
Refetoff 症候群 343
refilling 98,101
reflux esophagitis 294,543
regulatory T cell（Treg） 166
relaxation of diaphragm 388,861
relaxed skin tension line（RSTL） 32
renal hyperparathyroidism（RHP）358
renovascular hypertension 514
RER（DNA replication error） 147
respiratory tract infection 287
resting energy expenditure（REE）248
restriction fragment length polymorphism（RFLP） 144
restrictive cardiomyopathy（RCM）489
RET 遺伝子 872
retractor 30
retrograde appendectomy 635
retrograde cardioplegia 426
retroperitoneal tumor 830
retrosternal hernia 387
revascularization syndrome 519
Reynolds 五徴 732
RFA（radiofrequency ablation）713,716,780
RFLP（restriction fragment length polymorphism） 144
rhabdomyosarcoma 892
Rh（D）血液型 66
RHP（renal hyperparathyroidism）358
rib notching 431
Richter ヘルニア 831
right atrium 420
right colic artery 616
right coronary artery（RCA） 478
right hepatectomy 768
right hepatic trisectionectomy 768
rivedo reticularis 525
Rivero-Carvallo 徴候 474
robotic surgery 209
Röentgen 3
Rokitansky-Aschoff 洞 686
Rokitansky's diverticulum 539
romanoscopy 660
Rosenstein 徴候 633
Ross 手術 428
Rotter 367
Rotter リンパ節 360
Rous sarcoma virus（RSV） 142
Roux stasis syndrome 605
Roux-en-Y 法（Roux-en-Y 吻合）592,605,771,879
Rovsing 徴候 633

RSTL（relaxed skin tension line） 32
RSV（Rous sarcoma virus） 142
RTP（rapid turnover protein） 250
rugger-jersey 像 358
rule of five 98
rule of nine 98
ruptured aneurysm of sinus of Valsalva 438
RVAD 201

S

S 状型（食道アカラシア） 540
S 状結腸 616,652
S 状結腸過長症 620
S 状結腸動脈 616
saddle bag sign 843,862
saddle embolism 512,518
SAL（sterility assurance level） 15
salt & pepper 像 358
SAM（systolic anterior movement）492
SAM 現象 490
SaO₂ 236,237
sarcoma 140,561
Sauer's dangerous zone 377
scald burn 97
scalen node biopsy 403
scar phase 83
SCC（squamous cell carcinoma）305,331,400,675
SCF（stem cell factor） 131
schistosomiasis japonica 705
Schloffer 腫瘤 827
Schnitzler 転移 14,152
schwannoma 305
sciatic hernia 839
scimitar 症候群 441
scirrhous 367
scissors 28
sclerosing mediastinitis 409
SDB（superficial dermal burn） 100
secondary healing 87
secondary hemostasis 61
secondary hyperparathyroidism 358
secondary pneumothorax 379
seed and soil theory 152
segment 389
segmentectomy 392
Sengstaken-Blakemore チューブ 795
Senning 法 458
sensitization 166
sentinel loop sign 748,821
SEP（somatosensory evoked potentials）506
sepsis 78
septic shock 76
sequestration of lung 855
serrated adenoma 647
sessile serrated adenoma/polyp（SSA/P） 651
SH（subclinical hypercortisolism）804
shivering 271
short gut syndrome 622
sick sinus syndrome（SSS） 495

sigmoid artery 616
sigmoid colon 616
silk sign 13,832,885
silver sulfadiazine cream 104
simple gastritis 571
simple ulcer 629
simultaneous pancreas-kidney transplantation（SPK） 185
single atrium 446
single barreled colostomy 684
single photon emission computed tomography（SPECT） 480
single ventricle 448
single vessel disease（SVD） 478
sinus node 421
sinusoid 463,787
SIRS（systemic inflammatory response syndrome） 54,78,110,816
Sistrunk-Kondoleon 法 535
Skin Bank Network 104
skin carcinoma 305
skin graft 88
skin grafting 45
skin substitutes 104
skin tag 876
skip lesion 625
sleeve resection 392
sliding hernia 831
sliding skin graft 664
SMA（superior mesenteric artery）615
SMAD4 651
small cell carcinoma 401
SMAO（superior mesenteric artery occlusion） 622
SMVO（superior mesenteric vein occlusion） 623
snowman shadow 444
soap bubble 状の胎便塊 867
Soave-伝田法 897
Soave 法 874
social background 8
social handwashing 24
SOD（sphincter of Oddi dysfunction）734
solid-pseudopapillary neoplasm 757
solid-tubular carcinoma 367
solitary cyst 703
solitary fibrous tumor 385
somatosensory evoked potentials（SEP） 506
somatostatinoma 767
SP 細胞 151
Spaulding 17
SPECT（single photon emission computed tomography） 480
sphincter of Oddi dysfunction（SOD）734
spicule 402
spigelian hernia 838
SPK（simultaneous pancreas-kidney transplantation） 185
spleen 124,782
splenectomy 786
splenic abscess 784
splenic artery aneurysm 784
splenic cysts 784

splenic injury 783
splenic rupture 783
splenomegaly 790
spontaneous hemopneumothorax 379
spontaneous pneumothorax 379
squamous cell carcinoma（SCC） 305,331,400,675
squatting position 450
src 142
SSI（surgical site infection） 273
SSS（sick sinus syndrome） 495
stab wound 91
stage 141
stagnation mastitis 362
standard precautions 20,25,26
standard radical mastectomy 372
Stanford 分類 508
Staphylococci 115
── aureus 114
stapler 40
steering wheel injury 500
stent 482
Stephens & Smith 法 876
sterility assurance level（SAL） 15
sting 95
STK11/LKB1 651
stoma site marking 679,683
stomal ulcer（marginal ulcer） 577
strawberry hemangioma 303
strawberry mark 329
Streptococcal pyrogenic exotoxin（SPE） 119
stress 52
stricture plasty 626
string sign 863
stripping 532
strong echo 728
stunting 850
Sturge-Weber 症候群 329
subacute hepatitis 717
subacute thyroiditis 344
subcapsular injury 700
subclavian flap aortoplasty 431
subclavian steal syndrome 514
subclinical Cushing syndrome 804
subclinical hypercortisolism（SH） 804
subcutaneous hemorrhage 92
subphrenic abscess 780
subvalvular aortic stenosis 427
suicide gene therapy 161
sulcus terminalis 420
super or ultra low anterior resection（S-LAR） 682
superficial dermal burn（SDB） 100
superficial injury 700
superior mediastinum 408
superior mesenteric artery occlusion（SMAO） 622
superior mesenteric artery（SMA） 615
superior mesenteric vein occlusion（SMVO） 623
superior sinus venosus defect 439
superior vena cava syndrome 402
supravalvular aortic stenosis 427

Sure-Cut 生検針 49
surgeon 3
surgical diabetes 55,262,282
surgical handwashing 21,25
surgical site infection（SSI） 273,285
surgical stress 52
surveillance 629
suture 35,88
suture mark 39,327
SVC syndrome 409,411,504,515
SVD（single vessel disease） 478
Swan-Ganz カテーテル 74,271,279,425
Swenson 法 874
synthetic dressings 105
system review 9
systemic inflammatory response syndrome（SIRS） 54,78,110,816
systolic anterior movement（SAM） 492

T

T_3 340
T_4 340
T 細胞 124
T 細胞レセプター 125
T cell receptor（TCR） 125
T-tube drainage 770
T & S 69
TA（tricuspid atresia） 460
TAA（thoracic aortic aneurysm） 504
TAE（transarterial embolisation） 796
TAE（transcatheter arterial embolization） 823
tamponade 48
Tandler の腸管再開通障害説 865
TAO（thromboangiitis obliterans） 520
taper narrowing 858
TAPVC（total anomalous pulmonary venous connection） 443
target sign 869
Taussig-Bing 奇形 459
^{99m}Tc スキャニング 617
^{99m}Tc-GSA 698
TCR（T cell receptor） 125
telemedicine 209
telepathology 209
teleradiology 209
telesurgery 227
temporary colostomy 684
tenesmus 670
tensilon test 418
tension pneumothorax 379
teratomas 891
tetanus 120
Th1 細胞 133
Th2 細胞 133
Th1/Th2 バランス 134,135
thermography 501
thin, rapid and thready pulse 72
third space 229,231
third space edema 272
thirst center 230

Thompson 手術 535
thoracic aortic aneurysm（TAA） 504
thoracoabdominal aneurysm 504
thoracoabdominal approach 811
thoracoplasty 392
thrill 446
thrombectomy 503
thromboangiitis obliterans（TAO） 520
thromboasthenia 60
thromboendarterectomy 503
thumb printing 619,624
thymectomy 418
thymic cyst 417
thymoma 411
thymus 123
thyroglobulin 340
thyroid crisis 342
TIA（transient ischemic attack） 513
ticlopidine 522
Tiffeneau 曲線 296
TIL（tumor-infiltrating lymphocyte） 161
TIPS（transjugular intrahepatic portasystemic shunt） 798
titer 23
tits 863
TLC（total lymphocyte count） 250
TLR（Toll like receptor） 74
TNF（tumor necrosis factor） 54,132
TNF-α 267
TNM 分類 141,368,403
to and fro murmur 439,472
TOBEC（total body electrical conductivity） 251
Toldt 白線 811
tolerance 166
Toll like receptor（TLR） 74
topical cooling 427
torsion of gallbladder 721
total anomalous pulmonary venous connection（TAPVC） 443
total body electrical conductivity（TOBEC） 251
total lymphocyte count（TLC） 250
total pancreatectomy（TP） 763,775,777
total parenteral nutrition（TPN） 241,283,626,679,777,850
total pelvic exenteration 673
toxic megacolon 627
toxic shock syndrome（TSS） 115
TP（total pancreatectomy） 763
TPN（total parenteral nutrition） 241,242,272,283,777,850
TR（tricuspid regurgitation） 473
trachea 389
tracheotomy 42
transarterial embolisation（TAE） 796
transcatheter arterial embolization（TAE） 823
transduodenal sphincteroplasty 770
transient flora 20
transient ischemic attack（TIA） 513
transillumination 886

transjugular intrahepatic portasystemic shunt (TIPS) 798
transmission-based precautions 26
transperitoneal anterior approach 811
transplant coordinator 170
transplant network 169
transplantation immunity 163
transsphenoidal pituitary resection 804
transverse colon 616
trastuzumab 592
Traube 徴候 472
traumatic hernia of diaphragm 388
Treacher Collins 症候群 327
treadmill 負荷試験 479
Treg (regulatory T cell) 166
Treitz 靱帯 869
Trendelenburg 試験 502,532
Trendelenburg 体位 45
triceps skinfold (TSF) 248
tricuspid annuloplasty 474
tricuspid atresia (TA) 460
tricuspid regurgitation (TR) 473
tricuspid valve 420
tricuspid valve replacement 474
trigonum lumbocostale 386
trigonum sternocostale 386
triple bubble sign 843,867
triple vessel disease (TVD) 478
triplication 721
Trousseau 徴候 234
true aneurysm 504
true cyst 754
True-Cut 生検針 49
truncal valve の閉鎖不全 437
truncus arteriosus 437,464
Trypanosoma cruzi 540
TSF (triceps skinfold) 248
TSH 340
TSH 受容体抗体測定 341
TSS (toxic shock syndrome) 115
TSST-1 119
tuberculosis 120
tubular stenosis 428
tumor 140
tumor of abdominal wall 829
tumor suppressor gene 144,887
tumor-infiltrating lymphocyte (TIL) 161
Turcot 症候群 650
TVD (triple vessel disease) 478
two hit model 145
tying knot 35

U

% UBW (% usual body weight) 248
Uhl 病 462
UICC (Union Internationale contre le Cancer) 141
ulcer 301
ulcerative colitis 626

ulcus cruris 301
Ullrich-Noonan 症候群 448
ultra low anterior resection 673
ultrasonography (US) 361,660
umbilical hernia 839,884
umbrella (mushroom) sign 863
undescended testis 886
unexpected antibody test 67
universal precautions (UP) 25
upper and middle bile duct carcinoma 772
upside-down stomach 像 864
urachal remnant 885
urinary tract infection 288
US (ultrasonography) 361
% usual body weight (% UBW) 248
UW 液 171

V

V-A バイパス 200
v-*onc* (viral oncogene) 142
V-Y 形成術 48
Vac A 576
VAD (ventricular assist device) 201
Valsalva 洞 438
Valsalva 洞動脈瘤破裂 438
valvular aortic stenosis 427
Van Praagh 448
vancomycin resistant *Enterococci* (VRE) 115
vancomycin (VCM) 631
vanillylmanderic acid (VMA) 888
varicose vein 532
VAS (ventricular assist system) 201
vascular bruit 11
vascular endothelial growth factor (VEGF) 148
vascular ring 433
vascular spider 788
vasospastic angina pectoris 477
VATS 404,405
VCO$_2$ 247
VDD 496
VEGF (vascular endothelial growth factor) 148,149
Vena porta hepatis 787
venoarterial bypass 427
venotomy 42
ventilation 390
ventricular assist device (VAD) 201
ventricular assist system (VAS) 201
ventricular septal defect (VSD) 446
ventricular septal perforation (VSP) 484
ventricular septation 448
ventricular tachycardia (VT) 498
VF (ventricular fibrillation) 314
video-assisted thoracic surgery 391
Vim-Silverman 生検針 49
viral oncogene (v-*onc*) 142
Virchow リンパ節 10,152
vital signs 316

VMA (vanillylmanderic acid) 888
VO$_2$ 247
volume limited 278
volume receptor 230
volvulus of the stomach 864
von Hippel-Lindau 病 330,809
von Recklinghausen 病 330,415,809
VRE (vancomycin resistant *Enterococci*) 115
VSD (ventricular septal defect) 446
VSP (ventricular septal perforation) 484
VT (ventricular tachycardia) 498
VVI 496

W

WAGR 症候群 890
wandering spleen 783
waning 現象 418
Warthin 腫瘍 330
washed red cells (WRC) 66
washer disinfector 21
wasting 850
water hummer pulse 472
Waterston 短絡術 452
% WC (% recent weight change) 249
WDHA 症候群 766
weaning 279
weaven 195
web 545
Webster 型持針器 40
wedge resection 392,775
Weir の式 248
Wendel 法 540
whirl-loop sign 870
WHO 分類 (胃癌) 584
William Morton 3
Williams 症候群 428,448
Wilms 腫瘍 146,889
windsock 型 865
Wolff-Parkinson-White 症候群 497
wound 91
WPW 症候群 497
WRC (washed red cells) 66
WT1 遺伝子 146,890
Wundearzt 3

X

X 線型 (食道アカラシア) 540
X 線検査 (食道) 537
xenotransplantation 190

Z

Z 形成術 48
Z 字型縫合結紮 33
Zenker's diverticulum 539
Zollinger-Ellison 症候群 (ZES) 576, 593,594,765
Zuckerkandl 器官 806

NEW 外科学（改訂第3版）

1993年 2月10日	第1版第1刷発行	編集者 出月康夫，古瀬　彰，杉町圭蔵
1996年 9月20日	第1版第4刷発行	発行者 小立鉦彦
1997年10月20日	第2版第1刷発行	発行所 株式会社 南江堂
2011年 8月20日	第2版第13刷発行	〒113-8410　東京都文京区本郷三丁目42番6号
2012年 2月 1日	第3版第1刷発行	☎(出版)03-3811-7235（営業)03-3811-7239
2020年 2月20日	第3版第4刷発行	ホームページ https://www.nankodo.co.jp/
		振替口座 00120-1-149
		印刷・製本 三報社印刷

NEW Surgery
ⒸYasuo Idezuki, Akira Furuse, Keizo Sugimachi, 2012

定価はカバーに表示してあります．
落丁・乱丁の場合はお取り替えいたします．

Printed and Bound in Japan
ISBN978-4-524-22239-1

本書の無断複写を禁じます．

JCOPY 〈出版者著作権管理機構 委託出版物〉

本書の無断複写は，著作権法上での例外を除き，禁じられています．複写される場合は，そのつど事前に，出版者著作権管理機構（TEL 03-5244-5088, FAX 03-5244-5089, e-mail: info@jcopy.or.jp）の許諾を得てください．

本書をスキャン，デジタルデータ化するなどの複製を無許諾で行う行為は，著作権法上での限られた例外（「私的使用のための複製」など）を除き禁じられています．大学，病院，企業などにおいて，内部的に業務上使用する目的で上記の行為を行うことは私的使用には該当せず違法です．また私的使用のためであっても，代行業者等の第三者に依頼して上記の行為を行うことは違法です．